Nutrición médica

Manual completo basado en evidencia para profesionales de la salud

4.ª EDICIÓN

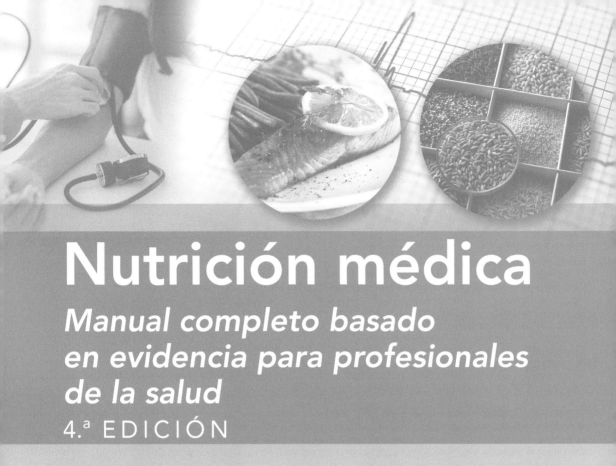

Nutrición médica
Manual completo basado en evidencia para profesionales de la salud
4.ª EDICIÓN

David L. Katz, MD, MPH, FACPM, FACP, FACLM
Founding Director of Yale University's Yale-Griffin Prevention Research Center
Past-President of the American College of Lifestyle Medicine
Founder/President of the True Health Initiative
Founder/CEO of Diet ID, Inc.
Hamden, CT

Kofi D. Essel, MD, MPH, FAAP
Attending Physician, Children's Health Center at
    Anacostia - Goldberg Center for Community
    Pediatric Health
Children's National Hospital
Assistant Professor of Pediatrics
Director, GW Culinary Medicine Program
Director, Community/Urban Health Scholarly
    Concentration
The George Washington University School of
    Medicine and Health Sciences
Washington, DC

Rachel S.C. Friedman, MD
Kaiser Permanente Medical Group
Santa Rosa, CA

Shivam Joshi, MD
Department of Medicine
New York University Grossman School of Medicine
New York, New York
Department of Medicine
NYC Health + Hospitals/Bellevue
New York, New York

Joshua Levitt, ND
Medicatrix, LLC
Hamden, CT

Ming-Chin Yeh, PhD
Professor, Nutrition Program
Hunter College, City University of New York
New York, New York

Wolters Kluwer

Philadelphia • Baltimore • New York • London
Buenos Aires • Hong Kong • Sydney • Tokyo

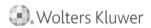

Philadelphia • Baltimore • New York • London
Buenos Aires • Hong Kong • Sydney • Tokyo

Av. Carrilet, 3, 9.ª planta – Edificio D
Ciutat de la Justícia
08902 L'Hospitalet de Llobregat
Barcelona (España)
Tel.: 93 344 47 18
Fax: 93 344 47 16
e-mail: lwwespanol@wolterskluwer.com

Traducción
Wolters Kluwer

Revisión científica
Luz Elena Pale Montero, NC
Licenciada en Dietética y Nutrición, Maestra en Educación, Nutrióloga Certificada, Profesora de Tiempo Completo de la Escuela de Dietética y Nutrición del ISSSTE. México.

Dirección editorial: Carlos Mendoza
Editora de desarrollo: Núria Llavina
Gerente de mercadotecnia: Simon Kears
Cuidado de la edición: Alfonso Romero
Maquetación: Laura Romero
Adaptación de portada: Jesús Esteban Mendoza
Impresión: C&C Offset Printing Co. Ltd. / Impreso en China

A mis pacientes a lo largo de los años, mis mejores maestros; y al Dr. Ather Ali (amigo, colega, pionero), con cariñoso recuerdo.

—DLK

ACERCA DE LOS AUTORES

David L. Katz, MD, MPH, FACPM, FACP, FACLM, es un experto de renombre mundial en Medicina preventiva y Medicina del estilo de vida, con experiencia especial en nutrición. Se licenció en el Dartmouth College (1984), se doctoró en el Albert Einstein College of Medicine (1988) y obtuvo su título de especialista en Salud pública en la Facultad de Salud pública de la Universidad de Yale (1993). Completó la formación de residencia y la certificación en Medicina interna (1991) y Medicina preventiva/Salud pública (1993).

Katz es el fundador y exdirector del Yale-Griffin Prevention Research Center de la Universidad de Yale (1998-2019); ex presidente del American College of Lifestyle Medicine; presidente y fundador de la organización sin ánimo de lucro True Health Initiative; y fundador y director general de Diet ID, Inc. Es miembro del American College of Preventive Medicine, del American College of Physicians, del American College of Lifestyle Medicine y del Morse College de la Universidad de Yale.

Galardonado con numerosos premios por su labor docente, sus publicaciones y sus contribuciones a la salud pública, Katz fue nominado en 2019 al premio de la James Beard Foundation en el ámbito del periodismo sanitario, ha sido un candidato ampliamente apoyado para el cargo de Cirujano General de Estados Unidos (U.S. Surgeon General) y ha recibido tres doctorados honoríficos. Ha recibido el premio *Lenna Frances Cooper* de la Academy of Nutrition and Dietetics, y el premio *Rundle-Lister* 2021 de educación médica nutricional transformadora de la Universidad de Toronto.

Katz ha publicado más de 200 artículos revisados por pares; ha publicado centenares de columnas en línea y en periódicos; y ha sido autor/coautor de 19 libros hasta la fecha, incluidas las tres ediciones anteriores de *Nutrición médica*, múltiples ediciones de un libro de texto líder en Medicina preventiva y Epidemiología, y un libro de texto sobre Epidemiología clínica y Medicina basada en la evidencia. Katz es titular de múltiples patentes estadounidenses y es el principal inventor del *Overall Nutritional Quality Index* (ONQI)™; inventor del *Dietary Quality Photo Navigation* (DQPN), el primer método básicamente nuevo para la valoración integral de la ingesta alimentaria introducido en décadas; e inventor de varias innovaciones en metodología de la investigación y síntesis de la evidencia biomédica, incluidos el *multisite translational community trial*; el cartografiado de la evidencia (*evidence mapping*); y el cartografiado de la vía del umbral de la evidencia (*evidence threshold pathway mapping*).

Katz ha ocupado puestos de profesor en las facultades de Medicina, Salud pública y Enfermería de la Universidad de Yale, y ha sido director de estudios médicos en Salud pública en la Facultad de Medicina de la Universidad de Yale durante casi una década. Obtuvo una cátedra adjunta en la Facultad de Medicina de la Universidad de Washington. Practicó la Medicina interna de atención primaria y la Medicina integrativa basada en la evidencia durante un total de casi 30 años.

Katz ha impartido conferencias sobre prevención de enfermedades en los 50 estados de Estados Unidos y en múltiples países de seis continentes. Ha sido reconocido por sus colegas como el «poeta laureado de la promoción de la salud».

Él y su esposa, Catherine, viven en Connecticut. Tienen cinco hijos mayores.

Kofi D. Essel, MD, MPH, FAAP, es pediatra comunitario certificado en el Children's National Hospital de Washington, DC, y profesor adjunto de Pediatría en la Facultad de Medicina y Ciencias de la salud de la Universidad George Washington (GW), con más de una década de experiencia en educación sobre nutrición y obesidad. Como ex alumno de la Facultad de Medicina de la GW, el Dr. Essel se formó inicialmente en la Community/Urban Health Scholarly Concentration. Desde entonces, ha pasado los últimos años trabajando estrechamente con una variedad de organizaciones comunitarias en todo Washington, DC, en un conjunto diverso de iniciativas de salud. Ha dedicado su carrera a la defensa y a la investigación en torno a la formación sanitaria, las disparidades de la salud y la participación de la comunidad, con un especial interés y reconocimiento nacional en las áreas de tratamiento de la obesidad y la inseguridad alimentaria en las familias.

El Dr. Essel es el director de la Community/Urban Health Scholarly Concentration de la GW. También es mentor de Salud pública clínica en el innovador curso *Patient, Populations, and Systems* (PPS) de la Facultad de Medicina de la GW, además de ser el director de la Clinical Public Health Summit on Obesity, «*How Physicians Can Engage Obesity With Tools of Health Equity & Empathy in Washington, D.C.*». Fue reconocido a nivel nacional por la Alliance for a Healthier Generation por ayudar a crear un plan de estudios innovador para mejorar las habilidades de los residentes de Pediatría en el manejo de la obesidad. También es coautor de un conjunto de herramientas nacionales para que los proveedores de servicios pediátricos identifiquen y detecten mejor la inseguridad alimentaria en sus entornos clínicos con la American Academy of Pediatrics y el Food

Research & Action Center (FRAC). Es el investigador principal de una gran colaboración comunitaria-clínica centrada en la familia y en el tratamiento de las enfermedades crónicas relacionadas con la alimentación en entornos marginales en Washington, DC.

El Dr. Essel forma parte de varios comités locales y nacionales, entre los que se encuentra la junta directiva del FRAC. Participa activamente en la mejora de la contratación y el mantenimiento de minorías subrepresentadas en diversos campos de la medicina.

El Dr. Essel creció en Little Rock, Arkansas, y asistió a la conocida Little Rock Central High School. Se licenció en la Universidad de Emory en la especialidad de Biología humana/Antropología. Allí fue nombrado miembro del «salón de la fama» de la Universidad, recibió el premio *Universities Humanitarian* y, posteriormente, fue reconocido como uno de los 20 mejores defensores de la promoción de la salud de las dos últimas décadas. El Dr. Essel obtuvo su doctorado y su especialización en Epidemiología en la Facultad de Medicina y Ciencias de la salud de la Universidad de Washington, y fue incluido en la Golden Humanism Honor Society, además de recibir los premios *Benjamin Manchester Humanitarian* y *Leonard Humanism in Medicine*. Completó la formación de residencia en Pediatría en una vía selectiva de defensa de la comunidad y completó su formación académica en una beca especializada en Pediatría académica general en el Children's National Hospital. El Dr. Essel ha recibido numerosos premios locales y nacionales por su práctica profesional, y recientemente fue seleccionado para el premio *Top 40 Under 40 Leaders in Health* por el National Minority Quality Forum.

El Dr. Essel pasa su tiempo libre con su familia y amigos, cocinando sabrosas comidas, jugando al baloncesto, o ejerciendo de voluntario y mentor en su iglesia y comunidad. Está felizmente casado con su maravillosa y hermosa esposa, Candace, y tiene dos hijos pequeños que lo mantienen muy activo y ocupado.

Rachel S.C. Friedman, MD, MHS, es Directora asociada del programa de residencia de Medicina de familia en el Kaiser Permanente Santa Rosa y médico de familia certificada en Santa Rosa, California, que atiende a una población diversa de pacientes con un fuerte abordaje en la atención preventiva y la medicina de estilo de vida. La Dra. Friedman se licenció en Historia de la medicina en la Universidad de Harvard (2001; *magna cum laude, Phi Beta Kappa*) y obtuvo los títulos de licenciada y doctora en Medicina en la Facultad de Medicina de Yale (2008). Mientras estudiaba, trabajó con el Dr. Katz en la 2.ª edición de este libro de texto y enseñó su innovador plan de estudios *Nutrition Detectives* a más de 600 niños de escuelas de Connecticut. Posteriormente, completó la residencia de Medicina de familia y una beca de Medicina integrativa en la residencia de Medicina de familia de Sutter Santa Rosa, afiliada

a la Universidad de California, San Francisco (UCSF), donde fue coautora de una ópera rock educativa que estuvo en escena mucho tiempo, *Diabetes: The Musical*, que se presentó en conferencias médicas locales y nacionales de 2010 a 2012. La Dra. Friedman formó parte del profesorado fundador de la residencia de Medicina de familia de KP Santa Rosa; ha realizado investigaciones clínicas sobre inseguridad alimentaria; y ha dado charlas a médicos de todo el norte de California sobre nutrición, medicina integral y justicia racial. Es editora de *STFM PRiMER*, una revista en línea de medicina de familia revisada por pares, y fue seleccionada para formar parte de la junta del grupo de trabajo nacional de la Association of Family Medicine Residency Directors (AFMRD) sobre diversidad y equidad sanitaria. La Dra. Friedman vive en el condado de Sonoma con su marido, Marc, y sus dos hijos.

Shivam Joshi, MD, es internista, nefrólogo y médico de planta que ejerce en NYC Health + Hospitals/Bellevue en la ciudad de Nueva York. Se licenció en la Universidad de Duke y se doctoró en la Universidad de Miami. Completó su residencia en el Jackson Memorial Hospital/Universidad de Miami y su beca de nefrología en el Hospital universitario de Pensilvania. También es profesor clínico adjunto en la University Grossman School de la Universidad de Nueva York, con intereses de investigación en alimentación basada en plantas, alimentación de moda y nefrología. Ha escrito numerosos artículos científicos y es ponente a nivel nacional sobre estos temas. Es el nefrólogo más joven en recibir el premio *Joel D. Kopple* de la National Kidney Foundation (NKF), el más alto galardón en nutrición renal. Puede seguirlo en Twitter (@sjoshiMD).

Joshua Levitt, ND, es un médico naturista conocido por sus excepcionales habilidades clínicas, su profundidad de conocimientos y su estilo carismático. Es esta combinación única la que subyace a su experiencia clínica y proporciona confort y tranquilidad a sus pacientes con problemas médicos complejos. En la práctica, el Dr. Levitt se basa en un profundo conocimiento de la ciencia de la medicina convencional y de la medicina natural y en el arte de combinar ambas en una estrategia de tratamiento que une «lo mejor de ambos mundos». Tiene más de 20 años de experiencia clínica directa, para la que usa una mezcla única de tratamiento nutricional, medicina herbaria y fisioterapia para tratar una amplia gama de enfermedades y afecciones comunes y complejas.

La formación del Dr. Levitt incluye una licenciatura en Fisiología por la Universidad de California, Los Ángeles (UCLA), un doctorado en Medicina naturista por la Universidad de Bastyr, formación formal de residencia en Medicina integrativa y una lista cada vez mayor de lecciones aprendidas a partir de sus pacientes.

Además de su trabajo clínico, el Dr. Levitt es autor, asesor, formulador de productos y consultor en la industria de la salud y el bienestar. Es autor y creador de muchos libros, programas, productos, artículos y populares vídeos, que constatan su pasión y compromiso con la nutrición y la salud natural.

Vive en Connecticut con su mujer, Amanda; sus tres hijos, Sircia, Callie y Zaiah; y una Vizsla húngara llamada Raya.

Ming-Chin Yeh, PhD, MFd, MS, es profesor del programa de nutrición del Hunter College de la City University of New York. La investigación del Dr. Yeh incluye el desarrollo de estrategias de intervención innovadoras para promover un estilo de vida saludable para la promoción de la salud y la prevención de enfermedades. Sus principales intereses de investigación se centran en la prevención y la gestión de la obesidad y la diabetes, así como en las disparidades sanitarias del cáncer en poblaciones multiétnicas. El Dr. Yeh también tiene experiencia en métodos de investigación cualitativa y ha realizado estudios con abordajes de métodos mixtos. En concreto, ha llevado a cabo una investigación traslacional financiada por los National Institutes of Health (NIH) sobre la adaptación cultural y lingüística del *Diabetes Prevention Program* (DPP) para la prevención de la diabetes en los estadounidenses de origen chino. Además, la investigación reciente del Dr. Yeh tiene como objetivo reducir las disparidades en la salud del cáncer mediante la participación de los residentes de la comunidad en la prevención del cáncer de hígado, colorrectal y de pulmón, con el uso de campañas en los medios sociales y la investigación participativa basada en la comunidad. Otros proyectos anteriores incluyen la investigación de los factores que contribuyen a la obesidad en las poblaciones inmigrantes; el análisis de la relación entre el estilo de crianza, el entorno del hogar y la obesidad infantil; la revisión del papel de la microbiota intestinal en la promoción de la salud en las dietas veganas; y la investigación cualitativa en nutrición, como la comprensión de las barreras al consumo de frutas y verduras.

El Dr. Yeh participa activamente en los servicios comunitarios. Por ejemplo, ha colaborado con organizaciones comunitarias en la difusión de información actual sobre salud y nutrición a los residentes. A lo largo de los años, ha desarrollado una sólida relación con muchas organizaciones clave de Nueva York e imparte seminarios regulares relacionados con la nutrición en ferias de salud organizadas por organizaciones locales. El Dr. Yeh imparte un curso de investigación sobre nutrición a nivel de posgrado y cursos de pregrado sobre Nutrición comunitaria y Nutrición del ciclo vital. También es asesor de los estudiantes de Nutrición que se licencian.

Sus títulos y formación incluyen lo siguiente: doctorado en Nutrición en Salud pública por la Universidad de Carolina del Norte, Chapel Hill; Máster en Educación por el Teachers College de la Universidad de Columbia; Licenciatura por el Taipei Medical College de Taiwán; formación postdoctoral en el Prevention Research Center de la Universidad de Yale.

AUTORES COLABORADORES

Lise Alschuler, ND, FABNO
Associate Director, Fellowship in Integrative Medicine
The University of Arizona College of Medicine Tucson
Andrew Weil Center for Integrative Medicine
Tucson, Arizona

Saadia Alvi, MD
Endocrinologist
Advent Health Endocrinology
Orlando, Florida

Anna Artymowicz, MD
SUNY Downstate Medical Center/NYC Health + Hospitals/Kings County Medical Center
Department of Ophthalmology
Brooklyn, New York

Julet O. Baltonado, DO
Physician
Adult and Family Medicine
Kaiser Permanente
Santa Rosa, California

Kambria Beck-Holder, MD
Family Physician
The Permanente Medical Group
Adult and Family Medicine
Santa Rosa, California

Jenna Blasi, ND
Naturopathic Physician
Medical Director/CEO
Sedona Naturopathic
Sedona, Arizona

Jennie Brand-Miller, FAA, PhD
Professor of Human Nutrition
Charles Perkins Centre and School of Life and Environmental Sciences
University of Sydney
Sydney, New South Wales, Australia

Xuan Cao, MD
Ophthalmology Resident
LAC + USC Medical Center/USC Roski Eye Institute
Keck School of Medicine of USC
Los Angeles, California

Wendy Carlock, CNC
Nutrition Consultant
Zest Wellness
La Jolla, California

Jessamyn S. Carter, MD
Division of Nephrology and Hypertension
Nationwide Children's Hospital
Division of Nephrology
The Ohio State University Wexner Medical Center
Columbus, Ohio

Kristen Dammeyer, BA
Student
New York University Grossman School of Medicine
New York, New York

Jill Deutsch, MD
Assistant Professor
Director, Yale Functional Gastrointestinal Disorders Program
Associate Fellowship Program Director
Digestive Diseases
Yale School of Medicine
New Haven, Connecticut

Lauren M. Dinour, DrPH, RD, CLC
Associate Professor
Department of Nutrition and Food Studies
Montclair State University
Montclair, New Jersey

Elizabeth Eilender, MS, RD, CDN
Adjunct Professor
Nutrition Program
Hunter College, City University of New York
New York, New York

Alice Figueroa, MPH, RDN
Duke Center for International Development Malnutrition Research Fellow
Academy of Nutrition and Dietetics Foundation Research Fellow
New Orleans, Louisiana

Victoria Fischer, PhD, MS, RDN, CDN
DPD Director, Doctoral Lecturer
Department of Family, Nutrition, and Exercise Sciences
Queens College of the City University of New York
New York, New York

Leigh A. Frame, PhD, MHS
Associate Director, Resiliency & Well-being Center
Program Director, Integrative Medicine
Executive Director, Office of Integrative Medicine and
    Health
Department of Clinical Research and Leadership
Department of Physician Assistant Studies
George Washington School of Medicine and Health
    Sciences
Washington, DC

Tarah Freyman, DO
Physician
Family Medicine
Palm Beach, Florida

Christopher Gardner, PhD
Department of Medicine
Stanford University
Stanford, California

Brigitta Gehl, MD, MPH
Medical Student, MS4
Frank H. Netter MD School of Medicine
Quinnipiac University
North Haven, Connecticut

Karen Glover, MD, RDN
Private Practice
LifeBalance Integrative Health & Wellness
Palmdale, California

Meagan L. Grega, MD, FACLM
Co-Founder, Chief Medical Officer, Kellyn
    Foundation
Family Medicine and Internal Medicine Residency
    Faculty
St. Luke's University Health Network - Anderson
    Campus
Easton, Pennsylvania

Atia J. Harris, MD, FAAP
Assistant Professor of Pediatrics and Sleep Medicine
Division of Pulmonology and Sleep Medicine
Le Bonheur Children's Hospital
The University of Tennessee Health Science Center
Memphis, Tennessee

**Margrethe F. Horlyck-Romanovsky,
DrPH, MPH**
Assistant Professor
Department of Health and Nutrition Sciences
Brooklyn College, City University of New York
Brooklyn, New York

Sarah Hornack, PhD
Division of Psychology and Behavioral Health
Children's National Hospital
Department of Pediatrics
George Washington University School of Medicine
Washington, DC

Qadira Ali Huff, MD, MPH
Clinical Assistant Professor of Pediatrics
The George Washington University School of Medici-
    ne and Health Sciences
Division of General Pediatrics and Community Health
Children's National Hospital
Washington, DC

Xinyin Jiang, PhD, RD
Associate Professor
Department of Health and Nutrition Sciences
Brooklyn College, City University of New York
Brooklyn, New York

Shivam Joshi, MD
Department of Medicine
New York University Grossman School of Medicine
Department of Medicine
NYC Health + Hospitals/Bellevue
New York, New York

Scott Kahan, MD, MPH
Director, National Center for Weight and Wellness
Faculty, Department of Health Behavior and Society
Johns Hopkins Bloomberg School of Public Health
Washington, DC

Kamyar Kalantar-Zadeh, MD, MPH, PhD
Chief, Division of Nephrology, Hypertension and Kid-
    ney Transplantation
Tenured Professor of Medicine, Pediatrics, Public
    Health and Nursing Sciences
University of California Irvine, School of Medicine
Irvine, California

Shireen Kassam, MBBS, FRCPath, PhD
Consultant Haematologist and Lifestyle Medicine
    Physician
King's College Hospital, London and Winchester Uni-
    versity, Hampshire, UK

David L. Katz, MD, MPH, FACPM, FACP, FACLM

Founding Director of Yale University's Yale-Griffin
Prevention Research Center
Past-President of the American College of Lifestyle
Medicine
Founder/President of the True Health Initiative
Founder/CEO of Diet ID, Inc.
Hamden, Connecticut

Penny M. Kris-Etherton, PhD, RD

Evan Pugh University Professor of Nutritional
Sciences
Department of Nutritional Sciences
The Pennsylvania State University
University Park, Pennsylvania

Saumya Kumar, MSEd, MD

Resident Physician
Department of Pediatrics
UC San Francisco
San Francisco, California

Stella Kyung, MD, MBA

Cardiology Fellow
Cardiology
Rush University Medical Center
Chicago, Illinois

May May Leung, PhD, RDN

Associate Professor, Nutrition Program
Research Director, New York City Food Policy Center
Hunter College, City University of New York
New York, New York

Rupa Mahadevan, MD, FAAP, ABOIM

LSU School of Medicine
Department of Medicine - Pediatrics and Integrative
Oncology
Director of Culinary Medicine
Shreveport, Louisiana

Emily Catherine Mills, BA

Medical Student
New York University
School of Medicine
New York, New York

Laurie K. Mischley, ND, PhD, MPH

Associate Clinical Investigator
Bastyr University School of Naturopathic Medicine
Research Institute
Kenmore, Washington

Elisa Morales Marroquin, PhD, MS

Postdoctoral Fellow
Epidemiology, Human Genetics, and Environmental
Sciences
University of Texas
Dallas, Texas

Molly Morgan, RD, CDN, CSSD

Owner
Creative Nutrition Solutions
Vestal, New York

Jessica Nieves, MS, RD

Clinical Dietitian
Nationwide Children's Hospital
Columbus, Ohio

John Nowicki, ND

Independent Medical Writer, Editor, Researcher
Whiting, New Jersey

Erica Oberg, ND MPH

Owner
Oberg Natural Health & Medicine
La Jolla, California

Kathryn O'Rourke

Physician
Department of Family and Community Medicine
Penn Medicine Lancaster General Health
Lancaster, Pennsylvania

Jillian Pecoriello, MD

Department of Obstetrics and Gynecology
NYU Grossman School of Medicine
New York, New York

O. N. Ray Bignall II, MD, FAAP, FASN

Division of Nephrology and Hypertension
Nationwide Children's Hospital
Department of Pediatrics
The Ohio State University College of Medicine
Columbus, Ohio

Anthony Saenz, MD

Assistant Professor
Adult and Family Medicine
Kaiser Permanente Santa Rosa
Santa Rosa, California

Kerem Shuval, PhD

Executive Director of Epidemiology
The Cooper Institute
Dallas, Texas
Department of Epidemiology
School of Public Health
Faculty of Social Welfare and Health Sciences
University of Haifa
Haifa, Israel

Adrienne Silver, MD

Director of Medical Education Kaiser Santa Rosa
Rotation Director Outpatient Pediatrics, Family Medi-
cine Residency
Department of Pediatrics
Kaiser Permanente Santa Rosa
Santa Rosa, California

Elizabeth Jessica Sussman, PhD, RD

Associate Professor
California State University Northridge
Family and Consumer Sciences
Northridge, California

Alexis S. Tingan, MD

Department of Physical Medicine and Rehabilitation
University of Pennsylvania
Philadelphia, Pennsylvania

Alicia Tucker, MD, FAAP

Goldberg Center for Pediatric and Community Health
Children's National Hospital
Assistant Professor of Pediatrics George Washington
University School of Medicine
Washington, DC

Sheila Vance, MMS, PA-C

Physician Associate
Department of Gastroenterology
Louis Stokes VA Medical Center
Cleveland, Ohio

Amanda Velazquez, MD, ABOM

Assistant Clinical Professor
Department of Clinical Science, Internal Medicine and
Bariatric Medicine
Kaiser Permanente Bernard J. Tyson School of Medici-
ne and Southern California Kaiser Permanente
Los Angeles, California

Kim A. Williams, MD

Division of Medicine
Department of Cardiology
Rush University Medical Center
Chicago, Illinois

PREFACIO

En los 20 años transcurridos desde la 1.ª edición de *Nutrición médica*, los patrones de ingesta alimentaria han pasado de ser el principal factor de predicción de morbilidad y mortalidad en Estados Unidos y en los países industrializados de todo el mundo. Por muy proteicos que sean los efectos directos de la nutrición sobre la salud humana, el impacto de los patrones alimentarios a escala de casi 8 000 millones de hambrientos *Homo sapiens* sobre la salud planetaria es probablemente aún más profundo. Tampoco puede pasarse por alto que este libro se publicará cuando la mayor pandemia del siglo siga su curso, y que los orígenes de esa pandemia (y de la siguiente si no aprendemos las lecciones) están enraizados en nuestra demanda global de alimentos y en los correspondientes tipos de suministro.

En otras palabras, abordar la nutrición médica era indiscutiblemente importante hace esos 20 años, pero lo es aún más ahora. La «Medicina culinaria» está adoptando esta realidad. Este nuevo campo de la medicina resuena cada vez más planes de estudio de las facultades de medicina, y el American College of Cardiology ha adoptado formalmente la postura de que la ingesta alimentaria debe evaluarse con cada paciente.

Es un nuevo día. Y para darle la bienvenida, ofrecemos una nueva edición de *Nutrición médica*.

Me siento personalmente satisfecho y honrado de participar en la producción de una 4.ª edición. La publicación de un libro de texto con el nombre de uno es algo peor que la famosa pesadilla de estar completamente desnudo frente a una gran multitud. Se trata de una exposición desalentadora, mientras se espera el veredicto de un jurado por pares. Las ediciones solo se renuevan después de veredictos favorables, y eso me enorgullece y, francamente, me alivia.

En esta nueva edición se han revisado exhaustivamente todos los capítulos y entradas. Mis colegas editores, los doctores Essel, Friedman, Joshi, Levitt y Yeh, merecen un reconocimiento especial. Todos nosotros, a su vez, estamos agradecidos al muy diverso grupo de autores de los capítulos que aseguraron nuestra atención colectiva a todos los detalles relevantes y oportunos.

La 1.ª edición de *Nutrición médica* la escribí yo solo hace ya veintitantos años. Esta edición ha sido un esfuerzo de equipo y es, creemos, más sólida por todas las aportaciones híbridas incluidas. Nuestra intención ha sido preservar todo lo que mereció veredictos favorables en las tres ediciones anteriores, a la vez que hemos mejorado la amplitud y la profundidad del contenido con conocimientos más específicos.

Les encomendamos nuestro esfuerzo colectivo al servicio de añadir años a las vidas y de añadir vida a los años, y hacerlo de una manera que preserve la belleza natural, los recursos vitales y la biodiversidad de este planeta que todos llamamos hogar. El resto del equipo se une a mí con la esperanza de que este sea un recurso valioso y práctico.

El veredicto, como siempre, lo tiene usted.

—*David L. Katz*

PREFACIO A LA 1.ª EDICIÓN

Durante la compilación de este libro de texto me he comprometido tanto con lo que excluye como con lo que incluye. Se han escrito excelentes libros de texto e incluso enciclopedias exhaustivas sobre la nutrición. He utilizado mucho de ellos en esta tarea. Sin embargo, dado que puede afirmarse que nosotros «somos» lo que comemos, tales libros cubren una inmensa variedad de temas con informes abrumadoramente detallados. Abrumadores, por supuesto, para el médico que busca las respuestas a las preguntas clínicas, si bien bastante apropiados para un bioquímico especializado en nutrición.

El primero de los principios hacia los que se orienta este libro de texto es la *importancia clínica*. Si el material podía ser susceptible de ser utilizado por el médico que interactúa con un paciente, incluso de manera ocasional, se incluía. Si tal aplicación no parecía probable, o si el material no respaldaba un conocimiento que aumentara tal intercambio, se desechaba. La variedad de temas sobre la nutrición importantes para los cuidados clínicos es bastante amplia. Fue así como un proceso muy selectivo de inclusión llevó a dejar de lado bastantes aspectos.

El segundo principio que gobernó la compilación de este libro de texto es la *consistencia de aplicación*. Solo en los libros se asientan en las columnas y líneas los estados de salud y enfermedad, y los factores subyacentes que los promueven. En realidad, esos estados coexisten en pacientes aislados, a menudo en una compleja abundancia. Por ello, las recomendaciones nutricionales específicas de enfermedad, y mutuamente excluyentes, tal vez tengan una utilidad clínica limitada. Por el contrario, si las recomendaciones alimentarias nunca cambian para ajustarse a diversos estados de salud y objetivos clínicos, un libro con muchos capítulos parece un esfuerzo excesivo para mostrar ese conjunto de pautas uniformes. He tratado de alcanzar un justo medio entre las aplicaciones sutiles del tratamiento nutricional que se refieren a un factor de riesgo o una enfermedad ocasional y las características unificadoras de una alimentación que puede aplicarse de manera universal para promover la salud.

El tercer principio que dirige estos esfuerzos establece que, para ser de utilidad, el material que se pretende aplicar en clínica debe describirse en términos de la extensión, la congruencia y la calidad de las *evidencias con que se cuenta*. Este puede considerarse un libro de medicina basada en evidencias, con una revisión de las publicaciones para cada capítulo que se juzgan representantes de evidencias preliminares, sugestivas o definitivas de cualquier vínculo descrito.

Me he esforzado por ser congruente en la aplicación de tales términos, pero algunas veces utilicé de forma inadvertida, por ejemplo, «concluyente» en lugar de «definitivo». A pesar de tal variación, el carácter de la base de evidencias debe, en general, ser claro. Los vínculos respaldados por evidencias en animales, in vitro u observacionales, solo se consideraron preliminares; aquellos sustentados por una combinación de estudios de ciencias básicas y estudios observacionales en seres humanos, o por estudios intervencionistas limitados en personas, se consideraron sugestivos; y los respaldados por los resultados de estudios intervencionistas a gran escala en seres humanos (en particular, estudios aleatorizados y controlados), o la adición de resultados congruentes de numerosos estudios menos rigurosos, se consideraron *definitivos*.

El cuarto principio, relacionado con el tercero, señala que, para comprender bien un tema de escrutinio, debe *verse en su totalidad* (o casi). Hay riesgos (aunque ciertamente también beneficios) cuando cada uno de los expertos elabora un tema concreto de nutrición y su relación con la salud. Ese riesgo tal vez nunca se expresó mejor que en el poema alegórico *The Blind Men and the Elephant*, de John Godfrey Saxe. De ninguna manera deseo sugerir que los autores expertos de capítulos detallados en los libros de texto estándar de nutrición incurran en algún rasgo de ceguera, sino más bien que algo de la característica general de la nutrición y la salud se pasa por alto cuando solo se revisa con gran detalle una pequeña parte. Me he convencido, por ejemplo, de que la deficiencia nominal de ácidos grasos n-3 está muy extendida en Estados Unidos y contribuye a resultados adversos para la salud. He llegado a esa conclusión menos por los datos definitivos en un ámbito, y más sobre la base de evidencias notablemente congruentes y voluminosas relacionadas con otros muchos temas. Solo un autor que elabore muchos capítulos podría infundir la caracterización de cada tema con los conocimientos derivados de los otros. Como no puedo disputar las posibles desventajas de la autoría en solitario, he intentado aprovechar al máximo todas las posibles ventajas. Por lo tanto, he compartido libremente los conocimientos obtenidos en la revisión secuencial de muchos temas, tratando, en todo momento, de ser claro en cuanto a las fuentes de mi opinión y la naturaleza de las evidencias.

El principio último al que se dedica este libro de texto es la presuposición de que debería haber un *modelo teórico* a partir del cual fuera descifrable la compleja interrelación de la conducta humana, la alimentación y los resultados para la salud. En gran parte, de la misma forma que las tendencias unificadoras de las evidencias me han llevado a emitir recomendaciones específicas para la nutrición, he realizado esta labor convencido de la utilidad del *modelo de biología evolutiva* de la conducta alimentaria humana. Este tema se desarrolla en el capítulo 39. La conducta y la fisiología de todos los animales se rigen, en buena medida, por el ambiente al que están adaptados; hay tanto motivos como evidencias que sugieren que, en relación con la nutrición, esto mismo es válido para los seres humanos.

Si bien se formula alguna interpretación en este libro de texto, es solo aquella que un maestro de la medicina basada en evidencias y observante de sus principios puede respaldar y no evitar. En la ineludible necesidad de comunicar mis propias interpretaciones, me he propuesto aferrarme lo más posible, y lo más constantemente posible, a los hechos. En la tradición médica, sancionada por el tiempo, de fusionar lo mejor de la ciencia con el arte solo lo necesario, presento este trabajo como plataforma para la práctica clínica de la nutrición.

Después de la introducción se provee una visión general, breve, pero exhaustiva, de las influencias de la alimentación sobre los sistemas orgánicos o sus enfermedades. La visión general se divide, en general, en la influencia del patrón de ingestión global (alimentación) y la influencia de nutrimentos específicos (*nutrimentos/productos nutricéuticos*). Como se indicó, se incluyen otros aspectos en la visión general, como fisiopatología, epidemiología y otros puntos de relevancia clínica o interés general. La sección de visión general utiliza el esquema anterior para destacar las evidencias disponibles para cada una de las prácticas. Se han valorado artículos inéditos y artículos no sometidos a revisión externa, cuando ha sido necesario, para facilitar la preparación de este libro, pero la valoración de las evidencias se basa estrictamente en publicaciones con revisión externa; al final de cada capítulo se incluyen las referencias. Después de la visión general se presentan otros *Aspectos de interés* no relacionados directamente con el tratamiento dietético, cuando esté indicado (p. ej., tratamiento quirúrgico de la obesidad grave). Los capítulos concluyen con *Aspectos clínicos destacados*, un resumen de las intervenciones nutricionales de máxima utilidad clínica y para las cuales las evidencias son decisivas, convincentes o sugestivas. Cada capítulo tiene referencias cruzadas a otros y a las correspondientes Tablas de referencia de *nutrimentos/productos nutricéuticos* y otros *Materiales de información en nutrición*, en la sección III.

AFIRMACIONES, EXENCIÓN DE RESPONSABILIDAD Y AGRADECIMIENTOS

La autoría en solitario de un libro de texto de nutrición podría parecer un acto de imprudencia prepotente o de arrogancia imperdonable. En ocasiones, al estudiar con detenimiento las referencias y hacer la laboriosa compilación de los capítulos, me he visto tentado a pensar que son las dos cosas. Pero, por favor, acepten mi palabra de que no ocurre así. Hay un método bien definido en la posible locura de este proyecto.

Soy un médico que ejerce activamente la medicina interna de atención primaria. Cada día en el consultorio entro en contacto con el interés duradero de mis pacientes por sus propias prácticas de alimentación y los innumerables interrogantes que supone, y para poder serles de utilidad debo tener las respuestas a la mano a fin de ofrecerles una guía cuando la necesiten. Puedo, ciertamente, enviarlos a un especialista en nutrición para el asesoramiento y el respaldo de sus objetivos clínicos, pero este método difícilmente podrá dar respuesta a cada uno de los interrogantes que presentan.

Por tanto, el médico en ejercicio que aborda lo que yo en mi consulta todos los días debe ser capaz de responder una amplia variedad de preguntas acerca de nutrición y salud, y nutrición y enfermedad. Si no lo puede hacer, el clínico pierde una oportunidad crucial de influir favorablemente en la conducta alimentaria para mitigar las enfermedades crónicas. En la lista de las principales causas de muerte en Estados Unidos, las prácticas alimentarias ocupan el segundo lugar, inmediatamente detrás del tabaquismo.

Mi experiencia en nutrición, cultivada por la formación, la investigación y la enseñanza en los últimos 15 años, es apropiada para este proyecto. No obstante, no puedo afirmar, desde luego, que cuento con un conocimiento exhaustivo en cada una de las áreas diversas del contenido de este libro de texto, que es propiedad solo de los principales especialistas en tales áreas. Tengo una monumental deuda con esos expertos, demasiado numerosos para mencionarlos aquí. He intentado hacer su trabajo accesible a un público de profesionales clínicos, pero, al hacerlo, he viajado por los muchos caminos que ellos han despejado tan arduamente.

Mi legitimidad, o tal vez mi excusa, consiste entonces no en proclamar mi experiencia en todo, desde el metabolismo de los lípidos hasta los auxiliares ergógenos, sino más bien mi doble devoción por la nutrición y la práctica clínica. Los expertos con quienes estoy en deuda han hecho sus contribuciones a la literatura médica; sin embargo, el acceso a tales publicaciones para el médico muy ocupado es difícil. Este libro de texto contiene tanta traducción como trabajo original, la traducción de los conocimientos actuales de la nutrición a una forma útil para el médico. La obra es por y para el médico en ejercicio. Si cualquier médico quiere acceder a esta información y aplicarla a su práctica clínica, es razonable que la redactara un médico.

Por esto es por lo que he escrito este libro de texto y he justificado las horas interminables de esfuerzo personal. A aquellos cuyo trabajo me ha guiado les estoy agradecido. De toda omisión o, peor aún, de cualquier presentación errónea, asumo la completa responsabilidad (¿a quién más podría culpar?). No obstante, incluso este esfuerzo en solitario ha dependido, y se ha beneficiado en gran medida, de las contribuciones directas e indirectas de muchas personas. Tengo una deuda de gratitud y poca esperanza de recompensar a aquellos que hicieron posible este libro.

—*David L. Katz*

AGRADECIMIENTOS

Agradecimiento sincero a mi mujer, Catherine, por permitirme adentrarme en las largas horas de soledad que requieren estos proyectos, y por mantenerme en pie. Agradecimiento al excelente equipo de Wolters Kluwer y a sus numerosas contribuciones. Gratitud a Lauren Rhee, MS, RD, cuya habilidad con mi calendario me hace parecer mucho mejor en la multitarea de lo que realmente soy.

—*David L. Katz*

Tengo que empezar dando las gracias a mi encantadora, hermosa, brillante y gentil esposa, Candace. Gracias por su amor abnegado y por mantener a nuestros maravillosos hijos, los pequeños Elizabeth y Kwame, ocupados/distraídos mientras yo trabajaba en este libro. Elizabeth y Kwame, gracias a los dos por vuestros grandes abrazos y besos, por vuestras sonrisas y vuestra alegría inagotable. También quiero dar las gracias a la matriarca, mi madre, Big Elizabeth, por sus continuas oraciones, sus palabras de aliento y su infinito amor y cuidado por nuestra familia. ¡Os quiero hasta la luna! S.D.G.

—*Kofi D. Essel*

A mi madre, por introducirme en una alimentación basada en plantas en su día y por creer en mí, siempre.

—*Rachel S.C. Friedman*

Me gustaría dar las gracias a la Dra. Michelle McMacken, de la Grossman School de la Universidad de Nueva York y de NYC Health + Hospitals/Bellevue, en Nueva York, por su apoyo y tutoría en mi formación en nutrición.

—*Shivam Joshi*

Un proyecto de esta envergadura solo puede existir gracias al esfuerzo colectivo de una comunidad. Estoy muy agradecido por la mía. A nuestro líder, mi colega, mi mentor, mi amigo y el mejor compañero de excursión que uno pueda tener, el Dr. David L. Katz: es un honor y un privilegio conocerle. A mis colegas autores: La Dra. Lise Alschuler, la Dra. Jenna Blasi, la Dra. Jill Deutch, la Dra. Xinyin Jiang, la Dra. Shireen Kassam, la Dra. Laurie Mischley, el Dr. John Nowicki y la Dra. Erica Oberg. A la bendita memoria del Dr. Ather Ali, que siempre será una inspiración. Y al círculo más íntimo (Amanda, Sircia, Callie, Zaiah, Eliana y Rags); todos sabéis que nunca os abandonaré, nunca os dejaré caer.

—*Joshua Levitt*

Me gustaría dar las gracias a los autores de los capítulos que han dedicado tiempo y esfuerzo a completar este proyecto a tiempo. No es una tarea fácil, especialmente durante la pandemia de Covid-19.

—*Ming-Chin Yeh*

ÍNDICE DE CONTENIDOS

Acerca de los autores   vii
Autores colaboradores   xi
Prefacio   xv
Prefacio a la primera edición   xvii
Agradecimientos   xxi

SECCIÓN I: **Metabolismo de los nutrimentos de importancia clínica** 1

1   Metabolismo de los hidratos de carbono de importancia clínica 3
2   Metabolismo de los lípidos de importancia clínica 14
3   Metabolismo de las proteínas de importancia clínica 27
4   Generalidades del metabolismo de los micronutrimentos de
    importancia clínica 37

SECCIÓN II: **Tratamiento nutricional en la práctica clínica:**
la alimentación en la salud y en la enfermedad. 61

5   Alimentación, regulación del peso y obesidad 63
6   Alimentación, diabetes *mellitus* y resistencia a la insulina 133
7   Alimentación, ateroesclerosis y cardiopatía isquémica 164
8   Alimentación e hipertensión 196
9   Alimentación y hemostasia 207
10   Alimentación y enfermedad cerebrovascular y vascular periférica 220
11   Alimentación e inmunidad 232
12   Alimentación y cáncer 245
13   Alimentación y hematopoyesis: anemias nutricionales 271
14   Alimentación, metabolismo óseo y osteoporosis 279
15   Alimentación y enfermedades respiratorias 295
16   Alimentación y enfermedades renales 304
17   Alimentación y enfermedades hepatobiliares 323
18   Alimentación y trastornos gastrointestinales frecuentes 331
19   Alimentación, dispepsia y enfermedad ulceropéptica 346
20   Alimentación y enfermedades reumáticas 353
21   Alimentación y trastornos neurológicos 365
22   Alimentación y dermatosis 375
23   Alimentación y cicatrización de las heridas 383
24   Alergias e intolerancia a los alimentos 393
25   Trastornos de la conducta alimentaria 402
26   Desnutrición y caquexia 412

SECCIÓN III: **Aspectos especiales de la nutrición clínica** 427

27   Alimentación, embarazo y lactancia 429
28   Alimentación y ciclo menstrual 446
29   Alimentación y desarrollo tempranos: nutrición pediátrica 457
30   Alimentación y adolescencia 474
31   Alimentación y senectud 485

32 Efectos ergógenos de los alimentos y los nutrimentos:
    alimentación y rendimiento deportivo y nutrición para el deporte. 500
33 Efectos endocrinos de la alimentación: fitoestrógenos. 517
34 Alimentación, ciclos de sueño y vigilia, y estado de ánimo. 526
35 Alimentación y función cognitiva 538
36 Alimentación y visión 550
37 Alimentación y dentición 559
38 Hambre, apetito, gusto y saciedad 571
39 Efectos del chocolate en la salud. 593
40 Efectos del etanol en la salud 605
41 Efectos del café en la salud 613
42 Sustitutos alimentarios de macronutrimentos 621
43 Alimentación basada en plantas 639

SECCIÓN IV: **Alimentación y promoción de la salud: establecimiento
de una nutrición prudente 651**

44 Cultura, biología evolutiva y determinantes de las preferencias
    alimentarias 653
45 Recomendaciones alimentarias para la promoción de la salud
    y la prevención de enfermedades 669

SECCIÓN V: **Principios del asesoramiento alimentario eficaz 689**

46 Modelos de modificación conductual para los patrones de
    alimentación, actividad y control de peso. 691
47 Asesoramiento alimentario en la práctica clínica. 714

SECCIÓN VI: **Temas contemporáneos sobre nutrición 729**

48 La caloría. 731
49 El pernicioso movimiento del dogma alimentario 734
50 ¿Debe considerarse la obesidad como una «enfermedad»? 739
51 Nutrición: lo que sabemos y cómo lo sabemos 742
52 El planeta es tu paciente 744

SECCIÓN VII: **Apéndices y material de consulta 747**

APÉNDICE A Fórmulas nutricionales de interés clínico 749
APÉNDICE B Tablas de valoración del crecimiento y el peso corporal 751
APÉNDICE C Valoración de la ingesta alimentaria en la población
             estadounidense. 761
APÉNDICE D Instrumentos para la valoración de la ingesta alimentaria . . . 762
APÉNDICE E Tablas de referencia de nutrimentos y productos
             nutricéuticos: límites de ingesta y fuentes alimentarias 764
APÉNDICE F Fuentes de información para la composición de nutrimentos
             de los alimentos 824
APÉNDICE G Interacciones de alimentos con fármacos. 825
APÉNDICE H Nutrimentos como remedios para trastornos frecuentes:
             fuentes de referencia para pacientes 827
APÉNDICE I Materiales impresos y en línea para profesionales. 828
APÉNDICE J Materiales de referencia impresos y en línea para
             pacientes. 830
APÉNDICE K Métodos de planificación de comidas específicos
             de paciente 833

Índice alfabético de materias *835*

Nutrición médica

Manual completo basado en evidencia para profesionales de la salud

4.ª EDICIÓN

Metabolismo de los nutrimentos de importancia clínica

Metabolismo de los hidratos de carbono de importancia clínica

Kristen Dammeyer, David L. Katz y Jennie Brand-Miller

 INTRODUCCIÓN

Los hidratos de carbono representan la forma predominante de toda la materia vegetal y, por tanto, son la principal fuente de energía en la alimentación de los seres humanos en casi todas las culturas. Los alimentos vegetales se componen principalmente de azúcares, almidones (la reserva energética de hidratos de carbono en las plantas), celulosa y otros componentes. En general, entre el 40% y el 70% de las calorías proceden de los hidratos de carbono en las poblaciones humanas, siendo mayores las cantidades en los países menos desarrollados. Por el contrario, los pueblos del Ártico obtienen la mayor parte de sus alimentos de los animales y consumen pocos hidratos de carbono.

La principal función metabólica que tienen los hidratos de carbono en la alimentación es proporcionar energía. Su metabolismo se dirige principalmente al mantenimiento, la utilización y el almacenamiento de las reservas energéticas de hidratos de carbono, en forma de glucosa circulante y glucógeno unido a los tejidos. La glucosa plasmática es la fuente de energía más inmediata para la mayoría de las células del cuerpo humano, por lo que los mecanismos homeostáticos para el mantenimiento de concentraciones relativamente estables de glucosa en sangre (glucemia) deben ser sólidos, en ausencia de alteraciones patologicas (v. cap. 6). De hecho, el cerebro, los eritrocitos y la médula renal dependen de la glucosa casi exclusivamente para su actividad. El glucógeno actúa como hidrato de carbono de reserva en las células animales, de forma análoga al papel que desempeña el almidón en las plantas. Desde el punto de vista culinario y gustativo, los hidratos de carbono contribuyen significativamente al sabor apetitoso de los alimentos, sobre todo cuando confieren dulzor. A diferencia de las proteínas, que aportan aminoácidos esenciales, y de los lípidos, que aportan ácidos grasos esenciales, la clase de nutrimentos de los hidratos de carbono no manifiesta, *a priori*, un grupo específico de nutrimentos esenciales; sin embargo, los alimentos ricos en hidratos de carbono son la principal fuente alimentaria de proteínas, lípidos y micronutrimentos para muchas personas. Además, dado que la fibra se clasifica como hidrato de carbono (v. apéndice E), la ingesta de fibra alimentaria deriva principalmente de los alimentos ricos en hidratos de carbono. La fibra alimentaria puede clasificarse como viscosa (pectina, β-glucano, goma guar) y no viscosa (celulosa, lignina, hemicelulosa). Los hidratos de carbono se denominan así porque su estructura química, $C_n(H_2O)_n$, está formada por moléculas de carbono y agua en una proporción 1:1.

Los hidratos de carbono digeribles incluyen polisacáridos y los azúcares de las clases de monosacáridos y disacáridos (**tabla 1-1**). En términos estructurales, las macromoléculas de los polisacáridos son hidratos de carbono «complejos», y los monosacáridos y disacáridos son hidratos de carbono «simples». Los polisacáridos incluyen la celulosa y los almidones, de los que solo el almidón es digerible. Los almidones que predominan en la alimentación humana, la amilosa y la amilopectina, son polímeros de glucosa.

El almidón está secuestrado en las células vegetales tras una pared celular robusta, lo que lo hace relativamente resistente a la digestión hasta que absorbe agua y se hincha (gelatiniza) durante la cocción. Los almidones muy gelatinizados pueden digerirse rápidamente, pero otros almidones, por su estructura o la presencia de una barrera física, se digieren lentamente. Existen varias categorías de «almidón resistente», que permanecen inaccesibles a la digestión a

TABLA 1-1

Clasificación de los hidratos de carbono como simples o complejos, según sus propiedades estructurales y funcionales[a]

	Estructura	Función	Alimentos representativos
Simple	Monosacáridos - glucosa - galactosa - fructosa	Añadido a los alimentos o bebidas en la elaboración	Azúcar de mesa Bebidas azucaradas Cereales de desayuno azucarados
	Disacáridos - maltosa - sacarosa - lactosa	o Se encuentra de forma natural en los alimentos con sabor dulce	o Frutas, verduras Leche, yogur Miel, jarabe de arce
Complejo	Almidones Almidón de amilopectina, almidón de amilosa	Almacenamiento de energía en las plantas	Trigo integral, judías, lentejas
	Almidón resistente Almidones modificados		Presente en el trigo, el arroz, el maíz, la avena y las patatas
	Glucógeno	Almacenamiento de energía en los tejidos animales	
	Celulosa Hemicelulosa	Componentes de las paredes celulares y de la fibra alimentaria	Paredes celulares de las plantas Salvado de trigo, salvado de avena
	Gomas β-glucanos Pectinas	Se añade para aumentar el contenido de fibra o para aumentar la viscosidad o formar un gel	Confitería Suplementos de fibra Fruta

[a]En las páginas 9 se muestra más información.

pesar de la exposición al calor y al agua (1). En la dieta occidental habitual, aproximadamente el 2 % al 5 % del almidón ingerido es resistente. Los almidones resistentes estimulan el crecimiento de las bacterias del colon que, a su vez, fermentan los almidones en ácidos grasos de cadena corta. Los disacáridos incluyen la sacarosa, una molécula compuesta de glucosa y fructosa; la lactosa, una molécula compuesta de glucosa y galactosa; y la maltosa, dos moléculas de glucosa. Los polímeros de glucosa de cadena corta se conocen colectivamente como oligosacáridos y a menudo confieren dulzor. Los monosacáridos de importancia alimentaria son la glucosa (que deriva principalmente de la hidrólisis del almidón alimentario junto con la sacarosa, la lactosa y la maltosa), la fructosa y la galactosa. Los monosacáridos de cinco carbonos (la ribosa y la desoxirribosa) se sintetizan de forma endógena para la producción de ácidos nucleicos. El sorbitol es el alcohol derivado de la glucosa. El alcohol de la xilosa, el xilitol, se utiliza como edulcorante en la industria alimentaria. Los hidratos de carbono solo se pueden absorber en forma de monosacáridos.

Por tanto, los disacáridos y los almidones deben sufrir una hidrólisis en el intestino. Este proceso se inicia en la boca con la liberación de amilasa salival,

que rompe los enlaces α-1,4-glucosídicos de la amilosa, un polímero de glucosa de cadena lineal, y de la amilopectina, un polímero ramificado, descomponiéndolos en maltosa, isomaltosa y oligosacáridos. En los puntos de ramificación, la amilopectina contiene un enlace α-1.6-glucosídico que finalmente se hidroliza en el borde en cepillo intestinal. Las diferencias químicas y físicas entre la amilosa y la amilopectina influyen en sus características de cocción y en su velocidad de digestión *in vivo*. Las cadenas lineales de la amilosa se atraen fuertemente entre sí, por lo que requieren más agua y calor para gelatinizarse. En consecuencia, los almidones con alto contenido de amilosa se digieren más lentamente que la amilopectina de cadena ramificada.

Los enlaces de la glucosa en la celulosa derivan de un enlace β-1.4 para el que no existe enzima humana alguna, lo que explica la imposibilidad de digerirla. Los productos de la acción de la amilasa salival y pancreática son la maltosa y la maltotriosa a partir de la amilosa y la maltosa, la maltotriosa, las dextrinas de límite α (un compuesto de moléculas de glucosa 1.4-α y 1.6-α) y la glucosa a partir de la amilopectina. La etapa final de la digestión tiene lugar en el lado luminal de las microvellosidades de la mucosa que recubren el intestino delgado.

Los almidones de los alimentos integrales, como los de los cereales y las leguminosas, están fuertemente empaquetados con proteínas y fibra que pueden ralentizar la digestión al actuar como una barrera física para el agua y la amilasa. Así pues, la eficacia con la que el almidón se convierte en glucosa depende no solo de la estructura del propio almidón, sino también de la composición general del alimento del que forma parte (2).

Cuando la ingesta de hidratos de carbono supera las necesidades energéticas inmediatas, la carga de glucosa puede manejarse de dos maneras. Bajo la influencia de la insulina, el exceso de glucosa se almacena en forma de glucógeno o grasa, como ocurre en las personas sanas no diabéticas. Si la captación de glucosa en la célula es lenta o se inhibe, el exceso de glucosa se acumula en el torrente sanguíneo, lo que provoca los signos y síntomas de la diabetes *mellitus* (v. cap. 6). El hígado y los músculos son los principales lugares de depósito de la glucosa, donde se almacena en forma de glucógeno. Sin embargo, una vez que los depósitos de glucógeno están llenos, la glucosa adicional se convierte en grasa en el proceso conocido como lipogénesis *de novo*.

En las personas sanas, el aumento de las concentraciones de glucosa en plasma da lugar a la liberación de energía y a la fosforilación oxidativa, generando trifosfato de adenosina (TFA) y citrato a través del ciclo del ácido cítrico, una cascada enzimática utilizada por todos los organismos aeróbicos para generar TFA a partir de los productos de la glucólisis. El ciclo del ácido cítrico se inicia mediante la acción de la piruvato-deshidrogenasa y la citrato-sintasa, que inician la entrada del piruvato en el ciclo del ácido cítrico. Las cifras elevadas de TFA proporcionan una retroalimentación negativa sobre la enzima fosfofructocinasa para disminuir la glucólisis, lo que da lugar a la acumulación del producto intermedio fructosa-6-fosfato. La fructosa-6-fosfato se convierte en fructosa-2.6-bifosfato, que reactiva la fosfofructocinasa.

Cuando la ingesta de hidratos de carbono es superior a las necesidades energéticas inmediatas, los notables aumentos de TFA y citrato producidos por el metabolismo aeróbico dan lugar a la acumulación de sustratos del ciclo del ácido cítrico, entre ellos el ácido oxalacético y el acetil-CoA, que actúan como potentes estimuladores de la síntesis de ácidos grasos. En consecuencia, una carga muy grande de hidratos de carbono en la alimentación provoca la secreción de triglicéridos y moléculas de lipoproteínas de muy baja densidad (VLDL, *very low density lipoprotein*) en la circulación sistémica. Las calorías que superan las necesidades, procedentes de cualquier fuente de macronutrimentos, se almacenan como grasa corporal una vez que se llenan las reservas de glucógeno. El proto-

tipo de adulto de 70 kg puede almacenar aproximadamente 500 g de glucógeno para una reserva energética total de hidratos de carbono de aproximadamente 2 000 kcal. Cuando esta reserva se llena, las calorías sobrantes de cualquier fuente de macronutrimentos se almacenan preferentemente como grasa (3).

La tasa de glucólisis puede alterarse hasta 90 veces en respuesta a las necesidades metabólicas del músculo en funcionamiento. Una ingesta abundante de hidratos de carbono induce la glucólisis e inhibe la gluconeogénesis, mientras que el ayuno estimula lo contrario. Las reservas de energía dentro de la célula están rigurosamente controladas por proteínas que pueden enviar señales para influir en el metabolismo en respuesta a los cambios en los niveles de energía. Cuando las concentraciones de TFA son altas, el ciclo de los ácidos tricarboxílicos se ralentiza, y la glucólisis se inhibe.

Por el contrario, las concentraciones séricas elevadas de difosfato de adenosina (DFA) y monofosfato de adenosina (DFA) inducen la glucólisis para producir la regeneración de TFA.

El metabolismo anaeróbico de la glucosa en el músculo da lugar a la producción de piruvato, que puede seguir metabolizándose a CO_2 en el músculo o ser transportado al hígado. Durante la actividad física intensa, las concentraciones de oxígeno disminuyen, y el tejido muscular es incapaz de soportar el metabolismo del piruvato a CO_2.

Se produce un metabolismo anaeróbico para reoxidar el dinucleótido de adenina y nicotinamida reducido (NAD) formado durante la glucólisis, lo que da lugar a la producción de lactato. La acumulación de ácido láctico durante la actividad vigorosa es potencialmente responsable del dolor muscular que surge a menudo, aunque esta teoría ha sido cuestionada (4).

Los hidratos de carbono del citosol desempeñan un papel esencial en la glucosilación de las proteínas, y están estrechamente regulados por las enzimas celulares. Sin embargo, cuando las concentraciones de glucosa en sangre son demasiado altas, puede producirse una glucosilación anómala, o glucación, fuera de la célula. Las proteínas de los tejidos expuestos continuamente a las altas concentraciones de glucosa circulante son especialmente vulnerables, como las de la membrana basal glomerular, el endotelio vascular y el cristalino del ojo.

La glucosa y la galactosa se metabolizan en el cristalino del ojo, y las concentraciones séricas elevadas de cualquiera de ellas se asocian a la formación de cataratas y a la retinopatía. Así pues, tanto la diabetes *mellitus* como la galactosemia son factores de riesgo para la formación de cataratas y la ceguera.

La glucación constituye una importante lesión acumulativa para las células que se asocia al envejecimiento (v. cap. 31). La fructosa glucosila con una eficacia casi 10 veces mayor que la glucosa. Sin embargo, incluso con una ingesta elevada, la concentración de fructosa en sangre es solo un 1 % la de la glucosa. Con las cantidades habituales de ingesta, la fructosa se convierte en glucosa en el enterocito de la mucosa y se absorbe en el torrente sanguíneo portal (5). Si la ingesta de fructosa es excesivamente elevada (>95° percentil), esta vía se satura, y la fructosa llega al hígado, donde estimula la lipogénesis *de novo* y la secreción de lipoproteínas de muy baja densidad (triglicéridos).

Existen edulcorantes nutritivos de sustitución, como el disacárido isomaltulosa y el azúcar monosacárido D-tagatosa (6). El almidón es digerido por la amilasa salival y pancreática, y por las enzimas del borde en cepillo intestinal en las partes superior y media del yeyuno. Las enzimas del borde en cepillo son la isomaltasa, la sacarasa y la lactasa (en algunos adultos; v. cap. 24). Se dispone de un exceso de enzimas para la digestión de la mayor parte de oligosacáridos, con la excepción de la lactosa. La disponibilidad de lactasa limita la velocidad a la que la lactosa se escinde en glucosa y galactosa. Las enzimas del borde de cepillo se inhiben cuando las concentraciones de monosacáridos aumentan en la luz intestinal, lo que evita una acumulación de azúcares que podría provocar una diarrea osmótica. La sacarosa alimentaria induce las enzimas sacarasa y maltasa. Sin embargo, las concentraciones de lactasa no se ven influidas por la cantidad de lactosa de la alimentación.

Los almidones resistentes a la digestión enzimática humana son fermentados por las bacterias del intestino grueso, lo que libera entre el 50 % y el 80 % de la energía disponible en forma de ácidos grasos, y liberan dióxido de carbono, hidrógeno y metano como subproductos. Los ácidos grasos producidos en el intestino grueso son los ácidos butírico, isobutírico, propiónico y acético. Las células del intestino grueso obtienen energía del ácido butírico y del ácido isobutírico en particular, y estas moléculas pueden desempeñar un papel importante en la protección de la mucosa intestinal contra la carcinogénesis.

Los monosacáridos se absorben por difusión simple, difusión facilitada y transporte activo. La ingesta de una carga de 50 g de algunos azúcares puede superar la velocidad de absorción, lo que provoca molestias gastrointestinales (GI). La difusión pasiva se ve ralentizada por el paso de agua hacia la luz intestinal como resultado del efecto osmótico de los azúcares ingeridos. Los D-estereoisómeros típicos de la glucosa y la galactosa se absorben a través de canales proteicos mediante transporte activo, lo que facilita una captación más rápida en la sangre que la difusión pasiva. La fructosa, un monosacárido derivado de las frutas y verduras, así como de la sacarosa y el jarabe de maíz rico en fructosa (JMRF), se absorbe mediante difusión facilitada. La ingesta aguda de aproximadamente 50 g a 100 g de fructosa induce una diarrea osmótica; se tolera más fructosa si se ingiere como sacarosa porque la digestión del disacárido ralentiza la velocidad de absorción.

La deficiencia de lactasa, el déficit enzimático más frecuente que repercute en el metabolismo de los hidratos de carbono, afecta a aproximadamente la mitad de los adultos de todo el mundo. Además de los humanos, la ingesta de leche se limita normalmente a la lactancia en la mayoría de los mamíferos; por tanto, el gen de la lactasa se expresa predominantemente en la lactancia y se inhibe después por control genético. La ingesta de lactosa en la edad adulta favoreció la selección de mutaciones genéticas que preservaron la producción de lactasa en la edad adulta en los europeos del norte (y sus descendientes), y en poblaciones más pequeñas de Asia y África. La variación en la tolerancia a la lactosa de los adultos según el origen étnico se correlaciona con la práctica de ingerir alimentos lácteos durante milenios. Los adultos con intolerancia a la lactosa pueden tolerar generalmente unos 5 g de lactosa (equivalente a unos 100 mL de leche) sin presentar síntomas (v. cap. 24). Se toleran cantidades mayores en los alimentos lácteos que contienen lactobacilos vivos, como el yogur. Los productos de queso curado contienen poca lactosa residual. La tolerancia a la lactosa puede evaluarse administrando 50 g de lactosa, y midiendo la glucosa sérica o el aumento del hidrógeno en el aliento. Si la glucosa aumenta más de 1.4 mmol/L, la lactosa se ha hidrolizado eficazmente. Por el contrario, si el hidrógeno del aliento se eleva más de 20 ppm (partes por millón), esto indica que la lactosa ha llegado al colon y ha sufrido una fermentación, es decir, que las concentraciones de lactasa en el intestino delgado son bajas.

La glucosa de los hidratos de carbono de la alimentación y los ácidos grasos de los lípidos son las principales fuentes de energía de los nutrimentos. Ambos se metabolizan en dióxido de carbono y agua a través del ciclo de los ácidos tricarboxílicos. Solo cuando las vías enzimáticas oxidativas están saturadas, la glucosa se almacena como glucógeno. Si las vías de síntesis del glucógeno también están saturadas, el exceso de glucosa se convierte en ácidos grasos que se depositan en diversos tejidos, como el hígado y el tejido adiposo. Aproximadamente el 5 % de la energía disponible de la oxidación se pierde cuando la glucosa se convierte en glucógeno, y más del 25 % se pierde cuando la glucosa se almacena como grasa. Las reservas de glucógeno en el músculo solo pueden ser utilizadas por este, mientras que el glucógeno hepático es suficiente para satisfacer las necesidades energéticas de un adulto en ayunas con una dieta de 2 000 kcal durante aproximadamente 14 h. En el tejido adiposo de un adulto delgado se almacena casi 100 veces más energía, es decir, 120 000 kcal. Sin embargo, solo una pequeña parte de esta energía está fácilmente disponible, generalmente lo suficiente para cubrir las necesidades energéticas durante varias semanas. Una vez que las reservas de glucógeno están llenas, el exceso de hidratos de carbono de la alimentación se convierte en ácidos grasos y se almacena en el tejido adiposo. La eficacia con la que los distintos azúcares se convierten en grasa es variable. Como fuente de energía, los hidratos de carbono ocupan un lugar intermedio entre los lípidos y las proteínas, tanto en lo que respecta a la densidad energética como en la inducción de la saciedad. Los hidratos de carbono aportan unas 4 kcal/g, aproximadamente las mismas que las proteínas. El índice de saciedad de los hidratos de carbono (es decir, el grado en que una determinada «dosis», medida en calorías, induce una sensación de plenitud) es mayor que el de los lípidos, pero menor que el de las proteínas (v. cap. 38). El contenido de fibra puede aumentar el índice de saciedad de los hidratos de carbono. Se ha demostrado que las fibras viscosas reducen el apetito más fácilmente que las fibras no viscosas al ralentizar el vaciado del estómago y actuar como una barrera física que protege a los hidratos de carbono de las enzimas digestivas (7). La fibra añade volumen, pero relativamente pocas calorías, a los alimentos, y la fibra soluble puede contribuir a la saciedad también por otros mecanismos (v. cap. 38 y el apéndice E).

Tras la ingesta de hidratos de carbono, la mayor parte de la glucosa de la circulación escapa a la eliminación de primer paso hepático, mientras que el exceso de fructosa es absorbido por el hígado, donde se convierte en glucosa, lípidos o lactato. La ingesta de fructosa aumenta las concentraciones séricas de ácido láctico y ácido úrico. La galactosa se metaboliza principalmente en el hígado, y la tasa de metabolismo puede servir como marcador de la función hepática. La galactosa aumenta en el suero en proporción a la dosis ingerida, aunque las concentraciones séricas de galactosa se reducen con la administración concomitante de glucosa, ya sea por vía oral o intravenosa. En los lactantes, la galactosa derivada de la lactosa de la leche se utiliza para la síntesis de gangliósidos cerebrales.

La mayor parte de los tejidos utilizan diversos nutrimentos como combustible, entre ellos glucosa, ácidos grasos libres, ácido láctico o ácidos grasos de cadena corta. Sin embargo, el cerebro y los eritrocitos dependen únicamente de la glucosa, excepto en los períodos de ayuno prolongado, cuando cambian al metabolismo de cuerpos cetónicos. El déficit congénito de la enzima glucosa-6-fosfato-deshidrogenasa afecta principalmente a los eritrocitos, y se produce en poblaciones con exposición histórica a la malaria (paludismo). Estas personas pueden sufrir anemia hemolítica al tomar fármacos que alteran la reducción del glutatión, como las sulfonamidas. El cerebro adulto utiliza aproximadamente 140 g de glucosa al día, lo que supone 560 kcal. Las necesidades de glucosa son mayores durante el embarazo y la lactancia, cuando la glucosa es necesaria para el crecimiento del feto y la producción de lactosa en la leche. En el pico de la lactancia, la leche humana contiene unos 70 g de lactosa/L, la más alta de cualquier mamífero. Durante el ayuno o la ausencia de hidratos de carbono en la alimentación, se pueden sintetizar diariamente unos 130 g de glucosa a partir de precursores no hidratos de carbono en el proceso denominado gluconeogénesis. Los principales precursores son el ácido láctico, los aminoácidos (procedentes de la alimentación o de la descomposición de las proteínas musculares) y el glicerol procedente de la descomposición de los lípidos. Aunque los animales no pueden convertir los ácidos grasos en glucosa, sí pueden convertirlos en cetonas, que gradualmente sustituyen a la glucosa para alimentar el cerebro. No obstante, otros tejidos siguen dependiendo de la glucosa, y es obligatoria una ingesta mínima de aproximadamente 50 g al día. El reconocimiento de que una alimentación equilibrada requiere hidratos de carbono ha dado lugar al establecimiento de una ingesta diaria recomendada (IDR) de 130 g de azúcares o almidones al día para los adultos (8). Una alimentación rica en fructosa (>95° percentil, o entre el 20 % y el 25 % de la ingesta total de energía) da lugar a un aumento de los triglicéridos séricos y de las lipoproteínas de baja densidad, aunque las concentraciones tienden a normalizarse en un período de semanas en las personas delgadas. Una alimentación rica en glucosa o almidón tiene el efecto contrario (9). En cambio, una alimentación rica en glucosa puede dar lugar a concentraciones séricas elevadas de glucosa e insulina, que no se ven afectadas por una alimentación rica en fructosa (10).

Las dietas con abundantes hidratos de carbono reducen las concentraciones de lipoproteínas de alta densidad, especialmente cuando se combinan con un consumo elevado de fructosa. Así, una alimentación rica en sacarosa o JMRF tiene efectos nocivos en el perfil lipídico, mientras que estos efectos se mitigan parcialmente en una dieta que contenga predominantemente hidratos de carbono amiláceos (11). La grasa poliinsaturada de la alimentación también atenúa el aumento de los triglicéridos en ayunas inducido por la sacarosa o la fructosa, y disminuye las LDL (12,13). Las personas con hipertrigliceridemia tienden a sufrir un aumento especialmente rápido de los triglicéridos en respuesta a una ingesta elevada de hidratos de carbono.

METABOLISMO DE LOS HIDRATOS DE CARBONO Y SISTEMA ENDOCRINO

Las concentraciones de glucosa en sangre están reguladas principalmente por la acción de la insulina y el glucagón, liberados por las células β del páncreas. La función principal de la insulina es promover la entrada y el almacenamiento de energía en las células cuando las concentraciones de glucosa en sangre son elevadas, lo que se consigue a través de varios mecanismos: la translocación de los transportadores de glucosa GLUT-4 a la membrana plasmática, lo que facilita la entrada de glucosa en el hígado, el músculo esquelético y los tejidos adiposos; la estimulación de la formación de glucógeno y grasa; la inhibición de la utilización de la grasa para obtener energía mediante la supresión de la liberación de glucagón; y la inhibición de la gluconeogénesis por parte del hígado. El glucagón se libera cuando disminuyen las concentraciones de glucosa en sangre, y sus acciones son directamente opuestas a las producidas por la insulina, promoviendo la degradación del glucógeno para liberar glucosa, y la síntesis de nueva glucosa a través de la gluconeogénesis en el hígado y el riñón.

El intestino se ha revelado como un importante regulador del metabolismo de los hidratos de carbono con el descubrimiento de la función de las incretinas (hormonas peptídicas liberadas por las células L y K intestinales en respuesta a la presencia de nutrimentos en la luz del intestino delgado). GLP-1, una de las incretinas mejor caracterizadas, actúa para reducir la glucemia mediante la estimulación de la liberación de insulina, el aumento de la sensibilidad a la insulina en los tejidos, la promoción de la masa de células β, la supresión de la secreción de glucagón, el retraso del vaciado gástrico y el aumento de la saciedad en el encéfalo. La otra incretina, GIP, secretada por las células K de la parte superior del intestino delgado, puede tener efectos adversos cuando se secreta en exceso. Promueve la lipogénesis, la esteatosis hepática (hígado graso), la resistencia a la insulina y la inflamación posprandial, y reduce la oxidación de los lípidos en el músculo esquelético (14).

La glándula suprarrenal también interviene en la homeostasis de la glucosa mediante la liberación de epinefrina, que estimula la glucogenólisis en el hígado. La epinefrina también estimula la glucogenólisis en el músculo esquelético, mientras que el glucagón no lo hace.

CLASIFICACIÓN DE LOS HIDRATOS DE CARBONO

A pesar del empleo generalizado de la terminología, no existen definiciones claras de los hidratos de carbono «complejos» y «simples», lo que hace que la terminología sea confusa, en parte porque se basan en clasificaciones tanto estructurales como funcionales. Desde el punto de vista estructural, un hidrato de carbono simple está compuesto por monosacáridos o disacáridos, mientras que los hidratos de carbono complejos se componen de unidades que contienen tres o más moléculas de azúcar (**tabla 1-1**). En Estados Unidos, pero no en otros países, la definición funcional de la complejidad de los hidratos de carbono se basa en el destino metabólico de los elementos ingeridos. Los alimentos que generan un aumento rápido de la glucemia, y en consecuencia de la insulina en sangre, se consideran hidratos de carbono simples. Los alimentos que inducen aumentos bajos y lentos de la glucosa y la insulina después de la ingesta son hidratos de carbono funcionalmente complejos.

Pero un vistazo a las frutas y verduras demuestra que estas definiciones son contradictorias. Toda la energía de las frutas y algunas verduras (zanahorias, boniatos) procede de mezclas de los monosacáridos glucosa y fructosa, y del disacárido sacarosa, y sin embargo, en comparación con los alimentos con almidón como el arroz y las patatas, elevan la glucosa ligeramente. Muchos expertos consideran que las frutas y verduras enteras, con las paredes celulares intactas, son fuentes de hidratos de carbono complejos y no simples.

Otro aspecto en la definición de la complejidad de los hidratos de carbono es la forma en que los alimentos envuelven los nutrimentos. Mientras que el azúcar añadido a un cereal de desayuno integral es estructuralmente similar al añadido a una barra de caramelo, el destino metabólico está influenciado por lo que le acompaña. La fibra de los productos integrales, en particular la fibra soluble (v. apéndice E), ralentiza la entrada de glucosa (y lípidos) desde el tracto gastrointestinal al torrente sanguíneo, atenuando la glucemia, la lipidemia y la insulinemia posprandial, incluso en presencia de azúcares (15-19). Sin embargo, otras fibras añadidas a los alimentos durante su procesamiento, como la inulina y el salvado de trigo, comparten algunas propiedades laxantes con fibras naturales; sin embargo, no reducen la glucemia ni el colesterol en sangre (20).

Un sistema de clasificación más útil para los hidratos de carbono es el índice glucémico (IG). El IG, desarrollado por primera vez por el Dr. David Jenkins y cols. (21) en la Universidad de Toronto, y utilizado inicialmente para las listas de intercambio de los diabéticos, entró en el léxico popular con la aparición de las dietas «bajas en hidratos de carbono frente a las lentas» en la década de 1990 (v. cap. 5). El IG se define como el área bajo la curva de glucemie posprandial a las 2 h con relación a un estándar de refe-

TABLA 1-2

Índice glucémico de algunos alimentos habituales

Grupo alimentario	Alimentos	Índice glucémico
Panes	Pan blanco[a]	100
	Pan integral	99
	Pumpernickel (pan integral de centeno)	78
Productos de cereales	Copos de maíz	119
	Trigo rallado	97
	Avena	85
	Arroz blanco	83
	Espaguetis	66
	Trigo búlgaro	65
	Cebada	31
Fruta	Uvas pasas	93
	Plátanos	79
	Naranjas	66
	Uvas	62
	Manzanas	53
	Cerezas	32
Verduras	Chirivías	141
	Patata asada	135
	Zanahorias	133
	Maíz	87
	Patata hervida	81
	Guisantes	74
	Ñames	74
Leguminosas	Alubias de Lima	115
	Alubias cocidas	60
	Garbanzos	49
	Lentejas rojas	43
	Cacahuetes	19
Productos lácteos	Yogur	52
	Helados	52
	Leche	49
Azúcar	Sacarosa	86

[a]Estándar de referencia. En algunas aplicaciones, se utiliza la sacarosa en lugar del pan blanco como estándar de referencia, y se le da un valor de 100.

Adaptado de Jenkins DJA, Jenkins AL. The glycemic index, fiber, and the dietary treatment of hypertriglyceridemia and diabetes. J Am Coll Nutr. 1987;6:11-17.

TABLA 1-3

Índice glucémico y carga glucémica de algunos alimentos habituales[a]

Comida/ Porción	Hidratos de carbono (g)	Índice glucémico	Carga glucémica
Patata/ cada una, 170 g	43	85	37
Zanahorias/ 0.5 taza, 78 g[b]	8	47	4
Manzana/cada una, 154 g	22	38	8
Zumo de manzana/ 1 taza	29	40	12
Refresco/ 600 mL	68	63	43
Leche/1 taza	12	27	3
Lentejas/ 0.5 taza, 99 g	20	29	6
Cacahuetes/ 3 T, 30 g	5	14	1
Arroz instantáneo/ 0.75 taza, 124 g	26	91	24
Espaguetis/ 0.75 taza, 105 g	30	44	13

[a]Para conocer las puntuaciones de IG y CG de una amplia lista de alimentos, v. American Journal of Clinical Nutrition. Tabla internacional revisada de valores de IG. Disponible en http://www.ajcn.org/cgi/content/full/76/1/5#SEC2; consultado el 18/9/07.

[b]Obsérvese que, aunque las zanahorias y los refrescos tienen puntuaciones GI bastante comparables, sus puntuaciones GL difieren en más de un orden de magnitud.

Adaptado de Foster-Powell K, Holt SH, Brand-Miller JC. International table of glycemic index and glycemic load values. Am J Clin Nutr. 2002;76:5-56.

rencia (a menudo glucosa, pero a veces pan blanco) y se basa en una dosis fija de hidratos de carbono.

Con el tiempo, la carga glucémica (CG) ha ganado popularidad como herramienta de orientación alimentaria, y se ha implicado en la regulación de la recompensa y los antojos de consumir alimentos (22). La carga glucémica es el IG de un alimento multiplicado por la cantidad de hidratos de carbono por ración. Así, mientras que el IG compara alimentos gramo a gramo de hidratos de carbono (es decir, intercambios de hidratos de carbono), la CG compara el potencial glucémico basado en una ración típica (**tablas 1-2** y **1-3**). Los alimentos con la CG más alta tienen un mayor contenido de hidratos de carbono y un mayor IG, pero algunos alimentos ricos en hidratos de carbono tienen una CG baja porque su IG es muy bajo (p. ej., las judías y las leguminosas). A diferencia de las dietas bajas en hidratos de carbono, cada vez hay más pruebas que confirman que una dieta con una CG baja puede ser en general saludable y especialmente útil para mejorar la resistencia a la insulina o las respuestas glucémicas alteradas (23). Además, una dieta con CG baja se ha asociado a un menor riesgo de cáncer (24,25), enfermedades cardiovasculares (26) e hipertensión (27). Teniendo en cuenta estos hallazgos, la aplicación del IG y la CG puede ser útil para orientar la alimentación, no solo de las personas con diabetes (tipo 1, tipo 2 y diabetes gestacional), sino también de las que sufren obesidad, enfermedades cardiovasculares y enfermedad del hígado graso no alcohólico (28-31). No obstante, se ha cuestionado la importancia de aplicar medidas de IG o CG a la alimentación de personas sanas (32), y algunas de las implicaciones para la salud de los alimentos con IG/CG bajo o alto siguen sin resolverse (24,33).

En la práctica, orientar a los pacientes hacia una alimentación menos procesada con abundancia de verduras, frutas y cereales integrales, junto con aceites saludables de origen vegetal y fuentes de proteínas de alta calidad, está justificado según los principios generales (v. cap. 45), y también les dirigirá hacia una alimentación con una CG global relativamente baja. Es probable que lo contrario también sea cierto (es decir, la orientación hacia una alimentación de baja CG dará lugar a un aumento de la ingesta de fruta, lácteos, leguminosas y, por tanto, fibra, pero la pasta y el sushi pueden incluirse sin un exceso de glucemia). Por tanto, se anima al médico a orientar a los pacientes en cuanto a los alimentos y su lugar en una alimentación que promueva la salud (v. caps. 45 y 47), en lugar de basarse en alguna propiedad aislada de un alimento (p. ej., el contenido de grasa).

HIDRATOS DE CARBONO EN LA ALIMENTACIÓN

El umbral de macronutrimentos recomendado para los hidratos de carbono es del 45 % al 65 % de las calorías totales, aunque se han reconocido dietas saludables con un mayor contenido de hidratos de carbono (8). A la hora de elegir los hidratos de carbono, se debe hacer hincapié en las fuentes de alta calidad: alimentos no procesados o mínimamente procesados con un alto contenido en fibra alimentaria. Se deben limitar los cereales refinados y los alimentos muy procesados y desprovistos de micronutrimentos (28,34,35).

Para evaluar la calidad de los hidratos de carbono, se ha propuesto una métrica basada en el azúcar añadido, el contenido en fibra, el índice glucémico y la proporción entre cereales integrales y cereales totales (36). El consumo de una alimentación rica en este tipo de hidratos de carbono de alta calidad puede reducir el riesgo de enfermedades crónicas (37). Sin embargo, las personas con diabetes u otras enfermedades crónicas pueden verse obligadas a limitar o contar los hidratos de carbono, y dar mayor importancia al uso de medidas como el IG o la CG para orientar la elección de alimentos (28,29,37).

Las dietas bajas y muy bajas en hidratos de carbono han hecho tambalear la popularidad de la restricción de hidratos de carbono como ayuda para perder peso (38). En general, el rechazo total de una clase de macronutrimentos puede facilitar la pérdida de peso a corto plazo mediante la restricción de la elección y, por tanto, de las calorías, pero está en conflicto con el equilibrio de nutrimentos necesarios para una salud óptima, y el equilibrio alimentario necesario para el placer y la sostenibilidad del comportamiento (39). La restricción de hidratos de carbono a largo plazo no ha demostrado ser superior a otros hábitos alimentarios para la pérdida de peso y, de hecho, puede precipitar resultados adversos para la salud (38). Por tanto, no se recomienda la práctica de la restricción de hidratos de carbono de forma sistemática. El tema de la restricción de hidratos de carbono, incluidos los azúcares, se aborda con más detalle en los capítulos 5 y 45.

Los azúcares añadidos se definen como monosacáridos y disacáridos añadidos a los alimentos y bebidas, mientras que el término *azúcares libres* incluye los azúcares presentes de forma natural en la miel, los jarabes, los zumos de fruta y los concentrados de zumo de fruta. El grado de restricción de los azúcares añadidos es objeto de debate en la bibliografía. La cantidad de ingesta superior tolerable de calorías procedentes de azúcares añadidos está fijado por el Institute of Medicine en el 25 % de las calorías/día (8). Sin embargo, una recomendación habitual es limitar la ingesta de calorías procedentes del azúcar añadido a menos del 10 % de las calorías/día. Se han sugerido límites superiores del 5 % al 6 % basándose en modelos alimentarios, pero en la práctica esas dietas pueden ser menos nutritivas (40). Por su parte, la Organización Mundial de la Salud sugiere que restringir los azúcares libres a menos del 5 % de las calorías diarias puede proporcionar beneficios adicionales para la salud (41). La base de esta recomendación se encuentra en el papel del azúcar en la caries dental, más que en el control del peso. La restricción de azúcares añadidos se ha asociado a la mejora de enfermedades como el hígado graso no alcohólico (42). Sin embargo, otros estudios no han demostrado una relación entre el consumo de azúcares añadidos y la enfermedad (43), o demuestran una relación a cantidades más altas de ingesta, en torno al 13 % de la energía total (44). Además, hay evidencia de que restringir el azúcar añadido a menos del 5 % de la energía diaria se asocia a una menor ingesta de micronutrimentos (40) y a una mayor proporción de energía procedente de bebidas alcohólicas (45). Aunque aún no se ha determinado el grado exacto en que debe restringirse el azúcar añadido, los expertos coinciden en que el nivel del 10 % es razonable. Este nivel permite satisfacer las necesidades de otros grupos de alimentos y nutrimentos dentro de los límites calóricos. De hecho, es importante recordar que los azúcares confieren dulzor, y mejoran la palatabilidad y el disfrute de muchos alimentos nutritivos que, de otro modo, podrían evitarse (p. ej., el yogur).

EDULCORANTES NO NUTRITIVOS

Los edulcorantes no nutritivos, a menudo denominados *edulcorantes artificiales*, se han utilizado durante el último siglo para conferir un apetitoso sabor dulce sin contribuir al contenido calórico de los alimentos. La Food and Drug Administration estadounidense ha aprobado el uso de cinco edulcorantes no nutritivos: acesulfamo potásico, aspartamo, neotamo, sacarina y sucralosa, y un edulcorante natural bajo en calorías, la estevia (46). Los edulcorantes no nutritivos se unen a los receptores del sabor dulce imitando los motivos estructurales de los hidratos de carbono naturales; sin embargo, provocan una respuesta de dulzor efectiva 200 a 600 veces más intensa que el azúcar de mesa. Por ello, pueden añadirse a los alimentos en cantidades tan pequeñas que evitan su contribución calórica (47). Durante décadas, los edulcorantes no nutritivos se consideraron un método eficaz para reducir la ingesta calórica sin sacrificar el sabor agradable de los alimentos y las bebidas; sin embargo, estudios recientes han aportado pruebas de que su uso puede contribuir a la obesidad en adultos y niños a través de una alteración de la regulación del balance energético (48-52). Han surgido varias hipótesis para explicar la asociación paradójica de los edulcorantes no nutritivos y el aumento de peso. Por ejemplo, los edulcorantes no nutritivos pueden alterar la flora microbiológica intestinal, desencadenando un proceso inflamatorio que promueve la resistencia a la insulina y el aumento de peso (53). Otro posible mecanismo sugiere que el tracto gastrointestinal utiliza el sabor dulce como medio para predecir una comida alta en calorías, y alterará sus propiedades de absorción para compensar (54). Por último, el reciente descubrimiento de receptores del sabor dulce en el tracto gastrointestinal ha provocado una nueva hipótesis según la cual los edulcorantes no nutritivos activan de

forma inapropiada los receptores de azúcar en el intestino, lo que provoca la liberación de GLP-1 y la inserción de transportadores de glucosa en los epitelios intestinales (55-57). Por tanto, aún no se sabe si es más seguro consumir azúcares nutritivos con moderación o sustituirlos por edulcorantes no nutritivos.

 RESUMEN

Los hidratos de carbono son la forma predominante de energía almacenada en las plantas y suelen ser la mayor proporción de energía en la alimentación humana. Aunque no existe un requisito mínimo establecido, muchas poblaciones han prosperado con dietas ricas en hidratos de carbono. Los azúcares, los almidones y la fibra alimentaria se clasifican como hidratos de carbono. En circunstancias normales, el encéfalo y los eritrocitos dependen exclusivamente del hidrato de carbono, simple glucosa como fuente de energía. Dentro del rango habitual (45 %-65 % de la energía), la calidad y las fuentes de hidratos de carbono parecen ser más importantes que la cantidad precisa.

Las formas de azúcares y almidones de digestión rápida y lenta, junto con la fibra en diversas formas, influyen en la glucemia, el metabolismo de los lípidos y la flora del colon. Los niveles altos de glucemia derivados de los hidratos de carbono de la alimentación aumentan la secreción de insulina y la glucosilación de las proteínas en todo el organismo, lo que afecta a la sensibilidad a la insulina, el envejecimiento y las complicaciones de la diabetes.

La tasa de digestión intestinal de los hidratos de carbono de la alimentación también influye en las cifras de las hormonas incretinas GLP-1 y GIP. A su vez, estas afectan al apetito, la sensibilidad a la insulina, la lipogénesis, el contenido de grasa en el hígado y la inflamación. Las dietas de alto índice glucémico y carga glucémica basadas en alimentos con hidratos de carbono de rápida digestión se asocian a un mayor riesgo de diabetes de tipo 2 y enfermedades cardiovasculares. Por el contrario, las dietas ricas en fibra de cereales e hidratos de carbono de bajo índice glucémico son beneficiosas para el tratamiento y la prevención de estas enfermedades. Los médicos deben modelar sus propias elecciones alimentarias, y animar a sus pacientes a seguir una alimentación abundante en verduras, frutas y cereales integrales, junto con aceites saludables de origen vegetal y alimentos proteicos de alta calidad.

REFERENCIAS BIBLIOGRÁFICAS

1. Keim NL, Levin RJ, Havel PJ. Carbohydrates. In: Shils ME, Shike M, Ross AC, Caballero B, Cousins RJ, eds. *Modern nutrition in health and disease*, 10th ed. Philadelphia, PA: Lippincott Williams & Wilkins, 2006:64–65.

2. Gray GM. Digestion and absorption of carbohydrate. In: Stipanuk MH, ed. *Biochemical and physiological aspects of human nutrition*. Philadelphia, PA: Saunders, 2000:91–106.

3. McGrane MM. Carbohydrate metabolism—synthesis and oxidation. In: Stipanuk MH, ed. *Biochemical and physiological aspects of human nutrition*. Philadelphia, PA: Saunders, 2000:158–210.

4. Cheung K, Hume P, Maxwell L. Delayed onset muscle soreness: treatment strategies and performance factors. *Sports Med.* 2003;33(2):145–164.

5. Jang C, Hui S, Lu W, Cowan AJ, Morscher RJ, Lee G, et al. The small intestine converts dietary fructose into glucose and organic acids. *Cell Metab.* 2018;27(2):351–361.e3.

6. Kim P. Current studies on biological tagatose production using L-arabinose isomerase: a review and future perspective. *Appl Microbiol Biotechnol.* 2004;65(3):243–249.

7. Wanders AJ, van den Borne JJ, de Graaf C, Hulshof T, Jonathan MC, Kristensen M. Effects of dietary fibre on subjective appetite, energy intake and body weight: a systematic review of randomized controlled trials. *Obes Rev.* 2011;12(9):724–739.

8. Panel on Macronutrients, Food and Nutrition Board, Institute of Medicine of the National Academies of Science. Dietary carbohydrates: sugars and starches. In: Dietary reference intakes for energy, carbohydrate, fiber, fat, fatty acids, cholesterol, protein, and amino acids. Washington, DC: National Academy Press, 2002.

9. Angelopoulos TJ, Lowndes J, Zukley L, Melanson KJ, Nguyen V, Huffman A, et al. The effect of high-fructose corn syrup consumption on triglycerides and uric acid. *J Nutr.* 2009;139(6):1242s–1245s.

10. Schaefer EJ, Gleason JA, Dansinger ML. Dietary fructose and glucose differentially affect lipid and glucose homeostasis. *J Nutr.* 2009;139(6):1257s–1262s.

11. Jiménez-Gómez Y, Marín C, Peérez-Martínez P, Hartwich J, Malczewska-Malec M, Golabek I, et al. A low-fat, high-complex carbohydrate diet supplemented with long-chain (n-3) fatty acids alters the postprandial lipoprotein profile in patients with metabolic syndrome. *J Nutr.* 2010;140(9):1595–1601.

12. Roche HM, Gibney MJ. Effect of long-chain n-3 polyunsaturated fatty acids on fasting and postprandial triacylglycerol metabolism. *Am J Clin Nutr.* 2000;71(1 Suppl):232s–237s.

13. Mensink RP, Katan M. Effect of dietary fatty acids on serum lipids and lipoproteins. A meta-analysis of 27 trials. *Arterioscler Thromb.* 1992;12(8):911–919.

14. Pfeiffer AFH, Keyhani-Nejad F. High glycemic index metabolic damage–a pivotal role of GIP and GLP-1. *Trends Endocrinol Metab.* 2018;29(5):289–299.

15. McMillan-Price J, Petocz P, Atkinson F, O'Neill K, Samman S, Steinbeck K, et al. Comparison of 4 diets of varying glycemic load on weight loss and cardiovascular risk reduction in overweight and obese young adults: a randomized controlled trial. *Arch Intern Med.* 2006;166(14):1466–1475.

16. Dahl WJ, Lockert EA, Cammer AL, Whiting SJ. Effects of flax fiber on laxation and glycemic response in healthy volunteers. *J Med Food.* 2005;8(4):508–511.

17. Wolf BW, Wolever TM, Lai CS, Bolognesi C, Radmard R, Maharry KS, et al. Effects of a beverage containing an enzymatically induced-viscosity dietary fiber, with or without fructose, on the postprandial glycemic response to a high glycemic index food in humans. *Eur J Clin Nutr.* 2003;57(9):1120–1127.

18. Nishimune T, Yakushiji T, Sumimoto T, Taguchi S, Konishi Y, Nakahara S, et al. Glycemic response and fiber content of some foods. *Am J Clin Nutr.* 1991;54(2):414–419.

19. Jenkins DJ, Jenkins AL. Dietary fiber and the glycemic response. *Proc Soc Exp Biol Med.* 1985;180(3):422–431.

20. Raninen K, Lappi J, Mykkänen H, Poutanen K. Dietary fiber type reflects physiological functionality: comparison of grain fiber, inulin, and polydextrose. *Nutr Rev.* 2011;69(1):9–21.

21. Jenkins DJ, Wolever TM, Taylor RH, Barker H, Fielden H, Baldwin JM, et al. Glycemic index of foods: a physiological basis for carbohydrate exchange. *Am J Clin Nutr.* 1981;34(3):362–366.

22. Lennerz BS, Alsop DC, Holsen LM, Stern E, Rojas R, Ebbeling CB, et al. Effects of dietary glycemic index on brain regions related to reward and craving in men. *Am J Clin Nutr.* 2013;98(3):641–647.

23. Wolever TM, Mehling C. Long-term effect of varying the source or amount of dietary carbohydrate on postprandial plasma glucose, insulin, triacylglycerol, and free fatty acid concentrations in subjects with impaired glucose tolerance. *Am J Clin Nutr.* 2003;77(3):612–621.

24. Hu J, La Vecchia C, Augustin LS, Negri E, de Groh M, Morrison H, et al. Glycemic index, glycemic load and cancer risk. *Ann Oncol.* 2013;24(1):245–251.

25. Romieu I, Ferrari P, Rinaldi S, Slimani N, Jenab M, Olsen A, et al. Dietary glycemic index and glycemic load and breast cancer risk in the European Prospective Investigation into Cancer and Nutrition (EPIC). *Am J Clin Nutr.* 2012;96(2):345–355.

26. Dong JY, Zhang YH, Wang P, Qin LQ. Meta-analysis of dietary glycemic load and glycemic index in relation to risk of coronary heart disease. *Am J Cardiol.* 2012;109(11):1608–1613.

27. Lin PH, Chen C, Young DR, Mitchell D, Elmer P, Wang Y, et al. Glycemic index and glycemic load are associated with some cardiovascular risk factors among the PREMIER study participants. *Food Nutr Res.* 2012;56:9464.

28. American Diabetes Association. Lifestyle management: standards of medical care in diabetes-2019. *Diabetes Care.* 2019;42(Suppl 1):S46–s60.

29. Sievenpiper JL, Chan CB, Dworatzek PD, Freeze C, Williams SL. Nutrition therapy. *Can J Diabetes.* 2018;42(Suppl 1):S64–S79.

30. Livesey G, Livesey H. Coronary heart disease and dietary carbohydrate, glycemic index, and glycemic load: dose-response meta-analyses of prospective cohort studies. *Mayo Clin Proc Innov Qual Outcomes.* 2019;3(1):52–69.

31. Goff LM, Cowland DE, Hooper L, Frost GS. Low glycaemic index diets and blood lipids: a systematic review and meta-analysis of randomised controlled trials. *Nutr Metab Cardiovasc Dis.* 2013;23(1):1–10.

32. Mayer-Davis EJ, Dhawan A, Liese AD, Teff K, Schulz M. Towards understanding of glycaemic index and glycaemic load in habitual diet: associations with measures of glycaemia in the Insulin Resistance Atherosclerosis Study. *Br J Nutr.* 2006;95(2):397–405.

33. Giles GG, Simpson JA, English DR, Hodge AM, Gertig DM, Macinnis RJ, et al. Dietary carbohydrate, fibre, glycaemic index, glycaemic load and the risk of postmenopausal breast cancer. *Int J Cancer.* 2006;118(7):1843–1847.

34. Arnett DK, Blumenthal RS, Albert MA, Buroker AB, Goldberger ZD, Hahn EJ, et al. 2019 ACC/AHA guideline on the primary prevention of cardiovascular disease: a report of the American College of Cardiology/American Heart Association Task Force on Clinical Practice Guidelines. *Circulation.* 2019;140(11):e596–e646.

35. U.S. Department of Health and Human Services and U.S. Department of Agriculture. 2015–2020 Dietary Guidelines for Americans. 8th Edition.

36. Zazpe I, Sánchez-Taínta A, Santiago S, de la Fuente-Arrillaga C, Bes-Rastrollo M, Martínez JA, et al. Association between dietary carbohydrate intake quality and micronutrient intake adequacy in a Mediterranean cohort: the SUN

(Seguimiento Universidad de Navarra) Project. *Br J Nutr.* 2014;111(11):2000–2009.

37. Ludwig DS, Hu FB, Tappy L, Brand-Miller J. Dietary carbohydrates: role of quality and quantity in chronic disease. *BMJ.* 2018;361:k2340.

38. Frigolet ME, Ramos Barragán VE, Tamez González M. Low-carbohydrate diets: a matter of love or hate. *Ann Nutr Metab.* 2011;58(4):320–334.

39. Katz DL. Competing dietary claims for weight loss: finding the forest through truculent trees. *Annu Rev Public Health.* 2005;26:61–88.

40. Mok A, Ahmad R, Rangan A, Louie JCY. Intake of free sugars and micronutrient dilution in Australian adults. *Am J Clin Nutr.* 2018;107(1):94–104.

41. World Health Organization. May 2015. Healthy Diet Fact Sheet Number 394.

42. Carvalhana S, Machado MV, Cortez-Pinto H. Improving dietary patterns in patients with nonalcoholic fatty liver disease. *Curr Opin Clin Nutr Metab Care.* 2012;15(5):468–473.

43. Tsilas CS, de Souza RJ, Mejia SB, Mirrahimi A, Cozma AI, Jayalath VH, et al. Relation of total sugars, fructose and sucrose with incident type 2 diabetes: a systematic review and meta-analysis of prospective cohort studies. *CMAJ.* 2017;189(20):E711–E720.

44. Khan TA, Tayyiba M, Agarwal A, Mejia SB, de Souza RJ, Wolever TMS, et al. Relation of total sugars, sucrose, fructose, and added sugars with the risk of cardiovascular disease: a systematic review and dose-response meta-analysis of prospective cohort studies. *Mayo Clin Proc.* 2019;94(12): 2399–2414.

45. Wong THT, Buyken AE, Brand-Miller JC, Louie JCY. Is there a soft drink vs. alcohol seesaw? A cross-sectional analysis of dietary data in the Australian Health Survey 2011–12. *Eur J Nutr.* 2019;59(6):2357–2367.

46. Pepino MY, Bourne C. Non-nutritive sweeteners, energy balance, and glucose homeostasis. *Curr Opin Clin Nutr Metab Care.* 2011;14(4):391–395.

47. Magnuson BA, Burdock GA, Doull J, Kroes RM, Marsh GM, Pariza MW, et al. Aspartame: a safety evaluation based on current use levels, regulations, and toxicological and epidemiological studies. *Crit Rev Toxicol.* 2007;37(8): 629–727.

48. Sylvetsky A, Rother KI, Brown R. Artificial sweetener use among children: epidemiology, recommendations, metabolic outcomes, and future directions. *Pediatr Clin North Am.* 2011;58(6):1467–1480, xi.

49. Yang Q. Gain weight by "going diet?" Artificial sweeteners and the neurobiology of sugar cravings: Neuroscience 2010. *Yale J Biol Med.* 2010;83(2):101–108.

50. Mattes RD, Popkin BM. Nonnutritive sweetener consumption in humans: effects on appetite and food intake and their putative mechanisms. *Am J Clin Nutr.* 2009;89(1):1–14.

51. Fowler SP, Williams K, Resendez RG, Hunt KJ, Hazuda HP, Stern MP. Fueling the obesity epidemic? Artificially sweetened beverage use and long-term weight gain. *Obesity (Silver Spring).* 2008;16(8):1894–1900.

52. Dhingra R, Sullivan L, Jacques PF, Wang TJ, Fox CS, Meigs JB, et al. Soft drink consumption and risk of developing cardiometabolic risk factors and the metabolic syndrome in middle-aged adults in the community. *Circulation.* 2007;116(5): 480–488.

53. Vijay-Kumar M, Aitken JD, Carvalho FA, Cullender TC, Mwangi S, Srinivasan S, et al. Metabolic syndrome and altered gut microbiota in mice lacking Toll-like receptor 5. *Science.* 2010;328(5975):228–231.

54. Swithers SE, Davidson TL. A role for sweet taste: calorie predictive relations in energy regulation by rats. *Behav Neurosci.* 2008;122(1):161–173.

55. Jang HJ, Kokrashvili Z, Theodorakis MJ, Carlson OD, Kim BJ, Zhou J, et al. Gut-expressed gustducin and taste receptors regulate secretion of glucagon-like peptide-1. *Proc Natl Acad Sci U S A.* 2007;104(38):15069–15074.

56. Margolskee RF, Dyer J, Kokrashvili Z, Salmon KS, Ilegems E, Daly K, et al. T1R3 and gustducin in gut sense sugars to regulate expression of Na+-glucose cotransporter 1. *Proc Natl Acad Sci U S A.* 2007;104(38):15075–15080.

57. Mace OJ, Affleck J, Patel N, Kellett GL. Sweet taste receptors in rat small intestine stimulate glucose absorption through apical GLUT2. *J Physiol.* 2007;582(Pt 1):379–392.

▨ LECTURAS RECOMENDADAS

Keim NL, Levin RJ, Havel PJ. Carbohydrates. In: Shils ME, Shike M, Ross AC, Caballero B, Cousins RJ, eds. *Modern nutrition in health and disease,* 10th ed. Philadelphia, PA: Lippincott Williams & Wilkins, 2006:62–82.

Leturgue A, Brot-Laroche E. Digestion and absorption of carbohydrate. In: Caudill MA, Stipanuk MH, eds. *Biochemical and physiological aspects of human nutrition,* 3rd ed. Philadelphia, PA: Saunders, 2013:142–161.

Lupton JR, Trumbo PR. Dietary fiber. In: Shils ME, Shike M, Ross AC, Caballero B, Cousins RJ, eds. *Modern nutrition in health and disease,* 10th ed. Philadelphia, PA: Lippincott Williams & Wilkins, 2006:83–91.

McGrane MM. Carbohydrate metabolism—synthesis and oxidation. In: Caudill MA, Stipanuk MH, eds. *Biochemical and physiological aspects of human nutrition,* 3rd ed. Philadelphia, PA: Saunders, 2013:209–255.

Panel on Macronutrients, Food and Nutrition Board, Institute of Medicine of the National Academies of Science. Dietary carbohydrates: sugars and starches. In: *Dietary reference intakes for energy, carbohydrate, fiber, fat, fatty acids, cholesterol, protein, and amino acids.* Washington, DC: National Academy Press, 2002: 265–338.

Panel on Macronutrients, Food and Nutrition Board, Institute of Medicine of the National Academies of Science. Dietary, functional, and total fiber. In: *Dietary reference intakes for energy, carbohydrate, fiber, fat, fatty acids, cholesterol, protein, and amino acids.* Washington, DC: National Academy Press, 2002:339–421.

Reynolds A, Mann J, Cummings J, Winter N, Mete E, Te Morenga L. Carbohydrate quality and human health: a series of systematic reviews and meta-analyses [published correction appears in *Lancet.* 2019 Feb 2;393(10170):406]. *Lancet.* 2019;393(10170):434–445. doi:10.1016/S0140-6736(18)31809-9.

Slavin JL. Dietary fiber. In: Caudill MA, Stipanuk MH, eds. *Biochemical and physiological aspects of human nutrition,* 3rd ed. Philadelphia, PA: Saunders, 2013:194–205.

Slavin JL. Structure, nomenclature, and properties of carbohydrates. In: Caudill MA, Stipanuk MH, eds. *Biochemical and physiological aspects of human nutrition,* 3rd ed. Philadelphia, PA: Saunders, 2013:50–68.

Stipanuk MH. Regulation of fuel utilization in response to food intake. In: Caudill MA, Stipanuk MH, eds. *Biochemical and physiological aspects of human nutrition,* 3rd ed. Philadelphia, PA: Saunders, 2013:435–460.

Stipanuk MH. Regulation of fuel utilization in response to physical activity. In: Caudill MA, Stipanuk MH, eds. *Biochemical and physiological aspects of human nutrition,* 3rd ed. Philadelphia, PA: Saunders, 2013:461–478.

Capítulo **2**

Metabolismo de los lípidos de importancia clínica

Emily Mills y Penny M. Kris-Etherton

 INTRODUCCIÓN

Los lípidos se clasifican, en términos generales, como compuestos solubles en disolventes orgánicos, pero no en agua, y derivan tanto de productos vegetales como animales. Los lípidos habituales son los ácidos grasos libres, los triglicéridos, los fosfolípidos y el colesterol. El colesterol es un componente importante de las membranas celulares y de la mielina, y se encuentra exclusivamente en los tejidos animales. El colesterol se utiliza en la producción de hormonas esteroides suprarrenales y gonadales, y de ácidos biliares.

La grasa alimentaria es una fuente de energía y de nutrimentos esenciales (p. ej., el ácido linoleico y el ácido α-linolénico [ALA]). Es un sustrato para la síntesis de prostaglandinas y contribuye a los componentes estructurales esenciales de las células. Los ácidos grasos poliinsaturados (PUFA, *polyunsaturated fatty acids*) son precursores de los eicosanoides, que incluyen prostaglandinas, tromboxanos y leucotrienos.

La mayor parte de la energía procedente de los lípidos de la alimentación procede de los triglicéridos, formados por tres moléculas de ácidos grasos esterificadas en una molécula de glicerol. De las tres clases de macronutrimentos (hidratos de carbono, proteínas y lípidos), los lípidos son los que proporcionan la mayor densidad energética, aproximadamente 9 kcal/g (frente a las 4 kcal/g de los hidratos de carbono y las proteínas). Además de ser una fuente concentrada de energía, los lípidos alimentarios mejoran la absorción de micronutrimentos liposolubles (p. ej., las vitaminas A, D, E y K), y contribuyen al perfil de sabor y a la palatabilidad de los alimentos.

Las tres clases principales de ácidos grasos son los saturados (AGS), los monoinsaturados (MUFA, *mononunsarurated fatty acids*) y los PUFA. Las moléculas de ácidos grasos que no contienen dobles enlaces entre átomos de carbono adyacentes se clasifican como *saturadas* porque los enlaces de carbono disponibles están ocupados al máximo por átomos de hidrógeno, mientras que las moléculas que contienen uno o más dobles enlaces son *insaturadas*. Los lípidos *trans* son un subconjunto clínicamente significativo, tanto de los MUFA como de los PUFA, que se producen por la conversión del doble enlace del carbono a la forma del isómero *trans*. Hay dos fuentes principales de lípidos *trans* en la alimentación (o ácidos grasos *trans* [AGT]): los AGTi (AGT industriales), que se producen mediante hidrogenación parcial (es decir, con el uso de hidrógeno para saturar los sitios de unión disponibles del carbono) de los MUFA y PUFA que se producen naturalmente, y los AGTr (AGT de rumiantes), que se forman en los rumiantes por biohidrogenación de los ácidos vaccénico y linoleico (1). Los AGTi tienen efectos adversos para la salud que superan a los de los lípidos saturados (2), y son un tema de gran interés para la salud pública y la política alimentaria (3). Los AGTr se encuentran fundamentalmente en los productos lácteos. Es necesario realizar más estudios clínicos para comprender el efecto de los AGTr en las enfermedades cardiometabólicas, aunque en su conjunto, los productos lácteos tienen efectos contradictorios sobre la salud. Sirven como fuente de nutrimentos poco consumidos en la población estadounidense, como el calcio, el potasio y la vitamina D, aunque no son una fuente óptima de grasa debido a su alto contenido en AGS (4).

La grasa alimentaria tiene un bajo índice de saciedad, lo que significa que, caloría por caloría, produce menos sensación de plenitud que los demás macronutrimentos (5,6). Esto es coherente con la preponderancia de las pruebas que relacionan las dietas relativamente ricas en lípidos y los alimentos con alta densidad energética y el aumento de peso. Aunque un factor clave de la saciedad es la densidad energética, las dietas con alto contenido en lípidos que también tienen un alto contenido en frutas y verduras, por ejemplo, la dieta de estilo mediterráneo) son satisfactorias (7-9) (v. cap. 5). Es importante señalar que este tema sigue siendo objeto de debate (10,11).

ABSORCIÓN Y TRANSPORTE

Las lipasas producidas por las glándulas serosas de la lengua y por las células principales del estómago descomponen los triglicéridos en el tracto gastrointestinal superior y requieren un entorno ácido. Las lipasas pancreáticas secretadas en el duodeno también contribuyen a la descomposición de los triglicéridos. En su mayor parte, las lipasas son activas en los enlaces éster 1 y 3 de la molécula de triglicérido, pero no en el enlace 2. El transporte de los lípidos hidrófobos en un medio acuoso se realiza mediante emulsificación, la dispersión de la grasa en pequeñas gotas, que se consigue agitando mecánicamente el contenido del estómago contra un píloro parcialmente cerrado. En el duodeno, las sales biliares contribuyen a la estabilización de las micelas lipídicas, impidiendo su reagregación. Además de ser ricas en ácidos grasos, las micelas también lo son en 2-monoglicéridos, debido a la resistencia del ácido graso en la posición 2 del glicerol a la lipólisis.

La emulsificación y la digestión química de los lípidos se aceleran en el duodeno; la digestión mecánica en el estómago disminuye el tamaño de las gotas y aumenta la superficie expuesta. La presencia de ácidos grasos y aminoácidos, y la secreción de ácido clorhídrico en el estómago desencadenan la liberación de colecistocinina-pancreozima, así como de secretina. La acidez del quimo gástrico se invierte por los efectos amortiguadores de la mucosa duodenal, la liberación de bicarbonato inducida por la secretina del páncreas y la liberación de bilis alcalina de la vesícula biliar inducida por la colecistocinina.

En la parte superior del intestino delgado, la lipasa pancreática se activa en el entorno alcalino, y luego actúa sobre las gotas de grasa emulsionadas. La lipasa se une a las gotas por medio de la colipasa, que es secretada simultáneamente por el páncreas. La lipasa pancreática también escinde los ácidos grasos en las posiciones 1 y 3 del triglicérido, produciendo dos moléculas de ácido graso libre y una de monoglicérido (es decir, un ácido graso unido al glicerol en la posición del carbono 2). La absorción de los lípidos se produce entonces predominantemente en la porción proximal del intestino delgado.

Los ácidos grasos libres y los monoglicéridos se absorben fácilmente en la parte superior del intestino delgado. Los ácidos grasos de cadena corta y media se absorben hacia la circulación portal, se unen a la albúmina y se transportan al hígado. Los ácidos grasos de cadena más larga y el colesterol se reesterifican en triglicéridos, y luego se empaquetan en quilomicrones que se transportan por vía linfática.

Las sales biliares se separan de las gotas de lípidos en la mucosa, y se reabsorben finalmente en la parte inferior del intestino delgado, como parte de la circulación enterohepática. Los secuestradores de ácidos biliares reducen el colesterol al interrumpir esta circulación, haciendo que los ácidos biliares se pierdan en las heces y se agoten; su reconstitución requiere el consumo de colesterol. Los fitoesteroles y los estanoles, compuestos similares al colesterol presentes en las plantas, provocan una pérdida similar de colesterol en las heces al inhibir directamente su absorción en el intestino delgado (12). La absorción de los triglicéridos ingeridos se ve facilitada por los fosfolípidos, que están presentes en la alimentación en cantidades muy inferiores. Los fosfolípidos actúan para emulsionar los triglicéridos en el estómago. Son estructuralmente importantes para separar los lípidos hidrófobos del agua en la membrana celular.

Los ácidos grasos y los monoglicéridos se absorben casi por completo, mientras que solo se absorbe entre el 30 y 70 % del colesterol alimentario. Los ácidos grasos pueden utilizarse como fuente de energía por la mayoría de las células, siendo los eritrocitos y las células del sistema nervioso central notables excepciones. El encéfalo utiliza exclusivamente la glucosa como combustible, salvo que el suministro disminuya, momento en el que los cuerpos cetónicos producidos a partir del catabolismo de los ácidos grasos pueden actuar como fuente de energía alternativa. El transporte mitocondrial de los ácidos grasos de cadena larga requiere un transportador, la carnitina-transferasa. Las necesidades metabólicas de grasa pueden satisfacerse con una ingesta de tan solo 20 a 25 g/día; sin embargo, es importante que se satisfagan las necesidades de ácidos grasos esenciales (AGE).

La energía consumida más allá de las necesidades se almacena principalmente en forma de triglicéridos en el tejido adiposo, predominantemente como ácidos palmítico (saturado) y oleico (monoinsaturado) (**tabla 2-1**). La composición de ácidos grasos de los alimentos influye en la composición de ácidos grasos del tejido adiposo (13). Las reservas de energía en la grasa corporal, incluso en los individuos delgados, suelen ser 100 veces mayores que las reservas de glucógeno, lo que supone un depósito de aproximadamente 120 000 kcal en un varón medio de 70 kg. Frecuentemente se pasa por alto, en los debates sobre la obesidad, el importante papel que desempeña la grasa corporal como mecanismo de supervivencia para una especie sometida desde hace mucho tiempo a ciclos de abundancia y hambre (v. cap. 44).

TABLA 2-1

Clases de lípidos y ácidos grasos de importancia alimentaria

Ácido graso	Clase[a]			
	Saturado	Monoinsaturados	Poliinsaturados	Esencial
Ácido mirístico	C14:0			
Ácido palmítico	C16:0			
Ácido esteárico	C18:0			
Ácido oleico		C18:1, ω-9		
Ácido linoleico			C18:2, ω-6	✓
Ácido γ-linolénico			C18:3, ω-6	
Ácido araquidónico			C20:4, ω-6	✓
Ácido linolénico			C18:3, ω-3	✓
Ácido eicosapentaenoico			C20:5, ω-3	
Ácido docosahexaenoico			C22:6, ω-3	

[a]Los ácidos grasos se designan con una «C», seguida del número de átomos de carbono por molécula y de un segundo número que indica el número de dobles enlaces (sitios insaturados). «Omega (ω)» se utiliza para indicar la posición del primer (o único) doble enlace en un ácido graso insaturado, en relación con el carbono «ω», que es el carbono más alejado del grupo carboxilo terminal.

En su mayor parte, los ácidos grasos de cadena larga, en particular los AGS, se absorben con menos facilidad que los de cadena corta. Prácticamente no hay ácidos grasos de cadena corta (con 2 a 4 carbonos) de importancia nutricional. Los triglicéridos de cadena media, que tienen 6 a 12 carbonos, se absorben más fácilmente que los triglicéridos de cadena larga, debido a su emulsión más eficiente y a su mayor solubilidad en agua. También tienden a ser absorbidos (unidos a la albúmina sin reesterificación por los enterocitos) directamente en la circulación portal, mientras que las micelas se absorben por vía linfática. El C12 es interesante ya que los estudios han demostrado que una parte o gran parte de él se absorbe a través del sistema linfático (14). Existe interés en el uso de los triglicéridos de cadena media, tanto por vía enteral como parenteral, como fuente de energía en varios estados clínicos asociados a la malabsorción de lípidos, como el parto prematuro, el sida y la insuficiencia pancreática (15-18). Pruebas recientes sugieren que los triglicéridos de cadena media en la alimentación pueden aportar la ventaja terapéutica de preservar la sensibilidad a la insulina en pacientes con síndrome metabólico (19).

El flujo portal es considerablemente más rápido que el flujo linfático. Por tanto, los triglicéridos de cadena media no se ven afectados por las insuficiencias de sales biliares, requieren una actividad mínima de la lipasa pancreática, no se ven afectados relativamente por una función deficiente de los enterocitos y se absorben mucho más rápidamente que los triglicéridos de cadena larga (v. cap. 18). Los triglicéridos de cadena larga de la variedad ω-3 procedentes de fuentes marinas se absorben más fácilmente que los ácidos grasos saturados o monoinsaturados de longitud comparable. A pesar de algunas diferencias leves en la eficiencia de absorción de los ácidos grasos entre las distintas clases, una persona sana promedio absorbe más del 98% de los lípidos alimentarios (20). Por tanto, en su conjunto, los ácidos grasos deben considerarse como absorbidos eficazmente. Los factores que pueden afectar a la absorción de los ácidos grasos son la estructura intramolecular del lípido, la presencia de cationes divalentes en la alimentación (como el calcio y el magnesio), la emulsificación, el tamaño de las gotas de lípidos y la composición de la matriz alimentaria con la que se ingieren los lípidos (21).

El colesterol en el intestino, ya sea de origen endógeno o exógeno, no se absorbe de forma completa. Existe un debate sobre el límite superior de absorción del colesterol en los adultos; se ha demostrado que las tasas varían entre el 20 y 80%, con tasas de absorción típicas en el rango del 30 al 70% (22). Aunque algunos científicos consideran que el límite máximo es de aproximadamente 500 mg/día, otros creen que se absorbe un 40 % de hasta 2 g de colesterol intestinal al día. El colesterol ingerido afecta al colesterol sérico, pero en menor medida en comparación con los AGS, en parte debido a menor absorción y también por la importancia de la biosíntesis endógena de colesterol, que está bajo regulación de retroalimentación. Una ingesta elevada de colesterol puede aumentar el colesterol sérico hasta en un 15 %, aunque cada vez hay más pruebas que sugieren que esto puede depender de los hábitos alimentarios generales (23-25). Además, las diferencias en la absorción del colesterol entre los individuos contribuyen a que la respuesta del colesterol sérico al colesterol alimentario sea variable. Cuando la ingesta de grasas saturadas es baja, el colesterol alimentario claramente está menos relacionado a las concentraciones de colesterol sérico o con el riesgo de cardiopatía coronaria, en gran parte porque una alimentación baja en productos de origen animal suele ser baja tanto en AGS como en colesterol (26). La degradación bacteriana del colesterol no absorbido en el intestino grueso puede contribuir al aumento del riesgo de cáncer de colon asociado a las dietas con alto contenido en lípidos animales (27-29).

La media de grasa en las heces de los adultos oscila entre 4 y 6 g/día. Con una ingesta de grasa muy elevada, la absorción de grasa continúa más distalmente en el intestino delgado. Hay que destacar que los lactantes humanos tienen una capacidad similar de absorción de lípidos cuando son alimentados con leche humana debido a la presencia de lipasa en esta. La lipasa está ausente en la leche bovina, y los lactantes a los que se les proporciona leche bovina presentan cierto grado de malabsorción de lípidos (v. caps. 27 y 29). La Academia Americana de Pediatría recomienda la leche materna durante el primer año de vida, y la leche de vaca no se recomienda hasta que los lactantes tengan 12 meses de edad (30). Hay que señalar que las fórmulas infantiles comerciales no contienen leche de vaca.

Los adultos tienen una capacidad de reserva para absorber hasta el doble de la cantidad de grasa que suele estar presente incluso en las dietas ricas en lípidos. Aunque los neonatos tienen concentraciones bajas de sales biliares y, por tanto, una capacidad limitada para formar micelas, la lipasa presente en la leche humana puede escindir incluso el ácido graso en la posición 2 del glicerol, produciendo ácidos grasos libres que se absorben con relativa facilidad, con independencia de la formación de micelas. La capacidad de absorción de lípidos tiende a disminuir con la edad en los adultos mayores. Un estado de carencia de vitamina D es una consecuencia de importancia clínica. Esta vitamina liposoluble, esencial para la salud del esqueleto, es un nutrimento de preocupación para la salud pública debido a su bajo consumo (31).

Las resecciones gástricas parciales tienden a producir cierto grado de malabsorción de lípidos, con un aumento de la grasa fecal de 4 a 6 g/día hasta 15 g/día; este efecto puede contribuir a la pérdida de peso observada tras la cirugía de derivación gástrica (v. cap. 5). La insuficiencia pancreática exocrina provoca malabsorción de los lípidos. La enfermedad o la resección del íleon pueden provocar una deficiencia de ácidos biliares, lo que conlleva una malabsorción de los lípidos.

METABOLISMO DE LAS LIPOPROTEÍNAS

Los triglicéridos son la principal fuente de combustible de los lípidos, y se almacenan en el tejido adiposo. El colesterol y los fosfolípidos actúan principalmente como constituyentes de las membranas. En ayunas, los ácidos grasos para la producción de energía proceden de las reservas del tejido adiposo. Con la alimentación, los ácidos grasos son captados por el tejido adiposo a partir de los quilomicrones y las lipoproteínas de muy baja densidad (VLDL, *very low density lipoprotein*); la captación de triglicéridos de estas partículas está mediada por la enzima lipoproteína-lipasa.

Los ácidos grasos con longitudes de cadena inferiores de 12 a 14 carbonos se unen a la albúmina, y se transportan directamente al hígado a través de la vena porta. Las células endoteliales pueden captar partículas de lipoproteínas, así como ácidos grasos libres unidos a la albúmina; el triglicérido de las partículas de lipoproteínas es la fuente predominante.

Los triglicéridos se empaquetan en quilomicrones, que contienen colesterol no esterificado en la capa exterior y colesterol esterificado en el núcleo. Hay algunos datos que sugieren que la ingesta de lípidos de cualquier tipo estimula la producción endógena de ácidos grasos principalmente saturados, que se liberan a la circulación junto con la grasa de fuentes exógenas.

Los enterocitos hepáticos empaquetan la grasa ingerida en quilomicrones y VLDL; ambos contienen apoproteína B_{48}. La lipoproteína de alta densidad (HDL, *high-density lipoprotein*), fabricada en el hígado, y rica en apoproteínas C (apo C) y E (apo E), interactúa con las lipoproteínas de origen intestinal. Las HDL transfieren apo C y apo E a los quilomicrones. La apo C actúa como cofactor para activar la lipoproteína-lipasa, mientras que la apo E en el núcleo central restante de los quilomicrones facilita la captación de la partícula por los hepatocitos.

La actividad de la lipoproteína-lipasa es estimulada por la heparina y la insulina. La hipertrigliceridemia, observada en la diabetes *mellitus* mal controlada, se asocia a la reducción de la acción de la insulina, lo que conduce a la disminución de la actividad de la lipoproteína-lipasa (v. cap. 6). La niacina activa la lipoproteína-lipasa, lo que explica su utilidad en el tratamiento de la hipertrigliceridemia. La lipoproteína-lipasa es inhibida por el glucagón, la hormona estimulante de la glándula tiroidea, las catecolaminas y la hormona adrenocorticotropa; estas hormonas generalmente también estimulan la liberación de ácidos grasos libres de las reservas del tejido adiposo.

Los ácidos grasos libres se utilizan para producir trifosfato de adenosina en el músculo y el tejido adiposo; si no se utilizan inmediatamente para generar energía, se reesterifican en triglicéridos. Este proceso requiere la enzima glicerol-3-fosfato, que necesita tanto glucosa como insulina para su síntesis. Por tanto, la alimentación con hidratos de carbono tiende a disminuir la concentración de ácidos grasos libres en la circulación al aumentar la disponibilidad de glucosa y las concentraciones de insulina. La acción de la insulina promueve la reesterificación de los ácidos grasos libres en triglicéridos y se opone a la lipólisis. Los ácidos grasos libres tomados del plasma por el hígado se incorporan predominantemente a las VLDL. Los altos niveles de producción de VLDL en el hígado dan lugar a hipertrigliceridemia, un rasgo característico de los estados hiperinsulinémicos y resistentes a la insulina (32,33) (v. cap. 6).

Los ácidos grasos de los quilomicrones y las VLDL son utilizados como combustible por el corazón, el músculo liso, las fibras musculares rojas, los riñones y las plaquetas, en particular. Además, sirven de sustrato para la formación y la función de biomembranas. La composición de ácidos grasos de las partículas de lipoproteínas formadas por los enterocitos influye en la integridad y la función de las membranas celulares y subcelulares, en la síntesis de prostaglandinas y leucotrienos (v. caps. 11 y 33). Los ácidos grasos extraídos de las partículas lipoproteicas de origen intestinal contribuyen a la energía almacenada en el tejido adiposo. La composición de ácidos grasos de las VLDL sintetizadas por el hígado está influida por la composición de la grasa alimentaria, que influye en la composición del tejido adiposo. Tanto las VLDL como las lipoproteínas de baja densidad (LDL, *low-density lipoprotein*) producidas cuando las VLDL actúan sobre la lipoproteína-lipasa son aterogénicas, y son captadas por los macrófagos y las células musculares lisas subendoteliales.

La captación de HDL por el hígado está influida por la interacción de la apo E y su receptor. Existen varias isoformas de apo E, codificadas por diversas mutaciones en el alelo de apo E. La apo EII se asocia a la acumulación de quilomicrones y VLDL en la sangre, debido a una captación hepática deficiente. Aunque la concentración de HDL en el plasma es inferior a la de LDL, las partículas de HDL están presentes en mayor número. Las partículas HDL intercambian apoproteínas y lípidos de superficie con los quilomicrones y las VLDL. El colesterol adquirido por las HDL es esterificado por la enzima lecitina-colesterol-aciltransferasa. El colesterol esterificado se traslada al núcleo de la partícula de HDL, facilitando la captación adicional de colesterol de otras partículas de lipoproteínas. Las HDL son captadas en gran medida por el hígado, así como por otros tejidos con grandes necesidades de colesterol, como las glándulas suprarrenales y los ovarios. Prácticamente todos los tejidos humanos pueden sintetizar colesterol a partir de acetato. El paso que limita la biosíntesis del colesterol es la enzima β-hidroxi-β-metilglutaril coenzima A (HMG-CoA)-reductasa, que es estimulada por la insulina e inhibida por el glucagón.

La clase de fármacos denominados «estatinas» son inhibidores de la HMG-CoA-reductasa, y actúan inhibiendo la enzima que limita la tasa de biosíntesis del colesterol. Una alimentación rica en colesterol puede inhibir la síntesis endógena de este, mientras que la pérdida gastrointestinal de colesterol, como la inducida por los fármacos secuestradores de ácidos biliares, puede estimular la producción endógena.

Cuando los receptores de LDL son deficientes, como en la hiperlipidemia familiar de tipo IIA, el aumento de las concentraciones de LDL no inhibe la biosíntesis del colesterol, como ocurre normalmente. En condiciones de homeostasis, un adulto en un país occidental puede consumir una media diaria de 335 mg de colesterol. Otros 800 mg/día se sintetizan de forma endógena. Aproximadamente 400 mg se pierden diariamente en los ácidos biliares, otros 600 mg en el colesterol biliar y 50 mg en la producción de hormonas esteroideas, y 85 mg se excretan como esteroles de la piel. Por tanto, se intercambian aproximadamente 1135 mg de colesterol al día. La mayor parte del colesterol en circulación está en forma esterificada, producida por la acción de la lecitina colesterol-aciltransferasa, que es fabricada por el hígado. La esterificación del colesterol también está mediada por la acil-CoA-colesterol-aciltransferasa, especialmente en el hígado. Las enzimas esterificantes tienen diferentes preferencias por el sustrato de los ácidos grasos.

ÁCIDOS GRASOS

Los ácidos grasos, cadenas de carbono con la fórmula básica $CH_3(CH_2)_nCOOH-$, son de cadena corta, media o larga, y son saturados, monoinsaturados o poliinsaturados. Los ácidos grasos de cadena corta tienen menos de 6 carbonos; los de cadena media tienen entre 6 y 12; y los de cadena larga, 12 o más. Los AGS no contienen dobles enlaces carbono-carbono, mientras que los MUFA contienen uno y los PUFA contienen más de uno. Los ácidos grasos de la clase saturada incluyen el esteárico (18 carbonos), el palmítico (16 carbonos), el mirístico (14 carbonos), el láurico (12 carbonos) y los ácidos grasos de cadena media (8 a 10 carbonos). El principal monoinsaturado de la alimentación es el ácido oleico (18 carbonos, configuración *cis*), mientras que el estereoisómero *trans* ácido elaídico deriva principalmente de la hidrogenación industrial de los ácidos grasos insaturados. Los PUFA incluyen el ácido linoleico n-6 (18 carbonos), y los ácidos grasos n-3 linolénico (18 carbonos), eicosapentaenoico (20 carbonos) y docosahexaenoico (22 carbonos). Los PUFA se clasifican además en ácidos grasos ω-3 y ω-6. Los que tienen el doble enlace inicial a 3 carbonos del extremo metilo de la molécula son ácidos grasos n-3 u ω-3, y los que tienen el doble enlace inicial a 6 carbonos del extremo metílico son ácidos grasos n-6 u ω-6. La síntesis endógena del colesterol, de los ácidos grasos saturados y de los ácidos grasos insaturados se produce a partir de la acetil-coenzima A, con la excepción del ácido linoleico y del ácido α-linolénico, los principales ácidos grasos ω-6 y ω-3, respectivamente, de la alimentación. Debido a la síntesis endógena de colesterol y otros ácidos grasos, ninguno de estos nutrimentos es esencial en la alimentación. Por el contrario, el ácido linoleico y el ácido α-linolénico son AGE, ya que no se sintetizan de forma endógena (**tabla 2-1**). Los ácidos grasos naturales tienden a tener números pares de carbonos, no estar ramificados y estar en configuración *cis* con respecto a los dobles enlaces. El proceso industrial de hidrogenación parcial de aceites vegetales/líquidos da lugar a la producción de una preponderancia de estereoisómeros *trans* de grasa monoinsaturada, ahora bastante notorios (34-36), una formulación con efectos adversos para la salud, pero con propiedades comerciales favorables. A partir de junio de 2018, la Food and Drug Administration (FDA) prohibió los AGTi en Estados Unidos, citando los aceites parcialmente hidrogenados como inseguros para la alimentación (37,38). Estas acciones se basaron en la evidencia de que los AGT aumentan las concentraciones de LDL, disminuyen las concentraciones de HDL y aumentan el riesgo de cardiopatía, accidente cerebrovascular y diabetes tipo 2.

Desde la prohibición, se ha eliminado el 98 % de los AGT del mercado alimentario estadounidense (39). El efecto de ello en la salud de los estadounidenses está por verse; sin embargo, 3 años después de que Dinamarca prohibiera los lípidos *trans* artificiales, la mortalidad por enfermedades cardiovasculares en su país disminuyó una media de 14.2 muertes por cada 100 000 individuos al año (40). Además, 3 años después de que la ciudad de Nueva York prohibiera los AGTI en 2007, los hospitales en los que entró en vigor la ley experimentaron un descenso del 6 % en los infartos de miocardio y los ingresos por accidente cerebrovascular en comparación con los que no tenían restricciones (41).

El ácido linoleico conjugado (CLA, *conjugated linoleic acid*), una familia de isómeros de un PUFA de 18 carbonos que se encuentra en la carne y los lácteos, han despertado interés como posible ayuda para la pérdida de peso. Los resultados de los estudios realizados tanto en animales como en humanos han mostrado efectos antiobesidad prometedores. Otros estudios en animales han demostrado que el CLA protege contra el cáncer y las enfermedades cardiovasculares; sin embargo, las pruebas en humanos son, en el mejor de los casos, contradictorias (42-45). No se pueden excluir con seguridad los efectos adversos para la salud de este grupo de lípidos, por lo que se necesitan más ensayos en humanos para conocer su eficacia y seguridad.

■ ÁCIDOS GRASOS ESENCIALES

Los ácidos grasos pueden sintetizarse de forma endógena, y la principal fuente de carbono es la glucosa-carbono (derivada de los hidratos de carbono de la alimentación); los que no pueden sintetizarse de forma endógena son nutrimentos esenciales (p. ej., el ácido linoleico y el ácido α-linolénico son ambos AGE [**tabla 2-1** y apéndice E]). La síntesis de ácidos grasos se produce principalmente en el hígado. Las enzimas que participan en la síntesis de ácidos grasos tienen una gran afinidad por los ácidos grasos PUFA de la clase n-3, con una afinidad sucesivamente menor por los ácidos grasos PUFA de las clases n-6, n-9 y n-7. En general, la afinidad es mayor cuanto menos saturado esté el ácido graso. La composición de ácidos grasos de las membranas celulares permite evaluar el estado y la carencia de AGE. Los AGE de las clases n-3 y n-6 son sustratos para las enzimas lipoxigenasa y ciclooxigenasa. Los productos del metabolismo de los AGE se denominan colectivamente eicosanoides. Los productos eicosanoides del metabolismo de los AGE varían claramente en función de la distribución de los ácidos grasos n-3 y n-6 en la alimentación, con implicaciones para la función inmunitaria, la hemostasia y el metabolismo, tal y como se analiza con más detalle en otros apartados (*v.* caps. 9 y 11). La insuficiencia de AGE se asocia a un crecimiento deficiente, alteraciones en la piel (una erupción escamosa y seca) e infertilidad. Hay tres PUFA n-3 importantes: ALA, ácido eicosapentaenoico (EPA) y ácido docosahexanenoico (DHA). El ALA, el ácido graso n-3 esencial, se encuentra principalmente en las plantas, mientras que el EPA y el DHA se encuentran en el pescado, el marisco y ciertas algas. La importancia de los ácidos grasos ω-3 en la homeostasis y en diversos estados fisiológicos se expone a lo largo del texto (v. especialmente los caps. 7, 9, 11 y 20). El ácido linolénico puede metabolizarse en EPA (20 carbonos, n-3) o DHA (22 carbonos, n-3) (tabla 2-1), son ambos componentes importantes de las membranas celulares y son especialmente abundantes en la retina y el cerebro. La eficacia con la que el ser humano convierte el ALA en EPA, y especialmente DHA, es baja, variable e imprevisible (46). Los PUFA de la clase n-6 son especialmente importantes en las membranas celulares y subcelulares de todo el organismo; tanto el ácido linoleico como el ácido araquidónico abundan en los fosfolípidos estructurales.

Los animales y los humanos presentan deficiencia de una enzima necesaria para convertir el ácido oleico en ácido linoleico, por lo que el ácido graso ω-6, el ácido linoleico, es necesario en la alimentación. El ácido linoleico puede convertirse en ácido araquidónico de 20 carbonos, también un ácido graso ω-6. Por tanto, el ácido araquidónico es esencial en la alimentación solo cuando la ingesta de ácido linoleico es inadecuada. Así, solo un ácido graso n-6 es realmente esencial, mientras que un segundo es semiesencial (condicionalmente esencial). Además, como se ha señalado, los PUFA de las clases n-6 y n-3 son importantes precursores de eicosanoides. Como se ha comentado en los capítulos 9, 11 y 20, la abundancia relativa de cada clase de AGE en la alimentación influye en la distribución de prostaglandinas y leucotrienos, con importantes implicaciones para la función plaquetaria y las reacciones inflamatorias.

Varias líneas de evidencia apoyan el aumento de los beneficios para la salud de una mayor ingesta de ácidos grasos n-3 de lo que generalmente proporciona la dieta occidental (47-49) (v. caps. 7, 11, 29 y 44). Se ha demostrado que los PUFA n-3 de cadena larga reducen la obesidad en modelos de roedores mediante la supresión del apetito, el aumento de la oxidación de los lípidos y el gasto energético, y la reducción de los depósitos de grasa; sin embargo, las pruebas en humanos son limitadas (50). El EPA y el DHA se han asociado directamente a la reducción de la inflamación (51) y del riesgo cardíaco (52,53). También se ha demostrado que su homólogo, el ALA, disminuye el riesgo de enfermedad cardiovascular (54). La proporción entre ácidos grasos n-3 y n-6 en la alimentación puede ser un determinante importante de las proporciones de eicosanoides, con implicaciones para la función del sistema inmunitario y la inflamación (55) (v. caps. 11 y 20). Los antropólogos sugie-

ren que la proporción «nativa» de ácidos grasos n-3 y n-6 en la alimentación humana es aproximadamente de 1:1 a 1:4; la proporción correspondiente en la alimentación típica de los estadounidenses actualmente es de aproximadamente 1:10 (56). Una alimentación con una proporción elevada de n-3 a n-6 se ha asociado a un menor riesgo de cáncer de mama (57) y de diabetes (58); sin embargo, una reciente revisión Cochrane ha observado una asociación entre el aumento de la ingesta de ácidos grasos n-3 y el cáncer de próstata (59). Anteriormente, se pensaba que los ácidos grasos n-3 eran siempre «buenos» y antiinflamatorios, y que los n-6 eran «malos» y proinflamatorios. Sin embargo, investigaciones recientes apuntan ahora a los beneficios para la salud cardiovascular de los PUFA n-3 y n-6, con un creciente consenso en que la cantidad total de ácidos grasos n-6 y n-3 en la alimentación es más importante que la proporción (60-62). Además, la proporción puede ser engañosa porque no aporta información cuantitativa sobre las cantidades de cada ácido graso presente, ni tampoco información sobre los ácidos grasos específicos que componen la proporción. Una proporción de 5 a 1 podría aportar cantidades muy bajas o muy altas de ácidos grasos n-6 junto con las correspondientes cantidades altas o bajas, respectivamente, de ácidos grasos n-3. Además, cualitativamente, la proporción no aporta información sobre los ácidos grasos específicos que la componen (63).

En las ingestas alimentarias de referencia del año 2005 (64) no se había establecido una ingesta diaria recomendada (IDR) para los AGE n-6 o n-3. Las IDR requieren pruebas científicas que indiquen el nivel de ingesta de nutrimentos necesario para satisfacer las necesidades de casi todos los individuos de un determinado grupo de edad y sexo. Cuando no se puede cumplir esta norma, se puede proporcionar en su lugar el rango de distribución de macronutrimentos aceptable (AMDR, Acceptable Macronutrient Distribution Range). En la actualidad, el AMDR para la ingesta de ácido linoleico (u otros ácidos grasos n-6) es del 5 al 10% del total de calorías diarias, donde el límite inferior del rango cumple con la ingesta adecuada (IA) de ácido linoleico y el límite superior corresponde a la ingesta más alta de ácido linoleico de los alimentos consumidos por las personas en Estados Unidos y Canadá. El AMDR recomendado para el ALA (u otros ácidos grasos n-3) es del 0.6 al 1.2% del total de calorías diarias. La IA del ácido linoleico (n-6) es de 14 a 17 g/día, para los hombres, y de 11 a 12 g/día, para las mujeres. La IA del ALA (n-3) es de 1.6 g/día para los hombres y de 1.1 g/día para las mujeres (tabla 2-2). Las pruebas utilizadas para determinar las ingestas alimentarias de referencia se detallan en línea en https://doi.org/10.17226/10490. Las Die-

TABLA 2-2

Ingestas alimentarias de referencia para el ácido α-linolénico y el ácido linoleico

Nutrimentos	Género	Grupo de edad (años)	IA	AMDR
Ácido α-linolénico (n-3)	Hombre	9-13	1.2	0.6-1.2
		14-18	1.6	
		19-30	1.6	
		31-50	1.6	
		50-70	1.6	
		>70	1.6	
Ácido α-linolénico (n-3)	Mujer	9-13	1.0	0.6-1.2
		14-18	1.1	
		19-30	1.1	
		31-50	1.1	
		50-70	1.1	
		>70	1.1	
Ácido linoleico (n-6)	Hombre	9-13	12	5-10
		14-18	16	
		19-30	17	
		31-50	17	
		50-70	14	
		>70	14	
Ácido linoleico (n-6)	Mujer	9-13	10	5-10

AI, ingesta adecuada; AMDR, rango de distribución de macronutrimentos aceptable.

tary Guidelines for Americans 2015-2020 recomiendan 250 mg/día de EPA más DHA (65).

PATRONES DE CONSUMO ACTUALES Y RECOMENDACIONES

La grasa alimentaria constituye tan solo el 10% o menos de la energía en algunos países asiáticos, hasta el 45% en algunos países europeos, y entre el 30% y el 40% en Estados Unidos. Las Encuestas Nacionales de Examen de Salud y Nutrición sugieren que la ingesta de lípidos como proporción del total de calorías está disminuyendo en Estados Unidos, desde más del 40% hasta un nivel actual de aproximadamente el 33% (66,67). Sin embargo, la ingesta total de lípidos (cantidad de gramos) se ha mantenido relativamente constante, debido al aumento del consumo energético total (68).

La proporción de grasa aportada por los aceites vegetales ha aumentado en los últimos años debido al consumo de comidas rápidas cocinadas con esos acei-

tes, así como de aderezos, pastas para untar, condimentos y alimentos procesados que incorporan grasa vegetal. En la alimentación estadounidense, las principales fuentes alimentarias de lípidos insaturados son los postres a base de cereales, los platos de pollo, los frutos secos, las semillas, los aderezos para ensaladas y la *pizza* (69).

Los efectos sobre la salud de la grasa alimentaria en Estados Unidos son predominantemente los del exceso y no los de la insuficiencia, aunque las contribuciones de la insuficiencia relativa de ácidos grasos n-3 a las enfermedades crónicas pueden ser considerables. Los lípidos saturados de la alimentación son el principal determinante exógeno de las concentraciones de colesterol sérico, lo que a su vez influye en el riesgo de episodios cardiovasculares (v. cap. 7). El colesterol alimentario también puede contribuir al colesterol sérico, pero su efecto es menor que el de los lípidos saturados. A pesar de que la contribución del colesterol alimentario a las concentraciones séricas es mínima, la ingesta elevada de colesterol alimentario (con frecuencia en forma de huevos) se asocia a un mayor riesgo de enfermedad cardiovascular y de mortalidad por cualquier causa independientemente de la dosis (70) (v. cap. 7). Las recomendaciones alimentarias contemporáneas aconsejan el consumo de un patrón alimentario que aporte entre el 20 y el 35 % de las calorías procedentes de la grasa, y menos del 10 % de las calorías de los AGS. Del 20 al 35 % de las calorías procedentes de la grasa, la distribución óptima de la grasa alimentaria consiste en menos del 10 % de AGS, del 5 al 10 % de PUFA y el resto de MUFA (64) (v. caps. 7 y 45).

Los lípidos saturados de origen animal y vegetal constituyen aproximadamente el 11 % de las calorías de la alimentación estadounidense. Los estadounidenses obtienen la mayor parte de sus AGS de hamburguesas, sándwiches, aperitivos, dulces, alimentos proteicos y productos lácteos. La mayoría de los aceites y lípidos naturales contienen una variedad de ácidos grasos. La grasa de la mantequilla, la grasa de la carne de vacuno y el aceite de coco son todos altamente saturados, aunque el perfil de ácidos grasos es considerablemente variable. La grasa de la mantequilla tiene un alto contenido en C16 y C18, así como en ácidos grasos de cadena corta.

La grasa de vacuno tiene un alto contenido en ácido palmítico, y el aceite de coco tiene un alto contenido en ácido láurico. Los aceites tropicales (aceite de coco, aceite de palma y aceite de palmiste) se encuentran entre los pocos aceites de origen vegetal predominantemente saturados (71). Estos aceites se utilizaron para sustituir a la grasa animal (p. ej., la manteca de cerdo y el sebo) en el suministro de alimentos de Estados Unidos hace varias décadas y, a su vez, fueron sustituidos considerablemente por aceites parcialmente hidrogenados (lípidos *trans*), que desde entonces se han prohibido en Estados Unidos.

La presión sobre la industria alimentaria para eliminar los lípidos *trans* existió durante casi una década antes de que se promulgara la prohibición. En diciembre de 2006, el Consejo de Salud de la ciudad de Nueva York votó a favor de prohibir los lípidos *trans* en los restaurantes, lo que la convirtió en la primera gran ciudad en limitar estrictamente los lípidos *trans*. Luego, en julio de 2008, California se convirtió en la primera en aprobar una prohibición estatal sobre los lípidos *trans* en los restaurantes. Estos esfuerzos culminaron en 2015, cuando la FDA designó los AGT industrializados como ya no «Generalmente Reconocidos como Seguros», o GRAS (*Generally Recognize as Safe*). A principios de 2020, esta prohibición entró plenamente en vigor, eliminando prácticamente los AGT de la alimentación estadounidense. Desde la aplicación de estas restricciones, la industria alimentaria ha empezado a explorar varias alternativas a los AGT,

como: los nuevos procedimientos de hidrogenación que utilizan catalizadores metálicos que reducen la formación de estereoisómeros *trans* (72); el cultivo selectivo de plantas y la ingeniería genética para crear aceites de semillas comestibles con una composición de ácidos grasos modificada; la interesterificación, un proceso que implica la hidrólisis y la reformación del enlace éster entre el ácido graso y el glicerol para producir lípidos con una amplia gama de puntos de fusión; y la vuelta al uso de aceites tropicales, como el aceite de palma y el de coco.

Un posible peligro de los esfuerzos por reducir significativamente la ingesta total de lípidos es que se pueden eliminar los aceites saludables, con el consiguiente efecto adverso para la salud. En concreto, la sustitución de los AGS por hidratos de carbono de alta calidad, como los cereales integrales ricos en fibra, disminuye el riesgo de enfermedades cardíacas, pero si los lípidos alimentarios se sustituyen por hidratos de carbono refinados y azúcares añadidos, se observan los efectos contrarios, con la consiguiente disminución de las HDL, el aumento de los triglicéridos y ningún beneficio cardiovascular (73). Los aceites (y algunas grasas para untar) suelen ser las principales fuentes de AGE, mientras que la grasa añadida durante el procesamiento de los alimentos es predominantemente saturada o monoinsaturada y, por tanto, la primera es la más apta para ejercer una influencia adversa sobre la salud, y la segunda, aunque se considera una alternativa saludable a los AGS, disminuirá los AGE en la alimentación. Se recomienda sustituir las grasas saturadas por lípidos insaturados, sustituyendo las fuentes de proteínas animales por PUFA, como el marisco, las semillas, las leguminosas y los frutos secos. Esta sustitución ayuda a reducir el colesterol total y el colesterol-LDL y, a su vez, a reducir el riesgo de morbilidad y mortalidad por ECV.

Varios estudios recientes han arrojado algunas dudas sobre el impacto de los AGS en la salud (74-76), aunque durante mucho tiempo se ha aceptado generalmente que son perjudiciales y deben limitarse. Esta recomendación se basaba en las investigaciones clásicas de la década de 1970, según las cuales las poblaciones con un elevado consumo de AGS también presentaban altas tasas de enfermedades cardiovasculares (77). Esto, junto con las pruebas de que la restricción de los lípidos reducía las concentraciones de colesterol-LDL, previniendo así la aterosclerosis (78), se convirtió finalmente en la hipótesis de la dieta-corazón. Esta teoría destacaba los posibles beneficios para la salud de la reducción de la ingesta de AGS para prevenir las cardiopatías, y ha guiado las directrices alimentarias de Estados Unidos durante décadas. En la actualidad, la relación directa entre los AGS y las enfermedades cardiovasculares es objeto de una evaluación continua. Sin embargo, organismos autorizados como la American Heart Association, el American College of Cardiology y el Comité asesor de las *Dietary Guidelines for Americans* 2020 han calificado la fuerza de la recomendación de reducir los lípidos saturados y sustituirlos por lípidos insaturados como «intensa a moderada» (79, 80).

Cabe destacar que cada vez se aprecia más la variabilidad de los efectos de los AGS sobre la salud. Mientras que el ácido mirístico (14 carbonos) y el ácido palmítico (16 carbonos) están clasificados como aterogénicos, el ácido esteárico (18 carbonos) no parece aumentar el riesgo de aterosclerosis. En general, se cree que esto tiene implicaciones limitadas para la orientación alimentaria en la actualidad, debido a la correlación entre el ácido esteárico y los lípidos aterogénicos en muchos alimentos (81).

Queda por ver si el ácido esteárico podría resultar útil en la formulación de aceites con propiedades favorables tanto para la salud como para el comercio. La relevancia del ácido esteárico para los efectos sobre la salud asociados al consumo de chocolate negro (una fuente de ácido esteárico) se aborda en el capítulo 39. El ácido láurico, una grasa saturada de cadena más corta (12 carbonos), constituye aproximadamente la mitad del contenido de ácidos grasos del aceite de coco y del aceite de palmiste. Se ha demostrado que el consumo de ácido láurico, al igual que el de muchas otras grasas saturadas, aumenta el colesterol total y el colesterol-LDL (82).

Al mismo tiempo, el ácido láurico del aceite de coco aumenta el colesterol-HDL. La publicidad moderna ha equiparado este aumento de HDL con un beneficio cardiovascular; sin embargo, hay que señalar que, en su conjunto, el aceite de coco no es saludable y no debería utilizarse como aceite de cocina habitual (83). El aceite de coco produce simultáneamente mayor colesterol-LDL que los aceites vegetales no tropicales; por tanto, no existe beneficio claro alguno para la salud cardiovascular del aceite de coco sobre otros aceites de cocina alternativos (84).

El ácido linoleico se encuentra en diversos aceites vegetales de uso habitual, como el de maíz, soja, girasol y cártamo. El aceite de onagra proporciona ácido γ-linolénico, una forma que evita un paso metabólico intermedio. Las fuentes vegetales especialmente ricas en ácido linolénico (n-3) son la linaza, la soja, la colza (canola) y las nueces. Los ácidos grasos n-3 de cadena larga abundan en el salmón, la caballa, el atún, las sardinas y las ostras. El pescado de piscifactoría suele aportar la misma cantidad de ácidos grasos n-3 que el pescado salvaje, aunque el pescado de piscifactoría suele tener un mayor contenido de PUFA n-6. El perfil de ácidos grasos de los peces está en función de la dieta que consumen.

Los AGE proceden de fuentes vegetales o de la carne de animales herbívoros que consumen materia vegetal que contiene estos nutrimentos. Durante el procesamiento de los vegetales para la producción de aceites vegetales, se eliminan gran parte de los esteroles y fosfolípidos. Los esteroles interfieren en la absorción del colesterol; por esta razón, la absorción del colesterol puede aumentar como resultado del consumo de aceite vegetal procesado (con esteroles eliminados). El esterol vegetal β-sitosterol se ha utilizado para reducir ligeramente el colesterol sérico al interferir con la absorción del colesterol. La fosfatidilcolina, un fosfolípido, también interfiere en la absorción del colesterol. Los estanoles y esteroles vegetales se han incorporado a los alimentos «funcionales» que con frecuencia se recomiendan para reducir los lípidos. Se han observado reducciones del colesterol-LDL en suero de entre el 10 y el 15 % con la ingesta de 2 a 3 g de fitoesteroles/estanoles al día.

También es importante hablar de, la cada vez más popular, dieta cetógena. Esta dieta hace hincapié en cifras elevadas de grasa, con un consumo moderado de proteínas y prácticamente sin hidratos de carbono. Normalmente, más del 70 % de las calorías consumidas proceden de los lípidos, lo que hace que el cuerpo produzca cetonas a medida que se queman los lípidos almacenados. Esta dieta se ha utilizado durante mucho tiempo en el tratamiento de la epilepsia en los niños; sin embargo, se ha discutido más recientemente en el contexto de la obesidad y la diabetes tipo 2. Aunque es interesante tenerla en cuenta, esta dieta rica en lípidos y muy baja en hidratos de carbono no es superior a otros métodos para bajar de peso, y deja de lado los hidratos de carbono saludables y no refinados (leguminosas, cereales integrales, frutas), que mejoran una alimentación sana y equilibrada (85). El beneficio de la dieta cetógena para los pacientes con diabetes de tipo 2 también requiere una mayor exploración. Los pacientes que deseen iniciar una dieta cetógena deben comentar los riesgos y beneficios con su médico y ser atendidos por un dietista titulado para recibir asesoramiento nutricional. Las pruebas de la eficacia de la dieta cetógena en el tratamiento de estas enfermedades son limitadas, y requieren más estudios sobre la eficacia y la seguridad a largo plazo (86).

RESUMEN

La grasa es un nutrimento importante en la alimentación y proporciona tanto energía como nutrimentos esenciales. Los ácidos grasos y los triglicéridos son una fuente de energía muy concentrada, mientras que el colesterol es importante para la membrana celular, la mielina y la síntesis de hormonas. El exceso de energía consumida en la alimentación se almacena principalmente en forma de triglicéridos en el tejido adiposo, proporcionando un depósito de combustible para los estados de ayuno y cuando la ingesta de energía no cubre las necesidades. Las recomendaciones alimentarias en la actualidad apoyan una alimentación con un 20 a 35 % de calorías procedentes de la grasa, con menos de un 10 % de AGS, entre un 5 % y un 10 % de PUFA y el resto de MUFA. Además, se recomiendan 250 mg/día de EPA + DHA. En gran medida, una alimentación saludable debe ser baja en AGS, sustituyendo esta grasa por grasa insaturada o hidratos de carbono de alta calidad. Estas recomendaciones proporcionan cantidades suficientes de AGE (ácido linoleico y ácido linolénico), al tiempo que promueven una alimentación que reduce el colesterol-LDL sérico y beneficia la salud cardiovascular.

▨ REFERENCIAS BIBLIOGRÁFICAS

1. Gebauer SK, Chardigny JM, Jakobsen MU, et al. Effects of ruminant trans fatty acids on cardiovascular disease and cancer: a comprehensive review of epidemiological, clinical, and mechanistic studies. *Adv Nutr.* 2011;2(4): 332–354.

2. Ascherio A, Willett WC. Health effects of trans fatty acids. *Am J Clin Nutr.* 1997;66(4 suppl):1006s–1010s.

3. Nichols M. New York trans fat ban wins backing at hearing. MSNBC, October 31, 2006. Available at http://www.msnbc.msn.com/id/15488824/; accessed 11/26/06.

4. Yu E, Hu FB. Dairy products, dairy fatty acids, and the prevention of cardiometabolic disease: a review of recent evidence. *Curr Atheroscler Rep.*2018;20(5):24.

5. Holt SH, Miller JC, Petocz P, et al. A satiety index of common foods. *Eur J Clin Nutr.* 1995;49:675–690.

6. Poppitt SD, Prentice AM. Energy density and its role in the control of food intake: evidence from metabolic and community studies. *Appetite.* 1996;26:153–174.

7. Rolls BJ. Dietary energy density: applying behavioural science to weight management. *Nutr Bull.* 2017;42(3): 246–253.

8. Shikany JM, Vaughan LK, Baskin ML, et al. Is dietary fat fattening? A comprehensive research synthesis. *Crit Rev Food Sci Nutr.* 2010;50(8):699–715.

9. Melanson EL, Astrup A, Donahoo WT. The relationship between dietary fat and fatty acid intake and body weight, diabetes, and the metabolic syndrome. *Ann Nutr Metab.* 2009;55(1–3):229–243.

10. Westerterp-Plantenga MS. Fat intake and energy-balance effects. *Physiol Behav.* 2004;83:579–585.

11. Willett WC. Dietary fat plays a major role in obesity: no. *Obes Rev.* 2002;3:59–68.

12. Ostlund RE Jr. Phytosterols and cholesterol metabolism. *Curr Opin Lipidol.* 2004;15:37–41.

13. Plakke T, Berkel J, Beynen AC, et al. Relationship between the fatty acid composition of the diet and that of the subcutaneous adipose tissue in individual human subjects. *Hum Nutr Appl Nutr.* 1983;37:365–372.

14. Denke MA, Grundy SM. Comparison of effects of lauric acid and palmitic acid on plasma lipids and lipoproteins. *Am J Clin Nutr.* 1992;56(5):895–898.

15. Craig GB, Darnell BE, Weinsier RL, et al. Decreased fat and nitrogen losses in patients with AIDS receiving medium-chain-triglyceride-enriched formula vs those receiving long-chain-triglyceride-containing formulas. *J Am Diet Assoc.* 1997;97:605–611.

16. Wanke CA, Pleskow D, Degirolami PC, et al. A medium chain triglyceride-based diet in patients with HIV and chronic diarrhea reduces diarrhea and malabsorption: a prospective, controlled trial. *Nutrition.* 1996;12:766–771.

17. Caliari S, Benini L, Sembenini C, et al. Medium-chain triglyceride absorption in patients with pancreatic insufficiency. *Scand J Gastroenterol.* 1996;31:90–94.

18. Rego Costa AC, Rosado EL, Soares-Mota M. Influence of the dietary intake of medium chain triglycerides on body composition, energy expenditure and satiety: a systematic review. *Nutr Hosp.* 2012;27(1):103–108.

19. Nagao K, Yanagita T. Medium-chain fatty acids: functional lipids for the prevention and treatment of the metabolic syndrome. *Pharmacol Res.* 2010;61(3):208–212.

20. Carey MC, Small DM, Bliss CM. Lipid digestion and absorption. *Annu Rev Physiol.* 1983;45:651–677.

21. Michalski MC, Genot C, Gayet C, et al. Steering Committee of RMT LISTRAL. Multiscale structures of lipids in foods as parameters affecting fatty acid bioavailability and lipid metabolism. *Prog Lipid Res.* 2013 Oct;52(4):354–373.

22. Otten JJ, Hellwig JP, Meyers LD, eds. *Dietary reference intakes: the essential guide to nutrient requirements.* Washington, DC: National Academy Press, 2006:140–143.

23. Carson JAS, Lichtenstein AH, Anderson CAM, et al. Dietary cholesterol and cardiovascular risk: a science advisory from the American Heart Association. *Circulation.* 2020;141(3):e39–e53.

24. Herron KL, Lofgren IE, Sharman M, et al. High intake of cholesterol results in less atherogenic low-density lipoprotein particles in men and women independent of response classification. *Metabolism.* 2004;53:823–830.

25. Constance C. The good and the bad: what researchers have learned about dietary cholesterol, lipid management and cardiovascular disease risk since the Harvard Egg Study. *Int J Clin Pract Suppl.* 2009;(163):9–14, 27–43.

26. Kratz M. Dietary cholesterol, atherosclerosis and coronary heart disease. *Handb Exp Pharmacol.* 2005;170:195–213.

27. Tlaskalová-Hogenová H, Ste̜pánková R, Kozáková H, et al. The role of gut microbiota (commensal bacteria) and the mucosal barrier in the pathogenesis of inflammatory and autoimmune diseases and cancer: contribution of germ-free and gnotobiotic animal models of human diseases. *Cell Mol Immunol.* 2011;8(2):110–120.

28. Wong JM, de Souza R, Kendall CW, et al. Colonic health: fermentation and short chain fatty acids. *J Clin Gastroenterol.* 2006;40(3):235–243.

29. Hu J, La Vecchia C, de Groh M, et al. Dietary cholesterol intake and cancer. *Ann Oncol.* 2012;23(2):491–500.

30. Section on Breastfeeding. Breastfeeding and the use of human milk. *Pediatrics.* 2012;129(3):e827–e841. doi:10.1542/peds.2011-3552

31. Dietary Guidelines Advisory Committee. 2015. Scientific Report of the 2015 Dietary Guidelines Advisory Committee: Advisory Report to the Secretary of Health and Human Services and the Secretary of Agriculture. U.S. Department of Agriculture, Agricultural Research Service, Washington, DC.

32. Al-Mahmood A, Ismail A, Rashid F, et al. Isolated hypertriglyceridemia: an insulin-resistant state with or without low HDL cholesterol. *J Atheroscler Thromb.* 2006;13:143–148.

33. Moro E, Gallina P, Pais M, et al. Hypertriglyceridemia is associated with increased insulin resistance in subjects with normal glucose tolerance: evaluation in a large cohort of subjects assessed with the 1999 World Health Organization criteria for the classification of diabetes. *Metabolism.* 2003;52:616–619.

34. Ascherio A, Katan MB, Zock PL, et al. Trans fatty acids and coronary heart disease. *N Engl J Med*. 1999;340:1994–1998.

35. Valenzuela A, Morgado N. Trans fatty acid isomers in human health and in the food industry. *Biol Res*. 1999;32: 273–287.

36. Oomen CM, Ocke MC, Feskens EJ, et al. Association between trans fatty acid intake and 10-year risk of coronary heart disease in the Zutphen Elderly Study: a prospective population-based study. *Lancet*. 2001;357:746–751.

37. Hyseni L, Bromley H, Kypridemos C, et al. Systematic review of dietary trans-fat reduction interventions. *Bull World Health Organ*. 2017;95(12):821G–830G.

38. U.S Food and Drug Administration. Final Determination Regarding Partially Hydrogenated Oils. Published on June 17, 2015. Accessed June 17, 2020. Available at https://www.govinfo.gov/content/pkg/FR-2015-06-17/pdf/2015-14883.pdf

39. Dewey C. Artificial trans fats, widely linked to heart disease, are officially banned. *The Washington Post*, June 18, 2018. Available at: https://www.washingtonpost.com/news/wonk/wp/2018/06/18/artificial-trans-fats-widely-linked-to-heart-disease-are-officially-banned/. Accessed August 10, 2020.

40. Restrepo BJ, Rieger M. Denmark's policy on artificial trans fat and cardiovascular disease. *Am J Prev Med*. 2016;50(1):69–76.

41. Brandt EJ, Myerson R, Perraillon MC, Polonsky TS. Hospital admissions for myocardial infarction and stroke before and after the trans-fatty acid restrictions in New York. *JAMA Cardiol*. 2017;2(6):627–634.

42. den Hartigh LJ. Conjugated linoleic acid effects on cancer, obesity, and atherosclerosis: a review of pre-clinical and human trials with current perspectives. *Nutrients*. 2019;11(2):370.

43. Plourde M, Jew S, Cunnane SC, et al. Conjugated linoleic acids: why the discrepancy between animal and human studies? *Nutr Rev*. 2008;66(7):415–421.

44. Dilzer A, Park Y. Implication of conjugated linoleic acid (CLA) in human health. *Crit Rev Food Sci Nutr*. 2012;52(6):488–513.

45. Onakpoya IJ, Posadzki PP, Watson LK, et al. The efficacy of long-term conjugated linoleic acid (CLA) supplementation on body composition in overweight and obese individuals: a systematic review and meta-analysis of randomized clinical trials. *Eur J Nutr*. 2012;51(2):127–134.

46. Baker EJ, Miles EA, Burdge GC, Yaqoob P, Calder PC. Metabolism and functional effects of plant-derived omega-3 fatty acids in humans. *Prog Lipid Res*. 2016;64:30–56.

47. Li J, Guasch-Ferré M, Li Y, Hu FB. Dietary intake and biomarkers of linoleic acid and mortality: systematic review and meta-analysis of prospective cohort studies [published online ahead of print, 2020 Feb 5]. *Am J Clin Nutr*. 2020;nqz349.

48. Jiao J, Liu G, Shin HJ, et al. Dietary fats and mortality among patients with type 2 diabetes: analysis in two population based cohort studies. *BMJ*. 2019;366:l4009.

49. Del Gobbo LC, Imamura F, Aslibekyan S, et al. ω-3 polyunsaturated fatty acid biomarkers and coronary heart disease: pooling project of 19 cohort studies. *JAMA Intern Med*. 2016;176(8):1155–1166.

50. Buckley JD, Howe PRC. Long-chain omega-3 polyunsaturated fatty acids may be beneficial for reducing obesity—a review. *Nutrients*. 2010;2(12):1212–1230.

51. Calder PC. The role of marine omega-3 (n-3) fatty acids in inflammatory processes, atherosclerosis and plaque stability. *Mol Nutr Food Res*. 2012;56(7):1073–1080.

52. Hu Y, Hu FB, Manson JE. Marine omega-3 supplementation and cardiovascular disease: an updated meta-analysis of 13 randomized controlled trials involving 127 477 participants. *J Am Heart Assoc*. 2019;8(19):e013543.

53. Tavazzi L, Maggioni AP, Marchioli R, et al. Effect of n-3 polyunsaturated fatty acids in patients with chronic heart failure (the GISSI-HF trial): a randomised, double-blind, placebo-controlled trial. *Lancet*. 2008;372:1223–1230.

54. Pan A, Chen M, Chowdhury R, et al. α-Linolenic acid and risk of cardiovascular disease: a systematic review and meta-analysis. *Am J Clin Nutr*. 2012;96(6):1262–1273.

55. Browning LM. n-3 polyunsaturated fatty acids, inflammation and obesity-related disease. *Proc Nutr Soc*. 2003;62:447–453.

56. Harris WS. The Omega-6:Omega-3 ratio: a critical appraisal and possible successor. *Prostaglandins Leukot Essent Fatty Acids*. 2018;132:34–40.

57. Zheng JS, Hu XJ, Zhao YM, et al. Intake of fish and marine n-3 polyunsaturated fatty acids and risk of breast cancer: meta-analysis of data from 21 independent prospective cohort studies. *BMJ*. 2013;346:f3706.

58. Zheng JS, Huang T, Yang J, et al. Marine N-3 polyunsaturated fatty acids are inversely associated with risk of type 2 diabetes in Asians: a systematic review and meta-analysis. *PLoS One*. 2012;7(9):e44525.

59. Abdelhamid AS, Brown TJ, Brainard JS, et al. Omega-3 fatty acids for the primary and secondary prevention of cardiovascular disease. *Cochrane Database Syst Rev*. 2020 Feb 29;3(2):CD003177.

60. Wijendran V, Hayes KC. Dietary n-6 and n-3 fatty acid balance and cardiovascular health. *Annu Rev Nutr*. 2004;24:597–615.

61. Wang DD, Hu FB. Dietary fat and risk of cardiovascular disease: recent controversies and advances. *Annu Rev Nutr*. 2017;37:423–446.

62. Marklund M, Wu JHY, Imamura F, et al. Biomarkers of dietary omega-6 fatty acids and incident cardiovascular disease and mortality. *Circulation*. 2019;139(21):2422–2436.

63. Harris WS. The omega-6/omega-3 ratio and cardiovascular disease risk: uses and abuses. *Curr Atheroscler Rep*. 2006;8(6):453–459. doi:10.1007/s11883-006-0019-7

64. Institute of Medicine. Dietary reference intakes for energy, carbohydrate, fiber, fat, fatty acids, cholesterol, protein, and amino acids (macronutrients). Washington, DC: National Academy Press, 2005. Accessed on June 17, 2020. Available at https://www.nap.edu/read/10490/chapter/1

65. U.S. Department of Health and Human Services and U.S. Department of Agriculture. 2015–2020 Dietary Guidelines for Americans. 8th Edition. December 2015. Accessed on June 17, 2020. Available at http://health.gov/dietaryguidelines/2015/guidelines/.

66. MMWR. Daily dietary fat and total food-energy intakes–Third National Health and Nutrition Examination Survey, phase 1, 1988–1991. *MMWR*. 1994;43:116.

67. Katz DL, Brunner RL, St. Jeor ST, et al. Dietary fat consumption in a cohort of American adults, 1985–1991: covariates, secular trends, and compliance with guidelines. *Am J Health Promot*. 1998;12:382.

68. Kennedy ET, Bowman SA, Powell R. Dietary-fat intake in the US population. *J Am Coll Nutr*. 1999;18:207.

69. Liu AG, Ford NA, Hu FB, Zelman KM, Mozaffarian D, Kris-Etherton PM. A healthy approach to dietary fats: understanding the science and taking action to reduce consumer confusion. *Nutr J*. 2017;16(1):53.

70. Zhong VW, Van Horn L, Cornelis MC, et al. Associations of dietary cholesterol or egg consumption with incident cardiovascular disease and mortality. *JAMA*. 2019;321(11):1081–1095.

71. Council on Scientific Affairs, American Medical Association. Saturated fatty acids in vegetable oils. *JAMA*. 1990;263:3146–3148.

72. Tarrago-Trani MT, Phillips KM, Lemar LE, et al. New and existing oils and fats used in products with reduced trans-fatty acid content. *J Am Diet Assoc*. 2006;106(6):867–880.

73. Li Y, Hruby A, Bernstein AM, et al. Saturated fats compared with unsaturated fats and sources of carbohydrates in relation to risk of coronary heart disease: a prospective cohort study. *J Am Coll Cardiol*. 2015;66(14):1538–1548.

74. Schwab U, Lauritzen L, Tholstrup T, et al. Effect of the amount and type of dietary fat on cardiometabolic risk factors and risk of developing type 2 diabetes, cardiovascular diseases, and cancer: a systematic review. *Food Nutr Res*. 2014;58. https://doi.org/10.3402/fnr.v58.25145.

75. Heileson JL. Dietary saturated fat and heart disease: a narrative review. *Nutr Rev*. 2020;78(6):474–485.

76. de Souza RJ, Mente A, Maroleanu A, et al. Intake of saturated and trans unsaturated fatty acids and risk of all cause mortality, cardiovascular disease, and type 2 diabetes: systematic review and meta-analysis of observational studies. *BMJ*. 2015;351:h3978.

77. Keys A. Coronary heart disease in seven countries. *Circulation*.1970;41:118–139.

78. Gofman JW, Lindgren F, Elliott H, et al. The role of lipids and lipoproteins in atherosclerosis. *Science*.1950;111:166–171.

79. Arnett DK, Blumenthal RS, Albert MA, et al. 2019 ACC/AHA guideline on the primary prevention of cardiovascular disease: executive Summary: A Report of the American College of Cardiology/American Heart Association Task Force on Clinical Practice Guidelines. *Circulation*. 2019;140:e563–e595.

80. Dietary Guidelines Advisory Committee. 2020. Chapter 9: Dietary Fats and Seafood. *Scientific Report of the 2020 Dietary Guidelines Advisory Committee: Advisory Report to the Secretary of Agriculture and the Secretary of Health and Human Services*. U.S. Department of Agriculture, Agricultural Research Service, Washington, DC.

81. Hu FB, Stampfer MJ, Manson JE, et al. Dietary saturated fats and their food sources in relation to the risk of coronary heart disease in women. *Am J Clin Nutr*. 1999;70:1001–1008.

82. Micha R, Mozaffarian D. Saturated fat and cardiometabolic risk factors, coronary heart disease, stroke, and diabetes: a fresh look at the evidence. *Lipids*. 2010;45(10):893–905.

83. Sacks FM. Coconut oil and heart health: fact or fiction?. *Circulation*. 2020;141(10):815–817.

84. Neelakantan N, Seah JYH, van Dam RM. The effect of coconut oil consumption on cardiovascular risk factors: a systematic review and meta-analysis of clinical trials. *Circulation*. 2020;141(10):803–814.

85. Joshi S, Ostfeld RJ, McMacken M. The ketogenic diet for obesity and diabetes-enthusiasm outpaces evidence. *JAMA Intern Med*. 2019;179(9):1163–1164. doi:10.1001/jamainternmed.2019.2633

86. Kirkpatrick CF, Bolick JP, Kris-Etherton PM, et al. Review of current evidence and clinical recommendations on the effects of low-carbohydrate and very-low-carbohydrate (including ketogenic) diets for the management of body weight and other cardiometabolic risk factors: a scientific statement from the National Lipid Association Nutrition and Lifestyle Task Force. *J Clin Lipidol*. 2019;13(5):689–711.e1.

LECTURAS RECOMENDADAS

Dietary Guidelines Advisory Committee. 2020. *Scientific Report of the 2020 Dietary Guidelines Advisory Committee: Advisory Report to the Secretary of Agriculture and the Secretary of Health and Human Services*. U.S. Department of Agriculture, Agricultural Research Service, Washington, DC.

Capítulo 3

Metabolismo de las proteínas de importancia clínica

Christopher Gardner

 INTRODUCCIÓN

Las proteínas representan una de las tres clases principales de macronutrimentos; las otras dos son los macronutrimentos y los lípidos. Los tres están compuestos por carbono, hidrógeno y oxígeno. Las proteínas son singulares entre las clases de macronutrimentos porque contienen nitrógeno, que forma parte del grupo de amino de los aminoácidos. Las proteínas de la dieta son necesarias como fuente de aminoácidos, tanto esenciales como no esenciales. Los aminoácidos son esenciales si no pueden sintetizarse de forma endógena. En el ser humano son nueve los aminoácidos esenciales: histidina, isoleucina, leucina, lisina, metionina, fenilalanina, treonina, triptófano y valina. Otros dos aminoácidos, la cisteína y la tirosina, se convierten en esenciales si se limita la ingesta de sus precursores, la metionina y la fenilalanina, respectivamente. Los aminoácidos no esenciales son la arginina, la alanina, el ácido aspártico, la asparagina, el ácido glutámico, la glutamina, la glicina, la prolina y la serina (**tabla 3-1**).

Los aminoácidos ingeridos sirven para una serie más amplia de propósitos que los hidratos de carbono o los lípidos. El más esencial de estos propósitos es la síntesis de proteínas estructurales (p. ej., pelo, uñas, colágeno, miosina) y proteínas funcionales (p. ej., enzimas, hormonas). La cantidad de aminoácidos que se necesita está condicionada por el constante recambio de los tejidos corporales, las demandas de crecimiento y desarrollo, el anabolismo inducido por el uso de los músculos y la reparación de los tejidos.

DIGESTIÓN Y ABSORCIÓN

Las proteínas ingeridas se degradan por la acción de la pepsina en el estómago y, posteriormente, de las enzimas pancreáticas, que se activan al ser liberadas al duodeno. La liberación de enzimas pancreáticas es estimulada por la presencia de proteínas en el estómago e inhibida cuando la concentración de tripsina, una enzima pancreática dirigida a las proteínas, supera la cantidad de proteína disponible a la que puede unirse. La tripsina no unida inhibe la secreción de tripsinógeno, un precursor de la tripsina. La tripsina y otras proteasas (enzimas que descomponen las proteínas) pancreáticas son específicas para los enlaces peptídicos adyacentes a determinados aminoácidos o clases de ellos (**tabla 3-1**). Las células intestinales también tienen proteasas, de modo que son principalmente aminoácidos individuales los que se absorben a través de la mucosa del intestino delgado y luego entran en la vena porta hepática para llegar al hígado. La cantidad de proteínas absorbidas diariamente deriva de lo ingerido, así como de las proteínas procedentes de las secreciones gastrointestinales y del desprendimiento de las células gastrointestinales en la luz intestinal. La eficacia de la digestión y la absorción suele ser superior al 90 % por término medio, y las proteínas animales se digieren y absorben con una eficacia ligeramente superior (1).

NECESIDADES DE PROTEÍNAS EN LA ALIMENTACIÓN

Las necesidades de proteínas se han estimado basándose en la reposición de las pérdidas obligadas de nitrógeno (es decir, las pérdidas que persisten con una alimentación sin proteínas) y en el mantenimiento del balance de nitrógeno en los adultos. En los niños, las estimaciones se han basado en el mantenimiento de un crecimiento óptimo. Las necesidades durante el embarazo y la lactancia se han calculado según el crecimiento fetal y neonatal óptimo.

Se ha calculado que las pérdidas obligadas de nitrógeno con una alimentación sin proteínas son de aproximadamente 54 mg/kg. Para sustituir esta can-

TABLA 3-1

Aminoácidos importantes en el metabolismo humano, clasificados como esenciales, semiesenciales o no esenciales

Clasificación de los aminoácidos	Categoría estructural[a]
Esencial	
Histidina	Aromático
Isoleucina	Neutro (cadena ramificada)
Leucina	Neutro (cadena ramificada)
Lisina	Básico
Metionina	Azufrado
Fenilalanina	Aromático
Treonina	Neutro
Triptófano	Aromático
Valina	Neutro (cadena ramificada)
Semiesencial[b]	
Cisteína	Azufrado
Tirosina	Aromático
No esencial	
Alanina	Neutro
Arginina	Básico
Ácido aspártico	Ácido
Asparagina	Ácido
Ácido glutámico	Ácido
Glutamina	Ácido
Glicina	Neutro
Prolina	Cíclico
Serina	Neutro

[a]Los aminoácidos se clasifican según su estructura molecular en neutros, azufrados, cíclicos, aromáticos, básicos y ácidos (aminoácidos y amidas). La leucina, la isoleucina y la valina también se denominan aminoácidos de cadena ramificada.

[b]Necesario en la dieta si el precursor de la columna 1 se consume en cantidad inadecuada.

Adaptado de Matthews DE. Proteins and amino acids. En: Shils M, Shike M, Ross AC, y cols., eds. Modern nutrition in health and disease, 10th ed. Philadelphia, PA: Lippincott Williams & Wilkins, 2006; p. 23-61.

tidad de nitrógeno, se necesitan 340 mg de proteínas (el nitrógeno se multiplica por 6.25 para obtener una masa proteica relativa media). Por tanto, se necesitan 0.34 g/kg/día de proteínas para reponer las pérdidas obligadas de los adultos sedentarios. La Organización Mundial de la Salud aumenta ese valor a 0.45 g/kg/día para tener en cuenta la variación individual. Los estudios de reposición han demostrado además que, a medida que se reponen las proteínas, la eficacia de su utilización disminuye a medida que la ingesta se acerca a las necesidades. Esta ineficacia añade un 30 % a la ingesta requerida, aumentando la estimación para los adultos a 0.57 g/kg/día. Cuando la ingesta de energía no es claramente superior a las necesidades, esta estimación se eleva aún más, a 0.8 g/kg/día (1).

En Estados Unidos, las necesidades medias diarias de proteínas totales se han estimado en 0.66 g/kg/día, dada la disponibilidad tanto de abundante energía nutritiva para la mayoría de la población como de proteínas de alta calidad biológica (**tabla 3-2**). Esta cifra se incrementó en dos desviaciones estándar hasta 0.75 g/kg/día, y luego se redondeó hasta 0.8 g/kg/día para establecer la ración alimentaria recomendada (RDA, *recommended dietary allowance*) para hombres y mujeres adultos estadounidenses, de 19 años o más. El embarazo añade aproximadamente 10 g a las necesidades diarias de proteínas, y la lactancia añade casi 15 g/día durante los primeros 6 meses, y a partir de entonces, 12 g/día. El rápido crecimiento en la primera infancia hace que las necesidades de proteínas por kilogramo de peso corporal sean considerablemente mayores. La RDA para los lactantes hasta los 6 meses de edad es de 2.2 g/kg/día; entre los 6 meses y el año, es de 1.2 g/kg/día; entre 1 y 3 años, es de 1.05 g/kg/día; entre 4 y 13 años, es de 0.95 g/kg/día; entre 14 y 18 años, es de 0.85 g/kg/día (2). Se ha propuesto que la RDA para los adultos mayores se aumente a 1 g/kg/día o más, debido a que se han observado menores tasas de síntesis proteica en esta categoría de edad, sobre todo cuando se realiza un entrenamiento de resistencia (3) (v. cap. 32).

Se dispone de estimaciones sobre la ingesta diaria necesaria de cada uno de los aminoácidos esenciales, tanto para los niños como para los adultos (v. apéndice E). La proporción de la ingesta diaria de proteínas que debe estar compuesta por aminoácidos esenciales disminuye desde más del 40 % en la lactancia hasta aproximadamente el 35 % en los niños y hasta el 20 % en los adultos. Cuando se recuperan las pérdidas de proteínas atribuibles a una enfermedad o lesión aguda durante el período de convalecencia, generalmente se prefiere la ingesta de proteínas desde un 35 hasta 40 % de aminoácidos esenciales.

La restricción proteica es necesaria durante la insuficiencia hepática aguda descompensada (v. cap. 17) y para retrasar la progresión de la enfermedad renal crónica (v. cap. 16).

Aunque los textos de nutrición afirmaron, en su momento, la necesidad de ingerir todos los aminoácidos esenciales de forma simultánea para que se produjera el anabolismo, ahora se sabe que esto es falso. Esa exigencia metabólica habría supuesto, sin duda, una amenaza para la supervivencia de nuestros

TABLA 3-2

Cantidades alimentarias recomendadas de proteínas según la edad y el sexo, el embarazo y la lactancia

Grupo de población	RDA de proteínas en (g/kg)/día
Lactantes de 0 a 6 meses	1.52[a]
Lactantes, 7-12 meses	1.2
Niños, 1-3 años	1.05
Niños, 4-8 años	0.95
Niños, 9-13 años	0.95
Niños, 14-18 años	0.85[b]
Adultos, de 19 a >70 años	0.80[b]
Mujeres embarazadas	1.1
Mujeres lactantes	1.3

[a] La IA, o ingesta adecuada, en lugar de la RDA; no se dispone de un valor de RDA.

[b] Mientras que la ingesta de proteínas recomendada por kilogramo de peso corporal es la misma para hombres y mujeres en estos grupos de edad, la ingesta absoluta de proteínas recomendada difiere debido a las diferencias predominantes en cuanto a la masa corporal.

Adaptado del Panel on Macronutrients, Food and Nutrition Board, Institute of Medicine of the National Academies of Science. Protein and amino acids. In: Dietary reference intakes for energy, carbohydrate, fiber, fat, fatty acids, cholesterol, protein, and amino acids. Washington, DC: National Academy Press; 2005:589–768.

antepasados con problemas de nutrición. El hígado mantiene una ligera reserva de aminoácidos listos para su utilización durante varias horas. Se sabe actualmente que mientras se consuma todo el arsenal de aminoácidos esenciales durante un período razonable, ciertamente hasta 24 h, el anabolismo prosigue a buen ritmo (2,4-7).

Necesidades de proteínas para los deportistas y para aumentar la masa muscular

La recomendación de la ingesta alimentaria de referencia (IDR) para adultos de 0.8 g de proteínas/kg de peso corporal pretende ser adecuada para satisfacer o superar las necesidades del 97.5 % de la población sana para mantener la masa muscular (2). Se han sugerido cantidades más elevadas para los deportistas y para quienes intentan aumentar la masa muscular, en el rango de 1.2 a 1.7 g/kg de peso corporal (8,9). Aunque esta cantidad duplica la recomendación de la RDA estándar y puede parecer enorme, es importante situarla en la perspectiva de los niveles normales de

ingesta de proteínas. En Estados Unidos, según los datos autodeclarados durante el período comprendido entre 2001 y 2014 de la Encuesta Nacional de Examen de Salud y Nutrición (NHANES, *National Health and Examination Survey*), los adultos de 19 a 70 años consumen una cantidad media de proteínas del orden de 1.1 g/kg a 1.5 g/kg (10). Los datos de la NHANES también indican que la ingesta energética diaria media documentada se sitúa en el rango de 1 800 kcal/día para las mujeres y de 2 500 kcal/día para los hombres, un nivel que probablemente implique una infradeclaración (39). Si se ajusta al alza la ingesta de proteínas de la NHANES para tener en cuenta la infradeclaración, el nivel de 1.1 a 1.5 g/kg/día estaría dentro del rango o sería superior al rango sugerido de 1.2 a 1.7 g/kg/día para los deportistas. A esto hay que añadir un ajuste adicional al alza para tener en cuenta que los deportistas consumen niveles de energía diarios considerablemente mayores que el adulto medio, en el rango de 3 000 a 5 000 kcal/día totales. En conjunto, esto sugiere que el simple hecho de satisfacer las necesidades energéticas diarias debiera satisfacer y superar las necesidades de proteínas para el mantenimiento y la construcción de masa muscular. Una revisión sistemática y un metaanálisis de 2017 concluyeron que para los hombres de 40 años o más, la ingesta de proteínas >1.6 g/kg/día no contribuye de forma significativa a las ganancias de masa muscular o fuerza inducidas por el entrenamiento de ejercicios de resistencia (11). A pesar de la promoción generalizada de los suplementos de proteínas y aminoácidos, una dieta con una ingesta energética adecuada y una variedad razonable de fuentes alimentarias saludables debería proporcionar las proteínas adecuadas para las necesidades de los deportistas (12) y de quienes entrenan para aumentar la masa muscular. Y aunque el momento de la ingesta de proteínas antes y después del ejercicio también es un tema de interés en la comunidad de la actividad física (13,14), un metaanálisis de 2013 concluyó que el hecho de consumir simplemente una cantidad adecuada de proteínas a lo largo del día, en combinación con el ejercicio de resistencia, es probablemente el factor clave para maximizar la acumulación de proteínas, más que el momento de la ingesta de estas (15) (v. cap. 32).

▨ TRANSFORMACIÓN DE PROTEÍNAS EN HIDRATOS DE CARBONO Y LÍPIDOS CUANDO SE CONSUMEN EN EXCESO

Obtener una cantidad adecuada de proteínas en la alimentación diaria no es difícil para las personas que tienen acceso a una dieta de alimentos razonablemente variados y una ingesta energética adecuada, incluidos los vegetarianos y los veganos. La carencia de proteínas es extremadamente inusual, especialmente en los países económicamente desarrollados. La otra cara de la relativa ausencia de déficit es la presencia generalizada de una ingesta diaria de proteínas que supera las necesidades de casi todos los individuos casi todos los días.

A diferencia de los hidratos de carbono y los lípidos, no existe un lugar designado en el cuerpo que actúe principalmente como depósito de almacenamiento de proteínas. Mientras que el cuerpo tiene una capacidad casi ilimitada para almacenar el exceso de grasa en el tejido adiposo, y una ligera capacidad para almacenar glucosa en forma de glucógeno en el hígado y los músculos, no existe tal depósito de reservas para las proteínas. Por tanto, a diario, las proteínas consumidas por encima de las necesidades se metabolizan en hidratos de carbono y lípidos. En esta conversión, es necesario eliminar el nitrógeno antes de que la estructura de carbono de los aminoácidos pueda metabolizarse a hidratos de carbono o lípidos.

La degradación de los aminoácidos en el hígado da lugar a la formación de urea, y la mayor parte de ella se secreta en la orina. En el intestino, alrededor del 20 % de la urea se convierte en amoníaco, que a su vez es eliminado por el hígado a través de la circulación enterohepática. Los productos intermedios de nitrógeno, como el amoníaco, son tóxicos, y se acumulan cuando la función hepática (*v.* cap. 17) o la función renal (*v.* cap. 16) está alterada. Por esta razón, la restricción de proteínas suele estar justificada en estados de insuficiencia hepática y/o renal.

Cuando la ingesta de proteínas supera las necesidades, el destino del exceso de aminoácidos que se metabolizan posteriormente puede implicar varias alternativas. La primera prioridad sería la glucosa, si las necesidades inmediatas de hidratos de carbono no están cubiertas. Si la necesidad inmediata de glucosa ya está cubierta, la siguiente prioridad sería la repleción de los depósitos de glucógeno. Si las reservas de glucógeno están repletas, las estructuras de carbono de los aminoácidos consumidos por encima de las necesidades se metabolizarían a ácidos grasos para su almacenamiento en el tejido adiposo. Esta interconversión de macronutrimentos (proteínas a hidratos de carbono o proteínas a lípidos) es eficiente y habitual a diario. La ingesta de hidratos de carbono estimula la liberación de insulina, y ésta facilita la entrada de aminoácidos en el músculo. Dado que la insulina interviene en el metabolismo de las proteínas, la ingesta de una comida mixta que contenga proteínas e hidratos de carbono suele inducir una respuesta de la insulina más rápida que la ingesta de hidratos de carbonos solos, un punto oculto en los últimos años por los defensores de las dietas bajas en hidratos de carbono

(*v.* caps. 5 y 6). Dado que las funciones principales de los hidratos de carbono y los lípidos son «alimentar» el cuerpo, para que este funcione, y que algunas proteínas se convierten diariamente en hidratos de carbono y lípidos, se ha asignado a las proteínas un valor calórico cuando se utilizan de este modo como combustible. En su función como fuente de combustible, la proteína es la menos densa energéticamente de las clases de macronutrimentos, y proporciona una densidad energética que se aproxima mucho (aunque es algo inferior) a la de los hidratos de carbono, lo suficientemente cerca como para que a la proteína se le asigne normalmente el mismo valor calórico de 4 kcal/g que a los hidratos de carbono.

■ CALIDAD DE LAS PROTEÍNAS

Históricamente, el concepto de calidad de las proteínas se ha centrado en dos factores: las proporciones de aminoácidos y la digestibilidad. En lo que respecta a las proporciones específicas de aminoácidos necesarias para la síntesis proteica, los requisitos proporcionales varían enormemente; los mayores requisitos proporcionales son los de glutamato/glutamina y aspartato/asparagina (estos dos pares se combinan en algunas bases de datos porque son muy intercambiables: aminoácidos no esenciales con cadenas laterales que se diferencian simplemente por un grupo amino), mientras que los menores requisitos proporcionales son los de metionina, cisteína y triptófano. Como ejemplo, para una persona con una necesidad de proteínas de 40 g de proteínas/día, esto no se traduciría en 2 g de cada uno de los 20 aminoácidos. Más bien, la necesidad de glutamato/glutamina y aspartato/asparagina es varias veces superior a la de los tres aminoácidos necesarios en menor proporción: metionina, cisteína y triptófano.

Para los 20 aminoácidos necesarios en la síntesis de proteínas para los humanos, las proporciones en los alimentos de origen animal (carne y lácteos) se ajustan bien a las de los humanos. En lo que respecta a las proporciones de aminoácidos en los alimentos vegetales, existen malentendidos generalizados. Se suele afirmar que a los alimentos vegetales les «faltan» algunos de los aminoácidos esenciales, y eso no es cierto. Todos los alimentos vegetales contienen los 20 aminoácidos, incluidos los 9 aminoácidos esenciales. Se suele afirmar que los aminoácidos de los alimentos de origen animal son «completos», mientras que los aminoácidos de los alimentos de origen vegetal son «incompletos». Esto, de nuevo, es engañoso. Las proporciones de aminoácidos de los alimentos vegetales son sorprendentemente similares a las de los alimentos de origen animal y a las necesidades fisiológicas del ser humano en general, como se re-

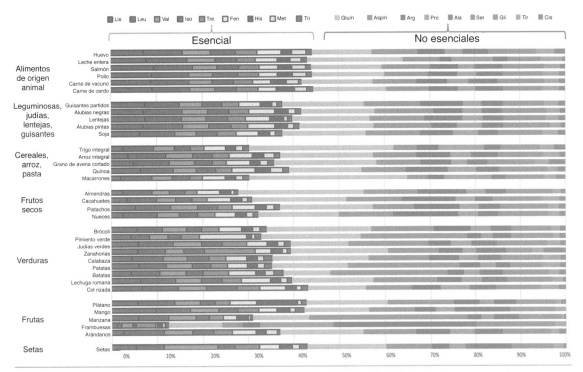

FIGURA 3-1 Proporciones de aminoácidos en alimentos seleccionados de todos los grupos de alimentos. Agrupados en esenciales y no esenciales, en orden descendente de prevalencia dentro de los grupos. (Datos del *Nutrition Database System for Research, University of Minnesota*; http://www.ncc.umn.edu/ndsr-database-page/. Reimpreso de Gardner CD, Hartle JC, Garrett RD, Offringa LC, Wasserman AS. Maximizing in the intersection of human health of the environment with regard to the amount and type of protein produced and consumed in the United States. *Nutr Rev.* 2019 April 1;77[4]:197-215.)

presenta en la **figura 3-1**. La principal diferencia entre las proporciones de aminoácidos en los alimentos de origen animal y vegetal es más específica y diferente de lo que se suele presentar, y tiene que ver con un concepto denominado *aminoácido limitante*. En lugar de ser el aminoácido con la menor concentración, el *aminoácido limitante* es aquel aminoácido específico cuya concentración es más baja en relación con su necesidad humana proporcional. La lisina es uno de los aminoácidos con mayor necesidad proporcional en la síntesis de proteínas, y aunque no «falta» en los cereales, es el aminoácido que se encuentra en los cereales en menor proporción en relación con su necesidad en los humanos. Del mismo modo, el aminoácido que contiene azufre, la cisteína, es el aminoácido limitante de las judías.

El impacto del aminoácido limitante en los alimentos vegetales es más una cuestión teórica que práctica. Si, por ejemplo, una persona que necesita 40 g de proteínas al día solo comiera cereales todo el día, de modo que su única fuente de proteínas fueran los cereales, aunque pudiera obtener 40 g de proteínas de ellos, no cubriría sus necesidades porque se-

rían inferiores a las requeridas en lisina. Del mismo modo, si la misma persona que requiere 40 g de proteínas al día solo comiera alubias todo el día, de modo que su única fuente de proteínas fueran las alubias, y pudiera obtener 40 g de proteínas de ellas, no cubriría sus necesidades porque serían inferiores a lo que requiere en cisteína. Sin embargo, sería inusual que alguien comiera solo cereales o solo alubias durante todo el día.

No solo sería inusual que una persona comiera solo cereales o solo alubias, sino que también sería inusual que un individuo consumiera solo 40 g de proteína/día. Como se ha descrito anteriormente, la mayoría de las personas con acceso a una dieta razonablemente variada y una ingesta energética adecuada consumen entre 80 g y 100 g de proteínas al día (16). Esto es sustancialmente superior a la RDA (45-55 g/día para la mujer o el hombre de referencia), y la RDA ya incluye un colchón de seguridad, de modo que alcanzar la RDA pretende superar las necesidades individuales del 97.5 % de la población. Los vegetarianos, en particular el grupo típico ovo-lácteo (que incluyen huevos y productos lácteos), no deberían tener dificultades para cubrir sus necesidades de proteínas (17). Los veganos, que evitan todos los productos animales, incluidos los huevos y los productos lácteos, también pueden satisfacer fácilmente sus necesidades individuales de proteínas, siempre que tengan acceso a una variedad razonable de alimentos y consuman la energía adecuada (18-20).

Otro factor que determina la calidad de las proteínas es la digestibilidad. Se trata de una cuestión más sencilla que las proporciones de aminoácidos. Las proteínas de origen animal tienden a ser más fáciles de digerir, y por tanto de absorber, que las proteínas de origen vegetal. La diferencia es de aproximadamente un 90 % de digestibilidad para las proteínas de origen animal y un 80 % de digestibilidad para las proteínas vegetales, aunque esto variará en función de la matriz alimentaria, del alimento específico y de los otros alimentos consumidos con ese alimento concreto.

En conjunto (proporciones de aminoácidos y digestibilidad) las proteínas de origen animal son superiores a las vegetales en ambas categorías. Una medida de la calidad de las proteínas, la Puntuación de aminoácidos corregida por la digestibilidad de las proteínas (PDCAAS [Protein Digestibility Corrected Amino Acid Score], 1989), clasifica casi todas las proteínas de origen animal con una puntuación perfecta de 100 en relación con otros alimentos. En comparación, las puntuaciones de las fuentes de proteínas vegetales son de 91 para la soja, 67 para el guisante, 57 para la avena y 45 para el trigo (21). Una puntuación relacionada es el Índice de aminoácidos indispensables digeribles (DIAAS, Digestible Indispensable Amino Acid Score), propuesta en 2011 (1). Para muchos alimentos, los datos de PDCAAS y DIAAS no están disponibles a partir de estudios en humanos, y se basan en estudios realizados en cerdos o ratas. En ambos parámetros, los alimentos de origen animal, como la carne, obtienen una mayor puntuación que los alimentos de origen vegetal, como los cereales y las leguminosas.

Dado que la mayoría de las personas con acceso a un aporte energético adecuado y a una diversidad razonable de alimentos tienden a consumir cantidades de proteínas considerablemente superiores a sus necesidades y a la RDA, probablemente sea importante considerar otros criterios de «calidad» además de la PDCAAS y el DIAAS. Dos de esas consideraciones serían el contenido global de nutrimentos de los alimentos y el impacto agrícola en la sostenibilidad medioambiental. Las carnes rojas y procesadas se encuentran entre las principales fuentes animales de proteínas en la dieta, y también son fuentes importantes de grasas saturadas y carecen de fibra. En contraste con el cumplimiento y la superación de las recomendaciones de proteínas, el individuo medio que consume una dieta occidental solo obtiene la mitad de la ingesta diaria de fibra recomendada. Además de la fibra, muchas directrices alimentarias nacionales e internacionales sugieren limitar la carne roja y procesada, y aumentar los alimentos vegetales como las leguminosas, los cereales integrales, las verduras, los frutos secos y las frutas, con el fin de aumentar la densidad de nutrimentos. Desde una perspectiva medioambiental, la carne roja en particular se ha identificado como el mayor contribuyente a las emisiones de gases de efecto invernadero entre los grupos de alimentos (22). Se ha propuesto que la definición de la calidad de las proteínas se modernice para incluir la densidad global de nutrimentos y el impacto ambiental, además de los criterios de digestibilidad y patrones de aminoácidos (23). Esto daría un vuelco a la puntuación de la calidad proteica de muchos alimentos vegetales, para que fuera superior o comparable (no inferior) a la de los alimentos de origen animal.

Las discusiones históricas sobre el cambio de las proteínas de origen animal a las de origen vegetal han conllevado con frecuencia el debate sobre la importancia de las proteínas vegetales «complementarias» (p. ej., consumir cereales y leguminosas juntos). Sin embargo, como se ha descrito anteriormente, ahora se reconoce que no es difícil satisfacer las necesidades de proteínas a partir de fuentes vegetales, y el concepto de *proteínas complementarias* se considera actualmente obsoleto.

Por el contrario, ahora se hace mayor hincapié en reconocer que el consumo de una dieta que contenga proteínas derivadas principalmente de fuentes vegetales, en contraposición a las de origen animal, también puede ayudar a reducir el riesgo de sufrir enfermedad arterial coronaria y accidentes cerebrovasculares (24,25).

INSUFICIENCIA DE PROTEÍNAS

Si la ingesta de proteínas es inferior a la demanda diaria estructural y funcional, el organismo catabolizará las proteínas estructurales existentes para reciclar aminoácidos, y proporcionarlos para usos estructurales o funcionales más prioritarios (p. ej., el músculo cardíaco o la insulina). Sin embargo, el catabolismo de proteínas estructurales conduce a un deterioro (p. ej., desgaste muscular) y debe evitarse.

La malnutrición se produce cuando no se cubren las necesidades de proteínas y energía. En los países en desarrollo, la insuficiencia de proteínas y energía da lugar a afecciones conocidas como *kwashiorkor* o marasmo (26). Los lactantes y niños con *kwashiorkor* presentan edemas, mientras que los que sufren marasmo no. En el *kwashiorkor,* una falta de proteínas adecuadas puede provocar un defecto en la secreción de grasa hepática (es decir, alteración de la construcción y secreción de lipoproteínas de muy baja densidad), lo que da lugar a un hígado graso. Los vientres prominentes de estos niños tienden a ocultar su grave desnutrición (27). Por el contrario, no hay que confundir un estado de emaciación y desgaste conocido como marasmo.

En Estados Unidos, durante la década de 1970, el uso de dietas líquidas muy bajas en calorías que no proporcionaban las proteínas adecuadas se asoció a muerte súbita cardíaca, debido a la lixiviación de aminoácidos de las vísceras, incluido el corazón. La predisposición a este efecto puede ser mayor durante esas dietas que durante la inanición completa, debido a otros efectos metabólicos de la inanición total (v. cap. 26). Durante la inanición, aproximadamente el 25 % de las proteínas estructurales pueden transformarse antes de que la vida se vea amenazada, con frecuencia lo suficiente para mantener un ayuno de hasta 30 a 50 días. Actualmente, las dietas líquidas con muy pocas calorías aportan proteínas para permitir el llamado ayuno modificado ahorrador de proteínas (v. cap. 5), lo que mitiga considerablemente los riesgos que conlleva.

Interacción/interconversión de macronutrimentos relacionado con la insuficiencia

El metabolismo de las proteínas está relacionado con el de los hidratos de carbono y los lípidos. En el estado de ayuno, los niveles de insulina son bajos y los de glucagón están elevados. Las lipasas del tejido adiposo liberan ácidos grasos y glicerol. Las reservas de glucógeno en el hígado se consumen para satisfacer las necesidades energéticas durante las primeras 12 a 18 h de ayuno. Con un ayuno más prolongado, las necesidades energéticas se cubren con la liberación de proteínas del músculo y del intestino, que sirven de sustrato para la gluconeogénesis en el hígado. Los aminoácidos gluconeogénicos son la alanina, la glutamina, la glicina, la serina y la treonina. Los ácidos grasos libres se utilizan en el hígado para producir cuerpos cetónicos.

El músculo utiliza los ácidos grasos libres, y posteriormente los cuerpos cetónicos, como combustible alternativo a la glucosa. La lisina y la leucina son cetógenas, mientras que la isoleucina, la fenilalanina, la treonina, el triptófano y la tirosina son potencialmente cetógenas y gluconeogénicas. Con la alimentación, las concentraciones de insulina aumentan y las de glucagón disminuyen.

La glucosa es transportada al hígado y al músculo, tanto para reconstituir el glucógeno como para ser utilizada como combustible. La insulina suprime la acción de las lipasas en el tejido adiposo e inhibe la liberación de ácidos grasos.

PROTEÍNAS Y SACIEDAD

En el contexto de la, aparentemente intratable, epidemia de obesidad mundial, se plantea con frecuencia el posible papel de la saciedad alimentaria como un factor que podría contribuir a reducir la ingesta de energía. Para perder peso, es necesario alcanzar y mantener un déficit calórico. Disminuir el consumo de energía durante períodos prolongados suele provocar sensaciones de hambre; a la mayoría de las personas les resulta difícil permitir que estas sensaciones de hambre persistan cuando hay alimentos disponibles para su consumo. Una estrategia posible es manipular las elecciones de alimentos para permitir una saciedad adecuada mientras se consumen menos calorías. En este contexto, la posición convencional sobre la saciedad relativa de los tres macronutrimentos principales ha sido proteínas > hidratos de carbono > lípidos (28,29). Sin embargo, si se examina más detenidamente, la jerarquía de la saciedad es menos clara y más compleja.

Las proteínas, los hidratos de carbono y los lípidos son nutrimentos, y prácticamente todos los alimentos contienen combinaciones de estos macronutrimentos. En condiciones estrictamente controladas y reduccionistas, estos nutrimentos pueden estudiarse de forma aislada. Pero en varios estudios en condiciones más generalizables, no se ha corroborado una mayor saciedad de los alimentos ricos en proteínas en relación con los alimentos ricos en hidratos de carbono o lípidos (30-32). En uno de estos estudios, se utilizaron platos principales para el almuerzo y la cena que se habían manipulado de forma encubierta para que parecieran idénticos, pero que diferían drásticamente en cinco niveles de proteínas: 10 %, 15 %, 20 %, 25 % y 30 % (p. ej., una cazuela). Los participantes en el estudio no notificaron diferencias en cuanto al hambre, la saciedad, el sabor o el aspecto en las cinco situaciones, lo que llevó a los investigadores a concluir que «la variación del contenido proteico de varios entrantes consumidos *ad libitum* no influyó de forma diferencial en la ingesta diaria de energía ni afectó a las calificaciones de saciedad» (32).

Otros dos factores que contribuyen a la saciedad son la fibra y el agua (33,34). Los alimentos que contienen las mayores cantidades de fibra y agua son las verduras y las frutas, ambos alimentos ricos en hidratos de carbono. Otros factores que contribuyen a la saciedad son el sabor, la palatabilidad y la densidad energética, así como las características sensoriales y la evaluación cognitiva (35-37). Teniendo en cuenta todo esto, aunque el contenido de proteínas es uno de los factores que contribuyen a la saciedad, hay otros muchos factores que pueden hacer que la saciedad de un alimento o comida específicos varíe de un individuo a otro. En cuanto al control de peso, las pruebas disponibles generalmente indican que es poco probable que el simple ajuste de los niveles de diversos macronutrimentos en la dieta ejerza una influencia significativa en el total de calorías consumidas a lo largo del tiempo (30,36,38,39).

AMINOÁCIDOS Y METABOLITOS ESPECÍFICOS

Varios aminoácidos y proteínas específicos tienen funciones específicas y/o importantes en la salud o el metabolismo que son de interés y/o importancia clínica. En las siguientes secciones se describe brevemente un conjunto seleccionado de ellos.

Aminoácidos ramificados

El hígado es el principal lugar de catabolismo de todos los aminoácidos esenciales, excepto los de cadena ramificada. Los aminoácidos de cadena ramificada (BCAA [*branched-chain amino acids*], leucina, isoleucina y valina) se absorben principalmente en el músculo y el riñón, lo que justifica su uso en casos seleccionados de hepatopatía avanzada (*v.* cap. 17).

Se ha determinado que, entre los BCAA, la leucina, en particular, tiene un papel importante en la síntesis muscular, debido a su impacto demostrado en la señalización de la diana de rapamicina en células de mamíferos (mTOR, *mammalian target of rapamycin*) (40). Esto puede ser especialmente relevante en poblaciones de edad avanzada en el contexto de la sarcopenia y la minimización de la pérdida muscular. Sin embargo, en una revisión crítica de 2015 sobre este tema se concluyó que la leucina suplementaria como intervención nutricional aislada no era eficaz en poblaciones de edad avanzada (41). Un hallazgo similar se documentó en hombres jóvenes en una intervención de entrenamiento de resistencia, donde se observó que la suplementación de leucina a una dieta, que ya era adecuada en proteínas, no proporcionaba beneficios adicionales (12). En una revisión realizada por van Vliet y cols. sobre el tema de la proteína de origen vegetal frente a la proteína de origen animal, en relación con el anabolismo en el músculo esquelético, se planteó la posibilidad teórica de que las proteínas vegetales necesitaran ser complementadas con aminoácidos adicionales, como la leucina, para favorecer un desarrollo muscular óptimo (21). Sin embargo, la principal conclusión de la revisión fue que se necesitan más estudios para abordar eficazmente esta cuestión (21). Como se ilustra en la figura 3.1, una comparación directa de la distribución de aminoácidos en los alimentos vegetales frente a los de origen animal muestra que la leucina se encuentra en los alimentos vegetales en proporciones muy similares a las de los alimentos de origen animal. Los niveles circulantes de BCAA, en particular, disminuyen después de una comida rica en hidratos de carbono, con la consiguiente liberación de insulina. Los BCAA compiten con el triptófano para ser captados por las células cerebrales. Así pues, una comida rica en hidratos de carbono que induzca una respuesta rápida de la insulina dará lugar a una captación preferente de triptófano por parte del cerebro al reducir los niveles plasmáticos de los aminoácidos competidores.

Triptófano

El triptófano se utiliza en la producción de serotonina, que se considera soporífera y que mejora el estado de ánimo. Los antidepresivos inhibidores selectivos de la recaptación de serotonina (ISRS) actúan aumentando las concentraciones de serotonina en el encéfalo (42). El triptófano es limitante de la síntesis de serotonina, por lo que los niveles de esta dependen en gran medida de la regulación hepática de la degradación de las proteínas, y de la liberación de triptófano y su captación por el cerebro. El triptófano es también un precursor de la vitamina B_3, la niacina; diariamente, una proporción importante de las necesidades corporales de niacina (RDA = 14 mg/día para las mujeres, 16 mg/día para los hombres; la ingesta diaria de triptófano es probablemente de 1-2 g/día [1 000-2 000 mg]) puede satisfacerse mediante la conversión del triptófano.

Albúmina, prealbúmina, proteína de unión al retinol

El conjunto de proteínas más fácilmente accesible, y por tanto medible, es el que circula en el plasma. Las proteínas plasmáticas son predominantemente glicoproteínas y albúmina. Los niveles de proteínas plasmáticas disminuyen y aumentan con el estado nutricional. Las concentraciones de albúmina disminuyen con la desnutrición significativa, pero son relativamente insensibles a las alteraciones leves o de corta duración de la ingesta alimentaria. La prealbúmina y la proteína de unión al retinol son mejores indicadores de los déficits a corto plazo de proteínas alimentarias o energía (*v.* cap. 26).

Creatina y creatinina

La arginina y la glicina se metabolizan en el riñón y el hígado para producir creatina. La creatina es transportada al músculo, donde se almacena como creatina y fosfato de creatina. Una reacción de deshidratación en el músculo convierte la creatina y el fosfato de creatina en creatinina, que se libera del músculo a la reserva de agua corporal total. Algo menos del 2 % de la creatina del cuerpo se convierte en creatinina cada día. La cantidad de creatinina urinaria es un producto de la masa muscular, la concentración de creatina en el músculo y la ingesta alimentaria de creatina en la carne. La creatinina aumenta en las enfermedades renales, mientras que los niveles de creatinina sérica suelen disminuir en los hombres y mujeres de edad avanzada que tienen poca masa muscular.

REFERENCIAS BIBLIOGRÁFICAS

1. Dietary protein quality evaluation in human nutrition Report of an FAO Expert Consultation 31 March–2 April, 2011 Auckland, New Zealand. http://www.fao.org/ag/humannutrition/35978-02317b979a686a57aa4593304ffc17f06.pdf.

2. Panel on Macronutrients, Food and Nutrition Board, Institute of Medicine of the National Academies of Science. Protein and amino acids. In: *Dietary reference intakes for energy, carbohydrate, fiber, fat, fatty acids, cholesterol, protein, and amino acids*. Washington, DC: National Academy Press, 2002:589–768.

3. Nowson C, O'Connell S. Protein requirements and recommendations for older people: A review. *Nutrients*. 2015;7(8):6874–6899. Published 2015 Aug 14. doi:10.3390/nu7085311

4. Matthews DE. Proteins and amino acids. In: Shils ME, Shike M, Ross AC, Caballero B, Cousins RJ, eds. *Modern nutrition in health and disease*, 10th ed. Philadelphia, PA: Lippincott Williams & Wilkins, 2006:23–61.

5. McNurlan MA, Garlick PJ. Protein synthesis and degradation. In: Stipanuk MH, ed. *Biochemical and physiological aspects of human nutrition*. Philadelphia, PA: Saunders, 2000:211–232.

6. Stipanuk MH, Watford M. Amino acid metabolism. In: Stipanuk MH, ed. *Biochemical and physiological aspects of human nutrition*. Philadelphia, PA: Saunders, 2000:233–286.

7. Fuller MF. Protein and amino acid requirements. In: Stipanuk MH, ed. *Biochemical and physiological aspects of human nutrition*. Philadelphia, PA: Saunders, 2000:287–304.

8. Rodriguez NR, DiMarco NM, Langley S. Position of the American Dietetic Association, Dietitians of Canada, and the American College of Sports Medicine: nutrition and athletic performance. *J Am Diet Assoc*. 2009;109:509–527.

9. Phillips SM, Moore DR, Tang JE. A critical examination of dietary protein requirements, benefits, and excesses in athletes. *Int J Sport Nutr Exerc Metab*. 2007;17(suppl):S58–S76.

10. Berryman CE, Lieberman HR, Fulgoni VL, Pasiakos SM. Protein intake trends and conformity with the Dietary Reference Intakes in the United States: analysis of the National Health and Nutrition Examination Survey, 2001–2014. *Am J Clin Nutr*. 2018;108:405–413.

11. Morton RW, Murphy KT, McKellar SR, Schoenfeld BJ, Henselmans M, Helms E, Aragon AA, Devries MC, Banfield L, Krieger JW, Phillips SM. A systematic review, meta-analysis and meta-regression of the effect of protein supplementation on resistance training-induced gains in muscle mass and strength in healthy adults. *Br J Sports Med*. 2018 Mar;52(6):376-384. doi:10.1136/bjsports-2017-097608.

12. De Andrade IT, Gualano B, Hevia-Larraín V, Neves-Junior J, Cajueiro M, Jardim F, Gomes RL, Artioli GG, Phillips SM, Campos-Ferraz P, Roschel H. Leucine supplementation has no further effect on training-induced muscle adaptations. *Med Sci Sports Exerc*. 2020;52(8):1809–1814.

13. Wolfe RR. Effects of amino acid intake on anabolic processes. *Can J Appl Physiol*. 2001;26:S220–S227.

14. Drummond MJ, Dreyer HC, Fry CS, et al. Nutritional and contractile regulation of human skeletal muscle protein synthesis and mTORC1 signaling. *J Appl Physiol*. 2009;106(4):1374–1384.

15. Schoenfeld BJ, Aragon AA, Krieger, JW. The effect of protein timing on muscle strength and hypertrophy: a meta-analysis. *J Int Soc Sports Nutr*. 2013;10:53.

16. Gardner CD, Hartle JC, Garrett RD, Offringa LC, Wasserman AS. Maximizing the intersection of human health and the health of the environment regarding the amount and type of protein produced and consumed in the U.S. *Nutr Rev*. 2019;77:197–215. doi:10.1093/nutrit/nuy073

17. Rizzo NS, Jaceldo-Siegl K, Sabate J, Fraser GE. Nutrient profiles of vegetarian and nonvegetarian dietary patterns. *J Acad Nutr Diet*. 2013;113:1610–1619.

18. Davey GK, Spencer EA, Appleby PN, Allen NE, Knox KH, Key TJ. EPIC–Oxford: lifestyle characteristics and nutrient intakes in a cohort of 33 883 meat-eaters and 31 546 non meat-eaters in the UK. *Public Health Nutr*. 2003;6:259–268.

19. Haddad EH, Berk LS, Kettering JD, Hubbard RW, Peters WR. Dietary intake and biochemical, hematologic, and immune status of vegans compared with nonvegetarians. *Am J Clin Nutr*. 1999;70(3):593s.

20. Andrich DE, Filion M, Woods M, et al. Relationship between essential amino acids and muscle mass, independent of habitual diets, in pre-and post-menopausal US women. *Int J Food Sci Nutr*. 2011;62(7):719–724.

21. van Vliet S, Burd NA, Loon L. The skeletal muscle anabolic response to plant- versus animal-based protein consumption. *J Nutr*. 2015;145:1981–1991. doi:10.3945/jn.114.204305

22. Willett W, Rockström J, Loken B, et al. Food in the anthropocene: the EAT–*Lancet* Commission on healthy diets from sustainable food systems. *Lancet*. 2019;393(10170):P447–P492.

23. Katz DL, Doughty K, Gardner CD, Jenkins D, Geagan K. The public health case for modernizing the definition of protein quality. *Advances in Nutr*. 2019;10:755–764.

24. Hu FB. Plant-based foods and prevention of cardiovascular disease: an overview. *Am J Clin Nutr*. 2003;78(3 suppl): 544S–551S.

25. Pan A, Sun Q, Bernstein AM, et al. Red meat consumption and mortality: results from 2 prospective cohort studies. *Arch Intern Med*. 2012;172(7):555–563.

26. Goday PS. Malnutrition in children in resource-limited countries:Clinical Assessment. In: UpToDate, Post TW (Ed), UpToDate, Waltham, MA. (Accessed on September 1, 2020.)

27. Nall R. Why does malnutrition cause stomach bloating? MedicalNewsToday, March 15, 2020, https://www.medicalnewstoday.com/articles/322453.

28. Westerterp-Plantenga MS, Lemmens SG, Westerterp KR. Dietary protein—its role in satiety, energetics, weight loss and health. *Br J Nutr*. 2012;108(suppl 2):S105–S112.

29. Halton TL, Hu FB. The effects of high protein diets on thermogenesis, satiety and weight loss: a critical review. *J Am Coll Nutr*. 2004;23:373–385.

30. Raben A, Agerholm-Larsen L, Flint A, et al. Meals with similar energy densities but rich in protein, fat, carbohydrate, or alcohol have different effects on energy expenditure and substrate metabolism but not on appetite and energy intake. *Am J Clin Nutr*. 2003;77:91–100.

31. Vozzo R, Wittert G, Cocchiaro C, et al. Similar effects of foods high in protein, carbohydrate and fat on subsequent spontaneous food intake in healthy individuals. *Appetite.* 2003;40:101–107.

32. Blatt AD, Roe LS, Rolls, BJ. Increasing the protein content of meals and its effect on daily energy intake. *J Am Diet Assoc.* 2011;111(2):290–294. doi:10.1016/j.jada.2010.10.047

33. Holt SH, Miller JC, Petocz P, et al. A satiety index of common foods. *Eur J Clin Nutr.* 1995;49:675–690.

34. Rolls BJ. *The volumetrics eating plan.* New York: HarperCollins; 2005.

35. Stubbs J, Ferres S, Horgan G. Energy density of foods: effects on energy intake. *Crit Rev Food Sci Nutr.* 2000;40:481–515.

36. Gerstein DE, Woodward-Lopez G, Evans AE, et al. Clarifying concepts about macronutrients' effects on satiation and satiety. *J Am Diet Assoc.* 2004;104:1151–1153.

37. Chambers L, McCrickerd K, Yeomans R. Review: optimising foods for satiety. *Trends Food Sci Technol.* 2015;41:149–160. https://doi.org/10.1016/j.tifs.2014.10.007

38. Sacks FM, Bray GA, Carey VJ, et al. Comparison of weight-loss diets with different compositions of fat, protein, and carbohydrates. *N Engl J Med.* 2009;360(9):859–873.

39. Gardner CD, Trepanowski JF, Del Gobbo LC, Hauser ME, Rigdon J, Ioannidis JPA, Desai M, King AC. Effect of low-fat vs. low-carbohydrate diet on 12-month weight loss in overweight adults and the association with genotype pattern or insulin secretion: a randomized clinical trial [the Diet Intervention Examining The Factors Interacting with Treatment Success (DIETFITS)] study. *JAMA.* 2018;319(7):667–679.

40. Drummond MJ, Rasmussen BB. Leucine-enriched nutrients and the regulation of mammalian target of rapamycin signaling and human skeletal muscle protein synthesis. *Curr Opin Clin Nutr Metab Care.* 2008 May;11(3):222–226. doi:10.1097/MCO.0b013e3282fa17fb. PMID: 18403916; PMCID: PMC5096790.

41. Ham DJ, Caldow MK, Lynch GS, Koopman R. Leucine as a treatment for muscle wasting: a critical review. *Clin Nutr.* 2014;33:937–945.

42. Shabbir F, Patel A, Mattison C, et al. Effect of diet on serotonergic neurotransmission in depression. *Neurochem Int.* 2013;62(3):324–329.

Generalidades del metabolismo de los micronutrimentos de importancia clínica

Kambria Beck-Holder y Kathryn O'Rourke

INTRODUCCIÓN

Las necesidades de energía de los nutrimentos se cubren con las clases de macronutrimentos analizados en los capítulos 1 a 3. Los macronutrimentos (proteínas, hidratos de carbono y lípidos) se consumen en cantidades que se miden en gramos y son claramente visibles a simple vista. Por el contrario, las necesidades metabólicas específicas se cubren con varias clases de micronutrimentos que suelen consumirse en cantidades de miligramos o microgramos.

Los micronutrimentos incluyen vitaminas y sustancias similares a las vitaminas, minerales y subclases específicas de macronutrimentos esenciales para la supervivencia. Este capítulo proporciona una visión general de los micronutrimentos y las clases de micronutrimentos de importancia clínica. En las tablas de referencia de nutrimentos del apéndice E se puede encontrar información más detallada sobre nutrimentos específicos de interés.

VITAMINAS

Por definición, las vitaminas son compuestos orgánicos que el organismo necesita en pequeñas cantidades para los procesos metabólicos, pero que no puede producir de forma endógena. En algunos casos, tiene lugar cierta producción endógena, pero es inadecuada para la demanda metabólica o requiere la ingesta de un precursor. El consumo de carotenoides provitamina A es un ejemplo de lo segundo; la producción de vitamina D en la piel puede ser un ejemplo de lo primero.

Las vitaminas se dividen en grupos hidrosolubles y liposolubles. Además, hay compuestos similares a las vitaminas: nutrimentos esenciales que cumplen algunos de los criterios que definen a las vitaminas, sin embargo, no todos. Históricamente, su reclasificación como vitamina se basaba en la identificación de un síndrome de insuficiencia. Las denominaciones de las vitaminas mediante letras son un poco anacrónicas, ya que reflejan la secuencia en la que se descubrieron los «factores» alimentarios esenciales a principios del siglo XX.

Las funciones esenciales de la vitamina B, por ejemplo, se atribuyeron con el tiempo a una serie de nutrimentos que luego adoptaron también denominaciones numéricas. En algunos casos, las denominaciones numéricas se generalizaron (p. ej., vitaminas B_6 y B_{12}), mientras que, en otros casos, el nombre químico sustituyó al α-numérico (p. ej., tiamina). Con el tiempo, se han identificado otras subdivisiones, de modo que cada una de determinadas vitaminas (p. ej., las vitaminas A, D y B_6) comprende un grupo de compuestos relacionados. Por tanto, aunque se prefiere el nombre químico en la mayoría de los casos, la designación α-numérica conserva su valor en referencia a un grupo de compuestos con una función biológica compartida.

Vitaminas hidrosolubles

Las vitaminas hidrosolubles suelen estar fácilmente disponibles en los alimentos, se absorben bien a través del intestino y se almacenan de forma muy limitada en el organismo (1). Las vitaminas hidrosolubles son el complejo B (tiamina [B_1], riboflavina [B_2], niacina [B_3], ácido pantoténico [B_5], piridoxina [B_6], folato, biotina, cianocobalamina [B_{12}]) y el ácido ascórbico, o vitamina C. Las vitaminas incluidas en el complejo B no están relacionadas químicamente entre sí, sino que representan nutrimentos diferenciados que inicialmente se consideraban una única vitamina hidrosoluble.

Tiamina (B₁)

La tiamina es un componente esencial de la actividad metabólica a nivel celular. Es un cofactor para múltiples enzimas que participan en el metabolismo de la glucosa, y es necesaria para generar poder reductor en las células para protegerlas del estrés oxidativo (1,2). La ingesta diaria recomendada (IDR) actual de tiamina es de 0.5 mg/1 000 kcal, es decir, 1.2 mg/día para los hombres, 1.1 mg/día para las mujeres, y 1.4 mg/día durante el embarazo y la lactancia. La tiamina es inocua en dosis elevadas y, por tanto, no tiene un límite superior de ingesta (3). Se estima que la ingesta en el Paleolítico era de casi 4 mg/día en adultos. La tiamina se encuentra ampliamente en los alimentos, pero es abundante en relativamente pocos, incluyendo la carne de cerdo, y los cereales y semillas con salvado intacto. Hay que señalar que el calor durante la preparación de los alimentos puede afectar a la función de la tiamina.

Con el creciente acceso a una alimentación variada y a suplementos alimentarios en las sociedades desarrolladas, la insuficiencia de tiamina es ahora poco habitual. En la actualidad, los casos se asocian con mayor frecuencia al alcoholismo, debido a la mala nutrición, y a la reducción de la absorción y el almacenamiento de tiamina, pero también pueden ser secundarios a la inseguridad alimentaria o a tipos de alimentación monótonos, a la malabsorción después de la cirugía bariátrica, a los estados hipermetabólicos como la sepsis o debido al uso prolongado de medicamentos como la furosemida (3).

El déficit evidente se manifiesta como beriberi, y se produce con una ingesta inferior a 0.12 mg/1 000 kcal en adultos. El beriberi se manifiesta en los adultos de dos formas, beriberi seco o húmedo. El beriberi húmedo se presenta como una neuropatía con afectación cardíaca. El beriberi seco se manifiesta con neuropatías sensoriales y motoras periféricas simétricas, e incluye el espectro del síndrome de Wernicke-Korsakoff (SWK). La encefalopatía de Wernicke se caracteriza por confusión, ataxia y oftalmoplejía, y puede progresar a déficits permanentes de memoria y confabulación, conocidos como síndrome de Korsakoff. El SWK no es exclusivo del alcoholismo crónico, aunque se reconoce con mayor frecuencia en este escena-

rio. Los pacientes con alcoholismo deben recibir suplementos de tiamina (100 mg diarios) para prevenir el SWK. En un contexto agudo, la administración de glucosa a los pacientes con déficit de tiamina puede agotar aún más esta, e inducir un estado encefalopático agudo; por tanto, los pacientes con dependencia del alcohol atendidos por un cuadro agudo deben recibir tiamina antes que glucosa. Varios estudios han demostrado las posibles aplicaciones terapéuticas de las altas dosis de tiamina en el tratamiento de la retinopatía y la nefropatía diabéticas (4-6).

Riboflavina (B₂)

La riboflavina es un precursor de coenzimas esenciales para la producción de energía en las mitocondrias. Las funciones metabólicas de la vitamina B_6 y la niacina requieren una cantidad adecuada de riboflavina. La IDR de riboflavina es de 0.6 mg/1 000 kcal, es decir, 1.3 mg/día para los hombres, 1.1 mg/día para las mujeres, 1.4 mg/día durante el embarazo y 1.6 mg/día durante la lactancia. Se estima que la ingesta en el Paleolítico era de más de 6 mg/día. La riboflavina abunda de forma natural en la carne, los huevos, los lácteos y los cereales enriquecidos. Se inactiva en gran medida cuando se expone a la luz, razón por la que la leche no suele almacenarse en envases transparentes (7).

El déficit de riboflavina es muy raro en Estados Unidos; con mayor frecuencia acompaña a otras múltiples insuficiencias de nutrimentos debidas a malnutrición, no obstante también puede deberse a trastornos endocrinos o al consumo de ciertos medicamentos (8). El déficit de riboflavina se manifiesta como una patología de la piel y de las mucosas, particularmente glositis y estomatitis, aunque esta presentación puede estar relacionada con múltiples carencias nutricionales coincidentes. La suplementación se tolera bien. En dosis de 50 a 400 mg/día, la evidencia apoya su uso para la profilaxis de la migraña (9). Los nuevos datos también sugieren un papel para la suplementación con altas dosis de riboflavina en los trastornos neurodegenerativos (10) y en la prevención de las cataratas (11), aunque se necesita una evaluación más rigurosa.

Niacina (B₃)

La niacina hace referencia a un grupo de precursores del dinucleótido de adenina y nicotinamida (NAD) y el fosfato de dinucleótido de adenina y nicotinamida, (NAD) coenzimas esenciales en las reacciones redox celulares para la producción de energía. También participan en funciones no metabólicas, como la reparación del ADN y la expresión génica (12). La niacina también puede sintetizarse a partir del aminoácido triptófano; por tanto, la ingesta de niacina no es esencial cuando el triptófano está disponible en cantidad suficiente. Sin embargo, las afecciones que requieren una mayor demanda de triptófano, como el síndrome carcinoide, el tratamiento con isoniazida y la enfermedad de Hartnup, pueden presentar una insuficiencia de niacina. Los estrógenos aumentan la conversión de triptófano en niacina. Aproximadamente 60 mg de triptófano producen 1 mg de niacina; por tanto, cualquiera de estas cifras se considera un equivalente de niacina (NE, *niacin equivalent*). La IDR de niacina es de 16 mg de NE para los hombres adultos y de 14 mg de NE para las mujeres adultas, con mayores necesidades para las mujeres durante el embarazo y la lactancia (18 mg y 17 mg de NE, respectivamente). No se dispone de una estimación de la ingesta en el Paleolítico. La niacina está ampliamente distribuida en la naturaleza, y es especialmente abundante en la carne, los productos lácteos, los huevos, las leguminosas, los frutos secos, las semillas y los cereales enriquecidos.

La insuficiencia manifiesta de niacina se manifiesta como pelagra, un síndrome caracterizado por tres D: dermatitis por fotosensibilidad, diarrea (con dolor abdominal y vómitos) y, cuando está avanzada, demencia. La pelagra puede asociarse al alcoholismo, la anorexia nerviosa, la infección por VIH (virus de la inmunoinsuficiencia humana) y las enfermedades por malabsorción. En dosis altas (1.5-3 g/día), puede utilizarse como tratamiento farmacológico para la hiperlipidemia, aunque a menudo se tolera mal debido a la vasodilatación y el rubor inducidos por las prostaglandinas. La niacina también parece desempeñar un papel en la salud neuronal; se está investigando su uso en los trastornos neurodegenerativos (12). Otros posibles usos son la osteoartritis (artrosis), la esquizofrenia y la prevención de los cánceres de piel de tipo no melanoma (13). El tratamiento a largo plazo puede inducir resistencia a la insulina, y las dosis altas son potencialmente hepatotóxicas; por tanto, se debe prestar una atención especial a los pacientes con diabetes y a la monitorización de las enzimas hepáticas durante el tratamiento con niacina.

Ácido pantoténico (B$_5$)

El ácido pantoténico es un precursor de la coenzima A y de la proteína transportadora de acilo de la sintetasa de ácidos grasos, que está integrada en el ciclo de Krebs y en los procesos dependientes de la biotina. Como tal, la vitamina es esencial para el metabolismo y la liberación de energía de los hidratos de carbono, las proteínas y los lípidos. Interviene en la síntesis de acetilcolina, actúa en la biosíntesis del colesterol y

de las hormonas esteroideas, y es necesaria para la producción de protoporfirina. La ingesta adecuada (IA) de ácido pantoténico se ha fijado en 5 mg/día para los adultos, 6 mg/día durante el embarazo y 7 mg/día durante la lactancia; esto se basa en los datos sobre la ingesta habitual de los adultos estadounidenses, ya que no se dispone de información suficiente para establecer una verdadera IDR. Las dosis altas de ácido pantoténico son aparentemente seguras, aunque un pequeño estudio prospectivo sugirió una correlación entre una mayor ingesta alimentaria de ácido pantoténico y la carga amiloide cerebral en pacientes con alteración cognitiva (14). No se dispone de una estimación de la ingesta en el Paleolítico. El ácido pantoténico se encuentra en el pescado y las aves de corral, las vísceras, los huevos, los productos de tomate, el brócoli, las leguminosas y los cereales integrales; también pueden producirlo las bacterias del colon. La insuficiencia inducida en condiciones experimentales da lugar a una amplia gama de manifestaciones, pero no se conoce la existencia de un síndrome de insuficiencia de origen natural. Se sabe que los prisioneros de guerra desnutridos presentan parestesias en los pies (síndrome del pie ardiente), que se alivian con la administración de ácido pantoténico. También se ha sugerido la aplicación tópica para la curación de heridas (15).

Piridoxina (B$_6$)

La vitamina B$_6$ se refiere a la piridoxina, el piridoxal y la piridoxamina, que intervienen en las reacciones de transaminación. Por tanto, la vitamina B$_6$ tiene una importancia fundamental para el metabolismo de los aminoácidos, y las necesidades de esta vitamina aumentan a medida que aumenta la ingesta de proteínas. También actúa como coenzima en las vías de gluconeogénesis, síntesis del grupo hemo, esfingolípidos y neurotransmisores. La IDR para la vitamina B$_6$ es de 0.016 mg/L g de proteína, lo que supone una recomendación de 1.3 mg/día para la mayoría de los adultos de entre 19 y 50 años. La IDR es de 1.5 mg/día para las mujeres de 51 años o más, y de 1.7 mg/día para los hombres. Durante el embarazo, la IDR es de 1.9 mg/día, y durante la lactancia, de 2 mg/día. Las dosis elevadas muy por encima de la IDR, generalmente utilizadas para el tratamiento de las neuropatías, son relativamente seguras, pero pueden inducir una dependencia transitoria y pueden ser neurotóxicas (16). No se dispone de una estimación de la ingesta en el Paleolítico. El pescado, las aves de corral, las patatas y los cereales enriquecidos son buenas fuentes de B$_6$, y otras fuentes habituales en los alimentos de Estados Unidos son los aguacates, los plátanos, las espinacas y los frutos secos.

La insuficiencia se manifiesta como dermatitis, anemia, depresión y convulsiones. Numerosos fármacos, como los anticonceptivos orales, los antituberculosos, la L-dopa y la teofilina, alteran el metabolismo de la vitamina B_6, por lo que puede aconsejarse la administración de suplementos para prevenir su carencia. Algunos síndromes genéticos, como la homocistinuria, la cistationinuria y la aciduria xantúrica, pueden imitar la insuficiencia de vitamina B_6; la piridoxina se utiliza para tratar la homocistinuria. En combinación con la doxilamina, un antihistamínico, la piridoxina se ha recomendado como tratamiento farmacológico de primera línea para las náuseas y los vómitos del embarazo (17), aunque las pruebas sobre la eficacia son contradictorias (18).

Ácido fólico

El ácido fólico, o folato, es esencial en las reacciones de metilación necesarias para el metabolismo de muchos aminoácidos y la biosíntesis de los ácidos nucleicos. Todos los tejidos que se dividen rápidamente dependen del folato para su viabilidad. La IDR de folato se ha fijado en 400 µg/día para todos los adultos. Debido a su papel en la prevención de los defectos del tubo neural cuando se toma en el momento de la concepción, Estados Unidos ha ordenado el enriquecimiento de los cereales desde 1998. Las recomendaciones actuales aconsejan una suplementación de 400 a 800 µg/día para las mujeres durante el período crítico que comienza al menos un mes antes de la concepción y que se prolonga durante el primer trimestre; dado que muchos embarazos no son planificados, se aconseja que todas las mujeres que puedan quedarse embarazadas tomen suplementos de folato a diario (19). Las mujeres con epilepsia pueden necesitar mayores suplementos de folato, ya que se sabe que los fármacos antiepilépticos alteran el metabolismo de este y aumentan el riesgo de defectos del tubo neural. El límite máximo de ingesta de suplementos o alimentos enriquecidos es de 1 000 µg. No existe un límite máximo para el folato presente de forma natural en los alimentos (20). Se cree que el principal riesgo de la ingesta de altas dosis de folato es la ocultación o enmascaramiento del déficit de vitamina B_{12}, que puede causar daños irreversibles. La ingesta estimada en el Paleolítico es de 380 a 420 µg/día. El folato abunda en las frutas y verduras, sobre todo en las de hoja verde, las judías y los guisantes, y en los cereales enriquecidos.

La carencia de folato es el déficit de nutrimentos más frecuente en Estados Unidos. Aunque generalmente se asocia a una nutrición deficiente, también se asocia al tabaquismo, el consumo crónico de alcohol, la malabsorción y el consumo de ciertos fármacos,

como la trimetoprima, el metotrexato y la fenitoína (21). Los pacientes con el polimorfismo del gen de la metilentetrahidrofolato-reductasa (MTHFR) también tienen riesgo de sufrir un déficit de folato, debido a una menor capacidad de convertir este en su forma activa (22). Las manifestaciones de la insuficiencia son: anemia macrocítica, trastornos gastrointestinales y glositis. Los suplementos de folato pueden reducir las concentraciones de homocisteína en sangre, por lo que se ha planteado la hipótesis de que disminuyen el riesgo de enfermedad cardiovascular (ECV) y de demencia. Sin embargo, todavía no hay pruebas que apoyen la eficacia de los suplementos de folato para estos fines (23,24). Los suplementos también pueden desempeñar un papel en la prevención del cáncer colorrectal en pacientes con enfermedad inflamatoria intestinal (25).

Biotina

La biotina actúa como un componente de varias enzimas que participan en la transferencia de grupos carboxílicos. Estas enzimas participan en la síntesis de ácidos grasos, la gluconeogénesis y el ciclo del ácido cítrico. No se ha establecido la dosis diaria recomendada de biotina, pero el Consejo Nacional de Investigación (National Research Council) ha recomendado una ingesta de 30 a 100 µg/día en los adultos. Las dosis altas no se asocian a toxicidad conocida alguna. No se ha estimado la ingesta en el Paleolítico. Algunas buenas fuentes de biotina son la levadura, la soja, las yemas de huevo, la mantequilla de cacahuete y las setas. El déficit de biotina es inusual, pero puede ser inducido por la ingesta de suficiente albúmina de huevo crudo, que contiene avidina, un antagonista de la biotina. La insuficiencia se caracteriza por alopecia, dermatitis seborreica, náuseas y vómitos, depresión, glositis y letargo. La biotina se utiliza para tratar la insuficiencia múltiple de carboxilasa, un raro error congénito del metabolismo de la biotina. Los estudios preliminares también sugieren un posible papel de los suplementos de biotina en el tratamiento de la esclerosis múltiple progresiva (26). Aunque la biotina ha ganado recientemente popularidad como suplemento para la calidad y la cantidad del cabello, hasta la fecha no cuenta con pruebas que la respalden (27).

Vitamina B_{12}

La vitamina B_{12} se refiere a un grupo de compuestos que contienen cobalamina; la forma comercialmente disponible es la cianocobalamina. La vitamina B_{12} es necesaria para producir la forma activa del folato, e interviene en la mayoría de los aspectos del metabolismo de este. Además, la vitamina B_{12} es necesaria para la conversión de metilmalonil-CoA en succinil-CoA. La metilmalonil-CoA se acumula cuando existe déficit de vitamina B_{12}; esta insuficiencia perjudica la formación de mielina y provoca una neuropatía. El ácido metilmalónico se utiliza como marcador de cribado para distinguir la insuficiencia de vitamina B_{12} de la insuficiencia de folato. La IDR para adultos es de 2.4 µg/día, 2.6 µg/día durante el embarazo y 2.8 µg/día durante la lactancia. No se conoce toxicidad alguna asociada a dosis elevadas. No se ha estimado la ingesta paleolítica de B_{12}. La vitamina B_{12} se encuentra en las carnes, los productos lácteos, el marisco y los huevos; está ausente de forma natural en todos los alimentos vegetales, pero la contienen los cereales de desayuno enriquecidos.

A diferencia de otras vitaminas hidrosolubles, que se reponen con frecuencia a partir de diversas fuentes alimentarias, la vitamina B_{12} se almacena en el hígado en reservas que pueden durar hasta 30 años. Por tanto, la insuficiencia se produce cuando la ingesta alimentaria es deficiente durante períodos prolongados o cuando la absorción se ve afectada. La insuficiencia alimentaria es inusual, pero puede estar asociada a una alimentación estrictamente vegana (sin consumo de productos animales). La alteración de la absorción es más frecuente, y se debe a gastritis atrófica, gastritis por cirugía de derivación gástrica, infección por *Helicobacter pylori*, uso crónico de inhibidores de la bomba de protones o anemia perniciosa, una gastritis autoinmunitaria que provoca la falta de una proteína necesaria para la absorción de B_{12}, llamada factor intrínseco (v. cap. 43). La insuficiencia puede manifestarse con anomalías hematológicas, como anemia macrocítica, y neurológicas, como neuropatía periférica, déficits cognitivos o un síndrome mielopático conocido como degeneración combinada subaguda. Una ingesta suficiente de folato puede superar los efectos del déficit de vitamina B_{12} en la médula ósea, pero no en el sistema nervioso. Al igual que el folato, la vitamina B_{12} reduce las concentraciones séricas de homocisteína, por lo que varios estudios han evaluado su papel en la reducción del riesgo de ECV. Sin embargo, las pruebas no apoyan la administración de suplementos de vitamina B_{12} para la ECV (28).

Vitamina C (ácido ascórbico)

La vitamina C, o ácido ascórbico, es tanto un antioxidante como un cofactor en las reacciones redox, que son importantes en la expresión génica y la producción de colágeno, carnitina y catecolaminas (29). La IDR, fijada anteriormente en 60 mg/día para los adultos, se ha revisado al alza hasta 90 mg/día, ya que la importancia de los antioxidantes para la salud es cada vez más evidente. Actualmente, la IDR es de 90 mg/

día para los hombres, 75 mg/día para las mujeres, 85 mg/día durante el embarazo y 120 mg/día durante la lactancia. A los pacientes que fuman se les recomienda añadir 35 mg/día adicionales. Las dosis elevadas de vitamina C son relativamente inocuas, pero se han notificado efectos tóxicos, especialmente molestias gastrointestinales, con dosis superiores a 500 mg/día. La concentración sérica de vitamina C alcanza su punto máximo con una ingesta del orden de 150 mg/día. Se estima que la ingesta de esta vitamina en el Paleolítico era ligeramente superior a 600 mg/día. La vitamina C abunda en las frutas, especialmente en los cítricos, y en una gran variedad de verduras.

La insuficiencia se manifiesta como escorbuto (caracterizado por fatiga, gingivitis y mala cicatrización de las heridas), y se produce con cantidad de ingesta de aproximadamente 10 mg/día en los adultos. Esto puede ocurrir con la malnutrición o tipos de alimentación monótonos, o con la malabsorción grave. Los fumadores y las personas expuestas al humo de los cigarrillos también tienen menores concentraciones séricas de vitamina C (30).

Dada su función como potente antioxidante, los estudios han investigado su papel en el tratamiento de enfermedades relacionadas con el estrés oxidativo, como el cáncer y la ECV; sin embargo, aún faltan pruebas convincentes (31).

Vitaminas liposolubles

En general, las vitaminas liposolubles se almacenan en el organismo en reservas suficientes, de modo que no se requiere una ingesta diaria (ID). Las vitaminas liposolubles son las vitaminas A, D, E y K. Los déficits de vitaminas liposolubles se asocian a la malabsorción de lípidos que existe en varias enfermedades, como la fibrosis quística, la enfermedad celíaca, la hepatopatía colestásica, la enfermedad de Crohn del intestino delgado y la enfermedad pancreática. Además, la cirugía bariátrica puede predisponer a los pacientes a la malabsorción de lípidos, por lo que es probable que los pacientes necesiten una suplementación posquirúrgica de vitaminas liposolubles (32).

Vitamina A

La vitamina A alude a un grupo de compuestos conocidos como retinoides, con diversos grados de actividad de vitamina A; el compuesto predominante es el retinol. La vitamina A activa puede sintetizarse de forma endógena a partir de precursores carotenoides. Se conocen más de 500 carotenoides, pero solo un 10 % aproximadamente tiene actividad de provitamina A. Entre ese 10 % se encuentran el β-caroteno, el α-caroteno y la criptoxantina. La vitamina A se incorpora a las células de los bastones y de los conos de la retina; en los bastones, es un componente estructural de la rodopsina e interviene en la visión nocturna, mientras que en los conos se usa para producir yodopsina, un pigmento utilizado para la visión del color y la visión de mayor agudeza. La vitamina A también interviene en la generación de células epiteliales, en el crecimiento de los huesos y los dientes, en la reproducción y en la función inmunitaria, y actualmente se sabe que desempeña un papel importante en la expresión génica (33).

La IDR de vitamina A se mide en equivalentes de actividad de retinol (RAE, *retinol activity equivalen*), llamados así por los diversos nutrimentos que pueden utilizarse para producir vitamina A activa. Un RAE equivale a 1 µg de retinol todo-*trans*, 12 µg de β-caroteno todo-*trans* alimentario o 24 µg de otros carotenoides todo-*trans* provitamina A. Se recomienda una ingesta diaria de 900 RAE para los hombres adultos y de 700 RAE para las mujeres adultas, 770 RAE durante el embarazo y 1 300 RAE durante la lactancia (34, National Institute of Health [NIH]). El límite máximo se ha fijado en 3 000 RAE de vitamina A/ día para los adultos. Se estima que la ingesta en el Paleolítico era de tres a cuatro veces la IDR, y aproximadamente el doble de la ingesta actual en los adultos estadounidenses. La vitamina A preformada se encuentra en las vísceras, especialmente en el hígado, y en el pescado, las yemas de huevo y la leche enriquecida. Los carotenoides abundan en las frutas y verduras de colores vivos.

El déficit de vitamina A, debido a malnutrición o a malabsorción de lípidos, provoca ceguera nocturna y, en casos más extremos, lesiones oculares más graves y alteración visual derivada de la desecación del ojo, o xeroftalmía. La insuficiencia también se asocia a una mayor predisposición a enfermedades infecciosas y a un aumento de la mortalidad en los niños. Sigue siendo un problema muy extendido en los países con pocos recursos, por lo que se ha recomendado la suplementación universal en los niños pequeños susceptibles de sufrir carencias (35).

La vitamina A es potencialmente teratógena en dosis elevadas, por lo que las vitaminas prenatales suelen proporcionar cifras inferiores a las de los suplementos estándar (v. cap. 27). La toxicidad no se debe a la ingesta de carotenoides provitamina A, sino que, más bien, puede deberse a la vitamina A preformada, que se absorbe eficazmente en el intestino delgado. Los síntomas de toxicidad por vitamina A son: dolor de cabeza, vómitos, alteraciones visuales, aumento de la presión del líquido cefalorraquídeo, descamación y daño hepático.

Los síntomas pueden derivar de dosis únicas superiores a 100 000 RAE en adultos o 60 000 RAE en los niños. Los retinoides tienen usos terapéuticos en determinadas enfermedades como el sarampión (36), el acné vulgar (37) y la leucemia promielocítica aguda (38).

Vitamina D

La vitamina D se refiere al calciferol y los compuestos químicos relacionados. Única entre las vitaminas, la vitamina D es esencial en la alimentación solo cuando la piel no se expone a la suficiente luz ultravioleta, que actúa para producir vitamina D a partir de un precursor almacenado en la piel. La melanina de la piel impide la síntesis de la vitamina D, por lo que las personas de piel más oscura en climas templados están especialmente expuestas a la insuficiencia sin una ingesta alimentaria adecuada. Actualmente, se cree que el desarrollo de la piel clara es el resultado de una única y discreta mutación genética que favoreció la supervivencia de los pueblos que emigraron hacia el norte desde África, debido a una mayor producción de vitamina D (39). Tras la síntesis o la ingesta, la vitamina D sufre dos reacciones de hidroxilación, una en el hígado y otra en el riñón, para dar lugar al 1.25-dihidroxicolecalciferol, o calcitriol, metabólicamente activo.

El calcitriol actúa como una hormona que regula el metabolismo del calcio y el fósforo. Fundamentalmente, la vitamina D favorece la absorción intestinal del calcio y, por tanto, es fundamental en la homeostasis mineral ósea. Sin embargo, su función no se limita a la salud ósea; el receptor de la vitamina D está ampliamente distribuido por todo el cuerpo, incluyendo el corazón, el intestino, el sistema nervioso y el sistema inmunitario (40). La vitamina D está estrechamente regulada por la hormona paratiroidea, así como por los estrógenos, la hormona de crecimiento de la placenta y la prolactina, que desempeñan un papel en la satisfacción de las mayores demandas durante el embarazo y la lactancia.

Cuando la exposición al sol es abundante, no se requiere vitamina D en la alimentación; por tanto, la ingesta recomendada se basa en la inconsistencia de la exposición de la población a la luz solar. La IA desarrollada para la vitamina D es de 15 µg (600 UI) diarios desde la infancia hasta la edad adulta, incluso durante el embarazo y la lactancia; la IA aumenta a 20 µg diarios para los adultos de 70 años o más. Las nuevas recomendaciones se establecieron asumiendo una exposición mínima a la luz solar. Los suplementos de vitamina D son necesarios en los lactantes alimentados exclusivamente con leche materna, debido al bajo contenido de vitamina D en la leche humana. Los pacientes que reciben esteroides requerirán una mayor suplementación de vitamina D, debido al efecto inhibidor de los esteroides sobre la absorción de esta vitamina en el intestino. La exposición al sol no puede provocar toxicidad por vitamina D, pero los suplementos en dosis elevadas sí. El límite máximo de seguridad recomendado es de no más de 4 000 UI/día; una ingesta mayor puede provocar una intoxicación por vitamina D, caracterizada por calcificación de los tejidos blandos, litiasis renal e hipercalcemia. No se dispone de una estimación de la ingesta paleolítica. La vitamina D se encuentra en los pescados grasos, pero la principal fuente en Estados Unidos es la leche, que suele estar enriquecida con 100 UI/taza.

La insuficiencia se produce con una ingesta alimentaria inadecuada y una exposición solar insuficiente, y se manifiesta como raquitismo en los niños y osteomalacia en los adultos. Se recomienda la administración de suplementos en adultos con osteoporosis y en aquellos con concentraciones séricas de 25-hidroxivitamina D inferiores a 30 nanomolar/L.

Dada la amplia distribución del receptor de la vitamina D en múltiples sistemas orgánicos, se ha estudiado el déficit de vitamina D y la administración de suplementos en una amplia variedad de afecciones médicas. En un estudio se demostró que la insuficiencia de vitamina D se asociaba a un aumento de la mortalidad por todas las causas, ECV, cáncer y enfermedades respiratorias (41). A pesar de la asociación entre el déficit de vitamina D y numerosas afecciones [disfunción de las células β del páncreas, resistencia a la insulina, ateroesclerosis, enfermedad de las arterias coronarias, tumores malignos y disfunción inmunitaria (42)], la bibliografía actual no apoya un papel causal de la insuficiencia. El déficit de vitamina D es habitual, por ejemplo, en pacientes con deterioro cognitivo y demencia, aunque las investigaciones no han demostrado que la administración de suplementos mejore el funcionamiento (43). Tampoco hay pruebas suficientes que apoyen la mejora de la depresión con la administración de suplementos (44).

Vitamina E

La vitamina E se refiere a un grupo de compuestos conocidos colectivamente como tocoferoles y tocotrienoles. El más abundante y biológicamente activo es el α-tocoferol. La vitamina E actúa como antioxidante lipídico, protegiendo y preservando la integridad de las membranas celulares y subcelulares.

La IDR se expresa en equivalentes de α-tocoferol (ET), y es de 15 mg (equivalente a 22.5 UI)/día para los adultos, incluido el embarazo, y de 19 mg/día durante la lactancia. Se requieren aportes más elevados cuando la alimentación es abundante en ácidos grasos poliinsaturados (PUFA, *polyunsaturated fatty acids*) que están sujetos a la rancidez. La vitamina E se encuentra en aceites vegetales, por lo que su ingesta tiende a aumentar con el consumo de PUFA. El límite máximo recomendado para la vitamina E es de 1 500 UI de fuentes naturales y 1 100 UI de vitamina E sintética para adultos sin malabsorción de lípidos. Se estima que la ingesta paleolítica era de unos 33 mg/día, aproximadamente el doble de la IDR actual. La vitamina E se encuentra en los aceites vegetales, los frutos secos y las semillas. Debido a su distribución en la grasa, una ingesta alimentaria elevada es inusual y no se recomienda.

La insuficiencia manifiesta es poco frecuente, debido a la distribución de la vitamina E en los alimentos. Se cree que esta insuficiencia se manifiesta en forma de debilidad muscular, hemólisis, ataxia y alteración de la visión. Se ha afirmado que la suplementación con dosis de entre 200 UI y 800 UI diarias tiene diversos beneficios para la salud; sin embargo, la suplementación se ha asociado a un aumento de la mortalidad, por lo que no se recomienda de forma sistemática (45). En un estudio, la adición de 400 UI de vitamina E al día aumentó significativamente el riesgo de cáncer de próstata (46).

La vitamina E interfiere en cierta medida en el metabolismo de la vitamina K, por lo que aumenta el riesgo de hemorragia en los pacientes que toman anticoagulantes o fármacos inhibidores de las plaquetas. En la actualidad, se recomienda la administración de suplementos a algunos pacientes con enfermedad hepática de hígado graso no alcohólico (47) y, en combinación con zinc, para el tratamiento de la degeneración macular relacionada con la edad (48). También se está investigando su posible papel en el tratamiento del cáncer, la diabetes de tipo 2 y la enfermedad de Alzheimer (49). No se ha establecido beneficio claro alguno para su uso en la ECV.

Vitamina K

La vitamina K hace referencia a un grupo de compuestos que incluyen la filoquinona y las menaquinonas, que son esenciales en la producción de protrombina, los factores de coagulación VII, IX y X, y las proteínas C y S. La vitamina K parece tener también otras funciones, especialmente relacionadas con el metabolismo óseo y renal. El cuerpo almacena cantidades limitadas de vitamina K, pero puede reciclarse a través del ciclo de vitamina K-epóxido (49). Es interesante saber que las dosis elevadas de vitaminas A y E pueden disminuir la absorción y la actividad de la vitamina K. La IA para un hombre adulto es de 120 μg/día, y para una mujer adulta es de 90 μg/día. No se dispone de una estimación de la ingesta paleolítica. No existe una toxicidad particular asociada a las dosis elevadas de vitamina K. La vitamina abunda en las verduras de hoja verde, las crucíferas y el perejil; además, la producción de menaquinona por las bacterias intestinales es otra fuente importante (50).

El déficit de vitamina K, como el inducido por el tratamiento con anticoagulantes orales, provoca una coagulopatía. La warfarina bloquea una enzima utilizada para reciclar la vitamina K, agotando así las reservas del organismo. Las coagulopatías inducidas por la warfarina pueden revertirse a menudo mediante la administración de suplementos de vitamina K. Los recién nacidos, que son especialmente susceptibles a sufrir una insuficiencia debido a la falta de microflora intestinal, reciben una dosis parenteral profiláctica poco después del nacimiento. La vitamina K es un cofactor de algunas proteínas que intervienen en la mineralización ósea, lo que suscita el interés por su posible papel en el tratamiento de la osteoporosis; sin embargo, los estudios muestran resultados contradictorios (51,52).

SUSTANCIAS SIMILARES A LAS VITAMINAS

Algunos nutrimentos orgánicos tienen propiedades similares a las de las vitaminas, pero no cumplen todos los criterios para ser clasificados como tales (debido a su producción endógena en el organismo o a que no se conoce síndrome de carencia alguno, por ejemplo). No obstante, los nutrimentos aquí enumerados desempeñan funciones esenciales.

Colina

La colina es una amina hidrosoluble que actúa como precursora de componentes esenciales de la membrana celular, así como del neurotransmisor acetilcolina y de otras moléculas de señalización celular. También es esencial para el transporte y el metabolismo de los lípidos, el metabolismo de la homocisteína y las reacciones de metilación para la expresión génica (53).

Aunque los humanos pueden sintetizar colina de forma endógena en presencia de aportes adecuados de serina, metionina, vitamina B_{12} y folato, el Consejo de Alimentación y Nutrición del Instituto de Medicina (FNB) estableció una IA recomendada de 550 mg/día para los hombres adultos, de 425 mg/día para las mujeres adultas, de 450 mg/día durante el embarazo y de 550 mg/día durante la lactancia. El aumento de la demanda durante el embarazo y la lactancia se debe a su papel esencial en el desarrollo del encéfalo; la baja ingesta de colina por parte de la madre se asoció a un mayor riesgo de defectos del tubo neural (54). El límite máximo de ingesta es de 3.5 g/día, debido a un efecto hipotensor observado con dosis más altas (53).

La colina está ampliamente distribuida en el aporte de alimentos, aunque está más concentrada en los productos de origen animal, como el hígado, los huevos y la carne de vacuno. Se sabe que el déficit de colina causa enfermedad del hígado graso no alcohólico y daños musculares (55). Se está investigando la posible utilidad de los suplementos en el tratamiento de la ECV y la enfermedad de Alzheimer; en un gran ensayo prospectivo se demostró que un mayor consumo de colina en la alimentación se asociaba a un mayor riesgo de mortalidad por todas las causas y asociada a la ECV (56).

Taurina

El aminoácido taurina interviene en diversas actividades metabólicas, como la neuromodulación, la estabilización de las membranas celulares y la regulación osmótica. Su influencia en la regulación osmótica, que se produce principalmente en el encéfalo y los riñones, puede ser beneficiosa en la epilepsia, la insuficiencia cardíaca congestiva, la hipertensión y la diabetes (57). Es necesaria para la producción de determinadas sales biliares.

La taurina no se considera un nutrimento esencial, porque puede sintetizarse a partir de la cisteína o la metionina. Sin embargo, como se cree que su presencia en la alimentación es esencial durante la lactancia del bebé, actualmente se añade a todas las fórmulas infantiles. La taurina es relativamente abundante en la carne y el marisco. No hay pruebas claras de un síndrome de déficit ni de toxicidad asociada a dosis elevadas; no obstante, se debe utilizar con precaución en pacientes con antecedentes de trastornos hemostáticos. Los estudios realizados en animales han sugerido que existe una relación entre la baja ingesta de taurina en la alimentación y la obesidad (58), y otros estudios están investigando su potencial en el tratamiento de las complicaciones de la diabetes (59) y la ECV (60).

L-Carnitina

La L-carnitina es un compuesto nitrogenado que se sintetiza a partir de lisina y metionina en el hígado y el riñón (su enantiómero, la D-carnitina, es tóxico, y no se encuentra de forma natural en el ser humano). Actúa en reacciones de transesterificación y en el transporte de ácidos grasos de cadena larga a las mitocondrias; debido a este importante papel en la producción de energía, está muy concentrada en el músculo esquelético y cardíaco (61). La síntesis endógena es adecuada en niños y adultos, por lo que no existe una IDR, aunque puede ser baja en los lactantes, especialmente en los prematuros. Por tanto, la suplementación es importante para esos lactantes prematuros. Algunos fármacos, como el ácido valproico, y los estados de estrés asociados a la sepsis, los traumatismos y la insuficiencia orgánica pueden requerir una mayor demanda de carnitina, como se ha demostrado en humanos y animales (62-64). La L-carnitina es abundante en las carnes, especialmente en las rojas, y en los productos lácteos.

Se ha establecido una insuficiencia en humanos, generalmente como resultado de errores innatos del metabolismo o de una enfermedad renal terminal. La insuficiencia se manifiesta predominantemente como debilidad muscular, miocardiopatía e hipoglucemia. La suplementación no es uniformemente beneficiosa en los síndromes de insuficiencia, incluso en pacientes en hemodiálisis (65). Debido a su predominio en el músculo esquelético, se han investigado los efectos de la suplementación con L-carnitina en el rendimiento deportivo, aunque no se ha demostrado ningún beneficio consistente (66).

Inositol

El inositol es un alcohol, estructuralmente similar a la glucosa. Funciona como constituyente de los fosfolípidos en las membranas biológicas, y se ha descubierto que es esencial para la replicación de muchas líneas celulares humanas. También actúa como sensibilizador de la insulina. Hasta la fecha, no se ha establecido su insuficiencia en humanos. El inositol se encuentra en los cereales y puede sintetizarse a partir de la glucosa. Las investigaciones realizadas hasta el momento sugieren un posible papel en el tratamiento de la depresión (67), la resistencia a la insulina en el síndrome de ovario poliquístico (SOP) (68) y el cáncer (69).

Bioflavonoides

Los bioflavonoides son compuestos polifenólicos hidrosolubles responsables de los brillantes colores de las frutas y verduras, así como de bebidas como el té y el vino. Importantes en varios aspectos de la fisiología de las plantas, se cree que tienen una amplia diversidad de usos terapéuticos también en los seres humanos, debido a sus propiedades antioxidantes, antiinflamatorias y antiangiogénicas (70).

Es especialmente interesante su potencial para proteger contra la ECV y la demencia, debido a las propiedades antiateroescleróticas identificadas en estudios *in vivo* (71). Se han descubierto miles de bioflavonoides, que se dividen en cuatro grupos principales: las flavonas, que se encuentran en las hortalizas verdes, las cebollas y las bayas; las flavanonas, que se encuentran en los cítricos y sus cáscaras; las catequi-nas, que se encuentran en el vino tinto y el té; y las antocianinas, que se encuentran en las frutas de color rojo oscuro o azul, como las bayas y las uvas (71). No se ha definido un estado de insuficiencia en humanos. Se están acumulando pruebas de los beneficios para la salud de esta clase de antioxidantes (*v.* caps. 7, 39 y 45).

Ácido α-lipoico

El ácido α-lipoico (que no debe confundirse con el ácido α-linolénico, el ácido graso ω-3) es un compuesto de producción endógena que actúa como coenzima en el metabolismo energético. Se conoce por sus propiedades antioxidantes y miméticas de la insulina y, por tanto, ha generado interés en el tratamiento de las complicaciones de la diabetes (72). En concreto, se ha observado que el ácido α-lipoico mejora los síntomas de la neuropatía diabética (73,74). Los estudios que examinan los efectos antihiperglucémicos también son prometedores (75). Asimismo, se está investigando el potencial del ácido lipoico para tratar la esclerosis múltiple (76). Se encuentra en concentraciones bajas en diversas frutas y verduras, así como en la carne roja. Solo se conoce un estado de déficit en raras mutaciones hereditarias de su vía biosintética (77).

Coenzima Q (ubiquinona)

La coenzima Q se refiere a un grupo de compuestos similares a los lípidos, estructuralmente relacionados con la vitamina E. La coenzima Q_{10}, el miembro del grupo de mayor interés hasta la fecha, es la variedad natural de la mitocondria humana, e interviene en la cadena de transporte de electrones. También actúa como antioxidante en las membranas celulares. La mayor concentración celular de ubiquinona se encuentra en la membrana interna de la mitocondria.

Debido a su papel en el metabolismo energético, las mayores concentraciones tisulares de ubiquinona se encuentran en el corazón, el hígado y los riñones. La coenzima Q_{10} se sintetiza de forma endógena, pero también está ampliamente distribuida en el aporte alimentario. Las raras mutaciones genéticas que impiden una producción endógena adecuada pueden provocar una insuficiencia; se ha observado que las concentraciones tisulares disminuyen con la edad, aunque la relevancia clínica de este hecho es dudosa (78). El interés por los posibles beneficios de dosis más elevadas que las que suele aportar la alimentación es considerable (*v.* apéndice E). Resulta especialmente interesante su potencial terapéutico en relación con la ateroesclerosis y la ECV. En un ensayo aleatorizado y doble ciego se observó que la administración de suplementos a largo plazo en pacientes con insuficiencia cardíaca reducía los síntomas y disminuía la mortalidad por todas las causas y los eventos cardiovasculares (79).

También se ha evaluado el papel de la coenzima Q_{10} para contrarrestar síntomas musculares asociados a las estatinas. Las estatinas y algunos β-bloqueantes, entre ellos el propranolol, pueden reducir la producción endógena de ubiquinona hasta en un 40 % (36). Hay algunos estudios que demuestran la eficacia de la suplementación con coenzima Q_{10} con el uso de estatinas; la American Heart Association no recomienda actualmente su uso para tratar los síntomas musculares asociados a las estatinas (80). También hay estudios que examinan el papel de los suplementos de la coenzima Q_{10} en el tratamiento de la migraña, la prevención de la diabetes de tipo 2 y en el período perioperatorio durante la angioplastia coronaria (78).

ANTIOXIDANTES

Múltiples estudios epidemiológicos han demostrado que una alimentación con gran cantidad de fruta, verduras y frutos secos reduce el riesgo de desarrollar múltiples enfermedades crónicas, como el cáncer, la ECV y la enfermedad pulmonar obstructiva crónica (EPOC). En concreto, los nutrimentos antioxidantes de estas fuentes de alimentos, como la vitamina C, la vitamina E, los carotenoides, los flavonoides y el selenio, previenen la aterogénesis y la carcinogénesis al impedir el daño oxidativo del ADN, los lípidos y las proteínas. Varios estudios observacionales han demostrado que los pacientes con una alta incidencia de ECV, cáncer y EPOC suelen tener concentraciones plasmáticas reducidas de varios antioxidantes.

Sin embargo, múltiples estudios prospectivos no han demostrado claramente una disminución del riesgo de ECV, cáncer o EPOC con la administración de suplementos de uno o varios nutrimentos antioxidantes (81,82).

Hay que destacar que el Alpha-Tocopherol, Beta Carotene Cancer Prevention Study Group, en 1994, demostró que la suplementación con vitamina E se asociaba a un aumento de la mortalidad por accidente cerebrovascular hemorrágico, y que el β-caroteno se asociaba a una mayor incidencia de hemorragia cerebral (83). De hecho, un metaanálisis realizado en 2007 mostró que el tratamiento con altas dosis de β-caroteno, vitamina A y vitamina E puede aumentar la mortalidad (84). Aunque se recomienda la ingesta de antioxidantes a partir de una alimentación con abundantes frutas y verduras, no se recomienda la administración de suplementos antioxidantes adicionales para la prevención de enfermedades crónicas en la población en general.

MINERALES Y OLIGOELEMENTOS

Aunque el término *mineral* se aplica a menudo a elementos inorgánicos esenciales de la alimentación, algunos de los de este grupo no son minerales, y la designación adecuada es la de *elementos*. No obstante, los elementos más abundantes en los tejidos humanos son minerales y, dada su abundancia, se denominan macronutrimentos inorgánicos alimentarios. Entre ellos se encuentran el calcio, el fósforo, el magnesio, el potasio, el sodio, el cloruro y el azufre.

Estas sustancias se encuentran en el organismo en cantidades superiores a 100 mg, hasta cientos de gramos. En cambio, los oligoelementos están presentes en el cuerpo en cantidades de miligramos o incluso de microgramos. Los oligoelementos esenciales para la salud humana son el hierro, el cobre, el zinc, el cobalto, el molibdeno, el selenio, el manganeso, el yodo, el cromo, el flúor, el silicio, el níquel, el boro, el arsénico, el estaño y el vanadio.

Macronutrimentos inorgánicos

Calcio

Los adultos sanos almacenan más de 1 kg de calcio en el cuerpo, predominantemente en los huesos y los dientes. El calcio, un componente estructural vital del esqueleto, es esencial para la contracción muscular, y participa en una variedad de otros procesos biológicos, entre ellos la coagulación.

La ingesta adecuada de calcio tiene muchos beneficios para la salud, como la reducción de los valores de colesterol, la mejora de la presión arterial, la reducción del riesgo de trastornos de hipertensión en el embarazo, y la prevención de la osteoporosis y los adenomas colorrectales (85). El déficit de calcio provoca osteopenia, y el depósito esquelético sirve para mantener las concentraciones séricas en la mayoría de las circunstancias.

La IDR de calcio varía a lo largo del ciclo vital, con necesidades máximas en los adolescentes y los adultos mayores; 1 200 mg/día son adecuados para la mayoría de los adultos. Durante el embarazo y la lactancia, la IDR de calcio es de 1 300 mg/día para las mujeres de 14 a 18 años, y de 1 000 mg/día para las mujeres de 19 a 50 años (86). El U.S. Preventive Task Force (USPSTF) informa de que los datos actuales son insuficientes para estimar el equilibrio entre los beneficios y los daños a la hora de recomendar la suplementación con dosis superiores a 1 000 mg de calcio en mujeres posmenopáusicas residentes en la comunidad para la prevención de fracturas (87). Se estima que la ingesta en el Paleolítico era de casi 2 g/día, más del doble de la ingesta normal en Estados Unidos. Una ingesta excesiva acompañada de suplementos de vitamina D puede provocar dispepsia, estreñimiento, calcificación de los tejidos blandos e hipercalcemia, aunque estos resultados no se asocian a una ingesta elevada a partir de alimentos integrales. Se han sugerido asociaciones entre la administración de suplementos de calcio y un mayor riesgo cardiovascular, pero las pruebas actuales no son concluyentes (88). La suplementación de más de 500 mg/día debe dividirse, debido a una meseta en la absorción de calcio.

Además, una ingesta elevada de proteínas puede causar hipercalciuria, debido a la disminución de la reabsorción renal de calcio, y requerirá un aumento de la ingesta de este (89). Los productos lácteos, como la leche, el queso y el yogur, son la mejor fuente alimentaria de calcio fácilmente biodisponible, ya que aportan aproximadamente 300 mg/porción. Otras fuentes de calcio son las verduras de color verde oscuro, los frutos secos, el pan y los cereales.

Fósforo

El fósforo es un mineral esencial, y se incorpora principalmente, junto con el calcio, a la hidroxiapatita de los huesos y los dientes. El fósforo también interviene en la síntesis de ácidos nucleicos y fosfolípidos, y en la formación de enlaces de fosfato de alta energía en el trifosfato de adenosina (TFA). Al igual que el calcio, la IDR de fósforo varía a lo largo del ciclo vital, con una necesidad máxima de 1 250 mg/día en la adolescencia, el embarazo y la lactancia, y de 700 mg/día para la mayoría de los adultos (90). El déficit de fósforo es inusual, pero puede producirse en pacientes con alcoholismo crónico o en aquellos que se recuperan de una cetoacedosis diabética. Los síntomas de insuficiencia incluyen debilidad muscular, parestesias, ataxia, confusión, convulsiones, anemia hemolítica y alteración de la función de los leucocitos. No se ha estimado la ingesta en el Paleolítico, pero es probable que se corresponda con la mayor ingesta de calcio. El exceso de fósforo en la alimentación, superando en más del doble la ingesta de calcio, puede provocar hipocalcemia e hiperparatiroidismo secundario, y es una complicación grave en pacientes con enfermedad renal crónica. Se calcula que los aditivos de fosfato ocultos en los alimentos procesados y las bebidas carbonatadas constituyen entre el 10 % y el 50 % de la ingesta de fósforo en los países occidentales, y deben tenerse en cuenta en los pacientes que necesitan seguir una alimentación baja en fósforo (91). Las fuentes alimentarias de fósforo son los productos lácteos, las carnes y las aves de corral, el pescado, los huevos, los frutos secos, las leguminosas, las verduras y los cereales.

Magnesio

El magnesio es un mineral esencial que desempeña un papel importante en más de 600 reacciones enzimáticas. Los 20 g a 30 g de magnesio almacenados en el cuerpo de un adulto se encuentran principalmente en los huesos y los músculos. El magnesio tiene un importante papel fisiológico, especialmente en el encéfalo, el corazón y los músculos esqueléticos. Interviene en la unión de receptores hormonales, en la activación de los canales de calcio, en la función de las membranas celulares, en la actividad neuronal, en la contracción muscular y en la excitabilidad (92-94). Se utiliza terapéuticamente como anticonvulsivo y agente antihipertensor durante la eclampsia y la preeclampsia, y como tocolítico durante el parto. Se ha demostrado que es beneficioso para el tratamiento de los infartos agudos de miocardio, al proporcionar protección contra la isquemia, la lesión por reperfusión y las arritmias, al tiempo que mejora la contractilidad en los miocitos aturdidos.

Es necesaria una ID típica de 3.6 mg/kg para mantener el equilibrio de magnesio en el cuerpo humano. La ingesta alimentaria media para los adultos se sitúa entre 320 mg/día y 420 mg/día. Se estima que el 60 % de los adultos no alcanzan esa ingesta alimentaria media, y que el 45 % de los estadounidenses presentan déficit de magnesio. La insuficiencia de magnesio se ha atribuido a la alimentación, a los medicamentos (diuréticos, inhibidores de la bomba de protones) y a las técnicas agrícolas. Se estima que el contenido mineral de las verduras ha disminuido aproximadamente entre el 80 % y el 90 % en los últimos 100 años (95).

El déficit de magnesio puede provocar una respuesta sistémica de estrés a través de vías neuroendocrinas, y también está vinculada a la inflamación, lo que provoca cambios proaterogénicos en el metabolismo de las lipoproteínas, disfunción endotelial e hipertensión arterial. La insuficiencia grave, generalmente debida a malabsorción, diabetes o alcoholismo, se manifiesta como anorexia, irritabilidad, psicosis y convulsiones. La evidencia acumulada sugiere que la insuficiencia crónica leve de magnesio puede contribuir al desarrollo de diabetes, asma, preeclampsia, artritis reumatoide, síndrome metabólico, ateroesclerosis, enfermedad de las arterias coronarias, arritmias cardíacas y muerte súbita cardíaca (96,97). Los adultos con mayor riesgo de insuficiencia debido a la alimentación o a afecciones médicas pueden beneficiarse de la suplementación de magnesio. En personas con una función renal normal, los suplementos se toleran generalmente en dosis inferiores al límite superior tolerable de 350 mg/día. Las dosis más elevadas pueden provocar molestias gastrointestinales que actúan como factor limitante de la cantidad que se puede consumir, y evitan que se alcancen cantidades de toxicidad. Los cambios en la concentración sérica de magnesio se producen a las pocas semanas de iniciar la suplementación (98). La ingesta excesiva de magnesio parece ser peligrosa solo en personas con una función renal deteriorada; la toxicidad se manifiesta como náuseas, vómitos e hipotensión.

La hipermagnesemia grave pone en peligro la vida. Las concentraciones séricas elevadas de magnesio pueden causar disfunción neuromuscular, incluyendo somnolencia o incluso disfunción respiratoria. La hipermagnesemia grave también puede provocar bradicardia, bloqueo cardíaco completo, fibrilación auricular y asistolia (94). No se han descrito casos de hipermagnesemia a partir de la alimentación únicamente (98). No se ha estimado la ingesta paleolítica. Las fuentes alimentarias de magnesio son las verduras verdes, los cereales, las judías y el marisco.

Potasio

El potasio es el principal catión del espacio intracelular. Interviene en la regulación osmótica, el equilibrio acidobásico y la despolarización de las células musculares. El músculo cardíaco es especialmente sensible a las concentraciones de potasio. La insuficiencia de potasio en la alimentación es infrecuente, pero las condiciones que producen desplazamientos de líquidos, como la cirugía, o los desequilibrios metabólicos, como la cetoacidosis diabética, pueden producir alteraciones del potasio sérico que ponen en peligro la vida. El déficit de potasio se manifiesta con estreñimiento, debilidad muscular, parálisis y confusión. La insuficiencia suele estar asociada a un aumento de las pérdidas gastrointestinales o urinarias, que suelen deberse a vómitos, diarrea, abuso de laxantes o diuréticos. Se ha demostrado que una ingesta elevada de potasio reduce la presión arterial, disminuye el riesgo de desarrollar ECV y mitiga los efectos adversos de la sal sobre la presión arterial (99). La ingesta elevada de potasio no se asocia a toxicidad cuando la función renal es normal. En la actualidad no hay datos suficientes para establecer una IDR de potasio. La ingesta recomendada de 2.6 g/día a 3.4 g/día para los adultos se basa en una ingesta adecuada (IA), una cantidad que se supone que garantiza la idoneidad nutricional basándose en las ingestas medias más altas de potasio en niños y adultos sanos (100).

Se estima que la ingesta en el Paleolítico era de más de 10 g/día, lo que multiplica por cuatro la ingesta actual. El potasio es abundante en los cereales, las leguminosas, las verduras y las frutas. Los albaricoques, las ciruelas pasas, las lentejas y la calabaza de bellota son fuentes especialmente buenas.

Sodio

El sodio es el principal catión extracelular. El cuerpo de un adulto almacena aproximadamente 100 g de sodio; más de la mitad se encuentra en el espacio extracelular, y gran parte del resto en los huesos. El sodio regula la distribución del agua en el cuerpo, regula el equilibrio acidobásico y mantiene el potencial transmembrana. El déficit de sodio, que produce hiponatremia, provoca debilidad, fatiga, anorexia y confusión; si es grave, la hiponatremia puede provocar convulsiones y poner en peligro la vida.

No existe una IDR para el sodio. Se considera esencial una necesidad media mínima de 115 mg para los adultos, pero debido a la gran variación de los patrones de actividad física y la exposición climática, se aconseja una ingesta mínima de 500 mg/día (101). La ingesta debe limitarse a no más de 2 300 mg/día; la ingesta típica en Estados Unidos es de casi 3 400 mg (102). Cantidades elevadas de sal afectan negativamente a la vasculatura, el corazón, los riñones, la piel, el cerebro y los huesos, ya que aumenta la inflamación y el estrés oxidativo (103). La reducción del sodio disminuye el riesgo de episodios de ECV y la mortalidad (104). Se estima que la ingesta de sodio en el Paleolítico era inferior a 1 000 mg/día. Hay que destacar que la ingesta de sodio era aproximadamente 7 veces menor que la de potasio en la alimentación prehistórica de los humanos, mientras que la ingesta de sodio en la alimentación actual es aproximadamente 3 veces mayor que la ID de potasio (105). El sodio es abundante en los alimentos de origen animal, pero está presente en el suministro de alimentos principalmente como condimento o conservante añadido a los alimentos procesados.

Cloruro

El cloruro se distribuye con el sodio en el líquido extracelular, donde actúa para mantener el equilibrio hídrico y acidobásico. El cloruro desempeña un papel esencial en la digestión, como constituyente del ácido clorhídrico en el estómago. El déficit de cloruro no suele producirse en circunstancias normales, pero puede acompañar al déficit de sodio en el contexto de la depleción de volumen, o deberse a trastornos metabólicos. El déficit de cloruro provoca alcalosis y deterioro de la cognición.

No se ha establecido su IDR; la insuficiencia alimentaria no se considera una amenaza para la salud. No se ha informado de toxicidad por cloruro. Hasta la fecha no se ha estimado la ingesta paleolítica, pero es probable que se corresponda con la menor ingesta de sodio. El cloruro alimentario procede en gran medida de la sal de mesa o de la sal marina en forma de cloruro sódico. Las fuentes alimentarias son las algas, el centeno, los tomates, la lechuga, el apio, las aceitunas y otras verduras (106).

Azufre

El azufre está presente en todas las células, principalmente como un componente de los aminoácidos cistina, cisteína, metionina y taurina. La cisteína es el sustrato que limita la velocidad de síntesis del glutatión, que es un antioxidante y participa en el metabolismo de los medicamentos. El azufre interviene en la síntesis del colágeno y en la transferencia de energía. No se ha descrito un síndrome de insuficiencia. El azufre se obtiene en la alimentación a partir de los aminoácidos en los que se incorpora; por tanto, la ingesta se corresponde con la calidad y la cantidad de la ingesta de proteínas.

Oligoelementos

Hierro

El hierro es un mineral vital para el ser humano. La mayor parte de los 3 g a 4 g que hay en el cuerpo se almacena en los eritrocitos. La función principal del hierro es transportar oxígeno como componente de la hemoglobina. También se incorpora a la mioglobina, y desempeña un papel crucial en el metabolismo oxidativo, la proliferación celular y muchas reacciones catalíticas. La cantidad de hierro en el cuerpo humano debe mantenerse dentro del rango ideal para ser beneficiosa y, por tanto, la cantidad de hierro absorbida por el intestino está estrechamente controlada para equilibrar las pérdidas diarias (107).

La carencia de hierro se manifiesta en secuencia como ferritina agotada, alteración de la eritropoyesis y, a continuación, anemia hipocrómica microcítica, y se desarrolla a lo largo del tiempo debido a las pérdidas de sangre o a una ingesta inadecuada. El déficit de hierro se asocia a una alteración de la inmunidad y de la cognición, y a dificultades de aprendizaje en los niños, y es la carencia nutricional más frecuente en todo el mundo. Los síntomas conductuales de la ferropenia son: apatía, letargo y pica. La toxicidad del hierro alimentario en personas sanas es prácticamente desconocida, aunque se ha propuesto un papel en la lesión oxidativa de las células. Los suplementos de hierro pueden ser mortales en dosis de 36 mg a 443 mg en los niños, y de 60 mg/kg en los adultos. En las personas con hemocromatosis, una enfermedad genética que provoca una mayor absorción de hierro, este se acumula hasta alcanzar cantidades tóxicas, produciendo un fallo multiorgánico.

La IDR de hierro es de 8 mg/día para los hombres adultos y de 18 mg/día para las mujeres adultas, con variaciones a lo largo del ciclo vital. Durante el embarazo, la IDR de hierro es de 27 mg/día, y durante la lactancia, de 9 mg/día (108). Se estima que la ingesta en el Paleolítico era de casi 90 mg/día, lo que supone entre seis y nueve veces más que la IDR. El hierro se absorbe en la parte superior del intestino delgado. El ácido ascórbico favorece su absorción, y la fibra, los fitatos y los oxalatos de los alimentos vegetales la dificultan. El hierro hemo de la carne, las aves y el marisco se absorbe más fácilmente que el hierro no hemo de los vegetales, por lo que las IDR para los vegetarianos son 1.8 veces superiores a las de las personas que comen carne. Las buenas fuentes de hierro hemo son la carne de vacuno, el cordero, el hígado, las aves de corral y el marisco. Las judías, los guisantes, el brócoli, los frutos secos y las verduras de hoja verde son buenas fuentes de hierro no hemo.

Cobre

La reserva de cobre (aproximadamente 50 mg a 120 mg) en el cuerpo de un adulto actúa en al menos 15 sistemas enzimáticos. El cobre es un cofactor de enzimas (conocidas como «cuproenzimas») que participan en la oxidación y la producción de energía. También participa en enzimas que influyen en la función de las células inmunitarias, la síntesis de colágeno y elastina, el metabolismo del hierro y la generación de neurotransmisores. La ingesta de cobre suele superar con creces las necesidades, y su insuficiencia es poco frecuente. Sin embargo, puede producirse una insuficiencia en lactantes prematuros, y en pacientes con malabsorción por enfermedad celíaca, fibrosis quística o enfermedad de Crohn. El déficit de cobre también puede producirse en pacientes con síndrome nefrótico, previa cirugía de derivación (*bypass*) gástrica (109). Las manifestaciones del déficit de cobre son alteración del cabello, despigmentación de la piel, mieloneuropatía, anemia hipocrómica microcítica, neutropenia y desmineralización ósea.

La ingesta excesiva de zinc de aproximadamente 60 mg/día o más, que puede producirse con la administración de suplementos para el tratamiento del resfriado común y otras afecciones, puede producir la quelación del cobre ingerido, impedir su absorción y, en consecuencia, provocar una insuficiencia (109-111). La IDR de cobre es de 900 μg/día para los adultos. No se dispone de una estimación de la ingesta paleolítica.

Se desconoce la toxicidad del cobre por la ingesta de alimentos integrales. Sin embargo, se ha notificado toxicidad por cobre en personas que consumen agua que contiene concentraciones elevadas de cobre como resultado del agua estancada en tuberías y accesorios que contienen cobre, y de las aleaciones de cobre en los sistemas de distribución de agua y en la fontanería doméstica. La cantidad máxima de ingesta tolerable es de 10 mg para los adultos (112). Los síntomas de la toxicidad por cobre son: vómitos, diarrea y lesión hepática. Los efectos neurocognitivos graves de la toxicidad del cobre se observan en la enfermedad de Wilson, un defecto genético recesivo en el metabolismo del cobre. Son buenas fuentes de cobre el marisco, el chocolate, las setas shiitake, las leguminosas, los frutos secos, las semillas y el hígado.

Zinc

El zinc es un micronutrimento esencial para el ser humano. La cantidad de zinc almacenada en el cuerpo humano adulto, aproximadamente de 2 g a 2.5 g, se encuentra principalmente en los huesos, pero se distribuye a todos los tejidos corporales. El zinc interviene en casi 100 sistemas enzimáticos, desempeña un papel destacado en el transporte y la digestión del CO_2, en los procesos antioxidantes, y en el mantenimiento de la estructura de las proteínas y la estabilidad nuclear. El zinc también influye en la síntesis de ADN y ARN, la función inmunitaria, la síntesis de colágeno, el olfato y el gusto. La insuficiencia de zinc puede manifestarse en forma de anorexia, alteración del crecimiento y la maduración sexual, deterioro de la función inmunitaria y de la cicatrización de heridas, lesiones cutáneas, impotencia, hipogonadismo, oligospermia, alopecia, ceguera nocturna y ageusia. Los cambios dermatológicos asociados al déficit de zinc se manifiestan principalmente en las extremidades o alrededor de los orificios corporales.

Aunque la carencia manifiesta es poco frecuente si no existe malnutrición, la insuficiencia leve puede ser frecuente en Estados Unidos, sobre todo entre los adultos de edad avanzada. La absorción de zinc puede verse afectada por el alcoholismo, enfermedades gastrointestinales como la colitis ulcerosa y la enfermedad de Crohn, así como por enfermedades hepáticas y renales crónicas, anemia de células falciformes, diabetes y tumores. Los vegetarianos y las mujeres embarazadas y lactantes también corren el riesgo de sufrir déficit. El fitato alimentario, un quelante natural de los iones de zinc que está presente en el maíz, el arroz y los cereales, puede causar insuficiencia (113). La IDR de zinc es de 11 mg/día para los hombres adultos y de 8 mg/día para las mujeres adultas (114). Se estima que la ingesta paleolítica era de tres a cuatro veces la IDR. La administración de suplementos de zinc en dosis elevadas puede provocar vómitos; con el tiempo, la administración de suplementos de zinc puede interferir en el metabolismo del cobre. Por tanto, la cantidad máxima de ingesta tolerable establecido es de 40 mg/día, pero pueden utilizarse dosis más altas

para el tratamiento médico con la supervisión de un médico. Los suplementos de zinc, incluido el zinc intranasal, se han asociado a anosmia (115). El zinc se encuentra en la carne, los mariscos (especialmente, las ostras), las leguminosas, los frutos secos y, en menor medida, los cereales.

Cobalto

El cobalto es un componente integral de la vitamina B_{12}, y un cuerpo adulto normal contiene aproximadamente 1 mg del elemento. Se ha observado toxicidad, que se manifiesta en forma de miocardiopatía, en bebedores empedernidos de cerveza a la que se añadió cobalto para mejorar la espuma. No existe una IDR para el cobalto. El marisco representa la mejor fuente alimentaria.

Molibdeno

El molibdeno es un oligoelemento esencial que se almacena en el hígado, los riñones, las glándulas suprarrenales y los huesos en forma de molibdopterina. Es un componente de varios sistemas enzimáticos que intervienen en la formación del ácido úrico, y en el metabolismo del flúor, el hierro, el cobre y el azufre. No se conocen casos de carencia en condiciones naturales, pero se ha observado en personas con errores innatos del metabolismo y tras una nutrición parenteral total a largo plazo que carece del elemento. Las manifestaciones de la insuficiencia son principalmente neurocognitivas, entre ellas irritabilidad y, finalmente, coma. La dosis (ID) recomendada para los adultos es de 45 µg (116). No se dispone de una estimación de la ingesta paleolítica. La toxicidad se produce con ingestas de entre 10 mg/día y 15 mg/día, y se ha asociado a dolores articulares, síntomas similares a los de la gota, hiperuricosuria y elevación del molibdeno en sangre (117). La ingesta elevada de molibdeno interfiere en el metabolismo del cobre y posiblemente con la absorción de este, y se ha utilizado clínicamente para tratar la enfermedad de Wilson. El molibdeno se encuentra en las leguminosas, el hígado, los productos lácteos, las verduras de hoja, los cereales y las semillas; la concentración en los alimentos varía con la concentración en el suelo.

Selenio

El selenio es un oligoelemento que se almacena en la glándula tiroidea y en el tejido muscular. Es un componente de la glutatión-peroxidasa, un importante antioxidante, y de los sistemas enzimáticos que intervienen en la reproducción, y la síntesis del ADN y hormona tiroidea. La carencia grave de selenio se asocia a dos enfermedades endémicas de zonas de China con bajo contenido de selenio en el suelo: la enfermedad de Keshan, que es un tipo de miocardiopatía, y el síndrome de Kashin-Beck, que es una forma de osteoartritis (artrosis). En Estados Unidos, el déficit de selenio es poco frecuente. Sin embargo, se sospecha que una escasa ingesta de selenio aumenta el riesgo de determinados cánceres, enfermedades neurogenerativas, trastornos cardiovasculares y enfermedades infecciosas. Existen pruebas clínicas de que la administración de suplementos de selenio puede retrasar la disminución de CD4 en pacientes infectados por el VIH, prolongando así el momento de la aparición del sida (118). La IDR es de 55 μg/día para los adultos, y de 20 μg a 40 μg/día para los niños (119). No se han comunicado estimaciones sobre la ingesta paleolítica de selenio.

Puede producirse toxicidad con dosis elevadas (muy por encima de 200 μg/día), y se manifiesta como náuseas, diarrea, astenia, neuropatía, pérdida de pelo y uñas, dificultades respiratorias, temblores, insuficiencia renal o cardíaca y, en casos poco frecuentes, la muerte. El selenio está ampliamente distribuido en el aporte de alimentos, con concentraciones que varían según el contenido del terreno. En Estados Unidos, el contenido de selenio en el suelo es menor en el noroeste, el noreste, el sureste y las zonas del medio oeste colindantes con los Grandes Lagos (120). Las fuentes alimentarias de selenio incluyen las nueces de Brasil, las plántulas jóvenes de cebada, las verduras de hoja verde, las setas shiitake, el pescado, el marisco, la carne de vacuno y las aves de corral que consumen alimentos de origen vegetal que contienen selenio en zonas con un contenido adecuado de selenio en el terreno.

Manganeso

En el cuerpo de un adulto se almacenan aproximadamente 12 mg a 20 mg de manganeso, y la mayor parte se encuentra en los huesos, el hígado y la glándula pituitaria (hipófisis). El manganeso se concentra en las mitocondrias. Actúa como cofactor de numerosos sistemas enzimáticos que intervienen en el metabolismo de los aminoácidos, el colesterol, la glucosa y los hidratos de carbono, así como en la eliminación de las especies reactivas de oxígeno, la formación de los huesos, la reproducción y la respuesta inmunitaria. Junto con la vitamina K, el manganeso también desempeña un papel en la coagulación de la sangre y la hemostasia. En condiciones naturales, no se ha observado un déficit de manganeso en los humanos, y no se han definido claramente los signos y síntomas de la insuficiencia. No se ha establecido la IDR, pero se recomienda entre 1.8 mg/día y 2.3 mg/día como

IA para los adultos (121). No se han comunicado estimaciones de la ingesta paleolítica. La toxicidad debida a ingesta es poco frecuente; se ha observado demencia y psicosis en trabajadores de minas de manganeso con intensa exposición por inhalación. La absorción de manganeso aumenta en caso de déficit de hierro, alimentación con fórmula, obstrucción biliar y nutrición parenteral total a largo plazo. Las fuentes alimentarias de manganeso son las leguminosas, los frutos secos, los cereales, el marisco, el café y el té.

Yodo

El cuerpo de un adulto contiene aproximadamente entre 20 mg y 50 mg de yodo, que se incorpora prácticamente en su totalidad a las hormonas tiroideas (tiroxina y triyodotironina). El déficit de yodo, frecuente en regiones con baja concentración de este en el terreno y falta de enriquecimiento de los alimentos, da lugar a bocio endémico. La insuficiencia materna de yodo durante el embarazo y la insuficiencia en la lactancia se asocian a un mayor riesgo de pérdida del embarazo y mortalidad del lactante, hipotiroidismo neonatal, cretinismo y retraso neuropsicomotor (122). Los hábitos alimentarios pueden influir en la predisposición a presentar bocio. El metabolismo del yodo se ve obstaculizado en las personas con déficit de yodo por los bociógenos contenidos en la soja, la yuca y las verduras crucíferas como el brócoli, la coliflor y la col.

La IDR es de 150 μg/día para los adultos, 220 μg/día durante el embarazo y 290 μg/día durante la lactancia. En Estados Unidos, esta cantidad se cumple mediante el enriquecimiento de la sal. No se ha informado de la ingesta paleolítica de yodo. La ingesta de yodo en la alimentación por encima de la IDR rara vez es tóxica. Una suplementación prolongada que supere los 1 100 μg/día puede provocar un efecto paradójico con síntomas similares a los del déficit de yodo, como bocio, concentraciones elevadas de hormona estimulante de la glándula tiroidea (TSH), hipotiroidismo, tiroiditis y cáncer papilar tiroideo (123). La toxicidad aguda puede causar ardor en la boca y la garganta, irritación ocular, lesiones cutáneas acneiformes, tos, malestar gástrico, diarrea y depresión (124). Las algas, el pescado y el marisco son buenas fuentes de yodo, aunque la sal enriquecida es la fuente alimentaria más fiable.

Cromo

El cuerpo de un adulto contiene entre 6 mg y 10 mg de cromo, que está ampliamente distribuido por todo el organismo. La función principal del cromo es la de ser un componente del factor de tolerancia a la glucosa, un complejo que aparentemente facilita la unión de la insulina a sus receptores. La administración de suplementos de cromo puede ser terapéutica en caso de resistencia a la insulina (v. cap. 6). El cromo también interviene en la oxidación de macronutrimentos y en el metabolismo de las lipoproteínas. Su insuficiencia se asocia a intolerancia a la glucosa, neuropatía periférica y, si es grave, a encefalopatía. La absorción en el intestino delgado disminuye con concentraciones más elevadas de zinc y hierro. En cambio, se ha demostrado que la vitamina C aumenta la absorción del cromo. No se ha establecido la IDR para el cromo, pero la FNB ha aconsejado una ingesta de 25-35 µg/día para los adultos. No se ha informado de las estimaciones de la ingesta paleolítica de cromo. Se desconoce la toxicidad de las fuentes alimentarias, principalmente debido a la escasa biodisponibilidad oral. Las fuentes alimentarias incluyen la levadura de cerveza, los huevos, la carne de vacuno, el queso, los cereales, y las verduras y frutas frescas.

Fluoruro

El cuerpo de un adulto contiene menos de 1 g de fluoruro, que se encuentra prácticamente en su totalidad en los huesos y los dientes. No hay pruebas definitivas de que el flúor sea un nutrimento esencial, pero está bien establecido el papel del flúor en la prevención de la caries dental y el fortalecimiento de los huesos. El déficit de flúor se asocia a una mayor predisposición a la caries dental y a la osteoporosis. No se ha establecido la IDR, pero se recomienda una ingesta diaria de 3 a 4 mg/día para los adultos (125). La ingesta recomendada para los lactantes y los niños oscila entre 0.01 mg/día y 3 mg/día, según la edad y el peso. Estas recomendaciones también se basan en la concentración de flúor del agua potable. Los niños no deben recibir suplementos de flúor adicionales si la concentración en el agua potable es superior a 0.7 mg/L (126). En los países desarrollados, la ingesta y la excreción urinaria de flúor ya no dependen de la concentración de este en el agua potable, ya que la pasta de dientes fluorada constituye una proporción importante del flúor ingerido (127). No se han comunicado estimaciones de la ingesta paleolítica.

La ingesta de fluoruro de 2 a 8 mg/kg/día en la infancia puede producir un moteado de los dientes conocido como fluorosis. En los adultos, la ingesta de 40-65 mg/día puede causar dolor en las extremidades inferiores y fracturas por estrés. Una ingesta elevada y prolongada de 10 mg/día durante 10 o más años puede causar fluorosis esquelética, que se presenta como rigidez y dolor en las articulaciones, seguida de osteoesclerosis, pérdida de masa muscular y defectos neurológicos (128). La toxicidad aguda por fluoruro puede causar trastornos gastrointestinales como dolor, náuseas, vómitos y diarrea. Los casos graves pueden evolucionar hacia una disfunción renal y cardíaca, que finalmente puede conducir a la muerte. El fluoruro es omnipresente en el aporte alimentario, pero en cantidades muy pequeñas, que varían con la concentración en el suelo y el agua subterránea. La principal fuente en Estados Unidos es el suministro de agua suplementada.

Silicio

El silicio se encuentra en todos los tejidos en cantidades mínimas, y participa en la calcificación, el crecimiento celular y la formación de mucopolisacáridos. No se ha establecido una insuficiencia en los humanos. No existe una IDR y se desconoce la ingesta óptima. La cebada y la avena son buenas fuentes alimentarias.

Níquel

En el cuerpo del adulto, están ampliamente distribuidos unos 10 mg de níquel, que parece desempeñar un papel en el metabolismo de los ácidos nucleicos. No se ha dilucidado un estado de insuficiencia en los seres humanos, aunque la insuficiencia está bien establecida en modelos animales. No se ha establecido una IDR para el níquel. La cantidad máxima de ingesta tolerable para los adultos es de 1 mg/día. Los efectos adversos son: náuseas, vómitos, dolor abdominal y diarrea. Una mayor cantidad de níquel podría aumentar el riesgo de cáncer de pulmón, nariz, laringe y próstata, así como grados variables de toxicidad en el riñón, el hígado y el sistema cardiovascular (129). El níquel se encuentra en el chocolate, los frutos secos, las semillas, las judías, las frutas, las verduras, el marisco, los huevos y la leche.

Boro

El boro es un oligoelemento que no ha sido clasificado como nutrimento esencial porque la investigación aún no ha identificado claramente las funciones biológicas en los seres humanos. Se cree que influye en el metabolismo del calcio y de los estrógenos, en la inactivación de la vitamina D y, por consiguiente, en la mineralización de los huesos. También puede intervenir en la formación de las membranas celulares y en la función cerebral. No se ha definido un estado de insuficiencia manifiesto, pero cifras bajas se asocian a osteoporosis y a alteración de la función cerebral (130). No se ha establecido una IDR, pero la Organización Mundial de la Salud (OMS) estima una ingesta segura aceptable de 1 mg/día a 13 mg/

día para los adultos (131). La cantidad máxima de ingesta tolerable es de 20 mg/día para los adultos. Los síntomas de toxicidad aguda incluyen náuseas, vómitos, diarrea, dermatitis y deterioro cognitivo (132). El boro se encuentra en las judías, los frutos secos, las verduras, la cerveza y el vino.

Arsénico

Se cree que el cuerpo de un adulto contiene aproximadamente 20 mg de arsénico, ampliamente distribuido en todos los tejidos, y concentrado en la piel, el pelo y las uñas. Varios estudios en animales han demostrado que el arsénico puede ser esencial para el metabolismo de los aminoácidos y la regulación de la expresión génica; sin embargo, no hay pruebas claras de su importancia en la nutrición humana (133,134). No existe una IDR, pero se cree que una ingesta de 12 a 25 µg/día es apropiada para los adultos. Se desconoce la toxicidad procedente de fuentes alimentarias; la toxicidad por arsénico se produce por la ingesta de arsénico concentrado o por la exposición industrial, y se ha convertido en un problema conocido en Bangladesh y Bengala Occidental (India), donde la ingesta prolongada de arsénico inorgánico procedente de pozos de agua potable provocó arsenicosis en cientos de miles de personas. Las manifestaciones de toxicidad son una sensación de ardor en la boca, dolor abdominal, náuseas, vómitos y diarrea, hipotensión, shock, edema pulmonar e insuficiencia cardíaca.

Con dosis más elevadas, pueden aparecer hepatotoxicidad y encefalopatía, y la exposición crónica al arsénico puede causar múltiples consecuencias para la salud, incluyendo un mayor riesgo de desarrollar múltiples formas de cáncer, diabetes y enfermedades de la piel, y puede interferir en el sistema endocrino del cuerpo (135). La neurotoxicidad derivada de la exposición en el útero y en los niños pequeños se asocia a un deterioro del desarrollo intelectual (136). Se han publicado varios informes que demuestran la presencia de cantidades de arsénico superiores a las esperadas en fuentes alimentarias habituales. El marisco es la fuente más abundante de arsénico alimentario. Informes recientes de consumidores han mostrado concentraciones elevadas de arsénico en múltiples grupos de alimentos, entre ellos varios productos de arroz, cereales y zumos de frutas.

Un análisis de 3 633 participantes en un estudio detectó que, en promedio, las personas que comían un alimento de arroz tenían unas concentraciones totales de arsénico en la orina un 44 % mayores, y en las personas que consumían dos o más productos de arroz las concentraciones eran un 70 % mas altas en comparación con las que no consumían arroz (137). También existe la preocupación de que el jarabe de arroz integral orgánico, un edulcorante habitual alternativo al jarabe de maíz rico en fructosa, pueda añadir cantidades significativas de arsénico a la alimentación. Por ejemplo, se determinó que la fórmula láctea que contenía jarabe de arroz integral tenía concentraciones de arsénico superiores a seis veces el límite de seguridad del agua potable (138).

En otra revisión se examinó el arsénico total en el pollo joven a partir de los datos obtenidos por el Servicio de Inspección y Seguridad Alimentaria entre 1994 y 2000, y se observaron concentraciones de arsénico en el pollo que eran tres a cuatro veces mayores que los de otras fuentes de carne. Por tanto, es posible que se hayan subestimado cantidades medias de ingesta de arsénico en las personas que consumen principalmente pollo (139).

Estaño

Aproximadamente 14 mg de estaño están ampliamente distribuidos en los tejidos de los humanos adultos, aunque no se encuentra ninguno en el tejido cerebral. Se cree que el estaño interviene en las reacciones de oxidación-reducción, pero se desconoce su función exacta. El estaño se considera un mineral ultraoligoelemento, lo que significa que las necesidades alimentarias estimadas suelen ser inferiores a 1 mg/día (140). La insuficiencia de estaño en los seres humanos no se ha determinado. No se ha establecido la IDR, y se desconoce el rango de ingesta óptima. Se cree que el estaño es mínimamente tóxico, ya que se absorbe muy poco. La ingesta de alimentos contaminados con grandes cantidades de estaño puede provocar efectos gastrointestinales, como diarrea, dolor de estómago, náuseas y anemia. El estaño está ampliamente distribuido en el aporte alimentario, pero en cantidades muy pequeñas. La ingesta alimentaria se multiplica por 30 cuando se consumen con frecuencia alimentos almacenados en latas.

Vanadio

Aproximadamente, entre 100 µg y 200 µg de vanadio están ampliamente distribuidos en los tejidos del ser humano adulto. El elemento se concentra en el suero, el riñón, el hígado, el bazo, los huesos y el tejido adiposo. El vanadio parece influir en varios sistemas enzimáticos importantes, como el de la ATPasa y las enzimas asociadas a la regulación de la glucemia. Estimula la glucólisis a través de la glucocinasa y la fosfofructocinasa, y puede disminuir la gluconeogénesis al reducir la actividad de la glucosa-6-fosfatasa. Debido a su contribución a la regulación de la glucosa, se supone que el vanadio tiene efectos beneficiosos en pacientes con diabetes (141). Además, regula el metabolismo de los lípidos, incluyendo la reducción de los triglicéridos y el colesterol total, y el aumento de las lipoproteínas de alta densidad (HDL) (142). No se ha establecido la insuficiencia en humanos. No existe una dosis diaria recomendada y se desconocen las cantidades óptimas de ingesta. La alimentación media proporciona de 10 µg a 160 µg de vanadio al día. La toxicidad es baja debido a la escasa absorción, pero la inhalación de polvo de vanadio en entornos industriales puede provocar cólicos abdominales, diarrea, hemólisis, hipertensión y fatiga. El marisco, las setas, los cereales, las espinacas y varias especias, como la pimienta y el eneldo, son fuentes relativamente ricas en vanadio.

Otros

Las restricciones de cadmio, plomo y litio en la alimentación han producido anomalías en los animales de laboratorio, pero todavía no hay pruebas de las necesidades humanas.

AMINOÁCIDOS ESENCIALES

Las proteínas alimentarias están compuestas predominantemente por un grupo de 20 aminoácidos. De ellos, el ser humano puede sintetizar fácilmente 11. Los nueve restantes (histidina, isoleucina, leucina, lisina, metionina, fenilalanina, treonina, triptófano y valina) deben ingerirse para satisfacer la demanda metabólica y, por tanto, se denominan esenciales (v. cap. 3). La dependencia absoluta de la histidina en la alimentación en los adultos es dudosa. Los lactantes también pueden necesitar arginina. La cisteína y la tirosina se sintetizan de forma endógena a partir de la metionina y la fenilalanina, respectivamente, por lo que son semiesenciales. La necesidad de ingesta alimentaria varía de forma inversa a la ingesta de sus precursores. La IDR de proteínas para los adultos se ha establecido en 0.8 g/kg/día o cerca de esa cifra. Se cree que la ingesta era mucho mayor en el paleolítico, entre 2.5 y 3.5 g/kg/día. Las necesidades de aminoácidos esenciales se cubren cuando se consumen proteínas de alto valor biológico. Los cuatro aminoácidos esenciales menos abundantes (lisina, metionina/cisteína, treonina y triptófano) se utilizan para medir la calidad de las proteínas alimentarias. Las fuentes de proteínas de alta calidad son la clara de huevo, la leche, la carne, la soja, las alubias y las lentejas. Estas cuestiones se abordan con más detalle en el capítulo 3.

ÁCIDOS GRASOS ESENCIALES

Los PUFA (ácidos grasos poliinsaturados) necesarios para el metabolismo normal que no pueden ser sintetizados de forma endógena son nutrimentos alimentarios esenciales. Dos de estos ácidos grasos, el ácido linoleico (C18, ω-6) y el ácido α-linolénico (C18, ω-3), son incondicionalmente esenciales, mientras que el ácido araquidónico (C20, ω-6), que puede sintetizarse a partir del ácido linoleico, es esencial cuando los aportes de su precursor son deficientes. Los ácidos grasos esenciales participan en una gran variedad de funciones metabólicas, como la síntesis de eicosanoides y el desarrollo de biomembranas.

No se ha observado una insuficiencia manifiesta de ácidos grasos esenciales en adultos que viven libremente, pero sus manifestaciones, como la caída del cabello, la dermatitis descamativa y la alteración de la cicatrización de las heridas, se conocen a partir de casos de nutrición parenteral deficiente. No se ha establecido la IDR para los ácidos grasos esenciales, pero se recomiendan entre 1 100 mg/día y 1 600 mg/día como IA para los adultos (142). Cabe destacar que la relación ω-6:ω-3 en la alimentación normal de Estados Unidos es superior a 10:1, mientras que la relación estimada para la dieta paleolítica está entre 4:1 y 1:1. Una proporción elevada de ω-6:ω-3 se asocia a un mayor riesgo de ECV, cáncer y enfermedades inflamatorias y autoinmunitarias, mientras que una proporción baja suprime la inflamación de bajo grado y puede beneficiar a numerosas enfermedades crónicas (143,144). Las fuentes alimentarias de ácido linoleico incluyen la mayoría de los aceites vegetales; el aceite de onagra es una fuente especialmente rica. Las fuentes de ácido α-linolénico son las semillas de lino y sus aceites, y los alimentos marinos, especialmente el salmón, la caballa, las sardinas, las vieiras y las ostras. El contenido de ω-3 del pescado proviene del fitoplancton y las algas, por lo que el pescado de piscifactoría suele tener un contenido de ω-3 inferior al de sus homólogos de vida libre. En el capítulo 2 y el apéndice E se pueden encontrar más detalles.

MULTIVITAMINAS

La suplementación multivitamínica consiste en tomar una combinación de vitaminas y minerales en cantidades superiores a la cantidad de ID recomendada. En Estados Unidos, la ingesta de nutrimentos suele ser inferior a la recomendada, y tanto la ingesta calórica como la nutricional disminuyen con la edad, por lo que se justifica la recomendación de suplementos multivitamínicos. Sin embargo, no ha habido pruebas claras para recomendar la suplementación multivitamínica como medida preventiva. En un ensayo aleatorizado, doble ciego y controlado con placebo (*«Physicians» Health Study II*) se demostró que la administración diaria de suplementos multivitamínicos redujo ligeramente pero significativamente el riesgo de cáncer total en hombres de 50 años o más (145). Sin embargo, un análisis reciente de los resultados de 277 ensayos clínicos en los que se utilizaron 24 intervenciones diferentes concluyó que las multivitaminas no tenían un efecto significativo sobre la mortalidad o la ECV (146).

Es importante destacar que algunos estudios han sugerido que la administración de suplementos no es completamente benigna. Los riesgos de la suplementación con altas dosis de antioxidantes ya se han comentado anteriormente, y otro estudio demostró un aumento del riesgo de mortalidad total en mujeres mayores que utilizaban suplementos multivitamínicos en la alimentación (147). Aunque la suplementación con nutrimentos específicos puede estar indicada para prevenir ciertas enfermedades, entre ellas la osteoporosis en los adultos mayores, la suplementación multivitamínica se recomienda principalmente para tratar la insuficiencia nutricional y no para la prevención de enfermedades específicas.

SUPLEMENTOS BASADOS EN ALIMENTOS INTEGRALES

Los suplementos de alimentos integrales son extractos de fuentes alimentarias que mantienen el contexto original de los nutrimentos que se encuentran en los alimentos. Estas sustancias son más complejas que los suplementos vitamínicos, pero pueden proporcionarse en forma de píldoras. Se espera que los extractos utilizados para elaborar estos suplementos, que consisten en una variedad de nutrimentos, enzimas, coenzimas, antioxidantes, oligoelementos y otros factores, actúen de forma sinérgica como lo hacen en su fuente alimentaria original para proporcionar los beneficios deseados para la salud. Por ejemplo, el consumo regular de frutas y verduras es beneficioso por varias razones, entre ellas sus propiedades antioxidantes. Sin embargo, la vitamina C por sí sola solo representa el 0.4% de la actividad antioxidante total de una manzana, por lo que los fitoquímicos adicionales que se encuentran en las frutas pueden ser esenciales para proporcionar los beneficios deseados para la salud (148).

El uso de extractos individuales en lugar de suplementos de alimentos enteros puede ser incluso perjudicial. El ensayo SELECT mostró un aumento significativo del riesgo de cáncer de próstata tras la ingesta a largo plazo de suplementos de vitamina E (46). La intervención CARET se interrumpió 21 meses antes debido a los hallazgos de un exceso de incidencia y mortalidad por cáncer de pulmón en los participantes que recibían suplementos de β-caroteno y vitamina A (149). Los estudios más recientes están empezando a examinar las intervenciones con alimentos integrales en lugar de con un solo nutrimento para abordar las etiologías y las posibles terapias de ciertas enfermedades. Una intervención con alimentos integrales demostró que los componentes de la salsa de tomate reducían significativamente el daño oxidativo de los leucocitos en pacientes con cáncer de próstata (150).

El licopeno se considera el principal constituyente antioxidante de los extractos de tomate, y ha demostrado tener efectos antitumorales; sin embargo, un estudio realizado en ratas demostró que las intervenciones con tomate entero y brócoli eran superiores en cuanto a la reducción del peso del tumor que el licopeno solo (151). La suplementación a base de alimentos enteros puede resultar superior a los enfoques convencionales de suplementación de nutrimentos al preservar el contexto natural de estos; la investigación en este ámbito está en curso.

REFERENCIAS BIBLIOGRÁFICAS

1. Said HM. Intestinal absorption of water-soluble vitamins in health and disease. *Biochem J.* 2011;437(3):357–372.
2. Isenberg-Grzeda E, Kutner HE, Nicolson SE. Wernicke-Korsakoff-syndrome: under-recognized and under-treated. *Psychosomatics.* 2012;53(6):507–516. doi:10.1016/j.psym.2012.04.008
3. Whitfield KC, Bourassa MW, Adamolekun B, et al. Thiamine deficiency disorders: diagnosis, prevalence, and a roadmap for global control programs. Ann N Y Acad Sci. 2018;1430(1): 3–43. doi:10.1111/nyas.13919
4. Rabbani N, Alam S, Riaz S, et al. High-dose thiamine therapy for patients with type 2 diabetes and microalbuminuria: a randomised, double-blind placebo-controlled pilot study. Diabetologia. 2009;52(2):208–212. doi:10.1007/s00125-008-1224-4
5. Beltramo E, Nizheradze K, Berrone E, et al. Thiamine and benfotiamine prevent apoptosis induced by high glucose-conditioned extracellular matrix in human retinal pericytes. Diabetes Metab Res Rev. 2009;25(7):647–656. doi:10.1002/dmrr.1008
6. Alam SS, Riaz S, Akhtar MW. Effect of high dose thiamine therapy on risk factors in type 2 diabetics. J Diabetes Metab. 2012;3:1. doi:10.4172/2155-6156.1000233
7. Gaylord AM, Warthesen JJ, Smith DE. Influence of milk fat, milk solids, and light intensity on the light stability of vitamin A and riboflavin in lowfat milk. J Dairy Sci. 1986;69(11): 2779–2784. doi:10.3168/jds.S0022-0302(86)80729-9
8. Rivlin RS. Riboflavin. In: Coates PM, Betz JM, Blackman MR, et al., eds. Encyclopedia of dietary supplements, 2nd ed. London and New York: Informa Healthcare, 2010:691–699.
9. Thompson DF, Saluja HS. Prophylaxis of migraine headaches with riboflavin: a systematic review. J Clin Pharm Ther. 2017;42(4):394–403. doi:10.1111/jcpt.12548
10. Udhayabanu T, Manole A, Rajeshwari M, Varalakshmi P, Houlden H, Ashokkumar B. Riboflavin responsive mitochondrial dysfunction in neurodegenerative diseases. J Clin Med. 2017;6(5):52. Published 2017 May 5. doi:10.3390/jcm6050052
11. Thakur K, Tomar SK, Singh AK, Mandal S, Arora S. Riboflavin and health: a review of recent human research. Crit Rev Food

Sci Nutr. 2017;57(17):3650–3660. doi:10.1080/10408398.2016.1145104

12. Gasperi V, Sibilano M, Savini I, Catani MV. Niacin in the central nervous system: an update of biological aspects and clinical applications. Int J Mol Sci. 2019;20(4):974. Published 2019 Feb 23. doi:10.3390/ijms20040974 (https://www.mdpi.com/1422-0067/20/4/974/htm)

13. Park SM, Li T, Wu S, et al. Niacin intake and risk of skin cancer in US women and men. Int J Cancer. 2017;140(9):2023–2031. doi:10.1002/ijc.30630

14. Lee JH, Ahn SY, Lee HA, et al. Dietary intake of pantothenic acid is associated with cerebral amyloid burden in patients with cognitive impairment. Food Nutr Res. 2018;62. Published 2018 Dec 10. doi:10.29219/fnr.v62.1415

15. Gheita AA, Gheita TA, Kenawy SA. The potential role of B5: a stitch in time and switch in cytokine. *Phytother Res.* 2020;34:306–314. https://doi.org/10.1002/ptr.6537

16. Schaumburg H, Kaplan J, Windebank A, et al. Sensory neuropathy from pyridoxine abuse. N Eng J Med. 1983;309(8):445–448. doi:10.1056/NEJM198308253090801

17. Committee on Practice Bulletins-Obstetrics. ACOG practice bulletin no. 189: nausea and vomiting of pregnancy. Obstet Gynecol. 2018;131(1):e15–e30. doi:10.1097/AOG.0000000000002456

18. Matthews A, Haas DM, O'Mathúna DP, Dowswell T. Interventions for nausea and vomiting in early pregnancy. Cochrane Database Syst Rev. 2015;2015(9):CD007575. Published 2015 Sep 8. doi:10.1002/14651858.CD007575.pub4

19. U.S. Preventive Services Task Force. Folic acid for the prevention of neural tube defects: U.S. Preventive services task force recommendation statement. JAMA. 2017;317(2):183–189. doi:10.1001/jama.2016.19438

20. Institute of Medicine. Food and Nutrition Board. Dietary Reference Intakes: Thiamin, Riboflavin, Niacin, Vitamin B6, Folate, Vitamin B12, Pantothenic Acid, Biotin, and Choline.

21. Pfeiffer CM, Sternberg MR, Schleicher RL, Rybak ME. Dietary supplement use and smoking are important correlates of biomarkers of water-soluble vitamin status after adjusting for sociodemographic and lifestyle variables in a representative sample of U.S. adults. J Nutr. 2013;143(6):957S–965S. https://doi.org/10.3945/jn.112.173021

22. Greenberg JA, Bell SJ, Guan Y, Yu YH. Folic acid supplementation and pregnancy: more than just neural tube defect prevention. Rev Obstet Gynecol. 2011;4(2):52–59.

23. Clarke R, Halsey J, Lewington S, et al. Effects of lowering homocysteine levels with B vitamins on cardiovascular disease, cancer, and cause-specific mortality: meta-analysis of 8 randomized trials involving 37 485 individuals. Arch Intern Med. 2010;170(18):1622–1631.

24. van der Zwaluw NL, Dhonukshe-Rutten RA, van Wijngaarden JP, et al. Results of 2-year vitamin B treatment on cognitive performance: secondary data from an RCT. Neurology. 2014;83(23):2158–2166. doi:10.1212/WNL.0000000000001050

25. Burr NE, Hull MA, Subramanian V. Folic acid supplementation may reduce colorectal cancer risk in patients with inflammatory bowel disease: a systematic review and meta-analysis. J Clin Gastroenterol. 2017;51(3):247–253. doi:10.1097/MCG.0000000000000498

26. Mock DM. Biotin: from nutrition to therapeutics. J Nutr. 2017;147(8):1487–1492. doi:10.3945/jn.116.238956

27. Soleymani T, Lo Sicco K, Shapiro J. The infatuation with Biotin supplementation: is there truth behind its rising popularity? a comparative analysis of clinical efficacy versus social popularity. J Drugs Dermatol. 2017;16(5):496–500.

28. American Heart Association Nutrition Committee, Lichtenstein AH, Appel LJ, et al. Diet and lifestyle recommendations revision 2006: a scientific statement from the American Heart Association Nutrition Committee. Circulation. 2006;114(1):82–96. doi:10.1161/CIRCULATIONAHA.106.176158

29. Higdon J, Drake VJ, Angelo G, Delage B. Vitamin C. Linus Pauling Institute Micronutrient Information Center. Reviewed December 2018. Accessed August 11, 2020. https://lpi.oregonstate.edu/mic/vitamins/vitamin-C

30. Institute of Medicine. Food and Nutrition Board. Dietary reference intakes for vitamin c, vitamin e, selenium, and carotenoids. Washington, DC: National Academy Press, 2000.

31. National Institutes of Health Office of Dietary Supplements. Vitamin C Fact Sheet for Health Professionals. Updated February 27, 2020. Accessed August 11, 2020. https://ods.od.nih.gov/factsheets/VitaminC-HealthProfessional/

32. Fujioka K. Follow-up of nutritional and metabolic problems after bariatric surgery. Diabetes Care. 2005;28(2):481–484. doi:10.2337/diacare.28.2.481

33. Bar-El Dadon S, Reifen R. Vitamin A and the epigenome. Crit Rev Food Sci Nutr. 2017;57(11):2404–2411. doi:10.1080/10408398.2015.1060940

34. National Institutes of Health Office of Dietary Supplements. Vitamin A Fact Sheet for Health Professionals. Updated February 14, 2020. Accessed August 11, 2020. https://ods.od.nih.gov/factsheets/VitaminA-HealthProfessional/

35. Imdad A, Mayo-Wilson E, Herzer K, Bhutta ZA. Vitamin A supplementation for preventing morbidity and mortality in children from six months to five years of age. Cochrane Database Syst Rev. 2017;3(3):CD008524. Published 2017 Mar 11. doi:10.1002/14651858.CD008524.pub3

36. Strebel PM, Orenstein WA. Measles. N Engl J Med. 2019;381(4):349–357. doi:10.1056/NEJMcp1905181

37. Kolli SS, Pecone D, Pona A, et al. Topical retinoids in acne vulgaris: a systematic review. Am J Clin Dermatol. 2019;20:345–365. https://doi.org/10.1007/s40257-019-00423-z

38. Kayser S, Schlenk RF, Platzbecker U. Management of patients with acute promyelocytic leukemia. Leukemia. 2018;32:1277–1294. https://doi.org/10.1038/s41375-018-0139-4

39. Holick MF, Chen TC, Lu Z, Sauter E. Vitamin D and skin physiology: a D-lightful story. J Bone Miner Res. 2007;22(Suppl 2):V28–V33. doi:10.1359/jbmr.07s211

40. Marino R, Misra M. Extra-skeletal effects of vitamin D. Nutrients. 2019;11(7):1460. Published 2019 Jun 27. doi:10.3390/nu11071460

41. Schottker B, Haug U, Schomburg L, et al. Strong associations of 25-hydroxyvitamin D concentrations with all-cause, cardiovascular, cancer, and respiratory disease mortality in a large cohort study. Am J Clin Nutr. 2013;97(4):782–793. doi:10.3945/ajcn.112.047712

42. Overton E, Yin M. The rapidly evolving research on vitamin D among HIV-infected populations. Curr Infect Dis Rep. 2011;13(1):83–93. doi:10.1007/s11908-010-0144-x

43. Landel V, Annweiler C, Millet P, Morello M, Féron F. Vitamin D, cognition and Alzheimer's disease: the therapeutic benefit is in the D-tails. J Alzheimers Dis. 2016;53(2):419–444. doi:10.3233/JAD-150943

44. Gowda U, Mutowo MP, Smith BJ, Wluka AE, Renzaho AM. Vitamin D supplementation to reduce depression in adults: meta-analysis of randomized controlled trials. Nutrition. 2015;31(3):421–429. doi:10.1016/j.nut.2014.06.017

45. Bjelakovic G, Nikolova D, Gluud LL, Simonetti RG, Gluud C. Antioxidant supplements for prevention of mortality in healthy participants and patients with various diseases. Cochrane Database Syst Rev. 2012;(3). Art. No.: CD007176. doi:10.1002/14651858.CD007176.pub2

46. Klein EA, Thompson IM Jr, Tangen CM, et al. Vitamin E and the risk of prostate cancer: the Selenium and Vitamin E Cancer Prevention Trial (SELECT). JAMA. 2011;306(14):1549–1556. doi:10.1001/jama.2011.1437

47. Chalasani N, Younossi Z, Lavine JE, et al. The diagnosis and management of nonalcoholic fatty liver disease: practice guidance from the American Association for the Study of Liver Diseases. Hepatology. 2018;67(1):328–357. doi:10.1002/hep.29367

48. Age-Related Eye Disease Study Research Group. A randomized, placebo-controlled, clinical trial of high-dose supplementation with vitamins C and E, beta carotene, and zinc for age-related macular degeneration and vision loss: AREDS report no. 8. Arch Ophthalmol. 2001;119(10):1417–1436. doi:10.1001/archopht.119.10.1417

49. Higdon J, Drake VJ, Delage B. Vitamin E. Linus Pauling Institute Micronutrient Information Center. Reviewed October 2015. Accessed August 11, 2020. https://lpi.oregonstate.edu/mic/vitamins/vitamin-E

50. Conly JM, Stein K, Worobetz L, Rutledge-Harding S. The contribution of vitamin K2 (menaquinones) produced by the intestinal microflora to human nutritional requirements for vitamin K. Am J Gastroenterol. 1994;89(6):915–923.

51. Binkley N, Harke J, Krueger D, et al. Vitamin K treatment reduces undercarboxylated osteocalcin but does not alter bone turnover, density, or geometry in healthy postmenopausal North American women. J Bone Miner Res. 2009;24(6):983–991. doi:10.1359/jbmr.081254

52. Cockayne S, Adamson J, Lanham-New S, Shearer MJ, Gilbody S, Torgerson DJ. Vitamin K and the prevention of fractures: systematic review and meta-analysis of randomized controlled trials. Arch Intern Med. 2006;166(12):1256–1261. doi:10.1001/archinte.166.12.1256

53. Wiedeman AM, Barr SI, Green TJ, Xu Z, Innis SM, Kitts DD. Dietary choline intake: current state of knowledge across the life cycle. Nutrients. 2018;10(10):1513. Published 2018 Oct 16. doi:10.3390/nu10101513

54. Zeisel SH. Choline: critical role during fetal development and dietary requirements in adults. Annu Rev Nutr. 2006;26:229–250. doi:10.1146/annurev.nutr.26.061505.111156

55. Corbin KD, Zeisel SH. Choline metabolism provides novel insights into nonalcoholic fatty liver disease and its progression. Curr Opin Gastroenterol. 2012;28(2):159–165. doi:10.1097/MOG.0b013e32834e7b4b

56. Zheng Y, Li Y, Rimm EB, et al. Dietary phosphatidylcholine and risk of all-cause and cardiovascular-specific mortality among US women and men. Am J Clin Nutr. 2016;104(1):173–180. doi:10.3945/ajcn.116.131771

57. Ghandforoush-Sattari M, Mashayekhi S, Krishna CV, et al. Pharmacokinetics of oral taurine in healthy volunteers. J Amino Acids. 2010;2010. doi:10.4061/2010/346237

58. Tsuboyama-Kasaoka N, Shozawa C, Sano K, Kamei Y, Kasaoka S, Hosokawa Y, Ezaki O. Taurine (2-aminoethanesulfonic acid) deficiency creates a vicious circle promoting obesity. Endocrinology. 2006;147(7):3276–3284. doi:10.1210/en.2005-1007

59. Inam-U-Llah, Piao F, Aadil RM, et al. Ameliorative effects of taurine against diabetes: a review. Amino Acids. 2018;50(5):487–502. doi:10.1007/s00726-018-2544-4

60. Xu YJ, Arneja AS, Tappia PS, Dhalla NS. The potential health benefits of taurine in cardiovascular disease. Exp Clin Cardiol. 2008;13(2):57–65.

61. Krähenbühl S. Importance of the skeletal muscle carnitine stores in fuel selection. J Physiol. 2017;595(17):5727–5728. doi:10.1113/JP274755

62. Dare AJ, Phillips ARJ, Hickey AJR, et al. A systematic review of experimental treatments for mitochondrial dysfunction in sepsis and multiple organ dysfunction syndrome. Free Radic Biol Med. 2009;47(11):1517–1525. doi:10.1016/j.freeradbiomed.2009.08.019

63. Lheureux P, Penaloza A, Zahir S, et al. Science review: carnitine in the treatment of valproic acid-induced toxicity–what is the evidence? Crit Care. 2005;9(5):431.

64. Lheureux PE, Hantson P. Carnitine in the treatment of valproic acid-induced toxicity. Clin Toxicol. 2009;47(2):101–111.

65. Hurot JM, Cucherat M, Haugh M, Fouque D. Effects of L-carnitine supplementation in maintenance hemodialysis patients: a systematic review. J Am Soc Nephrol. 2002;13(3):708–714.

66. Brass EP. Carnitine and sports medicine: use or abuse?. Ann N Y Acad Sci. 2004;1033:67–78. doi:10.1196/annals.1320.006

67. Mukai T, Kishi T, Matsuda Y, Iwata N. A meta-analysis of inositol for depression and anxiety disorders. Hum Psychopharmacol. 2014;29(1):55–63. doi:10.1002/hup.2369

68. Facchinetti F, Appetecchia M, Aragona C, et al. Experts' opinion on inositols in treating polycystic ovary syndrome and non-insulin dependent diabetes mellitus: a further help for human reproduction and beyond. Expert Opin Drug Metab Toxicol. 2020;16(3):255–274. doi:10.1080/17425255.2020.1737675

69. Bizzarri M, Dinicola S, Cucina A. Modulation of both insulin resistance and cancer growth by inositol. Curr Pharm Des. 2017;23(34):5200–5210. doi:10.2174/138161282366617083 0123634

70. Majumdar S, Srirangam R. Potential of the bioflavonoids in the prevention/treatment of ocular disorders. J Pharm Pharmacol. 2010;62(8):951–965. doi:10.1211/jpp.62.08.0001

71. Nijveldt RJ, van Nood E, van Hoorn DE, Boelens PG, van Norren K, van Leeuwen PA. Flavonoids: a review of probable mechanisms of action and potential applications. Am J Clin Nutr. 2001;74(4):418–425. doi:10.1093/ajcn/74.4.418

72. Rochette L, Ghibu S, Muresan A, Vergely C. Alpha-lipoic acid: molecular mechanisms and therapeutic potential in diabetes. Can J Physiol Pharmacol. 2015;93(12):1021–1027. doi:10.1139/cjpp-2014-0353

73. Ametov AS, Barinov A, Dyck PJ, et al. The sensory symptoms of diabetic polyneuropathy are improved with α-lipoic acid. Diabetes Care. 2003;26(3):770–776. doi:10.2337/diacare.26.3.770

74. Ziegler D, Ametov A, Barinov A, et al. Oral treatment with alpha-lipoic acid improves symptomatic diabetic polyneuropathy: the SYDNEY 2 trial. Diabetes Care. 2006;29(11):2365–2370. doi:10.2337/dc06-1216

75. Akbari M, Ostadmohammadi V, Lankarani KB, et al. The effects of alpha-lipoic acid supplementation on glucose control and lipid profiles among patients with metabolic diseases: a systematic review and meta-analysis of randomized controlled trials. Metabolism. 2018;87:56–69. doi:10.1016/j.metabol.2018.07.002

76. Khalili M, Soltani M, Moghadam SA, Dehghan P, Azimi A, Abbaszadeh O. Effect of alpha-lipoic acid on asymmetric dimethylarginine and disability in multiple sclerosis patients: A randomized clinical trial. Electron Physician. 2017;9(7):4899–4905. Published 2017 Jul 25. doi:10.19082/4899

77. Higdon J, Drake VJ, Delage B. Lipoic Acid. Linus Pauling Institute Micronutrient Information Center. Reviewed January 2019. Accessed August 11, 2020. https://lpi.oregonstate.edu/mic/dietary-factors/lipoic-acid

78. Higdon J, Drake VJ, Delage B. Coenzyme Q10. Linus Pauling Institute Micronutrient Information Center. Reviewed May 2018. Accessed August 11, 2020. https://lpi.oregonstate.edu/mic/dietary-factors/coenzyme-Q10

79. Mortensen SA, Rosenfeldt F, Kumar A, et al. The effect of coenzyme Q10 on morbidity and mortality in chronic heart failure: results from Q-SYMBIO: a randomized double-blind trial. JACC Heart Fail. 2014;2(6):641–649. doi:10.1016/j.jchf.2014.06.008

80. Newman CB, Preiss D, Tobert JA, et al. Statin safety and associated adverse events: a scientific statement from the American Heart Association. Arterioscler Thromb Vasc Biol. 2019;39(2):e38–e81. doi:10.1161/ATV.0000000000000073

81. Stanner S, Hughes J, Kelly C, et al. A review of the epidemiological evidence for the 'antioxidant hypothesis'. Public Health Nutr. 2004;7(03):407–422. doi:10.1079/PHN2003543

82. Myung SK, Ju W, Cho B, et al. Efficacy of vitamin and antioxidant supplements in prevention of cardiovascular disease: systematic review and meta-analysis of randomised controlled trials. BMJ. 2013;346:f10. Published 2013 Jan 18. doi:10.1136/bmj.f10

83. The effect of vitamin E and beta carotene on the incidence of lung Cancer and other cancers in male smokers. N Engl J Med. 1994;330(15):1029–1035. doi:10.1056/NEJM199404143301501

84. Bjelakovic G, Nikolova D, Gluud LL, et al. Mortality in randomized trials of antioxidant supplements for primary and secondary prevention: systematic review and meta-analysis. JAMA. 2007;297(8):842–857.

85. Cormick G, Belizán. Calcium intake and health. Nutrients. 2019 Jul 15;11(7):1606. doi:10.3390/nu11071606

86. Ross AC, Taylor CL, Yaktine AL, et al., eds. Dietary reference intakes for calcium and vitamin D. Washington, DC: National Academies Press, 2011.

87. Grossmanm D. Vitamin D, calcium, or combined supplementation for the primary prevention of fractures in community-dwelling adults. JAMA. 2018;319(15):1600–1612.

88. Chandran M, Tay D, Mithal A. Supplemental calcium intake in the aging individual: implications on skeletal and cardiovascular health. Aging Clin Exp Res. 2019 Jun;31(6):765–781. doi:10.1007/s40520-019-01150-5. Epub 2019 Mar 26.

89. Linkswiler HM, Zemel MB, Hegsted M, et al. Protein-induced hypercalciuria. Fed Proc. 1981;40(9):2429–2433.

90. National Institute of Health (NIH) Office of Dietary Supplements. Phosphorus Facts Sheet for Health Professionals. https://ods.od.nih.gov/factsheets/Phosphorus-HealthProfessional/. Updated: June 4, 2020.

91. Shimada M, Shutto-Uchita Y, Yamabe H. Lack of awareness of dietary sources of phosphorus is a clinical concern. In Vivo. 2019;33(1):11–16. doi:10.21873/invivo.11432

92. Reddy S, Soman SS, Yee J. Magnesium balance and measurement. Adv Chronic Kidney Dis. 2018 May; 25(3):224–229. doi:10.1053/j.ackd.2018.03.002

93. Fawcett W, Haxby E, Male D. Magnesium: physiology and pharmacology. Br J Anaesth. 1999;83(2):302–320.

94. Jahnen-Dechent W, Ketteler M. Magnesium basics. Clin Kidney J. 2012;5(suppl 1):i3–i14. doi:10.1093/ndtplus/sfr163

95. Workinger JL, Doyle RP, Bortz J. Challenges in the diagnosis of magnesium status nutrients. Nutrients. 2018 Sep 1;10(9):1202. doi:10.3390/nu10091202

96. Shahi S, Aslani S, Ataollahi MR, Mahmoudi M. The role of magnesium in different inflammatory diseases. Inflammopharmacology. 2019 Aug;27(4):649–661. doi:10.1007/s10787-019-00603-7. Epub 2019 Jun 6.

97. Severino S, Netti L, Mariani MV, et al. Prevention of cardiovascular disease: screening for magnesium deficiency. Cardiol Res Pract. 2019 May 2;2019:4874921. doi:10.1155/2019/4874921

98. Tarleton EK. Factors influencing magnesium consumption among adults in the United States. Nutr Rev. 2018;76(7):526–538.

99. Poorolajal J, Zeraati F, Soltanian AR, Sheikh V, Hooshmand E, Maleki A. Oral potassium supplementation for management of essential hypertension: a meta-analysis of randomized controlled trials. PLoS One. 2017;12(4):e0174967. doi:10.1371/journal.pone.0174967

100. National Institute of Health (NIH) Office of Dietary Supplements. Potassium Facts Sheet for Health Professionals. https://ods.od.nih.gov/factsheets/Potassium-HealthProfessional/ Updated June 3, 2020.

101. National Research Council. 1989. Recommended dietary allowances, 10th ed. Washington, DC: The National Academies Press. https://doi.org/10.17226/1349

102. FDA U.S. Food and Drug Administration. Sodium in your diet. https://www.fda.gov/food/nutrition-education-resources-materials/sodium-your-diet. Updated: April 2, 2020.

103. Robinson AT, Edwards G, Farquhar WB. The influence of dietary salt beyond blood pressure. Curr Hypertens Rep. 2019 Apr 25;21(6):42.

104. Newberry SJ, Chung M, Anderson CAM, et al. Sodium and potassium intake: effects on chronic disease outcomes and risks. Rockville (MD): Agency for Healthcare Research and Quality (US); 2018 Jun. Report No.: 18-EHC009-EF.

105. Palmer BF, Clegg, DJ. Achieving the benefits of a high-potassium, paleolithic diet, without the toxicity. Mayo Clin Proc. 2016;91(4):496–508.

106. NIH U.S. National Library of Medicine. Chloride in diet. https://medlineplus.gov/ency/article/002417.htm. Review Date 2/2/2019.

107. Yiannikourides A, Latunde-Dada GO. A short review of iron metabolism and pathophysiology of iron disorders. Medicines. 2019;6(3):85.

108. National Institute of Health (NIH) Office of Dietary Supplements. Iron Facts Sheet for Health Professionals. https://ods.od.nih.gov/factsheets/Iron-HealthProfessional/. Updated February 28, 2020.

109. Koppel B. Nutritional and alcohol-related neurologic disorders. In: Goldman L, Schafer A, eds. Goldman's Cecil medicine, 24th edn. New York, NY: Elsevier, 2011:2382–2386.

110. Willis MS, Monaghan SA, Miller ML, et al. Zinc-induced copper deficiency: a report of three cases initially recognized on bone marrow examination. Am J Clin Pathol. 2005;123(1):125–131. doi:10.1309/v6gvyw2qtyd5c5pj

111. National Institute of Health (NIH) Office of Dietary Supplements. Copper Facts Sheet for Health Professionals. https://ods.od.nih.gov/factsheets/Copper-HealthProfessional/ Updated June 3, 2020.

112. National Institute of Health (NIH) Office of Dietary Supplements. Copper Facts Sheet for Health Professionals. https://ods.od.nih.gov/factsheets/Copper-HealthProfessional/ Updated June 3, 2020.

113. Read SA, Obeid S, Ahlenstiel C, Ahlenstiel G. The role of zinc in antiviral immunity. Adv Nutr. 2019 Jul;10(4):696–710. Published online 2019 Apr 22. doi:10.1093/advances/nmz013

114. National Institute of Health (NIH) Office of Dietary Supplements. Zinc Facts Sheet for Health Professionals.

https://ods.od.nih.gov/factsheets/Zinc-HealthProfessional/ Updated March 6, 2020.

115. Alexander TH, Davidson TM. Intranasal zinc and anosmia: the zinc-induced anosmia syndrome. Laryngoscope. 2006;116(2):217–220 doi:10.1097/01. mlg.0000191549.17796.13

116. National Institute of Health (NIH) Office of Dietary Supplements. Molybdenum Facts Sheet for Health Professionals. https://ods.od.nih.gov/factsheets/Molybdenum-HealthProfessional/. Updated June 3, 2020.

117. Novotny JA, Peterson CA, Molybdenum. Adv Nutr. 2018 May;9(3):272–273. Published online 2018 May 15. doi:10.1093/advances/nmx001

118. Muzembo BA, Ngatu NR, Januka K, et al. Selenium supplementation in HIV-infected individuals: a systematic review of randomized controlled trials. Clin Nutr ESPEN. 2019 Dec;34:1–7. doi:10.1016/j.clnesp.2019.09.005. Epub 2019 Oct 3.

119. National Institute of Health (NIH) Office of Dietary Supplements. Selenium Facts Sheet for Health Professionals. https://ods.od.nih.gov/factsheets/Selenium-HealthProfessional/. Updated March 11, 2020

120. Shreenath AP, Ameer MA, Dooley J. Selenium deficiency. StatPearls. Treasure Island (FL): StatPearls Publishing; Jan 2020.

121. National Institute of Health (NIH) Office of Dietary Supplements. Manganese Facts Sheet for Health Professionals. https://ods.od.nih.gov/factsheets/Manganese-HealthProfessional/. Updated June 3, 2020.

122. Toloza F, Motahari H, Maraka S. Consequences of severe iodine deficiency in pregnancy: evidence in humans. Front Endocrinol (Lausanne). 2020;11:409. Published online 2020 Jun 19. doi:10.3389/fendo.2020.00409.

123. National Institute of Health (NIH) Office of Dietary Supplements. Iodine Facts Sheet for Health Professionals. https://ods.od.nih.gov/factsheets/Iodine-HealthProfessional/#en42. Updated May 1, 2020.

124. Natural Medicines Comprehensive Database. Iodine Professional Monograph. https://naturalmedicines. therapeuticresearch.com/databases/food,-herbs-supplements/professional.aspx?productid=35. Updated on 1/29/2020.

125. National Institute of Health (NIH) Office of Dietary Supplements. Fluoride Facts Sheet for Health Professionals. https://ods.od.nih.gov/factsheets/Fluoride-HealthProfessional/. Updated July 21, 2020.

126. Public Health Service Recommendation for Fluoride Concentration in Drinking Water for Prevention of Dental Caries A Notice by the Health and Human Services Department on 05/01/2015. https://www.federalregister.gov/documents/2015/05/01/2015-10201/public-health-service-recommendation-for-fluoride-concentration-in-drinking-water-for-prevention-of.

127. Maguire A, Zohouri FV, Hindmarch PN, et al. Fluoride intake and urinary excretion in 6- to 7-year-old children living in optimally, sub-optimally and non-fluoridated areas. Community Dent Oral Epidemiol. 2007;35(6):479–488. doi:10.1111/j.1600-0528.2006.00366.x

128. Natural Medicines Comprehensive Database. Fluoride Professional Monograph. https://naturalmedicines. therapeuticresearch.com/databases/food,-herbs-supplements/professional.aspx?productid=1068#adverseEvents. Updated on 03/05/2019.

129. Natural Medicines Comprehensive Database. Nickel Professional Monograph. https://naturalmedicines. therapeuticresearch.com/databases/food,-herbs-supplements/

professional.aspx?productid=1223#dosing. Updated on 08/21/2019.

130. Pizzorno L. Nothing boring about boron. J Integr Med.2015 Aug;14(4):35–48.

131. World Health Organization. Trace elements in human nutrition and health. 1996.

132. Natural Medicines Comprehensive Database. Boron Professional Monograph. https://naturalmedicines. therapeuticresearch.com/databases/food,-herbs-supplements/professional.aspx?productid=894. Updated 1/17/2020.

133. Cooney CA. Dietary selenium and arsenic affect DNA methylation. J Nutr. 2001;131(6):1871.

134. Uthus EO. Evidence for arsenic essentiality. Environ Geochem Health. 1992;14(2):55–58.

135. FDA. Arsenic in Food and Dietary Supplements. https://www.fda.gov/food/metals-and-your-food/arsenic-food-and-dietary-supplements. Updated 08/05/2020.

136. NIH. Arsenic. https://www.niehs.nih.gov/health/topics/agents/arsenic/index.cfm. Updated 07/17/2020.

137. ConsumerReportsorg. Arsenic in your food. November 2012. Available at http://consumerreports.org/cro/magazine/2012/11/arsenic-in-your-food/index.htm

138. Jackson BP, Taylor VF, Karagas MR, et al. Arsenic, organic foods, and brown rice syrup. Environ Health Perspect. 2012;120(5):623–626. doi:10.1289/ehp.1104619. PubMed PMID: 22336149.

139. Lasky T, Sun W, Kadry A, et al. Mean total arsenic concentrations in chicken 1989–2000 and estimated exposures for consumers of chicken. Environ Health Perspect. 2004;112(1):18–21.

140. Natural Medicines Comprehensive Database. Tin Professional Monograph. https://naturalmedicines. therapeuticresearch.com/databases/food,-herbs-supplements/professional.aspx?productid=1520. Updated 03/29/2019.

141. Badmaev V, Prakash S, Majeed M. Vanadium: a review of its potential role in the fight against diabetes. J Altern Complement Med. 1999;5(3):273–291.

142. National Institute of Health (NIH) Office of Dietary Supplements. Omega-3 Fatty AcidsFacts Sheet for Health Professionals. https://ods.od.nih.gov/factsheets/Omega3FattyAcids-HealthProfessional/. Updated October 17, 2019.

143. DiNicolantonio JJ, O'Keefe JH. Importance of maintaining a low omega–6/omega–3 ratio for reducing inflammation. Open Heart. 2018;5(2):e000946.

144. Simopoulos AP. The importance of the ratio of omega-6/omega-3 essential fatty acids. Biomed Pharmacother. 2002 Oct;56(8):365–379. doi:10.1016/s0753-3322 (02)00253-6

145. Gaziano J, Sesso HD, Christen WG. Multivitamins in the prevention of cancer in men: the physicians' health study II randomized controlled trial. JAMA. 2012:1–10. doi:10.1001/jama.2012.14641

146. Khan SU, Khan M, Riaz H, et al. Effects of nutritional supplements and dietary interventions on cardiovascular outcomes. Ann Intern Med. 2019;171:190–198. doi:10.7326/M19-0341

147. Mursu J, Robien K, Harnack LJ, et al. Dietary supplements and mortality rate in older women: the Iowa women's health study. Arch Intern Med. 2011;171(18):1625–1633. doi:10.1001/archinternmed.2011.445

148. Liu RH. Health benefits of fruit and vegetables are from additive and synergistic combinations of phytochemicals. Am J Clin Nutr. 2003;78(3):517S–520S.

149. Omenn GS, Goodman GE, Thornquist MD, et al. Risk factors for lung cancer and for intervention effects in CARET, the beta-carotene in retinol efficacy trial. J Natl Cancer Inst. 1996;88:1550–1559.

150. Chen L, Stacewicz-Sapuntzakis M, Duncan C, et al. Oxidative DNA damage in prostate cancer patients consuming tomato sauce-based entrees as a whole-food intervention. J Natl Cancer Inst. 2001;93(24):1872–1879. doi:10.1093/jnci/93.24.1872

151. Canene-Adams K, Lindshield BL, Wang S, et al. Combinations of tomato and broccoli enhance antitumor activity in Dunning R3327-H prostate adenocarcinomas.

Cancer Res. 2007;67(2):836–43. doi:10.1158/0008-5472.can-06-3462

 LECTURAS RECOMENDADAS

Otten JJ, Hellwig JP, Meyers LD, eds. *Dietary reference intakes: the essential guide to nutrient requirements*. Washington, DC: National Academy Press, 2006.

Standing Committee on the Scientific Evaluation of Dietary Reference Intakes, Food and Nutrition Board, Institute of Medicine. *Dietary reference intakes for calcium, phosphorus, magnesium, vitamin D, and fluoride*. Washington, DC: National Academies Press, 1997.

Tratamiento nutricional en la práctica clínica: la alimentación en la salud y en la enfermedad

Capítulo 5

Alimentación, regulación del peso y obesidad

Scott Kahan

 ## INTRODUCCIÓN

Cuando se escribieron las primeras ediciones de este texto, Estados Unidos era el epicentro de una pandemia mundial de obesidad. Lamentablemente, ya no es así, puesto que gran parte del mundo desarrollado se ha equiparado, lo que ha dado lugar a una pandemia internacional generalizada sin un epicentro claro (1,2). Impulsados en parte por los avances en la producción de alimentos, que han hecho que casi toda la población disponga de calorías apetecibles y económicas por encima de sus necesidades casi todo el tiempo, y por avances comparables en las tecnologías que ahorran trabajo, la obesidad y el sobrepeso engullen ahora a más de dos tercios de los adultos en Estados Unidos, y a un tercio de los niños y adolescentes (3-6).

Con unas tasas que aumentan a niveles sin precedentes cada año que pasa, la obesidad se califica con razón de epidemia, y se encuentra entre las amenazas sanitarias peor controladas y preocupantes a las que se enfrenta Estados Unidos. La obesidad es el principal factor de riesgo modificable de la diabetes de tipo 2 (que ya es una epidemia) y un importante factor que contribuye a la mayoría de las causas predominantes de muerte prematura y discapacidad.

La obesidad se ha relacionado con más de 200 enfermedades (7), entre ellas (aunque no únicamente) la diabetes, las enfermedades cardiovasculares, numerosos cánceres, los accidentes cerebrovasculares, la enfermedad pulmonar obstructiva y la artritis degenerativa. Las tendencias seculares son similares en la mayoría de los países desarrollados. Las transiciones culturales en los países en vías de desarrollo se asocian también a un rápido aumento de la tasa de obesidad, incluso mientras persisten lacras históricas

de la salud pública como las enfermedades microbianas. La obesidad constituye, por tanto, una crisis sanitaria mundial.

En el Congreso Internacional sobre la Obesidad celebrado en Sidney (Australia) en septiembre de 2006, se anunció que, por primera vez en la historia, la población mundial con sobrepeso (más de mil millones) superaba a la «desnutrida» (unos 600-700 millones) (8).

La investigación de la obesidad engloba, acertadamente, el metabolismo, la genética, la endocrinología, la psicología e incluso disciplinas emergentes como la nutrigenómica, pero hay que reconocer que la fisiología humana es prácticamente la misma de siempre y, por tanto, no puede albergar la explicación del repentino aumento de las tasas de obesidad. La respuesta probablemente reside en un entorno que no es el mismo que antes, lo que hace que las adaptaciones humanas a un mundo de escasez de calorías y una gran demanda de esfuerzos físicos sean en gran medida obsoletas. En resumen, los pacientes (y nosotros) están aumentando de peso en cifras récord por la sencilla razón de que ellos (y nosotros) pueden hacerlo, por primera vez en la historia.

Apenas es una exageración decir que la inteligencia humana, desde que evolucionó por primera vez, se ha dedicado a hacer posible la obesidad estableciendo un suministro fiable de alimentos apetecibles e inventando tecnologías para reducir los ardores físicos necesarios para la supervivencia. Nos hemos convertido en víctimas de nuestro propio ingenio y éxito.

Sin embargo, aunque dar cuenta de la epidemia de obesidad puede ser sencillo, revertirla será cualquier cosa menos fácil, ya que requerirá un enfoque integral que incluya la política, la salud de la población y la medicina clínica. Reconocer la complejidad de la enfermedad no debe ser una barrera que paralice las acciones significativas. El papel de los médicos para afrontar este reto es en sí mismo objeto de debate. El U.S. Preventive Services Task Force (USPSTF) recomienda que, aunque el asesoramiento conductual tiene beneficios pequeños a moderados en cuanto a la mejora de la alimentación, ese asesoramiento debe realizarse en pacientes seleccionados y no de forma sistemática (9).

Al estar menos sujeto por las limitaciones de la evidencia aplicada, aunque no menos respetuoso con ellas, se puede señalar la posible falacia que permite que la complejidad de la obesidad cree desesperanza y paralice la acción. Una analogía es la más adecuada.

Imagine que un desprendimiento de tierra atrapa a un excursionista detrás de un montón de rocas. Imagine que los equipos de rescate intentan, uno por uno, mover las rocas. Como ninguno de ellos puede hacerlo, se llega a la conclusión de que los esfuerzos por mover las rocas son probablemente inútiles y es mejor abandonar. O, mínimamente, las pruebas pueden ser insuficientes para recomendar a favor o en contra de los intentos de mover las rocas. Esta táctica también abandona al senderista a su suerte, por supuesto.

La falacia en este caso es que, si bien una sola persona no puede mover una roca, tal vez sí puedan hacerlo varias personas trabajando juntas. En la investigación médica, se está acostumbrado a cierto grado de reduccionismo, al estudio de principios activos. Así, cuando se estudian las intervenciones contra la obesidad, se suelen examinar de forma discreta, con independencia de las tendencias de la sociedad. Cuando esas intervenciones no logran diferencias apreciables en cuanto al resultado o resultados de interés (generalmente, alguna medida de peso), se concluye que son ineficaces. O, en el mejor de los casos, no se llega a la conclusión de que sean eficaces.

Pero la «masa» contra la que se trabaja es desalentadora. El mundo es significativamente, y cada vez más, «obesógeno». Incluso las intervenciones singulares que apliquen una contrafuerza eficaz pueden fracasar a la hora de mover esta resistencia masiva y siempre acumulante. Las implicaciones son que para que haya alguna esperanza de reducir la epidemia de obesidad, se debe aplicar una serie de contramedidas razonables de forma simultánea, contundente y sostenible. De hecho, un informe de 2012 publicado por el Instituto de Medicina (IOM, Institute of Medicine) reconoce que no existe una única panacea para la epidemia de obesidad, y que se necesita un enfoque amplio e integrado para reducirla (10). Desde entonces, numerosos informes de consenso nacionales e internacionales han coincidido con la postura del IOM y la han reforzado (11).

El asesoramiento clínico se encuentra entre estas contramedidas, y es un elemento potencialmente vital. Las escuelas, las familias, la industria, los medios de comunicación, los responsables políticos y los profesionales de la salud pública también tienen un papel que desempeñar, y es posible que se logre poco hasta que estos esfuerzos se alineen (12,13). Pero en la búsqueda de esa alineación, ¿quién mejor que nosotros para liderar? Ciertamente, sería vergonzoso limitarse a seguir, y sería vergonzoso apartarse del camino.

Se dispone de suficientes pruebas de investigación para fundamentar enfoques racionales y prometedores de asesoramiento sobre el control del peso en entornos clínicos (v. caps. 46 y 47). Cuando estos esfuerzos se adopten, evalúen, perfeccionen y se combinen con la movilización de otros programas, políticas y recursos para el control del peso, es posible que por fin se descubra que, después de todo, se pueden mover rocas, e incluso montañas.

VISIÓN GENERAL

Definiciones de sobrepeso y obesidad y medidas de antropometría

La medida predominante utilizada para caracterizar el peso a nivel de población es el índice de masa corporal (IMC), generalmente expresado como peso (masa), en kilogramos, dividido por la altura, en metros al cuadrado (kg/m^2). Esta medida de peso ajustada a la altura ofrece las ventajas de la simplicidad y la comodidad para evaluar el peso en grandes poblaciones, y para controlar las tendencias a lo largo del tiempo. Sin embargo, el IMC es una medida notoriamente tosca de la adiposidad (reservas de grasa corporal) y de la antropometría (la distribución de esas reservas de grasa), por no hablar de los resultados de salud relacionados con el peso. El IMC tiene la limitación de que no distingue entre masa grasa y masa muscular, ni entre masa grasa distribuida periférica y centralmente.

A pesar de sus limitaciones cuando se aplica a una persona, el IMC funciona bien a nivel de población por varias razones. Las tendencias del IMC reflejan las tendencias de la adiposidad, no de la musculatura. No hay nada que sugiera que las legiones crecientes de personas musculosas y en forma sean responsables de los aumentos constantes del IMC en Estados Unidos y otros países; hay mucho que sugiere que el aumento del IMC es indicativo de un aumento de la adiposidad. La distinción entre el exceso de grasa corporal y la musculatura puede hacerse a menudo a nivel individual, por lo que es poco probable que el uso del IMC genere una confusión de importancia clínica (14-16). Por último, medidas tan ordinarias como el

TABLA 5-1

Definiciones actuales del sobrepeso y la obesidad en los adultos

IMC	Categoría
< 18	Peso insuficiente
18 a < 25	Peso saludable
25 a < 30	Sobrepeso
30 a < 35	Obesidad de grado I
35 a < 40	Obesidad de grado II
≥ 40	Obesidad de grado III (antes llamada patológica o «mórbida»)

IMC, índice de masa corporal.

IMC, e incluso una inspección casual, se correlacionan bastante bien con medidas costosas y sofisticadas de adiposidad (17-20).

El sobrepeso en adultos se define como un IMC igual o superior a 25 kg/m² (21). La obesidad en adultos se define en grados. La obesidad de grado 1 supone un IMC de 30 a 34.9; la obesidad de grado 2 es un IMC de 35 a 39.9; y la obesidad de grado 3 es un IMC de 40 o más (tabla 5-1). Un IMC de 25 a 29.9 indica «sobrepeso». La obesidad de clase III se conocía antes como «obesidad mórbida», y ahora se etiqueta más fácilmente como obesidad «grave» o «extrema» (3).

El cambio de nombre es apropiado e importante por tres razones. En primer lugar, aunque un IMC de 40 es bastante elevado, no se asocia invariablemente a morbilidad. En segundo lugar, y de mayor importancia desde el punto de vista epidemiológico, la morbilidad suele estar inducida por la obesidad con un IMC muy inferior a 40. Los riesgos de complicaciones por exceso de adiposidad pueden considerarse, en general, bajos, moderados y altos a medida que el IMC aumenta, pasando por el sobrepeso hasta la obesidad de clase III, pero el riesgo real en un individuo variará

(22-25). La correspondencia entre el IMC y las medidas habituales de altura y peso se muestra en la tabla 5-2, y en la tabla 5-3 se muestra una calculadora de IMC. En tercer lugar, esta terminología se considera ampliamente peyorativa y estigmatizante (26). Los niños se clasifican con obesidad si están en el percentil 95 o más del IMC ajustado por edad y sexo (basado en una población de referencia histórica de 1971), y como sobrepeso si están en el percentil 85 o más (27). Para clasificar con mayor precisión la obesidad grave en los niños con un IMC > 99° percentil, se han adoptado nuevas tablas de crecimiento que indican el cambio en relación con el porcentaje del 95° percentil. Los niños en la categoría de obesidad de Clase I tienen un IMC ≥ 95° percentil a < 120% del 95° percentil. Los niños de la categoría de obesidad de Clase II tienen un IMC ≥ 120% a < 140% del percentil 95°, o un IMC ≥ 35 a ≤ 39 (seleccionar el indicador más bajo); por último, los niños de la categoría de obesidad de Clase III tienen un IMC ≥ 140% del percentil 95° o un IMC ≥ 40 (seleccionar el indicador más bajo) (28).

Las alternativas al IMC para clasificar la obesidad varían en cuanto a su complejidad y adecuación al entorno clínico. Quizá la más valiosa sea la circunferencia de la cintura, que ha suplantado a la relación cintura-cadera (RCC) en los últimos años. Esta medida requiere colocar una cinta métrica alrededor de la cintura en el punto más estrecho, que generalmente corresponde al nivel del ombligo, y de las crestas ilíacas posterosuperiores. En general, un perímetro de cintura superior a unos 102 cm), es preocupante en un hombre adulto, y si es superior a 88 cm, es elevado en una mujer (29).

Un perímetro de cintura elevado es un distintivo de adiposidad central y, en particular, es un factor de riesgo de resistencia a la insulina (v. cap. 7). Los hombres suelen ser más proclives a la obesidad central o abdominal (por lo que también se conoce como obesidad androide) que las mujeres; este patrón antropométrico se ha denominado descriptivamente

TABLA 5-2

Cantidades que corresponden a sobrepeso y a las tres fases de la obesidad para hombres y mujeres con talla y constitución medias

Sexo	Altura media	Peso correspondiente a un IMC de 25 (sobrepeso) (kg)	Peso correspondiente a un IMC de 30 (obesidad grado I) (kg)	Peso correspondiente a un IMC de 35 (obesidad grado II) (kg)	Peso correspondiente a un IMC de 40 (obesidad grado III) (kg)
Mujer	1.6 m	6.83	79	92.162	105.782
Hombre	1.725 m	76.726	92.162	107.598	122.58

IMC, índice de masa corporal.

TABLA 5-3

Índice de masa corporal en función de la altura y el peso[a]

Peso en kg	Altura en centímetros									
	1.70	1.50	1.55	1.60	1.65	1.70	1.75	1.80	1.85	1.90
	2	20	18	<18	<18	<18	<18	<18	<18	<18
49.95	23	21.5	20	19	<18	<18	<18	<18	<18	<18
54.50	25	23.5	22	21	19	18	<18	<18	<18	<18
59.15	27	25	24	22	21	20	19	<18	<18	<18
63.56	29	27	26	24	23	21	20	19	18	<18
68.10	31	29	27.5	26	24	23	22	20	19	18
72.64	33.5	31	29	27.5	26	24	23	22	20.5	19.5
77.18	36	33	31	29	27.5	26	24	23	22	21
81.72	38	35	33	31	29	27	26	24.5	23	22
86.26	40	37	35	33	31	29	27	26	24.5	23
90.8	>40	39	37	34	32	30	29	27	26	24
95.34	>40	41	38	36	34	32	30	28.5	27	26
99.88	>40	>40	40	38	35	33	32	30	28	27
104.42	>40	>40	>40	40	36	35	33	31	30	28
108.96	>40	>40	>40	>40	37	37	34.5	33	31	29
113.5	>40	>40	>40	>40	39	38	36	34	32	30.5
118.04	>40	>40	>40	>40	40	40	37	35	33	32
122.58	>40	>40	>40	>40	>40	>40	39	37	35	33
127.12	>40	>40	>40	>40	>40	>40	40	38	36	34
131.66	>40	>40	>40	>40	>40	>40	>40	39	37	35
136.20	>40	>40	>40	>40	>40	>40	>40	41	39	37

[a] La altura en centímetros se muestra en la parte superior y el peso en kg en la columna izquierda. Cada cifra de la tabla representa el IMC de una combinación particular de altura y peso. Los IMC que representan los puntos de transición de delgadez a sobrepeso, de sobrepeso a obesidad y de una fase a otra de la obesidad se muestran en negrita. Las cifras del IMC son aproximaciones, debido al redondeo. Los valores de IMC en el rango recomendado, o «más saludable», están sombreados en gris. Obsérvese que, si un paciente es muy delgado, o muy musculoso, el IMC de esa persona puede estar por encima o por debajo de la zona sombreada, y seguir siendo coherente con una salud excelente. Se dispone de una calculadora de IMC en línea en http://www.nhlbisupport.com/bmi/bmicalc.htm.

Fuente: Katz DL, González MH. The way to eat. Naperville, IL: Sourcebooks, 2002.

patrón de obesidad «manzana». Un IMC elevado con un perímetro de cintura normal es coherente con la obesidad periférica, también denominada obesidad ginoide o patrón «pera». Aunque en general los hombres son más proclives a la obesidad abdominal y las mujeres a la obesidad periférica, los patrones no son específicos de cada sexo. Tras la menopausia, en particular, las mujeres están cada vez más expuestas a la obesidad abdominal (30,31).

La obesidad abdominal es distinta de la obesidad periférica en cuanto a su fisiología y sus complicaciones. La obesidad central se correlaciona con la acumulación de tejido adiposo visceral. Este hábito corporal está vinculado al síndrome de resistencia a la insulina y al riesgo de diabetes (v. cap. 6). En consecuencia, existe una intensa asociación entre la obesidad central y el riesgo de enfermedad cardiovascular (32) (v. caps. 6 y 7); esta asociación es mucho menos evidente en el caso de la obesidad periférica. Un mecanismo de mediación del riesgo cardiovascular en la obesidad central parece estar relacionado con un elevado tono simpático (33-38). Esto, a su vez, puede estar relacionado con la densidad de receptores adrenérgicos en el tejido adiposo central y visceral. Aunque se asocia a las complicaciones metabólicas de la obesidad, el tejido adiposo central tiende a movilizarse más fácilmente que el periférico, en parte porque los receptores adrenérgicos facilitan la oxidación de los lípidos durante el catabolismo. Por tanto, la queja de las mujeres de que los hombres pierden peso más fácilmente suele ser válida.

Hay que señalar que ni siquiera toda la grasa distribuida centralmente tiene una importancia metabólica comparable. El trabajo de Després y cols. (39) sugirió que algunos individuos acumulan grasa central predominantemente en la capa subcutánea, mientras que otros tienen una predilección particular por acumular grasa visceral. La grasa visceral, y específicamente la acumulación de grasa en el hígado, es el calibrador particular de las implicaciones cardiometabólicas del exceso de tejido adiposo. La grasa visceral, incluso en un exceso relativamente leve, parece inducir alteraciones metabólicas, especialmente la resistencia a la insulina (v. caps. 6 y 7). Existe una aparente variación étnica, así como interindividual, en la tendencia a depositar grasa en el hígado; las poblaciones asiáticas muestran sistemáticamente evidencias de resistencia a la insulina con pesos más bajos, incluso con niveles considerados normales en los grupos caucásicos. Se ha recomendado que los rangos de peso para los asiáticos y los americanos de origen asiático incluyan un IMC de 23 a 26.9 kg/m^2 (sobrepeso) y un IMC >27 kg/m^2 (obesidad), en comparación con los límites tradicionales de 25 a 30 kg/m^2 y >30 kg/m^2, respectivamente (40,41).

Otras medidas antropométricas, como el grosor de los pliegues cutáneos, la impedancia bioeléctrica, la absorciometría de rayos X de doble energía (DEXA) y el pesaje hidrostático, probablemente no sean de utilidad en el ámbito de la práctica clínica. Cada una de estas técnicas puede utilizarse para calcular o medir directamente la masa corporal magra y la masa de tejido adiposo, con distintos grados de tiempo, problemas, coste y precisión. La densidad corporal también puede medirse mediante la administración de agua «pesada» (tritiada), con una evaluación de la adiposidad basada en el volumen de distribución (42). El pesaje subacuático también permite evaluar la densidad corporal. La impedancia bioeléctrica también se utiliza para calcular la masa grasa. La DEXA o la absorciometría de doble fotón pueden ser el mejor método disponible para medir la grasa corporal total. La tomografía computarizada y la resonancia magnética pueden usarse para cuantificar la grasa corporal, con especial utilidad para visualizar y cuantificar la grasa visceral (43,44).

Junto con la distribución del tejido adiposo, el tamaño de los adipocitos frente a su número tiene implicaciones en los efectos de la obesidad sobre la salud (23). Un exceso de tejido adiposo puede deberse al aumento de tamaño de los adipocitos existentes, de la generación de adipocitos adicionales o de una combinación de ambas cosas. El aumento de peso atribuible al aumento de tamaño de los adipocitos existentes se denomina obesidad «hipertrófica», y es el mecanismo predominante para el almacenamiento del exceso de peso graso ganado en la edad adulta. El aumento de peso extremo en los adultos inducirá la generación de nuevos adipocitos. Cuando el exceso de peso graso se gana en la primera infancia y cerca de la pubertad, existe una predisposición especial a generar nuevos adipocitos; el aumento de peso en este patrón se denomina obesidad «hiperplásica».

Como ocurre con prácticamente todos los tipos de células, los adipocitos tienen un rango de tamaño característico. Ejercen una influencia sobre el sistema nervioso central, a través de mensajeros químicos como la leptina (v. el apetito, en la siguiente sección, y el cap. 38), para permanecer dentro de su rango de tamaño normal. Una vez que se ha generado un número excesivo de adipocitos, perder peso mediante la disminución de la cantidad de células es cada vez más difícil. Aparentemente, hay menos resistencia a los intentos de reducir los adipocitos demasiado grandes a un tamaño menor dentro del rango estándar.

Las implicaciones de estos patrones y sus efectos en la regulación del peso son que la obesidad predominantemente hiperplásica es especialmente resistente a los esfuerzos de pérdida y control de peso en relación con la obesidad predominantemente hipertrófica. Esto sugiere que el aumento de peso en las primeras etapas de la vida agravará la dificultad para lograr el control del peso.

Ante este mecanismo fisiológico, están claros los peligros de la obesidad de inicio cada vez más temprano y la creciente prevalencia de la obesidad infantil. La pérdida de peso sostenible es notoriamente difícil, incluso cuando el sobrepeso se produce por primera vez en la edad adulta; pero puede ser mucho más difícil para quienes sufren obesidad desde la primera infancia, lo que pone de manifiesto el imperativo de la prevención de la obesidad (45).

Tendencias de peso y epidemiología de la obesidad

En Estados Unidos, la obesidad no solo es una epidemia, sino también una de las amenazas más graves y peor controladas para la salud pública de nuestro tiempo (46-48). Más de dos tercios de los adultos estadounidenses tienen sobrepeso u obesidad. Los datos disponibles sugieren que la prevalencia de la obesidad puede haberse estabilizado en los últimos años (3,4). Aunque esto puede ofrecer un rayo de esperanza, hay interpretaciones menos optimistas de los datos. Es inevitable que se produzca una meseta en cualquier tendencia cuando se aproximan los límites de su rango. Además, la prevalencia del sobrepeso y la obesidad no refleja adecuadamente la distribución de los pesos reales en la población. Los grados más extremos de obesidad están aumentando su prevalencia con especial rapidez (49,50). Esto sugiere que la minoría de la población que ha resistido la tendencia al aumento de peso excesivo hasta ahora puede seguir siendo resistente a un aumento de peso significativo.

Sin embargo, aquellos que ya han sucumbido a las tendencias de la obesidad pueden seguir siendo vulnerables a un aumento de peso cada vez mayor a lo largo del tiempo, pasando así del sobrepeso a grados progresivamente graves de obesidad. Esto implica que incluso si la prevalencia acumulada de sobrepeso y obesidad se estabilizara en los niveles actuales, los efectos de la obesidad sobre la salud podrían seguir empeorando.

Tendencias en la infancia

La tasa de obesidad infantil se ha triplicado con creces en las últimas tres décadas (6,51). Más del 30 % de los niños de la población estadounidense están clasificados en el rango de sobrepeso u obesidad. En algunos grupos étnicos minoritarios, esta cifra se eleva al 40 % (4).

Asimismo, la obesidad se produce a edades cada vez más tempranas. Se ha documentado un notable aumento de la prevalencia del sobrepeso entre los lactantes y los niños pequeños tanto en Estados Unidos como en el resto del mundo (52-55). Al igual que en los adultos, el IMC es un indicador aproximado de la adiposidad y la distribución de la grasa en los niños. Aunque no se dispone de buenos rangos de referencia, los datos indican que el perímetro de la cintura ha aumentado a la par que el IMC en los niños, lo que es preocupante, ya que la adiposidad abdominal tiene peores consecuencias para la salud (56).

Tendencias mundiales

La economía cada vez más globalizada ha convertido la obesidad en un problema cada vez más general (57-59). En todo el mundo, más de 1 400 millones de adultos tienen exceso de peso; más de 600 millones de adultos y más de 100 millones de niños tienen obesidad (2,60). Las tasas de obesidad ya son elevadas, y van en aumento en la mayoría de los países desarrollados, y están creciendo rápidamente en los países que están experimentando transiciones culturales (61). En China, India y Rusia, la constelación de una población enorme, un control inadecuado de amenazas históricas para la salud pública, como las enfermedades infecciosas, y la llegada de la obesidad epidémica y las enfermedades crónicas que la acompañan representan un reto sin precedentes (62-64).

En los países que atraviesan una época de transición cultural y desarrollo aún más rápidos, los efectos sobre la obesidad y las enfermedades crónicas son sorprendentes. Por ejemplo, en Qatar, las tasas de obesidad y diabetes son incluso superiores a las de Estados Unidos, con un 70 % de adultos con sobrepeso u obesidad y un 17 % de adultos con diabetes de tipo 2 (65,66). El control de la obesidad es una de las prioridades actuales de la Organización Mundial de la Salud (OMS). Las preferencias alimentarias universales (v. cap. 44) predominan evidentemente sobre los patrones culturales a medida que se dispone de alimentos densos en energía y con pocos nutrimentos (67,68). En el 10° Congreso Internacional sobre la Obesidad, celebrado en Sidney (Australia) en septiembre de 2006, se comunicaron datos de la OMS que indicaban que, por primera vez en la historia, hay más personas con sobrepeso que «desnutridas» en el planeta.

Las implicaciones fundamentales de la obesidad para la salud parecen ser universales. Sin embargo, los valores umbrales apropiados para la definición de sobrepeso y obesidad varían en función de la etnia, la antropometría y otros factores. Como se ha señalado, las poblaciones asiáticas parecen tener una predilección por el depósito de grasa central y visceral y, por tanto, una vulnerabilidad a la resistencia a la insulina en rangos de IMC más bajos, incluso en los niveles considerados normales e inocuos para la mayoría de las poblaciones occidentales. Existen notables variaciones en el IMC, el perímetro de la cintura y la masa corporal magra entre diversos grupos étnicos (40,41). Como se aborda en el capítulo 44, la variabilidad genética en la predisposición a la obesidad y sus secuelas metabólicas es bastante pronunciada.

Obesidad y morbilidad

En general, las consecuencias de la obesidad para la salud están bien caracterizadas, al igual que su coste económico (69-77). El peaje de la epidemia se manifiesta con mayor crudeza en el impacto sobre los niños. En las dos últimas décadas, debido a la obesidad infantil, la diabetes de tipo 2 ha pasado de ser una afección que se presentaba casi exclusivamente en la mediana edad o después de ella a una epidemia pediátrica que afecta a niños cada vez más pequeños (78,79). Hace menos de una generación, la diabetes de tipo 2 se denominaba habitualmente diabetes de «inicio en la edad adulta». El National Cholesterol Education Program Adult Treatment Panel (NCEP) publica orientaciones para identificar y tratar los factores de exposición cardiovascular en los adultos.

Las orientaciones para el tratamiento de la hiperlipidemia con cambios en el estilo de vida o tratamiento farmacológico varían en función de otros factores de riesgo. La potente influencia de la diabetes en el riesgo cardiovascular viene indicada por el hecho de que las recomendaciones para el tratamiento de la hiperlipidemia en pacientes con diabetes son las mismas que para los pacientes con enfermedad coronaria establecida (80).

Clínicamente, la diabetes se considera un equivalente de la enfermedad coronaria. No hay razón alguna para pensar que las implicaciones de la diabetes en la enfermedad vascular deban diferir entre la población adulta y la pediátrica. Tampoco hay motivos para pensar que las enfermedades crónicas estén ligadas a la edad cronológica, de la que la edad biológica puede diferir notablemente. El hecho de que la diabetes de tipo 2 haya descendido por la curva de edad hasta convertirse en un diagnóstico cada vez más habitual entre las filas de los niños pequeños es un presagio potencialmente inquietante para la evolución de otras enfermedades crónicas relacionadas con la obesidad. Hasta cierto punto, puede considerarse que la obesidad en las primeras etapas de la vida acelera el propio proceso de envejecimiento.

En la trayectoria actual, la prevalencia de la diabetes de tipo 2 se cuadruplicará para el año 2050, y el ritmo de crecimiento superará al de la diabetes de tipo 1 (81). Aunque el porcentaje real de niños con diabetes de tipo 2 sigue siendo bajo (82,83) (v. cap. 6), incluso eso puede cambiar a medida que la obesidad se desarrolla a edades cada vez más tempranas. Si la diabetes de tipo 2 se produce en niños de 7 y 8 años, es posible que se empiecen a observar episodios cardiovasculares en jóvenes de 17 y 18 años que, a esa edad, habrán tenido diabetes durante una década. Una comunicación personal sugiere que estos casos, aunque afortunadamente todavía son inusuales, ya se producen. La tasa de sobrepeso está aumentando incluso entre los lactantes y los niños pequeños, y el aumento del perímetro de la cintura en los niños parece ser un mal presagio para las futuras tendencias de resistencia a la insulina (84) (v. cap. 7). Los Centers for Disease Control and Prevention (CDC) prevén actualmente que casi uno de cada tres individuos nacidos en Estados Unidos en el año 2000 o después desarrollarán diabetes a lo largo de su vida, y en el caso de los afroamericanos, la cifra es de uno de cada dos (85).

Los datos del Centro Nacional de Estadísticas de Salud (86) estadounidense indican que los niños que crecen hoy en día en Estados Unidos acabarán sufriendo más enfermedades crónicas y muertes prematuras debido a los malos hábitos alimentarios y a la falta de actividad física por la exposición al tabaco, las drogas y el alcohol juntos. Estos datos también sugieren que las tendencias actuales en Estados Unidos podrían traducirse en una esperanza de vida más corta para los niños que para sus padres, aunque estas proyecciones se ven complicadas por una serie de influencias compensadoras, como los avances en las tecnologías médicas (87).

La obesidad es un paso a menudo importante en la vía etiológica de la mayoría de las enfermedades crónicas prevalentes en los países desarrollados. El vínculo entre la obesidad y la diabetes es especialmente intenso, ya que el aumento de las tasas de obesidad es directamente responsable de la epidemia de diabetes de tipo 2 tanto en adultos como en niños. La obesidad, al menos cuando se distribuye de forma centralizada, engendra un gran número de factores de riesgo cardíaco y, por tanto, contribuye de forma importante a las enfermedades cardiovasculares (v. cap. 7). Actualmente, se sabe que la obesidad es un claro factor de riesgo para más de una docena de tipos de cáncer (88,89), y se asocia también al asma, la apnea del sueño, la osteoartritis (artrosis) y los trastornos gastrointestinales. En los capítulos 6 a 8, 12, 15 y 18 se analizan con más detalle estas asociaciones.

La obesidad infantil se ha relacionado con un mayor riesgo de desarrollar hipertensión (90-93), hipercolesterolemia (94,95), hiperinsulinemia (94), resistencia a la insulina (96,97), hiperandrogenemia (96,97), litiasis biliar (98,99), hepatitis y esteatosis hepática (hígado graso) (100-103), apnea del sueño (104-108), anomalías ortopédicas (p. ej., deslizamiento de la epífisis capital) (109-113) y aumento de la hipertensión intracraneal (114-119). La obesidad durante la adolescencia aumenta las tasas de enfermedades cardiovasculares (121-125) y diabetes (121,125) en la edad adulta, tanto en hombres como en mujeres.

En las mujeres, la obesidad en la adolescencia se asocia a la finalización de menos años de educación, mayores tasas de pobreza, y menores tasas de matrimonio e ingresos familiares (121). En los hombres, la obesidad en la adolescencia se asocia a un aumento de la mortalidad por todas las causas, y de la mortalidad por enfermedades cardiovasculares y cáncer de colon (121,126). Los adultos que tuvieron obesidad en la infancia presentan una mayor mortalidad y morbilidad, con independencia del peso de los adultos (121,127-130). La obesidad infantil parece acelerar el inicio de la pubertad en las niñas y puede retrasar la pubertad en los niños (131).

Los informes que indican que los ciclos del peso pueden estar asociados a la morbilidad o la mortalidad, con independencia de la obesidad, son de importancia dudosa (129,132-134). Hay pruebas de que, cuando se controlan adecuadamente otros factores de riesgo en el análisis, el ciclado del peso no predice la mortalidad con independencia de la obesidad (135-137). También hay datos de que los factores de riesgo cardiovascular dependen del grado de obesidad y de la acumulación de grasa a lo largo del tiempo, más que de la recuperación de peso tras la pérdida (138,139). Se cree que los beneficios de la pérdida de peso anulan cualquier posible peligro de la recuperación de este (140); por tanto, en general, se deben fomentar los esfuerzos para bajar de peso incluso en individuos con obesidad que tienen un antecedente de ciclos de peso (141). No obstante, los ciclos repetidos de pérdida y recuperación de peso pueden dificultar la pérdida de peso posterior al afectar a la composición corporal y a la tasa metabólica, aunque este aspecto es objeto de cierta controversia. Por este motivo, entre otros, los esfuerzos para perder peso deben basarse en ajustes sostenibles de la alimentación y el estilo de vida, siempre que sea posible, en lugar de modificaciones extremas a corto plazo.

Secuelas psicológicas de la obesidad y prejuicios con respecto al peso

La relación entre la obesidad y la salud mental suele pasarse por alto, pero es claramente relevante para el asesoramiento alimentario en la consulta. La imagen corporal, afectada negativamente e incluso distorsionada por la obesidad, es importante para la autoestima (142,143). Por tanto, una baja autoestima es una consecuencia frecuente de la obesidad (lo contrario también suele ser cierto, ya que la baja autoestima afecta negativamente a la alimentación; v. cap. 34) (144). Esto tiene importantes implicaciones para los esfuerzos de modificación de la alimentación (v. caps. 46 y 47). Los ciclos repetidos de pérdida y recuperación de peso pueden tener efectos particularmente adversos en el bienestar psicológico, aunque la investigación en este ámbito es limitada (132,145,146).

La evidencia indica de forma consistente y clara que la obesidad genera antipatía, lo que provoca estigmatización, prejuicios sociales y discriminación (142,147,148). Los niños con obesidad tienen una baja autoestima (144,149,150), y son objeto de burlas, discriminación y victimización (127,151,152). El acoso y la situación de peso pueden convertirse en un círculo vicioso en el que el estrés de las burlas puede hacer que el niño busque alimentos reconfortantes como mecanismo de afrontamiento, lo que dificulta aún más la ingesta de alimentos saludables y el control del peso. El tema de los prejuicios sobre el peso es cada vez más preocupante, ya que el empeoramiento de la epidemia de obesidad hace que la sociedad preste cada vez más atención al tema.

La omnipresencia y la gravedad de los prejuicios contra las personas con obesidad son sorprendentes (153). Los estudios realizados entre los jóvenes indican sistemáticamente una aversión fuerte y casi universal a la obesidad en comparación con otras variaciones notables (154).

Además de sus implicaciones para la salud y el bienestar, el sesgo de peso tiene implicaciones para las medidas públicas. Algunos datos sugieren que la medición sistemática del IMC de los estudiantes por parte de las escuelas, con informes a los padres, puede mejorar la concienciación y las respuestas a la obesidad infantil. Esta intervención se ha implementado con éxito en varios distritos escolares y, si se utiliza adecuadamente, puede ser valiosa para la prevención de la obesidad y la promoción de la salud (155,156). No obstante, existe una considerable oposición a esta estrategia, debido en gran medida a su potencial para estigmatizar a los niños y desprestigiar a sus padres (157). Sin embargo, la solución a los prejuicios sobre el peso no puede consistir en negar el problema de la obesidad, sino que, más bien, hay que enfrentarse tanto a la obesidad como a los prejuicios.

Y cuando se aborda el problema de la obesidad, debe quedar claro de forma consistente y amplia que el ataque es contra la afección y sus causas, y *no contra* sus víctimas. Todos los médicos comparten la responsabilidad de destacar esta distinción. Al igual que ocurre con los efectos metabólicos de la obesidad, las secuelas psicosociales de la enfermedad tienden a variar en función de su gravedad (158).

Coste económico de la obesidad

Se calcula que el sobrepeso y la obesidad añaden cada año 147 000 millones de dólares (159) a los gastos nacionales relacionados con la salud en Estados Unidos, lo que supone casi el 10 % de la factura médica del país (160). La obesidad ha sido uno de los principales impulsores del aumento de los gastos de Medicare (161). En comparación con el gasto médico en los adultos con peso saludable, el gasto médico en los adultos con obesidad puede ser hasta un 100 % mayor (71). Además, si no se detiene la actual epidemia de obesidad infantil, los investigadores prevén que entre 2030 y 2050 habrá 254 000 millones de dólares más de costes relacionados con la obesidad, tanto por los costes médicos directos como por la pérdida de productividad (162).

También hay pruebas que sugieren que la obesidad da lugar a inconvenientes económicos personales; la pobreza predice la obesidad, y la obesidad también predice una menor movilidad económica ascendente (163-165). Thorpe y cols. (161) han atribuido solo a la obesidad el 12 % del aumento del gasto sanitario en Estados Unidos en los últimos años (166-168). Los gastos relacionados con la obesidad de las aseguradoras privadas se habrían multiplicado por diez entre 1987 y 2002.

Un informe publicado en la revista American Journal of Health Promotion (169) indica que la obesidad aumenta los costes relacionados con la asistencia sanitaria y el absentismo entre 460 y 2 500 dólares por trabajador y año. Aproximadamente un tercio de este coste está inducido por las mayores tasas de absentismo, y dos tercios son inducidos por los gastos sanitarios. Los costes de productividad anuales en Estados Unidos del absentismo relacionado con la obesidad se estiman entre 3 400 y 6 400 millones de dólares (170).

Sin embargo, algunos pueden realmente beneficiarse de la obesidad, especialmente los que trabajan en empresas responsables de vender el exceso de calorías que hacen posible el aumento de peso. En un provocador artículo publicado en el Washington Post, Michael Rosenwald (171) sugería que la obesidad es un aspecto integral de la economía estadounidense, que influye en industrias tan diversas como la alimentaria, la del *fitness* y la de la salud. El equilibrio entre los beneficios y las pérdidas relacionados con la obesidad se ha analizado en otros artículos (172). Los costes y los beneficios son a menudo una cuestión de perspectiva, y lo que es una buena financiación para el vendedor puede ser malo para el comprador. Close y Schoeller (173) han señalado que los precios de ganga en las comidas rápidas sobredimensionadas y los productos relacionados aumentan en realidad el coste neto para el consumidor, en gran parte como consecuencia del aumento de peso. Los costes más elevados a lo largo del tiempo están relacionados con los efectos adversos para la salud de la obesidad, así como con el aumento de la ingesta de alimentos por parte de las personas de mayor tamaño.

Obsérvese la paradoja: para mantener el mercado del exceso de calorías que contribuyen a la obesidad, esta es necesaria, ya que hace aumentar las calorías necesarias solo para mantener el peso; la obesidad depende de un exceso de calorías, y la comercialización efectiva de ese exceso de calorías depende de la obesidad. Otro coste de la obesidad es la reducción de la eficiencia del combustible al conducir y llevar más peso. Dicho sin rodeos, el bufete de «todo lo que puedas comer» no es una gran ganga, tanto porque el exceso de calorías, que se traduce en un exceso de peso, conlleva un aumento del coste de la vida, porque la mayoría de los beneficiarios de las indulgencias alimentarias con descuento acaban dispuestos a gastar una fortuna para perder el peso que ganaron sin coste adicional. Puede ser útil indicar esto a los pacientes.

Obesidad y mortalidad

Uno de los aspectos más polémicos y controvertidos de la epidemia de obesidad ha sido la contabilización fiable de la mortalidad. Los debates sobre esta cuestión han sido especialmente intensos (174,175).

En 1993, McGinnis y Foege (176) identificaron la combinación de los hábitos alimentarios y el estilo de vida sedentario como la segunda causa principal de muerte prematura evitable en Estados Unidos, responsable de unas 350 000 muertes al año. La obesidad contribuye a la mayoría de estas muertes, y se consideraba responsable, directamente o indirectamente, de aproximadamente 300 000 muertes anuales (177). Calle y cols. (178) documentaron una relación lineal entre el IMC y el riesgo de mortalidad, basándose en una cohorte observacional de más de 1 millón de personas a la que se realizó un seguimiento durante 14 años. En esta cohorte, el IMC elevado era menos predictivo del riesgo de mortalidad en los negros que en los blancos. Manson y cols. (179) hallaron una relación lineal entre el IMC y el riesgo de mortalidad en mujeres del *Nurses' Health Study*; el menor riesgo de mortalidad por todas las causas se observó en mujeres con un IMC un 15 % inferior a la media, con un peso estable a lo largo del tiempo. Al incluir en el análisis mujeres con antecedentes de tabaquismo, se obtuvo una curva de mortalidad en forma de J, con una tasa de mortalidad más alta entre las mujeres más delgadas. En un estudio de más de 2 millones de hombres y mujeres, Engeland y cols. (180) también encontraron una curva de mortalidad en forma de J o de U, con la tasa de mortalidad más baja en un IMC entre 22.5 y 25. En un estudio de más de medio millón de adultos realizado por Adams y cols. (181), tras controlar el estado de tabaquismo y la salud inicial, tanto el sobrepeso como la obesidad se asociaron a un mayor riesgo de muerte. Más recientemente, un metaanálisis muy publicitado realizado por Flegal y cols. (182) descubrió que, mientras que la obesidad se asociaba a una mayor mortalidad por todas las causas en relación con el peso normal, el sobrepeso se asociaba a una tasa de mortalidad por todas las causas significativamente *menor*.

Los datos que apoyan la relación entre la obesidad y el riesgo de mortalidad proceden de diversas fuentes y, en general, son uniformes (183,184). Hay pruebas de que la obesidad en la adolescencia, al menos en los varones, predice un aumento de la mortalidad por todas las causas (126). Los datos del *Iowa Women's Health Study* sugieren que el índice de cintura-cadera (ahora sustituido por el perímetro de la cintura) podría ser un factor predictivo del riesgo de mortalidad superior al IMC en las mujeres. Mientras que el IMC producía una curva en forma de J, el índice de cintura-cadera y la mortalidad tenían una relación lineal (185). Esta cuestión sigue siendo importante, aunque a menudo se descuida en el debate sobre la obesidad y la mortalidad: no toda la obesidad es igual en términos de riesgo cardiometabólico. Aunque los estudios anteriores solían demostrar una relación en forma de J entre el IMC y la mortalidad, en los estudios de cohortes más amplios, la relación es lineal (186). No es de extrañar que las personas delgadas debido a una enfermedad grave tengan una tasa de mortalidad elevada. Los estudios que evaluaron a los participantes para detectar enfermedades crónicas y los excluyeron de diversas maneras mostraron un enderezamiento de la curva de IMC/mortalidad en prácticamente toda su longitud, como se señaló anteriormente (181,186).

Basándose en parte en estas nuevas pruebas, en 1998 se celebró una conferencia de consenso de los Institutos Nacionales de la Salud (NIH, National Institutes of Health) para revisar la definición de sobrepeso que se utilizaba entonces. Fue en ese momento cuando se establecieron las definiciones de sobrepeso y obesidad que ahora prevalecen (v. **tabla 5-1**). Debido a que el umbral anterior para el sobrepeso había sido más alto (IMC 27.2 en mujeres, 27.8 en hombres), se efectuó la sardónica observación de que más de 10 millones de personas que un día se habían acostado delgadas se despertaban con sobrepeso al día siguiente.

Las definiciones revisadas de la obesidad, las curvas de mortalidad revisadas y el aumento de la prevalencia de la obesidad contribuyeron a aumentar la preocupación por la mortalidad causada por el sobrepeso. Los datos publicados en 1993 por McGinnis y Foege, que habían establecido que el tabaco era la principal causa de muerte prematura modificable en Estados Unidos, se percibieron como una contribución a los esfuerzos de la sociedad para reducir los daños del tabaquismo. En este contexto, Mokdad y cols. (174) realizaron extrapolaciones a partir de datos poblacionales para sugerir en 2004 que unas 400 000 muertes prematuras al año en Estados Unidos eran atribuibles a la obesidad, y que ésta pronto superaría al tabaco como principal causa de muerte prematura.

La refutación más intensa a esta afirmación fue la realizada por Flegal y cols. (175), que utilizaron datos de las Encuestas Nacionales de Salud y Nutrición (NHANES, *National Health and Nutrition Examination Surveys*) para extrapolar el coste de la mortalidad por obesidad. Al afirmar que Mokdad y cols. no habían ajustado adecuadamente la distribución de la edad, Flegal y cols. informaron de una asociación mucho más débil entre el IMC y la mortalidad, con unas 100 000 a 150 000 muertes prematuras. Lo más provocativo es que Flegal y cols. (182) informaron, tanto en este estudio como en un metaanálisis posterior, que el sobrepeso en adultos de mediana edad, un IMC entre 25 y 30, se asociaba en realidad a una tasa de mortalidad inferior a la del llamado peso ideal.

Una controversia relacionada es el probable impacto de la obesidad en la esperanza de vida en el futuro. Se ha afirmado que, debido a la obesidad epidémica, se está criando la primera generación de niños con una esperanza de vida proyectada más corta que la de sus padres (87,187). Este punto de vista también ha sido refutado, con la afirmación de que la esperanza de vida seguirá aumentando en el futuro.

En la actualidad, existe una abundante letanía de argumentos a ambos lados de la división entre obesidad y mortalidad, con argumentos a favor y en contra de una elevada tasa de mortalidad ahora (188-191) y en el futuro (**fig. 5-1**). Los CDC han abordado oficialmente la controversia en más de una ocasión, y gran parte del debate se ha trasladado a la prensa popular (174,175,177,192-218).

Afortunadamente, no es necesario llegar a un consenso absoluto sobre el número de víctimas mortales de la obesidad para apreciar la amenaza que representa. Es posible que la obesidad esté matando a menos personas de las previstas debido a los avances en la atención terciaria. Ciertamente, los medios para compensar las enfermedades crónicas en los estados avanzados mejoran con cada año que pasa. Pero la compensación de las enfermedades crónicas por medios

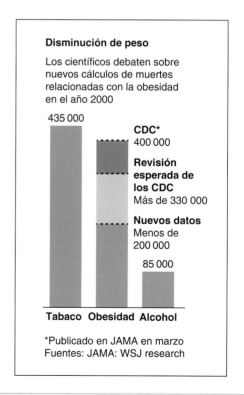

Disminución de peso

Los científicos debaten sobre nuevos cálculos de muertes relacionadas con la obesidad en el año 2000

435 000

CDC*
400 000

Revisión esperada de los CDC
Más de 330 000

Nuevos datos
Menos de 200 000

85 000

Tabaco Obesidad Alcohol

*Publicado en JAMA en marzo
Fuentes: JAMA: WSJ research

FIGURA 5-1 ¿Cuántos estadounidenses mueren cada año a causa de la obesidad? (De: Mckay B. *Wall Street Journal*. 3 de diciembre de 2004:A15.)

como los procedimientos endovasculares, la polifarmacia y/o la cirugía no es ni mucho menos tan buena como la preservación de la buena salud, y es mucho más cara. Es indiscutible que la obesidad es responsable de una enorme carga de enfermedades crónicas; se encuentra en las vías causales bien establecidas hacia prácticamente todas las principales causas de muerte prematura y discapacidad en los países industrializados, como la diabetes, las enfermedades cardiovasculares, el cáncer, la artritis degenerativa, los accidentes cerebrovasculares y, en menor medida, la enfermedad pulmonar obstructiva. Por tanto, aunque el número de años que la obesidad puede restar a la vida es discutible, no existe argumento alguno de que esté restando años a la vida. Hay que señalar que el metaanálisis de Flegal (182) se centró en la mortalidad, y no examinó el impacto de la obesidad en la morbilidad. Además, cuando las personas enferman, suelen perder peso; sin embargo, el estudio no excluyó a los que estaban delgados debido a la enfermedad. Además, tampoco excluyó a los individuos que estaban delgados por otras razones como, por ejemplo, anorexia nerviosa, depresión grave, consumo de cocaína, todo lo cual puede causar un aumento de la mortalidad en las personas con peso saludable en comparación con los individuos con sobrepeso.

Mientras que los argumentos sobre el impacto de la obesidad en la mortalidad se basan en sutilezas estadísticas y proyecciones a partir de muestras relativamente pequeñas, los datos de la American Cancer Society se basan en un estudio de cohortes observacional que incluye a casi un millón de personas a las que se ha seguido durante casi 20 años. Esta sólida muestra, no citada en los documentos de Mokdad ni de Flegal, demuestra una asociación lineal entre el IMC y la mortalidad. Esta asociación es clara y no se ve afectada por estadísticas controvertidas (219,220). Por último, existe una lógica simple sobre la asociación entre la obesidad y la mortalidad. La obesidad contribuye poderosamente a la prevalencia de la diabetes, el cáncer, las enfermedades cardíacas y, en menor medida, los accidentes cerebrovasculares. Estas, a su vez, son las principales causas próximas de muerte en Estados Unidos. Parece inverosímil que una afección que contribuye a todas las principales causas de muerte no tenga implicación alguna en la causalidad de la misma.

Menos descabellada es la falta de una asociación directa. Los certificados de defunción rara vez citan la obesidad como causa de muerte, porque generalmente es un factor distal o «ascendente». La obesidad contribuye a la aparición de enfermedades crónicas, que a su vez contribuyen a la aparición de episodios agudos contribuyendo directamente a la muerte. Es posible que los mecanismos habituales de recopilación de datos no tengan en cuenta, o casi, la contribución de la obesidad a la mortalidad. Esto es especialmente probable ante el relativo descuido de la obesidad en la historia clínica estándar. En la **figura 5-2** se muestra una vía causal prototípica, con indicaciones

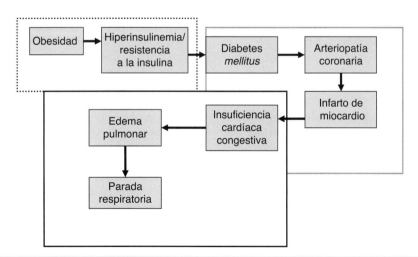

FIGURA 5-2 La obesidad es un factor distal «anterógrado» de la muerte prematura por causas múltiples. Debido a su distancia respecto de los acontecimientos precipitantes reales en el momento de la muerte, es poco probable que la obesidad se incluya en un certificado de defunción. En el recuadro con línea negra se muestra lo que, con toda seguridad, se anota en un certificado de defunción habitual como causa de la muerte; el recuadro con línea gris comprende lo que posiblemente se mencione como causa subyacente de la misma; y en el recuadro con líneas de puntos se incluye información que probablemente no aparezca en un certificado de defunción.

de las causas de muerte seguras, probables y poco probables que aparecen en un certificado de defunción.

Otra consideración importante es que el IMC, como se ha señalado anteriormente, es un índice de salud relativamente deficiente en cualquier individuo. Un IMC bajo o normal atribuible a una alimentación saludable y a una actividad física regular es, obviamente, muy distinto de un IMC normal o bajo atribuible a la depresión, al aislamiento, a una enfermedad crónica o a un trastorno de la conducta alimentaria. Del mismo modo, un IMC elevado debido a la forma física y la musculatura tiene implicaciones para la salud que son opuestas a las del exceso de adiposidad. Por último, incluso el exceso de adiposidad difiere en sus efectos sobre la salud en función de la distribución de la grasa, como se ha comentado anteriormente. En cada caso, estos factores sesgarían la evaluación de la asociación obesidad/mortalidad hacia el valor nulo. El perímetro de la cintura parece ser un factor de predicción de la morbilidad y la mortalidad mucho mejor que el IMC (221-224), del mismo modo que la lipoproteína de baja densidad (LDL) y la relación LDL:HDL (lipoproteína de alta densidad) discriminan el riesgo cardiovascular de forma mucho más fiable que el colesterol total.

Las implicaciones de esta línea de razonamiento son que la obesidad contribuye en gran medida a la mortalidad prematura, pero que generar un recuento exacto y preciso de cuerpos atribuibles a la obesidad *per se* seguirá siendo difícil. La atribución de una morbilidad significativa a la obesidad es mucho menos difícil, y constituye una base suficiente por sí misma para tratar la obesidad epidémica como un imperativo clínico y de salud pública de buena fe.

Balance energético y patogenia de la obesidad

El incesante aumento de la prevalencia mundial de la obesidad (v. «Tendencias mundiales») ha generado una comprensible frustración entre los responsables políticos, los profesionales de la salud pública y los proveedores de asistencia sanitaria. Las personas que aumentan de peso con el tiempo se encuentran en un estado de balance energético positivo. Cuanto más tiempo persiste ese estado y cuanto mayor es el desequilibrio, más peso se gana.

El balance al que se refiere el «balance energético» es entre unidades de energía (normalmente, pero no necesariamente, medidas en kilocalorías o kilojulios) tomadas en el cuerpo y unidades de energía gastadas por el cuerpo. Dado que la relación entre la energía y la materia se rige por las leyes fundamentales de la física, las implicaciones del balance energético son prácticamente evidentes. Cuando se introduce en el

cuerpo más energía de la que se consume en todos los procesos de gasto energético, el excedente se convierte en materia. Cuando el gasto energético es superior a la ingesta de energía, la materia debe convertirse en energía para compensar el déficit. Por tanto, un balance energético positivo aumenta la materia de un cuerpo, y un balance energético negativo la disminuye. Cuando la ingesta y la producción de energía se igualan, la materia (la masa corporal en este caso) permanece estable.

Varios detalles de interés clínico complican esta construcción, por lo demás, sencilla. El primero es que, mientras que la ingesta de energía se limita a una única actividad, la alimentación, la producción de energía se expresa de varias maneras, entre ellas la termogénesis, la actividad física, el metabolismo basal y el crecimiento. La segunda es que, aunque el exceso de ingesta de energía puede convertirse en materia, la naturaleza de esa materia puede variar. En concreto, y en términos sencillos, el exceso de calorías puede generar tejido corporal magro, grasa o una combinación de ambos.

La caloría es una medida de energía alimentaria, y representa el calor necesario para elevar la temperatura de 1 g, o cm^3, de agua en 1 °C a nivel del mar. Una kilocaloría, la medida aplicada a los alimentos, es el calor necesario para elevar la temperatura de 1 kg, o litro, de agua en la misma medida, en las mismas condiciones (225). El julio es una medida alternativa de energía que se utiliza preferentemente en la mayoría de las aplicaciones distintas de la alimentación. El julio, y el correspondiente kilojulio, es 4.184 veces menor que la caloría y la kilocaloría, respectivamente. Hace tiempo que existe controversia en torno a la pregunta «¿una caloría es una caloría?». (226). Sin embargo, como ya se ha mencionado, una caloría es simplemente una unidad de energía y, como tal, 1 cal siempre será igual a 1 cal (al igual que 1 m siempre será igual a 1 m). La diferencia radica en que algunos alimentos son mejores para nosotros que otros, y una de las muchas virtudes de los alimentos mejores para nosotros es que tienden a ayudarnos a sentirnos saciados con menos calorías y, por tanto, pueden inclinar la balanza en la ecuación de balance energético (227). Las calorías consumidas («energía entrante») son, al menos conceptualmente, relativamente sencillas: alimentos. Como ya se ha señalado, las calorías gastadas («energía gastada») son la combinación más complicada del gasto energético en reposo (GER), la tasa metabólica basal (TMB), la actividad física y la termogénesis.

La fórmula incluye la energía dedicada al crecimiento lineal en los niños, que contribuye a las necesidades basales. Existe una bibliografía limitada que sugiere una asociación entre una ingesta de proteínas relativamente mayor y un GER relativamente más alto para una masa corporal determinada que la asociada a otras clases de macronutrimentos (*v.* la exposición de las clases de macronutrimentos, p. 673). La termogénesis está influenciada principalmente por el tono simpático y la leptina, que a su vez pueden estar influenciados por la insulina (*v.* cap. 6) y, por tanto, en cierta medida, por la distribución de macronutrimentos. Un número comparable de calorías procedentes de diferentes fuentes de macronutrimentos no será, con toda seguridad, comparativamente saciante (*v.* cap. 42), por lo que la distribución de los macronutrimentos puede influir en la saciedad y, por tanto, en la posterior ingesta de energía. Si una persona está genéticamente predispuesta a la resistencia a la insulina, las concentraciones elevadas de insulina posprandial pueden contribuir al aumento de peso, en igualdad de condiciones (*v.* cap. 6).

Sin embargo, si esa persona restringe suficientemente las calorías, no se producirá un aumento de peso. Pero dada la dificultad que tienen las personas con acceso a alimentos abundantes y sabrosos para restringir las calorías, lo más probable es que el individuo no lo haga de forma eficaz. Las concentraciones elevadas de insulina pueden provocar una conversión más eficaz de la energía de los alimentos en grasa corporal, dado que la ingesta de energía es adecuada para que se produzca el depósito de grasa. El depósito de grasa corporal conducirá, en individuos predispuestos, a la acumulación de grasa visceral y, por tanto, a una mayor resistencia a la insulina, a concentraciones elevadas de insulina y, potencialmente, a un mayor depósito de grasa. Así pues, aunque el determinante alimentario predominante de la regulación del peso es la ingesta total de energía, la distribución de macronutrimentos, los factores endocrinos y las diversas predisposiciones genéticas pueden aportar importantes influencias atenuantes a cualquier nivel de consumo de calorías.

En esencia, pues, la patogenia de la obesidad tiene que ver con los complejos detalles de una fórmula de balance energético por lo demás sencilla: cuando las calorías consumidas superan a las gastadas, el peso aumenta, y viceversa. Concretamente, a corto plazo, cuando la ingesta calórica supera el gasto calórico en aproximadamente 3 500 kcal a 4 000 kcal, se generará 0.454 kg de grasa corporal. (En teoría, 0.454 kg de grasa almacenan 4 086 kcal [9 kcal/g de grasa, multiplicadas por los 454 g]). Sin embargo, 454 g de tejido vivo no es en realidad solo grasa, sino que también debe contener las diversas estructuras y fluidos necesarios para la viabilidad de esa grasa, como sangre, vasos sanguíneos, neuronas, etc. Por convención, se utiliza un exceso de 3 500 kcal para aproximar las necesidades energéticas de un aumento de peso de 454 g.

Por la misma convención, un déficit de 3 500 kcal en relación con el gasto se traducirá en 454 g de grasa corporal perdida. Por este motivo, se suele aconsejar un déficit calórico diario de aproximadamente 500 kcal para conseguir una pérdida de peso a un ritmo ligero y sostenible de 0.454 kg/semana. Sin embargo, dado que la ingesta y el gasto calórico no son cantidades independientes, esta regla general se rompe tras unas semanas de déficit energético sostenido (228,229). Debido a mecanismos de contrarregulación (como la reducción de las concentraciones de leptina durante la pérdida de peso) que intervienen en la regulación del peso (y, de hecho, en la supervivencia), una reducción sostenida de la ingesta calórica conducirá a un menor aumento de peso a lo largo del tiempo, de modo que la regla general de las 3 500 calorías por 0.454 kg solo es aplicable durante un período relativamente corto.

La complejidad subyacente a la fórmula del balance energético se refleja en una amplia gama de factores genéticos, fisiológicos, psicológicos y sociológicos implicados en el aumento de peso. Los esfuerzos para controlar el peso, evitar el aumento o facilitar la pérdida deben abordar el balance energético para tener éxito. El control del peso corporal depende de la consecución de un equilibrio estable entre el aporte energético y el consumo de energía en un nivel deseado de almacenamiento de energía.

En contra de este objetivo está la tendencia natural del cuerpo a acumular grasa. El almacenamiento de energía en forma de tejido adiposo es adaptativo en todas las especies con acceso variable e imprevisible a los alimentos. En los humanos, solo se almacenan unas 1 200 kcal de energía en forma de glucógeno en el adulto prototipo de 70 kg, suficiente para soportar un ayuno de aproximadamente 12 h a 18 h. La capacidad de un ser humano para sobrevivir a un ayuno más prolongado depende de las reservas de energía en la grasa corporal, que suponen una media de 120 000 kcal en un adulto de 70 kg. La tendencia natural a almacenar la energía disponible en forma de grasa corporal persiste, aunque la disponibilidad constante de energía nutritiva ha hecho que esta tendencia sea inadaptada, mientras que antes era, y a veces sigue siendo, vital para la supervivencia.

El desarrollo de la obesidad parece estar relacionado con un aumento tanto del tamaño como del número de adipocitos. Se cree que el consumo excesivo de energía en la primera infancia y la adolescencia conduce más fácilmente a un aumento del número de adipocitos. En los adultos, el consumo excesivo de energía conduce inicialmente a un aumento del tamaño de los adipocitos y, solo con un desequilibrio más extremo, a un aumento del número (*v.* Definiciones de sobrepeso y obesidad y medidas de antropometría, p. 65).

La obesidad infantil no conduce invariablemente a la obesidad en la edad adulta, ya que el número total de adipocitos en un adulto delgado suele ser superior al de un niño con sobrepeso. Por consiguiente, la corrección del desequilibrio energético precoz puede restablecer el número de adipocitos al rango normal. Sin embargo, la obesidad infantil es un fuerte factor predictor de la obesidad, y sus complicaciones, en la edad adulta (230).

En general, es más probable que los grados menores de obesidad se deban a un aumento del tamaño de los adipocitos (obesidad hipertrófica), mientras que la obesidad más grave suele sugerir también un aumento del número de adipocitos (obesidad hiperplásica).

La pérdida de peso puede ser más difícil de mantener en la obesidad hiperplásica que en la hipertrófica, ya que requiere reducir un número anormalmente elevado de adipocitos totales a un tamaño anormalmente bajo. Los adipocitos pueden regular activamente su tamaño para que se mantenga dentro del rango normal. En esta señalización intervienen varios mensajeros químicos liberados por el tejido adiposo, como el angiotensinógeno, el factor de necrosis tisular y otros, junto con la leptina. Los adipocitos también producen lipoproteína-lipasa, que actúa sobre las partículas de lipoproteínas circulantes, especialmente LDL, para extraer ácidos grasos libres, que luego se almacenan en el adipocito en forma de triglicéridos.

El desequilibrio entre el consumo y el gasto de energía que conduce a un aumento de peso excesivo puede estar mediado por cualquiera de las dos cosas y, por lo general, lo está por ambas. Tanto la inactividad relativa como la abundancia de calorías disponibles contribuyen a ello.

Como se ha señalado anteriormente, el gasto energético se compone del índice metabólico basal (IMB), el efecto térmico de los alimentos y la actividad física (**tabla 5-1**). Por término medio, el índice metabólico basal representa hasta el 70 % del gasto energético total, la termogénesis aproximadamente el 15 % y la actividad física aproximadamente el 15 %. La contribución de la actividad física al gasto energético es, por supuesto, muy variable. El GER puede medirse por varios métodos, siendo el método del agua doblemente etiquetada el que prevalece en los entornos de investigación (225,231).

En el ámbito clínico, las necesidades energéticas basales para el mantenimiento del peso pueden estimarse de muchos modos, sobre todo mediante la ecuación de Harris-Benedict (v. apéndice A). Una estimación aproximada de las calorías necesarias para mantener el peso a un nivel medio de actividad se obtiene multiplicando el peso ideal (en kilogramos) por 2.2, y el resultado por 12 a 14 en mujeres y por 14 a 16 en hombres. El IMB es más bajo en las mujeres que en los hombres, cuando se equipara la altura y el peso, debido al mayor contenido de grasa corporal en las mujeres; el músculo impone una mayor demanda metabólica que la grasa a igual masa. Un fuerte componente genético del IMB da lugar a agrupaciones familiares y a agrupaciones dentro de grupos étnicos predispuestos a la obesidad (232-236) (v. cap. 44).

El IMB se explica en gran medida por la masa corporal magra, pero entre los sujetos emparejados por la masa corporal magra, la edad y el sexo, se puede observar una variación de hasta el 30 %. Esto explica, en parte, por qué una ingesta energética comparable producirá obesidad en algunos individuos, pero no en otros. Eso tiene una clara implicación para los médicos: lo que los pacientes afirman sobre la predisposición al aumento de peso puede ser muy cierto (v. cap. 47).

El peso corporal total generalmente se correlaciona de forma inversa con el IMB a nivel poblacional, pero se correlaciona de forma positiva con el de un individuo, ya que la pérdida de peso reduce el IMB, y el aumento de peso lo aumenta (237). Las personas de mayor tamaño necesitan más calorías en reposo que las más pequeñas para mantener su peso.

El IMB puede descender hasta un 30 % con las dietas, y la eficiencia muscular mejora con la pérdida de peso, lo que explica por qué el mantenimiento de la pérdida de peso se hace cada vez más difícil con el paso del tiempo, especialmente en los casos de pérdida de peso extrema (238). El fenómeno de la «meseta para bajar de peso» es, en parte, atribuible al equilibrio de la menor ingesta calórica con las menores necesidades energéticas resultantes de la reducción de la masa corporal. Las fuerzas de contrarregulación que conducen a la disminución del IMB también contribuyen a aumentar el apetito, frustrando aún más el mantenimiento a largo plazo del peso perdido (239). Aunque es predecible y comprensible, este fenómeno suele ser muy frustrante para los pacientes. El asesoramiento para el control del peso debe prever y abordar esta tendencia.

Las reducciones del IMB pueden contribuir también a aumentar la dificultad para perder peso tras sucesivos intentos (240), aunque este concepto es discutido (241-243). Un posible mecanismo es que tanto la masa grasa como la masa corporal magra se reducen cuando se restringen las calorías, mientras que la recuperación de peso debida al exceso calórico dará lugar a un aumento de la masa grasa preferentemente. Así pues, los ciclos de pérdida y recuperación de peso tienen la posibilidad de aumentar el porcentaje de grasa corporal y, por tanto, de reducir las necesidades calóricas para el mantenimiento de un peso determinado. El ejercicio puede prevenir estos cambios en la composición corporal y la tasa metabólica. Aunque el entrenamiento de resistencia, en particular, puede minimizar la caída del IMB que se produce con la pérdida de peso, todas las formas de actividad física, ya sea el ejercicio aeróbico o el entrenamiento de fuerza, pueden tener este beneficio. Como el músculo es más activo metabólicamente que la grasa, la conversión de masa corporal de grasa a músculo con un peso estable aumentará el IMB. Esta pauta puede frustrar a los pacientes que confían en la báscula para medir el éxito de la pérdida de peso, pero, de hecho, una reducción de la masa grasa y un aumento de la masa corporal magra constituyen claramente un éxito en el control del peso, y deben considerarse como tales, a pesar del dial inmóvil de la báscula del baño. Existe un consenso entre los expertos de que, en las personas con complicaciones cardiometabólicas de la obesidad, una reducción de peso del 5 % al 10 % suele conducir a una reducción del riesgo clínicamente importante (244,245). Menos descrita, pero ciertamente posible, es una mejora similar en quienes bajan menos de peso, pero redistribuyen el peso de la grasa a la masa magra.

El gasto energético por unidad de masa corporal alcanza su máximo en la primera infancia debido a las exigencias metabólicas del crecimiento. El gasto energético total suele alcanzar su máximo en la segunda década, y la ingesta de energía también suele hacerlo. A partir de entonces, las necesidades energéticas disminuyen con la edad, al igual que el consumo de energía. El gasto energético tiende a disminuir más que la ingesta de energía, por lo que el aumento de peso y el incremento de la adiposidad son característicos del envejecimiento (v. cap. 31). Es interesante que la capacidad del organismo de almacenar el exceso de calorías en una reserva energética compuesta por tejido adiposo sea adaptativa en cualquier entorno que imponga una privación calórica cíclica.

Esta tendencia se convierte en inadecuada solo cuando se dispone continuamente de un exceso de calorías. También hay que señalar que la capacidad de adaptación para el aumento de peso es generalmente variable entre individuos y poblaciones, y es algo sistemáticamente variable entre hombres y mujeres. Los hombres son mucho más propensos que las mujeres premenopáusicas a acumular un exceso de grasa en el vientre y dentro de las vísceras abdominales, lo que les hace más propensos a las secuelas cardiometabólicas de la obesidad. Como se ha mencionado anteriormente, el patrón central de la obesidad, conocido con el colorido de la «manzana», se denomina androide. En cambio, el patrón de obesidad «pera», o periférico, es ginoide.

La tendencia de las mujeres en edad reproductiva a almacenar grasa corporal de forma más inocua que los hombres tiene una posible explicación en la biología evolutiva. Es decir, la reproducción depende de la capacidad de la mujer para satisfacer tanto sus propias necesidades calóricas como las del feto en desarrollo (v. cap. 27). La capacidad de crear una reserva de energía lo suficientemente grande como para ayudar a garantizar un embarazo exitoso puede ser una adaptación esencial y, por supuesto, exclusivamente femenina.

Una última contribución a este constructo, ciertamente especulativo, la constituyen los efectos en las mujeres de la reducción del contenido de grasa corporal por debajo de un umbral crítico. La menstruación cesa y se produce un estado de infertilidad. Este efecto se observa con mayor frecuencia en las deportistas jóvenes y en las niñas con trastornos de la conducta alimentaria, en quienes representa una amenaza de osteopenia irreversible (v. caps. 14 y 25).

Termogénesis

La ingesta de alimentos aumenta el tono simpático, elevando las concentraciones de catecolaminas e insulina. El tejido adiposo pardo, concentrado principalmente en el abdomen, la parte superior de la espalda y el cuello, y a lo largo de la médula espinal, actúa principalmente en la regulación del almacenamiento y el gasto de energía, induciendo generación de calor en respuesta a la estimulación de las catecolaminas, la insulina y la hormona tiroidea. El aumento del tono simpático posprandial da lugar a termogénesis (generación de calor), que puede consumir hasta el 15 % de las calorías ingeridas. Algunos investigadores incluso sugieren dirigirse a la termogénesis para combatir la obesidad (246,247). Un efecto térmico reducido de los alimentos puede contribuir al desarrollo de la obesidad, aunque esto es controvertido (248,249). Aproximadamente entre el 7 % y el 8 % del gasto energético total corresponde a la termogénesis obligatoria, pero hasta un 7 % o un 8 % adicional es facultativo, y puede variar entre las personas delgadas y con sobrepeso.

La resistencia a la insulina puede estar asociada a una reducción de la termogénesis posprandial. Sin embargo, la obesidad aparentemente precede a esta reducción, lo que sugiere que es poco probable que la termogénesis alterada sea una explicación de la susceptibilidad a la obesidad.

La termogénesis está, en parte, relacionada con la acción de los receptores b_3-adrenérgicos, cuya densidad varía considerablemente. La reducción de la termogénesis puede contribuir al aumento de peso con el envejecimiento, ya que la termogénesis aparentemente disminuye con la edad, al menos en los hombres (250,251).

Actividad física

En general, el consumo de energía ha aumentado en los países industrializados durante las últimas décadas, ya que han aumentado tanto la densidad energética de la alimentación como el tamaño de las porciones y la frecuencia de los tentempiés. Durante el mismo período, el gasto energético ha disminuido en general, fundamentalmente debido a los cambios en el entorno y en las pautas de actividad laboral y de ocio. Menos del 5% de los adultos estadounidenses realizan una actividad física diaria, y solo uno de cada tres alcanza la cantidad recomendada de actividad física semanal (252).

La mayoría de los estadounidenses no cumplen las recomendaciones de actividad física de 30 min de actividades de intensidad moderada al menos 5 días a la semana (253). La reducción del gasto energético relacionado con el ejercicio contribuye al desequilibrio energético y al aumento de peso. La atribución del aumento de peso a la inactividad física se ve agravada por las asociaciones entre el comportamiento sedentario y la alimentación deficiente (254). Por ejemplo, los datos del Sistema de Vigilancia de los Factores de Riesgo del Comportamiento (Behavioral Risk Factor Surveillance System) indican que la inactividad relativa se correlaciona con una ingesta elevada de lípidos en la alimentación (255).

Aunque existe acuerdo en que la actividad física es esencial para el mantenimiento del peso a largo plazo, los mecanismos de beneficio siguen siendo controvertidos. No hay pruebas de que la actividad física reduzca la ingesta de alimentos o provoque períodos prolongados de mayor consumo de oxígeno, y existen algunas pruebas de lo contrario. El ejercicio tiene el potencial de aumentar el IMB al incrementar la masa muscular. El consumo de energía durante el ejercicio puede ayudar a mantener el balance energético. Por ejemplo, 45 min de trote o 75 min de caminata rápida podrían lograr un gasto calórico de aproximadamente 500 kcal (**tabla 5-4**). La eficiencia para vincular el consumo de energía al trabajo físico de contracción muscular es de aproximadamente el 30%; el 70% de la energía disponible se desperdicia en forma de calor. Hay pocas pruebas de que la eficiencia del metabolismo energético relacionado con el trabajo difiera entre las personas más delgadas y las más pesadas.

Se ha efectuado un gran hincapié nacional en los beneficios para la salud de la actividad física, como lo demuestra la campaña Let's Move! de la Primera Dama Michelle Obama (256) y The Presidents Challenge del Presidente Obama (cancelado en junio de 2018). Sin embargo, en general, se avanzó poco hacia los objetivos de Healthy People 2020 en esta categoría (257). Aunque la utilidad de la actividad física *per se*

para promover la pérdida de peso es incierta, la actividad física a lo largo de la vida aparentemente mitiga el aumento de peso relacionado con la edad y está claramente asociada a importantes beneficios para la salud (258-261). Además, el argumento de que la actividad física no promueve la pérdida de peso es erróneo. La actividad física puede, en efecto, promover la pérdida de peso y quemar grasa, pero solo si se practica en cantidad suficiente y no se come en exceso. El problema es que incluso los que realizan ejercicio a diario son relativamente sedentarios según los estándares históricos. En el entorno obesogénico del mundo moderno, se es más propenso a la ingesta excesiva de energía y al gasto energético inadecuado que cualquier generación anterior (262,263).

La cuestión de si la actividad física y el estado físico que conlleva son más importantes para la salud que el control del peso ha generado cierta controversia. Algunos autores sostienen que la «forma física» es más importante que la «gordura», mientras que otros defienden la opinión contraria (264-285).

Sin embargo, esta disputa distrae más que ayuda. A nivel de la población, la mayoría de las personas en forma son, al menos, relativamente delgadas, mientras que el exceso de peso y la falta de forma física suelen estar correlacionados. De hecho, aunque la «forma física» supere a la «grasa» en términos de efectos sobre la salud, menos del 9% de la población se encuentra en esta categoría de «forma física» y «grasa» (286).

Las pruebas obtenidas en grandes estudios de cohortes sugieren que la forma física y la grasa son predictores independientes de los resultados de salud. La combinación de buena forma física y delgadez es claramente preferible a todas las demás.

Las pruebas del Registro nacional de control de peso (*National Weight Control Registry*) y otros estudios sugieren que la actividad física regular puede ser un elemento importante para el control de peso duradero (287,288). La actividad física se encuentra entre los mejores predictores del mantenimiento del peso a largo plazo (289-294). Se ha estimado que el gasto de aproximadamente 12 kcal/kg de peso corporal al día en actividad física es el mínimo protector contra el aumento de la grasa corporal a lo largo del tiempo (295). La contribución de la actividad física al mantenimiento del peso puede variar entre los individuos en función de factores genéticos que aún no se conocen bien (296,297).

En los últimos años, se han acumulado pruebas alentadoras de que la actividad basada en el estilo de vida, en contraposición al ejercicio aeróbico estructurado, puede ser útil para lograr y mantener la pérdida de peso (298). Esta actividad física discreta puede ser aceptada más fácilmente por los pacientes con aversión al ejercicio.

TABLA 5-4

Gasto energético de algunas actividades físicas representativas[a]

Actividad	MET[b] (múltiplos del IMR)	kcal/min
Reposar (sentado o tumbado)	1.0	1.2-1.7
Barrer	1.5	1.8-2.6
Conducir (coche)	2.0	2.4-3.4
Caminar lentamente (3.2 km/h)	2.0-3.5	2.8-4
Ciclismo lento (9.6 km/h)	2.0-3.5	2.8-4
Montar a caballo (paseo)	2.5	3-4.2
Jugar al voleibol	3.0	3.5
Limpiar/fregar	3.5	4.2-6.0
Practicar golf	4.0-5.0	4.2-5.8
Nadar lentamente	4.0-5.0	4.2-5.8
Caminar moderadamente rápido (4.5 km/h)	4.0-5.0	4.2-5.8
Jugar al béisbol	4.5	5.4-7.6
Ciclismo moderadamente rápido (18 km/h)	4.5-9.0	6-8.3
Bailar	4.5-9.0	6-8.3
Esquiar	4.5-9.0	6-8.3
Patinar	4.5-9.0	6-8.3
Caminar rápidamente (7 km/h)	4.5-9.0	6-8.3
Nadar moderadamente rápido	4.5-9.0	6-8.3
Jugar al tenis (individual)	6.0	7.7
Cortar leña	6.5	7.8-11
Palear la nieve	7.0	8.4-12
Excavar	7.5	9-12.8
Esquí de fondo	7.5-12	8.5-12.5
Correr (a un ritmo de 6-8 km/h)	7.5-12	8.5-12.5
Jugar al fútbol	9.0	9.1
Jugar al baloncesto	9.0	9.8
Correr (ritmo de 5.3 min/km)	15	12.7-16.7
Correr (ritmo de 2.65 min/km)	30	36-51
Nadar rápido (estilo crol)	30	36-51

IMR, índice metabólico en reposo;

MET, equivalente metabólico.

[a]Todos los valores son estimaciones y se basan en un hombre prototipo de 70 kg; el gasto energético suele ser menor en las mujeres y mayor en los individuos de mayores dimensiones. Los valores de MET y kilocalorías provienen de diferentes fuentes y tal vez no tengan una correspondencia exacta.

[b]Un MET es la tasa de gasto energético en reposo atribuible al IMR (índice metabólico en reposo o basal). Aunque el gasto energético en reposo varía con las dimensiones y la complexión corporales, en general se acepta que el MET equivale a aproximadamente 3.5 (mL/kg)/min de consumo de oxígeno. En general, el gasto energético en un MET varía dentro de los límites de 1.2-1.7 kcal/min. La intensidad del ejercicio se puede determinar con relación al IMR en MET.

Datos tomados de Ensminger AH et al. The concise encyclopedia of foods and nutrition. En: Wilmore JH, Costill DL, eds. Physiology of sport and exercise. Human kinetics. Champaign, IL: publisher, 1994; American College of Sports Medicine. Resource manual for guidelines for exercise testing and prescription, 2nd ed. Philadelphia: Williams & Wilkins, 1993; Burke L, Deakin V, eds. Clinical sports nutrition. Sídney, Australia: McGraw-Hill Book Company, 1994; McArdle WD, Katch FI, Katch FL. Sports exercise nutrition, Baltimore: Lippincott Williams & Wilkins, 1999.

Metabolismo de los macronutrimentos

Existe cierto grado de control metabólico sobre el consumo y la distribución de macronutrimentos. La cortisona, la galanina y los péptidos opioides endógenos estimulan el hipotálamo medial para promover la ingesta de lípidos. La dopamina suele tener efectos antagónicos, suprimiendo el deseo de ingerir lípidos (aunque esto depende de la zona neuroanatómica de acción y del subtipo de receptor de dopamina asociado). Las anfetaminas actúan como precursores de la dopamina y, por tanto, tienden a reducir la ingesta de lípidos. Los fármacos como los neurolépticos, por ejemplo, las fenotiazinas) que antagonizan la dopamina se asocian a menudo a un aumento de la ingesta de lípidos y calorías y un aumento de peso.Los péptidos opioides endógenos y el factor liberador de la hormona del crecimiento pueden desempeñar un papel en la regulación de la ingesta de proteínas.

La ingesta de hidratos de carbono y el ansia de comerlos están mediadas por los efectos del ácido γ aminobutírico, la norepinefrina, el neuropéptido Y y el cortisol en el núcleo paraventricular del hipotálamo medial. La actividad de este sistema tiende a ser alta cuando la glucosa sérica y/o las reservas de glucógeno son bajas. La supresión del deseo de consumir hidratos de carbono parece estar mediada por la serotonina (v. caps. 34 y 38) y la colecistocinina. La resistencia a la insulina puede estar asociada a la ansiedad por los hidratos de carbono debido a la elevación de la norepinefrina, la cortisona y el neuropéptido Y.

Las interacciones de la señalización del apetito con los macronutrimentos se analizan con más detalle en el capítulo 38. El papel de la distribución de macronutrimentos en los esfuerzos de control de peso se aborda más adelante en este capítulo.

Factores socioculturales

El desequilibrio entre la ingesta y el gasto de energía, fundamental para la obesidad, es en gran medida el producto de una interacción entre los rasgos fisiológicos y los factores socioculturales. El metabolismo humano es el producto de unos 6 millones de años de selección natural (v. cap. 44), la inmensa mayoría de los cuales se produjeron en un entorno que exigía una actividad física vigorosa y que proporcionaba acceso a una alimentación en gran parte densa en nutrimentos, pero diluida en energía (299). En un entorno de este tipo, caracterizado por las fiestas y las hambrunas cíclicas, la eficiencia metabólica se vería favorecida, al igual que la capacidad de almacenar energía nutritiva en el cuerpo contra la llegada de la hambruna (300). Es probable que este entorno también influya en las respuestas conductuales. La tendencia a comer

compulsivamente, característica de los cazadores-recolectores modernos y de muchas especies animales, es adaptativa cuando la comida es a veces abundante, pero a menudo escasa; por tanto, esa tendencia puede ser casi universal en los humanos (299). La creciente frecuencia del trastorno de la conducta alimentaria por atracón (v. cap. 25) probablemente represente la convergencia de esta tendencia natural generalizada, con las oportunidades cada vez mayores de satisfacerla hasta un exceso perjudicial. Incluso en ausencia de patología, la disponibilidad constante y abundante de alimentos sabrosos junto con esta tendencia constituye una fórmula para el consumo excesivo de energía.

La preferencia innata por los alimentos dulces está bien documentada en los seres humanos y otros animales (301). Esta preferencia sería probablemente adaptativa en un entorno primitivo, ya que los alimentos dulces naturales (p. ej., la fruta o la miel) proporcionan energía fácilmente metabolizable y rara vez son tóxicos. Hay pruebas de una fuerte respuesta de placer a la grasa alimentaria, mediada en parte por los receptores opioides (302). Una intensa afinidad por la grasa alimentaria habría sido adaptativa en un entorno en el que la grasa alimentaria era escasa, pero representaba una fuente de energía concentrada y nutrimentos esenciales. Del mismo modo, la necesidad de una serie de micronutrimentos y la posible dificultad para encontrar una variedad de alimentos de forma sistemática probablemente habrían cultivado una fuerte preferencia por la variedad alimentaria. Este rasgo, la saciedad sensorial específica, se vuelve inadaptado en un entorno que proporciona alimentos en constante variedad y abundancia, favoreciendo la ingesta excesiva (303) (v. cap. 38).

El desequilibrio entre la ingesta y el gasto de energía se ve agravado por las comodidades modernas que han llevado a una disminución de la actividad física asociada a las actividades diarias (149). La difusión global de la tecnología moderna está asociada a la aparición de la obesidad como problema de salud pública mundial (304). Los patrones de comportamiento predominantes, incluido el uso de dispositivos de conveniencia que minimizan la actividad física, por ejemplo, ascensores, dispositivos de control remoto) y el consumo de una alimentación de alta densidad energética, generalmente se refuerzan a nivel social, a menudo lo que adquiere implicaciones culturalmente normativas (305). Las influencias socioculturales son poderosos determinantes tanto de los patrones de actividad como de la alimentación (306,307) y, en el contexto moderno, de la obesidad.

Tanto los individuos con sobrepeso como los delgados suelen informar de manera insuficiente sobre la ingesta de calorías, pero el grado de registro insuficiente tiende a ser mayor en las personas más pesadas. En general, el consumo de calorías es mayor en los individuos con más peso, en comparación con los más delgados (308,309), como cabría esperar.

Otros factores

La endocrinopatía, como el síndrome de Cushing o el hipotiroidismo, es una causa poco frecuente de obesidad. Relativamente pocos pacientes con obesidad tienen hipotiroidismo, y la mayoría de los pacientes previamente delgados con hipotiroidismo no ganan un peso significativo como resultado de la enfermedad tiroidea.

Se ha observado una asociación entre variaciones de la microbiota (microflora comensal endógena) del colon humano y la obesidad. Se ha citado una asociación similar entre la exposición al adenovirus y la obesidad (310). Estas asociaciones pueden ser de naturaleza causal o pueden ser casualidades estadísticas, y se necesita más investigación. Pero incluso si son causales, tienen el potencial de desviar la atención de las causas más importantes y dolorosamente obvias de la obesidad epidémica: el exceso de calorías y la relativa inactividad. Aunque las nuevas asociaciones pueden ser tentadoras, no deben exagerarse. Cuando se haya eliminado de la fórmula el exceso de calorías y la insuficiente actividad física predominantes, si queda alguna obesidad que explicar, habrá llegado el día de la teoría novedosa. Será muy bienvenida.

Influencias genéticas en el balance energético y el peso

Existe una intensa contribución genética a la obesidad, mediada por varias vías importantes. Los genes influyen en el GER, la termogénesis, la masa corporal magra y el apetito. Por tanto, existe una importante influencia genética potencial tanto en la ingesta como en el gasto de energía. En general, se cree que los factores genéticos explican al menos el 50% de la variación del IMC. Los estudios de adopción que demuestran una asociación entre la obesidad de un niño y sus padres biológicos, a pesar de haber sido criado por padres sustitutos, y los estudios de gemelos que muestran una correspondencia antropométrica entre gemelos idénticos criados por separado son fuentes de información especialmente útiles en este ámbito (311-314).

Los factores genéticos tienen importancia clínica, ya que ayudan a explicar la vulnerabilidad individual al aumento de peso y sus secuelas, y quizá también la variabilidad individual en la respuesta a las intervenciones para perder peso. Como mínimo, una apreciación de los factores genéticos en el balance energé-

tico debiera fomentar la comprensión y la compasión relevantes para el asesoramiento clínico. Por último, el esclarecimiento de las contribuciones genéticas a la obesidad a lo largo del tiempo puede dar lugar a nuevas opciones terapéuticas.

Docenas de genes han sido implicados como candidatos para explicar, al menos en parte, la predisposición a la obesidad en diferentes individuos; las interacciones gen-gen son muy probables en la mayoría de los casos (315-319). Solo en raras ocasiones se invoca una explicación monogénica. De ellas, la más habitual parece ser una mutación en el gen del receptor de la melanocortina 4 (MC4R), que interfiere en las señales de saciedad mediadas por la hormona estimulante de los melanocitos α. Esta mutación puede explicar hasta el 4% de los casos de obesidad grave en humanos. Diversas mutaciones pueden interferir en la señalización de la leptina, y algunas de ellas pueden demostrar ser causas monogénicas de la obesidad. En el Mapa Genético de la Obesidad Humana (320) se enumeraron 127 genes candidatos para rasgos relacionados con la obesidad, y los estudios genéticos han mostrado 97 locus asociados al IMC en estudios de asociación de todo el genoma (321).

La leptina, producida en el tejido adiposo, se une a receptores del hipotálamo, proporcionando información sobre el estado de almacenamiento de energía y afectando a la saciedad (322,323). La unión de la leptina inhibe la secreción del neuropéptido Y, que es un potente estimulador del apetito.

El gen *Ob* se identificó originalmente en ratones. Los ratones *Ob/Ob* son deficientes en leptina y, debido a ello, ganan enormes cantidades de peso (324). La administración de leptina a los ratones *Ob/Ob* provoca una rápida pérdida de peso. En los humanos, la obesidad se asocia a concentraciones elevadas de leptina (325). Sin embargo, la administración de leptina en humanos solo se ha asociado a una ligera pérdida de peso (326), lo que sugiere que la resistencia a la leptina, más que su insuficiencia, puede ser un factor etiológico en algunos casos de obesidad humana (327). La leptina es el principal mensajero químico que señala la repleción de adipocitos al hipotálamo; por tanto, la resistencia a la leptina puede retrasar o impedir la saciedad. Se ha revisado la importancia de la leptina en la epidemiología de la obesidad (328-331). Gran parte de la influencia genética en la regulación del peso puede estar mediada por la variación en el GER (332), y el apetito/saciedad, que se aborda en el capítulo 38 (333).

Aunque la contribución de los genes a la obesidad merece reconocimiento y respeto, no debe distraer de la hegemonía final de las influencias ambientales. Los genes ayudan a explicar la variada susceptibilidad a la obesidad y su expresión bajo cualquier conjunto de condiciones ambientales. Dicho de otro modo, los genes ayudan a explicar la extensión de la «curva de campana» que caracteriza la distribución del peso en una población determinada en un momento concreto. Aislar los efectos de los genes en la obesidad de los elementos obesógenos del entorno es un reto considerable (334); pensar en la obesidad como un producto de la interacción gen-ambiente en la mayoría de los casos puede ser el mejor medio para afrontar este reto en la actualidad (335,336).

Los factores ambientales explican mejor la posición de toda esa curva de campana en relación con un rango de distribuciones potenciales. El perfil genético de los residentes actuales en Estados Unidos, por ejemplo, puede ser bastante similar al de hace 60 años, mientras que las distribuciones de peso de esas dos poblaciones difieren drásticamente. La explicación de esta divergencia a lo largo del tiempo tiene mucho más que ver con el cambio ambiental que con el genético.

Microbioma intestinal y obesidad

Los avances recientes han permitido a los científicos identificar los microorganismos habituales que habitan en el tracto intestinal humano. Las primeras investigaciones realizadas en modelos de ratón (337-339), seguidas de estudios posteriores en humanos (340-342), demostraron la existencia de una microbiota intestinal distinta en las personas con obesidad en comparación con los individuos delgados. Por ejemplo, se ha demostrado que las personas con una mayor proporción de especies Prevotella y Bacteroides pierden más peso con dietas con restricción de calorías (343).

Además, los estudios sugieren que estas diferencias en la microbiota intestinal pueden afectar al balance energético al influir en la absorción gastrointestinal de los nutrimentos y la energía ingeridos, como la acción enzimática microbiana sobre polisacáridos que de otro modo no serían digeribles (344). Curiosamente, los efectos del microbioma en la obesidad parecen ser transmisibles. En modelos de ratón, el «trasplante» de microbios intestinales de ratones obesos a ratones normales da lugar a un mayor aumento de la grasa corporal total en comparación con los que reciben microbios de ratones delgados (345). Sin embargo, todavía no hay pruebas claras de que la suplementación con prebióticos o probióticos tenga un impacto significativo en el control del peso (346,347).

Es probable que dos tácticas directas sean beneficiosas: evitar el uso excesivo de tratamientos con antibióticos, que corre el riesgo de manipular negativamente el microbioma, y consumir suficiente fibra y nutrimentos prebióticos mediante un patrón alimentario razonable (348,349).

Ambiente obesógeno

El término «obesógeno» se ha acuñado para caracterizar la constelación de factores del entorno actual que contribuyen al aumento de peso. Surge de cualquier influencia que contribuya a un aumento relativo de la ingesta de energía o a una disminución relativa del gasto energético. El aumento de peso y, finalmente, la obesidad se producen cuando la ingesta habitual de energía supera el gasto energético habitual.

Los elementos obesógenos de las sociedades modernas abarcan: la tecnología que ahorra trabajo, los alimentos densos en energía, de bajo coste y omnipresentes, la comercialización de alimentos, la dependencia del automóvil, la expansión suburbana, las exigencias de tiempo que impiden la preparación de alimentos en casa y las políticas escolares que restringen la educación física, entre otros.

Cuando se enfrenta a la obesidad y al control del peso en un paciente concreto o su familia, el médico hace bien en considerar las fuerzas que contribuyen a nivel social y que hacen que la obesidad sea tan prevalente e implacable.

Una apreciación del ambiente obesógeno fomenta perspectivas realistas sobre las causas y soluciones para la obesidad, y protege contra la tentación de «culpar a la víctima». El contexto evolutivo que mejor pone de manifiesto el ambiente obesógeno en la actualidad es el tema del capítulo 44. Las implicaciones para el control eficaz de la obesidad se abordan en el capítulo 47.

Dietas, hábitos alimentarios y control del peso

El consumo de energía varía según la composición de macronutrimentos de la alimentación. Cada gramo de hidrato de carbono alimentario libera 4 kcal de energía al ser metabolizado, cada gramo de proteína libera algo menos de 4 kcal, y cada gramo de grasa libera aproximadamente 9 kcal de media. Por supuesto, hay variaciones en torno a estos valores medios entre las diversas fuentes de alimentos dentro de cada categoría de macronutrimentos.

A pesar de la importante variabilidad del metabolismo basal, es posible estimar las necesidades energéticas. Existen varias fórmulas para aproximar las necesidades energéticas en función de la edad, la masa corporal y el estado de salud. La más citada es la ecuación de Harris-Benedict y sus simplificaciones (v. apéndice A). Estas fórmulas se utilizan normalmente para determinar las necesidades calóricas de los pacientes hospitalizados que reciben nutrición parenteral total, pero son igualmente aplicables al entorno ambulatorio. Aunque es relativamente sencillo estimar las necesidades calóricas, la utilidad de hacerlo en el ámbito ambulatorio es discutible. Salvo que el paciente esté dispuesto a contar cuidadosamente las calorías, es probable que exista una discrepancia sustancial entre una recomendación basada en una fórmula y la práctica real.

La disponibilidad de programas informáticos, servicios de internet y aplicaciones para teléfonos inteligentes para el seguimiento de la nutrición y la ingesta de calorías puede hacer que la determinación de las necesidades energéticas sea más útil.

Dado que aproximadamente el 70 % de las calorías se gastan en el metabolismo basal, incluso la actividad física enérgica puede ser insuficiente para controlar el peso cuando la ingesta calórica supera notablemente las necesidades del GER. Aunque la ingesta energética necesaria para mantener el peso varía considerablemente entre los individuos, el grado de restricción calórica, en relación con la ingesta habitual, necesario para producir una pérdida de peso es más predecible. Cada 0.454 kg de grasa corporal representa un depósito de aproximadamente 3 500 kcal, como se ha señalado anteriormente. Para perder 0.454 kg de grasa es necesario aumentar el gasto energético en 3 500 kcal o restringir la ingesta en una cantidad comparable (o una combinación de ambas). Para reducir la ingesta calórica en 3 500 kcal a lo largo de una semana, se requiere una restricción diaria de aproximadamente 500 kcal. En una dieta de 2 000 kcal, esto representa una reducción del 25 % en la ingesta total de calorías. Por tanto, sea cual sea la ingesta calórica de referencia necesaria para mantener el peso, una reducción de 500 kcal/día generalmente dará lugar a una pérdida de peso de aproximadamente 1 kg por semana inicialmente. Sin embargo, como se ha señalado anteriormente, debido a los mecanismos de contrarregulación que se producen durante la pérdida de peso, esta regla general se rompe después de unas semanas de déficit energético sostenido (228,229). Como resultado, pueden requerirse más reducciones para continuar con este ritmo de pérdida de peso (v. cap. 47).

Los enfoques alimentarios eficaces para la pérdida de peso implican la restricción de calorías en general, o la restricción de alimentos específicos o clases de macronutrimentos. Hay una razón intuitiva para restringir la grasa alimentaria en los esfuerzos por controlar el peso: es el macronutrimento más calórico y el menos saciante por caloría. Por gramo, la grasa contiene al menos el doble de energía que las proteínas o los hidratos de carbono. El contenido de fibra, proteínas y agua de los alimentos contribuye a sus efectos saciantes, facilitando la saciedad con menos calorías, mientras que la grasa produce el efecto contrario, aumentando las calorías necesarias para sentirse satisfecho (350). En consecuencia, cada gramo de grasa eliminado de la alimentación tendría que sustituirse por el doble de la masa de estos otros macronutrimentos para reemplazar las calorías perdidas. Además, dado que las fuentes de hidratos de carbono, en particular, suelen contener al menos algo de fibra no calórica, la diferencia de volumen entre los lípidos y los hidratos de carbono para conseguir la misma carga calórica es incluso mayor que la diferencia de masa. En cierto punto, el volumen se convierte en limitante de la ingesta calórica (este tema se aborda en el cap. 38). Sin embargo, existen pruebas de que la restricción de lípidos tiene importantes limitaciones para lograr el control de peso. Aunque los datos de la NHANES sugieren que la proporción de calorías totales consumidas en forma de grasa ha disminuido en los últimos años en Estados Unidos, la ingesta total de grasa se ha mantenido estable debido al aumento de la ingesta de calorías procedentes de otras fuentes de macronutrimentos, especialmente hidratos de carbono (351). Aproximadamente el 49 % de las calorías de la alimentación típica estadounidense proceden de los hidratos de carbono, aproximadamente el 15 % de las proteínas, el 34 % de los lípidos y el 2 % del alcohol (una fuente concentrada de calorías, con 7 kcal/g; v. cap. 40).

Hay pruebas de que, en general, el tamaño de las porciones ha ido aumentando en Estados Unidos desde hace al menos varias décadas, lo que ha provocado un aumento de las calorías totales consumidas, con independencia de la fuente. La industria de los alimentos bajos en grasa y sin grasa, aún en auge, aprovechó la expectativa del público de que la restricción de los lípidos facilitaría el control del peso y promovería la salud. Para muchos, el resultado ha sido una ingesta excesiva de alimentos con escasos nutrimentos, ricos en azúcares simples y bajos en fibra. Aunque estos alimentos son menos densos desde el punto de vista calórico que sus predecesores más grasos, a menudo se consumen en exceso debido a la ostensible «ausencia de culpa» del consumidor y, posiblemente, a sus menores efectos sobre la saciedad; los tentempiés sin grasa, pero azucarados, son un ejemplo. El consumo excesivo de alimentos reducidos en grasa pero densos en energía, compuestos principalmente de hidratos de carbono simples, y los inevitables efectos sobre el peso contribuyeron poderosamente a la aparición de la reciente era de las dietas «bajas en hidratos de carbono».

Sin embargo, a diferencia de las pautas que prevalecían, las orientaciones ofrecidas sobre la alimentación baja en lípidos siempre hacían hincapié en los alimentos naturalmente bajos en lípidos, como las verduras y las frutas, en lugar de los aperitivos y postres muy procesados. Esta aplicación errónea de las orientaciones alimentarias parece ser una vulnerabilidad generalizada cuando las orientaciones se ofrecen en términos de clases de nutrimentos en lugar de alimentos (352). En respuesta a la aceleración de la pandemia de obesidad, se han propagado dietas de adelgazamiento que compiten entre sí; las que promueven la restricción de hidratos de carbono son las que están más en boga últimamente.

Existen numerosas revisiones sobre dietas para perder peso (59,353-371). La conclusión más básica, basada en docenas de ensayos experimentales, es que, en promedio, parece haber poca diferencia, si es que hay alguna, en los resultados para bajar de peso de un patrón alimentario a otro. Cuando se consideran otros resultados de salud, además de la pérdida de peso (por no hablar de otros resultados tangenciales, como la sostenibilidad medioambiental y la «salud planetaria»), en conjunto, esta bibliografía da un fuerte apoyo a las dietas sensatas y equilibradas con abundancia de frutas, verduras, cereales integrales y fuentes de proteínas magras, con una ingesta limitada de alimentos ultraprocesados, y la moderación de la ingesta de lípidos alimentarios, azúcares simples y almidones refinados.

En la siguiente sección se analizarán los enfoques para bajar de peso más populares en los últimos años, como las dietas con restricción de lípidos, las dietas con restricción de hidratos de carbono (incluidas las dietas paleo y cetógenas), las dietas de bajo índice glucémico, y las dietas mediterráneas y otras dietas basadas principalmente en vegetales.

Dietas con restricción de lípidos

La ingesta elevada de lípidos en la alimentación ha sido históricamente un potente factor de predicción del aumento de peso (372). Los estudios epidemiológicos han demostrado sistemáticamente que el incremento de la grasa en la alimentación se asocia a una mayor prevalencia de la obesidad (373). Las comparaciones transculturales que se remontan al menos al trabajo de Ancel Keys sugieren que una mayor ingesta de lípidos alimentarios se asocia a mayores tasas de obesidad y enfermedades crónicas (374-376). La mayoría de los expertos coinciden en que la ingesta elevada de lípidos alimentarios contribuye a la obesidad a nivel individual y poblacional.

La base teórica para la pérdida de peso a través de la restricción de los lípidos alimentarios es sólida, dada la densidad energética de los lípidos (377), que son la más densa en energía y la menos saciante de las clases de macronutrimentos sobre una base calórica (378-380).

Cuando la restricción de lípidos está en consonancia con los puntos de vista predominantes sobre la nutrición (es decir, se consigue pasando de los alimentos ricos en lípidos a los alimentos naturalmente bajos en lípidos), los resultados son sistemáticamente favorables con respecto al balance energético y al peso corporal. Una revisión de los resultados de 28 ensayos clínicos mostró que una reducción del 10% en la proporción de energía procedente de los lípidos se asociaba a una disminución del peso de 16 g/día (381). Un ensayo aleatorizado para bajar de peso, de 2 años de duración y en el que se comparó una dieta vegana muy baja en lípidos con una dieta baja en lípidos más moderada reveló que ambas dietas conducían a la pérdida de peso, pero los sujetos de la dieta vegana sufrieron una pérdida de peso significativamente mayor tanto al año (4.9 kg frente a 1.8 kg) como a los 2 años (3.1 kg frente a 0.8 kg) (382).

En una revisión reciente de 37 estudios publicados en los que los participantes fueron asignados al azar a patrones alimentarios con mayor o menor grasa, pero sin intención de perder peso, los que consumían una menor ingesta de grasa presentaron sistemáticamente mejoras en el peso, el perímetro de la cintura y la composición corporal (383). En un metaanálisis de 32 estudios controlados de alimentación isocalórica, el gasto energético y la pérdida de grasa fueron mayores con las dietas bajas en lípidos en comparación con las dietas bajas en hidratos de carbono (384).

A pesar de la amplia bibliografía que apoya la restricción de lípidos en la alimentación para la pérdida y el control de peso, existen voces discordantes (385). En su mayor parte, la disconformidad se basa en el fracaso de la restricción de lípidos para lograr el control de peso a nivel de la población en Estados Unidos. Las tendencias recientes en ese país sugieren que la ingesta de lípidos en las últimas décadas se ha mantenido constante, no se ha reducido, y que la ingesta de calorías totales ha aumentado para diluir el porcentaje de energía alimentaria derivada de los lípidos; el aumento del consumo de alimentos muy procesados y reducidos en lípidos es la base principal de estas tendencias (386). Por tanto, es probable que el hecho de que la restricción de los lípidos no facilite el control del peso sea más un problema de cómo se han aplicado las orientaciones que de las propias orientaciones (387).

En respuesta al interés del público por la restricción de los lípidos, la industria alimentaria generó en las dos últimas décadas una amplia gama de alimentos bajos en grasa, pero no necesariamente bajos en calorías. El aumento de las calorías fue impulsado por un mayor consumo de alimentos densos en calorías, diluidos en nutrimentos y con restricción de lípidos, contemporáneo a una tendencia al aumento del tamaño de las porciones en general (350,388-391). Disminuir el contenido de grasa de los alimentos procesados mientras se aumenta el consumo de azúcares simples y almidón no es coherente con las recomendaciones desde hace tiempo de las autoridades en materia de nutrición de moderar la ingesta de grasa alimentaria. Sin embargo, este enfoque distorsionado de la «restricción» de los lípidos alimentarios es el que mejor caracteriza las tendencias seculares de la ingesta alimentaria a nivel de la población, y el que sustenta la afirmación de que los lípidos alimentarios no están relacionados con la obesidad.

Dietas con restricción de hidratos de carbono

La popularidad de las dietas con restricción de hidratos de carbono para la pérdida de peso ha reconfigurado la oferta alimentaria estadounidense. Aunque la preocupación reciente por esta práctica alimentaria ha sido especialmente intensa y generalizada, hay que señalar que el interés por la restricción de hidratos de carbono para perder peso no es nuevo; la Revolución alimentarias de Atkins (Atkin's Diet Revolution) se publicó por primera vez en 1972 (392), y siguió a varias modas de dietas bajas en hidratos de carbono en el siglo anterior a esta publicación. El grado de restricción de hidratos de carbono suele designarse como bajo en hidratos de carbono (ingesta diaria de hidratos de carbono de 60-130 g) o muy bajo en hidratos de carbono (menos de 60 g/día).

La revisión de las dietas bajas en hidratos de carbono realizada hasta la fecha sugiere que se consigue una pérdida de peso a corto plazo, pero que resulta más difícil demostrar la sostenibilidad de la pérdida de peso inicial. Esto puede deberse, en parte, a la tendencia a que gran parte de la pérdida de peso inicial en las dietas bajas en hidratos de carbono se deba a la pérdida de líquidos secundaria a la descomposición del glucógeno (393-398). Brehm y cols. (399) examinaron la pérdida de peso, los factores de riesgo cardíaco y la composición corporal en 53 mujeres con obesidad asignadas aleatoriamente para recibir una dieta muy baja en hidratos de carbono o una dieta equilibrada restringida en calorías con un 30 % de calorías procedentes de la grasa. Las asignadas al grupo con una dieta muy baja en hidratos de carbono perdieron más peso (8.5 ± 1.0 kg frente a 3.9 ± 1.0 kg; $p < 0.001$) y más grasa corporal (4.8 ± 0.67 kg frente a 2.0 ± 0.75 kg; $p < 0.01$) que las asignadas al grupo con dieta equilibrada restringida en calorías; las medidas de riesgo cardíaco mejoraron de forma comparable en ambos grupos a los 6 meses. Sondike y cols. llevaron a cabo un estudio para bajar de peso de 12 semanas, en el que compararon dietas bajas en hidratos de carbono con dietas moderadamente restringidas en lípi-

dos en 30 adolescentes con sobrepeso. La pérdida de peso fue significativamente mayor con la dieta baja en hidratos de carbono. Sin embargo, las concentraciones de colesterol-LDL mejoraron con la restricción de lípidos, pero no con la de hidratos de carbono (400). En un metaanálisis de ensayos controlados aleatorizados (ECA) de dietas bajas en lípidos frente a dietas bajas en hidratos de carbono, la pérdida de peso ligeramente mayor conseguida en el grupo bajo en hidratos de carbono a los 6 meses desapareció en el mes 12 (401). Una revisión sistemática publicada en *Lancet* en 2004 descubrió que la pérdida de peso conseguida durante las dietas bajas en hidratos de carbono estaba asociada a la duración de la dieta y a la restricción de la ingesta de energía, pero no a la restricción de hidratos de carbono *per se* (402).

La restricción de hidratos de carbono parece mejorar la saciedad y disminuir el hambre, lo que quizá contribuya a su mayor éxito en la pérdida de peso a corto plazo. Un estudio que investigó los efectos de la restricción de hidratos de carbono y lípidos sobre la percepción del hambre en mujeres premenopáusicas con sobrepeso sugirió que una mayor disminución de la percepción del hambre puede conducir a una mayor pérdida de peso observada en el grupo de restricción de hidratos de carbono (403). Una reciente revisión sistemática de los ECA sobre dietas bajas en hidratos de carbono detectó que, en general, existía una mayor tasa de abandono en los grupos bajos en lípidos en comparación con los grupos bajos en hidratos de carbono (404), lo que apoya esta teoría.

Sin embargo, el efecto anoréxico de una dieta baja en hidratos de carbono puede estar relacionado, de hecho, con el aumento del contenido de proteínas y no con la restricción de hidratos de carbono; las proteínas destacan por su alto índice de saciedad (405,406). En 1999, Skov y cols. (407) documentaron una interesante variación del tema de las dietas bajas en hidratos de carbono al comparar dos dietas con restricción de lípidos (30 % de las calorías), una alta en hidratos de carbono (58 % de las calorías) y la otra alta en proteínas (25 % de las calorías). Los investigadores siguieron a 65 adultos con sobrepeso durante 6 meses, y les administraron dietas estrictamente controladas en cuanto a su composición nutricional, pero sin restricción de calorías. Se perdió más peso con una ingesta elevada de proteínas (8.9 kg) que con una ingesta elevada de hidratos de carbono (5.1 kg); no se produjo pérdida de peso alguna en un grupo de control.

Además, en un metaanálisis reciente en el que se comparan dietas isocalóricas bajas en lípidos que solo difieren en la proporción de hidratos de carbono y proteínas, se ha observado una mayor pérdida de peso con las dietas altas en proteínas y bajas en hidratos de carbono que con las dietas altas en hidratos de carbono y bajas en proteínas (407,408).

Mientras que el interés por las dietas Atkins y South Beach ha disminuido, el nuevo interés por la llamada dieta paleolítica y las dietas «eco-Atkins» basadas en vegetales (409) han proporcionado una nueva popularidad al enfoque alto en proteínas y bajo en hidratos de carbono. Estas dietas hacen hincapié en el consumo de alimentos que se encuentran en el entorno humano supuestamente «natural» (plantas, frutos secos, semillas, leguminosas, huevos y, en el caso de la dieta paleo, pescado y carnes magras), mientras que evitan todos los cereales y el azúcar. Aunque las pruebas son limitadas, un pequeño estudio piloto de 3 meses de duración en pacientes con diabetes de tipo 2 observó un mejor control glucémico y una mayor pérdida de peso cuando los sujetos seguían la dieta paleo, en comparación con una dieta convencional para la diabetes (410). Dejando a un lado el reciente bombo y platillo, es probable que los beneficios aumenten cuando los adeptos la utilicen como guía para alejarse de los alimentos procesados y ricos en hidratos de carbono, y la pérdida de peso seguirá probablemente el mismo patrón observado en muchos de los estudios existentes sobre la baja en hidratos de carbono (411), con beneficios poco claros para la salud salvo que se sigan las prácticas igualmente «paleo» de nuestros antepasados de la Edad de Piedra, que consistían en consumir hasta 100 g de fibra al día y quemar hasta 4 000 cal/día mediante una actividad vigorosa.

Dos estudios sobre dietas bajas en hidratos de carbono que han recibido gran atención son los de Samahay cols. (412) y Foster y cols. (413), publicados en el mismo número de New England Journal of Medicine en 2003. Samaha y cols. compararon una dieta muy baja en hidratos de carbono (< 30 g de hidratos de carbono/día) con una dieta restringida en lípidos y calorías en 132 adultos con un IMC de 35 o superior durante un período de 6 meses. La dieta restringida en hidratos de carbono dio lugar a una mayor pérdida de peso a los 6 meses que la dieta baja en lípidos, pero también se asoció a una reducción mucho mayor de la ingesta calórica diaria (una reducción media de 271 kcal/día para la dieta baja en lípidos y de 460 kcal para la dieta baja en hidratos de carbono). Foster y cols. compararon la dieta Atkins, descrita en la Nueva revolución alimentaria del Dr. Atkins (Dr. Atkin's New Diet Revolution) (414), con una dieta restringida en lípidos y calorías en 63 adultos con obesidad a los que se efectuó un seguimiento durante 12 meses. La dieta baja en hidratos de carbono produjo una pérdida de peso significativamente mayor a los 6 meses, pero no a los 12 meses. No se informó de la ingesta de calorías. En ambos estudios, la deser-

ción y la reincidencia fueron elevadas; Samaha y cols. señalaron que su ensayo no estaba cegado, mientras que Foster y cols. no mencionaron el cegamiento.

Foster publicó un estudio de seguimiento en 2010 en el que volvió a comparar una dieta baja en hidratos de carbono con una dieta baja en lípidos, esta vez durante 2 años. La dieta baja en hidratos de carbono produjo una pérdida de peso ligeramente mayor a los 12 meses, sin que hubiera diferencias en comparación con la dieta baja en lípidos al segundo año de seguimiento (415).

En un estudio muy publicitado en el que se comparaba la eficacia y las tasas de cumplimiento de cuatro dietas populares para perder peso entre personas con sobrepeso, hipertensión, dislipidemia o hiperglucemia en ayunas, Dansinger y cols. (207) no observaron diferencias significativas en la pérdida media de peso entre los grupos al cabo de 1 año (416). Como era de esperar, el estudio no informó de diferencias significativas en la reducción media de calorías totales entre los grupos, lo que apoya la noción ampliamente aceptada de que el consumo total de calorías, con independencia del contenido de macronutrimentos, es de importancia primordial en los esfuerzos por perder peso.

Todos los grupos de dietas (Atkins, Weight Watchers, Ornish y Zone) presentaron escasas tasas de cumplimiento, sin diferencias significativas entre los grupos. En todos los grupos de dietas, un mayor cumplimiento de la dieta se tradujo en una mejora de los resultados de peso; los participantes en el tercil superior de cumplimiento tuvieron una pérdida media del 7 % del peso corporal. No se observaron diferencias significativas en los factores de riesgo cardíaco entre los grupos; en cada grupo, la cantidad de pérdida de peso predijo mejoras en varios factores de riesgo.

En un estudio de Gardner y cols. (417), publicado en 2007, se obtuvieron resultados bastante similares. Estos investigadores asignaron al azar a algo más de 300 mujeres premenopáusicas a una de las cuatro dietas: la dieta Atkins, la dieta de la Zona, la dieta Ornish o el programa de terapia cognitivo-conductual LEARN. A los 12 meses, la pérdida de peso fue mayor en el grupo con dieta Atkins, diferenciándose significativamente solo de la dieta de la Zona.

Los factores de riesgo cardíaco evaluados incluyeron los lípidos, la presión arterial, la insulina y la glucosa, y fueron bastante similares en todas las categorías de tratamiento.

La atención de los medios de comunicación sobre el estudio fue intensa y, en general, ignoró varias limitaciones destacadas. En primer lugar, la pérdida de peso fue limitada en los cuatro grupos de dieta; el grupo Atkins perdió una media de aproximadamente solo 5 kg en un año. En segundo lugar, el grupo

Atkins recuperó peso más rápidamente que los otros grupos a los 12 meses. En tercer lugar, las dos asignaciones de tratamiento que más se diferenciaban en los resultados (las dietas Atkins y de la Zona) eran las que menos se diferenciaban en la composición de la dieta, lo que impedía sacar conclusiones sencillas sobre la asociación entre el perfil de macronutrimentos y la pérdida de peso.

Yancy y cols. (418) compararon una dieta baja en hidratos de carbono más suplementos nutricionales con una dieta baja en lípidos con déficit calórico de 500 a 1 000 cal/día entre 120 personas con sobrepeso e hiperlipidemia. Ambos grupos recibieron recomendaciones de ejercicio y asistieron a reuniones de grupo. El grupo con dieta baja en lípidos perdió significativamente menos peso que el grupo con dieta baja en hidratos de carbono a los 6 meses (cambio medio, −12.9 % frente a −6.7 %; $p < 0.001$). El grupo con dieta baja en hidratos de carbono tuvo un menor desgaste, pero el grupo de dieta baja en lípidos pareció tener un mejor cumplimiento de la dieta.

Brinkworth y cols. (419) compararon la eficacia a las 68 semanas de dos dietas de 12 semanas controladas en calorías y lípidos: un grupo de proteínas estándar (15 % de proteínas, 55 % de hidratos de carbono) y un grupo de alto contenido en proteínas (30 % de proteínas, 40 % de hidratos de carbono). Los resultados no indicaron diferencias significativas en la pérdida de peso entre los grupos; sin embargo, ninguno de los dos grupos mostró un alto cumplimiento de la dieta. Ambas dietas aumentaron significativamente las concentraciones de colesterol-HDL ($p < 0.001$) y disminuyeron las concentraciones de insulina en ayunas, molécula de adhesión intercelular soluble 1 (sICAM-1) y proteína C reactiva (PCR) ($p < 0.05$).

En un pequeño grupo de pacientes con obesidad y diabetes de tipo 2 que consumieron dietas habituales durante 7 días, seguidas de una dieta baja en hidratos de carbono durante 14 días, Boden y cols. (420) observaron que la dieta baja en hidratos de carbono de dos semanas provocó una reducción espontánea de la ingesta de energía en casi un tercio, de 3 111 kcal/día a 2 164 kcal/día; la pérdida de peso durante este período se debió completamente a la reducción de la ingesta calórica. Este estudio destacó la reducción calórica asociada a la restricción de hidratos de carbono que, aunque constituye un mecanismo evidente para inducir la pérdida de peso, a menudo no se menciona (421). Se revisaron otros estudios que comparaban dietas bajas en hidratos de carbono con dietas bajas en lípidos o convencionales, con duraciones que iban de 6 a 12 semanas.

Los estudios que utilizaron una ingesta energética comparable entre los sujetos de los distintos grupos documentaron sistemáticamente una pérdida de peso comparable, con independencia de la población a la que se dirigían (422-426).

Otro estudio que examinó dietas isocalóricas que solo se diferenciaban en la composición de hidratos de carbono llegó a resultados similares. Golay y cols. (424) asignaron 68 adultos con sobrepeso a dietas isocalóricas aproximadamente bajas en hidratos de carbono (25 % de las calorías) y moderadas (45 % de las calorías) durante 12 semanas; observaron pérdidas comparables de peso, perímetro de cintura y grasa corporal en ambos grupos. En su mayor parte, los índices metabólicos también se vieron influidos de forma favorable y comparable por ambas dietas.

Poppitt y cols. (427) lograron una pérdida de peso significativa entre 46 adultos con síndrome metabólico a los que se les realizó un seguimiento durante 6 meses, sustituyendo los hidratos de carbono por los lípidos. La sustitución de los lípidos por hidratos de carbono complejos se asoció tanto a la pérdida de peso como a la mejora del perfil lipídico; la sustitución de los lípidos por hidratos de carbono simples no produjo un aumento de peso.

Más recientemente, se ha propuesto el llamado «modelo hidratos de carbono-insulina de la obesidad», en el que se teoriza que el aumento de la secreción de insulina causado por una mayor ingesta de hidratos de carbono impulsa la acumulación de grasa en el tejido adiposo y la aleja de la oxidación, provocando así un estado de «inanición celular», que conduce a un aumento del hambre y a la supresión del gasto energético (428). Los ensayos experimentales cuidadosamente controlados no han apoyado esta hipótesis, y un metaanálisis de 32 estudios de alimentación controlados detectó que el gasto energético era menor con las dietas bajas en hidratos de carbono (384,429).

La reciente preocupación por la restricción de hidratos de carbono parece ser una reacción a la época anterior en la que se exageraba la restricción de lípidos. La prensa popular y los informes de los medios de comunicación sugieren que el público se siente engañado por las promesas de que la restricción de lípidos conduciría a la pérdida de peso. En particular, la conocida pirámide de la guía de alimentos del Departamento de Agricultura de Estados Unidos (USDA, U.S. Department of Agriculture) fue objeto de ataques por considerar que contribuía al empeoramiento de las tasas de obesidad (430), y fue sustituida por *MyPlate* (431), que seguía siendo criticada por ser imprecisa, no representar las mejores pruebas disponibles y estar influida por grupos de interés especiales (432). La adulteración de los mensajes de la pirámide bajo la influencia de grupos de interés especiales es el tema de un libro popular (433). Mientras se preparaba esta edición de Nutrición en la Práctica Clínica, se han publicado las *Dietary Guidelines for Americans* de 2020, que evitan acertadamente recomendar dietas con perfiles de macronutrimentos específicos, y más bien hacen hincapié en las propiedades sinérgicas de los hábitos alimentarios en su conjunto. La competencia entre las dietas bajas en lípidos y bajas en hidratos de carbono para la pérdida de peso ha polarizado en cierto modo el debate más allá de lo razonable o útil (421,434). Hay pocos indicios de que la denigración selectiva de una clase de macronutrimentos sea prudente o útil en la búsqueda de una pérdida de peso sostenible.

A diferencia de la restricción indiscriminada de hidratos de carbono, la reducción de la ingesta de estos centrándose en fuentes más saludables de lípidos y proteínas puede mejorar el riesgo cardiovascular. En dos grandes estudios de cohortes en los que se realizó un seguimiento de casi 130 000 adultos durante más de dos décadas, la ingesta baja de hidratos de carbono basada principalmente en fuentes vegetales de proteínas y lípidos se asoció a una reducción de aproximadamente el 20 % de la mortalidad general y cardiovascular, mientras que las dietas bajas en hidratos de carbono basadas principalmente en fuentes animales se asociaron a tasas de mortalidad más elevadas (435).

Durante 26 años de seguimiento de mujeres en el *Nurses' Health Study* y 20 años de seguimiento de hombres en el *Health Professionals' Follow-up Study*, las dietas bajas en hidratos de carbono en el decil más alto frente al más bajo de proteínas y lípidos vegetales se asociaron a una menor mortalidad por todas las causas (cociente de riesgos [HR, *hazard ratio*] 0.80, IC del 95 % 0.75-0.85) y mortalidad cardiovascular (HR 0.77, IC del 95 % 0.68-0.87) [30]. Por el contrario, las dietas bajas en hidratos de carbono en el decil más alto frente al más bajo de proteínas y lípidos animales se asociaron a una mayor mortalidad por todas las causas (HR 1.23; IC del 95 % 1.11-1.37) y cardiovascular (HR 1.14; IC del 95 % 1.01-1.29). (*V.* «Grasa en la dieta» y «Panorama de la prevención primaria de las enfermedades cardiovasculares», en la sección «Dieta saludable».)

Dietas con carga glucémica baja

Los defensores de las dietas bajas en hidratos de carbono suelen compartir una justificación común, que consiste en minimizar el índice glucémico (IG) o la carga glucémica (CG) de la dieta. El IG de un alimento es una medida de lo que su ingesta eleva las concentraciones de glucosa en sangre después de comer (posprandial), medida como el área bajo la curva de la glucosa (436). Los alimentos que contienen hidratos de carbono pueden clasificarse según la respuesta glucémica posprandial típica que inducen (437).

El IG, desarrollado por el Dr. David Jenkins y cols. (438) en la Universidad de Toronto en 1981, compara los alimentos basándose en una dosis fija e igual de hidratos de carbono intrínsecos, habitualmente 50 g. Esta comparación de dosis fija es un punto débil del índice cuando se aplica a la orientación alimentaria. Se necesitan casi 10 zanahorias de tamaño medio para producir una dosis de 50 g de hidratos de carbono, en comparación con una taza de helado de vainilla. En consecuencia, el helado tiene un IG notablemente inferior al de las zanahorias (**tabla 5-5**). Este déficit llevó al desarrollo de la CG. Teniendo en cuenta tanto el IG como el tamaño estándar de las raciones, la CG es el IG medio ponderado de un alimento multiplicado por el porcentaje de energía procedente de los hidratos de carbono (439,440), y se cree que predice mejor el impacto glucémico de los alimentos en situaciones reales (437).

La relación entre el peso y el IMC es aproximadamente análoga a la relación entre el IG y la CG. El peso puede ser elevado, pero una persona puede seguir siendo delgada si es alta. Del mismo modo, el IG puede ser alto, pero el efecto glucémico de ese alimento puede ser escaso si el contenido de hidratos de carbono es relativamente diluido. En www.ajcn.org (441) se puede consultar una amplia tabla de valores de IG y CG de alimentos habituales, publicada en 2002. En la **tabla 5-6** se muestran algunos alimentos que representan el rango de divergencia potencial entre IG y CG.

Una revisión sugiere que las dietas con IG bajo se asocian a importantes beneficios de peso y pérdida de adiposidad en estudios *ad libitum* de adultos y niños (442). Algunos estudios sugieren que los principales mecanismos por los que los alimentos de bajo IG pueden facilitar la pérdida de peso es a través de su capacidad para aumentar la saciedad y reducir la ingesta posterior de alimentos (443,444). Sin embargo, en un metaanálisis que incluyó a 183 participantes en 11 ensayos clínicos no se observó diferencia alguna entre los desayunos de alto IG o de bajo IG sobre la ingesta en las comidas posteriores (445).

Un ensayo de Ebbeling y cols. (446) revela algunas de las posible distorsiones que se introducen cuando los medios para mejorar el patrón de ingesta alimentarias se consideran mutuamente excluyentes. Este grupo de investigadores comparó una dieta con CG reducida, con un 30 % a 35 % de calorías procedentes de la grasa, con una dieta denominada «convencional», en la que la grasa se restringía a un 25 % a un 30 % de las calorías, pero la calidad de las opciones de hidratos de carbono no se tenía en cuenta. La dieta con CG reducida produjo una pérdida de peso y un control de la resistencia a la insulina ligeramente mayores que la dieta de control en los 16 adolescentes con obesidad que se siguieron. Sin embargo, lo que parece más digno de mención es que el rango de ingesta de grasa para las dietas bajas en lípidos y bajas en glúcidos era realmente contiguo. Así pues, este estudio comparó realmente dos dietas que diferían poco en cuanto al contenido de grasa, una en la que se controlaba la carga glucémica y otra en la que no. Esto es muy parecido a comparar los hidratos de carbono complejos con los simples, y descubrir que los hidratos de carbono complejos tienen efectos preferibles para la salud. Lamentablemente, en la prisa por defender las reivindicaciones alimentarias de la competencia, este sencillo mensaje queda oculto.

Las pruebas generales indican que, en lo que respecta a la pérdida de peso, tanto las dietas con CG o IG alto o bajo producirán una pérdida de peso equivalente en 6 meses, suponiendo una ingesta equivalente de lípidos e hidratos de carbono en la dieta. Dos ensayos a corto plazo que investigaron el papel del IG en la ingesta energética, el peso y los factores de riesgo de enfermedades crónicas no observaron diferencias significativas entre los grupos en cuanto a la ingesta energética, el peso corporal o la masa grasa (447,448). Los estudios a más largo plazo son contradictorios. Los datos de tres estudios de cohortes que comprendían 120 784 hombres y mujeres seguidos durante 16 años sugirieron un pequeño aumento de peso en aquellos que tendían a consumir dietas con mayor CG (449). En este y otros estudios, es probable que la pérdida de peso derivada de los hábitos alimentarios con IG/CG bajos se deba a una mayor ingesta de fibra y/o proteínas, que tienden a aumentar la saciedad (450).

Las dietas con IG bajo pueden ayudar a los niños a prevenir la obesidad. En el año 2000, Spieth y cols. (451) documentaron los resultados de un estudio de cohortes retrospectivo que comparaba una dieta con IG bajo con una dieta baja en lípidos para la pérdida de peso en 107 niños con obesidad. Se observó una mayor reducción del IMC a los 4 meses aproximadamente en el grupo con IG bajo (-1.53 kg/m^2[IC del 95 %, -1.94 a -1.12]) que en el grupo con dieta baja en lípidos (-0.06 kg/m^2[-0.56 a $+0.44$], $p < 0.001$).

Aunque las dietas con IG bajo no tienen una relación especial con la pérdida de peso en comparación con otros enfoques, sí parecen tener beneficios sobre los marcadores metabólicos y el control glucémico. En un estudio realizado en 2002 por Heilbronn y cols. (452), 45 personas con sobrepeso y diabetes tipo 2 fueron asignados aleatoriamente a una dieta de alto o bajo IG tras 4 semanas de una dieta abundante en lípidos saturados. Todas las dietas estaban restringidas energéticamente.

La pérdida de peso no difirió entre los tratamientos; sin embargo, se observó una reducción significa-

TABLA 5-5

Índice glucémico de algunos alimentos habituales

Grupo de alimentos	Alimento	Índice glucémico
Panes	Pan blanco[a]	100
	Pan integral	99
	Pumpernickel	78
Cereales	Copos de maíz	119
	Trigo rallado	97
	Avena	85
	Arroz blanco	83
	Espaguetis	66
	Trigo búlgaro	65
	Cebada	31
Fruta	Pasas de uva	93
	Plátanos	79
	Naranjas	66
	Uvas	62
	Manzanas	53
	Cerezas	32
Verduras	Chirivías	141
	Patata asada	135
	Zanahorias	133
	Maíz	87
	Patata hervida	81
	Guisantes	74
	Ñame	74
Leguminosas	Habas	115
	Alubias cocidas	60
	Garbanzos	49
	Lentejas rojas	43
	Cacahuetes	19
Productos lácteos	Yogur	52
	Helado	52
	Leche	49
Azúcar	Sacarosa	86

[a]Estándar de referencia.

Adaptado de Jenkins DJ, Jenkins AL. The glycemic index, fiber, and the dietary treatment of hypertriglyceridemia and diabetes. J Am Coll Nutr. 1987;6:11–17.

TABLA 5-6

Índice glucémico y carga glucémica de algunos alimentos, donde se muestra cómo pueden diferir las cifras[a]

Alimentos	IG	Tamaño de la ración	Dosis de hidratos de carbono (g)	CG
Garbanzos	51	150 g	30	11
Helado de vainilla	54	50 g	9	3
Fresas	57	120 g	3	1
Naranja	69	120 g	11	5
Pan integral	73	30 g	13	7
Zumo de naranja	81	250 mL	26	15
Coca-Cola	90	250 mL	26	16
Panecillo sencillo	103	70 g	35	25
Donut	108	47 g	23	17
Zanahorias	131	80 g	6	5

CG, carga glucémica; IG, índice glucémico.

[a]Los alimentos se mencionan de menor a mayor IG.

Datos de Foster-Powell K, Holt SH, Brand-Miller JC. International table of glycemic index and glycemic load values. 2002. Am J Clin Nutr. 2002;76:5-56.

tivamente mayor de las LDL con la dieta de IG bajo. En un ensayo de 6 meses de duración con mujeres asiáticas sin diabetes y sin antecedentes de diabetes gestacional, se las distribuyó aleatoriamente en un grupo de IG alto o de IG bajo; solo se observaron reducciones significativas del peso corporal, el IMC y la relación entre IMC y el índice cintura-cadera en el grupo de IG bajo ($p < 0.05$), así como mejoras significativas de la tolerancia a la glucosa (453).

Una revisión reciente sugiere que las dietas con CG baja se asocian a importantes beneficios de peso y pérdida de adiposidad en estudios *ad libitum* de adultos y niños (454). Pocos autores han abordado explícitamente el hecho de que existen varios medios para conseguir una dieta con una baja CG global. McMillan-Price y cols. (455) lo hicieron en un ensayo aleatorizado con unos 130 adultos con sobrepeso. Se compararon dos dietas relativamente altas en hidratos de carbono y dos dietas relativamente altas en proteínas (y, por tanto, con menos hidratos de carbono) basándose en diferentes CG. El estudio demostró, como la mayoría, que restringir la ingesta de calorías por cualquier medio conducía a una pérdida de peso más o menos comparable a corto plazo, aunque las tendencias insinuaban un beneficio de las CG bajas. El porcentaje de personas que lograron una reducción de peso de al menos un 5 % fue significativamente mayor en las dietas con baja CG, con independencia de si eran dietas ricas en hidratos de carbono o proteínas, que en sus homólogas de mayor

carga glucémica. Asimismo, la pérdida de grasa corporal fue mayor, al menos entre las mujeres, con las dietas con CG baja. Mientras que el colesterol-LDL disminuyó significativamente con la dieta alta en hidratos de carbono, CG baja, aumentó con la dieta alta en proteínas y CG baja.

En conjunto, estos resultados apuntan intensamente hacia la importancia de la elección de los alimentos, más que a la elección entre categorías de macronutrimentos, como principal factor de riesgo cardíaco. Se puede conseguir una dieta con CG baja reduciendo al mínimo la ingesta de hidratos de carbono, pero este enfoque puede «actuar con exceso de celo». Los alimentos ricos en hidratos de carbono, como la mayoría de los cereales integrales, las alubias, las leguminosas, las verduras e incluso las frutas, pueden contribuir a un patrón alimentario con CG baja. Estos alimentos también proporcionan una diversidad de micronutrimentos de gran importancia potencial para la salud en general y la salud cardiovascular en particular, entre los que destacan los flavonoides y carotenoides antioxidantes. Al demostrar que una dieta rica en hidratos de carbono y con CG baja puede ser especialmente beneficiosa para el corazón, este estudio apunta hacia una dieta en la que la elección dentro de las categorías de macronutrimentos se tiene en cuenta al menos tanto como la elección entre esas categorías. Esta perspectiva concuerda con un gran número de investigaciones que sugieren que el riesgo cardíaco puede mitigarse reduciendo los lípidos de la dieta y cambiando la ingesta de grasa a partir de ácidos grasos saturados y *trans* a los monoinsaturados y poliinsaturados. Es probable que la salud cardíaca de la población se vea favorecida cuando las orientaciones alimentarias se formulen sistemáticamente en términos de alimentos saludables y sanos, en lugar de competir entre las tres clases de macronutrimentos que componen una dieta.

Dietas mediterráneas

La dieta mediterránea difiere de la típica dieta estadounidense en la cantidad y calidad de los lípidos y en la cantidad de cereales no refinados, verduras, frutas y fuentes de proteínas magras (456). El patrón alimentario mediterráneo es bajo en lípidos saturados y alto en ácidos grasos monoinsaturados, alto en antioxidantes, incluidas las vitaminas C y E, y alto en fibra y ácido fólico. El aceite de oliva es la fuente de grasa dominante, y el consumo de frutas y verduras, cereales, pescado y leguminosas es moderado a alto. El vino se sirve habitualmente con las comidas (457). Aunque la dieta mediterránea varía según el país y la región, debido a las diferencias culturales, étnicas, religiosas, económicas y de producción agrícola (456,458-460), las características alimentarias comunes a la región se han asociado sistemáticamente a la buena salud y la longevidad. Cabe destacar que muchas de las poblaciones mediterráneas que gozan de buena salud tienen tradicionalmente altas tasas de actividad física en comparación con las sociedades occidentales (461), lo que podría confundir las comparaciones basadas en los hábitos alimentarios.

La dieta mediterránea es relativamente abundante en lípidos totales. Hay quien ha expresado su preocupación por el hecho de que el seguimiento de esta dieta pueda favorecer el aumento de peso (462). Sin embargo, debido al patrón general de los alimentos de esta dieta, es decir, su hincapié en los alimentos integrales y las fuentes de proteínas vegetales, no se basa en gran medida en los alimentos de alta densidad energética, como suelen ser la mayoría de las dietas con mayor contenido de grasa. Los datos de un estudio basado en la población de 23 597 hombres y mujeres adultos sugieren que el seguimiento de una dieta mediterránea tradicional no está relacionado con el IMC en ambos sexos, después de ajustar la ingesta total de energía.

El aumento de las tasas de obesidad observado en las poblaciones mediterráneas se ha atribuido al descenso de los niveles de actividad física junto con las nuevas influencias alimentarias procedentes de Estados Unidos, que contribuyen a un mayor consumo de energía (463). Los datos obtenidos en estudios transversales apoyan en general una asociación beneficiosa entre el estado de peso y los hábitos alimentarios mediterráneos tradicionales (464,465). Basándose en una muestra de más de 3 100 hombres y mujeres españoles, Schroder y cols. descubrieron que el riesgo de obesidad disminuía en hombres y mujeres con el aumento del cumplimiento del patrón de la dieta mediterránea tradicional ($p = 0.01$ y $p = 0.013$, respectivamente) (464). Las pruebas son convincentes en cuanto a que los alimentos de alto contenido energético contribuyen en general al aumento de peso. Sin embargo, también está claro que cuando se puede conseguir una restricción energética con una dieta relativamente rica en lípidos, se consigue una pérdida de peso (466). Una dieta mediterránea, que tiene un alto contenido en ácidos grasos monoinsaturados, pero que no está compuesta predominantemente por alimentos de alta densidad energética, puede ser más eficaz para la pérdida de peso a largo plazo que una dieta basada predominantemente en la restricción de la grasa total, ya que puede ser más apetecible y, por tanto, se mantiene mejor.

McManus y cols. (467) evaluaron una dieta mediterránea moderada en lípidos y controlada en calorías en comparación con una dieta estándar baja en lípidos (también controlada en cuanto a calorías). La dieta mediterránea logró una mayor participación y cumplimiento a largo plazo, lo que condujo a una mayor pérdida de peso. El grupo de dieta con grasa moderada perdió una media de 4.1 kg, redujo el IMC en 1.6 kg/m^2 y disminuyó el perímetro de la cintura en 6.9 cm, en comparación con los aumentos en el grupo de dieta baja en lípidos de 2.9 kg, 1.4 kg/m^2 y 2.6 cm, respectivamente, a los 18 meses ($p < 0.001$) (467). Un estudio realizado en 2004 por Flynn y cols. (468) demostró la pérdida de peso junto con una reducción de las concentraciones de colesterol, y un aumento de la sensación de bienestar entre 115 mujeres posmenopáusicas después de 15 meses de seguir una dieta mediterránea. La intervención consistió en una clase de cocina semanal durante 1 año, en la que cocineros profesionales impartieron formación sobre el uso correcto de los ingredientes naturales de la cocina mediterránea tradicional.

Esposito y cols. realizaron un seguimiento de 3 000 mujeres y 3 600 hombres durante 4 años mientras la mitad seguía una dieta de estilo mediterráneo y la otra mitad seguía una dieta baja en lípidos basada en las directrices de la AHA. Al cabo de 1 año, las personas del brazo asignado a dieta mediterránea habían perdido significativamente más peso que sus homólogos con dieta baja en lípidos (−6.2 kg frente a −4.2 kg). Esta diferencia se atenuó al final del estudio de 4 años (469). Una limitación importante de este estudio y de otros es que la dieta fue autoinformada.

Existe alguna evidencia de que, además de facilitar la pérdida de peso, una dieta mediterránea moderadamente hipocalórica también puede mejorar la composición corporal y los resultados de salud, mejorando el perfil metabólico y evitando la pérdida de masa libre de grasa (470). En un metaanálisis de 20 ECA que evaluaban diferentes enfoques alimentarios para la pérdida de peso en personas con diabetes de tipo 2, se observó que la dieta mediterránea tenía el mayor efecto sobre el control glucémico de todos los enfoques alimentarios, y que, junto con una dieta baja en hidratos de carbono, provocaba la mayor pérdida de peso en los sujetos (471). Otro metaanálisis detectó que las dietas mediterráneas parecen ser más eficaces que las dietas bajas en lípidos para mejorar los factores de riesgo cardiovascular, como la hipertensión arterial, la dislipidemia y los marcadores inflamatorios (472). En particular, un ensayo multicéntrico aleatorizado, realizado con 7 447 personas con alto riesgo de enfermedad cardiovascular a las que se les hizo un seguimiento durante casi 5 años mostró una reducción del 30 % en el cociente de riesgo (HR) de sufrir episodios cardiovasculares graves en las personas asignadas a una dieta mediterránea complementada con aceite de oliva virgen extra o una mezcla de frutos secos, en comparación con un grupo de control al que se le aconsejó reducir la ingesta de lípidos en la dieta (473).

Hay que destacar que, aunque muchos estudios han demostrado el éxito del control de peso y las mejoras en la salud con la adopción de la dieta mediterránea (467,470), algunos han incluido apoyos como clases de cocina para garantizar que los participantes aprendan a utilizar correctamente los ingredientes naturales de la cocina mediterránea tradicional (468). Se necesitan más investigaciones para determinar si la dieta mediterránea puede aplicarse y mantenerse de forma realista y fiable entre las poblaciones que viven en libertad en Estados Unidos, dado el actual estado de acceso ubicuo y la afinidad de los estadounidenses por los tentempiés densos en energía y las comidas rápidas. Seguir comiendo raciones exageradas de «patatas fritas», pero adornándolas con aceite de oliva, no es una aplicación saludable de la dieta mediterránea.

Dietas de adelgazamiento y composición corporal

Una de las afirmaciones más tentadoras de las dietas populares para adelgazar es que la pérdida de peso puede lograrse o facilitarse por medios distintos al déficit energético. Restar importancia a las calorías es, de hecho, bastante característico de los enfoques populares para perder peso. Los defensores de la restricción de hidratos de carbono sostienen que limitar la ingesta de hidratos de carbono permite perder peso, con independencia de la ingesta de calorías (474). Al menos un estudio presentado en la reunión de 2003 de la North American Association for the Study of Obesity (475) sugirió una mayor pérdida de peso a lo largo de un período de 12 semanas entre las personas que seguían una dieta baja en hidratos de carbono que entre los que seguían una dieta baja en lípidos, a pesar de las 300 calorías más al día de la asignación restringida en hidratos de carbono.

Sin embargo, hasta la fecha solo se dispone de datos limitados sobre los efectos de la restricción de hidratos de carbono en la composición corporal. Hay pruebas claras del efecto deshidratante de las dietas muy bajas en hidratos de carbono, y de la cetosis, a corto plazo (59); por tanto, parte de la pérdida de peso inicial en las dietas bajas en hidratos de carbono es casi con toda seguridad agua. Esto puede explicar por qué las dietas bajas en hidratos de carbono suelen mostrar una mayor pérdida de peso a corto plazo, pero los estudios a largo plazo no muestran diferencias persistentes en la pérdida de peso en comparación con las dietas bajas en lípidos o mediterráneas (471). Se ha observado una asociación entre el aumento de la grasa en la dieta y el aumento de la grasa corporal (463). Nelson y cols. (476) documentaron una asociación positiva entre la grasa de la dieta y la grasa corporal, y una asociación negativa con la grasa corporal tanto para los hidratos de carbono totales como para los complejos. Hays y cols. (477) documentaron que una dieta rica en hidratos de carbono complejos producía un aumento de la masa corporal magra y una disminución de la grasa corporal en 34 personas con intolerancia a la glucosa. Otros grupos han observado resultados similares (478). Sin embargo, Volek y cols. (479) informaron de una pérdida de grasa corporal y un aumento de la masa corporal magra con la restricción de hidratos de carbono en 12 voluntarios a los que se siguió durante 6 semanas. Los efectos de la actividad física sobre la composición corporal son, por supuesto, claros y no controvertidos, y el aumento de la actividad conduce a un incremento relativo de la masa corporal magra a expensas de la grasa corporal (53,480).

La reciente atención prestada a las propiedades metabólicas específicas de la fructosa ha llevado a denostar la fructosa, especialmente el jarabe de maíz rico en fructosa, por su papel en la epidemia de obesidad (481). De hecho, los estadounidenses consumen demasiado azúcar, y el azúcar añadido en la dieta se ha relacionado con el aumento de peso (482). Pueden existir importantes diferencias fisiológicas en la forma en que la fructosa se metaboliza en el hígado en comparación con la sacarosa (483). Sin embargo, los datos disponibles sugieren que las dietas hipocalóricas provocan una disminución similar del peso y la grasa corporal, con independencia de que el contenido principal de azúcar sea fructosa o glucosa (484), lo que contradice las afirmaciones de que la sustitución de la sacarosa por el jarabe de maíz con alto contenido de fructosa es lo que más contribuye al aumento de la obesidad. Además, se ha demostrado que la fructosa que se encuentra de forma natural en la fruta entera, en el consumo normal de la dieta, favorece la pérdida de peso y la reducción de los factores de riesgo cardiovascular (485). Por tanto, las recomendaciones deben centrarse en la reducción de todo el azúcar refinado y de los hidratos de carbono simples procesados, y no en la sustitución de la fructosa por la glucosa o en el desarrollo de nuevos productos como los refrescos «sin fructosa» (483).

En general, hay pocas pruebas que apoyen la afirmación de que la pérdida de grasa corporal se consigue preferentemente mediante la redistribución de macronutrimentos a niveles isoenergéticos (374,486). Vale la pena señalar, una vez más, que 0.454 kg de grasa corporal representa una reserva de energía de más de 4 000 kcal; 0.454 kg de músculo, una reserva de aproximadamente 1 800 kcal; y 0.454 kg de agua, ninguna energía latente. Aunque cada uno de ellos pesa 0.454 kg, cada uno requiere un déficit energético muy diferente para perderse; el agua puede perderse sin déficit energético alguno. Por tanto, hasta que se demuestre lo contrario, la explicación más plausible del aumento de la pérdida de peso en cualquier nivel de ingesta de energía es la pérdida de compartimentos corporales que representan menores reservas de energía. Estas pérdidas de agua y proteínas musculares no son deseables.

Dietas populares

Una búsqueda en Google con los términos «dieta», «pérdida de peso» y «control de peso» arroja 1 340 millones, 2 860 millones y 2 320 millones de entradas, respectivamente (487). Tan impresionante como la magnitud de estos resultados es el ritmo de crecimiento: la misma búsqueda en la web en 2013 para preparar la tercera edición de esta obra mostró «solo» 134 millones, 326 millones y 219 millones de entradas, respectivamente (489). Por tanto, va mucho más allá del alcance de este o de cualquier otro texto (o incluso de la plausibilidad) caracterizar incluso una muestra representativa de las dietas, programas y productos para perder peso que se promocionan al público en general.

Lo mejor que se puede hacer para caracterizar esta infinidad de afirmaciones basándose en pruebas es aplicar un proceso de exclusión. En una revisión sistemática de la bibliografía sobre prevención y control de la obesidad (488), las estrategias que surgen como más prometedoras con respecto al control de peso duradero suponen lograr una dieta equilibrada y de energía controlada junto con una actividad física regular. Fundamentalmente, las afirmaciones sobre prácticamente cualquier otro enfoque para la pérdida de peso sostenible no están fundamentadas. Más recientemente, los amplios análisis de la bibliografía, y las revisiones sistemáticas sobre las dietas y los enfoques alimentarios para la pérdida de peso han reforzado esto una y otra vez, entre los que se incluyen los realizados por los NIH, la American Heart Association, el American College of Cardiology y The Obesity Society como parte de las directrices de gestión de la obesidad del NHLBI (489); la American Association of Clinical Endocrinologists, como parte del proceso de directrices sobre la obesidad de su sociedad (490); y el Comité Asesor de las *Dietary Guidelines for Americans* de 2020, como preparación para la edición más reciente de las directrices (491). Es escasa o inexistente la evidencia científica que respalde los argumentos de las dietas más populares, incluidas las que se basan en la restricción de hidratos de carbono (p. ej., la dieta Atkins), las que se basan en aumentar preferentemente la ingesta de lípidos (por ejemplo la dieta «ceto»), las que se basan en la combinación o proporción de alimentos (p. ej., la dieta de la Zona), las que se basan en el IG (p. ej., la dieta South Beach, la dieta del IG) o las que se basan en la alteración del momento de la ingesta de alimentos, por ejemplo, la alimentación restringida en el tiempo, el ayuno intermitente) (486). Por supuesto, no faltan apoyos anecdóticos y testimonios de prácticamente todas las dietas populares.

Debido a su reciente popularidad, cabe mencionar el «ayuno intermitente» y la dieta «cetógena». El ayuno intermitente incluye una serie de estrategias destinadas a limitar el consumo de alimentos en determinados días (como el «ayuno de días alternos») o a limitar las horas de ingesta (lo que se conoce como alimentación restringida). Aunque abundan las teorías que proponen posibles mecanismos de beneficio del ayuno intermitente, que van desde la alineación de los ritmos circadianos con los patrones de las comidas hasta la mejora del metabolismo de los ácidos grasos, entre otros, hay pocos datos definitivos que apoyen que los horarios únicos de la ingesta de alimentos mejoren los resultados relacionados con el peso. Mientras que algunos estudios con roedores han sugerido que el ayuno intermitente puede aumentar el metabolismo y la pérdida de peso, los estudios en humanos no han logrado resultados concluyentes que confirmen esta hipótesis. En un ensayo con 100 personas con obesidad, los que fueron asignados al azar a un protocolo de ayuno en días alternos y los que siguieron una dieta estándar de restricción calórica presentaron una pérdida de peso similar después de 6 y 12 meses (492). Entre los 116 participantes asignados al azar a una alimentación restringida en el tiempo, en la que se les permitía comer solo desde el mediodía hasta las 8 de la tarde, o a un plan de alimentación tradicional de tres comidas estructuradas a lo largo del día, no hubo diferencias en la pérdida de peso ni en los factores de riesgo cardiovascular entre estos grupos durante el ensayo de 12 semanas (493). Un metaanálisis de seis ensayos controlados de estrategias de ayuno intermitente de entre 3 y 12 meses de duración no detectó diferencias en la pérdida de peso, en comparación con la reducción calórica estándar (494). Queda por ver si ciertos tipos de protocolos de ayuno intermitente resultan beneficiosos para el peso u otros resultados. Por ejemplo, varios (495-497) estudios sugieren que la alimentación con restricción horaria al principio del día, en la que se consume una mayor parte de la ingesta diaria en las primeras horas del día, puede tener beneficios para el control del peso y la salud, mientras que la alimentación con restricción horaria al final del día no parece tener tales beneficios y, de hecho, puede empeorar los indicadores de salud cardiometabólica, entre ellos el control glucémico, las concentraciones de insulina, la presión arterial y los lípidos (498,499). Aunque este interesante resultado justifica la realización de estudios adicionales, parece prudente caracterizar este apoyo a la antigua sabiduría de desayunar como reyes y cenar como indigentes, más que a una nueva forma mágica de comer a tiempo.

Las dietas cetógenas para la pérdida de peso, o dietas «ceto», han aumentado su popularidad desde la última edición de esta obra. Sin embargo, la dieta en sí no es nueva, ya que los informes publicados sobre las dietas cetógenas, que clásicamente se componen de una ingesta alta en lípidos, moderada en proteínas y baja en hidratos de carbono, como tratamiento para la epilepsia datan de principios del siglo XX. Una variante de las dietas con restricción de hidratos de carbono, la prescripción típica de la dieta cetógena incluye al menos un 70 % de calorías procedentes de la grasa y aproximadamente un 20 % y un 10 % de proteínas e hidratos de carbono, respectivamente. Al igual que con otras dietas con restricción de hidratos de carbono, no es infrecuente que se produzca una rápida pérdida de peso, que puede superar la que se consigue con una ingesta alimentaria moderada o alta en hidratos de carbono, pero más allá de los primeros meses, los resultados de la pérdida de peso no parecen ser diferentes de los de otras pautas alimentarias (500). Como se ha mencionado en el párrafo anterior, no hay pruebas consistentes que apoyen la superiori-

dad de las dietas cetógenas para el control de peso. De hecho, el informe recientemente publicado por el Comité Asesor de las Guías Alimentarias ni siquiera incluye una sola mención a las dietas «ceto» o «cetógenas», a pesar de la exhaustiva investigación realizada durante su proceso de revisión.

Hay que destacar que una pequeña proporción de los libros sobre el tema de la dieta no abordan tanto el *qué* de la pérdida de peso como el *cómo*, describiendo estrategias para lograr una dieta y un estilo de vida que, según las pruebas, se asocian a un control de peso duradero y una buena salud. Entre las propuestas de esta categoría se encuentran los enfoques basados en la densidad energética (501,502), el contenido de agua y fibra (503), y el conjunto de habilidades y estrategias necesarias para navegar por el entorno nutricional moderno y «tóxico» (504). En relación con ellos, hay libros dedicados al mismo objetivo para niños y/o familias (505).

Posibles peligros de las dietas populares para bajar de peso

Existen pocos indicios de que la restricción de grasa en la dieta como método de pérdida o control de peso plantee alguna probabilidad de daño, incluso si la restricción de los lípidos totales no es óptima. Tal vez porque las sociedades sujetas a altas tasas de obesidad también tienden a consumir cantidades excesivas de lípidos perjudiciales, la bibliografía indica en general que la restricción de la grasa alimentaria es tanto propicia para la pérdida de peso como promotora de la salud (506,507). Muchas culturas reconocidas por su buena salud y longevidad tienen dietas naturales muy bajas en lípidos (68); pocas sociedades de vida libre siguen hábitos alimentarios bajos en hidratos de carbono. Lo peor que se puede decir de la restricción de lípidos para perder peso es que, si es extrema, puede no ser óptima para la salud (508). Incluso los críticos de la restricción de lípidos en la dieta parecen estar de acuerdo en que las dietas bajas en lípidos ofrecen beneficios para la salud en relación con la dieta típica estadounidense, que es alta en grasas saturadas y *trans*. Por el contrario, la restricción de hidratos de carbono, cuando es extrema, está realmente o potencialmente relacionada con una serie de efectos adversos para la salud (59). Estos efectos adversos derivan de la reducción generalizada de la ingesta de hidratos de carbono, y no tienen que ver con el cambio de calorías dentro de la clase de hidratos de carbono, de los azúcares y los cereales refinados a los cereales integrales, las frutas y las verduras, una práctica que cuenta con un amplio apoyo.

Hay pruebas de que la pérdida de peso atribuible a la restricción de hidratos de carbono es en parte una pérdida de agua corporal. La gluconeogénesis consume agua junto con el glucógeno, y los cuerpos cetónicos provocan una mayor excreción renal de sodio y agua (509). Los estudios indican que los mareos, la fatiga y el dolor de cabeza son efectos secundarios comunes de la cetosis (510).

La cetosis es potencialmente perjudicial, con posibles secuelas a largo plazo, como hiperlipidemia, alteración de la función de los neutrófilos, neuropatía óptica, osteoporosis y déficit de proteínas, así como alteraciones de la función cognitiva. Los niños que siguen dietas cetógenas como parte de un régimen anticonvulsivo han presentado deshidratación, estreñimiento y litiasis renal. En respuesta a la cetosis, la excreción renal de calcio aumenta.

Para compensar la pérdida de calcio en la orina, se moviliza desde el hueso a la circulación (509). Un estudio de adolescentes con una dieta cetógena mostró una disminución de la densidad mineral ósea después de solo 3 meses, a pesar de los suplementos de vitamina D y calcio (510). La cetosis sostenida provoca resorción ósea, lo que sugiere un riesgo de osteoporosis (511).

Una comparación de ocho dietas ricas en proteínas y bajas en hidratos de carbono indica que la dieta Atkins tenía la cifra más elevada de grasa total, grasa saturada y colesterol (512). El consumo de una dieta rica en lípidos saturados puede elevar las concentraciones de colesterol total y colesterol-LDL, que contribuyen a las enfermedades cardiovasculares. Se ha documentado un aumento significativo de las LDL entre las personas que siguen la dieta Atkins, aunque este hallazgo es inconsistente y suele ir acompañado de un aumento potencialmente compensador de HDL. Se ha observado un aumento de la PCR en la dieta Atkins, lo que sugiere una respuesta inflamatoria.

Una ingesta elevada de grasas saturadas suele aumentar el riesgo de resistencia a la insulina (510), lo que contradice el argumento de los defensores de las dietas bajas en hidratos de carbono de que éstos son los culpables de la resistencia a la insulina (474). Las dietas altas en lípidos también pueden predisponer al cáncer (512).

La ingesta elevada de proteínas puede afectar negativamente a la función renal y acelerar la enfermedad renal en pacientes con diabetes. En los pacientes con disfunción renal que siguen una dieta rica en proteínas, se produce un daño glomerular que provoca el vertido de proteínas plasmáticas, y la consiguiente lesión tubular y fibrosis (510). También aumenta la excreción de calcio en la orina y puede producirse hipercalciuria, lo que predispone a la formación de cálculos de calcio (509). La ingesta elevada de proteínas impone una carga metabólica tanto al hígado como a los riñones, que requiere una excreción adicional de urea y amoníaco (513).

La restricción extrema de hidratos de carbono está potencialmente asociada a un mayor riesgo de distimia, si no de depresión, a través de un mecanismo serotoninérgico (514). La producción de serotonina en el cerebro requiere el aporte y la captación de triptófano, lo que está influido tanto por la disponibilidad de triptófano como por la acción de la insulina.

Cuando la ingesta de hidratos de carbono es muy baja y la liberación de insulina es reducida, el suministro de triptófano al cerebro se ve afectado, la producción de serotonina es limitada y se ha documentado que se produce una inestabilidad del estado de ánimo (515); la importancia de este mecanismo para la salud pública sigue siendo dudosa. Por último, las dietas con abundantes proteínas y escasos hidratos de carbono simplemente no permiten una ingesta adecuada de frutas (y, en menor medida, de verduras), restringiendo los alimentos ricos en nutrimentos y fibra que han demostrado ser protectores contra una amplia gama de enfermedades crónicas (516-519). La fibra soluble disminuye el colesterol, reduciendo el riesgo de enfermedades cardiovasculares, y disminuye la secreción de insulina después de las comidas al ralentizar la absorción de nutrimentos (510,520).

Por varios mecanismos, se cree que la fibra contribuye a la saciedad y al control de las calorías. La ingesta de frutas y verduras ha estado durante mucho tiempo, y sigue estando, muy por debajo de los niveles recomendados en Estados Unidos (521,522). Los peligros conocidos y potenciales de la restricción extrema de hidratos de carbono se resumen en la **tabla 5-7**.

Mantenimiento de la pérdida de peso

A diferencia de la mayoría de las personas que se comprometen toda la vida a hacer dietas secuenciales, la bibliografía sobre el éxito de la pérdida de peso a largo plazo es escasa; la frecuencia de las dietas es un factor de predicción negativo del control de peso duradero (523). Los mejores datos disponibles provienen de estudios observacionales (524), comparaciones transculturales y el *National Weight Control Registry* (525). El registro se creó para caracterizar los patrones de comportamiento de los individuos que consiguen mantener a largo plazo una pérdida de peso considerable (una pérdida media de 30 kg mantenida durante más de 5 años). Los datos del registro indican que una dieta relativamente baja en lípidos, y por tanto energéticamente diluida, es un pilar para el mantenimiento del peso con éxito, al igual que la actividad física regular (526-529). Fundamentalmente, las personas que consiguen un control de peso dura-

TABLA 5-7

Efectos adversos conocidos y potenciales de la restricción extrema del consumo alimentario de hidratos de carbono

Efecto adverso	Mecanismo
Estreñimiento	Un efecto establecido atribuible a la baja ingesta de fibra alimentaria
Deshidratación	La gluconeogénesis consume agua junto con el glucógeno, y los cuerpos cetónicos provocan una mayor excreción renal de sodio y agua
Depresión/distimia	Un riesgo teórico debido a la alteración del suministro de triptófano al cerebro y a la producción de serotonina
Halitosis	Un efecto establecido de la cetosis
Lesión hepática	Una posible secuela de la ingesta elevada de proteínas a lo largo del tiempo
Mayor riesgo de cáncer	Una posible secuela del aumento del consumo de productos animales, y la disminución del consumo de cereales y frutas
Aumento del riesgo de enfermedades cardiovasculares	Una posible secuela del aumento del consumo de productos animales, y la disminución del consumo de cereales y frutas
Náuseas	Un efecto secundario establecido de la cetosis
Nefropatía	Una posible consecuencia de la ingesta elevada de proteínas a lo largo del tiempo.
Osteopenia	Un efecto establecido de la cetosis. La hipercalciuria es inducida por una alta ingesta de proteínas en la dieta
Cálculos renales	Secuela conocida de la cetosis. El riesgo aumenta con la deshidratación

Adaptado de Pagano-Therrien J, Katz DL. The low-down on low-carbohydrate diets: responding to your patients' enthusiasm. Nurse Pract. 2003;28:5,14.

dero tienden a seguir un patrón de comportamientos muy concordantes con las recomendaciones prevalecientes para la buena salud en general (288,526-528,530-532). El tiempo limitado que se dedica a ver la televisión también es característico del control de peso a largo plazo (533). No hay nada que sugiera que cualquier otro enfoque para la pérdida de peso, con independencia de las ventajas aparentes al principio, pueda competir con una dieta sana y equilibrada y una actividad física regular a largo plazo.

Hábitos alimentarios y salud

En el Diabetes Prevention Program, una dieta baja en calorías y lípidos, unida a una actividad física moderadamente intensa durante al menos 150 min/semana, redujo la incidencia de la diabetes de tipo 2 en un 58% (534). Del mismo modo, el DASH Collaborative Research Group ha demostrado que la hipertensión puede prevenirse y tratarse reduciendo la ingesta de grasas saturadas y totales, y adoptando una dieta rica en frutas, verduras, cereales y lácteos bajos en grasa (535,536). Se ha demostrado la prevención de las enfermedades cardiovasculares con patrones alimentarios bajos en grasa (537) y mediterráneos (538). La

pérdida de peso es un elemento común en todas estas intervenciones eficaces.

Las revisiones de las dietas para una salud óptima no demuestran necesariamente un acuerdo completo en todos los puntos, pero sí son considerablemente confluentes en lo que respecta a los fundamentos (182). Las dietas compuestas principalmente por alimentos integrales no procesados, ricas en frutas, verduras y cereales integrales, restringidas en lípidos animales y lípidos *trans* de los alimentos procesados, limitadas en almidones refinados y azúcares añadidos, que proporcionan proteínas principalmente de fuentes magras, y que ofrecen lípidos principalmente en forma de aceites monoinsaturados y poliinsaturados están relacionadas con la buena salud (218,539-545). En lo que respecta a la dieta y la salud óptima, el debate se limita notablemente a las variaciones sobre este tema básico, más que a cualquier desviación fundamental del mismo. Este tema se aborda con más detalle en el capítulo 45.

Repercusiones sobre la salud de la alimentación humana «originaria»

Las publicaciones en antropología contribuyen de forma notable a las consideraciones sobre los hábitos alimentarios y la salud humana. A diferencia de la investigación biomédica, existe un conjunto bastante amplio de trabajos que caracterizan lo que se sabe y lo que no se sabe sobre el hábitat nutricional nativo de nuestra especie. Aunque se debaten muchos detalles, hay un consenso general en que la humanidad se adaptó durante eones a un entorno en el que las calorías eran relativamente escasas y la demanda de actividad física era elevada (546). La ingesta de grasas saturadas y *trans* era escasa e insignificante, respectivamente, la ingesta de micronutrimentos era alta y la ingesta de proteínas procedía de fuentes magras (297,547). La dieta humana tradicional era, por supuesto, baja en almidón y azúcar, pero era rica en hidratos de carbono complejos procedentes de diversos alimentos vegetales (297). Muchos antropólogos, aunque no todos, sugieren que éramos más recolectores que cazadores, y que la carne probablemente contribuía menos a nuestra subsistencia que la recolección de diversos alimentos vegetales (548,549). Que esto deba ser relevante para la salud humana no requiere más que reconocer que los seres humanos son criaturas. Para todas las demás especies a nuestro cargo, personificadas en los parques zoológicos, la dieta que se les proporciona es una adaptación de la dieta consumida en la naturaleza. La dieta humana «nativa» parece haber proporcionado aproximadamente un 25% de calorías procedentes de la grasa, entre un 20% y un 25% de calorías procedentes de proteínas, y el resto de hidratos de carbono complejos (297); este patrón es notablemente confluente con el que ha demostrado un beneficio convincente para la salud en los ensayos clínicos (534,535).

Directrices alimentarias para el control de peso, el fomento de la salud o ambos

Basándose en su revisión de las pruebas que relacionan los hábitos alimentarios con los resultados de salud, el USPSTF aconseja a los médicos que recomienden a todos los pacientes mayores de 2 años una dieta rica en nutrimentos, baja en lípidos saturados, azúcares añadidos y sodio, y abundante en frutas, verduras y cereales integrales (550,551). Estas recomendaciones coinciden en gran medida con las del National Heart, Lung and Blood Institute de los National Institutes of Health (552). En 2010, el IOM publicó unas directrices alimentarias actualizadas en las que reiteraba sus recomendaciones de que entre el 45% y el 65% de las calorías procedieran de los hidratos de carbono, entre el 20% y el 35% de los lípidos, y entre el 10% y el 35% de las proteínas, junto con 60 min diarios de actividad física moderadamente intensa (553). Las directrices del IOM hacen hincapié en la restricción de los lípidos saturados y *trans,* y su sustitución

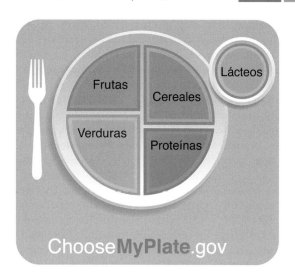

FIGURA 5-3 *MyPlate* ilustra los cinco grupos de alimentos que componen una dieta saludable. Utilice la imagen para ayudar a elaborar un plato saludable en todas las comidas. (De http://www. choosemyplate.gov/.)

por lípidos monoinsaturados y poliinsaturados. El American College of Preventive Medicine ha adoptado formalmente una posición de apoyo a las recomendaciones alimentarias dentro de los rangos del IOM desde 2002 (554).

Las *Dietary Guidelines for Americans*, actualizadas en 2020, reafirman sus principios básicos, que no han cambiado sustancialmente desde hace años, incluyendo las recomendaciones de elegir una variedad de alimentos y bebidas ricos en nutrimentos, y de limitar la ingesta de grasas saturadas y *trans*, azúcares añadidos, sal y alcohol (**fig. 5-3**) (555). Las *Dietary Guidelines for Americans* de 2020 pueden consultarse en https://www.dietaryguidelines.gov/ y el Informe Científico que resume la base de pruebas actual puede consultarse en https://www.dietaryguidelines. gov/2020-advisory-committee-report.

Los CDC se han asociado con la fundación sin ánimo de lucro Produce for Better Health para desarrollar la iniciativa Fruit & Veggies-More Matters, con el fin de fomentar que los estadounidenses aumenten el

N. de la revisora: Cada país tiene su esquema dieta saludable. En el caso de México, por ejemplo, es el plato del bien comer, promovido por el Servicio de Información Agroalimentaria y Pesquera del Gobierno de México y que forma parte de la Norma Oficial Mexicana (NOM) para la promoción y educación para la salud en materia alimentaria. Para más información, puede consultarse esta página web: https://www.gob.mx/siap/ es/articulos/el-plato-del-bien-comer

consumo de frutas y verduras (556), similar al programa «5-a-day» del National Cancer Institute, que fomenta la ingesta de frutas y verduras, y respalda las directrices alimentarias (557). La American Heart Association ofrece directrices alimentarias que exigen un equilibrio entre la ingesta de calorías y la actividad física para mantener un peso corporal saludable, con una dieta rica en verduras y frutas, cereales integrales, pescado rico en ω-3, y una ingesta limitada de grasas saturadas (< 7% del total de calorías), y mínima o nula de grasas *trans* (558). Tanto la American Dietetic Association como la American Diabetes Association apoyan las directrices alimentarias del USDA/IOM, y ambas recomiendan hacer hincapié en los cereales integrales, al menos cinco raciones de fruta y verdura al día, restringir los lípidos saturados y el colesterol, y limitar el consumo de azúcar y dulces (559,560). Estas recomendaciones, que solo difieren en los detalles, son sustancialmente congruentes.

Tanto la salud como el control del peso parecen verse facilitados por una dieta mixta y equilibrada que se base en alimentos saludables y sanos dentro de cada clase de nutrimentos, en lugar de elegir una clase de nutrimentos para abandonarla (**tabla 5-8**) (561-563).

INTERVENCIONES CLÍNICAS PARA LA OBESIDAD: ASESORAMIENTO SOBRE EL ESTILO DE VIDA, TRATAMIENTO FARMACOLÓGICO, DIETAS BAJO SUPERVISIÓN MÉDICA Y CIRUGÍA BARIÁTRICA

Asesoramiento sobre el estilo de vida

La principal intervención clínica para el control del peso es el asesoramiento sobre el estilo de vida, que se aborda con más detalle en el capítulo 47. La iteración más reciente de la declaración del USPSTF sobre el asesoramiento para la pérdida de peso recomienda que los médicos ofrezcan o remitan a los adultos con obesidad a intervenciones de asesoramiento conductual intensivas y multicomponentes (564). Esto es especialmente notable, ya que las recomendaciones anteriores del USPSTF afirmaban que la evidencia del beneficio del asesoramiento para la pérdida de peso solo era lo suficientemente sólida en aquellos pacientes que tenían tanto obesidad como hipertensión, hiperlipidemia, enfermedad cardiovascular o diabetes (550,551,565).

Hay que destacar que, en sociedades como la estadounidense, en la que la obesidad está muy extendida y también la preocupación por la delgadez, incluso las personas con peso normal tienden a «hacer dieta». Además, prácticas tan imprudentes como el tabaquismo pueden utilizarse como medio para mantener el peso corporal (566). El médico debe estar igualmente preparado para desaconsejar las prácticas de control de peso desacertadas como para fomentar las saludables. Existen pruebas de que los pacientes que hablan del control de peso con sus profesionales sanitarios son más propensos a intentar perder y controlar su peso por medios saludables y prudentes (567,568). Asimismo, hay que destacar el creciente reconocimiento de la necesidad de reformar las pautas de la práctica clínica basándose tanto en las pruebas disponibles como en el criterio profesional. El *Strategic Plan for Overweight and Obesity Prevention* (NECON) en New England incluye orientaciones para el asesoramiento de los médicos basadas en estas consideraciones (569).

Las teorías de la modificación de la conducta y su adaptación al entorno de la atención primaria para la promoción de la alimentación saludable, la actividad física y el control del peso se abordan en el capítulo 46. Varios principios destacados merecen un énfasis particular. En primer lugar, dada la prevalencia de la obesidad, el asesoramiento para el control de peso debiera ser universal. En segundo lugar, dada la popularidad de los enfoques para bajar de peso que se apartan de la práctica bien establecida para la promoción de la salud, el foco principal de los esfuerzos de control de peso debe ser, de hecho, la salud. Las directrices recientes han comenzado a explicar más formalmente este punto central (570). Como se ha señalado anteriormente en este capítulo, las mejores pruebas disponibles relacionan los patrones de alimentación y actividad que favorecen la salud con el mantenimiento del peso a largo plazo. En tercer lugar, dado que la obesidad es una epidemia tanto en adultos como en niños, la unidad a la que debe dirigirse el asesoramiento es la familia o el hogar, más que el paciente individual.

Los pacientes adultos tienen la responsabilidad de involucrar a sus hijos en prácticas de estilo de vida saludables, y encontrarán el cambio de estilo de vida más fácil y más sostenible para ellos mismos cuando el esfuerzo implique la solidaridad de todo el hogar. Por último, los esfuerzos de control de peso deben dirigirse hacia la sostenibilidad a largo plazo, en lugar del comienzo rápido que parece siempre tentador para los pacientes.

Tecnología para la intervención en el estilo de vida

Se ha producido una explosión de interés en las tecnologías digitales y de internet para el control de peso, incluyendo plataformas basadas en la web, aplicaciones de dispositivos móviles y dispositivos

TABLA 5-8

Comparación de dietas recomendadas para la promoción de la salud

	Baja en hidratos de carbono	Baja en grasas/ vegetariana/vegana	Índice glucémico bajo	Mediterránea	Mixta/equilibrada	Paleolítica
Los beneficios para la salud se relacionan con:	Énfasis en la restricción de almidones refinados y azúcares añadidos en particular.	Énfasis en alimentos vegetales directamente desde la naturaleza; se evitan las grasas perjudiciales.	Restricción de almidones y azúcares añadidos; ingesta alta de fibra.	Alimentos directamente desde la naturaleza; principalmente vegetales; énfasis en aceites saludables, sobre todo monoinsaturados.	Minimización de alimentos no procesados con elevada densidad energética; énfasis en alimentos completos en cantidades moderadas.	Minimización de alimentos procesados. Énfasis en alimentos vegetales naturales y carnes magras.
Elementos compatibles:	Reducción de almidones refinados, azúcares añadidos, alimentos procesados; ingesta limitada de algunas grasas; énfasis en alimentos vegetales integrales, con o sin carnes magras, pescado, carne de ave, marisco.					
Y todas potencialmente compatibles con:	**Alimentos, no demasiada cantidad, principalmente vegetales.**[a,b,c]					

[a]Pollan M. 2007. Unhappy meals. New York Times Mag. Jan 28. http://www.nytimes.com/2007/01/28/magazine/28nutritionism.y.html?pagewanted=all

[b]El control de las porciones se puede facilitar eligiendo alimentos de mejor calidad, con tendencia a producir saciedad con menos calorías.

[c]Aunque ni la dieta baja en hidratos de carbono ni la dieta paleolítica tienen por qué contener «principalmente vegetales», ambas pueden hacerlo.

Fuente: Katz DL, Meller S. Can we say what diet is best? Annu Rev Public Health. 2014;35:83-103. doi: 10.1146/annurev-publhealth-032013-182351

portátiles, entre otros. El interés tiene sentido, ya que la tecnología puede mejorar la escalabilidad de las intervenciones para la pérdida de peso, reducir los costes, aumentar la comodidad y mejorar la utilización de los recursos. Evidencias significativas sugieren que pueden ser intervenciones eficaces para la pérdida de peso (aunque algo menos eficaces que el asesoramiento presencial), especialmente cuando se desarrollan en entornos académicos e incluyen enfoques integrales con información personalizada (571). Al igual que con las intervenciones tradicionales, los resultados mejoran cuanto mayor es la intensidad del tratamiento y la frecuencia de la interacción (572-575). Tal vez los programas más notables de intervención en el estilo de vida a través de internet sean los certificados por los CDC para impartir educación nutricional y plataformas de asesoramiento conductual basadas en el plan de estudios del Diabetes Prevention Program. En uno de estos programas, Omada Health, se documentó una pérdida de peso sostenida y de mejoras en la A1c durante 3 años entre 220 pacientes con obesidad y prediabetes que se inscribieron en la intervención para bajar de peso de 16 semanas, seguida de un apoyo continuo para el mantenimiento del peso (576). Las aseguradoras sanitarias privadas están empezando a cubrir estos programas y se espera que pronto lo haga también Medicare.

Nutrigenómica/nutrigenética

Aunque todavía se está en los inicios de estos campos nacientes, el potencial de la nutrigenómica y la nutrigenética para informar a los campos de la nutrición y el control del peso es inmenso. La nutrigenómica se refiere a la relación entre los genes y la nutrición, incluido el efecto sobre el peso y los comportamientos relacionados con este. La nutrigenómica implica el impacto de la dieta y la nutrición en la expresión genética (577). A medida que mejore la comprensión de las interacciones entre nuestra composición genética y la ingesta nutricional, debería poderse determinar el impacto de las diferencias únicas en la composición genética sobre las respuestas fisiológicas a la ingesta alimentaria.

Por ejemplo, en un ensayo controlado aleatorio de 2 años de duración en el que se evaluaron distintos hábitos alimentarios sobre la pérdida de peso y los cambios en la composición corporal, los participantes portadores de un alelo de riesgo específico (*FTO rs1558902*) en el gen asociado a la masa grasa y la obesidad (FTO) tuvieron una reducción de peso significativamente mayor, y mejoras en la composición corporal y la distribución de la grasa en respuesta a una mayor ingesta de proteínas, en comparación con la población general estudiada (578). Otro ensayo

demostró que otro alelo (FTO rs9939609) también confería mejores beneficios en respuesta a una mayor ingesta de proteínas, en este caso una reducción de los antojos de comida y del apetito (579). Estudios como estos ofrecen muchas esperanzas de que pronto se disponga de una ciencia progresivamente mejorada para informar sobre las recomendaciones nutricionales. Finalmente, se espera que un día estos campos emergentes sean capaces de proporcionar imágenes completas del metabolismo integrado de cada persona para construir una dieta verdaderamente personalizada que mejore en gran medida la salud y prevenga las enfermedades relacionadas con la nutrición y el comportamiento, incluida la obesidad. La nutrigenómica también se analiza brevemente en el capítulo 45.

Tratamiento farmacológico

Sin duda, la ingesta nutricional saludable, la actividad física regular (y otros comportamientos y patrones de estilo de vida saludables) y el asesoramiento conductual de apoyo son los elementos esenciales para el control de peso. Sin embargo, la prevalencia de la obesidad sigue siendo desmesuradamente alta, a pesar de décadas de mensajes públicos sobre la nutrición y los riesgos para la salud del sobrepeso y la obesidad, y lograr y mantener una pérdida de peso significativa es un reto para la mayoría, en parte debido a las respuestas fisiológicas adaptativas a la pérdida de peso en las que el apetito y la eficiencia metabólica aumentan, contrarrestando así la pérdida de peso y contribuyendo a la recuperación de este. Por ello, la disponibilidad y el acceso a opciones de tratamiento más allá de la dieta y el ejercicio es importante para aquellas personas afectadas que no han podido controlar suficientemente su peso, los riesgos para la salud y los resultados de salud solo con la modificación del comportamiento.

Al igual que con otras enfermedades crónicas relacionadas con la nutrición (como la hipertensión o la diabetes), el tratamiento farmacológico es una opción terapéutica que puede utilizarse para reforzar la modificación de la conducta, y ayudar a perder peso y mantenerlo. El tratamiento farmacológico para la obesidad está aprobado como complemento del asesoramiento conductual para personas con un IMC ≥ 30 kg/m^2 (o un IMC ≥ 27 kg/m^2 junto con comorbilidades relacionadas con el peso). Se desaconseja el uso de medicamentos por razones estéticas; en lugar de ello, el uso de tratamiento farmacológico debe reservarse en general para la obesidad más grave o los problemas de salud relacionados con el peso, como la diabetes y la hiperglucemia, la hiperlipidemia, la hipertensión, la apnea obstructiva del sueño, la enfermedad del hígado graso no alcohólico, la artritis de las articulaciones que soportan peso y la enfermedad cardiovascular. El tratamiento farmacológico debe considerarse solo después de haber agotado los intentos razonables de tratamiento conservador, incluidos la educación nutricional y el asesoramiento conductual. Además, el tratamiento farmacológico debe utilizarse junto con el asesoramiento conductual, ya que numerosos estudios confirman que la combinación de medicación y asesoramiento conduce a una pérdida de peso significativamente mayor y a mejores resultados de salud, en comparación con el tratamiento farmacológico o el asesoramiento conductual por separado (580-582). Por último, hay que evitar confundir el tratamiento farmacológico para la obesidad, que cuenta con una amplia supervisión, requiere la aprobación de la Food and Drug Administration (FDA) antes de su comercialización y cuyas afirmaciones están cuidadosamente reguladas, con los suplementos alimentarios, que tienen poca supervisión reguladora o requisitos probatorios, no necesitan la aprobación de la FDA y con frecuencia hacen afirmaciones exageradas, si no absurdas, sobre la pérdida de peso y otros supuestos beneficios.

La FDA ha aprobado varios medicamentos para el control del peso. Los medicamentos más antiguos aprobados antes de mediados de la década de 1990 están indicados para un uso a corto plazo, generalmente descrito como < 12 semanas. El medicamento más notable y más prescrito de esta categoría es la fentermina, que fue aprobada inicialmente en 1959. (Otros tres fármacos noradrenérgicos [dietilpropión, fendimetrazina y benzfetamina] también están disponibles en Estados Unidos, pero los datos sobre ellos son mínimos, se prescriben con mucha menos frecuencia que otros medicamentos aprobados y no existen ventajas claras de estos sobre la fentermina). Las nuevas generaciones de fármacos para la obesidad están aprobadas para su uso a largo plazo, ya que la FDA aprecia ahora la naturaleza crónica de la obesidad. Los medicamentos actualmente disponibles indicados para uso a largo plazo son el orlistat, la fentermina/topiramato de liberación prolongada (LP), la naltrexona/bupropión de LP y la liraglutida de 3 mg. Todos ellos, excepto el orlistat, tienen mecanismos de acción primarios en el cerebro, de modo que disminuyen el apetito, aumentan la saciedad y/o controlan las ansias de comer. Es probable que se aprueben otros medicamentos en un futuro próximo.

Los medicamentos disponibles (especialmente los aprobados en las dos últimas décadas, durante las cuales la FDA ha ampliado mucho los requisitos de seguridad y eficacia requeridos para la aprobación de los fármacos contra la obesidad y la diabetes) son objeto de amplios estudios de seguridad y eficacia (583,584). No existen «píldoras mágicas», aunque los medicamentos disponibles actualmente son razonablemente útiles cuando se usan de forma adecuada. La pérdida de peso media suele ser del 5 % al 10 % del peso corporal inicial. Sin embargo, las recomendaciones formales de la FDA y la práctica clínica prudente ordenan que los pacientes que no obtienen suficientes beneficios deben interrumpir la medicación después de una prueba razonable de unas pocas semanas o meses de uso. Esta práctica clínica evita la exposición innecesaria a personas que probablemente no van a obtener beneficios y, además, pone de manifiesto los importantes beneficios de quienes responden a la medicación. Entre los pacientes que logran un beneficio temprano (conocidos a menudo como «respondedores» clínicos), la pérdida de peso media se aproxima a una pérdida de peso del 15 % (medida después de 1 año de tratamiento) (585). Dado que se trata de una magnitud impresionante que, por lo general, conlleva amplias mejoras en la salud y la calidad de vida, se recomienda que estos pacientes sigan utilizando los medicamentos. Los pacientes que responden suelen observar mejoras en los factores de riesgo cardiovascular relacionados con el peso, entre ellos el control glucémico, los lípidos y la presión arterial. Además de la pérdida de peso, se ha demostrado que los medicamentos más recientes permiten mantener el peso perdido en los pacientes que siguen utilizando la medicación a lo largo del tiempo.

La fentermina ha sido durante mucho tiempo el medicamento más prescrito para la obesidad en Estados Unidos y en gran parte del mundo. Está autorizado para su uso a corto plazo (hasta 12 semanas), ya que los requisitos de los ensayos clínicos para la aprobación de la FDA a mediados del siglo XX no incluían estudios de seguridad a largo plazo. (Sin embargo, se han publicado ensayos más prolongados de fentermina en combinación con topiramato, y la combinación fue aprobada por la FDA en 2012 con la autorización para su uso a largo plazo, como se comenta en la siguiente sección). La fentermina es un agente adrenérgico que suprime el apetito y puede, aunque ligeramente, aumentar el GER. Puede recetarse en dosis de hasta 37.5 mg al día, aunque 4 a 8 mg tan solo ya pueden ser eficaces, y la dosis debe individualizarse para lograr la respuesta con la menor dosis necesaria.

Con dosis más bajas, los efectos secundarios son poco probables. A medida que se incrementan las dosis, los posibles efectos secundarios pueden incluir un aumento del ritmo cardíaco, cefalea, insomnio o sequedad bucal (586).

El orlistat, que fue aprobado por la FDA en 1999 (y más tarde pasó a ser de libre dispensación), fue el primer medicamento para la obesidad que se aprobó para su uso a largo plazo (587,588). A diferencia de otras opciones farmacoterápicas, se absorbe en el tracto gastrointestinal y no tiene mecanismos de acción del sistema nervioso central ni efectos sobre el apetito. En cambio, el orlistat actúa periféricamente en el intestino al inhibir las lipasas pancreáticas y gástricas, disminuyendo así la absorción de aproximadamente el 30 % de la grasa ingerida cuando se administra con las comidas. Debido a ello, el orlistat generalmente permite una menor pérdida de peso que otros medicamentos para la obesidad. Los efectos secundarios gastrointestinales están relacionados con la mala absorción de lípidos, especialmente en dosis más altas y cuando se administra con comidas ricas en lípidos, y pueden incluir molestias abdominales, diarrea o esteatorrea, o urgencia o incontinencia fecal, y malestar abdominal. Es importante destacar que el orlistat puede disminuir la absorción de vitaminas y medicamentos liposolubles, como la levotiroxina y la warfarina. Se recomienda que los pacientes que utilizan este medicamento tomen un multivitamínico a la hora de acostarse.

La combinación fentermina/topiramato de LP fue aprobada por la FDA en 2012, aunque sus componentes llevan muchas décadas en el mercado (589). El topiramato está aprobado como monoterapia para la epilepsia desde 1996 y para la profilaxis de la migraña desde 2004. Con múltiples efectos en el sistema nervioso central, incluyendo la inhibición de la anhidrasa carbónica, el antagonismo del glutamato y la modulación de los receptores del ácido γ-aminobutírico, el topiramato complementa a la fentermina para aumentar la magnitud y la sostenibilidad de la pérdida de peso, en comparación con la fentermina sola. La fentermina/topiramato de LP está disponible en cuatro dosis (3.75/23 mg, 7.5/46 mg, 11.25/69 mg, 15/92 mg), que deben prescribirse siguiendo un registro escalado de dosis. Los efectos secundarios son infrecuentes en las dosis más bajas, y aumentan proporcionalmente con el aumento de la dosis; los más frecuentes son parestesias, alteración de la percepción del gusto, insomnio y cefalea. Aunque todos los medicamentos contra la obesidad deben evitarse durante el embarazo, este medicamento es el único que tiene pruebas claras de teratogenicidad, ya que se sabe desde hace tiempo que el topiramato aumenta el riesgo de hendiduras bucofaciales en los bebés expuestos al medicamento durante el primer trimestre del embarazo.

La naltrexona/bupropión de LP, aprobada en 2014, es un medicamento combinado que incluye nuevas preparaciones de bupropión, que ya había sido aprobado como antidepresivo en 1989 y como ayuda para dejar de fumar en 1997, y de naltrexona, un antagonista de los opioides que se utiliza desde hace tiempo para la dependencia de los opioides, el abuso de alcohol y otras adicciones (590). La combinación de los dos agentes reduce el apetito y las ansias de comer, al dirigirse simultáneamente a las neuronas hipotalámicas del apetito y a los circuitos mesolímbicos de recompensa de la dopamina. El efecto secundario más frecuente son las náuseas, que llevan a la interrupción de la medicación en aproximadamente el 5 % de las personas a las que se les ha recetado; con mucha menos frecuencia, pueden producirse vómitos, estreñimiento y elevación de la presión arterial. Hay que tener en cuenta que los fármacos antidepresivos, incluido el bupropión, conllevan advertencias sobre la posibilidad de suicidio en personas menores de 24 años, por lo que también se incluye la misma advertencia para este medicamento.

La liraglutida se aprobó inicialmente en 2010 para el tratamiento de la diabetes de tipo 2 en una dosis de hasta 1.8 mg diarios, y posteriormente se ha aprobado para la reducción del riesgo cardiovascular en pacientes con diabetes de tipo 2 (591). Desde entonces, la FDA ha aprobado la dosis de 3 mg específicamente para el control del peso. La liraglutida es un agonista de la hormona incretina, el péptido 1 similar al glucagón (GLP-1, *glucagon-like peptide-1*), que es liberado por las células enteroendocrinas del intestino delgado en respuesta a la disponibilidad de nutrimentos tras la ingesta de alimentos. Administrada en forma de inyección subcutánea diaria, la liraglutida actúa a nivel central mediante la modulación de las neuronas anorexígenas y orexígenas del hipotálamo, así como a nivel periférico al retrasar el vaciado gástrico. Los efectos secundarios más frecuentes son náuseas, vómitos, diarrea y estreñimiento.

El tratamiento farmacológico se considera cada vez más un complemento potencialmente importante de las intervenciones sobre el estilo de vida en el control de la obesidad (592-594). Dado que, por lo general, el peso se recupera cuando se interrumpen los fármacos, es evidente la necesidad de contar con agentes seguros a largo plazo y/o con intervenciones conductuales sólidas que puedan mantener la pérdida de peso conseguida con el uso de la medicación a corto plazo. Los médicos deben estar preparados para considerar el uso a largo plazo de agentes farmacológicos, como se hace habitualmente con otras enfermedades que responden en cierta medida a la dieta, como la hipertensión y la hiperlipidemia. La pérdida de peso durante el tratamiento farmacológico quizá no deba considerarse una indicación para el cese del tratamiento. Del mismo modo, el tratamiento de la diabetes, la hipertensión o la hiperlipidemia hasta alcanzar las cifras objetivo de glucosa, presión arterial o LDL indica la interrupcion del tratamiento. Sin embargo, para aplicar la misma norma en el tratamiento de la obesidad, será necesario evaluar la seguridad a largo plazo de los agentes farmacológicos. Mientras tanto, como ya se ha mencionado, el tratamiento farmacológico debe reservarse generalmente para la obesidad más grave o la obesidad asociada a complicaciones metabólicas, psicológicas o funcionales, por lo que es probable que el tratamiento farmacológico se asocie a un beneficio neto mayor que el riesgo. El uso de tratamiento farmacológico de prescripción para el control de peso puramente estético es, basándose en la evidencia actualmente disponible, generalmente mal aconsejado.

Cirugía

La cirugía bariátrica ha incluido tradicionalmente una serie de procedimientos que manipulan partes del tracto gastrointestinal (595), aunque hoy en día casi todos los procedimientos quirúrgicos primarios para la obesidad son la gastrectomía vertical en manga (VSG, *vertical sleeve gastrectomy*) o la derivación (*bypass*) gástrica en Y de Roux. Los aspectos más conocidos de estos procedimientos (un estómago más pequeño y la malabsorción de nutrimentos) son en gran medida incidentales. Más bien, estos procedimientos inducen principalmente la pérdida de peso mediante la alteración de las influencias endocrinas sobre el apetito y la saciedad, como la señalización de la grelina desde el estómago y la señalización del GLP-1 desde el intestino delgado (596,597). Por el contrario, la banda laparoscópica, un dispositivo médico reversible que no manipula el tejido intestinal, limitando así el volumen de alimentos ingeridos sin afectar a la señalización endocrina, ha caído rápidamente en desgracia durante la última década, ya que los beneficios a largo plazo son relativamente pequeños: en comparación con casi el 50 % de las cirugías bariátricas de hace una década, hoy en día la banda laparoscópica representa solo el 2 % de las cirugías bariátricas en Estados Unidos (598).

En general, la cirugía bariátrica está bien establecida como el tratamiento más eficaz para la obesidad grave (estadio III) (599,600). La eficacia del procedimiento, junto con el aumento de la prevalencia de la obesidad en general y de la obesidad grave en particular, ha dado lugar a un rápido aumento del número de procedimientos realizados anualmente; la cirugía bariátrica es actualmente una de las cirugías gastrointestinales realizadas con más frecuencia, con un estimado de 228 000 procedimientos realizados en Estados Unidos en 2018 (598). La experiencia y la bibliografía de la cirugía bariátrica abarcan cada vez más a los adolescentes (601-603) y a los niños (604,605), junto con los adultos mayores (606-608).

Por lo general, la cirugía está indicada solo para el tratamiento de la obesidad grave, y solo si se han probado otras terapias y han resultado ineficaces (609,610). Un IMC superior a 40, que antes se denominaba obesidad «mórbida» y que preferentemente se denomina obesidad en estadio III, u obesidad «grave», debe hacer que se considere el tratamiento quirúrgico. Los pacientes con grados menores de obesidad pueden ser candidatos a la cirugía si no responden a otras intervenciones, y experimentan morbilidad (especialmente diabetes de tipo 2) o una calidad de vida reducida debido a la obesidad (611-613).

Varios estudios han demostrado un aumento sustancial de la pérdida de peso, una mayor probabilidad de remisión de la diabetes de tipo 2 y una mejora de los resultados de mortalidad a largo plazo tras la cirugía bariátrica, en comparación con el tratamiento médico convencional (614-618). Sin embargo, hay que tener en cuenta que los estudios tienden a comparar el tratamiento con cirugía bariátrica con el tratamiento médico general o con el asesoramiento sobre dietas y ejercicios de baja intensidad, en lugar de con el tratamiento intensivo de la obesidad no quirúrgico; en su lugar, un grupo de control más relevante podría ser una intervención de estilo de vida multicomponente que incluya un tratamiento residencial para la pérdida rápida de peso con supervisión médica, comidas preparadas en casa, tratamiento farmacológico para la obesidad según se indique, y asesoramiento regular a través de especialistas en comportamiento, nutrición y actividad física (619). No obstante, no se puede negar el valor exorbitante de la cirugía bariátrica. Se ha mantenido una pérdida de peso de hasta el 33 % después de la cirugía de derivación gástrica hasta durante 10 años, un resultado superior a los enfoques no quirúrgicos (620); la pérdida del 50 % o más del exceso de peso se consigue habitualmente en el primer año postoperatorio, con una pérdida media del 65 % al 70 % del exceso de peso que se mantiene a los 3 a 5 años (621).

Las complicaciones y la mortalidad dependen del procedimiento realizado. La mortalidad quirúrgica en manos expertas suele ser de entre el 0.1 % y el 0.3 % (612,620,622), normalmente relacionada con embolias pulmonares y fugas de anastomosis; las complicaciones postoperatorias llegaron a ser del 40 % en 2001 (623), pero los recientes avances en las técnicas laparoscópicas y de bandas han reducido las tasas de complicaciones graves a aproximadamente el 5 % (622).

Los candidatos a la cirugía bariátrica requieren una preparación exhaustiva para los efectos de esta cirugía en el estilo de vida y los hábitos alimentarios. Todos los pacientes deben recibir asesoramiento conductual de apoyo, tanto antes como después del procedimiento, así como asistencia a largo plazo, como asesoramiento nutricional y clases de apoyo en grupos pequeños (620).

Los retos postoperatorios incluyen las insuficiencias de nutrimentos relacionadas con la malabsorción, la adaptación psicológica y las alteraciones en los hábitos alimentarios necesarias para acomodar los efectos restrictivos del procedimiento. Estos problemas indican la importancia de un seguimiento continuo por parte de un equipo médico experimentado y multidisciplinar (597,621,624-626). En general, la cirugía bariátrica se considera rentable para pacientes adecuadamente seleccionados (627).

Además de los procedimientos de cirugía bariátrica habituales, se han desarrollado varios dispositivos médicos mínimamente invasivos y procedimientos experimentales. Entre ellos se encuentran los balones gástricos, la estimulación del nervio vago y la embolización de la arteria gástrica, entre otros, aunque ninguno de ellos ha mostrado hasta ahora resultados lo suficientemente positivos como para justificar su uso regular, y rara vez están cubiertos por los seguros.

Dietas estructuradas con supervisión médica

Las dietas hipocalóricas suelen restringir la ingesta de energía entre 1 000 y 1 200 kcal/día. Estas dietas pueden elaborarse para proporcionar una nutrición equilibrada o para ser desequilibradas en favor de una clase de macronutrimentos concreta. En su mayor parte, no hay pruebas de que las dietas desequilibradas de bajo contenido energético sean beneficiosas, y las diferencias en la pérdida de peso se atribuyen en gran medida a las diferencias en la diuresis (628). Las pruebas para hacer hincapié en una clase particular de macronutrimentos se comentan en otra parte de este capítulo. En general, las dietas hipocalóricas suponen una amenaza de insuficiencia de micronutrimentos, por lo que es apropiado un suplemento multivitamínico/mineral. Dado que una dieta equilibrada y restringida en energía es compatible tanto con los objetivos de control de peso como con los de promoción de la salud, este enfoque de la obesidad es ampliamente aplicable. Las dietas muy poco energéticas utilizadas en la década de 1970 proporcionaban proteínas inadecuadas y provocaban pérdidas de proteínas viscerales. La movilización de proteínas cardíacas se asoció a disritmia y muerte súbita (628). Más recientemente, prestando atención a la cantidad y la calidad de las proteínas y los micronutrimentos aportados, se ha demostrado que las dietas de muy baja energía pueden administrarse de forma segura; estas dietas suelen denominarse «ayunos modificados con ahorro de proteínas», y aportan aproximadamente 800 a 1 000 kcal/día (628).

Las dietas muy hipocalóricas (VLCD, *very low-calorie diet*) pueden basarse en una escasa gama de alimentos sólidos proteicos (p. ej., carne magra, pescado, aves de corral) o suplementos proteicos comerciales, como barritas o batidos de proteínas. Estas dietas muy hipocalóricas se utilizan con frecuencia antes de la cirugía bariátrica para disminuir el riesgo perioperatorio (629). Aunque las dietas con supervisión médica se limitan tradicionalmente a centros especializados en el tratamiento de la obesidad, varios estudios recientes han aplicado con éxito variaciones en entornos de atención primaria (630-632). En cada uno de estos grandes estudios, los participantes que fueron tratados con dietas estructuradas con supervisión médica lograron una pérdida de peso considerablemente mayor y una mejora del control glucémico, la remisión de la diabetes y otros criterios de valoración relacionados con el peso, en comparación con los grupos de control.

Además, los sujetos mantuvieron los beneficios significativos incluso durante un período de seguimiento relativamente largo (2 años). No obstante, estos resultados no son típicos y, aunque las dietas muy bajas en energía inducen una pérdida de peso sustancial (p. ej., 20 kg en 12 semanas), no suelen ser eficaces para mantener esas pérdidas a largo plazo (628) sin un asesoramiento y apoyo continuos. Por ejemplo, Ryttig y cols. (633) compararon dos programas para perder peso de 24 meses en estudiantes universitarios, uno de los cuales empezaba con una dieta de inducción muy baja en calorías, y el otro se basaba en una dieta equilibrada y restringida en energía. Aunque la pérdida de peso inicial fue notablemente superior en el grupo de VLCD, la pérdida de peso a los dos años de seguimiento no fue diferente. Un metaanálisis de seis ECA no objetivó diferencias en la pérdida de peso a largo plazo (1-5 años) entre las dietas VLCD y las dietas hipocalóricas modestas, a pesar de que la pérdida de peso a corto plazo fue sustancialmente mayor en los grupos VLCD (634).

Aunque este tipo de dietas intensivas pueden ser útiles cuando se aplican con precaución, generalmente solo están indicadas en el tratamiento de la obesidad grave o en situaciones en las que es importante una pérdida de peso rápida y de gran magnitud, como antes de las cirugías bariátricas y de algunas cirugías ortopédicas. En muchos casos, se prefiere una restricción calórica menos severa (es decir, el uso estratégico de sustitutos proteicos de las comidas como parte de una estrategia para reducir las calorías de forma más moderada) como un enfoque menos restrictivo, menos engorroso y más sostenible (634,635).

Programas comerciales para bajar de peso

La industria comercial relacionada con la pérdida de peso representa un mercado de 200 000 millones de dólares al año, con muchas afirmaciones, profesionales, productos y servicios dudosos. En general, hay pocas pruebas de que los programas comerciales para bajar de peso produzcan una pérdida de peso sostenible. Las revisiones sistemáticas informan de pocas pruebas que sugieran que alguno de los 32 programas comerciales para bajar de peso más conocidos tenga resultados superiores a los del resto, y son pocos los programas comerciales que cuentan con pruebas sólidas que respalden sus enfoques y afirmaciones sobre la pérdida de peso. La mayoría de los estudios publicados eran demasiado pequeños, demasiado breves, tenían una deserción demasiado elevada y/o metodologías deficientes para tener un valor acreditado (636-638). En otro estudio se muestra que pocos programas comerciales para bajar de peso siguen directrices clínicas para el tratamiento de la obesidad basadas en la evidencia (639). Curiosamente, solo la mitad de las personas que figuran en el Registro Nacional de Control de Peso afirman haber utilizado un programa comercial para bajar de peso (640).

En general, la bibliografía sobre los resultados de los programas comerciales para bajar de peso es escasa (641). Una industria multimillonaria apoyaría sin duda la generación de publicaciones en las que hubiera buenas noticias que comunicar. Sin embargo, a medida que los programas adoptan nuevos métodos, pueden contribuir a los esfuerzos por lograr cambios duraderos en el estilo de vida que ayuden a controlar el peso. Un programa destacado, con sólidas pruebas de apoyo, es el National Diabetes Prevention Program de los CDC (642). Siguiendo el modelo de un histórico ensayo clínico que demostró que una intervención moderada en el estilo de vida de los pacientes con obesidad y prediabetes reducía la incidencia de la diabetes en casi un 70%, este programa de grupos pequeños se centra en cambios moderados en el estilo de vida basados en la evidencia, y en objetivos para bajar de peso para mejorar la salud y prevenir la diabetes. Desde entonces, ha sido adoptado por los Centers for Medicare and Medicaid Services como una prestación cubierta para los beneficiarios de Medicare para controlar la obesidad y prevenir la diabetes.

Uno de los ámbitos de los programas comerciales para bajar de peso con supervisión médica son los «campamentos» para perder peso y las escuelas alternativas, cuyo objetivo es proporcionar educación y formación en prácticas de estilo de vida saludable en un entorno de inmersión y apoyo (643). Se necesitan más estudios para determinar los efectos a largo plazo. Otra área de desarrollo prometedora son los servicios electrónicos y virtuales para la pérdida de peso, entre los que se incluyen varios inspirados en el National Diabetes Prevention Program. Sin embargo, en la actualidad, el médico debe considerar estos programas con un escepticismo comprensivo. La evaluación debe basarse en parte en si el programa proporciona conocimientos o habilidades que apoyarán los esfuerzos de por vida para controlar el peso en lugar de la gestión a corto plazo de la dieta del paciente. La escasa evidencia disponible ofrece cierto respaldo al programa Weight Watchers, de forma específica, y para la autovigilancia, en general (644-650).

▨ TEMAS DE INTERÉS RELACIONADOS

Nutrimentos, productos nutricéuticos y alimentos funcionales

En general, hay pocas declaraciones fundamentadas sobre micronutrimentos o suplementos alimentarios que faciliten la pérdida de peso (651). A pesar de ello, el uso de suplementos para perder peso es una práctica popular (652-654). Se anima a los médicos a que pregunten de forma sistemática sobre las prácticas de sus pacientes a ese respecto. La bien publicitada toxicidad de la efedra (655,656) es una historia de precaución que resalta los posibles peligros de la confianza en los productos nutricéuticos y los productos vegetales para la pérdida de peso. La Federal Trade Commission elaboró un informe en el que destacaba el engaño en los anuncios de productos para perder peso en 2002 (657). Aunque la precaución y el escepticismo en este ámbito están justificados, hay algunos indicios prometedores en la bibliografía que merecen la consideración del profesional. Puede ser útil clasificar mentalmente la infinidad de productos para adelgazar según el supuesto mecanismo para asesorar mejor a los pacientes sobre los posibles peligros frente a los beneficios.

Aumentar el gasto energético

Esta categoría incluye los populares, pero peligrosos, alcaloides de la efedra, así como los alimentos y suplementos que contienen cafeína. En dosis seguras, la cafeína y las catequinas presentes en alimentos como el té verde (658) probablemente favorecen cierto grado de pérdida de peso a corto plazo, aunque la magnitud del efecto es escasa, y no existen pruebas de que puedan ayudar en la fase de mantenimiento de la pérdida de peso. Se recomienda precaución.

Modular el metabolismo de los hidratos de carbono

El cromo es un cofactor del metabolismo de la insulina, y su suplementación puede reducir las concentraciones de insulina en personas resistentes a la insulina (v. cap. 6). Todavía no hay pruebas definitivas de una función del cromo en el control de peso *per se*, pero podría argumentarse la administración de suplementos en el paciente resistente a la insulina con obesidad por motivos teóricos. Una revisión Cochrane sugiere efectos favorables del cromo en la pérdida de peso a partir de un pequeño número de ensayos (659); por tanto, es necesario seguir investigando los efectos de la administración de suplementos de picolinato de cromo en la sensibilización a la insulina y el control de peso, lo que justifica una atención especial (660-663).

Aumentar la saciedad

La popularidad de los extractos de plantas naturales que pretenden aumentar la saciedad se ha disparado en los últimos años. Algunos ejemplos son *Hoodia gordonii*, una planta que mastican los pueblos indígenas del desierto de Kalahari, y *Garcinia cambogia*, elaborada a partir de la corteza del fruto del tamarindo. Aunque en algunas investigaciones se sugiere que estos efectos son posibles (664), la abrumadora evidencia hasta la fecha no apoya que la mayoría de estos suplementos alimentarios de extractos de plantas sean eficaces o seguros (665). Por tanto, a pesar del interés del público y de los medios de comunicación (666), aparte de los suplementos de fibra, que han demostrado sistemáticamente que causan pequeñas pérdidas de peso, el uso de estos productos para el control del peso sería, en el mejor de los casos, prematuro. Se justifica la realización de estudios rigurosos de seguridad y eficacia.

Aumentar la oxidación de las grasas o disminuir su síntesis

El ácido linoleico conjugado (CLA, *conjugated linoleic acid*), una familia de isómeros de un ácido graso poliinsaturado de 18 carbonos que se encuentra en la carne y los productos lácteos, ha despertado interés como posible ayuda para la pérdida de peso. A pesar de algunos hallazgos prometedores en estudios realizados con animales, las pruebas en humanos son, en el mejor de los casos, contradictorias (666-670); en varios estudios a corto plazo se han observado reducciones de la grasa corporal con la administración de suplementos de CLA, con un mecanismo teórico que implica la apoptosis de los adipocitos o el aumento de la oxidación de los lípidos (671,672). No obstante, no se pueden descartar con seguridad los efectos adversos para la salud de este grupo de lípidos, entre ellos los efectos potencialmente nocivos para la sensibilidad a la insulina (673).

Bloqueo de la absorción de grasas

La olestra, o poliéster de sacarosa, es un sustituto de la grasa no absorbible aprobado por la FDA en 1996 para su uso como aditivo alimentario en los aperitivos; se comenta con detalle en el capítulo 42. Hasta la fecha, no existen pruebas convincentes de que la presencia de olestra en los alimentos provoque una pérdida de peso sostenible o evite el aumento de peso. Su uso con fines de control de peso no puede fomentarse ni desaconsejarse excesivamente basándose en las pruebas disponibles (v. cap. 42). El producto no fue un éxito comercial, y ha sido prohibido en varios países. Hay que señalar que Alli®, la versión de libre dispensación del orlistat, bloquea la absorción de lípidos (ya comentada) y provoca una ligera pérdida de peso (674).

Calcio

Existe una sugerencia, a menudo empleada en el marketing por el Dairy Council of America, de que el calcio procedente de fuentes lácteas puede facilitar la pérdida de peso y, en particular, la pérdida preferente de tejido adiposo. La bibliografía de investigación sobre este tema está lejos de ser definitiva, con resultados confusos (675-681). En general, los estudios patrocinados por la industria láctea suelen demostrar resultados positivos. No hay pruebas suficientes que justifiquen la dependencia de los suplementos de calcio o de los productos lácteos para facilitar la pérdida de peso, pero la inclusión de productos lácteos bajos en grasa o sin ella en la dieta y los suplementos de calcio están respaldados por otras consideraciones (v. caps. 8 y 14).

Resveratrol

El resveratrol, un fitoestrógeno que se encuentra sobre todo en la piel de la uva, ha despertado interés recientemente como potente antioxidante. Aunque los estudios en humanos no son concluyentes, los estudios murinos prometedores apuntan a la capacidad del resveratrol para reducir el peso corporal y la hiperglucemia en animales con sobrepeso y diabéticos (682,683). En un estudio (684) se observó que la administración de suplementos de resveratrol en ratones alimentados con una dieta adipogénica rica en lípidos inducía realmente la regulación a la baja de las cascadas de señalización relacionadas con la inflamación y la adipogénesis.

Alcohol

El etanol aporta 7 kcal/g; por tanto, es más denso energéticamente que los hidratos de carbono o las proteínas, y solo algo menos que los lípidos. Debido a esta densidad energética, el consumo de etanol puede contribuir a la obesidad. Hay algunas pruebas de que el etanol puede aumentar el GER y reducir la oxidación de los lípidos (685). Estos efectos pueden contribuir preferentemente al almacenamiento de lípidos. El papel del alcohol en la dieta se expone con más detalle en el capítulo 40.

Bebidas y refrescos azucarados

La industria de las bebidas ha negado durante mucho tiempo cualquier relación causal entre el consumo de refrescos y la obesidad. Se ha destacado el sesgo de las investigaciones patrocinadas por la industria sobre este tema (686), y las revisiones sistemáticas muestran que las calorías de los refrescos contribuyen significativamente al riesgo de aumento de peso, así como a la diabetes y a otros resultados adversos para la salud (687-689). En general, el aumento del consumo de refrescos parece correlacionarse con el aumento del sobrepeso y la obesidad en todo el mundo (690). La reducción de la ingesta de refrescos facilita la pérdida de peso (691), especialmente en niños y adolescentes en los que las bebidas azucaradas representan una proporción cada vez mayor del total de calorías consumidas (692), y algunos estudios muestran que pequeños impuestos sobre las bebidas azucaradas conducen a una disminución del consumo, y pueden contribuir a reducir los casos de diabetes y obesidad (693-695). Hay que destacar que, aunque el aumento de la ingesta calórica de los refrescos puede contribuir al aumento de peso, la disminución de la ingesta calórica a través de los refrescos alimentarios sigue siendo controvertida.

Embarazo

Las mujeres con un peso normal generalmente deben aumentar entre 11.5 kg y 16 kg durante el embarazo (696). La base de una recomendación de aumento de peso mínimo en el embarazo es reducir el riesgo de bajo peso al nacer en el neonato (696). Existe acuerdo en que, en las mujeres con sobrepeso, el aumento de peso durante el embarazo debe ser menor. En 2009, el IOM publicó directrices sobre el aumento de peso durante la gestación por primera vez en 20 años; las nuevas recomendaciones sugieren que las mujeres con un IMC previo al embarazo en el rango de sobrepeso (de 25 a 29.9) deben aumentar entre 7 kg y 11.5 kg (697-700). Aunque hay quien ha sugerido que en las mujeres con un IMC previo al embarazo ≥ 30 no es necesario un aumento de peso mínimo (701), las directrices del IOM recomiendan un aumento de peso total en el embarazo de 5 kg a 9 kg (702). En Estados Unidos, cada embarazo se asocia a la retención de hasta 2.5 kg; por tanto, los embarazos contribuyen al desarrollo de la obesidad de por vida en las mujeres (703). Hay pruebas de que

las mujeres que pueden seguir las directrices del IOM sobre el aumento de peso durante la gestación pueden no incurrir en ese riesgo de retención de peso a largo plazo (704). Por tanto, la prevención del aumento de peso excesivo relacionado con el embarazo y su retención en el período posparto son importantes para los esfuerzos por controlar la creciente prevalencia de sobrepeso/obesidad en las mujeres (705).

Las mujeres embarazadas obesas tienen una mayor incidencia de diabetes gestacional (700,706,707), preeclampsia (700,706-710), macrosomía fetal (700, 711-715), inducción del parto (700,716), cesárea primaria (709,707-719), infección puerperal (718-721) y defectos del tubo neural en la descendencia (722-724). La obesidad en el embarazo puede aumentar el riesgo de preeclampsia e hipertensión inducida por el embarazo (725,726). Los análisis disponibles sugieren un aumento de los costes sanitarios para las mujeres con obesidad durante la gestación (727); en un pequeño estudio en el que se comparó a 89 mujeres con sobrepeso con 54 mujeres con peso normal, el coste de la atención durante el embarazo fue 3.2 veces mayor para las mujeres con obesidad grave (706). Hood y Dewan (728) observaron que la estancia en el hospital era más prolongada para las mujeres con más peso, en comparación con las más delgadas, en el momento del parto. Basándose en los datos de la Encuesta Nacional de Salud Materno-Infantil de 1988, Cogswell y cols. (711) documentaron que la incidencia de la obesidad en el embarazo era del 17 %; otras estimaciones ligeramente inferiores han sido comunicadas. Se justifican más estudios para explorar el efecto de las intervenciones sobre el estilo de vida en las mujeres embarazadas (729). Este tema se expone con más detalle en el capítulo 27.

Lactancia materna

Además de sus múltiples beneficios nutricionales, la lactancia prolongada puede conferir beneficios relacionados con el peso tanto a la madre como al bebé. Debido a sus exigencias metabólicas, la lactancia materna puede reducir la retención de peso después del parto (730). Además, hay pruebas, a partir de múltiples ensayos observacionales, de que la lactancia prolongada puede proporcionar cierta protección contra el desarrollo posterior de la obesidad en el niño (635). Lamentablemente, los ensayos clínicos prospectivos que utilizan intervenciones para aumentar la duración de la lactancia materna exclusiva no han conseguido hasta la fecha reducir de forma significativa la prevalencia de la obesidad infantil (731,732). La importancia de la lactancia materna y de establecer hábitos alimentarios sensatos en las primeras etapas de la vida se expone en los capítulos 38 y 47.

Tratamiento de la obesidad infantil

La mayoría de los programas para perder peso que están disponibles para los niños son similares a los programas de tratamiento para los adultos (128). La pérdida de peso a largo plazo se consigue con más éxito en los niños que en los adultos (128,733,734). Los análisis sugieren que la pérdida de peso de magnitudes relativamente pequeñas, o el aumento de peso más lento, puede ser todo lo que se necesita para que los niños vuelvan, con el tiempo, a las curvas de crecimiento normales de peso para la altura (735). La evidencia apoya la inclusión de cambios en la dieta, la modificación del comportamiento, la participación de los padres y el seguimiento en un programa de obesidad pediátrica (736-738). Los programas han hecho hincapié tanto en la reducción de las conductas sedentarias (739) como en la modificación de la dieta (128). Las preferencias alimentarias de los niños están muy influenciadas por las elecciones de alimentos y los hábitos alimentarios de los padres (v. caps. 29 y 38), por lo que se fomentan los enfoques basados en la familia (127). Pruebas recientes subrayan la importancia del papel de los padres en la obesidad infantil; un ensayo controlado y aleatorizado sobre la intervención basada en la familia o en los padres detectó que la intervención basada en los padres era tan eficaz como el tratamiento basado en la familia de los niños con sobrepeso (740). Otro estudio observó un «efecto halo» en las familias de los pacientes sometidos a cirugía bariátrica; se encontró que los niños que tenían obesidad al inicio presentaban un IMC menor 12 meses después de que sus padres se hubieran sometido a la cirugía, lo que destaca la caracterización de la obesidad como una enfermedad familiar (741). Se necesitan más pruebas para determinar los mejores enfoques de prevención en el hogar (127,742,743). En un pequeño estudio sobre el consumo de tentempiés en niños en edad escolar, se observó que ofrecer una combinación de verduras y queso, en comparación con las patatas fritas solas, dio lugar a un 72% menos de calorías consumidas durante una sesión de tentempiés *ad-lib* (744).

En un ensayo clínico controlado y aleatorizado, diseñado para reducir el uso de la televisión, cintas de video y videojuegos entre los niños de tercer y cuarto grado mostró disminuciones estadísticamente significativas del IMC en el grupo de intervención, en comparación con los controles, después de la intervención de 6 meses (745). Las nuevas experiencias residenciales en escuelas y campamentos pueden proporcionar enfoques integrales y multidisciplinares que dan a los niños y adolescentes estructura y habilidades para apoyar, no solo la pérdida de peso, sino también el aumento de la forma física, el afrontamiento emocional y la autoestima (746). La experiencia con el tratamiento farmacológico y la cirugía para la obesidad infantil es bastante limitada, pero puede ser adecuada en casos limitados en los que existen afecciones médicas comórbidas y los beneficios superan los riesgos (747,748).

Las estrategias para el control del peso en los niños se exponen en el capítulo 47.

Resumen de las estrategias terapéuticas recomendadas

Se carece de pruebas que indiquen que la disminución de peso sea más duradera cuando se aplican otras estrategias distintas de la restricción calórica. Si la pérdida de peso a corto plazo se logra casi siempre mediante la restricción alimentaria y, por tanto, de calorías, no ocurre así con el control de peso duradero. Afirmaciones contradictorias confirman que se carece de conocimientos fundamentales sobre los hábitos alimentarios y la salud humana; una amplia bibliografía desmiente esta idea. El mismo patrón de alimentación y estilo de vida que lleva al fomento de la salud se asocia de manera constante al control del peso. Un vistazo a las publicaciones sobre alimentación y peso revela un bosque en el que es difícil adentrarse por los árboles. Las afirmaciones contradictorias respecto a la alimentación están desviando la atención y los recursos de lo que en verdad se requiere, y con urgencia: un esfuerzo concentrado y concertado para que todos puedan seguir los hábitos alimentarios básicos que se sabe que favorecen la salud y ayudan a controlar el peso. En el contexto de esta necesidad cada vez más acuciante, la identificación de soluciones prácticas y generalizables para la crisis de la obesidad ha resultado imprecisa. Desde intervenciones de investigación hasta programas comerciales para bajar de peso, pasando por suplementos, pócimas y dispositivos, se han ideado innumerables enfoques para la pérdida de peso. El hecho de que ninguno de ellos haya satisfecho aún las necesidades de la población se refleja claramente en la persistente epidemiología de la obesidad.

La obesidad es tan relevante para los puntos de vista predominantes sobre la belleza, la moda y la imagen corporal como para la salud pública, por lo que genera preocupaciones únicas (749-755). Las personas reacias a tomar medicación antihipertensora o hipolipemiante por miedo a los efectos secundarios pueden buscar agresivamente el tratamiento farmacológico, o incluso la cirugía, para controlar el peso (756-758). La visibilidad de la obesidad, el estigma asociado a ella (758-761) (a menudo se dice que el sentimiento en contra de la obesidad es el último bastión de los prejuicios socialmente aceptables) y la dificultad que experimenta la mayoría de las personas en sus esfuerzos por resistirse a ella contribuyen a sus novedosas influencias en la actitud y el comportamiento. Este estado generalizado de frustración volátil hace que las personas sean susceptibles a casi cualquier argumento de venta persuasivo de una loción, un brebaje o un programa para perder peso.

La consecuencia natural de una necesidad aguda y sustancialmente insatisfecha es la frustración. Esta frustración pública ha creado un mercado aparentemente ilimitado para los métodos para reducir peso. Esta misma frustración ha engendrado una credulidad predominante, de modo que prácticamente cualquier afirmación sobre la pérdida de peso se acepta a pies juntillas. Se podrían considerar dos aforismos para caracterizar la epidemia de obesidad. Hasta hace poco, las respuestas organizadas a esta crisis degenerada han sido, en el mejor de los casos, tibias, lo que sugiere que, entre los profesionales de la salud pública, la familiaridad genera complacencia, si no un desprecio absoluto. Entre el público en general, la desesperación genera credulidad. Se trata, por tanto, de un mercado de vendedores de productos para la pérdida de peso. La letanía de afirmaciones que compiten por una pérdida de peso eficaz está produciendo una confusión cada vez mayor tanto entre el público en general como entre los profesionales de la salud (762). En la mezcla hay de todo, desde la ciencia hasta el aceite de serpiente, sin asegurar que la ciencia sea la opción más popular.

El concepto de peso corporal «ideal» y los esfuerzos por alcanzarlo pueden ser tanto irreales como perjudiciales para la mayoría de los pacientes con sobrepeso. Los beneficios de una pérdida de peso moderada son lo suficientemente claros como para justificar los esfuerzos por inducir una pérdida de entre el 5 % y el 10 % del peso total, que es mucho más fácil de alcanzar. Tal vez sea mejor hacer hincapié en los medios para lograr la pérdida de peso, es decir, los cambios en la dieta y el patrón de actividad en lugar del peso *per se*, ya que el paciente tiene control sobre el primero, pero solo puede influir indirectamente en el segundo. La mayoría de los pacientes adultos preocupados por la regulación del peso habrán realizado múltiples intentos para el control de este, con un éxito, en el mejor de los casos, transitorio. Por encima de todo, los clínicos no deben someterse a la tentación de «culpar a la víctima» en este contexto.

La pérdida de peso temporal no es una resolución definitiva de los factores metabólicos que promueven la obesidad, como la euglucemia transitoria no es una resolución de la diabetes. Por tanto, las dietas diseñadas para la pérdida de peso a corto plazo no ofrecen beneficio convincente alguno ni en cuanto a una reducción de peso sostenida ni en lo que respecta a resultados de salud. Dado que el control del peso me-

diante la dieta y el estilo de vida debe ser permanente, es esencial que los hábitos alimentarios aplicados sean compatibles con las recomendaciones para la promoción de la salud en general. Las dietas de moda que se promueven con el fin de perder peso rápidamente no están fundamentadas en la bibliografía revisada por expertos. Incluso si favorecen el control del peso a lo largo del tiempo, estas dietas serían poco recomendables, salvo que se demuestre que promueven la salud y previenen las enfermedades. Existe un consenso abrumador en cuanto a que una dieta rica en hidratos de carbono complejos, en particular cereales integrales, frutas y verduras, junto con aceites saludables y fuentes de proteínas magras, favorece unos resultados de salud óptimos (v. cap. 45). Para que no se ofrezca a los pacientes la posibilidad de elegir entre la promoción de la salud y el control del peso, se debe recomendar una dieta que promueva la salud con el fin de controlar el peso. Una dieta de este tipo es rica en nutrimentos, rica en fibra y relativamente diluida en energía, propiedades que favorecen la pérdida y el mantenimiento del peso.

Es probable que varias modificaciones generales del patrón alimentario global faciliten el control del peso. Algunos beneficios pueden derivarse de comidas o tentempiés pequeños y frecuentes, en lugar de las tres comidas diarias convencionales. Un estudio en el que se examinaron los hábitos de picoteo en mujeres con sobrepeso inscritas en un estudio de adelgazamiento encontró que las personas que picoteaban a media mañana perdían más peso que las que lo hacían por la tarde o por la noche (763). Desde el punto de vista fisiológico, existen pruebas de que distribuir el mismo número de calorías en pequeños tentempiés («picar») en lugar de en comidas más abundantes («atiborrarse») puede reducir la producción de insulina durante 24 h, al menos en personas resistentes a la insulina (764) (v. cap. 6). Speechly y cols. (765) documentaron la evidencia de que picar atenúa el apetito en relación con las comidas más abundantes espaciadas. A un grupo de siete hombres se les proporcionó un almuerzo *ad libitum* después de una «precarga» matutina proporcionada como una sola comida, o múltiples tentempiés con la misma composición total de nutrimentos y energía. Los sujetos comieron significativamente (27 %) menos después de múltiples comidas pequeñas que después de una sola más abundante. La insulina alcanzó concentraciones más elevadas tras la comida única, y se mantuvo por encima de la línea basal durante más tiempo con las comidas pequeñas múltiples. El área total bajo las curvas de insulina fue similar en ambos grupos.

Las pruebas que apoyan el «picoteo» como medio para controlar el peso o mejorar el metabolismo de la insulina son preliminares y no son indiscutibles

(766,767). Sin embargo, en general existe un profundo componente psicológico en las alteraciones de la regulación del peso, y la distribución de las comidas y las calorías puede ser relevante. La mayoría de los pacientes que intentan controlar su peso se sienten tentados por los alimentos preferidos y a la vez los temen. En consecuencia, muchos de estos pacientes se resisten a comer durante períodos prolongados a lo largo del día, solo para excederse en un atracón al final del día o por la noche. Este patrón perpetúa una relación disfuncional y tensa entre el paciente y su dieta. Se debe aconsejar a los pacientes atrapados en esta pauta que lleven todos los días alimentos saludables y calóricamente diluidos (v. cap. 47), y que se resistan sistemáticamente a los alimentos que les faciliten los demás. Hay que animar a los pacientes a que coman siempre que quieran, pero solo los alimentos elegidos de antemano. Al tener libre acceso a los alimentos bajos en calorías (p. ej., frutas frescas, verduras frescas, lácteos descremados, frutos secos, panes o cereales integrales), los pacientes pueden superar su miedo a tener que «pasar hambre» durante períodos prolongados cada día.

Además, el hecho de picar con frecuencia durante el día evita la necesidad y el deseo de una comida compulsiva al final del día. Por último, para muchos pacientes, el momento ideal para hacer ejercicio es después del trabajo. Los pacientes con sobrepeso que han evitado la comida durante gran parte del día pueden simplemente tener demasiada hambre después del trabajo para hacer ejercicio. Una comida en ese momento a menudo se prepara de forma impulsiva y se come no solo para satisfacer las necesidades de energía, sino también para calmar las frustraciones reprimidas del día. Al preguntarles, muchos pacientes con sobrepeso reconocen que a menudo comen, y comen en exceso, por razones que no tienen nada que ver con el hambre. La actividad física después del trabajo y/o antes de la cena tiene múltiples beneficios. El ejercicio es un medio eficaz para moderar el estrés psicológico (768), y puede atenuar la necesidad de resolver ese estrés con la comida. Además, el ejercicio puede suprimir temporalmente el apetito y, en general, mejora la autoestima, lo que favorece la toma de decisiones más meditadas a la hora de preparar la cena. Por último, y lo más evidente, es el gasto calórico adicional resultante de la actividad añadida. Un metaanálisis de los estudios sobre la pérdida de peso publicado en 1997 revela importantes limitaciones en el campo del control de la obesidad, pero sugiere que los mejores resultados hasta la fecha se han conseguido combinando dietas de restricción energética con ejercicio aeróbico (769).

Junto con la redistribución de las calorías, se pueden efectuar otras recomendaciones específicas en el contexto de los encuentros de atención primaria que pueden facilitar la pérdida de peso. Por lo general, se debe recomendar la restricción de los lípidos en la dieta, proporcionando suficientes detalles para facilitar la elección de los alimentos (v. cap. 47). En una reciente revisión sistemática de 33 ensayos controlados y aleatorizados, y 10 estudios de cohortes, se encontraron pruebas consistentes de que la restricción de lípidos en la dieta conducía a una pérdida de peso escasa, pero estadísticamente significativa y sostenida (770). Las mejores pruebas disponibles indican que la ingesta media en Estados Unidos es de aproximadamente el 34 % de las calorías (NHANES). Dejando a un lado todas las demás pruebas, la densidad calórica de los lípidos, por no mencionar la evidente relación entre la ingesta de calorías y el control del peso, justifica los esfuerzos por moderar la ingesta de lípidos en la dieta en todos los esfuerzos por perder o mantener el peso. Junto con la restricción de los lípidos, se debe aconsejar a los pacientes que liberalicen o aumenten su consumo de frutas y verduras, y de productos integrales. Además de ser calóricamente diluidos, estos alimentos suelen ser ricos en fibra, que no es calórica pero sí saciante, al menos a corto plazo (v. cap. 1). Alimentos como los frutos secos, que son relativamente densos en calorías, son sin embargo útiles en los esfuerzos para bajar de peso debido a su alto contenido en fibra y a su capacidad para inducir la saciedad con una ingesta limitada.

Una de las estrategias más eficaces para cambiar los hábitos alimentarios generales es la sustitución de ingredientes en platos que de otro modo serían familiares. La familiaridad es uno de los principales factores que rigen las preferencias alimentarias, y la resistencia a cambiar la dieta puede ser enorme. Los intentos por reducir la ingesta de grasa en la dieta en el *Women's Health Trial* se mantuvieron con más éxito cuando se basaron en la sustitución de ingredientes con menos grasa en recetas que conservaban el aspecto y el sabor de los alimentos conocidos (771). Aunque este consejo puede ofrecerse en el ámbito de la atención primaria, los pacientes necesitarán información detallada sobre las sustituciones de ingredientes para poner en práctica esas recomendaciones con éxito. A menudo es necesaria la derivación a un dietista y la remisión a la bibliografía adecuada (v. sección III). La dificultad en el tratamiento de la obesidad ha hecho que se haga mayor hincapié en la importancia de la prevención. Sin embargo, aún no se han demostrado métodos eficaces y prácticos de prevención.

La razón más probable es que ningún enfoque único para el control del peso será eficaz a nivel de la población. El aumento de peso y la obesidad epidémica son las consecuencias de una tormenta perfecta de influencias obesógenas de nuestra propia invención, desde la comida rápida hasta la expansión suburbana. Habitantes durante mucho tiempo de un mundo caracterizado por una relativa escasez de calorías y un esfuerzo físico inevitablemente arduo, nosotros (y nuestros pacientes) somos víctimas de nuestro propio éxito. Sencillamente, nuestra especie no tiene defensas naturales contra el exceso de calorías o la atracción del sofá, porque nunca las hemos necesitado.

Así que, aunque sea sencillo de explicar, la obesidad epidémica no será nada fácil de solucionar. Hay que superar la tendencia de nuestros genes, la fuerza propulsora de la cultura y unos 6 millones de años de acumulación.

La prevención de la obesidad requerirá un sistema integral de reformas que aborden los conocimientos, los comportamientos, las políticas y el entorno imperantes. Se necesitará educación nutricional y educación física en las escuelas. Se necesitan escuelas que ofrezcan una nutrición que cumpla con altos estándares y sesiones regulares de actividad física. Se necesita que las pausas para la actividad física sean una parte habitual de la jornada laboral. Se necesita que los enfoques equitativos de la salud se prioricen y se incorporen a los sistemas alimentarios, para permitir un mejor acceso y obtención de alimentos sanos y nutritivos por parte de los hogares más marginados que sufren disparidades. Todos los barrios deben contar con instalaciones recreativas y aceras, y los nuevos barrios se deben diseñar de forma que tenga sentido desplazarse a pie en lugar de en coche. Se necesita una ingeniería social que devuelva el tiempo para preparar la comida en casa o formas de comer fuera que ofrezcan una buena nutrición a bajo coste.

Hay que lograr que el uso de las escaleras, en lugar de los ascensores, sea la norma social. Se debe revisar el aporte de alimentos y eliminar la categoría de comida «basura». Se necesita subvencionar la venta de frutas y verduras frescas. Se necesita verdad en la publicidad, un marketing que haga hincapié en lo que es importante para una vida sana y controles en el marketing de alimentos para los niños. Se necesita educar a las familias sobre cómo practicar juntos una buena nutrición y actividad física. Debería volver a ser posible que los niños fueran a la escuela a pie o en bicicleta.

De hecho, los médicos no serán *la* solución al problema de la obesidad epidémica, ya que muchos componentes de una campaña integral de control de peso que satisfaga las necesidades de la población quedan fuera del ámbito clínico. Pero los médicos tienen un papel vital que desempeñar, como educadores y defensores. Y dada la magnitud y la urgencia de esta crisis, ya no es aceptable hacer otra cosa. Tenemos la opción de ser parte de la solución o, en su defecto, ser parte de un *statu quo* que propaga el problema. Como señala el IOM en su reciente informe sobre la prevención de la obesidad, es necesario que los profesionales sanitarios adopten normas de práctica para la prevención, el cribado, el diagnóstico y el tratamiento del sobrepeso y la obesidad; que hagan hincapié en el asesoramiento previo al embarazo sobre el mantenimiento de un peso saludable antes, durante y después de este, y que aboguen públicamente por comunidades saludables que apoyen una alimentación sana y una vida activa (772).

En la bibliografía sobre la pérdida de peso, las intervenciones logran la restricción calórica por diversos medios, que van desde la provisión directa de alimentos (773), los sistemas de incentivos/desincentivos (774), la terapia cognitivo-conductual (775), la restricción de lípidos (776) y el código de colores de las elecciones de alimentos basado en la densidad de nutrimentos (777). En general, las intervenciones que logran los grados más extremos de restricción calórica también producen la mayor pérdida de peso inicial. Sin embargo, se suele observar un aumento de peso de rebote; en general, cuanto más rápida es la pérdida de peso inicial, mayor y más rápido es el aumento de peso posterior (778,779). Esta observación parece tener un significado generalizable, probablemente debido al hecho de que la restricción calórica extrema necesaria para una pérdida de peso muy rápida es intrínsecamente insostenible. Cuando los medios utilizados para lograr la pérdida de peso inicial son insostenibles, se observa sistemáticamente una recuperación de peso.

La reciente preocupación por la restricción de hidratos de carbono parece ser una reacción a la época anterior en la que se priorizaba la restricción de lípidos. La prensa popular y los informes de los medios de comunicación sugieren que el público se siente engañado por las promesas de que la restricción de lípidos conduciría a la pérdida de peso. En particular, la tan conocida pirámide alimentaria del Departamento de Agricultura de Estados Unidos (USDA) ha sido atacada como un factor que contribuye al empeoramiento de las tasas de obesidad (430). La adulteración de los mensajes de la pirámide bajo la influencia de grupos de intereses especiales es el tema de un libro destacado (433). Los CDC publicaron datos que indican que, durante las últimas décadas, el peso ha aumentado a medida que se incrementaba el consumo de hidratos de carbono (387).

Sin embargo, un examen impasible de estas tendencias, así como de las pruebas científicas relacionadas, pinta un panorama bastante diferente. Las directrices alimentarias han hecho hincapié durante mucho tiempo en el consumo de alimentos específicos bajos en grasa, concretamente cereales integrales, verduras y frutas. En respuesta al interés del público por la restricción de los lípidos, la industria alimentaria ha generado en las últimas dos décadas una amplia gama de alimentos bajos en lípidos, pero no necesariamente bajos en calorías, cuyo prototipo son las galletas SnackWell's® y otros aperitivos. Si se examinan detenidamente, los datos de los CDC revelan que la ingesta total de lípidos nunca se redujo de forma significativa, sino que, más bien, la proporción de lípidos en el total de calorías se diluyó un poco por el aumento de la ingesta total de calorías (386,780,781). El aumento de las calorías fue impulsado por un mayor consumo de alimentos densos en calorías, diluidos en nutrimentos y restringidos en lípidos, contemporáneo a una tendencia al aumento del tamaño de las porciones en general (350,388-391).

La competencia entre las dietas bajas en lípidos y bajas en hidratos de carbono para perder peso ha polarizado en cierto modo el debate más allá de lo razonable o útil. Disminuir el contenido de grasa de los alimentos procesados, y aumentar el consumo de azúcares simples y almidón no es coherente con las recomendaciones de larga data de las autoridades en materia de nutrición de moderar la ingesta de grasa en la dieta.

Sin embargo, este enfoque distorsionado de la «restricción» de los lípidos alimentarios es el que mejor caracteriza las tendencias seculares de la ingesta alimentaria a nivel de la población y el que sustenta la afirmación de que las grasas de la dieta no están relacionadas con la obesidad. Una amplia bibliografía desmiente esta afirmación. La base teórica para la pérdida de peso mediante la restricción de lípidos en la dieta es sólida, dada la primacía ampliamente reconocida de las calorías en el gobierno del peso y en la densidad energética de los lípidos (377).

Asimismo, hay que señalar los datos del Registro nacional de control de peso (*National Weight Control Registry*), que indican que la pérdida de peso duradera se atribuye sistemáticamente a las dietas equilibradas y relativamente restringidas en lípidos junto con la actividad física regular (288). Sin embargo, el beneficio de la pérdida de peso derivado del consejo de seguir dietas con restricción de lípidos no es más duradero que el del consejo de restringir las calorías por cualquier otro medio (782).

A pesar de la amplia bibliografía que apoya la restricción de lípidos en la dieta para la pérdida y el control de peso, hay voces discordantes (385). En su mayor parte, estas voces discordantes se basan en el fracaso de la restricción de lípidos en la dieta para lograr el control de peso a nivel poblacional en los Estados Unidos y en la buena salud de las poblaciones mediterráneas con una ingesta de lípidos de hasta el 40 % de las calorías (783). Además, la evidencia es clara en cuanto a que cuando se puede lograr la restricción energética en una dieta con un contenido relativamente alto de grasa, se logra la pérdida de peso (466), lo que sugiere la primacía de la ingesta de energía sobre la de macronutrimentos en la regulación del peso. La base principal para recomendar la restricción de lípidos, *per se*, para el control de peso es como un medio saludable para facilitar la reducción del consumo de energía. En la medida en que la comida rápida y la comida basura muy procesada también tienen un alto contenido en grasa (especialmente grasas saturadas y *trans*), el cambio a alimentos integrales menos procesados y naturalmente más bajos en estos lípidos promueve la salud y favorece la pérdida de peso. Sin embargo, dada la creciente apreciación de las propiedades saludables de los aceites insaturados (v. caps. 2, 7 y 45), el consejo de restringir ciertas grasas (p. ej., saturadas y *trans*) junto con otras estrategias para moderar la densidad energética de la dieta y la ingesta calórica total es más acorde con el estado actual de la evidencia.

Del mismo modo, el consejo de limitar la ingesta de hidratos de carbono tiene cierta utilidad si las restricciones se dirigen preferentemente al azúcar añadido y a los cereales refinados. La restricción de la ingesta total de hidratos de carbono puede facilitar la pérdida de peso a corto plazo al limitar la variedad y la elección de la dieta, pero está en contradicción con una gran cantidad de pruebas sobre el control de peso sostenible y la salud en general (v. cap. 45), y representa «subestimar los avances». Para evitar la propagación de este tipo de errores, está claramente justificada la orientación alimentaria en términos de elección de alimentos, en lugar de categorías de macronutrimentos (784).

Las tendencias recientes en Estados Unidos sugieren que la ingesta de lípidos en las últimas décadas se ha mantenido constante, no se ha reducido, y que la ingesta de calorías totales ha aumentado para diluir el porcentaje de energía alimentaria derivada de los lípidos; el aumento del consumo de alimentos muy procesados y reducidos en lípidos es la base principal de estas tendencias (386). Por tanto, el fracaso de la restricción de lípidos en la dieta para facilitar el control de peso es un problema de cumplimiento que de eficacia (385). La dieta mediterránea difiere de la típica dieta estadounidense no solo en la cantidad de grasa, sino también en el tipo de grasa y en la cantidad de cereales no refinados, verduras, frutas y fuentes de proteínas magras (456). Además, muchas de las poblaciones mediterráneas que gozan de buena salud tienen tradicionalmente tasas elevadas de actividad física en comparación con las sociedades occidentales; los efectos de la inactividad física y la alta ingesta de lípidos en la dieta pueden ser sinérgicos en lo que respecta al aumento de peso (461).

Algunas pruebas sugieren que la proteína alimentarias puede preservar el GER tras la pérdida de peso (785). Esto, junto con el alto índice de saciedad de las proteínas, sugiere un beneficio de la ingesta de proteínas en el extremo superior del rango aconsejable para la salud general como una ayuda a los esfuerzos de pérdida y control de peso (407,786).

Aunque está claro que el equilibrio entre la ingesta y el gasto de energía es el principal determinante del mantenimiento del peso en un individuo, los factores responsables de las grandes variaciones en el punto de ajuste de ese equilibrio solo se conocen en parte. Aparentemente, los factores genéticos desempeñan un papel tanto directo (al influir en las concentraciones de leptina) como indirecto (al influir en las concentraciones de la hormona tiroidea, el grado de termogénesis posprandial, la masa de grasa parda) a la hora de establecer la tendencia a ganar o perder peso en un individuo. Las influencias del entorno, como la oferta de alimentos predominante y la accesibilidad a las oportunidades de actividad física, son comparativamente importantes. La creciente prevalencia de la obesidad en todo el mundo industrializado pone de manifiesto que, lejos de ser un problema de autocontrol individual, la obesidad puede considerarse una amenaza para la salud pública derivada de un entorno nutricional «tóxico». La apreciación de la importancia de la obesidad para la salud pública, su compleja patogenia y los principios de su gestión favorecen las intervenciones óptimas de los médicos.

ASPECTOS CLÍNICOS DESTACADOS

La mayoría de los pacientes con problemas de control de peso visitados en atención primaria tienen sobrepeso u obesidad no grave (IMC entre 25 y 35). No hay pruebas de que el tratamiento farmacológico sea beneficioso en este grupo. Los médicos deben estar preparados para considerar el uso a largo plazo de agentes farmacológicos, como se hace habitualmente con otras enfermedades sensibles a la dieta, como la hipertensión y la hiperlipidemia, como complemento del estilo de vida en el tratamiento de la obesidad. Estas decisiones deben tomarse teniendo en cuenta el grado y la duración de la obesidad, su ausencia de respuesta a las intervenciones sobre el estilo de vida, sus secuelas físicas y/o psicológicas, y la relación riesgo-beneficio del tratamiento farmacológico, en la medida en que pueda determinarse. El uso de tratamiento farmacológico para un sobrepeso mínimo sin secuelas o por razones estéticas no suele ser prudente.

No hay pruebas de que los programas comerciales para bajar de peso tengan éxito a largo plazo, pero esos programas están modificando sus métodos con el tiempo y aún pueden resultar valiosos. Aunque los resultados del asesoramiento alimentario suelen ser decepcionantes, existen pruebas sugestivas de que el asesoramiento médico y la intervención conductual multidisciplinar pueden ser un factor importante tanto para lograr la pérdida de peso como para animar a los pacientes a aplicar métodos seguros y adecuados. Hay que destacar que la obesidad puede ser la afección más habitual que se encuentra en atención primaria y, sin embargo, a menudo no es abordada por los profesionales de atención primaria. Hay datos convincentes de que la obesidad grave puede tratarse eficazmente a corto plazo con dietas líquidas bajas y muy bajas en calorías; las pruebas son poco más que sugestivas de que esos beneficios puedan mantenerse en ausencia de una intervención conductual intensiva. Las pruebas son decisivas en el sentido de que la cirugía es beneficiosa en pacientes cuidadosamente seleccionados con obesidad grave (que actualmente se aproxima al 8 % de prevalencia entre los adultos estadounidenses), pero se requiere una intervención conductual intensiva para mantener la pérdida de peso conseguida, y los novedosos programas residenciales pueden ser eficaces como alternativa a la cirugía para niños y adolescentes.

Las pruebas a favor de la restricción de lípidos y de energía total para lograr y mantener la pérdida de peso son convincentes, aunque no definitivas. Existen pruebas limitadas de que, en el contexto de una dieta restringida en lípidos y energía, una cantidad relativamente mayor de proteínas y una cantidad relativamente menor de hidratos de carbono pueden dar lugar a concentraciones más bajas de insulina en ayunas. Sin embargo, la pérdida de peso también reduce sistemáticamente la insulina. Además, en general, los estudios han variado el contenido de hidratos de carbono y proteínas dentro de las concentraciones de ingesta recomendados. Así pues, no hay pruebas significativas de que las alteraciones extremas de la dieta básica mixta y equilibrada que promueve la salud (v. cap. 45) estén indicadas para lograr o mantener la pérdida de peso. Por el contrario, la pérdida de peso se promueve con una dieta coherente con las recomendaciones para la promoción de la salud. Esas recomendaciones incluyen: el control de las porciones para restringir la ingesta de energía, la restricción de la ingesta de lípidos para reducir la densidad energética de la dieta, la ingesta abundante de verduras, frutas y cereales integrales, la evitación de bebidas azucaradas y la actividad física constante (v. cap. 45). El patrón alimentario aconsejable es rico en hidratos de carbono complejos, pero la ingesta liberal de proteínas es razonable y puede ser ventajosa, siempre que éstas procedan en su mayor parte de fuentes basadas en vegetales (p. ej., judías, leguminosas, pescado, aves de corral, clara de huevo) y sean bajas en grasas saturadas. La aplicación de una dieta de este tipo permite abordar conjuntamente la pérdida de peso y la promoción de la salud; las dietas alternativas para adelgazar, faciliten o no la pérdida de peso a corto plazo, no son coherentes con los hábitos alimentarios a largo plazo aconsejados para el mantenimiento de la salud y la prevención de enfermedades. La actividad física es uno de los mejores predictores del mantenimiento del peso a largo plazo. Dados los numerosos impedimentos para el cumplimiento a largo plazo de esas pautas (v. caps. 44 a 47), el control definitivo de la obesidad epidémica requerirá, casi con toda seguridad, cambios ambientales que faciliten una actividad física constante y el consumo de una dieta rica en nutrimentos pero relativamente diluida en energía. Mientras tanto, el médico puede y debe realizar una contribución significativa a la capacidad de cualquier paciente para resistir y desafiar las influencias obesógenas en su vida. El enfoque clínico debe centrarse sistemáticamente en la familia/hogar, en lugar de solo en el individuo, en la salud y no solo en el peso, y en la sostenibilidad a largo plazo. En el capítulo 47 se exploran enfoques prácticos para un asesoramiento eficaz, de modo que estos temas puedan abordarse de forma habitual y sistemática en el ámbito de la atención primaria.

▨ REFERENCIAS BIBLIOGRÁFICAS

1. Factor, NCD Risk. "Collaboration (NCD-RisC). Trends in adult bodymass index in 200 countries from 1975 to 2014: a pooled analysis of 1698 population-based measurement studies with 19.2 million participants." *Lancet*. 2016;387(10026): 1377–1396.
2. Afshin A, et al. GBD 2015 obesity collaborators. *NEJM*. 2017;377:13.
3. Flegal KM, Carroll MD, Kit BK, et al. Prevalence of obesity and trends in the distribution of body mass index among US adults, 1999–2010. *JAMA*. 2012;307(5):491–497.
4. Ogden CL, Carroll MD, Kit BK, et al. Prevalence of obesity and trends in body mass index among us children and adolescents, 1999–2010. *JAMA*. 2012;307(5):483–490.
5. Hales CM, Fryar CD, Carroll MD, Freedman DS, Ogden CL. Trends in obesity and severe obesity prevalence in US youth and adults by sex and age, 2007–2008 to 2015–2016. *JAMA*. 2018;319(16):1723–1725.
6. Skinner AC, et al. *Pediatrics*. 2018;141(3). PMID 29483202.
7. Yuen MS, Lui DT, Kahan S, Kaplan LM. A Systematic Review and Evaluation of obesity-associated disorders. ObesityWeek 2016. Poster T-P-3166.
8. The Associated Press. Experts at International Congress on Obesity warn of deadly global pandemic. September 3, 2006. Available at http://www.usatoday.com/news/health/2006-09-03-obesity-conference_x.htm; accessed September 21, 2007.
9. U.S. Preventive Services Task Force. Behavioral counseling interventions to promote a healthful diet and physical activity for cardiovascular disease prevention in adults: U.S. Preventive Services Task Force Recommendation Statement. AHRQ Publication No. 11-05149-EF-2. June 2012. http://www.uspreventiveservicestaskforce.org/uspstf11/physactivity/physrs.htm
10. Institute of Medicine. Accelerating progress in obesity prevention: solving the weight of the nation. Available at: http://iom.edu/Reports/2012/Accelerating-Progress-in-Obesity-Prevention.aspx; accessed May 15, 2012.
11. Jones A, Bentham G, Foster C, Hillsdon M, Panter J. *Tackling Obesities: Future Choices–Obesogenic Environments–Evidence Review*. London: Government Office for Science, 2007.
12. Nestle M, Jacobson MF. Halting the obesity epidemic: a public health policy approach. *Public Health Rep*. 2000;115: 12–24.
13. Novak NL, Brownell KD. Obesity: a public health approach. *Psychiatr Clin of North Am*. 2011;34(4):895–909.
14. Doll S, Paccaud F, Bovet P, et al. Body mass index, abdominal adiposity and blood pressure: consistency of their association across developing and developed countries. *Int J Obes Relat Metab Disord*. 2002;26:48–57.
15. Dalton M, Cameron AJ, Zimmet PZ, et al. Waist circumference, waist–hip ratio and body mass index and their correlation with cardiovascular disease risk factors in Australian adults. *J Intern Med*. 2003;254:555–563.
16. Balkau B, Sapinho D, Petrella A, et al. Prescreening tools for diabetes and obesity-associated dyslipidaemia: comparing BMI, waist and waist hip ratio. The D.E.S.I.R. Study. *Eur J Clin Nutr*. 2006;60:295–304.
17. Korner A, Gelbrich G, Muller G, et al. Critical evaluation of methods for determination of body fat content in children: back to basic parameters? *Horm Metab Res*. 2007;39:31–40.
18. Kontogianni MD, Panagiotakos DB, Skopouli FN. Does body mass index reflect adequately the body fat content in perimenopausal women? *Maturitas*. 2005;51:307–313.
19. Turconi G, Guarcello M, Maccarini L, et al. BMI values and other anthropometric and functional measurements as predictors of obesity in a selected group of adolescents. *Eur J Nutr*. 2006;45:136–143.
20. Centers for Disease Control and Prevention. Defining overweight and obesity. Available at http://www.cdc.gov/nccdphp/dnpa/obesity/defining.htm; accessed March 18, 2007.
21. Mokdad AH, Ford ES, Bowman BA, et al. Prevalence of obesity, diabetes, and obesity-related health risk factors, 2001. *JAMA*. 2003;289:76–79.
22. Ikeda J, Hayes D, Satter E, et al. A commentary on the new obesity guidelines from NIH. *J Am Diet Assoc*. 1999;99: 918–919.
23. Weinsier R. Clinical assessment of obese patients. In: Fairburn CG, Brownell KD, eds. *Eating disorders and obesity: A comprehensive handbook*. New York, NY: Guilford, 1995:463–468.
24. Franz MJ. Managing obesity in patients with comorbidities. *J Am Diet Assoc*. 1998;98:s39–s43.
25. Guh DP, Zhang W, Bansback N, et al. The incidence of co-morbidities related to obesity and overweight: a systematic review and meta-analysis. *BMC Public Health*. 2009;9:88.
26. Pearl RL, Walton K, Allison KC, Tronieri JS, Wadden TA. Preference for people-first language among patients seeking bariatric surgery. *JAMA Surg*. 2018;153(12):1160–1162.
27. Centers for Disease Control and prevention. Basics about childhood obesity. http://www.cdc.gov/obesity/childhood/basics.html
28. Gulati AK, et al. Clinical tracking of severely obese children: A new growth chart. *Pediatrics*. 2012;130(6):1136–1140. doi:10.1542/peds.2017-1072
29. World Health Organization. Waist circumference and waist–hip ratio. Report of a WHO Expert Consultation, Geneva. December 8–11, 2008 http://whqlibdoc.who.int/publications/2011/9789241501491_eng.pdf.

30. Astrup A. Physical activity and weight gain and fat distribution changes with menopause: current evidence and research issues. *Med Sci Sports Exerc.* 1999;31(11 suppl):s564–s567.

31. Polotsky HN, Polotsky AJ. Metabolic implications of menopause. *Semin Reprod Med.* 2010;28(5):426–434.

32. Ostchega Y, Hughes JP, Terry A, et al. Abdominal obesity, body mass index, and hypertension in US adults: NHANES 2007–2010. *Am J Hypertens.* 2012;25(12):1271–1278.

33. Reaven G, Lithell H, Landsberg L. Hypertension and associated metabolic abnormalities—the role of insulin resistance and the sympathoadrenal system. *N Engl J Med.* 1996;334:374–381.

34. Lamarche B. Abdominal obesity and its metabolic complications: implications for the risk of ischeamic heart disease. *Coron Artery Dis.* 1998;9:473–481.

35. Egan B. Neurohumoral, hemodynamic and microvascular changes as mechanisms of insulin resistance in hypertension: a provocative but partial picture. *Int J Obes.* 1991;15(suppl 2):133–139.

36. Smith MM, Minson CT. Obesity and adipokines: effects on sympathetic overactivity. *J Physiol.* 2012;590(pt 8):1787–1801.

37. Lambert GW, Straznicky NE, Lambert EA, et al. Sympathetic nervous activation in obesity and the metabolic syndrome—causes, consequences and therapeutic implications. *Pharmacol Ther.* 2010;126(2):159–172.

38. (a) Grassi G. Sympathetic overdrive and cardiovascular risk in the metabolic syndrome. *Hypertens Res.* 2006;29(11):839–847. (b) Alvarez GE, Beske SD, Ballard TP, et al. Sympathetic neural activation in visceral obesity. *Circulation.* 2002;106:2533–2536.

39. Després JP. Cardiovascular disease under the influence of excess visceral fat. *Crit Pathw Cardiol.* 2007;6:51–59.

40. Who EC. Appropriate body-mass index for Asian populations and its implications for policy and intervention strategies. *Lancet (London, England).* 2004;363(9403):157–163.

41. Jih J, Mukherjea A, Vittinghoff E, Nguyen TT, et al. Using appropriate body mass index cut points for overweight and obesity among Asian Americans. *Prev Med.* 2014;65:1–6.

42. Pi-Sunyer F. Obesity. In: Shils M, Olson J, Shike M, eds. *Modern nutrition in health and disease.* 8th ed. Philadelphia, PA: Lea & Febiger, 1994.

43. Bray G. Obesity. In: Ziegler EE, ed. *Present knowledge in nutrition.* 7th ed. Washington, DC: ILSI Press, 1996.

44. Lee SY, Gallagher D. Assessment methods in human body composition. *Curr Opin Clin Nutr Metab Care.* 2008;11(5):566–572.

45. Spalding KL, Arner E, Westermark PO, et al. Dynamics of fat cell turnover in humans. *Nature.* 2008;453:783–787.

46. Mascie-Taylor CG, Karim E. The burden of chronic disease. *Science.* 2003;302:1921–1922.

47. Tillotson JE. Pandemic obesity: what is the solution? *Nutr Today.* 2004;39:6–9.

48. Jeffery RW, Utter J. The changing environment and population obesity in the United States. *Obes Res.* 2003;11:12s–22s.

49. Sturm R, Hattori A. Morbid obesity rates continue to rise rapidly in the United States. *Int J Obes.* 2013;37(6):889–891.

50. Hales CM, Carroll MD, Fryar CD, Ogden CL. Prevalence of obesity and severe obesity among adults: United States, 2017–2018. NCHS Data Brief, no 360. Hyattsville, MD: National Center for Health Statistics, 2020.

51. Ogden CL, Carroll MD, Flegal KM. Epidemiologic trends in overweight and obesity. *Endocrinol Metab Clin North Am.* 2003;32:741–760.

52. Kim J, Peterson KE, Scanlon KS, et al. Trends in overweight from 1980 through 2001 among preschool-aged children enrolled in a health maintenance organization. *Obesity (Silver Spring).* 2006;14:1107–1112.

53. de Onis M, Blössner M, Borghi E. Global prevalence and trends of overweight and obesity among preschool children. *Am J Clin Nutr.* 2010;92(5):1257–1264.

54. Freedman DS, Sharma AJ, Hamner HC. Trends in Weight-for-Length Among Infants in WIC From 2000 to 2014. *Pediatrics.* 2017;139(1):e20162034. doi:10.1542/peds.2016-2034

55. Fryar CD, Carrol MD, Ogden CL. Prevalence of high weight-for-recumbent length among infants and toddlers from birth to 24 months of age: United States, 1971–1974 through 2015–2016. *Health E-Stats.* Hyattsville, MD: National Center for Health Statistics. 2018. https://www.cdc.gov/nchs/data/hestat/high_weight_recumbent_15_16/high_weight_recumbent_length_2015_16.pdf

56. Li C, Ford ES, Mokdad AH, et al. Recent trends in waist circumference and waist-height ratio among US children and adolescents. *Pediatrics.* 2006;118(5):e1390–e1398.

57. Chopra M, Galbraith S, Darnton-Hill I. A global response to a global problem: the epidemic of overnutrition. *Bull World Health Organ.* 2002;80:952–958.

58. Damcott CM, Sack P, Shuldiner AR. The genetics of obesity. *Endocrinol Metab Clin North Am.* 2003;32:761–786.

59. Katz DL. Pandemic obesity and the contagion of nutritional nonsense. *Public Health Rev.* 2003;31:33–44.

60. World Health Organization. Obesity and overweight fact sheet. http://www.who.int/mediacentre/factsheets/fs311/en/index.html.

61. Drewnowski A. Nutrition transition and global dietary trends. *Nutrition.* 2000;16:486–487.

62. Silventoinen K, Sans S, Tolonen H, et al. WHO MONICA Project. Trends in obesity and energy supply in the WHO MONICA Project. *Int J Obes Relat Metab Disord.* 2004;28:710–718.

63. Misra A, Vikram NK. Insulin resistance syndrome (metabolic syndrome) and obesity in Asian Indians: evidence and implications. *Nutrition.* 2004;20:482–491.

64. Jahns L, Baturin A, Popkin BM. Obesity, diet, and poverty: trends in the Russian transition to market economy. *Eur J Clin Nutr.* 2003;57:1295–1302.

65. Katz DL. Qatar's cultural crisis: wealth, health, wisdom, and opportunity. 2013. https://www.linkedin.com/pulse/20130315152612-23027997-qatar-s-cultural-crisis-wealth-health-wisdom-and-opportunity/

66. https://www.who.int/ncds/surveillance/steps/Qatar_FactSheet_2012.pdf

67. Lands W, Hamazaki T, Yamazaki K, et al. Changing dietary patterns. *Am J Clin Nutr.* 1990;51:991–993.

68. Drewnowski A, Popkin BM. The nutrition transition: new trends in the global diet. *Nutr Rev.* 1997;55:31–43.

69. Thompson D, Wolf AM. The medical-care cost burden of obesity. *Obes Rev.* 2001;2:189–197.

70. Thompson D, Edelsberg J, Colditz GA, et al. Lifetime health and economic consequences of obesity. *Arch Intern Med.* 1999;159:2177–2183.

71. Hammond RA, Levine R. The economic impact of obesity in the United States. *Diabetes Metab Syndr Obes.* 2010;3:285–295.

72. Finkelstein EA, Ruhm CJ, Kosa KM. Economic causes and consequences of obesity. *Annu Rev Public Health.* 2005;26(1):239–257.

73. Finkelstein EA, Trogdon JG, Brown DS, et al. The lifetime medical cost burden of overweight and obesity: implications for obesity prevention. *Obesity (Silver Spring).* 2008;16(8):1843–1848.

74. Shamseddeen H, Getty JZ, Hamdallah IN, et al. Epidemiology and economic impact of obesity and type 2 diabetes. *Surg Clin North Am.* 2011;91(6):1163–1172,vii.

75. Trasande L, Elbel B. The economic burden placed on healthcare systems by childhood obesity. *Expert Rev Pharmacoecon Outcomes Res.* 2012;12(1):39–45.

76. Wang Y, Beydoun MA, Liang L, et al. Will all Americans become overweight or obese? Estimating the progression and

cost of the US obesity epidemic. *Obesity.* 2008;16(10):2323–2330.

77. Withrow D, Alter DA. The economic burden of obesity worldwide: a systematic review of the direct costs of obesity. *Obes Rev.* 2011;12(2):131–141.

78. Aye T, Levitsky LL. Type 2 diabetes: an epidemic disease in childhood. *Curr Opin Pediatr.* 2003;15:411–415.

79. Divers J, Mayer-Davis EJ, Lawrence JM, et al. Trends in incidence of type 1 and type 2 diabetes among youths — selected counties and Indian reservations, United States, 2002–2015. *MMWR Morb Mortal Wkly Rep.* 2020;69:161–165. http://dx.doi.org/10.15585/mmwr.mm6906a3

80. National Cholesterol Education Program (NCEP) Expert Panel. Third report of the National Cholesterol Education Program (NCEP) Expert Panel on Detection, evaluation, and treatment of high blood cholesterol in adults (Adult Treatment Panel III) final report. *Circulation.* 2002;106:3143–3421.

81. Imperatore G, Boyle JP, Thompson TJ, et al. Projections of type 1 and type 2 diabetes burden in the U.S. population aged <20 years through 2050 dynamic modeling of incidence, mortality, and population growth. *Dia Care.* 2012;35(12):2515–2520.

82. Dabelea D, Bell RA, D'Agostino RB Jr, et al. Incidence of diabetes in youth in the United States. *JAMA.* 2007,297(24).2716–2724.

83. Dabelea D, Mayer-Davis EJ, Saydah S, et al. Prevalence of type 1 and type 2 diabetes among children and adolescents from 2001 to 2009. *JAMA.* 2014;311(17):1778–1786.

84. Lis C, Ford ES, Mokdad AH, et al. Recent trends in waist circumference and waist-height ratio among US children and adolescents. *Pediatrics.* 2006;118:1390–1398.

85. Gregg EW, et al. Trends in lifetime risk and years of life lost due to diabetes in the USA, 1985–2011: a modelling study. *Lancet Diab Endocrinol.* 2014;2(11):P867–P874.

86. Bloom B, Cohen RA, Vickerie JL, Wondimu EA. Summary health statistics for US children: National Health Interview Survey, 2001. *Vital Health Stat.* 2003; series 10(216):1–54. PMID: 15791762.

87. Olshansky SJ, Passaro DJ, Hershow RC et al. A potential decline in life expectancy in the United States in the 21st Century. *NEJM.* 2005;352:1138–1145.

88. Calle EE, Thun MJ. Obesity and cancer. *Oncogene.* 2004;23:6365–6378.

89. Steele CB, et al. Vital Signs: Trends in incidence of cancers associated with overweight and obesity–United States, 2005–2014. *MMWR Morb Mortal Wkly Rep.* 2017;66(39):1052–1058.

90. Rames LK, Clarke WR, Connor WE, et al. Normal blood pressure and the evaluation of sustained blood pressure elevation in childhood: the Muscatine study. *Pediatrics.* 1978;61:245–251.

91. Figueroa-Colon R, Franklin FA, Lee JY, et al. Prevalence of obesity with increased blood pressure in elementary school-aged children. *South Med J.* 1997;90:806–813.

92. Urrutia-Rojas X, Egbuchunam CU, Bae S, et al. High blood pressure in school children: prevalence and risk factors. *BMC Pediatr.* 2006;6:32.

93. Sorof J, Daniels S. Obesity hypertension in children: a problem of epidemic proportions. *Hypertension.* 2002;40(4):441–447.

94. Falkner B, Michel S. Obesity and other risk factors in children. *Ethn Dis.* 1999;9:284–289.

95. Friedland O, Nemet D, Gorodnitsky N, et al. Obesity and lipid profiles in children and adolescents. *J Pediatr Endocrinol Metab.* 2002;15(7):1011–1016.

96. Richards GE, Cavallo A, Meyer WJ, et al. Obesity, acanthosis nigricans, insulin resistance, and hyperandrogenemia: pediatric perspective and natural history. *J Pediatr.* 1985;107:893–897.

97. Viner RM, Segal TY, Lichtarowicz-Krynska E, et al. Prevalence of the insulin resistance syndrome in obesity. *Arch Dis Child.* 2005;90(1):10–14.

98. Friesen CA, Roberts CC. Cholelithiasis. Clinical characteristics in children. Case analysis and literature review. *Clin Pediatr (Phila).* 1989;28:294–298.

99. Kaechele V, Wabitsch M, Thiere D, et al. Prevalence of gallbladder stone disease in obese children and adolescents: influence of the degree of obesity, sex, and pubertal development. *J Pediatr Gastroenterol Nutr.* 2006;42(1):66–70.

100. Kinugasa A, Tsunamoto K, Furukawa N, et al. Fatty liver and its fibrous changes found in simple obesity of children. *J Pediatr Gastroenterol Nutr.* 1984;3:408–414.

101. Tominaga K, Kurata JH, Chen YK, et al. Prevalence of fatty liver in Japanese children and relationship to obesity. An epidemiological ultrasonographic survey. *Dig Dis Sci.* 1995;40:2002–2009.

102. Tazawa Y, Noguchi H, Nishinomiya F, et al. Serum alanine aminotransferase activity in obese children. *Acta Paediatr.* 1997;86:238–241.

103. Schwimmer JB, Deutsch R, Kahen T, et al. Prevalence of fatty liver in children and adolescents. *Pediatrics.* 2006;118(4):1388–1393.

104. Silvestri JM, Weese-Mayer DE, Bass MT, et al. Polysomnography in obese children with a history of sleep-associated breathing disorders. *Pediatr Pulmonol.* 1993;16:124–129.

105. Marcus CL, Curtis S, Koerner CB, et al. Evaluation of pulmonary function and polysomnography in obese children and adolescents. *Pediatr Pulmonol.* 1996;21:176–183.

106. Mallory GB Jr, Fiser DH, Jackson R. Sleep-associated breathing disorders in morbidly obese children and adolescents. *J Pediatr.* 1989;115:892–897.

107. Arens R, Muzumdar H. Childhood obesity and obstructive sleep apnea syndrome. *J Appl Physiol.* 2010;108(2):436–444.

108. Tauman R, Gozal D. Obesity and obstructive sleep apnea in children. *Paediatr Respir Rev.* 2006;7(4):247–259.

109. Kelsey JL. The incidence and distribution of slipped capital femoral epiphysis in Connecticut. *J Chronic Dis.* 1971;23:567–578.

110. Kelsey JL, Acheson RM, Keggi KJ. The body build of patients with slipped capital femoral epiphysis. *Am J Dis Child.* 1972;124:276–281.

111. Loder RT, Aronson DD, Greenfield ML. The epidemiology of bilateral slipped capital femoral epiphysis. A study of children in Michigan. *J Bone Joint Surg Am.* 1993;75:1141–1147.

112. Wilcox PG, Weiner DS, Leighley B. Maturation factors in slipped capital femoral epiphysis. *J Pediatr Orthop.* 1988;8:196–200.

113. Manoff EM, Banffy MB, Winell JJ. Relationship between body mass index and slipped capital femoral epiphysis. *J Pediatr Orthop.* 2005;25(6):744–746.

114. Scott IU, Siatkowski RM, Eneyni M, et al. Idiopathic intracranial hypertension in children and adolescents. *Am J Ophthalmol.* 1997;124:253–255.

115. Durcan FJ, Corbett JJ, Wall M. The incidence of pseudotumor cerebri. Population studies in Iowa and Louisiana. *Arch Neurol.* 1988;45:875–877.

116. Corbett JJ, Savino PJ, Thompson HS, et al. Visual loss in pseudotumor cerebri. Follow-up of 57 patients from five to 41 years and a profile of 14 patients with permanent severe visual loss. *Arch Neurol.* 1982;39:461–474.

117. Sugerman HJ, DeMaria EJ, Felton WL 3rd, et al. Increased intra-abdominal pressure and cardiac filling pressures in obesity-associated pseudotumor cerebri. *Neurology.* 1997;49:507–511.

118. Balcer LJ, Liu GT, Forman S, et al. Idiopathic intracranial hypertension: relation of age and obesity in children. *Neurology.* 1999;52(4):870–870.

119. Kesler A, Fattal-Valevski A. Idiopathic intracranial hypertension in the pediatric population. *J Child Neurol.* 2002;17(10):745–748.

120. Willett WC, Manson JE, Stampfer MJ, et al. Weight, weight change, and coronary heart disease in women. Risk within the 'normal' weight range (see comments). *JAMA.* 1995;273:461–465.

121. Dietz WH. Childhood weight affects adult morbidity and mortality. *J Nutr.* 1998;128:411s–414s.

122. Srinivasan SR, Bao W, Wattigney WA, et al. Adolescent overweight is associated with adult overweight and related multiple cardiovascular risk factors: the Bogalusa Heart Study. *Metabolism.* 1996;45:235–240.

123. Lauer RM, Clarke WR. Childhood risk factors for high adult blood pressure: the Muscatine Study. *Pediatrics.* 1989;84:633–641.

124. Mossberg HO. 40-year follow-up of overweight children. *Lancet.* 1989;2:491–493.

125. Morrison JA, Glueck CJ, Horn PS, et al. Childhood predictors of adult type 2 diabetes at 9- and 26-year follow-ups. *Arch Pediatr Adolesc Med.* 2010;164(1):53–60.

126. Must A, Jacques P, Dallal G, et al. Long-term morbidity and mortality of overweight adolescents. *N Engl J Med.* 1992;327:1350–1355.

127. Strauss R. Childhood obesity. *Curr Probl Pediatr.* 1999;29:1–29.

128. Schonfeld-Warden N, Warden CH. Pediatric obesity. An overview of etiology and treatment. *Pediatr Clin North Am.* 1997;44:339–361.

129. Lissner L, Odell P, D'Agostino R, et al. Variability of body weight and health outcomes in the Framingham population. *N Engl J Med.* 1991;324:1839–1844.

130. Reilly JJ, Kelly J. Long-term impact of overweight and obesity in childhood and adolescence on morbidity and premature mortality in adulthood: systematic review. *Int J Obes (Lond).* 2011;35(7):891–898.

131. Burt Solorzano CM, McCartney CR. Obesity and the pubertal transition in girls and boys. *Reproduction.* 2010;140(3):399–410.

132. Brownell K. Effects of weight cycling on metabolism, health, and psychological factors. In: Fairburn CG, Brownell KD, eds. *Eating disorders and obesity: A comprehensive handbook.* New York, NY: Guilford, 1995:56–60.

133. Rzehak P, Meisinger C, Woelke G, et al. Weight change, weight cycling and mortality in the ERFORT Male Cohort Study. *Eur J Epidemiol.* 2007;22(10):665–673.

134. Taing KY, Ardern CI, Kuk JL. Effect of the timing of weight cycling during adulthood on mortality risk in overweight and obese postmenopausal women. *Obesity (Silver Spring).* 2012;20(2):407–4133.

135. Iribarren C, Sharp D, Burchfiel C, et al. Association of weight loss and weight fluctuation with mortality among Japanese American men. *N Engl J Med.* 1995;333:686–692.

136. Stevens VL, Jacobs EJ, Sun J, et al. Weight cycling and mortality in a large prospective US study. *Am J Epidemiol.* 2012;175(8):785–792.

137. Field AE, Malspeis S, Willett WC. Weight cycling and mortality among middle-aged or older women. *Arch Intern Med.* 2009;169(9):881–886.

138. Wing R, Jeffery R, Hellerstedt W. A prospective study of effects of weight cycling on cardiovascular risk factors. *Arch Intern Med.* 1995;155:1416–1422.

139. Graci S, Izzo G, Savino S, et al. Weight cycling and cardiovascular risk factors in obesity. *Int J Obes Relat Metab Disord.* 2004;28(1):65–71.

140. National task force on the prevention and treatment of obesity. Weight cycling. *JAMA.* 1994;272:1196–1202.

141. Jeffery RW. Does weight cycling present a health risk? *Am J Clin Nutr.* 1996;63:452s–455s.

142. Stunkard A, Sobal J. Psychosocial consequences of obesity. In: Fairburn CG, Brownell KD, eds. *Eating disorders and obesity: a comprehensive handbook.* New York, NY: Guilford, 1995:417–421.

143. Schwartz MB, Brownell KD. Obesity and body image. *Body Image.* 2004;1(1):43–56.

144. Strauss RS. Childhood obesity and self-esteem. *Pediatrics.* 2000;105(1):e15.

145. Petroni ML, Villanova N, Avagnina S, et al. Psychological distress in morbid obesity in relation to weight history. *Obes Surg.* 2007;17(3):391–399.

146. Marchesini G, Cuzzolaro M, Mannucci E, et al. Weight cycling in treatment-seeking obese persons: data from the QUOVADIS study. *Int J Obes Relat Metab Disord.* 2004;28(11):1456–1462.

147. Gortmaker SL, Must A, Perrin JM, et al. Social and economic consequences of overweight in adolescence and young adulthood. *N Engl J Med.* 1993;329:1008–1012.

148. Puhl RM, Heuer CA. The stigma of obesity: a review and update. *Obesity.* 2009;17(5):941–964.

149. Hill J, Melanson E. Overview of the determinants of overweight and obesity: current evidence and research issues. *Med Sci Sports Exerc.* 1999;31:S515–S521.

150. McClure AC, Tanski SE, Kingsbury J, et al. Characteristics associated with low self-esteem among US adolescents. *Acad Pediatr.* 2010;10(4):238–244.e2.

151. Griffiths LJ, Wolke D, Page AS, et al. Obesity and bullying: different effects for boys and girls. *Arch Dis Child.* 2006;91(2):121–125.

152. Janssen I, Craig WM, Boyce WF, et al. Associations between overweight and obesity with bullying behaviors in school-aged children. *Pediatrics.* 2004;113(5):1187–1194.

153. Puhl RM, Brownell KD. Confronting and coping with weight stigma: an investigation of overweight and obese adults. *Obesity.* 2006;14(10):1802–1815.

154. Bucchianeri MM, Eisenberg ME, Neumark-Sztainer D. Weightism, racism, classism, and sexism: shared forms of harassment in adolescents. *J Adolesc Health.* 2013 Jul;53(1):47–53. doi:10.1016/j.jadohealth.2013.01.006

155. Thompson JW, Card-Higginson P. Arkansas' experience: statewide surveillance and parental information on the child obesity epidemic. *Pediatrics.* 2009;124(suppl 1):S73–S82.

156. Ruggieri DG, Bass SB. A comprehensive review of school-based body mass index screening programs and their implications for school health: do the controversies accurately reflect the research? *J School Health.* 2014. https://doi.org/10.1111/josh.12222

157. Nihiser AJ, Lee SM, Wechsler H, et al. BMI measurement in schools. *Pediatrics.* 2009;124(suppl 1):S89–S97.

158. Maddi S, Khoshaba D, Persico M, et al. Psychosocial correlates of psychopathology in a national sample of the morbidly obese. *Obes Surg.* 1997;7:397–404.

159. Finkelstein EA, Trogdon JG, Cohen JW, Dietz W. Annual medical spending attributable to obesity: payer-and service-specific estimates. *Health Aff (Millwood).* 2009 Sep–Oct;28(5):w822–w831. doi:10.1377/hlthaff.28.5.w822

160. Tsai AG, Williamson DF, Glick HA. Direct medical cost of overweight and obesity in the USA: a quantitative systematic review. *Obes Rev.* 2011;12(1):50–61.

161. Thorpe KE, Howard DH. The rise in spending among medicare beneficiaries: the role of chronic disease prevalence and changes in treatment intensity. *Health Aff (Millwood)*. 2006;25:378–388.

162. Lightwood J, Bibbins-Domingo K, Coxson P, et al. Forecasting the future economic burden of current adolescent overweight: an estimate of the coronary heart disease policy model. *Am J Public Health*. 2009;99(12):2230–2237.

163. Costello D. The price of obesity; beyond the health risks, the personal financial costs are steep, recent studies show. *Los Angeles Times*. August 1, 2005.

164. Zagorsky JL. Health and wealth. The late-20th century obesity epidemic in the US. *Econ Hum Biol*. 2005;3:296–313.

165. Sturm R. The effects of obesity, smoking, and drinking on medical problems and costs. *Health Aff (Millwood)*. 2002;21:245–253.

166. Thorpe KE, Florence CS, Howard DH, et al. The impact of obesity on rising medical spending. *Health Aff (Millwood)*. 2004;suppl web exclusives:w4-480–w4-486.

167. Thorpe KE. Factors accounting for the rise in health-care spending in the United States: the role of rising disease prevalence and treatment intensity. *Public Health*. 2006;120:1002–1007.

168. Thorpe KE, Philyaw M. The medicalization of chronic disease and costs. *Ann Rev Publ Health*. 2012;33:409–423.

169. Finkelstein E, Fiebelkorn C, Wang G. The costs of obesity among full-time employees. *Am J Health Promot*. 2005;20:45–51.

170. Trogdon JG, Finkelstein EA, Hylands T, Dellea PS, Kamal-Bahl. Indirect costs of obesity: a review of the current literature. *Obes Rev*. 2008;9(5):489–500.

171. Rosenwald MS. Why America has to be fat. A side effect of economic expansion shows up in front. *Washington Post*. January 22, 2006:F01.

172. *Wall Street Journal* online. *Cheap food, societal norms and the economics of obesity*. August 25, 2006. Available http://online.wsj.com/public/article/SB115634907472843442_xrNV2M1P-wf8pAcQYUWEBITP1LQ_20060901.html; accessed September 21, 2007.

173. Close RN, Schoeller DA. The financial reality of overeating. *J Am Coll Nutr*. 2006;25:203–209.

174. Mokdad AH, Marks JS, Stroup DF, et al. Actual causes of death in the United States, 2000. *JAMA*. 2004;291:1238–1245.

175. Flegal KM, Graubard BI, Williamson DF, et al. Excess deaths associated with underweight, overweight, and obesity. *JAMA*. 2005;293:1861–1867.

176. McGinnis J, Foege W. Actual causes of death in the United States. *JAMA*. 1993;270(18):2207–2212.

177. Allison DB, Fontaine KR, Manson JE, et al. Annual deaths attributable to obesity in the United States. *JAMA*. 1999;282:1530–1538.

178. Calle EE, Thun MJ, Petrelli JM, et al. Body-mass index and mortality in a prospective cohort of US adults. *N Engl J Med*. 1999;341(15):1097–1105.

179. Manson J, Willett W, Stampfer M, et al. Body weight and mortality among women. *N Engl J Med*. 1995;333:677–685.

180. Engeland A, Bjorge T, Selmer RM, et al. Height and body mass index in relation to total mortality. *Epidemiology*. 2003;14(3):293–299.

181. Adams KF, Schatzkin A, Harris TB, et al. Overweight, obesity, and mortality in a large prospective cohort of persons 50 to 71 years old. *N Engl J Med*. 2006;355(8):763–778.

182. Flegal KM, Kit BK, Orpana H, et al. Association of all-cause mortality with overweight and obesity using standard body mass index categories: a systematic review and meta-analysis. *JAMA*. 2013;309(1):71–82.

183. Lee I, Manson J, Hennekens C, et al. Body weight and mortality: a 27-year follow up of middle aged men. *JAMA*. 1993;270:2823–2828.

184. Garrison R, Castelli W. Weight and thirty-year mortality of men in the Framingham study. *Ann Intern Med*. 1985;103:1006–1009.

185. Folsom A, Kaye S, Sellers T, et al. Body fat distribution and 5-year risk of death in older women. *JAMA*. 1993;269:483–487.

186. Manson J, Stampfer M, Hennekens C, et al. Body weight and longevity. A reassessment. *JAMA*. 1987;257:353–358.

187. Mizuno T, Shu IW, Makimura H, et al. Obesity over the life course. *Sci Aging Knowledge Environ*. 2004;2004:4.

188. Mckay B. Admitting errors, agency expected to revise findings; big health concerns remain. *Wall Street Journal*. November 23, 2004:A1.

189. Kolata G. Data on deaths from obesity is inflated, US agency says. *New York Times*. November 24, 2004.

190. Mann CC. Public health. Provocative study says obesity may reduce US life expectancy. *Science*. 2005;307:1716–1717.

191. Olshansky SJ, Passaro DJ, Hershow RC, et al. A potential decline in life expectancy in the United States in the 21st century. *N Engl J Med*. 2005;352:1138–1145.

192. Ogden CL, Flegal KM, Carroll MD, et al. Prevalence and trends in overweight among US children and adolescents, 1999–2000. *JAMA*. 2002;288:1728–1732.

193. Mckay B. Doctors debate how to gauge lifestyle's effect on mortality. *Wall Street J*. December 14, 2004:D6.

194. Yee D. CDC fixes error in figuring obesity risk. Associated Press. January 18, 2005.

195. McKay B. CDC concedes it overstated obesity-linked deaths. *Wall Stree J*. January 18, 2005.

196. Obesity Death Figures Lowered. Reuters Health. January 18, 2005.

197. Obesity set "to cut US life expectancy." Reuters. February 2, 2005.

198. CDC again cuts estimate of obesity-linked deaths. Associated Press. April 19, 2005.

199. Mark DH. Deaths attributable to obesity. *JAMA*. 2005;293(15):1918–1919.

200. Gregg W, Foote A, Erfurt JC, et al. Worksite follow-up and engagement strategies for initiating health risk behavior changes. *Health Educ Quart*. 1990;17:455–478.

201. Mokdad AH, Marks JS, Stroup DF, et al. Correction: actual causes of death in the United States, 2000. *JAMA*. 2005;293:293–294.

202. Gregg EW, Cheng YJ, Cadwell BL, et al. Secular trends in cardiovascular disease risk factors according to body mass index in US adults. *JAMA*. 2005;293:1868–1874.

203. Flegal KM, Williamson DF, Pamuk ER, et al. Estimating deaths attributable to obesity in the United States. *Am J Public Health*. 2004;94:1486–1489.

204. Flegal KM, Graubard BI, Williamson DF. Methods of calculating deaths attributable to obesity. *Am J Epidemiol*. 2004;160:331–338.

205. Centers for Disease Control and Health. Dangers of being overweight overstated. Associated Press. April 19, 2005.

206. Kolata G. Some extra heft may be helpful, new study says. *New York Times*. April 20, 2005.

207. So is obesity bad for you or not? *Reuters*. April 20, 2005.

208. Kolata G. Why thin is fine, but thinner can kill. *New York Times*. April 24, 2005.

209. Flegal KM. Estimating the impact of obesity. *Soz Praventivmed*. 2005;50:73–74.

210. Neergaard L. Risks jump as obesity escalates. *Associated Press.* May 1, 2005.

211. Tanner L. Experts say obesity still a health risk. *Associated Press.* May 2, 2005.

212. Koplan JP. Attempts to downplay obesity ignore dangers. *Atlanta Journal-Constitution.* April 29, 2005.

213. Couzin J. A heavyweight battle over CDC's obesity forecasts how many people does obesity kill? *Science.* 2005;5723: 770–771.

214. Marchione M. CDC stresses obesity problem, faults study. *Associated Press.* June 2, 2005.

215. Hu FB, Willett WC, Stampfer MJ, et al. Calculating deaths attributable to obesity. *Am J Public Health.* 2005;95:932–933.

216. Flegal KM, Pamuk ER. Letter. Flegal et al. respond. *Am J Public Health.* 2005;95:932–933.

217. Warner M. Striking back at the food police. *New York Times.* June 12, 2005.

218. Being obese, underweight, associated with increased risk of death. *JAMA News Releases.* April 19, 2005.

219. Calle EE, Rodriguez C, Walker-Thurmond K, et al. Overweight, obesity, and mortality from cancer in a prospectively studied cohort of US adults. *N Engl J Med.* 2003;348:1625–1638.

220. Calle EE, Teras LR, Thun MJ. Obesity and mortality. *N Engl J Med.* 2005;353:2197–2199.

221. de Hollander EL, Bemelmans WJ, Boshuizen HC, et al. The association between waist circumference and risk of mortality considering body mass index in 65- to 74-year-olds: a meta-analysis of 29 cohorts involving more than 58 000 elderly persons. *Int J Epidemiol.* 2012;41(3):805–817.

222. Czernichow S, Kengne A-P, Stamatakis E, et al. Body mass index, waist circumference and waist-hip ratio: which is the better discriminator of cardiovascular disease mortality risk?: evidence from an individual-participant meta-analysis of 82 864 participants from nine cohort studies. *Obes Rev.* 2011;12(9):680–687.

223. Leitzmann MF, Moore SC, Koster A, et al. Waist circumference as compared with body-mass index in predicting mortality from specific causes. *PLoS ONE.* 2011;6(4):e18582.

224. Koster A, Leitzmann MF, Schatzkin A, et al. Waist circumference and mortality. *Am J Epidemiol.* 2008;167(12): 1465–1475.

225. Schoeller D. Recent advances from application of doubly labeled water to measurement of human energy expenditure. *J Nutr.* 1999;129:1765–1768.

226. Bittman M. Opionionator. March 2012. http://opionionator. blogs.nytimes.com/2012/03/20/is-a-calorie-a-calorie/

227. Katz, D. Huffington Post. May 2012. http://www.huffington-post.com/david-katz-md/calories_b_1369749.html

228. Hall KD. Predicting metabolic adaptation, body weight change, and energy intake in humans. *Am J Physiology Endocrinol Metab.* 2010;298(3):E449–E466.

229. Hall KD, Sacks G, Chandramohan D, Chow CC, Wang YC, Gortmaker SL, Swinburn BA. Quantification of the effect of energy imbalance on bodyweight. *The Lancet.* 2011;378(9793), 826–837.

230. Reilly JJ, Kelly J. Long-term impact of overweight and obesity in childhood and adolescence on morbidity and premature mortality in adulthood: systematic review. *Int J Obes.* 2011;35(7):891–898.

231. Schoeller DA. Insights into energy balance from doubly labeled water. *Int J Obes (Lond).* 2008;32(suppl 7):S72–S75.

232. Rush E, Plank L, Robinson S. Resting metabolic rate in young Polynesian and Caucasian women. *Int J Obes Relat Metab Disord.* 1997;21:1071–1075.

233. Ravussin E, Gautier J. Metabolic predictors of weight gain. *Int J Obes Relat Metab Disord.* 1999;23:37–41.

234. Luke A, Dugas L, Kramer H. Ethnicity, energy expenditure and obesity: are the observed black/white differences meaningful? *Curr Opin Endocrinol Diabetes Obes.* 2007;14(5): 370–373.

235. Gannon B, DiPietro L, Poehlman ET. Do African Americans have lower energy expenditure than Caucasians? *Int J Obes Relat Metab Disord.* 2000;24(1):4–13.

236. Sun M, Gower BA, Bartolucci AA, et al. A longitudinal study of resting energy expenditure relative to body composition during puberty in African American and white children. *Am J Clin Nutr.* 2001;73(2):308–315.

237. Leibel R, Rosenbaum M, Hirsch J. Changes in energy expenditure resulting from altered body weight. *N Engl J Med.* 1995;332:621–628.

238. Fothergill E, Guo J, Howard L, et al. Persistent metabolic adaptation 6 years after "The Biggest Loser" competition. *Obesity.* 2016;24(8):1612–1619.

239. Sumithran P, et al. *NEJM.* 2011 Oct 27;365(17):1597–604. doi:10.1056/NEJMoa1105816

240. Astrup A, Gotzsche P, Werken KD, et al. Meta-analysis of resting metabolic rate in formerly obese subjects. *Am J Clin Nutr.* 1999;69:1117–1122.

241. Weinsier RL, Nagy TR, Hunter GR, et al. Do adaptive changes in metabolic rate favor weight regain in weight-reduced individuals? An examination of the set-point theory. *Am J Clin Nutr.* 2000;72(5):1088–1094.

242. Byrne NM, Wood RE, Schutz Y, et al. Does metabolic compensation explain the majority of less-than-expected weight loss in obese adults during a short-term severe diet and exercise intervention? *Int J obes (Lond).* 2012;36(11):1472–1478.

243. Maclean PS, Bergouignan A, Cornier M-A, et al. Biology's response to dieting: the impetus for weight regain. *Am J Physiol Regul Integr Comp Physiol.* 2011;301(3):R581–R600.

244. Magkos F, et al. Effects of moderate and subsequent progressive weight loss on metabolic function and adipose tissue biology in humans with obesity. *Cell Metab.* 2016;23(4):P591–P601.

245. Ryan DH, Yockey SR. Weight loss and improvement in comorbidity: differences at 5%, 10%, 15%, and over. *Curr Obes Rep.* 2017;6:187–194.

246. Wijers SL, Saris WH, Van Marken Lichtenbelt WD. Recent advances in adaptive thermogenesis: potential implications for the treatment of obesity. *Obes Rev.* 2009; 10(2):218–226.

247. Clapham JC, Arch JRS. Targeting thermogenesis and related pathways in anti-obesity drug discovery. *Pharmacol Ther.* 2011;131(3):295–308.

248. Stock M. Gluttony and thermogenesis revisited. *Int J Obes Relat Metab Disord.* 1999;23:1105–1117.

249. Lowell BB, Bachman ES. β-Adrenergic receptors, diet-induced thermogenesis, and obesity. *J Biol Chem.* 2003;278 (32):29385–29388.

250. Kerckhoffs D, Blaak E, Baak MV, et al. Effect of aging on beta-adrenergically mediated thermogenesis in men. *Am J Physiol.* 1998;274:e1075–e1079.

251. Saely CH, Geiger K, Drexel H. Brown versus white adipose tissue: a mini-review. *Gerontology.* 2012;58(1):15–23.

252. U.S. Department of Health and Human Services. Healthy People 2010. Available at: http://www.cdc.gov/nchs/healthy_people/hp2010.htm.

253. Centers for Disease Control and Prevention. US physical activity statistics. June 12, 2010. Available at: http://apps.nccd. cdc.gov/PASurveillance/StateSumResultV.asp?CI=&Year=2007&State=0,1#data

254. Gillman MW, Pinto BM, Tennstedt S, et al. Relationships of physical activity with dietary behaviors among adults. *Prev Med.* 2001;32(3):295–301.

255. Simoes E, Byers T, Coates R, et al. The association between leisure-time physical activity and dietary fat in American adults. *Am J Public Health.* 1995;85:240–244.

256. *Let's Move.* Available at: https://letsmove.obamawhitehouse.archives.gov/; accessed July 26, 2021.

257. *Healthy People 2020.* Available at http://www.healthypeople.gov/2020/topicsobjectives2020/objectiveslist.aspx?topicId=33.

258. Dipietro L. Physical activity in the prevention of obesity: current evidence and research issues. *Med Sci Sports Exerc.* 1999;31:s542–s546.

259. Goldberg JH, King AC. Physical activity and weight management across the lifespan. *Annu Rev Public Health.* 2007;28:145–170.

260. Jakicic JM, Davis KK. Obesity and physical activity. *Psychiatr Clin North Am.* 2011;34(4):829–840.

261. Catenacci VA, Wyatt HR. The role of physical activity in producing and maintaining weight loss. *Nat Clin Pract Endocrinol Metab.* 2007;3(7):518–529.

262. http://health.usnews.com/health-news/blogs/eat-run/2012/11/08/exercise-of-math-and-myth.

263. Katz DL. Unfattening our children: forks over feet. *Int J Obes.* 2011;35(1):33–37.

264. Christou DD, Gentile CL, DeSouza CA, et al. Fatness is a better predictor of cardiovascular disease risk factor profile than aerobic fitness in healthy men. *Circulation.* 2005;111:1904–1914.

265. Holcomb GW Jr, O'Neill JA Jr, Holcomb GW. Cholecystitis, cholelithiasis and common duct stenosis in children and adolescents. *Ann Surg.* 1980;191:626–635.

266. Eisenmann JC, Wickel EE, Welk GJ, et al. Relationship between adolescent fitness and fatness and cardiovascular disease risk factors in adulthood: the Aerobics Center Longitudinal Study (ACLS). *Am Heart J.* 2005;149:46–53.

267. Norman AC, Drinkard B, McDuffie JR, et al. Influence of excess adiposity on exercise fitness and performance in overweight children and adolescents. *Pediatrics.* 2005;115:e690–e696.

268. Coakley EH, Kawachi I, Manson JE, et al. Lower levels of physical functioning are associated with higher body weight among middle-aged and older women. *Int J Obes Relat Metab Disord.* 1998;22:958–965.

269. Hu FB, Willett WC, Li T, et al. Adiposity as compared with physical activity in predicting mortality among women. *N Engl J Med.* 2004;351:2694–2703.

270. Weinstein AR, Sesso HD, Lee IM, et al. Relationship of physical activity vs body mass index with type 2 diabetes in women. *JAMA.* 2004;292:1188–1194.

271. Fang J, Wylie-Rosett J, Cohen HW, et al. Exercise, body mass index, caloric intake, and cardiovascular mortality. *Am J Prev Med.* 2003;25:283–289.

272. Haapanen-Niemi N, Miilunpalo S, Pasanen M, et al. Body mass index, physical inactivity and low level of physical fitness as determinants of all-cause and cardiovascular disease mortality—16 y follow-up of middle-aged and elderly men and women. *Int J Obes Relat Metab Disord.* 2000;24:1465–1474.

273. Martinez ME, Giovannucci E, Spiegelman D, et al. Leisure-time physical activity, body size, and colon cancer in women. Nurses' Health Study Research Group. *J Natl Cancer Inst.* 1997;89:948–955.

274. Giovannucci E, Ascherio A, Rimm E, et al. Physical activity, obesity, and risk for colon cancer and adenoma in men. *Ann Intern Med.* 1995;122:327–334.

275. Patel AV, Rodriguez C, Bernstein L, et al. Obesity, recreational physical activity, and risk of pancreatic cancer in a large US cohort. *Cancer Epidemiol Biomarkers Prev.* 2005;14:459–466.

276. Wei M, Kampert JB, Barlow CE, et al. Relationship between low cardiorespiratory fitness and mortality in normal-weight, overweight, and obese men. *JAMA.* 1999;282:1547–1553.

277. Katzmarzyk PT, Janssen I, Ardern CI. Physical inactivity, excess adiposity and premature mortality. *Obes Rev.* 2003;4:257–290.

278. Wessel TR, Arant CB, Olson MB, et al. Relationship of physical fitness vs body mass index with coronary artery disease and cardiovascular events in women. *JAMA.* 2004;292:1179–1187.

279. Lee DC, Sui X, Blair SN. Does physical activity ameliorate the health hazards of obesity? *Br J Sports Med.* 2009;43(1):49–51.

280. Fogelholm M. Physical activity, fitness and fatness: relations to mortality, morbidity and disease risk factors. A systematic review. *Obes Rev.* 2010;11(3):202–221.

281. Kwon S, Burns TL, Janz K. Associations of cardiorespiratory fitness and fatness with cardiovascular risk factors among adolescents: the NHANES 1999–2002. *J Phys Act Health.* 2010;7(6):746–753.

282. Woo J, Yu R, Yau F. Fitness, fatness and survival in elderly populations. *Age (Dordrecht, Netherlands).* 2013;35(3):973–984.

283. Hainer V, Toplak H, Stich V. Fat or fit: what is more important? *Diabetes Care.* 2009;32(suppl 2):S392–S397.

284. Suriano K, Curran J, Byrne SM, et al. Fatness, fitness, and increased cardiovascular risk in young children. *J Pediatr.* 2010;157(4):552–558.

285. McAuley P, Pittsley J, Myers J, et al. Fitness and fatness as mortality predictors in healthy older men: the veterans exercise testing study. *J Gerontol A Biol Sci Med Sci.* 2009;64A(6):695–699.

286. Duncan GE. The "fit but fat" concept revisited: population-based estimates using NHANES. *Int J Behav Nutr Phys Act.* 2010;7:47.

287. Phelan S, Wyatt HR, Hill JO, et al. Are the eating and exercise habits of successful weight losers changing? *Obesity.* 2006;14:710–716.

288. Wing RR, Hill JO. Successful weight loss maintenance. *Annu Rev Nutr.* 2001;21:323–341.

289. Zachwieja JJ. Exercise as a treatment for obesity. *Endocrinol Metab Clin North Am.* 1996;25:965–988.

290. Doucet E, Imbeault P, Almeras N, et al. Physical activity and low-fat diet: is it enough to maintain weight stability in the reduced-obese individual following weight loss by drug therapy and energy restriction? *Obes Res.* 1999;7:323–333.

291. Rippe JM, Hess S. The role of physical activity in the prevention and management of obesity. *J Am Diet Assoc.* 1998;98:s31–s38.

292. Saris W. Exercise with or without dietary restriction and obesity treatment. *Int J Obes Relat Metab Disord.* 1995;19(suppl 4):s113–s116.

293. Mekary RA, Feskanich D, Hu FB, et al. Physical activity in relation to long-term weight maintenance after intentional weight loss in premenopausal women. *Obesity.* 2010;18(1):167–174.

294. Lee I DL. Physical activity and weight gain prevention. *JAMA.* 2010;303(12):1173–1179.

295. Saris W. Exercise with or without dietary restriction and obesity treatment. *Int J Obes Relat Metab Disord.* 1995;19(suppl 4):s113–s116.

296. Heitmann B, Kaprio J, Harris J, et al. Are genetic determinants of weight gain modified by leisure-time physical activity? A prospective study of Finnish twins. *Am J Clin Nutr.* 1997;66:672–678.

297. Andersen R, Wadden T, Bartlett S, et al. Effects of lifestyle activity vs structured aerobic exercise in obese women: a randomized trial. *JAMA.* 1999;281:335–340.

298. Eaton S, Eaton SB 3rd, Konner M. Paleolithic nutrition revisited: a twelve-year retrospective on its nature and implications. *Eur J Clin Nutr.* 1997;51:207–216.

299. Bellisari A. Evolutionary origins of obesity. *Obes Rev.* 2008;9(2):165–180.

300. Mennella JA, Beauchamp GK. Early flavor experiences: research update. *Nutr Rev.* 1998;56:205–211.

301. Drewnowski A. Why do we like fat? *J Am Diet Assoc.* 1997;97:s58–s62.

302. Rolls B. Sensory-specific satiety. *Nutr Rev.* 1986;44:93–101.

303. James W, Ralph A. New understanding in obesity research. *Proc Nutr Soc.* 1999;58:385–393.

304. Nestle M, Wing R, Birch L, et al. Behavioral and social influences on food choice. *Nutr Rev.* 1998;56:s50–s64; discussion s64–s74.

305. Glanz K, Basil M, Maibach E, et al. Why Americans eat what they do: taste, nutrition, cost, convenience, and weight control concerns as influences on food consumption. *J Am Diet Assoc.* 1998;98:1118–1126.

306. Axelson M. The impact of culture on food-related behavior. *Annu Rev Nutr.* 1986;6:6345–6363.

307. Lichtman S, Pisarska K, Berman E, et al. Discrepancy between self-reported and actual caloric intake and exercise in obese subjects. *N Engl J Med.* 1992;327:1893–1898.

308. Braam L, Ocke M, Bueno-de-Mesquita H, et al. Determinants of obesity-related underreporting of energy intake. *Am J Epidemiol.* 1998;147:1081–1086.

309. Gabbert C, Donohue M, Arnold J, et al. Adenovirus 36 and obesity in children and adolescents. *Pediatrics.* 2010;126(4):721–726.

310. Sorensen TI. Genetic epidemiology utilizing the adoption method: studies of obesity and of premature death in adults. *Scand J Soc Med.* 1991;19:14–19.

311. Rasmussen F, Kark M, Tholin S, et al. The Swedish Young Male Twins Study: a resource for longitudinal research on risk factors for obesity and cardiovascular diseases. *Twin Res Hum Genet.* 2006;9:883–889.

312. Hakala P, Rissanen A, Koskenvuo M, et al. Environmental factors in the development of obesity in identical twins. *Int J Obes Relat Metab Disord.* 1999;23:746–753.

313. Koeppen-Schomerus G, Wardle J, Plomin R. A genetic analysis of weight and overweight in 4-year-old twin pairs. *Int J Obes Relat Metab Disord.* 2001;25:838–844.

314. Echwald S. Genetics of human obesity: lessons from mouse models and candidate genes. *J Intern Med.* 1999;245:653–666.

315. Perusse L, Bouchard C. Genotype-environment interaction in human obesity. *Nutr Rev.* 1999;57:s31–s37.

316. Bell CG, Walley AJ, Froguel P. The genetics of human obesity. *Nat Rev Genet.* 2005;6(3):221–234.

317. Walley AJ, Asher JE, Froguel P. The genetic contribution to non-syndromic human obesity. *Nat Rev Genet.* 2009;10(7):431–442.

318. Cheung WW, Mao P. Recent advances in obesity: genetics and beyond. *ISRN Endocrinol.* 2012;2012:1–11.

319. Rankinen T, Zuberi A, Chagnon YC, et al. The human obesity gene map: the 2005 update. *Obesity.* 2006;14(4):529–644.

320. Clement K. Leptin and the genetics of obesity. *Acta Paediatr Suppl.* 1999;88:51–57.

321. Locke AE, et al. Genetic studies of body mass index yield new insights for obesity. *Nat Biol.* 2015;518(7538):197.

322. Marti A, Berraondo B, Martinez J. Leptin: physiological actions. *J Physiol Biochem.* 1999;55:43–49.

323. Lonnquist F, Nordfors L, Schalling M. Leptin and its potential role in human obesity. *J Intern Med.* 1999;245:643–652.

324. Ronnemaa T, Karonen S-L, Rissanen A, et al. Relation between plasma leptin levels and measures of body fat in identical twins discordant for obesity. *Ann Intern Med.* 1997;126:26–31.

325. Heymsfield S, Greenberg A, Fujioka K, et al. Recombinant leptin for weight loss in obese and lean adults: a randomized, controlled, dose-escalation trial. *JAMA.* 1999;282:1568–1575.

326. Hamann A, Matthaei S. Regulation of energy balance by leptin. *Exp Clin Endocrinol Diabetes.* 1996;104:293–300.

327. Enriori PJ, Evans AE, Sinnayah P, et al. Leptin resistance and obesity. *Obesity.* 2006;14:254s–258s.

328. Zhang Y, Scarpace PJ. The role of leptin in leptin resistance and obesity. *Physiol Behav.* 2006;88:249–256.

329. Paracchini V, Pedotti P, Taioli E. Genetics of leptin and obesity: a huge review. *Am J Epidemiol.* 2005;162:101–114.

330. Oswal A, Yeo G. Leptin and the control of body weight: a review of its diverse central targets, signaling mechanisms, and role in the pathogenesis of obesity. *Obesity.* 2010;18(2): 221–229.

331. Ravussin E. Energy metabolism in obesity. Studies in the Pima Indians. *Diabetes Care.* 1993;16:232–238.

332. Konturek SJ, Konturek JW, Pawlik T, et al. Brain–gut axis and its role in the control of food intake. *J Physiol Pharmacol.* 2004;55:137–154.

333. Marti A, Moreno-Aliaga MJ, Hebebrand J, et al. Genes, lifestyles and obesity. *Int J Obes Relat Metab Disord.* 2004; 28:s29–s36.

334. Bouchard C. Gene–environment interactions in the etiology of obesity: defining the fundamentals. *Obesity.* 2008;16(S3):S5–S10.

335. Qi L, Cho YA. Gene-environment interaction and obesity. *Nutr Rev.* 2008;66(12):684–694.

336. Turnbaugh PJ, Ley RE, Mahowald MA, et al. An obesity-associated gut microbiome with increased capacity for energy harvest. *Nature.* 2006;444:1027–1031.

337. Turnbaugh PJ, Bäckhed F, Fulton L, et al. Diet-induced obesity is linked to marked but reversible alterations in the mouse distal gut microbiome. *Cell Host Microbe.* 2008;3(4):213–223.

338. Bäckhed F, Ding H, Wang T, et al. The gut microbiota as an environmental factor that regulates fat storage. *Proc Natl Acad Sci USA.* 2004;101(44):15718–15723.

339. Turnbaugh PJ, Gordon JI. The core gut microbiome, energy balance and obesity. *J Physiol (Lond).* 2009;587(pt 17):4153–4158. doi:10.1113/jphysiol.2009.174136

340. Turnbaugh PJ, Hamady M, Yatsunenko T, et al. A core gut microbiome in obese and lean twins. *Nature.* 2009;457(7228):480–484. doi:10.1038/nature07540

341. Ley RE. Obesity and the human microbiome. *Curr Opin Gastroenterol.* 2010;26(1):5–11.

342. Schwiertz A, Taras D, Schafer K et al. Microbiota and SCFA in lean and overweight healthy subjects. *Obesity (Silver Spring).* 2010;18:190–195.

343. Hjorth MF, et al. Prevotella-to-Bacteroides ratio predicts body weight and fat loss success on 24-week diets varying in macronutrient composition and dietary fiber: results from a post-hoc analysis. *Int J Obes (Lond).* 2019;43(1):149.

344. Turnbaugh PJ, Ley RE, Mahowald MA, et al. An obesity-associated gut microbiome with increased capacity for energy harvest. *Nature.* 2006;444(7122):1027–1031.

345. Kootte RS, Vrieze A, Holleman F, et al. The therapeutic potential of manipulating gut microbiota in obesity and type 2 diabetes mellitus. *Diabetes Obes Metab.* 2012;14(2):112–120.

346. Suzumura EA, et al. Effects of oral supplementation with probiotics or synbiotics in overweight and obese adults: a systematic review and meta-analyses of randomized trials. *Nutr Rev.* 2019;77(6):430–450.

347. Borgeraas H, et al. Effects of probiotics on body weight, body mass index, fat mass and fat percentage in subjects with over-weight or obesity: a systematic review and meta-analysis of randomized controlled trials. *Obes Rev.* 2018;19(2): 219–232.

348. Vrieze A, Holleman F, Serlie MJ et al. Metabolic effects of transplanting gut microbiota from lean donors to subjects with metabolic syndrome. *Diabetologia.* 2010;53:S44.

349. Holt SH, Miller JC, Petocz P, et al. A satiety index of common foods. *Eur J Clin Nutr.* 1995;49:675–690.

350. Astrup A. The American paradox: the role of energy-dense fat-reduced food in the increasing prevalence of obesity. *Curr Opin Clin Nutr Metab Care.* 1998;1:573–577.

351. Pollan M. The age of nutritionism. How scientists have ruined the way we eat. *New York Times Magazine.* January 28, 2007; cover story.

352. Warner M. Is the low-carb boom over? *New York Times.* December 5, 2004. Available at http://www.nytimes.com/2004/12/05/business/yourmoney/05atki.html?ex=11842 12800&en=2a5eee7041084409&ei=5070; accessed September 21, 2007.

353. Moloney M. Dietary treatments of obesity. *Proc Nutr Soc.* 2000;59:601–608.

354. Astrup A. Dietary approaches to reducing body weight. *Best Pract Res Clin Endocrinol Metab.* 1999;13:109–120.

355. Astrup A, Ryan L, Grunwald GK, et al. The role of dietary fat in body fatness: evidence from a preliminary meta-analysis of ad libitum low-fat dietary intervention studies. *Br J Nutr.* 2000;83:s25–s32.

356. Rolls BJ, Ello-Martin JA, Tohill BC. What can intervention studies tell us about the relationship between fruit and vegetable consumption and weight management? *Nutr Rev.* 2004;62:1–17.

357. Wadden TA, Butryn ML. Behavioral treatment of obesity. *Endocrinol Metab Clin North Am.* 2003;32:981–1003.

358. Plodkowski RA, Jeor STS. Medical nutrition therapy for the treatment of obesity. *Endocrinol Metab Clin North Am.* 2003;32:935–965.

359. Bedno SA. Weight loss in diabetes management. *Nutr Clin Care.* 2003;6:62–72.

360. Wing RR, Gorin AA. Behavioral techniques for treating the obese patient. *Prim Care.* 2003;30:375–391.

361. Vermunt SH, Pasman WJ, Schaafsma G, et al. Effects of sugar intake on body weight: a review. *Obes Rev.* 2003;4:91–99.

362. Pirozzo S, Summerbell C, Cameron C, et al. Should we recommend low-fat diets for obesity? *Obes Rev.* 2003;4:83–90.

363. Drewnowski A. The role of energy density. *Lipids.* 2003;38:109–115.

364. Cheuvront SN. The Zone Diet phenomenon: a closer look at the science behind the claims. *J Am Coll Nutr.* 2003;22:9–17.

365. Jequier E, Bray GA. Low-fat diets are preferred. *Am J Med.* 2002;113:41s–46s.

366. Katz DL. Competing dietary claims for weight loss: finding the forest through truculent trees. *Annu Rev Public Health.* 2005;26:61–88.

367. Hoelscher DM, Kirk S, Ritchie L, et al. Position of the Academy of Nutrition and Dietetics: interventions for the prevention and treatment of overweight and obesity. *J Acad Nutr Diet.* 2013;113(10):1375–1394.

368. Bray GA. Lifestyle and pharmacological approaches to weight loss: efficacy and safety. *J Clin Endocronol Metab.* 2008;93(11 suppl 1):S81–S88.

369. Jensen MD, Ryan DH, Apovian CM, et al. 2013 AHA/ACC/TOS guideline for the management of overweight and obesity in adults: a report of the American College of Cardiology/American Heart Association Task Force on Practice

370. Dietary Guidelines Advisory Committee. Scientific Report of the 2020 Dietary Guidelines Advisory Committee: Advisory Report to the Secretary of Agriculture and the Secretary of Health and Human Services. U.S. Department of Agriculture, Agricultural Research Service, Washington, DC, 2020.

371. Jensen MD, Ryan DH, Apovian CM, et al. 2013 AHA/ACC/TOS guideline for the management of overweight and obesity in adults: a report of the American College of Cardiology/American Heart Association Task Force on Practice Guidelines and The Obesity Society. *J Am Coll Cardiol.* 2013;pii:S0735-1097(13)06029-4.

372. Schrauwen P, Westerterp KR. The role of high-fat diets and physical activity in the regulation of body weight. *Br J Nutr.* 2000;84:417–427.

373. Bray GA, Paeratakul S, Popkin BM. Dietary fat and obesity: a review of animal, clinical and epidemiological studies. *Physiol Behav.* 2004;83:549–555.

374. Keys A, Menotti A, Aravanis C, et al. The seven countries study: 2,289 deaths in 15 years. *Prev Med.* 1984;13:141–154.

375. Keys A, Aravanis C, Blackburn H, et al. Coronary heart disease: overweight and obesity as risk factors. *Ann Intern Med.* 1972;77:15–27.

376. Keys A. Relative obesity and its health significance. *Diabetes.* 1955;4:447–455.

377. Katz DL. Clinically relevant fat metabolism. In: Katz DL, ed. *Nutrition in clinical practice.* Philadelphia, PA: Lippincott, Williams & Wilkins, 2001:9–15.

378. Peters JC. Dietary fat and body weight control. *Lipids.* 2003;38:123–127.

379. Hill JO, Melanson EL, Wyatt HT. Dietary fat intake and regulation of energy balance: implications for obesity. *J Nutr.* 2000;130:284S–288S.

380. Schutz Y. Macronutrients and energy balance in obesity. *Metabolism.* 1995;44:7–11

381. Bray G, Popkin B. Dietary fat intake does affect obesity. *Am J Clin Nutr.* 1998;68:1157–1173.

382. Turner-McGrievy GM, Barnard ND, Scialli AR. A two-year randomized weight loss trial comparing a vegan diet to a more moderate low-fat diet. *Obesity (Silver Spring).* 2007;15:2276–81.

383. Hooper L, Abdelhamid AS, Jimoh OF, Bunn D, Skeaff CM. Effects of total fat intake on body fatness in adults. *Cochrane Database Syst Rev.* 2020;6:CD013636.

384. Hall KD, Guo J. Obesity energetics: body weight regulation and the effects of diet composition. *Gastroenterology.* 2017;152(7):1718.

385. Willett WC, Leibel RL. Dietary fat is not a major determinant of body fat. *Am J Med.* 2002;113:47s–59s.

386. Wright JD, Kennedy-Stephenson J, Wang CY, et al. Trends in intake of energy and macronutrients—United States, 1971–2000. *MMWR Morb Mortal Wkly Rep.* 2004;53:80–82.

387. Jequier E. Pathways to obesity. *Int J Obes Relat Metab Disord.* 2002;26:s12–s17.

388. Rolls BJ, Miller DL. Is the low-fat message giving people a license to eat more? *J Am Coll Nutr.* 1997;16:535–543.

389. Harnack LJ, Jeffery RW, Boutelle KN. Temporal trends in energy intake in the United States: an ecologic perspective. *Am J Clin Nutr.* 2000;71:1478–1484.

390. McCrory MA, Fuss PJ, Saltzman E, et al. Dietary determinants of energy intake and weight regulation in healthy adults. *J Nutr.* 2000;130:276s–279s.

391. Nestle M. Increasing portion sizes in American diets: more calories, more obesity. *J Am Diet Assoc.* 2003;103:39–40.

392. Atkins RC. *Dr. Atkins' diet revolution.* New York, NY: Bantam Books, 1972.

393. Bravata DM, Sanders L, Huang J, et al. Efficacy and safety of low-carbohydrate diets: a systematic review. *JAMA.* 2003;289:1837–1850.

394. Wood RJ. Effect of dietary carbohydrate restriction with and without weight loss on atherogenic dyslipidemia. *Nutr Rev.* 2006;64:539–545.

395. Krauss RM, Blanche PJ, Rawlings RS, et al. Separate effects of reduced carbohydrate intake and weight loss on atherogenic dyslipidemia. *Am J Clin Nutr.* 2006;83:1025–1031; quiz 1205.

396. Siri PW, Krauss RM. Influence of dietary carbohydrate and fat on LDL and HDL particle distributions. *Curr Atheroscler Rep.* 2005;7:455–459.

397. Volek JS, Sharman MJ, Gomez AL, et al. Comparison of a very low-carbohydrate and low-fat diet on fasting lipids, LDL subclasses, insulin resistance, and postprandial lipemic responses in overweight women. *J Am Coll Nutr.* 2004;23:177–184.

398. Westman EC, Yancy WS, Edman JS, et al. Effect of 6-month adherence to a very low carbohydrate diet program. *Am J Med.* 2002;113:30–36.

399. Brehm BJ, Seeley RJ, Daniels SR, et al. A randomized trial comparing a very low carbohydrate diet and a calorie-restricted low fat diet on body weight and cardiovascular risk factors in healthy women. *J Clin Endocrinol Metab.* 2003;88:1617–1623.

400. Sondike SB, Copperman N, Jacobson MS. Effects of a low-carbohydrate diet on weight loss and cardiovascular risk factor in overweight adolescents. *J Pediatr.* 2003;142:253–258.

401. Nordmann AJ, Nordmann A, Briel M, et al. Effects of low-carbohydrate vs low-fat diets on weight loss and cardiovascular risk factors: a meta-analysis of randomized controlled trials. *Arch Intern Med.* 2006;166:285.

402. Astrup A, Meinert Larsen T, Harper A. Atkins and other low-carbohydrate diets: hoax or an effective tool for weight loss? *Lancet.* 2004;364:897–899.

403. Nickols-Richardson SM, Coleman MD, Volpe JJ, et al. Perceived hunger is lower and weight loss is greater in overweight premenopausal women consuming a low-carbohydrate/high-protein vs high-carbohydrate/low-fat diet. *J Am Diet Assoc.* 2005;105:1433–1437.

404. Hession M, Rolland C, Kulkarni U, et al. Systematic review of randomized controlled trials of low-carbohydrate vs. low-fat/low-calorie diets in the management of obesity and its comorbities. *Obes Rev.* 2009;10(1):36–50.

405. Belza A, Ritz C, Sorensen MQ, et al. Contribution of gastro-enteropancreatic appetite hormones to protein-induced satiety. *Am J Clin Nutr.* 2013;97(5):980–989.

406. Weigle DS, Breen PA, Matthys CC, et al. A high-protein diet induces sustained reductions in appetite, ad libitum caloric intake, and body weight despite compensatory changes in diurnal plasma leptin and ghrelin concentrations. *Am J Clin Nutr.* 2005;85:41–48.

407. Skov A, Toubro S, Ronn B, et al. Randomized trial on protein vs. carbohydrate in ad libitum fat reduced diet for the treatment of obesity. *Int J Obes Relat Metab Disord.* 1999;23:528–536.

408. Wycherley TP, Moran LJ, Clifton PM, et al. Effects of energy-restricted high-protein, low-fat compared with standard protein, low-fat diets: a meta-analysis of randomized controlled trials. *Am J Clin Nutr.* 2012;96(6):1281–1298.

409. Jenkins DJ, Wong JM, Kendall CW, et al. The effect of a plant-based low-carbohydrate ("Eco-Atkins") diet on body weight and blood lipid concentrations in hyperlipidemic subjects. *Arch Intern Med.* 2009;169:1046–1054.

410. Jonsson T, Granfeldt Y, Ahren B, et al. Beneficial effects of a Paleolithic diet on cardiovascular risk factors in type 2 diabetes: a pilot study. *Cardiovasc Diabetol.* 2009;8:35.

411. Katz, D. The paleo diet: can we really eat like our ancestors did? September 2011. https://www.huffpost.com/entry/paleo-diet_b_889349.

412. Samaha FF, Iqbal N, Seshadri P, et al. A low-carbohydrate as compared with a low-fat diet in severe obesity. *N Engl J Med.* 2003;348:2074–2081.

413. Foster GD, Wyatt HR, Hill JO, et al. A randomized trial of a low-carbohydrate diet for obesity. *N Engl J Med.* 2003;348:2082–2090.

414. Atkins R. *Atkins' new diet revolution.* New York, NY: M. Evans & Company, 1999.

415. Foster GD, Wyatt HR, Hill JO, et al. Weight and metabolic outcomes after 2 years on a low-carbohydrate versus low-fat diet: a randomized trial. *Ann Intern Med.* 2010;153:147–157.

416. Dansinger ML, Gleason JA, Griffith JL, et al. Comparison of the Atkins, Ornish, Weight Watchers, and Zone diets for weight loss and heart disease risk reduction: a randomized trial. *JAMA.* 2005;293:43–53.

417. Howard T. Atkins nutritionals files for bankruptcy protection. *USA Today.* August 1, 2005.

418. Yancy WS, Olsen MK, Guyton JR, et al. A low-carbohydrate, ketogenic diet versus a low-fat diet to treat obesity and hyperlipidemia: a randomized, controlled trial. *Ann Intern Med.* 2004;140:769–777.

419. Brinkworth GD, Noakes M, Keogh JB, et al. Long-term effects of a high-protein, low-carbohydrate diet on weight control and cardiovascular risk markers in obese hyperinsulinemic subjects. *Int J Obes Relat Metab Disord.* 2004;28:661–670.

420. Boden G, Sargrad K, Homko C, et al. Effect of a low-carbohydrate diet on appetite, blood glucose levels, and insulin resistance in obese patients with type 2 diabetes. *Ann Intern Med.* 2005;142:403–411.

421. Bray GA. Is there something special about low-carbohydrate diets? *Ann Intern Med.* 2005;142:469–470.

422. Segal-Isaacson CJ, Johnson S, Tomuta V, et al. A randomized trial comparing low-fat and low-carbohydrate diets matched for energy and protein. *Obes Res.* 2004;12:130s–140s.

423. Golay A, Allaz A, Morel Y, et al. Similar weight loss with low-and high-carbohydrate diets. *Am J Clin Nutr.* 1996;63:174–178.

424. Golay A, Eigenheer C, Morel Y, et al. Weight-loss with low or high carbohydrate diet? *Int J Obes Relat Metab Disord.* 1996;20:1067–1072.

425. Meckling KA, O'Sullivan C, Saari D. Comparison of a low-fat diet to a low-carbohydrate diet on weight loss, body composition, and risk factors for diabetes and cardiovascular disease in free-living, overweight men and women. *J Clin Endocrinol Metab.* 2004;89:2717–2723.

426. Miyashita Y, Koide N, Ohtsuka M, et al. Beneficial effect of low carbohydrate in low calorie diets on visceral fat reduction in type 2 diabetic patients with obesity. *Diabetes Res Clin Pract.* 2004;65:235–241.

427. Poppitt SD, Keogh GF, Prentice AM, et al. Long-term effects of ad libitum low-fat, high-carbohydrate diets on body weight and serum lipids in overweight subjects with metabolic syndrome. *Am J Clin Nutr.* 2002;75:11–20.

428. Hall KD, Kahan S. Maintenance of lost weight and long-term management of obesity. *Med Clin N Am.* 2018;102:183–197.

429. Hall KD, Bemis T, Brychta R, et al. Calorie for calorie, dietary fat restriction results in more body fat loss than carbohydrate restriction in people with obesity. *Cell Metab.* 2015;22(3):427–436.

430. Willet WC. *Eat, drink, and be healthy*. New York, NY: Simon & Schuster, 2001.

431. US Department of Agriculture, US Department of Health and Human Services. Dietary Guidelines for Americans 2010–Policy Document. Available at http://www.cnpp.usda.gov/DGAs2010-PolicyDocument.htm Updated May 2, 2011; accessed June 2, 2011.

432. Harvard TH. Chan School of Public Health. Healthy Eating Plate. 2011. http://www.hsph.harvard.edu/nutritionsource/plate-replaces-pyramid/.

433. Nestle M. *Food politics*. Berkeley, CA: University of California Press, 2002.

434. Klein S. Clinical trial experience with fat-restricted vs. carbohydrate-restricted weight-loss diets. *Obes Res*. 2004;12:141s–144s.

435. Fung TT, van Dam RM, Hankinson SE, et al. Low-carbohydrate diets and all-cause and cause-specific mortality: two cohort studies. *Ann Intern Med*. 2010;153:289.

436. Ludwig DS. The glycemic index: physiological mechanisms relating obesity, diabetes, and cardiovascular disease. *JAMA*. 2002;287:2414–2423.

437. Colombani PC. Glycemic index and load-dynamic dietary guidelines in the context of disease. *Physiol Behav*. 2004;83:603–610.

438. Wikipedia. Glycemic index. Available at http://en.wikipedia.org/wiki/Glycemic_index; accessed September 21, 2007.

439. Moyad MA. Fat diets and obesity—part II: an introduction to the theory behind low-carbohydrate diets. *Urol Nurs*. 2004;24:442–445.

440. Wikipedia. Glycemic load. Available at http://en.wikipedia.org/wiki/Glycemic_load; accessed September 21, 2007.

441. Foster-Powell K, Holt SH, Brand-Miller JC. International table of glycemic index and glycemic load values. July 2002. Available at http://www.ajcn.org/cgi/content-nw/full/76/1/5/T1; accessed September 21, 2007.

442. Livesey G. Low-glycaemic diets and health: implications for obesity. *Proc Nutr Soc*. 2005;64:105–113.

443. Ludwig DS, Majzoub JA, Al-Zahrani A, et al. High glycemic index foods, overeating, and obesity. *Pediatrics*. 1999;103:e26.

444. Warren JM, Henry CJ, Simonite V. Low glycemic index breakfasts and reduced food intake in preadolescent children. *Pediatrics*. 2003;112:e414.

445. Sun FH, et al. Effect of glycemic index of breakfast on energy intake at subsequent meal among healthy people: a meta-analysis. *Nutrients*. 2016;8:37.

446. Ebbeling CB, Leidig MM, Sinclair KB, et al. A reduced-glycemic load diet in the treatment of adolescent obesity. *Arch Pediatr Adolesc Med*. 2003;157:773–779.

447. Sloth B, Krog-Mikkelsen I, Flint A, et al. No difference in body weight decrease between a low-glycemic-index and a high-glycemic-index diet but reduced LDL cholesterol after 10-wk ad libitum intake of the low-glycemic-index diet. *Am J Clin Nutr*. 2004;80:337–347.

448. Raatz SK, Torkelson CJ, Redmon JB, et al. Reduced glycemic index and glycemic load diets do not increase the effects of energy restriction on weight loss and insulin sensitivity in obese men and women. *J Nutr*. 2005;135:2387–2391.

449. Smith JD, Hou T, Ludwig DS, et al. Changes in intake of protein foods, carbohydrate amount and quality, and long-term weight change: results from 3 prospective cohorts. *Am J Clin Nutr*. 2015;101(6):1216–1224. doi:10.3945/ajcn.114.100867

450. Howlett J, Ashwell, M. Glycemic response and health: summary of a workshop. *Am J Clin Nutr*. 2008;87:212S–216S.

451. Spieth LE, Harnish JD, Lenders CM, et al. A low-glycemic index diet in the treatment of pediatric obesity. *Arch Pediatr Adolesc Med*. 2000;154:947–951.

452. Heilbronn LK, Noakes M, Clifton PM. The effect of high-and low-glycemic index energy restricted diets on plasma lipid and glucose profiles in type 2 diabetic subjects with varying glycemic control. *J Am Coll Nutr*. 2002;21:120–127.

453. Shyam S, Arshad F, Abdul Ghani R, et al. Low glycaemic index diets improve glucose tolerance and body weight in women with revious history of gestational diabetes: a six month randomized trial. *Nutr J*. 2013;12:68

454. Livesey G. Low-glycaemic diets and health: implications for obesity. *Proc Nutr Soc*. 2005;64:105–113.

455. McMillan-Price J, Petocz P, Atkinson F, et al. Comparison of 4 diets of varying glycemic load on weight loss and cardiovascular risk reduction in overweight and obese young adults: a randomized controlled trial. *Arch Intern Med*. 2006;166:1466–1475.

456. Simopoulos AP. The Mediterranean diets: what is so special about the diet of Greece? The scientific evidence. *J Nutr*. 2001;131:3065s–3073s.

457. Kok FJ, Kromhout D. Atherosclerosis—epidemiological studies on the health effects of a Mediterranean diet. *Eur J Nutr*. 2004;43:2–5.

458. Kris-Etherton P, Eckel RH, Howard BV, et al. Lyon Diet Heart Study. Benefits of a Mediterranean-style, National Cholesterol Education Program/American Heart Association Step I dietary pattern on cardiovascular disease. *Circulation*. 2001;103:1823–1825.

459. Cukur CS, de Guzman MR, Carlo G. Religiosity, values, and horizontal and vertical individualism–collectivism: a study of Turkey, the United States, and the Philippines. *J Soc Psychol*. 2004;144:613–634.

460. DeJong MJ, Chung ML, Roser LP, et al. A five-country comparison of anxiety early after acute myocardial infarction. *Eur J Cardiovasc Nurs*. 2004;3:129–134.

461. Astrup A. Macronutrient balances and obesity: the role of diet and physical activity. *Public Health Nutr*. 1999;2:341–347.

462. Ferro-Luzzi A, James WP, Kafatos A. The high-fat Greek diet: a recipe for all? *Eur J Clin Nutr*. 2002;56:796–809.

463. Trichopoulou A, Naska A, Orfanos P, et al. Mediterranean diet in relation to body mass index and waist-to-hip ratio: the Greek European Prospective Investigation into Cancer and Nutrition Study. *Am J Clin Nutr*. 2005;82:935–940.

464. Schroder H, Marrugat J, Vila J, et al. Adherence to the traditional Mediterranean diet is inversely associated with body mass index and obesity in a Spanish population. *J Nutr*. 2004;134:3355–3361.

465. Shubair MM, McColl RS, Hanning RM. Mediterranean dietary components and body mass index in adults: the peel nutrition and heart health survey. *Chronic Dis Can*. 2005;26:43–51.

466. Shah M, Garg A. High-fat and high-carbohydrate diets and energy balance. *Diabetes Care*. 1996;19:1142–1152.

467. McManus K, Antinoro L, Sacks F. A randomized controlled trial of a moderate-fat, low-energy diet compared with a low-fat, low-energy diet for weight loss in overweight adults. *Int J Obes Relat Metab Disord*. 2001;25:1503–1511.

468. Flynn G, Colquhoun D. Successful long-term weight loss with a Mediterranean style diet in a primary care medical centre. *Asia Pac J Clin Nutr*. 2004;13:s139.

469. Esposito K, Maiorino MI, Ciotola M et al. Effects of a Mediterranean-style diet on the need for antihyperglycemic drug therapy in patients with newly diagnosed type 2 diabetes: a randomized trial. *Ann Intern Med*. 2009;151:306–14.

470. De Lorenzo A, Petroni ML, De Luca PP, et al. Use of quality control indices in moderately hypocaloric Mediterranean

diet for treatment of obesity. *Diabetes Nutr Metab.* 2001; 14:181–188.

471. Ajala O, English P, Pinkney J. Systematic review and meta-analysis of different dietary approaches to the management of type 2 diabetes. *Am J Clin Nutr.* 2013;97(3):505–516.

472. Nordmann AJ, Suter-Zimmerman K, Bucher HC, et al. Meta-analysis comparing Mediterranean to low-fat diets for modification of cardiovascular risk factors. *Am J Med.* 2011;124(9):841–851.

473. Estruch R, et al. Primary prevention of cardiovascular disease with a Mediterranean diet. *NEJM.* 2013;368(14):1279–1290.

474. Atkins R. *Dr. Atkins' new diet revolution.* New York, NY: HarperCollins, 2002.

475. Marks JB. Advances in obesity treatment: clinical highlights from the NAASO 2003 annual meeting. *Clin Diabetes.* 2004;22:23–26.

476. Nelson LH, Tucker LA. Diet composition related to body fat in a multivariate study of 203 men. *J Am Diet Assoc.* 1996;96:771–777.

477. Hays NP, Starling RD, Liu X, et al. Effects of an ad libitum low-fat, high-carbohydrate diet on body weight, body composition, and fat distribution in older men and women—a randomized controlled trial. *Arch Intern Med.* 2004;164:210–217.

478. Siggaard R, Raben A, Astrup A. Weight loss during 12 weeks ad libitum carbohydrate-rich diet in overweight and normal weight subjects at a Danish work site. *Obes Res.* 1996;4: 347–356.

479. Volek JS, Sharman MJ, Love DM, et al. Body composition and hormonal responses to a carbohydrate-restricted diet. *Metabolism.* 2002;51:864–870.

480. Kirk EP, Jacobsen DJ, Gibson C, et al. Time course for changes in aerobic capacity and body composition in overweight men and women in response to long-term exercise: the Midwest Exercise Trial (MET). *Int J Obes Relat Metab Disord.* 2003;27:912–919.

481. Lustig RH. Fructose: it's "alcohol without the buzz." *Adv Nutr.* 2013;4(2):226–235.

482. Johnson RK, Appel LJ, Brands M, et al; American Heart Association Nutrition Committee of the Council on Nutrition, Physical Activity, and Metabolism and the Council on Epidemiology and Prevention. Dietary sugars intake and cardiovascular health: a scientific statement from the American Heart Association. *Circulation.* 2009;120(11):1011–1020.

483. Ludwig DS. Examining the health effects of fructose. *JAMA.* 2013;310(1):33–34.

484. Lowndes J, Kawiecki D, Pardo S, et al. The effects of four hypocaloric diets containing different levels of sucrose or high fructose corn syrup on weight loss and related parameters. *Nutr J.* 2012;11:55

485. He FJ, Nowson CA, Lucas M, et al. Increased consumption of fruit and vegetables is related to a reduced risk of coronary heart disease: metaanalysis of cohort studies. *J Hum Hypertens.* 2007;21(9):717–728.

486. Sacks FM, Bray GA, Carey VJ, et al. Comparison of weight-loss diets with different compositions of fat, protein, and carbohydrates. *N Engl J Med.* 2009,360:9.

487. Google. Available at http://www.google.com; accessed December 21, 2013.

488. Yale-Griffin Prevention Research Center. Obesity systematic review. Atlanta, GA: Centers for Disease Control, Grant #U48-CCU115802, 10/00–8/03.

489. https://www.nhlbi.nih.gov/health-topics/managing-overweight-obesity-in-adults

490. https://journals.aace.com/doi/pdf/10.4158/EP161365.GL

491. https://www.dietaryguidelines.gov/2020-advisory-committee-report

492. Trepanowski JF, Kroeger CM, Barnosky A, et al. Effect of alternate-day fasting on weight loss, weight maintenance, and cardioprotection among metabolically healthy obese adults: a randomized clinical trial. *JAMA Intern Med.* 2017;177:930.

493. Lowe DA, et al. Effects of time-restricted eating on weight loss and other metabolic parameters in women and men with overweight and obesity. *JAMA Intern Med.* 2020. doi:10.1001/jamainternmed.2020.4153

494. Harris L, et al. Intermittent fasting interventions for treatment of overweight and obesity in adults: a systematic review and meta-analysis. *JBI Database System Rev Implement Rep.* 2018;16(2):507–547. doi:10.11124/JBIS-RIR-2016-003248

495. Sutton EF, Beyl R, Early KS, et al. Early time-restricted feeding improves insulin sensitivity, blood pressure, and oxidative stress even without weight loss in men with prediabetes. *Cell Metab.* 2018 Jun 5;27(6):1212–1221.

496. Ravussin E, Beyl RA, Poggiogalle E, et al. Early time-restricted feeding reduces appetite and increases fat oxidation but does not affect energy expenditure in humans. *Obesity.* 2019 Aug 1;27(8):1244–1254.

497. Tinsley GM, Moore ML, Graybeal AJ, et al. Time-restricted feeding plus resistance training in active females: a randomized trial. *Am J Clin Nutr.* 2019 Sep 1;110:628–640.

498. Tinsley GM, Forsse JS, Butler NK, et al. Time-restricted feeding in young men performing resistance training: A randomized controlled trial. *Eur J Sport Sci.* 2017 Feb 7;17(2):200–207.

499. Carlson O, Martin B, Stote KS, et al. Impact of reduced meal frequency without caloric restriction on glucose regulation in healthy, normal-weight middle-aged men and women. *Metabolism.* 2007 Dec 1;56(12):1729–1734.

500. Kirkpatrick CF, et al. Review of current evidence and clinical recommendations on the effects of low-carbohydrate and very-low-carbohydrate (including ketogenic) diets for the management of body weight and other cardiometabolic risk factors: a scientific statement from the National Lipid Association Nutrition and Lifestyle Task Force. *J Clin Lipidol.* 2019;13(5):P689–P711. https://doi.org/10.1016/j.jacl.2019.08.003

501. Ornish D. *Eat more, weigh less: Dr. Dean Ornish's life choice program for losing weight safely while eating abundantly.* New York, NY: Quill Publishing, 2000.

502. Vartabedian RE, Matthews K. *Nutripoints: the breakthrough point system for optimal health,* 3rd ed. New York, NY: Designs for Wellness Press, 1994.

503. Rolls BJ, Barnett RA. *The volumetrics weight-control plan: feel full on fewer calories.* New York, NY: HarperCollins, 2000.

504. Katz DL, Gonzalez MH. *The way to eat.* Naperville, IL: Sourcebooks, 2002.

505. Sears W. *The family nutrition book: everything you need to know about feeding your children—from birth to age two.* Boston, MA: Little Brown & Company, 1999.

506. Astrup A. The role of dietary fat in the prevention and treatment of obesity. Efficacy and safety of low-fat diets. *Int J Obes Relat Metab Disord.* 2001;25:s46–s50.

507. Connor W, Connor S. Should a low-fat, high-carbohydrate diet be recommended for everyone? The case for a low-fat, high-carbohydrate diet. *N Engl J Med.* 1997;337:562–563.

508. Katan M, Grundy S, Willett W. Should a low-fat, high-carbohydrate diet be recommended for everyone? Beyond low-fat diets. *N Engl J Med.* 1997;337:563–566.

509. Denke M. Metabolic effects of high-protein, low-carbohydrate diets. *Am J Cardiol.* 2001;88:59–61.

510. Tapper-Gardzina Y, Cotugna N, Vickery C. Should you recommend a low-carb, high-protein diet? *Nurse Pract.* 2002;27:52–57.

511. Eisenstein J, Roberts SB, Dallal G, et al. High-protein weight-loss diets: are they safe and do they work? A review of the experimental and epidemiologic data. *Nutr Rev.* 2002;60:189–200.

512. Katz DL. Diet and cancer. In: Katz DL, ed. *Nutrition in clinical practice.* Philadelphia, PA: Lippincott Williams & Wilkins, 2000:114–126.

513. St Jeor S, Howard B, Prewitt E, et al. Dietary protein and weight reduction: a statement for healthcare professionals from the Nutrition Committee of the Council on Nutrition, Physical Activity, and Metabolism of the American Heart Association. *Circulation.* 2001;104:1869–1874.

514. Katz DL. Diet, sleep-wake cycles, and mood. In: Katz DL, ed. *Nutrition in clinical practice.* Philadelphia, PA: Lippincott Williams & Wilkins, 2001:243–247.

515. Benton D. Carbohydrate ingestion, blood glucose and mood. *Neurosci Biobehav Rev.* 2002;26:293–308.

516. Terry P, Terry JB, Wolk A. Fruit and vegetable consumption in the prevention of cancer: an update. *J Intern Med.* 2001;250:280–290.

517. Van Duyn MA, Pivonka E. Overview of the health benefits of fruit and vegetable consumption for the dietetics professional: selected literature. *J Am Diet Assoc.* 2000;100:1511–1521.

518. Weisburger JH. Eat to live, not live to eat. *Nutrition.* 2000;16:767–773.

519. Ornish D. Was Dr. Atkins right? *Am J Diet Assoc.* 2004;104:537–542.

520. Chandalia M, Garg A, Lutjohann D, et al. Beneficial effects of high dietary fiber intake in patients with type 2 diabetes mellitus. *N Engl J Med.* 2000;342:1392–1398.

521. Casagrande SS, Wang Y, Anderson C, et al. Have Americans increased their fruit and vegetable intake? The trends between 1988 and 2002. *Am J Prev Med.* 2007;32:257–263.

522. Centers for Disease Control and Prevention. Fruit and vegetable consumption among adults—United States, 2005. *MMWR Morb Mortal Wkly Rep.* 2007;56:213–217.

523. Pasman W, Saris W, Westerterp-Plantenga M. Predictors of weight maintenance. *Obes Res.* 1999;7:43–50.

524. Mattes RD. Feeding behaviors and weight loss outcomes over 64 months. *Eat Behav.* 2002;3:191–204.

525. Thomas JG, Bond DS, Phelan S, et al. Weight-loss maintenance for 10 years in the national weight control registry. *Am J Prev Med.* 2014;46(1):17–23.

526. McGuire MT, Wing RR, Klem ML, et al. Long-term maintenance of weight loss: do people who lose weight through various weight loss methods use different behaviors to maintain their weight? *Int J Obes Relat Metab Disord.* 1998;22:572–577.

527. Shick SM, Wing RR, Klem ML, et al. Persons successful at long-term weight loss and maintenance continue to consume a low-energy, low-fat diet. *J Am Diet Assoc.* 1998;98:408–413.

528. Klem ML, Wing RR, McGuire MT, et al. A descriptive study of individuals successful at long-term maintenance of substantial weight loss. *Am J Clin Nutr.* 1997;66:239–246.

529. Champagne CM, Broyles ST, Moran LD, et al. Dietary intakes associated with successful weight loss and maintenance during the Weight Loss Maintenance trial. *J Am Diet Assoc.* 2011;111(12):1826–1835.

530. Gorin AA, Phelan S, Wing RR, et al. Promoting long-term weight control: does dieting consistency matter? *Int J Obes Relat Metab Disord.* 2004;28:278–281.

531. Wyatt HR, Grunwald GK, Mosca CL, et al. Long-term weight loss and breakfast in subjects in the National Weight Control Registry. *Obes Res.* 2002;10:78–82.

532. Klem ML. Successful losers. The habits of individuals who have maintained long-term weight loss. *Minn Med.* 2000;83:43–45.

533. Raynor DA, Phelan S, Hill JO, et al. Television viewing and long-term weight maintenance: results from the National Weight Control Registry. *Obesity.* 2006;14:1816–1824.

534. Knowler WC, Barrett-Connor E, Fowler SE, et al. Reduction in the incidence of type 2 diabetes with lifestyle intervention or metformin. *N Engl J Med.* 2002;346:393–403.

535. Sacks FM, Svetkey LP, Vollmer WM, et al. Effects on blood pressure of reduced dietary sodium and the Dietary Approaches to Stop Hypertension (DASH) diet. DASH-Sodium Collaborative Research Group. *N Engl J Med.* 2001;344:3–10.

536. Blumenthal JA, Babyak MA, Hinderliter A, et al. Effects of the DASH diet alone and in combination with exercise and weight loss on blood pressure and cardiovascular biomarkers in men and women with high blood pressure: the ENCORE study. *Arch Intern Med.* 2010;170:126–135.

537. Ornish D, Scherwitz LW, Billings JH, et al. Intensive lifestyle changes for reversal of coronary heart disease. *JAMA.* 1998;280:2001–2007.

538. de Lorgeril M, Salen P. The Mediterranean-style diet for the prevention of cardiovascular diseases. *Public Health Nutr.* 2006;9:118–123.

539. Hu FB, Willett WC. Optimal diets for prevention of coronary heart disease. *JAMA.* 2002;288:2569–2578.

540. Hu FB, Manson JE, Willett WC. Types of dietary fat and risk of coronary heart disease: a critical review. *J Am Coll Nutr.* 2001;20:5–19.

541. Hu FB. Plant-based foods and prevention of cardiovascular disease: an overview. *Am J Clin Nutr.* 2003;78:544S–551S.

542. Katz DL. Dietary recommendations for health promotion and disease prevention. In: Katz DL, eds. *Nutrition in clinical practice.* Philadelphia, PA: Lippincott, Williams & Wilkins, 2001:291–298.

543. Reddy KS, Katan MB. Diet, nutrition and the prevention of hypertension and cardiovascular diseases. *Public Health Nutr.* 2004;7:167–186.

544. Mathers JC. Nutrition and cancer prevention: diet-gene interactions. *Proc Nutr Soc.* 2003;62:605–610.

545. Key TJ, Schatzkin A, Willett WC, et al. Diet, nutrition and the prevention of cancer. *Public Health Nutr.* 2004;7:187–200.

546. Eaton SB, Strassman BI, Nesse RM, et al. Evolutionary health promotion. *Prev Med.* 2002;34:109–118.

547. Baschetti R. Paleolithic nutrition. *Eur J Clin Nutr.* 1997;51:715–716.

548. Katz DL. Evolutionary biology, culture, and determinants of dietary behavior. In: Katz DL, ed. *Nutrition in clinical practice.* Philadelphia, PA: Lippincott Williams & Wilkins, 2001:279–290.

549. Eaton S, Eaton SB 3rd, Konner M, et al. An evolutionary perspective enhances understanding of human nutritional requirements. *J Nutr.* 1996;126:1732–1740.

550. US Preventive Services Task Force. *Guide to clinical preventive services,* 2nd ed. Baltimore, MD: Williams and Wilkins, 1996.

551. Moyer VA. Behavioral counseling interventions to promote a healthful diet and physical activity for cardiovascular disease prevention in adults: a US Preventive Services Task Force Recommendation Statement. *Ann Intern Med.* 2012;157:367–372.

552. North American Association for the Study of Obesity. *The practical guide to identification, evaluation, and treatment of overweight and obesity in adults.* Bethesda, MD: National Institutes of Health, National Heart, Lung, and Blood Institute, 2000.

553. Food and Nutrition Board, Institute of Medicine, National Academies of Science. *Dietary reference intakes for energy, carbohydrate, fiber, fat, fatty acids, cholesterol, protein, and amino acids (macronutrients).* Washington, DC: National Academy Press, 2010.

554. American College of Preventive Medicine. Diet in the prevention and control of obesity, insulin resistance, and type II diabetes. Available at http://www.acpm.org/2002-057(F).htm; accessed December 2002.

555. U.S. Department of Agriculture and U.S. Department of Health and Human Services. Dietary Guidelines for Americans, 2020–2025. 9th Edition. December 2020. Available at DietaryGuidelines.gov.

556. *Fruits and veggies—more matters.* Available at http://www.fruitsandveggiesmorematter.org; accessed July 26, 2021.

557. National Cancer Institute. National Cancer Institute dietary guidelines. Available at http://www.pueblo.gsa.gov/cic_text/food/guideeat/guidelns.html; accessed September 2002.

558. Lichtenstein AH, Appel LJ, Brands M, et al. Diet and lifestyle recommendations revision 2006: a scientific statement from the American Heart Association Nutrition Committee. *Circulation.* 2006;114:82–96.

559. American Dietetic Association. Weight management—position of ADA. *J Am Diet Assoc.* 2002;102:1145–1155.

560. American Diabetes Association. Nutrition recommendations and interventions for diabetes: A position statement of the American Diabetes Association. *Diabetes Care.* 2008;31: S61–S78.

561. Kennedy ET, Bowman SA, Spence JT, et al. Popular diets: correlation to health, nutrition, and obesity. *J Am Diet Assoc.* 2001;101:411–420.

562. Hung T, Sievenpiper JL, Marchie A, et al. Fat versus carbohydrate in insulin resistance, obesity, diabetes and cardiovascular disease. *Curr Opin Clin Nutr Metab Care.* 2003;6:165–176.

563. Katz DL, Meller S. Can we say what diet is best? *Ann Rev Pub Health.* 2014;35:83–103.

564. Curry SJ, Krist AH, Owens DK, et al. Behavioral weight loss interventions to prevent obesity-related morbidity and mortality in adults: US Preventive Services Task Force recommendation statement. *JAMA.* 2018;320(11):1163–1171. doi:10.1001/jama.2018.13022

565. US Preventive Services Task Force. Screening and interventions to prevent obesity in adults. December 2003. Available at: http://www.ahrq.gov/clinic/uspstf/uspsobes.htm; accessed March 18, 2007.

566. Nawaz H, Adams M, Katz D. Weight loss counseling by health care providers. *Am J Public Health.* 1999;89:764–767.

567. Biener L, Heaton A. Women dieters of normal weight: their motives, goals, and risks. *Am J Public Health.* 1995;85: 714–717.

568. Nawaz H, Katz D, Adams M. Physician–patient interactions regarding diet, exercise and smoking. *Prev Med.* 2000;31: 652–657.

569. NECON. Strategic plan for prevention and control of overweight and obesity in New England. Available at http://www.neconinfo.org/02-11-2003_Strategic_Plan.pdf; accessed September 21, 2007.

570. Wharton S, et al. Obesity in adults: a clinical practice guideline. *CMAJ.* 2020;192(31):E875–E891.

571. Expert Panel Members, Jensen MD, Ryan DH, Donato KA, et al. Executive summary: guidelines (2013) for the management of overweight and obesity in adults: a report of the American College of Cardiology/American Heart Association Task Force on Practice Guidelines and the Obesity Society published by the Obesity Society and American College of Cardiology/American Heart Association Task Force on Practice Guidelines. Based on a systematic review from the The Obesity Expert Panel, 2013. *Obesity.* 2014; 22(S2):S5–S39.

572. Wieland LS, Falzon L, Sciamanna CN, et al. Interactive computer-based interventions for weight loss or weight maintenance in overweight or obese people. *Cochrane Database Syst Rev.* 2012;8:CD007675.

573. Tate DF, Jackvony EH, Wing RR. A randomized trial comparing human e-mail counseling, computer-automated tailored counseling, and no counseling in an Internet weight loss program. *Arch Intern Med.* 2006;166(15):1620–1625.

574. Gold BC, Burke S, Pintauro S, Buzzell P, Harvey-Berino J. Weight loss on the web: a pilot study comparing a structured behavioral intervention to a commercial program. *Obesity (Silver Spring).* 2007;15(1):155–164.

575. Womble LG, Wadden TA, McGuckin BG, Sargent SL, Rothman RA, Krauthamer-Ewing ES. A randomized controlled trial of a commercial internet weight loss program. Obes Res. 2004;12(6):1011-8.

576. Sepah SC, Jiang L, Ellis RJ, et al. Engagement and outcomes in a digital Diabetes Prevention Program: 3-year update. *BMJ Open Diab Res Care.* 2017;5:e000422.

577. Marcum JA. Nutrigenetics/nutrigenomics, personalized nutrition, and precision healthcare. *Curr Nutr Rep.* 2020; 9:338–345.

578. Zhang X, et al. FTO genotype and 2-year change in body composition and fat distribution in response to weight-loss diets. *Diabetes.* 2012;61(11):3005–3011. https://doi.org/10.2337/db11-1799

579. Huang T, et al. FTO genotype, dietary protein, and change in appetite: the Preventing Overweight Using Novel Dietary Strategies trial. *Am J Clin Nutr.* 2014;99(5):1126–1130. https://doi.org/10.3945/ajcn.113.082164

580. Wadden TA, Walsh OA, Berkowitz RI, et al. Intensive behavioral therapy for obesity combined with liraglutide 3.0 mg: a randomized controlled trial. *Obesity (Silver Spring).* 2019;27:75–86.

581. Wadden TA, Foreyt JP, Foster GD, et al. Weight loss with naltrexone SR/bupropion SR combination therapy as an adjunct to behavior modification: the COR-BMOD trial. *Obesity (Silver Spring).* 2011;19:110–120.

582. Torgerson JS, Hauptman J, Boldrink MN, Sjostrom L. XENical in the prevention of diabetes in obese subjects (XENDOS) study: a randomized study of orlistat as an adjunct to lifestyle changes for the prevention of type 2 diabetes in obese patients. *Diabetes Care.* 2004;27:155–161.

583. Kahan S, et al. Obesity drug outcome measures: results of a multi-stakeholder critical dialogue. *Curr Obes Rep.* 2013;2:128–133.

584. Colman E. Food and drug administration's obesity drug guidance document. *Circulation.* 2012.125:2156–2164.

585. Fujioka K, O'Neil PM, Davies M, et al. Early weight loss with liraglutide 3.0 mg predicts 1-year weight loss and is associated with improvements in clinical markers. *Obesity.* 2016;24(11):2278–2288.

586. Adipex [package insert]. Tulsa, OK: Physicians Total Care, Inc; 2012.

587. Xenical [package insert]. South San Francisco, CA: Genentech USA, Inc; 2015.

588. Alli [package insert]. Moon Township, PA: GlaxoSmithKline Consumer Healthcare, LP; 2015.

589. Qsymia [package insert]. Mountain View, CA: VIVUS, Inc; 2012.

590. Contrave [package insert]. La Jolla, CA: Orexigen Therapeutics, Inc; 2016.

591. Saxenda [package insert]. Plainsboro, NJ: Novo Nordisk; 2014.

592. Aronne L. Modern medical management of obesity: the role of pharmaceutical intervention. *J Am Diet Assoc.* 1998;98:s23–s26.

593. Astrup A, Lundsgaard C. What do pharmacological approaches to obesity management offer? Linking pharmacological mechanisms of obesity management agents to clinical practice. *Exp Clin Endocrinol Diabetes.* 1998;106:29–34.

594. Aronne LJ. Therapeutic options for modifying cardiometabolic risk factors. *Am J Med.* 2007;120:s26–s34.

595. Salameh JR. Bariatric surgery: past and present. *Am J Med Sci.* 2006;331:194–200.

596. Miras A, le Roux C. Mechanisms underlying weight loss after bariatric surgery. *Nat Rev Gastroenterol Hepatol.* 2013; 10:575–584.

597. Shah M, Simha V, Garg A. Review: long-term impact of bariatric surgery on body weight, comorbidities, and nutritional status. *J Clin Endocrinol Metab.* 2006;91:4223–4231.

598. ASMBS website. https://asmbs.org/articles/new-study-finds-most-bariatric-surgeries-performed-in-northeast-and-fewest-in-south-where-obesity-rates-are-highest-and-economies-are-weakest#:~:text=In%202017%2C%20228%2C000%20 bariatric%20procedures,least%2040%20(severe%20obesity).

599. Maggard MA, Shugarman LR, Suttorp M, et al. Meta-analysis: surgical treatment of obesity. *Ann Intern Med.* 2005;142: 547–559.

600. Padwal R, Klarenbach S, Wiebe N, et al. Bariatric surgery: a systematic review and network meta-analysis of randomized trials. *Obes Rev.* 2011;12:602–621.

601. Inge TH, et al. Five-year outcomes of gastric bypass in adolescents as compared with adults. *N Engl J Med.* 2019;380:2136–2145.

602. Tsai WC, Tsai LM, Chen JH. Combined use of astemizole and ketoconazole resulting in torsade de pointes. *J Formos Med Assoc.* 1997;96:144–146.

603. Kelleher DC, Merrill CT, Cottrell LT, et al. Recent national trends in the use of adolescent inpatient bariatric surgery: 2000 through 2009. *JAMA Pediatr.* 2013;167:126.

604. Inge TH, Xanthakos SA, Zeller MH. Bariatric surgery for pediatric extreme obesity: now or later? *Int J Obes.* 2007;31:1–14.

605. Till H, Blüher S, Hirsch W, et al. Efficacy of laparoscopic sleeve gastrectomy (LSG) as a stand-alone technique for children with morbid obesity. *Obes Surg.* 2008;18:1047.

606. Fatima J, Houghton SG, Iqbal CW, et al. Bariatric surgery at the extremes of age. *J Gastrointest Surg.* 2006;10:1392–1396.

607. Hazzan D, Chin EH, Steinhagen E, et al. Laparoscopic bariatric surgery can be safe for treatment of morbid obesity in patients older than 60 years. *Surg Obes Relat Dis.* 2006;2: 613–616.

608. Yermilov I, McGory ML, Shekelle PW, et al. Appropriateness criteria for bariatric surgery: beyond the NIH guidelines. *Obesity.* 2009;17:1521.

609. Consensus development conference panel. Gastrointestinal surgery for severe obesity. *Ann Intern Med.* 1991;115:956–961.

610. Burguera B, Agusti A, Arner P, et al. Critical assessment of the current guidelines for the management and treatment of morbidly obese patients. *J Endocrinol Invest.* 2007;30:844–852.

611. Pentin PL, Nashelsky J. What are the indications for bariatric surgery? *J Fam Pract.* 2005;54:633–634.

612. Santry HP, Gillen DL, Lauderdale DS. Trends in bariatric surgical procedures. *JAMA.* 2005;294:1909–1917.

613. Yermilov I, McGory ML, Shekelle PW, et al. Appropriateness criteria for bariatric surgery: beyond the NIH guidelines. *Obesity.* 2009;17:1521.

614. Mingrone G, Panunzi S, De Gaetano A, et al. Bariatric surgery versus conventional medical therapy for type 2 diabetes. *N Engl J Med.* 2012;366(17):1577–1585.

615. Aminian A, et al. Association of metabolic surgery with major adverse cardiovascular outcomes in patients with type 2 diabetes and obesity. *JAMA.* 2019;322(13):1271–1282.

616. Adams TD, Gress RE, Smith SC, et al. Long-term mortality after gastric bypass surgery. *N Engl J Med.* 2007;357:753–761.

617. Adams TD, Davidson LE, Hunt SC. Weight and metabolic outcomes 12 years after gastric bypass. *N Engl J Med.* 2018;378:93–96.

618. Schauer PR, et al. Bariatric surgery versus intensive medical therapy for diabetes—5-year outcomes. *N Engl J Med.* 2017;376:641–651.

619. Ludwig DS, Ebbeling CB, Livingston EH. Surgical vs lifestyle treatment for type 2 diabetes. *JAMA.* 2012;308(10):981–982.

620. Greenway F. Surgery for obesity. *Endocrinol Metab Clin North Am.* 1996;25:1005–1027.

621. Brethauer SA, Chand B, Schauer PR. Risks and benefits of bariatric surgery: current evidence. *Cleve Clin J Med.* 2006;73:993–1007.

622. Flum DR, Belle SH, King WC, et al. Perioperative safety in the longitudinal assessment of bariatric surgery. *N Engl J Med.* 2009;361:445.

623. Encinosa WE, Bernard DM, Du D, et al. Recent improvements in bariatric surgery outcomes. *Med Care.* 2009;47:531.

624. McMahon MM, Sarr MG, Clark MM, et al. Clinical management after bariatric surgery: value of a multidisciplinary approach. *Mayo Clin Proc.* 2006;81:s34–s45.

625. Miller AD, Smith KM. Medication and nutrient administration considerations after bariatric surgery. *Am J Health Syst Pharm.* 2006;63:1852–1857.

626. Lynch RJ, Eisenberg D, Bell RL. Metabolic consequences of bariatric surgery. *J Clin Gastroenterol.* 2006;40:659–668.

627. Fang J. The cost-effectiveness of bariatric surgery. *Am J Gastroenterol.* 2003;98:2097–2098.

628. Council on Scientific Affairs. Treatment of obesity in adults. *JAMA.* 1988;260:2547–2551.

629. Pekkarinen T, Mustajoki P. Use of very low-calorie diet in preoperative weight loss: efficacy and safety. *Obes Res.* 1997;5:595–602.

630. Ryan DH, et al. Nonsurgical weight loss for extreme obesity in primary care settings: results of the Louisiana Obese Subjects Study. *Arch Intern Med.* 2010 Jan 25;170(2):146–154. doi:10.1001/archinternmed.2009.508. PMID: 20101009.

631. Lean ME, Leslie WS, Barnes AC, et al. Primary care-led weight management for remission of type 2 diabetes (DiRECT): an open-label, cluster-randomised trial. *Lancet.* 2018;391:541–551.

632. Lean ME, Leslie WS, Barnes AC, et al. Durability of a primary care-led weight-management intervention for remission of type 2 diabetes: 2-year results of the DiRECT open-label, cluster-randomised trial. *Lancet Diabetes Endocrinol.* 2019;7:344–355.

633. Ryttig K, Flaten H, Rossner S. Long-term effects of a very low calorie diet (Nutrilett) in obesity treatment. A prospective, randomized, comparison between VLCD and a hypocaloric diet+behavior modification and their combination. *Int J Obes Relat Metab Disord.* 1997;21:574–579.

634. Tsai AG, Wadden TA. The evolution of very-low-calorie diets: an update and meta-analysis. *Obesity (Silver Spring).* 2006;14:1283.

635. Gilden Tsai A, Wadden TA. The evolution of very-low-calorie diets: an update and meta-analysis. *Obesity.* 2006;14: 1283–1293.

636. Vakil RM, et al. Direct comparisons of commercial weight-loss programs on weight, waist circumference, and blood pressure: a systematic review. *BMC Public Health.* 2016;16:460.

637. McEvedy SM, et al. Ineffectiveness of commercial weight-loss programs for achieving modest but meaningful weight loss: systematic review and meta-analysis. *J Health Psychol.* 2017;22(12):1614–1627.

638. Gudzune KA, Doshi RS, Mehta AK, et al. Efficacy of commercial weight-loss programs: an updated systematic review. *Ann Intern Med.* 2015;162(7):501–512.

639. Bloom B, et al. Guideline-concordant weight-loss programs in an urban area are uncommon and difficult to identify through the internet. *Obesity.* 2016;24(3):583–588.

640. Klem ML, Wing RR, McGuire MT, et al. A descriptive study of individuals successful at long-term maintenance of substantial weight loss. *Am J Clin Nutr.* 1997;66(2):239–246.

641. Laddu D, Dow C, Hingle M, et al. A review of evidence-based strategies to treat obesity in adults. *Nutr Clin Pract.* 2011;26(5):512–525.

642. Finch EA, et al. Training YMCA wellness instructors to deliver an adapted version of the Diabetes Prevention Program lifestyle intervention. *Diabetes Educ.* 2009;35(2):224–231.

643. Huelsing J, Kanafani N, Mao J, et al. Camp jump start: effects of a residential summer weight-loss camp for older children and adolescents. *Pediatrics.* 2010;125:e884–e890.

644. Wolfe B. Long-term maintenance following attainment of goal weight: a preliminary investigation. *Addict Behav.* 1992;17:469–477.

645. Tsai AG, Wadden TA, Womble LG, et al. Commercial and self-help programs for weight control. *Psychiatr Clin North Am.* 2005;28:ix,171–192.

646. Witherspoon B, Rosenzweig M. Industry-sponsored weight loss programs: description, cost, and effectiveness. *J Am Acad Nurse Pract.* 2004;16:198–205.

647. Volkmar FR, Stunkard AJ, Woolston J, et al. High attrition rates in commercial weight reduction programs. *Arch Intern Med.* 1981;141:426–428.

648. Linde JA, Jeffery RW, French SA, et al. Self-weighing in weight gain prevention and weight loss trials. *Ann Behav Med.* 2005;30:210–216.

649. Wing RR, Tate DF, Gorin AA, et al. A self-regulation program for maintenance of weight loss. *N Engl J Med.* 2006;355:1563–1571.

650. Brown T, Avenell A, Edmunds LD, et al. Systematic review of long-term lifestyle interventions to prevent weight gain and morbidity in adults. *Obes Rev.* 2009;10(6):627–638.

651. Swinburn BA, Woollard GA, Chang EC, et al. Effects of reduced-fat diets consumed ad libitum on intake of nutrients, particularly antioxidant vitamins. *J Am Diet Assoc.* 1999;99:1400–1405.

652. Blanck HM, Serdula MK, Gillespie C, et al. Use of nonprescription dietary supplements for weight loss is common among Americans. *J Am Diet Assoc.* 2007;107:441–447.

653. Blanck HM, Khan LK, Serdula MK. Use of nonprescription weight loss products: results from a multistate survey. *JAMA.* 2001;286:930–935.

654. Nachtigal MC, Patterson RE, Stratton KL, et al. Dietary supplements and weight control in a middle-age population. *J Altern Complement Med.* 2005;11:909–915.

655. Shekelle PG, Hardy ML, Morton SC, et al. Efficacy and safety of ephedra and ephedrine for weight loss and athletic performance: a meta-analysis. *JAMA.* 2003;289:1537–1545.

656. US Food and Drug Administration. Sales of supplements containing ephedrine alkaloids (ephedra) prohibited. Available at http://www.fda.gov/oc/initiatives/ephedra/february2004.

657. Federal Trade Commission. FTC releases report on weight-loss advertising. September 17, 2002. Available at http://www.ftc.gov/opa/2002/09/weightlossrpt.shtm; accessed September 21, 2007.

658. Jurgens TM, Whelan AM, Killian L, et al. Green tea for weight loss and weight maintenance in overweight or obese adults. *Cochrane Database Syst Rev.* 2012;12:CD008650.

659. Tian H, Guo X, Want X, et al. Chromium picolinate supplementation for overweight or obese adults. *Cochrane Database Syst Rev.* 2013;11:CD010063.

660. Lukaski HC, Siders WA, Penland JG. Chromium picolinate supplementation in women: effects on body weight, composition, and iron status. *Nutrition.* 2007;23:187–195.

661. Bhattacharya A, Rahman MM, McCarter R, et al. Conjugated linoleic acid and chromium lower body weight and visceral fat mass in high-fat-diet-fed mice. *Lipids.* 2006;41:437–444.

662. Martin J, Wang ZQ, Zhang XH, et al. Chromium picolinate supplementation attenuates body weight gain and increases insulin sensitivity in subjects with type 2 diabetes. *Diabetes Care.* 2006;29:1826–1832.

663. National Institutes of Health Office of Dietary Supplements. Dietary supplement fact sheet: chromium. Available at http://ods.od.nih.gov/factsheets/chromium.asp; accessed September 21, 2007.

664. Avula B, Wang YH, Pawar RS, et al. Determination of the appetite suppressant P57 in Hoodia gordonii plant extracts and dietary supplements by liquid chromatography/electrospray ionization mass spectrometry (LC-MSD-TOF) and LC-UV methods. *J AOAC Int.* 2006;89:606–611.

665. Astell KJ, Mathai ML, Su XQ. Plant extracts with appetite suppressing properties for body weight control: a systematic review of double blind randomized controlled clinical trials. *Complement Ther Med.* 2013;21:407–416.

666. Larsen TM, Toubro S, Astrup A. Efficacy and safety of dietary supplements containing CLA for the treatment of obesity: evidence from animal and human studies. *J Lipid Res.* 2003;44:2234–2241.

667. Riserus U, Smedman A, Basu S, et al. CLA and body weight regulation in humans. *Lipids.* 2003;38:133–137.

668. Belury MA, Mahon A, Banni S. The conjugated linoleic acid (CLA) isomer, t10c12-CLA, is inversely associated with changes in body weight and serum leptin in subjects with type 2 diabetes mellitus. *J Nutr.* 2003;133:257s–260s.

669. Westerterp-Plantenga MS. Fat intake and energy-balance effects. *Physiol Behav.* 2004;83:579–585.

670. Silveira MB, Carraro R, Monereo S, et al. Conjugated linoleic acid (CLA) and obesity. *Public Health Nutr.* 2007;10:1181–1186.

671. Azain MJ, Hausman DB, Sisk MB, et al. Dietary conjugated linoleic acid reduces rat adipose tissue cell size rather than cell number. *J Nutr.* 2000;130:1548–54.

672. Close RN, Schoeller DA, Watras AC, et al. Conjugated linoleic acid supplementation alters the 6-mo change in fat oxidation during sleep. *Am J Clin Nutr.* 2007;86:797–804.

673. Castro-Webb N, Ruiz-Narvaez EA, Campos H. Cross-sectional study of conjugated linoleic acid in adipose tissue and risk of diabetes. *Am J Clin Nutr.* 2012;96:175–181.

674. FDA product label. https://www.accessdata.fda.gov/drugsatfda_docs/label/2007/021887lbl.pdf

675. Shahar DR, Abel R, Elhayany A, et al. Does dairy calcium intake enhance weight loss among overweight diabetic patients? *Diabetes Care.* 2007;30:485–489.

676. Major GC, Alarie F, Dore J, et al. Supplementation with calcium + vitamin D enhances the beneficial effect of weight loss on plasma lipid and lipoprotein concentrations. *Am J Clin Nutr.* 2007;85:54–59.

677. Harvey-Berino J, Gold BC, Lauber R, et al. The impact of calcium and dairy product consumption on weight loss. *Obes Res.* 2005;13:1720–1726.

678. Zemel MB, Richards J, Milstead A, et al. Effects of calcium and dairy on body composition and weight loss in African-American adults. *Obes Res.* 2005;13:1218–1225.

679. Bowen J, Noakes M, Clifton PM. Effect of calcium and dairy foods in high protein, energy-restricted diets on weight loss and metabolic parameters in overweight adults. *Int J Obes.* 2005;29:957–965.

680. Zemel MB, Thompson W, Milstead A, et al. Calcium and dairy acceleration of weight and fat loss during energy restriction in obese adults. *Obes Res.* 2004;12:582–590.

681. Jones KW, Eller LK, Parnell JA, et al. Effects of a dairy- and calcium-rich diet on weight loss and appetite during energy restriction in overweight and obese adults: a randomized trial. *Eur J Clin Nutr.* 2013;67:371–376.

682. Gulvady A, Ciolino H, Cabrera R, et al. Resveratrol inhibits the deleterious effects of diet-induced obesity on thymic function. *J Nutr Biochem.* 2013;24:1625–1633.

683. Szkudelska K, Szkudelski T. Resveratrol, obesity and diabetes. *Eur J Pharmacol.* 2010;635:1–8.

684. Kim S, Jin Y, Choi Y, et al. Resveratrol exerts anti-obesity effects via mechanisms involving down-regulation of adipogenic and inflammatory processes in mice. *Biochem Pharm.* 2011;81:1343–1351.

685. Suter P, Schutz Y, Jequier E. The effect of ethanol on fat storage in healthy subjects. *N Engl J Med.* 1992;326:983–987.

686. Lesser LI, Ebbeling CB, Goozner M, et al. Relationship between funding source and conclusion among nutrition-related scientific articles. *PLoS Med.* 2007;4:e5.

687. Malik VS, Schulze MB, Hu FB. Intake of sugar-sweetened beverages and weight gain: a systematic review. *Am J Clin Nutr.* 2006;84:274–288.

688. Malik VS, Hu FB. Sugar-sweetened beverages and cardio-metabolic health: an update of the evidence. *Nutrients.* 2019;11(8):1840.

689. Imamura F, et al. Consumption of sugar sweetened beverages, artificially sweetened beverages, and fruit juice and incidence of type 2 diabetes: systematic review, meta-analysis, and estimation of population attributable fraction. *BMJ.* 2015;351:h3576.

690. Basu S, McKee M, Galea G, et al. Relationship of soft drink consumption to global overweight, obesity, and diabetes: a cross-national analysis of 75 countries. *Am J Public Health.* 2013;103:2071–2077.

691. Ebbeling CB, Feldman HA, Osganian SK, et al. Effects of decreasing sugar-sweetened beverage consumption on body weight in adolescents: a randomized, controlled pilot study. *Pediatrics.* 2006;117:673–680.

692. Boutelle KN, Libbey H, Neumark-Sztainer D, et al. Weight control strategies of overweight adolescents who successfully lost weight. *J Am Diet Assoc.* 2009;109:2029–2035.

693. Colchero MA, Rivera-Dommarco J, Popkin BM, Ng SW. In Mexico, evidence of sustained consumer response two years after implementing a sugar-sweetened beverage tax. *Health Aff.* 2017;36(3):564–571.

694. Barrientos-Gutierrez T, et al. Expected population weight and diabetes impact of the 1-peso-per-litre tax to sugar sweetened beverages in Mexico. *PLOS ONE.* 2018;13(1):e0191383.

695. Sánchez-Romero LM, Penko J, Coxson PG, et al. Projected impact of Mexico's sugar-sweetened beverage tax policy on diabetes and cardiovascular disease: a modeling study. *PLoS Med.* 2016;13(11):e1002158. https://doi.org/10.1371/journal.pmed.1002158

696. Institute of Medicine. *Nutrition during pregnancy.* Washington, DC: National Academy Press, 1990.

697. Butman M. *Prenatal nutrition: a clinical manual.* Boston, MA: Massachusetts Department of Public Health, 1982.

698. Dimperio D. *Prenatal nutrition: Clinical guidelines for nurses.* White Plains, NY: March of Dimes Birth Defects Foundation, 1988.

699. Bracero L, Byrne D. Optimal weight gain during singleton pregnancy. *Gynecol Obstet Invest.* 1998;46:9–16.

700. Edwards LE, Hellerstedt WL, Alton IR, et al. Pregnancy complications and birth outcomes in obese and normal-weight women: effects of gestational weight change. *Obstet Gynecol.* 1996;87:389–394.

701. Abrams B, Laros R. Prepregnancy weight, weight gain, and birth weight. *Am J Obstet Gynecol.* 1986;155:918.

702. Institute of Medicine. Weight gain during pregnancy: reexamining the guidelines. Report Brief: May 2009.

703. Lovelady CA, Garner KE, Moreno KL, et al. The effect of weight loss in overweight, lactating women on the growth of their infants. *N Engl J Med.* 2000;342:449–453.

704. Nehring I, Schmoll S, Beyerlein A, et al. Gestational weight gain and long-term postpartum weight retention: a meta-analysis. *Am J Clin Nutr.* 2011;94:1225–1231.

705. Butte N. Dieting and exercise in overweight, lactating women. *N Engl J Med.* 2000;342:502–503.

706. Galtier-Dereure F, Montpeyroux F, Boulot P, et al. Weight excess before pregnancy: complications and cost. *Int J Obes Relat Metab Disord.* 1995;19:443–448.

707. Ratner RE, Hamner LH 3rd, Isada NB. Effects of gestational weight gain in morbidly obese women: I. Maternal morbidity. *Am J Perinatol.* 1991;8:21–24.

708. Tomoda S, Tamura T, Sudo Y, et al. Effects of obesity on pregnant women: maternal hemodynamic change. *Am J Perinatol.* 1996;13:73–78.

709. Parker JD, Abrams B. Prenatal weight gain advice: an examination of the recent prenatal weight gain recommendations of the Institute of Medicine. *Obstet Gynecol.* 1992;79:664–669.

710. Morin KH. Obese and nonobese postpartum women: complications, body image, and perceptions of the intrapartal experience. *Appl Nurs Res.* 1995;8:81–87.

711. Cogswell ME, Serdula MK, Hungerford DW, et al. Gestational weight gain among average-weight and overweight women— what is excessive? *Am J Obstet Gynecol.* 1995;172:705–712.

712. Edwards LE, Dickes WF, Alton IR, et al. Pregnancy in the massively obese: course, outcome, and obesity prognosis of the infant. *Am J Obstet Gynecol.* 1978;131:479–483.

713. Garbaciak J, Richter M, Miller S, et al. Maternal weight and pregnancy complications. *Am J Ostet Gynecol.* 1985;152:238–245.

714. Kliegman R, Gross T, Morton S, et al. Intrauterine growth and postnatal fasting metabolism in infants of obese mothers. *J Pediatr.* 1984;104:601–607.

715. Kliegman R, Gross T. Perinatal problems of the obese mother and her infant. *Obstet Gynecol.* 1985;66:299–306.

716. Ekblad U, Grenman S. Maternal weight, weight gain during pregnancy and pregnancy outcome. *Int J Gynaecol Obstet.* 1992;39:277–283.

717. Crane SS, Wojtowycz MA, Dye TD, et al. Association between pre-pregnancy obesity and the risk of cesarean delivery. *Obstet Gynecol.* 1997;89:213–216.

718. Isaacs JD, Magann EF, Martin RW, et al. Obstetric challenges of massive obesity complicating pregnancy. *J Perinatol.* 1994;14:10–14.

719. Perlow JH, Morgan MA, Montgomery D, et al. Perinatal outcome in pregnancy complicated by massive obesity. *Am J Obstet Gynecol.* 1992;167:958–962.

720. Calandra C, Abell DA, Beischer NA. Maternal obesity in pregnancy. *Obstet Gynecol.* 1981;57:8–12.

721. Martens MG, Kolrud BL, Faro S, et al. Development of wound infection or separation after cesarean delivery. Prospective evaluation of 2,431 cases. *J Reprod Med.* 1995;40:171–175.

722. Werler MM, Louik C, Shapiro S, et al. Prepregnant weight in relation to risk of neural tube defects (see comments). *JAMA.* 1996;275:1089–1092.

723. Shaw GM, Velie EM, Schaffer D. Risk of neural tube defect-affected pregnancies among obese women (see comments). *JAMA.* 1996;275:1093–1096.

724. Prentice A, Goldberg G. Maternal obesity increases congenital malformations. *Nutr Rev.* 1996;54:146–150.

725. Carter JP, Furman T, Hutcheson HR. Preeclampsia and reproductive performance in a community of vegans. *South Med J.* 1987;80:692–697.

726. Baker PN. Possible dietary measures in the prevention of pre-eclampsia and eclampsia. *Clin Obstet Gynecol.* 1995; 9:497–507.

727. Denison F, Norwood P, Bhattacharya S, et al. Association between maternal body mass index during pregnancy, short-term morbidity, and increased health service costs: a population-based study. *BJOG.* 2014;121:72–82.

728. Hood DD, Dewan DM. Anesthetic and obstetric outcome in morbidly obese parturients. *Anesthesiology.* 1993;79: 1210–1218.

729. Oteng-Ntim E, Varma R, Croker H, Poston L, Doyle P. Lifestyle interventions for overweight and obese pregnant women to improve pregnancy outcome: systematic review and meta-analysis. *BMC Med.* 2012 May 10;10:47. doi: 10.1186/1741-7015-10-47. PMID: 22574949; PMCID: PMC3355057.

730. Baker JL, Gamborg M, Heitmann BL, et al. Breastfeeding reduces postpartum weight retention. *Am J Clin Nutr.* 2008;88:1543–1551.

731. Kramer MS, Matush L, Vanilovich I, et al. Effects of prolonged and exclusive breastfeeding on child height, weight, adiposity, and blood pressure at age 6.5 y: evidence from a large, randomized trial. *Am J Clin Nutr.* 2007;86:1717–1721.

732. Martin RM, Patel R, Kramer MS, et al. Effects of promoting longer-term and exclusive breastfeeding on adiposity and insulin-like growth factor-I at age 11.5 years: a randomized trial. *JAMA.* 2013;309:1005–1013.

733. Epstein LH, Valoski A, McCurley J. Effect of weight loss by obese children on long-term growth. *Am J Dis Child.* 1993;147:1076–1080.

734. Epstein LH, Valoski AM, Kalarchian MA, et al. Do children lose and maintain weight easier than adults: a comparison of child and parent weight changes from six months to ten years. *Obes Res.* 1995;3:411–417.

735. Goldschmidt AB, Wilfley DE, Paluch RA, et al. Indicated prevention of adult obesity: how much weight change in necessary for normalization of weight status in children? *JAMA Pediatr.* 2013;167:21–26.

736. Dietz WH. Therapeutic strategies in childhood obesity. *Horm Res* 1993;39:86–90.

737. Williams CL, Bollella M, Carter BJ. Treatment of childhood obesity in pediatric practice. *Ann N Y Acad Sci.* 1993;699:207–219.

738. Bocca G, Corpeleijn E, Stolk RP, et al. Results of a multidisciplinary treatment program in 3-year-old to 5-year-old overweight or obese children: a randomized controlled clinical trial. *Arch Pediatr Adolesc Med.* 2012;166:1109–1115.

739. Glenny AM, O'Meara S, Melville A, et al. The treatment and prevention of obesity: a systematic review of the literature. *Int J Obes Relat Metab Disord.* 1997;21:715–737.

740. Janicke DM, Sallinen BJ, Perri MG, et al. Comparison of parent-only vs family-based interventions for overweight children in underserved rural settings: outcomes from project STORY. *Arch Pediatr Adolesc Med.* 2008;162:119–125.

741. Woodard GA, Encarnacion B, Peraza J, et al. Halo effect for bariatric surgery: collateral weight loss in patients' family members. *Arch Surg.* 2011;146:1185–1190.

742. Showell NN, Fawole O, Segal J, et al. A systematic review of home-based childhood obesity prevention studies. *Pediatrics.* 2013;132:193–200.

743. Wang L, Dalton WT 3rd, Schetzina KE, et al. Home food environment, dietary intake, and weight among overweight and obese children in Southern Appalachia. *South Med J.* 2013;106:550–557.

744. Wansink B, Shimizu M, Brumberg A. Association of nutrient-dense snack combinations with calories and vegetable intake. *Pediatrics.* 2013;131:22–29.

745. Robinson TN. Reducing children's television viewing to prevent obesity: a randomized controlled trial. *JAMA.* 1999;282:1561–1567.

746. Katz D. School over scalpels. 2013. https://news.yahoo.com/school-over-scalpels-181636354.html.

747. Schonfeld-Warden N, Warden CH. Pediatric obesity. An overview of etiology and treatment. *Pediatr Clin North Am.* 1997;44:339–361.

748. Kelly AS, Barlow SE, Rao G, et al. Severe obesity in children and adolescents: identification, associated health risks, and treatment approaches: a scientific statement from the American Heart Association. *Circulation.* 2013;128:1689.

749. Stevens J, Kumanyika SK, Keil JE. Attitudes toward body size and dieting: differences between elderly black and white women. *Am J Public Health.* 1994;84:1322–1325.

750. Caldwell MB, Brownell KD, Wilfley DE. Relationship of weight, body dissatisfaction, and self-esteem in African American and white female dieters. *Int J Eat Disord.* 1997;22:127–130.

751. Neff LJ, Sargent RG, McKeown RE, et al. Black–white differences in body size perceptions and weight management practices among adolescent females. *J Adolesc Health.* 1997;20:459–465.

752. Thompson SH, Sargent RG. Black and white women's weight-related attitudes and parental criticism of their childhood appearance. *Women Health.* 2000;30:77–92.

753. Anderson LA, Eyler AA, Galuska DA, et al. Relationship of satisfaction with body size and trying to lose weight in a national survey of overweight and obese women aged 40 and older, United States. *Prev Med.* 2002;35:390–396.

754. Perez M, Joiner TE Jr. Body image dissatisfaction and disordered eating in black and white women. *Int J Eat Disord.* 2003;33:342–350.

755. Akan GE, Grilo CM. Sociocultural influences on eating attitudes and behaviors, body image, and psychological functioning: a comparison of African-American, Asian-American, and Caucasian college women. *Int J Eat Disord.* 1995;18:181–187.

756. Ashworth M, Clement S, Wright M. Demand, appropriateness and prescribing of "lifestyle drugs": a consultation survey in general practice. *Fam Pract.* 2002;19:236–241.

757. Lexchin J. Lifestyle drugs: issues for debate. *CMAJ.* 2001;164:1449–1451.

758. Mitka M. Surgery for obesity: demand soars amid scientific, ethical questions. *JAMA.* 2003;289:1761–1762.

759. Puhl R, Brownell KD. Ways of coping with obesity stigma: review and conceptual analysis. *Eat Behav.* 2003;4:53–78.

760. Puhl RM, Brownell KD. Psychosocial origins of obesity stigma: toward changing a powerful and pervasive bias. *Obes Rev.* 2003;4:213–227.

761. Latner JD, Stunkard AJ. Getting worse: the stigmatization of obese children. *Obes Res.* 2003;11:452–456.

762. Kappagoda CT, Hyson DA, Amsterdam EA. Low-carbohydrate-high-protein diets: is there a place for them in clinical cardiology? *J Am Coll Cardiol.* 2004;43:725–730.

763. Kong A, Beresford SA, Alfano CM, et al. Associations between snacking and weight loss and nutrient intake among post-menopausal overweight to obese women in a dietary weight-loss intervention. *J Am Diet Assoc.* 2011;111:1898–1903.

764. Jenkins D, Wolever T, Vuksan V, et al. Nibbling versus gorging: metabolic advantages of increased meal frequency. *N Engl J Med.* 1989;321:929–934.

765. Speechly D, Rogers G, Buffenstein R. Acute appetite reduction associated with an increased frequency of eating in obese males. *Int J Obes Relat Metab Disord.* 1999;23:1151–1159.

766. Bellisle F, McDevitt R, Prentice A. Meal frequency and energy balance. *Br J Nutr.* 1997;77:s57–s70.

767. Drummond S, Crombie N, Kirk T. A critique of the effects of snacking on body weight status. *Eur J Clin Nutr.* 1996;50:779–783.

768. Fox K. The influence of physical activity on mental well-being. *Public Health Nutr.* 1999;2:411–418.

769. Miller W, Koceja D, Hamilton E. A meta-analysis of the past 25 years of weight loss research using diet, exercise or diet plus exercise intervention. *Int J Obes Relat Metab Disord.* 1997;21:941–947.

770. Hooper L, Abdelhamid A, Moore HJ, et al. Effect of reducing total fat intake on body weight: systematic review and meta-analysis of clinical trials and cohort studies. *BMJ.* 2012;345:e7666.

771. Kristal A, White E, Shattuck A, et al. Long-term maintenance of a low-fat diet: durability of fat-related dietary habits in the Women's Health Trial. *J Am Diet Assoc.* 1992;92:553–559.

772. Committee on Accelerating Progress in Obesity Prevention; Food and Nutrition Board; Institute of Medicine. Accelerating Progress in Obesity Prevention: Solving the Weight of the Nation. Glickman D, Parker L, Sim LJ, Del Valle Cook H, Miller EA, eds. Washington, DC: National Academies Press; 2012 May 8. PMID: 24830053.

773. Wing RR, Jeffery RW. Food provision as a strategy to promote weight loss. *Obes Res.* 2001;9:271s–275s.

774. Jeffery RW, Wing RR. Long-term effects of interventions for weight loss using food provision and monetary incentives. *J Consult Clin Psychol.* 1995;63:793–796.

775. Rapoport L, Clark M, Wardle J. Evaluation of a modified cognitive-behavioural programme for weight management. *Int J Obes Relat Metab Disord.* 2000;24:1726–1737.

776. Harvey-Berino J. The efficacy of dietary fat vs. total energy restriction for weight loss. *Obes Res.* 1998;6:202–207.

777. Epstein LH. Family-based behavioural intervention for obese children. *Int J Obes Relat Metab Disord.* 1996;20:s14–s21.

778. Torgerson JS, Lissner L, Lindroos AK, et al. VLCD plus dietary and behavioural support versus support alone in the treatment of severe obesity. A randomised two-year clinical trial. *Int J Obes Relat Metab Disord.* 1997;21:987–994.

779. Wadden T, Foster G, Letizia K. One-year behavioral treatment of obesity: comparison of moderate and severe caloric restriction and the effects of weight maintenance therapy. *J Consult Clin Psychol.* 1994;62:165–171.

780. Chanmugam P, Guthrie JF, Cecilio S, et al. Did fat intake in the United States really decline between 1989–1991 and 1994–1996? *J Am Diet Assoc.* 2003;103:867–872.

781. Heitmann BL, Lissner L, Osler M. Do we eat less fat, or just report so? *Int J Obes Relat Metab Disord.* 2000;24:435–442.

782. Pirozzo S, Summerbell C, Cameron C, et al. Advice on low-fat diets for obesity. *Cochrane Database Syst Rev.* 2002;CD003640.

783. Kok FJ, Kromhout D. Epidemiological studies on the health effects of a Mediterranean diet. *Eur J Nutr.* 2004;43:12–15.

784. Pollan M. The age of nutritionism: How scientists have ruined the way we eat. *The New York Times Magazine.* 2007. Available at http://www.nytimes.com/2007/01/28/magazine/28nutritionism.t.html?ei=5090&en=&&pagewanted=all.

785. Westerterp-Plantenga MS, Lejeune MP, Nijs I, et al. High protein intake sustains weight maintenance after body weight loss in humans. *Int J Obes Relat Metab Disord.* 2004;28:57–64.

786. Katz D. Diet, obesity, and weight regulation. In: Katz DL. *Nutrition in clinical practice.* Philadelphia, PA: Lippincott Williams & Wilkins, 2000:37–62.

Capítulo 6

Alimentación, diabetes *mellitus* y resistencia a la insulina

Saadia Alvi

INTRODUCCIÓN

Se ha establecido de forma concluyente el papel del control alimentario de la diabetes *mellitus,* tanto de tipo 1 como de tipo 2. Aunque los pacientes con diabetes de tipo 1 requieren insulina exógena, el control glucémico y la aparición de complicaciones asociadas con la diabetes se relacionan con factores de la alimentación. La mayoría de las recomendaciones alimentarias para la diabetes se refieren a ambos tipos. Se ha sugerido que la enfermedad de Alzheimer representa la «diabetes de tipo 3» (1), y que puede deberse en parte a la resistencia crónica a la insulina y a la insuficiencia de esta en el encéfalo (v. cap. 35). Aunque la diabetes de tipo 2 no es suficiente para causar la enfermedad de Alzheimer, puede contribuir a su patogenia o aumentar su progresión, y los antidiabéticos pueden tener un papel terapéutico para la demencia (1).

De los aproximadamente 34.2 millones de casos de diabetes en Estados Unidos, el 90 % de los casos de adultos son de tipo 2 (2), y el 90 % de esos pacientes tienen sobrepeso (v. cap. 5). La prevalencia de la diabetes de tipo 2 también ha aumentado entre los grupos de edad más jóvenes. En los menores de 20 años, el aumento relativo anual de la diabetes entre 2002 y 2012 fue del 4.8 % (3). Los mayores aumentos en los jóvenes en las últimas décadas se han producido en grupos raciales y étnicos minoritarios (4). La incidencia de la diabetes de tipo 1 en los jóvenes también ha aumentado durante los últimos años en la mayor parte del mundo, aunque se desconocen las razones de esta tendencia (5).

El control del peso es un objetivo fundamental en el tratamiento alimentario de todos los pacientes diabéticos con sobrepeso (v. cap. 5). Mientras que los enfoques tradicionales de la diabetes se han centrado en las listas de intercambio y, más recientemente, en el índice glucémico (IG) de alimentos individuales, la atención se centra ahora cada vez más en los efectos de las combinaciones de alimentos y en el patrón alimentario global. Hay un consenso creciente de que la carga glucémica (CG) en la alimentación es un indicador útil de la calidad de esta, de especial relevancia para el control y la prevención de la diabetes. La patogenia del síndrome de resistencia a la insulina sigue siendo objeto de investigación, al igual que el debate sobre sus características definitorias y su nomenclatura. No obstante, se reconoce de forma generalizada que la resistencia a la insulina es cada vez más frecuente, y que afecta hasta al 50 % de los adultos con sobrepeso y al 25 % de los niños y adolescentes con sobrepeso (v. cap. 5).

Existen datos, al menos sugestivos, de que la obesidad es necesaria, si no suficiente, para el desarrollo del síndrome de resistencia a la insulina en la mayor parte de los casos (6). La ingesta excesiva de calorías puede provocar un aumento de peso, lo que a su vez incrementa el riesgo de desarrollar resistencia a la misma.

La resistencia a la insulina y los trastornos del metabolismo de la glucosa, que incluyen tanto la alteración de la tolerancia a la glucosa (ATG) como la alteración de la glucosa en ayunas (GAA, glucemia en ayunas alterada), constituyen los antecedentes de la diabetes de tipo 2. El Programa de Prevención de la Diabetes (Diabetes Prevention Program) ha proporcionado pruebas definitivas de que una intervención sobre el estilo de vida, basada en una alimentación saludable y en la práctica regular de actividad física, puede evitar el desarrollo de la diabetes en la mayoría de estos casos. Quizá ninguna enfermedad ofrezca mejor testimonio que la diabetes del poderoso papel que desempeñan las modificaciones del estilo de vida.

VISIÓN GENERAL

Criterios diagnósticos de la diabetes *mellitus*

Una glucemia en ayunas de 126 mg/dL o superior define la diabetes *mellitus* (7). Cuando la hiperglucemia se produce como resultado de una pérdida total o casi total de la producción de insulina, la afección se define como diabetes de tipo 1. Cuando la hiperglucemia es consecuencia de una acción inadecuada de la insulina y no de un fallo primario de las células β, la afección se define como diabetes de tipo 2. Cada vez se aprecian más formas híbridas de diabetes, que engloban características tanto del tipo 1 como del tipo 2 (2,8).

Epidemiología de la diabetes *mellitus*

En Estados Unidos hay unos 34.2 millones de personas afectadas por la diabetes, de las cuales aproximadamente 26.9 millones están diagnosticadas y el resto no lo están (9). La proporción entre la diabetes diagnosticada y la no diagnosticada ha disminuido ligeramente en los últimos años entre las personas con sobrepeso, aparentemente en respuesta a una mayor concienciación sobre el riesgo de diabetes en este grupo (10). Más del 90 % de los casos diagnosticados y prácticamente todos los casos no diagnosticados de diabetes son de tipo 2. La prediabetes, que abarca tanto la ATG (glucemia de 140-199 mg/dL tras una prueba oral de tolerancia a la glucosa de 2 horas) como la GAA (glucemia de 100-125 mg/dL tras el ayuno nocturno), afecta a unos 88 millones de estadounidenses.

La Organización Mundial de la Salud (OMS) calcula que en 2014 había aproximadamente 422 millones de personas con diabetes en todo el mundo. Se estima que 1.6 millones de muertes se debieron directamente a la diabetes en 2016, y se prevé que las muertes por diabetes aumentarán en dos tercios entre 2008 y 2030 (11,12). Los pronósticos en Estados Unidos sugieren que los adultos diagnosticados con diabetes aumentarán de 39.7 millones (13.9 %) en el año 2030 a 60.6 millones (17.9 %) en el año 2060 (13).

Patogenia de la diabetes *mellitus*

Diabetes mellitus *de tipo 1*

La diabetes *mellitus* de tipo 1, o insulinodependiente, se debe a la disfunción o destrucción de las células β del páncreas, que generalmente se considera el resultado de un proceso autoinmunitario (14). Aunque no se sabe con certeza cuál es el acontecimiento o la exposición que la provoca, hay algunas pruebas, aunque controvertidas, de que la exposición tempra-

na a las proteínas de la leche bovina en individuos predispuestos puede desempeñar un papel (15-18). Se ha propuesto el gluten de trigo como un precipitante alternativo, y se ha sugerido que la vitamina D y la estimulación inmunitaria en la primera infancia por parte de agentes infecciosos son protectores (19). A diferencia de algunas exposiciones infecciosas tempranas que pueden atenuar el riesgo, existe una asociación entre la infección por enterovirus y el aumento del riesgo (15). Existe un consenso generalizado de que la diabetes tipo 1 es el producto de la interacción genética/ambiental, y que el control de los desencadenantes ambientales podría prevenir la enfermedad. Sin embargo, en general son pocos los indicios de que las intervenciones alimentarias puedan utilizarse para prevenir la diabetes de tipo 1. Aunque se intuye un papel protector de la lactancia materna basándose en las teorías predominantes sobre la patogenia, las pruebas hasta la fecha no son concluyentes (15,19-23). Las alteraciones del microbioma, que se comentan más adelante en este capítulo, también pueden ser factores contribuyentes.

Resistencia a la insulina y diabetes mellitus *de tipo 2*

La distinción fundamental entre la diabetes de tipo 1 y la de tipo 2, a veces imprecisa, es la conservación de la producción endógena de insulina en el tipo 2. Esta distinción se traduce en la susceptibilidad de los diabéticos de tipo 1, pero no de los de tipo 2, a la cetoacidosis. La hiperglucemia gravemente descontrolada en los diabéticos de tipo 2 suele conducir a un coma hiperosmolar no cetósico, en el que la producción de cuerpos cetónicos representa el efecto de la ausencia de transporte de glucosa mediado por la insulina.

El desarrollo de la diabetes de tipo 2 es el resultado de la interacción entre la susceptibilidad genética y factores ambientales (24). Los genes responsables no han sido identificados con certeza, aunque es casi seguro que están implicados múltiples alelos, y ciertas mutaciones candidatas han sido objeto de estudio durante algún tiempo (25). La agrupación de la diabetes de tipo 2 en familias está bien establecida. El interés por la susceptibilidad genética a la diabetes de tipo 2 se remonta, al menos, a principios de la década de 1960, cuando James Neel (26), que pasó a dirigir el proyecto del genoma humano, especuló que la expresión de la diabetes se debía a la confrontación de un metabolismo ahorrador diseñado para la subsistencia alimentaria en un mundo de abundancia nutricional. La teoría del ahorro metabólico plantea, esencialmente, que una rápida secreción de insulina en respuesta a la ingesta es conveniente para la utilización y el almacenamiento de la energía alimentaria cuando esa energía solo está disponible de forma esporádica. La misma respuesta intensa en el contexto de una energía nutritiva abundantemente disponible conduce a hiperinsulinemia, obesidad, resistencia a la insulina y, finalmente, con la aparición de deficiencia de las células β, a diabetes.

La teoría del genotipo ahorrador está respaldada por algunas líneas de evidencia, pero está lejos de ser universalmente aceptada, y sigue generando un considerable interés y debate (27-32). Los factores asociados a la expresión de la enfermedad incluyen la ingesta excesiva de nutrimentos energéticos con la consiguiente obesidad, inactividad física y una edad avanzada. Estos factores contribuyen al desarrollo de la resistencia a la insulina en el receptor, un elemento a menudo clave en el desarrollo de la diabetes *mellitus* de tipo 2. La actividad física parece proteger contra la aparición de la diabetes *mellitus* de tipo 2, tanto de forma independiente como previniendo y reduciendo el aumento de peso y la obesidad (33). Al igual que en el caso de la diabetes de tipo 1, el microbioma es actualmente objeto de muchas investigaciones por su posible papel en la fisiopatología tanto de la obesidad como de la diabetes de tipo 2, y se analiza más adelante en este capítulo.

La resistencia a la insulina suele preceder, por un periodo incierto y probablemente variable, a la aparición de la diabetes, aunque la diabetes de tipo 2 puede desarrollarse en ausencia de resistencia a la insulina (34-36). La diabetes suele aparecer cuando la resistencia mediada por el receptor se ve agravada por la disfunción de las células β y la reducción de la secreción de insulina. La producción basal de insulina en un adulto sano y delgado es de aproximadamente 20 a 30 unidades/24 h. En la resistencia a la insulina, esa producción puede llegar a cuadruplicarse para mantener la euglucemia. La diabetes de tipo 2 que sigue a la resistencia a la insulina indica la incapacidad de las células β de mantener una producción de insulina superior a la fisiológica, un descenso de la producción de insulina por debajo de las cifras normales y la consiguiente aparición de hiperglucemia (37,38). Mientras que la diabetes de tipo 1 se asocia a una liberación de insulina casi inexistente (0-4 unidades diarias), se cree que la diabetes de tipo 2 surge en individuos delgados cuando la producción desciende a aproximadamente 14 unidades/día.

Estudios de cohortes prospectivos apoyan una asociación entre el aumento de peso y el desarrollo de la diabetes (39-41), aunque la resistencia a la insulina puede contribuir también al desarrollo de la obesidad, por lo que la causalidad puede ser bidireccional (42). Los datos de estas fuentes sugieren que la pérdida de peso protege contra el desarrollo de la diabetes. El actual empeoramiento de la epidemia de obesidad en Estados Unidos sugiere que la prevalencia de la diabetes probablemente aumentará, y que los esfuerzos para combatir la obesidad, si finalmente tienen éxito, se traducirán también en una reducción de las tasas de diabetes (v. cap. 5).

La incidencia de la diabetes de tipo 2 en la población pediátrica discurre paralela al aumento de la obesidad infantil (43). Hace menos de una generación, la diabetes de tipo 2 se denominaba diabetes de «inicio en la edad adulta» para distinguirla de la diabetes «juvenil o de inicio en la juventud». En el lapso de menos de una generación, lo que era una enfermedad crónica de la mediana edad se ha convertido en un diagnóstico pediátrico cada vez más habitual (44-46).

El *National Cholesterol Education Program Adult Treatment Panel* equipara esencialmente la diabetes con la enfermedad coronaria establecida en sus orientaciones para el control de los factores de riesgo cardíaco (47). Dado que la diabetes de inicio en la edad adulta se observa ahora en niños menores de 10 años, se puede prever la aparición de enfermedades cardiovasculares (ECV) en personas cada vez más jóvenes (48,49) (v. caps. 5 y 7).

El desarrollo y las manifestaciones de la resistencia a la insulina están relacionados con las principales acciones de esta. En el hígado, la insulina inhibe la gluconeogénesis, inhibe la glucogenólisis y promueve la producción de glucógeno (50). En el músculo y el tejido adiposo, la insulina facilita la captación de glucosa, así como su utilización y almacenamiento. La insulina también ejerce una importante influencia en el metabolismo de las proteínas y los lípidos.

El papel fundamental de la insulina es coordinar el uso y el almacenamiento de la energía alimentaria. Para ello, es necesario regular tanto el metabolismo de los hidratos de carbono como el de los lípidos, ya que las reservas corporales totales de glucógeno y glucosa en un adulto sano se aproximan a los 300 g. A una concentración de 4 kcal/g, esto representa una reserva energética de 1 200 kcal, suficiente para soportar un ayuno de aproximadamente 12 h a 18 h. La energía almacenada en forma de triglicéridos en el tejido adiposo de un adulto delgado asciende a casi 120 000 kcal, o 100 veces la reserva de hidratos de carbono. Por consiguiente, la liberación de las reservas de energía del tejido adiposo puede proteger los órganos vitales durante un ayuno prolongado.

Con la ingesta de alimentos, la entrada de aminoácidos y monosacáridos en la circulación portal estimula la liberación de proinsulina por las células β pancreáticas. La insulina se escinde de la proteína de conexión («C») para generar insulina activa. La insulina transporta tanto aminoácidos como glucosa al hígado, donde estimula la síntesis de glucógeno, la síntesis de proteínas y la síntesis de ácidos grasos, al tiempo que suprime la glucogenólisis y la gluconeogénesis, así como la proteólisis y la lipólisis. La insulina transporta tanto la glucosa como los aminoácidos al músculo esquelético, y lleva la glucosa al tejido adiposo.

Facilita la síntesis de glucógeno y la glucólisis en el músculo, y la síntesis de ácidos grasos en el tejido adiposo. También estimula la síntesis de lipoproteína-lipasa en los capilares, facilitando la extracción de ácidos grasos de la circulación, y promueve la síntesis de lipoproteínas de muy baja densidad (VLDL, *very low density lipoprotein*) hepáticas.

Durante el ayuno, las concentraciones de insulina disminuyen, mientras que aumentan las concentraciones de glucagón, un producto de las células α del páncreas. El descenso de las concentraciones de insulina promueve la glucogenólisis, seguida de la gluconeogénesis, en el hígado. En el tejido adiposo, las concentraciones bajas de insulina estimulan la lipólisis, liberando ácidos grasos para su uso como combustible; en el proceso de oxidación hepática de los ácidos grasos se generan cetonas. Las concentraciones elevadas de ácidos grasos circulantes inhiben la acción de la insulina. La reducción de la acción de la insulina en el músculo esquelético estimula la proteólisis.

En el estado de resistencia a la insulina, las concentraciones de insulina son elevadas, pero los receptores, especialmente los del músculo esquelético, son relativamente insensibles a la acción de la hormona (51,52). Las concentraciones elevadas de insulina presumiblemente compensan la resistencia mediada por los receptores, y también promueven la síntesis de ácidos grasos en el hígado. La acumulación y la circulación de ácidos grasos libres y triglicéridos empaquetados en VLDL agravan la resistencia a la insulina, haciendo que las concentraciones de esta sean más altas. Por tanto, las alteraciones metabólicas se autoperpetúan, generando en el proceso las manifestaciones del síndrome de resistencia a la insulina asociado al riesgo cardiovascular, hasta que las células β fallan y aparece la diabetes. Con el fallo de las células β, las bajas concentraciones resultantes de insulina circulante imitan los trastornos durante el ayuno. Las alteraciones metabólicas que distinguen a la diabetes del ayuno incluyen concentraciones patológicamente bajas de insulina y, por supuesto, concentraciones elevadas de glucosa circulante. La gluconeogénesis hepática agrava la hiperglucemia, y el exceso de glucosa provoca daños en los tejidos a través de la glucosilación. La glucosilación de la hemoglobina se utiliza habitualmente como medida del grado de glucemia predominante (es decir, HgbA1c). Las concentraciones elevadas de glucosa circundantes conducen a la producción de alcoholes de azúcar (p. ej., sorbitol, fructosa) en muchos tejidos, lo que a su vez puede causar distensión celular. La acumulación de estos polioles en el cristalino está implicada en la visión borrosa que suele producirse con la diabetes mal controlada.

En estudios realizados a los indios de Pima, una tribu de nativos americanos especialmente expuesta al desarrollo de obesidad y diabetes *mellitus* (v. cap. 44), Lillioja y cols., (6) demostraron que la resistencia a la insulina es un antecedente de la diabetes. Durante la fase de resistencia a la insulina, la glucosa sérica es normal, pero las concentraciones de insulina están anormalmente elevadas, tanto en el estado de ayuno como en el período posprandial.

El desarrollo de la obesidad parece tener especial importancia en el desarrollo de la ATG secundaria a la resistencia a la insulina. Durante el período de resistencia a la insulina, puede producirse un grado ligero de hiperglucemia, que actúa como señal para el páncreas endocrino, de que la acción de la insulina está alterada y estimula una mayor liberación de esta. Finalmente, tanto la hipersecreción prolongada como la hiperglucemia pueden contribuir a la disfunción de las células β y a la diabetes manifiesta.

En un estudio longitudinal del pueblo Pima, Lillioja y cols. (53) caracterizaron los pasos en la patogenia de la diabetes tipo 2. Se siguió a más de 200 personas no diabéticas durante una media de más de 5 años, realizando medidas de composición corporal, pruebas de tolerancia a la glucosa y pruebas de pinza hiperinsulinémica-euglucémica para evaluar la acción de la insulina y el aprovechamiento de la glucosa. El factor de predicción más importante para el desarrollo de la diabetes fue la alteración de la acción de la insulina, con un riesgo relativo >30, que siguió siendo significativo tras el ajuste por grasa corporal. El porcentaje de grasa corporal y la alteración de la supresión de la gluconeogénesis hepática también fueron predictores significativos de la diabetes.

Los autores concluyeron que la alteración de la acción de la insulina o la resistencia a la hormona eran el principal factor predictivo de la diabetes inminente, mientras que la alteración de la supresión de la gluconeogénesis hepática era probablemente un acontecimiento secundario. Los factores responsables del fracaso de las células β, que posiblemente incluyan la toxicidad de la glucosa y/o la «fatiga» secundaria a la hiperfunción a lo largo del tiempo, son dudosos. Sin embargo, existe la posibilidad de que la patogenia de la diabetes de tipo 2 sea variable en diferentes poblaciones; el fallo de las células β puede producirse con independencia de la resistencia a la insulina (54). En lo que respecta a los indios Pima, existe evidencia de que el restablecimiento de su alimentación tradicional, baja en lípidos y azúcares sencillos y alta en fibra procedente de diversas plantas del desierto, en particular el mezquite, mejora su tendencia a la diabetes y la obesidad (55). El hecho de que el entorno nutricional habitual tenga efectos saludables quizá apoye la teoría del «genotipo ahorrador» y, desde luego, la aplicación del modelo de la biología evolutiva a la nutrición humana.

Reaven y cols. (55) documentaron que una proporción considerable de casos de hipertensión puede estar relacionada con la resistencia a la insulina. Aunque señalan que la hipertensión puede producirse con independencia de la resistencia a la insulina, y viceversa, los autores observan que la resistencia a la insulina estimula el sistema nervioso simpático. En condiciones normales de ayuno, las concentraciones séricas bajas de glucosa e insulina estimulan la actividad de una vía inhibidora desde el hipotálamo ventromedial hasta los centros simpáticos del tronco encefálico.

Con elevaciones sostenidas de glucosa e insulina, la vía inhibidora permanece suprimida, con el consiguiente aumento del tono simpático. Invocando este modelo, los autores sugieren que la mejora de la resistencia a la insulina, con dieta, pérdida de peso o tratamiento farmacológico, puede ser más importante para la reducción del riesgo cardiovascular en determinados pacientes hipertensos que el control de la presión arterial *per se* (56).

Así, el desarrollo de la diabetes de tipo 2 suele ir precedido de un período prolongado de resistencia a la insulina que se manifiesta como el «síndrome metabólico» de obesidad, dislipidemia e hipertensión. La obesidad abdominal y la hipertrigliceridemia pueden ser marcadores especialmente tempranos del síndrome, y representan un indicador fácilmente detectable del riesgo de diabetes (57).

Hay que señalar que las características definitorias del síndrome de resistencia a la insulina y la nomenclatura aplicada han sido últimamente objeto de controversia. La American Heart Association apoya los criterios de diagnóstico del síndrome metabólico (58) (**tabla 6-1**), mientras que la American Diabetes Association ha cuestionado la utilidad de definir un síndrome (59).

Con independencia de la terminología que se aplique a las diversas manifestaciones del estado de resistencia a la insulina, las intervenciones para tratar la afección, en particular la pérdida de peso supervisada, pueden mitigar el riesgo cardiovascular asociado como prevenir la evolución de la diabetes. El Programa de Prevención de la Diabetes ha aportado pruebas definitivas de que, aunque ambas son eficaces, la modificación del estilo de vida es superior al tratamiento farmacológico para prevenir la diabetes de tipo 2 en

---

TABLA 6-1

Criterios de la American Heart Association para el síndrome metabólico

La American Heart Association y el National Heart, Lung and Blood Institute recomiendan que se identifique el síndrome metabólico como la presencia de tres o más de estos componentes:

Aumento de la circunferencia de la cintura (obesidad abdominal)	Hombres: ≥ 101.6 cm Mujeres: ≥ 88.9 cm
Hipertrigliceridemia	≥ 1.69 mmol/L (150 mg/dL)
Reducción del colesterol unido a HDL («bueno»)	Hombres, < 1.04 mmol/L (40 mg/dL) Mujeres, < 1.30 mmol/L (50 mg/dL)
Aumento de la presión arterial	≥ 130/85 mm Hg
Glucemia elevada en ayunas	≥ 5.5 mmol/L (100 mg/dL)

HDL, lipoproteínas de alta densidad.

Fuente: National Cholesterol Education Program. Adult treatment panel III guidelines. Disponible en http://www.americanheart.org/presenter.jhtml?identifier=4756; consulta el 20 de marzo de 2013

---

una proporción significativa de personas de riesgo (60). En las personas con diabetes de tipo 2 diagnosticada, el ensayo Look AHEAD ha demostrado que la intervención intensiva en el estilo de vida puede mejorar el control de la glucosa y reducir los factores de riesgo de ECV y el uso de medicación (61,62).

En la actualidad, existen pruebas definitivas sobre la diabetes de tipo 1 (63,64) y pruebas muy sugestivas en la diabetes de tipo 2 (65,66), de que el control de las concentraciones de glucosa sérica dentro del rango fisiológico retrasa el desarrollo de complicaciones. Existe acuerdo en que el tratamiento nutricional es un componente esencial en los esfuerzos por lograr y mantener un buen control glucémico. En algunos casos, un control glucémico muy agresivo con tratamiento farmacológico puede tener efectos adversos sobre la mortalidad (67). Estos resultados no son del todo consistentes entre los estudios. Sin embargo, la posibilidad de efectos adversos de un control glucémico estricto mediante tratamiento farmacológico, junto con los antecedentes del paciente y sus características individuales, debe tenerse en cuenta a la hora de determinar los objetivos de glucemia y HbA1c.

Otros objetivos del tratamiento alimentario son la regulación de los lípidos séricos, el control del peso, y el tratamiento específico de las complicaciones, incipientes o avanzadas, de la diabetes, y afecciones concomitantes como la hipertensión, la enfermedad renal y la enfermedad coronaria.

Las intervenciones nutricionales son esenciales para el tratamiento óptimo de la diabetes. A diferencia de la prescripción de modificaciones en el estilo de vida, cuando se indique un tratamiento farmacológico habrá que tener en cuenta las posibles contraindicaciones y los efectos secundarios.

Las sulfonilureas aumentan la producción de insulina y, al igual que esta, pueden aumentar el peso como un efecto secundario; los inhibidores de la α-glucosidasa, como la acarbosa, retrasan la absorción de la glucosa y pueden provocar síntomas gastrointestinales como efecto secundario; las *biguanidas*, como la metformina, reducen la gluconeogénesis hepática, y pueden provocar síntomas gastrointestinales como efecto secundario; las *tiazolidinodionas*, como la troglitazona, aumentan la sensibilidad periférica de los receptores de insulina y pueden provocar un aumento de peso como efecto secundario.

Los *miméticos de la incretina*, como los agonistas del GLP-1 y los inhibidores del DDP4, mejoran el control glucémico mediante múltiples mecanismos de acción y, aunque pueden tener el beneficio secundario de la pérdida de peso, también pueden causar efectos secundarios GI (68,69). Cada clase de medicamento, solo y en combinación con otros, así como con la insulina, ofrece distintas ventajas e inconvenientes. Existen excelentes revisiones sobre el tratamiento farmacológico (70-72).

Tratamiento alimentario

Visión general

El tratamiento alimentario de la diabetes ha variado considerablemente a lo largo del siglo pasado. El pilar del tratamiento en las primeras décadas de este siglo era la restricción de hidratos de carbono. La ingesta de lípidos en la alimentación era elevada para compensar la baja ingesta calórica de los hidratos de carbono.

El papel de la restricción de hidratos de carbono entró en su era moderna con el desarrollo del IG por Jenkins y cols. (73). El IG suele utilizar una rebanada de pan blanco como patrón de referencia, con un valor de 100, e indica el aumento posprandial de la glucosa sérica (y, en consecuencia, de la insulina) para porciones fijas de alimentos específicos.

Sin embargo, como se muestra en la **tabla 6-2**, el IG no proporciona información que se traduzca fácil-

TABLA 6-2

Índice glucémico de algunos alimentos habituales

Grupo alimentario	Alimentos	Índice glucémico
Pan	Pan blanco[a]	100
	Pan integral	99
	Pumpernickel	78
Productos de cereales	Hojuelas de maíz	119
	Trigo rallado	97
	Avena	85
	Arroz blanco	83
	Espaguetis	66
	Trigo búlgaro	65
	Cebada	31
Fruta	Uva pasa	93
	Plátanos	79
	Naranjas	66
	Uvas	62
	Manzanas	53
	Cerezas	32
Verduras	Chirivías	141
	Patata asada	135
	Zanahorias	133
	Maíz	87
	Patata hervida	81
	Guisantes	74
	Ñames	74
Leguminosas	Habas	115
	Alubias cocidas	60
	Garbanzos	49
	Lentejas rojas	43
	Cacahuetes	19
Productos lácteos	Yogur	52
	Helados	52
	Leche	49
Azúcar	Sacarosa	86

[a]*Estándar de referencia.*

Adaptado de Jenkins DJA, Jenkins AL. The glycemic index, fiber, and the dietary treatment of hypertriglyceridemia and diabetes. J Am Coll Nutr. *1987;6:11-17.*

mente en consejos clínicos. Las percepciones comunes sobre el contenido de azúcares simples de los alimentos no permiten predecir la respuesta glucémica evocada, como lo ejemplifica el IG relativamente bajo de los helados, y el IG alto de ciertas frutas y verduras. Del mismo modo, las variaciones en las respuestas glucémicas a diferentes polisacáridos son mínimas cuando estos azúcares se consumen en el contexto de una comida. En consecuencia, la atención se ha centrado cada vez más en la composición general de las comidas y la alimentación.

Los alimentos con un IG elevado, como la pasta y el pan, no tienen por qué provocar un pico posprandial de glucosa e insulina si ese efecto se ve atenuado por otros alimentos consumidos simultáneamente. Los alimentos ricos en fibra soluble (v. cap. 1 y apéndice E) son especialmente eficaces para atenuar esa respuesta. Existen pruebas de que la distribución de los alimentos puede ser tan importante como su IG en las respuestas de glucosa e insulina que provocan. Comparando dietas idénticas distribuidas en tres comidas diarias o en múltiples tentempiés diarios, Jenkins y cols. (74) documentaron que los tentempiés frecuentes, o «picar», daban lugar a reducciones significativas de la liberación de insulina, aunque hay pocos estudios que corroboren esta afirmación.

Como se señala en el capítulo 5, la CG está sustituyendo cada vez más al IG, tanto en la investigación como en la práctica clínica. La CG tiene en cuenta tanto la presencia de azúcar en los alimentos como su concentración (v. **tabla 6-3**). La CG puede aplicarse a las comidas e incluso a la alimentación en general. Los estudios iniciales de las alimentaciones con baja CG han resultado prometedores para el control de la resistencia a la insulina, la diabetes, la obesidad y el riesgo cardiometabólico (75-82). En cuanto a la disminución del riesgo de enfermedades cardiovasculares, datos posteriores han demostrado que puede optimizarse mediante un patrón alimentario con más hidratos de carbono (55 %) y menos IG (83,84).

Los principales objetivos del tratamiento nutricional de la diabetes son mantener una concentración de glucosa sérica normal o casi normal, y prevenir o revertir las anomalías lipídicas y, por tanto, mitigar las posibles complicaciones de la diabetes. El tratamiento nutricional de la resistencia a la insulina, o prediabetes, si se identifica como tal antes de la aparición de la diabetes, tiene como objetivo la prevención de la progresión hacia esta. La resistencia a la insulina suele detectarse en el contexto del síndrome de resistencia a la insulina, como se ha comentado anteriormente (v. también el cap. 5). La combinación de triglicéridos séricos elevados y obesidad puede ser una indicación temprana de resistencia a la insulina (85); la hipertrigliceridemia posprandial puede ser un indicador incluso más temprano.

El Programa de Prevención de la Diabetes (60) ha establecido claramente la utilidad de un patrón alimentario suficiente, completo, equilibrado, inocuo y variado, junto con una actividad física moderada

TABLA 6-3

Índice glucémico y carga glucémica de algunos alimentos, donde se muestra cómo pueden diferir las cifras[a]

Alimentos	IG	Tamaño de la ración	Dosis de hidratos de carbono (g)	CG
Garbanzos	51	150 g	30	11
Helado de vainilla	54	50 g	9	3
Fresas	57	120 g	3	1
Naranja	69	120 g	11	5
Pan integral	73	30 g	13	7
Zumo de naranja	81	250 mL	26	15
Coca-Cola	90	250 mL	26	16
Panecillo sencillo	103	70 g	35	25
Donut	108	47 g	23	17
Zanahorias	131	80 g	6	5

CG, carga glucémica; IG, índice glucémico.

[a]Los alimentos se enumeran de menor a mayor IG.

Datos de Foster-Powell K, Holt SH, Brand-Miller JC. International table of glycemic index and glycemic load values. Am J Clin Nutr. 2002;76:5-56.

y la consiguiente pérdida de peso, en la prevención de la diabetes. En este ensayo, más de 3 000 adultos con prediabetes fueron asignados aleatoriamente para recibir atención habitual, tratamiento con 850 mg/día de metformina o una intervención sobre el estilo de vida, que incluía la orientación hacia hábitos alimentarios saludables y 150 min de actividad física a la semana. El ensayo concluyó pronto, a los 4 años, debido a los importantes efectos del tratamiento. El tratamiento farmacológico redujo la incidencia de la diabetes en un 30 %, mientras que la intervención en el estilo de vida fue casi dos veces más eficaz, reduciendo la incidencia de la diabetes en un 58 %.

Diez años después de la aleatorización, las tasas de incidencia de diabetes fueron similares entre los grupos, pero la incidencia acumulada de diabetes siguió siendo menor en el grupo con intervención sobre el estilo de vida (86). La potencia de la intervención sobre el estilo de vida en el Programa de Prevención de la Diabetes se corresponde muy estrechamente con la reducción del 60 % de la incidencia de diabetes documentada con el uso de rosiglitazona en el estudio DREAM (87). La evaluación del Programa de Prevención de la Diabetes sugiere que la intervención sobre el estilo de vida es una estrategia rentable para la prevención de la diabetes en personas de alto riesgo (88-90).

Según la American Association of Clinical Endocrinology (AACE) y el American College of Endocrinology (91), los principales objetivos del tratamiento nutricional de la diabetes de tipo 2 se enmarcan en la idea de que las terapias de estilo de vida deben incluirse en el tratamiento de primera línea. La intervención sobre el estilo de vida debe hacer hincapié en los componentes esenciales de un patrón de alimentación saludable, actividad física, el sueño, el apoyo conductual y la evitación del tabaco.

En las personas con sobrepeso u obesidad, el objetivo inicial debe ser una reducción del 5 % al 10 % del peso corporal total mediante la restricción calórica. En una versión más detallada de estas directrices que data de 2013, se anima a los pacientes a evitar variaciones en la ingesta de hidratos de carbono (se recomienda una ingesta de entre el 45 % y el 65 % de los hidratos de carbono), el consumo de alimentos procesados que contengan sacarosa y fructosa, y otros alimentos de alto IG. En cuanto a los alimentos consumidos, las directrices recomiendan el consumo de productos integrales ricos en fibra, frutas (especialmente bayas) y verduras (sobre todo crudas), para facilitar el consumo de fibra, una alta ingesta de fitonutrimentos y el control de las calorías. En cuanto a las proteínas, las directrices recomiendan una ingesta de entre el 15 % y el 35 % de proteínas de origen animal o vegetal para sustituir las grasas saturadas y/o los hidratos de carbono refinados que se hayan podido consumir en una alimentación anterior. Las proteínas de origen animal reducidas en grasa y los productos lácteos se recomiendan en estas directrices, pero se limitan a 170 g y 3 porciones, respectivamente.

Sin embargo, las proteínas vegetales se recomiendan sin limitación, debido a los beneficios adicionales en relación con el colesterol y la presión arterial. En 2020, unas directrices más recientes de la AACE han recomendado que todos los pacientes (91) (con y sin diabetes) «deberían esforzarse por alcanzar y mantener un peso óptimo mediante un plan de alimentación principalmente vegetal con un alto contenido en ácidos grasos poliinsaturados y monoinsaturados, con una ingesta limitada de ácidos grasos saturados y evitando los lípidos *trans*». Se han eliminado las recomendaciones sobre la ingesta de macronutrimentos específicos, y se ha hecho más hincapié en la fuente de los alimentos que se consumen.

Del mismo modo, las directrices de la ADA afirman actualmente que no existe un porcentaje ideal de proporción de macronutrimentos para la diabetes de tipo 2, y recomiendan que la distribución de estos «debe basarse en una evaluación individual de los patrones alimentarios actuales, las preferencias y los objetivos metabólicos (92)». En su lugar, se debe hacer hincapié en un patrón de alimentación saludable, entre cuyos ejemplos se encuentran «el estilo mediterráneo, los patrones de alimentación bajos en hidratos de carbono y vegetarianos, o basados en plantas.» Aunque las actuales directrices nutricionales de la ADA no incluyen objetivos específicos sobre el porcentaje de calorías procedentes de los hidratos de carbono, las proteínas, los lípidos totales, los ácidos grasos poliinsaturados (PUFA, *polyunsaturated fatty acids*) o los MUFA (*monounsaturated fatty acids*) (93), sí recomiendan limitar las grasas saturadas a menos del 10 % del total de calorías y minimizar la ingesta de lípidos *trans*. Los lípidos saturados deben sustituirse por lípidos monoinsaturados y/o poliinsaturados.

También hay que señalar que la ADA respalda ahora las dietas bajas en hidratos de carbono y muy bajas en hidratos de carbono como opciones para los patrones de alimentación. Son las dietas más estudiadas entre todas para la diabetes de tipo 2. La definición de una dieta baja en hidratos de carbono no es uniforme, y puede variar del 26 % al 45 % de las calorías totales, mientras que una muy baja en hidratos de carbono es menos del 26 % de las calorías totales.

Estos patrones de alimentación se han asociado a reducciones de la A1c, en comparación con otras dietas (26,27). Existe una evidencia a corto plazo de que una dieta con restricción de hidratos de carbono es beneficiosa para reducir la A1c; sin embargo, no hay datos claros sobre la seguridad o los beneficios a largo plazo (94). Aunque se carece de datos a largo plazo sobre esta pauta alimentaria, los datos observacionales han mostrado una asociación de las dietas bajas en hidratos de carbono con un aumento de la mortalidad (20-28,95-99).

Un gran metaanálisis prospectivo de estudios observacionales demostró que los patrones alimenticios bajos en hidratos de carbono que favorecían las proteínas de origen animal se asociaban a una mayor mortalidad, mientras que los que favorecían las proteínas de origen vegetal se asociaban a una menor mortalidad (30). A pesar de estos problemas, una dieta baja en hidratos de carbono puede ser útil para algunas personas que pueden mantener un beneficio o que no pueden cumplir con otras opciones alimentarias.

Distribución de los macronutrimentos

Proteína

En general, la ingesta de proteínas recomendada para los adultos sanos, aproximadamente 0.8 g/kg/día, es adecuada tanto en los estados de resistencia a la insulina como en la diabetes. La restricción de proteínas puede estar indicada si se desarrolla una enfermedad renal (*v.* cap. 16). Sin embargo, una ingesta excesiva de proteínas puede acelerar el desarrollo de la enfermedad renal. Dado que los efectos a largo plazo de los alimentos con más del 20 % de energía procedente de las proteínas aún no están claros, la ADA no recomienda las dietas altas en proteínas para las personas con diabetes, y desaconseja ingestas de proteínas superiores a 0.8 g/kg/día en pacientes con enfermedad renal crónica (93). Algunos estudios poblacionales a gran escala han demostrado que una ingesta elevada de proteínas se asociaba en realidad a un aumento de la prevalencia y el riesgo de desarrollar tanto prediabetes como diabetes (100). La sustitución (101) de la carne roja por una fuente de proteínas alternativa también se asoció a un menor riesgo de desarrollar diabetes. Los libros de moda que defienden las dietas altas en proteínas para la pérdida de peso y el control de la liberación de insulina (102-105) son de dudosa utilidad para los individuos sanos, y deben evitarse en el tratamiento de la diabetes. La fuente de proteínas ha sido un factor ignorado, aunque importante, en lo que respecta al control de la diabetes y la mortalidad general.

Existen pruebas que demuestran que la sustitución de proteínas de origen animal por proteínas vegetales puede ser beneficiosa para el tratamiento de la diabetes. Una gran revisión sistémica mostró una disminución significativa de la hemoglobina A1c, la glucosa en ayunas y las concentraciones de insulina en ayunas en aquellos que habían sustituido las proteínas de origen animal por proteínas vegetales (106). Como se ha señalado anteriormente, la calidad de cualquier hábito alimentario se mide mejor en función de los alimentos específicos que lo componen que por su mera distribución de macronutrimentos.

Las comparaciones de las dietas bajas en lípidos y bajas en hidratos de carbono en pacientes diabéticos han proporcionado resultados algo contradictorios, quizá debido a otras diferencias en las dietas prescritas dentro de los estudios y entre ellos. Las pruebas apuntan a que el tipo específico de grasa o hidratos de carbono desempeña un papel más importante en la resistencia a la insulina y la diabetes que el macronutrimento en su conjunto. El ensayo DIETFITS, que asignó aleatoriamente a participantes con sobrepeso u obesidad y resistencia a la insulina a seguir una alimentación saludable baja en hidratos de carbono o baja en lípidos durante 12 meses, no detectó diferencias en el cambio de peso entre los dos grupos (107).

Es probable que el tipo de grasa también tenga relevancia clínica. Los tipos de grasa incluyen las grasas *trans*, las saturadas, las poliinsaturadas y las monoinsaturadas. Las investigaciones han demostrado que las grasas saturadas y *trans* aumentan el riesgo de diabetes (108). Un estudio que analizó las cohortes del

gran ensayo *European Prospective Investigation into Cancer and Nutrition* (EPIC) observó que, en los pacientes con diabetes, la sustitución de los hidratos de carbono por grasas saturadas se asociaba a una mayor tasa de mortalidad (109). Se ha comprobado que la sustitución de los hidratos de carbono por ácidos grasos monoinsaturados (MUFA) en la alimentación mejora el control glucémico, a la vez que reduce los triglicéridos, aumenta las HDL (lipoproteínas de alta densidad) y conserva las concentraciones de lipoproteínas de baja densidad (LDL) (110,111).

En lo que respecta a las orientaciones nutricionales sobre los hidratos de carbono, las pruebas apuntan a que hay que fijarse más en la calidad que en la cantidad. Al igual que ocurre con los lípidos no saludables, los hidratos de carbono no saludables son los refinados. Los hidratos de carbono no refinados de mayor calidad incluyen alimentos como los cereales integrales, las frutas y las leguminosas. Los datos de los metaanálisis demuestran que un aumento de la ingesta de hidratos de carbono de mayor calidad, medida por marcadores como la fibra, se asocia a una disminución de los factores de riesgo cardiovascular intermedios (112-114). Esto también se asoció a la pérdida de peso, la disminución de la incidencia de la diabetes, las enfermedades cardiovasculares y la mortalidad cardiovascular, lo que subraya aún más la importancia de centrarse en los hábitos alimenticios y no en un perfil específico de macronutrimentos.

Guldbrand y cols. documentaron mejoras en las concentraciones de HbA1c y HDL en los pacientes que seguían una dieta baja en hidratos de carbono, pero no hubo cambios significativos en los pacientes que seguían una dieta baja en lípidos (115). La dosis de insulina también disminuyó en el grupo de bajo contenido en hidratos de carbono en relación con el grupo de bajo contenido en lípidos. Los efectos favorables de la dieta baja en hidratos de carbono se produjeron a pesar de una pérdida de peso similar en ambos grupos. Por otra parte, Davis y cols. documentaron una pérdida de peso similar en los diabéticos de tipo 2 que seguían una dieta baja en lípidos o baja en hidratos de carbono al cabo de un año, pero sin cambios significativos en la hemoglobina A1c ni la presión arterial en ninguno de los dos grupos (116). En particular, un metaanálisis de participantes con sobrepeso y obesidad con y sin diabetes *mellitus* de tipo 2 que seguían una dieta baja en hidratos de carbono o una dieta equilibrada para perder peso no encontró diferencias en la pérdida de peso ni en los factores de riesgo cardiovascular tras 2 años de seguimiento (117).

Las alteraciones de los lípidos que se observan con una ingesta abundante en hidratos de carbono pueden deberse, en parte o en su totalidad, a la ingesta de hidratos de carbono procesados con un contenido relativamente bajo en fibra y una carga glucémica elevada. Por tanto, las comparaciones más apropiadas de las dietas que varían en cuanto al contenido de grasa deben incluir una dieta baja en grasa que también sea alta en fibra. En los últimos años se han llevado a cabo varios estudios de este tipo, con resultados algo dispares. En algunos estudios, se ha comprobado que las dietas bajas en lípidos con alto contenido en fibra y/o bajo IG son comparables o incluso superiores a las dietas con bajo contenido en hidratos de carbono y alto contenido en MUFA (118-120), mientras que en otros se ha observado que una dieta moderada en lípidos es más beneficiosa (121,122).

Por ejemplo, en una comparación de dietas bajas en lípidos y altas en MUFA en la que la ingesta media de fibra fue significativamente mayor en el grupo bajo en lípidos (36.1 g frente a 24.6 g, $p < 0.05$), Gerhard y cols. observaron una mayor pérdida de peso en el grupo bajo en lípidos, y ninguna diferencia en los lípidos sanguíneos o el control glucémico entre los grupos (120). En un ensayo aleatorizado, Milne y cols. (118) observaron que el control glucémico y lipídico se veía influido de forma comparable y favorable por una dieta rica en hidratos de carbono y en fibra, o por una dieta en la que la grasa monoinsaturada sustituía a los hidratos de carbono. Del mismo modo, Luscombe y cols. (119) observaron que tanto una dieta rica en grasas monoinsaturadas como una dieta rica en hidratos de carbono con propiedades glucémicas bajas eran superiores a una dieta rica en hidratos de carbono y con alto índice glucémico en lo que respecta a las concentraciones de HDL; en cuanto a otros resultados, las tres dietas eran comparables. Hay que señalar que todos los sujetos de este estudio consumían al menos 30 g/día de fibra.

Barnard y cols. detectaron que una dieta vegana baja en lípidos y rica en hidratos de carbono mejoraba la glucemia y las concentraciones de lípidos significativamente más que una dieta basada en las recomendaciones de 2003 de la ADA (123). Aunque la ingesta de hidratos de carbono fue mayor en el grupo de la dieta vegana, la ingesta de fibra, frutas y verduras también fue mayor. Los resultados de este estudio ponen de manifiesto la importancia de la elección de alimentos sobre la distribución de macronutrimentos. Del mismo modo, una amplia revisión sistémica concluyó que, en la diabetes de tipo 2, el consumo de una dieta vegetariana se asociaba a un mejor control glucémico (124). También se ha demostrado en estudios prospectivos que centrarse en un patrón de alimentación integral basado en vegetales disminuye el riesgo de desarrollar diabetes (125,126).

Shai y cols. documentaron los efectos diferenciales de las dietas bajas en lípidos, bajas en hidratos de carbono y mediterráneas en 322 adultos moderadamente obesos (121). En este estudio, la pérdida de peso a lo largo de un período de 24 meses fue mayor en los grupos de dieta baja en hidratos de carbono y mediterránea que en el grupo bajo en lípidos, y las mejoras del perfil lipídico fueron mayores en el grupo bajo en hidratos de carbono que en el grupo bajo en lípidos. En el análisis de subgrupos de 36 participantes con diabetes tipo 2, la dieta mediterránea redujo significativamente la glucosa en ayunas y la insulina en relación con el grupo con dieta de bajo contenido en lípidos. Cabe destacar que el grupo de la dieta mediterránea también fue el que más fibra consumió. En un estudio de 2010, Elhayany y cols. también observaron que una dieta mediterránea tradicional (MT) mejoraba el control glucémico, medido por la HbA1c, en comparación con una dieta ADA (122). Sin embargo, una dieta mediterránea baja en hidratos de carbono (MBC) mejoró el control glucémico más que las dietas MT y ADA.

También fue la única dieta que aumentó las concentraciones de HDL con el tiempo. Las dietas ADA y MT tenían la misma distribución de macronutrimentos: 50% a 55% de hidratos de carbono, 30% de lípidos, y 15% a 20% de proteínas. La dieta MBC tenía un 35% de hidratos de carbono, un 45% de lípidos (50% de MUFA) y un 20% de proteínas.

Algunas líneas de evidencia (v. caps. 7 y 45) sugieren que el máximo beneficio metabólico y cardiovascular puede lograrse con la restricción de los lípidos saturados y *trans* en combinación a menos del 10% de la energía, y preferiblemente a menos del 5%; la asignación de entre el 10% y el 15% de las calorías a las grasas poliinsaturadas, pero con una proporción de 1:4 o más de ácidos grasos ω-3:ω-6; y la asignación de aproximadamente el 15% de las calorías a los lípidos monoinsaturados. Este patrón se refuerza aún más si se garantiza que el 50% o más de las calorías procedentes de los hidratos de carbono proceden predominantemente de hidratos de carbono complejos con abundancia de fibra, especialmente de fibra soluble. Las dietas con hasta 50 g/día de fibra han sido bien toleradas. Mientras que las dietas altas en hidratos de carbono y bajas en fibra pueden elevar los triglicéridos, las dietas altas en fibra suelen reducir los triglicéridos en ayunas y posprandiales.

Hasta la fecha, se han realizado pocas comparaciones directas, si es que hay alguna, de las diversas variaciones sobre el tema de la alimentación saludable (en particular, una dieta mediterránea rica en grasas insaturadas, una dieta relativamente rica en proteínas de fuentes magras y una dieta baja en glúcidos rica en hidratos de carbono complejos) que podrían competir razonablemente como las más adecuadas para el control y la prevención de la diabetes.

El modelo de insulina de los hidratos de carbono y la dieta cetógena

Algunos han propuesto que el consumo significativo de hidratos de carbono es obesógeno, lo que lleva a la teoría conocida como el «modelo hidratos de carbono-insulina» de la obesidad (127,128). Según este modelo, se cree que el consumo de grandes cantidades de hidratos de carbono refinados (y algunos hidratos de carbono con almidón, no refinados) da lugar a una hiperinsulinemia posprandial, que promueve el depósito de calorías en los adipocitos en lugar de su oxidación en los tejidos magros. Según la teoría, esto favorece la «inanición interna celular», con el consiguiente aumento de la ingesta de energía y la disminución del gasto energético, todo lo cual contribuye al aumento de peso y la adiposidad (129).

Sin embargo, la experimentación rigurosa en forma de ensayos aleatorizados y controlados no ha producido el aumento previsto en el gasto energético total o la pérdida de grasa corporal con las dietas bajas en hidratos de carbono (o muy bajas en hidratos de carbono), en comparación con las dietas más altas en hidratos de carbono (130,131). Hasta la fecha, un ensayo aleatorizado mostró resultados que apoyan el modelo de obesidad basado en los hidratos de carbono y la insulina, pero su metodología y sus resultados han sido cuestionados públicamente con un nuevo análisis de (129,132,133) los resultados, utilizando un plan de análisis preespecificado que no muestra beneficio alguno de las dietas bajas en hidratos de carbono, lo que ha llevado a algunos a describir este estudio como evidencia de «falsificación experimental.»

No obstante, las ideas populares sobre que los hidratos de carbono no son saludables, incluidos los refinados y los no refinados, han alimentado la actual popularidad de las dietas bajas en hidratos de carbono, incluida la dieta cetógena, que se considera una «dieta muy baja en hidratos de carbono (134)», para el tratamiento de la diabetes tipo 2 y la obesidad. La dieta cetógena promueve una restricción de todos o casi todos los hidratos de carbono, con independencia de la calidad de los mismos. La mayor parte (> 70 %) de las calorías se obtienen del consumo de lípidos, mientras que se limita el exceso de proteínas.

En lo que respecta a la diabetes de tipo 2, un estudio no aleatorizado realizado en pacientes con diabetes de tipo 2 mostró una reducción del 1.3 % de la hemoglobina glucosilada al año en el grupo que seguía una dieta cetógena; sin embargo, este grupo recibió más apoyo en comparación con el grupo de control (135). Los estudios aleatorizados a corto plazo también han mostrado un beneficio, pero disminuye al aumentar la duración del estudio (136-138). Un metaanálisis de estudios aleatorizados a largo plazo (estudios con una duración de más de un año) que comparaban las dietas bajas en lípidos con las dietas cetógenas no demostró una diferencia en el control glucémico de las personas con diabetes de tipo 2 (139). En ensayos controlados aleatorizados, el beneficio de las dietas cetógenas tiende a disminuir con la duración del estudio, de modo que al cabo de 1 año no se aprecian diferencias. Una posible explicación para ello, es la falta de adherencia a la dieta, dada su naturaleza extremadamente restrictiva.

La alimentación también se ha utilizado para el tratamiento de la obesidad, pero no hay pruebas que respalden su uso sobre otros enfoques alimentarios. Un metaanálisis de 2013 demostró menos de un kilo de pérdida de peso adicional después de 12 meses para los que seguían una dieta cetógena, en comparación con los que seguían una dieta alta en hidratos de carbono y baja en lípidos (139). Hay quien también ha afirmado que la dieta cetógena eleva la tasa metabólica y aumenta la pérdida de grasa más que lo observado con las dietas bajas en grasa. En apoyo de esto, un estudio ha mostrado un aumento mínimo del gasto energético con dietas cetógenas isocalóricas (140). Sin embargo, un metaanálisis de 32 estudios de alimentación controlada con sustitución isocalórica de hidratos de carbono por grasa detectó que tanto el gasto energético como la pérdida de grasa eran mayores con las dietas más bajas en lípidos (141).

Por último, se ha observado que la dieta cetógena tiene efectos secundarios, entre ellos nefrolitiasis, hiperlipidemia, y déficits de vitaminas y minerales (134). Aunque esta dieta puede ser útil para algunas personas con diabetes de tipo 2 y obesidad, hay que tener en cuenta los riesgos que supone. Actualmente, se carece de datos sólidos a largo plazo sobre la seguridad y la eficacia de la dieta en comparación con otras dietas en adultos.

Listas de intercambio

Históricamente, las listas de intercambio han sido una herramienta útil, aunque potencialmente tediosa, en el control alimentario de la diabetes. Esas listas, publicadas a intervalos por la American Dietetic Association, generalmente representan las colaboraciones entre esta organización y la ADA. Los alimentos se agrupan por categorías, con tamaños de ración que proporcionan cantidades comparables de energía, y se indica cada clase de macronutrimento. De este modo, los alimentos de una misma categoría pueden sustituirse, o «intercambiarse», unos por otros conservando una composición nutricional determinada para esa comida o ese día. Más recientemente, Ziemer y cols. (142) demostraron que un énfasis en los hábitos alimenticios saludables podría servir como alternativa al uso de listas de intercambio, con posibles ventajas en poblaciones con bajo nivel de alfabetización.

Consideraciones especiales

El tratamiento de la diabetes varía en cierta medida según las circunstancias de la atención a un paciente concreto. El tratamiento de la diabetes en los niños debe incorporar la atención al mantenimiento de un crecimiento adecuado, e invariablemente debe ser una colaboración entre uno o más médicos (pediatra o médico de familia y endocrinólogo) y un dietista. El embarazo produce una intensa disminución de las necesidades de insulina durante el primer trimestre, debido a la captación de glucosa por el embrión y la placenta. Las necesidades de insulina aumentan notablemente en el tercer trimestre, debido a las elevadas concentraciones de hormonas contrarreguladoras. El control de la diabetes durante el embarazo debe contar con la participación del obstetra, el endocrinólogo y el dietista (v. cap. 27). El mantenimiento de un control glucémico estricto durante el embarazo, tanto en la diabetes establecida como en la diabetes gestacional, es crucial para lograr una buena evolución del mismo, y requiere una atención intensiva y multidisciplinar. Los principios del tratamiento nutricional de la diabetes durante el embarazo son esencialmente los mismos que se aplican en otras condiciones. Los beneficios del control glucémico estricto se han demostrado de forma concluyente tanto para la diabetes de tipo 1 (143) como para la de tipo 2 (144-147). La hipoglucemia es una posible complicación del control glucémico estricto en la diabetes. Algunas pruebas sugieren que una combinación de alimentos con distintos índices glucémicos puede mitigar el riesgo de hipoglucemia (148). La ingesta de una barra nutritiva que contenga sacarosa, proteínas y almidón de maíz da lugar a una liberación «trifásica» de glucosa, y puede ser útil para los diabéticos propensos a la hipoglucemia (149). El control glucémico estricto en un diabético de tipo 1 aumenta inevitablemente el riesgo de episodios de hipoglucemia. Algunos estudios han sugerido que un tentempié nocturno que contenga almidón de maíz sin cocinar puede ayudar a prevenir estos episodios, pero otros han sugerido que solo el tratamiento farmacológico es una defensa fiable (150-152).

Pérdida de peso y equilibrio energético

Uno de los pilares del tratamiento alimentario tanto de la diabetes *mellitus* de tipo 2 como de la resistencia a la insulina en el paciente con sobrepeso es la pérdida de peso (v. caps. 5 y 47). Se ha demostrado un claro beneficio clínico incluso con una pérdida de peso

bastante pequeña (153-157). En general, se observa una mejora significativa del riesgo cardiometabólico con la pérdida del 7 % al 10 % del peso corporal en los obesos (156). Sin embargo, el grado de disminución de peso necesario para inducir efectos metabólicos favorables probablemente varía con la antropometría. Las personas con una predilección por un depósito de grasa no solo central sino también visceral son los más expuestos a los efectos metabólicos adversos del aumento de peso, y también parecen ser los más sensibles a los efectos beneficiosos de una pérdida de peso incluso muy ligera (157-162).

Los efectos adversos de la acumulación de grasa intraabdominal explican por qué algunos grupos étnicos, sobre todo varias poblaciones del sudeste asiático, están sujetos a los efectos metabólicos adversos de la obesidad con valores de IMC más bajos que los que generalmente se consideran perjudiciales en Estados Unidos (163-165).

Con independencia de su impacto en el peso, un balance energético negativo podría ejercer un papel en la mitigación de la resistencia a la insulina. En los pacientes sometidos a cirugía bariátrica, la sensibilidad hepática a la insulina se normaliza a los pocos días de la intervención, antes de que se pueda conseguir una pérdida de peso considerable (166). En su estudio, Jazet y cols. observaron que solo 2 días de una alimentación muy baja en calorías reducían significativamente la producción de glucosa endógena basal en una pequeña muestra de pacientes obesos con diabetes de tipo 2 (167). Sin embargo, durante la hiperinsulinemia, la producción endógena de glucosa no se modificaba. La eliminación de glucosa en todo el cuerpo y la lipólisis no se vieron afectadas, ni en las condiciones basales ni en la hiperinsulinemia.

La cirugía bariátrica puede tener efectos espectaculares sobre el peso y el control glucémico, revirtiendo la diabetes en muchos casos. En un estudio, se logró la remisión de la diabetes en el 75 % de los pacientes sometidos a cirugía bariátrica durante 2 años (168). Por el contrario, el tratamiento médico convencional no produjo remisión alguna, y solo pequeñas mejoras en el control glucémico. El tratamiento médico se asoció a una reducción del 8 % de la HbA1c, mientras que la derivación (*bypass*) gástrica y la derivación biliopancreática dieron lugar a reducciones del 25 % y el 43 %, respectivamente. El IMC también disminuyó en aproximadamente 33 kg/m^2 en ambos grupos con cirugía bariátrica, en comparación con una disminución de 4.7 kg/m^2 en el grupo con tratamiento médico. Aunque estudios como este parecen demostrar claramente la eficacia de la cirugía bariátrica en el tratamiento de la diabetes de tipo 2 en pacientes muy obesos, hay quien ha sugerido que los diseños de los estudios que no incluyen una intervención verdaderamente intensiva sobre el estilo de vida como trata-miento de comparación, están sesgados hacia la inter-vención quirúrgica (169). La ligera pérdida de peso que se produjo en el grupo con tratamiento médico en el estudio de Mingrone y cols. es una indicación de que la intervención sobre la alimentación y el estilo de vida no fue lo suficientemente intensiva. Se ha su-gerido que una intervención adecuada sobre el estilo de vida implicaría un tratamiento residencial duran-te varias semanas y un tratamiento en el domicilio durante varios meses después (169). Se recomienda suministrar comidas preparadas al principio, y las vi-sitas periódicas con nutricionistas y especialistas en ejercicio físico después.

Índice glucémico y carga glucémica

El índice glucémico (IG), desarrollado por Jenkins y cols. (73,170), caracteriza la respuesta de la glucosa posprandial ante varios alimentos en relación con un estándar de referencia, normalmente el pan blanco; la sacarosa es un referente alternativo. El área bajo la curva (ABC) de glucosa posprandial para un alimen-to de prueba, se divide por la correspondiente del pan blanco con una cantidad igual de hidratos de carbono (50 g), y se multiplica por 100 para establecer el IG del alimento de prueba.

Inicialmente, se pensaba que los hidratos de car-bono complejos que contienen almidón inducían un menor aumento de la glucosa posprandial que los hi-dratos de carbono simples, pero es algo que ha sido refutado. El IG de los alimentos es algo imprevisible en función de la complejidad aparente del contenido de hidratos de carbono (*v.* cap. 1), como se muestra en la **tabla 6-2** (171), ya que está influido por el con-tenido de fibra, el procesamiento, y la proporción en-tre amilosa y amilopectina (171).

Jenkins y Jenkins (171) sugirieron que la fibra ali-mentaria puede servir como medida sustituta del IG de los alimentos, ya que un alto contenido en fibra, especialmente la cantidad de fibra soluble, reduce la respuesta glucémica. Hay que señalar que la sacarosa tiene un IG menor que el pan blanco, las zanahorias, las patatas asadas y las habas. Bantle y cols. (172) es-tudiaron a individuos sanos, así como a diabéticos de tipo 1 y de tipo 2, y prácticamente no encontraron di-ferencias en las respuestas glucémicas o de insulina a las comidas de prueba que contenían cantidades fijas de hidratos de carbono totales como glucosa, fructo-sa, sacarosa, almidón de patata o almidón de trigo. Los autores interpretaron sus datos como una indica-ción de que no es necesario restringir el consumo de sacarosa en el contexto de las comidas equilibradas en la diabetes, salvo en circunstancias específicas, como durante la pérdida de peso intencionada. En general,

la mayoría de los datos indican que el contenido de sacarosa de la alimentación no es un indicador fia-ble del control glucémico, y la restricción de sacarosa en la diabetes no está indicada específicamente para controlar la glucosa sérica (173).

Un estudio de Liljeberg y cols. (174) ofrece una posible explicación de la limitada utilidad de cen-trarse en los índices glucémicos de alimentos indivi-duales para el control general del metabolismo de la glucosa. Los investigadores observaron en un grupo de personas sanas que variar el contenido de fibra del desayuno alteraba la respuesta de la glucosa a los ali-mentos con un IG alto en el almuerzo (173).

Teniendo en cuenta tanto el IG como el tamaño estándar de las raciones, la carga glucémica (CG) es el IG medio ponderado de un alimento multiplicado por el porcentaje de energía procedente de los hidra-tos de carbono (175,176), y se cree que predice mejor el impacto glucémico de los alimentos en condicio-nes reales (177). La relación entre el peso y el IMC es aproximadamente análoga a la relación entre el IG y la CG. El peso puede ser elevado, pero una perso-na puede seguir siendo delgada si es alta. Del mismo modo, el IG puede ser alto, pero el efecto glucémi-co de ese alimento puede ser escaso si el contenido de hidratos de carbono es relativamente diluido. En 2002 se publicó una amplia tabla de valores de IG y CG de alimentos habituales (178). En la **tabla 6-3** se muestran algunos alimentos que representan el rango de divergencia potencial entre IG y CG.

Hasta la fecha, ningún ensayo aleatorizado ha comparado directamente los efectos de las dietas con CG baja con los de las dietas con IG bajos. Por tanto, se sabe poco sobre la utilidad relativa de estas medi-das. Ambas medidas se agrupan a veces en revisiones sistemáticas y metaanálisis. Sin embargo, parece exis-tir beneficios tanto para los patrones alimenticios de bajo IG como para los de baja CG. En un metanálisis en el 2008 de 37 estudios de cohortes prospectivos, Barclay y cols. documentaron asociaciones positivas y significativas entre dietas con mayor IG o CG y el riesgo de diabetes de tipo 2, enfermedad coronaria (EC), enfermedad de la vesícula biliar, cáncer de mama y todas las enfermedades combinadas (179). El efecto fue mayor en el caso de la diabetes de tipo 2; las dietas en el quintil más alto de IG o CG se aso-ciaron a un riesgo un 40% mayor, en comparación con las dietas en el quintil más bajo. Aunque tanto el IG como la CG se asociaron a un mayor riesgo de enfermedad crónica, el IG tuvo un efecto más intenso que la CG.

En otro estudio transversal, una dieta con un IG bajo se asoció a una mejora de la sensibilidad a la insulina y de las concentraciones de lípidos en sangre, así como a unas concentraciones más bajas de proteína C reactiva de alta sensibilidad (180). La CG no se asoció significativamente a estas medidas.

Varios estudios recientes han investigado los efectos de una dieta con IG bajo o CG baja sobre la pérdida de peso, la sensibilidad a la insulina y los factores de riesgo cardiovascular (181,182). En 2007, una revisión Cochrane resumió los resultados de seis ensayos controlados aleatorizados de dietas con IG bajo o CG baja (183). Los resultados de los estudios incluidos sugieren que una dieta con IG/CG bajo puede potenciar la pérdida de peso, y disminuir el colesterol total y el colesterol-LDL. No se observaron diferencias en las HDL, la glucosa o la insulina en ayunas, ni en la presión arterial. Desde esta revisión se han realizado varios ensayos clínicos. En el estudio CALERIE (184), no se observaron diferencias entre los grupos asignados aleatoriamente a una dieta con CG alta o CG baja en cuanto a la composición corporal, la tasa metabólica o la adherencia a la dieta durante un período de intervención de 12 meses. Cabe señalar que la dieta con CG baja también era más baja en hidratos de carbono (40 % de la energía total frente al 60 % en el grupo con CG alta), y más rica en proteínas (30 % frente al 20 %) y lípidos (30 % frente al 20 %), por lo que el efecto de la CG *per se* no se pudo aislar. Philippou y cols. llevaron a cabo una serie de ensayos clínicos para comparar los efectos de una dieta de IG bajo con una dieta de IG alto con una distribución de macronutrimentos comparable en hombres y mujeres con sobrepeso, y obtuvieron resultados algo dispares. En un estudio de 12 semanas, solo el grupo de IG bajo experimentó una pérdida de peso significativa (182). Este grupo también presentó valores de área bajo la curva (ABC) de glucosa de 24 h significativamente más bajos, en comparación con el grupo de IG alto. No se observaron diferencias en las concentraciones de lípidos séricos. En otro estudio realizado en hombres de mediana edad con al menos un factor de riesgo de cardiopatía isquémica, una dieta con IG bajo redujo significativamente la insulina en ayunas y la HOMA-IR (resistencia a la insulina evaluada con el modelo homeostático), y dio lugar a reducciones significativamente mayores del colesterol total y de la presión arterial ambulatoria de 24 h, en comparación con una dieta de IG alto (184). La dieta con IG bajo también se asoció a reducciones significativas de la velocidad de la onda del pulso carótido-femoral, de las LDL y de los triglicéridos. Estos efectos se produjeron con independencia de la pérdida de peso, que no fue significativamente diferente entre los grupos. En contraste con los resultados de este estudio, Philippou y cols. no observaron efecto alguno del IG de la alimentación sobre las medidas antropométricas, los lípidos sanguíneos, o las medidas de sensibilidad a la insulina en hombres y mujeres durante un período

de mantenimiento del peso de 4 meses después de la pérdida de peso (185).

Una cuestión importante que a menudo se pasa por alto es que una CG baja puede lograrse de varios modos. La importancia de este hecho fue magníficamente demostrada por McMillan-Price y cols. (84) en un ensayo aleatorizado con aproximadamente 130 adultos con sobrepeso. Se compararon dos dietas relativamente altas en hidratos de carbono y dos dietas relativamente altas en proteínas (y, por tanto, más bajas en hidratos de carbono), basándose en diferentes CG. El estudio demostró, como la mayoría, que restringir la ingesta de calorías por cualquier medio conducía a una pérdida de peso más o menos comparable a corto plazo, aunque las tendencias insinuaban un beneficio de la CG baja. El porcentaje de personas que lograron una reducción de peso de al menos un 5 % fue significativamente mayor en las dietas de baja carga glucémica (tanto si eran altas en hidratos de carbono como en proteínas) que en sus homólogas de mayor carga glucémica. Asimismo, la pérdida de grasa corporal fue mayor, al menos entre las mujeres, con las dietas de baja carga glucémica. Mientras que el colesterol-LDL disminuyó significativamente con la dieta alta en hidratos de carbono y baja CG, aumentó con la dieta alta en proteínas y baja CG.

Los resultados apoyan la importancia de la elección de los alimentos, más que de la elección entre categorías de macronutrimentos, como principal calibrador del riesgo cardíaco. Los alimentos ricos en hidratos de carbono, como la mayoría de los cereales integrales, alubias, leguminosas, verduras e incluso las frutas, pueden contribuir a un patrón alimentario de baja CG. Estos alimentos también proporcionan una diversidad de micronutrimentos de posible importancia para la salud en general, y para la salud cardiovascular en particular, destacando entre ellos los antioxidantes flavonoides y carotenoides. Al demostrar que una dieta rica en hidratos de carbono y baja en CG puede ofrecer un beneficio cardíaco particular, este estudio apunta hacia una alimentación en la que la elección dentro de las categorías de macronutrimentos se tiene en cuenta al menos tanto como la elección entre esas categorías. Esta perspectiva concuerda con un gran número de investigaciones que sugieren que el riesgo cardíaco puede mitigarse reduciendo los lípidos de la alimentación, así como cambiando la ingesta de lípidos de ácidos grasos saturados y *trans* a monoinsaturados y poliinsaturados. Es probable que la salud cardíaca de la población se vea favorecida cuando las orientaciones alimentarias se formulen sistemáticamente en términos de alimentos saludables y sanos, en lugar de competir entre las tres clases de macronutrimentos que componen la alimentación (*v.* cap. 45).

NUTRIMENTOS, PRODUCTOS NUTRICÉUTICOS Y ALIMENTOS FUNCIONALES

Nueces y cacahuetes

El consumo de frutos secos se ha asociado sistemáticamente a la reducción del riesgo de ECV y de los factores de riesgo cardiovascular, en particular de los lípidos séricos, aunque su efecto sobre el riesgo y el control de la diabetes está menos claro (186). Aunque los frutos secos varían en su composición nutricional, en su conjunto tienen un perfil nutricional favorable; son ricos en ácidos grasos monoinsaturados y PUFA, fibra, proteínas, micronutrimentos y polifenoles, mientras que contienen cantidades relativamente pequeñas de ácidos grasos saturados e hidratos de carbono (187). Debido a su alto contenido en grasa y fibra, y a su bajo contenido en hidratos de carbono, la inclusión de los frutos secos en la alimentación puede ayudar a mejorar el control glucémico en la diabetes tipo 2 y el síndrome metabólico, o a prevenir la aparición de estas enfermedades.

En la cohorte del *Nurse's Health Study* (NHS), las mujeres que consumían frutos secos al menos cinco veces por semana tenían un 27 % menos de riesgo de desarrollar diabetes de tipo 2, en comparación con las que rara vez o nunca consumían frutos secos (188). También se observó una pequeña, pero significativa, reducción del riesgo en las mujeres que consumían mantequilla de cacahuete cinco o más veces por semana. Sin embargo, estos resultados no se reprodujeron en el *Iowa Women's Health Study* (189). Un análisis más reciente de las cohortes NHS y NHS II confirmó los resultados del primer análisis, descubriendo también que el consumo de todos los frutos secos (incluidos cacahuetes, nueces y otros), o de frutos secos de árbol, cinco o más veces por semana se asociaba a una reducción del riesgo de diabetes de tipo 2 de aproximadamente un 15 %; sin embargo, estas asociaciones se explicaban por el IMC (190). Curiosamente, las mujeres que tomaban solo dos o más raciones de nueces a la semana tenían un riesgo de diabetes un 24 % menor en comparación con las que nunca o rara vez comían nueces, incluso después de controlar el IMC y otros factores de confusión relevantes ($p = 0.002$).

En general, los ensayos clínicos no han constatado que el hecho de añadir frutos secos a la alimentación de las personas con diabetes de tipo 2 o síndrome metabólico mejore el control glucémico (187). Un ensayo clínico documentó una reducción de la insulina en ayunas y de la resistencia a la insulina medida mediante HOMA entre los participantes con síndrome metabólico asignados a una intervención de 30 g/día de frutos secos mixtos y consejos de alimentación saludable en comparación con los consejos sobre alimentación saludable únicamente (191). Otro estudio informó de una mayor reducción de la insulina en ayunas en pacientes con diabetes tipo 2 asignados a una dieta baja en lípidos y enriquecida con nueces (30 g/día), en comparación con una dieta isocalórica baja en lípidos sin nueces (192). Sin embargo, dos ensayos clínicos documentaron un aumento de la glucosa en ayunas con la adición de nueces o anacardos (nuez de la India) a la alimentación (193,194). Los cuatro estudios restantes no encontraron diferencias significativas en los resultados relacionados con la glucemia, entre los grupos de intervención y de control. Sin embargo, un estudio publicado con posterioridad a esta revisión detectó que la inclusión de 60 g de frutos secos mixtos al día durante 3 meses se asociaba a reducciones significativas de la HbA1c en diabéticos de tipo 2, en comparación con una ración isocalórica de magdalenas, o media dosis de frutos secos y media de magdalenas (195). Los resultados de este estudio sugieren que tanto la dosis de frutos secos como los alimentos a los que sustituyen en la alimentación pueden ser determinantes de sus efectos sobre el control glucémico. Se necesitan más estudios que evalúen el efecto dosis-respuesta del consumo de frutos secos.

Además de las pruebas que apoyan los beneficios del consumo de nueces en el síndrome metabólico, la resistencia a la insulina y el control de la diabetes, las mejoras documentadas en el riesgo cardiovascular asociadas al consumo de nueces son muy relevantes para la población diabética. Un estudio del propio laboratorio del autor observó que una dieta *ad libitum* enriquecida con nueces producía mejoras significativas en la función endotelial, el colesterol total en suero y las concentraciones de LDL en suero, en comparación con una dieta *ad libitum* sin nueces en individuos diabéticos de tipo 2 (193). A pesar de la elevada densidad energética de los frutos secos, su consumo elevado no parece estar asociado al aumento de peso o la obesidad en estudios observacionales o ensayos experimentales (187). Dada la gran probabilidad de beneficios cardiovasculares y la escasa probabilidad de efectos adversos, puede recomendarse la inclusión de frutos secos en la alimentación a las personas con diabetes de tipo 2 y a las de riesgo.

Azúcar, fructosa y jarabe de maíz rico en fructosa

El azúcar blanco, normalmente en forma de azúcar granulado, es sacarosa purificada, cuyos cristales son naturalmente blancos. El azúcar moreno es menos refinado y, por tanto, aún contiene algunas melazas de la caña de azúcar. Por otro lado, los fabricantes pueden volver a añadir melazas a la sacarosa purificada para controlar la proporción y el color. Desde el punto de vista nutricional, las diferencias entre el azúcar blanco y el moreno son bastante insignificantes. Si se compara por volumen, el azúcar moreno tiene más calorías porque tiende a ser más denso; una taza de azúcar moreno aporta 829 cal, mientras que una taza de azúcar blanco granulado aporta 774 cal. Sin embargo, si se compara por peso, el azúcar moreno tiene ligeramente menos calorías debido a la presencia de agua en la melaza; 100 g de azúcar moreno contienen 373 cal, frente a las 396 cal del azúcar blanco (196). Los cristales de azúcar no aportan más nutrimentos que sacarosa, pero las melazas añaden suficiente calcio, hierro y potasio para distinguir el azúcar moreno del blanco, aunque no lo suficiente como para convertirlo en una fuente importante de alguno de estos nutrimentos.

La fructosa (v. cap. 1), denominada azúcar de la fruta, es un monosacárido que no requiere insulina para su metabolismo. La fructosa en la alimentación proviene de la miel y la fruta, de la sacarosa (que está formada por fructosa y glucosa) y del uso de jarabe de maíz rico en fructosa como edulcorante en refrescos y alimentos procesados (197-200). La ingesta de fructosa reduce la glucosa posprandial en relación con otros azúcares y almidones (201), pero se ha asociado condicionalmente a un aumento de los triglicéridos en los diabéticos de tipo 2 (202). La restricción de la fructosa en la diabetes no está indicada, pero la sustitución de la sacarosa por fructosa no parece conferir beneficios y no se recomienda. La fructosa ingerida se elimina en gran medida en el hígado, donde es un sustrato para la producción de triglicéridos; la ingesta de fructosa se asocia a hipertrigliceridemia posprandial. Hay que señalar que la ingesta elevada de fruta, una fuente concentrada de fructosa, no se asocia a efectos adversos; esto puede atribuirse a la lenta velocidad de digestión de la fruta entera (203). No está justificado hacer hincapié en la limitación de la ingesta de fructosa *per se*. Más bien, el enfoque basado en la evidencia es centrarse en la reducción del consumo de hidratos de carbono refinados, incluidos los almidones y todos los azúcares añadidos.

El jarabe de maíz rico en fructosa (JMRF), producido industrialmente mediante una serie de reacciones enzimáticas sobre el jarabe de maíz, se utiliza ampliamente como edulcorante en los alimentos de Estados Unidos (198,199,204). Existe un debate sin resolver sobre la contribución relativa del JMRF, en comparación con la sacarosa, al aumento de peso y al riesgo de diabetes. La naturaleza no concluyente de esta bibliografía, revisada anteriormente en el New York Times (205), sugiere que es mejor considerar

que el JMRF es, en la actualidad, aproximadamente comparable a otras formas de azúcar añadido en términos de efecto metabólico adverso. En una revisión reciente, White sostiene que, en las cantidades que se consume habitualmente en Estados Unidos, es poco probable que la fructosa provoque las consecuencias metabólicas observadas en los ensayos de alimentación (206). Un estudio de Stanhope y Havel apoya la opinión de White; en este ensayo, las concentraciones posprandiales de triglicéridos aumentaron de forma similar tras el consumo de bebidas endulzadas con fructosa, JMRF o sacarosa (207). Sin embargo, las subvenciones al maíz en Estados Unidos hacen que el JMRF sea un edulcorante especialmente barato, lo que conlleva que se utilice en una sorprendente variedad de alimentos y, a menudo, en cantidades sorprendentemente abundantes. (El autor ha identificado, por ejemplo, marcas comerciales populares de salsa marinera con más azúcar añadido en forma de JMRF que en la cobertura de helado de chocolate, igualada en calorías.) La ubicuidad y la abundancia del JMRF probablemente lo convierten en un peligro alimentario particular y notable, una afirmación respaldada por recientes revisiones que relacionan el consumo de refrescos con la obesidad (208-211).

La importancia del azúcar, en cualquiera de sus formas, en la etiología de la diabetes de tipo 2 es objeto de investigación y debate. Un estudio ecológico de 175 países realizado por Basu y cols. (212), del que se ha hecho mucha publicidad, ha vuelto a llamar la atención sobre la posible contribución del consumo de azúcar a la creciente prevalencia de la diabetes de tipo 2 en todo el mundo. El estudio concluyó que por cada aumento de 150 kcal/persona/día en la disponibilidad de azúcar, había un aumento del 1.1 % en la prevalencia de la diabetes de tipo 2, una asociación que no se explicaba por la obesidad. Los resultados de este estudio llevaron a algunas declaraciones de que el azúcar era «tóxico» y el principal responsable de la epidemia de diabetes, relegando a la obesidad al menos a la segunda posición (213). Esta afirmación es errónea. Aunque los azúcares añadidos pueden contribuir al riesgo de diabetes, un estudio ecológico no puede aportar evidencia de una relación causal.

Otros edulcorantes

Los edulcorantes nutritivos, como el jarabe de maíz, la miel, la melaza y los concentrados de zumo de frutas, no parecen ofrecer ventaja alguna sobre la sacarosa en el control o la prevención de la diabetes. Los edulcorantes no nutritivos (v. cap. 42 para un análisis más detallado), como el aspartamo, la sucralosa y la sacarina, confieren dulzor sin calorías y no elevan la glucosa sérica. Esos edulcorantes pueden tener algún beneficio en los esfuerzos por controlar la glucosa sérica, y facilitar o mantener la pérdida de peso, pero se carece de evidencia de un beneficio sostenible en ambos casos. Aunque la fructosa no induce una liberación de insulina, esto puede ser en realidad un inconveniente con respecto a los efectos sobre la saciedad (214).

El aspartamo, comercializado como Equal® y Nutrasweet®, se fabrica por el enlace de dos aminoácidos. Aunque no contiene azúcar, es aproximadamente 200 veces más dulce que este. El aspartamo contiene algunas calorías, pero se utiliza en pequeñas cantidades debido a su intenso dulzor, por lo que las calorías que añade a la alimentación son insignificantes. Existe una controversia constante sobre los efectos del aspartamo en la salud, pero la FDA no considera creíbles las afirmaciones de que puede causar tumores cerebrales o enfermedades neurológicas. Como el aspartamo carece de volumen y no es termoestable, no puede utilizarse en productos horneados. La sucralosa se fabrica modificando la estructura de las moléculas de azúcar mediante la adición de átomos de cloro. Se comercializa en Estados Unidos como edulcorante sin calorías, pero en realidad contiene 96 cal/taza, aproximadamente una octava parte de las calorías del azúcar. La sucralosa contiene aproximadamente 2 cal/cucharada, pero la normativa de la FDA permite etiquetar un producto como libre de calorías si contiene menos de 5 cal/porción estándar. La sucralosa es hasta 1 000 veces más dulce que el azúcar, por lo que los productos comerciales contienen cantidades relativamente pequeñas de sucralosa combinadas con dextrosa o maltodextrina esponjadas para darle volumen para su uso en productos horneados.

La estevia es un edulcorante que se obtiene de la purificación de los extractos de un grupo de plantas del mismo nombre que crecen en América Central y del Sur. Debido a cierta controversia inicial sobre la seguridad de los extractos, llamados esteviósido y rebaudiósido, la estevia estuvo disponible durante algún tiempo solo como suplemento alimentario en Estados Unidos. En la actualidad, la FDA considera que el uso de extractos de estevia muy refinados es generalmente reconocido como seguro (GRAS, Generally Recognized as Safe) cuando se utiliza en edulcorantes no nutritivos, alimentos y bebidas (215). La estevia se ha utilizado ampliamente en alimentos en Japón durante las últimas décadas, sin ningún efecto adverso aparente. La estevia proporciona 30 a 300 veces el dulzor del azúcar, pero puede producir un regusto ligeramente amargo.

Aunque en la «blogosfera» se habla mucho de la posible toxicidad de los edulcorantes artificiales, las pruebas de que estos compuestos causen directamente enfermedades no son sólidas. Sin embargo,

los datos de que sirven para reducir calorías o peso, o que ofrecen otros beneficios no son concluyentes. Las investigaciones sobre los edulcorantes artificiales no muestran de forma convincente que eliminen calorías de la alimentación con el paso del tiempo; puede que simplemente hagan que las calorías se desplacen. Dado que estos edulcorantes son hasta 1 000 veces más dulces que el azúcar, es posible que aumenten el umbral de preferencia por el dulce y contribuyan al consumo de alimentos procesados con adiciones significativas, y posiblemente superfluas, de azúcar, normalmente en forma de JMRF.

Varios estudios realizados en animales han documentado un aumento de peso en ratas expuestas a la sacarina o al aspartamo en relación con la glucosa o la sacarosa, con (216,217) o sin (218) un aumento de la ingesta calórica. Los estudios de cohortes prospectivos en humanos corroboran en cierto modo los hallazgos de los ensayos con animales; muchos han informado de asociaciones entre la ingesta de edulcorantes artificiales, a menudo en refrescos alimentarios, y el aumento de peso o las enfermedades crónicas relacionadas con la obesidad (219). Sin embargo, la causalidad inversa y la confusión residual son importantes fuentes potenciales de sesgo. Los estudios observacionales, que son menos propensos a la causalidad inversa, han documentado asociaciones pequeñas y no significativas (220). Los estudios en modelos animales, aunque son esenciales para la investigación clínica, no siempre son directamente trasladables a los humanos. En particular, las dosis de edulcorantes artificiales que suelen suministrarse a las ratas de estudio no son comparables a cantidades a los que suelen estar expuestos los humanos. Por ejemplo, la cantidad de aspartamo suministrada a las ratas en un estudio reciente era de aproximadamente 0.27 a 0.4 g/kg de peso corporal al día (218). Para consumir esta cantidad de aspartamo, una persona de 70 kg tendría que beber más de 100 latas de 355 mL de refresco alimentario cada día (221).

La mayoría de los ensayos experimentales a corto plazo en humanos han observado que los edulcorantes artificiales no aumentan el apetito ni la ingesta de energía en relación con la sacarosa (222). De cinco ensayos con una duración de intervención más prolongada (3-19 semanas) incluidos en una revisión de 2007, cuatro observaron un efecto beneficioso de los alimentos o bebidas endulzados con aspartamo sobre el peso corporal en relación con los productos endulzados con sacarosa. El quinto estudio no detectó diferencias entre los grupos (223). Dado que los ensayos controlados y aleatorizados a largo plazo siguen siendo escasos, la seguridad y la eficacia de los edulcorantes artificiales sigue siendo un tema polémico, y es necesario realizar más investigaciones antes de poder comprender plenamente sus efectos. Mientras tanto, las posiciones de la American Heart Association, la ADA y Academy of Nutrition and Dietetics (AND) apoyan el uso de edulcorantes artificiales en lugar de azúcar como medio para reducir la ingesta de calorías e hidratos de carbono refinados en el contexto de una alimentación saludable y restringida en calorías (224,225). Dado que existen pocas pruebas de que el uso de edulcorantes no nutritivos sea útil para la pérdida de peso, la reducción de todos los edulcorantes en la alimentación puede ser la estrategia óptima para las personas con diabetes de tipo 2 y otros.

Fibra

Para la promoción de la salud y el control de la diabetes, se recomienda a la población en general una ingesta diaria de aproximadamente 30 g de fibra alimentaria procedente de diversas fuentes alimentarias (v. caps. 1 y 45). Existen pruebas de que la fibra soluble, en particular, puede ser beneficiosa para controlar las concentraciones de glucosa y de lípidos en la diabetes (226,227). Un amplio estudio prospectivo demostró que el consumo de fibra está inversamente relacionado con el desarrollo de diabetes de tipo 2 (228). En un estudio realizado con hombres con diabetes de tipo 2, Anderson y cols. (229) documentaron mejoras significativas tanto en los lípidos séricos como en la glucosa con psilio dos veces al día, con un total de 10 g, durante un período de 8 semanas. Hay que señalar que se cree que nuestros antepasados paleolíticos consumían casi 100 g de fibra al día, y este patrón persiste en los grupos rurales del mundo en desarrollo (230). Las frutas, la avena, la cebada y las leguminosas son fuentes especialmente buenas de fibra soluble (v. apéndice E). La ADA recomienda una ingesta de fibra de hasta 40 g/día; la ingesta media de fibra de los adultos estadounidenses oscila entre 12 g/día y 18 g/día.

Etanol

El consumo de etanol, con independencia de la ingesta de otros alimentos, puede provocar hipoglucemia al interferir de forma transitoria en la gluconeogénesis hepática. Por tanto, se debe aconsejar a los diabéticos, especialmente a los tratados con insulina o sulfonilureas, que consuman alcohol solo con alimentos. El consumo excesivo de alcohol puede contribuir a la aparición de hipertrigliceridemia y al deterioro del control de la glucosa. El consumo moderado de alcohol en la diabetes no suele tener efectos adversos conocidos. Los posibles beneficios cardiovasculares del consumo moderado de alcohol se analizan en los capítulos 7 y 40.

Cafeína

Sigue siendo dudoso si la cafeína tiene efectos beneficiosos o adversos sobre la salud cardiometabólica de las personas con diabetes. En estudios de cohortes, el consumo regular de café se ha asociado a una reducción significativa del riesgo de diabetes de tipo 2 (231). Sin embargo, parece existir una relación similar entre el consumo de té y de café descafeinado y el riesgo de diabetes (232), por lo que la cafeína puede no ser el componente principal del café que contribuye a un efecto protector.

Además, la cafeína puede tener efectos adversos sobre el metabolismo de la glucosa en personas que ya tienen diabetes. Una revisión reciente de ensayos controlados aleatorizados observó que la cafeína aumentaba las concentraciones de glucosa e insulina en plasma, y disminuía la sensibilidad a la insulina en individuos con diabetes tipo 2 (233). Sin embargo, los ensayos incluidos en esta revisión generalmente comprobaron dosis únicas de cafeína que eran relativamente grandes (200-500 mg), y evaluaron solo los efectos agudos sobre el control glucémico cuando se consumía con una carga de glucosa oral.

Por tanto, la generalización de estos resultados a los patrones típicos de consumo de cafeína es limitada. Hay que señalar que un estudio piloto no controlado realizado en 12 bebedores de café con diabetes tipo 2 detectó que la abstinencia de cafeína se asociaba a reducciones significativas de la HbA1c al cabo de 3 meses (234). Se necesitan ensayos a largo plazo sobre el consumo de cafeína en diabéticos, con dosis y frecuencias que representen el consumo típico, antes de poder sacar conclusiones. Los efectos del café sobre la salud se analizan con más detalle en el capítulo 41.

Cromo

El cromo se ha establecido como un nutrimento esencial, con funciones en el metabolismo de los lípidos y los hidratos de carbono (v. cap. 4). Se sabe que actúa como un cofactor de la insulina, y puede unirse a una molécula portadora y, por tanto, activar la cinasa del receptor de la insulina (235). El cromo también puede estimular la expresión de los receptores de insulina en el músculo esquelético (236). Se han documentado pruebas de una mejora del control glucémico con la administración de suplementos de cromo (237), pero existen informes contradictorios en la bibliografía (238-242). Los resultados discordantes hasta la fecha pueden estar relacionados con la variada utilidad del cromo entre las diversas poblaciones estudiadas; se están realizando esfuerzos para identificar poblaciones específicas en las que el cromo pueda demostrar cierto beneficio terapéutico. La suplementación diaria con hasta 8 µg/kg/día es aparentemente segura y potencialmente beneficiosa. Un ensayo financiado por los Institutos Nacionales de la Salud sobre el picolinato de cromo en la resistencia a la insulina en dosis de 500 µg y 1 000 µg/día, realizado en el laboratorio del autor, no observó beneficio de ninguna de las dos dosis en las medidas de tolerancia a la glucosa, resistencia a la insulina o función endotelial en individuos resistentes a la insulina (243). Sin embargo, algunos estudios sugieren que las personas con diabetes de tipo 2 diagnosticada pueden beneficiarse de los suplementos de cromo (240,244), y en particular aquellas con un peor control glucémico (245).

Vanadio

El vanadio es un ultraoligoelemento. Una revisión del vanadio sugiere un beneficio potencial como un cofactor en el metabolismo de la insulina tanto en la diabetes de tipo 1 como en la de tipo 2 (246). La ventana terapéutica del vanadio inorgánico es muy estrecha. Se están realizando esfuerzos para mejorar la seguridad del vanadio al mismo tiempo que se investigan sus mecanismos de acción (247). La investigación sobre el vanadio es muy limitada. Una revisión de 2008 identificó solo cinco estudios muy pequeños de escasa calidad metodológica (248). Todos los estudios documentaron una alta incidencia de efectos secundarios gastrointestinales. Hasta que no se realicen más progresos en cada uno de estos esfuerzos, no se pueden fomentar las aplicaciones terapéuticas del vanadio.

Ácidos grasos ω-3 (aceite de pescado)

El aceite de pescado se utiliza en el tratamiento de la hipertrigliceridemia resistente, normalmente cuando el tratamiento con derivados del ácido fíbrico tiene una eficacia incompleta. Un metaanálisis realizado por Hartweg y cols. indica que la administración de suplementos de ácidos grasos ω-3 reduce sistemáticamente los triglicéridos en una media del 25 %, sin efectos adversos sobre el control de la glucosa en la diabetes (249). El mismo análisis reveló una ligera elevación de las LDL en respuesta al tratamiento con aceite de pescado. Los autores concluyeron que este puede ser un medio adecuado para controlar la dislipidemia que se observa habitualmente en la diabetes. Hay algunas pruebas que sugieren que los ácidos grasos ω-3 estimulan la gluconeogénesis hepática y, por tanto, pueden degradar el control glucémico. Un amplio metaanálisis concluyó que la suplementación con ácidos grasos de cadena larga no debería fomen-

tarse ni para la prevención ni para el tratamiento de la diabetes de tipo 2 (250).

Un grupo asesor científico de la AHA revisó 17 ensayos clínicos, y concluyó que no había datos científicos que apoyaran el uso de suplementos de ácidos grasos ω-3 para prevenir las enfermedades cardíacas en la población general. Los triglicéridos elevados son una indicación para el uso de ácidos grasos ω-3 de prescripción (251).

MUFA

Se han observado mejoras en el control glucémico y el metabolismo de la insulina en numerosos estudios que aumentaron la proporción de calorías procedentes de grasas monoinsaturadas (252-261). En la actualidad se reconoce ampliamente que una ingesta relativamente generosa de grasas monoinsaturadas es una de las características más destacadas de un patrón alimentario saludable, y se aborda con más detalle en los capítulos 2, 7 y 45. Los efectos beneficiosos de la ingesta de MUFA sobre los factores de riesgo metabólico y cardiovascular pueden ser responsables de algunos de los resultados favorables asociados a un patrón de dieta mediterránea, que se analizan en otra parte de este capítulo.

Cacao/flavonoides

Cada vez hay más publicaciones que sugieren efectos beneficiosos del chocolate negro sobre el control glucémico y la sensibilidad a la insulina (262-266); la densa concentración de antioxidantes bioflavonoides en el cacao es el supuesto ingrediente «activo». Todavía no existen directrices claras para la dosificación del chocolate negro como alimento funcional, aunque se están realizando esfuerzos para generarlas. Este tema se aborda con más detalle en el capítulo 39.

Otros complementos en la alimentación

El interés por el uso de suplementos de medicina complementaria y alternativa (MCA) es alto entre los pacientes diabéticos. Aproximadamente un tercio de los diabéticos de tipo 1 y 2 informaron del uso en ese momento de suplementos de MCA en un estudio de 2011 (267). Es importante que los médicos sean capaces de orientar a los pacientes sobre la evidencia relativa a la seguridad y la eficacia de los suplementos alimentarios.

El ácido α-lipoico (ALA) es un antioxidante de producción endógena que puede mejorar los síntomas de la neuropatía diabética (268). Según un metaanálisis de 2012, la administración intravenosa de ALA (600 mg/día) es eficaz para reducir la neuropatía periférica en pacientes diabéticos; sin embargo, no se ha demostrado la eficacia de la suplementación oral (269). La canela también ha sido evaluada por sus posibles efectos reductores de la glucosa. Algunos ensayos de suplementación, aunque no todos, han documentado efectos modestos de reducción de la glucosa en pacientes con diabetes de tipo 2 o resistencia a la insulina (270). En un análisis conjunto de 2012, no se observaron diferencias estadísticamente significativas en las medidas de control glucémico entre los grupos de intervención que recibieron preparados de canela oral con una dosis media de 2 g diarios y los grupos control (271). Esta revisión incluyó estudios en pacientes con diabetes de tipo 1 o de tipo 2 (272). Más recientemente, un ensayo controlado aleatorizado evaluó los suplementos de canela en personas con prediabetes. Demostró una mejora de las concentraciones de glucosa en ayunas en los participantes que recibieron los suplementos de canela.

Nuevas consideraciones: genómica y microbioma

Las interacciones entre la nutrición, el genoma y el microbioma humanos son nuevas áreas de investigación en diabetes. Los estudios de asociación de genoma completo (GWAS, *genome-wide association studies*) han identificado al menos 44 variantes génicas asociadas a la diabetes de tipo 2 (273). Sin embargo, aproximadamente el 90 % de la heredabilidad genética sigue sin contabilizarse, lo que sugiere que muchos genes adicionales con efectos pequeños contribuyen al riesgo. En consecuencia, la incorporación de variantes genéticas en los modelos de predicción del riesgo no mejora significativamente el valor predictivo.

Aunque la identificación continuada de genes adicionales puede mejorar el poder de predicción del riesgo de diabetes, el valor de este enfoque es dudoso; hacer más hincapié en la base genética de la diabetes de tipo 2 puede afectar negativamente a la actitud de los pacientes hacia la prevención y el tratamiento (274). Por otro lado, las pruebas genéticas podrían aumentar la motivación para adoptar cambios en el estilo de vida y cumplir las pautas de medicación entre los individuos identificados como «de alto riesgo» (275). En la actualidad, se está llevando a cabo un ensayo controlado aleatorizado para comprobar los efectos de las pruebas genéticas sobre el IMC, la resistencia a la insulina y los comportamientos de salud en pacientes de atención primaria (276).

Aunque aún faltan varias décadas para que las pruebas genéticas sean efectivas y generalizadas para predecir la diabetes de tipo 2, la identificación de factores del entorno que influyen en la expresión de genes que promueven la diabetes es de aplicación inmediata en la práctica. En las ratas diabéticas, la restricción energética evita la hiperglucemia, y altera la expresión de cientos de genes relacionados con el metabolismo de la glucosa o los lípidos, y las vías de señalización en los tejidos sensibles a la insulina (es decir, los islotes pancreáticos, el músculo esquelético y el hígado) (277). En humanos con ATG, el polimorfismo Pro12Ala del gen de la isoforma del receptor γ activado por el proliferador de peroxisomas (PPAR-γ 2) se ha asociado a un mayor riesgo de diabetes, especialmente entre los individuos menos obesos (278). Sin embargo, este efecto solo se observó en individuos asignados al azar a una condición de control, y no en individuos asignados a una intervención de alimentación y ejercicio intensivos.

Los resultados de este estudio proporcionan un ejemplo del posible efecto modulador de la alimentación y la actividad física sobre la asociación entre un genotipo y la diabetes. Los microorganismos que habitan el intestino humano, o microbioma, pueden representar un importante vínculo entre los genes, el medio ambiente y el riesgo de diabetes de tipo 1 y de tipo 2.

Aunque los mecanismos por los que la microbiota intestinal influye en la fisiopatología de la diabetes de tipo 1 no se han aclarado del todo, parece probable que las diferentes especies de bacterias tengan efectos diversos sobre la integridad del epitelio intestinal y la inmunidad (279). Por ejemplo, los estudios *in vitro* sugieren que especies de *Bifidobacteria* pueden proteger a las células epiteliales intestinales de la gliadina, una glicoproteína que se encuentra en el gluten, y que se sabe que causa inflamación y permeabilidad intestinal (280,281).

Por otro lado, *Escherichia coli* o *Shigella* pueden exacerbar los efectos de la gliadina (282). No se sabe si la alteración de la microbiota intestinal mediante la administración de suplementos probióticos puede influir en el riesgo de diabetes, pero actualmente se está llevando a cabo un estudio en Finlandia para determinar los efectos de los suplementos probióticos en los autoanticuerpos asociados a la diabetes tipo 1 en niños genéticamente susceptibles (283).

Una revisión realizada en 2010 por Musso y cols. resumió la evidencia actual sobre la relación entre el microbioma, la obesidad y la diabetes (284). En la actualidad, los estudios con animales sugieren que la composición del microbioma puede influir en la obesidad a través de efectos sobre la absorción de energía de los alimentos y el gasto energético a través de la oxidación de los ácidos grasos (285). Sin embargo, el desarrollo de la obesidad en ratones también parece cambiar la microbiota intestinal, favoreciendo el filo *Firmicutes* a expensas de *Bacteroidetes*; esta alteración aumenta la eficiencia de la extracción de energía de los alimentos. El mismo efecto se observa cuando se alimenta a los ratones con una dieta occidental (alta en lípidos y azúcares), y se invierte cuando se retoma una alimentación estándar (baja en lípidos y alta en polisacáridos).

El trasplante de microbiota intestinal de ratones obesos a ratones delgados provoca un aumento de la extracción de energía de los alimentos y un aumento de la masa de grasa corporal. Varios estudios pequeños en humanos han obtenido resultados similares: las personas obesas tienen una mayor proporción de *Firmicutes* en el intestino en comparación con las personas delgadas, y una menor diversidad bacteriana, y la pérdida de peso aumenta la proporción de *Bacteroidetes*.

Sin embargo, estos resultados no se han reproducido de forma sistemática en los humanos. Se han observado diferencias significativas entre las composiciones de la microbiota intestinal de individuos diabéticos y no diabéticos, y un estudio detectó que la suplementación con probióticos en mujeres embarazadas reducía el riesgo de diabetes gestacional. Sin embargo, este campo de investigación está todavía en sus inicios; requieren más estudios a largo plazo para determinar la seguridad y la eficacia de la suplementación con prebióticos o probióticos (284). Mientras tanto, una alimentación saludable y la pérdida de peso cuando sea necesario pueden promover una composición favorable de la microbiota intestinal.

ASPECTOS CLÍNICOS DESTACADOS

La bibliografía que orienta el tratamiento y la prevención de la diabetes es muy abundante, compleja y evolutiva. El tratamiento farmacológico es, por supuesto, un pilar esencial en el tratamiento de todas las variedades de diabetes *mellitus*, cuyos detalles quedan fuera del objetivo de este capítulo. Existen excelentes revisiones recientes sobre la diabetes de tipo 1 y de tipo 2, así como sobre la diabetes gestacional y la prevención de la diabetes (285-291).

Sin embargo, la terapia nutricional y de estilo de vida es comparativamente importante en el tratamiento eficaz de la diabetes, y ofrece una promesa mucho mayor para la prevención de esta a nivel de la población. Si se sitúa en el contexto de los principios nutricionales pertinentes para el tratamiento de enfermedades relacionadas, como la obesidad, la ECV, la hipertensión y la enfermedad renal, surge un enfoque coherente para el tratamiento alimentario tanto de la resistencia a la insulina como de la diabetes.

Para la mayoría de los pacientes con diabetes, la pérdida de peso y su mantenimiento son los pilares del tratamiento clínico. La pérdida y el mantenimiento del peso, temas complejos por sí mismos (*v.* caps. 5, 44 y 47), se consiguen mejor mediante la restricción de la energía nutritiva en combinación con el ejercicio constante; el Programa de Prevención de la Diabetes ha demostrado claramente el valor de este enfoque en la prevención de la diabetes en individuos de alto riesgo. Tanto la pérdida de peso como el ejercicio han demostrado un beneficio independiente en el control de la diabetes y sus secuelas. También se ha demostrado que los cambios en el estilo de vida que dan lugar a pérdida de peso retrasan la progresión de la enfermedad renal crónica en el estudio *Look Ahead.*

Junto con los esfuerzos por controlar el peso, la diabetes justifica que se preste atención a las tres clases de macronutrimentos. La ingesta de proteínas debe mantenerse generalmente en o cerca de 0.8 g/kg/día, con restricciones por debajo de este nivel cuando se requiera solo con el diagnóstico de enfermedad renal (*v.* cap. 16); una ingesta de proteínas ligeramente superior, hasta el 25 % de las calorías, se encuentra entre las estrategias destacadas para reducir la carga glucémica de la alimentación.

Centrarse en los hábitos alimentarios es el pilar de las recomendaciones nutricionales, más que los perfiles de macronutrimentos, ya que el perfil ideal de macronutrimentos sigue siendo controvertido en la bibliografía. Los hábitos alimentarios incluidos en las directrices de estilo de vida de la AACE hacen hincapié en los alimentos vegetales, con un alto contenido en PUFA y MUFA, y en evitar las grasas *trans* y saturadas. Se pueden permitir otros hábitos alimentarios, pero se deben considerar cuidadosamente sus riesgos y beneficios en cada paciente. Una revisión exhaustiva ha destacado el papel de las dietas basadas en vegetales en la prevención y el tratamiento de la diabetes de tipo 2.

Aunque siguen existiendo controversias sobre las cantidades óptimas de hidratos de carbono y lípidos, las publicaciones sobre este y otros temas apoya en general una ingesta de hidratos de carbono de aproximadamente el 55 % de las calorías, siendo los lípidos del 25 % al 30 %. Los hidratos de carbono deben ser complejos y, lo que es quizá más importante, deben aportar al menos 30 g/día de fibra, preferiblemente más. Las fuentes de fibra soluble de especial beneficio metabólico son las frutas, los cereales y las leguminosas. La combinación de grasas saturadas y *trans* debería limitarse idealmente a menos del 5 %, y desde luego a menos del 10 %.

Las calorías de ácidos grasos ω-3 con respecto a las grasas poliinsaturadas deben tener aproximadamente una proporción de 1:4 entre PUFA ω-3 y ω-6. Este patrón se consigue mediante el uso de aceites vegetales insaturados, el consumo de frutos secos y semillas, y la inclusión habitual de pescado en la alimentación. El resto, aproximadamente el 15%, de las calorías debe asignarse a los lípidos monoinsaturados, que proceden, sobre todo, del aceite de oliva, el aceite de colza (canola), las aceitunas, el aguacate, los frutos secos y las semillas.

Dados los beneficios asociados a la fibra soluble, debe realizarse un esfuerzo especial para aumentar su ingesta. Los copos de avena, las manzanas y las bayas son fuentes concentradas, que se incorporan fácilmente a cualquier hábito alimentario que promueva la salud. Las alubias y las lentejas también son excelentes fuentes y, si se utilizan como fuentes de proteínas alternativas a la carne, ofrecen la ventaja potencial adicional de reducir la ingesta de grasas saturadas. También debe mencionarse la economía de las alubias y las lentejas, ante el lamento, a menudo inexacto, de que la alimentación saludable es prohibitivamente cara. La recomendación de seguir unos hábitos alimentarios que favorezca el consumo de alimentos predominantemente vegetales, hidratos de carbono no refinados y alimentos no procesados para la diabetes es coherente con otros datos que apoyan estos alimentos para la promoción de la salud a largo plazo y la salud planetaria, que es una cuestión cada vez más importante en la tercera década del siglo XXI (292,293).

Los hábitos alimentarios alternativos, como las dietas bajas en hidratos de carbono, pueden proporcionar beneficios para la salud a corto plazo, pero pueden ser contrarios a la salud personal y planetaria a largo plazo, sobre todo si dependen de los lípidos y proteínas de origen animal. Sin embargo, variaciones más sostenibles de las dietas bajas en hidratos de carbono, como la dieta Eco-Atkins descrita por Jenkins y cols., pueden mitigar algunos de los problemas de salud y planetarios a largo plazo que (294,295) limitan las populares dietas bajas en hidratos de carbono.

En conclusión, el control del peso, la actividad física y la insistencia en unos hábitos alimentarios más saludables, como se ha descrito anteriormente, deben combinarse juiciosamente con un tratamiento farmacológico cuidadosamente seleccionado, para optimizar el control y la evolución clínica de la diabetes, y para lograr índices óptimos de prevención de esta. En los pacientes con sobrepeso con resistencia a la insulina o diabetes, se puede esperar un beneficio notable con una pérdida de peso del 7% al 10%.

La pérdida de peso necesaria para obtener un beneficio metabólico apreciable probablemente varía notablemente con la antropometría y el origen étnico, pero todavía no se dispone de directrices específicas para la población. Por último, la consulta a un dietista debería ser algo sistemático en la atención a la diabetes, y debería facilitar el desarrollo de planes de alimentación para adaptarse a las recomendaciones clínicas.

REFERENCIAS BIBLIOGRÁFICAS

1. de la Monte SM, Wands JR. Alzheimer's disease is type 3 diabetes—evidence reviewed. *J Diabetes Sci Technol.* 2008;2(6): 1101–1113.
2. Donath MY, Ehses JA. Type 1, type 1.5, and type 2 diabetes: not the diabetes we thought it was. *Proc Natl Acad Sci USA.* 2006;103:12217–12218.
3. Dabelea D, Mayer-Davis EJ, Saydah S, et al. Prevalence of type 1 and type 2 diabetes among children and adolescents from 2001 to 2009. *JAMA.* 2014;311(17):1778–1786.
4. Mayer-Davis EJ, et al. Incidence trends of type 1 and type 2 diabetes among youths, 2002–2012. *N Engl J Med.* 2017;376:1419–1429.
5. Chaparro RJ, Konigshofer Y, Beilhack GF, et al. Nonobese diabetic mice express aspects of both type 1 and type 2 diabetes. *Proc Natl Acad Sci USA.* 2006;103:12475–12480.
6. Ford ES, Giles WH, Mokdad AH. Increasing prevalence of the metabolic syndrome among US adults. *Diabetes Care.* 2004;27:2444–2449.
7. Reaven G, Abbasi F, McLaughlin T. Obesity, insulin resistance, and cardiovascular disease. *Recent Prog Horm Res.* 2004;59:207–223.
8. Engelgau MM, Geiss LS, Saaddine JB, et al. The evolving diabetes burden in the United States. *Ann Intern Med.* 2004;140:945–950.
9. National Diabetes Statistics Report 2020. CDC.Gov.
10. Honeycutt AA, Boyle JP, Broglio KR, et al. A dynamic Markov model for forecasting diabetes prevalence in the United States through 2050. *Health Care Manag Sci.* 2003;6:155–164.
11. Atkinson M, Ellis T. Infants' diets and insulin-dependent diabetes: evaluating the "cows' milk hypothesis" and a role for anti-bovine serum albumin immunity. *J Am Coll Nutr.* 1997;16:334.
12. World Health Organization. Diabetes Fact Sheet, June 2020.
13. Lin J, et al. Projections of the future diabetes burden in the United States through 2060. *Population Health Metrics.* 2018;16(1):1–9.
14. Samuelsson U, Johansson C, Ludvigsson J. Breast-feeding seems to play a marginal role in the prevention of insulin-dependent diabetes mellitus. *Diabetes Res Clin Pract.* 1993;19:203–210.
15. Meloni T, Marinaro AM, Mannazzu MC, et al. IDDM and early infant feeding. Sardinian case-control study. *Diabetes Care.* 1997;20:340–342.
16. Sadauskaite-Kuehne V, Ludvigsson J, Padaiga Z, et al. Longer breastfeeding is an independent protective factor against development of type 1 diabetes mellitus in childhood. *Diabetes Metab Res Rev.* 2004;20:150–157.
17. Perez-Bravo F, Oyarzun A, Carrasco E, et al. Duration of breast feeding and bovine serum albumin antibody levels in type 1 diabetes: a case-control study. *Pediatr Diabetes.* 2003;4:157–161.
18. Lebovitz H. Type 2 diabetes: an overview. *Clin Chem.* 1999;45:1339–1345.
19. Drong AW, Lindgren CM, McCarthy MI. The genetic and epigenetic basis of type 2 diabetes and obesity. *Clin Pharmacol Ther.* 2012;92(6):707–715.
20. Neel J. Diabetes mellitus: a "thrifty" genotype rendered detrimental by "progress"? *Am J Hum Genet.* 1962;14:353–362.
21. Benyshek DC, Watson JT. Exploring the thrifty genotype's food-shortage assumptions: a cross-cultural comparison of ethnographic accounts of food security among foraging and agricultural societies. *Am J Phys Anthropol.* 2006;131: 120–126.

22. Prentice AM. Early influences on human energy regulation: thrifty genotypes and thrifty phenotypes. *Physiol Behav.* 2005;86:640–645.

23. Prentice AM, Rayco-Solon P, Moore SE. Insights from the developing world: thrifty genotypes and thrifty phenotypes. *Proc Nutr Soc.* 2005;64:153–161.

24. Chakravarthy MV, Booth FW. Eating, exercise, and "thrifty" genotypes: connecting the dots toward an evolutionary understanding of modern chronic diseases. *J Appl Physiol.* 2004;96:3–10.

25. Speakman JR. Thrifty genes for obesity and the metabolic syndrome—time to call off the search? *Diab Vasc Dis Res.* 2006;3:7–11.

26. Dulloo AG, Jacquet J, Seydoux J, et al. The thrifty "catch-up fat" phenotype: its impact on insulin sensitivity during growth trajectories to obesity and metabolic syndrome. *Int J Obes (Lond).* 2006;30:S23–S35.

27. Allen DB, Nemeth BA, Clark RR, et al. Fitness is a stronger predictor of fasting insulin levels than fatness in overweight male middle-school children. *J Pediatr.* 2007;150:383–387.

28. Goldfine AB, Bouche C, Parker RA, et al. Insulin resistance is a poor predictor of type 2 diabetes in individuals with no family history of disease. *Proc Natl Acad Sci USA.* 2003;100:2724–2729.

29. Kadowaki T. Insights into insulin resistance and type 2 diabetes from knockout mouse models. *J Clin Invest.* 2000;106:459–465.

30. Cavaghan MK, Ehrmann DA, Polonsky KS. Interactions between insulin resistance and insulin secretion in the development of glucose intolerance. *J Clin Invest.* 2000;106:329–333.

31. Riddle MC, Genuth S. *Metabolism, II Type 2 Diabetes Mellitus. ACP Medcine Online.* Available at http://www.medscape.com/viewarticle/548768?rss; accessed 12/28/07.

32. Meece J. Pancreatic islet dysfunction in type 2 diabetes: a rational target for incretin-based therapies. *Curr Med Res Opin.* 2007;23:933–944.

33. Colditz GA, Willett WC, Rotnitzky A, et al. Weight gain as a risk factor for clinical diabetes mellitus in women [see comments]. *Ann Intern Med.* 1995;122:481–486.

34. Ford E, Williamson D, Liu S. Weight change and diabetes incidence: findings from a national cohort of US adults. *Am J Epidemiol.* 1997;146:214.

35. Biggs ML, Mukamal KJ, Luchsinger JA, et al. Association between adiposity in midlife and older age and risk of diabetes in older adults. *JAMA.* 2010;303(24):2504–2512.

36. Lazarus R, Sparrow D, Weiss S. Temporal relations between obesity and insulin: longitudinal data from the normative aging study. *Am J Epidemiol.* 1998;147:173–179.

37. Aye T, Levitsky LL. Type 2 diabetes: an epidemic disease in childhood. *Curr Opin Pediatr.* 2003;15:411–415.

38. Fagot-Campagna A, Pettitt DJ, et al. Type 2 diabetes among North American children and adolescents: an epidemiologic review and a public health perspective. *J Pediatr.* 2000;136:664–672.

39. Pontiroli AE. Type 2 diabetes mellitus is becoming the most common type of diabetes in school children. *Acta Diabetol.* 2004;41:85–90.

40. Wiegand S, Maikowski U, Blankenstein O, et al. Type 2 diabetes and impaired glucose tolerance in European children and adolescents with obesity—a problem that is no longer restricted to minority groups. *Eur J Endocrinol.* 2004;151:199–206.

41. Expert Panel on Detection Evaluation and Treatment of High Blood Cholesterol in Adults. Executive summary of the third report of the National Cholesterol Education Program (NCEP) Expert Panel on Detection, Evaluation, and Treatment of High Blood Cholesterol in Adults (Adult Treatment Panel III). *JAMA.* 2001;285:2486–2497.

42. Apedo MT, Sowers JR, Banerji MA. Cardiovascular disease in adolescents with type 2 diabetes mellitus. *J Pediatr Endocrinol Metab.* 2002;15:519–523.

43. Steinberger J, Daniels SR. Obesity, insulin resistance, diabetes, and cardiovascular risk in children: an American Heart Association scientific statement from the Atherosclerosis, Hypertension, and Obesity in the Young Committee (Council on Cardiovascular Disease in the Young) and the Diabetes Committee (Council on Nutrition, Physical Activity, and Metabolism). *Circulation.* 2003;107:1448–1453.

44. Moller D, Flier J. Insulin resistance—mechanisms, syndromes, and implications. *N Engl J Med.* 1991;325:938–948.

45. Ye J. Role of insulin in the pathogenesis of free fatty acid-induced insulin resistance in skeletal muscle. *Endocr Metab Immune Disord Drug Targets.* 2007;7:65–74.

46. Sesti G. Pathophysiology of insulin resistance. *Best Pract Res Clin Endocrinol Metab.* 2006;20:665–679.

47. Lillioja S, Mott D, Spraul M, et al. Insulin resistance and insulin secretory dysfunction as precursors of non-insulin-dependent diabetes mellitus. *N Engl J Med.* 1993;329:1988–1992.

48. Pimenta W, Mitrakou A, Jensen T, et al. Insulin secretion and insulin sensitivity in people with impaired glucose tolerance. *Diabet Med.* 1996;13:s33–s36.

49. Reaven GM, Lithell H, Landsberg L. Hypertension and associated metabolic abnormalities—the role of insulin resistance and the sympathoadrenal system. *N Engl J Med.* 1996;334:374–381.

50. Cowen R. Seeds of protection. *Sci News.* 1990;137:350–351.

51. Grundy S. Hypertriglyceridemia, insulin resistance, and the metabolic syndrome. *Am J Cardiol.* 1999;83:25f–29f.

52. American Heart Association. *Metabolic Syndrome.* Available at http://www.americanheart.org/presenter.jhtml?identifier=4756; accessed 3/20/13.

53. Kahn R, Buse J, Ferrannini E, et al. The metabolic syndrome: time for a critical appraisal: joint statement from the American Diabetes Association and the European Association for the Study of Diabetes. *Diabetes Care.* 2005;28:2289–2304.

54. Knowler WC, Barrett-Connor E, Fowler SE, et al. Reduction in the incidence of type 2 diabetes with lifestyle intervention or metformin. *N Engl J Med.* 2002;346:393–403.

55. Look AHEAD Research Group, Pi-Sunyer X, Blackburn G, et al. Reduction in weight and cardiovascular disease risk factors in individuals with type 2 diabetes: one-year results of the look AHEAD trial. *Diabetes Care.* 2007;30(6):1374–1383.

56. Look AHEAD Research Group, Wing RR. Long-term effects of a lifestyle intervention on weight and cardiovascular risk factors in individuals with type 2 diabetes mellitus: four-year results of the Look AHEAD trial. *Arch Intern Med.* 2010;27;170(17):1566–1575.

57. Genuth S. Insights from the diabetes control and complications trial/epidemiology of diabetes interventions and complications study on the use of intensive glycemic treatment to reduce the risk of complications of type 1 diabetes. *Endocr Pract.* 2006;12(suppl 1):34–34.

58. The Diabetes Control and Complications Trial Research Group. The effect of intensive treatment of diabetes on the development and progression of long-term complications in insulin-dependent diabetes mellitus. *N Engl J Med.* 1993;329:977–986.

59. Clark CM Jr, Adlin V, eds. Risks and benefits of intensive management in non-insulin-dependent diabetes mellitus. The Fifth Regenstrief Conference. *Ann Intern Med.* 1996;124:81–186.

60. Brown A, Reynolds LR, Bruemmer D. Intensive glycemic control and cardiovascular disease: an update. *Nat Rev Cardiol.* 2010;7(7):369–375.

61. Mitka M. Aggressive glycemic control might not be best choice for all diabetic patients. *JAMA.* 2010;303(12): 1137–1138.

62. Schnabel CA, Wintle M, Kolterman O. Metabolic effects of the incretin mimetic exenatide in the treatment of type 2 diabetes. *Vasc Health Risk Manag.* 2006;2:69–77.

63. Hinnen D. Glucagon-like peptide 1 receptor agonists for type 2 diabetes. *Diabetes Spectrum.* 2017;30(3):202–210.

64. Marín-Peñalver JJ, Martín-Timón I, Sevillano-Collantes C, del Cañizo-Gómez FJ. Update on the treatment of type 2 diabetes mellitus. *World J Diabetes.* 2016;7(17):354–395.

65. Inzucchi SE. Oral antihyperglycemic therapy for type 2 diabetes: scientific review. *JAMA.* 2002;287:360–372.

66. Bennett WL, Maruthur NM, Singh S, et al. Comparative effectiveness and safety of medications for type 2 diabetes: an update including new drugs and 2-drug combinations. *Ann Intern Med.* 2011;154(9):602–613.

67. Jenkins D, Wolever T, Taylor R, et al. Glycemic index of foods: a physiological basis for carbohydrate exchange. *Am J Clin Nutr.* 1981;34:362–366.

68. Jenkins D, Wolever T, Vuksan V, et al. Nibbling versus gorging: metabolic advantages of increased meal frequency. *N Engl J Med.* 1989;321:929–934.

69. Ludwig DS. Clinical update: the low-glycaemic-index diet. *Lancet.* 2007;369:890–892.

70. Ebbeling CB, Leidig MM, Sinclair KB, et al. Effects of an ad libitum low-glycemic load diet on cardiovascular disease risk factors in obese young adults. *Am J Clin Nutr.* 2005;81: 976–982.

71. Pereira MA, Swain J, Goldfine AB, et al. Effects of a low-glycemic load diet on resting energy expenditure and heart disease risk factors during weight loss. *JAMA.* 2004;292: 2482–2490.

72. Buyken AE, Dettmann W, Kersting M, et al. Glycaemic index and glycaemic load in the diet of healthy schoolchildren: trends from 1990 to 2002, contribution of different carbohydrate sources and relationships to dietary quality. *Br J Nutr.* 2005;94:796–803.

73. Shikany JM, Thomas SE, Henson CS, et al. Glycemic index and glycemic load of popular weight-loss diets. *MedGenMed.* 2006;8:22.

74. Livesey G. Low-glycaemic diets and health: implications for obesity. *Proc Nutr Soc.* 2005;64:105–113.

75. Schulz M, Liese AD, Mayer-Davis EJ, et al. Nutritional correlates of dietary glycaemic index: new aspects from a population perspective. *Br J Nutr.* 2005;94:397–406.

76. Olendzki BC, Ma Y, Culver AL, et al. Methodology for adding glycemic index and glycemic load values to 24-h dietary recall database. *Nutrition.* 2006;22:1087–1095.

77. Kelly S, Frost G, Whittaker V, et al. Low glycaemic index diets for coronary heart disease. *Cochrane Database Syst Rev.* 2004;4:CD004467.

78. Vega-López S, et al. Relevance of the glycemic index and glycemic load for body weight, diabetes, and cardiovascular disease. *Nutrients.* 2018 Oct;10(10):1361.

79. Zavaroni I, Bonora E, Pagliara M, et al. Risk factors for coronary artery disease in healthy persons with hyperinsulinemia and normal glucose tolerance. *N Engl J Med.* 1989;320: 702–707.

80. Diabetes Prevention Program Research Group. 10-year follow-up of diabetes incidence and weight loss in the Diabetes Prevention Program Outcomes Study. *Lancet.* 2009;374(9702):1677–1686.

81. DREAM (Diabetes Reduction Assessment with ramipril and rosiglitazone Medication) Trial Investigators, Gerstein HC, Yusuf S, et al. Effect of rosiglitazone on the frequency of diabetes in patients with impaired glucose tolerance or impaired fasting glucose: a randomised controlled trial. *Lancet.* 2006;368: 1096–1105.

82. Diabetes Prevention Program Research Group. Within-trial cost-effectiveness of lifestyle intervention or metformin for the primary prevention of type 2 diabetes. *Diabetes Care* 2003;26:2518–2523.

83. Eddy DM, Schlessinger L, Kahn R. Clinical outcomes and cost-effectiveness of strategies for managing people at high risk for diabetes. *Ann Intern Med.* 2005;143:251–264.

84. Herman WH, Hoerger TJ, Brandle M, et al. The cost-effectiveness of lifestyle modification or metformin in preventing type 2 diabetes in adults with impaired glucose tolerance. *Ann Intern Med.* 2005;142:323–332.

85. Rinaldi S, et al. A comprehensive review of the literature supporting recommendations from the Canadian Diabetes Association for the use of a plant-based diet for the management of type 2 diabetes. *Can J Diabetes.* 2016; 40:471–477.

86. American Diabetes Association. Lifestyle management. Standards of medical care in diabetes 2019. *Diabetes Care.* 2019 Jan;42(Supplement 1):S46–S60.

87. Pawlak R. Vegetarian diets in the prevention and management of diabetes and its complications. *Diabetes Spectr.* 2017;30: 82–88.

88. Mittendorfer B, et al. A word of caution against excessive protein intake. *Nat Rev Endocrinol.* 2020;16:59–66.

89. Steward H, Bethea M, Andrews S, et al. *Sugar busters! Cut sugar to trim fat.* New York, NY: Ballantine Books, 1998.

90. Heller R, Heller R. *The carbohydrate addict's lifespan program.* New York, NY: Plume, 1998.

91. Garber AJ, et al. Consensus statement by the American Association of Clinical Endocrinologists and American College of Endocrinology on the comprehensive type 2 diabetes management algorithm–2020 executive summary. *Endocr Pract.* 2020;26(1):107–139.

92. American Diabetes Association. Standards of medical care in diabetes-2020. *Diabetes Care.* 2020;43(Suppl. 1):S203–S204.

93. Sears B, Lawren B. *Enter the zone.* New York, NY: Regan Books, 1995.

94. Papamichou D, Panagiotakos DB, Itsiopoulos C. Dietary patterns and management of type 2 diabetes: a systematic review of randomised clinical trials. *Nutr Metab Cardiovasc Dis.* 2019;29(6):531–543.

95. Van Zuuren EJ, Fedorowicz Z, et al. Effect of a low carbohydrate compared with low-fat-diet interventions on metabolic control in people with type 2 diabetes: a systemic review including GRADE assessments. *Am J Clin Nutr.* 2018;108: 300–331.

96. Sainsbury E, Kizirian NV, et al. Effect of dietary carbohydrate restriction on glycemic control in adults with diabetes: a systemic review and meta-analysis. *Diabetes Res Clin Pract.* 2018;139:239–252.

97. Noto H, Goto A, Tsujimoto T, Noda M. Low-carbohydrate diets and all-cause mortality: a systematic review and meta-analysis of observational studies. *PloS One.* 2013;8(1):e55030.

98. Sjögren P, Becker W, Warensjö E, et al. Mediterranean and carbohydrate-restricted diets and mortality among elderly men: a cohort study in Sweden. *Am J Clin Nutr.* 2010;92(4):967–974.

99. Seidelmann SB, Claggett B, Cheng S, et al. Dietary carbohydrate intake and mortality: a prospective cohort study and meta-analysis. *Lancet Public Health.* 2018;3(9):e419–e428.

100. Lewis G, Steiner G. Acute effects of insulin in the control of VLDL production in humans. *Diabetes Care.* 1996;19: 390–393.

101. Wurtz AML, et al. Replacing the consumption of red meat with other major dietary protein sources and risk of type 2 diabetes mellitus: a prospective cohort study. *Am J Clin Nutr.* 2020;113(3):612–621.

102. Wang L, Folsom AR, Zheng ZJ, et al. Plasma fatty acid composition and the incidence of Diabetes in middle-aged adults: the Atherosclerosis Risk in communities (ARIC) study. *Am J Clin Nutr.* 2003;78:91–98.

103. Campmans-Kujjpers MJ, Sluijs I, Nothlings U, et al. The association of substituting carbohydrates with total fat and different types of fatty acids with mortality and weight among diabetes patients. *Clin Nutr.* 2017;35:1096–1102.

104. Garg A, Bonamome A, Grundy S, et al. Comparison of a high-carbohydrate diet with a high-monounsaturated-fat diet in patients with non-insulin-dependent diabetes mellitus. *N Engl J Med.* 1988;319:829–843.

105. Garg A, Bantle J, Henry R, et al. Effects of varying carbohydrate content of diet in patients with non-insulin-dependent diabetes mellitus. *JAMA.* 1994;271:1421–1428.

106. Guldbrand H, Dizdar B, Bunjaku B, et al. In type 2 diabetes, randomisation to advice to follow a low-carbohydrate diet transiently improves glycaemic control compared with advice to follow a low-fat diet producing a similar weight loss. *Diabetologia.* 2012;55(8):2118–2127.

107. Gardner CD, et al. Effect of low-fat vs low-carbohydrate diet on 12-month weight loss in overweight adults and the association with genotype pattern or insulin secretion: the DIETFITS randomized clinical trial. *JAMA.* 2018;319(7): 667–679.

108. Milne R, Mann J, Chisholm A, et al. Long-term comparison of three dietary prescriptions in the treatment of NIDDM. *Diabetes Care.* 1994;17:74–80.

109. Luscombe N, Noakes M, Clifton P. Diets high and low in glycemic index versus high monounsaturated fat diets: effects on glucose and lipid metabolism in NIDDM. *Eur J Clin Nutr.* 1999;53:473–478.

110. Gerhard GT, Ahmann A, Meeuws K, et al. Effects of a low-fat diet compared with those of a high-monounsaturated fat diet on body weight, plasma lipids and lipoproteins, and glycemic control in type 2 diabetes. *Am J Clin Nutr.* 2004; 80(3):668–673.

111. Shai I, Schwarzfuchs D, Henkin Y, et al. Weight loss with a low-carbohydrate, Mediterranean, or low-fat diet. *N Engl J Med.* 2008;359(3):229–241.

112. Reynolds A, Mann J, Cummings J, et al. Carbohydrate quality and human health: a series of systemic reviews and meta-analyses. *Lancet.* 2019;393:434–445.

113. Interact Consortium. Dietary fibre and incidence of type 2 diabetes in eight European countries: the EPIC-interACT study and a meta-analysis of prospective studies. *Diabetologia.* 2015;58:1394–1408.

114. Threapleton DE, Greenwood DC, Evans CE, et al. Dietary fibre intake and risk of cardiovacular disease: systemic review and meta-analysis. *BMJ.* 2013;347:f6879.

115. Elhayany A, Lustman A, Abel R, et al. Of note, all three diets improved body composition, glycemic control, and blood lipids. A low carbohydrate Mediterranean diet improves cardiovascular risk factors and diabetes control among overweight patients with type 2 diabetes mellitus: a 1-year prospective randomized intervention study. *Diabetes Obes Metab.* 2010;12(3):204–209.

116. Barnard ND, Cohen J, Jenkins DJ, et al. A low-fat vegan diet and a conventional diabetes diet in the treatment of type 2 diabetes: a randomized, controlled, 74-wk clinical trial. *Am J Clin Nutr.* 2009;89(5):1588S–1596S.

117. Naude CE, et al. Low carbohydrate versus isoenergetic balanced diets for reducing weight and cardiovascular risk: a systematic review and meta-analysis. *PloS One.* 2014;9(7):e100652.

118. Yokoyama Y, Barnard N, et al. Vegetarian diets and glycemic control in diabetes: a systemic review and meta-analysis. *Cardiovasc Diagn Ther.* 2014;4(5):373.

119. Sargrad KR, Homko C, Mozzoli M, et al. Effect of high protein vs high carbohydrate intake on insulin sensitivity, body weight, hemoglobin A1c, and blood pressure in patients with type 2 diabetes mellitus. *J Am Diet Assoc.* 2005;105:573–580.

120. Heilbronn LK, Noakes M, Clifton PM. The effect of high- and low-glycemic index energy restricted diets on plasma lipid and glucose profiles in type 2 diabetic subjects with varying glycemic control. *J Am Coll Nutr.* 2002;21:120–127.

121. Storm H, Thomsen C, Pedersen E, et al. Comparison of a carbohydrate-rich diet and diets rich in stearic or palmitic acid in NIDDM patients. Effects on lipids, glycemic control, and diurnal blood pressure. *Diabetes Care.* 1997;20: 1807–1813.

122. Tonstad S. Butler T. Yan R, et al. Type of vegetarian diet, body weight, and prevalence of type 2 Diabetes. *Diabetes Care.* 2009;32:791–796.

123. Satija A, Bhupathiraju SN, et al. Plant-based dietary patterns and incidence of type 2 diabetes in US men and women: results from three prospective cohort studies. *PLoS Med.* 2016;13(6):e1002039.

124. Ziemer DC, Berkowitz KJ, Panayioto RM, et al. A simple meal plan emphasizing healthy food choices is as effective as an exchange-based meal plan for urban African Americans with type 2 diabetes. *Diabetes Care.* 2003;26:1719–1724.

125. UK Prospective Diabetes Study (UKPDS) Group. Intensive blood-glucose control with sulphonylureas or insulin compared with conventional treatment and risk of complications in patients with type 2 diabetes (UKPDS 33). *Lancet.* 1998;352:837–853.

126. Clarke PM, Gray AM, Briggs A, et al. Cost-utility analyses of intensive blood glucose and tight blood pressure control in type 2 diabetes (UKPDS 72). *Diabetologia.* 2005;48: 868–877.

127. Ludwig DS, Friedman MI. Increasing adiposity: consequence or cause of overeating? *JAMA.* 2014;311(21):2167–2168.

128. Ludwig DS, Ebbeling CB. The carbohydrate-insulin model of obesity: beyond "calories in, calories out". *JAMA Intern Med.* 2018;178(8):1098–1103.

129. Sievenpiper JL. Low-carbohydrate diets and cardiometabolic health: the importance of carbohydrate quality over quantity. *Nutr Rev.* 2020;78(Suppl. 1):69–77.

130. Hall KD, Guyenet SJ, Leibel RL. The carbohydrate-insulin model of obesity is difficult to reconcile with current evidence. *JAMA Intern Med.* 2018;178(8):1103–1105.

131. Hall KD, et al. Calorie for calorie, dietary fat restriction results in more body fat loss than carbohydrate restriction in people with obesity. *Cell Metab.* 2015;22(3):427–436.

132. Ebbeling CB, et al. Effects of a low carbohydrate diet on energy expenditure during weight loss maintenance: randomized trial. *BMJ.* 2018;363.

133. Hall KD, Guo J. No significant effect of dietary carbohydrate versus fat on the reduction in total energy expenditure dur-

ing maintenance of lost weight: a secondary analysis. *bioRxiv.* 2018:476655.

134. Joshi S, Ostfeld RJ, Mcmacken M. The ketogenic diet for obesity and diabetes-enthusiasm outpaces evidence. *JAMA Intern Med.* 2019;179(9):1163–1164.

135. Hallberg SJ, McKenzie AL, Williams PT, et al. Effectiveness and safety of a novel care model for the management of type 2 diabetes at 1 year: an open-label, non-randomized, controlled study. *Diabetes Ther.* 2018;9(2):583–612.

136. Westman EC, et al. The effect of a low-carbohydrate, ketogenic diet versus a low-glycemic index diet on glycemic control in type 2 diabetes mellitus. *Nutr Metab.* 2008;5(1):36.

137. Saslow LR, et al. An online intervention comparing a very low-carbohydrate ketogenic diet and lifestyle recommendations versus a plate method diet in overweight individuals with type 2 diabetes: a randomized controlled trial. *J Med Internet Res.* 2017;19(2):e36.

138. Saslow LR, et al. Twelve-month outcomes of a randomized trial of a moderate-carbohydrate versus very low-carbohydrate diet in overweight adults with type 2 diabetes mellitus or prediabetes. *Nutr Diabetes.* 2017;7(12):1–6.

139. Bueno NB, et al. Very-low-carbohydrate ketogenic diet v. low-fat diet for long-term weight loss: a meta-analysis of randomised controlled trials. *Br J Nutr.* 2013;110(7):1178–1187.

140. Hall KD, Guo J. Obesity energetics: body weight regulation and the effects of diet composition. *Gastroenterology.* 2017;152(7):1727.

141. Hall KD, Chen KY, Guo J, et al. Energy expenditure and body composition changes after an isocaloric ketogenic diet in overweight and obese men. *Am J Clin Nutr.* 2016;104(2):324–333.

142. Davidson JA. Treatment of the patient with diabetes: importance of maintaining target HbA(1c) levels. *Curr Med Res Opin.* 2004;20:1919–1927.

143. Kalergis M, Schiffrin A, Gougeon R, et al. Impact of bedtime snack composition on prevention of nocturnal hypoglycemia in adults with type 1 diabetes undergoing intensive insulin management using lispro insulin before meals: a randomized, placebo-controlled, crossover trial. *Diabetes Care.* 2003;26:9–15.

144. Dyer-Parziale M. The effect of extend bar containing uncooked cornstarch on night-time glycemic excursion in subjects with type 2 diabetes. *Diabetes Res Clin Pract.* 2001;53:137–139.

145. Raju B, Arbelaez AM, Breckenridge SM, et al. Nocturnal hypoglycemia in type 1 diabetes: an assessment of preventive bedtime treatments. *J Clin Endocrinol Metab.* 2006;91: 2087–2092.

146. Tsalikian E, Mauras N, Beck RW, et al. Impact of exercise on overnight glycemic control in children with type 1 diabetes mellitus. *J Pediatr.* 2005;147:528–534.

147. Pi-Sunyer FX. How effective are lifestyle changes in the prevention of type 2 diabetes mellitus? *Nutr Rev.* 2007;65: 101–110.

148. Coughlin CC, Finck BN, Eagon JC, et al. Effect of marked weight loss on adiponectin gene expression and plasma concentrations. *Obesity (Silver Spring).* 2007;15:640–645.

149. Aronne LJ. Therapeutic options for modifying cardiometabolic risk factors. *Am J Med.* 2007;120:s26–s34.

150. Lee M, Aronne LJ. Weight management for type 2 diabetes mellitus: global cardiovascular risk reduction. *Am J Cardiol.* 2007;99:68b–79b.

151. Mathieu P, Pibarot P, Despres JP. Metabolic syndrome: the danger signal in atherosclerosis. *Vasc Health Risk Manag.* 2006;2:285–302.

152. St-Pierre J, Lemieux I, Perron P, et al. Relation of the "hypertriglyceridemic waist" phenotype to earlier manifestations of coronary artery disease in patients with glucose intolerance and type 2 diabetes mellitus. *Am J Cardiol.* 2007;99:369–373.

153. Atkins DR. *Atkins' new diet revolution.* New York, NY: M. Evans & Company, 1999.

154. Despres JP, Lemieux I. Abdominal obesity and metabolic syndrome. *Nature.* 2006;444:881–887.

155. Blackburn P, Despres JP, Lamarche B, et al. Postprandial variations of plasma inflammatory markers in abdominally obese men. *Obesity (Silver Spring).* 2006;14:1747–1754.

156. Després JP. Intra-abdominal obesity: an untreated risk factor for type 2 diabetes and cardiovascular disease. *J Endocrinol Invest.* 2006;29:77–82.

157. Rush EC, Goedecke JH, Jennings C, et al. BMI, fat and muscle differences in urban women of five ethnicities from two countries. *Int J Obes (Lond).* 2007;31:1232–1239.

158. He M, Tan KC, Li ET, et al. Body fat determination by dual energy x-ray absorptiometry and its relation to body mass index and waist circumference in Hong Kong Chinese. *Int J Obes Relat Metab Disord.* 2001;25:748–752.

159. Deurenberg-Yap M, Schmidt G, van Staveren WA, et al. The paradox of low body mass index and high body fat percentage among Chinese, Malays and Indians in Singapore. *Int J Obes Relat Metab Disord.* 2000;24:1011–1017.

160. Taylor R. Pathogenesis of type 2 diabetes: tracing the reverse route from cure to cause. *Diabetologia.* 2008;51(10):1781–1789.

161. Jazet IM, Pijl H, Frolich M, et al. Two days of a very low calorie diet reduces endogenous glucose production (EGP) in obese type 2 diabetic patients despite the withdrawal of blood glucose-lowering therapies including insulin. *Metabolism.* 2005;54(6):705–712.

162. Mingrone G, Panunzi S, De Gaetano A, et al. Bariatric surgery versus conventional medical therapy for type 2 diabetes. *N Engl J Med.* 2012;366(17):1577–1585.

163. Ludwig DS, Ebbeling CB, Livingston EH. Surgical vs lifestyle treatment for type 2 diabetes. *JAMA.* 2012;308(10):981–982.

164. Jenkins D, Wolever T, Jenkins A. Starchy foods and glycemic index. *Diabetes Care.* 1988;11:149–159.

165. Jenkins D, Jenkins A. The glycemic index, fiber, and the dietary treatment of hypertriglyceridemia and diabetes. *J Am Coll Nutr.* 1987;6:11–17.

166. Bantle J, Laine D, Castle G, et al. Postprandial glucose and insulin responses to meals containing different carbohydrates in normal and diabetic subjects. *N Engl J Med* 1983;309:7–12.

167. American Dietetic Association. Nutrition recommendations and principles for people with diabetes mellitus. *Diabetes Care.* 1994;17:519–522.

168. Liljeberg H, Akerberg A, Bjorck I. Effect of the glycemic index and content of indigestible carbohydrates of cereal-based breakfast meals on glucose tolerance at lunch in healthy subjects. *Am J Clin Nutr.* 1999;69:647–655.

169. Moyad MA. Fad diets and obesity—part II: an introduction to the theory behind low-carbohydrate diets. *Urol Nurs.* 2004;24:442–445.

170. Wikipedia. *Glycemic Load.* Available at http://en.wikipedia.org/wiki/Glycemic_load; accessed 10/8/07.

171. Colombani PC. Glycemic index and load-dynamic dietary guidelines in the context of disease. *Physiol Behav.* 2004;83: 603–610.

172. Foster-Powell K, Holt SHA, Brand-Miller JC. International table of glycemic index and glycemic load values: 2002. *Am J Clin Nutr.* 2002;76:5–56. Available at http://www.ajcn.org/cgi/content-nw/full/76/1/5/T1; accessed 10/8/07.

173. Barclay AW, Petocz P, McMillan-Price J, et al. Glycemic index, glycemic load, and chronic disease risk—a meta-analysis of observational studies. *Am J Clin Nutr.* 2008;87(3):627–637.

174. Du H, van der A DL, van Bakel MM, et al. Glycemic index and glycemic load in relation to food and nutrient intake and metabolic risk factors in a Dutch population. *Am J Clin Nutr.* 2008;87(3):655–661.

175. Das SK, Gilhooly CH, Golden JK, et al. Long-term effects of 2 energy-restricted diets differing in glycemic load on dietary adherence, body composition, and metabolism in CALERIE: a 1-y randomized controlled trial. *Am J Clin Nutr.* 2007;85(4):1023–1030.

176. Philippou E, McGowan BM, Brynes AE, et al. The effect of a 12-week low glycaemic index diet on heart disease risk factors and 24 h glycaemic response in healthy middle-aged volunteers at risk of heart disease: a pilot study. *Eur J Clin Nutr.* 2008;62(1):145–149.

177. Thomas DE, Elliott EJ, Baur L. Low glycaemic index or low glycaemic load diets for overweight and obesity. *Cochrane Database Syst Rev.* 2007;(3):CD005105.

178. Philippou E, Bovill-Taylor C, Rajkumar C, et al. Preliminary report: the effect of a 6-month dietary glycemic index manipulation in addition to healthy eating advice and weight loss on arterial compliance and 24-h ambulatory blood pressure in men: a pilot study. *Metabolism.* 2009;58(12):1703–1708.

179. Philippou E, Neary NM, Chaudhri O, et al. The effect of dietary glycemic index on weight maintenance in overweight subjects: a pilot study. *Obesity (Silver Spring).* 2009;17(2):396–401.

180. Nash SD, Westpfal M. Cardiovascular benefits of nuts. *Am J Cardiol.* 2005;95(8):963–965.

181. Kendall CWC, Josse AR, Esfahani A, et al. Nuts, metabolic syndrome, and diabetes. *Br J Nutr.* 2010;104:465–473.

182. Jiang R, Manson JE, Stampfer MJ, et al. Nut and peanut butter consumption and risk of type 2 diabetes in women. *JAMA.* 2002;288(20):2554–2560.

183. Parker ED, Harnack LJ, Folsom AR. Nut consumption and risk of type 2 diabetes. *JAMA.* 2003;290(1):38–39.

184. Pan A, Sun Q, Manson JE, et al. Walnut consumption is associated with lower risk of type 2 diabetes in women. *J Nutr.* 2013;143(4):512–518.

185. Casas-Agustench P, Lopez-Uriarte P, Bullo M, et al. Effects of one serving of mixed nuts on serum lipids, insulin resistance and inflammatory markers in patients with the metabolic syndrome. *Nutr Metab Cardiovasc Dis.* 2011;21(2):126–135.

186. Tapsell LC, Batterham MJ, Teuss G, et al. Long-term effects of increased dietary polyunsaturated fat from walnuts on metabolic parameters in type II diabetes. *Eur J Clin Nutr.* 2009;63(8):1008–1015.

187. Ma Y, Njike VY, Millet J, et al. Effects of walnut consumption on endothelial function in type 2 diabetic subjects: a randomized controlled crossover trial. *Diabetes Care.* 2010;33(3):227–232.

188. Mukuddem-Petersen J, Oosthuizen SW, Jerling JC, et al. Effects of a high walnut and high cashew nut diet on selected markers of the metabolic syndrome: a controlled feeding trial. *Br J Nutr.* 2007;97(6):1144–1153.

189. Jenkins DJ, Kendall CW, Banach MS, et al. Nuts as a replacement for carbohydrates in the diabetic diet. *Diabetes Care.* 2011;34(8):1706–1711.

190. Nutrient Data Laboratory. *USDA National Nutrient Database for Standard Reference.* Available at http://www.nal.usda.gov/fnic/foodcomp/search/; accessed 10/8/07.

191. McGrane MM. Carbohydrate metabolism—synthesis and oxidation. In: Stipanuk MH, ed. *Biochemical and physiological aspects of human nutrition.* Philadelphia, PA: Saunders, 2000:158–210.

192. Kleim NL, Levin RJ, Havel PJ. Carbohydrates. In: Shils ME, Shike M, Ross AC, et al., eds. *Modern nutrition in health and disease,* 10th ed. Philadelphia, PA: Lippincott Williams & Wilkins, 2006:62–82.

193. Melanson KJ, Zukley L, Lowndes J, et al. Effects of high-fructose corn syrup and sucrose consumption on circulating glucose, insulin, leptin, and ghrelin and on appetite in normal-weight women. *Nutrition.* 2007;23:103–112.

194. Bray GA, Nielsen SJ, Popkin BM. Consumption of high-fructose corn syrup in beverages may play a role in the epidemic of obesity. *Am J Clin Nutr.* 2004;79:537–543.

195. Cozma AI, Sievenpiper JL, de Souza RJ, et al. Effect of fructose on glycemic control in diabetes: a systematic review and meta-analysis of controlled feeding trials. *Diabetes Care.* 2012;35(7):1611–1620.

196. Sievenpiper JL, Carleton AJ, Chatha S, et al. Heterogeneous effects of fructose on blood lipids in individuals with type 2 diabetes: systematic review and meta-analysis of experimental trials in humans. *Diabetes Care.* 2009;32(10):1930–1937.

197. Ludwig DS. Examining the health effects of fructose. *JAMA.* 2013;310(1):33–34.

198. Wikipedia. *High Fructose Corn Syrup.* Available at http://en.wikipedia.org/wiki/High_fructose_corn_syrup; accessed 4/15/07.

199. Warner M. A sweetener with a bad rap. *New York Times.* July 2, 2006. Available at http://www.nytimes.com/2006/07/02/business/yourmoney/02syrup.html?ex=1176782400&en=3b6e4ecd253953a4&ei=5070; accessed 10/8/07.

200. White JS. Challenging the fructose hypothesis: new perspectives on fructose consumption and metabolism. *Adv Nutr.* 2013;4: 246–256.

201. Stanhope KL, Havel PJ. Endocrine and metabolic effects of consuming beverages sweetened with fructose, glucose, sucrose, or high-fructose corn syrup. *Am J Clin Nutr.* 2008;88(6):1733S–1737S.

202. Malik VS, Schulze MB, Hu FB. Intake of sugar-sweetened beverages and weight gain: a systematic review. *Am J Clin Nutr.* 2006;84:274–288.

203. Schulze MB, Manson JE, Ludwig DS, et al. Sugar-sweetened beverages, weight gain, and incidence of type 2 diabetes in young and middle-aged women. *JAMA.* 2004;292:927–934.

204. O'Connor TM, Yang SJ, Nicklas TA. Beverage intake among preschool children and its effect on weight status. *Pediatrics.* 2006;118:e1010–e1018.

205. Vartanian LR, Schwartz MB, Brownell KD. Effects of soft drink consumption on nutrition and health: a systematic review and meta-analysis. *Am J Public Health.* 2007;97:667–675.

206. Basu S, Yoffe P, Hills N, et al. The relationship of sugar to population-level diabetes prevalence: an econometric analysis of repeated cross-sectional data. *PLoS One.* 2013;8(2):e57873.

207. Bittman M. It's the sugar, folks. *The New York Times.* February 27, 2013. Available at http://opinionator.blogs.nytimes.com/2013/02/27/its-the-sugar-folks/?ref=todayspaper&_r=0; accessed 07/23/13.

208. Bantle JP. Is fructose the optimal low glycemic index sweetener? *Nestle Nutr Workshop Ser Clin Perform Programme.* 2006;11:83–91.

209. U.S. Food and Drug Administration. *GRN No. 287. GRAS Notice Inventory.* Available at http://www.accessdata.fda.gov/scripts/fcn/fcnDetailNavigation.cfm?rpt=grasListing&id=287; accessed 03/24/13.

210. Swithers SE, Sample CH, Davidson TL. Adverse effects of high-intensity sweeteners on energy intake and weight control in male and obesity-prone female rats. *Behav Neurosci.* 2013;127(2):262–274.

211. Swithers SE, Martin AA, Davidson TL. High-intensity sweeteners and energy balance. *Physiol Behav.* 2010;100(1):55–62.

212. Feijó Fde M, Ballard CR, Foletto KC, et al. Saccharin and aspartame, compared with sucrose, induce greater weight gain in adult Wistar rats, at similar total caloric intake levels. *Appetite.* 2013;60(1):203–207.

213. Yang Q. Gain weight by "going diet?" Artificial sweeteners and the neurobiology of sugar cravings. *Yale J Biol Med.* 2010;83:101–108.

214. Hu FB, Malik VS. Sugar-sweetened beverages and risk of obesity and type 2 diabetes: epidemiologic evidence. *Physiol Behav.* 2010;100(1):47–54.

215. http://www.nutrasweet.com/articles/article.asp?Id=47.

216. Raben A, Richelsen B. Artificial sweeteners: a place in the field of functional foods? Focus on obesity and related metabolic disorders. *Curr Opin Nutr Metab Care.* 2012;15:597–604.

217. Bellisle F, Drewnowski A. Intense sweeteners, energy intake, and the control of body weight. *Eur J Clin Nutr.* 2007;61:691–700.

218. Gardner C, Wylie-Rosett J, Gidding SS, et al. Nonnutritive sweeteners: current use and health perspectives: a scientific statement from the American Heart Association and the American Diabetes Association. *Diabetes Care.* 2012;35(8):1798–1808.

219. Fitch C, Keim KS; Academy of Nutrition and Dietetics. Position of the Academy of Nutrition and Dietetics: use of nutritive and nonnutritive sweeteners. *J Acad Nutr Diet.* 2012;112(5):739–758.

220. Nuttall F. Dietary fiber in the management of diabetes. *Diabetes.* 1993;42:503–508.

221. Chandalia M, Garg A, Lutjohann D, et al. Beneficial effects of high dietary fiber intake in patients with type 2 diabetes mellitus. *N Engl J Med.* 2000;342:1392–1398.

222. Anderson J, Allgood L, Turner J, et al. Effects of psyllium on glucose and serum lipid responses in men with type 2 diabetes and hypercholesterolemia. *Am J Clin Nutr.* 1999;70:466–473.

223. Eaton S, Konner M. Paleolithic nutrition revisited: a twelve-year retrospective on its nature and implications. *Eur J Clin Nutr.* 1997;51:207–216.

224. van Dam RM, Hu FB. Coffee consumption and risk of type 2 diabetes: a systematic review. *JAMA.* 2005;294(1):97–104.

225. Huxley R, Lee CM, Barzi T, et al. Coffee, decaffeinated coffee, and tea consumption in relation to incident type 2 diabetes mellitus: a systematic review with meta-analysis. *Arch Intern Med.* 2009;169(22):2053–2063.

226. Whitehead N, White H. Systematic review of randomised controlled trials of the effects of caffeine or caffeinated drinks on blood glucose concentrations and insulin sensitivity in people with diabetes mellitus. *J Hum Nutr Diet.* 2013;26:111–125.

227. Lane JD, Lane AJ, Surwit RS, et al. Pilot study of caffeine abstinence for control of chronic glucose in type 2 diabetes. *J Caffeine Res.* 2012; 2(1):45–47.

228. Vincent J. Mechanisms of chromium action: low-molecular-weight chromium-binding substance. *J Am Coll Nutr.* 1999;18:6–12.

229. McCarty M. Complementary measures for promoting insulin sensitivity in skeletal muscle. *Med Hypotheses.* 1998;51:451–464.

230. Anderson R. Chromium, glucose intolerance and diabetes. *J Am Coll Nutr.* 1998;17:548–555.

231. Kleefstra N, Houweling ST, Bakker SJ, et al. Chromium treatment has no effect in patients with type 2 diabetes mellitus in a Western population: a randomized, double-blind, placebo-controlled trial. *Diabetes Care.* 2007;30:1092–1096.

232. Broadhurst CL, Domenico P. Clinical studies on chromium picolinate supplementation in diabetes mellitus—a review. *Diabetes Technol Ther.* 2006;8:677–687.

233. Singer GM, Geohas J. The effect of chromium picolinate and biotin supplementation on glycemic control in poorly controlled patients with type 2 diabetes mellitus: a placebo-controlled, double-blinded, randomized trial. *Diabetes Technol Ther.* 2006;8:636–643.

234. Trumbo PR, Ellwood KC. Chromium picolinate intake and risk of type 2 diabetes: an evidence-based review by the United States Food and Drug Administration. *Nutr Rev.* 2006;64:357–363.

235. Martin J, Wang ZQ, Zhang XH, et al. Chromium picolinate supplementation attenuates body weight gain and increases insulin sensitivity in subjects with type 2 diabetes. *Diabetes Care.* 2006;29:1826–1832.

236. Ali A, Ma Y, Reynolds J, et al. Chromium effects on glucose tolerance and insulin sensitivity in persons at risk for diabetes mellitus. *Endocr Pract.* 2011;17(1):16–25.

237. Sharma S, Agrawal RP, Choudhary M, et al. Beneficial effect of chromium supplementation on glucose, HbA1C and lipid variables in individuals with newly onset type-2 diabetes. *J Trace Elem Med Biol.* 2011;25(3):149–153.

238. Cefalu WT, Rood J, Pinsonat P, et al. Characterization of the metabolic and physiologic response to chromium supplementation in subjects with type 2 diabetes mellitus. *Metabolism.* 2010;59(5):755–762.

239. Meyer KA, et al. Carbohydrates, dietary fiber, and the incident type 2 DM in older women. *Am J Clin Nutr.* 2000;71:921–930.

240. Badmaev V, Prakash S, Majeed M. Vanadium: a review of its potential role in the fight against diabetes. *J Altern Complement Med.* 1999;5:273–291.

241. Thompson KH, Orvig C. Vanadium in diabetes: 100 years from phase 0 to phase I. *J Inorg Biochem.* 2006;100:1925–1935.

242. Smith DM, Pickering RM, Lewith GT. A systematic review of vanadium oral supplements for glycaemic control in type 2 diabetes mellitus. *QJM.* 2008;101(5):351–358.

243. Hartweg J, Perera R, Montori V, et al. Omega-3 polyunsaturated fatty acids (PUFA) for type 2 diabetes mellitus. *Cochrane Database Syst Rev.* 2008;(1):CD003205.

244. Brown TJ, et al. Omega-3, omega-6, and total dietary polyunsaturated fat for prevention and treatment of type 2 DM: systematic review and meta-analysis of randomized controlled trials. BMJ 2019; 366:l4697.

245. Skulas-Ray AC, et al. Omega-3 fatty acids for the management of hypertriglyceridemia: a science advisory from the American Heart Association. *Circulation.* 2019;140(12):e673–e691.

246. Ros E. Dietary cis-monounsaturated fatty acids and metabolic control in type 2 diabetes. *Am J Clin Nutr.* 2003;78:617s–625s.

247. Wright J. Effect of high-carbohydrate versus high-monounsaturated fatty acid diet on metabolic control in diabetes and hyperglycemic patients. *Clin Nutr.* 1998;17:35–45.

248. Garg A. Dietary monounsaturated fatty acids for patients with diabetes mellitus. *Ann N Y Acad Sci*. 1993;683:199–206.

249. Donaghue KC, Pena MM, Chan AK, et al. Beneficial effects of increasing monounsaturated fat intake in adolescents with type 1 diabetes. *Diabetes Res Clin Pract*. 2000;48:193–199.

250. Mann JI, De Leeuw I, Hermansen K, et al. Evidence-based nutritional approaches to the treatment and prevention of diabetes mellitus. *Nutr Metab Cardiovasc Dis*. 2004;14: 373–394.

251. Strychar I, Ishac A, Rivard M, et al. Impact of a high-monounsaturated-fat diet on lipid profile in subjects with type 1 diabetes. *J Am Diet Assoc*. 2003;103:467–474.

252. Martinez-Gonzalez MA, Bes-Rastrollo M. The cardioprotective benefits of monounsaturated fatty acid. *Altern Ther Health Med*. 2006;12:24–30.

253. Kris-Etherton PM. AHA science advisory. Monounsaturated fatty acids and risk of cardiovascular disease. *Circulation*. 1999;100:1253–1258.

254. Vaughan L. Dietary guidelines for the management of diabetes. *Nurs Stand*. 2005;19:56–64.

255. Rodriguez-Villar C, Perez-Heras A, Mercade I, et al. Comparison of a high-carbohydrate and a high-monounsaturated fat, olive oil-rich diet on the susceptibility of LDL to oxidative modification in subjects with type 2 diabetes mellitus. *Diabet Med*. 2004;21:142–149.

256. Tomaru M, Takano H, Osakabe N, et al. Dietary supplementation with cacao liquor proanthocyanidins prevents elevation of blood glucose levels in diabetic obese mice. *Nutrition*. 2007;23:351–355.

257. Hollenberg NK. Vascular action of cocoa flavonols in humans: the roots of the story. *J Cardiovasc Pharmacol*. 2006;47:s99–s102; discussion s119–s121.

258. Fraga CG. Cocoa, diabetes, and hypertension: should we eat more chocolate? *Am J Clin Nutr*. 2005;81:541–542.

259. Grassi D, Necozione S, Lippi C, et al. Cocoa reduces blood pressure and insulin resistance and improves endothelium-dependent vasodilation in hypertensives. *Hypertension*. 2005;46:398–405.

260. Grassi D, Lippi C, Necozione S, et al. Short-term administration of dark chocolate is followed by a significant increase in insulin sensitivity and a decrease in blood pressure in healthy persons. *Am J Clin Nutr*. 2005;81:611–614.

261. Fabian E, Töscher S, Elmadfa I, et al. Use of complementary and alternative medicine supplements in patients with diabetes mellitus. *Ann Nutr Metab*. 2011;58(2):101–108.

262. Golbidi S, Badran M, Laher I. Diabetes and alpha lipoic acid. *Front Pharmacol*. 2011;2:69.

263. Mijnhout GS, Kollen BJ, Alkhalaf A, et al. Alpha lipoic acid for symptomatic peripheral neuropathy in patients with diabetes: a meta-analysis of randomized controlled trials. *Int J Endocrinol*. 2012;2012:456279.

264. Kirkham S, Akilen R, Sharma S, et al. The potential of cinnamon to reduce blood glucose levels in patients with type 2 diabetes and insulin resistance. *Diabetes Obes Metab*. 2009;11(12):1100–1113.

265. Leach MJ, Kumar S. Cinnamon for diabetes mellitus. *Cochrane Database Syst Rev*. 2012;9:CD007170.

266. Wheeler E, Barroso I. Genome-wide association studies and type 2 diabetes. *Brief Funct Genomics*. 2011;10(2): 52–60.

267. Davies LE, Thirlaway K. The influence of genetic explanations of type 2 diabetes on patients' attitudes to prevention, treatment and personal responsibility for health. *Public Health Genomics*. 2013;16(5):199–207.

268. Grant RW, Hivert M, Pandiscio JC, et al. The clinical application of genetic testing in type 2 diabetes: a patient and physician survey. *Diabetologia*. 2009;52(11):2299–2305.

269. Cho AH, Killeya-Jones LA, O'Daniel JM, et al. Effect of genetic testing for risk of type 2 diabetes mellitus on health behaviors and outcomes: study rationale, development and design. *BMC Health Serv Res*. 2012;12:16.

270. Colombo M, Kruhoeffer M, Gregersen S, et al. Energy restriction prevents the development of type 2 diabetes in Zucker diabetic fatty rats: coordinated patterns of gene expression for energy metabolism in insulin-sensitive tissues and pancreatic islets determined by oligonucleotide microarray analysis. *Metabolism*. 2006;55(1):43–52.

271. Lindi VI, Uusitupa MI, Lindström J, et al. Association of the Pro12Ala polymorphism in the PPAR-gamma2 gene with 3-year incidence of type 2 diabetes and body weight change in the Finnish Diabetes Prevention Study. *Diabetes*. 2002;51(8):2581–2586.

272. Romeo GR, Lee J, Mulla CM, Noh Y, Holden C, Lee BC. Influence of cinnamon on glycemic control in subjects with prediabetes: a randomized controlled trial. *J Endocr Soc*. 2020;4(11):bvaa094.

273. Boerner BP, Sarvetnick NE. Type 1 diabetes: role of intestinal microbiome in humans and mice. *Ann N Y Acad Sci*. 2011;1243:103–118.

274. Laparra JM, Sanz Y. Bifidobacteria inhibit the inflammatory response induced by gliadins in intestinal epithelial cells via modifications of toxic peptide generation during digestion. *J Cell Biochem*. 2010;109(4):801–807.

275. Olivares M, Laparra M, Sanz Y. Influence of Bifidobacterium longum CECT 7347 and gliadin peptides on intestinal epithelial cell proteome. *J Agric Food Chem*. 2011;59(14):7666–7671.

276. Cinova J, De Palma G, Stepankova R, et al. Role of intestinal bacteria in gliadin-induced changes in intestinal mucosa: study in germ-free rats. *PLoS One*. 2011;6(1):e16169.

277. Ljungberg M, Korpela R, Ilonen J, et al. Probiotics for the prevention of beta cell autoimmunity in children at genetic risk of type 1 diabetes—the PRODIA study. *Ann N Y Acad Sci*. 2006;1079:360–364.

278. Musso G, Gambino R, Cassader M. Obesity, diabetes, and gut microbiota: the hygiene hypothesis. *Diabetes Care*. 2010;33(10):2277–2284.

279. Mukhopadhyay P, Chowdhury S. Drug therapy in prediabetes. *J Indian Med Assoc*. 2005;103:603–605, 608.

280. Petersen JL, McGuire DK. Impaired glucose tolerance and impaired fasting glucose—a review of diagnosis, clinical implications and management. *Diab Vasc Dis Res*. 2005;2:9–15.

281. Irons BK, Mazzolini TA, Greene RS. Delaying the onset of type 2 diabetes mellitus in patients with prediabetes. *Pharmacotherapy*. 2004;24:362–371.

282. Anderson DC Jr. Pharmacologic prevention or delay of type 2 diabetes mellitus. *Ann Pharmacother*. 2005;39: 102–109.

283. Abuissa H, Bel DS, O'keefe JH Jr. Strategies to prevent type 2 diabetes. *Curr Med Res Opin*. 2005;21:1107–1114.

284. Sicat BL, Morgan LA. New therapeutic options for the management of diabetes. *Consult Pharm*. 2007;22:45–56.

285. Ceglia L, Lau J, Pittas AG. Meta-analysis: efficacy and safety of inhaled insulin therapy in adults with diabetes mellitus. *Ann Intern Med*. 2006;145:665–675.

286. Joy SV, Rodgers PT, Scates AC. Incretin mimetics as emerging treatments for type 2 diabetes. *Ann Pharmacother*. 2005;39:110–118.

287. Vivian EM, Olarte SV, Gutierrez AM. Insulin strategies for type 2 diabetes mellitus. *Ann Pharmacother.* 2004;38:1916–1923.

288. Metzger BE. Diet and medical therapy in the optimal management of gestational diabetes mellitus. *Nestle Nutr Workshop Ser Clin Perform Programme.* 2006;11:155–165.

289. Langer O. Management of gestational diabetes: pharmacologic treatment options and glycemic control. *Endocrinol Metab Clin North Am.* 2006;35:53–78.

290. William C Knowler et al. Effect of long-term behavior weight loss intervention on nephropathy in overweight or obese adults with type 2 diabetes: the Look AHEAD randomized clinical trial. *Lancet Diabetes Endocrinol.* 2014 Oct;2(10):801–809.

291. McMacken M, Shaw S. Review. A plant based diet for the prevention and treatment of type 2 diabetes. *J Geriatric Cardiol.* 2017;14:342–354.

292. Katz DL, Meller S. Can we say what diet is best for health? *Annu Rev Public Health.* 2014;35:83–103.

293. Willett W, et al. Food in the Anthropocene: the EAT–Lancet Commission on healthy diets from sustainable food systems. *Lancet.* 2019;393(10170):447–492.

294. Jenkins DJA, et al. The effect of a plant-based low-carbohydrate ("Eco-Atkins") diet on body weight and blood lipid concentrations in hyperlipidemic subjects. *Arch Intern Med.* 2009;169(11):1046–1054.

295. Jenkins DJA, et al. Effect of a 6-month vegan low-carbohydrate ('Eco-Atkins') diet on cardiovascular risk factors and body weight in hyperlipidaemic adults: a randomised controlled trial. *BMJ. Open* 2014;4(2).

LECTURAS RECOMENDADAS

American Diabetes Association. 5. Facilitating behavior change and well-being to improve health outcomes: standards of medical care in diabetes 2020. *Diabetes Care*, 2020;43(S1):S48–S65.

American diabetes association. 9. Pharmacological approaches to Glycemic Treatment: Standards of medical care in diabetes. 2019. *Diabetes Care.* 42-S90.

Anderson JW. Diabetes mellitus: medical nutrition therapy. In: Shils ME, Shike M, Ross AC, et al., eds. *Modern nutrition in health and disease,* 10th ed. Philadelphia, PA: Lippincott Williams & Wilkins, 2006:1043–1066.

Brand-Miller JC, Colagiuri S. Evolutionary aspects of diet and insulin resistance. *World Rev Nutr Diet.* 1999;84:74–105.

Costacou T, Mayer-Davis EJ. Nutrition and prevention of type 2 diabetes. *Annu Rev Nutr.* 2003;23:147–170.

Cunningham JJ. Micronutrients as nutriceutical interventions in diabetes mellitus. *J Am Coll Nutr.* 1998;17:7–10.

DeFronzo R. Pharmacologic therapy for type 2 diabetes mellitus. *Ann Intern Med.* 1999:281–303.

Evert AB, Dennison M, Gardner CD, et al. Nutrition therapy for adults with diabetes or prediabetes: a consensus report. *Diabetes Care.* 2019; 2(5):731.

Fernandez-Real J, Ricart W. Insulin resistance and inflammation in an evolutionary perspective: the contribution of cytokine genotype/phenotype to thriftiness. *Diabetologia.* 1999;42:1367–1374.

Feskens EJ, Loeber JG, Kromhout D. Diet and physical activity as determinants of hyperinsulinemia: the Zutphen elderly study. *Am J Epidemiol.* 1994;140:350–360.

Fox C, Esparza J, Nicolson M, et al. Is a low leptin concentration, a low resting metabolic rate, or both the expression of the "thrifty genotype"? Results from Mexican Pima Indians. *Am J Clin Nutr.* 1998;68:1053–1057.

Garber, AJ, et al. Consensus statement by the American Association of Clinical Endocrinologists and American College of Endocrinology on the comprehensive type 2 diabetes management algorithm–2020 executive summary. *Endocr Pract.* 2020;26(1):107–139.

Gilden JL. Nutrition and the older diabetic. *Clin Geriatr Med.* 1999;15:371–390.

Ginsberg H, Plutzky J, Sobel B. A review of metabolic and cardiovascular effects of oral antidiabetic agents: beyond glucose-level lowering. *J Cardiovasc Risk.* 1999;6:337–346.

Grundy SM. Does the metabolic syndrome exist? *Diabetes Care.* 2006;29:1689–1692.

Grundy SM. Does a diagnosis of metabolic syndrome have value in clinical practice? *Am J Clin Nutr.* 2006;83:1248–1251.

Grundy SM. Metabolic syndrome: connecting and reconciling cardiovascular and diabetes worlds. *J Am Coll Cardiol.* 2006;47:1093–1100.

Grundy SM. A constellation of complications: the metabolic syndrome. *Clin Cornerstone.* 2005;7:36–45.

Grundy SM. Metabolic syndrome: therapeutic considerations. *Handb Exp Pharmacol.* 2005;170:107–133.

Haller MJ, Atkinson MA, Schatz D. Type 1 diabetes mellitus: etiology, presentation, and management. *Pediatr Clin North Am.* 2005;52:1553–1578.

Hansen BC. Obesity, diabetes, and insulin resistance: implications from molecular biology, epidemiology, and experimental studies in humans and animals. *Diabetes Care.* 1995;18:a2–a9.

Heilbronn LK, Noakes M, Clifton PM. Effect of energy restriction, weight loss, and diet composition on plasma lipids and glucose in patients with type 2 diabetes. *Diabetes Care.* 1999;22:889–895.

Henry RR. Glucose control and insulin resistance in non-insulin-dependent diabetes mellitus. *Ann Intern Med.* 1996;124:97–103.

Jeppesen J, Chen YD, Zhou MY, et al. Effect of variations in oral fat and carbohydrate load on postprandial lipemia. *Am J Clin Nutr.* 1995;62:1201–1205.

Joffe B, Zimmet P. The thrifty genotype in type 2 diabetes: an unfinished symphony moving to its finale? *Endocrine.* 1998;9:139–141.

Leiter LA, Ceriello A, Davidson JA, et al. Postprandial glucose regulation: new data and new implications. *Clin Ther.* 2005;27:s42–s56.

Lillioja S. Impaired glucose tolerance in Pima Indians. *Diabetic Med.* 1996;13:s127–s132.

Lindstrom J, Ilanne-Parikka P, Peltonen M, et al. Sustained reduction in the incidence of type 2 diabetes by lifestyle intervention: follow-up of the Finnish Diabetes Prevention Study. *Lancet.* 2006;368:1673–1679.

Liu S, Willett WC, Stampfer MJ, et al. A prospective study of dietary glycemic load, carbohydrate intake, and risk of coronary heart disease in US women. *Am J Clin Nutr.* 2000;71:1455–1461.

Luscombe ND, Noakes M, Clifton PM. Diets high and low in glycemic index versus high monunsaturated fat diets: effects on glucose and lipid metabolism in NIDDM. *Eur J Clin Nutr.* 1999;53:473–478.

Mathers JC, Daly ME. Dietary carbohydrates and insulin sensitivity. *Curr Opin Clin Nutr Metab Care.* 1998;1:553–557.

Milne RM, Mann JI, Chisholm AW, et al. Long-term comparison of three dietary prescriptions in the treatment of NIDDM. *Diabetes Care.* 1994;17:74–80.

Neff LM. Evidence-based dietary recommendations for patients with type 2 diabetes mellitus. *Nutr Clin Care.* 2003;6:51–61.

Pittas AG. Nutrition interventions for prevention of type 2 diabetes and the metabolic syndrome. *Nutr Clin Care.* 2003;6:79–88.

Rao S, Bethel M, Feinglos M. Treatment of diabetes mellitus: implications of the use of oral agents. *Am Heart J.* 1999;138:334–337.

Reaven GM. Metabolic syndrome: definition, relationship to insulin resistance, and clinical utility. In: Shils ME, Shike M, Ross AC, et al., eds. *Modern nutrition in health and disease,* 10th ed. Philadelphia, PA: Lippincott Williams & Wilkins, 2006:1004–1012.

Riccardi G, Capaldo B, Vaccaro O. Functional foods in the management of obesity and type 2 diabetes. *Curr Opin Clin Nutr Metab Care.* 2005;8:630–635.

Ryden L, Standl E, Bartnik M, et al. Guidelines on diabetes, prediabetes, and cardiovascular diseases: executive summary. The Task Force on Diabetes and Cardiovascular Diseases of the European Society of Cardiology (ESC) and of the European Association for the Study of Diabetes (EASD). *Eur Heart J.* 2007;28:88–136.

Sharma A. The thrifty-genotype hypothesis and its implications for the study of complex genetic disorders in man. *J Mol Med.* 1998;76:568–571.

Shulman GI. Cellular mechanisms of insulin resistance in humans. *Am J Cardiol.* 1999;84:3J–10J.

Sjoholm A, Nystrom T. Inflammation and the etiology of type 2 diabetes. *Diabetes Metab Res.Rev.* 2006;22:4–10.

Spelsberg A, Manson J. Physical activity in the treatment and prevention of diabetes. *Compr Ther.* 1995;21:559–564.

Samuel VT, Shuman GL. The Pathogenesis of Insulin Resistance: Integrating Signaling pathways and substrate flux. *J Clin Invest.* 2016;126:12–22.

Wareham NJ, Franks PW, Harding AH. Establishing the role of gene–environment interactions in the etiology of type 2 diabetes. *Endocrinol Metab Clin North Am.* 2002;31:553–566.

Capítulo 7

Alimentación, ateroesclerosis y cardiopatía isquémica

Stella Kyung y Kim A. Williams

INTRODUCCIÓN

La ateroesclerosis se inicia en las primeras etapas de la vida, y se manifiesta clínicamente como arteriopatía coronaria, enfermedad cerebrovascular o vasculopatía periférica. Es una de las principales causas de morbilidad y mortalidad tanto en hombres como en mujeres. Las pruebas de las asociaciones entre los macronutrimentos y micronutrimentos, y la patogenia de la enfermedad arterial coronaria son decisivas, y derivan de múltiples y amplios estudios de observación, ensayos aleatorizados y estudios *in vitro*.

El American College of Cardiology (ACC) y la American Heart Association (AHA) hacen hincapié en el cumplimiento de un estilo de vida saludable, que incluya las intervenciones alimentarias para la prevención primaria de la enfermedad cardiovascular ateroesclerótica y el control de sus factores de riesgo (1). Los factores de riesgo de la ateroesclerosis son la diabetes *mellitus,* la hiperlipidemia, la hipercolesterolemia, la hipertensión, los malos hábitos de vida (p. ej., el tabaquismo y la obesidad) y la inactividad física. Es fundamental abordar los patrones alimentarios con todos los pacientes, ya que influyen en muchos de los factores de riesgo, como la presión arterial (v. cap. 8), las tendencias hemostáticas y la agregabilidad plaquetaria (v. cap. 9), la adiposidad (v. cap. 5), la sensibilidad a la insulina y el metabolismo de la glucosa (v. cap. 6), la inflamación (v. cap. 11), y la oxidación y la función endotelial (v. cap. 11). Debido al gran impacto de la alimentación en las enfermedades cardiovasculares (ECV), la AHA recomienda el cribado alimentario de todos los pacientes por parte de todos los miembros del equipo sanitario, con la ayuda de plataformas de historiales médicos electrónicos (2). Cuando se adapta específicamente para ello, la dieta ofrece una reducción de los lípidos similar a la potencia de los fármacos estatinas (3), aunque por medios que no son fáciles de adoptar o mantener

por algunos pacientes. Como se explica en el capítulo 8, el poder de la alimentación para reducir la presión arterial también puede aproximarse o superar al de la farmacoterapia (4). Además, se ha demostrado que la intervención en el estilo de vida da lugar a menores tasas acumuladas de diabetes con el tiempo, en comparación con el tratamiento con metformina (5).

El efecto conjunto del patrón alimentario sobre el riesgo cardiovascular es enorme (6). En estudios seleccionados, las dietas basadas en vegetales y las dietas mediterráneas, que incluyen un mayor consumo de frutas, frutos secos, verduras, leguminosas, fibra y proteínas magras, se han asociado a un menor riesgo y mortalidad por todas las causas que las dietas de control o estándar. Es importante señalar que el estudio de prevencion primaria de las enfermedades cardiovasculares, con una dieta mediterránea complementada con aceite de oliva virgen extra o frutos secos (PREDIMED, Primary Prevention of Cardiovascular Disease with a Mediterranean Diet Supplemented with Extra-Virgin Olive Oil or Nuts), que evaluó los efectos de la dieta mediterránea, no observó cambio alguno en la mortalidad cardiovascular o por todas las causas, y que los resultados globales compuestos fueron impulsados en gran medida por una reducción de los accidentes cerebrovasculares (7). Además, en comparación con una dieta no vegetariana, una dieta provegetariana ha mostrado una reducción de la mortalidad más significativa en el análisis *post hoc* de la cohorte PREDIMED (8). Las prácticas alimentarias, junto con otras prácticas de estilo de vida sensatas, como la actividad física regular y evitar el tabaquismo, contribuyen a reducir el riesgo de enfermedad cardiovascular ateroesclerótica primaria, los episodios cardiovasculares y la mortalidad (1). Por el contrario, los patrones alimentarios adversos, como la dieta occidental, con una mayor ingesta de grasa, carnes rojas e hidratos de carbono, y una ingesta mínima de frutas y verduras, tienen mucho que ver con la hiperendemicidad de la ECV en Estados Unidos, en otros países industrializados y en países en desarrollo, a medida que experimentan transiciones culturales (9).

Las pruebas del papel de la nutrición en la prevención primaria, secundaria y terciaria de los eventos coronarios agudos son claras. El asesoramiento alimentario (v. cap. 47) es, por tanto, un componente esencial en la prevención primaria de la enfermedad cardíaca y en el tratamiento clínico de todos los pacientes con enfermedad coronaria establecida, así como en la reducción de los factores de riesgo cardíaco conocidos. Para que las personas alcancen sus objetivos alimentarios, es importante un apoyo clínico en equipo, que incorpore la toma de decisiones compartida y que tome en cuenta los determinantes sociales de la salud (1). Los métodos más recientes, como las herramientas de nutrición basadas en la web y en el teléfono móvil, pueden utilizarse para aumentar el cumplimiento de la dieta (10).

El Panel de Tratamiento para Adultos del Programa Nacional de Educación sobre el Colesterol (NCEP ATP-III, *National Cholesterol Education Program Adult Treatment Panel*) se refiere al uso de la alimentación y el estilo de vida como una estrategia dirigida a la reducción del riesgo cardíaco como «cambios terapéuticos en el estilo de vida (TLC, *therapeutic lifestyle changes*)» (11). En la **tabla 7-1** se muestran los valores de lipoproteínas de baja densidad (LDL, *low density lipoprotein*) en los que se basan las decisiones de iniciar los TLC o la farmacoterapia. La **tabla 7-2** proporciona una visión general de la distribución de nutrimentos que recomienda el NCEP. La **tabla 7-3** ofrece una visión general de los alimentos a los que hay que dar prioridad para conseguir la distribución de nutrimentos caracterizada en la **tabla 7-2**.

 ## VISIÓN GENERAL

Dieta

Las enfermedades cardiovasculares siguen siendo la principal causa de muerte en Estados Unidos, tanto en hombres como en mujeres, y ello se debe en gran medida al aumento de la obesidad y la diabetes de tipo 2, a pesar de una combinación de prevención y tratamiento, una disminución de la incidencia del tabaquismo, las mejoras en el control de los factores de riesgo como la hipertensión y la hiperlipidemia, y una disminución de las muertes cardiovasculares relacionada con las tecnologías avanzadas y la farmacoterapia (12). Por tanto, es importante abordar el papel de la dieta en la prevención primaria y secundaria de la enfermedad cardiovascular ateroesclerótica primaria para minimizar su prevalencia y sus consecuencias nocivas.

A lo largo de la historia, los «experimentos naturales» han mostrado una intensa asociación entre la disminución de la ingesta de grasas en la dieta y la reducción de la incidencia de enfermedades coronarias. La relación entre la alimentación y las enfermedades cardíacas ha sido evidente desde, al menos, la década de 1930, cuando se observó que la escasez de alimentos en Estados Unidos debido a la Gran Depresión se asociaba a una reducción de la incidencia de eventos cardiovasculares.

En Europa Occidental se realizaron observaciones similares durante la Segunda Guerra Mundial. Desde la década de 1950, un conjunto cada vez mayor de datos derivados de una amplia variedad de tipos de estudios ha vinculado de forma abrumadora los patrones alimentarios con la enfermedad ateroesclerótica de las arterias coronarias, y el riesgo de morbilidad y mortalidad cardiovascular. El trabajo fundamental de Ancel Keys (13) en la década de 1960 reveló una relación lineal entre la ingesta media total de grasas per cápita de un país y la incidencia de eventos cardiovasculares.

Los estudios transculturales, como el *Seven Countries Study* (14-16), y los estudios de migración, como el estudio *Ni-Ho-San* (17-19), establecieron el poderoso papel de los factores ambientales, culturales y de estilo de vida en la epidemiología de las enfermedades cardíacas. Incluso dentro del Reino Unido, las variaciones en la dieta entre Gales, Escocia, Irlanda del Norte e Inglaterra se asocian a diferencias en las tasas de mortalidad por enfermedades crónicas (20). La creciente capacidad para identificar la predisposición genética a las enfermedades cardíacas (21) no disminuye la primacía de las influencias del estilo de vida. Los estudios sobre migraciones revelan una importante variación en la epidemiología de las cardiopatías asociada a la variación ambiental, frente a un contexto de constancia genética.

La dieta influye de diversas formas en la patogenia de la arteriopatía coronaria. El desarrollo inicial de estrías de grasa en las arterias coronarias se asocia a concentraciones elevadas de lípidos séricos y a la oxidación, ambos modificables mediante nutrimentos (22). La progresión de las lesiones coronarias se ve afectada por los lípidos séricos, la hipertensión (v. cap. 8), la hiperinsulinemia (v. cap. 6), la adiposidad (v. cap. 5), y la oxidación y la inflamación (v. cap. 11), todos ellos mediados por la ingesta de macronutrimentos y micronutrimentos. Una vez establecida la ateroesclerosis de las arterias coronarias, la dieta sigue desempeñando un papel en la determinación de la progresión del depósito de la placa y de la reactividad del endotelio, que pueden predecir los acontecimientos cardíacos (23-25). Curiosamente, la ingesta de sal se asocia a hipertrofia ventricular izquierda y a

TABLA 7-1

Objetivos y puntos de corte del colesterol-lipoproteínas de baja densidad para los cambios terapéuticos del estilo de vida y el tratamiento farmacológico en diferentes categorías de riesgo

Categoría de riesgo	Objetivo LDL	Nivel de LDL en el que se debe iniciar el TLC	Nivel de LDL a partir del cual se debe considerar el tratamiento farmacológico
Enfermedad coronaria o equivalentes de riesgo de enfermedad coronaria			
(riesgo a 10 años > 20%)	< 100 mg/dL	≥ 100 mg/dL	≥ 130 mg/dL (100-129 mg/dL: fármaco opcional)[a]
2+ Factores de riesgo			
(riesgo a 10 años ≤ 20%)	< 130 mg/dL	≥ 130 mg/dL	riesgo a 10 años, 10% a 20%: ≥ 130 mg/dL riesgo a 10 años < 10%: ≥ 160 mg/dL
0 o 1 factor de riesgo[b]	< 160 mg/dL	≥ 160 mg/dL	≥ 190 mg/dL (160-189 mg/dL: fármaco reductor de LDL opcional)

[a]Algunos especialistas recomiendan el uso de fármacos reductores de LDL de esta categoría si no se puede conseguir un colesterol-LDL < 100 mg/dL con TLC. Otros prefieren el uso de fármacos que modifican principalmente los triglicéridos y las HDL, por ejemplo, el ácido nicotínico o el fibrato. El juicio clínico también puede aconsejar el aplazamiento del tratamiento farmacológico en esta categoría.

[b]Casi todas las personas con 0 o 1 factor de riesgo tienen un riesgo a 10 años < 10%, por lo que la evaluación del riesgo a 10 años en personas con 0 o 1 factor de riesgo no es necesaria.

LDL, lipoproteínas de baja densidad; TLC, cambios terapéuticos en el estilo de vida.

Reproducido con autorización de National Institutes of Health. Detection, evaluation, and treatment of high blood cholesterol in adults (adult treatment panel III). Bethesda, MD: National Institutes of Health, 2001. Disponible en http://www.nhlbi.nih.gov/guidelines/cholesterol/atp3xsum.pdf.

TABLA 7-2

Composición de nutrimentos de la dieta de cambios terapéuticos en el estilo de vida

Nutrimentos	Ingesta recomendada
Grasas saturadas[a]	Menos del 7% de las calorías totales
Grasas trans	0% de las calorías totales
Grasas poliinsaturadas	Hasta un 10% de las calorías totales
Grasa monoinsaturada	Hasta un 20% de las calorías totales
Grasa total	25-35% de las calorías totales
Hidratos de carbono no refinados[b]	50-60% de las calorías totales
Fibra	20-30 g/día
Proteínas	Aproximadamente el 15% de las calorías totales
Colesterol	Menos de 200 mg/día
Calorías totales (energía)[c]	Equilibrar la ingesta y el gasto de energía para mantener el peso corporal deseado/evitar el aumento de peso

[a]Los ácidos grasos trans son otra de las grasas que elevan el C-LDL y cuya ingesta debe mantenerse baja.

[b]Los hidratos de carbono deben proceder principalmente de alimentos ricos en hidratos de carbono complejos, como los cereales, especialmente los integrales, las frutas y las verduras.

[c]El gasto energético diario debe incluir al menos una actividad física moderada (que aporte aproximadamente 200 kcal/día).

LDL, lipoproteína de baja densidad.

Modificado con autorización de National Institutes of Health. Detection, evaluation, and treatment of high blood cholesterol in adults (adult treatment panel III). Bethesda, MD: National Institutes of Health, 2001. Disponible en http://www.nhlbi.nih.gov/guidelines/cholesterol/atp3xsum.pdf.

TABLA 7-3

Alimentos recomendados y patrón alimentario general para cumplir con las recomendaciones nutrimentales del *National Cholesterol Education Program Adult Treatment Panel*

Grupo de alimentos	Alimentos a elegir[a]
Granos integrales	Elija 170 g/día de panes, cereales y granos integrales que tengan 3 g o más de fibra por porción. Incluya avena, salvado de avena, variedades de arroz integral y salvaje, sémola y pasta de trigo integral, cuscús, cebada y trigo bulgur
Frutas	Elija 2 tazas/día de un arco iris de colores, especialmente amarillo intenso, naranja y rojo: todas las bayas, manzanas, naranjas, albaricoques, melones, mangos, etc. Elija entre variedades frescas, congeladas, enlatadas en zumo y secas. Compre productos locales de temporada siempre que sea posible
Verduras	Elija 2½ tazas/día de un arco iris de colores, especialmente amarillo intenso, naranja, rojo y verduras de hoja verde, como pimientos amarillos, rojos y verdes; calabaza; zanahorias; tomates; espinacas; boniatos; brócoli; col rizada; acelgas; coles de Bruselas; berenjenas, etc. Elija entre variedades frescas, congeladas y enlatadas, pero tenga en cuenta el mayor contenido de sodio de las enlatadas. Compre productos locales de temporada siempre que sea posible.
Frijoles y leguminosas	Incluya 3-4 veces por semana. Se pueden comer en lugar de carne. Incluya todas las variedades de alubias: negras, rojas, de riñón, blancas, cannellini, garbanzo, navy, pinto, lentejas, guisantes partidos, guisantes de ojo negro (caupí) soja y tofu.
Pescado[b]	Incluya 3-4 veces por semana, especialmente las buenas fuentes de ácidos grasos ω-3: atún, salmón, caballa y bacalao.
Pollo y pavo[b]	Incluir hasta 1 o 2 veces por semana. Es preferible la carne de pechuga sin piel.
Carne magra de vacuno, cerdo y cordero[b]	Si lo desea, no incluya más de 3-4 veces al mes. Los cortes de lomo y redondo son los más magros.
Leche y queso[b]	Elija al menos 2 tazas/día de las versiones sin grasa, desnatadas o bajas en grasa.
Aceites vegetales y otras grasas añadidas	Elija fuentes monoinsaturadas a diario, pero utilícelas en pequeñas cantidades: aceite de oliva, aceite de canola (colza), aceitunas, aguacates, mantequilla de almendras y mantequilla de cacahuete.
Frutos secos y semillas	Incluya 4 a 5 veces por semana en pequeñas cantidades de los tipos crudos sin sal o tostados en seco: almendras, nueces, pistachos, cacahuetes, nueces de la India, anacardos (nuez de la India), nueces de soja, semillas de girasol, semillas de calabaza y semillas de sésamo. Mezcle diariamente una cucharada de linaza molida con otros alimentos cocinados.
Huevos[b]	Dos yemas de huevo a la semana. Elija una marca enriquecida con ácidos grasos ω-3.
Dulces	Con moderación. Elija variedades bajas en grasa o sin ella siempre que sea razonable.

[a]*Productos opcionales. Las dietas vegetarianas y veganas bien equilibradas son totalmente compatibles con las recomendaciones alimentarias del National Cholesterol Education Program. Téngase en cuenta que el pescado se recomienda por sus beneficios particulares para la salud; las semillas de lino y/o un suplemento de ácidos grasos ω-3 se recomiendan especialmente para aquellas personas que no comen pescado.*

[b]*Consúltese https://health.gov/sites/default/files/2019-09/2015-2020_Dietary_Guidelines.pdf para obtener orientación sobre las directrices específicas de la edad y la ingesta de calorías para los objetivos de los grupos de alimentos vinculados a las Dietary Guidelines for Americans 2015-2020.*

Adaptado de Katz DL, Gonzalez MH. The way to eat. Naperville, IL: Sourcebooks, 2002, y basado en parte en U.S. Department of Health and Human Services. Dietary guidelines for Americans, 2010. Disponible en www.cnpp.usda.gov/dietaryguidelines.htm.

insuficiencia cardíaca, independientemente de la presión arterial; por tanto, las alteraciones de la sal en la dieta pueden ser igualmente protectoras, además de la pérdida de peso y de los fármacos para reducir la presión arterial. Se ha demostrado que las manipulaciones alimentarias modifican todos los factores de riesgo coronario conocidos y modificables (26-28) y, cuando son extremas, inducen la regresión de lesiones establecidas (29,30). El papel de la dieta en el tratamiento de la arteriopatía coronaria y los factores de riesgo viene determinado por la eficacia de las intervenciones alimentarias y su complementariedad con intervenciones farmacológicas de probado beneficio.

La asociación entre la ingesta total de grasa en la dieta y la hiperlipidemia, y la enfermedad coronaria está bien establecida. Sin embargo, no todas las grasas alimentarias tienen el mismo impacto sobre la salud. Los trabajos de los últimos años se han centrado cada vez más en la contribución de grasas alimentarias específicas al proceso aterógeno. Los beneficios cardiovasculares relativos de la restricción total de grasas frente a la modificación de la dieta para promover la ingesta de ácidos grasos monoinsaturados (MUFA, *monounsaturated fatty acid*) y ácidos grasos poliinsaturados (PUFA, *polyunsaturated fatty acid*) en relación con la ingesta de grasas saturadas (y *trans*) es un área de especial interés (31-35). La ingesta de MUFA y PUFA (específicamente PUFA ω-3 [v. cap. 2]) quizá debería liberalizarse, ya que la ingesta de grasas insaturadas podría no ser tan nociva como se creía.

Aunque el debate sobre los méritos relativos de restringir o revisar la ingesta de grasas en la dieta es prolongado e intenso (36-39), la utilidad práctica del desacuerdo es sospechosa: los medios por los que se consigue un patrón u otro, y el contexto cultural que alberga el patrón alimentario pueden tener una importancia práctica mucho mayor que sus beneficios relativos. El patrón de dieta mediterránea, que se caracteriza por porciones bastante generosas de MUFA y PUFA, destaca por sus influencias cardioprotectoras y cerebroprotectoras. Sin embargo, es importante señalar que en los países mediterráneos, la llamada dieta mediterránea, abundante en aceites insaturados, va unida a un estilo de vida tradicional que incluye muchos paseos y muchos alimentos ricos en nutrimentos y de bajo valor energético. En este contexto, la densidad energética de los aceites saludables no contribuye a la obesidad.

El entusiasmo por la liberalización de la ingesta total de grasas en la dieta en Estados Unidos debe considerar con cautela cualquier posible contribución que una dieta de alta densidad energética pueda aportar en el riesgo de obesidad (v. caps. 2, 5 y 38), especialmente en el contexto de las características de una dieta occidental (40-44). Basándose en los patrones alimentarios predominantes en Estados Unidos y otros países occidentales, tanto la restricción de las grasas en la dieta como la sustitución de las grasas saturadas por las insaturadas pueden ser beneficiosas; existen pruebas de la reducción del riesgo cardíaco con cualquiera de los dos enfoques (32-35). Incluso los presuntamente etiquetados «aceites saludables» pueden ser más perjudiciales que beneficiosos si contribuyen al aumento de peso y a la obesidad. Al reducir la densidad energética de los alimentos, la restricción de la ingesta de grasas en la dieta puede facilitar el equilibrio energético y provocar la pérdida de peso (46).

Se aplican advertencias similares en cuanto a la restricción de las grasas en la dieta. La llegada de la era de las dietas «bajas en hidratos de carbono» (v. cap. 5) se debe en gran medida a los fallos de la restricción de las grasas alimentarias como estrategia para la promoción de la salud y, especialmente, para el control del peso. Sin embargo, estos fallos residen más en la aplicación de la norma que en la propia norma. Las sociedades asiáticas tradicionales y los grupos vegetarianos, como los adventistas del séptimo día (v. cap. 43), con patrones alimentarios muy bajos en grasas basados en alimentos naturales y no procesados, tienen excelentes perfiles de salud y tasas muy bajas de obesidad o ECV (47-49). Sin embargo, la adopción de la orientación alimentaria «baja en grasas» en el contexto cultural estadounidense dio lugar a una elevada ingesta de alimentos procesados reducidos en grasas. Esta adulteración del consejo de restringir las grasas en la dieta, en la que colaboraron la industria alimentaria y el público, puede haber ocultado el verdadero mérito del consejo. La sustitución de las grasas aterógenas por almidones refinados y azúcares simples en los alimentos muy procesados tiene escasos beneficios para la salud, si es que los tiene; las vías metabólicas de los efectos perjudiciales pueden ser diferentes, pero los efectos en sí mismos pueden ser muy parecidos (v. cap. 6).

Se han observado tendencias comparables con las dietas «bajas en hidratos de carbono», ya que rápidamente proliferaron los alimentos densos en energía y muy procesados, que afirmaban ser bajos en hidratos de carbono con, por lo demás, escasos beneficios. De hecho, las dietas cetógenas, que son más bajas en hidratos de carbono, pero altas en proteínas y grasas, pueden presagiar una peor función endotelial de las arterias periféricas y promover la ateroesclerosis (50,51). Una dieta con un consumo elevado de grasa de origen animal y un bajo consumo de hidratos de carbono se ha asociado a un aumento de la mortalidad total (52,53), sobre todo cuando se realiza después de un infarto de miocardio (IM) (54). A nivel molecular, los estudios de dietas con restricción de hidratos de carbono y ricas en grasas han dado lugar, en general, a ligeros descensos del colesterol-LDL (*low-density lipoprotein*, lipoproteínas de baja densidad) y a aumentos del colesterol unido a lipoproteínas de alta densidad (HDL, *high-density lipoprotein*), con un efecto beneficioso en la proporción LDL:HDL (55-59). El tipo de ingesta de proteínas y grasas puede influir, ya que las dietas bajas en hidratos de carbono que favorecen las fuentes de proteínas y grasas de origen animal se asociaron a una mayor mortalidad, mientras que las que utilizaban fuentes vegetales se asociaron a una menor mortalidad (53). Además, las dietas ricas en grasas saturadas y MUFA pueden aumentar las HDL, pero las primeras pueden agravar, y las segundas mejorar, otros factores de riesgo cardíaco, como la resistencia a la insulina, la inflamación y la agregación plaquetaria (60).

En la actualidad, existen datos que apoyan la restricción de las grasas en la dieta y su sustitución. También hay datos que justifican la restricción de almidones refinados y azúcares añadidos en los alimentos procesados, y su sustitución por fuentes de hidratos de carbono naturales, como verduras, frutas, cereales integrales y leguminosas. En su mayor parte, es muy limitada la comparación directa de patrones alimentarios bajos en grasas totales y abundantes en grasas insaturadas, basándose ambos en un conjunto óptimo de alimentos adecuados; los datos disponibles sugieren beneficios comparables de la reducción de la grasa alimentaria total y de la mejora de la distribución de la grasa alimentaria, siempre que ambos enfoques hagan hincapié en la elección de alimentos saludables (61). Aún más insuficientes son los datos relativos a la fiabilidad con la que pueden adoptarse y mantenerse estos patrones alternativos, en verdadero acuerdo con la orientación para la elección de alimentos en la que se basan, en entornos del mundo real sujetos a diversas influencias culturales. Esta investigación traslacional es muy necesaria y se espera con impaciencia. Hasta el momento, el consejo de restringir las grasas o los hidratos de carbono en la dieta se ha traducido, a nivel de población, en prácticas alimentarias muy cuestionables.

El papel de la ingesta calórica total en la ECV está algo menos claro que el de la obesidad (v. cap. 5). Cuando el gasto calórico es elevado, no se cree que la ingesta calórica represente un factor de riesgo cardíaco. Sin embargo, la ingesta calórica total puede tener implicaciones en el envejecimiento (v. cap. 31), y la degradación de la salud cardiovascular es un fenómeno que suele depender de la edad. Una ingesta calórica superior al gasto calórico provoca un aumento de peso, y la obesidad se asocia a riesgo de cardiopatía (v. caps. 5 y 10). Una dieta restringida en calorías se ha asociado sistemáticamente a la longevidad en animales de laboratorio, incluidos los primates (v. cap. 31). La reducción del estrés oxidativo en la pared arterial con la restricción calórica puede contribuir a la antitrombogenicidad (62). Los beneficios de la restricción calórica, si son relevantes para el humano, se aplican a una amplia variedad de enfermedades, así como al envejecimiento, más que al riesgo cardiovascular en concreto. Por el contrario, una dieta de «calorías vacías» no parece ofrecer ventaja alguna. Datos recientes también han destacado los beneficios de una dieta de ayuno intermitente, en la que un período de ayuno de 18 h, si va seguido de un período de alimentación de 6 h, desencadena un cambio metabólico entre el metabolismo basado en la glucosa y el metabolismo basado en la cetosa y la resistencia celular. El ayuno intermitente ha demostrado una mayor longevidad, una mayor resistencia al estrés, una menor inflamación y una menor incidencia de enfermedades (63).

La pérdida de peso supone un beneficio cardíaco claro y potencialmente profundo para los pacientes con sobrepeso y obesos, concretamente al reducir la incidencia de hipertensión arterial (HTA), diabetes *mellitus* (DM) y otras secuelas del síndrome metabólico. Este tema se aborda ampliamente en el capítulo 5. El National Heart, Lung, and Blood Institute (NHLBI) recomienda una pérdida de aproximadamente del 5-10 % del peso corporal en 6 meses para lograr una mejora significativa en el perfil de riesgo cardíaco de los pacientes (61,64). Sin embargo, este consejo presupone que toda la obesidad es igual con respecto al riesgo cardíaco, lo que no es el caso.

Como se aborda en el capítulo 5, la distribución de la grasa corporal tiene importantes implicaciones en los efectos sobre la salud. La adiposidad central, visceral es especialmente preocupante para la salud cardíaca. Hay que destacar que una pérdida media de peso del 7 % produjo una reducción del 58 % de la incidencia de diabetes en el Diabetes Prevention Program (Programa de prevencion de la diabetes) (v. cap. 6) (65). Curiosamente, esta asociación puede ser mayor en las mujeres (66). Además, la pérdida de peso conlleva una disminución de la presión arterial sistólica y diastólica (67). Lamentablemente, la pérdida de peso sostenida es algo más difícil. Muchos estudios longitudinales demuestran disminuciones significativas del cumplimiento a lo largo del tiempo o incluso la reincidencia en la pérdida de peso dependiendo del régimen alimentario (68,69).

La ingesta de frutas, verduras y cereales está inversamente relacionada con el riesgo cardiovascular, al igual que la ingesta total de fibra (70). La ingesta de fibra soluble, en particular, parece tener beneficios cardiovasculares atribuibles, al menos, a un efecto hipolipidémico (71); también se ha descrito que efectos hipotensores (v. cap. 8) pueden influir en las respuestas glucémicas e insulinémicas (v. cap. 6). En una población, es complicado separar los efectos de la ingesta de fibra soluble e insoluble, frutas, verduras, cereales y grasas, por la tendencia a agrupar los comportamientos alimentarios (72,73). Las dietas bajas en grasas aterógenas tienden a ser relativamente altas en fibra de ambos tipos, y viceversa.

No obstante, existen asociaciones epidemiológicas convincentes entre las dietas bajas en grasas y predominantemente vegetarianas y la dieta mediterránea rica en MUFA y una baja incidencia de episodios cardiovasculares. Los diversos mecanismos de mitigación del riesgo cardíaco atribuibles a la fibra soluble constituyen un sólido argumento para el beneficio específico; las fuentes alimentarias concentradas incluyen la avena, las judías, las lentejas, las manzanas y las bayas (v. cap. 1 y apéndice E). Además, se ha demostrado que la fuente de proteínas influye en la mortalidad cardiovascular, y que las proteínas de origen vegetal tienen un efecto positivo en comparación con las de origen animal (74).

Entre las características importantes aparentemente comunes a los patrones alimentarios cardiosaludables se encuentra una carga glucémica relativamente baja (v. caps. 5 y 6) (75-77). Existen pruebas de los beneficios para la salud de los patrones de dieta mediterránea y bajos en grasas, derivadas tanto de estudios de observación como de intervención. En ambos casos, el beneficio cardiovascular depende claramente de los detalles de la alimentación.

Por ejemplo, una dieta baja en grasas puede basarse predominantemente en aperitivos muy procesados o en alimentos naturales, como verduras, frutas, judías, cereales, etc.; las implicaciones para la salud cardiovascular y general difieren notablemente. McMillan-Price y cols. (76) han demostrado la importancia de los medios específicos con los que se cumple un objetivo nutricional determinado; para conseguir una carga glucémica baja, se pueden adoptar patrones alimentarios tanto altos como bajos en hidratos de carbono, y los primeros pueden proporcionar ventajas cardiovasculares. Además, la composición de la grasa de la dieta puede tener diversos efectos sobre el índice glucémico, en comparación con la proporción general de consumo de materia vegetal (78).

Por el momento, insistir en los alimentos cardioprotectores puede ser más útil que preocuparse excesivamente por la distribución de macronutrimentos. Tanto las directrices del NCEP (v. **tabla 7-2**) como los intervalos de referencia del IOM (Institute of Medicine) recomiendan (79) una dieta rica en frutas, verduras, cereales integrales, frutos secos, semillas, pescado, alubias y lentejas, en la que abundan la fibra, los antioxidantes, los aceites insaturados y las proteínas magras, y una relativa escasez de hidratos

de carbono refinados, azúcares añadidos y grasas aterógenas (v. **tabla 7-3**). El estudio *Optimal Macronutrient Intake* (OMNI) *Trial for Heart Health* (Estudio sobre la ingesta óptima de macronutrimentos para la salud del corazón) analizó los beneficios cardioprotectores de la elección de alimentos saludables para el corazón (80). Este estudio clínico evaluó la influencia de la ingesta de macronutrimentos sobre las concentraciones de adiponectina, que es una hormona específica de los adipocitos, y que se ha relacionado con concentraciones elevadas de colesterol-HDL y con menores índices de resistencia a la insulina.

En el estudio se observó que una dieta rica en MUFA, incluso sin pérdida de peso, se asociaba a concentraciones más altas de adiponectina, en comparación con las dietas ricas en hidratos de carbono o proteínas. Esto sugería que la incorporación de MUFA puede ser útil para aquellos con colesterol elevado y diabetes (81).

La dieta es fundamental para reducir el riesgo general de ECV y sus factores de riesgo. La prevención alimentaria y el tratamiento de la hipertensión pueden contribuir a la prevención de la ECV; este tema se trata en el capítulo 8.

El capítulo 9 aborda la dieta y la hemostasia. Los efectos de la dieta sobre la enfermedad vascular periférica y la enfermedad cerebrovascular se exponen en el capítulo 10. Otros temas sobre la relación entre la nutrición y el riesgo de ECV son la obesidad (v. cap. 5) y la diabetes (v. cap. 6).

Grasa alimentaria

Grasa total

La ingesta excesiva de determinadas grasas alimentarias produce elevaciones predecibles del colesterol sérico y de las lipoproteínas (ecuaciones de Hegsted y Keys; v. apéndice A), que se traducen en aumentos bastante predecibles del riesgo de episodios cardíacos (82). Por tanto, el IOM recomienda que «el consumo de ácidos grasos saturados, ácidos grasos *trans* y colesterol sea lo menor posible cuando se consume una dieta nutricionalmente adecuada» (83). Las directrices alimentarias estadounidenses (84) se han basado, en gran medida, en la evidencia que relaciona la alimentación con las enfermedades cardíacas. La norma actual sobre la ingesta total de grasas es del 20 al 35 % del total de calorías para los adultos de 19 años o más, y la ingesta excesiva de grasa se ha definido en relación con esta referencia.

El Departamento de Agricultura (Department of Agriculture) de Estados Unidos recomienda consumir menos del 10 % de las calorías procedentes de ácidos grasos saturados, y sustituirlos por poliinsaturados y

MUFA, ya que esto se asocia a un menor riesgo de ECV y de colesterol en sangre (9).

Las grasas alimentarias contribuyen fundamentalmente a la aterogénesis al inducir un aumento de las concentraciones de lípidos séricos y, en este sentido, como se ha señalado anteriormente, no todas las grasas son iguales. El principal mecanismo por el que la ingesta de grasas y colesterol se traduce en un mayor riesgo cardiovascular es la elevación inducida de las lipoproteínas séricas, especialmente las LDL. La ingesta de ácidos grasos saturados se asocia a un aumento de las concentraciones de colesterol. Las elevaciones de LDL provocan la saturación de la captación mediada por el receptor de los hepatocitos (85,86) y la consiguiente captación de LDL por los macrófagos fijados en los tejidos.

Este proceso de formación de las llamadas células espumosas se acelera con la oxidación de las LDL. Aunque no se asocia a elevaciones de los lípidos séricos, la ingesta de determinados PUFA, especialmente de la clase n-6 (ω-3), se ha implicado en la promoción de la oxidación de las lipoproteínas; los PUFA n-3 son aparentemente protectores. El depósito de células espumosas en la íntima y la media de las arterias coronarias induce hiperplasia de las células musculares lisas y el crecimiento de lesiones obstructivas (87,88).

Además de los efectos crónicos de la ingesta de grasas en la aterogénesis, existen algunas pruebas de que la ingesta aguda de una comida con alto contenido en grasas saturadas puede representar un factor de estrés cardíaco (89). El interés por la aterogénesis posprandial se remonta al menos a la década de 1970 (90). Aunque el aumento posprandial de los triglicéridos puede contribuir a la progresión de la ateroesclerosis coronaria, la magnitud de los cambios lipídicos parece insuficiente para explicar el aumento de episodios observado; existen diversas respuestas metabólicas concomitantes (91). La ingesta aguda de grasas saturadas puede desestabilizar la placa coronaria y alterar la función endotelial (89,92).

Actualmente, existen pruebas considerables de que la función endotelial es un índice fundamental del riesgo cardíaco, y que se modifica en respuesta a diversas influencias nutricionales (93-97). En la actualidad, son escasos los datos que implican directamente a la grasa alimentaria total en el riesgo de ECV. Más bien, la asociación entre el aumento de la ingesta de grasas alimentarias y el aumento del riesgo cardiovascular observado en los países industrializados destaca una relación entre las enfermedades cardíacas y categorías específicas de grasas. El desequilibrio en la ingesta de PUFA, con un exceso relativo de grasas proinflamatorias ω-6 (98) y una insuficiencia relativa de grasas antiinflamatorias ω-3, también puede contribuir

(v. caps. 2 y 11). En las sociedades propensas a la ingesta excesiva de calorías y a la obesidad a través de alimentos procesados de alta densidad energética, la grasa total de la dieta puede contribuir indirectamente al riesgo de cardiopatía.

La dosis óptima de grasa en la dieta ha sido objeto de debate durante algún tiempo (99,100). Los efectos beneficiosos de los MUFA y de algunos PUFA, en concreto de los ácidos grasos ω-3, sobre la salud cardiovascular justifican una ingesta recomendada de grasa total del 30 % de las calorías (101). La reducción recomendada de la ingesta total de grasas o el consumo de PUFA y MUFA ω-3 predominantemente representan cambios alimentarios significativos para la mayoría de los pacientes atendidos en Estados Unidos (102,103).

Grasas saturadas

Los ácidos grasos saturados, los que no tienen dobles enlaces carbono-carbono (v. cap. 2), en particular, aumentan el colesterol total y las LDL. Un conocimiento cada vez mayor de los subtipos de lipoproteínas ha sugerido que las grasas saturadas solo pueden aumentar las cantidades de partículas LDL grandes y flotantes (que se consideran antiaterógenas), en contraposición a las variantes pequeñas y densas que promueven la aterogénesis (105).

Los alimentos ricos en ácidos grasos saturados incluyen la carne de la mayoría de los mamíferos domésticos criados para el consumo humano, los productos lácteos, y algunos aceites vegetales como el de coco, el de palma y el de palmiste.

Las normas de 2019 del ACC y la AHA sobre la prevención primaria de las ECV recomiendan sustituir las grasas saturadas por MUFA y PUFA de la dieta, para reducir el riesgo cardiovascular, ya que las grasas *trans* y saturadas se han asociado a un mayor riesgo de muerte total y por causas específicas (1). Es importante señalar que la evidencia que relaciona las dietas ricas en grasas saturadas con los eventos cardiovasculares es limitada, por las dificultades para realizar estudios a largo plazo que requieren la asignación de personas a intervenciones alimentarias. En un estudio reciente, de 10 años de duración, en más de 5 000 personas, se analizó la influencia de diferentes grasas saturadas en la ECV (106). Tras ajustar los datos demográficos, el estilo de vida y los factores de confusión de la dieta, una mayor ingesta de grasas saturadas de origen lácteo se asoció a un menor riesgo de ECV, mientras que una mayor ingesta de ácidos grasos saturados derivados de la carne se asoció a un mayor riesgo.

Las recomendaciones actuales exigen que se reduzca la ingesta de grasas saturadas al 7 % o menos de las calorías (11) en aquellas personas con factores de riesgo cardíaco; sin embargo, el 90 % de los estadounidenses se sitúan en la ingesta recomendada de grasas o la superan (84). Las adaptaciones prehistóricas pueden ser informativas; la ingesta de grasas saturadas en el Paleolítico era aproximadamente del 5 al 12 % de las calorías (104,107). No hay nada que sugiera un inconveniente en defender este menor nivel de ingesta de grasas saturadas, salvo que las grasas saturadas se sustituyan por PUFA n-6 proinflamatorios (108). No obstante, en una reciente revisión de ensayos controlados aleatorizados se demostró que la sustitución de los ácidos grasos saturados por PUFA (n-3 y n-6, y presumiblemente en una proporción favorable) reducía realmente el riesgo de cardiopatía coronaria (109).

Las pruebas de que la ingesta excesiva de grasas saturadas, específicamente de los ácidos mirístico C14 y palmítico C16, eleva los lípidos séricos y favorece la aterogénesis son decisivas (v. cap. 2). Aparentemente único entre los ácidos grasos altamente saturados, el ácido esteárico, C18, es neutro con respecto a los lípidos séricos y, aparentemente, al riesgo cardíaco, lo que puede deberse simplemente a que el organismo absorbe el ácido esteárico con menos eficacia (110).

Esta grasa es relativamente abundante en la carne de vacuno, y especialmente en el chocolate negro. En particular, la Dieta para los Americanos (Dietary for Americans) 2015-2020 recomendó restringir la ingesta de grasas saturadas, sin incluir el ácido esteárico (84). En los capítulos 2 y 39 se ofrece más información sobre el ácido esteárico.

A la hora de aconsejar a los pacientes que modifiquen la ingesta de grasas saturadas, es esencial tener en cuenta todas las fuentes de esas grasas en la dieta. La idea predominante de que la grasa de la dieta, y la grasa saturada en particular, deriva predominantemente de la carne roja es solo parcialmente cierta.

La principal fuente de grasa alimentaria y grasa saturada en las dietas de los hombres estadounidenses es la carne roja; en las dietas de los niños estadounidenses, es la leche; y en las dietas de las mujeres estadounidenses, es una combinación de productos lácteos, incluido el queso, y alimentos procesados (111,112).

Los estudios demuestran que incluso las personas educadas para estar en contra de las grasas, al intentar reducir la ingesta de estas en la dieta en general y de grasas saturadas en particular, tienden a sustituir las grasas de una fuente (p. ej., la carne) por grasas comparables de otra fuente (p. ej., los productos lácteos) (112); sin embargo, en un reciente estudio a largo plazo se observó que las personas que sustituyeron las grasas saturadas de la carne por las grasas saturadas de los lácteos redujeron significativamente

su riesgo de presentar enfermedades cardíacas (106). Un metaanálisis reciente sugiere que el peligro puede residir realmente en la carne procesada y no en la carne roja, que ha demostrado no tener relación con la cardiopatía coronaria en algunos estudios (113,114). Hay que señalar que incluso la tendencia social hacia las dietas «bajas en grasas» no redujo realmente la ingesta total de grasas; los datos de la *National Health and Nutrition Examination Survey* (NHANES) sugieren que el consumo total de grasas se mantuvo relativamente constante, mientras que la ingesta total de calorías aumentó por el mayor consumo de alimentos procesados con hidratos de carbono. Así, la ingesta de grasas disminuyó como porcentaje de las calorías totales, pero solo porque las calorías totales aumentaron (115).

Esto es importante, ya que los estudios que examinan el contenido de grasas saturadas pueden ser engañosos. Por ejemplo, un metaanálisis de Chowdhury y cols. no apoyó claramente una dieta baja en grasas saturadas totales, lo que puede llevar a algunos a liberalizar la ingesta de grasas saturadas (116). Sin embargo, un análisis más detallado del estudio refleja que la métrica aplicada fue en forma de porcentaje de calorías; por tanto, una disminución del porcentaje de grasa se correspondía con un aumento del porcentaje de azúcares, que también tiene efectos cardiovasculares adversos conocidos.

Del mismo modo, Astrup y cols. sugirieron que una limitación de la ingesta de grasas saturadas no prevendría la ECV ni reduciría la mortalidad, ya que los ácidos grasos saturados se encuentran en diversos alimentos, como el chocolate negro, los productos lácteos enteros y la carne no procesada, que no se asocian a un aumento de la mortalidad cardiovascular (117). Una vez más, hay que considerar cuidadosamente la elección de nutrimentos (y alimentos) alternativos a los ácidos grasos saturados.

Además, es importante evaluar los estudios utilizados para llegar a esta conclusión. Por ejemplo, el estudio *Prospective Urban Rural Epidemiology* (PURE) (118) obtuvo datos fundamentalmente de países pobres y en vías de desarrollo, en los que cualquier ingesta de grasas y proteínas es beneficiosa, y puede haber dado lugar a la aplicación de conclusiones erróneas sobre los efectos nocivos de las grasas saturadas, especialmente cuando se aplican a los países modernos e industrializados.

Cuando se aconseja a los pacientes en un esfuerzo por reducir la ingesta de grasas saturadas (o totales), es esencial disponer de una historia alimentaria razonablemente detallada (v. cap. 47). La contribución a la ingesta total de grasas de componentes de la dieta que frecuentemente se pasan por alto y no se comunican puede ser importante (112). Las afirmaciones de los pacientes de que siguen una dieta baja en grasas saturadas porque han reducido o eliminado la carne roja suelen ser poco fiables.

Colesterol

La contribución relativa del colesterol de la dieta a los lípidos séricos se confunde en cierta medida por la distribución muy correlacionada de las grasas saturadas y el colesterol en la dieta. La carne de los mamíferos domésticos, los productos lácteos y las vísceras son ricos en nutrimentos, y se asocian a concentraciones elevadas de lípidos séricos. El colesterol es un componente de las membranas celulares y solo se encuentra en los productos de origen animal.

Los huevos son una fuente concentrada de colesterol, pero no de grasa, y ha habido pruebas contradictorias de que el consumo de huevos no está relacionado con el riesgo cardiovascular (119-122). Los mariscos, que también tienen un contenido relativamente elevado de colesterol pero bajo en grasas totales y saturadas, no están relacionados de forma convincente con un aumento del riesgo cardiovascular. Por el contrario, los aceites de coco, palma y palmiste son muy saturados, pero proceden de fuentes vegetales sin colesterol. Estos aceites se han relacionado con un mayor riesgo cardíaco, aunque las pruebas sobre el aceite de coco en particular no son concluyentes a este respecto (123,124) (v. cap. 2).

El efecto variable de la ingesta del tipo de alimento sobre las cifras de colesterol en diferentes pacientes puede deberse, en parte, al papel de la proteína Niemann-Pick C1 Like-1 (NPC1L1) en las concentraciones séricas de colesterol. La NPC1L1 es responsable de la absorción del colesterol de la dieta y del colesterol biliar, y es el objetivo de la ezetimiba, un fármaco hipocolesterolémico. Una baja expresión de NPC1L1 se asocia a una absorción de colesterol y unas concentraciones plasmáticas de colesterol significativamente menores y, por tanto, a una reducción del desarrollo de ateroesclerosis (125). En concentraciones más bajas, la relación entre el colesterol ingerido y el posterior aumento del colesterol sérico es esencialmente lineal ($y = 0.0974x$) (126), y se observan grandes aumentos del colesterol sérico en los «hiperrespondedores», sobre todo en los que tienen un menor grado basal de consumo de colesterol (127). Las ecuaciones de Keys y Hegsted (v. apéndice A) indican que el colesterol contribuye relativamente menos a los lípidos séricos que la ingesta de grasas saturadas, en parte porque mientras la ingesta de grasas se mide en gramos, la de colesterol se mide en miligramos. Aun así, estas ecuaciones se elaboraron cuando el apoyo al papel del colesterol alimentario en la hiperlipidemia era mucho más importante que actualmente.

En general, en Estados Unidos se recomienda una dieta que contenga cantidades reducidas de colesterol para disminuir el riesgo de enfermedad cardiovascular ateroesclerótica (1). La ingesta recomendada de colesterol es de hasta 300 mg/día en general, y el NCEP aconseja restricciones por debajo de 200 mg en pacientes con hiperlipidemia (LDL >100 mg/dL) o enfermedad coronaria establecida (11). Un huevo grande contiene aproximadamente el 71 % de la ingesta recomendada de 300 mg de colesterol al día, y para la mayoría de los adultos estadounidenses, el consumo de un huevo al día representa <1 % de su riesgo de cardiopatía coronaria (128). Para cumplir con esta recomendación, los pacientes deben eliminar o reducir al mínimo el consumo de yemas de huevo, y restringir la ingesta de carne roja, embutidos y quesos, leche entera y sus productos. Para respaldar aún más los beneficios de una dieta basada en vegetales, un metaanálisis de 30 estudios de observación y 19 ensayos clínicos demostró que, en comparación con una dieta omnívora, una dieta vegetariana se asoció a concentraciones medias más bajas de colesterol total, colesterol-LDL y colestrol-HDL (129).

Ácidos grasos trans

Se ha demostrado que la ingesta de grasas *trans* insaturadas, o ácidos grasos *trans*, es perjudicial y aumenta el riesgo de ECV ateroesclerótica, por lo que debe evitarse (1). Las grasas *trans* existen de forma natural en pequeñas cantidades como ácidos grasos *trans* «naturales» o «de rumiantes» en la leche y en el intestino de algunos animales. Las técnicas modernas de preparación de alimentos han aumentado considerablemente la exposición humana a los ácidos grasos *trans*. Es importante recordar que las grasas *trans* no son esenciales.

La aterogenicidad de los ácidos grasos *trans* artificiales parece ser mucho mayor que la de sus homólogos naturales, lo que se atribuye en parte a sus efectos de aumento de las LDL (130). Algunas grasas *trans* se producen comercialmente por hidrogenación de ácidos grasos parcialmente insaturados (es decir, ácidos grasos con algunos dobles enlaces carbono-carbono conservados; v. cap. 2). El proceso de hidrogenación satura la mayor parte de los dobles enlaces de los PUFA para que las grasas sean sólidas a temperatura ambiente. La configuración isomérica *trans* alrededor del doble enlace restante da lugar a moléculas que se empaquetan estrechamente, limitando la fluidez de la grasa y produciendo un punto de fusión más alto. La estabilidad de estas grasas a temperatura ambiente da lugar a productos que conservan su forma, por ejemplo, la margarina en forma de barra, en contraposición al aceite vegetal líquido, y aumenta la vida útil del producto. Aunque son ventajosas para la industria alimentaria, las grasas *trans* tienen efectos nocivos para la salud, incluso sobre los lípidos y las lipoproteínas, y favorecen la disfunción endotelial, la resistencia a la insulina, la inflamación y las arritmias (131).

Recientemente se ha demostrado que los efectos de las grasas *trans* son especialmente nocivos, lo que sugiere que contribuyen mucho más, por gramo, al riesgo de padecer enfermedades cardíacas que las grasas saturadas a las que sustituyen. La ingesta de grasas *trans* está intensamente asociada a las ECV y a la tasa de mortalidad por todas las causas (132). Las regulaciones para frenar el uso de grasas *trans* en la industria alimentaria se han asociado con una disminución de los eventos cardiovasculares, incluidos los accidentes cerebrovasculares y los IM (133).

Para sustituir las grasas *trans*, la industria alimentaria ha vuelto a las grasas saturadas naturales sin colesterol (p. ej., el aceite de palma) o ha producido nuevos aceites interesterificados (IE). Los aceites IE son aceites insaturados modificados en el laboratorio en un proceso que los une a los aceites saturados, para proporcionarles una mayor vida útil y más tolerancia al calor. Al igual que las grasas *trans*, las grasas IE son el producto de un proceso industrial, que implica el desplazamiento de los ácidos grasos dentro o entre las moléculas de grasa para alterar la forma en que el compuesto responde a los cambios de temperatura.

Las grasas IE se han utilizado en mantecas y margarinas, así como en la alimentación parenteral, enteral y del lactante, para mejorar la estabilidad de las grasas. Se carece de pruebas sobre la influencia de las grasas IE en la digestibilidad o el equilibrio energético en humanos adultos, aunque se han observado beneficios en animales y en lactantes humanos (134). Existen pocos estudios comparativos definitivos, pero parece que las grasas IE pueden ofrecer un riesgo aterógeno ligeramente menor en comparación con las grasas hidrogenadas (135). En dos ensayos cruzados aleatorizados, Berry y cols. concluyeron que la interesterificación del aceite de palma no produce cambios posprandiales adversos en los lípidos ni en la insulina (136).

Otros estudios han revelado impactos negativos sobre el colesterol (reducción de HDL y aumento de LDL) tanto con dietas con IE como con grasas *trans* (137,138).

En comparación con el aceite de palma natural, se ha observado que el aceite de palma IE químicamente y enzimáticamente aumenta el depósito de grasa y las concentraciones de triglicéridos en los animales. La mayor parte de las investigaciones se han realizado con grasas IE que no se utilizan mucho comercialmente. Es necesario seguir investigando la ingesta media y los efectos sobre la salud de las grasas IE comercializadas (139).

Otra grasa alterada, el ácido linoleico conjugado, se ha sugerido como preventivo de la ECV, pero se carece de pruebas definitivas. El ácido linoleico conjugado se refiere a una mezcla de isómeros posicionales y geométricos del ácido linoleico, que se encuentran de forma natural en los aceites vegetales, los frutos secos y las semillas. Los efectos beneficiosos del consumo de ácido linoleico conjugado suelen asociarse a la reducción de los factores de riesgo cardíaco (es decir, a la disminución de las concentraciones de colesterol y triglicéridos) (140); sin embargo, otros estudios sugieren que el ácido linoleico conjugado puede tener efectos negativos. Por ejemplo, en un estudio se observó que el consumo de ácido linoleico conjugado en ratones no tenía efecto alguno sobre la ateroesclerosis y, de hecho, provocaba cambios adversos en el metabolismo de las lipoproteínas y los lípidos del hígado (141). Los ensayos clínicos en humanos han proporcionado resultados ambiguos, con efectos positivos y negativos sobre los biomarcadores cardíacos, así como sin efectos. Algunas pruebas sugieren un efecto proinflamatorio por el aumento de los eicosanoides mediante un intermediario del ácido araquidónico. Este mecanismo es controvertido en cuanto a su efecto clínico real (142). Estas discrepancias se deben a la falta de estandarización en los estudios, similar a otros estudios clínicos nutricionales en humanos (143).

En pacientes con antecedentes cardíacos, un reciente ensayo clínico de gran tamaño descubrió que la sustitución de las grasas saturadas por ácido linoleico ω-6 en la dieta puede incluso aumentar la mortalidad. En este momento, no parece que deba recomendarse la suplementación con ácido linoleico conjugado en la dieta.

Grasas poliinsaturadas

Los dos ácidos grasos esenciales de la dieta humana, el linoleico (18:2, n-6) y el 2-linolénico (18:3, n-3) (v. cap. 2), son poliinsaturados. Los humanos y otros mamíferos comparten la capacidad de sintetizar ácidos grasos saturados, así como ácidos grasos insaturados de la serie n-9 y n-7, pero carecen de las enzimas necesarias para fabricar poliinsaturados n-6 y n-3. El metabolismo de estas grasas se analiza con más detalle en el capítulo 2. El ácido linoleico actúa como precursor del ácido araquidónico, mientras que el ácido α-linolénico (ALA) actúa como precursor del ácido eicosapentaenoico [EPA (20:6, n-3)] y del ácido docosahexaenoico [DHA (22:5, n-3)].

En conjunto, los productos del metabolismo de los ácidos grasos esenciales se conocen como eicosanoides, e incluyen prostaglandinas, tromboxanos y leucotrienos. La ingesta óptima de ácidos grasos n-3 es un tema de considerable interés en numerosos temas de salud. Los ácidos grasos n-3, u «ω-3», son PUFA con el primer doble enlace, después de la tercera molécula de carbono (v. cap. 2). Se ha desarrollado una amplia bibliografía que relaciona la ingesta elevada de poliinsaturados n-3, sobre todo de fuentes marinas, con bajas tasas de enfermedades cardíacas y de presión arterial (144-148). Mientras que los ácidos grasos poliinsaturados n-6 están fácilmente disponibles en los aceites vegetales de consumo habitual, como soja, cártamo, girasol y maíz, los ácidos grasos n-3 están menos distribuidos. Los aceites ricos en ácidos grasos n-3 incluyen los aceites de linaza, los aceites marinos y, en menor medida, el aceite de canola (colza) (146). Mientras que el pescado y el marisco proporcionan EPA y DHA, las fuentes vegetales de PUFA n-3 generalmente contienen ALA.

Los beneficios característicos de los n-3 se asocian al EPA y el DHA, por lo que la sustitución del ALA resulta menos convincente. La fabricación de EPA y DHA se produce aparentemente con una eficacia variable (v. cap. 2).

Las dietas restringidas en grasas pueden dar lugar a un déficit relativo, si no manifiesto, de ingesta de n-3, así como a una ingesta de MUFA inferior a la óptima (99, 149-151). Una dieta rica en ácidos grasos n-3 se ha relacionado con la reducción de las concentraciones de triglicéridos séricos, la reducción de la agregación plaquetaria y la disminución de la presión arterial; las pruebas hasta la fecha de un papel protector de los ácidos grasos n-3 contra la muerte súbita cardíaca son decisivas (152), y se sugiere firmemente un papel cardioprotector general (6).

El ensayo de prevención del Gruppo Italiano per lo Studio della Sopravvivenza nell'Infarto miocardico (GISSI) apoya firmemente la práctica de la suplementación con ácidos grasos n-3. En un ensayo de diseño factorial, con más de 11000 pacientes después de un infarto de miocardio, casi 3000 pacientes recibieron cápsulas de aceite de pescado que contenían aproximadamente 850 mg de EPA y cerca de una dosis doble de DHA, y casi otros 3000 pacientes recibieron un placebo equivalente. A los 42 meses de seguimiento, la administración de suplementos de PUFA n-3 había reducido significativamente las tasas de eventos cardiovasculares y de mortalidad por todas las causas (149-151).

Los datos del ensayo GISSI demuestran un claro beneficio del aceite de pescado para la prevención de la muerte súbita cardíaca en individuos después de un IM, con un beneficio aparentemente mayor entre aquellos con una función ventricular izquierda deteriorada (153-156).

En un reciente ensayo clínico aleatorizado sobre la administración de suplementos de PUFA n-3 en hombres de edad avanzada con alto riesgo cardiovascular, se demostró una reducción no significativa de la mortalidad por todas las causas, pero los resultados se vieron limitados por el pequeño tamaño de la muestra (157). Un estudio observacional realizado en China detectó que las concentraciones séricas de PUFA n-3 estaban inversamente asociadas al diagnóstico de hipertensión, lo que indica que estos ácidos grasos pueden ser protectores contra la hipertensión arterial (148). Incluso cuando los alimentos que tradicionalmente carecen de PUFA n-3 (p. ej., el zumo de tomate) se enriquecen con estas moléculas, su consumo puede mejorar los factores de riesgo cardiovascular (158).

Por otro lado, el ensayo Alpha Omega investigó los efectos de 400 mg de EPA + DHA y 2 g de ALA en la prevención secundaria de ECV en 4837 personas con antecedentes de un IM. La administración de suplementos en dosis bajas no redujo significativamente la tasa de ECV grave, pero en las mujeres, el ALA, en comparación con el placebo y el ácido eicosapentaenoico-docosahexaenoico (EPA-DHA) por sí solo, se asoció a un menor riesgo. En un análisis *post hoc*, se produjo una reducción significativa de la tasa de eventos cardiovasculares mayores en el grupo de EPA + DHA, en comparación con el ALA solo y el placebo, la mayoría de los cuales fueron episodios relacionados con arritmias (159). Aunque esto apoya aún más la idea de que los efectos beneficiosos de los PUFA n-3 pueden ser de naturaleza antiarrítmica, un metaanálisis reciente demostró que los PUFA n-3 no previenen la fibrilación auricular postoperatoria o recurrente (160) (v. efectos cardiovasculares más generales).

Además, los beneficios de los PUFA n-3 pueden estar relacionados con el restablecimiento de un equilibrio con los PUFA n-6 para alcanzar nuestro estado alimentario natural. Mientras que nuestra dieta natural consistía en grasas n-3 y n-6 en una proporción entre 1:1 y 1:4 (con un ligero exceso de PUFA n-6), nuestra dieta moderna nos proporciona estas grasas en una proporción de 1:20 (con un exceso de n-6). Evidentemente, los ensayos aleatorizados prospectivos han arrojado resultados inconsistentes en cuanto a la asociación de los PUFA con las ECV. Según metaanálisis recientes, los PUFA no parecen conferir protección alguna relacionada con la mortalidad por todas las causas o la mortalidad cardiovascular, el accidente cerebrovascular o el IM (161,162).

Sin embargo, los PUFA pueden mejorar la remodelación del ventrículo izquierdo y reducir el riesgo de insuficiencia cardíaca, especialmente en personas con cardiopatías preexistentes (163,164). En general, es sensato concluir que se debería aumentar la ingesta de PUFA n-3 o tomar suplementos (165).

Grasa monoinsaturada

Los efectos cardioprotectores de los MUFA han salido a la luz gracias, en gran medida, a los estudios epidemiológicos transculturales. Las tasas de cardiopatía son bajas en poblaciones con un consumo elevado de MUFA, incluso cuando la ingesta total de grasas es elevada, lo que ha despertado el interés por la dieta mediterránea (166-170). Existen pruebas convincentes de que los efectos aparentemente neutros de los monoinsaturados sobre el colesterol sérico se deben a la reducción de las LDL y al aumento simultáneo de las HDL, lo que reduce el riesgo cardiovascular (171-174). Un metaanálisis realizado en 1995 sugirió que los efectos de las grasas monoinsaturadas y poliinsaturadas sobre las HDL son comparables (175), pero un estudio posterior ha refutado en general esta afirmación, sugiriendo efectos particularmente beneficiosos sobre la proporción LDL:HDL asociados a la ingesta de MUFA (171). Además de tener efectos favorables sobre la proporción LDL:HDL, los MUFA pueden reducir la aterogénesis, al inhibir la oxidación de las LDL (177-182). El aceite de oliva, una fuente predominante de MUFA, también contiene compuestos fenólicos con propiedades antioxidantes.

Las grasas monoinsaturadas son abundantes en las dietas tradicionales de los países que bordean el mar Mediterráneo. Existen abundantes investigaciones sobre la dieta mediterránea, que se compone de frutas y verduras frescas, aceitunas, aceite de oliva, vino, pescado y cereales, y ha recibido una atención cada vez mayor como medio para reducir el riesgo cardiovascular (183-189). En un ensayo aleatorizado de 2 años de duración, Shai y cols. compararon los efectos de una dieta baja en hidratos de carbono, baja en grasas y de estilo mediterráneo sobre el índice de masa corporal, el control glucémico y los lípidos séricos en 322 adultos con obesidad moderada (190). Demostraron que, aunque todas las dietas eran seguras y eficaces para la pérdida de peso, la dieta mediterránea y la dieta baja en hidratos de carbono tenían efectos más favorables sobre el control glucémico y los lípidos que la dieta baja en grasas.

La dieta mediterránea fue especialmente eficaz para reducir la glucemia en ayunas y la insulina en personas diabéticas. Estos resultados sugieren que la dieta óptima para cualquier individuo puede depender de sus factores de riesgo y de sus preferencias personales. Los resultados del ensayo OMNI-Heart proporcionan cierto apoyo a la dieta de tipo mediterráneo, aunque este ensayo tuvo un período de intervención más corto: 6 semanas. El estudio aleatorizado cruzado evaluó los efectos de tres dietas: ricas en hidratos de carbono, MUFA o proteínas.

En comparación con las otras dos dietas, la dieta rica en MUFA se asoció a mayores concentraciones de adiponectina. En los últimos años se han realizado varios metaanálisis de estudios de cohortes prospectivos y/o ensayos clínicos (191-193). En estos estudios, la adherencia a la dieta mediterránea se asoció a una reducción de la mortalidad general, la mortalidad cardiovascular, la incidencia y la mortalidad por cáncer, y las enfermedades neurodegenerativas (193), y se asoció de forma inversa a los componentes del síndrome metabólico (191). Solo un metaanálisis incluyó ensayos aleatorizados que comparaban la dieta mediterránea con una dieta baja en grasas (192). Ese metaanálisis concluyó que la dieta mediterránea producía efectos ligeramente más favorables sobre el peso corporal, los lípidos sanguíneos, la presión arterial, la glucosa plasmática en ayunas y la proteína C reactiva, en comparación con una dieta baja en grasas. Sin embargo, en dos de los ensayos, el grupo que seguía la dieta baja en grasas también tenía una ingesta significativamente menor de fibra, proteínas, y frutas y verduras, y una mayor ingesta de grasas saturadas y de contenido energético (194). Más recientemente, el estudio PREDIMED demostró que la dieta mediterránea complementada con aceite de oliva virgen extra o con frutos secos reducía los criterios de valoración combinados de infarto de miocardio, accidente cerebrovascular y mortalidad cardiovascular, y que la mejora de los resultados se debía únicamente a la reducción del accidente cerebrovascular, sin que se observara una disminución del colesterol-LDL, del infarto de miocardio, de la mortalidad CV o de la mortalidad por todas las causas (7). Sin embargo, en un subanálisis, se observó una reducción más significativa de la mortalidad con un patrón alimentario más provegetariano (8).

Varios aspectos de la dieta mediterránea pueden contribuir a sus propiedades protectoras frente al accidente cerebrovascular. Como ya se ha mencionado, los PUFA n-3 del pescado pueden afectar favorablemente a los lípidos séricos e inhibir la agregación plaquetaria. El alcohol, del que se hablará más adelante (y en el cap. 40), influye favorablemente en los lípidos séricos, y aumenta el activador tisular del plasminógeno endógeno (195). Es probable que el consumo de frutas y verduras, que se comentará más adelante, sea cardioprotector por diversos mecanismos, al igual que el consumo de cereales, semillas y ciertos frutos secos (196). Por último, los efectos de los polifenoles del aceite de oliva (197) y los frutos secos (198) no pueden separarse de los de los MUFA. Por tanto, los estudios realizados hasta la fecha son insuficientes para aportar pruebas decisivas de los beneficios aislados de las grasas monoinsaturadas, pero transmiten claramente la influencia cardioprotectora del patrón alimentario mediterráneo tradicional.

Otros datos que apoyan el papel de los ácidos grasos monoinsaturados en la modificación del riesgo cardiovascular proceden de estudios de intervención. Garg y cols. (199,200) demostraron que la dieta mediterránea produce mayores mejoras en el control glucémico que una dieta rica en hidratos de carbono. Un pequeño estudio identificó una relación positiva y lineal entre la proporción de MUFA con respecto a los ácidos grasos saturados en una comida y la sensibilidad a la insulina posprandial y la función de las células β (201). Se demostró que la disminución de las concentraciones de insulina en pacientes con manifestaciones del síndrome de resistencia a la insulina (obesidad troncal, hipertensión, hipertrigliceridemia) puede dar lugar a una disminución del riesgo cardiovascular por varios mecanismos, entre ellos la modificación del perfil lipídico y la disminución de las concentraciones de noradrenalina (202-204). El *Lyon Diet Heart Study*, un ensayo controlado en pacientes tras un primer infarto de miocardio, mostró pruebas convincentes de la reducción de episodios con una dieta mediterránea (205,206). La dieta mediterránea es rica en diversos frutos secos y semillas, aceitunas y aguacates, que son excelentes fuentes de MUFA.

Grasas alimentarias: resumen

El nivel óptimo de ingesta de grasas en la dieta para la prevención primaria de las cardiopatías, o para el tratamiento de las cardiopatías establecidas, sigue siendo algo controvertido. La directriz del ACC AHA sobre la prevención primaria de las enfermedades cardiovasculares recomienda el uso de grasas monoinsaturadas y poliinsaturadas en lugar de grasas saturadas (1). La opinión está dividida entre la restricción total de grasas y una ingesta más liberal de PUFA n-3 y MUFA (208,209). El peso de la evidencia parece acumularse en apoyo de esta última opción (210-212), aunque no tienen por qué ser totalmente excluyentes.

Las dietas del hombre prehistórico pueden haber aportado entre el 20 y el 39% de las calorías procedentes de las grasas, con un 7.5-12% de grasas saturadas y grasas *trans* naturales, y el resto una combinación de MUFA y PUFA (107,213). Mientras que las estimaciones de la contribución de la grasa total y saturada a la dieta paleolítica varían considerablemente, y probablemente variaban según la ubicación geográfica, existe mayor acuerdo sobre la contribución de los MUFA y PUFA, que era significativamente más alta que en la dieta moderna habitual. La proporción entre PUFA n-6 y n-3, que es de aproximadamente 11:1 en las dietas de Estados Unidos y Europa Occidental, era de entre 2:1 y 8:1 para nuestros antepasados (107,213). Hasta que, o salvo que, estudios de intervención como OMNI-Heart (214,215) aclaren aún más la dieta óptimamente cardioprotectora (una eventualidad posiblemente obviada, como se ha señalado anteriormente, por la excesiva atención prestada a la distribución de macronutrimentos y una atención insuficiente a los alimentos que contribuyen a cada categoría de macronutrimentos), son apropiadas las recomendaciones consistentes tanto con la evidencia actual como con la teoría evolutiva.

Las grasas saturadas deben restringirse por debajo del 7% de las calorías totales en todos los pacientes cardíacos; esta norma es apropiada también para la prevención primaria en pacientes dispuestos (216). Las grasas *trans* deben reducirse al mínimo en la dieta de todas las personas. Se debe fomentar el consumo de pescado, frutos secos, soja, aceitunas, aguacates, semillas, aceite de oliva, aceite de canola (colza) y aceite de linaza para aumentar la ingesta de PUFA n-3 y MUFA. Sin embargo, estos productos deben sustituir en la dieta a otras fuentes de grasa, para evitar el aumento de la ingesta total de grasas y/o calorías. El mejor modo de reducir la grasa y el colesterol en la dieta es restringir la ingesta de carnes rojas, carnes procesadas, productos lácteos enteros, especialmente el queso, salsas, y aderezos a base de queso y crema, productos grasos para untar y alimentos procesados. Hay que prestar una atención especial a los detalles para evitar la sustitución de las grasas que aumentan los lípidos de una fuente por las de otras. Los alimentos ricos en colesterol, pero bajos en grasa, especialmente los huevos, pueden no suponer ningún riesgo cardíaco, aunque la opinión sobre este tema sigue siendo controvertida. El control óptimo de la ingesta de grasas en la dieta parece ser capaz de reducir las LDL hasta en un 20% y el colesterol total hasta 30%, aunque normalmente se observan disminuciones menores. Las reducciones son incluso mayores cuando se realizan ajustes alimentarios extremos específicamente adaptados para disminuir los lípidos (3). Aunque la manipulación de la dieta produce otros beneficios además de la reducción de los lípidos, en prácticamente todos los pacientes hiperlipidémicos con enfermedad coronaria, está indicada una reducción de los lípidos más agresiva que la que puede conseguirse fácilmente con la dieta. Las estatinas pueden reducir las LDL hasta en un 60%; los efectos de estos agentes se potencian con el tratamiento alimentario.

Por último, los medios por los que se ajustan las grasas de la dieta importan tanto como los niveles de ingesta alcanzados. La sustitución de alimentos con hidratos de carbono procesados por alimentos grasos sustituye una influencia cardíaca adversa por otra. Los objetivos relacionados con la ingesta de grasas en la dieta deben cumplirse en el contexto de un patrón alimentario que haga hincapié en los alimentos integrales, proporcionando una buena nutrición dentro de cada una de las tres clases de macronutrimentos.

Hidratos de carbono

El interés inicial por los efectos de los hidratos de carbono sobre la salud cardiovascular se propagó al estudiar los efectos sobre la pérdida de peso de una dieta restringida en hidratos de carbono (v. cap. 5). La preocupación por posibles riesgos cardíacos de las dietas bajas en hidratos de carbono y altas en grasas dio lugar a numerosos estudios que examinaron los efectos de la dieta sobre los lípidos y el peso. Los estudios clínicos han demostrado que centrarse en una ingesta baja en hidratos de carbono, y una ingesta alta de grasas y proteínas de origen animal se asocia a un aumento de la tasa de mortalidad por causas cardíacas y no cardíacas (52,53,222). De hecho, la dieta cetógena, que es más baja en hidratos de carbono, pero alta en proteínas y grasas, puede presagiar una peor función endotelial de las arterias periféricas y promover la ateroesclerosis (50,51). Además, estas dietas se asocian a un aumento de la mortalidad total si se siguen durante períodos prolongados (54), sobre todo si se utilizan después de un IM (53).

No es de extrañar que la base de datos del estudio *Atherosclerosis Risk in Communities* (ARIC) mostrara que favorecer las fuentes de proteínas y grasas de origen animal, como el cordero, la ternera, el cerdo y el pollo, se asociara a una mayor mortalidad que el uso de fuentes vegetales como las verduras, los frutos secos y los panes integrales (53).

Hay que señalar que los investigadores del ARIC también detectaron un aumento del 23 % en la tasa de mortalidad con dietas altas en hidratos de carbono, y observaron que la ingesta óptima de hidratos de carbono era del 50 al 55 % (53). El IOM aboga por una ingesta óptima moderada de hidratos de carbono, entre el 45 y el 65 % de las calorías. Además, un inconveniente de pensar en términos de «restricción de hidratos de carbono» es que estos abarcan una gama amplia y muy diversa de alimentos, entre ellos las frutas, las verduras y los cereales integrales. Las distinciones entre las opciones de alimentos dentro de la categoría de los hidratos de carbono pueden ser mucho más importantes para la salud que las alteraciones en la ingesta total de hidratos de carbono. Los beneficios para la salud, incluidos los cardiovasculares, de las dietas ricas en verduras, frutas, alubias y leguminosas, así como de los cereales integrales, están bien establecidos. Por el contrario, las dietas ricas en alimentos procesados, almidones refinados y azúcares añadidos son desfavorables para la salud en general. De hecho, el consumo de hidratos de car-

bono refinados, azúcares añadidos y granos refinados debería restringirse para reducir el riesgo de ECV ateroesclerótica (1,84). Las bebidas azucaradas y endulzadas artificialmente se han asociado al riesgo de ECV ateroesclerótica y al desarrollo de diabetes *mellitus* (218), y los estudios de cohortes han demostrado que el consumo de azúcares añadidos en > 10 % de las calorías diarias se asocia a un aumento de la tasa de mortalidad (219). Además, se ha demostrado que una dieta con bebidas azucaradas, cereales refinados, hidratos de carbono simples y dulces provoca un aumento mayor de eventos coronarios que el observado con el consumo de productos de origen animal (220,221). Muchos ensayos clínicos se han limitado a destacar la cantidad relativa de una clase de macronutrimentos frente a otra, en lugar de la calidad de las elecciones dentro de cada clase (214). Es importante realizar elecciones alimentarias prudentes dentro de cada clase de macronutrimentos más allá de los patrones alimentarios favorables para la salud cardíaca

Consumo de frutas y verduras

Mientras que los nutrimentos responsables de las propiedades saludables de las frutas y verduras son una fuente de investigación y controversia constante, la influencia cardioprotectora del consumo de frutas y verduras es convincente. Los estudios basados en la población demuestran sistemáticamente los beneficios para la salud de un consumo abundante de frutas y verduras (65) (v. cap. 43). Este patrón alimentario también está intensamente asociado a un menor riesgo de cáncer (v. cap. 12).

Los beneficios cardioprotectores de los productos agrícolas pueden ser múltiples: por sus vitaminas, minerales (nutrimentos inorgánicos), antioxidantes y fibras solubles e insolubles; por los efectos combinados de varios de estos componentes que actúan en conjunto y con otros componentes de la dieta; y por el efecto de desplazar alimentos menos saludables (p. ej., cereales refinados, azúcares simples, carnes procesadas) que, de otro modo, podrían consumirse.

La expresión extrema de la ingesta de frutas y verduras es una dieta vegetariana o vegana estricta. Mientras que algunos vegetarianos solo excluyen la carne (es decir, los lacto-ovo vegetarianos), los veganos excluyen todos los productos de origen animal, incluidos los lácteos y los huevos. Este último grupo puede correr el riesgo de sufrir ciertas carencias de micronutrimentos, especialmente de algunas vitaminas del grupo B. La asociación entre la insuficiencia de vitamina B_{12}, que solo se encuentra de forma natural en los alimentos de origen animal, y las concentraciones elevadas de homocisteína hace temer que este patrón alimentario pueda asociarse a un mayor riesgo cardiovascular, aunque la importancia de las concentraciones de homocisteína para el riesgo cardíaco sigue siendo cuestionable. Según una reciente revisión Cochrane, no se ha demostrado que las intervenciones para reducir las concentraciones de homocisteína prevengan los eventos cardiovasculares (222). Es interesante señalar que, en un estudio de Song y cols., el consumo de productos lácteos se asoció a un aumento del 11 % de la tasa de mortalidad cardiovascular en comparación con las proteínas vegetales (74), lo que puede abogar por una ingesta mínima de grasas y proteínas de origen animal. En general, los estudios basados en la población sugieren que el vegetarianismo se asocia a un menor riesgo cardiovascular en los países desarrollados (8,74,229). Por diversas razones, los vegetarianos deben informarse sobre las fuentes alimentarias de macronutrimentos y micronutrimentos importantes para garantizar un equilibrio adecuado. Tomar un multivitamínico diario puede ser una práctica prudente para algunos vegetarianos. El vegetarianismo se aborda con más detalle en el capítulo 43.

Ingesta de proteínas

La fuente de proteínas puede desempeñar un importante papel nutricional en el desarrollo de la ateroesclerosis. Las dietas basadas en vegetales se han asociado a un menor riesgo de mortalidad por todas las causas que las dietas de control o estándar. Como se ha señalado anteriormente, en el análisis *post hoc* del estudio PREDIMED, el patrón alimentario provegetariano, con un mayor consumo de vegetales frente al consumo de animales, huevos, pescado, lácteos o productos cárnicos, se asoció a una reducción de la tasa de mortalidad del 41 % (8). Una cohorte del *Adventist Health Study*-2 mostró que el uso de carne como proteína se asociaba a un aumento del 61 % en la tasa de mortalidad (223). Además, Song y cols. demostraron que la tasa de mortalidad era menor con la ingesta de proteínas vegetales en comparación con la ingesta de proteínas de origen animal: las aves de corral y el pescado se asociaron a una tasa de mortalidad 6 % mayor, los productos lácteos a una tasa de mortalidad 8 % mayor, la carne roja no procesada a una tasa de mortalidad 12 % mayor, los huevos a una tasa de mortalidad 19 % mayor y la carne roja procesada con una tasa de mortalidad 34 % mayor. La reducción global de la tasa de mortalidad fue del 10 % por cada 3 % de sustitución de proteína de origen animal por proteína vegetal (74). La base de datos ARIC también mostró que favorecer las fuentes de proteínas y grasas de origen animal, como el cordero, la carne de vacuno, el cerdo y el pollo, se asociaba a una mayor mortalidad que el uso de fuentes vegetales como las

verduras, los frutos secos y los panes integrales (53). Dados sus beneficios, se recomiendan las dietas de origen vegetal para disminuir los factores de riesgo de ECV ateroesclerótica (1). Esto se confirmó en un estudio sobre dieta y salud de la American Association of Retired Persons (AARP) (224). La carne es una gran fuente de proteínas y fosfatidilcolina y L-carnitina en la dieta. La fosfatidilcolina y la L-carnitina se encuentran en una gran variedad de carnes, como la carne roja, las aves de corral, el pescado y los huevos. La microbiota intestinal la digiere en trimetilamina, que luego se oxida en el hígado en N-óxido de trimetilamina (TMAO, *trimethylamine N-oxide*), que se ha relacionado con un mayor riesgo de ECV, accidente cerebrovascular y muerte a través de mecanismos aterógenos, protrombóticos e inflamatorios (225).

El TMAO igualmente se ha relacionado con un aumento de la mortalidad en la insuficiencia cardíaca congestiva (226). Se ha observado que la carne roja tiene la mayor correlación con las concentraciones de L-carnitina y TMAO, y que el aumento de la ingesta de carne roja también se correlaciona con un cambio en el microbioma intestinal para aumentar las capacidades digestivas. Por otro lado, el cese de la ingesta de carne roja ha demostrado disminuir las concentraciones de TMAO. Otros productos de origen animal, como la carne blanca, los huevos o los lácteos, no parecen influir en las concentraciones de TMAO tanto como la carne roja o el pescado de alta mar (227).

La aplicación clínica de la monitorización y el tratamiento de las concentraciones de TMAO está todavía en desarrollo. El tipo de carne ingerida puede influir en el riesgo de ateroesclerosis. Un metaanálisis sugiere que el peligro puede estar realmente en la carne procesada más que en la carne roja, que ha demostrado no tener relación con la cardiopatía coronaria en algunos estudios (113,114). Además, la dieta mediterránea, que utiliza el marisco como fuente esencial de proteínas, ha demostrado tener beneficios sobre la mortalidad, como se ha mencionado anteriormente. En general, la elección prudente de alimentos dentro de cada clase de macronutrimentos es importante para lograr una salud cardíaca óptima.

▨ NUTRIMENTOS, PRODUCTOS NUTRICÉUTICOS Y ALIMENTOS FUNCIONALES

Antioxidantes (vitaminas E y C, carotenoides y flavonoides)

Las pruebas que relacionan la antioxidación con una reducción del riesgo de ECV son convincentes, pero se carece de pruebas que respalden nutrimentos o compuestos antioxidantes específicos (228). Esto puede deberse a que los antioxidantes son más eficaces en combinaciones aún no identificadas o a que otras reacciones mediadas por nutrimentos son igualmente importantes. Se cree que el principal mecanismo por el que los antioxidantes confieren beneficios cardiovasculares es la inhibición de la oxidación de las LDL (229,230), aunque la protección del óxido nítrico tiene un interés casi comparable (231). Una dieta rica en frutas y verduras suele aportar abundantes antioxidantes, como carotenoides, tocoferoles, flavonoides y ascorbato, y se ha relacionado de forma decisiva con la reducción del riesgo cardíaco. Las estatinas actúan como antioxidantes eficaces al interferir con la óxido nítrico sintasa (NOS) y la oxidación del colesterol-LDL (232).

Se han estudiado los efectos cardioprotectores de diversos antioxidantes (233). El peso global de la evidencia no apoya un papel protector del betacaroteno, aunque los estudios observacionales sugieren que los alimentos ricos en betacaroteno son casi con toda seguridad protectores (234,235). Hasta la fecha, la bibliografía apoya los efectos protectores de los bioflavonoides, que se encuentran especialmente en el chocolate negro/cacao, el té, el vino tinto y el zumo de uva, así como en la piel de muchas frutas y verduras (236,237). Actualmente, no existen pruebas convincentes de un efecto cardioprotector de la vitamina C, aunque las dietas que de forma natural son altas en ascorbato parecen ser protectoras (239,240). Una posible explicación de la incapacidad de dilucidar un beneficio independiente de la vitamina C es que su mecanismo de acción puede requerir la interacción con antioxidantes liposolubles (241). Timimi y cols. (242) documentaron un efecto beneficioso de la infusión aguda de vitamina C sobre la función endotelial en personas diabéticas. Plotnick y cols. (89) documentaron la prevención de la disfunción endotelial inducida por la grasa de la dieta con un suplemento simultáneo de vitamina C y E en personas sanas. Estos hallazgos tienden a perpetuar el interés en el posible papel cardioprotector de la vitamina C, a pesar de la escasez de pruebas claras hasta la fecha.

Los datos del *Cambridge Heart Antioxidant Study* sugieren un beneficio de los suplementos de vitamina E en la prevención de un segundo IM, aunque no se encontraron pruebas de un beneficio en la mortalidad (243,244). Se han documentado los efectos beneficiosos de la suplementación aguda de vitamina E sobre la función endotelial (89). Sin embargo, en el GISSI-Prevenzione Trial, los pacientes con un IM reciente ($n = 11324$) asignados aleatoriamente para recibir suplementos de vitamina E (300 mg) no obtuvieron mejores resultados que los asignados al placebo en lo que respecta al IM o la muerte (245). Del mismo modo, el ensayo HOPE demostró un beneficio significativo de la inhibición de la enzima convertidora de angiotensina con respecto al IM y a la muerte en pacientes coronarios de alto riesgo, mientras que la vitamina E (400 UI) no mostró tal beneficio (246,247). Sesso y cols. tampoco observaron beneficio alguno de la suplementación a largo plazo (seguimiento medio de 8 años) con vitamina E (400 UI en días alternos) o vitamina C (500 mg diarios) sobre el riesgo de episodios cardiovasculares graves entre hombres de mediana edad (248). Así, los ensayos más definitivos realizados hasta la fecha no apoyan un papel cardioprotector de los suplementos de vitamina E, al menos como intervención aislada. Los ensayos HOPE y GISSI sugieren, además, que una ingesta excesiva de vitamina E puede provocar un ligero aumento del riesgo de mortalidad (249,250). La vitamina E constituye en realidad una familia de compuestos, que abarca los tocoferoles y los tocotrienoles (v. cap. 4), pero los estudios han utilizado generalmente el α-tocoferol de forma exclusiva. Todavía se desconoce si la falta de beneficios es un hallazgo fiable o el resultado de utilizar una formulación y/o una dosis equivocada de vitamina E. Un reciente metaanálisis de suplementos antioxidantes llegó a la misma conclusión (251). La suplementación antioxidante aislada no puede recomendarse como estrategia cardioprotectora en la actualidad; el consumo de una dieta naturalmente rica en antioxidantes sí se puede recomendar.

Vitaminas B

La evidencia acumulada ha señalado la importancia de las elevaciones de homocisteína sérica en hasta un tercio de todos los pacientes con arteriopatía coronaria (252). La hiperhomocisteinemia es especialmente probable en pacientes con enfermedad coronaria y lípidos séricos normales (253). Un metaanálisis de estudios observacionales ha relacionado la reducción de las concentraciones plasmáticas de homocisteína con la disminución de los índices de cardiopatía isquémica y accidente cerebrovascular (254). Las vitaminas B_6 y B_{12} y el folato participan en el metabolismo de la metionina. Los pasos metabólicos específicos más allá de la producción de homocisteína dependen de varias vitaminas del complejo B. Aparentemente, las concentraciones de folato son los que más contribuyen a la elevación de la homocisteína (255). Hay algunos datos de que la ingesta de vitaminas del grupo B por encima de las cantidades recomendadas actualmente puede ofrecer protección contra la ECV (252). Sin embargo, a pesar de la clara evidencia de que los suplementos de vitamina B pueden reducir las concentraciones de homocisteína, los beneficios cardíacos son dudosos (256-259). Es posible que los efectos de la suplementación dependan de las concentraciones basales de homocisteína y del genotipo individual. Además, las prácticas habituales de enriquecimiento de los cereales han influido en las concentraciones de homocisteína y en el efecto posterior de la administración de suplementos de folato (260). Un metaanálisis de seis estudios clínicos detectó que la administración de suplementos de ácido fólico disminuía el riesgo de ECV en los participantes con concentraciones iniciales de homocisteína más bajos, pero aumentaba ligeramente el riesgo en los participantes con concentraciones de homocisteína más elevadas (261). La interacción entre el efecto de la suplementación y las concentraciones basales de homocisteína por encima o por debajo de la media general fue significativa ($p = 0.03$). Los polimorfismos comunes en el gen de la metiltetrahidrofolato-reductasa (MTHFR) se asocian a la hiperhomocisteinemia y el riesgo de accidente cerebrovascular, pero estas asociaciones parecen ser más intensas en poblaciones con una baja ingesta de folato (262). La administración de suplementos de complejo B en niveles de ingesta diaria recomendada (IDR) o cercanos a ellos puede ser beneficiosa, y es poco probable que sea perjudicial (las vitaminas B son hidrosolubles y los excesos se eliminan por vía renal). Sin embargo, las recomendaciones de suplementos multivitamínicos a todos los pacientes que intentan reducir su riesgo de cardiopatía no están muy respaldadas por la evidencia científica (263), y hay una sugerencia de daño cardiovascular con la suplementación de folato en aquellos con mayores concentraciones de homocisteína al inicio (261). En la actualidad, no se ha demostrado que las vitaminas B específicas tengan efectos cardioprotectores, por lo que no se puede recomendar su administración.

Coenzima Q_{10}

La coenzima Q_{10} (CoQ_{10}) es una benzoquinona, también conocida como ubiquinona debido a su importante distribución en la naturaleza. Se encuentra en cantidades mínimas en prácticamente todos los alimentos de origen vegetal. La CoQ_{10} actúa en la mitocondria, donde facilita el transporte de electrones y la fosforilación oxidativa (264,265). Dado el papel fundamental de esta coenzima en el metabolismo energético, quizá no sea sorprendente que sus supuestos efectos sobre la salud sean proteicos.

En lo que respecta a la ECV, las pruebas más sólidas apuntan a un papel beneficioso de la CoQ_{10} en la insuficiencia cardíaca y la miocardiopatía, donde la administración de suplementos se ha asociado a una mejora de la función ventricular izquierda, la calidad de vida y el estado funcional (266,267). Existe evidencia de la reducción de las complicaciones tras un IM (268), de la mejora de la hemodinámica tras

un injerto de *bypass* (269), y de la mejora del estado funcional y el alivio de los síntomas en pacientes con angina (270). Se ha demostrado que la CoQ_{10} también tiene efectos antihipertensores (271-274). En algunos estudios clínicos se han probado los efectos de la CoQ_{10} en combinación con otros antioxidantes, lo que hace difícil determinar si cada compuesto es eficaz por separado (274,275). La suplementación con CoQ_{10} y selenio se ha asociado a una reducción de la mortalidad cardiovascular (275). Los efectos antioxidantes de la CoQ_{10} aparentemente preservan las concentraciones de ascorbato y α-tocoferol, lo que mejora la función antioxidante tanto extracelular como intracelular (275-278). Por último, la suplementación con CoQ_{10} parece reducir las concentraciones de lipoproteína (a) (279) y preservar las concentraciones séricas agotadas por el tratamiento con estatinas (280), lo que conduce a un alivio de los síntomas musculares asociados a las estatinas (SAMS, *statin-associated muscle symptoms*). A pesar de estos resultados, se necesitan ensayos prospectivos más amplios para apoyar el uso sistemático de la CoQ_{10}.

Hasta hace poco, no se disponía en la bibliografía de estudios clínicos con la potencia adecuada, posiblemente debido a la naturaleza no patentada del compuesto y a la incapacidad de la industria de patrocinar esos ensayos, para generar los correspondientes beneficios. Nuevas pruebas respaldan la eficacia de la CoQ_{10} en la prevención de eventos cardiovasculares y el aumento de la supervivencia entre los pacientes con insuficiencia cardíaca. En su metaanálisis de 13 ensayos controlados aleatorizados en pacientes con insuficiencia cardíaca congestiva, Fotino y cols. documentaron un cambio neto medio conjunto del 3.67 % en la fracción de eyección asociado a la suplementación con CoQ_{10} (281). Los ensayos individuales incluidos en el metaanálisis tenían tamaños de muestra que oscilaban entre 6 y 69. Por el contrario, el ensayo Q10-SYMptoms, BIomarker status (Brain-Natriuretic Peptide), and long-term Outcome (hospitalizations/mortality) (Q-SYMBIO), presentado por Mortensen y cols. en el Encuentro sobre insuficiencia cardíaca 2013 (282), inscribió a 420 pacientes de nueve países diferentes. Los participantes fueron asignados a recibir CoQ_{10} (100 mg 3 veces al día) o placebo. Después de 2 años de seguimiento, el grupo de CoQ_{10} mostraba tasas significativamente menores de eventos cardíacos adversos graves (14 % frente al 25 % en el grupo de placebo, $p = 0.03$), mortalidad cardiovascular ($p = 0.02$), hospitalizaciones ($p = 0.05$) y mortalidad por todas las causas (9 frente al 17 % en el grupo placebo, $p = 0.01$). El grupo de CoQ_{10} también experimentó mayores mejoras en la clase funcional de la New York Heart Association ($p = 0.047$). Los resultados de este ensayo representan parte de la evidencia más sólida sobre la suplementación con CoQ_{10} hasta la fecha. En conjunto, las pruebas que apoyan el papel de la CoQ_{10} en la mejora de la ECV y la modificación de los factores de riesgo no han sido concluyentes (282-284). Las mejoras en la presión arterial, la dislipidemia y el control glucémico han sido menos evidentes que los beneficios para la medición de la insuficiencia cardíaca (285). Se necesitan ensayos prospectivos más amplios para apoyar el uso sistemático de la CoQ_{10}.

Alcohol

El consumo bajo a moderado de alcohol se ha relacionado con la reducción del riesgo de ECV, a través de mecanismos de reducción que afectan a la ateroesclerosis y la inflamación, y a los procesos fisiopatológicos que forman parte de la mayoría de las ECV (286). Un metaanálisis de estudios de cohortes longitudinales realizados en Estados Unidos y a nivel internacional documentó que, en comparación con la ausencia de consumo, el consumo de alcohol se asoció a reducciones de los riesgos relativos del 25 % de mortalidad por ECV, del 25 % de mortalidad por cardiopatía isquémica y del 29 % para la cardiopatía isquémica incidente (287). El consumo de ≤1 bebida al día se asoció de forma más consistente a la reducción del riesgo cardiovascular. Los estudios de observación a largo plazo realizados en Estados Unidos también han observado que el consumo ligero a moderado de alcohol se asocia a un menor riesgo de IM en hombres y mujeres (288), y a una menor mortalidad cardiovascular y por todas las causas entre los hombres que han sobrevivido a un primer IM (289).

Los mecanismos propuestos por los que el alcohol puede atenuar el riesgo cardiovascular incluyen la elevación de las HDL (aunque esto es poco probable después de que los estudios *Cardiovascular Health in Ambulatory Care Research Team* (CANHEART) (290) y Copenhague (291) mostraran la asociación del incremento de las HDL con el aumento de la mortalidad), la elevación del activador tisular del plasminógeno y la inhibición de la agregación plaquetaria. En dosis superiores a 30-45 g/día, el alcohol eleva la presión arterial y se asocia a un mayor riesgo cardíaco, así como a mayor riesgo de otra morbilidad y mortalidad. El consumo de una o como máximo dos bebidas al día (preferiblemente vino tinto) es razonable para reducir el riesgo cardiovascular.

El etanol puede ser parcialmente responsable de los efectos cardioprotectores de las bebidas alcohólicas; el vino tinto puede conferir beneficios adicionales debido a los compuestos polifenólicos de la piel de la uva, en particular, el resveratrol (292) (v. cap. 31). Así lo demuestran los estudios sobre los beneficios del vino tinto desalcoholizado. Un pequeño estudio demostró una mejora de la función endotelial tras el consumo de vino tinto desalcoholizado, sin que se produjera ninguna mejora tras el consumo de una cantidad equivalente de vino tinto con alcohol (293). En otro ensayo, se observaron reducciones de la presión arterial sistólica y diastólica, y aumentos del óxido nítrico en plasma entre hombres con factores de riesgo cardiovascular tras el consumo de vino tinto sin alcohol (294). Ni el consumo de vino tinto con alcohol ni el de ginebra se asociaron a mejoras en estas medidas. Aun así, la mayoría de los estudios sugieren efectos beneficiosos del etanol en dosis moderadas (v. cap. 40). A la hora de aconsejar a los pacientes sobre el consumo de alcohol, hay que tener en cuenta otros factores. Los efectos adversos del consumo excesivo de alcohol generalmente reducen el entusiasmo por recomendar su consumo para la promoción de la salud (295-297). El alcohol también puede tener efectos nocivos, como la disfunción mitocondrial, y los cambios en la circulación, la respuesta inflamatoria, el estrés oxidativo y la muerte celular programada, así como daños en el propio sistema CV (286). Incluso pequeñas cantidades de alcohol aumentan considerablemente el riesgo de algunos tipos de cáncer (en particular, del tracto respiratorio, del tracto digestivo y de la mama), por lo que limitar o evitar el alcohol puede ser aconsejable para las personas de riesgo (298-300). También es importante tener en cuenta los factores genéticos, socioeconómicos, raciales y étnicos, así como las interacciones entre el alcohol y los medicamentos cuando se aconseja a los pacientes sobre el consumo de alcohol.

Hierro

Existe controversia sobre el papel del hierro y el riesgo de ECV. Los estudios observacionales han mostrado un mayor riesgo de ECV con una mayor exposición al hierro, pero los estudios epidemiológicos han observado una asociación significativa entre ambos (301). El hierro no reducido procedente de fuentes vegetales puede actuar como prooxidante, lo que genera la especulación de que puede contribuir al riesgo de cardiopatía en hombres y en mujeres posmenopáusicas. Se ha propuesto que el hierro actúa en la «ferroptosis», o muerte celular dependiente del hierro, y se ha documentado que en la lesión por isquemia-reperfusión es una forma importante de muerte celular en los cardiomiocitos, y puede desempeñar un papel en la remodelación adversa del ventrículo izquierdo tras un IM (302). Es importante señalar que existe cierta preocupación debido a que nuestras medidas de las reservas corporales de hierro sean inadecuadas para calibrar los posibles efectos prooxidantes del hierro.

Un metaanálisis de estudios de cohortes prospectivos evaluó la asociación entre la ingesta de hierro en la dieta y las reservas de hierro en el cuerpo con el riesgo de ECV. Se descubrió que la ingesta total de hierro y las concentraciones séricas de hierro estaban inversamente asociadas a la incidencia de ECV, mientras que la ingesta de hierro hemo se asociaba positivamente. La saturación de transferrina en suero se asoció de forma inversa a la incidencia y la mortalidad por ECV (303). En otro estudio, las concentraciones elevadas de ferritina se asociaron a la mortalidad en pacientes con arteriopatía periférica (304), pero en un ensayo controlado aleatorizado se observó que la reducción de las reservas de hierro con flebotomía en pacientes con arteriopatía periférica era ineficaz para reducir la mortalidad por todas las causas, el IM o el accidente cerebrovascular (305). En general, la posible asociación entre el hierro y el riesgo de cardiopatía sigue siendo especulativa y controvertida (306,307); los conocimientos actuales sugieren evitar los suplementos salvo que exista una indicación clara para su uso.

Magnesio

Se ha descubierto que las concentraciones séricas de magnesio (Mg) están inversamente asociadas al riesgo de ECV, y que una mayor ingesta de Mg ha demostrado tener efectos beneficiosos sobre los factores de riesgo cardíaco, al mejorar el metabolismo de la glucosa, potenciar la vasodilatación dependiente del endotelio, mejorar el perfil lipídico y tener efectos hipertensivos y antiinflamatorios (7). También se sabe que el Mg tiene propiedades antiarrítmicas, y las correspondientes aplicaciones terapéuticas potenciales en los cuidados cardíacos agudos que van más allá del ámbito de esta exposición. Aunque los datos de los ensayos clínicos sobre el papel del Mg suplementario en la reducción del riesgo cardíaco son en general equívocos, los datos sobre los efectos antihipertensivos son concluyentes (311-321). Las concentraciones séricas de Mg pueden ser un reflejo del patrón alimentario general, incluida la ingesta de frutas y verduras. Debe fomentarse una ingesta generosa de Mg a la mayoría de los pacientes, a partir de fuentes alimentarias, mientras que la suplementación sistemática, aparte de las dosis incorporadas en los preparados multivitamínicos/minerales, no es necesaria. El Mg se analiza con más detalle en el Apéndice E.

Calcio y potasio

Los beneficios cardiovasculares del calcio y el potasio se asocian, en particular, a los efectos de reducción de la presión arterial, como se explica en el capítulo 8 (v. también cap. 4).

Cacao/chocolate negro

Los efectos cardiovasculares del consumo de chocolate negro son convincentemente favorables en una amplia gama de medidas. El tema se aborda en el capítulo 39.

Estanoles/esteroles vegetales

Los efectos hipolipemiantes de los estanoles y esteroles vegetales están bien establecidos (322,323). Estos compuestos naturales se encuentran en pequeñas cantidades en una gran variedad de alimentos vegetales. Los estanoles y esteroles interfieren en la absorción del colesterol en el intestino, tanto de los alimentos como de la circulación enterohepática. Se ha demostrado que una dosis de aproximadamente de 2 g/día induce reducciones significativas de las LDL. La inclusión de dosis más altas de estanoles vegetales, como parte de una cartera alimentaria diseñada para la reducción óptima de los lípidos, dio lugar a efectos que rivalizan con los de las estatinas (3). Además, la adición de esteroles o estanoles vegetales a un régimen de estatinas se asocia a mayores reducciones del colesterol total y de las LDL, en comparación con el tratamiento con estatinas solo (324). No parece existir una diferencia significativa entre los esteroles vegetales y los estanoles en sus efectos sobre las concentraciones séricas de lípidos (325).

Ajo

Desde hace mucho tiempo, existe un interés por los posibles efectos reductores de los lípidos y la presión arterial del ajo, y su supuesto ingrediente activo. Sin embargo, los efectos saludables del ajo no están claros. Un ensayo clínico de 2007 refuta un efecto reductor de los lípidos, y el efecto reductor de la presión arterial es dudoso (326). Una revisión Cochrane más reciente concluyó que el ajo reducía la presión arterial en dos ensayos realizados en pacientes hipertensos, pero no se encontraron pruebas suficientes de un efecto beneficioso sobre la morbilidad y la mortalidad cardiovascular (327). Si bien la inclusión del ajo entero en la dieta es saludable, su uso en forma de píldora para lograr un beneficio cardiovascular específico no puede recomendarse basándose en las pruebas disponibles.

Nueces, almendras y otros frutos secos

La ingesta de frutos secos se asocia de forma convincente y consistente a efectos beneficiosos sobre los factores de riesgo cardíaco en estudios de intervención, y a la reducción de las tasas de eventos en estudios observacionales (328-333). A pesar de su densidad energética, los frutos secos no están claramente asociados al riesgo de aumento de peso (334-336). Los frutos secos tostados con miel o recubiertos de azúcar ya son probablemente otra cuestión. En un gran estudio prospectivo realizado en una población mediterránea, los hombres y las mujeres que comían frutos secos al menos dos veces por semana tenían 40% menos de riesgo de aumento de peso durante el período de seguimiento de 28 meses, en comparación con los que no comían frutos secos (337). Otros estudios también han mostrado beneficios, sin aumento de peso (338), incluyendo un menor riesgo de mortalidad (339). En general, la evidencia de los beneficios de los frutos secos es mayor para las nueces, que ofrecen un perfil de ácidos grasos particularmente favorable. Las almendras también se han asociado a beneficios cardíacos (340,341). En contraste con los resultados de una revisión anterior (333), un meta-análisis de 2009 concluyó que la ingesta de almendras parece reducir el colesterol total, pero no mejora el C-LDL, el C-HDL ni los triglicéridos (342). Existen algunos datos de que el efecto reductor de lípidos de las almendras puede limitarse a las personas con hipercolesterolemia (343).

Extracto de arroz de levadura roja

El arroz de levadura roja puede mejorar las concentraciones de colesterol sérico, ya que contiene una multitud de componentes beneficiosos, entre los que se encuentran las monacolinas, que presentan una actividad reductora de la 3-hidroxi-3-metil-glutaril-coenzima A (HMG-CoA), esteroles, isoflavonas y ácidos grasos monosaturados (344,345). Dado su impacto en las concentraciones de colesterol y en la salud cardiovascular en general, puede considerarse en pacientes que no responden al tratamiento con estatinas. Sin embargo, es importante señalar que la potencia variable y la posible adulteración de los productos disponibles en el mercado hacen que el arroz de levadura roja sea una opción terapéutica subóptima para reducir el colesterol-LDL y el colesterol total en comparación con el tratamiento con estatinas.

Otros

El interés por el desarrollo de sustancias nutricéuticas con efecto cardioprotector es intenso. Entre los compuestos de interés actual se encuentran los bioflavonoides, la hierba espino blanco y el resveratrol, un compuesto extraído de la piel de la uva, por nombrar algunos. Otros muchos compuestos y nutrimentos han recibido atención en la prensa popular. Los datos son insuficientes para recomendar las aplicaciones clínicas de la mayoría de estos compuestos en la actualidad. El ritmo de los avances en este campo es tan rápido que ningún texto impreso puede estar totalmente actualizado.

■ ASPECTOS CLÍNICOS DESTACADOS

Los datos y las opiniones relativos a la reducción nutricional del riesgo cardiovascular están dispersos en una bibliografía asombrosamente amplia. Dentro de este conjunto de trabajos, hay espacio para las opiniones divergentes, tanto a partir de los datos como a partir de la ausencia actual de estos. No obstante, diversas líneas de investigación y observación han convergido durante mucho tiempo en un conjunto discreto de recomendaciones alimentarias.

La dieta típica estadounidense adolece tanto de excesos como de insuficiencias en relación con la dieta ideal para la salud cardiovascular. Se recomienda una ingesta total de grasas inferior al 35% de las calorías (346), aunque es probable que la mala distribución de las calorías de las grasas sea más importante. Las grasas *trans* deben evitarse por completo, y sustituirse por MUFA y PUFA en la dieta para reducir el riesgo de ECV. Los ácidos grasos poliinsaturados y los MUFA en una proporción entre 1:1 y 1:2 pueden ser ideales.

Los PUFA deben dividirse entre ácidos grasos n-6 y n-3, en una proporción entre 4:1 y 1:1, en lugar de la proporción predominante de 11:1 (n-6:n-3). En los pacientes que consumen relativamente poca caza o pescado, puede recomendarse la administración de suplementos de aceite de pescado o el uso constante de aceite de linaza para complementar las grasas n-3 (ácido α-linolénico). Sigue existiendo cierta controversia sobre los beneficios relativos para la salud del consumo de ácidos grasos n-3 de cadena corta frente a los de cadena larga (v. caps. 2 y 4). La importancia de complementar los ácidos grasos n-3 puede ser aún mayor en los pacientes con enfermedad coronaria establecida.

Los beneficios de la fibra alimentaria están bien establecidos, y predomina una ingesta insuficiente. Una ingesta diaria de al menos 30 g de fibra se considera adecuada, y se puede conseguir fácilmente si los cereales integrales, las verduras y las frutas son las principales fuentes de energía alimentaria. Este patrón alimentario servirá igualmente para aumentar la ingesta de diversos micronutrimentos, entre ellos los antioxidantes, al tiempo que permite una baja carga glucémica a pesar de la generosa ingesta de hidratos de carbono totales. Se sugieren los beneficios de micronutrimentos específicos, mientras que se establecen de forma concluyente las ventajas para la salud y los beneficios cardiovasculares específicos de la ingesta generosa de alimentos integrales. Los datos de los ensayos más recientes y definitivos se oponen a los beneficios de la administración de suplementos de vitamina E en dosis elevadas (>400 UI/día), salvo en las enfermedades cardíacas establecidas. Los posibles efectos preventivos de las combinaciones de suplementos antioxidantes antes de que se manifieste la enfermedad coronaria siguen siendo dudosos, pero hay motivos de preocupación con muchos agentes individuales. Los argumentos a favor de una variedad de otros micronutrimentos y productos nutricéuticos pueden plantearse con la evidencia disponible.

Salvo problemas de salud relacionados con el alcohol, o contraindicaciones como enfermedades hepáticas o antecedentes personales o familiares de cánceres específicos, el consumo leve a moderado de alcohol (15-30 g/día) parece conferir un beneficio general; el extremo inferior de este rango es más apropiado para las mujeres. La restricción del colesterol en la dieta puede no estar justificada, y los pacientes pueden tener diversos efectos sobre las concentraciones de colesterol según el tipo de alimentos ingeridos, debido a sus concentraciones de proteína NPC1L1. Puede que no sea necesario desterrar los huevos y el marisco de una dieta cardiosaludable.

En general, la mayoría de las recomendaciones alimentarias para la prevención primaria de la ECV en adultos parecen ser seguras y adecuadas para los niños mayores de 2 años (347,1) (v. cap. 29). La aplicación de una pauta alimentaria cardiosaludable es adecuada para la prevención primaria, secundaria y terciaria de las cardiopatías. Esta pauta es coherente con las recomendaciones vigentes y emergentes para la promoción de la salud en general (v. cap. 45), y hay que esperar que también confiera beneficios para la salud no cardiovascular.

Dado el gran impacto de la dieta en las enfermedades cardiovasculares y no cardiovasculares, el equipo sanitario debe realizar un cribado alimentario a todos los pacientes, con la ayuda de plataformas de historiales médicos electrónicos (2). Junto con otras prácticas de estilo de vida que promueven la salud, la adopción de una dieta cardiosaludable mejora de forma fiable el riesgo cardíaco en una amplia gama de medidas (4).

Las orientaciones alimentarias para los pacientes deben formularse en términos de alimentos y no de clases de nutrimentos. La amplia gama de alimentos que componen nuestra dieta abarca solo tres clases de macronutrimentos: hidratos de carbono, grasas y proteínas. Por tanto, la composición real de las dietas altas o bajas en cualquier macronutrimento puede variar, y de hecho lo hace, notablemente. Las dietas altas en hidratos de carbono, por ejemplo, pueden basarse en alimentos procesados con escasos nutrimentos y densos en energía, o bien en frutas, verduras y cereales integrales. Las dietas relativamente altas en grasas pueden basarse en la comida rápida o en el patrón alimentario mediterráneo, rico en frutos secos, semillas, aceitunas, aguacate y pescado. El tema de la alimentación saludable para el corazón es uniforme y claro en una bibliografía amplia, donde se recomienda una dieta que destaque la ingesta de verduras, frutas, alubias, lentejas, cereales integrales, nueces, semillas, aceitunas, aguacate, pescado, carnes magras y lácteos. También se aconseja añadir con sensatez vino tinto y chocolate negro. Todos estos alimentos son aconsejables, en cantidades adecuadas, para el equilibrio alimentario y el mantenimiento de un peso estable y saludable.

REFERENCIAS BIBLIOGRÁFICAS

1. Arnett DK, Blumenthal RS, Albert MA, et al. 2019 ACC/AHA guideline on the primary prevention of cardiovascular disease: a report of the American College of Cardiology/American Heart Association Task Force on Clinical Practice Guidelines [published correction appears in *J Am Coll Cardiol*. 2019 Sep 10;74(10):1429–1430] [published correction appears in *J Am Coll Cardiol*. 2020 Feb 25;75(7):840]. *J Am Coll Cardiol*. 2019;74(10):e177–e232. doi:10.1016/j.jacc.2019.03.010
2. Vadiveloo M, Lichtenstein AH, Anderson C, Aspry K, Foraker R, Griggs S, Hayman LL, Johnston E, Stone NJ, Thorndike AN, American Heart Association Council on Lifestyle and Cardiometabolic Health; Council on Arteriosclerosis, Thrombosis and Vascular Biology; Council on Cardiovascular and Stroke Nursing; Council on Clinical Cardiology; and Stroke Council. Rapid diet assessment screening tools for cardiovascular disease risk reduction across healthcare settings: a scientific statement from the American Heart Association. *Circ Cardiovasc Qual Outcomes*. 2020 Sep;13(9):e000094.
3. Jenkins DJ, Kendall CW, Marchie A, et al. Effects of a dietary portfolio of cholesterol-lowering foods vs lovastatin on serum lipids and C-reactive protein. *JAMA*. 2003;290:502–510.
4. Elmer PJ, Obarzanek E, Vollmer WM, et al. Effects of comprehensive lifestyle modification on diet, weight, physical fitness, and blood pressure control: 18-month results of a randomized trial. *Ann Intern Med*. 2006;144:485–495.
5. Knowler WC, Fowler SE, Hamman RF, et al. 10-year follow-up of diabetes incidence and weight loss in the Diabetes Prevention Program Outcomes Study. *Lancet*. 2009;374:1677–1686.
6. De Caterina R, Zampolli A, Del Turco S, et al. Nutritional mechanisms that influence cardiovascular disease. *Am J Clin Nutr*. 2006;83:421s–426s.
7. Estruch R, Ros E, Salas-Salvadó J, et al. Primary prevention of cardiovascular disease with a Mediterranean diet supplemented with extra-virgin olive oil or nuts. *N Engl J Med*. 2018;378(25):e34. doi:10.1056/NEJMoa1800389
8. Martínez-González, MA, Sánchez-Tainta, A, Corella, D, et al. A provegetarian food pattern and reduction in total mortality in the Prevención con Dieta Mediterránea (PREDIMED) study. *Am J Clin Nutr*. 2014;100(1):320S–28S.
9. Mensah GA, Wei GS, Sorlie PD, et al. Decline in cardiovascular mortality: possible causes and implications. *Circ Res*. 2017 Jan 20;120(2):366–380.
10. Yehle, KS, Chen AM, Mobley AR. A qualitative analysis of coronary heart disease patient views of dietary adherence and

web-based and mobile-based nutrition tools. *J Cardiopulm Rehabil Prev*. 2012;32(4):203–209.

11. National Institutes of Health. Detection, evaluation, and treatment of high blood cholesterol in adults (Adult Treatment Panel III). Available at https://www.ahajournals. org/doi/pdf/10.1161/circ.106.25.3143; accessed May 15, 2020.

12. Torres N, Guevara-Cruz M, Velázquez-Villegas LA, et al. Nutrition and atherosclerosis. *Arch Med Res*. 2015 Jul 1;46(5):408–426.

13. Keys A, Aravanis C, Blackburn H, et al. Epidemiological studies related to coronary heart disease: characteristics of men aged 40–59 in seven countries. *Acta Med Scand Suppl*. 1966;460:1–392.

14. Menotti A, Keys A, Kromhout D, et al. Inter-cohort differences in coronary heart disease mortality in the 25-year follow-up of the seven countries study. *Eur J Epidemiol*. 1993;9:527–536.

15. Verschuren WM, Jacobs DR, Bloemberg BP, et al. Serum total cholesterol and long-term coronary heart disease mortality in different cultures. Twenty-five-year follow-up of the seven countries study. *JAMA*. 1995;274:131–136.

16. Keys A, Menotti A, Aravanis C, et al. The seven countries study: 2,289 deaths in 15 years. *Prev Med*. 1984;13:141–154.

17. Benfante R. Studies of cardiovascular disease and cause-specific mortality trends in Japanese-American men living in Hawaii and risk factor comparisons with other Japanese populations in the Pacific region: a review. *Hum Biol*. 1992;64:791–805.

18. Worth RM, Kato H, Rhoads GG, et al. Epidemiologic studies of coronary heart disease and stroke in Japanese men living in Japan, Hawaii and California: mortality. *Am J Epidemiol*. 1975;102:481–490.

19. Robertson TL, Kato H, Rhoads GG, et al. Epidemiologic studies of coronary heart disease and stroke in Japanese men living in Japan, Hawaii and California. Incidence of myocardial infarction and death from coronary heart disease. *Am J Cardiol*. 1977;39:239–243.

20. Scarborough P, Morgan RD, Rayner M. Differences in coronary heart disease, stroke and cancer mortality rates between England, Wales, Scotland and Northern Ireland: the role of diet and nutrition. *BMJ Open*. 2011;1(1):e000263.

21. McPherson R, Pertsemlidis A, Kavaslar N, et al. A common allele on chromosome 9 associated with coronary heart disease. *Science*. 2007;316:1488–1491.

22. Khera AV, Kathiresan S. Genetics of coronary artery disease: discovery, biology and clinical translation. *Nat Rev Genet*. 2017 Jun;18(6):331.

23. Anthony D. Diagnosis and screening of coronary artery disease. *Prim Care*. 2005;32:931–946.

24. Zieman SJ, Melenovsky V, Kass DA. Mechanisms, pathophysiology, and therapy of arterial stiffness. *Arterioscler Thromb Vasc Biol*. 2005;25:932–943.

25. Poredos P. Endothelial dysfunction and cardiovascular disease. *Pathophysiol Haemost Thromb*. 2002;32:274–277.

26. McCarron D, Oparil S, Chait A, et al. Nutritional management of cardiovascular risk factors. *Arch Intern Med*. 1997;157:169–177.

27. Herder R, Demmig-Adams B. The power of a balanced diet and lifestyle in preventing cardiovascular disease. *Nutr Clin Care*. 2004;7:46–55.

28. Kromhout D. Diet and cardiovascular diseases. *J Nutr Health Aging*. 2001;5:144–149.

29. Ornish D, Brown S, Scherwitz L. Can lifestyle changes reverse coronary heart disease? The lifestyle heart trial. *Lancet*. 1990;336:129–133.

30. Temple N. Dietary fats and coronary heart disease. *Biomed Pharmacother*. 1996;50:261–268.

31. Chahoud G, Aude YW, Mehta JL. Dietary recommendations in the prevention and treatment of coronary heart disease: do we have the ideal diet yet? *Am J Cardiol*. 2004;94:1260–1267.

32. Schaefer EJ, Gleason JA, Dansinger ML. The effects of low-fat, high-carbohydrate diets on plasma lipoproteins, weight loss, and heart disease risk reduction. *Curr Atheroscler Rep*. 2005;7:421–427.

33. Ornish D, Scherwitz LW, Billings JH, et al. Intensive lifestyle changes for reversal of coronary heart disease. *JAMA*. 1998;280:2001–2007.

34. de Lorgeril M, Salen P. The Mediterranean diet in secondary prevention of coronary heart disease. *Clin Invest Med*. 2006;29:154–158.

35. Jebb SA. Dietary determinants of obesity. *Obes Rev*. 2007;8:93–97.

36. Hu FB, Willett WC. Optimal diets for prevention of coronary heart disease. *JAMA*. 2002;288:2569–2578.

37. Hu FB, Manson JE, Willett WC. Types of dietary fat and risk of coronary heart disease: a critical review. *J Am Coll Nutr*. 2001;20:5–19.

38. Lichtenstein AH, Kennedy E, Barrier P, et al. Dietary fat consumption and health. *Nutr Rev*. 1998;56:s3–s19; discussion s19–s28.

39. Lichtenstein AH. Dietary fat and cardiovascular disease risk: quantity or quality? *J Womens Health (Larchmt)*. 2003;12:109–114.

40. Popkin BM. Global nutrition dynamics: the world is shifting rapidly toward a diet linked with noncommunicable diseases. *Am J Clin Nutr*. 2006;84:289–298.

41. Bray GA, Paeratakul S, Popkin BM. Dietary fat and obesity: a review of animal, clinical and epidemiological studies. *Physiol Behav*. 2004;83:549–555.

42. Peters JC. Dietary fat and body weight control. *Lipids*. 2003;38:123–127.

43. Hill JO, Melanson EL, Wyatt HT. Dietary fat intake and regulation of energy balance: implications for obesity. *J Nutr*. 2000;130:284s–288s.

44. Astrup A. The role of dietary fat in obesity. *Semin Vasc Med*. 2005;5:40–47.

45. Willett WC. The Mediterranean diet: science and practice. *Public Health Nutr*. 2006;9:105–110.

46. Hooper L, Abdelhamid A, Moore HJ, et al. Effect of reducing total fat intake on body weight: systematic review and meta-analysis of randomised controlled trials and cohort studies. *BMJ*. 2012;345:e7666.

47. American Dietetic Association, Dietitians of Canada. Position of the American Dietetic Association and Dietitians of Canada: vegetarian diets. *J Am Diet Assoc*. 2003;103:748–765.

48. Key TJ, Appleby PN, Rosell MS. Health effects of vegetarian and vegan diets. *Proc Nutr Soc*. 2006;65:35–41.

49. Sabate J. The contribution of vegetarian diets to human health. *Forum Nutr*. 2003;56:218–220.

50. Merino J, Kones R, Plana N, et al. Negative effect of a low-carbohydrate, high-protein, high-fat diet on small peripheral artery reactivity in patients with increased cardiovascular risk. *Br J Nutr*. 2012:1–7.

51. Kostogrys RB, Franczyk-Zarow M, Maslak E, et al. Low carbohydrate, high protein diet promotes atherosclerosis in apolipoprotein E/low-density lipoprotein receptor double knockout mice (apoE/LDLR(-/-)). *Atherosclerosis*. 2012;223(2):327–331.

52. Trichopoulou A, Psaltopoulou T, Orfanos P, et al. Low-carbohydrate-high-protein diet and long-term survival

in a general population cohort. *Eur J Clin Nutr.* 2007 May;61(5):575–81. Epub 2006 Nov 29.

53. Seidelmann SB, Claggett B, Cheng S, et al. Dietary carbohydrate intake and mortality: a prospective cohort study and meta-analysis. *Lancet Public Health.* 2018. doi:10.1016/S2468-2667(18)30135-X

54. Li S, Flint A, Pai JK, et al. Low carbohydrate diet from plant or animal sources and mortality among myocardial infarction survivors. *J Am Heart Assoc.* 2014 Sep 22;3(5):e001169. doi:10.1161/JAHA.114.001169

55. Wood RJ. Effect of dietary carbohydrate restriction with and without weight loss on atherogenic dyslipidemia. *Nutr Rev.* 2006;64:539–545.

56. Krauss RM, Blanche PJ, Rawlings RS, et al. Separate effects of reduced carbohydrate intake and weight loss on atherogenic dyslipidemia. *Am J Clin Nutr.* 2006;83:1025–1031.

57. Gann D. A low-carbohydrate diet in overweight patients undergoing stable statin therapy raises high-density lipoprotein and lowers triglycerides substantially. *Clin Cardiol.* 2004;27:563–564.

58. Siri PW, Krauss RM. Influence of dietary carbohydrate and fat on LDL and HDL particle distributions. *Curr Atheroscler Rep.* 2005;7:455–459.

59. Wood RJ, Volek JS, Liu Y, et al. Carbohydrate restriction alters lipoprotein metabolism by modifying VLDL, LDL, and HDL subfraction distribution and size in overweight men. *J Nutr.* 2006;136:384–389.

60. Denke MA. Dietary fats, fatty acids, and their effects on lipoproteins. *Curr Atheroscler Rep.* 2006;8:466–471.

61. Vincent-Baudry S, Defoort C, Gerber M, et al. The Medi-RIVAGE study: reduction of cardiovascular disease risk factors after a 3-mo intervention with a Mediterranean-type diet or a low-fat diet. *Am J Clin Nutr.* 2005;82:964–971.

62. Guo Z, Mitchell-Raymundo F, Yang H, et al. Dietary restriction reduces atherosclerosis and oxidative stress in the aorta of apolipoprotein E-deficient mice. *Mech Ageing Dev.* 2002;123(8):1121–1131.

63. de Cabo R, Mattson MP. Effects of intermittent fasting on health, aging, and disease. *N Eng J Med.* 2019 Dec 26;381(26):2541–2551.

64. National Institutes of Health. Clinical guidelines on the identification, evaluation, and treatment of overweight and obesity in adults: the evidence report. Available at http://www.nhlbi.nih.gov/guidelines/obesity/ob_gdlns.pdf; accessed August 10, 2007.

65. Knowler WC, Barrett-Connor E, Fowler SE, et al. Reduction in the incidence of type 2 diabetes with lifestyle intervention or metformin. *N Engl J Med.* 2002;346:393–403.

66. Ditomasso D, Carnethon MR, Wright FM, et al. The associations between visceral fat and calcified atherosclerosis are stronger in women than men. *Atherosclerosis.* 2010;208(2):531–536.

67. Stevens JJ, Chambless LE, Nieto FJ, et al. Associations of weight loss and changes in fat distribution with the remission of hypertension in a bi-ethnic cohort: the Atherosclerosis Risk in Communities Study. *Prev Med.* 2003;36(3):330–339.

68. Dansinger ML, Gleason JA, Griffith JL, Selker HP, Schaefer E. Comparison of the Atkins, Ornish, Weight Watchers, and Zone diets for weight loss and heart disease risk reduction: a randomized trial. *JAMA.* 2005;293:43–53.

69. Turner-McGrievy GM, Davidson CR, Wingard EE, Wilcox S, Frongillo EA. Comparative effectiveness of plant-based diets for weight loss: a randomized controlled trial of five different diets. *Nutrition.* 2015;31(2):350–358.

70. Rimm EB, Ascherio A, Giovannucci E, et al. Vegetable, fruit, and cereal fiber intake and risk of coronary heart disease among men. *JAMA.* 1996;275:447–451.

71. Hunninghake D, Miller V, LaRosa J, et al. Long-term treatment of hypercholesterolemia with dietary fiber. *Am J Med.* 1994;97:504–508.

72. Wynder E, Stellman S, Zang E. High fiber intake. Indicator of a healthy lifestyle. *JAMA.* 1996;275:486–487.

73. Simoes E, Byers T, Coates R, et al. The association between leisure-time physical activity and dietary fat in American adults. *Am J Public Health.* 1995;85:240–244.

74. Song M, Fung TT, Hu FB, Willett WC, Longo VD, Chan AT, Giovannucci EL. Association of animal and plant protein intake with all-cause and cause-specific mortality. *JAMA Intern Med.* 2016 Oct 1;176(10):1453–1463. doi:10.1001/jamainternmed.2016.4182

75. Pereira MA, Swain J, Goldfine AB, et al. Effects of a low-glycemic load diet on resting energy expenditure and heart disease risk factors during weight loss. *JAMA.* 2004;292:2482–2490.

76. McMillan-Price J, Petocz P, Atkinson F, et al. Comparison of 4 diets of varying glycemic load on weight loss and cardiovascular risk reduction in overweight and obese young adults: a randomized controlled trial. *Arch Intern Med.* 2006;166:1466–1475.

77. Ebbeling CB, Leidig MM, Sinclair KB, et al. Effects of an ad libitum low-glycemic load diet on cardiovascular disease risk factors in obese young adults. *Am J Clin Nutr.* 2005;81:976–982.

78. Hou YC, Chang YL, Kuo SC, Chiang CF, Chiang CY, Lin YF, Weng PC, Hu FC, Wu JH, Lai CH. Serum hyperglycemia might be not related to fat composition of diet and vegetable composition of diet might improve sugar control in Taiwanese diabetic subjects. *Int J Med Sci.* 2014 Mar 29;11(5):515–521. doi:10.7150/ijms.8158. eCollection 2014

79. Otten JJ, Hellwig JP, Meyers LD, eds. *Dietary reference intakes.* Washington, DC: National Academies Press, 2006.

80. Carey VJ, Bishop L, Charleston J, et al. Rationale and design of the optimal macro-nutrient intake heart trial to prevent heart disease (OMNI-Heart). *Clin Trials.* 2005;2:529–537.

81. Yeung EH, Appel LJ, Miller ER 3rd, et al. The effects of macronutrient intake on total and high-molecular weight adiponectin: results from the OMNI-Heart trial. *Obesity (Silver Spring).* 2010;18:1632–1637.

82. Anderson K, Castelli W, Levy D. Cholesterol and mortality: 30 years of follow-up from the Framingham Study. *JAMA.* 1987;257:2176–2180.

83. Food and Nutrition Board, Institute of Medicine. *Dietary reference intakes for energy, carbohydrate, fiber, fat, fatty acids, cholesterol, protein, and amino acids.* Washington, DC: National Academies Press; 2002/2005, page 39 of 1357.

84. US Department of Health and Human Services. *Dietary guidelines for Americans 2015–2020.* Skyhorse Publishing Inc.; 2017 Sep 5.

85. Goldstein J, Brown M. The LDL receptor and the regulation of cellular cholesterol metabolism. *J Cell Sci.* 1985;3:131–137.

86. Goldstein J, Brown M. Regulation of low-density lipoprotein receptors: implications for pathogenesis and therapy of hypercholesterolemia and atherosclerosis. *Circulation.* 1987;76:504–507.

87. Gesquiere L, Loreau N, Minnich A, et al. Oxidative stress leads to cholesterol accumulation in vascular smooth muscle cells. *Free Radic Biol Med.* 1999;27:134–145.

88. Stein O, Stein Y. Smooth muscle cells and atherosclerosis. *Curr Opin Lipidol.* 1995;6:269–274.

89. Plotnick GD, Corrett M, Vogel RA. Effect of antioxidant vitamins on the transient impairment of endothelium-dependent brachial artery vasoactivity following a single high-fat meal. *JAMA.* 1997;278:1682–1686.

90. Zilversmit D. Atherogenesis: a postprandial phenomenon. *Circulation* 1979;60:473–485.

91. Lefebvre P, Scheen A. The postprandial state and risk of cardiovascular disease. *Diabetes Med.* 1998;15:s63–s68.

92. Williams M, Sutherland W, McCormick M, et al. Impaired endothelial function following a meal rich in used cooking fat. *J Am Coll Cardiol.* 1999;33:1050–1055.

93. Deanfield JE, Halcox JP, Rabelink TJ. Endothelial function and dysfunction: testing and clinical relevance. *Circulation.* 2007;115:1285–1295.

94. Desjardins F, Balligand JL. Nitric oxide-dependent endothelial function and cardiovascular disease. *Acta Clin Belg.* 2006;61:326–334.

95. Davis N, Katz S, Wylie-Rosett J. The effect of diet on endothelial function. *Cardiol Rev.* 2007;15:62–66.

96. Adams MR. Clinical assessment of endothelial function. *Endothelium* 2006;13:367–374.

97. Hayoz D, Mazzolai L. Endothelial function, mechanical stress and atherosclerosis. *Adv Cardiol.* 2007;44:62–75.

98. Lai CQ, Corella D, Demissie S, et al. Dietary intake of n-6 fatty acids modulates effect of apolipoprotein A5 gene on plasma fasting triglycerides, remnant lipoprotein concentrations, and lipoprotein particle size: the Framingham Heart Study. *Circulation.* 2006;113:2062–2070.

99. Katan M, Grundy S, Willett W. Should a low-fat, high-carbohydrate diet be recommended for everyone? Beyond low-fat diets. *N Engl J Med.* 1997;337:563–566.

100. Connor W, Connor S. Should a low-fat, high-carbohydrate diet be recommended for everyone? The case for a low-fat, high-carbohydrate diet. *N Engl J Med.* 1997;337:562–563.

101. Oliver M. It is more important to increase the intake of unsaturated fats than to decrease the intake of saturated fats: evidence from clinical trials relating to ischemic heart disease. *Am J Clin Nutr.* 1997:980s–986s.

102. Kennedy E, Bowman S, Powell R. Dietary-fat intake in the US population. *J Am Coll Nutr.* 1999;18:207–212.

103. Ernst N, Sempos C, Briefel R, et al. Consistency between US dietary fat intake and serum total cholesterol concentrations: the National Health and Nutrition Examination Surveys. *Am J Clin Nutr.* 1997;66:965s–972s.

104. Musunuru K. Atherogenic dyslipidemia: cardiovascular risk and dietary intervention. *Lipids.* 2010;45:907–914.

105. de Oliveira Otto MC, Mozaffarian D, Kromhout D, et al. Dietary intake of saturated fat by food source and incident cardiovascular disease: the Multi-Ethnic Study of Atherosclerosis. *Am J Clin Nutr.* 2012;96(2):397–404.

106. Eaton S, Konner M. Paleolithic nutrition revisited: a twelve-year retrospective on its nature and implications. *Eur J Clin Nutr.* 1997;51:207–216.

107. Kuipers RS, Luxwolda MF, Dijck-Brouwer DA, et al. Estimated macronutrient and fatty acid intakes from an East African Paleolithic diet. *Br J Nutr.* 2010;104:1666–1687.

108. Ramsden CE, Zamora D, Leelarthaepin B, et al. Use of dietary linoleic acid for secondary prevention of coronary heart disease and death: evaluation of recovered data from the Sydney Diet Heart Study and updated meta-analysis. *BMJ.* 2013;346:e8707.

109. Mozaffarian D, Micha R, Wallace S, et al. Effects on coronary heart disease of increasing polyunsaturated fat in place of saturated fat: a systematic review and meta-analysis of randomized controlled trials. *PLoS Med.* 2010;7(3):e1000252.

110. Kritchevsky D. Stearic acid metabolism and atherogenesis: history. *Am J Clin Nutr.* 1994;60(6 suppl):997S–1001S.

111. Drewnowski A. Taste preferences and food intake. *Annu Rev Nutr.* 1997;17:237–253.

112. Drewnowski A, Schwartz M. Invisible fats: sensory assessment of sugar/fat mixtures. *Appetite.* 1990;14:203–217.

113. Micha R, Wallace SK, et al. Red and processed meat consumption and risk of incident coronary heart disease, stroke, and diabetes mellitus: a systematic review and meta analysis. *Circulation.* 2010;121(21):2271–2283.

114. Micha R, Michas G, Mozaffarian D. Unprocessed red and processed meats and risk of coronary artery disease and type 2 diabetes – An updated review of the evidence. *Curr Atheroscler Rep.* 2012;14(6): 515–524.

115. Centers for Disease Control and Prevention. National health and nutrition examination survey. Available at http://www.cdc.gov/nchs/nhanes.htm; accessed November 10, 2007.

116. Chowdhury R, Warnakula S, Kunutsor S, et al. Association of dietary, circulating, and supplement fatty acids with coronary risk: a systematic review and meta-analysis. *Ann Intern Med.* 2014 Mar 18;160(6):398–406. doi:10.7326/M13-1788

117. Astrup A, Magkos F, Bier DM, Brenna JT, de Oliveira Otto MC, Hill JO, King JC, Mente A, Ordovas JM, Volek JS, Yusuf S. Saturated fats and health: a reassessment and proposal for food-based recommendations: JACC state-of-the-art review. *J Am Coll Cardiol.* 2020 Jun 17;76(7):844–857.

118. Dehghan, M, Mente, A, Zhang, X, et al. Associations of fats and carbohydrate intake with cardiovascular disease and mortality in 18 countries from five continents (PURE): a prospective cohort study. *Lancet.* 2017;390:2050–2062.

119. Hu F, Stampfer M, Rimm E, et al. A prospective study of egg consumption and risk of cardiovascular disease in men and women. *JAMA.* 1999;281:1387–1394.

120. Kritchevsky SB. A review of scientific research and recommendations regarding eggs. *J Am Coll Nutr.* 2004;23:596s–600s.

121. Katz DL, Evans MA, Nawaz H, et al. Egg consumption and endothelial function: a randomized controlled crossover trial. *Int J Cardiol.* 2005;99:65–70.

122. Zhong VW, Van Horn L, Cornelis MC, et al. Associations of dietary cholesterol or egg consumption with incident cardiovascular disease and mortality. *JAMA.* 2019;321(11):1081–1095. doi:10.1001/jama.2019.1572

123. Masterjohn C. The anti-inflammatory properties of safflower oil and coconut oil may be mediated by their respective concentrations of vitamin E. *J Am Coll Cardiol.* 2007;49:1825–1826.

124. Amarasiri WA, Dissanayake AS. Coconut fats. *Ceylon Med J.* 2006;51:47–51.

125. Hegsted M. Serum-cholesterol response to dietary cholesterol: a re-evaluation. *Am J Clin Nutr.* 1986;44: 299–305.

126. Wang LJ, Song BL. Niemann-Pick C1-Like 1 and cholesterol uptake. *Biochim Biophys Acta.* 2012 Jul;1821(7):964–972. doi:10.1016/j.bbalip.2012.03.004. *Epub.* 2012 Mar 28.

127. Yokoyama Y, Levin SM, Barnard ND. Association between plant-based diets and plasma lipids: a systematic review and meta-analysis. *Nutr Rev.* 2017 Sep 1;75(9):683–698. doi:10.1093/nutrit/nux030

128. Barraj L, Tran N, Mink P. A comparison of egg consumption with other modifiable coronary heart disease lifestyle risk factors: a relative risk apportionment study. *Risk Anal.* 2009;29(3):401–415.

129. Oikonomou E, Psaltopoulou T, Georgiopoulos G, et al. Western dietary pattern is associated with severe coronary artery disease. *Angiology.* 2018 Apr;69(4):339–346.

130. Sun Q, Ma J, Campos H, et al. A prospective study of trans fatty acids in erythrocytes and risk of coronary heart disease. *Circulation.* 2007;115:1858–1865.

131. Micha R, Mozaffarian D. Trans fatty acids: effects on metabolic syndrome, heart disease and diabetes. *Nat Rev Endocrinol*. 2009;5:335–344.

132. Kiage JN, Merrill PD, Robinson CJ, et al. Intake of trans fat and all-cause mortality in the Reasons for Geographical and Racial Differences in Stroke (REGARDS) cohort. *Am J Clin Nutr*. 2013;97:1121–1128.

133. Brandt EJ, Myerson R, Perraillon MC, et al. Hospital admissions for myocardial infarction and stroke before and after the trans-fatty acid restrictions in New York. *JAMA Cardiol*. 2017;2:627–634.

134. Berry SE. Triacylglycerol structure and interesterification of palmitic and stearic acid-rich fats: an overview and implications for cardiovascular disease. *Nutr Res Rev*. 2009;22(1):3–17.

135. Alfinslater RB, Aftergood L, Hansen H, et al. Nutritional evaluation of inter-esterified fats. *J Am Oil Chem Soc*. 1966;43:110–112.

136. Berry SE, Woodward R, et al. Effect of interesterification of palmitic acid-rich triacylglycerol on postprandial lipid and factor VII response. *Lipids*. 2007;42(4):315–323.

137. Zock PL, Katan MB. Hydrogenation alternatives: effects of trans fatty acids and stearic acid versus linoleic acid on serum lipids and lipoproteins in humans. *J Lipid Res*. 1992;33:399–410.

138. McGandy RB, Hegsted DM, Myers ML. Use of semisynthetic fats in determining effects of specific dietary fatty acids on serum lipids in man. *Am J Clin Nutr*. 1970;23:1288–1298.

139. Mills CE, Hall WL, Berry SEE. What are interesterified fats and should we be worried about them in our diet? *Nutr Bull*. 2017;42(2):153–158.

140. Funck LG, Barrera-Arellano D, Block JM. [Conjugated linoleic acid (CLA) and its relationship with cardiovascular disease and associated risk factors]. *Arch Latinoam Nutr*. 2006;56(2):123–134.

141. Cooper MH, Miller JR, et al. Conjugated linoleic acid isomers have no effect on atherosclerosis and adverse effects on lipoprotein and liver lipid metabolism in apoE-/- mice fed a high-cholesterol diet. *Atherosclerosis*. 2008;200(2):294–302.

142. Rett BS, Whelan J. Increasing dietary linoleic acid does not increase tissue arachidonic acid content in adults consuming Western-type diets: a systematic review. *Nutr Metab*. 2011;8:36.

143. Agueda M, Zulet MA, Martínez JA. [Effect of conjugated linoleic acid (CLA) on human lipid profile]. *Arch Latinoam Nutr*. 2009;59(3):245–252.

144. Leaf A, Kang J, Xiao Y, et al. Dietary n-3 fatty acids in the prevention of cardiac arrhythmias. *Curr Opin Clin Nutr Metab Care*. 1998;1:225–228.

145. Horrocks L, Yeo Y. Health benefits of docosahexaenoic acid. *Pharmacol Res*. 1999;40:211–225.

146. Simopoulos A. Essential fatty acids in health and chronic disease. *Am J Clin Nutr*. 1999;70:560s–569s.

147. Marckmann P, Gronbaek M. Fish consumption and coronary heart disease mortality. A systematic review of prospective cohort studies. *Eur J Clin Nutr*. 1999;53:585–590.

148. Huang T, Shou T, Cai N, et al. Associations of plasma n-3 polyunsaturated fatty acids with blood pressure and cardiovascular risk factors among Chinese. *Int J Food Sci Nutr*. 2012;63(6):667–673.

149. Grundy S. What is the desirable ratio of saturated, polyunsaturated, and monounsaturated fatty acids in the diet? *Am J Clin Nutr*. 1997;66:988s–990s.

150. Grundy S. Second International Conference on Fats and Oil Consumption in Health and Disease: how we can optimize dietary composition to combat metabolic complications and decrease obesity. Overview. *Am J Clin Nutr*. 1998;67:497s–499s.

151. Grundy S. The optimal ratio of fat-to-carbohydrate in the diet. *Annu Rev Nutr*. 1999;19:325–341.

152. Harper CR, Jacobson TA. Usefulness of omega-3 fatty acids and the prevention of coronary heart disease. *Am J Cardiol*. 2005;96:1521–1529.

153. Marchioli R, Barzi F, Bomba E, et al. Early protection against sudden death by n-3 polyunsaturated fatty acids after myocardial infarction: time-course analysis of the results of the Gruppo Italiano per lo Studio della Sopravvivenza nell'Infarto Miocardico (GISSI)–Prevenzione. *Circulation*. 2002;105:1897–1903.

154. Reiffel JA, McDonald A. Antiarrhythmic effects of omega-3 fatty acids. *Am J Cardiol*. 2006;98:50i–60i.

155. Macchia A, Levantesi G, Franzosi MG, et al. Left ventricular systolic dysfunction, total mortality, and sudden death in patients with myocardial infarction treated with n-3 polyunsaturated fatty acids. *Eur J Heart Fail*. 2005;7:904–909.

156. Richter WO. Long-chain omega-3 fatty acids from fish reduce sudden cardiac death in patients with coronary heart disease. *Eur J Med Res*. 2003;8:332–336.

157. Einvik G, Klemsdal TO, Sandvik K, et al. A randomized clinical trial on n-3 polyunsaturated fatty acids supplementation and all-cause mortality in elderly men at high cardiovascular risk. *Eur J Cardiovasc Prev Rehabil*. 2010;17(5):588–592.

158. Garcia-Alonso FJ, Jorge-Vidal V, Ros G, et al. Effect of consumption of tomato juice enriched with n-3 polyunsaturated fatty acids on the lipid profile, antioxidant biomarker status, and cardiovascular disease risk in healthy women. *Eur J Nutr*. 2012;51(4):415–424.

159. Kromhout D, Giltay EJ, Geleijnse JM, et al. n-3 Fatty acids and cardiovascular events after myocardial infarction. *N Engl J Med*. 2010;363(21):2015–2026.

160. Mariani J, Doval HC, Nul D, et al. N-3 polyunsaturated fatty acids higher doses of PUFA are needed to prevent atrial fibrillation: updated systematic review and meta-analysis of randomized controlled trials. *J Am Heart Assoc*. 2013;2:e005033.

161. Kotwal S, Jun M, Sullivan D, et al. Omega 3 fatty acids and cardiovascular outcomes: systematic review and meta-analysis. *Circ Cardiovasc Qual Outcomes*. 2012;5:808–818.

162. Rizos EC, Ntzani EE, Bika E, et al. Association between omega-3 fatty acid supplementation and risk of major cardiovascular disease events: a systematic review and meta-analysis. *JAMA*. 2012;308:1024–1033.

163. Xin W, Wei W, Li X. Effects of fish oil supplementation on cardiac function in chronic heart failure: a meta-analysis of randomised controlled trials. *Heart*. 2012;98:1620–1625.

164. Djousse L, Akinkuolie AO, Wu JH, et al. Fish consumption, omega-3 fatty acids and risk of heart failure: a meta-analysis. *Clin Nutr*. 2012;31:846–853.

165. Siscovick DS, Barringer TA, Fretts AM, et al. Omega-3 polyunsaturated fatty acid (fish oil) supplementation and the prevention of clinical cardiovascular disease: a science Advisory From the American Heart Association. *Circulation*. 2017;135(15):e867–e884. doi:10.1161/CIR.0000000000000482

166. Lorgeril MD. Mediterranean diet in the prevention of coronary heart disease. *Nutrition*. 1998;14:55–57.

167. de Lorgeril M, Salen P. Modified cretan Mediterranean diet in the prevention of coronary heart disease and cancer: an update. *World Rev Nutr Diet*. 2007;97:1–32.

168. Schroder H. Protective mechanisms of the Mediterranean diet in obesity and type 2 diabetes. *J Nutr Biochem.* 2007;18:149–160.

169. Serra-Majem L, Roman B, Estruch R. Scientific evidence of interventions using the Mediterranean diet: a systematic review. *Nutr Rev.* 2006;64:s27–s47.

170. de Lorgeril M, Salen P. The Mediterranean-style diet for the prevention of cardiovascular diseases. *Public Health Nutr.* 2006;9:118–123.

171. Thomsen C, Rasmussen O, Christiansen C, et al. Comparison of the effects of a monounsaturated fat diet and a high carbohydrate diet on cardiovascular risk factors in first degree relatives to type-2 diabetic subjects. *Eur J Clin Nutr.* 1999;53:818–823.

172. Kris-Etherton P, Pearson T, Wan Y, et al. High-monounsaturated fatty acid diets lower both plasma cholesterol and triacylglycerol concentrations. *Am J Clin Nutr.* 1999;70:1009–1115.

173. Kris-Etherton P. AHA science advisory: monounsaturated fatty acids and risk of cardiovascular disease. *J Nutr.* 1999;129:2280–2284.

174. Lecerf LM. Fatty acids and cardiovascular disease. *Nutr Rev.* 2009;67(5):273–283.

175. Gardner CD, Kraemer HC. Monounsaturated versus polyunsaturated dietary fat and serum lipids. A meta-analysis. *Arterioscler Thromb Vasc Biol.* 1995;15:1917–1927.

176. Bod MB, de Vries JH, Feskens EJ, et al. Effect of a high monounsaturated fatty acids diet and a Mediterranean diet on serum lipids and insulin sensitivity in adults with mild abdominal obesity. *Nutr Metab Cardiovasc Dis.* 2010;20(8):591–598.

177. Tsimikas S, Reaven P. The role of dietary fatty acids in lipoprotein oxidation and atherosclerosis. *Curr Opin Lipidol.* 1998;9:301–307.

178. Alarcon de la Lastra C, Barranco MD, Motilva V, et al. Mediterranean diet and health: biological importance of olive oil. *Curr Pharm Des.* 2001;7:933–950.

179. Binkoski AE, Kris-Etherton PM, Wilson TA, et al. Balance of unsaturated fatty acids is important to a cholesterol-lowering diet: comparison of mid-oleic sunflower oil and olive oil on cardiovascular disease risk factors. *J Am Diet Assoc.* 2005;105:1080–1086.

180. Owen RW, Giacosa A, Hull WE, et al. Olive-oil consumption and health: the possible role of antioxidants. *Lancet Oncol.* 2000;1:107–112.

181. Perez-Jimenez F, Alvarez de Cienfuegos G, Badimon L, et al. International conference on the healthy effect of virgin olive oil. *Eur J Clin Invest.* 2005;35:421–424.

182. Nagyova A, Haban P, Klvanova J, et al. Effects of dietary extra virgin olive oil on serum lipid resistance to oxidation and fatty acid composition in elderly lipidemic patients. *Bratisl Lek Listy.* 2003;104:218–221.

183. Trichopoulou A. Mediterranean diet: the past and the present. *Nutr Metab Cardiovasc Dis.* 2001;11:1–4.

184. Estruch R, Martinez-Gonzalez MA, Corella D, et al. Effects of a Mediterranean-style diet on cardiovascular risk factors: a randomized trial. *Ann Intern Med.* 2006;145:1–11.

185. Simopoulos AP. The Mediterranean diets: what is so special about the diet of Greece? The scientific evidence. *J Nutr.* 2001;131:3065s–3073s.

186. Esposito K, Marfella R, Ciotola M, et al. Effect of a Mediterranean-style diet on endothelial dysfunction and markers of vascular inflammation in the metabolic syndrome: a randomized trial. *JAMA.* 2004;292:1440–1446.

187. Fung TT, Rexrode KM, Mantzoros CS, et al. Mediterranean diet and incidence of and mortality from coronary heart disease and stroke in women. *Circulation.* 2009;119:1093–1100.

188. Perona JS, Covas MI, Fitó M, et al. Reduction in systemic and VLDL triacylglycerol concentration after a 3-month Mediterranean-style diet in high-cardiovascular-risk subjects. *J Nutr Biochem.* 2010;21(9):892–898.

189. Martinez-Gonzalez MA, Bes-Rastrollo M, Serra-Majem L, et al. Mediterranean food pattern and the primary prevention of chronic disease: recent developments. *Nutr Rev.* 2009;67(suppl 1):S111–S116.

190. Shai I, Schwarzfuchs D, Henkin Y, et al. Weight loss with a low-carbohydrate, Mediterranean, or low-fat diet. *N Engl J Med.* 2008;359:229–241.

191. Kastorini CM, Milionis HJ, Esposito K, et al. The effect of Mediterranean diet on metabolic syndrome and its components: a meta-analysis of 50 studies and 534,906 individuals. *J Am Coll Cardiol.* 2011;57(11):1299–1313.

192. Nordmann AJ, Suter-Zimmermann K, Bucher HC, et al. Meta-analysis comparing Mediterranean to low-fat diets for modification of cardiovascular risk factors. *Am J Med.* 2011;124(9):841–851.

193. Sofi F, Abbate R, Gensini GF, et al. Accruing evidence on benefits of adherence to the Mediterranean diet on health: an updated systematic review and meta-analysis. *Am J Clin Nutr.* 2010;92(5):1189–1196.

194. Esposito K, Pontillo A, Di Palo C, et al. Effect of weight loss and lifestyle changes on vascular inflammatory markers in obese women: a randomized trial. *JAMA.* 2003;289(14):1799–1804.

195. Criqui M, Ringel B. Does diet or alcohol explain the French paradox? *Lancet.* 1994;344:1719–1723.

196. Singh R, Rastogi S, Verma R, et al. Randomized controlled trial of cardioprotective diet in patients with recent acute myocardial infarction: results of one year follow up. *BMJ.* 1992;304:1015–1019.

197. Martín-Peláez S, Covas MI, Fitó M, et al. Health effects of olive oil polyphenols: recent advances and possibilities for the use of health claims. *Mol Nutr Food Res.* 2013;57(5):760–771.

198. Blomhoff R, Carlsen MH, Andersen LF, et al. Health benefits of nuts: potential role of antioxidants. *Br J Nutr.* 2006;96(suppl 2):S52–S60.

199. Garg A, Bonamome A, Grundy S, et al. Comparison of a high-carbohydrate diet with a high-monounsaturated-fat diet in patients with non-insulin-dependent diabetes mellitus. *N Engl J Med.* 1988;319:829–843.

200. Garg A, Bantle J, Henry R, et al. Effects of varying carbohydrate content of diet in patients with non-insulin-dependent diabetes mellitus. *JAMA.* 1994;271:1421–1428.

201. López S, Bermúdez B, Pacheco YM, et al. Distinctive postprandial modulation of b cell function and insulin sensitivity by dietary fats: monounsaturated compared with saturated fatty acids. *Am J Clin Nutr.* 2008;88(3):638–644.

202. Grundy S. Hypertriglyceridemia, insulin resistance, and the metabolic syndrome. *Am J Cardiol.* 1999;83:25f–29f.

203. Reaven G, Lithell H, Landsberg L. Hypertension and associated metabolic abnormalities the role of insulin resistance and the sympathoadrenal system. *N Engl J Med.* 1996;334:374–381.

204. Kirk EP, Klein S. Pathogenesis and pathophysiology of the cardiometabolic syndrome. *J Clin Hypertens.* 2009;11(12):761–765.

205. Lorgeril MD, Salen P, Monjaud I, et al. The "diet heart" hypothesis in secondary prevention of coronary heart disease. *Eur Heart J.* 1997;18:13–18.

206. Lorgeril MD, Salen P. What makes a Mediterranean diet cardioprotective? *Cardiol Rev.* 1997;14:15–21.

207. Lorgeril MD, Salen P, Martin J-L, et al. Effect of a Mediterranean type of diet on the rate of cardiovascular complications in patients with coronary artery disease. *J Am Coll Cardiol.* 1996;28:1103–1108.

208. Katan M. High-oil compared with low-fat, high-carbohydrate diets in the prevention of ischemic heart disease. *Am J Clin Nutr.* 1997;66:974s–979s.

209. Heitmann BL, Lissner L. Can adverse effects of dietary fat intake be overestimated as a consequence of dietary fat underreporting? *Public Health Nutr.* 2005;8:1322–1327.

210. Siscovick D, Raghunathan T, King I, et al. Dietary intake and cell membrane levels of long chain n-3 polyunsaturated fatty acids and the risk of primary cardiac arrest. *JAMA.* 1995;274:1363–1367.

211. Lavie CJ, Milani RV, Mehra MR, et al. Omega-3 polyunsaturated fatty acids and cardiovascular diseases. *J Am Coll Cardiol.* 2009;54:585–594.

212. Erkkilä A, de Mello VDF, Risérus U, et al. Dietary fatty acids and cardiovascular disease: an epidemiological approach. *Prog Lipid Res.* 2008;47:172–187.

213. Konner M, Eaton SB. Paleolithic nutrition: twenty-five years later. *Nutr Clin Pract.* 2010;25(6):594–602.

214. Appel LJ, Sacks FM, Carey VJ, et al. Effects of protein, monounsaturated fat, and carbohydrate intake on blood pressure and serum lipids: results of the Omni Heart randomized trial. *JAMA.* 2005;294:2455–2464.

215. Miller ER 3rd, Erlinger TP, Appel LJ. The effects of macronutrients on blood pressure and lipids: an overview of the DASH and OmniHeart trials. *Curr Atheroscler Rep.* 2006;8:460–465.

216. American Heart Association Nutrition Committee, Lichtenstein AH, Appel LJ, et al. Diet and lifestyle recommendations revision 2006: a scientific statement from the American Heart Association Nutrition Committee. *Circulation.* 2006;114(1):82–96.

217. Noto, H, Goto, A, Tsujimoto, T, et al. Low-carbohydrate diets and all-cause mortality: a systematic review and meta-analysis of observational studies. *PLoS ONE.* 2013;8:e55030.

218. Löfvenborg JE, Andersson T, Carlsson P-O, et al. Sweetened beverage intake and risk of latent autoimmune diabetes in adults (LADA) and type 2 diabetes. *Eur J Endocrinol.* 2016;175:605–614.

219. Yang Q, Zhang Z, Gregg EW, et al. Added sugar intake and cardiovascular diseases mortality among US adults. *JAMA Intern Med.* 2014;174:516–524.

220. Satija A, Bhupathiraju SN, Spiegelman D, et al. Healthful and unhealthful plant-based diets and the risk of coronary heart disease in US adults. *J Am Coll Cardiol.* 2017;70:411–422.

221. Micha R, Peñalvo JL, Cudhea F, Imamura F, Rehm CD, Mozaffarian D. Association between dietary factors and mortality from heart disease, stroke, and type 2 diabetes in the United States. *JAMA.* 2017;317(9):912–924. doi:10.1001/jama.2017.0947

222. Martí-Carvajal AJ, Solà I, Lathyris D, et al. Homocysteine-lowering interventions for preventing cardiovascular events. *Cochrane Database Syst Rev.* 2013;1:CD006612.

223. Tharrey M, Mariotti F, Mashchak A, et al. Patterns of plant and animal protein intake are strongly associated with cardiovascular mortality: the Adventist Health Study-2 cohort. *Int J Epidemiol.* 2018;47:1603–1612.

224. Huang J, Liao LM, Weinstein SJ, Sinha R, Graubard BI, Albanes D. Association between plant and animal protein intake and overall and cause-specific mortality.

225. Tang WH, Wang Z, Fan Y, Levison B, Hazen JE, Donahue LM, Wu Y, Hazen SL. Prognostic value of elevated levels of intestinal microbe-generated metabolite trimethylamine-N-oxide in patients with heart failure: refining the gut hypothesis. *J Am Coll Cardiol.* 2014 Nov 4;64(18):1908–1914. doi:10.1016/j.jacc.2014.02.617. Epub 2014 Oct 27.

226. Wolk A. Potential health hazards of eating red meat. *J Intern Med.* 2017 Feb;281(2):106–122. doi:10.1111/joim.12543. Epub 2016 Sep 6.

227. Abbasi J. TMAO and Heart Disease: The New Red Meat Risk? *JAMA.* 2019;321(22):2149–2151. doi:10.1001/jama.2019.3910

228. Farbstein D, Kozak-Blickstein A, Levy AP. Antioxidant vitamins and their use in preventing cardiovascular disease. *Molecules.* 2010;15:8098–8110.

229. Chopra M, Thurnham D. Antioxidants and lipoprotein metabolism. *Proc Nutr Soc.* 1999;58:663–671.

230. Jacob RA, Burri BJ. Oxidative damage and defense. *Am J Clin Nutr.* 1996;63:985s–990s.

231. Yetik-Anacak G, Catravas JD. Nitric oxide and the endothelium: history and impact on cardiovascular disease. *Vascul Pharmacol.* 2006;45:268–276.

232. Mangge H, Becker K, Fuchs D, Gostner JM. Antioxidants, inflammation, and cardiovascular disease. *World J Cardiol.* 2014;6(6):462–477.

233. Buring J, Gaziano J. Antioxidant vitamins and cardiovascular disease. In: Bendich A, Deckelbaum RJ, eds. *Preventive nutrition: the comprehensive guide for health professionals.* Totowa, NJ: Humana Press, 1997:171–180.

234. Tavani A, Vecchia CL. Beta-carotene and risk of coronary heart disease. A review of observational and intervention studies. *Biomed Pharmacother.* 1999;53:409–416.

235. Kritchevsky S. Beta-carotene, carotenoids and the prevention of coronary heart disease. *J Nutr.* 1999;129:5–8.

236. Kromhout D. Fatty acids, antioxidants, and coronary heart disease from an epidemiological perspective. *Lipids.* 1999;34:s27–s31.

237. Lairon D, Amiot M. Flavonoids in food and natural antioxidants in wine. *Curr Opin Lipidol.* 1999;10:23–28.

238. Vinson J. Flavonoids in foods as in vitro and in vivo antioxidants. *Adv Exp Med Biol.* 1998;439:151–164.

239. Gaziano J, Manson J. Diet and heart disease. The role of fat, alcohol, and antioxidants. *Cardiol Clin North Am.* 1996;14:69–83.

240. Hensrud D, Heimburger D. Antioxidant status, fatty acids, and cardiovascular disease. *Nutrition.* 1994;10:170–175.

241. Beyer R, Ness A, Powles J, et al. Vitamin C and cardiovascular disease: a systematic review. *J Cardiovasc Risk.* 1996;3:513–521.

242. Timimi F, Ting H, Haley E, et al. Vitamin C improves endothelium-dependent vasodilation in patients with insulin-dependent diabetes mellitus. *J Am Coll Cardiol.* 1998;31:552–557.

243. Stephens N, Parsons A, Schofield P, et al. Randomized controlled trial of vitamin E in patients with coronary disease: Cambridge Heart Antioxidant Study. *Lancet.* 1996;347:781–786.

244. Rimm E, Willett W, Hu F, et al. Folate and vitamin B6 from diet and supplements in relation to risk of coronary heart disease among women. *JAMA.* 1998;279:359–364.

245. Investigators G-P. Dietary supplementation with n-3 polyunsaturated fatty acids and vitamin E after myocardial infarction: results of the GISSI–Prevenzione Trial. *Lancet.* 1999;354:447–455.

JAMA Intern Med. 2020;180(9):1173–1184. doi:10.1001/jamainternmed.2020.2790

246. The Heart Outcomes Prevention Evaluation Study Investigators. Effects of an angiotensin converting-enzyme inhibitor, ramipril, on cardiovascular events in high-risk patients. *N Engl J Med.* 2000;342:145–153.

247. The Heart Outcomes Prevention Evaluation Study Investigators. Vitamin E supplementation and cardiovascular events in high-risk patients. *N Engl J Med.* 2000;342:154–160.

248. Sesso HD, Buring JE, Christen WG, et al. Vitamins E and C in the prevention of cardiovascular disease in men: the Physicians' Health Study II randomized controlled trial. *JAMA.* 2008;300(18):2123–2133.

249. Marchioli R, Levantesi G, Macchia A, et al. Vitamin E increases the risk of developing heart failure after myocardial infarction: results from the GISSI–Prevenzione Trial. *J Cardiovasc Med (Hagerstown).* 2006;7:347–350.

250. Lonn E, Yusuf S, Hoogwerf B, et al. Effects of vitamin E on cardiovascular and microvascular outcomes in high-risk patients with diabetes: results of the HOPE study and MICRO-HOPE substudy. *Diabetes Care.* 2002;25:1919–1927.

251. Bjelakovic G, Nikolova D, Gluud LL, et al. Mortality in randomized trials of antioxidant supplements for primary and secondary prevention: systematic review and meta-analysis. *JAMA.* 2007;297:842–857.

252. Nygard O, Vollset S, Refsum H, et al. Total plasma homocysteine and cardiovascular risk profile. The Hordaland Homocysteine Study. *JAMA.* 1995;274:1526–1533.

253. Mittynen L, Nurminen M, Korpela R, et al. Role of arginine, taurine and homocysteine in cardiovascular diseases. *Ann Med.* 1999;31:318–326.

254. The homocysteine studies collaboration. Homocysteine and risk of ischemic heart disease and stroke: a meta-analysis. *JAMA.* 2002;288:2015–2022.

255. Verhoef P, Stampfer M, Buring J, et al. Homocysteine metabolism and risk of myocardial infarction: relation with vitamins B_6, B_{12}, and folate. *Am J Epidemiol.* 1996;143:845–859.

256. Toole JF, Malinow MR, Chambless LE, et al. Lowering homocysteine in patients withischemic stroke to prevent recurrent stroke, myocardial infarction, and death: the Vitamin Intervention for Stroke Prevention (VISP) randomized controlled trial. *JAMA.* 2004;291:565–574.

257. Lonn E, Yusuf S, Arnold MJ, et al. Homocysteine lowering with folic acid and B vitamins in vascular disease. *N Engl J Med.* 2006;354:1567–1577.

258. Bonaa KH, Njolstad I, Ueland PM, et al. Homocysteine lowering and cardiovascular events after acute myocardial infarction. *N Engl J Med.* 2006;354:1578–1588.

259. Bazzano LA. No effect of folic acid supplementation on cardiovascular events, cancer or mortality after 5 years in people at increased cardiovascular risk, although homocysteine levels are reduced. *Arch Intern Med.* 2010;170:1622–1631.

260. Stampfer MJ, Malinow MR, Willett WC, Newcomer LM, Upson B, Ullmann D, Tishler PV, Hennekens CH. A prospective study of plasma homocysteine and risk of myocardial infarction in US physicians. *JAMA.* 1992;268(7):877–881.

261. Miller ER 3rd, Juraschek S, Pastor-Barriuso R, et al. Meta analysis of folic acid supplementation trials on risk of cardiovascular disease and risk interaction with baseline homocysteine levels. *Am J Cardiol.* 2010;106(4):517–527.

262. Holmes MV, Newcombe P, Hubacek JA, Effect modification by population dietary folate on the association between MTHFR genotype, homocysteine, and stroke risk: a meta-analysis of genetic studies and randomised trials. *Lancet.* 2011;378(9791):584–594.

263. NIH State-of-the-Science Conference Statement on multivitamin/mineral supplements and chronic disease prevention. *NIH Consens State Sci Statements.* 2006;23:1–30.

264. Rauchova H, Drahota Z, Lenaz G. Function of coenzyme Q in the cell: some biochemical and physiological properties. *Physiol Res.* 1995;44:209–216.

265. Crane F, Sun I, Sun E. The essential functions of coenzyme Q. *Clin Investig.* 1993;71:s55–s59.

266. Baggio E, Gandini R, Plancher A, et al. Italian multicenter study on the safety and efficacy of coenzyme Q_{10} as adjunctive therapy in heart failure. *Mol Aspects Med.* 1994;15:s287–s294.

267. Langsjoen H, Langsjoen P, Willis R, et al. Usefulness of coenzyme Q_{10} in clinical cardiology: a long-term study. *Mol Aspects Med.* 1994;15:s165–s175.

268. Singh R, Wander G, Rastogi A, et al. Randomized, double-blind placebo-controlled trial of coenzyme Q_{10} in patients with acute myocardial infarction. *Cardiovasc Drugs Ther.* 1998;12:347–353.

269. Chello M, Mastroroberto P, Romano R, et al. Protection by coenzyme Q_{10} from myocardial reperfusion injury during coronary artery bypass grafting. *Ann Thorac Surg.* 1994;58:1427–1432.

270. Kamikawa T, Kobayashi A, Yamashita T, et al. Effects of coenzyme Q_{10} on exercise tolerance in chronic stable angina pectoris. *Am J Cardiol.* 1985;56:247–251.

271. Langsjoen P, Willis R, Folkers K. Treatment of essential hypertension with coenzyme Q_{10}. *Mol Aspects Med.* 1994;15:s265–s272.

272. Singh R, Niaz M, Rastogi S, et al. Effect of hydrosoluble coenzyme Q_{10} on blood pressures and insulin resistance in hypertensive patients with coronary artery disease. *J Hum Hypertens.* 1999;13:203–208.

273. Digiesi V, Cantini F, Oradei A, et al. Coenzyme Q_{10} in essential hypertension. *Mol Aspects Med.* 1994;15:s257–s262.

274. Sander S, Coleman CI, Patel AA, et al. The impact of coenzyme Q10 on systolic function in patients with chronic heart failure. *J Card Fail.* 2006;12(6):464–472.

275. Alehagen U, Johansson P, Björnstedt M, et al. Cardiovascular mortality and N-terminal-proBNP reduced after combined selenium and coenzyme Q10 supplementation: a 5-year prospective randomized double-blind placebo-controlled trial among elderly Swedish citizens. *Int J Cardiol.* 2013;167(5):1860–1866.

276. Shargorodsky M, Debby O, Matas Z, et al. Effect of long-term treatment with antioxidants (vitamin C, vitamin E, coenzyme Q10 and selenium) on arterial compliance, humoral factors and inflammatory markers in patients with multiple cardiovascular risk factors. *Nutr Metab (Lond).* 2010;7:55.

277. Thomas S, Neuzil J, Stocker R. Inhibition of LDL oxidation by ubiquinol-10. A protective mechanism for coenzyme Q in atherogenesis? *Mol Aspects Med.* 1997;18:s85–s103.

278. Niki E. Mechanisms and dynamics of antioxidant action of ubiquinol. *Mol Aspects Med.* 1997;18:s63–s70.

279. Singh R, Niaz M. Serum concentration of lipoprotein (a) decreases on treatment with hydrosoluble coenzyme Q_{10} in patients with coronary artery disease: discovery of a new role. *Int J Cardiol.* 1999;68:23–29.

280. Bargossi A, Grossi G, Fiorella P, et al. Exogenous CoQ_{10} supplementation prevents plasma ubiquinone reduction induced by HMG-CoA reductase inhibitors. *Mol Aspects Med.* 1994;15:s187–s193.

281. Fotino AD, Thompson-Paul AM, Bazzano LA. Effect of coenzyme Q10 supplementation on heart failure: a meta-analysis. *Am J Clin Nutr.* 2013;97:268–275.

282. Mortensen SA, Kumar A, Dolliner P, et al. The effect of Coenzyme Q10 on morbidity and mortality in chronic heart failure. Results from the Q-SYMBIO study [abstract no. 440]. *Eur J Heart Fail.* 2013;15(S1):S20.

283. Rosenfeldt FL, Haas SJ, Krum H, et al. Coenzyme Q10 in the treatment of hypertension: a meta-analysis of the clinical trials. *J Hum Hypertension.* 2007;21(4):297–306.

284. Ho MJ, Bellusci A, Wright JM. Blood pressure lowering efficacy of coenzyme Q10 for primary hypertension. *Cochrane Database Syst Rev.* 2009;4:CD007435.

285. Ayers J, Cook J, Koenig RA, Sisson EM, Dixon DL. Recent developments in the role of coenzyme q10 for coronary heart disease: a systematic review. *Curr Atheroscler Rep.* 2018;20(6):29.

286. Piano MR. Alcohol's effects on the cardiovascular system. *Alcohol Res Curr Rev.* 2017;38(2):219–241.

287. Ronksley PE, Brien SE, Turner BJ, et al. Association of alcohol consumption with selected cardiovascular disease outcomes: a systematic review and meta-analysis. *BMJ.* 2011;342:d671.

288. Mukamal KJ, Jensen MK, Grønbaek M, et al. Drinking frequency, mediating biomarkers, and risk of myocardial infarction in women and men. *Circulation.* 2005;112(10):1406–1413.

289. Pai JK, Mukamal KJ, Rimm EB. Long-term alcohol consumption in relation to all-cause and cardiovascular mortality among survivors of myocardial infarction: the Health Professionals Follow-up Study. *Eur Heart J.* 2012;33(13):1598–1605.

290. Ko DT, Alter DA, Guo H, Koh M, Lau G, Austin PC, Booth GL, Hogg W, Jackevicius CA, Lee DS, Wijeysundera HC. High-density lipoprotein cholesterol and cause-specific mortality in individuals without previous cardiovascular conditions: the CANHEART study. *J Am Coll Cardiol.* 2016 Nov 8;68(19):2073–2083.

291. Langsted A, Nordestgaard BG. Nonfasting lipids, lipoproteins, and apolipoproteins in individuals with and without diabetes: 58 434 individuals from the Copenhagen General Population Study. *Clin Chem.* 2011 Mar 1;57(3):482–489.

292. Chen Y, Tseng SH. Review. Pro- and anti-angiogenesis effects of resveratrol. *In Vivo.* 2007;21:365–370.

293. Agewall S, Wright S, Doughty R, et al. Does a glass of red wine improve endothelial function? *Eur Heart J.* 2000;21:74–78.

294. Chiva-Blanch G, Urpi-Sarda M, Ros E, et al. Dealcoholized red wine decreases systolic and diastolic blood pressure and increases plasma nitric oxide: short communication. *Circ Res.* 2012;111(8):1065–1068.

295. Bagnardi V, Zatonski W, Scotti L, et al. Does drinking pattern modify the effect of alcohol on the risk of coronary heart disease? Evidence from a meta-analysis. *J Epidemiol Commun Health.* 2008;62:615–619.

296. Criqui M. Alcohol and coronary heart disease: consistent relationship and public health implications. *Clin Chim Acta.* 1996;246:51–57.

297. Kannell W, Ellison R. Alcohol and coronary heart disease: the evidence for a protective effect. *Clin Chim Acta.* 1996;246:59–76.

298. Brooks PJ, Zakhari S. Moderate alcohol consumption and breast cancer in women: from epidemiology to mechanisms and interventions. *Alcohol Clin Exp Res.* 2013;37(1):23–30.

299. Seitz HK, Becker P. Alcohol metabolism and cancer risk. *Alcohol Res Health.* 2007;30(1):38–47.

300. Boffetta P, Hashibe M. Alcohol and cancer. *Lancet Oncol.* 2006;7:149–156.

301. Etemadi A, Sinha R, Ward MH, et al. Mortality from different causes associated with meat, heme iron, nitrates, and nitrites in the NIH-AARP Diet and Health Study: population based cohort study. *BMJ.* 2017;357:j1957. Published 2017 May 9. doi:10.1136/bmj.j1957

302. Kobayashi M, Suhara T, Baba Y, Kawasaki NK, Higa JK, Matsui T. Pathological roles of iron in cardiovascular disease. *Curr Drug Targets.* 2018;19(9):1068–1076. doi:10.2174/1389 450119666180605112235

303. Hunnicutt J, He K, Xun P. Dietary iron intake and body iron stores are associated with risk of coronary heart disease in a meta-analysis of prospective cohort studies. *J Nutr.* March 2014;144(3):359–366. doi:10.3945/jn.113.185124

304. Depalma RG, Hayes VW, Chow BK, et al. Ferritin levels, inflammatory biomarkers, and mortality in peripheral arterial disease: a substudy of the Iron (Fe) and Atherosclerosis Study (FeAST) Trial. *J Vasc Surg.* 2010;51(6):1498–1503.

305. Zacharski LR, Chow BK, Howes PS, et al. Reduction of iron stores and cardiovascular outcomes in patients with peripheral arterial disease: a randomized controlled trial. *JAMA.* 2007;297(6):603–610.

306. Wood RJ. The iron-heart disease connection: is it dead or just hiding? *Ageing Res Rev.* 2004;3:355–367.

307. Ma J, Stampfer MJ. Body iron stores and coronary heart disease. *Clin Chem.* 2002;48:601–603.

308. Lee DH, Jacobs DR Jr. Serum markers of stored body iron are not appropriate markers of health effects of iron: a focus on serum ferritin. *Med Hypotheses.* 2004;62:442–445.

309. Sun Q, Ma J, Rifai N, et al. Excessive body iron stores are not associated with risk of coronary heart disease in women. *J Nutr.* 2008;138(12):2436–2441.

310. Rosique-Esteban N, Guasch-Ferré M, Hernández-Alonso P, Salas-Salvadó J. Dietary magnesium and cardiovascular disease: a review with emphasis in epidemiological studies. *Nutrients.* 2018;10(2):168. https://doi.org/10.3390/nu10020168

311. Franco OH, Bonneux L, de Laet C, et al. The Polymeal: a more natural, safer, and probably tastier (than the Polypill) strategy to reduce cardiovascular disease by more than 75%. *BMJ.* 2004;329:1447–1450.

312. Valk BD, Marx J. Iron, atherosclerosis, and ischemic heart disease. *Arch Intern Med.* 1999;159:1542–1548.

313. Ford E. Serum magnesium and ischaemic heart disease: findings from a national sample of US adults. *Int J Epidemiol.* 1999;28:645–651.

314. Ueshima K. Magnesium and ischemic heart disease: a review of epidemiological, experimental, and clinical evidences. *Magnes Res.* 2005;18:275–284.

315. Delva P. Magnesium and coronary heart disease. *Mol Aspects Med.* 2003;24:63–78.

316. Touyz RM. Role of magnesium in the pathogenesis of hypertension. *Mol Aspects Med.* 2003;24:107–136.

317. Chakraborti S, Chakraborti T, Mandal M, et al. Protective role of magnesium in cardiovascular diseases: a review. *Mol Cell Biochem.* 2002;238:163–179.

318. Gums JG. Magnesium in cardiovascular and other disorders. *Am J Health Syst Pharm.* 2004;61:1569–1576.

319. Song Y, Manson JE, Cook NR, et al. Dietary magnesium intake and risk of cardiovascular disease among women. *Am J Cardiol.* 2005;96:1135–1141.

320. Al-Delaimy WK, Rimm EB, Willett WC, et al. Magnesium intake and risk of coronary heart disease among men. *J Am Coll Nutr.* 2004;23:63–70.

321. Houston M. The role of magnesium in hypertension and cardiovascular disease. *J Clin Hypertens.* (Greenwich) 2011;13(11):843–847.

322. Grundy SM. Stanol esters as a component of maximal dietary therapy in the National Cholesterol Education Program Adult Treatment Panel III report. *Am J Cardiol.* 2005;96:47d–50d.

323. Cater NB, Garcia-Garcia AB, Vega GL, et al. Responsiveness of plasma lipids and lipoproteins to plant stanol esters. *Am J Cardiol.* 2005;96:23d–28d.

324. Scholle JM, Baker WL, Talati R, et al. The effect of adding plant sterols or stanols to statin therapy in hypercholesterolemic patients: systematic review and meta-analysis. *J Am Coll Nutr.* 2009;28(5):517–524.

325. Talati R, Sobieraj DM, Makanji SS, et al. The comparative efficacy of plant sterols and stanols on serum lipids: a systematic review and meta-analysis. *J Am Diet Assoc.* 2010;110(5):719–726.

326. Gardner CD, Lawson LD, Block E, et al. Effect of raw garlic vs commercial garlic supplements on plasma lipid concentrations in adults with moderate hypercholesterolemia: a randomized clinical trial. *Arch Intern Med.* 2007;167:346–353.

327. Stabler SN, Tejani AM, Huynh F, et al. Garlic for the prevention of cardiovascular morbidity and mortality in hypertensive patients. *Cochrane Database Syst Rev.* 2012;8:CD007653.

328. Feldman EB. The scientific evidence for a beneficial health relationship between walnuts and coronary heart disease. *J Nutr.* 2002;132:1062s–1101s.

329. Hu FB, Stampfer MJ. Nut consumption and risk of coronary heart disease: a review of epidemiologic evidence. *Curr Atheroscler Rep.* 1999;1:204–209.

330. Ros E, Mataix J. Fatty acid composition of nuts—implications for cardiovascular health. *Br J Nutr.* 2006;96:s29–s35.

331. Ros E. Nuts and novel biomarkers of cardiovascular disease. *Am J Clin Nutr.* 2009;89(5):1649S–1656S.

332. O'Neil CE, Keast DR, Nicklas TA, et al. Nut consumption is associated with decreased health risk factors for cardiovascular disease and metabolic syndrome in U.S. adults: NHANES 1999–2004. *J Am Coll Nutr.* 2011;30(6):502–510.

333. Sabate J. Nut consumption and body weight. *Am J Clin Nutr.* 2003;78:647s–650s.

334. Vadivel V, Kunyanga CN, Biesalski HK. Health benefits of nut consumption with special reference to body weight control. *Nutrition.* 2012;28(11–12):1089–1097.

335. Sabaté J, Ang Y. Nuts and health outcomes: new epidemiologic evidence. *Am J Clin Nutr.* 2009;89(5):1643S–1648S.

336. Bes-Rastrollo M, Sabaté J, Gómez-Gracia E, et al. Nut consumption and weight gain in a Mediterranean cohort: the SUN study. *Obesity (Silver Spring).* 2007; 15(1):107–116.

337. Tey SL, Brown R, Gray A, et al. Nuts improve diet quality compared to other energy-dense snacks while maintaining body weight. *J Nutr Metab.* 2011;2011:357–350.

338. Guasch-Ferre M, Bullo M, Martinez-Gonzalez MA, et al. Frequency of nut consumption and mortality risk in the PREDIMED nutrition intervention trial. *BMC Med.* 2013;11:164.

339. Wien M, Bleich D, Raghuwanshi M, et al. Almond consumption and cardiovascular risk factors in adults with prediabetes. *J Am Coll Nutr.* 2010;29(3):189–197.

340. Griel AE, Kris-Etherton PM. Tree nuts and the lipid profile: a review of clinical studies. *Br J Nutr.* 2006;96(suppl 2):S68–S78.

341. Phung OJ, Makanji SS, White CM, et al. Almonds have a neutral effect on serum lipid profiles: a meta-analysis. *J Am Diet Assoc.* 2009;109(5):865–873.

342. Jaceldo-Siegl K, Sabaté J, Batech M, et al. Influence of body mass index and serum lipids on the cholesterol-lowering effects of almonds in free-living individuals. *Nutr Metab Cardiovasc Dis.* 2011;21(suppl 1):S7–S13.

343. Sundram K, Karupaiah T, Hayes K. Stearic acid-rich interesterified fat and trans-rich fat raise the LDL/HDL ratio and plasma glucose relative to palm olein in humans. *Nutr Metab (Lond).* 2007;4:3.

344. Patrick L, Uzick M. Cardiovascular disease: C-reactive protein and the inflammatory disease paradigm: HMG-CoA reductase inhibitors, alpha-tocopherol, red yeast rice, and olive oil polyphenols. A review of the literature. *Altern Med Rev.* 2001 Jun;6(3):248–271. PMID: 11410071.

345. Heber D, Yip I, Ashley JM, Elashoff DA, Elashoff RM, Go VL. Cholesterol-lowering effects of a proprietary Chinese red-yeast-rice dietary supplement. *Am J Clin Nutr.* 1999 Feb;69(2):231–236. doi:10.1093/ajcn/69.2.231

346. Lapinleimu H, Viikari J, Jokinen J, et al. Prospective randomized trial in 1062 infants of diet low in saturated fat and cholesterol. *Lancet.* 1995;345:471–476.

347. Writing Group for the DISC collaborative research group. Efficacy and safety of lowering dietary intake of fat and cholesterol in children with elevated low-density lipoprotein cholesterol. The Dietary Intervention Study in Children (DISC). *JAMA.* 1995;273:1429–1435.

LECTURAS RECOMENDADAS

Abbasi J. TMAO and heart disease: the new red meat risk? *JAMA.* 2019;321(22):2149–2151. doi:10.1001/jama.2019.3910

Arnett DK, Blumenthal RS, Albert MA, et al. Prevention of cardiovascular disease: a report of the American College of Cardiology/American Heart Association Task Forceon Clinical Practice Guidelines. *J Am Coll Cardiol.* 2019;74(10):e177–e232. doi:10.1016/j.jacc.2019.03.010

Astrup A, Magkos F, Bier DM, et al. Saturated fats and health: a reassessment and proposal for food-based recommendations: JACC state-of-the-art review. *J Am Coll Cardiol.* 2020 Jun 17;76(7):844–857.

Davis Jr HR, Hoos LM, Tetzloff G, et al. Deficiency of Niemann-Pick C1 Like 1 prevents atherosclerosis in ApoE–/– mice. *Arterioscler Thromb Vasc Biol.* 2007 Apr 1;27(4):841–849.

de Cabo R, Mattson MP. Effects of intermittent fasting on health, aging, and disease. *N Engl J Med.* 2019 Dec 26;381(26): 2541–2551.

Dehghan M, Mente A, Zhang X, et al. Associations of fats and carbohydrate intake with cardiovascular disease and mortality in 18 countries from five continents (PURE): a prospective cohort study. *Lancet.* 2017;390:2050–2062.

Estruch R, Ros E, Salas-Salvadó J, et al. Primary prevention of cardiovascular disease with a Mediterranean diet supplemented with extra-virgin olive oil or nuts. *N Engl J Med.* 2018;378(25):e34. doi:10.1056/NEJMoa1800389

Huang J, Liao LM, Weinstein SJ, Sinha R, Graubard BI, Albanes D. Association between plant and animal protein intake and overall and cause-specific mortality. *JAMA Intern Med.* 2020;180(9):1173–1184. doi:10.1001/jamainternmed.2020.2790

Khera AV, Kathiresan S. Genetics of coronary artery disease: discovery, biology and clinical translation. *Nat Rev Genet.* 2017 Jun;18(6):331.

Martínez-González, MA, Sánchez-Tainta, A, Corella, D, et al. A provegetarian food pattern and reduction in total mortality in the Prevención con Dieta Mediterránea (PREDIMED) study. *Am J Clin Nutr.* 100 suppl 1 2014:320S–28S.

Patrick L, Uzick M. Cardiovascular disease: C-reactive protein and the inflammatory disease paradigm: HMG-CoA reductase inhibitors, alpha-tocopherol, red yeast rice, and olive oil polyphenols. A review of the literature. *Altern Med Rev.* 2001 Jun;6(3):248–271. PMID: 11410071.

Seidelmann SB, Claggett B, Cheng S, et al. Dietary carbohydrate intake and mortality: a prospective cohort study and meta-analysis. *Lancet Public Health.* 2018. doi:10.1016/S2468-2667(18)30135-X

Song M, Fung TT, Hu FB, et al. Association of animal and plant protein intake with all-cause and cause-specific mortality. *JAMA Intern Med.* 2016 Oct 1;176(10):1453–1463. doi:10.1001/jamainternmed.2016.4182

Torres N, Guevara-Cruz M, Velázquez-Villegas LA, et al. Nutrition and atherosclerosis. *Arch Med Res.* 2015 Jul 1;46(5):408–426.

US Department of Health and Human Services. Dietary guidelines for Americans 2015–2020. Skyhorse Publishing Inc.; 2017 Sep 5.

Vadiveloo M, Lichtenstein AH, Anderson C, et al. Rapid diet assessment screening tools for cardiovascular disease risk reduction across healthcare settings: a scientific statement from the American Heart Association. *Circ Cardiovasc Qual Outcomes.* 2020 Sep;13(9):e000094.

Capítulo 8

Alimentación e hipertensión

O. N. Ray Bignall II, Jessamyn S. Carter y Jessica Nieves

INTRODUCCIÓN

Desde hace tiempo, se han realizado pruebas epidemiológicas de variaciones, en la presión arterial media entre poblaciones diversas. Si bien es complicado identificar su causa por la multitud de posibles variables de confusión que impiden las comparaciones transculturales, algunas de las variaciones observadas son, sin duda, resultado de las diferencias en los hábitos alimentarios. Los datos epidemiológicos sugieren (y los datos de estudios clínicos recientes confirman), un efecto del consumo de cloruro de sodio en la presión arterial. Existen pruebas contundentes de que la modificación del patrón alimentario general, puede ser eficaz para regular la presión arterial e incluso puede ser un sustituto del tratamiento farmacológico en algunos pacientes. Además, hay pruebas concluyentes de que el control del peso es a menudo eficaz para reducir la presión arterial en los pacientes con sobrepeso (1), una cuestión cada vez más importante para la salud pública a medida que aumenta la prevalencia de la obesidad. Los datos también sugieren que diversos micronutrimentos, además del sodio, pueden modificar la presión arterial independientemente del patrón alimentario general (2).

VISIÓN GENERAL

La hipertensión tiene una prevalencia inusualmente elevada en Estados Unidos, entre el 29 % y el 45 % de la población adulta (3,4), por encima de la prevalencia estimada del 25 % al 28.5 % en los países de ingresos altos a nivel mundial (5). Las tendencias habían sido favorables en las últimas décadas, con datos que demostraban una prevalencia relativamente estable de la hipertensión (definida como una presión arterial sistólica ≥130 mm Hg y/o una presión arterial diastólica ≥80 mm Hg [tabla 8-1]) y una mejora en la prevalencia de la hipertensión controlada (3). Sin embargo, aún queda mucho camino por recorrer: En 2020, un llamado a la acción del Cirujano General de Estados Unidos, citaba que hasta el 71 % de los pacientes con hipertensión no lograban un control adecuado de la presión arterial. Este informe se centra en tres objetivos: convertir el control de la hipertensión en una prioridad nacional, promover los apoyos de la comunidad y optimizar la atención a los pacientes con hipertensión. El informe también intenta utilizar un marco de equidad sanitaria, al tiempo que pretende abordar las contribuciones de los determinantes sociales de la salud, que se exponen brevemente en este capítulo (6).

Poblaciones

Las comparaciones transculturales muestran mayores tasas de hipertensión en los países industrializados, y estos datos proporcionan una base para la asociación entre alimentación e hipertensión. Sin embargo, estas comparaciones están intrínsecamente limitadas por

TABLA 8-1

Clasificación de las cifras de presión arterial

Categoría	PA sistólica[a]		PA diastólica[a]
Normal	< 120	y	< 80
Presión arterial elevada	120 a 129	o	< 80
Hipertensión en fase 1	130 a 139	u	80 a 89
Hipertensión en fase 2	≥ 140	o	≥ 90

[a]PA = presión arterial. Todas las medidas se expresan en mm Hg.

Adaptado de Clinical Practice Guideline for Screening and Management of High Blood Pressure in Children and Adolescents (disponible en https://pediatrics. aappublications.org/content/140/3/e20171904); y 2017 ACC/AHA/AAPA/ABC/ACPM/AGS/APHA/ASH/ASPC/ NMA/PCNA Guideline for the Prevention, Detection, Evaluation, and Management of High Blood Pressure in Adults (disponible en https://www.onlinejacc.org/content/71/19/ e127?_ga=2.213860700.938095644.1589579871- 1123892624.1589579871).

un gran número de variables de confusión, lo que lleva al uso de los estudios de migración para apoyar el impacto de la alimentación y el estilo de vida. Los estudios de migración en numerosas poblaciones confirmaron un aumento de la presión arterial de la población con los cambios ambientales, concretamente con la «occidentalización» (7-9).

En Estados Unidos, la hipertensión es menos habitual en las personas con un peso normal que en las que tienen sobrepeso, y menos frecuente entre los vegetarianos que en las personas que comen carne (10,11). Es difícil aislar los efectos directos de la alimentación sobre la presión arterial, debido a la prevalencia de la obesidad en Estados Unidos y a la fuerte asociación entre obesidad e hipertensión (v. caps. 5 y 6). La asociación entre un mayor índice de masa corporal (IMC) y la hipertensión puede ser especialmente importante en los afroamericanos (12,13).

Se han propuesto varios mecanismos para explicar el papel causal de la obesidad en el desarrollo de hipertensión: el aumento de la retención de sodio, la activación del sistema renina-angiotensina, la compresión intrarrenal por el tejido adiposo y los trastornos del sueño (14,15).

Las tendencias seculares en la epidemiología de la hipertensión también sugieren una importante influencia de la obesidad (16). La obesidad, la resistencia a la insulina y la adiposidad visceral son factores de riesgo tanto para la hipertensión como para la morbilidad cardiovascular (17,18). Hasta el 50 % de los individuos que tienen hipertensión sin obesidad pueden ser resistentes a la insulina (19). Al igual que los efectos de la obesidad, la resistencia a la insulina y la hiperinsulinemia compensadora, también favorecen la hipertensión al aumentar la reabsorción renal de sodio, estimular la hiperactividad del sistema nervioso simpático e inducir un estado proinflamatorio (15). Estos efectos parecen aditivos cuando los pacientes con hipertensión también tienen síndrome metabólico, lo que aumenta el riesgo cardiovascular (20,21). Afortunadamente, la pérdida de peso y el patrón alimentario pueden tener efectos independientes y aditivos sobre la presión arterial (22). Los temas de la obesidad y la resistencia a la insulina se abordan en profundidad en los capítulos 5 y 6, respectivamente.

Desde un punto de vista práctico, los pacientes obtienen un beneficio comparable de las intervenciones alimentarias, que o bien reducen la presión arterial directamente, o producen una pérdida de peso y, por tanto, la reducen indirectamente (**tabla 8-2**). Existen pruebas concluyentes de que la pérdida de peso entre los pacientes con obesidad e hipertensión suele dar lugar a una disminución de la presión arterial. Una pequeña pérdida de peso (de tan solo 3 kg) puede reducir la presión arterial en pacientes que no alcanzan su peso corporal ideal (23); este beneficio puede verse reducido cuando la pérdida de peso se consigue mediante fármacos (24).

Patrones alimentarios

En general, las dietas asociadas a un control óptimo de la presión arterial son similares a las dietas asociadas a otros beneficios para la salud (v. cap. 45). Metaanálisis recientes sugieren que las dietas DASH (*Dietary Approaches to Stop Hypertension*) y mediterránea pueden ser los patrones alimentarios más eficaces para reducir la presión arterial (11,25). La asociación entre el patrón alimentario y la presión arterial fue confirmada por los resultados del estudio DASH, que demostró que el cumplimiento de una dieta rica en frutas y verduras, junto con la reducción de las grasas saturadas, y la sustitución de los lácteos

TABLA 8-2

Intervenciones en el estilo de vida para el control de la presión arterial, recomendadas por el National Heart, Lung, and Blood Institute

Intervención	Orientación específica
Reducción de peso	Mantener un peso corporal normal (índice de masa corporal 18.5-24.9 kg/m^2). Se recomienda la pérdida de peso en adultos con sobrepeso u obesidad. Una reducción de peso del 5-10 % también confiere beneficios significativos
Plan de alimentación DASH	Adoptar una dieta rica en frutas, verduras y productos lácteos bajos en grasa, con un contenido reducido de grasas saturadas y totales
Reducción de sodio en la alimentación	Reducir el sodio en la dieta a ≤2 300 mg (o al menos reducir 1 000 mg/día)
Actividad física aeróbica	Actividad física aeróbica regular (p. ej., caminar a paso ligero) al menos 30 min al día, la mayor parte de los días de la semana
Moderación del consumo de alcohol	Hombres: limitar a ≤2 bebidas[b]/día. Mujeres y hombres de menor peso: limitar a ≤1 bebida[b]/día

[a]En pacientes con hipertensión.

[b]Una bebida equivale a 15 mL de etanol (p. ej., 350 mL de cerveza, 150 mL de vino, 55 mL de whisky de 80°).

Adaptado de las recomendaciones del National Heart, Lung, and Blood Institute para el tratamiento y la prevención de la hipertensión. Para más detalles y recursos, puede consultarse su página web: https://www.nhlbi.nih.gov/health-topics/high-blood-pressure; consultado el 13/8/2020

semidescremados por lácteos descremados, fue eficaz para reducir la presión arterial entre personas asignadas al azar con hipertensión (26). El ensayo DASH sobre el sodio demostró efectos independientes sobre la presión arterial al restringir el sodio a 1 200 mg/día, y se observaron beneficios aditivos al combinar ambos enfoques. Aunque el impacto fue mayor en los pacientes con los valores basales más altos, se observó una reducción de la presión arterial en todos los grupos (27) (**tabla 8-3**).

El ensayo PREMIER probó el valor de los enfoques de estilo de vida establecidos para la reducción de la presión arterial (pérdida de peso, reducción de sodio, aumento de la actividad física y limitación del consumo de alcohol) solos y en combinación con la dieta DASH. Se observaron reducciones significativas de la presión arterial sistólica en ambos grupos, y las mayores disminuciones se detectaron en el grupo de tratamiento combinado (28). Estos efectos fueron algo mayores en los hombres que en las mujeres, y en los que tenían una presión arterial inicial más alta que aquellos con normotensión; no obstante, se observó algún efecto en todos los subgrupos de población (29). El estudio *DISC* sugiere que la relación entre la alimentación y la presión arterial en los niños es similar a la de los adultos (30), y que los niños en crecimiento pueden adoptar y mantener con seguridad una dieta cardioprotectora (31-33).

En varios estudios se han examinado los efectos de diferentes patrones alimentarios y de micronutrimentos sobre la presión arterial (11,34,35). Se ha observado una reducción de la presión arterial con una mayor ingesta de proteínas derivadas de fuentes vegetales o de carne magra (36,37), y con la sustitución

TABLA 8-3

Revisión de los patrones alimentarios

Dieta	Descripción
Dieta DASH (1)	Cereales integrales, leguminosas, verduras, frutas, 2 a 3 raciones de lácteos bajos en grasa/lácteos sin grasa, baja en sodio, 1 a 2 raciones de proteínas de origen animal magras, frutos secos/semillas
	Ingesta reducida: carnes rojas y procesadas, dulces, grasas menos saturadas
Dieta vegetariana (2)	Dietas con mayor base de proteínas vegetales, aunque con subtipos que van desde la vegana (sin ningún producto animal) hasta la semivegetariana (sin pescado, se consume carne pero < 1/semana). Se basa en cereales integrales, verduras, frutas y proteínas vegetales (leguminosas, soja, frutos secos, semillas); algunas incluyen productos lácteos o alternativas a la leche, huevos o queso
Dieta mediterránea (3)	Cereales integrales, leguminosas/judías/guisantes, verduras, frutas, proteínas vegetales (frutos secos/semillas/productos de soja), aceite de oliva, proteínas de origen animal en pequeñas porciones (marisco, pollo, huevo). Limitar las carnes rojas y la mantequilla/nata. Hay quien sugiere beber vino tinto
Dieta rica en proteínas (4)	Recomendar que más del 20 % de las calorías totales provengan de proteínas, tanto de origen animal como vegetal. Limitar la grasa a < 35 % de las calorías totales
Dieta baja en hidratos de carbono (4)	< 25 % de las calorías totales consumidas provienen de hidratos de carbono, mayor cantidad de proteínas de origen animal y vegetal, y mayor consumo de grasas
Dieta nórdica (3, 4)	Cereales integrales, frutas, especialmente bayas, verduras, pescado, frutos secos, lácteos bajos en grasa, aceite de canola
Alimentación de bajo índice glucémico (5)	Baja en hidratos de carbono refinados y azúcar, mientras que es más alta en hidratos de carbono complejos (que contienen fibra). Los alimentos con un índice glucémico < 55 se consideran bajos. Alimentos que deben incluirse: leguminosas, judías, verduras, frutas, ricos en fibra. Disminuir los alimentos con azúcar añadido y las bebidas azucaradas

Notas:
1. Appel LJ, et al. A clinical trial of the effects of dietary patterns on blood pressure. DASH Collaborative Research Group. N Engl J Med. 1997;336(16):1117-1124.
2. Lee KW, et al. Effects of vegetarian diets on blood pressure lowering: a systematic review with meta-analysis and trial sequential analysis. Nutrients. 2020;12(6).
3. Ndanuko RN, et al. Dietary patterns and blood pressure in adults: a systematic review and meta-analysis of randomized controlled trials Adv Nutr. 2016;7(1):76-89.
4. Schwingshackl L, et al. Comparative effects of different dietary approaches on blood pressure in hypertensive and pre-hypertensive patients: a systematic review and network meta-analysis. Crit Rev Food Sci Nutr. 2019;59(16):2674-2687.
5. Evans CE, et al. Glycemic index, glycemic load, and blood pressure: a systematic review and meta-analysis of randomized controlled trials. Am J Clin Nutr. 2017;105(5):1176-1190.

de las grasas saturadas por grasas insaturadas (38). También se cree que el ayuno intermitente reduce la presión arterial, aunque un ensayo de 12 meses en el que se comparó esta pauta con una dieta de reducción calórica y con un grupo de control no mostró diferencia alguna en la presión arterial entre los grupos (39). Además, muchos estudios de comparación de macronutrimento no han modificado las fuentes de hidratos de carbono típicas de Estados Unidos, por lo que las dietas varían significativamente con respecto a la carga glucémica. Puede lograrse una carga glucémica baja incluso con una dieta alta en hidratos de carbono si se hace hincapié en alimentos como las verduras y ciertas variedades de frutas, también en los cereales integrales, las alubias, los frutos secos, las leguminosas y las carnes magras, en lugar de las alternativas ultraprocesadas (v. cap. 6). Cuando se comprueba, el hecho de seguir una dieta de este tipo produce efectos favorables sobre varios factores de riesgo cardiovascular, además de su efecto beneficioso en la presión arterial (40,41). Por ejemplo, la dieta DASH tiene un patrón relativamente alto en hidratos de carbono y de bajo índice glucémico, y es uno de los patrones alimentarios más eficaces para reducir la presión arterial (11,25). Por el contrario, la ingesta de carne roja se asocia a hipertensión y a un mayor riesgo de enfermedad cardiovascular, sobre todo en el caso de la carne roja procesada (42,43). En general, la literatura sugiere el control nutricional de la presión arterial mediante un patrón alimentario que contenga frutas, verduras, cereales integrales, leguminosas, lácteos, pescado y frutos secos/semillas, pero que contenga menos carne roja o azúcares añadidos (25). Los beneficios de los cambios en el estilo de vida se han observado en todos los niveles de presión arterial, aunque los niveles más altos, como la hipertensión en estadio 2, suelen requerir la combinación con tratamiento farmacológico. Hay otros estudios en curso, como el ensayo TRIUMPH, que investiga el efecto de la modificación del estilo de vida sobre la hipertensión resistente (44). Un enfoque práctico para la hipertensión más avanzada es iniciar el tratamiento farmacológico según lo indicado, junto con los cambios en el estilo de vida, y luego disminuir la medicación cuando la presión arterial esté bien controlada y el paciente establezca las modificaciones alimentarias y de estilo de vida recomendadas.

Al igual que ocurre con la prevención y la modificación de otros factores de riesgo cardiovascular, la alimentación óptima para el tratamiento de la hipertensión incipiente y establecida sigue siendo dudosa, y existen muchas pautas de alimentación que pueden ser eficaces. Se puede recomendar con confianza el control de las calorías, la ingesta abundante de frutas y verduras, cereales integrales y leguminosas, y la restricción del consumo de grasas saturadas y gra-

TABLA 8-4

Micronutrimentos y suplementos que influyen en la presión arterial

Nombre	Investigación
Calcio (1)	Las dosis de 1 000 a 1 500 mg de calcio/día redujeron la presión arterial sistólica en 1.14 mm Hg
	Las dosis ≥ 1 500 mg de calcio/día redujeron la presión arterial sistólica en 2.79 mm Hg
	Tanto para los hombres como para las mujeres, el efecto es mayor en los que tienen entre 11 y 35 años (−2.11 mm Hg de presión arterial sistólica). Los mayores de 35 años: −0.96 mm Hg de presión arterial sistólica
Ajo (2)	Puede ser útil, pero la evidencia es débil, no hay suficientes estudios de alta calidad
Magnesio (3,4)	El aumento de las cantidades consumidas se asocia a una menor presión arterial sistólica
	La administración de suplementos de magnesio (> 370 mg/día) se asoció a una disminución de la presión arterial sistólica y de la presión arterial diastólica
Coenzima Q10 (5)	Pruebas limitadas de que el suplemento podría afectar a la presión arterial
	No reduce la presión arterial en comparación con el placebo (3 ensayos)
Aminoácidos (3,6,7)	La metionina y la alanina se asocian a una mayor presión arterial
	La treonina y la histidina se asocian a una menor presión arterial
	Comparación entre diferentes tipos de patrones alimentarios-no suplementos
	La ingesta de ácido glutámico se asocia a una disminución de la presión arterial
	Los aminoácidos azufrados no están relacionados con la presión arterial
Ácidos grasos ω-3 u ω-6 (8,9)	Beneficio teórico para reducir la presión arterial, pero los resultados de los ensayos controlados aleatorios son contradictorios
Fibra (3,4,10)	Una mayor ingesta de fibra procedente de los alimentos o de suplementos de fibra soluble se asocia a una reducción de la presión arterial

Continúa

TABLA 8-4

Micronutrimentos y suplementos que influyen en la presión arterial *(Continuación)*

Nombre	Investigación
Cacao (11)	Pequeñas cantidades de chocolate negro/productos de cacao ricos en flavonoides pueden disminuir ligeramente la presión arterial
Alcohol (3,12)	Se ha demostrado que aumenta la presión arterial y que el consumo excesivo de alcohol aumenta el riesgo de hipertensión
	Los que tomaban más de dos bebidas alcohólicas, al reducir la ingesta de alcohol en un 50% mostraron una reducción de la presión arterial sistólica de −5.50 mm Hg y de la presión arterial diastólica de −3.97 mm Hg
Cafeína (13)	El consumo de 3 a 5 tazas de café al día se asocia a una reducción del 15% de las enfermedades cardiovasculares
	El consumo habitual de café tiene una asociación inversa con la mortalidad

Notas:

1. Cormick G, et al. *Calcium supplementation for prevention of primary hypertension.* Cochrane Database Syst Rev. *2015(6):CD010037.*

2. Stabler SN, et al. *Garlic for the prevention of cardiovascular morbidity and mortality in hypertensive patients.* Cochrane Database Syst Rev. *2012(8):CD007653.*

3. Tzoulaki I, et al. *A nutrient-wide association study on blood pressure* Circulation. *2012;126(21):2456–2464.*

4. Cicero AFG, et al. *Nutrimentos y producto nutricéutico para el manejo de la presión arterial alta normal: un documento de consenso basado en la evidencia.* Presión arterial alta Cardiovasc Prev. *2019;26(1):9-25.*

5. Ho MJ, Li EC, Wright JM. *Blood pressure lowering efficacy of coenzyme Q10 for primary hypertension.* Cochrane Database Syst Rev. *2016;3:CD007435.*

6. Tuttle KR, et al. *Dietary amino acids and blood pressure: a cohort study of patients with cardiovascular disease.* Am J Kidney Dis. *2012;59(6):803-809.*

7. Dong Z, et al. *Association of sulfur amino acid consumption with cardiometabolic risk factors: cross-sectional findings from NHANES III.* EClin Med. *2020;19:100248.*

8. Abdelhamid AS, et al. *ω-3 fatty acids for the primary and secondary prevention of cardiovascular disease.* Cochrane Database Syst Rev. *2018;11:CD003177.*

9. Marklund M, et al. *Biomarkers of dietary omega-6 fatty acids and incident cardiovascular disease and mortality.* Circulation. *2019;139(21):2422–2436.*

10. Hartley L, et al. *Dietary fibre for the primary prevention of cardiovascular disease.* Cochrane Database Syst Rev. *2016(1):CD011472.*

11. Ried K, Fakler P, Stocks NP. *Effect of cocoa on blood pressure.* Cochrane Database Syst Rev. *2017;4:CD008893.*

12. Roerecke M, et al. *The effect of a reduction in alcohol consumption on blood pressure: a systematic review and meta-analysis* Lancet Public Health. *2017;2(2):e108 e120.*

13. Rodríguez-Artalejo F, López-García E. *Coffee consumption and cardiovascular disease: a condensed review of epidemiological evidence and mechanisms.* J Agric Food Chem. *2018;66(21):5257–5263.*

sas *trans*. Hay que destacar que esta dieta es naturalmente rica en los micronutrimentos asociados a la reducción de la presión arterial (**tabla 8-4**), relativamente rica en fibra y relativamente baja en sodio. Para avanzar en nuestra comprensión, es importante determinar cuál de estas modificaciones en el comportamiento alimentario es responsable del control de la presión arterial, pero puede ser innecesario para hacer recomendaciones que probablemente beneficien a los pacientes con hipertensión.

Genética

La nutrigenómica, el estudio de los efectos de la alimentación en la expresión génica, es cada vez más importante para comprender la etiología y el tratamiento de la hipertensión. La heredabilidad de la presión arterial es muy reconocida, con rangos do-

cumentados del 30% al 70% (45), y el conocimiento sobre cómo la interacción gen-alimentación influye en la presión arterial, está aumentando rápidamente. Una revisión bibliográfica identificó múltiples genes implicados en la «sensibilidad a la sal», incluidos los genes esperados del sistema renina-angiotensina, el sistema nervioso simpático y el canal de sodio epitelial, así como otros como el citocromo P450 3A y la óxido nítrico sintasa endotelial (46). Un estudio analizó el genotipo del receptor β-2-androgénico en los participantes del estudio *DASH-Sodio*, y observó que la dieta DASH era especialmente eficaz para reducir la presión arterial en las personas portadoras del polimorfismo G46A (47). Se ha implicado a genes como el neuropéptido Y y el *CYP4F2* en los cambios de la presión arterial en función de la ingesta de grasas en la alimentación, mientras que la deficiencia de aldehído deshidrogenasa y el fenotipo de la apolipoproteína E se asocian a un aumento de la presión arterial relacionado con el consumo de alcohol (48). A medida que las tecnologías nutrigenómicas sigan desarrollándose, proporcionarán nuevas vías para aclarar las predisposiciones genéticas e identificar tratamientos específicos y adaptados.

Determinantes sociales de la salud, la alimentación y la hipertensión

Aunque los estudios demuestran la eficacia del tratamiento de la hipertensión arterial con cambios en la alimentación o tratamiento farmacológico, es importante señalar que en un ensayo controlado el cumplimiento suele ser mayor que el que se consigue en la práctica (49), lo que ha dado lugar a una amplia categoría de investigación para mejorar el cumplimiento de los pacientes y reconocer el papel de los determinantes sociales de la salud. Un factor importante que limita el cumplimiento de los cambios en la alimentación recomendados es el acceso y la asequibilidad de las opciones alimentarias más saludables, un problema que puede ser especialmente importante en los pacientes de nivel socioeconómico más bajo, y en los que se ven perjudicados por las desigualdades estructurales o raciales (50). La inseguridad alimentaria contribuye a un mal cumplimiento de la dieta y a un peor control de la hipertensión (51,52). Una explicación del empeoramiento de la presión arterial puede ser que las dietas ricas en potasio son a menudo inaccesibles, y un estudio identificó que los individuos con inseguridad alimentaria no solo consumían menos potasio, sino que también mostraban una mayor relación sodio-potasio en la alimentación que los que vivían en hogares con seguridad alimentaria (53). Las diferencias en cuanto a los conocimientos sobre la salud también pueden contribuir a un mal cumplimiento, lo que lleva a algunos equipos de atención a proporcionar educación específica para mejorar tanto el cumplimiento como los resultados (54,55). La asociación entre el nivel socioeconómico, la alimentación y la presión arterial comienza incluso en la infancia (56), y las intervenciones para mejorar la alimentación en la infancia y la adolescencia tienen un impacto enorme en la presión arterial entre los niños de familias con menores recursos, en comparación con los de mayores ingresos (31).

Interacciones con medicamentos

Existen también diversas interacciones entre la alimentación y los fármacos que los médicos deben conocer cuando tratan a pacientes con hipertensión. Por ejemplo, el jugo de pomelo aumenta la biodisponibilidad de los antagonistas del calcio, e interfiere en su metabolismo por inhibición del CYP3A4 (57). El acebuche africano, una planta que se cree que tiene efectos hipotensores propios, también puede aumentar la absorción de propranolol y diltiazem (58).

Los medicamentos antihipertensores también se han visto implicados en algunas insuficiencias de micronutrimentos, como los inhibidores de la enzima convertidora de la angiotensina (ECA), que provocan reducción de zinc, y los β-bloqueadores, que producen disminución de la coenzima Q10 (59).

▨ NUTRIMENTOS, PRODUCTOS NUTRICÉUTICOS Y ALIMENTOS FUNCIONALES

Sodio

El sodio es el nutrimento más estudiado de los que influyen en la presión arterial. Datos procedentes de diversas fuentes, incluidos estudios epidemiológicos y experimentales, indican de forma concluyente que el sodio contribuye al incremento de la presión arterial en los niveles poblacional e individual (60,61). Como muchos estudios anteriores evaluaban la ingesta de sodio basándose en el recuerdo de la alimentación durante un período de 24 h, estudios más recientes han investigado la excreción de sodio en orina durante varios períodos para evaluar la ingesta con mayor precisión. Uno de estos estudios sobre la excreción de sodio en orina durante 24 h en participantes adultos de la *NHANES*, mostró una asociación lineal entre la presión arterial y el aumento de la excreción de sodio (62). A nivel de población, los datos globales sugieren que la reducción de la ingesta de sodio a 2 300 mg reducirá la presión arterial sistólica entre 3 mm Hg y 4.5 mm Hg (63). Un metaanálisis reciente confirmó que la reducción del sodio conduce a la disminución de la presión arterial en todas las poblaciones, en particular en aquellas con mayor riesgo cardiovascular, como los pacientes de edad avanzada y los pacientes con presiones arteriales basales más elevadas. El mismo estudio también reveló que el efecto es mayor cuanto más tiempo se mantiene una dieta hiposódica (64). Con base en las pruebas relativas al riesgo de hipertensión y de enfermedad cardiovascular, las Ingestas Alimentarias de Referencia (IDR) de 2019 para el sodio establecieron un nivel de ingesta para la reducción del riesgo de enfermedad crónica, y recomiendan reducir la ingesta si se encuentra por encima de 2 300 mg en los adultos o por encima de 1 800 mg en los niños (65) (**tabla 8-5**).

Existe una cierta controversia sobre si es perjudicial consumir una cantidad de sodio demasiado escasa (66), e incluso existe la preocupación de que una ingesta insuficiente de sodio pueda aumentar la mor-

TABLA 8-5

Ingesta de sodio: ingesta para la reducción del riesgo de enfermedades crónicas

Edades (años de edad)	Ingesta adecuada (mg/día)	Riesgo de enfermedades crónicas
		Reducción de la ingesta (mg/día)
Niños		
1-3	800 mg/día	Reducir si es superior a 1 200 mg/día
4-8	1 000 mg/día	Reducir si es superior a 1 500 mg/día
Hombres		
9-13	1 200 mg/día	Reducir si es superior a 1 800 mg/día
14-70	1 500 mg/día	Reducir si es superior a 2 300 mg/día
Mujeres		
9-13	1 200 mg/día	Reducir si es superior a 1 800 mg/día
14-70	1 500 mg/día	Reducir si es superior a 2 300 mg/día

Adaptado de Sodium Dietary Reference Intakes; disponible en https://www.ncbi.nlm.nih.gov/books/NBK545448/

bilidad cardiovascular (61). Esto conduce a un amplio debate sobre el nivel de restricción de sodio. Por ejemplo, el grupo NUTRICODE estimó un aumento de la mortalidad cardiovascular con una ingesta de sodio superior a 2 000 mg/día; sin embargo, el estudio *PURE* sugiere un umbral significativamente más alto, de 5 000 mg/día (63,67). A pesar de ello, se estimó que la ingesta histórica era inferior a 800 mg de sodio/día en nuestros antepasados paleolíticos (68), y otras muchas dudas relativas a la reducción del sodio en la alimentación han sido completamente desmentidas (69). Aunque el verdadero límite inferior de ingesta se desconoce, la NASEM ha fijado la ingesta adecuada en 1 500 mg para los adultos, debido a una elevada evidencia de seguridad; también señalan que en poblaciones de prueba se estudió la ingesta de hasta 949 mg/día sin que se documentara síntoma alguno de insuficiencia (70). Aunque el consumo de una cantidad insuficiente de sodio puede tener consecuencias, es poco probable que esto se produzca en la práctica teniendo en cuenta los niveles de ingesta de sodio predominantes en nuestra población. El 80 % de los niños y adolescentes estadounidenses consumían una cantidad por encima del nivel de ingesta para reducción de riesgo de enfermedad crónica de 1 800 mg/día, y el 80 % de las mujeres adultas y el 97 % de los hombres adultos ingerirían más de 2 300 mg (65). Por tanto, pueden realizarse recomendaciones para limitar la ingesta de sodio por debajo de los niveles predominantes en Estados Unidos con bastante confianza, y la defensa de una alimentación generalmente saludable tendrá como resultado la restricción del sodio mediante la reducción de la ingesta de comida rápida y otros alimentos altamente procesados.

La Food and Drug Administration (FDA) redactó recomendaciones voluntarias para reducir el sodio en los «alimentos procesados y preparados comercialmente» durante un período de 10 años (71). Se ha expresado cierta preocupación por el hecho de que estas recomendaciones basadas en la población conduzcan a extremos de ingestas de sodio demasiado bajas y, por tanto, a un aumento de la morbilidad. Aunque estas preocupaciones son válidas, debe entenderse que la ingesta actual de sodio en la alimentación estadounidense (3 400 mg/día) es demasiado elevada, y las sugerencias de adoptar estrategias universales para reducir el sodio en algunos de los productos de la alimentación con más abundancia de este elemento, probablemente aporten más beneficios que perjuicios. Estas recomendaciones no eliminan el sodio de la alimentación por completo, sino que recomiendan restricciones en algunos de los alimentos más consumidos en el país (71).

La eficacia de la restricción de sodio en el tratamiento de la hipertensión está bien respaldada por datos de ensayos clínicos, pero establecer la eficacia en el mundo real es un reto mayor. El cumplimiento de una dieta hiposódica es difícil para la mayoría de los pacientes (72), y estas dietas suelen introducir otros cambios en el estilo de vida que también pueden contribuir a la reducción de la presión arterial. Debido a esta dificultad, se ha sugerido que para alcanzar con cierta coherencia los niveles de ingesta de sodio recomendados en Estados Unidos, se requerirán cambios apreciables en el suministro de alimentos (72). Todos los estados miembros de la Organización Mundial de la Salud (OMS) se mostraron de acuerdo con este enfoque en la Asamblea Mundial de la Salud de mayo de 2013, y establecieron el objetivo de reducir la ingesta de sal en un 30 % para 2025 (73). Se estima que las estrategias basadas en la población, incluidas las políticas dirigidas por los gobiernos, para reducir la ingesta de sodio son rentables en lo que respecta a los años de vida ajustados por calidad y por discapacidad, así como a la reducción de los costes sanitarios (74,75).

También hay que advertir a los pacientes de la importancia de leer las etiquetas de los alimentos. El contenido de sodio de muchos cereales para el desayuno es comparable al de las patatas fritas y las galletas saladas (*pretzels*), aunque el sabor de la sal en estos productos queda enmascarado por el azúcar (*v.* cap.

38). Tal y como demuestra la dieta DASH, la ingesta de alimentos no procesados o mínimamente procesados tiene importantes beneficios para la salud. Este concepto es la base de la escala NOVA, desarrollada en Brasil, que clasifica los alimentos y las bebidas en función del tipo y la cantidad de procesamiento (76). Más del 70% del sodio de la alimentación estadounidense está asociado a los alimentos procesados preenvasados y preparados. El sodio se utiliza a menudo para mejorar el sabor y la palatabilidad, y se sabe que los alimentos más procesados tienden a ser significativamente más altos en una serie de nutrimentos y aditivos como el sodio (77). Una pauta útil para los consumidores es limitar los alimentos con más miligramos de sodio que calorías por tamaño de la ración, o mantenerse en menos de 140 mg de sodio/ración (78). La selección y aceptación por parte de los consumidores de los alimentos con poco sodio y la disminución del uso discrecional de la sal, tanto en la cocina como en el uso del salero, son componentes esenciales para reducir la ingesta de sodio en la alimentación. Los datos generales sugieren que estos cambios pueden ser más tolerables y sostenibles cuando la reducción es gradual (79,80). Al igual que ocurre con otros cambios en la alimentación, la restricción de la sal es más tolerable a medida que se hace familiar: Las personas acostumbradas a una dieta hiposódica empiezan a saborear la sal con más facilidad y a preferir niveles de ingesta más bajos, mientras que la aclimatación a una dieta alta en sal tiene el efecto contrario (81) (v. cap. 38).

Sustitutos de la sal

Los llamados sustitutos de la sal sustituyen las sales de sodio por sales de potasio o calcio, y pueden ayudar a las personas a cumplir con una dieta hiposódica. Algunos datos sugieren que la preferencia por la sal puede variar con factores distintos a la percepción del sabor (82), por lo que la aceptación de los sustitutos de la sal es variable. Sin embargo, se puede fomentar su uso, ya que los ensayos clínicos han demostrado algunos resultados favorables de la sustitución de la sal en la presión arterial (83,84).

Potasio

Cada vez hay una mayor evidencia que sugiere que el aumento de la ingesta de potasio se asocia a mejoras en la presión arterial (85). En concreto, una ingesta de potasio que iguale o supere la ingesta de sodio se asocia a una menor presión arterial (62,86-88). La ingesta media de sodio en Estados Unidos, estimada a partir de los datos de la NHANES, es de 3 600 mg/día, mientras que la ingesta media diaria de potasio es de aproximadamente 2 800 mg (89). Se estima que nuestros antepasados prehistóricos consumían menos de 1 000 mg de sodio/día, pero más de 7 000 mg de potasio/día (68). Dado que el potasio abunda en diversas frutas y verduras, la ingesta elevada de potasio suele asociarse a otros cambios en la alimentación que pueden reducir la presión arterial de forma independiente. El estudio *INTERSALT* demostró que la presión arterial aumentaba con la edad en todas las poblaciones que consumían más sodio que potasio, pero no en las que consumían más potasio que sodio (90).

Además, los afroamericanos con hipertensión pueden mostrar mayores reducciones de la presión arterial en comparación con los caucásicos con igual consumo de potasio (91). Los datos también sugieren un papel para la monitorización de las proporciones aleatorias de sodio y potasio en la orina, tanto para evaluar la respuesta anticipada al cambio en la alimentación, ya que hay una mayor reducción de la presión arterial entre los pacientes que consumen más potasio que sodio, como para evaluar el cumplimiento de las recomendaciones alimentarias (62,86,92).

ASPECTOS CLÍNICOS DESTACADOS

Existen datos sólidos de que algunos regímenes alimentarios específicos se asocian a una disminución de la presión arterial en personas con hipertensión y al mantenimiento de la presión arterial en las personas normotensas. Entre estos regímenes se encuentran las dietas ricas en frutas, verduras, cereales y productos lácteos descremados, las dietas limitadas en grasas saturadas y *trans*, y las dietas bajas en productos muy procesados. La evidencia sugiere que la restricción del sodio en la alimentación a menos de 2 300 mg/día mejora el control de la presión arterial en la mayoría de los individuos. El control del peso, la actividad física regular y la moderación del consumo de alcohol también aportan beneficios significativos. La combinación de estas estrategias es más eficaz y ofrece beneficios más allá de la regulación de la presión arterial (v. cap. 45).

La mayoría de las personas pueden esperar aclimatarse a una alimentación con reducción de sal durante un período de semanas, de modo que la preferencia por un mayor consumo de sal disminuya. El cumplimiento de las recomendaciones alimentarias aconsejables tanto para el control de la presión arterial como para la promoción de la salud conducirá de forma natural a una ingesta de sal mucho más cercana a los 2 300 mg recomendados que el actual consumo más elevado típico en Estados Unidos. También hay datos de los efectos hipotensores del potasio, el calcio y el magnesio, que afortunadamente son abundantes en las dietas que se recomiendan habitualmente para el control de la presión arterial.

Debe aconsejarse a los pacientes con hipertensión que consulten detenidamente las etiquetas nutricionales y limiten el consumo de alimentos procesados con alto contenido en sodio. Los suplementos de calcio, que son útiles para prevenir la osteoporosis en muchos pacientes (v. cap. 14), pueden contribuir ligeramente al control de la presión arterial. El alcohol debe restringirse o evitarse hasta que se normalice la presión arterial, y su consumo debe moderarse en aquellos que tengan una presión arterial normal. Los sustitutos de la sal tienen un papel en la reducción de la ingesta de sodio y en la disminución de la presión arterial.

La cafeína debe restringirse en los individuos con hipertensión mal controlada, mientras que el consumo moderado es aceptable para todos los demás. Los pacientes con presión arterial en el rango de presión arterial alta-normal o elevada (antes prehipertensión) corren el riesgo de desarrollar hipertensión, y deben ser alentados a modificar su alimentación como un medio para frenar o prevenir esa progresión. Los esfuerzos futuros para mejorar el cumplimiento de la dieta en los pacientes con hipertensión, incluidas las intervenciones educativas y el tratamiento de la inseguridad alimentaria, pueden ser prometedores para mejorar la morbilidad relacionada con la hipertensión en las personas en riesgo.

REFERENCIAS BIBLIOGRÁFICAS

1. Trials of Hypertension Prevention Collaborative Research Group. Effects of weight loss and sodium reduction intervention on blood pressure and hypertension incidence in overweight people with high-normal blood pressure. The Trials of Hypertension Prevention, phase II. *Arch Intern Med.* 1997;157(6):657–667.
2. Tzoulaki I, et al. A nutrient-wide association study on blood pressure. *Circulation.* 2012;126(21):2456–2464.
3. Ostchega Y, et al. Hypertension prevalence among adults aged 18 and over: United States, 2017–2018. *NCHS Data Brief.* 2020;364:1–8.
4. Estimated Hypertension Prevalence, Treatment, and Control Among U.S. Adults. 2020 Feb 5, 2020 [cited 2020 July 7]. https://millionhearts.hhs.gov/data-reports/hypertension-prevalence.html.
5. Mills KT, et al. Global disparities of hypertension prevalence and control: a systematic analysis of population-based studies from 90 countries. *Circulation.* 2016;134(6):441–450.
6. Services, U.S.D.o.H.a.H. *The surgeon general's call to action to control hypertension.* Washington, DC:U.S. Department of Health and Human Services, Office of the Surgeon General, 2020.
7. Imazu M, et al. A comparison of the prevalence and risk factors of high blood pressure among Japanese living in Japan, Hawaii, and Los Angeles. *Public Health Rep.* 1996;111(Suppl 2):59–61.
8. He J, et al. Effect of migration on blood pressure: the Yi People Study. *Epidemiology.* 1991;2(2):88–97.
9. Zhang J, et al. Twenty-year time trends in hypertension prevalence in Yi people of China: three successive cross-sectional studies, 1996–2015. *BMJ Open.* 2018;8(10):e022714.
10. Lee KW, et al. Effects of vegetarian diets on blood pressure lowering: a systematic review with meta-analysis and trial sequential analysis. *Nutrients.* 2020;12(6):1604.
11. Schwingshackl L, et al. Comparative effects of different dietary approaches on blood pressure in hypertensive and pre-hypertensive patients: a systematic review and network meta-analysis. *Crit Rev Food Sci Nutr.* 2019;59(16): 2674–2687.
12. Brown CD, et al. Body mass index and the prevalence of hypertension and dyslipidemia. *Obes Res.* 2000;8(9):605–619.
13. Kotchen TA. Obesity-related hypertension: epidemiology, pathophysiology, and clinical management. *Am J Hypertens.* 2010;23(11):1170–1178.
14. Yanai H, et al. The underlying mechanisms for development of hypertension in the metabolic syndrome. *Nutr J.* 2008;7:10.
15. Maffeis C, et al. Insulin resistance is a risk factor for high blood pressure regardless of body size and fat distribution in obese children. *Nutr Metab Cardiovasc Dis.* 2010;20(4):266–273.
16. Silva DAS, Petroski EL, Peres MA. Is high body fat estimated by body mass index and waist circumference a predictor of hypertension in adults? A population-based study. *Nutr J.* 2012;11(1):112.
17. HB, IA, et al. Insulin resistance and its associated comorbidities in young individuals: a HOMA study. *Int J Adv Med.* 2017,4(1).225.
18. Perez-Pevida B, et al. High body adiposity drives glucose intolerance and increases cardiovascular risk in normoglycemic subjects. *Obesity (Silver Spring).* 2018;26(4):672–682.
19. Garcia-Puig J, et al. Glucose metabolism in patients with essential hypertension. *Am J Med.* 2006;119(4): 318–326.
20. Ahmadi A, et al. Is metabolic syndrome predictive of prevalence, extent, and risk of coronary artery disease beyond its components? Results from the multinational coronary CT angiography evaluation for clinical outcome: an international multicenter registry (CONFIRM). *PLoS One.* 2015;10(3):e0118998.
21. Pierdomenico SD, et al. Prognostic relevance of metabolic syndrome in hypertensive patients at low-to-medium risk. *Am J Hypertens.* 2007;20(12):1291–1296.
22. Blumenthal JA, et al. Effects of the DASH diet alone and in combination with exercise and weight loss on blood pressure and cardiovascular biomarkers in men and women with high blood pressure: the ENCORE study. *Arch Intern Med.* 2010;170(2):126–135.
23. Aucott L, et al. Long-term weight loss from lifestyle intervention benefits blood pressure?: a systematic review. *Hypertension.* 2009;54(4):756–762.
24. Frisoli TM, et al. Beyond salt: lifestyle modifications and blood pressure. *Eur Heart J.* 2011;32(24):3081–3087.
25. Ndanuko RN, et al. Dietary patterns and blood pressure in adults: a systematic review and meta-analysis of randomized controlled trials. *Adv Nutr.* 2016;7(1):76–89.
26. Harsha DW, et al. Dietary Approaches to Stop Hypertension: a summary of study results. DASH Collaborative Research Group. *J Am Diet Assoc.* 1999;99(8 Suppl):S35–S39.
27. Juraschek SP, et al. Effects of sodium reduction and the DASH diet in relation to baseline blood pressure. *J Am Coll Cardiol.* 2017;70(23):2841–2848.
28. Appel LJ, et al. Effects of comprehensive lifestyle modification on blood pressure control: main results of the PREMIER clinical trial. *JAMA.* 2003;289(16):2083–2093.
29. Saneei P. et al. Influence of Dietary Approaches to Stop Hypertension (DASH) diet on blood pressure: a systematic review and meta-analysis on randomized

controlled trials. *Nutr Metab Cardiovasc Dis.* 2014;24(12): 1253–1261.

30. Gidding SS, et al. Higher self-reported physical activity is associated with lower systolic blood pressure: the Dietary Intervention Study in Childhood (DISC). *Pediatrics.* 2006;118(6):2388–2393.

31. Hollar D, et al. Effective multi-level, multi-sector, school-based obesity prevention programming improves weight, blood pressure, and academic performance, especially among low-income, minority children. *J Health Care Poor Underserved.* 2010;21(2 Suppl):93–108.

32. Hollar D, et al. Healthier options for public schoolchildren program improves weight and blood pressure in 6- to 13-year-olds. *J Am Diet Assoc.* 2010;110(2):261–267.

33. Gopinath B, et al. Influence of high glycemic index and glycemic load diets on blood pressure during adolescence. *Hypertension.* 2012;59(6):1272–1277.

34. Molitor J, et al. Blood pressure differences associated with Optimal Macronutrient Intake Trial for Heart Health (OMNIHEART)-like diet compared with a typical American Diet. *Hypertension.* 2014;64(6):1198–1204.

35. He J, et al. Effect of dietary protein supplementation on blood pressure: a randomized, controlled trial. *Circulation.* 2011;124(5):589–595.

36. Altorf-van der Kuil W, et al. Dietary protein and blood pressure: a systematic review. *PLoS One.* 2010;5(8):e12102.

37. Wang YF, et al. The relationship between dietary protein intake and blood pressure: results from the PREMIER study. *J Hum Hypertens.* 2008;22(11):745–754.

38. Vafeiadou K, et al. Replacement of saturated with unsaturated fats had no impact on vascular function but beneficial effects on lipid biomarkers, E-selectin, and blood pressure: results from the randomized, controlled Dietary Intervention and VAScular function (DIVAS) study. *Am J Clin Nutr.* 2015;102(1):40–48.

39. de Cabo R, Mattson MP. Effects of intermittent fasting on health, aging, and disease. *N Engl J Med.* 2019;381(26): 2541–2551.

40. Augustin LS, et al. Glycemic index, glycemic load and glycemic response: an International Scientific Consensus Summit from the International Carbohydrate Quality Consortium (ICQC). *Nutr Metab Cardiovasc Dis.* 2015;25(9):795–815.

41. Evans CE, et al. Glycemic index, glycemic load, and blood pressure: a systematic review and meta-analysis of randomized controlled trials. *Am J Clin Nutr.* 2017;105(5):1176–1190.

42. Key TJ, et al. Consumption of meat, fish, dairy products, and eggs and risk of Ischemic Heart Disease. *Circulation.* 2019;139(25):2835–2845.

43. Oude Griep LM, et al. Relation of unprocessed, processed red meat and poultry consumption to blood pressure in East Asian and Western adults. *J Hypertens.* 2016;34(9):1721–1729.

44. Blumenthal JA, et al. Lifestyle modification for resistant hypertension: the TRIUMPH randomized clinical trial. *Am Heart J.* 2015;170(5):986–994 e5.

45. Zhao Q, et al. Progress and future aspects in genetics of human hypertension. *Curr Hypertens Rep.* 2013;15(6):676–686.

46. Doaei S, Gholamalizadeh M. The association of genetic variations with sensitivity of blood pressure to dietary salt: a narrative literature review. *ARYA Atheroscler.* 2014;10(3):169–174.

47. Sun B, et al. Beta2-adrenergic receptor genotype affects the renin-angiotensin-aldosterone system response to the Dietary Approaches to Stop Hypertension (DASH) dietary pattern. *Am J Clin Nutr.* 2010;92(2):444–449.

48. Kokubo Y, et al. Gene and environmental interactions according to the components of lifestyle modifications in hypertension guidelines. *Environ Health Prev Med.* 2019;24(1):19.

49. Windhauser MM, et al. Translating the Dietary Approaches to Stop Hypertension diet from research to practice: dietary and behavior change techniques. DASH Collaborative Research Group. *J Am Diet Assoc.* 1999;99(8 Suppl):S90–S95.

50. Kris-Etherton PM, et al. Barriers, Opportunities, and Challenges in Addressing Disparities in Diet-Related Cardiovascular Disease in the United States. *J Am Heart Assoc.* 2020;9(7):e014433.

51. Grilo SA, et al. Food insecurity and effectiveness of behavioral interventions to reduce blood pressure, New York City, 2012–2013. *Prev Chronic Dis.* 2015;12:E16.

52. Wang EA, et al. Food insecurity and health: data from the Veterans Aging Cohort Study. *Public Health Rep.* 2015;130(3):261–268.

53. Drewnowski A, et al. The relation of potassium and sodium intakes to diet cost among U.S. adults. *J Hum Hypertens.* 2015;29(1):14–21.

54. Beune EJ, et al. Culturally adapted hypertension education (CAHE) to improve blood pressure control and treatment adherence in patients of African origin with uncontrolled hypertension: cluster-randomized trial. *PLoS One.* 2014;9(3):e90103.

55. Delavar F, Pashaeypoor S, Negarandeh R. The effects of self-management education tailored to health literacy on medication adherence and blood pressure control among elderly people with primary hypertension: a randomized controlled trial. *Patient Educ Couns.* 2020;103(2):336–342.

56. Forrest KY, Williams AM. Epidemiology of Abnormal Blood Pressure among Children and Adolescents in the United States. *J Pub Health Issue Pract.* 2019;3:152.

57. Mouly S, et al. Is the clinical relevance of drug-food and drug-herb interactions limited to grapefruit juice and Saint-John's Wort? *Pharmacol Res.* 2017;118:82–92.

58. Mmopele K, et al. Potential herb-drug pharmacokinetic interactions between African Wild Olive leaf extract and selected antihypertensive drugs. *Planta Med.* 2018;84(12–13): 886–894.

59. Karadima V, et al. Drug-micronutrient interactions: food for thought and thought for action. *EPMA J.* 2016;7:10.

60. Aljuraiban GS, et al. Sodium intake, health implications, and the role of population-level strategies. *Nutr Rev.* 2020; 79(3):351–359.

61. Grillo A, et al. Sodium intake and hypertension. *Nutrients.* 2019;11(9):1970.

62. Jackson SL, et al. Association between urinary sodium and potassium excretion and blood pressure among adults in the United States: National Health and Nutrition Examination Survey, 2014. *Circulation.* 2018;137(3):237–246.

63. Mozaffarian D, et al. Global sodium consumption and death from cardiovascular causes. *N Engl J Med.* 2014;371(7):624–634.

64. Huang L, et al. Effect of dose and duration of reduction in dietary sodium on blood pressure levels: systematic review and meta-analysis of randomised trials. *BMJ.* 2020;368:m315.

65. National Academies of Sciences, Engineering, and Medicine. *Dietary reference intakes for sodium and potassium.* Washington, DC: National Academies Press, 2019.

66. Strohle A. The Ongoing Sodium Controversy—Between PURE and NutriCode (1). *Int J Vitam Nutr Res.* 2017;87(5–6):322–329.

67. Mente A, et al. Association of dietary nutrients with blood lipids and blood pressure in 18 countries: a cross-sectional analysis from the PURE study. *Lancet Diabetes Endocrinol.* 2017;5(10):774–787.

68. Konner M, Eaton SB. Paleolithic nutrition: twenty-five years later. *Nutr Clin Pract.* 2010; 25(6):594–602.

69. Jacobson MF. *Salt wars: the battle over the biggest killer in the American Diet.* Cambridge:MIT Press, 2020.

70. National Academies of Sciences, Engineering, and Medicine. In: Oria M, Harrison M, Stallings VA, eds. *Dietary reference intakes for sodium and potassium.* Washington, DC: The National Academies Press, 2019.

71. DiNicolantonio JJ, O'Keefe JH, Lucan SC. Population-wide sodium reduction: reasons to resist. In: *Mayo clinic Proceedings.* Elsevier, 2014.

72. Kumanyika S. Behavioral aspects of intervention strategies to reduce dietary sodium. *Hypertension.* 1991;17(1 Suppl): I190–I195.

73. Webster J, et al. Target salt 2025: a global overview of national programs to encourage the food industry to reduce salt in foods. *Nutrients.* 2014;6(8):3274–3287.

74. Webb M, et al. Cost effectiveness of a government supported policy strategy to decrease sodium intake: global analysis across 183 nations. *BMJ.* 2017;356:i6699.

75. Hope SF, et al. A systematic review of economic evaluations of population-based sodium reduction interventions. *PLoS One.* 2017;12(3):e0173600.

76. Monteiro CA, et al. NOVA. The star shines bright. *World Nutr.* 2016;7(1–3):28–38.

77. Monteiro CA, et al. Ultra-processed foods, diet quality, and health using the NOVA classification system. *Rome, FAO.* 2019:1–44.

78. Administration, U.S.F.a.D. Sodium in your diet: use the nutrition facts label and reduce your intake. 2020. https://www.fda.gov/food/nutrition-education-resources-materials/sodium-your-diet.

79. Zandstra EH, Lion R, Newson RS. Salt reduction: moving from consumer awareness to action. *Food Qual Prefer.* 2016;48:376–381.

80. Bobowski N. Shifting human salty taste preference: potential opportunities and challenges in reducing dietary salt intake of Americans. *Chemosens Percept.* 2015;8(3):112–116.

81. Boon CS, Taylor CL, Henney JE. *Strategies to reduce sodium intake in the United States.* Washington, DC: National Academies Press, 2010.

82. McCaughey S. Dietary salt and flavour: mechanisms of taste perception and physiological controls. In: Beeren C, Groves K, Titoria PM. (Eds.). *Reducing salt in foods.* Elsevier, 2019:45–70.

83. Peng Y-G, et al. Effects of salt substitutes on blood pressure: a meta-analysis of randomized controlled trials. *Am J Clin Nutr.* 2014;100(6):1448–1454.

84. Zhou B, et al. Intake of low sodium salt substitute for 3 years attenuates the increase in blood pressure in a rural population of North China—a randomized controlled trial. Int J Cardiol. 2016;215:377–382.

85. Filippini T, et al. The effect of potassium supplementation on blood pressure in hypertensive subjects: a systematic review and meta-analysis. *Int J Cardiol.* 2017;230:127–135.

86. Iwahori T, Miura K, Ueshima H. Time to consider use of the sodium-to-potassium ratio for practical sodium reduction and potassium increase. *Nutrients.* 2017;9(7):700.

87. Park J, Kwock CK, Yang YJ. The effect of the sodium to potassium ratio on hypertension prevalence: a propensity score matching approach. *Nutrients.* 2016;8(8):482.

88. Pereira TSS, et al. Effect of urinary sodium-to-potassium ratio change on blood pressure in participants of the longitudinal health of adults study—ELSA-Brasil. *Medicine (Baltimore).* 2019;98(28):e16278.

89. Bailey RL, et al. Estimating sodium and potassium intakes and their ratio in the American diet: data from the 2011–2012 NHANES. *J Nutr.* 2015;146(4):745–750.

90. Stamler J. The INTERSALT Study: background, methods, findings, and implications. *Am J Clin Nutr.* 1997;65(2 Suppl):626S-642S.

91. Houston MC. The importance of potassium in managing hypertension. *Curr Hypertens Rep.* 2011;13(4):309–317.

92. Perez V, Chang ET. Sodium-to-potassium ratio and blood pressure, hypertension, and related factors. *Adv Nutr.* 2014;5(6):712–741.

LECTURAS RECOMENDADAS

Karanja NM, Obarzanek E, Lin PH, et al. Descriptive characteristics of the dietary patterns used in the Dietary Approaches to Stop Hypertension Trial. DASH Collaborative Research Group. *J Am Diet Assoc.* 1999;99:s19.

Krousel-Wood MA, Muntner P, He J, et al. Primary prevention of essential hypertension. *Med Clin North Am.* 2004;88:223–238.

Kotchen TA, Kotchen JM. Nutrition, diet, and hypertension. In: Shils ME, Shike M, Ross AC, et al., eds. *Modern nutrition in health and disease,* 10th ed. Philadelphia, PA: Lippincott Williams & Wilkins, 2006:1095–1107.

Raymond JL, Couch SC. Chapter 32, Medical nutrition therapy for cardiovascular disease. Krause's Food, *Nutrition Care Process.* 13th ed. St. Louis, Mo: Elsevier/Saunders. 2012.

Whelton PK, Carey RM, Aronow WS, Casey DE, Collins KJ, Himmelfarb CD, DePalma SM, Gidding S, Jamerson KA, Jones DW, MacLaughlin EJ. 2017 ACC/AHA/AAPA/ABC/ACPM/AGS/APhA/ASH/ASPC/NMA/PCNA guideline for the prevention, detection, evaluation, and management of high blood pressure in adults: a report of the American College of Cardiology/American Heart Association Task Force on Clinical Practice Guidelines. *J Am Coll Cardiol.* 2018;71(19):e127–e248.

Capítulo 9

Alimentación y hemostasia

Xinyin Jiang

 VISIÓN GENERAL

La nutrición desempeña un papel esencial tanto en la fabricación de productos sanguíneos como en los mecanismos homeostáticos que implican la agregación de las plaquetas, la cascada de la coagulación y la fibrinólisis (1). La hematopoyesis requiere una ingesta adecuada tanto energética como de una serie de micronutrimentos, entre los cuales se incluyen nutrimentos inorgánicos como el hierro, vitaminas como el folato y la vitamina B_{12}, y aminoácidos específicos. La síntesis de los factores de coagulación II, VII, IX y X depende de una ingesta adecuada de vitamina K y de la función normal de los hepatocitos. También existe una amplia retroalimentación bidireccional entre las vías hemostáticas e inflamatorias (2), y ambos sistemas están implicados en la fisiopatología de la obesidad, las enfermedades cardiovasculares (ECV), la diabetes y otras enfermedades crónicas. Siempre que la ingesta de macronutrimentos y micronutrimentos cumpla o supere las cantidades recomendadas, es poco probable que la alimentación sea un factor limitante en la hematopoyesis. Pero, las variaciones en el patrón alimentario y en las respuestas metabólicas a esas variaciones parecen desempeñar un papel importante, y aún no comprendido del todo, en la modificación de la hemostasia. Se han identificado, tanto de forma tentativa como fiable, la importancia de la ingesta total de energía, la adiposidad, el patrón alimentario, el alcohol, la cantidad y el tipo de grasa alimentaria, y varios micronutrimentos, en la activación o la inhibición de las tendencias trombóticas.

NUTRIMENTO, PRODUCTOS NUTRICÉUTICOS Y ALIMENTOS FUNCIONALES

Consumo de energía y control del peso

La insuficiencia grave de ingesta energética que da lugar a un peso corporal extremadamente bajo se asocia a una disminución de la celularidad de la médula ósea, que causa trombocitopenia (3).

La ingesta energética excesiva que conduce a la obesidad parece estar asociada a una mayor tendencia a la trombosis. La obesidad se asocia a un aumento de las concentraciones de fibrinógeno, factor VII, factor VIII e inhibidor del activador del plasminógeno (PAI-1), así como al aumento de la viscosidad de la sangre (4,5). El tejido adiposo se considera un órgano verdadero, formado por células grasas y vasculares, y capaz de producir hormonas, así como mediadores inflamatorios. La adiposidad, medida por el perímetro de la cintura, se ha correlacionado positivamente con las concentraciones de fibrinógeno (4), y puede estar particularmente asociada a una tendencia protrombótica (6). Faber y cols. explican que el tejido adiposo induce la activación de los trombocitos mediante la producción de hormonas derivadas del tejido adiposo, denominadas adipocinas, que afectan de forma directa e indirecta (a través de la resistencia a la insulina) la función plaquetaria (7). Datos recientes sugieren que las células no grasas (8) producen PAI-1 (9,10). La molécula PAI-1 es el principal inhibidor fisiológico del activador del plasminógeno de tipo tisular en el plasma, lo que inhibe la trombólisis *in vivo*, y aumenta el riesgo de infarto de miocardio. Numerosos estudios han demostrado la existencia de asociaciones significativas entre el aumento de la concentración sérica de PAI-1, la resistencia a la insulina y la adiposidad central, lo que sugiere que el PAI-1 puede considerarse parte del complejo del síndrome metabólico y puede contribuir a la alteración de la fibrinólisis en la diabetes de tipo 2 (11-13) (v. cap. 6). En un estudio se observó que tanto la pérdida de peso como la mejora de la sensibilidad a la insulina inducida por la medicación disminuían significativamente la activación plaquetaria en mujeres con obesidad, lo que sugiere que la resistencia a la insulina es en sí misma un factor independiente que contribuye a la activación plaquetaria (14). De hecho, otro estudio demostró que los pacientes con síndrome metabólico que toman ácido acetilsalícilico tienen mayores concentraciones séricas de tromboxano B(2), lo que indica una inhibición menos eficaz de la ciclooxigenasa 1 (COX-1) y un mayor riesgo de formación de coágulos (15). Se han documentado efectos beneficiosos de la pérdida de peso sobre la hemostasia. Los estudios a corto plazo han mostrado efectos variables sobre el fibrinógeno, aparentemente mediados por las fluctuaciones en las concentraciones de ácidos grasos libres (4).

Una pérdida de peso rápida puede aumentar el fibrinogeno debido a la movilización de los ácidos grasos libres, mientras que una pérdida de peso más mesurada, así como el mantenimiento de esa pérdida, parece estar asociada a una reducción de las concentraciones tanto de fibrinógeno como de otros factores protrombóticos (4,16).

Incluso la reducción de peso en niños obesos se ha asociado a una disminución de las concentraciones de fibrinógeno, IL-6, proteína C reactiva (PCR) y otros mediadores inflamatorios (17). Se ha observado que tanto una pérdida de peso tanto moderada como considerable reducen significativamente las concentraciones de PAI-1 (18). La pérdida de peso también se ha asociado a disminuciones de la actividad coagulante del factor VII (factor VIIc), un efecto que puede estar mediado por disminuciones de los triglicéridos plasmáticos (19).

Actividad física y otras intervenciones sobre el estilo de vida

La actividad física parece influir en la hemostasia al reducir las concentraciones de fibrinógeno, factor VII y PAI-1; sin embargo, estos efectos se han encontrado en concreto solo con el ejercicio regular. El ejercicio agudo también reduce el PAI-1, pero se asocia a un aumento del fibrinógeno y de la viscosidad del plasma (20). Los beneficios de la actividad regular pueden ser especialmente intensos en personas con diabetes, lo que sugiere que la mejora de la sensibilidad a la insulina puede reducir la tendencia trombótica. En adultos sanos no entrenados, el ejercicio moderado aumenta significativamente la actividad fibrinolítica, mientras que el ejercicio extenuante aumenta la coagulación y la fibrinólisis; sin embargo, parece que la hemostasia se mantiene en equilibrio después de una actividad tanto moderada como extenuante (21). Los deportistas muestran tasas incluso más altas de actividad fibrinolítica a través de un aumento de las concentraciones de antitrombina III y una importante disminución del PAI-1, lo que sugiere una mayor eficiencia vascular en este grupo (22). Por el contrario, los cambios hemostáticos desfavorables en los extremos de la intensidad del ejercicio pueden predisponer a la formación de trombos intravasculares y pueden contribuir al fenómeno de muerte súbita cardíaca después del ejercicio (23). Se ha observado que el ejercicio extenuante promueve la generación de trombina por el estrés de cizallamiento que provoca la liberación de micropartículas procoagulantes de las plaquetas, y este fenómeno parece ser más importante en personas sedentarias (24). Así, una actividad física muy extenuante, como una carrera de maratón, puede no ser beneficiosa para algunas personas, y uno de los mecanismos que lo explican puede ser una activación desigual de las cascadas de coagulación y fibrinolítica.

Las intervenciones intensivas sobre el estilo de vida que combinan una alimentación saludable con un aumento de la actividad física parecen tener el máximo efecto beneficioso sobre los factores hemostáticos. En el *Finnish Diabetes Prevention Study* se detectó un efecto beneficioso significativo a largo plazo de una intervención de este tipo sobre la fibrinólisis, medida por la reducción de las concentraciones de PAI-1, en personas obesas con intolerancia a la glucosa (25). Asimismo, Lindahl y cols. (26) demostraron que una intervención conductual intensa que producía una pérdida de peso significativa también provocaba reducciones significativas del PAI-1.

Aunque los sujetos de la intervención también mostraron descensos del activador tisular del plasminógeno (tPA), estos efectos fueron menores que los del PAI-1, lo que sugiere una mejora de la fibrinólisis. En el ensayo clínico Diabetes Prevention Program, que estudió el efecto de una intervención intensiva sobre el estilo de vida o la metformina en la progresión hacia la diabetes en adultos con intolerancia a la glucosa, se detectaron pequeñas reducciones, pero significativas, de las concentraciones de fibrinógeno en el grupo con intervención sobre el estilo de vida, comparado con la metformina y el placebo (27). En un ensayo aleatorizado de actividad física y una dieta baja en grasas con o sin pescado diario en diabéticos de tipo 2, Dunstan y cols. (28) encontraron algunos efectos protrombóticos y otros antitrombóticos de las intervenciones. Curiosamente, la electroacupuntura, que puede inducir analgesia y, por tanto, disminuir la inflamación, ha demostrado reducir las concentraciones de PAI-1 y fibrinógeno en mujeres con síndrome de poliquistosis ovárica (29).

Patrones alimentarios

La dieta DASH (Dietary Approaches to Stop Hypertension), que se caracteriza por incluir frutas y verduras, frutos secos, lácteos bajos en grasa, cereales integrales y carne magra, ha demostrado reducir la inflamación sistémica en una serie de estudios (30). Además, la aplicación de la dieta DASH hiposódica en pacientes con diabetes durante 8 semanas dio lugar a una disminución de las concentraciones plasmáticas de fibrinógeno, en comparación con una dieta estándar para personas diabéticas (31).

El seguimiento de una dieta mediterránea, que tiene un alto contenido de frutas y verduras, frutos secos y semillas, así como de grasas de alta calidad, especialmente aceite de oliva, se asocia a menores concentraciones de PCR y fibrinógeno (32). Seguir la dieta de estilo mediterráneo frente a una dieta rica en grasas durante 1 mes aumentó el tiempo de hemorragia, lo que indica una menor interacción de las plaquetas con la pared vascular (33). El reciente ensayo PREDIMED demostró que seguir la dieta mediterránea frente a una dieta baja en grasas durante 1 año daba lugar a menores concentraciones circulantes de microvesículas (cMV), que son pro-aterotrombóticas (34). Como revisaron Delgado-Lista y cols., el mantenimiento de una dieta mediterránea básica conduce a una disminución de las concentraciones de factor VII, factor tisular, PAI-1 y tromboxano (35). La dieta mediterránea es rica en ácidos grasos monoinsaturados y poliinsaturados (MUFA y PUFA). Sin embargo, la asociación de estos ácidos grasos con la hemostasia sigue siendo polémica (se analiza más adelante en este capítulo).

La asociación entre el vegetarianismo y la hemostasia no es concluyente. En estudios transversales se han detectado concentraciones reducidas de factores protrombóticos y una mayor actividad fibrinolítica en los vegetarianos, en comparación con los no vegetarianos (36-37). Sin embargo, las dietas vegetarianas, especialmente las dietas veganas, también se asocian a un aumento de la agregación plaquetaria, un índice de trombosis, que puede explicarse por un menor consumo de pescado marino rico en PUFA n-3 de cadena larga (LC, *long-chain*), lo que da lugar a concentraciones plaquetarias menores de PUFA n-3 LC, como el ácido eicosapentaenoico (EPA) (38,39). La incorporación de EPA a las membranas plaquetarias desplaza el ácido araquidónico, un precursor del potente agregador plaquetario tromboxano A2.

Se han iniciado investigaciones preliminares para identificar el potencial antitrombótico de frutas, verduras y otros componentes alimentarios específicos que han demostrado tener un beneficio hemostático general. Los tomates (40), ciertas bayas (41,42), los cereales integrales (43), y algunas hierbas y especias de uso común, como el tomillo, el romero y el cardamomo, han mostrado una importante actividad antitrombótica *in vitro* e *in vivo* (42,44).

Las dietas vegetarianas se asocian a un menor riesgo cardiovascular (v. caps. 7 y 43), al igual que un patrón mediterráneo caracterizado por una ingesta relativamente generosa de PUFA y MUFA (v. caps. 7 y 45). Por tanto, es discutible si los componentes alimentarios individuales tienen efectos favorables constantes sobre la hemostasia; sin embargo, su efecto neto sobre el riesgo cardiovascular general es claramente beneficioso. Además de la obesidad y la ECV, la repercusión de la alimentación sobre la inflamación también se observa en la trombosis venosa profunda (TVP), lo que se pone de manifiesto en la aparición de la trombosis vacacional. Este fenómeno conlleva una trombosis aguda ocasionada por acumulación de factores relacionados con las vacaciones, como el exceso de consumo, los viajes, el aumento del consumo de alcohol y el estrés emocional (45).

Los pacientes con TVP corren el riesgo de sufrir una embolia pulmonar potencialmente mortal, un accidente cerebrovascular y otras consecuencias de fenómenos embólicos. Como revisaron Cundiff y cols. (46), los datos epidemiológicos sugieren que una alimentación compuesta principalmente por frutas y verduras (es decir, la dieta mediterránea) en lugar de carne puede reducir muy significativamente el riesgo de TVP; sin embargo, la dieta DASH no parece afectar el riesgo de TVP (47).

En 2012, Varraso y cols. investigaron el efecto de la alimentación sobre el desarrollo de TVP entre 129 430 mujeres y hombres estadounidenses en el *Nurses' Health Study* y el *Health Professionals Follow-up Study* (48). Observaron que el seguimiento de una dieta occidental y la ingesta de carne roja y ácidos grasos *trans* se asociaban a un mayor riesgo de TVP en los hombres, pero no en las mujeres, mientras que las vitaminas E y B_6 y la fibra eran beneficiosas para prevenir la TVP. Se necesitan ensayos aleatorizados, controlados y prospectivos de no inferioridad para corroborar estas afirmaciones.

Alcohol

Se ha constatado que la ingesta ligera a moderada de alcohol (1-2 bebidas/día para los hombres y 1 bebida/día para las mujeres) disminuye las concentraciones de fibrinógeno, activa la fibrinólisis a través del aumento del tPA y reduce la agregación plaquetaria a lo largo del tiempo (49,50). En general, con una dosis de 10 a 30 g/día, el alcohol parece tener más efectos antitrombóticos que protrombóticos, lo que explica una parte de su asociación a la reducción del riesgo de episodios cardiovasculares (51). Sin embargo, el consumo excesivo de alcohol (> 21 bebidas/semana) se asocia a un deterioro del potencial fibrinolítico (49). Además, el alcoholismo, con la consiguiente cirrosis, se asocia a coagulopatía grave y potencialmente mortal, debido al deterioro de la producción de factores de coagulación dependientes de la vitamina K y a otros efectos. Es discutible si el efecto de las bebidas alcohólicas sobre la hemostasia depende del tipo de alcohol consumido. Tousoulis y cols. asignaron al azar a individuos jóvenes sanos para que recibieran cantidades iguales (30 g) de alcohol en forma de vino tinto, vino blanco, cerveza, whisky o agua, y observaron que el factor Von Willebrand solo disminuía en los grupos de cerveza y vino tinto, lo que sugiere una mejora de la función endotelial (52). Sin embargo, todas las bebidas alcohólicas provocaron una disminución similar de la agregación plaquetaria inducida por el colágeno y de las concentraciones plasmáticas de fibrinógeno, lo que sugiere que el efecto beneficioso del consumo moderado de bebidas alcohólicas sobre la hemostasia primaria se atribuye al etanol y no a otros componentes.

El vino tinto contiene resveratrol, un compuesto polifenólico que se encuentra de forma natural en determinadas frutas y frutos secos, y que presenta propiedades antioxidantes (53) y antiplaquetarias (54). En un estudio controlado y aleatorizado (ECA) se demostró que tomar un suplemento de uva rico en resveratrol (8 mg de resveratrol) durante 6 meses, seguido de una dosis doble durante los 6 meses siguientes en pacientes sometidos a prevención primaria de ECV, disminuyó significativamente la PCR, el factor de necrosis tumoral (TNF)-α, el PAI-1 y la proporción IL-6/IL-10, y aumentó las concentraciones de IL-10 (antiinflamatoria) (55).Además, el alcohol y el resveratrol pueden actuar de forma sinérgica para mitigar el proceso de ateroesclerosis, así como la coagulación (56). Sin embargo, como el vino tinto suele contener menos de 2 mg/L de resveratrol, el consumo de vino por sí solo no puede alcanzar una dosis diaria de resveratrol clínicamente relevante (57).

Fibra alimentaria

Una mayor ingesta de fibra alimentaria, como la fibra de cáscara de avena (58) y la goma guar (59), se ha asociado a una reducción de las concentraciones de PAI (58-60), fibrinógeno (61) y PCR (63). El aumento de la ingesta de fibra alimentaria también puede mejorar la actividad fibrinolítica al aumentar las concentraciones de tPA (64). Aunque Fehily y cols. observaron que la adición de fibra de cereales a la alimentación de adultos sanos no afecta las concentraciones de fibrinógeno (65), la mayoría de los datos apoyan que la fibra alimentaria se correlaciona inversamente con la tendencia trombótica.

El mecanismo por el que la fibra puede influir en la hemostasia es dudoso, y puede verse confundido por otros cambios coincidentes en la alimentación, como la reducción de grasas y energía (26). Una reducción de la adiposidad visceral, que se sabe que se asocia a mediadores inflamatorios, puede ser el vínculo entre la fibra y la inflamación (v. cap. 6). Nuevos datos sugieren que la fibra también puede interactuar con el microbioma gastrointestinal para regular la respuesta inflamatoria (66).

Grasa

La ingesta elevada de grasas se asocia a concentraciones relativamente elevadas de los factores VIIc y X, PAI-1 y tPA (4). El aumento de la ingesta de grasas altera la actividad fibrinolítica (4). Los lípidos séricos elevados asociados a una ingesta elevada de grasa alimentaria pueden favorecer la trombosis tanto de forma directa como indirecta (4). Por el contrario, la reducción de la ingesta de grasas las concentraciones de PAI-1 (4).

Sin embargo, una reducción moderada de la ingesta, del 39 al 31 %, no modificó los perfiles de coagulación o fibrinolíticos, lo que sugiere que pueden necesitarse reducciones importantes para obtener efectos beneficiosos (67). La influencia de la grasa alimentaria en la hemostasia probablemente varíe con la composición de la grasa alimentaria, así como con su cantidad, y también puede estar determinada por ciertos factores genéticos (68). Curiosamente, Delgado-Lista y cols. demostraron que, independientemente del tipo de grasa consumida, una sola comida rica en grasa induce una tendencia procoagulante posprandial (69). La influencia sobre la coagulación de tipos específicos de grasa se analiza más adelante.

Ácidos grasos n-3

Los PUFA, incluidos los PUFA n-3, son sustratos de la COX-1 y la 12-lipooxigenasa (12-LOX), que producen oxilipinas, que regulan la función plaquetaria y la formación de trombos (70). Datos obtenidos en animales sugieren que los PUFA n-3 de cadena larga (LC) reducen la agregación plaquetaria (71,72). Sin embargo, la evidencia en humanos sigue siendo controvertida (73,74), y puede verse afectada por la fuente y la cantidad de PUFA, y por el hecho de que se consuman en los alimentos o en los suplementos alimentarios. Los ácidos grasos n-3 y n-6 plasmáticos se asociaron de forma independiente e inversa a la PCR y el fibrinógeno, pero la proporción de ácidos grasos n-6/n-3 se correlacionó positivamente con los biomarcadores hemostáticos e inflamatorios estudiados (75). Sin embargo, no está claro si la modificación de la proporción n-6/n-3 es importante para la salud cardiovascular (76). La ingesta tanto de ácido α-linolénico (ALA) procedente de una alimentación basada en plantas como de PUFA n-3 LC como el EPA y el ácido docosahexaenoico procedentes de alimentos marinos se asocia a efectos cardioprotectores en estudios epidemiológicos, tal y como revisan Fleming y cols. (77). Sin embargo, también hay excepciones, como el estudio *Coronary Artery Risk Development in Young Adults,* que no mostró efectos de la ingesta de pescado, PUFA de cadena larga o ALA sobre el fibrinógeno, el factor VII, el factor VIII o el factor Von Willebrand (78). En el ensayo OPTILIP de adultos mayores también se observó que la disminución de la proporción n-6:n-3 a aproximadamente 3:1 mediante el aumento de la ingesta de EPA y DHA reducía las concentraciones de triacilglicerol, pero no tenía un efecto significativo sobre los marcadores hemostáticos (79). Una revisión de los ECA publicados hasta 2005 por Robinson y Stone (80) no detectó efectos consistentes de la suplementación con n-3 en los parámetros hemostáticos; en aproximadamente la mitad de los 24 ensayos revisados se constató un aumento del fibrinógeno con la suplementación con n-3, mientras que en la otra mitad no se observó efecto alguno o las concentraciones se redujeron. Asimismo, en un estudio reciente que midió el efecto de la suplementación de 6 semanas con aceite de pescado OMACOR® en 150 pacientes con arteriopatía periférica que recibían tratamiento con ácido acetilsalicílico y estatinas no hubo cambio alguno en el factor Von Willebrand, la unión del fibrinógeno, la agregación plaquetaria o las concentraciones de PCR (81).

Es posible que los efectos varíen en función de la composición del aceite de pescado. La suplementación durante 3 meses con DHA, un PUFA n-3 esencial en el aceite de pescado, no alteró apreciablemente los factores hemostáticos en un grupo de adultos jóvenes sanos (82). Además, es posible que las concentraciones de fibrinógeno solo se reduzcan con el aceite de pescado si se administra al mismo tiempo vitamina E (83). Como revisan Thijssen y cols., el hallazgo más consistente es el posible efecto beneficioso de cantidades moderadas de aceite de pescado sobre la agregación plaquetaria (84).

En un metaanálisis reciente de 10 ensayos con 77 917 personas se descubrió que la administración de suplementos de EPA y DHA no previene los episodios adversos cardiovasculares importantes ni la mortalidad por todas las causas, lo que niega el beneficio de estos PUFA n-3 para la prevención primaria de la ECV (85). Sin embargo, se espera que el uso de PUFA n-3 LC para el tratamiento clínico de pacientes de alto riesgo proporcione beneficios. La ingesta de 4 g de icosapent etílico en el ensayo REDUCE-IT redujo el riesgo de muerte cardiovascular en pacientes tratados con estatinas (86). Un metaanálisis de Gapinski y cols. (87) documentó efectos prometedores en los puntos finales clínicos, incluída una reducción de casi el 14 % en el riesgo de reestenosis a los 6 meses después de la angioplastia coronaria con la ingesta de 4 a 5 g/día de ácidos grasos n-3. Los estudios evaluados por Gapinski y cols., como el de

Dehmer y cols. (88), demostraron un beneficio de la suplementación con ácidos grasos n-3 junto con el uso de ácido acetilsalicílico. En el contexto de la colocación de *stents* (endoprótesis) coronarios y el uso de inhibidores de GpIIb/IIIa, Gajos y cols. demostraron que la adición de 1 g/día de PUFA ω-3 al tratamiento antiplaquetario dual disminuye realmente la formación de trombina en pacientes sometidos a intervención coronaria percutánea (89). Asimismo, la administración de aceite de pescado a pacientes con insuficiencia cardíaca congestiva grave produce una disminución dependiente de la dosis de la activación plaquetaria y efectos antiinflamatorios evidenciados por la disminución de las concentraciones de Il-6 y TNF-α (90).

Ácidos grasos monoinsaturados

Aunque datos iniciales *in vitro* sugerían que los MUFA pueden aumentar la agregación de las plaquetas (91), ensayos clínicos más recientes han descubierto que una alimentación rica en MUFA tiene efectos beneficiosos sobre la agregación plaquetaria (92). La suplementación sostenida de MUFA también se ha asociado a una menor activación posprandial del factor VII (93-95). En un estudio cruzado aleatorizado en el que se examinaron los efectos de las dietas ricas en distintas composiciones de ácidos grasos, Pacheco y cols. (96) observaron aumentos en las concentraciones posprandiales del factor tisular (efecto protrombótico) y del PAI-1 (efecto antifibrinolítico) cuando disminuía la proporción de ácido oleico respecto al ácido palmítico (es decir, MUFA:AGS). La sustitución de las grasas saturadas por MUFA produce una reducción gradual de la respuesta de agregación de las plaquetas al difosfato de adenosina, así como una disminución de las concentraciones de factor VII, factor tisular, PAI-1 y tromboxano, lo que sugiere un efecto favorable sobre la tendencia trombótica (97). Los MUFA también se han correlacionado de forma inversa con las concentraciones de los marcadores inflamatorios PCR e IL-6 (75). Un consejo presidencial de la American Heart Association concluye que la sustitución de grasas saturadas por MUFA disminuye el riesgo de ECV (98).

Ácidos grasos saturados

Se han observado efectos contradictorios de los ácidos grasos saturados sobre la tendencia trombótica. Independientemente del tipo de grasa consumida, las comidas grasas inducen un estado procoagulante posprandial que puede aumentar por una mayor ingesta de ácidos grasos saturados (69). Tholstrup y cols. (99) administraron comidas ricas en ácido esteárico o mirístico a 10 hombres sanos, y detectaron efectos variables sobre los factores trombóticos, incluidos el PAI-1, el factor VIIc y la β-tromboglobulina. Ambos ácidos grasos disminuyeron la agregación plaquetaria en la fase posprandial (100). Otros estudios han documentado un aumento de las concentraciones del factor VIIc inducido por una dieta alta en grasas saturadas en relación con una dieta alta en grasas monoinsaturadas en mujeres (101,102), y Lahoz y cols. (103) documentaron un aumento de la excreción de tromboxano en asociación a una dieta de prueba rica en grasas saturadas. Un estudio sobre el palmitato demostró un aumento de las concentraciones de la molécula procoagulante, el factor tisular, a través de la liberación extracelular de la histona H3 (104). Hasta la fecha, la evidencia no apoya firmemente la asignación del riesgo cardíaco asociado a la ingesta de grasas saturadas a los efectos sobre la hemostasia, aunque el aumento de las concentraciones del factor VII activado y del PAI-1 inducido por las dietas ricas en grasas saturadas puede elevar el riesgo de trombosis oclusiva a partir de placas ateromatosas inestables preexistentes (51). La longitud de la cadena de los ácidos grasos puede tener una influencia diferencial. Los ácidos grasos saturados de cadena larga se han asociado a un aumento de la agregación plaquetaria, mientras que los ácidos grasos de cadena corta y media mostraron una correlación negativa (105). Los ácidos grasos saturados C12-C16 se consideran los principales determinantes del antígeno del factor VII (106).

Vitaminas antioxidantes

Datos obtenidos en animales sugieren que tanto la vitamina E como la C pueden inhibir la agregación plaquetaria y retrasar la formación de trombos (107,108). Al actuar como antioxidantes, las vitaminas E y C disminuyen el estrés oxidativo, que es un mediador de la disfunción endotelial. Sin embargo, las investigaciones sobre los efectos antitrombóticos de estos antioxidantes en humanos han tenido resultados contradictorios. En un estudio observacional se ha demostrado que la ingesta de vitamina C estaba inversamente correlacionada con las concentraciones de PCR y tPA (109). Un ECA a corto plazo entre personas con diabetes de tipo 2 demostró que la suplementación con 2 g de vitamina C durante 4 semanas disminuía factores protrombóticos como el tPA y el factor de Von Willebrand (110). Sin embargo, otros ECA realizados entre personas sanas y con diabetes de tipo 2 no mostraron efectos significativos de la vitamina C sobre la hemostasia (111,112).

En un estudio sobre la administración de suplementos de vitamina E a corto plazo (400 UI/día) en personas hipercolesterolémicas se observó una reducción de la agregación plaquetaria después de 6 semanas (113). También se ha constatado que 600 mg de vitamina E al día durante 2 semanas conducen a la normalización de la excreción urinaria de 8-iso-PGF2-α y a la disminución de la excreción del metabolito tromboxano (114). Se ha notificado un aumento del efecto anticoagulante en respuesta a la administración de suplementos de vitamina E en dosis altas en pacientes que toman anticoagulantes orales, lo que ha inducido investigaciones preliminares sobre los posibles efectos antagónicos de la vitamina E sobre la vitamina K (115).

Por el contrario, un ensayo reciente de suplementos de vitamina E en voluntarios sanos no mostró efectos significativos sobre el perfil de coagulación ni sobre la agregación plaquetaria (116). El metaanálisis de la administración de suplementos de vitamina E tampoco respaldó su influencia positiva en el resultado vascular en pacientes con riesgo bajo o alto de accidentes vasculares (117).

Los estudios sobre suplementos antioxidantes, incluidas las vitaminas E y C, para la reducción del riesgo cardíaco han sido, en general, decepcionantes (v. cap. 7). La mayoría de estos estudios han utilizado solo α-tocoferoles; puede estar justificado realizar más estudios de suplementos de vitamina E en la forma de tocoferoles mixtos, que han demostrado tener una mayor potencia en la inhibición de la agregación plaquetaria (118).

Vitamina K

La vitamina K desempeña un papel esencial en la hemostasia, ya que es necesaria para la formación de los factores de coagulación II, VII, IX y X, que pueden verse alterados en los síndromes de malabsorción de grasas (como la fibrosis quística, el intestino corto, la enfermedad celíaca y la pancreatitis crónica). Además, los neonatos tienen, por defecto, insuficiencia de vitamina K. Se sugiere que existen mecanismos hepáticos adaptativos para compensar la ingesta variable de filoquinona diaria. Las concentraciones más elevadas de vitamina K (400-700 µg/100 g) se encuentran en las verduras verdes, pero otros alimentos como las frutas y los cereales contienen tan solo 1 a 10 µg/100 g (119).

Con frecuencia se prescriben fármacos anticoagulantes orales que actúan como antagonistas de la vitamina K a pacientes con riesgo de episodios tromboembólicos, para reducir la tasa de producción de factores de coagulación. Datos preliminares sugieren que la vitamina K alimentaria puede interferir en la estabilidad de la anticoagulación en los pacientes que reciben anticoagulantes orales (120). Las dietas con mucha cantidad de vitamina K conducen a una disminución de los índices de sensibilidad a la warfarina y, por tanto, a una disminución del índice internacional normalizado (INR), que mide el tiempo de hemorragia, lo que conduce a una mayor necesidad de dosis de anticoagulantes. Sin embargo, las dietas bajas en vitamina K tienen más probabilidades de provocar una anticoagulación inestable que las dietas altas en esta vitamina. Debe aconsejarse a los pacientes tratados con warfarina que mantengan estable su ingesta alimentaria de vitamina K, y que consideren la posibilidad de tomar un suplemento de 100-150 µg/día, lo que puede incluso ayudar a mejorar la estabilidad del INR (119).

Vitamina D

La insuficiencia de vitamina D tiene efectos adversos sobre la hemostasia tanto en estudios *in vitro* como en animales (121). Aunque el mecanismo no se conoce por completo, la vitamina D puede actuar a través del receptor de la vitamina D (VDR) para regular la expresión de genes en las vías hemostáticas e inflamatorias (122). En algunos estudios clínicos, concentraciones séricas más bajas de 25(OH)D se correlacionaron con mayores concentraciones de tPA, PAI-1, fibrinógeno y dímero D (123-125). No está claro si la administración de suplementos de vitamina D reduce el riesgo de trombosis. En varios ensayos se constató que la administración de suplementos de vitamina D protegía frente a la tromboembolia venosa no provocada en mujeres con bajas concentraciones de vitamina D (126), y potenciaba el efecto anticoagulante de la warfarina en pacientes con déficit de vitamina D con TVP o embolia pulmonar (127).

La administración de suplementos de vitamina D también dio lugar a un menor riesgo de episodios trombóticos en pacientes con cáncer de próstata (128). Sin embargo, la administración de suplementos de vitamina D durante 1 año en personas con obesidad no influyó en el PAI-1 ni en el tPA, a pesar del aumento de las concentraciones séricas de vitamina D (129). Los suplementos de vitamina D tampoco afectaron los factores hemostáticos en otra intervención piloto en pacientes con arteriopatía periférica (130). En general, la prevención de la insuficiencia de vitamina D parece ser fundamental para la hemostasia, aunque la eficacia de los suplementos de esta vitamina para la reducción del riesgo trombótico requiere más investigación.

Flavonoides

Se ha constatado que los flavonoides, una familia de compuestos polifenólicos que se encuentran en diversos alimentos, como las uvas, las bayas, los frutos secos y el cacao, inhiben la agregación plaquetaria y la actividad de la trombina *in vitro* (131). Los estudios en humanos aún no son concluyentes, pero sugieren efectos beneficiosos. Un estudio cruzado, aleatorizado y controlado en 23 pacientes con arteriopatía coronaria demostró que 200 mg de Pycnogenol®/día durante 8 semanas provocaban una disminución de las concentraciones de isoprostano y una mejora de la función endotelial (132). Además, el Pycnogenol® puede tener propiedades antitrombóticas protectoras para las personas después de un episodio trombótico, y son sinérgicas con las medias de compresión para la prevención del síndrome postrombótico (133).

En otro estudio se constató que tanto la incubación *in vitro* como la suplementación oral con jugo de uva morada reducían la agregación plaquetaria en personas sanas (134). En un pequeño ensayo realizado por Hermann y cols. (135) se observó que el chocolate negro con flavonoides inducía una mejora rápida y significativa de la función plaquetaria en los fumadores, un grupo demográfico conocido por su disfunción plaquetaria basal. Una revisión crítica de 25 estudios de intervención en humanos bien controlados confirmó el efecto inhibidor de las plaquetas de los productos relacionados con el cacao (136). Sin embargo, también se han observado algunos hallazgos contradictorios (137), incluidos los estudios que examinaron los fitoestrógenos de isoflavona de soja, que no detectaron efecto alguno sobre el sistema hemostático (138).

Arginina

La arginina es un precursor en la fabricación de óxido nítrico por el endotelio vascular; las concentraciones de óxido nítrico pueden intervenir en las interacciones plaqueta-endotelio. Se han documentado datos en animales que sugieren que la suplementación con L-arginina reduce las concentraciones de tromboxano en relación con la prostaciclina, y que inhibe la agregación plaquetaria (139). Un estudio realizado en conejos blancos de Nueva Zelanda demostró que la L-arginina era incluso más eficaz que el ácido acetilsalicílico para reducir la agregación plaquetaria (140). Se ha demostrado que la administración de L-arginina inhibe la agregación plaquetaria en humanos sanos (141); Neri y cols. (142) observaron que este efecto era reproducible en mujeres embarazadas con presión arterial normal y con hipertensión crónica, pero no en el estado de preeclampsia.

Sin embargo, un estudio más antiguo sobre la administración de suplementos de L-arginina en personas con hipercolesterolemia no mostró efectos favorables sobre las concentraciones de endotelina o sobre las moléculas de adhesión plaquetaria (143).

Interacciones entre la alimentación y los medicamentos

La ingesta de nutrimentos no solo desempeña un papel en el desarrollo y la progresión de la enfermedad, sino que también afecta los tratamientos farmacológicos para la ECV. El ácido acetilsalicílico tiene amplias aplicaciones y, aunque generalmente es seguro en dosis bajas, pone a los pacientes en riesgo de sufrir hemorragia digestiva y daño renal. La cafeína aumenta la velocidad de aparición, la concentración máxima de salicilato en plasma y su tiempo de excreción; sin embargo, el mecanismo específico no está claro (144). El consumo de alcohol mientras se toma ácido acetilsalicílico puede potenciar la disfunción plaquetaria y prolongar peligrosamente el tiempo de sangrado, además de aumentar significativamente el riesgo de hemorragia gastrointestinal o de otro tipo (145,146). Las fluctuaciones en la ingesta de vitamina K provocan variaciones en las necesidades del medicamento antitrombótico warfarina, como se ha mencionado anteriormente en este capítulo. Los productos herbarios más habituales también afectan el metabolismo de la vitamina K, como la biliberia, la bromelina, el danshen, el dong quai, la matricaria, el ajo, el jengibre, el gingko biloba, el ginseng, el castaño de indias, la ulmaria, la hierba de San Juan (hipérico), la cúrcuma y el sauce. Por ello, se recomienda mantener una alimentación estable mientras se toman medicamentos antitrombóticos, especialmente si se toma warfarina a largo plazo.

Nutrigenética

Los avances en nutrigenética ofrecen la oportunidad de utilizar productos nutricéuticos para prevenir y controlar la trombosis en personas con mutaciones heredadas en genes asociados a anomalías hemostáticas (147). El polimorfismo genético R353Q en el gen *FVII* es uno de los más estudiados. Las personas con el alelo R demostraron mayores concentraciones de FVII después de una dieta rica en grasas saturadas (148), y los homocigotos RR tenían una mayor correlación inversa entre la ingesta de fibra y el FVII:C (149). Sin embargo, también hubo estudios que no encontraron diferencias entre estos genotipos (150, 151). Otros polimorfismos genéticos también pueden modificar la influencia de la alimentación en la hemostasia. Por ejemplo, la enzima metilentetrahidrofolato-reductasa (MTHFR) convierte el metilentetrahidrofolato en 5-metiltetrahidrofolato, la forma de folato que proporciona un grupo metilo para la conversión de homocisteína en metionina. Dos polimorfismos de un solo nucleótido conocidos (C677T y A1298C) en este gen causan una actividad reducida de la enzima MTHFR, lo que provoca hiperhomocisteinemia, que es una afección protrombótica. Los suplementos de ácido fólico pueden prevenir y tratar eficazmente la homocisteinemia en estos individuos (147). Un estudio reciente en adultos con hipertensión en China aporta datos de que la administración de suplementos de ácido fólico puede reducir significativamente el riesgo de accidente cerebrovascular en personas con homocisteína elevada (152).

Microbioma

Cada vez es mayor la evidencia de que el microbioma intestinal desempeña un papel importante en la hemostasia. Las alteraciones del microbioma se relacionan con una mayor predisposición a la trombosis, tanto en animales como en humanos (153). El trasplante de microbiota fecal (TMF) de donantes sanos a 35 pacientes con síndrome metabólico prolongó el tiempo de retraso de la trombinografía después de 6 semanas, lo que sugiere una ligera supresión de la generación de trombina (153). No se conoce bien cómo los microbios intestinales median en la hemostasia. Una teoría sugiere que los metabolitos microbianos gastrointestinales, como el N-óxido de trimetilamina (TMAO), pueden desencadenar la función plaquetaria protrombótica y promover el crecimiento del trombo arterial (154).

El TMAO puede derivar del metabolismo microbiano de la colina y la carnitina. Tanto el tratamiento antibiótico como una alimentación insuficiente en colina pueden evitar algunas de las anomalías trombóticas relacionadas con la TMAO en ratones. Sin embargo, no se sabe con certeza si la inhibición de la síntesis de TMAO en humanos es fructífera para la reducción del riesgo de enfermedades en humanos. La administración de probióticos a modelos de ratón con colitis aguda y crónica atenuó la trombogénesis y la inflamación (155). Las futuras investigaciones sobre el microbioma probablemente ofrecerán nuevas posibilidades terapéuticas para las enfermedades relacionadas con la desregulación de la hemostasia.

ASPECTOS CLÍNICOS DESTACADOS

Los factores hemostáticos, como el fibrinógeno, el PAI-1 y el factor VIIc, están intensamente asociados al riesgo de presentar eventos cardiovasculares (156,157). Datos procedentes de diversas fuentes indican que el patrón alimentario puede desempeñar un papel importante en la influencia de la hemostasia. Sin embargo, debido en parte a la amplia gama de factores circulantes que intervienen en los mecanismos hemostáticos, y en parte a las dificultades de las intervenciones alimentarias controladas, poco es lo que se sabe con seguridad sobre los efectos de alimentos o nutrimentos específicos en la tendencia trombótica general (158). Los datos disponibles hasta la fecha sugieren que las recomendaciones alimentarias para reducir el riesgo de enfermedad tromboembólica son coherentes con las recomendaciones para reducir el riesgo de ECV.

Los factores de protección incluyen: evitar la ingesta excesiva de energía y la obesidad; evitar el consumo excesivo de grasas; actividad física; fibra alimentaria abundante, especialmente fibra soluble; consumo moderado de alcohol; cantidad suficiente de ácidos grasos n-3, y micronutrimentos como las vitaminas C, D y E (158). Un cambio de calorías de grasas saturadas a insaturadas, y el aumento de la ingesta de frutas, verduras y fuentes concentradas de flavonoides, como el cacao, las bayas y el té verde, coinciden con el peso de la evidencia, aunque se carece de conocimientos definitivos sobre los efectos hemostáticos en cada caso. La pérdida de peso en los pacientes con obesidad puede tener una importancia especial. Antes de poder ofrecer recomendaciones alimentarias definitivas para modificar la hemostasia en beneficio clínico, se necesitarán estudios observacionales e, idealmente, de intervención sobre la alimentación y los episodios trombóticos clínicamente importantes, en lugar de marcadores sustitutivos. Puede estar indicado el seguimiento riguroso antes de la terapia anticoagulante para los pacientes que siguen dietas cetógenas (159), así como para aquellos con un alto consumo alimentario o suplementación de vitamina K o ácidos grasos n-3. El microbioma, la nutrigenética y la nutrigenómica ponen de relieve la futura dirección de la nutrición de precisión para el control hemostático.

REFERENCIAS BIBLIOGRÁFICAS

1. Pieters M, de Maat MP. Diet and haemostasis—a comprehensive overview. *Blood Rev.* 2015;29(4):231–241.
2. Verhamme P, Hoylaerts MF. Hemostasis and inflammation: two of a kind? *Thromb J.* 2009;7:15.
3. Yoshiuchi K, Takimoto Y, Moriya J, et al. Thrombopoietin and thrombocytopenia in anorexia nervosa with severe liver dysfunction. *Int J Eat Disord.* 2010;43(7):675–677.
4. Vorster HH, Cummings JH, Veldman FJ. Diet and haemostasis: time for nutrition science to get more involved. *Br J Nutr.* 1997;77:671–684.
5. Yarnell JW, Sweetnam PM, Rumley A, et al. Lifestyle and hemostatic risk factors for ischemic heart disease: the Caerphilly study. *Arterioscler Thromb Vasc Biol.* 2000;20:271–279.
6. Anderssen SA, Holme I, Urdal P, et al. Associations between central obesity and indexes of hemostatic, carbohydrate and lipid metabolism. Results of a 1-year intervention from the Oslo Diet and Exercise study. *Scand J Med Sci Sports.* 1998;8:109–115.
7. Faber DR, de Groot PG, Visseren FL. Role of adipose tissue in haemostasis, coagulation and fibrinolysis. *Obes Rev.* 2009;10(5):554–563.
8. Fain JN. Release of inflammatory mediators by human adipose tissue is enhanced in obesity and primarily by the nonfat cells: a review. *Mediators Inflamm.* 2010;513948.
9. Lundgren CH, Brown SL, Nordt TK, et al. Elaboration of type-1 plasminogen activator inhibitor from adipocytes: a potential pathogenetic link between obesity and cardiovascular disease. *Circulation.* 1996;93:106–110.
10. Ronti T, Lupattelli G, Mannarino E. The endocrine function of adipose tissue: an update. *Clin Endocrinol (Oxford).* 2006;64:355–365.
11. Trost S, Pratley R, Sobel B. Impaired fibrinolysis and risk for cardiovascular disease in the metabolic syndrome and type 2 diabetes. *Curr Diab Rep.* 2006;6:47–54.
12. Aso Y, Okumura KI, Yoshida N, et al. Enhancement of fibrinolysis in poorly controlled, hospitalized type 2 diabetic patients by short-term metabolic control: association with a decrease in plasminogen activator inhibitor 1. *Exp Clin Endocr Diab.* 2004;112:175–180.
13. Godsland IF, Crook D, Proudler AJ, et al. Hemostatic risk factors and insulin sensitivity, regional body fat distribution, and the metabolic syndrome. *J Clin Endocrinol Metab.* 2005;90:190–197.
14. Basili S, Pacini G, Guagnano MT, et al. Insulin resistance as a determinant of platelet activation in obese women. *J Am Coll Cardiol.* 2006;48:2531–2538.
15. Smith JP, Haddad EV, Oates JA. Suboptimal inhibition of platelet cyclooxygenase-1 by aspirin in metabolic syndrome. *Hypertension.* 2012;59(3):719–725.
16. Marckmann P, Toubro S, Astrup A. Sustained improvement in blood lipids, coagulation, and fibrinolysis after major weight loss in obese subjects. *Eur J Clin Nutr.* 1998;52:329–333.
17. Garanty-Bogacka B, Syrenicz M, Goral J, et al. Changes in inflammatory biomarkers after successful lifestyle intervention in obese children. *Endokrynol Pol.* 2011;62(6):499–505.
18. Belalcazar LM, Ballantyne CM, Lang W, et al. Metabolic factors, adipose tissue, and plasminogen activator inhibitor-1 levels in type 2 diabetes: findings from the look AHEAD study. *Arterioscler Thromb Vasc Biol.* 2011;31(7):1689–1695.
19. Mertens I, Van Gaal LF. Obesity, haemostasis and the fibrinolytic system. *Obes Rev.* 2002;3:85–101.
20. Lee KW, Lip GY. Effects of lifestyle on hemostasis, fibrinolysis, and platelet reactivity. *Arch Intern Med.* 2003;163:2368–2392.
21. Menzel K, Hilberg T. Blood coagulation and fibrinolysis in healthy, untrained subjects: effects of different exercise intensities controlled by individual anaerobic threshold. *Eur J Appl Physiol.* 2011;111(2):253–260.
22. Cerneca E, Simeone R, Burno G, et al. Coagulation parameters in senior athletes practicing endurance sporting activity. *J Sports Med Phys Fitness.* 2005;45(4):576–579.
23. Smith JE. Effects of strenuous exercise on haemostasis. *Br J Sports Med.* 2003;37:433–435.
24. Chen YW, Chen JK, Wang JS. Strenuous exercise promotes shear-induced thrombin generation by increasing the shedding of procoagulant microparticles from platelets. *Thromb Haemost.* 2010;104(2):293–301.
25. Hämäläinen H, Rönnemaa T, Virtanen A, et al. Improved fibrinolysis by an intensive lifestyle intervention in subjects with impaired glucose tolerance. The Finnish Diabetes Prevention Study. *Diabeteologia.* 2005;48:2248–2253.
26. Lindahl B, Nilsson TK, Jansson JH, et al. Improved fibrinolysis by intense lifestyle intervention. A randomized trial in subjects with impaired glucose tolerance. *J Intern Med.* 1999;246:105–112.
27. Haffner S, Temprosa M, Crandall J, et al. Intensive lifestyle intervention or metformin on inflammation and coagulation

in participants with impaired glucose tolerance. *Diabetes.* 2005;54:1566–1572.

28. Dunstan DW, Mori TA, Puddey IB, et al. A randomised, controlled study of the effects of aerobic exercise and dietary fish on coagulation and fibrinolytic factors in type 2 diabetics. *Thromb Haemost.* 1999;81:367–372.

29. Stener-Victorin E, Baghaei F, Holm G, et al. Effects of acupuncture and exercise on insulin sensitivity, adipose tissue characteristics, and markers of coagulation and fibrinolysis in women with polycystic ovary syndrome: secondary analyses of a randomized controlled trial. *Fertil Steril.* 2012;97(2):501–508.

30. Soltani S, Chitsazi MJ, Salehi-Abargouei A. The effect of dietary approaches to stop hypertension (DASH) on serum inflammatory markers: a systematic review and meta-analysis of randomized trials. *Clin Nutr.* 2018;37(2):542–550.

31. Azadbakht L, Surkan PJ, Willett WC, et al. The Dietary Approaches to Stop Hypertension eating plan affects C-reactive protein, coagulation abnormalities, and hepatic function tests among type 2 diabetic patients. *J Nutr.* 2011;141(6):1083–1088.

32. Chrysohoou C, Panagiotakos DB, Pitsavos C, et al. Adherence to the Mediterranean diet attenuates inflammation and coagulation process in healthy adults: the ATTICA study. *J Am Coll Cardiol.* 2004;44:152–158.

33. Mezzano D, Leighton F, Strobel P, et al. Mediterranean diet, but not red wine, is associated with beneficial changes in primary haemostasis. *Eur J Clin Nutr.* 2003;57(3):439–446.

34. Chiva-Blanch G, Sala-Vila A, Crespo J, Ros E, Estruch R, Badimon L. The Mediterranean diet decreases prothrombotic microvesicle release in asymptomatic individuals at high cardiovascular risk. *Clin Nutr.* 2020. Nov;39(11):3377–3384.

35. Delgado-Lista J, Garcia-Rios A, Perez-Martinez P, et al. Olive oil and haemostasis: platelet function, thrombogenesis and fibrinolysis. *Curr Pharm Des.* 2011;17(8):778–785.

36. Mezzano D, Munoz X, Martinez C, et al. Vegetarians and cardiovascular risk factors: hemostasis, inflammatory markers and plasma homocysteine. *Thromb Haemost.* 1999;81:913–917.

37. Famodu AA, Osilesi O, Makinde YO, et al. The influence of a vegetarian diet on haemostatic risk factors for cardiovascular disease in Africans. *Thromb Res.* 1999;95:31–36.

38. Rajaram S. The effect of vegetarian diet, plant foods, and phytochemicals on hemostasis and thrombosis. *Am J Clin Nutr.* 2003;78:552s–558s.

39. Li D, Sinclair A, Mann N, et al. The association of diet and thrombotic risk factors in healthy male vegetarians and meat-eaters. *Eur J Clin Nutr.* 1999;53(8):612–619.

40. O'Kennedy N, Crosbie L, van Lieshout M, et al. Effects of antiplatelet components of tomato extract on platelet function in vitro and ex vivo: a time-course cannulation study in healthy humans. *Am J Clin Nutr.* 2006;84:570–579.

41. Naemura A, Mitani T, Ijiri Y, et al. Anti-thrombotic effect of strawberries. *Blood Coagul Fibrinolysis.* 2005;16:501–509.

42. Yamamoto J, Naemura A, Ura M, et al. Testing various fruits for anti-thrombotic effect: I. Mulberries. *Platelets.* 2006;17:555–564.

43. Masters RC, Liese AD, Haffner SM, et al. Whole and refined grain intakes are related to inflammatory protein concentrations in human plasma. *J Nutr.* 2010;140(3):587–594.

44. Verma SK, Jain V, Katewa SS. Blood pressure lowering, fibrinolysis enhancing and antioxidant activities of cardamom (*Elettaria cardamomum*). *Indian J Biochem Biophys.* 2009;46(6):503–506.

45. Lippi G, Franchini M, Favaloro EJ. Holiday thrombosis. *Semin Thromb Hemost.* 2011;37(8):869–874.

46. Cundiff DK, Agutter PS, Malone PC, et al. Diet as prophylaxis and treatment for venous thromboembolism? *Theor Biol Med Model.* 2010;7:31.

47. Fitzgerald KC, Chiuve SC, Buring JE, et al. Comparison of associations of adherence to a Dietary Approaches to Stop Hypertension (DASH)-style diet with risks of cardiovascular disease and venous thromboembolism. *J Thromb Haemost.* 2012;10(2):189–198.

48. Varraso R, Kabrhel C, Goldhaber SZ, et al. Prospective study of diet and venous thromboembolism in US women and men. *Am J Epidemiol.* 2012;175(2):114–126.

49. Mukamal KJ, Jadhav PP, D'Agostino RB, et al. Alcohol consumption and hemostatic factors: analysis of the Framingham Offspring cohort. *Circulation.* 2001;104:1367–1373.

50. Salem RO, Laposata M. Effects of alcohol on hemostasis. *Am J Clin Pathol.* 2005;123:s96–s105.

51. Rimm EB, Williams P, Fosher K, et al. Moderate alcohol intake and lower risk of coronary heart disease: meta-analysis of effects on lipids and haemostatic factors. *BMJ.* 1999;319:1523–1528.

52. Tousoulis D, Ntarladimas I, Antoniades C, et al. Acute effects of different alcoholic beverages on vascular endothelium, inflammatory markers and thrombosis fibrinolysis system. *Clin Nutr.* 2008;27(4):594–600.

53. Wu H, Li GN, Xie J, et al. Resveratrol ameliorates myocardial fibrosis by inhibiting ROS/ERK/TGF-β/periostin pathway in STZ-induced diabetic mice. *BMC Cardiovasc Disord.* 2016;16:5.

54. Olas B, Wachowicz B. Resveratrol, a phenolic antioxidant with effects on blood platelet functions. *Platelets.* 2005;16:251–260.

55. Tome-Carneiro J, Gonzalvez M, Larrosa M, et al. One-year consumption of a grape nutraceutical containing resveratrol improves the inflammatory and fibrinolytic status of patients in primary prevention of cardiovascular disease. *Am J Cardiol.* 2012;110(3):356–363.

56. Lippi G, Franchini M, Favaloro EJ, et al. Moderate red wine consumption and cardiovascular disease risk: beyond the "French paradox". *Semin Thromb Hemost.* 2010;36(1):59–70.

57. Weiskirchen S, Weiskirchen R. Resveratrol: how much wine do you have to drink to stay healthy? *Adv Nutr.* 2016;7(4):706–718.

58. Sundell I, Ranby M. Oat husk fiber decreases plasminogen activator inhibitor levels. *Haemostasis.* 1993;23:45–50

59. Landin K, Holm G, Tengborn L, Smith U. Guar gum improves insulin sensitivity, blood lipids, blood pressure and fibrinolysis in healthy men. *Am J Clin Nutr.* 1992;56:1061–1065.

60. Boman K, Hellsten G, Bruce A, et al. Endurance physical activity, diet and fibrinolysis. *Atherosclerosis.* 1994;106(1):65–74.

61. Freitas RN, Luben R, Wareham NJ, et al. Relationship between plasma fibrinogen and fiber intake in the EPIC-Norfolk cohort. *Eur J Clin Nutr.* 2012;66(4):443–451.

62. Johansson-Persson A, Ulmius M, Cloetens L, et al. A high intake of dietary fiber influences C-reactive protein and fibrinogen, but not glucose and lipid metabolism, in mildly hypercholesterolemic subjects. *Eur J Nutr.* 2014;53(1):39–48.

63. Parikh S, Pollock NK, Bhagatwala J, et al. Adolescent fiber consumption is associated with visceral fat and inflammatory markers. *J Clin Endocrinol Metab.* 2012;97(8):E1451–E1457.

64. Rankinen T, Rauramaa R, Väisänen S, et al. Relation of habitual diet and cardiorespiratory fitness to blood coagulation and fibrinolytic factors. *Thromb Haemost.* 1994;71(2):180–183.

65. Fehily A, Burr M, Butland B, et al. A randomized controlled trial to investigate the effect of a high fibre diet on blood pressure and plasma fibrinogen. *J Epidemiol Community Health.* 1986;40:334–7

66. Kuo SM. The interplay between fiber and the intestinal microbiome in the inflammatory response. *Adv Nutr.* 2013;4(1):16–28.

67. Marckmann P, Sandström B, Jespersen J. Fasting blood coagulation and fibrinolysis of young adults unchanged by reduction in dietary fat content. *Arterioscler Thromb.* 1992;12(2):201–205.

68. Sanders TA, de Grassi T, Acharya J, et al. Postprandial variations in fibrinolytic activity in middle-aged men are modulated by plasminogen activator inhibitor I 4G-675/5G genotype but not by the fat content of a meal. *Am J Clin Nutr.* 2004;79:577–581.

69. Delgado-Lista J, Lopez-Miranda J, Cortes B, et al. Chronic dietary fat intake modifies the postprandial response of hemostatic markers to a single fatty test meal. *Am J Clin Nutr.* 2008;87(2):317–322.

70. Adili R, Hawley M, Holinstat M. Regulation of platelet function and thrombosis by omega-3 and omega-6 polyunsaturated fatty acids. *Prostaglandins Other Lipid Mediat.* 2018;139:10–18.

71. Adan Y, Shibata K, Sato M, et al. Effects of docosahexaenoic and eicosapentaenoic acid on lipid metabolism, eicosanoid production, platelet aggregation and atherosclerosis in hypercholesterolemic rats. *Biosci Biotechnol Biochem.* 1999;63:111–119.

72. Chen LY, Jokela R, Li DY, et al. Effect of stable fish oil on arterial thrombogenesis, platelet aggregation, and superoxide dismutase activity. *J Cardiovasc Pharmacol.* 2000;35:502–505.

73. Allman-Farinelli MA, Hall D, Kingham K, et al. Comparison of the effects of two low fat diets with different alpha-linolenic: linoleic acid ratios on coagulation and fibrinolysis. *Atherosclerosis.* 1999;142:159–168.

74. Sanders TA, Oakley FR, Miller GJ, et al. Influence of n-6 versus n-3 polyunsaturated fatty acids in diets low in saturated fatty acids on plasma lipoproteins and hemostatic factors. *Arterioscler Thromb Vasc Biol.* 1997;17:3449–3460.

75. Kalogeropoulos N, Panagiotakos DB, Pitsavos C, et al. Unsaturated fatty acids are inversely associated and n-6/n-3 ratios are positively related to inflammation and coagulation markers in plasma of apparently healthy adults. *Clin Chim Acta.* 2010;411(7–8):584–591.

76. Khandelwal S, Kelly L, Malik R, et al. Impact of omega-6 fatty acids on cardiovascular outcomes: a review. *J Preventive Cardiol.* 2013;2(3):325–336.

77. Fleming JA, Kris-Etherton PM. The evidence for α-linolenic acid and cardiovascular disease benefits: comparisons with eicosapentaenoic and docosahexaenoic acid. *Adv Nutr.* 2014;5(6):863S–876S.

78. Archer SL, Green D, Chamberlain M, et al. Association of dietary fish and n-3 fatty acid intake with hemostatic factors in the Coronary Artery Risk Development in Young Adults (CARDIA) study. *Arterioscler Thromb Biol.* 1998;18:1119–1123.

79. Sanders TA, Lewis F, Slaughter S, et al. Effect of varying the ratio of n-6 to n-3 fatty acids by increasing the dietary intake of alpha-linolenic acid, eicosapentaenoic and docosahexaenoic acid, or both on fibrinogen and clotting factors VII and XII in persons aged 45–70 y: the OPTILIP study. *Am J Clin Nutr.* 2006;84:513–522.

80. Robinson JG, Stone NJ. Antiatherosclerotic and antithrombotic effects of omega-3 fatty acids. *Am J Cardiol.* 2006;98:39–49.

81. Mackay I, Ford I, Thies F, et al. Effect of omega-3 fatty acid supplementation on markers of platelet and endothelial function in patients with peripheral arterial disease. *Atherosclerosis.* 2012;221(2):514–520.

82. Nelson GJ, Schmidt PS, Bartolini GL, et al. The effect of dietary docosahexaenoic acid on platelet function, platelet fatty acid composition, and blood coagulation in humans. *Lipids.* 1997;32:1129–1136.

83. Raederstorff D, Wyss A, Calder PC, et al. Vitamin E function and requirements in relation to PUFA. *Br J Nutr.* 2015;114(8):1113–1122.

84. Thijssen MA, Mensink RP. Fatty acids and atherosclerotic risk. *Handbook Exp Pharmacol.* 2005;(170):165–194.

85. Aung T, Halsey J, Kromhout D, et al. Associations of omega-3 fatty acid supplement use with cardiovascular disease risks: meta-analysis of 10 trials involving 77917 individuals. *JAMA Cardiol.* 2018;3(3):225–234.

86. Bhatt DL, Steg PG, Miller M, et al. Effects of icosapent ethyl on total ischemic events: from REDUCE-IT. *J Am Coll Cardiol.* 2019;73(22):2791–2802.

87. Gapinski JP, VanRuiswyk JV, Heudebert GR, et al. Preventing restenosis with fish oils following coronary angioplasty. A meta-analysis. *Arch Intern Med.* 1993;153:1595–1601.

88. Dehmer GJ, Popma JJ, Van den Berg EK, et al. Reduction in the rate of early restenosis after coronary angioplasty by a diet supplemented with n-3 fatty acids. *N Engl J Med.* 1988;319:733–740.

89. Gajos G, Zalewski J, Rostoff P, et al. Reduced thrombin formation and altered fibrin clot properties induced by polyunsaturated omega-3 fatty acids on top of dual antiplatelet therapy in patients undergoing percutaneous coronary intervention (OMEGA-PCI clot). *Arterioscler Thromb Vasc Biol.* 2011;31(7):1696–1702.

90. Moertl D, Berger R, Hammer A, et al. Dose-dependent decrease of platelet activation and tissue factor by omega-3 polyunsaturated fatty acids in patients with advanced chronic heart failure. *Thromb Haemost.* 2011;106(3):457–465.

91. Turpeinen AM, Pajari AM, Freese R, et al. Replacement of dietary saturated by unsaturated fatty acids: effects of platelet protein kinase C activity, urinary content of 2,3-dinor-TXB2 and *in vitro* platelet aggregation in healthy man. *Thromb Haemost.* 1998;80:649–655.

92. Smith RD, Kelly CN, Fielding BA, et al. Long-term monounsaturated fatty acid diets reduce platelet aggregation in healthy young subjects. *Br J Nutr.* 2003;90:597–606.

93. Roche HM, Zampelas A, Knapper JM, et al. Effect of long-term olive oil dietary intervention on postprandial triacylglycerol and factor VII metabolism. *Am J Clin Nutr.* 1998;68:552–560.

94. Silva KD, Kelly CN, Jones AE, et al. Chylomicron particle size and number, factor VII activation and dietary monounsaturated fatty acids. *Atherosclerosis.* 2003;166:73–84.

95. Allman-Farinelli MA, Gomes K, Favaloro EJ, et al. A diet rich in high-oleic-acid sunflower oil favorably alters low-density lipoprotein cholesterol, triglycerides, and factor VII coagulant activity. *Am Diet Assoc.* 2005;105:1071–1079.

96. Pacheco YM, Bermudez B, Lopez S, et al. Ratio of oleic to palmitic acid is a dietary determinant of thrombogenic and fibrinolytic factors during the postprandial state in men. *Am J Clin Nutr.* 2006;84:342–349.

97. Lopez-Miranda J, Delgado-Lista J, Perez-Martinez P. et al. Olive oil and the haemostatic system. *Mol Nutr Food Res.* 2007;51(10):1249–1259.

98. Sacks FM, Lichtenstein AH, Wu JHY, et al. Dietary fats and cardiovascular disease: a presidential advisory from the American Heart Association. *Circulation.* 2017;136(3):e1–e23.

99. Tholstrup T, Andreasen K, Sandstrom B. Acute effect of high-fat meals rich in either stearic or myristic acid on

hemostatic factors in healthy young men. *Am J Clin Nutr.* 1996;64:168–176.

100. Tholstrup T, Miller GJ, Bysted A, et al. Effect of individual dietary fatty acids on postprandial activation of blood coagulation factor VII and fibrinolysis in healthy young men. *Am J Clin Nutr.* 2003;77:1125–1132.

101. Temme EH, Mensink RP, Hornstra G. Effects of diets enriched in lauric, palmitic or oleic acids on blood coagulation and fibrinolysis. *Thromb Haemost.* 1999;81:259–263.

102. Lindman AS, Muller H, Seljeflot I, et al. Effects of a dietary fat quantity and composition on fasting and postprandial levels of coagulation factor VII and serum choline-containing phospholipids. *Br J Nutr.* 2003;90:329–336.

103. Lahoz C, Alonso R, Ordovas JM, et al. Effects of dietary fat saturation on eicosanoid production, platelet aggregation and blood pressure. *Eur J Clin Invest.* 1997;27:780–789.

104. Shrestha C, Ito T, Kawahara K, et al. Saturated fatty acid palmitate induces extracellular release of histone H3: a possible mechanistic basis for high-fat diet-induced inflammation and thrombosis. *Biochem Biophys Res Commun.* 2013;437:573–578.

105. Takachi R, Kimira M, Uesugi S, et al. The effect of dietary and plasma fatty acids on platelet aggregation in senior generation of Japanese women. *Biofactors.* 2004;22:205–10.

106. Miller GJ. Dietary fatty acids and the haemostatic system. *Atherosclerosis.* 2005;179:213–27

107. Mehta J, Li D, Mehta JL. Vitamins C and E prolong time to arterial thrombosis in rats. *J Nutr.* 1999;129:109–112.

108. Harris A, Devaraj S, Jialal I. Oxidative stress, alpha-tocopherol therapy, and atherosclerosis. *Curr Atheroscler Rep.* 2002;4:373–380.

109. Wannamethee SG, Lowe GD, Rumley A, et al. Associations of vitamin C status, fruit and vegetable intakes, and markers of inflammation and hemostasis. *Am J Clin Nutr.* 2006;83(3):567–574; quiz 726–567.

110. Tousoulis D, Antoniades C, Tountas C, et al. Vitamin C affects thrombosis/fibrinolysis system and reactive hyperemia in patients with type 2 diabetes and coronary artery disease. *Diabetes Care.* 2003;26(10):2749–2753.

111. Tofler GH, Stec JJ, Stubbe I, et al. The effect of vitamin C supplementation on coagulability and lipid levels in healthy male subjects. *Thromb Res.* 2000;100(1):35–41.

112. Chen H, Karne RJ, Hall G, et al. High-dose oral vitamin C partially replenishes vitamin C levels in patients with Type 2 diabetes and low vitamin C levels but does not improve endothelial dysfunction or insulin resistance. *Am J Physiol Heart Circ Physiol.* 2006;290(1):H137–H145.

113. Williams JC, Forster LA, Tull SP, et al. Dietary vitamin E supplementation inhibits thrombin-induced platelet aggregation, but not monocyte adhesiveness, in patients with hypercholesterolaemia. *Int J Exp Pathol.* 1997;78:259–266.

114. Davi G, Ciabattoni G, Consoli A, et al. In vivo formation of 8-iso-prostaglandin $f_{2\alpha}$ and platelet activation in diabetes mellitus: effects of improved metabolic control and vitamin E supplementation. *Circulation.* 1999;99(2):224–229.

115. Booth SL, Golly I, Sacheck JM, et al. Effect of vitamin E supplementation on vitamin K status in adults with normal coagulation status. *Am J Clin Nutr.* 2004;80:143–148.

116. Dereska NH, McLemore EC, Tessier DJ, et al. Short-term, moderate dosage vitamin E supplementation may have no effect on platelet aggregation, coagulation profile, and bleeding time in healthy individuals. *J Surg Res.* 2006;132:121–129.

117. Vivekananthan DP, Penn MS, Sapp SK, et al. Use of antioxidant vitamins for the prevention of cardiovascular disease: meta-analysis of randomised trials. *Lancet.* 2003;361:2017–2023.

118. Liu M, Wallmon A, Olsson-Mortlock C, et al. Mixed tocopherols inhibit platelet aggregation in humans: potential mechanisms. *Am J Clin Nutr.* 2003;77:700–706.

119. Holmes MV, Hunt BJ, Shearer MJ. The role of dietary vitamin K in the management of oral vitamin K antagonists. *Blood Rev.* 2012;26(1):1–14.

120. Franco V, Polanczyk CA, Clausell N, et al. Role of dietary vitamin K intake in chronic oral anticoagulation: prospective evidence from observational and randomized protocols. *Am J Med.* 2004;116:651–656.

121. Targher G, Pichiri I, Lippi G. Vitamin D, thrombosis, and hemostasis: more than skin deep. *Semin Thromb Hemost.* 2012;38(1):114–124.

122. Mohammad S, Mishra A, Ashraf MZ. Emerging role of Vitamin D and its associated molecules in pathways related to pathogenesis of thrombosis. *Biomolecules.* 2019;9(11).

123. Cigolini M, Iagulli MP, Miconi V, et al. Serum 25-hydroxyvitamin D3 concentrations and prevalence of cardiovascular disease among type 2 diabetic patients. *Diabetes Care.* 2006;29:722–724.

124. Jorde R, Haug E, Figenschau Y, et al. Serum levels of vitamin D and haemostatic factors in healthy subjects: the Tromso study. *Acta Haematol.* 2007;117:91–97.

125. Hypponen E, Berry D, Cortina-Borja M, et al. 25-Hydroxyvitamin D and preclinical alterations in inflammatory and hemostatic markers: a cross sectional analysis in the 1958 British Birth Cohort. *PLOS One.* 2010;5:e10801.

126. Blondon M, Rodabough RJ, Budrys N, et al. The effect of calcium plus vitamin D supplementation on the risk of venous thromboembolism. *Thromb Haemost.* 2015;113:999–1009.

127. Hejazi ME, Modarresi-Ghazani F, Hamishehkar H, et al. The Effect of Treatment of Vitamin D Deficiency on the Level of P-Selectin and hs-CRP in Patients With Thromboembolism: a Pilot Randomized Clinical Trial. *J Clin Pharmacol.* 2017;57:40–47.

128. Beer TM, Venner PM, Ryan CW, et al. High dose calcitriol may reduce thrombosis in cancer patients. *Br J Haematol.* 2006;135:392–394.

129. Jorde R, Sneve M, Torjesen P, et al. Parameters of the thrombogram are associated with serum 25-hydroxyvitamin D levels at baseline, but not affected during supplemen-tation with vitamin D. *Thromb Res.* 2010;125: e210–3.

130. Stricker H, TosiBianda F, Guidicelli-Nicolosi S, et al. Effect of a single, oral, high-dose vitamin D supplementation on endothelial function in patients with peripheral arterial disease: a randomised controlled pilot study. *Eur J Vasc Endovasc Surg.* 2012;44:307–312.

131. Bijak M, Ziewiecki R, Saluk J, et al. Thrombin inhibitory activity of some polyphenolic compounds. *Med Chem Res.* 2014;23:2324–2337.

132. Enseleit F, Sudano I, Periat D, et al. Effects of pycnogenol on endothelial function in patients with stable coronary artery disease: a double-blind, randomized, placebo-controlled, cross-over study. *Eur Heart J.* 2012;33(13):1589–1597.

133. Errichi BM, Belcaro G, Hosoi M, et al. Prevention of post thrombotic syndrome with Pycnogenol® in a twelve month study. *Panminerva Med.* 2011;53(3 suppl 1):21–27.

134. Freedman JE, Parker C 3rd, Li L, et al. Select flavonoids and whole juice from purple grapes inhibit platelet function and enhance nitric oxide release. *Circulation.* 2001;103:2792–2798.

135. Hermann F, Spieker LE, Ruschitzka F, et al. Dark chocolate improves endothelial and platelet function. *Heart*. 2006;92:119–120.

136. Ostertag LM, O'Kennedy N, Kroon PA, et al. Impact of dietary polyphenols on human platelet function–a critical review of controlled dietary intervention studies. *Mol Nutr Food Res*. 2010;54(1):60–81.

137. Janssen K, Mensink RP, Cox FJ, et al. Effects of the flavonoids quercetin and apigenin on hemostasis in healthy volunteers: results from an *in vitro* and a dietary supplement study. *Am J Clin Nutr*. 1998;67:255–262.

138. Teede HJ, Dalais FS, Kotsopoulos D, et al. Dietary soy containing phytoestrogens does not activate the hemostatic system in postmenopausal women. *J Clin Endocrinol Metab*. 2005;90:1936–1941.

139. Bode-Boger SM, Boger RH, Kienke S, et al. Chronic dietary supplementation with l-arginine inhibits platelet aggregation and thromboxane A2 synthesis in hypercholesterolaemic rabbits *in vivo*. *Cardiovasc Res*. 1998;37:756–764.

140. Saleh AI, Abdel Maksoud SM, El-Maraghy SA, et al. Protective effect of L-arginine in experimentally induced myocardial ischemia: comparison with aspirin. *J Cardiovasc Pharmacol Ther*. 2011;16(1):53–62.

141. Adams MR, Forsyth CJ, Jessup W, et al. Oral l-arginine inhibits platelet aggregation but does not enhance endothelium-dependent dilation in healthy young men. *J Am Coll Cardiol*. 1995;26:1054–1061.

142. Neri I, Piccinini F, Marietta M, et al. Platelet responsiveness to l-arginine in hypertensive disorders of pregnancy. *Hypertens Pregnancy*. 2000;19:323–330.

143. Abdelhamed AI, Reis SE, Sane DC, et al. No effect of an l-arginine-enriched medical food (HeartBars) on endothelial function and platelet aggregation in subjects with hypercholesterolemia. *Am Heart J*. 2003;145:E15.

144. Miners JO. Drug interactions involving aspirin (acetylsalicylic acid) and salicylic acid. *Clin Pharmacokinet*. 1989;17(5):327–344.

145. Tsuda T, Okamoto Y, Sakaguchi R, et al. Purpura due to aspirin-induced platelet dysfunction aggravated by drinking alcohol. *J Int Med Res*. 2001;29(4):374–380.

146. Kaufman DW, Kelly JP, Wiholm BE, et al. The risk of acute major upper gastrointestinal bleeding among users of aspirin and ibuprofen at various levels of alcohol consumption. *Am J Gastroenterol*. 1999;94(11):3189–3196.

147. Subbiah MT. Nutrigenetics and nutraceuticals: the next wave riding on personalized medicine. *Transl Res*. 2007;149(2):55–61.

148. FdlP RA, Perez-Martinez P, Carmona J, et al. Factor VII polymorphisms influence the plasma response to diets with different fat content, in a healthy Caucasian population. *Mol Nutr Food Res*. 2007;51:618–624

149. Mennen LI, de Maat MP, Schouten EG, et al. Dietary effects on coagulation factor VII vary across genotypes of the R/Q353 polymorphism in elderly people. *J Nutr*. 1998;128:870–874.

150. Sanders T, de Grassi T, Miller G, et al. Dietary oleic and palmitic acids and postprandial factor VII in middle-aged men heterozygous and homozygous for factor VII R353Q polymorphism. *Am J Clin Nutr*. 1999;69:220–225.

151. Lindman AS, Pedersen JI, Hjerkinn EM, et al. The effects of long-term diet and omega-3 fatty acid supplementation on coagulation factor VII and serum phospholipids with special emphasis on the R353Q polymorphism of the FVII gene. *Thromb Haemost*. 2004;91:1097–1104.

152. Kong X, Huang X, Zhao M, et al. Platelet count affects efficacy of folic acid in preventing first stroke. *J Am Coll Cardiol*. 2018;71(19):2136–2146.

153. Mohammed Y, Kootte RS, Kopatz WF, et al. The intestinal microbiome potentially affects thrombin generation in human subjects. *J Thromb Haemost*. 2020;18(3):642–650.

154. Ascher S, Reinhardt C. The gut microbiota: an emerging risk factor for cardiovascular and cerebrovascular disease. *Eur J Immunol*. 2018;48(4):564–575.

155. Souza DG, Senchenkova EY, Russell J, et al. MyD88 mediates the protective effects of probiotics against the arteriolar thrombosis and leukocyte recruitment associated with experimental colitis. *Inflamm Bowel Dis*. 2015;21(4):888–900.

156. Smith A, Patterson C, Yarnell J, et al. Which hemostatic markers add to the predictive value of conventional risk factors for coronary heart disease and ischemic stroke? The Caerphilly study. *Circulation*. 2005;112:3080–3087.

157. Montalescot G, Collet JP, Choussat R, et al. Fibrinogen as a risk factor for coronary heart disease. *Eur Heart J*. 1998;19:h11–h17.

158. Hamer M, Steptoe A. Influence of specific nutrients on progression of atherosclerosis, vascular function, haemostasis and inflammation in coronary heart patients: a systematic review. *Br J Nutr*. 2006;95:849–859.

159. Berry-Kravis E, Booth G, Taylor A, et al. Bruising and the ketogenic diet: evidence for diet-induced changes in platelet function. *Ann Neurol*. 2001;49:98–103.

Capítulo 10

Alimentación y enfermedad cerebrovascular y vascular periférica

Margrethe F. Horlyck-Romanovsky

 INTRODUCCIÓN

El accidente cerebrovascular (ACV) es la quinta causa de muerte en Estados Unidos, solo detrás de las cardiopatías, el cáncer, las lesiones no intencionadas y las enfermedades crónicas de las vías respiratorias inferiores, es responsable de aproximadamente 148 000 fallecimientos al año (1).

La mayor parte de los ACV se deben a episodios tromboembólicos, y están asociados a la enfermedad vascular ateroesclerótica. La enfermedad vascular periférica es el resultado de la aterogénesis sistémica, y se asocia a los mismos factores predisponentes que la ateroesclerosis coronaria. Por tanto, las recomendaciones alimentarias para la prevención y la modificación del riesgo cardiovascular suelen ser pertinentes también para la reducción del riesgo de enfermedad vascular periférica y de ACV.

Sin embargo, algunos datos muestran que la restricción de grasas en la alimentación puede estar asociada a un mayor riesgo de ACV, y sugieren una posible disparidad en las intervenciones alimentarias óptimas para ambas afecciones. El peso de la evidencia seguiría favoreciendo la restricción de grasas, y en particular la restricción de grasas saturadas/*trans*, por debajo de los niveles actualmente vigentes en Estados Unidos. El principal factor de riesgo modificable para el ACV es la hipertensión, que es susceptible de prevención y tratamiento alimentario, como se describe en el capítulo 8. Aproximadamente el 87 % de todos los ACV son isquémicos, y la prevención de la cardiopatía isquémica podría ser la forma más eficaz de prevenir los episodios de esta categoría. Aproximadamente el 10 % de todos los ACV son hemorrágicos (2-5). Los datos obtenidos entre las décadas de 1950 y 1970 sugerían que la incidencia de ACV hemorrágicos era elevada en las poblaciones inuit, población en la que se da un alto consumo de aceites marinos ricos en ácidos grasos n-3 (6,7). La hipótesis era que el riesgo de hemorragia intracraneal podía ser elevado debido a la ingesta excesiva de nutrimentos inhibidores de las plaquetas, lo que dio lugar a la idea de que los ácidos grasos n-3 en dosis menores podrían mejorar la salud cardiovascular.

En un estudio reciente realizado entre los inupiak de Alaska se detectó que los ácidos palmítico y mirístico se asociaban negativamente a la mayoría de los factores de riesgo de enfermedad cardiovascular (ECV), mientras que los ácidos grasos marinos n-3 se asociaban positivamente (8). Sin embargo, debido a que las poblaciones indígenas han experimentado el efecto de la transición nutricional mundial, estudios más recientes entre los pueblos inuit de Groenlandia y las poblaciones de las Primeras Naciones y los nativos de Alaska en Norteamérica muestran un riesgo similar de ACV isquémico y hemorrágico, comparado con las poblaciones caucásicas (8-11).

La evidencia general que afirma que el ACV puede prevenirse por medios alimentarios es convincente, pero la comprensión de los mecanismos exactos y los estudios de intervención definitivos siguen siendo limitados (12).

 VISIÓN GENERAL

Alimentación

El riesgo de ACV está muy relacionado con la presión arterial sistólica y diastólica, y se cree que los avances en el tratamiento farmacológico de la hipertensión son la principal explicación del descenso de la incidencia y la mortalidad por ACV en las últimas décadas. No obstante, sigue siendo la quinta causa de muerte y la principal causa de discapacidad a largo plazo entre los adultos en Estados Unidos (1,13).

Las cifras elevadas de colesterol total, lipoproteínas de baja densidad (LDL, *low-density lipoprotein*), triglicéridos y lipoproteínas de muy baja densidad, así como la reducción de las cifras de lipoproteínas de alta densidad (HDL, *high-density lipoprotein*), están relacionadas con la cardiopatía ateroesclerótica.

Se sabe que la ateroesclerosis es una enfermedad sistémica, y se deduce que los mismos patrones de lípidos se vinculan con la enfermedad cerebrovascular (14). En un estudio de casos y controles realizado por Hachinski y cols. (15) se observó que las cifras de colesterol total, LDL y triglicéridos eran significativamente más altas, y los de HDL eran significativamente más bajas, entre personas con ACV tromboembólico, comparado con los controles homólogos. El *Women's Health Study*, con 27 937 mujeres de Estados Unidos ≥45 años, mostró que el colesterol total, de las LDL (C-LDL), la relación colesterol total/colesterol de las HDL (C-HDL) y el C-no-HDL seguían estando significativamente asociados a un mayor riesgo de ACV isquémico (14).

Por el contrario, Nagaraj y cols. no documentaron diferencia alguna en los perfiles lipídicos séricos entre los controles y los pacientes con ACV trombótico (16). En un estudio poblacional prospectivo a gran escala reciente se constató un aumento de las tasas de ACV isquémico entre hombres y mujeres con cifras bajas de HDL (17). Entre los adultos con diabetes, tanto los triglicéridos elevados como el C-HDL bajo se asocian a un mayor riesgo de ACV (18).

Se ha demostrado que la reducción del colesterol en personas de alto riesgo disminuye significativamente la incidencia de ACV (19). Mientras que en la mayoría de los ensayos se ha utilizado el tratamiento farmacológico, es decir, las estatinas, para la reducción de los lípidos, se cree que el logro de la reducción de los lípidos por medios alimentarios confiere un beneficio similar.

La posibilidad de que la reducción del riesgo de ACV relacionada con las estatinas se deba a efectos distintos de la reducción de los lípidos complica las inferencias sobre la alimentación, los lípidos séricos y el riesgo de ACV (20). Sin embargo, la intervención en el estilo de vida para reducir el colesterol también induciría a efectos diversos (*v.* cap. 45) y, por tanto, podría reducir el ACV también por otros medios. Además, aunque las estatinas son medicamentos comúnmente utilizados y bien tolerados, un reciente metaanálisis en el que se revisaron 20 ensayos sobre este fármaco, con mas de 200 000 participantes, determinó que el tratamiento con estatinas se asocia a un incremento del 44 % del riesgo de diabetes. Sin embargo, otros metaanálisis han mostrado una reducción de la mortalidad por todas las causas y una reducción del 22-25 % del riesgo de ACV por cada reducción de 40 mg/dL de colesterol-LDL con el uso de estatinas (19,21).

En los capítulos 7 y 45 se describen con detalle los patrones alimentarios asociados a perfiles lipídicos óptimos. En general, estaría indicada la restricción de la energía procedente de las grasas saturadas a menos del 7 % de las calorías totales, y de la energía procedente de las grasas *trans* a menos del 1 % de las calorías totales (22); una sustitución de los aceites insaturados saludables procedentes de frutos secos, semillas, aceitunas y aguacate; una ingesta abundante de frutas, verduras y cereales integrales; un consumo regular de pescado, alubias y lentejas; y una ingesta moderada de carnes magras. Se ha constatado que las dietas basadas en vegetales confieren una reducción significativa de las concentraciones de lípidos, en comparación con las dietas que incluyen productos animales. Una revisión sistemática y un metaanálisis mostraron que las dietas veganas y vegetarianas se asocian a una menor concentración media de colesterol total y LDL, así como a una disminución de HDL, pero sin efectos significativos sobre las cifras de TG. Las dietas veganas se asociaron a mayores reducciones de C-LDL que las dietas ovolactovegetarianas (23).

El colesterol se encuentra exclusivamente en los productos de origen animal. Sin embargo, es probable que el beneficio de una dieta basada en vegetales se deba a una reducción de las grasas saturadas más que a una reducción del colesterol alimentario. Revisiones sistemáticas recientes han demostrado que el consumo de colesterol alimentario no se asocia a perfiles de lípidos séricos y riesgo de ECV (24,25). Las *Dietary Guidelines for Americans* (DGA) 2015-2020 eliminaron las recomendaciones de restringir el colesterol alimentario (26). Es importante señalar que los alimentos procedentes de animales de cuatro patas que son ricos en colesterol t ambién tienen un alto contenido en ácidos grasos saturados y, por tanto, pueden aumentar el riesgo de ECV. Aunque son ricos en colesterol, el marisco y los huevos no contribuyen al colesterol sérico (24,27,28). Los estudios de intervención no han encontrado un efecto significativo del consumo de huevos sobre los marcadores de riesgo de ECV (25,29).

Existe un amplio conjunto de datos que constatan los beneficios de la dieta mediterránea sobre la salud cardiovascular (30). Se ha constatado, en estudios epidemiológicos y ensayos controlados aleatorizados, que la dieta mediterránea está muy relacionada con un menor riesgo de cardiopatía coronaria y una disminución del riesgo de ACV (30). La dieta mediterránea se basa en una ingesta abundante de verduras frescas, frutas, leguminosas, aceite de oliva, y frutos secos y cereales mínimamente refinados.

Las fuentes de proteínas incluyen cantidades moderadas de pescado, marisco y aves de corral, cantidades moderadas de queso y productos lácteos fermentados, cantidades bajas de carne roja y alimentos procesados, y cantidades moderadas de vino tinto con las comidas (31,32). En un ensayo aleatorizado y multicéntrico reciente, se compararon los criterios de valoración cardiovasculares de participantes con alto riesgo cardiovascular que seguían dos versiones de la dieta mediterránea (una con suplementos de aceite de oliva y otra con frutos secos) con una dieta de control baja en grasas (33). Se observó una reducción significativa del riesgo de sufrir episodios cardiovasculares importantes en los grupos de la dieta mediterránea con respecto al grupo de control (grupo de aceite de oliva: HR [*hazard ratio*], 0.69; IC [intervalo de confianza] del 95%, 0.53-0.91; grupo de frutos secos: HR, 0.72; IC del 95%, 0.54-0.95) (33).

Las recomendaciones para la prevención de ECV incluyen restringir de las grasas saturadas a menos del 10% de las calorías totales, evitar las grasas *trans*, y que el 15% de las calorías procedan de ácidos grasos monoinsaturados y entre el 10% y el 15% de ácidos grasos poliinsaturados.

La proporción de poliinsaturados n-3 a n-6 debe estar entre 1:1 y 1:4 (*v.* caps. 2, 7, 44 y 45), lo que se consigue incluyendo pescado, marisco y linaza en la alimentación de forma sistemática, y/o tomando un suplemento de aceite de pescado. Sin embargo, las recomendaciones alimentarias relativas a las grasas saturadas han sido cuestionadas (34,35). Estas suelen englobarse en un solo grupo, pero ser consideradas como una clase diversa de compuestos (36,37).

El ácido esteárico, presente en el chocolate negro, y el ácido láurico, presente en el aceite de coco, han sido considerados como alimentos saludables (28). Sin embargo, se ha demostrado que otros ácidos grasos saturados que también se encuentran en el aceite de coco, como el ácido palmítico y el mirístico, se asocian a inflamación y aterogénesis (38). Una reciente revisión sistemática y un metaanálisis de estudios clínicos detectó que, en comparación con otros aceites vegetales (p. ej., aceite de maíz, de soja y de palma), el aceite de coco aumentaba el colesterol total en 15-26 mg/dL, el C-LDL en 10.5 mg/dL y el C-HDL en 4 mg/dL (35). Otros datos sugieren que el aceite de coco ocasiona perfiles lipídicos peores que las grasas poliinsaturadas, aunque puede ser menos aterogénico que las grasas saturadas de los lácteos y la carne de vacuno (39).

La relación entre la ingesta de grasas y el riesgo de ACV puede estar menos clara. Un estudio observacional realizado por Gillman y cols. (40) realizó un seguimiento de 832 hombres de la cohorte de Framingham durante 20 años para detectar ACV. La ingesta alimentaria se evaluó mediante un único recordatorio de 24 h al inicio del estudio. La ingesta total de grasas, grasas saturadas y grasas monoinsaturadas se asoció negativamente al riesgo de ACV. La fiabilidad de la evaluación de la ingesta alimentaria en este estudio es sospechosa, al igual que el control de los factores de confusión. Sin embargo, estos resultados han sido reproducidos por investigaciones epidemiológicas posteriores (41,42), que han observado asociaciones inversas entre la ingesta de grasa de origen animal y el riesgo de ACV. En estudios recientes de intervención alimentaria tampoco se han detectado diferencias ni una mayor mortalidad ajustada por ACV en los sujetos a los que se les ha aconsejado una alimentación con menos grasas (43).

Un metaanálisis reciente de 14 estudios prospectivos de cohortes demostró que una mayor ingesta de ácidos grasos saturados se asocia a un menor riesgo de ACV (RR [riesgo relativo] 0.87; IC del 95%, 0.78 a 0.96). Además, se observó una relación lineal entre los ácidos grasos saturados y el ACV, en la que el riesgo conjunto de ACV disminuía 6% por cada aumento de 10 g/día en la ingesta de ácidos grasos saturados (44). Estos resultados son ciertamente provocativos, y sugieren la necesidad de realizar más investigación, pero no deberían, por sí solos, refutar el peso de la evidencia que favorece la restricción de grasas potencialmente aterogénicas para la promoción de la salud.

Se ha demostrado que el tabaco, el sedentarismo y la obesidad (45-47) contribuyen al riesgo de ACV. En 2010, la American Heart Association propuso la puntuación *Life's Simple* 7 (LS7) para definir los factores de riesgo cardiovascular óptimos, tanto conductuales como clínicos (48). En un estudio de cohortes poblacional específico de Estados Unidos con 22 914 sujetos, la puntuación proporcionó 2 puntos para el nivel ideal, 1 punto para el intermedio y 0 puntos para el nivel deficiente de cada uno de los siete comportamientos: tabaquismo, alimentación, actividad física, índice de masa corporal (IMC), presión arterial, colesterol total y glucosa en ayunas. Cada aumento de 1 punto en la puntuación del LS7 (0-14) se asoció a un 8% menos de riesgo de ACV (49).

La hipertensión es el factor de riesgo modificable más importante del ACV, y se cree que la mejora en su detección y tratamiento es la principal explicación del descenso de las tasas de enfermedad cerebrovascular (5,50). La prevención primaria de la hipertensión frecuentemente es factible, y la alimentación desempeña un papel importante (*v.* cap. 8). La prevención sistemática de la hipertensión por medios alimentarios también resultaría, casi con toda seguridad, en la prevención de episodios cerebrovasculares (20).

Informes recientes han demostrado que la incidencia de los ACV en adultos jóvenes ha aumentado (51), posiblemente como consecuencia del aumento de la obesidad en niños y adolescentes. Un reciente estudio poblacional retrospectivo también demostró el aumento de las tasas de ACV isquémico agudo en adolescentes y adultos jóvenes (de 15 a 44 años), junto con un aumento simultáneo de la prevalencia de hipertensión, diabetes, obesidad y consumo de tabaco en ese grupo de edad. Un metaanálisis de estudios prospectivos demostró que el sobrepeso y la obesidad al inicio de la edad adulta se asociaban de forma independiente a un mayor riesgo de ACV isquémico (RR, 1.40; IC del 95 %, 1.24 a 1.58) y (RR, 1.78; IC del 95 %, 1.03 a 3.16), respectivamente, y se observó un aumento similar del riesgo de ACV hemorrágico (52).

La diabetes *mellitus* de tipo 2 es un potente factor de predicción de ECV, y parece ser un factor de riesgo independiente de ACV (53). Las concentraciones de HbA1c y el tabaquismo parecen estar asociados a un mayor riesgo de un primer ACV entre personas con diabetes (54). Al igual que en el caso de los no diabéticos, un control estricto de la presión arterial reduce significativamente la incidencia de ACV (55,56).

Se ha constatado que el consumo de fibra alimentaria a través de cereales integrales predice un menor riesgo de ACV total e isquémico (57,58); la influencia de la carga glucémica en los lípidos séricos, las concentraciones de glucosa y la sensibilidad a la insulina pueden desempeñar un papel en esta asociación. Los estudios financiados por Quaker Oats Company han demostrado que el consumo de avena reduce la presión arterial (59-61), aunque es algo que ha sido cuestionado (62). En una revisión sistemática reciente, en la que se examinaron las pruebas del efecto cardioprotector de los cereales integrales, la fibra y el salvado se asociaron a un menor riesgo de diversos factores de riesgo y resultados relacionados con la ECV (63).

La hipótesis de que los nutrimentos antioxidantes pueden prevenir los ACV se puso a prueba en el *Chicago Western Electric Study*. Un total de 1 843 hombres contribuyeron a 46 102 personas-año de observación, durante los cuales se produjeron 222 ACV (64). Aunque las ingestas de β-caroteno y vitamina C se asociaron inversamente al riesgo de ACV, las relaciones no alcanzaron significación estadística. Estudios posteriores sobre la administración de suplementos antioxidantes no han sido concluyentes hasta la fecha, aunque las dietas ricas en alimentos que contienen esos micronutrimentos han mostrado

evidencias sólidas de beneficio (65-67). Una reciente revisión sistemática y un metaanálisis de dosis-respuesta hallaron una asociación inversa entre el consumo de leche y el riesgo de ACV (68). Los autores sugieren que el consumo de leche podría reducir el riesgo debido a que su alto contenido en calcio contribuye a la reducción del mismo.

La importancia de una ingesta adecuada de micronutrimentos para la prevención de los ACV está respaldada por los datos del ensayo de intervención nutricional de Linxian. Las personas de una población rural china con una alimentación pobre en micronutrimentos presentaron tasas reducidas de hipertensión y ACV cuando recibieron un suplemento multivitamínico/multinutrimento inorgánico en lugar de un placebo; el efecto fue más notable en los hombres que en las mujeres (69). Una revisión sistemática reciente detectó algo de evidencia del efecto reductor de la presión arterial de los suplementos de vitaminas y nutrimentos inorgánicos, pero ese efecto reductor era probablemente demasiado pequeño para prevenir eficazmente la hipertensión futura (70).

Los datos poblacionales han demostrado sistemáticamente que el consumo de frutas y verduras se asocia a una reducción del riesgo de ACV (66,67,71-73). Una revisión reciente de Hu y cols. (74) utilizó un análisis de subgrupos para demostrar que el riesgo de ACV disminuía un 32 % (RR, 0.68; IC del 95 %, 0.56 a 0.82) y un 11 % (RR, 0.89; IC del 95 %, 0.81 a 0.98) por cada incremento de 200 g/día de fruta y verdura, respectivamente.

Se utilizaron datos del estudio Zutphen para determinar el papel de micronutrimentos específicos en esta asociación (75). Se produjeron un total de 42 ACV entre 552 hombres a los que se les realizó un seguimiento durante 15 años. Se obtuvieron historiales de alimentación en tres ocasiones, con intervalos de 5 años. Se documentó una relación intensa y estadísticamente significativa entre la ingesta de flavonoides, en particular la quercetina del té negro, y la reducción del riesgo de ACV (RR, 0.27 por cuartil; IC del 95 %, 0.11 a 0.7). Se observó una asociación inversa más débil con el riesgo de ACV en el caso de los carotenoides.

Los datos extraídos de una cohorte de adultos jóvenes en España sugieren que el consumo elevado de fruta, el consumo de cereales integrales o el consumo de al menos 1 ración semanal de verduras crucíferas pueden proteger frente a la ECV en poblaciones jóvenes mediterráneas (76).

Se ha demostrado que la sustitución parcial de proteínas por hidratos de carbono en una alimentación equilibrada mejora la presión arterial y los perfiles lipídicos, y disminuye el riesgo cardiovascular (77,78). Sin embargo, la fuente de las proteínas puede tener una gran influencia en el riesgo de ACV. Con respecto a la cardiopatía coronaria, la carne roja y los productos lácteos con alto contenido de grasa se han asociado a un mayor riesgo, mientras que los frutos secos, el pescado y las fuentes de proteínas de las aves de corral, a un menor riesgo (79).

En un estudio prospectivo reciente de hombres y mujeres se observó que la carne roja, tanto la no procesada como la procesada, se relacionaba con un mayor riesgo de ACV (80). En comparación con una ración de carne roja, una ración diaria de aves de corral, frutos secos, pescado, productos lácteos bajos en grasa y productos lácteos enteros se asoció a un riesgo de ACV un 27 %, 17 %, 11 % y 10 % menor, respectivamente.

El consumo de pescado se asocia a un menor riesgo de ECV (81,82). La asociación entre el ACV y el consumo de pescado se evaluó en el *Chicago Western Electric Study*. Entre 1 847 hombres a los que se les realizó un seguimiento durante 30 años, la incidencia de ACV fue mayor entre los que se encontraban en el cuartil más alto de consumo de pescado (83), por lo que no se pudo sugerir beneficio alguno. Sin embargo, la acumulación de estudios prospectivos que investigan asociaciones entre consumo de pescado y riesgo de ACV han observado, en general, asociaciones inversas significativas (84-86).

En un metaanálisis se observó que comer pescado 3 veces a la semana se asociaba a una disminución del 6 % del total de ACV, y un subanálisis de estudios con subtipos de ACV demostró una reducción del 10 % tanto en los ACV isquémicos como en los hemorrágicos (87). Un estudio de cohortes prospectivo de 18 años con 34 033 participantes holandeses detectó que comer ≥1 porción/semana de pescado magro (HR, 0.70; IC del 95 %, 0.57 a 0.86) o de pescado graso (HR, 0.63; IC del 95 %, 0.39 a 1.02) se asociaba a una menor incidencia de ACV isquémico (84).

Además de su papel en la prevención del ACV, la alimentación puede desempeñar un papel en la recuperación. Los datos sugieren que una gran proporción de pacientes con ACV agudo tienen desnutrición preexistente o desarrollan desnutrición en la primera semana después del episodio (88). La desnutrición proteico-energética en este grupo predice de forma significativa una mala evolución, incluída la muerte (89).

Las intervenciones alimentarias para aumentar y mantener la masa corporal magra pueden ser beneficiosas; generalmente, se justifica la consulta alimentaria. No obstante los ACV pueden prevenirse mediante el tratamiento farmacológico de la hipertensión, las proyecciones de Framingham, la *National Health and Nutrition Examination Survey* (NHANES) y otros datos de estudios de cohortes sugieren que un enfoque poblacional otorgaría beneficios adicionales (50,90).

El modelado realizado por Cook y cols. (91) sugiere que una reducción de 2 mm Hg en la presión arterial diastólica media de la población lograda mediante la modificación del estilo de vida podría prevenir 67 000 episodios cardiovasculares y 34 000 ACV anualmente en el grupo de edad de 35 a 64 años. En 2017, el Grupo de Trabajo de Guías de Práctica Clínica del ACC (American College of Cardiology)/AHA (American Heart Association) publicó nuevas directrices sobre la hipertensión que reducen la definición de presión arterial alta (92).

Esos cambios podrían tener implicaciones para la futura detección, prevención, gestión y tratamiento de la hipertensión arterial (v. cap. 8). Las relaciones lineales directas entre el peso corporal y el consumo de sodio explican el aumento de la presión arterial relacionado con la edad (93). En cambio, una relación dosis-respuesta inversa entre la ingesta de potasio y el riesgo de ACV muestra que una ingesta de potasio de 90 mmol (~3 500 mg)/día se asocia a un menor riesgo de ACV (94). Las recomendaciones no farmacológicas y conductuales incluyen el mantenimiento de un peso saludable o la pérdida de peso, la actividad física, la disminución del sodio en la alimentación, el aumento del potasio en la alimentación procedente de frutas y verduras, y el consumo moderado de alcohol (92-94). La adhesión a la llamada dieta mediterránea, rica en frutas y verduras, pescado graso y cereales integrales, se ha asociado a un menor riesgo de ACV total e isquémico (30).

El consumo de dosis bajas de alcohol puede proteger frente a enfermedades cerebrovasculares, mientras que las ingestas más elevadas parecen aumentar el riesgo (95). El vino puede ofrecer una mayor protección que otros tipos de alcohol (96). Un consumo moderado de alcohol (aproximadamente 15-30 g/día de etanol, o el equivalente a dos bebidas) puede reducir, independientemente de otros comportamientos, el riesgo de ateroesclerosis en las arterias carótidas (97) (v. cap. 40). Sin embargo, el consumo de alcohol aumenta el riesgo de ACV hemorrágico de un modo dependiente de la dosis (98).

Se ha demostrado que el consumo moderado de café, té y cacao está relacionado con un menor riesgo de ACV (99). En un reciente estudio prospectivo de gran tamaño realizado en Japón se observó que el consumo de café y té verde se asociaba a un riesgo inverso de enfermedad cerebrovascular y ACV (100). Otros estudios prospectivos más pequeños han demostrado que el consumo de café y té puede reducir el riesgo de ACV isquémico en los hombres fumadores (99,101), y tanto el ACV isquémico como la hemorragia subaracnoidea en las mujeres (102).

La actividad física parece proteger tanto del ACV incidente como del grado de discapacidad funcional resultante de este (103). Los niveles moderados y altos de actividad se asocian a un menor riesgo de ACV totales, isquémicos y hemorrágicos (104). El ejercicio contribuye directamente al control de la presión arterial, produce influencias favorables en los lípidos séricos y la glucosa, y ayuda a controlar el peso corporal, todo lo cual puede influir en el riesgo de sufrir ACV. Las cifras elevadas de homocisteína se han asociado a ECV y, en menor medida, a enfermedad cerebrovascular (105-107). Existe cierta evidencia que relaciona la reducción de la homocisteína con la disminución del grosor de la íntima carotídea (108). Una alimentación rica en vitaminas del grupo B y folato, o un suplemento que contenga estos nutrimentos, puede conferir cierta protección frente al ACV en personas vulnerables (109).

Sin embargo, ensayos prospectivos recientes han demostrado que, si bien la administración de suplementos de vitamina B reduce la homocisteína, no hay evidencia clara de que proteja frente a los episodios cardiovasculares o cerebrovasculares; incluso es posible que tenga una influencia adversa (110,111). A pesar de estos datos, la prevalencia relativamente alta de insuficiencia de vitamina B_{12} en la población con riesgo de sufrir un ACV isquémico sugiere que pueden estar justificados ensayos adicionales de suplementos (112).

La administración de suplementos de magnesio, sobre todo en individuos con insuficiencia de este, puede reducir el riesgo de ACV al inhibir el espasmo de los vasos intracraneales. En un estudio prospectivo que evaluó la relación entre la ingesta de magnesio en la alimentación (comparando los quintiles más altos y más bajos de ingesta de magnesio) y las ECV se demostró una relación inversa entre la ingesta de magnesio en la alimentación y la mortalidad por ACV hemorrágicos en hombres (HR, 0.68; 95 % CI, 0.48 a 0.96) y por ACV totales (HR, 0.47; 95 % CI, 0.29 a 0.77) e isquémicos en mujeres (HR, 0.50; 95 % CI, 0.30 a 0.84) (113).

Una mayor ingesta de sodio se asocia a hipertensión, y a un aumento de la morbilidad y la mortalidad por causas cardiovasculares (v. cap. 8). El *Sodium Reduction in Communities Program* de los CDC estima que la reducción de la ingesta diaria de sodio a los 2 300 mg/día recomendados podría salvar entre 280 000 y 500 000 vidas, y casi 100 000 millones de dólares en costes sanitarios en 10 años (114,115). Un metaanálisis documentó que cada incremento de tan solo 1 g/día de ingesta de sal se asociaba a un riesgo de ACV un 6 % mayor (RR, 1.06; IC del 95 %, 1.02 a 1.10) (116). Los estudios han demostrado que la reducción de la ingesta de sal es una medida de salud pública rentable, con un impacto significativo en la morbilidad y la mortalidad (117). Sin embargo, varios estudios han sugerido que existen posibles daños asociados a una ingesta de sodio demasiado baja en poblaciones normotensas (118). Un estudio observacional de más de 133 118 pacientes utilizó la excreción de sal como indicador de la ingesta de esta, y determinó que existía una asociación en forma de J entre la excreción de sodio y los episodios cardiovasculares. Entre los pacientes con hipertensión, la excreción de sodio >7 g/día y < 3 g/día se asoció (ambos casos) a un mayor riesgo de muerte y de episodios de ECV graves (118).

Enfermedad vascular periférica

La enfermedad vascular periférica es el resultado de la ateroesclerosis sistémica y comparte factores de riesgo con la enfermedad coronaria y cerebrovascular. Las intervenciones alimentarias para modificar el riesgo de enfermedad arterial coronaria, descritas en el capítulo 7, deben aplicarse también en la enfermedad arterial periférica.

Hay datos de que los médicos tienden a modificar los factores de riesgo de forma menos agresiva en la enfermedad arterial periférica que en la coronaria (119). Al igual que en los pacientes con ACV, la malnutrición es frecuente en las personas con enfermedad vascular periférica y puede dar lugar a una peor evolución (88). La enfermedad vascular periférica se asocia a un incremento de la homocisteína plasmática y, por tanto, puede ser susceptible de intervención con suplementos de vitaminas B y folato en determinados pacientes (105,106), aunque, como se ha señalado, el beneficio vascular de la reducción de la homocisteína es cada vez más dudoso.

Al igual que sucede en la enfermedad ateroesclerótica en general, la modificación alimentaria de los factores de riesgo debe ir acompañada de otras intervenciones sobre el estilo de vida, como dejar de fumar y aumentar la actividad física, así como de todas las intervenciones farmacológicas indicadas (48,120). En un ensayo se observó que un año de suplementos diarios de ácidos grasos n-3, ácido oleico, y vitaminas B_6 y E mejoraba significativamente la enfermedad vascular periférica (121).

Se ha documentado que las concentraciones plasmáticas de ácidos grasos n-3 se correlacionan de forma inversa con el riesgo de enfermedad vascular periférica, y los datos de los ensayos prospectivos realizados hasta la fecha son prometedores, aunque no concluyentes (122,123). Se ha informado sistemáticamente de una fuerte asociación positiva entre el tabaquismo y la enfermedad vascular periférica (124). La insulina posprandial elevada y la dislipidemia asociada a la resistencia a la insulina también parecen contribuir al riesgo, lo que sugiere que la intervención alimentaria para mejorar el control glucémico (v. cap. 6) puede desempeñar un papel en la prevención y el control de la enfermedad vascular periférica (125,126).

NUTRIMENTOS, PRODUCTOS NUTRICÉUTICOS Y ALIMENTOS FUNCIONALES

Los nutrimentos y productos nutricéuticos adecuados para la prevención o el tratamiento de la ateroesclerosis y las dislipidemias se abordan en el capítulo 7, los relacionados con el control de la hipertensión en el capítulo 8 y los relacionados con el control de las concentraciones de insulina se exponen en el capítulo 6. En general, los datos son insuficientes para caracterizar el papel de cada uno de los nutrimentos en la prevención o la mejora de la enfermedad cerebrovascular o vascular periférica, independientemente de estos efectos. La bibliografía proporciona cierto apoyo al consumo de marisco, aceite de pescado y suplementos de algas (12,127-129).

El magnesio intravenoso como terapia en el ACV agudo es un tema de investigación en curso. En un metaanálisis reciente se ha observado cierta mejora en los resultados globales entre los pacientes con ACV isquémico únicamente (130), pero aún no puede atribuirse a la atención estándar. Se ha observado una asociación entre concentraciones bajas de vitamina D en la circulación y un mayor riesgo de ACV, pero las implicaciones para la reducción del riesgo son todavía especulativas (131,132). Los estudios sobre la administración de suplementos de vitamina E no han demostrado beneficio clínico significativo alguno en cuanto al uso de la vitamina E para la prevención del ACV (133,134).

Un área de debate que está evolucionando es cómo la interacción entre la variación genética y la ingesta alimentaria influye en el desarrollo de enfermedad cerebrovascular. El gen que codifica la apolipoproteína A-I (apo A-I), un componente de las HDL, es muy variable, y un polimorfismo de un solo nucleótido concreto en su región promotora (−75 G > A) da lugar a un alelo A poco frecuente que se ha asociado a un aumento de las concentraciones de apo A-I (135-137). Un estudio de 755 hombres y 822 mujeres demostró que una mayor ingesta de ácidos grasos poliinsaturados se asociaba a una mayor concentración de HDL en las mujeres que tenían el alelo A, pero en las mujeres que tenian el alelo G se observaba efecto inverso. Este efecto no se detectó en los hombres con ninguno de los dos alelos (136-138). También se cree que los ácidos grasos poliinsaturados interactúan con polimorfismos genéticos de la familia

de receptores α activados por el proliferador de peroxisomas (Leu162Val).

Tanto en los hombres como en las mujeres, aquellos con el alelo *V162* presentaron una disminución de las concentraciones de TG en ayunas con un aumento de la ingesta de ácidos grasos poliinsaturados, mientras que aquellos con el alelo L162 no presentaron asociación alguna entre la ingesta de ácidos grasos poliinsaturados y las concentraciones de TG en ayunas (138). Las consideraciones nutrigenómicas en la enfermedad cerebrovascular son un campo en evolución, y es necesario seguir investigando para poder ofrecer recomendaciones alimentarias basadas en el genotipo (136).

Los compuestos alimentarios también pueden interactuar con el tratamiento farmacológico. Las estatinas, salvo la pravastatina, se metabolizan a través del citocromo P-450, por lo que el consumo de zumo de pomelo puede inhibir el citocromo P-450 y reducir el metabolismo de muchas estatinas (139). Además, las investigaciones sugieren que los aceites ricos en grasas poliinsaturadas pueden interactuar con las estatinas y provocar mayores efectos protectores que cualquiera de ellas por separado (140). Un pequeño estudio demostró que los pacientes con estatinas que consumían aceite de oliva en lugar de aceite de girasol presentaban mejores perfiles lipídicos (141).

ASPECTOS CLÍNICOS DESTACADOS

El factor de riesgo predominante para el ACV es la hipertensión, que puede prevenirse y modificarse mediante intervenciones alimentarias (v. cap. 8). Un riesgo adicional puede ser una baja ingesta alimentaria de ácidos grasos n-3, obesidad, hiperinsulinemia, hiperlipidemia, insuficiencias de micronutrimentos y homocisteína plasmática elevada. Existe la posibilidad de que una restricción excesiva de grasas pueda aumentar el riesgo de ACV, aunque los datos no son definitivos. Algunos factores que reducen el riesgo de ACV tromboembólico, como los nutrimentos inhibidores de plaquetas (en particular, el aceite de pescado), pueden aumentar el riesgo de ACV hemorrágico dependiente de la dosis.

Las recomendaciones alimentarias para la prevención del ACV y la enfermedad vascular periférica son paralelas a las recomendaciones para la promoción de la salud en general. El colesterol alimentario no se asocia a los perfiles de lípidos séricos, pero se ha demostrado que una dieta basada en vegetales produce una reducción de las concentraciones lipídicas. La ingesta total de grasas en la alimentación debe ser moderada (aproximadamente del 25 % al 30 % de las calorías totales), con una preponderancia de los ácidos grasos monoinsaturados y poliinsaturados. Existe la posibilidad de que el consumo de grasas saturadas no se asocie a un mayor riesgo de ACV.

El consumo de pescado y el uso de aceite de linaza para aumentar la proporción de ácidos grasos n-3 en la alimentación parecen seguros y razonables en los esfuerzos por prevenir el ACV y la enfermedad vascular periférica, aunque el riesgo de hemorragia aumenta si el consumo es extremo. El aceite de pescado, que aporta ácido eicosapentaenoico y ácido docosahexaenoico, proporciona un beneficio más seguro que la linaza, que aporta ácido α-linolénico. El suplemento de aceite de pescado en una dosis de 1 g/día a 2 g/día es razonable para la mayoría de los pacientes, salvo que exista intolerancia o contraindicaciones (p. ej., hipersensibilidad, coagulopatía).

Diversas frutas y verduras pueden proporcionar todos los micronutrimentos necesarios, pero un suplemento multivitamínico/multinutrimento inorgánico es una precaución razonable contra las insuficiencias aisladas y subclínicas, las más importantes de las cuales suelen ser las de vitaminas B, vitamina D y folato. Se carece de datos definitivos del beneficio.

La restricción de sodio en la dieta, y la ingesta generosa de potasio, magnesio y calcio pueden disminuir la presión arterial. La actividad física regular y el abandono del tabaquismo son elementos esenciales en la gestión del estilo de vida del riesgo tanto de ACV como de enfermedad vascular periférica. La ingesta de alcohol no debe exceder el rango compatible con la promoción de la salud (es decir, 15 a 30 g/día de etanol) y en esta dosis puede proporcionar beneficios (v. cap. 40). El valor de los suplementos de micronutrimentos en megadosis para la prevención o la modificación del ACV o de la enfermedad vascular periférica no está fundamentado en la actualidad, aunque la investigación de varios nutrimentos (p. ej., magnesio, vitamina D, vitamina E, flavonoides, L-arginina) está en curso y, por tanto, las recomendaciones en este ámbito evolucionarán.

▨ REFERENCIAS BIBLIOGRÁFICAS

1. Xu J, Murphy SL, Kockanek KD, et al. Mortality in the United States, 2018. *NCHS Data Brief*. 2020;Jan(355):1–8. PMID: 32487294.
2. Stroke Facts: Centers for Disease Control and Prevention; 2020 [updated January 31, 2020; cited 2020 July 17]. https://www.cdc.gov/stroke/facts.htm.
3. Feigin VL, Lawes CM, Bennett DA, et al. Worldwide stroke incidence and early case fatality reported in 56 population-based studies: a systematic review. *Lancet Neurol*. 2009;8(4):355–369.
4. Mozaffarian D, Benjamin EJ, Go AS, et al. Heart disease and stroke statistics—2016 update. *Circulation*. 2016;133(4): e38–e360.
5. Virani SS, Alonso A, Benjamin EJ, et al. Heart disease and stroke statistics—2020 update: a report from the American Heart Association. *Circulation*. 2020;141(9):e139-e596.
6. Bjerregaard P, Dyerberg J. Mortality from ischaemic heart disease and cerebrovascular disease in Greenland. *Int J Epidemiol*. 1988;17(3):514–519.
7. Kromann N, Green A. Epidemiological studies in the Upernavik district, Greenland. Incidence of some chronic diseases 1950–1974. *Acta Med Scand*. 1980;208(5):401–406.
8. Ebbesson SOE, Voruganti VS, Higgins PB, et al. Fatty acids linked to cardiovascular mortality are associated with risk factors. *Int J Circumpolar Health*. 2015;74(1):28055.
9. Kjærgaard JJ, Bjerregaard P. Incidence of myocardial and cerebral infraction in Nuuk, Greenland. *Int J Circumpolar Health*. 2004;63(sup2):290–291.
10. Horner RD, Day GM, Lanier AP, et al. Stroke mortality among Alaska Native people. *Am J Public Health*. 2009;99(11):1996–2000.
11. Pedersen HS, Mulvad G, Newman WP, 3rd, et al. Atherosclerosis in coronary arteries and aorta among Greenlanders: an autopsy study. *Atherosclerosis*. 2003;170(1):93–103.
12. Ueno Y, Miyamoto N, Yamashiro K, et al. Omega-3 polyunsaturated fatty acids and stroke burden. *Int J Mol Sci*. 2019;20(22):5549. doi: 10.3390/ijms20225549.
13. Kochanek KD MS, Xu JQ, Arias E. *Deaths: final data for 2017*. Hyattsville, MD: National Center for Health Statistics, 2019.
14. Kurth T, Everett BM, Buring JE, et al. Lipid levels and the risk of ischemic stroke in women. *Neurology*. 2007;68(8):556–562.
15. Hachinski V, Graffagnino C, Beaudry M, et al. Lipids and stroke: a paradox resolved. *Arch Neurol*. 1996;53(4):303–308.
16. Nagaraj SK, Pai P, Bhat G, et al. Lipoprotein (a) and other lipid profile in patients with thrombotic stroke: is it a reliable marker? *J Lab Physicians*. 2011;3(1):28–32.
17. Gu X, Li Y, Chen S, et al. Association of lipids with ischemic and hemorrhagic stroke: a prospective cohort study among 267 500 Chinese. *Stroke*. 2019;50(12):3376–3384.
18. Lee JS, Chang PY, Zhang Y, et al. Triglyceride and HDL-C dyslipidemia and risks of coronary heart disease and ischemic stroke by glycemic dysregulation status: the strong heart study. *Diabetes Care*. 2017;40(4):529–537.
19. Castilla-Guerra L, Fernandez-Moreno MDC, Leon-Jimenez D, et al. Statins in ischemic stroke prevention: what have we learned in the post-SPARCL (The Stroke Prevention by Aggressive Reduction in Cholesterol Levels) decade? *Curr Treat Options Neurol*. 2019;21(5):22.
20. Dearborn JL, Urrutia VC, Kernan WN. The case for diet: a safe and efficacious strategy for secondary stroke prevention. *Front Neurol*. 2015;6:1.
21. Wang W, Zhang B. Statins for the prevention of stroke: a meta-analysis of randomized controlled trials. *PLoS One*. 2014;9(3):e92388.
22. Lichtenstein AH, Appel LJ, Brands M, et al. Summary of American Heart Association diet and lifestyle recommendations revision 2006. *Arterioscler Thromb Vasc Biol*. 2006;26(10):2186–2191.
23. Yokoyama Y, Levin SM, Barnard ND. Association between plant-based diets and plasma lipids: a systematic review and meta-analysis. *Nutr Rev*. 2017;75(9):683–698.
24. Soliman GA. Dietary cholesterol and the lack of evidence in cardiovascular disease. *Nutrients*. 2018;10(6):780. doi: 10.3390/nu10060780.
25. Geiker NRW, Larsen ML, Dyerberg J, et al. Egg consumption, cardiovascular diseases and type 2 diabetes. *Eur J Clin Nutr*. 2018;72(1):44–56.
26. 2015–2020 *Dietary Guidelines for Americans*. 8th ed. December 2015. Available at https://health.gov/our-work/food-nutrition/previous-dietary-guidelines/2015.
27. Kanter MM, Kris-Etherton PM, Fernandez ML, et al. Exploring the factors that affect blood cholesterol and heart disease risk:

is dietary cholesterol as bad for you as history leads us to believe? *Adv Nutr.* 2012;3(5):711–717.

28. Katz DL, Gnanaraj J, Treu JA, et al. Effects of egg ingestion on endothelial function in adults with coronary artery disease: a randomized, controlled, crossover trial. *Am Heart J.* 2015;169(1):162–169.

29. Njike V, Faridi Z, Dutta S, et al. Daily egg consumption in hyperlipidemic adults—effects on endothelial function and cardiovascular risk. *Nutr J.* 2010;9:28.

30. Martínez-González MA, Gea A, Ruiz-Canela M. The Mediterranean diet and cardiovascular health. *Circ Res.* 2019;124(5):779–798.

31. da Silva R, Bach-Faig A, Raidó Quintana B, et al. Worldwide variation of adherence to the Mediterranean diet, in 1961–1965 and 2000–2003. *Public Health Nutr.* 2009;12(9a):1676–1684.

32. Bach-Faig A, Berry EM, Lairon D, et al. Mediterranean diet pyramid today. *Science and cultural updates. Public Health Nutr.* 2011;14(12a):2274–2284.

33. Estruch R, Ros E, Salas-Salvadó J, et al. Primary prevention of cardiovascular disease with a Mediterranean diet supplemented with extra-virgin olive oil or nuts. *N Engl J Med.* 2018;378(25):e34.

34. Astrup A, Bertram HC, Bonjour J-P, et al. WHO draft guidelines on dietary saturated and trans fatty acids: time for a new approach? *BMJ.* 2019;366:l4137.

35. Neelakantan N, Seah JYH, Dam RMv. The effect of coconut oil consumption on cardiovascular risk factors. *Circulation.* 2020;141(10):803–814.

36. DiNicolantonio JJ, Lucan SC, O'Keefe JH. The evidence for saturated fat and for sugar related to coronary heart disease. *Prog Cardiovasc Dis.* 2016;58(5):464–472.

37. Katz DL. Scapegoats, saints and saturated fats: old mistakes in new directions. *LinkedIn Pulse.* October 24, 2013. Accessed August 24, 2020. Available at https://www.linkedin.com/pulse/20131024131921-23027997-scapegoats-saints-and-saturated-fats-old-mistakes-in-new-directions/

38. Korbecki J, Bajdak-Rusinek K. The effect of palmitic acid on inflammatory response in macrophages: an overview of molecular mechanisms. *Inflamm Res.* 2019;68(11):915–932.

39. Eyres L, Eyres MF, Chisholm A, et al. Coconut oil consumption and cardiovascular risk factors in humans. *Nutr Rev.* 2016;74(4):267–280.

40. Gillman MW, Cupples LA, Millen BE, et al. Inverse association of dietary fat with development of ischemic stroke in men. *Jama.* 1997;278(24):2145–2150.

41. Sauvaget C, Nagano J, Hayashi M, et al. Animal protein, animal fat, and cholesterol intakes and risk of cerebral infarction mortality in the adult health study. *Stroke.* 2004;35(7):1531–1537.

42. Cheng P, Wang J, Shao W, et al. Can dietary saturated fat be beneficial in prevention of stroke risk? A meta-analysis. *Neurol Sci.* 2016;37(7):1089–1098.

43. Prentice RL, Aragaki AK, Van Horn L, et al. Low-fat dietary pattern and cardiovascular disease: results from the Women's Health Initiative randomized controlled trial. *Am J Clin Nutr.* 2017;106(1):35–43.

44. Kang ZQ, Yang Y, Xiao B. Dietary saturated fat intake and risk of stroke: Systematic review and dose-response meta-analysis of prospective cohort studies. *Nutr Metab Cardiovasc Dis.* 2020;30(2):179–189.

45. Kernan WN, Inzucchi SE, Sawan C, et al. Obesity. *Stroke.* 2013;44(1):278–286.

46. Pan B, Jin X, Jun L, et al. The relationship between smoking and stroke: a meta-analysis. *Medicine.* 2019;98(12):e14872.

47. Lavie CJ, Ozemek C, Carbone S, et al. Sedentary behavior, exercise, and cardiovascular health. *Circ Res.* 2019;124(5):799–815.

48. Lloyd-Jones DM, Hong Y, Labarthe D, et al. Defining and setting national goals for cardiovascular health promotion and disease reduction. *Circulation.* 2010;121(4):586–613.

49. Kulshreshtha A, Vaccarino V, Judd SE, et al. Life's simple 7 and risk of incident stroke. *Stroke.* 2013;44(7):1909–1914.

50. Mensah GA, Wei GS, Sorlie PD, et al. Decline in cardiovascular mortality: possible causes and implications. *Circ Res.* 2017;120(2):366–380.

51. Benjamin EJ, Muntner P, Alonso A, et al. Heart disease and stroke statistics—2019 update: a report from the American Heart Association. *Circulation.* 2019;139(10):e56–e528.

52. Guo Y, Yue XJ, Li HH, et al. Overweight and obesity in young adulthood and the risk of stroke: a meta-analysis. *J Stroke Cerebrovasc Dis.* 2016;25(12):2995–3004.

53. Chen R, Ovbiagele B, Feng W. Diabetes and stroke: epidemiology, pathophysiology, pharmaceuticals and outcomes. *Am J Med Sci.* 2016;351(4):380–386.

54. Giorda CB, Avogaro A, Maggini M, et al. Incidence and risk factors for stroke in type 2 diabetic patients: the DAI study. *Stroke.* 2007;38(4):1154–1160.

55. Emdin CA, Rahimi K, Neal B, et al. Blood pressure lowering in type 2 diabetes: a systematic review and meta-analysis. *Jama.* 2015;313(6):603–615.

56. Hedén Ståhl C, Lind M, Svensson AM, et al. Long-term excess risk of stroke in people with Type 2 diabetes in Sweden according to blood pressure level: a population-based case-control study. *Diabet Med: J Br Diabet Assoc.* 2017;34(4):522–530.

57. Chen J, Huang Q, Shi W, et al. Meta-analysis of the association between whole and refined grain consumption and stroke risk based on prospective cohort studies. *Asia Pac J Public Health.* 2016;28(7):563–575.

58. Juan J, Liu G, Willett WC, et al. Whole grain consumption and risk of ischemic stroke: results from 2 prospective cohort studies. *Stroke.* 2017;48(12):3203–3209.

59. Maki KC, Galant R, Samuel P, et al. Effects of consuming foods containing oat beta-glucan on blood pressure, carbohydrate metabolism and biomarkers of oxidative stress in men and women with elevated blood pressure. *Eur J Clin Nutr.* 2007;61(6):786–795.

60. Keenan JM, Pins JJ, Frazel C, et al. Oat ingestion reduces systolic and diastolic blood pressure in patients with mild or borderline hypertension: a pilot trial. *J Fam Pract.* 2002;51(4):369.

61. Pins JJ, Geleva D, Keenan JM, et al. Do whole-grain oat cereals reduce the need for antihypertensive medications and improve blood pressure control? *J Fam Pract.* 2002;51(4):353–359.

62. Davy BM, Melby CL, Beske SD, et al. Oat consumption does not affect resting casual and ambulatory 24–h arterial blood pressure in men with high-normal blood pressure to stage I hypertension. *J Nutr.* 2002;132(3):394–398.

63. Barrett EM, Batterham MJ, Ray S, et al. Whole grain, bran and cereal fibre consumption and CVD: a systematic review. *Br J Nutr.* 2019;121(8):914–937.

64. Daviglus ML, Orencia AJ, Dyer AR, et al. Dietary vitamin C, beta-carotene and 30–year risk of stroke: results from the Western Electric Study. *Neuroepidemiology.* 1997;16(2):69–77.

65. Bahonar A, Saadatnia M, Khorvash F, et al. Carotenoids as potential antioxidant agents in stroke prevention: a systematic review. *Int J Prev Med.* 2017;8:70.

66. Choe H, Hwang JY, Yun JA, et al. Intake of antioxidants and B vitamins is inversely associated with ischemic stroke and cerebral atherosclerosis. *Nutr Res Pract.* 2016;10(5):516–523.

67. Hariri M, Maghsoudi Z, Darvishi L, et al. B vitamins and antioxidants intake is negatively correlated with risk of stroke in Iran. *Int J Prev Med.* 2013;4(Suppl 2): S284–S289.

68. de Goede J, Soedamah-Muthu SS, Pan A, et al. Dairy consumption and risk of stroke: a systematic review and updated dose-response meta-analysis of prospective cohort studies. *J Am Heart Assoc.* 2016;5(5):e002787. doi: 10.1161/JAHA.115.002787.

69. Mark SD, Wang W, Fraumeni JF, Jr., et al. Lowered risks of hypertension and cerebrovascular disease after vitamin/mineral supplementation: the Linxian Nutrition Intervention Trial. *Am J Epidemiol.* 1996;143(7):658–664.

70. Li K, Liu C, Kuang X, et al. Effects of multivitamin and multimineral supplementation on blood pressure: a meta-analysis of 12 randomized controlled trials. *Nutrients.* 2018;10(8):1018. doi: 10.3390/nu10081018.

71. Larsson SC, Virtamo J, Wolk A. Total and specific fruit and vegetable consumption and risk of stroke: a prospective study. *Atherosclerosis.* 2013;227(1):147–152.

72. Mo X, Gai RT, Sawada K, et al. Coronary heart disease and stroke disease burden attributable to fruit and vegetable intake in Japan: projected DALYS to 2060. *BMC Public Health.* 2019;19(1):707.

73. Román GC, Jackson RE, Gadhia R, et al. Mediterranean diet: the role of long-chain ω-3 fatty acids in fish; polyphenols in fruits, vegetables, cereals, coffee, tea, cacao and wine; probiotics and vitamins in prevention of stroke, age-related cognitive decline, and Alzheimer disease. *Rev Neurol (Paris).* 2019;175(10):724–741.

74. Hu D, Huang J, Wang Y, et al. Fruits and vegetables consumption and risk of stroke. *Stroke.* 2014;45(6): 1613–1619.

75. Keli SO, Hertog MG, Feskens EJ, et al. Dietary flavonoids, antioxidant vitamins, and incidence of stroke: the Zutphen study. *Arch Intern Med.* 1996;156(6):637–642.

76. Buil-Cosiales P, Martinez-Gonzalez MA, Ruiz-Canela M, et al. Consumption of fruit or fiber-fruit decreases the risk of cardiovascular disease in a Mediterranean young cohort. *Nutrients.* 2017;9(3):295. doi: 10.3390/nu9030295.

77. He J, Wofford MR, Reynolds K, et al. Effect of dietary protein supplementation on blood pressure. *Circulation.* 2011;124(5):589–595.

78. Hodgson JM, Burke V, Beilin LJ, et al. Partial substitution of carbohydrate intake with protein intake from lean red meat lowers blood pressure in hypertensive persons. *Am J Clin Nutr.* 2006;83(4):780–787.

79. Bernstein AM, Sun Q, Hu FB, et al. Major dietary protein sources and risk of coronary heart disease in women. *Circulation.* 2010;122(9):876–883.

80. Micha R, Wallace SK, Mozaffarian D. Red and processed meat consumption and risk of incident coronary heart disease, stroke, and diabetes mellitus: a systematic review and meta-analysis. *Circulation.* 2010;121(21):2271–2283.

81. Petsini F, Fragopoulou E, Antonopoulou S. Fish consumption and cardiovascular disease related biomarkers: a review of clinical trials. *Crit Rev Food Sci Nutr.* 2019;59(13):2061–2071.

82. Venø SK, Bork CS, Jakobsen MU, et al. Substitution of fish for red meat or poultry and risk of ischemic stroke. *Nutrients.* 2018;10(11):1648. doi: 10.3390/nu10111648.

83. Orencia AJ, Daviglus ML, Dyer AR, et al. Fish consumption and stroke in men. 30–year findings of the Chicago Western Electric Study. *Stroke.* 1996;27(2):204–209.

84. Hengeveld LM, Praagman J, Beulens JWJ, et al. Fish consumption and risk of stroke, coronary heart disease, and

85. cardiovascular mortality in a Dutch population with low fish intake. *Eur J Clin Nutr.* 2018;72(7):942–950.

86. Mozaffarian D, Longstreth WT, Jr., Lemaitre RN, et al. Fish consumption and stroke risk in elderly individuals: the cardiovascular health study. *Arch Intern Med.* 2005;165(2): 200–206.

87. Zhao W, Tang H, Yang X, et al. Fish consumption and stroke risk: a meta-analysis of prospective cohort studies. *J Stroke Cerebrovasc Dis.* 2019;28(3):604–611.

88. Larsson SC, Orsini N. Fish consumption and the risk of stroke. *Stroke.* 2011;42(12):3621–3623.

89. Yokoyama M, Watanabe T, Otaki Y, et al. Impact of objective malnutrition status on the clinical outcomes in patients with peripheral artery disease following endovascular therapy. *Circ J.* 2018;82(3):847–856.

90. Alaverdashvili M, Caine S, Li X, et al. Protein-energy malnutrition exacerbates stroke-induced forelimb abnormalities and dampens neuroinflammation. *Transl Stroke Res.* 2018;9(6):622–630.

91. Brunström M, Carlberg B. Association of blood pressure lowering with mortality and cardiovascular disease across blood pressure levels: a systematic review and meta-analysis. *JAMA Intern Med.* 2018;178(1):28–36.

92. Cook NR, Cohen J, Hebert PR, et al. Implications of small reductions in diastolic blood pressure for primary prevention. *Arch Intern Med.* 1995;155(7):701–709.

93. Whelton PK, Carey RM, Aronow WS, et al. 2017 ACC/AHA/AAPA/ABC/ACPM/AGS/APhA/ASH/ASPC/NMA/PCNA guideline for the prevention, detection, evaluation, and management of high blood pressure in adults. A report of the American College of Cardiology/American Heart Association Task Force on Clinical Practice Guidelines. *J Am Coll Cardiol.* 2018;71(19):e127–e248.

94. Takase H, Sugiura T, Kimura G, et al. Dietary sodium consumption predicts future blood pressure and incident hypertension in the Japanese normotensive general population. *J Am Heart Assoc.* 2015;4(8):e001959.

95. Vinceti M, Filippini T, Crippa A, et al. Meta analysis of potassium intake and the risk of stroke. *J Am Heart Assoc.* 2016;5(10):e004210.

96. Zhang C, Qin YY, Chen Q, et al. Alcohol intake and risk of stroke: a dose-response meta-analysis of prospective studies. *Int J Cardiol.* 2014;174(3):669–677.

97. Bastianetto S, Ménard C, Quirion R. Neuroprotective action of resveratrol. *Biochim Biophys Acta.* 2015;1852(6):1195–1201.

98. Wang D, Karvonen-Gutierrez CA, Jackson EA, et al. Prospective associations between beverage intake during the midlife and subclinical carotid atherosclerosis: The Study of Women's Health Across the Nation. *PLoS One.* 2019;14(7):e0219301.

99. Larsson SC, Wallin A, Wolk A, et al. Differing association of alcohol consumption with different stroke types: a systematic review and meta-analysis. *BMC Med.* 2016; 14(1):178.

100. Larsson SC. Coffee, tea, and cocoa and risk of stroke. *Stroke.* 2014;45(1):309–314.

101. Kokubo Y, Iso H, Saito I, et al. The impact of green tea and coffee consumption on the reduced risk of stroke incidence in Japanese population. *Stroke.* 2013;44(5):1369–1374.

102. Larsson SC, Männistö S, Virtanen MJ, et al. Coffee and tea consumption and risk of stroke subtypes in male smokers. *Stroke.* 2008;39(6):1681–1687.

103. Larsson SC, Virtamo J, Wolk A. Coffee consumption and risk of stroke in women. *Stroke.* 2011;42(4):908–912.

104. Howard VJ, McDonnell MN. Physical activity in primary stroke prevention. *Stroke.* 2015;46(6):1735–1739.

105. Autenrieth CS, Evenson KR, Yatsuya H, et al. Association between physical activity and risk of stroke subtypes: the atherosclerosis risk in communities study. *Neuroepidemiology*. 2013;40(2):109–116.

106. Bertoia ML, Pai JK, Cooke JP, et al. Plasma homocysteine, dietary B vitamins, betaine, and choline and risk of peripheral artery disease. *Atherosclerosis*. 2014;235(1):94–101.

107. Bhargava S, Ali A, Bhargava EK, et al. Lowering homocysteine and modifying nutritional status with folic acid and vitamin B(12) in Indian patients of vascular disease. *J Clin Biochem Nutr*. 2012;50(3):222–226.

108. Ganguly P, Alam SF. Role of homocysteine in the development of cardiovascular disease. *Nutr J*. 2015;14:6.

109. Alsulaimani S, Gardener H, Elkind MSV, et al. Elevated homocysteine and carotid plaque area and densitometry in the Northern Manhattan Study. *Stroke*. 2013;44(2):457–461.

110. Hankey GJ. B vitamins for stroke prevention. *Stroke Vasc Neurol*. 2018;3(2):51–58.

111. Toole JF, Malinow MR, Chambless LE, et al. Lowering homocysteine in patients with ischemic stroke to prevent recurrent stroke, myocardial infarction, and death: the Vitamin Intervention for Stroke Prevention (VISP) randomized controlled trial. *JAMA*. 2004;291(5):565–575.

112. Martí-Carvajal AJ, Solà I, Lathyris D, et al. Homocysteine-lowering interventions for preventing cardiovascular events. *Cochrane Database Syst Rev*. 2017;8(8):Cd006612.

113. Ahmed S, Bogiatzi C, Hackam DG, et al. Vitamin B 12 deficiency and hyperhomocysteinaemia in outpatients with stroke or transient ischaemic attack: a cohort study at an academic medical centre. *BMJ Open*. 2019;9(1):e026564.

114. Zhang W, Iso H, Ohira T, et al. Associations of dietary magnesium intake with mortality from cardiovascular disease: the JACC study. *Atherosclerosis*. 2012;221(2): 587–595.

115. Coxson PG, Cook NR, Joffres M, et al. Mortality benefits from US population-wide reduction in sodium consumption: projections from 3 modeling approaches. *Hypertension*. 2013;61(3):564–570.

116. Bibbins-Domingo K, Chertow GM, Coxson PG, et al. Projected effect of dietary salt reductions on future cardiovascular disease. *N Engl J Med*. 2010;362(7):590–599.

117. Jayedi A, Ghomashi F, Zargar MS, et al. Dietary sodium, sodium-to-potassium ratio, and risk of stroke: a systematic review and nonlinear dose-response meta-analysis. *Clin Nutr*. 2019;38(3):1092–1100.

118. Dunford EK, Poti JM. Simulating the impact of sodium reduction from packaged foods on population sodium intake in US adults and children. *Public Health Nutr*. 2020;23(3):488–495.

119. Mente A, O'Donnell M, Rangarajan S, et al. Associations of urinary sodium excretion with cardiovascular events in individuals with and without hypertension: a pooled analysis of data from four studies. *Lancet (London, England)*. 2016;388(10043):465–475.

120. Hirsch AT, Gotto AM, Jr. Undertreatment of dyslipidemia in peripheral arterial disease and other high-risk populations: an opportunity for cardiovascular disease reduction. *Vasc Med*. 2002;7(4):323–331.

121. Enserro DM, Vasan RS, Xanthakis V. Twenty-year trends in the American Heart Association cardiovascular health score and impact on subclinical and clinical cardiovascular disease: the Framingham Offspring Study. *J Am Heart Assoc*. 2018;7(11):e008741. doi: 10.1161/JAHA.118.008741.

122. Carrero JJ, López-Huertas E, Salmerón LM, et al. Daily supplementation with (n-3) PUFAs, oleic acid, folic acid, and vitamins B-6 and E increases pain-free walking distance and improves risk factors in men with peripheral vascular disease. *J Nutr*. 2005;135(6):1393–1399.

123. Ramirez JL, Gasper WJ, Khetani SA, et al. Fish oil increases specialized pro-resolving lipid mediators in PAD (The OMEGA-PAD II Trial). *J Surg Res*. 2019;238:164–174.

124. Grenon SM, Owens CD, Nosova EV, et al. Short-Term, High-Dose Fish Oil Supplementation Increases the Production of Omega-3 Fatty Acid-Derived Mediators in Patients With Peripheral Artery Disease (the OMEGA-PAD I Trial). *J Am Heart Assoc*. 2015;4(8):e002034.

125. Lu L, Mackay DF, Pell JP. Meta-analysis of the association between cigarette smoking and peripheral arterial disease. *Heart*. 2014;100(5):414–423.

126. Kozakova M, Palombo C. Diabetes mellitus, Arterialwall, and cardiovascular risk assessment. *Int J Env Res Pub Health*. 2016;13(2):201.

127. Higgins V, Adeli K. Postprandial dyslipidemia: pathophysiology and cardiovascular disease risk assessment. *EJIFCC*. 2017;28(3):168–184.

128. de Oliveira Otto MC, Wu JH, Baylin A, et al. Circulating and dietary omega-3 and omega-6 polyunsaturated fatty acids and incidence of CVD in the Multi-Ethnic Study of Atherosclerosis. *J Am Heart Assoc*. 2013;2(6):e000506.

129. Hu Y, Hu FB, Manson JE. Marine omega-3 supplementation and cardiovascular disease. an updated meta-analysis of 13 randomized controlled trials involving 127 477 participants. *J Am Heart Assoc*. 2019;8(19):e013543.

130. Kagan ML, West AL, Zante C, et al. Acute appearance of fatty acids in human plasma – a comparative study between polar-lipid rich oil from the microalgae Nannochloropsis oculata and krill oil in healthy young males. *Lipids Health Dis*. 2013;12(1):102.

131. Avgerinos KI, Chatzisotiriou A, Haidich A-B, et al. Intravenous Magnesium Sulfate in Acute Stroke. *Stroke*. 2019;50(4):931–938.

132. Zhou R, Wang M, Huang H, et al. Lower vitamin D status is associated with an increased risk of ischemic stroke: a systematic review and meta-analysis. *Nutrients*. 2018;10(3):277. doi: 10.3390/nu10030277.

133. Berghout BP, Fani L, Heshmatollah A, et al. Vitamin D status and risk of stroke. *Stroke*. 2019;50(9):2293–2298.

134. Bin Q, Hu X, Cao Y, et al. The role of vitamin E (tocopherol) supplementation in the prevention of stroke. A meta-analysis of 13 randomised controlled trials. *Thromb Haemost*. 2011;105(4):579–585.

135. Schürks M, Glynn RJ, Rist PM, et al. Effects of vitamin E on stroke subtypes: meta-analysis of randomised controlled trials. *BMJ*. 2010;341:c5702.

136. Juo SH, Wyszynski DF, Beaty TH, et al. Mild association between the A/G polymorphism in the promoter of the apolipoprotein A-I gene and apolipoprotein A-I levels: a meta-analysis. *Am J Med Genet*. 1999;82(3):235–241.

137. Corella D, Coltell O, Mattingley G, et al. Utilizing nutritional genomics to tailor diets for the prevention of cardiovascular disease: a guide for upcoming studies and implementations. *Expert Rev Mol Diagn*. 2017;17(5):495–513.

138. Ordovas JM, Corella D, Cupples LA, et al. Polyunsaturated fatty acids modulate the effects of the APOA1 G-A polymorphism on HDL-cholesterol concentrations in a sex-specific manner: the Framingham Study. *Am J Clin Nutr*. 2002;75(1):38–46.

139. Tai ES, Corella D, Demissie S, et al. Polyunsaturated fatty acids interact with the PPARA-L162V

polymorphism to affect plasma triglyceride and apolipoprotein C-III concentrations in the Framingham Heart Study. *J Nutr*. 2005;135(3):397–403.

140. Lee JW, Morris JK, Wald NJ. Grapefruit juice and statins. *Am J Med*. 2016;129(1):26–29.

141. Vaquero MP, Sánchez Muniz FJ, Jiménez Redondo S, et al. Major diet-drug interactions affecting the kinetic characteristics and hypolipidaemic properties of statins. *Nutr Hosp*. 2010;25(2):193–206.

142. Sánchez-Muniz FJ, Bastida S, Gutiérrez-García O, et al. Olive oil-diet improves the simvastatin effects with respect to sunflower oil-diet in men with increased cardiovascular risk: a preliminary study. *Nutr Hosp*. 2009;24(3):333–339.

LECTURAS RECOMENDADAS

Micha R, Peñalvo JL, Cudhea F, Imamura F, Rehm CD, Mozaffarian D. Association between dietary factors and mortality from heart disease, stroke, and type 2 diabetes in the United States. *JAMA*. 2017;317(9):912–924. doi:10.1001/jama.2017.0947. PMID: 28267855; PMCID: PMC5852674.

Schulze MB, Martínez-González MA, Fung TT, Lichtenstein AH, Forouhi NG. Food based dietary patterns and chronic disease prevention. *BMJ*. 2018;361:k2396. doi:10.1136/bmj.k2396. PMID: 29898951; PMCID: PMC5996879.

O'Keefe EL, DiNicolantonio JJ, O'Keefe JH, Lavie CJ. Alcohol and CV health: Jekyll and Hyde J-Curves. *Prog Cardiovasc Dis*. 2018;61(1):68–75. doi:10.1016/j.pcad.2018.02.001.

Capítulo 11

Alimentación e inmunidad

May May Leung y Elizabeth Eilender

▨ INTRODUCCIÓN

La función general del sistema inmunitario es evitar o limitar las infecciones. Las barreras físicas (la piel y las mucosas) sirven para delimitar la exposición a materiales extraños y, por tanto, son componentes importantes de la inmunidad. En la medida en que la nutrición influye en la estructura y la función de esas barreras, véanse los capítulos 18, 22 y 23 sobre el tubo gastrointestinal (GI), la piel y la cicatrización de heridas, respectivamente. Sin embargo, cuando se habla de inmunidad, lo más frecuente es que se refiera a las acciones de los sistemas de anticuerpos y mediación celular en la defensa del organismo frente a las invasiones microbianas y tóxicas.

El sistema inmunitario es un sistema complejo que protege al organismo de innumerables microbios patógenos. Comprende dos tipos de mecanismos de respuesta: la respuesta innata y la respuesta adaptativa. La respuesta innata es una primera respuesta inmediata a un patógeno invasor, y suele ser menos eficaz que la adaptativa. Las células de la respuesta inmunitaria innata incluyen fagocitos (como macrófagos y monocitos), neutrófilos, células dendríticas, eosinófilos y otras.

La respuesta inmunitaria adaptativa es más eficaz, ya que tiene la capacidad de reconocer específicamente un patógeno y reconocerlo si se expone de nuevo a él, incluso años después de la exposición inicial. Como células de memoria, si se encuentran de nuevo con antígenos, pueden responder de forma eficiente y eficaz, mediante la liberación de una respuesta inmunitaria rápida y específica para el patógeno. Dado que el sistema inmunitario es capaz de destruir un amplio espectro de células microbianas y de eliminar una serie de sustancias tanto tóxicas como alergénicas, es fundamental que la respuesta inmunitaria sea capaz de reconocer y diferenciar entre entidades propias y ajenas. Esto es crucial para que el cuerpo no libere mecanismos destructivos contra los propios tejidos. Pueden cometerse errores en dicha diferenciación, ya

que no todas las respuestas inmunitarias son saludables. La atopia y las enfermedades autoinmunitarias representan aspectos de la función inmunitaria, aunque no deseables (v. caps. 20 y 24).

Las células (o linfocitos) T desempeñan un papel fundamental en el reconocimiento de antígenos y la coordinación de la respuesta inmunitaria. Existen varios subtipos de linfocitos T, que coordinan diferentes tipos de respuestas inmunitarias. En general, se dividen en los linfocitos T citotóxicos, que llevan el receptor CD8 (linfocitos T CD8$^+$) y los linfocitos T colaboradores (*helper*) (Th), que llevan el receptor CD4 (linfocitos T CD4$^+$). Los linfocitos T citotóxicos participan en la destrucción directa de las células tumorales y de las células del huésped infectadas con patógenos, mientras que los linfocitos Th desempeñan un papel crucial en la coordinación de las respuestas de otras células inmunitarias.

Los otros linfocitos del sistema inmunitario adaptativo son los linfocitos B, responsables de la producción de anticuerpos o inmunoglobulinas (Ig). Al igual que los linfocitos T, los linfocitos B responden específicamente a un antígeno. Pueden diferenciarse en células plasmáticas, que producen una de las cinco clases de inmunoglobulinas (Ig): IgM, IgD, IgG, IgA e IgE. Las Ig son moléculas específicas de patógenos, que ayudan al sistema inmunitario adaptativo, no solo a reconocer, sino también a destruir los patógenos invasores. Cada clase de Ig tiene una función especializada. Por ejemplo, en la superficie de la mucosa, la IgA es la primera línea de defensa, ya que inhibe la adhesión bacteriana y vírica a las células epiteliales.

Una respuesta inmunitaria óptima depende de una alimentación adecuada y de un equilibrio de nutrimentos, ya que, tras la activación de las células inmunitarias, las necesidades metabólicas se satisfacen mediante una mayor utilización de glucosa, aminoácidos y ácidos grasos (AG). Además, hay nutrimentos específicos que desempeñan un papel en la producción de componentes del sistema inmunitario que limitan la velocidad. Este capítulo destaca la importancia de un estado nutricional óptimo para apoyar las funciones del sistema inmunitario.

 ## VISIÓN GENERAL

Alimentación

La alimentación es un importante modulador del sistema inmunitario. La sobrealimentación puede provocar inflamación crónica y un mayor riesgo de trastornos inmunitarios (1,2). De hecho, la obesidad y la sobrealimentación se asocian intensamente a un mayor riesgo de padecer numerosas enfermedades crónicas que tienen como característica subyacente la inflamación sistémica crónica, entre las cuales se incluyen enfermedades cardiovasculares, accidentes cerebrovasculares, diabetes *mellitus* de tipo 2 (DMT2), asma, cáncer y hepatopatías crónicas (3,4). La alimentación occidental, que consiste en alimentos con un alto contenido de azúcar y grasas *trans* y saturadas, y un bajo contenido de hidratos de carbono complejos, fibra, micronutrimentos, polifenoles y ácidos grasos ω-3, es un factor de riesgo bien conocido (5,6). En concreto, se ha demostrado que la obesidad deteriora la función inmunitaria a través de la alteración de los mediadores inflamatorios, y el consiguiente trastorno del recuento de leucocitos y de la respuesta inmunitaria mediada por células (7). Por otro lado, la ingesta excesiva de grasas puede interferir en la función del sistema reticuloendotelial, que es el sistema de células fagocíticas que participa en la respuesta inmunitaria. La función fagocítica se ve afectada por la hiperglucemia en la diabetes pero el papel del azúcar de la alimentación en los no diabéticos está menos claro.

Se sabe que la desnutrición, ya sea por escasez de alimentos, hambrunas o como resultado de la malnutrición por hospitalizaciones prolongadas, perjudica la función inmunitaria y aumenta la mortalidad por infecciones graves (8). Aparentemente, la desnutrición durante la gestación puede dar lugar a una alteración prolongada del sistema inmunitario, incluso si la alimentación es adecuada durante el período neonatal. El bajo peso al nacer se asocia a un desarrollo deficiente del bazo y el timo y, posiblemente, a un deterioro de la transferencia placentaria de IgG materna (v. cap. 26).

La desnutrición proteico-energética, que es la forma de malnutrición más letal en los países en desarrollo, aumenta la susceptibilidad a múltiples enfermedades infecciosas (9,10) a través de la supresión de los linfocitos Th, mientras que los linfocitos T supresores se preservan o incluso se generan a un ritmo mayor. En un estudio en el que se comprobó el impacto de la malnutrición proteico-energética en la inmunidad y la gripe, se observó que los ratones ali-mentados con una dieta muy baja en proteínas (VLP, *very low protein*), con un 2 % de proteínas, mostraban una enfermedad más grave tras la infección por gripe (11). Además, los ratones alimentados con una dieta VLP mostraron una menor respuesta de anticuerpos específicos contra el virus y una reducción de los linfocitos T CD8$^+$ específicos de la gripe, en comparación con los ratones alimentados con una dieta adecuada en proteínas (AP), que comprende un 18 % de proteínas. En particular, el cambio de dieta (de VLP a AP) dio lugar a una mejor eliminación del virus, así como a una inmunidad protectora. Aunque estos resultados se observaron en ratones, subrayan el beneficio de la intervención nutricional para hacer frente a la gripe (y potencialmente a otros virus) en ciertas poblaciones desnutridas. Sin embargo, algunos especialistas han especulado con que la malnutrición puede realmente causar una mejora de la función inmunitaria o simplemente hacer que el cuerpo se adapte menos a los patógenos microbianos, ya que, en general, la tasa de infección en estados de malnutrición extrema es menor de lo que sugeriría la alteración del sistema inmunitario. El ayuno o la restricción calórica (RC), cuyos efectos sobre la longevidad y la prevención y el tratamiento de enfermedades crónicas y autoinmunitarias se han estudiado, puede mejorar la función inmunitaria. Investigaciones recientes sugieren que la RC crónica y otras restricciones, como el ayuno intermitente o la dieta que simula el ayuno (FMD, *fast-mimicking diet*), tienen el potencial de prevenir muchas enfermedades relacionadas con la edad, posiblemente retrasando el envejecimiento (12).

Sin embargo, existen problemas de cumplimiento con la RC crónica, y los estudios a largo plazo realizados en monos sugieren que la composición de la alimentación puede desempeñar un mayor papel en la prevención de enfermedades, en comparación con la restricción energética (13,14). Por el contrario, una FMD (seguida de una realimentación) parece disminuir la velocidad biológica de envejecimiento y promover efectos antiinflamatorios (15,16).

Otra dieta que ha demostrado favorecer el sistema inmunitario es la dieta mediterránea, rica en verduras, frutas, frutos secos, leguminosas, pescado y grasas alimentarias saludables. Esta dieta se asocia a un menor riesgo de enfermedades crónicas, como las cardiovasculares, el cáncer y, más recientemente, la enfermedad de Alzheimer (17). Aunque la complejidad de los nutrimentos de los alimentos integrales dificulta el poder establecer la causalidad específica de los nutrimentos, se han propuesto posibles beneficios para las vitaminas, los nutrimentos inorgánicos, los esteroles, la fibra y los fitoquímicos antioxidantes. Además, la gama de polifenoles que se encuentran en las frutas y verduras proporciona un efecto protector a través de mecanismos inmunomoduladores y anti-inflamatorios y, por tanto, reduce el riesgo de enfermedades crónicas atribuidas a la inflamación crónica (18). Otros estudios han demostrado también que la dieta mediterránea reduce la activación de las células inmunitarias (19).

Del mismo modo, las dietas vegetarianas también parecen mejorar el sistema inmunitario. Una reciente revisión sistemática y metaanálisis sugiere que las personas que siguen dietas vegetarianas pueden presentar cifras más bajas de proteína C-reactiva (PCR), leucocitos y fibrinógeno, que son marcadores importantes de inflamación, en comparación con sus homólogos no vegetarianos (20). Dado que la PCR interviene en el desarrollo de la ateroesclerosis, los resultados de la revisión pueden explicar en parte la menor incidencia de episodios cardiovasculares observada en las poblaciones vegetarianas (21,22). Además, la disminución de las concentraciones de leucocitos y fibrinógeno observada en las dietas vegetarianas es ciertamente favorable, ya que los biomarcadores elevados de leucocitos y fibrinógeno se han asociado a un mayor riesgo de mortalidad, diabetes *mellitus* de tipo 2, síndrome metabólico y enfermedad coronaria (23-25). También han aparecido varios informes que demuestran el beneficio clínico de una dieta vegetariana para los pacientes con artritis reumatoide (AR). En un estudio que examinó variables de laboratorio en pacientes con AR tratados con una dieta vegetariana se observó una disminución de varios marcadores inflamatorios, especialmente el recuento de leucocitos y el factor reumatoide IgM (26). Además, en una revisión sistémica que analizaba el efecto de una dieta vegetariana en pacientes con AR se detectó una mejora de la enfermedad a largo plazo estadísticamente y clínicamente significativa con la intervención alimentaria (27).

NUTRIMENTOS, PRODUCTOS NUTRICÉUTICOS Y ALIMENTOS FUNCIONALES

Zinc

La insuficiencia de zinc se considera una de las insuficiencias nutricionales más frecuentes en todo el mundo, debido tanto a la limitada ingesta alimentaria como a la presencia en los alimentos de ácido fítico, un quelante del zinc (presente en el salvado de trigo, los cereales integrales y muchas verduras crudas). El zinc es un cofactor esencial en más de 90 sistemas metaloenzimáticos, y su insuficiencia interfiere en la replicación celular. La carencia de zinc, en particular, parece detener la maduración de los linfocitos T. Los estudios realizados en ratones han demostrado que la carencia moderada a grave de zinc provoca una dis-

minución de linfocitos B en la médula ósea y linfopenia periférica. Además, estudios observacionales en humanos han constatado que las reservas inadecuadas de zinc eran un factor de riesgo de neumonía en los adultos de edad avanzada (28).

Estos estudios sugieren que la insuficiencia de zinc conduce a una elevación crónica de las concentraciones de glucocorticoides, que a su vez suprimen la inmunidad. Se cree que la combinación de carencia de zinc y cortisol elevado aumenta la apoptosis de los prelinfocitos. Las células fagocíticas, que representan una primera línea de defensa, pueden verse favorecidas frente a los linfocitos durante los períodos de desnutrición. Afortunadamente, la reposición de zinc parece restablecer la inmunidad normal en los organismos con déficit en tan solo 2 semanas. Tras la administración de suplementos de zinc, las personas de edad avanzada presentaron un aumento de las concentraciones plasmáticas de zinc y, posteriormente, una disminución de los marcadores de estrés oxidativo e inflamatorios (29).

También se ha sugerido que el zinc mejora los síntomas del resfriado común. En un ensayo controlado aleatorizado (ECA) y doble ciego, los pacientes con síntomas de resfriado común tomaron 13.3 mg de zinc mientras presentaron síntomas (30). En comparación con un placebo, el zinc redujo significativamente la duración de los síntomas de 7.6 a 4.4 días. Sin embargo, es importante tener en cuenta que una suplementación excesiva puede afectar negativamente la función inmunitaria (31).

Hierro

El hierro desempeña un papel fundamental en el sistema inmunitario, ya que ayuda a combatir las infecciones al permitir la proliferación y la maduración de las células inmunitarias de los linfocitos T, además de regular la producción de citocinas y la acción contra las bacterias (32,33). La carencia de hierro es muy frecuente en todo el mundo. Durante períodos prolongados de ferropenia, la producción de anticuerpos suele reducirse. Esto se ha demostrado en estudios con ratones expuestos al virus de la gripe (34), y también en adultos mayores, en los que la insuficiencia de hierro perjudicó la inmunidad innata y la adaptativa (35). La administración de suplementos puede beneficiar a ciertas poblaciones de riesgo, como se observó en un estudio en el que la administración de suplementos de hierro a niños hospitalizados conllevó una reducción de las recurrencias de infecciones de las vías respiratorias y urinarias, y gastroenteritis (36). Sin embargo, la administración de suplementos debe utilizarse con precaución, ya que el exceso de hierro también se relaciona con un deterioro de la inmunidad, junto con la susceptibilidad a la tumorigénesis.

Aminoácidos esenciales

La insuficiencia de cualquiera de los aminoácidos esenciales parece suprimir la inmunidad, mientras que la ingesta de aminoácidos no esenciales no parece ser limitante, dada una ingesta total de proteínas adecuada. Los estudios realizados en animales sugieren que los desequilibrios en la ingesta de proteínas pueden alterar la inmunidad incluso en ausencia de una insuficiencia manifiesta. Por ejemplo, se ha demostrado que un exceso de leucina en la alimentación reduce la respuesta de los anticuerpos en los animales. Los aminoácidos que contienen azufre y que intervienen en la síntesis de glutatión pueden estar especialmente solicitados durante la infección y la inflamación, debido al aumento del estrés oxidativo, lo que sugiere que su suplementación podría ser beneficiosa (37). La arginina es un aminoácido condicionalmente esencial (v. cap 3). Los estudios realizados en animales *in vitro* sugieren que la L-arginina suplementaria puede ser inmunoestimulante (38). Se ha propuesto el uso de L-arginina en estados de inmunodeficiencia humana. Se ha observado una reducción de la estancia en el hospital tras una intervención quirúrgica en los pacientes suplementados. La arginina es un donante de nitrógeno esencial en la síntesis del óxido nítrico. Los macrófagos producen óxido nítrico tras la activación de los receptores *Toll-like*, lo que resulta tóxico para varios patógenos y, por tanto, desempeña un papel importante en la rama innata de la respuesta inmunitaria. Hay que señalar que ciertos patógenos tienen una actividad arginasa inherente, que bloquea la disponibilidad de arginina para la óxido nítrico sintasa (39). Los efectos del óxido nítrico en la vasculatura son posiblemente un componente importante de la respuesta a la infección grave (40); se ha documentado la mejora de la función endotelial con la administración de suplementos de arginina (41-43). También se ha atribuido mejora inmunitaria a la glutamina (44) y a la taurina (45).

Vitamina C

La nutrición normal de la vitamina C es vital para la integridad de la piel y la curación de las heridas, que son componentes vitales del sistema inmunitario (v. caps. 22 y 23). La vitamina C también tiene un importante papel como antioxidante, al atacar los radicales libres. Además, favorece tanto la respuesta inmunitaria innata como la adaptativa, ya que estimula la apoptosis de los neutrófilos (lo que ayuda a proteger el tejido del huésped de daños importantes

(46), ayuda a la eliminación de los macrófagos (47), y desempeña un papel en la diferenciación y la maduración de los linfocitos T (48,49)).

Aunque no se recomiendan las megadosis de vitamina C, se han observado efectos positivos en algunos estudios de intervención. En una revisión sistemática se detectaron beneficios significativos de la suplementación con vitamina C en pacientes con neumonía (50). Por ejemplo, en un ECA doble ciego, los participantes de edad avanzada que recibieron 200 mg/día de ácido ascórbico durante 4 semanas mejoraron su estado respiratorio (51). En un metaanálisis reciente de nueve ECA, la administración de suplementos de vitamina C (0.7-0.8 g/día) redujo la duración, acortó el tiempo de reclusión en el interior de la vivienda y alivió los síntomas del resfriado común (52).

Vitamina A y carotenoides

La insuficiencia de vitamina A se asocia a la alteración de las barreras mucosas y epiteliales, así como a la inhibición de las respuestas de anticuerpos del sistema inmunitario innato y adaptativo. Por tanto, no es extraño que una cantidad insuficiente de vitamina A se haya asociado a un mal funcionamiento de los neutrófilos y los macrófagos, así como de los linfocitos T y B (53). La relación entre la vitamina A y la infección parece ser bidireccional; por ejemplo, se ha documentado que la infección por *Schistosoma mansoni* produce una reducción de vitamina A (54). Se ha informado que la malaria (paludismo) induce reactantes de fase aguda que agotan las proteínas transportadoras y, por tanto, reducen las concentraciones séricas de carotenoides y retinol. Así, la fiabilidad de las mediciones séricas de estos micronutrimentos durante la infección aguda es muy sospechosa (55). La administración de suplementos de vitamina A a los niños de los países en desarrollo se ha establecido como un medio para prevenir las enfermedades infecciosas y la muerte, específicamente para disminuir la diarrea y la mortalidad en los niños desnutridos o infectados por el virus de la inmunodeficiencia humana (VIH) (56). Sin embargo, la administración de dosis elevadas de suplementos de vitamina A puede causar inmunosupresión.

Vitaminas del grupo B

Las vitaminas del grupo B intervienen en numerosos procesos enzimáticos relacionados con la energía. Aunque todavía queda mucho por saber sobre cómo las distintas vitaminas de este grupo pueden contribuir al sistema inmunitario del organismo, existen algunos datos que destacan el papel de determinadas vitaminas del grupo B. Por ejemplo, una concentración plasmática baja de fosfato de piridoxal 5′ (PLP), la forma coenzimática activa de la vitamina B_6, se ha asociado de forma significativa al deterioro de la inmunidad mediada por células y anticuerpos (57-59). En pacientes muy graves, la suplementación con vitamina B_6 aumentó las concentraciones plasmáticas de PLP, lo que se asoció a un aumento de las células linfocíticas totales, incluidos los linfocitos Th y los linfocitos T supresores (60).

En cuanto al folato (vitamina B_9), la suplementación con dosis elevadas de ácido fólico tuvo un efecto positivo a través de la alteración de la expresión del ARNm de las citocinas y la disminución de la citotoxicidad de los linfocitos citolíticos naturales (NK, *natural killer*) (parte de la respuesta inmunitaria innata) en participantes sanos (61). Los estudios también han demostrado que la cobalamina (vitamina B_{12}) puede actuar como inmunomodulador (62). Las formas de vitamina B también han sido eficaces para disminuir la inflamación causada por la infección vírica. En concreto, la ingesta de vitaminas B_3, B_6 y B_{12} (en forma de niacina, piridoxina y cobalamina) se ha asociado de forma significativa a menores niveles de inflamación (p. ej., la disminución de la PCR) en pacientes con VIH (63).

Vitamina E

La *vitamina E*, un término que en realidad se refiere a un grupo de compuestos relacionados de las clases químicas del tocoferol y el tocotrienol, es importante para la función inmunitaria, tanto por su papel como antioxidante como por ser un constituyente de la membrana celular. Una cantidad relativamente alta de vitamina E se encuentra en las membranas de las células inmunitarias, ya que son muy propensas al daño oxidativo (64).

Hay indicios de que la administración de suplementos de vitamina E puede mejorar la inmunidad humoral y celular. La vitamina E puede ser especialmente importante en combinación con los AG n-3 (v. «Ácidos grasos esenciales»). La ingesta diaria recomendada (IDR) para la ingesta de vitamina E puede no ser óptima con respecto a la función inmunitaria, especialmente en los adultos mayores (65). Un ensayo aleatorizado con suplementos de vitamina E durante 4 meses en personas mayores sanas demostró una mejora de las medidas clínicamente relevantes de la función de los linfocitos T (66). Una dosis de 200 mg/día fue superior a dosis tanto mayores como menores. Hay que destacar la posibilidad de que las dosis elevadas de vitamina E tengan efectos adversos sobre la función inmunitaria y otros aspectos de la salud, sobre todo en poblaciones de riesgo como las personas con diabetes y las que tienen antecedentes de ataques cardíacos (67-69). La dosis óptima, el contexto de los nutrimentos y la formulación siguen siendo dudosos. La vitamina E se encuentra en los alimentos en compañía de la grasa poliinsaturada, y mitiga los efectos del ácido graso poliinsaturado (PUFA, *poly-unsaturated fatty acids*) n-3 en varios aspectos de la función inmunitaria (70). Así pues, quizá alguna combinación de suplementos de vitamina E y aceite de pescado pueda ofrecer beneficios aún no aclarados. Parece prudente una ingesta diaria total de vitamina E, tanto de fuentes alimentarias como de suplementos, de hasta 200 mg/día, pero no superior, a la espera de nuevas investigaciones.

Vitamina D

La forma activa de la vitamina D, la 1,25-dihidroxivitamina D (3), regula la formación del hueso y, además, modula múltiples células inmunitarias, como los monocitos, los macrófagos, las células dendríticas y los linfocitos. Además, las células inmunitarias contienen enzimas activadoras de la vitamina D, que permiten la activación local dentro del sistema inmunitario. Numerosos informes epidemiológicos han asociado la insuficiencia de vitamina D a una mayor exposición de infecciones crónicas, específicamente de *Mycobacterium tuberculosis,* y de trastornos autoinmunitarios. Varios estudios han demostrado que la vitamina D activa tiene múltiples efectos en el sistema inmunitario, incluido el aumento de la quimiotaxis (p. ej., el movimiento de los leucocitos hacia los lugares de inflamación), la fagocitosis y la activación de los linfocitos T.

La administración de suplementos se ha asociado a una disminución de la mortalidad global en un ECA (71), y se ha documentado que aumenta la eliminación de bacilos acidorresistentes en el esputo (bacterias causantes de la tuberculosis y otras infecciones), y que promueve la mejora radiológica de los pacientes con tuberculosis (72). La administración de suplementos de vitamina D también ha mostrado beneficios en pacientes con enfermedad pulmonar obstructiva crónica y una insuficiencia de base, al reducir la incidencia de exacerbaciones (73). Una revisión reciente documentó que la administración de suplementos de vitamina D redujo el riesgo de gripe, infecciones por COVID-19 y mortalidad (74), principalmente debido al estado inflamatorio relacionado y por la modulación de la inmunidad adaptativa, como la reducción de las respuestas de los linfocitos Th. Esto está respaldado por un metaanálisis de ECA, en el que los investigadores observaron que la vitamina D tenía efectos protectores contra la infección de las vías respiratorias (75).

Ácidos grasos esenciales

Los AG alimentarios son fuentes esenciales de energía y componentes fundamentales de la estructura celular. También desempeñan un papel importante en la modulación de las respuestas inmunitarias, innata y adaptativa, a través de mecanismos como la modificación de la composición de la membrana y la actuación a través de receptores específicos. El consumo de AG insaturados puede proteger o aumentar el riesgo de desarrollo de muchas enfermedades inmunitarias y metabólicas, dependiendo del equilibrio de AG poliinsaturados n-6/n-3 en la alimentación.

Por ejemplo, las dietas ricas en PUFA n-6 parecen promover la tumorigénesis. Los PUFA n-3 alimentarios inhiben la generación de ácido araquidónico y de eicosanoides inflamatorios. Este efecto puede ser beneficioso en estados de inflamación crónica, como se comenta en el capítulo 20. En un ensayo aleatorizado en el que participaron 40 adultos sanos mayores de 65 años se mostró que 2 meses de suplementación con aceite de semillas de grosella negra, una fuente de AG esenciales n-6 y n-3, mejoraba las respuestas cutáneas de hipersensibilidad retardada y reducía la producción de prostaglandina E_2 (76). Sin embargo, un estudio más reciente demostró que la suplementación con aceite de pescado puede ser beneficiosa para reducir la neutropenia secundaria a la quimioterapia (77). Hace tiempo que se especula que el aumento de la ingesta de AG n-3 puede servir para reducir el riesgo de enfermedades crónicas e inflamatorias, como la ateroesclerosis, pero potencialmente a costa de una mayor vulnerabilidad a ciertos patógenos infecciosos (78). También se ha informado de los beneficios de los suplementos de aceite de pescado en estados inflamatorios crónicos, como la AR (79) (v. cap. 20). La importancia clínica de estos resultados es aún dudosa. Por tanto, en la actualidad, se argumenta que el total de PUFA n-3 alimentario, la proporción de PUFA n-3:n-6 o la cantidad total de cada uno de estos tipos de grasa en la alimentación es lo más relevante para los resultados de salud (70).

Selenio

El selenio es un oligoelemento esencial que afecta varios aspectos de la salud humana, como la función inmunitaria óptima. A través de su incorporación a las selenoproteínas, este oligoelemento participa en la regulación del estrés oxidativo, las reacciones redox y otros procesos celulares esenciales implicados en las respuestas inmunitarias (80,81). Las insuficiencias de selenio se han asociado a infecciones víricas, como la gripe (influenza), al influir en las respuestas de la inmunidad innata y adaptativa. También se ha demostrado que la administración de suplementos en individuos con insuficiencias de selenio reduce el riesgo de cáncer. Algunos de los datos más convincentes proceden de un estudio realizado en la provincia china de Linxian, una región con suelos pobres en selenio y tasas hiperendémicas de tumores del tubo digestivo superior (82). Sin embargo, hay que tener precaución al considerar la administración de suplementos de selenio, ya que se ha asociado a un aumento de la incidencia de diabetes *mellitus* de tipo 2 (83). Aunque el tema ha sido ampliamente revisado (84-87), se necesita más investigación, en particular relacionada con los ensayos clínicos.

Probióticos y prebióticos

La mayoría de las células inmunitarias del cuerpo humano se encuentran en el tejido linfoide asociado al intestino, lo que destaca el importante papel que desempeña este tejido en el mantenimiento de la salud general. La microbiota intestinal dentro de la luz del intestino proporciona antígenos y señales que pueden interactuar con las células inmunitarias locales y sistémicas. Las alteraciones de la microbiota, ya sea por los antibióticos o por esfuerzos de saneamiento, pueden predisponer a los pacientes a diversas enfermedades, como las alergias, el asma, las enfermedades autoinmunitarias, la diabetes, las enfermedades cardíacas y los cánceres (88-90). Los probióticos pueden mejorar aspectos específicos de la función inmunitaria medidos *in vitro*. Además, estudios *in vivo* en ratones demostraron que las mezclas de probióticos pueden reducir la capacidad de respuesta de los linfocitos T y B, y disminuir la producción de ciertas citocinas, lo que puede ser beneficioso en ciertas enfermedades autoinmunitarias (91). Una revisión de estudios que examinan el efecto de los probióticos en la función inmunitaria ha demostrado que su uso mejora la fagocitosis, la actividad de las células citolíticas naturales y la producción de IgA en la mucosa (92). Los estudios en lactantes también han demostrado que el uso de probióticos puede disminuir los episodios de diarrea y evitar la enterocolitis necrosante (93,94). Sin embargo, aún no se ha establecido un mecanismo claro de la influencia de los probióticos sobre las infecciones o los trastornos inmunitarios a lo largo del tiempo. Los estudios muestran que estos efectos están estrechamente relacionados con la suplementación de la cepa bacteriana específica y la capacidad de respuesta individual (3,95). El uso de probióticos específicamente para los trastornos gastrointestinales se aborda en el capítulo 18.

Los prebióticos, que son sustratos utilizados por los probióticos en forma de fibra alimentaria no digerible tienen un gran impacto en la salud intestinal (96). Durante la fermentación de la fibra alimentaria, se producen ácidos grasos de cadena corta (AGC). Estos AGC se consideran reguladores clave de las enfermedades inflamatorias, ya que controlan la migración de las células inmunitarias a los sitios inflamatorios y permiten acelerar la eliminación de patógenos (97,98). Además de los AGC, se ha informado de que la fibra alimentaria aumenta la diversidad de la microbiota intestinal y promueve las bacterias asociadas a la salud, como especies de *Bifidobacterium* y especies de *Lactobacillus* (99). Aunque los estudios en humanos que relacionan la alimentación, la microbiota intestinal y la infección son todavía limitados, es importante reconocer el papel tan prometedor del microbioma, su influencia en las respuestas a la infección viral y su regulación mediante intervenciones alimentarias.

TEMAS ESPECIALES

Actividad física

Existen abundantes datos que constatan el importante impacto que el ejercicio puede tener en el sistema inmunitario. La actividad física moderada y regular facilita el control del peso, mejora la salud vascular y, en general, favorece una función inmunitaria óptima. En concreto, se ha demostrado que mejora las respuestas inmunitarias a la vacunación y disminuye la inflamación crónica de bajo grado, además de mejorar varios marcadores inmunitarios relacionados con enfermedades como el cáncer, el VIH, las enfermedades cardiovasculares, la diabetes y el deterioro cognitivo (100-102).

Además, el esfuerzo intenso (que a menudo realizan los deportistas) se ha asociado a la supresión de la inmunidad de mucosas y celular, el aumento de los síntomas de las infecciones de las vías respiratorias superiores, y la alteración de las respuestas inmunitarias a las vacunas y los antígenos (103-105). Investigaciones actuales apoyan el punto de vista de que las sesiones regulares de ejercicio de intensidad moderada que duran hasta 45 min «refuerzan la inmunidad», mientras que las sesiones repetitivas de ejercicio intenso que duran más de 2 h pueden ser «inmunosupresoras» (106).

Leche materna

La lactancia materna se aborda en el capítulo 27. La leche materna proporciona al recién nacido anticuerpos preformados que complementan la inmunidad innata. Cada vez hay más pruebas de que la leche materna también sirve para preparar el sistema inmunitario adquirido del recién nacido. Se especula que la sustitución de la leche materna por leche artificial puede ser un factor que contribuya al aumento de la prevalencia de atopia, asma y enfermedades autoinmunitarias (107).

Envejecimiento

La atenuación gradual de la función inmunitaria con el envejecimiento es algo que está bien establecido, y puede ser un factor importante del deterioro funcional con la edad. La reducción de la función de los linfocitos T puede ser el primer presagio del deterioro inmunitario relacionado con la edad (31).

Aunque una disminución de la función inmunitaria con la edad se ha considerado normal, los datos epidemiológicos sugieren que la disfunción inmunitaria relacionada con la edad puede deberse, al menos en parte, a insuficiencias nutricionales. La regulación de la función de los linfocitos T tiende a deteriorarse con la edad, mientras que las concentraciones de Ig tienden a aumentar.

La respuesta de anticuerpos específicos disminuye. Las insuficiencias de proteínas y de zinc parecen ser especialmente frecuentes, y contribuyen de forma importante a la falta de regulación de la función inmunitaria en las personas mayores. Hay datos limitados que indican que la administración de suplementos puede aportar beneficios clínicos (108). Otros datos sugieren que un suplemento multivitamínico o multimineral diario durante 6 a 12 meses en adultos de edad avanzada mejora las medidas de inmunidad celular (31).

Dado que las insuficiencias de uno o más micronutrimentos se encuentran hasta en un tercio de todos los adultos mayores que viven en sus domicilios, es probable que un suplemento multivitamínico o multimineral para todas las personas mayores de 50 años sea apropiado y rentable. Además, como se ha sugerido en una sección anterior, las FMD pueden ser intervenciones eficaces en el tratamiento de enfermedades relacionadas con la edad, como el cáncer, las enfermedades cardiovasculares y la enfermedad de Alzheimer.

Infección por el virus de la inmunodeficiencia humana

El gasto energético aumenta con la infección por el VIH, y se ha informado del agotamiento de la vitamina B_{12}, la vitamina D, el folato, el zinc y el selenio cuando el recuento de CD4$^+$ cae por debajo de 500 (109). El síndrome de inmunoinsuficiencia adquirida (sida) está asociado a la emaciación; el síndrome de emaciación que se observa en la infección por el VIH es una afección que define el sida (110). La pérdida del 10 % o más del peso corporal basal se asocia generalmente a una disminución de la capacidad funcional.

Además de la terapia antirretrovírica adecuada, la suplementación nutricional y la estimulación del apetito se han considerado adyuvantes importantes en este síndrome (111). Sin embargo, una reciente revisión sistemática Cochrane concluyó que no existen «beneficios consistentes clínicamente importantes con la suplementación sistemática de micronutrimentos múltiples» en personas que viven afectadas por el VIH (112). Las pruebas sobre la administración de suplementos en dosis altas no son tan claras; sin embargo, en un ECA, la administración de suplementos en dosis altas no confirió beneficios adicionales y puede aumentar las concentraciones de alanina-transaminasa (biomarcador de la función hepática), como se observó en un ECA (113). Hay que señalar que los suplementos de vitamina B, C y E no redujeron la mortalidad en los lactantes expuestos al VIH en otro ECA (114), aunque algunas pruebas apoyan la administración de suplementos de zinc y la prevención de la insuficiencia inmunitaria y la diarrea en pacientes con infección por el VIH (115).

La insuficiencia de vitamina D es frecuente tanto en pacientes pediátricos como en adultos con infección por el VIH, y puede estar relacionada con varias comorbilidades en niños con infección por el VIH, incluidos infecciones, retrasos de crecimiento y emaciación (116,117). Se cree que un desequilibrio entre la ingesta calórica y las demandas metabólicas impuestas por la infección primaria por el VIH, así como cualquier infección oportunista secundaria, es el principal antecedente de la emaciación, pero se han sugerido efectos de citocinas inflamatorias específicas (111). Las revisiones realizadas en las dos últimas décadas abordan el papel del apoyo farmacológico con acetato de megestrol, dronabinol y/o análogos de la testosterona, así como la hormona del crecimiento (111,118-120). Los ensayos clínicos sugieren que el entrenamiento de resistencia puede ofrecer los beneficios de los esteroides anabolizantes sin los efectos metabólicos adversos acompañantes (121,122); la inclusión del ejercicio en el tratamiento del desgaste relacionado con el sida debe ser sistemática (120).

La suplementación nutricional debe centrarse en una energía total adecuada para evitar la pérdida de peso continua, así como en una ingesta equilibrada de macronutrimentos y micronutrimentos. Hay que señalar que los autores de la revisión Cochrane no sugieren que sus hallazgos se interpreten como una razón para no tomar suplementos de micronutrimentos en los casos en los que puedan producirse insuficiencias específicas o en los que un paciente no alcance la cantidad diaria recomendada de vitaminas y nutrimentos inorgánicos (114).

El asesoramiento nutricional es aparentemente más eficaz cuando se combina con un suplemento oral adecuado que cuando se administra solo (123). Se desconoce el papel, si es que lo hay, de los nutrimentos que pudieran potenciar el sistema inmunitario, como el zinc, la arginina o los AG n-3, en la infección por el VIH en general y en el síndrome de emaciación del sida en particular. Recientemente, se han observado pruebas que sugieren una relación entre la insuficiencia de selenio en pacientes con VIH y peores resultados. Algunos ensayos aleatorizados sugieren que la administración de suplementos de selenio en pacientes con infección por el VIH puede reducir la morbilidad y los recuentos de linfocitos CD4$^+$ (124).

Infección por coronavirus

La enfermedad por coronavirus (COVID-19) es una enfermedad infecciosa de rápida aparición que la Organización Mundial de la Salud ha clasificado como pandemia mundial (125). En los casos graves de COVID-19, las complicaciones pueden incluir síndrome de dificultad respiratoria aguda, síndrome de disfunción orgánica múltiple y muerte (126-128).

Se cree que estas complicaciones están relacionadas con lo que puede describirse mejor como una tormenta de citocinas, en la que una liberación inusualmente intensa de citocinas y otros estímulos relacionados con el sistema inmunitario provoca hiperinflamación (129). Siguen apareciendo datos sobre esta enfermedad infecciosa, y posibles estrategias sobre la mejor forma de prevenirla y tratarla. Sin embargo, en el momento de escribir este artículo (septiembre de 2020), algunas de las mejores prácticas actuales incluyen el consumo de alimentos que favorecen un estado inmunitario óptimo, como frutas y verduras (ricas en antioxidantes, flavonoides y carotenoides), frutos secos y semillas (ricos en vitamina E), leguminosas (ricas en zinc) y marisco (rico en AG ω-3, zinc y vitamina D) (130).

Los suplementos vitamínicos también pueden ser beneficiosos, ya que nuevas investigaciones han explorado sus efectos directos sobre la unión de los receptores de virus. Curiosamente, la administración de suplementos de vitamina D promovió la unión del receptor de entrada celular del coronavirus, la enzima convertidora de angiotensina 2 (ECA2), lo que redujo el número de partículas de virus que podían unirse a la ECA2 e invadir el cuerpo (131).

Un estudio retrospectivo reciente (que incluía 780 casos confirmados de infección por COVID-19) concluyó que los casos de mayor edad y de sexo masculino que tenían afecciones preexistentes y cifras de vitamina D por debajo de lo normal tenían mayores probabilidades de morir: los que tenían insuficiencia de vitamina D tenían casi 13 veces más probabilidades de fallecer (132). Además, el suplemento nutricional quercetina (un compuesto bioflavonoide que se encuentra en una variedad de plantas) puede tener un efecto beneficioso sobre la incidencia y la duración de las infecciones de las vías respiratorias en ciertas poblaciones, a través de su regulación de la expresión de ciertos genes asociados a la producción de citocinas y su ayuda en el aumento de la captación de zinc en las células (130,133).

Aunque estos datos son prometedores, se necesitan muchas más investigaciones para comprender cómo responde el sistema inmunitario al coronavirus y las posibles intervenciones de suplementación alimentaria y nutricional, ya que esta pandemia mundial sigue evolucionando rápidamente.

◾ ASPECTOS CLÍNICOS DESTACADOS

La asociación entre el estado nutricional y la función inmunitaria tiene una clara importancia clínica. Menos evidentes son los medios para optimizar las respuestas inmunitarias cuando la insuficiencia nutricional manifiesta no es una amenaza. Aunque los datos que apoyan la mejora del sistema inmunitario mediante nutrimentos específicos en los seres humanos son preliminares, la confluencia de líneas de evidencia procedentes de estudios animales, *in vitro*, *in vivo* y epidemiológicos permite formular algunas recomendaciones generales.

El mantenimiento del equilibrio de macronutrimentos, incluida la ingesta adecuada de proteínas tanto en cantidad como en calidad, es esencial para la inmunocompetencia a lo largo de la vida. La ingesta abundante de frutas y verduras es aconsejable con base en los datos epidemiológicos, incluso mientras se investigan los posibles mediadores de los efectos inmunitarios (p. ej., vitaminas, nutrimentos inorgánicos, esteroles, flavonoides).

La administración de suplementos multivitamínicos o multiminerales a todas las personas mayores de 50 años ofrece un beneficio potencial y prácticamente ninguna toxicidad conocida. La suplementación adicional con zinc (hasta 30 mg/día) y vitamina E (200 UI/día) también puede aportar beneficios adicionales. Una dosis excesiva de un solo nutrimentos puede tener efectos adversos, y se debe desaconsejar; el zinc es un ejemplo importante de ello.

La inclusión en la alimentación de AG n-3 procedentes de fuentes alimentarias vegetales o marinas puede ser beneficiosa. En particular, es fundamental que exista un equilibrio entre los AG n-3 y n-6: la evidencia disponible apoya una proporción no inferior a 1:4. Las recomendaciones para el uso de probióticos

siguen siendo difíciles de proporcionar, debido a las variaciones en las cepas y las respuestas individuales. La actividad física regular y moderada, y la prevención de la obesidad pueden aportar beneficios a la función inmunitaria, y son aconsejables por otros motivos.

La optimización de la alimentación materna durante la gestación debe ser una prioridad en todas las poblaciones con riesgo de insuficiencias nutricionales (v. cap. 27); estas insuficiencias durante el desarrollo fetal parecen producir un deterioro inmunitario duradero, independientemente de la calidad de la alimentación perinatal. Sin embargo, la megadosis de micronutrimentos, con independencia de la etapa de la vida, puede ser peligrosa, ya que nutrimentos claramente beneficiosos para la función inmunitaria, como el zinc, el hierro y la vitamina E, son inmunoinhibidores en dosis elevadas.

Además, aunque una cantidad adecuada de hierro, junto con unas cifras adecuadas de proteínas transportadoras, favorece un estado inmunitario óptimo, se debe evitar la reposición de hierro durante una infección aguda, especialmente si las concentraciones de globulina son bajas, ya que el hierro en esas condiciones está disponible preferentemente para el metabolismo bacteriano.

Existen datos preliminares de los beneficios de la administración de nutrimentos inmunomoduladores en el contexto de una enfermedad aguda. La combinación de suplementos de uracilo, arginina y AG n-3 se ha mostrado especialmente prometedora.

Aunque se carece de datos concluyentes de estudios de resultados de enfermedades infecciosas en humanos que apoyen el papel de las intervenciones alimentarias en la mejora de la inmunidad, la evidencia disponible apoya una alimentación compatible con las recomendaciones respaldadas por otras líneas de evidencia. Las nuevas tendencias apoyan un nuevo paradigma de suplementación de nutrimentos para tratar enfermedades.

El nuevo paradigma, denominado farmaconutrición, adapta la suplementación de nutrimentos directamente al proceso de la enfermedad subyacente (98). Pruebas similares apoyan la suplementación diaria con un multivitamínico o multimineral. Se puede recomendar a los pacientes una alimentación que pueda mejorar la función inmunitaria, con confianza en la probabilidad de beneficios para la salud en general y la improbabilidad de toxicidad.

◾ REFERENCIAS BIBLIOGRÁFICAS

1. Khan SA, Ali A, Khan SA, et al. Unraveling the complex relationship triad between lipids, obesity, and inflammation. *Mediators Inflamm.* 2014;502749. doi:10.1155/2014/502749

2. Thorburn AN, Macia L, Mackay CR. Diet, metabolites, and "western-lifestyle" inflammatory diseases. *Immunity*. 2014;40(6):833–842. doi:10.1016/j.immuni.2014.05.014

3. Calder PC, Kew S. The immune system: a target for functional foods? *Br J Nutr*. 2002;88(suppl 2):S165–S177. doi:10.1079/bjn2002682

4. Tilg H, Moschen AR. Adipocytokines: mediators linking adipose tissue, inflammation and immunity. *Nat Rev Immunol*. 2006;6(10):772–783. doi:10.1038/nri1937

5. Hotamisligil GS. Inflammation, metaflammation and immunometabolic disorders. *Nature*. 2017;542(7640):177–185.

6. Christ A, Latz E. The Western lifestyle has lasting effects on metaflammation. *Nat Rev Immunol*. 2019;19(5):267–268.

7. de Heredia FP, Gomez-Martinez S, Marcos A. Obesity, inflammation and the immune system. *Proc Nutr Soc*. 2012;71(2):332–338. doi:10.1017/S0029665112000092

8. Calder PC, Jackson AA. Undernutrition, infection and immune function. *Nutr Res Rev*. 2000;13(1):3–29. doi:10.1079/095442200108728981

9. Scrimshaw NS, SanGiovanni JP. Synergism of nutrition, infection, and immunity: an overview. *Am J Clin Nutr*. 1997;66(2):464S–477S.

10. Woodward, B. Protein, calories, and immune defenses. *Nutr Rev*. 199:56(1):S84–S92.

11. Taylor AK, Cao W, Vora KP, et al. Protein energy malnutrition decreases immunity and increases susceptibility to influenza infection in mice. *J Infect Dis*. 2013;207(3):501–510.

12. Longo VD, Mattson MP. Fasting: molecular mechanisms and clinical applications. *Cell Metab*. 2014;19(2):181–192.

13. Mattison JA, Roth GS, Beasley TM, et al. Impact of caloric restriction on health and survival in rhesus monkeys from the NIA study. *Nature*. 2012;489(7415):318–321. doi:10.1038/nature11432

14. Colman RJ, Beasley TM, Kemnitz JW, et al. Caloric restriction reduces age-related and all-cause mortality in rhesus monkeys. *Nat Commun*. 2014;5(1):3557. doi:10.1038/ncomms4557

15. Cheng CW, Adams GB, Perin L, et al. Prolonged fasting reduces IGF-1/PKA to promote hematopoietic-stem-cell-based regeneration and reverse immunosuppression. *Cell Stem Cell*. 2014;14(6):810–823. doi:10.1016/j.stem.2014.04.014

16. Choi IY, Piccio L, Childress P, et al. A diet mimicking fasting promotes regeneration and reduces autoimmunity and multiple sclerosis symptoms. *Cell Rep*. 2016. doi:10.1016/j.celrep.2016.05.009

17. Dinu M, Paglia G, Casini A, et al. Mediterranean diet and multiple health outcomes: an umbrella review of meta-analyses of observational studies and randomised trials. *Eur J Clin Nutr*. 2018;72(1):30–43.

18. Rahman I, Biswas SK, Kirkham PA. Regulation of inflammation and redox signaling by dietary polyphenols. *Biochem Pharmacol*. 2006;72(11):1439–1452.

19. Mena MP, Sacanella E, Vazquez-Agell M, et al. Inhibition of circulating immune cell activation: a molecular anti-inflammatory effect of the Mediterranean diet. *Am J Clin Nutr*. 2009;89(1):248–256. doi:10.3945/ajcn.2008.26094

20. Craddock JC, Neale EP, Peoples GE, et al. Vegetarian-based dietary patterns and their relation with inflammatory and immune biomarkers: a systematic review and meta-analysis. *Adv Nutr*. 2019;10(3):433–451. doi:10.1093/advances/nmy103

21. Huang T, Yang B, Zheng J, et al. Cardiovascular disease mortality and cancer incidence in vegetarians: a meta-analysis and systematic review. *Ann Nutr Metab*. 2012;60(4):233–240.

22. Le LT, Sabaté J. Beyond meatless, the health effects of vegan diets: findings from the Adventist cohorts. *Nutrients*. 2014;6(6):2131–2147.

23. Tamakoshi K, Toyoshima H, Yatsuya H, et al (NIPPON DATA90 Research Group). White blood cell count and risk of all-cause and cardiovascular mortality in nationwide sample of Japanese. *Circ J*. 2007;71(4):479–485.

24. Gkrania-Klotsas E, Ye Z, Cooper AJ, et al. Differential white blood cell count and type 2 diabetes: systematic review and meta-analysis of cross-sectional and prospective studies. *PLoS One*. 2010;5(10):e13405.

25. Danesh J, Collins R, Appleby P, et al. Association of fibrinogen, C-reactive protein, albumin, or leukocyte count with coronary heart disease: meta-analyses of prospective studies. *JAMA*. 1998;279(18):1477–1482.

26. Kjeldsen-Kragh J, Mellbye O, Haugen M, et al. Changes in laboratory variables in rheumatoid arthritis patients during a trial of fasting and one-year vegetarian diet. *Scand J Rheumatol*. 1995;24(2):85–93.

27. Müller H, de Toledo FW, Resch KL. Fasting followed by vegetarian diet in patients with rheumatoid arthritis: a systematic review. *Scand J Rheumatol*. 2001;30(1):1–10. doi:10.1080/030097401750065256

28. Barnett JB, Hamer DH, Meydani SN. Low zinc status: a new risk factor for pneumonia in the elderly? *Nutr Rev*. 2010;68(1):30–37. doi:10.1111/j.1753-4887.2009.00253.x

29. Prasad AS, Beck FW, Bao B, et al. Zinc supplementation decreases incidence of infections in the elderly: effect of zinc on generation of cytokines and oxidative stress. *Am J Clin Nutr*. 2007;85(3):837–844.

30. Mossad SB, Macknin ML, Medendorp SV, et al. Zinc gluconate lozenges for treating the common cold. A randomized, double-blind, placebo-controlled study. *Ann Intern Med*. 1996;125(2):81–88.

31. Bogden J, Louria D. Micronutrients and immunity in older people. In: Bendich A, Deckelbaum RJ, eds. *Preventive nutrition: the comprehensive guide for health professionals*. Totowa, NJ: Humana Press, 1997:317–336.

32. Alpert PT. The role of vitamins and minerals on the immune system. *Home Health Care Manag Pract*. 2017;29(3):199–202.

33. Maggini S, Pierre A, Calder, P.C. Immune function and micronutrient requirements change over the life course. *Nutrients*. 2018;10(10):1531.

34. Dhur A, Galan P, Hannoun C, et al. Effects of iron deficiency upon the antibody response to influenza virus in rats. *J Nutr Biochem*. 1990;1(12):629–634.

35. Ahluwalia N, Sun J, Krause D, et al. Immune function is impaired in iron-deficient, homebound, older women. *Am J Clin Nutr*. 2004;79(3):516–521.

36. Jayaweera J, Reyes M, Joseph, A. Childhood iron deficiency anemia leads to recurrent respiratory tract infections and gastroenteritis. *Sci Rep*. 2019;9(1):12637.

37. Grimble RF, Grimble GK. Immunonutrition: role of sulfur amino acids, related amino acids, and polyamines. *Nutr*. 1998;14(7–8):605–610.

38. Evoy D, Lieberman MD, Fahey TJ 3rd, et al. Immunonutrition: the role of arginine. *Nutr*. 1998;14(7–8):611–617.

39. Morris SM Jr. Arginine: master and commander in innate immune responses. *Sci Signal*. 2010;3(135):e27. doi:10.1126/scisignal.3135pe27

40. Kelly E, Morris SM Jr, Billiar TR. Nitric oxide, sepsis, and arginine metabolism. *JPEN*. 1995;19(3):234–238.

41. Jiang J, Valen G, Tokuno S, et al. Endothelial dysfunction in atherosclerotic mice: improved relaxation by combined supplementation with L-arginine-tetrahydrobiopterin and enhanced vasoconstriction by endothelin. *Br J Pharmacol*. 2000;131(7):1255–1261. doi:10.1038/sj.bjp.0703705

42. Schulze F, Lenzen H, Hanefeld C, et al. Asymmetric dimethylarginine is an independent risk factor for coronary heart disease: results from the multicenter Coronary Artery Risk Determination investigating the influence of ADMA concentration

(CARDIAC) study. *Am Heart J*. 2006;152(3):493e1–493e8. doi:10.1016/j.ahj.2006.06.005

43. Jiang DJ, Jia SJ, Yan J, et al. Involvement of DDAH/ADMA/NOS pathway in nicotine-induced endothelial dysfunction. *Biochem Biophys Res Commun*. 2006;349(2):683–693. doi:10.1016/j.bbrc.2006.08.115

44. Wilmore DW, Shabert JK. Role of glutamine in immunologic responses. *Nutr*. 1998;14(7–8):618–626.

45. Redmond HP, Stapleton PP, Neary P, et al. Immunonutrition: the role of taurine. *Nutr*. 1998;14(7–8):599–604.

46. Sharma P, Raghavan SA, Saini R, et al. Ascorbate-mediated enhancement of reactive oxygen species generation from polymorphonuclear leukocytes: modulatory effect of nitric oxide. *J Leukoc Biol*. 2004;75(6):1070–1078.

47. Carr AC, Maggini, S. Vitamin C and immune function. *Nutrients*. 2017;9(11):1211.

48. Huijskens MJ, Walczak M, Koller N, et al. Technical advance: ascorbic acid induces development of double-positive T cells from human hematopoietic stem cells in the absence of stromal cells. *J Leukoc Biol*. 2014;96:1165–1175.

49. Manning J, Mitchell B, Appadurai DA, et al. Vitamin C promotes maturation of T-cells. *Antioxid Redox Signal*. 2013;19(17):2054–2067.

50. Hemilä H, Louhiala P. Vitamin C for preventing and treating pneumonia. *Cochrane Database Syst Rev*. 2013, 8: CD005532. doi: 10.1002/14651858.CD005532.pub3

51. Hunt C, Chakravorty NK, Annan G, et al. The clinical effects of vitamin C supplementation in elderly hospitalised patients with acute respiratory infections. *Int J Vitam Nutr Res*. 1994;64(3):212–219.

52. Ran L, Zhao W, Wang J, et al. Extra dose of vitamin C based on a daily supplementation shortens the common cold: a meta-analysis of 9 randomized controlled trials. *Biomed Res Int*. 2018.

53. Stephensen CB. Vitamin A, infection, and immune function. *Annu Rev Nutr*. 2001;21(2):167–192.

54. Friis H, Ndhlovu P, Kaondera K, et al. Serum concentration of micronutrients in relation to schistosomiasis and indicators of infection: a cross-sectional study among rural Zimbabwean schoolchildren. *Eur J Clin Nutr*. 1996;50(6):386–391.

55. Das BS, Thurnham DI, Das DB. Plasma alpha-tocopherol, retinol, and carotenoids in children with falciparum malaria. *Am J Clin Nutr*. 1996;64(1):94–100.

56. Semba RD. Impact of vitamin A on immunity and infection in developing countries. In: Bendich A, Deckelbaum RJ, eds. *Preventive nutrition: the comprehensive guide for health professionals*, 2nd ed. Totowa, NJ: Humana Press, 1997:329–346.

57. Axelrod AE. Immune processes in vitamin deficiency states. *Am J Clin Nutr*. 1971;24(2):265–271

58. Willis-Carr JI, St Pierre RL. Effects of vitamin B6 deficiency on thymic epithelial cells and T lymphocyte differentiation. *J Immunol*. 1978;120(4):1153–1159.

59. Ha C, Miller LT, Kerkvliet NI. The effect of vitamin B6 deficiency on cytotoxic immune responses of T cells, antibodies, and natural killer cells, and phagocytosis by macrophages. *Cell Immunol*. 1984;85(2):318–329.

60. Cheng CH, Chang SJ, Lee BJ, et al. Vitamin B6 supplementation increases immune responses in critically ill patients. *Eur J Clin Nutr*. 2006;60(10):1207–1213.

61. Paniz C, Bertinato JF, Lucena MR, et al. A daily dose of 5 mg folic acid for 90 days is associated with increased serum unmetabolized folic acid and reduced natural killer cell cytotoxicity in healthy Brazilian adults. *J Nutr*. 2017;147(9):1677–1685.

62. Tamura J, Kubota K, Murakami H, et al. Immunomodulation by vitamin B12: augmentation of CD8+ T lymphocytes and natural killer (NK) cell activity in vitamin B12-deficient

patients by methyl-B12 treatment. *Clin Exp Immunol*. 1999;116(1):28–32.

63. Poudel-Tandukar K, Chandyo RK. Dietary B vitamins and serum C-reactive protein in persons with human immunodeficiency virus infection: the Positive Living with HIV (POLH) study. *Food Nutr Bull*. 2016;37(4):517–528.

64. Meydani SN, Beharka AA. Recent developments in vitamin E and immune response. *Nutr Rev*. 1998;56(1):S49–S58.

65. Beharka A, Redican S, Leka L, et al. Vitamin E status and immune function. *Methods Enzymol*. 1997;282:247–263.

66. Meydani SN, Meydani M, Blumberg JB, et al. Vitamin E supplementation and in vivo immune response in healthy elderly subjects. A randomized controlled trial. *JAMA*. 1997;277(17):1380–1386.

67. Lonn E, Bosch J, Yusuf S, et al. Effects of long-term vitamin E supplementation on cardiovascular events and cancer: a randomized controlled trial. *JAMA*. 2005;293(11):1338–1347. doi:10.1001/jama.293.11.1338

68. Dietary supplementation with n-3 polyunsaturated fatty acids and vitamin E after myocardial infarction: results of the GISSI-Prevenzione trial. Gruppo Italiano per lo Studio della Sopravvivenza nell'Infarto miocardico. *Lancet*. 1999;354(9177):447–455.

69. The Alpha-Tocopherol Beta Carotene Cancer Prevention Study Group. The effect of vitamin E and beta carotene on the incidence of lung cancer and other cancers in male smokers. *N Engl J Med*. 1994;330(15):1029–1035. doi:10.1056/NEJM199404143301501

70. Harbige LS. Fatty acids, the immune response, and autoimmunity: a question of n-6 essentiality and the balance between n-6 and n-3. *Lipids*. 2003;38(4):323–341.

71. Autier P, Gandini S. Vitamin D supplementation and total mortality: a meta-analysis of randomized controlled trials. *Arch Intern Med*. 2007;167(16):1730–1737. doi:10.1001/archinte.167.16.1730

72. Nursyam EW, Amin Z, Rumende CM. The effect of vitamin D as supplementary treatment in patients with moderately advanced pulmonary tuberculous lesion. *Acta Medica Indonesiana*. 2006;38(1):3–5.

73. Lehouck A, Mathieu C, Carremans C, et al. High doses of vitamin D to reduce exacerbations in chronic obstructive pulmonary disease: a randomized trial. *Ann Intern Med*. 2012;156(2):105–114. doi:10.1059/0003-4819-156-2-201201170-00004

74. Grant WB, Lahore H, McDonnell SL, et al. Evidence that vitamin D supplementation could reduce risk of influenza and COVID-19 infections and deaths. *Nutrients*. 2020;12(4):988.

75. Bergman P, Lindh AU, Bjorkhem-Bergman L, et al. Vitamin D and respiratory tract infections: a systematic review and meta-analysis of randomized controlled trials. *PLoS One*. 2013;8(6):e65835.

76. Wu D, Meydani M, Leka LS, et al. Effect of dietary supplementation with black currant seed oil on the immune response of healthy elderly subjects. *Am J Clin Nutr*. 1999;70(4):536–543.

77. Bonato SJ, Oliveira HH, Nunes EA, et al. Fish oil supplementation improves neutrophil function during cancer chemotherapy. *Lipids*. 2012;47(4):383–389. doi:10.1007/s11745-011-3643-0

78. Meydani SN, Lichtenstein AH, Cornwall S, et al. Immunologic effects of national cholesterol education panel step-2 diets with and without fish-derived N-3 fatty acid enrichment. *J Clin Invest*. 1993;92(1):105–113. doi:10.1172/jci116537

79. Calder PC. N-3 polyunsaturated fatty acids and inflammation: from molecular biology to the clinic. *Lipids*. 2003;38(4):343–352.

80. Saeed F, Nadeem M, Ahmed RS, et al. Studying the impact of nutritional immunology underlying the modulation of immune responses by nutritional compounds—a review. *Food Agric Immunol.* 2016;27(2):205–229.

81. Gromer S, Eubel JK, Lee BL, et al. Human selenoproteins at a glance. *Cell Mol Life Sci.* 2005;62(21):2414–2437.

82. Taylor PR, Li B, Dawsey SM, et al. Prevention of esophageal cancer: the nutrition intervention trials in Linxian, China. Linxian Nutrition Intervention Trials Study Group. *Cancer Res.* 1994;54(7 suppl):2029s–2031s.

83. Stranges S, Marshall JR, Natarajan R, et al. Effects of long-term selenium supplementation on the incidence of type 2 diabetes: a randomized trial. *Ann Intern Med.* 2007;147(4):217–223.

84. Rayman MP. The argument for increasing selenium intake. *Proc Nutr Soc.* 2002;61(2):203–215.

85. Rayman MP. Selenium in cancer prevention: a review of the evidence and mechanism of action. *Proc Nutr Soc.* 2005;64(4):527–542.

86. Neve J. Selenium as a 'nutraceutical': how to conciliate physiological and supra-nutritional effects for an essential trace element. *Curr Opin Clin Nutr Metab Care.* 2002;5(6):659–663. doi:10.1097/01.mco.0000038809.16540.36

87. Brenneisen P, Steinbrenner H, Sies H. Selenium, oxidative stress, and health aspects. *Mol Aspects Med.* 2005;26 (4–5):256–267.

88. Velasquez-Manoff M. *An epidemic of absence: a new way of understanding allergies and autoimmune diseases.* New York, NY: Scribner, 2012.

89. Fujimura KE, Slusher NA, Cabana MD, et al. Role of the gut microbiota in defining human health. *Expert Rev Anti Infect Ther.* 2010;8(4):435–454.

90. Round JL, Mazmanian SK. The gut microbiota shapes intestinal immune responses during health and disease. *Nature Rev Immunol.* 2009;9(5):313–323.

91. Kwon H-K, Lee C-G, So J-S, et al. Generation of regulatory dendritic cells and CD4+Foxp3+ T cells by probiotics administration suppresses immune disorders. *Proc Nat Acad Sci.* 2010;107(5):2159–2164. doi:10.1073/pnas.0904055107

92. Lomax AR, Calder PC. Probiotics, immune function, infection and inflammation: a review of the evidence from studies conducted in humans. *Curr Pharm Des.* 2009;15(13):1428–1518. doi:10.2174/138161209788168155

93. Weizman Z, Asli G, Alsheikh A. Effect of a probiotic infant formula on infections in child care centers: comparison of two probiotic agents. *Pediatrics.* 2005;115(1):5–9. doi:10.1542/peds.2004-1815

94. Alfaleh K, Anabrees J, Bassler D, et al. Probiotics for prevention of necrotizing enterocolitis in preterm infants. *Cochrane Database Syst Rev.* 2011(3):CD005496. doi:10.1002/14651858

95. Klaenhammer TR, Kleerebezem M, Kopp MV, et al. The impact of probiotics and prebiotics on the immune system. *Nat Rev Immunol.* 2012;12(10):728–734.

96. Gibson GR, Hutkins R, Sanders ME, et al. Expert consensus document: The International Scientific Association for Probiotics and Prebiotics (ISAPP) consensus statement on the definition and scope of prebiotics. *Nat Rev Gastroenterol Hepatol.* 2017;14(8):491–502.

97. Parada Venegas D, De la Fuente MK, Landskron G, et al. Short chain fatty acids (SCFAs)-mediated gut epithelial and immune regulation and its relevance for inflammatory bowel diseases. *Front Immunol.* 2019;10:277.

98. Tan J, McKenzie C, Potamitis M, et al. The role of short-chain fatty acids in health and disease. *Adv Immunol.* 2014;121:91–119.

99. Carlson JL, Erickson JM, Lloyd BB, et al. Health effects and sources of prebiotic dietary fiber. *Curr Dev Nutr.* 2018;2(3):nzy005.

100. Gleeson M, Bishop NC, Stensel DJ, et al. The anti-inflammatory effects of exercise: mechanisms and implications for the prevention and treatment of disease. *Nat Rev Immunol.* 2011;11(9):607–615.

101. Hojman P, Gehl J, Christensen JF, et al. Molecular mechanisms linking exercise to cancer prevention and treatment. *Cell Metabol.* 2018;27(1):10–21.

102. Suzuki K. Chronic inflammation as an immunological abnormality and effectiveness of exercise. *Biomolecules.* 2019;9(6):223.

103. Bruunsgaard H, Hartkopp A, Mohr T, et al. In vivo cell-mediated immunity and vaccination response following prolonged, intense exercise. *Med Sci Sports Exerc.* 1997;29(9):1176–1181.

104. Harper Smith AD, Coakley SL, Ward MD, et al. Exercise-induce d stress inhibits both the induction and elicitation phases of in vivo T-cell mediated immune responses in humans. *Brain Behav Immun.* 2011;25(6):1136–1142.

105. Peake JM, Neubauer O, Walsh NP, et al. Recovery of the immune system after exercise. *J Appl Physiol.* 2017;122(5):1077–1087.

106. Walsh NP, Gleeson M, Shephard RJ, et al. Position statement. Part one: immune function and exercise. *Exerc Immunol Rev.* 2011;17:6–63.

107. Kelly D, Coutts AG. Early nutrition and the development of immune function in the neonate. *Proc Nutr Soc.* 2000;59(2):177–185.

108. Lesourd BM. Nutrition and immunity in the elderly: modification of immune responses with nutritional treatments. *Am J Clin Nutr.* 1997;66(2):478S–484S.

109. Walsek C, Zafonte M, Bowers JM. Nutritional issues and HIV/AIDS: assessment and treatment strategies. *J Assoc Nurses AIDS Care.* 1997;8(6):71–80.

110. Corcoran C, Grinspoon S. Treatments for wasting in patients with the acquired immunodeficiency syndrome. *N Engl J Med.* 1999;340(22):1740–50. doi:10.1056/nejm199906033402207

111. Siegfried N, Irlam JH, Visser ME, et al. Micronutrient supplementation in pregnant women with HIV infection. *Cochrane Database Syst Rev.* 2012;3:CD009755. doi:10.1002/14651858.cd009755

112. Visser ME, Durao S, Sinclair D, et al. Micronutrient supplementation in adults with HIV infection. *Cochrane Database Syst Rev.* 2017 May 18;5(5):CD003650. doi:10.1002/14651858.CD003650

113. Isanaka S, Mugusi F, Hawkins C, et al. Effect of high-dose vs standard-dose multivitamin supplementation at the initiation of HAART on HIV disease progression and mortality in Tanzania: a randomized controlled trial. *JAMA.* 2012;308(15):1535–1544. doi:10.1001/jama.2012.13083

114. Duggan C, Manji KP, Kupka R, et al. Multiple micronutrient supplementation in Tanzanian infants born to HIV-infected mothers: a randomized, double-blind, placebo-controlled clinical trial. *Am J Clin Nutr.* 2012;96(6):1437–1446. doi:10.3945/ajcn.112.044263

115. Baum MK, Lai S, Sales S, et al. Randomized, controlled clinical trial of zinc supplementation to prevent immunological failure in HIV-infected adults. *Clin Infect Dis.* 2010;50(12):1653–1660.

116. Overton E, Yin M. The rapidly evolving research on vitamin D among HIV-infected populations. *Curr Infect Dis Rep.* 2011;13(1):83–93. doi:10.1007/s11908-010-0144-x

117. Finkelstein JL. Maternal vitamin D status and child morbidity, anemia, and growth in human immunodeficiency virus-exposed children in Tanzania. *Pediatr Infect Dis J.* 2012;31(2):171.

118. Abrams DI. Potential interventions for HIV/AIDS wasting: an overview. *J Acquir Immune Defic Syndr.* 2000;25(suppl 1):S74–S80.

119. Roubenoff R. Acquired immunodeficiency syndrome wasting, functional performance, and quality of life. *Am J Manag Care.* 2000;6(9):1003–1016.

120. Steinhart CR. HIV-associated wasting in the era of HAART: a practice-based approach to diagnosis and treatment. *AIDS Reader.* 2001;11(11):557–560.

121. Fairfield WP, Treat M, Rosenthal DI, et al. Effects of testosterone and exercise on muscle leanness in eugonadal men with AIDS wasting. *J Appl Physiol.* 2001;90(6):2166–2171.

122. Grinspoon S, Corcoran C, Parlman K, et al. Effects of testosterone and progressive resistance training in eugonadal men with AIDS wasting. A randomized, controlled trial. *Ann Intern Med.* 2000;133(5):348–355.

123. Rabeneck L, Palmer A, Knowles JB, et al. A randomized controlled trial evaluating nutrition counseling with or without oral supplementation in malnourished HIV-infected patients. *J Am Diet Assoc.* 1998;98(4):434–438. doi:10.1016/s0002-8223(98)00099-6

124. Stone CA, Kawai K, Kupka R, et al. Role of selenium in HIV infection. *Nutr Rev.* 2010;68(11):671–681. doi:10.1111/j.1753-4887.2010.00337.x

125. Rothan HA, Byrareddy SN. The epidemiology and pathogenesis of coronavirus disease (COVID-19) outbreak. *J Autoimmun.* 2020;109:102433.

126. Bansal, M. Cardiovascular disease and COVID-19. *Diabetes Metab Syndr.* 2020;14:247–250.

127. Kochi AN, Tagliari AP, Forleo GB, et al. Cardiac and arrhythmic complications in patients with COVID-19. *J Cardiovasc Electrophysiol.* 2020;31(5):1003–1008.

128. Zhou F, Yu T, Du R, et al. Clinical course and risk factors for mortality of adult inpatients with COVID-19 in Wuhan, China: a retrospective cohort study. *Lancet.* 2020;395:1054–1062.

129. Xie P, MaW, Tang H, et al. Severe COVID-19: a review of recent progress with a look toward the future. *Front Public Health.* 2020;8:189.

130. Katz DL, Calder P, Levitt J et al. (April 15, 2020). Diet and immunity: fact and fiction [Webinar]. DietID. https://www.dietid.com/foodtruthswebinar/#immunity

131. Ilie PC, Stefanescu S, Smith L. The role of vitamin D in the prevention of coronavirus disease 2019 infection and mortality. *Aging Clin Exp Res.* 2020;32:1–4. doi:10.1007/s40520-020-01570-8

132. Raharusun P, Priambada S, Budiarti C, et al. Patterns of COVID-19 mortality and vitamin D: an Indonesian study. *SSRN.* 2020;3585561.

133. Aucoin M, Cooley K, Saunders PR et al. The effect of quercetin on the prevention or treatment of COVID-19 and other respiratory tract infections in humans: a rapid review. *Adv Integr Med.* 2020. 7(4). doi:10.1016/j.aimed.2020.07.007

📰 LECTURAS RECOMENDADAS

Ahluwalia N. Aging, nutrition and immune function. *J Nutr Health Aging.* 2004;8:2–6.

Brandhorst S, Longo VD. Protein Quantity and Source, Fasting-Mimicking Diets, and Longevity. *Adv Nutr.* 2019 Nov 1;10 (Suppl_4):S340–S350. doi:10.1093/advances/nmz079. PMID: 31728501; PMCID: PMC6855936.

Calder PC. Immunoregulatory and anti-inflammatory effects of n-3 polyunsaturated fatty acids. *Braz J Med Biol Res.* 1998;31:467–490.

Fernandes G, Jolly CA, Lawrence RA. Nutrition and the immune system. In: Shils ME, Shike M, Ross AC, et al., eds. *Modern nutrition in health and disease,* 10th ed. Philadelphia, PA: Lippincott Williams & Wilkins, 2006:670–684.

Hills RD Jr, Pontefract BA, Mishcon HR, Black CA, Sutton SC, Theberge CR. Gut microbiome: profound implications for diet and disease. *Nutrients.* 2019 Jul 16;11(7):1613. doi:10.3390/nu11071613. PMID: 31315227; PMCID: PMC6682904.

Levy J. Immunonutrition: the pediatric experience. *Nutrition.* 1998;14:641.

Lopez-Varela S, Gonzalez-Gross M, Marcos A. Functional foods and the immune system: a review. *Eur J Clin Nutr.* 2002;56:s29–s33.

Maggini S, Pierre A, Calder PC. Immune function and micronutrient requirements change over the life course. *Nutrients.* 2018 Oct 17;10(10):1531. doi:10.3390/nu10101531. PMID: 30336639; PMCID: PMC6212925.

Marcos A, Nova E, Montero A. Changes in the immune system are conditioned by nutrition. *Eur J Clin Nutr.* 2003;57:S66–S69.

Thies F, Miles EA, Nebe-von-Caron G, et al. Influence of dietary supplementation with long-chain n-3 or n-6 polyunsaturated fatty acids on blood inflammatory cell populations and functions and on plasma soluble adhesion molecules in healthy adults. *Lipids.* 2001;36:1183–1193.

Wintergerst ES, Maggini S, Hornig DH. Immune-enhancing role of vitamin C and zinc and effect on clinical conditions. *Ann Nutr Metab.* 2006;50:85–94.

Zabetakis I, Lordan R, Norton C, Tsoupras A. COVID-19: the inflammation link and the role of nutrition in potential mitigation. *Nutrients.* 2020 May 19;12(5):1466. doi:10.3390/nu12051466. PMID: 32438620; PMCID: PMC7284818.

Capítulo 12

Alimentación y cáncer

Lise Alschuler

▨ INTRODUCCIÓN

El vínculo entre alimentación y cáncer, respaldado por estudios *in vitro*, en animales y epidemiológicos, es convincente. No obstante, se carece en gran parte de estudios experimentales decisivos, debido a la evolución prolongada de la carcinogénesis y a la falta de marcadores indirectos confiables en la mayoría de los casos. Una excepción son los estudios en poblaciones con carencias nutricionales bien definidas que aumentan el riesgo de cánceres específicos, en los que la administración de suplementos puede reducir drásticamente el riesgo; el estudio *LINXIAN* en la China rural es digno de mención en este sentido (1,2). La mayoría de las revisiones sobre la alimentación y el cáncer citan el trabajo de Doll y Peto (3), y sugieren que un tercio o más de todos los cánceres están relacionados con factores nutricionales y son potencialmente prevenibles por medios nutricionales. Los factores alimentarios pueden influir en el inicio, la promoción y la progresión del cáncer a través de los efectos directos sobre el ADN y el microambiente tumoral (4), y a través de los efectos indirectos sobre la función inmunitaria (v. cap. 11) y la vitalidad general (v. cap. 45).

Al igual que en el caso de la aterogénesis, el proceso de carcinogénesis puede verse afectado tanto favorable como desfavorablemente por micronutrimentos y macronutrimentos. Su inicio se ve propiciado por la exposición a mutágenos, incluidos los compuestos nutritivos, y promovido por la alteración de los tejidos (5) caracterizada por los rasgos distintivos del cáncer (6) (señalización de proliferación sostenida, evasión de la supresión del crecimiento, apoptosis defectuosa, inmortalidad celular, inducción de la angiogénesis, activación de la invasión y la metástasis, inestabilidad genómica, inflamación, alteración del metabolismo energético y evasión inmunitaria) (**fig. 12-1**). Los rasgos distintivos de la carcinogénesis, que culminan en la promoción y la progresión del cáncer, parecen estar más significativamente asociados a la ingesta de macronutrimentos y a la salud en general, que a compuestos nutritivos específicos, aunque la influencia combinada de ciertos grupos de nutrimentos, como los antioxidantes, los flavonoides y los ácidos grasos esenciales, pueden ser considerables. Entre los procarcinógenos presentes en la alimentación se encuentran las aminas heterocíclicas (HCA, *heterocyclic amine*) y los hidrocarburos aromáticos policíclicos (HAP) que se producen por pirólisis (es decir, por carbonización); la acrilamida que se forma cuando los alimentos con almidón se cocinan a alta temperatura (7); las nitrosaminas que se utilizan o se producen en el curado de las carnes; los contaminantes naturales, como la aflatoxina B-1; las sustancias químicas presentes de forma natural en las plantas; y las sustancias químicas añadidas al suministro de alimentos como resultado de las prácticas agrícolas y la manipulación de los alimentos.

Aunque todos ellos tienen una importancia potencial, en general se considera que el efecto neto de los compuestos carcinógenos en los alimentos es pequeño en relación con los efectos de los hábitos alimentarios en la salud general y su profunda influencia en el riesgo de cáncer. Esta afirmación se pone de manifiesto por la presencia de mutágenos naturales en muchos alimentos vegetales, y por la intensa y constante asociación inversa entre el consumo de tales alimentos y el riesgo de cáncer. También es relevante el tema de la contaminación química de los alimentos; por ejemplo, existe una preocupación generalizada de que los residuos de plaguicidas en los productos, puedan ser a veces cancerígenos (8). En tal caso, existen abundantes datos procedentes en gran medida de ensayos observacionales que sugieren que los beneficios de una alimentación generalmente nutritiva superan

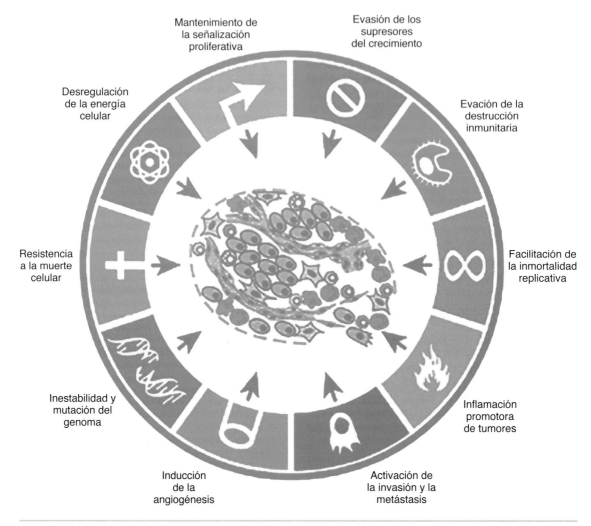

FIGURA 12-1 Rasgos distintivos del cáncer definidos por Hanahan y Weinberg (3). (Reproducido con autorización de Hanahan D, Weinberg RA. Hallmarks of cancer: the next generation. *Cell.* 2011;144(5):646-674. Copyright © Elsevier).

claramente cualquier efecto nocivo de tales residuos en alimentos por lo demás saludables. No obstante, el beneficio potencial de elegir alternativas orgánicas, especialmente en ciertos grupos de alimentos (9), merece considerarse y estudiarse.

Si bien se ha demostrado la mutagenicidad de la mayoría de los compuestos mencionados anteriormente, no existen, por supuesto, estudios de intervención que demuestren la carcinogenicidad directamente en humanos. Los estudios epidemiológicos apoyan una asociación entre la ingesta excesiva de grasas saturadas y la incidencia de cáncer en diversas localizaciones; se ha implicado también el exceso relativo de grasas poliinsaturadas *n*-6. La bibliografía que relaciona las grasas *trans* con el riesgo de cáncer

es limitada, pero sugiere una posible asociación especialmente importante (10,11). En general, el equilibrio en la ingesta de grasas puede ser un determinante importante del riesgo de cáncer (*v.* caps. 2, 7 y 45), al igual que el equilibrio entre las grasas y otros macronutrimentos. El contenido de hidratos de carbono puede ser especialmente preocupante, ya que los hidratos de carbono de alta carga glucémica pueden aumentar el riesgo de cáncer (12-20), posiblemente mediado por la insulina y los factores de crecimiento similares a la insulina. (21-26).

Además, la alimentación puede conducir indirectamente al cáncer por contribuir a la obesidad, que está asociada de forma consistente e intensa al riesgo de casi todos los cánceres, y es particularmente importante en el cáncer de mama y de próstata (27). Se han sugerido asociaciones con la incidencia del cáncer tanto del exceso de proteínas alimentarias de origen animal como de la ingesta excesiva de azúcares simples. Además, el consumo de alimentos ultra-procesados se asocia a un mayor riesgo de cáncer, de modo que por cada 10 % de aumento del consumo de estos alimentos, el riesgo de cáncer aumenta un 12 % (28). Los datos más convincentes sobre el potencial de la alimentación para combatir el cáncer apoyan una ingesta total elevada de frutas y verduras.

El creciente interés del público por los alimentos orgánicos, aparentemente motivado por la preocupación por la salud personal y planetaria, aunque es una tendencia bienvenida, tiene el potencial de exagerar los peligros de los residuos químicos en los productos. El beneficio neto de una mayor ingesta de frutas y verduras no se limita únicamente a los productos ecológicos.

Por tanto, cualquier daño asociado a los residuos químicos en los alimentos vegetales parece ser superado por los beneficios de la ingesta de productos, como se señaló anteriormente. Datos recientes reafirman que la ingesta predominante de frutas y verduras en Estados Unidos está muy por debajo de los niveles recomendados (29,30).

Datos menos extensos sugieren que la restricción energética puede reducir el riesgo de cáncer, ya sea directa o indirectamente a través de los efectos sobre la grasa corporal y la resistencia a la insulina (31). Por el contrario, el sobrepeso y la obesidad se asocian de forma convincente a un mayor riesgo de cáncer (32), un peor pronóstico y una mayor morbilidad relacionada con este (33). Se cree que la fibra alimentaria y diversos micronutrimentos que se analizarán más adelante reducen el riesgo de cáncer. Se cree que los nutrimentos con propiedades antioxidantes son especialmente importantes en la prevención del cáncer, porque neutralizan el potencial carcinógeno de los radicales libres ingeridos o generados por el metabolismo, la inflamación y la exposición a la radiación.

Sin embargo, los esfuerzos por aislar los «ingredientes activos» de los alimentos y los regímenes alimentarios que combaten el cáncer han sido muy decepcionantes hasta la fecha. Actualmente, se desconoce si esto se debe a errores en la dosificación y/o en la elección del compuesto, o a que sus efectos son diferentes si se consumen en su forma natural en los alimentos o aislados en suplementos.

En la práctica clínica, se pueden realizar recomendaciones alimentarias basadas en la evidencia disponible para reducir tanto el riesgo agregado de cáncer como el de cánceres específicos. Se indican recomendaciones alimentarias para la prevención secundaria. En general, las recomendaciones alimentarias para la prevención del cáncer coinciden del todo con las recomendaciones para la promoción de la salud (v. cap. 45) y son sustancialmente congruentes con las de la recuperación del cáncer (34). En las áreas en las que las recomendaciones alimentarias para la prevención del cáncer descansan en evidencia leve o no concluyente, otras fuentes de evidencia más sólidas apoyan sistemáticamente recomendaciones muy similares.

Puesto que el cáncer clínicamente manifiesto es siempre un proceso catabólico, el apoyo nutricional es importante en el tratamiento y la prevención terciaria. La desnutrición acompaña muy a menudo al cáncer y su tratamiento, y tiene el potencial de impedir la recuperación y perjudicar la capacidad funcional. Las estrategias para promover y preservar la masa corporal magra durante el tratamiento del cáncer merecen sin duda una mayor atención de la que han recibido hasta la fecha (35-37). Un estudio limitado sobre los aminoácidos de cadena ramificada sugiere que ciertas combinaciones proporcionadas como suplemento alimentario pueden mejorar significativamente las reservas de masa corporal magra y la recuperación del cáncer (38-41). Además, dado el papel subyacente de la inflamación en la caquexia, merece la pena considerar la suplementación con ácidos grasos ω-3 antiinflamatorios (42).

▨ VISIÓN GENERAL

Alimentación

El cáncer como categoría patológica es diverso y complejo, al igual que las publicaciones que abordan la carcinogénesis y su eliminación a través de la alimentación. Se han realizado numerosos intentos de revisar y resumir la literatura pertinente (3,43-60), pero ninguno es realmente concluyente.

Aunque la identificación de los factores causales específicos de la alimentación sigue siendo difícil, los datos epidemiológicos demuestran una clara asociación entre los patrones alimentarios y el riesgo de cáncer (61-64). La falta de factores de riesgo de cáncer fácilmente medibles y modificables hace que el estudio de la carcinogénesis humana sea extremadamente difícil. La heterogeneidad genómica, epigenómica y fisiológica de cada neoplasia complica la evaluación de los factores nutricionales con respecto al desarrollo y el crecimiento del tumor. El conocimiento sobre los marcadores sustitutos del riesgo de cáncer está mejorando, pero no son comparables a los que se utilizan habitualmente para evaluar los efectos cardioprotectores de las intervenciones en el estilo de vida (v. cap. 7). Las intervenciones prospectivas todavía deben basarse en el cáncer real o en las displasias/neoplasias precancerosas como criterios de valoración. Por necesidad, estas intervenciones son prolongadas, duraderas y, a menudo, caras. Además, el estudio de la prevención del cáncer por medios alimentarios puede obviarse al evaluar a individuos en los que los signos de aumento del riesgo o daño son ya evidentes, si el beneficio de la alimentación está relacionado con el inicio y las primeras etapas del proceso. Para complicar aún más la relación entre alimentación y cáncer, prevalece la opinión de que el cáncer es un riesgo sin umbral. Establecer una relación dosis-respuesta entre cualquier factor alimentario aislado y el cáncer puede resultar desalentador.

A pesar de la complejidad de la epidemiología del cáncer y de la nutrición, existe una considerable uniformidad en las recomendaciones publicadas para la prevención del cáncer por medios alimentarios. Tal y como resume la American Cancer Society, las directrices actuales para la prevención del cáncer a través de la alimentación incluyen el logro y mantenimiento de un peso saludable, una ingesta abundante de verduras y frutas, y una abundancia relativa de otros alimentos de origen vegetal como los cereales y los granos; actividad física regular y limitación del consumo de alcohol (65,66). Estas recomendaciones son, en general, coherentes con las de la prevención de las cardiopatías y la diabetes, y han inspirado un esfuerzo conjunto de la American Cancer Society, la American Heart Association y la American Diabetes Association para promover el mismo patrón básico de cambio de estilo de vida saludable (67).

Los datos que apoyan estas recomendaciones proceden principalmente de estudios observacionales y retrospectivos, y tienen una fuerza variable en relación con cánceres específicos y aspectos concretos de la alimentación (43). Se está desarrollando una comprensión mecanicista de los nutrimentos en la prevención del cáncer que debería guiar los estudios y las recomendaciones futuros.

Alimentación y neoplasias específicas

Cáncer de colon

El cáncer de colon es la principal causa de muerte en Estados Unidos, y se cree que la alimentación y la obesidad son potentes determinantes del riesgo de este tipo de cáncer (68-70). Se calcula que la alimentación y la nutrición explican entre el 30 % y el 50 % de la incidencia mundial del cáncer colorrectal (71). Se ha establecido una asociación inversa entre la ingesta de fibra alimentaria y el riesgo de este tipo de cáncer (50,72,73). Sin embargo, la ingesta elevada de fibra no tiene efecto alguno sobre la recurrencia de adenomas colónicos (crecimiento precanceroso) (74). Esto sugiere que el mayor impacto de un alto conte-

nido de fibra es en la prevención primaria, apoyado por el hallazgo de que la ingesta de judías con alto contenido de fibra se asocia a un menor riesgo de adenomas de colon (75), y de que ingesta abundante de frutas y verduras se asocia a un menor riesgo (aunque no se sabe hasta qué punto esto se debe a la fibra o a otros nutrimentos).

Se cree que una ingesta elevada de fibra reduce el riesgo por cualquiera de varios mecanismos posibles, como la dilución de los mutágenos, la reducción del tiempo de tránsito gastrointestinal, la alteración del pH, y la alteración de la flora intestinal y el microbioma (76,77). En el estudio prospectivo de cohortes escandinavo HELGA, en el que se evaluó a 108 081 personas, se detectó que la fibra procedente de derivados de cereales puede desempeñar un papel especialmente importante en la prevención del cáncer de colon (78). En otro estudio se observó que el cumplimiento de una alimentación baja en grasas y rica en fibra se asocia, de hecho, a un menor riesgo de recurrencia de adenomas (79).

Además, los datos del *Iowa Women's Health Study*, obtenidos de forma prospectiva durante un período de 5 años, constataron una asociación inversa entre el consumo de verduras y fibra y el riesgo de cáncer de colon, aunque las asociaciones no fueron estadísticamente significativas. El efecto protector del ajo se confirmó en un metaanálisis realizado en 2020 sobre 11 estudios epidemiológicos, que constataron que una mayor ingesta de ajo confería una reducción del 29 % en el riesgo de cáncer colorrectal (80).

Los estudios negativos sobre la fibra y la reaparición de pólipos de colon han planteado dudas sobre el potencial de la fibra alimentaria para reducir el riesgo de cáncer de colon en personas de alto riesgo. En uno de estos estudios (81), personas con antecedentes de pólipos de colon fueron asignadas aleatoriamente a recibir asesoramiento que propiciara una ingesta elevada de fibra alimentaria o a un grupo de control. La tasa de desarrollo de pólipos recurrentes no difirió entre los grupos.

En el segundo (82), más de 1 000 personas con pólipos de colon fueron asignados aleatoriamente a recibir cada día suplementos ricos (13.5 g) o bajos (2 g) en fibra de salvado de trigo. Una vez más, no se observaron diferencias en la tasa de reaparición de pólipos entre los grupos. En un editorial de *Byers* (83) se concluyó acertadamente que estos estudios, aunque sugieren la ausencia de beneficios a corto plazo de la fibra en la prevención de la reaparición de pólipos, proporcionan poca información sobre su papel en la prevención del cáncer de colon. En particular, la larga latencia del cáncer y la separación de su patogenia en el inicio, la promoción y la expresión plantean la posibilidad de que, para ejercer una influencia significativa, las medidas preventivas deban producirse años antes de que se desarrollen las características clínicas. Es probable que la lesión de las células epiteliales del colon se haya producido años antes en los participantes de los estudios (es decir, mucho antes de que aparecieran los pólipos). Por tanto, no se puede deducir que estos estudios ofrezcan información significativa sobre el impacto de la variación de la ingesta de fibra a lo largo de la vida en el riesgo de sufrir cáncer de colon (83). Aunque son estimulantes, estos estudios a corto plazo no refutan el peso de la evidencia que sugiere un beneficio del consumo elevado de fibra durante toda la vida.

En el estudio *European Prospective Investigation of Cancer and Nutrition* (EPIC) se sugiere una reducción aproximada del 9 % en el riesgo de cáncer colorrectal por cada quintil de aumento en la ingesta total de fibra alimentaria (84). En un análisis de siete estudios de cohortes se sugirió que las incoherencias en estudios previos que evaluaron la asociación inversa entre la ingesta de fibra y el riesgo de cáncer colorrectal pueden explicarse por las diferencias metodológicas entre todos ellos. (85). No obstante, los estudios plantean importantes cuestiones sobre el momento, la fiabilidad y la magnitud del beneficio preventivo de la fibra a lo largo de la vida.

La evidencia negativa generada por estos ensayos no debe exagerarse ni descartarse. Tal vez la fibra alimentaria ofrezca protección contra el cáncer de colon solo al preservar la salud de un colon no lesionado, pero no proporciona protección alguna contra los pólipos o el cáncer una vez que se han acumulado las lesiones relacionadas con la alimentación y las presiones luminales. Se necesitarán más estudios para poder confirmar esas determinaciones.

En una aplicación innovadora del análisis factorial, Slattery y cols. (86) compararon a casi 2 000 casos de cáncer de colon con 2 400 controles. Detectaron que una alimentación de estilo «occidental» (con un alto consumo de grasas, colesterol y proteínas, y un elevado índice de masa corporal [IMC]) se asociaba a un riesgo de cáncer significativamente mayor en comparación con otros patrones alimentarios. Estos datos coinciden con los de la mayor parte de los demás estudios, pero son novedosos en el sentido que proporcionan una evaluación de las asociaciones con los hábitos alimentarios generales (87).

En el grupo de alimentación del estudio *Women's Health Initiative*, casi 50 000 mujeres posmenopáusicas fueron asignadas aleatoriamente a seguir una dieta reducida en grasas con abundante consumo de frutas y verduras, o a un grupo de control al que se le proporcionó información sobre las pautas alimentarias actuales. Tras 8 años de seguimiento, las tasas de cáncer de colon no difirieron entre los grupos (88).

Sin embargo, si lo hicieron, aunque mínimamente, los hábitos alimentarios, y el consejo de restringir de manera indiscriminada todas las variedades de grasa contradice la opinión mayoritaria actual. Así, el estudio ha sido criticado por sus fallos metodológicos y, en general, no se considera que refute otros datos relativos a los efectos protectores de las frutas y las verduras, o de la restricción selectiva de grasa.

En un metaanálisis realizado en 2020 sobre 13 estudios prospectivos de cohortes se observó que una mayor adhesión a una alimentación de estilo mediterráneo, repleta de frutas, verduras, cereales integrales, frutos secos, semillas, aceite de oliva, pescado, y un mínimo de alimentos procesados y refinados, se asocia a una reducción del 10 % en la incidencia de cáncer colorrectal (89).

En general, las recomendaciones respaldadas por el peso de la evidencia disponible incluyen una alimentación rica en verduras y otros alimentos de origen vegetal, y siguen apoyando un alto consumo de fibra insoluble procedente de cereales integrales, frijoles y lentejas, junto con verduras y frutas. Un patrón alimentario prudente, esencialmente una alimentación que haga hincapié en las verduras, las frutas y los alimentos no procesados, se asocia a un menor riesgo de cáncer de colon, mientras que un patrón alimentario occidental (rico en carne y alimentos procesados) se asocia a un mayor riesgo. Una revisión sistemática y un metaanálisis realizados en 2020 detectaron que la alimentación con predominio de vegetales se asociaba a una reducción del riesgo del 19 % (riesgo relativo [RR] 0.81; intervalo de confianza [IC] del 95 %: 0.73, 0.91), mientras que el patrón alimentario occidental se asociaba a un riesgo mayor del 25 % (RR 1.25; IC del 95 %: 1.11, 1.40) (90).

El consumo de carne roja (al menos criada de forma convencional y de granjas industriales) y, en particular, de la carne procesada debe ser moderado. El consumo de alcohol debe mantenerse en niveles moderados. La inclusión de productos lácteos puede resultar especialmente beneficiosa. Hasta la fecha, no hay datos definitivos que respalden los suplementos de micronutrimentos como una estrategia específica para prevenir el cáncer de colon, aunque se puede argumentar a favor del calcio, la vitamina D, el folato, el licopeno, los probióticos y la glutamina (v. caps. 4 y 18).

Aunque los estudios observacionales han demostrado una asociación positiva entre el consumo elevado de carnes rojas y procesadas y el cáncer de colon, existe una inconsistencia significativa entre los estudios, probablemente un artefacto de la heterogeneidad de los regímenes alimentarios estudiados, así como los problemas que presentan las variables de confusión en los estudios observacionales (91). Los datos prospectivos del *Nurses' Health Study* constatan una asociación entre el consumo de grasas animales y el riesgo de cáncer de colon (92).

Los metaanálisis han permitido constatar que los individuos con un consumo elevado de carnes curadas y carnes rojas tienen un mayor riesgo de cáncer colorrectal, sin que exista una asociación entre las carnes bajas en grasa, específicamente el pescado y las aves sin piel, y el riesgo de cáncer de colon (93) De todos los tipos de carne que se consumen, los datos sugieren que la carne roja procesada es la que más relación tiene con el cáncer, posiblemente porque la carne cocinada a altas temperaturas puede formar compuestos cancerígenos como los HAP y los HCA. En un estudio observacional reciente de más de 120 000 individuos, se detectó que un aumento diario de 85 g de carne roja se asociaba a un riesgo de 10 % mayor de mortalidad por cáncer (94).

La carne de vacuno alimentada con pasto tiene una composición de grasa diferente a la de la carne de vacuno «convencional» criada en granjas industriales, y esta diferencia podría ser significativa para el riesgo de cáncer en general y de cáncer de colon (95). La carne de vacuno alimentada con pasto tiene un mayor contenido de ácidos grasos poliinsaturados (PUFA) ω-3, que pueden ser protectores, y un menor contenido de PUFA ω-6, que pueden ser perjudiciales (96).

Además, la grasa de vacuno procedente de vacas criadas con hierba (la alimentación natural de la vaca) es muy diferente a la grasa de vacuno procedente de vacas criadas en granjas industriales con cereales, despojos y diversos productos químicos industriales. Existe un interés por saber cómo los pesticidas, antibióticos y otros promotores del crecimiento almacenados en la grasa de las vacas criadas en granjas industriales podrían repercutir en las enfermedades humanas, pero los datos disponibles hasta ahora (sin tener en cuenta los efectos en la salud por el daño ambiental) son principalmente especulativos.

Un estudio de casos y controles realizado por Neugut y cols. (97) que utilizó como casos a pacientes con pólipos adenomatosos colorrectales demostró un mayor riesgo de cáncer de colon entre los que se encontraban en el cuartil más alto de ingesta de grasas saturadas, consumo de carne roja y grasa alimentaria total. Otros estudios apoyan, además, una asociación entre el consumo elevado de carne roja y el riesgo de cáncer de colon (98,99). Se cree que el consumo elevado de grasa influye en el desarrollo de cáncer de colon a través de los efectos sobre la producción de ácidos biliares y la flora bacteriana (68). El consumo elevado de fibra mostró un intenso efecto protector. El sedentarismo y la obesidad pueden aumentar el riesgo de cáncer de colon, y la actividad física se

asocia a un menor riesgo de cáncer de colon proximal y distal (100).

Los resultados del *Health Professionals Follow-up Study* sugieren una asociación inversa entre la actividad física y el riesgo de cáncer de colon, y una asociación independiente entre el IMC y el mismo riesgo. La asociación fue incluso más sólida para la proporción cintura-cadera que para el IMC, lo que sugiere que la adiposidad y la distribución de la grasa pueden influir en el desarrollo del cáncer de colon (101). Datos de Calle y cols. (23) revelan un aumento del riesgo relativo de muerte por cáncer del 50 % o más en aquellos con un IMC superior a 40, en comparación con los de peso normal. Datos más recientes relacionan cada vez más la obesidad con un mayor riesgo y un mal pronóstico (69).

Las personas obesas tienen un factor de crecimiento insulínico 1 (IGF-1) elevado y citocinas proinflamatorias, que probablemente subyacen a la asociación entre la obesidad y el riesgo de cáncer de colon (102). La hipótesis de que el calcio, la vitamina D y/o los productos lácteos ricos en ambos reducen el riesgo de cáncer de colon es actualmente uno de los temas más estimulantes en este campo (103). En una revisión sistemática y un metaanálisis realizados en 2020, que incluían 15 estudios de cohortes y 14 estudios de casos y controles, se detectó que el consumo de lácteos se asociaba a una reducción del 20 % del riesgo de cáncer colorrectal (104). Esta reducción del riesgo se observó de forma independiente con la ingesta total de leche y también con la ingesta de queso para reducir el riesgo de cáncer de colon proximal. Una posible explicación de la influencia beneficiosa de los lácteos es que son una fuente de vitamina D. Una concentración sérica elevada de 25-hidroxivitamina D se asocia a un menor riesgo de cáncer colorrectal (105).

Otra teoría es que el consumo de lácteos aumenta la concentración en el colon de bacterias acidolácticas, que, a su vez, ejercen acciones antiinflamatorias y activan la destrucción fagocítica de las células malignas (106).

Se cree que la alimentación es uno de los determinantes más potentes del riesgo de cáncer de colon (68). Se piensa que un consumo elevado de grasa influye en el desarrollo del cáncer de colon a través de efectos sobre la producción de ácidos biliares y la flora bacteriana (68). Se cree que una ingesta elevada de fibra reduce el riesgo a través de varios mecanismos posibles, como la dilución de mutágenos, la reducción del tiempo de tránsito gastrointestinal, la modificación del microbioma intestinal y la alteración del pH. El ajo, las judías y los productos lácteos se asocian, de forma independiente, a la reducción del riesgo de cáncer colorrectal.

Cáncer de mama

Los datos que relacionan los factores alimentarios con el riesgo de cáncer de mama, se basan en una combinación de estudios con animales, estudios ecológicos entre poblaciones, estudios retrospectivos dentro de poblaciones, estudios de cohortes observacionales y, en menor medida, estudios de intervención.

La American Cancer Society remienda evitar o limitar la ingesta de alcohol, evitar la obesidad, mantener la actividad física y la ingesta abundante de verduras y frutas como medios para reducir el riesgo de cáncer de mama (107). Los datos son más sólidos en el caso de las verduras y la fibra vegetal, el alcohol y la obesidad, que en otros aspectos de la alimentación.

Un metaanálisis de 2017 de 83 estudios encontró que la adhesión a una dieta mediterránea da lugar a una reducción del 6% en el cáncer de mama, un efecto más significativo con la ingesta de verduras, frutas y cereales (10). La ingesta de fibra alimentaria tiene un efecto singularmente protector, y una mayor ingesta se asocia a una reducción del 5% en el riesgo de cáncer de mama, en comparación con una menor ingesta, en un metaanálisis de 16 estudios prospectivos (108). La fibra de los cereales y la fibra soluble obtuvieron los efectos protectores más intensos.

Kushi y cols. (109) evaluaron la asociación entre la incidencia del cáncer de mama y la ingesta de vitaminas A, C y E, retinol y carotenoides entre más de 34 000 mujeres del *Women's Health Study* de Iowa. No se encontró efecto protector alguno en las mujeres con una ingesta elevada de ninguno de estos nutrimentos.

Se observó un cierto efecto protector en el caso de los suplementos de vitaminas C y A, pero las asociaciones no llegaron a ser significativas. Se obtuvieron resultados similares en el *Nurses' Health Study*, donde la ingesta de vitaminas C y E no mostró asociación alguna al riesgo de cáncer de mama. La ingesta de vitamina A se asoció de forma inversa al riesgo en este estudio (110), un hallazgo respaldado por un metaanálisis (111). Esta relación inversa puede estar mediada por el efecto de la vitamina A en la reducción del estrés oxidativo (112). En un análisis de los datos de un gran estudio de casos y controles en Italia, Mezzetti y cols. (113) sugirieron que la modificación de la ingesta de antioxidantes, el peso corporal, el consumo de alcohol y el nivel de actividad física podría evitar hasta un tercio el cáncer de mama en la población estudiada.

Dorgan y cols. (114) compararon concentraciones séricas de carotenoides, retinol, selenio y α-tocoferol entre 105 casos de cáncer de mama y controles equiparados. Solo el licopeno mostró ser significativamente protector, mientras que la tendencia de la β-crip-toxantina fue favorable, pero no alcanzó significación estadística. El licopeno se encuentra principalmente en tomates, y la β-criptoxantina se encuentra en mandarinas, nectarinas, naranjas, melocotones, papaya y mango.

Las leguminosas, en particular los alimentos a base de soja, se asocian a una reducción del riesgo de cáncer de mama y de su reaparición. En un metaanálisis de 18 estudios, una mayor ingesta de soja se asoció a un 12% de reducción del riesgo de cáncer de mama, en comparación con una menor ingesta (115). El efecto protector es más intenso entre las mujeres premenopáusicas (21% de reducción del riesgo) y para el cáncer de mama sin receptores de estrógenos (29% de reducción del riesgo).

La asociación entre la ingesta de grasa y el riesgo de cáncer de mama es controvertida y compleja. Los estudios realizados en animales y las comparaciones transculturales en humanos sugieren que la grasa total, los ácidos grasos saturados y los PUFA n-6 pueden aumentar el riesgo de cáncer de mama (116), mientras que los PUFA n-3 y, posiblemente, los MUFA disminuyen el riesgo (117-120). En el ensayo controlado y aleatorizado PREDIMED se observó una reducción del 68% del riesgo de cáncer de mama en asociación a una dieta mediterránea complementada con aceite de oliva virgen extra, y una reducción del 41% del riesgo cuando la misma dieta se complementaba con frutos secos (121).

La grasa alimentaria puede tener efectos dispares en las mujeres premenopáusicas y posmenopausicas, de manera que quizá confiera un efecto protector en las primeras y aumente el riesgo de cáncer en las segundas (122). En cambio, en un seguimiento a largo plazo (media de 19.6 años) del ensayo *Women's Health Initiative*, las mujeres posmenopáusicas obesas se beneficiaron de una reducción del 15% en la mortalidad por cáncer de mama asociada a la ingesta de grasa inferior al 20% de la ingesta calórica total (123).

La obesidad es un factor de riesgo, especialmente para el cáncer de mama con receptores de estrógenos en mujeres posmenopáusicas. La obesidad central se asocia a un mayor riesgo de cáncer de mama triple negativo, más frecuente en mujeres premenopáusicas (124). Esto se debe probablemente a anomalías metabólicas e inflamatorias asociadas a la obesidad abdominal.

En un estudio de casos y controles realizado en Italia, se encontró una asociación inversa entre la ingesta de grasas insaturadas y el cáncer de mama, y una asociación positiva para el almidón (119). Entre las mujeres posmenopáusicas diagnosticadas de cáncer de mama con receptores de estrógenos cuyos tumores expresaban receptores de IGF-1, la ingesta estable o aumentada de hidratos de carbono simples dio lugar a aumento en 5.5. veces del riesgo de recurrencia, mientras que la disminución de los hidratos de carbono simples en 27 g diarios redujo a la mitad el mismo riesgo (125). Por tanto, los factores alimentarios que contribuyen al riesgo de cáncer de mama pueden variar según las características de la población, el tipo de cáncer de mama y los hábitos alimentarios predominantes.

Los datos que relacionan el consumo moderado a intenso de alcohol con el riesgo de cáncer de mama han sido bastante consistentes, tal y como se recoge en varios metaanálisis de Smith-Warner y cols. (126), Schatzkin y cols. (127) y Van den Brandt y cols. (128).

Los datos conjuntos sugieren un riesgo relativo de aproximadamente 1.4 entre los bebedores moderados o moderadamente intensos (30) a 60 g de etanol al día (dos a cinco bebidas), en comparación con los no bebedores. El consumo escaso de alcohol (una bebida, o 5-15 g de alcohol al día) se asocia a un ligero (5.9 %) aumento del riesgo relativo de incidencia de cáncer de mama (129). En un seguimiento a largo plazo de más de 12 000 mujeres en el After Breast Cancer Pooling Project (un consorcio de tres ensayos prospectivos), el consumo diario de alcohol no se asoció a un mayor riesgo de recurrencia, excepto en las mujeres que eran posmenopáusicas en el momento del diagnóstico, en las que 6 g o más de alcohol al día se asociaron a un 20 % más de riesgo de recurrencia (130).

Una alimentación rica en frutas, verduras y cereales, con una ingesta escasa o nula de alcohol y sin exceso de carne, grasas saturadas, calorías y obesidad, es coherente con las recomendaciones para la promoción de la salud. La evidencia acumulada sugiere que estas recomendaciones pueden servir para reducir también el riesgo de cáncer de mama (131-133). Un estudio fundamental de 2007 sugiere una mejor supervivencia al cáncer de mama entre las mujeres que son físicamente activas y consumen abundantes verduras y frutas (134). Existe una base de datos en línea que ofrece un resumen de la evidencia de una amplia gama de posibles carcinógenos que podrían contribuir al riesgo de cáncer de mama (8).

Cáncer de pulmón

Como es bien sabido, el tabaco es, con diferencia, el factor de riesgo modificable más importante del cáncer de pulmón. Sin embargo, dado que solo una minoría de fumadores desarrolla cáncer, es probable que haya otras exposiciones importantes, así como una variabilidad en la susceptibilidad genética (135). Hace tiempo que se demostró el efecto protector de la ingesta de frutas y verduras. Los datos de la American Cancer Society indican que la obesidad es un factor de riesgo de cáncer de pulmón (27).

La asociación de la reducción del riesgo de cáncer de pulmón con el consumo de verduras verdes y amarillas sugirió un efecto protector del β-caroteno (135) y de otros carotenoides y flavonoides. Los resultados de estudios clínicos aleatorizados han refutado en gran medida el papel de los suplementos de β-caroteno en la prevención del cáncer. En concreto, con respecto al cáncer de pulmón, hay que destacar dos ensayos clínicos negativos. En el ensayo CARET (ensayo de eficacia de β-caroteno y retinol), los fumadores y los trabajadores expuestos al amianto presentaron un aumento estadísticamente significativo del riesgo tanto de cáncer de pulmón incidente como de mortalidad cuando tomaron suplementos de β-caroteno, en comparación con el placebo (136).

Del mismo modo, la administración de los suplementos se asoció a una mayor incidencia de cáncer de pulmón que el placebo en el *Alpha-Tocopherol, Beta-Carotene (ATBC) Cancer Prevention Study* (137-139). Por el contrario, el consumo de alimentos ricos en flavonoides, como las verduras, el té y el vino, se asocia de forma inversa al riesgo de cáncer de pulmón entre los fumadores (140). Los resultados de un gran estudio de cohortes realizado en Finlandia sugieren que los flavonoides, en particular la quercetina, confieren protección contra el cáncer en general y contra el cáncer de pulmón (141). La principal fuente de flavonoides en la población del estudio fueron las manzanas (142).

Los resultados de este estudio no se vieron relativamente afectados al ajustar la ingesta de vitaminas C y E y β-caroteno. En un estudio reciente hubo poca evidencia de la relación entre las vitaminas del grupo B o la metionina y el riesgo de cáncer de pulmón (143). En general, en la literatura se sugieren efectos protectores contra el cáncer de pulmón de varios nutrimentos antioxidantes (144).

El quintil más bajo del índice glucémico de la alimentación se asocia a una reducción del 51 % del riesgo de cáncer de pulmón, en comparación con el quintil más alto (145). Esta asociación fue más evidente entre los que nunca habían fumado y para el carcinoma de pulmón de células escamosas. Una mayor adhesión a un régimen alimentario antiinflamatorio (ingesta elevada de verduras sin almidón, frutas, frutos secos, cereales, leguminosas y pescado, y una ingesta escasa de carne roja y procesada y de alcohol) se asocia a una reducción del 80 % del riesgo de cáncer de pulmón entre los grandes fumadores (146). En un metaanálisis que incluyó 11 estudios epidemiológicos, 7 estudios de casos y controles y 4 estudios de cohortes, se observó que el consumo de soja estaba inversamente asociado al riesgo de cáncer de pulmón, especialmente en los no fumadores (147). En concreto, el consumo diario de 100 g de tofu podría suponer aproximadamente un tercio menos de casos. En un estudio de casos y controles sobre el cáncer de pulmón entre mujeres no fumadoras, Alavanja y cols. (148) documentaron un aumento del riesgo asociado a la ingesta de carne roja y productos lácteos y, en particular, a la ingesta de grasas totales y saturadas; no se observó ningún efecto protector de las verduras. En conjunto, estos estudios sugieren que los flavonoides y antioxidantes alimentarios ejercen un efecto mitigador de los carcinógenos derivados del cigarrillo. La relación de la ingesta de grasas totales y saturadas con un mayor riesgo de cáncer de pulmón se constató en un amplio análisis conjunto de 10 estudios prospectivos (149). Estas asociaciones positivas fueron más significativas entre los fumadores y para el carcinoma de pulmón de células escamosas y microcítico. Es importante destacar que la ingesta elevada de grasas poliinsaturadas se asoció a una disminución del 8 % del riesgo de cáncer de pulmón. Un estudio de casos y controles entre hombres en Suecia identificó la baja ingesta de verduras y el alto consumo de leche como factores de riesgo de cáncer de pulmón en un grupo mixto de fumadores y no fumadores (150). Un metaanálisis posterior realizado en el Reino Unido sugirió una ventaja de supervivencia global con el consumo de lácteos, limitada no solo al cáncer (151). En una revisión de los estudios sobre los factores de riesgo de cáncer de pulmón entre mujeres no fumadoras en China, los factores alimentarios que se asociaron de forma más consistente a un mayor riesgo fueron la baja ingesta de verduras y frutas, en particular las verduras y frutas ricas en caroteno y vitamina C (152).

Otro estudio de casos y controles realizado en mujeres chinas identificó el consumo frecuente de alimentos fritos como factor de riesgo, y el consumo frecuente de zanahorias como protector (153). Al menos un estudio de casos y controles en China demostró una disminución del riesgo de cáncer de pulmón con el aumento de la ingesta de carne y de verduras entre los hombres de una ciudad minera (154). Los resultados discrepantes con respecto a la carne roja se deben probablemente a las características variables de la población; la carne roja puede ser protectora cuando el consumo es marginal, y puede ser perjudicial cuando tiende a ser excesivo. Otra posibilidad es que haya factores de confusión aún no especificados que expliquen las asociaciones observadas entre el consumo de carne y el cáncer de pulmón.

La suma de los datos disponibles apoya las recomendaciones de consumir una dieta de bajo índice glucémico, con abundancia de frutas y verduras, soja, grasas poliinsaturadas y productos lácteos. Las recomendaciones de limitar la carne son razonables. Las

de consumir algún micronutrimentos en particular no pueden hacerse con confianza (50).

Cáncer de próstata

Existe un gran interés por los factores de riesgo de cáncer de próstata relacionados con la alimentación y el estilo de vida. Los estudios ecológicos y migratorios sugieren que los hábitos alimentarios de los países industrializados, asociados a una ingesta elevada de grasas saturadas y proteínas, y a una ingesta relativamente baja de frutas y verduras, contribuyen a aumentar el riesgo (155). Las directrices del Worl Cancer Research Fund (WCRF) para la reducción del riesgo de cáncer de próstata incluyen el mantenimiento de un IMC normal, evitar las bebidas azucaradas, al menos cinco raciones de verduras y frutas sin almidón al día, al menos 25 g de cereales y leguminosas, menos de dos bebidas alcohólicas al día, menos de 2.4 g de sodio al día, y al menos 30 min de ejercicio vigoroso o 60 min de ejercicio moderado al día. El cumplimiento de al menos cuatro de estas pautas se asocia a una reducción del 38 % del riesgo de cáncer de próstata agresivo (156).

Del mismo modo, el seguimiento de una dieta mediterránea también se asocia a un menor riesgo de cáncer de próstata agresivo (157). Hay datos de un mayor riesgo asociado a un consumo elevado de grasas saturadas de origen animal y lácteo (158-160). Sin embargo, la ingesta de grasas no pudo predecir el riesgo en un estudio de casos y controles realizado en Inglaterra, lo que se cree que se debe en parte a una ingesta media elevada de grasas y a un rango relativamente estrecho (161). Con base en los resultados de un estudio de casos y controles realizado en Suecia, Andersson y cols. (162) sugieren que la asociación entre el riesgo de cáncer de próstata y la grasa alimentaria desaparece con el control de la ingesta total de energía.

Las discrepancias en la literatura disponible, pueden interpretarse como una sugerencia de que la ingesta de grasas saturadas o de energía total, o ambas, se encuentra entre los factores que contribuyen al riesgo de cáncer de próstata en la población, pero que aún quedan por identificar otros factores importantes para estratificar todavía más el riesgo entre los miembros de una población con una ingesta media alta o baja de grasas y energía. Al igual que sucede con prácticamente todos los demás tipos de cáncer, existe una asociación entre el riesgo de cáncer de próstata y la obesidad. Los datos de la Americana Cancer Society sugieren un importante aumento del riesgo con el aumento del IMC (27).

Es posible que la ingesta de pescado no proteja contra la incidencia del cáncer de próstata, pero puede tener un beneficio claro para la mortalidad por este (163). Aunque en un ensayo reciente se constató un mayor riesgo de cáncer de próstata con una concentración plasmática más elevada de PUFA ω-3 de cadena larga (como los derivados de la ingesta de pescado) (164), los analistas han criticado la medida plasmática utilizada en el estudio, que no refleja con exactitud la ingesta a largo plazo, y la conclusión, que puede atribuir erróneamente una partición desordenada de ω-3 al consumo elevado (165). Aun así, los metaanálisis de un PUFA ω-3 de cadena más corta (específicamente el ácido α-linolénico) muestran resultados no consistentes; puede existir un mayor riesgo de cáncer de próstata en general con mayores ingestas, concentraciones sanguíneas o adiposas, pero los estudios prospectivos no muestran una asociación clara (166,167).

El consumo de soja está inversamente asociado al cáncer de próstata, y en un metaanálisis de revisión sistemática de 2018 de 18 estudios se observó que el consumo regular de soja se asoció a un 29% de reducción del riesgo (168).

Se ha sugerido que diversos micronutrimentos protegen contra el cáncer de próstata, aunque los datos son limitados para la mayoría. Sin embargo, como prácticamente todos los nutrimentos supuestamente protectores se encuentran en las frutas y las verduras, los datos de que la ingesta de frutas y verduras puede ser protectora son más convincentes. (160). La evidencia que apoya un efecto protector específico de los tomates y/o su contenido en licopeno plantea la posibilidad de que un consumo elevado de frutas y verduras sea un marcador de un consumo elevado de tomates (155).

Los datos del *Health Professionals Follow-up Study* sugieren una asociación inversa entre el riesgo de cáncer de próstata y la ingesta de licopeno, pero no de otros carotenoides (169). Una revisión sistemática y un metanálisis de 26 estudios establecieron una tendencia entre un mayor consumo de licopeno y un menor riesgo (170).

Esto se confirmó en una revisión sistemática y metaanálisis posterior, que incluyó 30 estudios. Esta revisión detectó que los productos de tomate, los tomates cocinados y las salsas se asociaban de modo dosis-respuesta a la reducción del riesgo de cáncer de próstata (171).

Datos preliminares han sugerido efectos protectores de las vitaminas D y E, (158,172). Sin embargo, los ensayos de intervención prospectivos no han podido demostrar un beneficio preventivo para el cáncer de próstata (173,174). Los datos del ensayo ATBC sugieren que el α-tocoferol puede inhibir la transformación del cáncer de próstata clínicamente latente en clínicamente activo. El mismo estudio mostró una

disminución del riesgo de cáncer de próstata en los no consumidores de alcohol que recibieron β-caroteno (al igual que el licopeno, que también se concentra en la próstata [175], pero un riesgo mayor en los bebedores [176,177]). El seguimiento a largo plazo de 7 a 12 años de los participantes en el ensayo SELECT descubrió que la administración de suplementos de vitamina E con α-tocoferol (sintético) se asociaba a un mayor riesgo de cáncer de próstata (178). Los resultados de este estudio no se aplican necesariamente a los isómeros naturales de la vitamina E que se encuentran en la alimentación, dado el papel biológico distinto del acetato de α-tocoferol racémico de los tocoferoles y tocotrienoles naturales.

Se ha documentado de forma bastante constante una asociación inversa entre la ingesta de retinoides (que regulan el crecimiento de las células epiteliales y están químicamente relacionados con la vitamina A) y el riesgo de cáncer de próstata. En cambio, la ingesta de retinol (un retinoide de primera generación) se ha asociado positivamente al riesgo en varios estudios (158).

Un análisis conjunto de 15 estudios prospectivos con un total de participantes de 11 239 casos y 18 541 controles analizó las asociaciones entre las concentraciones séricas de carotenoides, retinol, α-tocoferol y gamma-tocoferol con el riesgo de cáncer de próstata (179). El licopeno no se asoció al riesgo de cáncer de próstata, pero sí a un riesgo significativamente menor de cáncer de próstata agresivo.

Ningún otro carotenoide se asoció al riesgo de cáncer de próstata. El retinol se asoció positivamente al riesgo. El α-tocoferol se asoció a la disminución del riesgo y a la disminución del riesgo de cáncer de próstata agresivo. El γ-tocoferol no se asoció al riesgo de desarrollo del cáncer.

Otros cánceres

Los principales factores de riesgo modificables para el cáncer de esófago parecen ser el tabaco, el tabaquismo y el virus del papiloma humano, la exposición al alcohol, ingesta de líquidos muy calientes (293), y el consumo de carne roja y procesada (180). Por el contrario, la ingesta de frutas y verduras, el folato, la fibra, el betacaroteno y la vitamina C, así como la actividad física y un IMC normal, se asocian de forma inversa al riesgo (181).

Aunque el principal factor de riesgo del cáncer gástrico es la infección por *Helicobacter pylori*, los factores alimentarios también influyen. En un metaanálisis de 76 estudios prospectivos con un seguimiento de entre 3 y 30 años, el consumo de fruta total y de verduras blancas (pero no la ingesta total de verduras) se asoció de forma inversa al riesgo de cáncer gástrico, mientras que los alimentos ricos en sal, la cerveza y el licor (no el vino) aumentaron el riesgo (182). Las verduras blancas son las patatas, coliflores, nabos, cebollas, chirivías, maíz blanco, colinabos y las setas. La ingesta elevada de frutas y verduras se ha asociado sistemáticamente a una reducción del riesgo (180).

Actualmente, se conoce poco sobre la etiología de los cánceres infantiles. Se ha sugerido una asociación entre el consumo materno de carnes curadas que contienen compuestos N-nitrosos y el riesgo de tumores cerebrales (183). Las recomendaciones de evitar esos productos son coherentes con las directrices alimentarias generales. Puede existir una asociación entre el exceso de ingesta calórica y el cáncer infantil, especialmente la leucemia linfoblástica aguda (184).

Los datos del *Iowa Women's Health Study* sugieren que la grasa de origen animal y una alimentación rica en carne pueden aumentar el riesgo de linfoma no hodgkiniano (185); el consumo de fruta parece ser protector. Los datos del ensayo EPIC sugieren un beneficio protector para los linfomas de la adhesión a una alimentación de estilo mediterráneo (186).

Un metaanálisis de 2015 de nueve estudios de cohortes y de casos y controles concluyó que el consumo elevado de verduras crucíferas está inversamente asociado al riesgo de cáncer de páncreas (187). El consenso predominante es que las frutas y las verduras son protectoras, mientras que el consumo elevado de carne, de grasas saturadas o de ambos aumenta el riesgo (188).

En varios estudios de casos y controles se ha observado que la carne guisada y asada y los alimentos fritos pueden aumentar el riesgo de cáncer de vejiga, mientras que la fruta, el yogur, la vitamina C, procedente tanto de la alimentación como de los suplementos, y el uso de multivitaminas pueden disminuir el riesgo (189,190).

En la población italiana, el mayor seguimiento de una dieta mediterránea, con un mayor consumo de leguminosas, verduras y pescado, se asoció de forma inversa al riesgo de sufrir cáncer de vejiga (191). Los estudios realizados en animales e *in vitro* implican a los nitratos, nitritos y compuestos N-nitrosos en el cáncer de vejiga, pero no se dispone de datos definitivos en humanos (192).

En un resumen conciso, Willett (43) hizo las siguientes observaciones: el cáncer de la cavidad bucal está inversamente asociado a la ingesta de frutas y, posiblemente, de verduras, y positivamente a la ingesta de alcohol; el cáncer de esófago está inversamente asociado a la ingesta de frutas y verduras, y positivamente asociado al consumo de alcohol y de bebidas calientes; el cáncer gástrico está inversamente asociado a la ingesta de frutas y verduras, está po-

sitivamente asociado a la ingesta de sal, y puede estar positivamente asociado a la ingesta de huevos y de hidratos de carbono totales; el riesgo de cáncer de páncreas puede reducirse con la ingesta de fruta, verdura y fibra, y aumentarse con la ingesta de alcohol, carne, proteínas e hidratos de carbono; los cánceres de endometrio y de riñón se asocian de forma convincente a la obesidad; y el consumo de fruta y verdura parece proteger, al menos ligeramente, contra la mayoría de los cánceres estudiados.

La obesidad se asocia a un mayor riesgo de cáncer (193), y el 12 % de los cánceres en los hombres y el 13 % en las mujeres son atribuibles a la obesidad (194). La obesidad y la adiposidad se han asociado a varios tumores de tejidos hormonales, como los de ovario, útero, mama y próstata.

Se cree que la obesidad promueve la tumorigénesis al elevar las concentraciones de estrógenos, promover la resistencia a la insulina y el factor de crecimiento similar a la insulina, como se ha señalado anteriormente (50,193), y aumentar la inflamación de bajo grado y el estrés oxidativo. La obesidad es un factor de riesgo bien establecido para el cáncer de células renales (195). Un estudio de cohortes observacional de la American Cancer Society, de gran tamaño y en curso, sugiere una asociación entre la obesidad y prácticamente todas las variedades de cáncer (27).

Las recomendaciones resumidas de la mayoría de los organismos que intentan prevenir el cáncer son coherentes con estas asociaciones, e incluyen la reducción de la ingesta de grasas, el aumento de frutas, verduras y fibra, el mantenimiento del peso corporal cerca del ideal, y el consumo mínimo de alimentos curados en sal, encurtidos y ahumados, así como de alcohol (44). Hay que señalar que, con la evolución de los conocimientos, el total de las grasas alimentarias puede ser menos importante para la prevención del cáncer que su distribución en la alimentación.

NUTRIMENTOS, PRODUCTOS NUTRICÉUTICOS Y ALIMENTOS FUNCIONALES

Las tendencias naturales reduccionistas de la ciencia occidental, quizá no sean más evidentes en ningún otro ámbito, para bien o para mal, que en los esfuerzos por dilucidar las relaciones entre los componentes alimentarios y el riesgo de cáncer. Como ya se ha mencionado anteriormente, el peso de la evidencia favorece claramente una alimentación rica en frutas y verduras. No se ha establecido ni mucho menos si los nutrimentos aislados que se encuentran en los alimentos vegetales pueden aportar los beneficios de hábito alimentario prudente. La mayoría de los estudios realizados hasta la fecha en busca de tales datos han resultado decepcionantes. No obstante, algunos nutrimentos y categorías de los mismos han recibido una atención considerable, tanto en publicaciones especializadas como no especializadas, y se abordan brevemente a continuación.

Vitamina C

A pesar del interés que suscita desde hace tiempo el potencial de la vitamina C para prevenir el cáncer en virtud de sus propiedades antioxidantes, hasta la fecha no existen datos convincentes de que la administración de suplementos prevenga o trate eficazmente el cáncer. Un consumo elevado de vitamina C alimentaria se asocia sistemáticamente a una reducción del riesgo de cáncer, pero esa ingesta se asocia siempre a un consumo elevado de frutas y verduras (196). No obstante, una cantidad suficiente de vitamina C es un componente de la prevención del cáncer. La vitamina C es necesaria para la inmunidad esencial y es un cofactor de las enzimas oxigenasas, que regulan el metabolismo, el fenotipo y la proliferación de las células (197). En el Apéndice E se resumen los datos relativos a la administración de suplementos de vitamina C.

Carotenoides

Existen más de 600 carotenoides en la naturaleza, la mayoría, de los cuales muy extendidos en las plantas, que prestan un pigmento que actúa en la fotoprotección y la fotosíntesis (198). Aproximadamente 50 carotenoides son retinoides, elementos con una actividad variable de la vitamina A (199).La hipótesis de que los carotenoides en general pueden prevenir el cáncer se basa en asociaciones entre el riesgo de cáncer y patrones de ingesta alimentaria (200), y en un razonamiento mecanicista (201). En particular, los carotenoides inducen la apoptosis e inhiben la oxidación del ADN (202). Sin embargo, hasta la fecha no se han aportado datos definitivos de los beneficios de los suplementos aislados.

β-Caroteno

Abundante en frutas y verduras de color verde oscuro, amarillo y naranja, el β-caroteno es el más estudiado de los carotenoides. El interés por las propiedades de este nutrimento para combatir el cáncer deriva de estudios observacionales y ecológicos. Sin embargo, los ensayos de intervención realizados hasta la fecha documentan resultados negativos, ya que el β-caroteno aislado en forma de suplemento incrementó el riesgo de cáncer en los fumadores, tanto

en el estudio clínico *CARET* (136) como en el *ATBC* (138). El β-caroteno no logró reducir el desarrollo de adenomas colorrectales en un ensayo de intervención (203), y no mostró beneficio alguno en un estudio prospectivo sobre el cáncer de próstata (204). Estos y otros estudios dieron lugar a recomendaciones para evitar los suplementos de β-caroteno, especialmente en los fumadores, y han desplazado el interés hacia otros carotenoides, solos o en combinación con otros, y antioxidantes no relacionados. Los datos relativos a la suplementación con β-caroteno se resumen en el apéndice E.

Licopeno

El licopeno es el carotenoide responsable del color rojo brillante de los tomates. Se diferencia de otros en varios aspectos. El licopeno carece de estructura de anillo, por lo que no puede convertirse en vitamina A. Debido a su cadena de 11 carbonos de dobles enlaces conjugados, tiene una capacidad antioxidante excepcional. Los datos de un gran estudio de cohortes prospectivo reducen un efecto protector (205,206).

Una revisión Cochrane de 2011 sobre el licopeno en la prevención del cáncer de próstata incluyó tres ensayos controlados aleatorizados con 154 participantes en total. Debido al alto riesgo de sesgo en dos de los tres estudios, esta revisión concluyó que no hay datos suficientes que apoyen o refuten el beneficio del licopeno en la prevención del cáncer de próstata (207). En el apéndice E se resumen los datos relativos a la administración de suplementos de licopeno.

Vitamina E

La vitamina E, proporcionada inevitablemente como α-tocoferol, es un antioxidante liposoluble. Al igual que el β-caroteno, se ha estudiado en la prevención del cáncer con resultados muy decepcionantes. Los estudios *ATBC* y *CARET* incluyeron α-tocoferol, y no mostraron beneficio significativo alguno (136,137). A diferencia del β-caroteno, el α-tocoferol parecía relativamente inocuo en estos estudios, aunque en otros se han observado indicios de posibles daños cardiovasculares con dosis elevada (*v. cap. 7*). Sigue existiendo un cierto interés en el posible papel de la vitamina E, en combinación con antioxidantes hidrosolubles como la vitamina C, en la prevención del cáncer.

Los datos que apoyan el papel de los suplementos de vitamina E en la prevención del cáncer son, en conjunto, poco convincentes en la actualidad (208-211). En el apéndice E se resumen los datos relativos a la administración de suplementos de vitamina E.

Selenio

El selenio es un nutrimento inorgánico esencial con propiedades antioxidantes. Los estudios realizados en China, donde el suelo suele contener escaso selenio, proporcionan datos definitivos sobre este nutrimento inorgánico en la prevención del cáncer (212-215). En Estados Unidos, donde la insuficiencia de selenio es poco frecuente, el papel del selenio suplementario en la prevención del cáncer es mucho menos seguro (216), aunque algunos ensayos han sido sugestivos (217). En un estudio realizado en Estados Unidos se observó que la ingesta de selenio estaba asociada a un menor riesgo de cáncer de páncreas (218). Existe evidencia de que variaciones individuales en el metabolismo del selenio y en los genes de transporte pueden alterar el efecto preventivo del cáncer de los suplementos de selenio (219), un factor que puede confundir los resultados de los ensayos clínicos. En el apéndice E se resumen los datos relativos a la administración de suplementos de selenio.

Fibra

Se cree que la fibra alimentaria, un grupo diverso de componentes no digeribles de las paredes celulares de los vegetales, interviene en el riesgo de cáncer por varios mecanismos (220). Al aumentar el volumen fecal y reducir el tiempo de tránsito intestinal, las fibras insolubles pueden reducir el riesgo de cáncer de colon.

La fibra alimentaria ha mostrado asociaciones inversas con el riesgo de cáncer de colon, tanto en estudios retrospectivos (221,222) como prospectivos (223). Se ha constatado que la fibra de salvado de trigo reduce la excreción de ácidos biliares en pacientes con adenomas de colon extirpados, lo que sugiere un mecanismo adicional por el que se puede reducir el riesgo de cáncer de colon (224). El efecto de la fibra en el microbioma es también un área de interés emergente. La fibra puede ejercer su influencia protectora sobre el riesgo de cáncer de colon y la enfermedad del intestino irritable en parte a través de la fermentación del butirato, que puede disminuir la respuesta inflamatoria en el colon (225). Se ha constatado que la fibra de las semillas altera el metaboloma por medio de la reducción específica de los metabolitos carcinógenos (226). Sin embargo, los datos del *Health Professionals Follow-up Study* no lograron demostrar una asociación entre la ingesta de fibra y el riesgo de cáncer de colon (227), al igual que los ensayos de intervención sobre la reaparición de pólipos, como se señaló anteriormente (81,82).

Dado que la evidencia general sobre los efectos de los suplementos de fibra en lugar de la fibra procedente de fuentes alimentarias es, en el mejor de los casos, contradictoria, se ha desaconsejado el uso de fibra suplementaria para reducir el riesgo de cáncer de colon (228). A partir de un amplio estudio de casos y controles, se ha documentado un efecto protector de las fibras solubles y la celulosa en el cáncer de mama (229).

Esto se ha confirmado en un gran estudio prospectivo realizado en Japón, en el que se descubrió que 18 g de fibra diaria se asociaban a un menor riesgo de cáncer de mama, con el efecto más evidente en los tumores sin receptores de estrógeno y progesterona (230). El peso de la evidencia favorece una alimentación rica en fibras solubles e insolubles que se encuentran en las frutas, verduras, alubias, lentejas y cereales integrales. La evidencia es insuficiente para apoyar la suplementación como medio para reducir el riesgo de cáncer (220). Las fibras solubles e insolubles se analizan en el apéndice E.

Té verde

Existe un gran interés por el papel que puede desempeñar el té verde, y un componente en particular, el galato de epigalocatequina (EGCG, *epigallocatechin gallate*), en la prevención del cáncer, especialmente de mama y de próstata, con un beneficio dudoso en los cánceres colorrectal y hepático. Los datos obtenidos hasta la fecha proceden de estudios epidemiológicos, investigaciones con animales y ensayos de intervención en fase inicial (231-240).

Los datos del beneficio están aún lejos de ser definitivos, pero ese beneficio es biológicamente plausible. La inclusión del té verde, negro, blanco (el más concentrado en bioflavonoides) u oolong en la alimentación puede recomendarse como una estrategia con cierto potencial para conferir beneficios para la salud y un potencial insignificante, si es que hay alguno, para provocar daños.

Aceite de oliva

El aceite de oliva es uno de los componentes más destacados de la alimentación mediterránea, que promueve la salud y que se ha asociado a la reducción de las tasas de cáncer y de cardiopatías. Se conjetura que el aceite de oliva puede ofrecer una protección específica contra el cáncer (241,242). Estos efectos se atribuyen a las altas concentraciones de ácidos grasos monoinsaturados, escualeno, tocoferoles y compuestos fenólicos (243). Independientemente de que se obtengan datos definitivos que confirmen que el aceite de oliva protege contra el cáncer, su inclusión en la alimentación como aceite de cocina beneficioso para la salud es aconsejable.

Etanol

El etanol está bien establecido como promotor de cánceres de cabeza y cuello, y su consumo se asocia sistemáticamente a un mayor riesgo de cánceres del tubo gastrointestinal, de las vías respiratorias y de mama (244-247). En el capítulo 40 se abordan estas asociaciones y sus implicaciones para el asesoramiento a los pacientes sobre el consumo de alcohol.

Edulcorantes artificiales

La potencial carcinogenicidad de los edulcorantes artificiales, en particular el aspartamo, pero también la sucralosa y la sacarina, es un tema frecuente en los medios de comunicación (248). Las asociaciones que se han observado de la investigación con animales no van acompañadas de evidencia directa alguna en los humanos. Debido a la enorme exposición de la población al aspartamo y a otros edulcorantes artificiales, es probable que incluso un efecto muy pequeño, pero significativo, sobre el riesgo de cáncer ya se hubiera discernido hace tiempo. Aunque el tema merece un examen continuo, en la actualidad no parece haber motivos de especial preocupación (v. cap. 42). De hecho, en el gran ensayo prospectivo NutriNet-Sante se detectó que el consumo de bebidas endulzadas artificialmente no está asociado al riesgo de cáncer, mientras que el consumo de bebidas azucaradas y zumos de frutas si lo está (249). Las directrices del National Cancer Institute de Estados Unidos. informan que no hay evidencia clara de que los edulcorantes artificiales disponibles en el país se asocien al riesgo de cáncer en los humanos (250).

Soja

Los datos que relacionan la ingesta de soja y el riesgo de cáncer son contradictorios tanto para el cáncer de mama como para el de próstata. Los estudios poblacionales suelen mostrar menores tasas de cáncer de mama (y de otros tipos) en las poblaciones que consumen más soja. Las revisiones sistemáticas y los metaanálisis demuestran sistemáticamente que la ingesta de soja antes del diagnóstico se asocia a una menor incidencia y mortalidad por cáncer en general (251), y específicamente por cáncer colorrectal (252), de próstata (253), de endometrio (254) y de mama (255).

Alimentos ecológicos frente a convencionales

Actualmente, no hay datos claros que confirmen que la carne y los productos ecológicos reduzcan el riesgo de cáncer, en comparación con los alimentos cultivados de forma convencional. Una revisión sistemática de 2012 no detectó ventajas nutricionales significativas en los alimentos ecológicos. Sin embargo los alimentos ecológicos tienen menos residuos de pesticidas (256). En otra revisión sistemática y metaanálisis se observó que la carne ecológica tiene más PUFA y menos ácidos grasos saturados que la carne convencional, aunque los nutrimentos inorgánicos y los antioxidantes eran similares (257).

Ácido linoleico conjugado

Existen algunos datos preliminares de un efecto anticancerígeno del ácido linoleico conjugado (ALC) (258-260) (v. cap. 2). Estos primeros informes son coherentes con la amplia literatura especializada que sugiere que la cantidad y la distribución de la grasa alimentaria pueden influir sustancialmente en el riesgo general de cáncer. Las implicaciones clínicas del ALC en los esfuerzos por atenuar el riesgo de cáncer son variadas, pero sugieren un beneficio (261,262).

Folato

La baja ingesta de folato se ha asociado a un mayor riesgo de cáncer colorrectal y cervical (263). Aunque estas asociaciones siguen siendo objeto de investigación (264), existen otras razones de peso para garantizar que todos los pacientes (especialmente las mujeres) consuman al menos 400 µg de folato al día (v. caps. 4, 7 y 27), lo que puede ofrecer el beneficio añadido de reducir el riesgo de cáncer de próstata y, potencialmente, de melanoma (265,266). Sin embargo, la suplementación con ácido fólico sintético es motivo de preocupación, ya que los ensayos han constatado un aumento de la incidencia de cáncer, especialmente de próstata, con la suplementación con folato (267,268).

Otros nutrimentos

Hasta la fecha, no se ha estudiado adecuadamente ningún otro micronutrimento para poder hacer recomendaciones definitivas sobre su papel en la prevención del cáncer en los humanos. Sin embargo, numerosas sustancias son posibles inhibidores biológicos del cáncer, según lo confirman datos preliminares.

Los compuestos de alilo, presentes en el ajo, la cebolla, el cebollino y el puerro, inhiben la inducción tumoral *in vitro* y se asocian a la reducción de las tasas de cáncer, en particular del cáncer gástrico, en estudios epidemiológicos. Los isotiocianatos, compuestos orgánicos ampliamente distribuidos en las plantas y particularmente abundantes en las verduras crucíferas, parecen suprimir la activación de carcinógenos por el sistema del citocromo P-450. Los compuestos indólicos, también abundantes en las verduras crucíferas, demuestran inhibición de la carcinogénesis en líneas celulares mamarias, posiblemente mediada por efectos sobre el estrógeno. Los flavonoides, antioxidantes orgánicos ampliamente distribuidos en las plantas, pueden tener propiedades para combatir el cáncer. Esta clase de compuestos incluye las flavonas, los flavonoles y las isoflavonas. Se ha constatado que las flavonas presentes en los cítricos inhiben el crecimiento de células malignas en cultivos de tejidos. De los flavonoles, la quercetina es el más estudiado, y ha demostrado inhibir el crecimiento de las células neoplásicas.

Las hojas de té que se utilizan para preparar el té verde, negro, blanco y oolong contienen polifenoles, entre los cuales se incluyen catequinas y flavonoles. Las quinonas se producen cuando el té se oxida. Se ha demostrado que los componentes de ese té inhiben la formación de nitrosaminas *in vitro*. El consumo de té se ha asociado a la reducción del riesgo de cáncer, como se ha descrito anteriormente.

La soja es una rica fuente de isoflavonas, que las bacterias intestinales convierten en sustancias con una débil actividad estrogénica y la capacidad de actuar como antagonistas de los estrógenos en ciertos tejidos. Estas sustancias parecen inhibir el crecimiento de los tumores de células mamarias, así como la angiogénesis inducida por el tumor.

Los terpenos, compuestos liposolubles que se encuentran en diversas hierbas, han demostrado algunas propiedades anticancerígenas, incluídas la supresión de la proliferación celular y la inducción de la apoptosis (269,270). La lista de nutrimentos con potencial para influir en el riesgo de cáncer mediante diversos mecanismos es larga y está en continuo crecimiento. El clínico está obligado a permanecer atento a los resultados de ensayos significativos con posibles implicaciones clínicas.

OTROS TEMAS DE INTERÉS

Acrilamida

La acrilamida, un compuesto cancerígeno que se forma cuando los alimentos con almidón se cocinan a alta temperatura, se ha identificado en productos tan diversos como los cereales de desayuno y las papas fritas (271). Todavía no se sabe si la acrilamida supone un riesgo significativo para los humanos con los niveles típicos de exposición, y qué implicaciones puede tener esto para la fabricación y preparación de alimentos. En un metaanálisis de 2015 que evaluó 32 estudios relevantes se concluyó que no había un mayor riesgo de la mayoría de los tipos de cáncer por la exposición a la acrilamida, pero sí un ligero aumento del riesgo de cáncer de riñón, y de cáncer de endometrio y ovario en las mujeres no fumadoras (272). El National Toxicology Program de Estados Unidos afirma que la acrilamida es «razonablemente previsible que sea un carcinógeno humano», y la Environmental Protection Agency del mismo país informa de que «es probable que sea carcinógena para los humanos» (273).

Residuos de plaguicidas

Muchos contaminantes ambientales, incluidos los residuos de plaguicidas en los alimentos, son posibles carcinógenos (8). Hay datos que señalan que los pesticidas son factores de riesgo de cáncer de tiroides (274), mama (275) y próstata (276). La preocupación por estas asociaciones contribuye al entusiasmo generalizado por los alimentos ecológicos. Por ejemplo, el arsénico (que se encuentra en productos agrícolas como los insecticidas) se ha encontrado en el arroz y los productos de arroz cultivados de forma convencional en Estados Unidos en concentraciones lo suficientemente elevadas como para preocupar a algunos expertos. Mientras que el arsénico en los insecticidas se limita al arsénico orgánico, que probablemente no es tóxico, el arsénico en las aguas subterráneas y el arroz es inorgánico, y puede ser preocupante por el aumento del riesgo de cáncer. Sin embargo, no está claro que las concentraciones de arsénico encontradas en el arroz aumenten el riesgo de cáncer y, de hecho, los beneficios del consumo de arroz (especialmente el arroz integral, que tiene más arsénico que el arroz blanco) pueden ser mayores que los riesgos. Por supuesto, pueden esgrimirse facilmente otros argumentos que apoyen la producción y selección preferente de alimentos de cultivo ecológico.

Restricción calórica

En estudios realizados con animales, se ha demostrado que la restricción energética tiene propiedades de inhibición tumoral (277,278). En una revisión sistemática y metaanálisis de 2014 de estudios realizados con animales y que incluyó 59 estudios, se encontró que en más del 90% había un efecto preventivo del cáncer a partir de la restricción calórica (279). El beneficio fue significativo, con una OR (*odds ratio*) agrupada (IC del 95%) de 0.20 (0.12, 0.34). No se han realizado estudios a largo plazo sobre la restricción calórica en humanos, ni parece probable que se realicen. La mayoría de los cánceres, entre ellos los de mama, próstata, ovarios, endometrio y riñón, pueden verse favorecidos por una ingesta hipercalórica o por el elevado IMC resultante (280). La restricción energética y la disminución de la adiposidad pueden ser especialmente importantes para la prevención del cáncer de mama (281,282). Está justificada la realización de más estudios sobre la restricción calórica en la prevención del cáncer, que pueden abordarse de forma más eficaz en el contexto de los estudios de prevención secundaria (es decir, la prevención de la reaparición del cáncer tras un tratamiento eficaz). Sin embargo, en ese contexto, la restricción de calorías tendría que equilibrarse juiciosamente con la calidad de la alimentación y el apoyo nutricional para preservar la masa corporal magra.

La restricción calórica se ha estudiado en el contexto de la expresión del gen *SIRT1*. La SIRT1 es una enzima con una serie de funciones celulares relacionadas con la restricción calórica, la sensibilidad a la insulina y el desarrollo del cáncer. Actúa como un importante sensor de la disponibilidad de nutrimentos en las células, y puede proteger el tejido adiposo de la inflamación en condiciones normales de alimentación. La SIRT1 parece estar disminuida en las células con alta resistencia a la insulina, y la inducción de su expresión puede aumentar la sensibilidad a la insulina (283). Las pruebas sugieren que la SIRT1 aumenta la sensibilidad a la insulina del músculo esquelético durante la restricción calórica (284). Además, una alimentación rica en grasas puede actuar para escindir la proteína SIRT1, y promover la inflamación y la disfunción metabólica (285).

SIRT1 también desempeña un papel en el metabolismo del cáncer. Se ha sugerido que tiene efectos tanto oncogénicos como de supresión tumoral, dependiendo del estado del gen *p53* (286). La expresión de SIRT1 en ratones puede ser un mediador clave de la influencia de la restricción calórica en la mejora de la longevidad, ya que SIRT1 puede servir para proteger la mucosa del colon del crecimiento celular excesivo (287).

Alimentación y tratamiento del cáncer

Por diversos mecanismos, el cáncer tiende a inducir la desnutrición (288). Aunque existe la preocupación teórica de que el apoyo nutricional pueda estimular el crecimiento del tumor, no existe evidencia de tal efecto en los humanos (289). Aunque en parte es el resultado del cáncer y de los factores de tratamiento que pueden reducir la ingesta de nutrimentos, la caquexia por cáncer difiere de la inanición en que es un proceso catabólico inflamatorio con un aumento del gasto energético basal, la lipólisis y el recambio de proteínas (290).

Optimizar la calidad de la alimentación para preservar la masa corporal magra, reducir la inflamación y apoyar la actividad del sistema inmunitario puede tener importantes implicaciones para la recuperación (290-293).

Los pacientes con cáncer corren un riesgo nutricional especialmente elevado, y a menudo se contentan con una pérdida continua de masa corporal magra. Las directrices de la American Society for Parenteral and Enteral Nutrition (ASPEN) establecen que los pacientes de riesgo deben someterse a un cribado nutricional y a la elaboración de un plan de atención nutricional, si es necesario. Los estudios clínicos sugieren que las intervenciones nutricionales orales pueden ayudar a mantener la masa corporal magra en los pacientes con cáncer y en las personas mayores.

Una revisión sistemática y un metaanálisis de 2012 de 13 estudios y 1414 individuos realizados por Baldwin y cols. detectaron que las intervenciones nutricionales orales aumentan la ingesta nutricional y mejoran algunas medidas de calidad de vida en los pacientes con cáncer, pero no parecen mejorar la mortalidad (294). Del mismo modo, Baier y cols. (295) descubrieron que un simple cóctel de aminoácidos era eficaz para aumentar el tejido magro y el recambio proteico en personas de edad avanzada.

Aversiones alimentarias aprendidas

Los alimentos asociados circunstancialmente a los efectos desagradables de los tratamientos contra el cáncer pueden provocar aversiones. Casi el 50% de los pacientes con cáncer no tratados tienen este tipo de aversiones, y se desarrollan otras nuevas con el tratamiento en más del 50% de todos los pacientes. Aunque se han probado varios enfoques para evitar que se desarrollen las aversiones alimentarias aprendidas, el más prometedor hasta la fecha es la administración de alimentos nutricionalmente poco importantes cerca de las horas de tratamiento, de modo que las aversiones alimentarias aprendidas se dirijan a esos alimentos en lugar de a los que tienen un valor nutricional importante (296).

▨ ASPECTOS CLÍNICOS DESTACADOS

La bibliografía inconsistente, débil y a veces contradictoria sobre la eficacia relativa de nutrimentos específicos en la prevención del cáncer de diversos tejidos puede considerarse un desafiante atolladero de pruebas del que no puede extraerse mensaje significativo alguno. Sin embargo, si se examina el patrón alimentario en lugar del consumo de nutrimentos, la bibliografía es notablemente consistente. El riesgo de prácticamente todos los cánceres influidos por la alimentación puede reducirse con una alimentación rica en alimentos integrales de origen vegetal, como frutas y verduras y cereales. Se apoya también intensamente evitar la carne roja producida de forma convencional y los alimentos procesados. Los alimentos lácteos pueden ser beneficiosos. Tanto la obesidad como la elevada ingesta total de energía, que están correlacionadas entre sí, parecen aumentar el riesgo de la mayoría de los cánceres.

Cuando la ingesta de grasa es relativamente alta, cuanto mayor es la proporción de grasa poliinsaturada *n*-3, como la que se encuentra en el pescado, menor es el riesgo de cáncer; este beneficio parece faltar cuando la ingesta de grasa es baja. Del mismo modo, algunos micronutrimentos que muestran beneficios en poblaciones con regímenes alimentarios marginales no los muestran en poblaciones con los que son abundantes. Los polimorfismos genéticos inducen una susceptibilidad variable a enfermedades de todo tipo relacionadas con la alimentación, pero pueden ser especialmente importantes en la carcinogénesis. Numerosos ensayos destacan la importancia potencial de los polimorfismos genéticos y las interacciones entre genes y nutrimentos en el desarrollo y la prevención del cáncer.

Los avances en el campo de la nutrigenómica fomentarán, sin duda, el asesoramiento personalizado a los pacientes sobre estrategias alimentarias para minimizar el riesgo personal de cáncer, pero este campo sigue siendo incipiente en la actualidad. A los pacientes que deseen minimizar el riesgo de cáncer con los conocimientos actuales se les debe animar a seguir una alimentación rica en frutas y verduras, y en fibra de origen vegetal. La carne debe ser predominantemente de ave y pescado. El consumo de alcohol debe ser limitado.

El peso corporal ideal debe mantenerse mediante una ingesta energética prudente y actividad física regular. El consumo regular de té verde, negro, blanco u oolong (el oolong es un té parcialmente oxidado, entre el té verde y el negro) podría proporcionar algún beneficio. La inclusión de la soja en la alimentación también aporta beneficios, especialmente si se utiliza como sustituto de la carne roja. Se puede aconsejar razonablemente que se eviten los alimentos carbonizados, los fritos y los ahumados.

REFERENCIAS BIBLIOGRÁFICAS

1. Greenwald P, Anderson D, Nelson SA, et al. Clinical trials of vitamin and mineral supplements for cancer prevention. *Am J Clin Nutr.* 2007;85:314s–317s.
2. Tran GD, Sun XD, Abnet CC, et al. Prospective study of risk factors for esophageal and gastric cancers in the Linxian general population trial cohort in China. *Int J Cancer.* 2005;113:456–463.
3. Doll R, Peto R. The causes of cancer: quantitative estimates of avoidable risks of cancer in the United States today. *J Natl Cancer Inst.* 1981;66:1191–1308.
4. Plaks V, Kong N, Werb Z. The cancer stem cell niche: how essential is the niche in regulating stemness of tumor cells? *Cell Stem Cell.* 2015;16(3):225–238. doi:10.1016/j.stem.2015.02.015
5. Giussani M, Merlino G, Cappelletti V, Tagliabue E, Daidone MG. Tumor-extracellular matrix interactions: identification of tools associated with breast cancer progression. *Semin Cancer Biol.* 2015;35:3–10. doi:10.1016/j.semcancer.2015.09.012
6. Hanahan D, Weinberg RA. Hallmarks of cancer: the next generation. *Cell.* 2011;144(5):646–674. doi:10.1016/j.cell.2011.02.013
7. Zhang Y, Zhang Y. Formation and reduction of acrylamide in Maillard reaction: a review based on the current state of knowledge. *Crit Rev Food Sci Nutr.* 2007;47:521–542.
8. Silent Spring Institute. Environment and breast cancer: science review. http://sciencereview.silentspring.org/index.cfm; accessed October 12, 2007.
9. Consumer Reports. When it pays to buy organic. February 2006. http://www.consumerreports.org/cro/food/organic-products-206/overview/index.htm; accessed October 12, 2007.
10. Lopez-Garcia E, Schulze MB, Meigs JB, et al. Consumption of trans fatty acids is related to plasma biomarkers of inflammation and endothelial dysfunction. *J Nutr.* 2005;135:562–566.
11. Theodoratou E, McNeill G, Cetnarskyj R, et al. Dietary fatty acids and colorectal cancer: a case-control study. *Am J Epidemiol.* 2007;166:181–195.
12. Turati F, Galeone C, Augustin LSA, La Vecchia C. Glycemic index, glycemic load and cancer risk: an updated meta-analysis. *Nutrients.* 2019;11(10):1–33. doi:10.3390/nu11102342
13. Choi Y, Giovannucci E, Lee JE. Glycaemic index and glycemic load in relation to risk of diabetes-related cancers: a meta-analysis. *Br J Nutr.* 2012;108(11):1934–1947.
14. Gnagnarella P, Gandini S, La Vecchia C, et al. Glycemic index, glycemic load, and cancer risk: a meta-analysis. *Am J Clin Nutr.* 2008;87(6):1793–1801.
15. Nagle CM, Olsen CM, Ibiebele TI, et al. Glycemic index, glycemic load and endometrial cancer risk: results from the Australian National Endometrial Cancer study and an updated systematic review and meta-analysis. *Eur J Nutr.* 2013;52(2):705–715.
16. Mulholland HG, Murray LJ, Cardwell CR, et al. Dietary glycaemic index, glycaemic load and endometrial and ovarian cancer risk: a systematic review and meta-analysis. *Br J Cancer.* 2008;99(3):434–441.
17. Aune D, Chan DS, Vieira AR, et al. Dietary fructose, carbohydrates, glycemic indices and pancreatic cancer risk: a systematic review and meta-analysis of cohort studies. *Ann Oncol.* 2012;23(10):2536–2546.
18. Aune D, Chan DS, Lau R, et al. Carbohydrates, glycemic index, glycemic load, and colorectal cancer risk: a systematic review and meta-analysis of cohort studies. *Cancer Causes Control.* 2012;23(4):521–535.
19. Mulholland HG, Murray LJ, Cardwell CR, et al. Glycemic index, glycemic load, and risk of digestive tract neoplasms: a systematic review and meta-analysis. *Am J Clin Nutr.* 2009;89(2):568–576.
20. Mulholland HG, Murray LJ, Cardwell CR, et al. Dietary glycaemic index, glycaemic load and breast cancer risk: a systematic review and meta-analysis. *Br J Cancer.* 2008;99(7):1170–1175.
21. Aleksandrova K, Nimptsch K, Pischon T. Obesity and colorectal cancer. *Front Biosci (Elite Ed).* 2013;5:61–77.
22. Chi F, Wu R, Zeng YC, et al. Circulation insulin-like growth factor peptides and colorectal cancer risk: an updated systematic review and meta-analysis. *Mol Biol Rep* 2013;40(5):3583–3590.

23. Rowlands MA, Gunnell D, Harris R, et al. Circulating insulin-like growth factor peptides and prostate cancer risk: a systematic review and meta-analysis. *Int J Cancer*. 2009;124(10):2416–2429.

24. Roddam AW, Allen NE, Appleby P, et al. Insulin-like growth factors, their binding proteins, and prostate cancer risk: analysis of individual patient data from 12 prospective studies. *Ann Intern Med*. 2008;149(7):461–471, W83–8.

25. Shi R, Yu H, McLarty J, et al. IGF-I and breast cancer: a meta-analysis. *Int J Cancer*. 2004;111(3):418–423.

26. Giovannucci E. Insulin, insulin-like growth factors and colon cancer: a review of the evidence. *J Nutr*. 2001;131(11): 3109S–3120S.

27. Calle EE, Rodriguez C, Walker-Thurmond K, et al. Overweight, obesity, and mortality from cancer in a prospectively studied cohort of US adults. *N Engl J Med*. 2003;348:1625–1638.

28. Fiolet T, Srour B, Sellem L, et al. Consumption of ultraprocessed foods and cancer risk: results from NutriNet-Santé prospective cohort. *BMJ*. 2018;360. doi:10.1136/bmj.k322

29. Ansai N, Wambogo EA. Fruit and vegetable consumption among adults in the United States, 2015–2018. NCHS Data Brief, no 397. Hyattsville, MD: National Center for Health Statistics. 2021. doi:10.15620/cdc:100470

30. Rehm CD, Peñalvo JL, Afshin A, Mozaffarian D. Dietary intake among US Adults, 1999–2012. *JAMA - J Am Med Assoc*. 2016;315(23):2542–2553. doi:10.1001/jama.2016.7491

31. Marinac CR, Natarajan L, Sears DD, et al. Prolonged nightly fasting and breast cancer risk: findings from NHANES (2009–2010). *Cancer Epidemiol Biomarkers Prev*. 2015;24(5):783–789. doi:10.1158/1055-9965.EPI-14-1292

32. Key TJ, Schatzkin A, Willett WC, et al. Diet, nutrition and the prevention of cancer. *Public Health Nutr*. 2004;7:187–200.

33. Ligibel JA, Alfano CM, Courneya KS, et al. American Society of Clinical Oncology position statement on obesity and cancer. *J Clin Oncol*. 2014;32(31):3568–3574. doi:10.1200/JCO.2014.58.4680

34. Nixon WD. *The cancer recovery eating plan*. New York, NY: Three Rivers Press, 1996.

35. Hyltander A, Bosaeus I, Svedlund J, et al. Supportive nutrition on recovery of metabolism, nutritional state, health-related quality of life, and exercise capacity after major surgery: a randomized study. *Clin Gastroenterol Hepatol*. 2005;3:466–474.

36. Ng K, Leung SF, Johnson PJ, et al. Nutritional consequences of radiotherapy in nasopharynx cancer patients. *Nutr Cancer*. 2004;49:156–161.

37. Bozzetti F. Nutritional issues in the care of the elderly patient. *Crit Rev Oncol Hematol*. 2003;48:113–121.

38. Baracos VE, Mackenzie ML. Investigations of branched-chain amino acids and their metabolites in animal models of cancer. *J Nutr*. 2006;136:237s–242s.

39. Laviano A, Muscaritoli M, Cascino A, et al. Branched-chain amino acids: the best compromise to achieve anabolism? *Curr Opin Clin Nutr Metab Care*. 2005;8: 408–414.

40. Mantovani G, Maccio A, Madeddu C, et al. Cancer-related cachexia and oxidative stress: beyond current therapeutic options. *Expert Rev Anticancer Ther*. 2003;3:381–392.

41. Gomes-Marcondes MC, Ventrucci G, Toledo MT, et al. A leucine-supplemented diet improved protein content of skeletal muscle in young tumor-bearing rats. *Braz J Med Biol Res*. 2003;36:1589–1594.

42. Lavriv DS, Neves PM, Ravasco P. Should omega-3 fatty acids be used for adjuvant treatment of cancer cachexia? *Clin Nutr ESPEN*. 2018;25:18–25. doi:10.1016/j.clnesp.2018.02.006

43. Willett WC. Nutrition and cancer: a summary of the evidence. *Cancer Causes Control*. 1996;7:178–180.

44. Greenwald P. The potential of Dietary modification to prevent cancer. *Prev Med*. 1996;25:41.

45. Fraser D. Nutrition and cancer: epidemiological aspects. *Public Health Rev*. 1996;24:113.

46. Prasad KN, Cole W, Hovland P. Cancer prevention studies: past, present, and future directions. *Nutrition*. 1998;14: 197–210.

47. Laviano A, Meguid MM. Nutritional issues in cancer management. *Nutrition*. 1996;12:358–371.

48. Butrum RR, Clifford CK, Lanza E. NCI Dietary guidelines: rationale. *Am J Clin Nutr*. 1988;48:888.

49. Lindsay DG. Dietary contribution to genotoxic risk and its control. *Food Chem Toxicol*. 1996;34:423.

50. The American Cancer Society 1996 Advisory Committee on Diet, Nutrition, and Cancer Prevention. Guidelines on diet, nutrition, and cancer prevention: reducing the risk of cancer with healthy food choices and physical activity. *CA Cancer J Clin*. 1996;46:325.

51. Divisi D, Di Tommaso S, Salvemini S, et al. Diet and cancer. *Acta Biomed*. 2006;77:118–123.

52. de Lorgeril M, Salen P. Modified Cretan Mediterranean diet in the prevention of coronary heart disease and cancer: an update. *World Rev Nutr Diet*. 2007;97:1–32.

53. Linos E, Holmes MD, Willett WC. Diet and breast cancer. *Curr Oncol Rep*. 2007;9:31–41.

54. Jones LW, Demark-Wahnefried W. Diet, exercise, and complementary therapies after primary treatment for cancer. *Lancet Oncol*. 2006;7:1017–1026.

55. Kapiszewska M. A vegetable to meat consumption ratio as a relevant factor determining cancer preventive diet. The Mediterranean versus other European countries. *Forum Nutr*. 2006;59:130–153.

56. Tercyak KP, Tyc VL. Opportunities and challenges in the prevention and control of cancer and other chronic diseases: children's diet and nutrition and weight and physical activity. *J Pediatr Psychol*. 2006;31:750–763.

57. Colomer R, Menendez JA. Mediterranean diet, olive oil and cancer. *Clin Transl Oncol*. 2006;8:15–21.

58. Bougnoux P, Giraudeau B, Couet C. Diet, cancer, and the lipidome. *Cancer Epidemiol Biomarkers Prev*. 2006;15:416–421.

59. Uauy R, Solomons N. Diet, nutrition, and the life-course approach to cancer prevention. *J Nutr*. 2005;135:2934s–2945s.

60. Jolly CA. Diet manipulation and prevention of aging, cancer and autoimmune disease. *Curr Opin Clin Nutr Metab Care*. 2005;8:382–387.

61. Schwingshackl L, Schwedhelm C, Galbete C, Hoffmann G. Adherence to Mediterranean diet and risk of cancer: an updated systematic review and meta-analysis. *Nutrients*. 2017;9(10):1–25. doi:10.3390/nu9101063

62. Baena Ruiz R, Salinas Hernández P. Diet and cancer: risk factors and epidemiological evidence. *Maturitas*. 2014;77 (3):202–208. doi:10.1016/j.maturitas.2013.11.010

63. Grosso G, Bella F, Godos J, et al. Possible role of diet in cancer: systematic review and multiple meta-analyses of Dietary patterns, lifestyle factors, and cancer risk. *Nutr Rev*. 2017;75(6):405–419. doi:10.1093/nutrit/nux012

64. Schwedhelm C, Boeing H, Hoffmann G, Aleksandrova K, Schwingshackl L. Effect of diet on mortality and cancer recurrence among cancer survivors: a systematic review and meta-analysis of cohort studies. *Nutr Rev*. 2016;74(12):737–748. doi:10.1093/nutrit/nuw045

65. Kushi L, Coyle C, McCullough M, et al. American Cancer Society Guidelines on nutrition and physical activity for cancer prevention: reducing the risk of cancer with healthy food choices and physical activity. *CA Cancer J Clin*. 2012;62(1):30–67. doi:10.3322/caac.20140.

66. Rock CL, Thomson C, Gansler T, et al. American Cancer Society guideline for diet and physical activity for cancer prevention. *CA Cancer J Clin*. 2020;0(0):1–27. doi:10.3322/caac.21591

67. American Diabetes Association. Everyday choices for a healthier life. http://www.diabetes.org/everydaychoices/default.jsp; accessed 10/12/07.

68. Peipins LA, Sandler RS. Epidemiology of colorectal adenomas. *Epidemiol Rev*. 1994;16:273.

69. Sinicrope FA, Foster NR, Yothers G, et al. Body mass index at diagnosis and survival among colon cancer patients enrolled in clinical trials of adjuvant chemotherapy. *Cancer*. 2013;119(8):1528–1536. doi:10.1002/cncr.27938

70. Tantamango YM, Knutsen SF, Beeson L, et al. Association between Dietary fiber and incident cases of colon polyps: the Adventist health study. *Gastrointest Cancer Res*. 2011;4(5–6):161–167.

71. Vargas AJ, Thompson PA. Diet and nutrient factors in colorectal cancer risk. *Nutr Clin Pract*. 2012;27(5):613–623.

72. Kushi LH, Doyle C, McCullough M, et al; American Cancer Society 2010 Nutrition and Physical Activity Guidelines Advisory Committee. American Cancer Society Guidelines on nutrition and physical activity for cancer prevention: reducing the risk of cancer with healthy food choices and physical activity. *CA Cancer J Clin*. 2012;62(1):30–67.

73. Aune D, Chan DS, Lau R, et al. Dietary fibre, whole grains, and risk of colorectal cancer: systematic review and dose-response meta-analysis of prospective studies. *BMJ*. 2011;343:d6617.

74. Lanza E, Yu B, Murphy G, et al. The polyp prevention trial-continued follow-up study: no effect of a low-fat, high-fiber, high-fruit, and -vegetable diet on adenoma recurrence eight years after randomization. *Cancer Epidemiol Biomarkers Prev*. 2007;16(9):1745–1752. doi:10.1158/1055-9965.EPI-07-0127

75. Lanza E, Hartman TJ, Albert PS, et al. High dry bean intake and reduced risk of advanced colorectal adenoma recurrence among participants in the polyp prevention trial. *J Nutr*. 2006;136(7):1896–1903. doi:10.1093/jn/136.7.1896

76. McCullougha JS, Ratcliffeb B, Mandirc N, et al. Dietary fibre and intestinal microflora: effects on intestinal morphometry and crypt branching. *Gut*. 1998;42:799–806.

77. Tilg H, Kaser A. Gut microbiome, obesity, and metabolic dysfunction. *J Clin Invest*. 2011;121(6):2126–2132.

78. Hansen L, Skeie G, Landberg R, et al. Intake of Dietary fiber, especially from cereal foods, is associated with lower incidence of colon cancer in the HELGA cohort. *Int J Cancer*. 2012;131(2):469–478.

79. Sansbury LB, Wanke K, Albert PS, et al; Polyp Prevention Trial Study Group. The effect of strict adherence to a high-fiber, high-fruit and -vegetable, and low-fat eating pattern on adenoma recurrence. *Am J Epidemiol*. 2009;170(5):576–584.

80. Zhou X, Qian H, Zhang D, Zeng L. Garlic intake and the risk of colorectal cancer: a meta-analysis. *Med (United States)*. 2020;99(1):1–9. doi:10.1097/MD.0000000000018575

81. Schatzkin A, Lanza E, Corle D, et al. Lack of effect of a low-fat, high-fiber diet on the recurrence of colorectal adenomas. *N Engl J Med*. 2000;342:1149–1155.

82. Alberts DS, Martinez ME, Roe DJ, et al. Lack of effect of a high-fiber cereal supplement on the recurrence of colorectal adenomas. *N Engl J Med*. 2000;342: 1156–1162.

83. Byers T. Diet, colorectal adenomas, and colorectal cancer. *N Engl J Med*. 2000;342:1206–1207.

84. Bingham S. The fibre–folate debate in colorectal cancer. *Proc Nutr Soc*. 2006;65:19–23.

85. Dahm CC et al. Dietary fiber and colorectal cancer risk: a nested case-control study using food diaries. *J Natl Cancer Inst*. 2010;102(9):614–626.

86. Slattery ML, Boucher KM, Caan BJ, et al. Eating patterns and risk of colon cancer. *Am J Epidemiol*. 1998;148:4.

87. Erdelyi I, Levenkova N, Lin EY, et al. Western-style diets induce oxidative stress and dysregulate immune responses in the colon in a mouse model of sporadic colon cancer. *J Nutr*. 2009;139(11):2072–2078.

88. Beresford SA, Johnson KC, Ritenbaugh C, et al. Low-fat Dietary pattern and risk of colorectal cancer: the Women's Health Initiative Randomized Controlled Dietary Modification Trial. *JAMA*. 2006;295:643–654.

89. Zhong Y, Zhu Y, Li Q, et al. Association between Mediterranean diet adherence and colorectal cancer: a dose-response meta-analysis. *Am J Clin Nutr*. 2020;111(6):1214–1225. doi:10.1093/ajcn/nqaa083

90. Garcia-Larsen V, Morton V, Norat T, et al. Dietary patterns derived from principal component analysis (PCA) and risk of colorectal cancer: a systematic review and meta-analysis. *Eur J Clin Nutr*. 2019;73(3):366–386. doi:10.1038/s41430-018-0234-7

91. Turner ND, Lloyd SK. Association between red meat consumption and colon cancer: a systematic review of experimental results. *Exp Biol Med*. 2017;242(8):813–839. doi:10.1177/1535370217693117

92. Willett WC, Stampfer MJ, Colditz GA, et al. Relation of meat, fat, and fiber intake to the risk of colon cancer in a prospective study among women. *N Engl J Med*. 1990;323:1664.

93. Corpet DE. Red meat and colon cancer: should we become vegetarians, or can we make meat safer? *Meat Sci*. 2011;89(3):310–316.

94. Pan A, Sun Q, Bernstein AM, et al. Red meat consumption and mortality: results from 2 prospective cohort studies. *Arch Intern Med*. 2012;172(7):555–563.

95. Daley CA, Abbott A, Doyle PS, et al. A review of fatty acid profiles and antioxidant content in grass-fed and grain-fed beef. *Nutr J*. 2010;9:10.

96. Bartsch H, Nair J, Owen RW. Dietary polyunsaturated fatty acids and cancers of the breast and colorectum: emerging evidence for their role as risk modifiers. *Carcinogenesis*. 1999;20(12):2209–2218.

97. Miller PE, Lazarus P, Lesko SM, Meat-related compounds and colorectal cancer risk by anatomical subsite. *Nutr Cancer*. 2013;65(2):202–226.

98. Neugut AI, Garbowski GC, Lee WC, et al. Dietary risk factors for the incidence and recurrence of colorectal adenomatous polyps. A case-control study. *Ann Intern Med*. 1993;118:91.

99. Aune D, Chan DS, Vieira AR, et al. Red and processed meat intake and risk of colorectal adenomas: a systematic review and meta-analysis of epidemiological studies. *Cancer Causes Control*. 2013;24(4):611–627.

100. Boyle T, Keegel T, Bull F, et al. Physical activity and risks of proximal and distal colon cancers: a systematic review and meta-analysis. *J Natl Cancer Inst*. 2012;104(20): 1548–1561.

101. Giovannucci E, Ascherio A, Rimm EB, et al. Physical activity, obesity, and risk for colon cancer and adenoma in men. *Ann Intern Med*. 1995;122:327.

102. Tarasiuk A, Mosińska P, Fichna J. The mechanisms linking obesity to colon cancer: an overview. *Obes Res Clin Pract*. 2018;12(3):251–259. doi:10.1016/j.orcp.2018.01.005

103. Huth PJ, DiRienzo DB, Miller GD. Major scientific advances with dairy foods in nutrition and health. *J Dairy Sci*. 2006;89:1207–1221.

104. Barrubés L, Babio N, Becerra-Tomás N, Rosique-Esteban N, Salas-Salvadó J. Association between dairy product consumption and colorectal cancer risk in adults: a systematic review and meta-analysis of epidemiologic studies. *Adv Nutr*. 2019;10:S190–S211. doi:10.1093/advances/nmy114

105. Fedirko V, Mandle HB, Zhu W, et al. Vitamin D-related genes, blood vitamin D levels European populations. *Nutrients*. 2019;11:1954.

106. Górska A, Przystupski D, Niemczura MJ, Kulbacka J. Probiotic bacteria: a promising tool in cancer prevention and therapy. *Curr Microbiol*. 2019;76(8):939–949. doi:10.1007/s00284-019-01679-8

107. Kushi LH, Byers T, Doyle C, et al. Reducing the risk of cancer with healthy food choices and physical activity. *CA Cancer J Clin*. 2006;56:254–281.

108. Aune D, Chan DSM, Greenwood DC, et al. Dietary fiber and breast cancer risk: a systematic review and meta-analysis of prospective studies. *Ann Oncol*. 2012;23(6):1394–1402. doi:10.1093/annonc/mdr589

109. Kushi LH, Fee RM, Sellers TA, et al. Intake of vitamins A, C, E and postmenopausal breast cancer. *Am J Epidemiol*. 1996;144:165.

110. Hunter DJ, Manson JE, Olditz GA, et al. A prospective study of the intake of vitamins C, E, and A and the risk of breast cancer. *N Engl J Med*. 1993;329:234.

111. Fulan H, Changxing J, Baina WY, et al. Retinol, vitamins A, C, and E and breast cancer risk: a meta-analysis and meta-regression. *Cancer Causes Control*. 2011;22(10):1383–1396.

112. Yeon JY, Suh YJ, Kim SW, et al. Evaluation of Dietary factors in relation to the biomarkers of oxidative stress and inflammation in breast cancer risk. *Nutrition*. 2011;27(9):912–918.

113. Mezzetti M, La Vecchia C, Decarli A, et al. Population attributable risk for breast cancer: diet, nutrition, and physical exercise. *J Natl Cancer Inst*. 1998;90:389.

114. Dorgan JF, Sowell A, Swanson CA, et al. Relationships of serum carotenoids, retinol, α-tocopherol, and selenium with breast cancer risk: results from a prospective study in Columbia, Missouri (United States). *Cancer Causes Control*. 1998;9:89.

115. Okekunle AP, Gao J, Wu X, Feng R, Sun C. Higher Dietary soy intake appears inversely related to breast cancer risk independent of estrogen receptor breast cancer phenotypes. *Heliyon*. 2020;6(7):e04228. doi:10.1016/j.heliyon.2020.e04228

116. Turner LB. A meta-analysis of fat intake, reproduction, and breast cancer risk: an evolutionary perspective. *Am J Hum Biol*. 2011;23(5):601–608.

117. Hulka BS, Stark AT. Breast cancer: cause and prevention. *Lancet*. 1995;346:883–887.

118. Schatzkin A, Greenwald P, Byar DP, et al. The Dietary fat–breast cancer hypothesis is alive. *JAMA*. 1989;261:3284.

119. Franceschi S, Favero A, Decarli A, et al. Intake of macronutrients and risk of breast cancer. *Lancet*. 1996;347:1351.

120. Zheng JS, Hu XJ, Zhao YM, et al. Intake of fish and marine n-3 polyunsaturated fatty acids and risk of breast cancer: meta-analysis of data from 21 independent prospective cohort studies. *BMJ*. 2013;346:f3706.

121. Toledo E, Salas-Salvado J, Donat-Vargas C, et al. Mediterranean diet and invasive breast cancer risk among women at high cardiovascular risk in the predimed trial a randomized clinical trial. *JAMA Intern Med*. 2015;175(11):1752–1760. doi:10.1001/jamainternmed.2015.4838

122. Boyd NF, Stone J, Vogt KN, et al. Dietary fat and breast cancer risk revisited: a meta-analysis of the published literature. *Br J Cancer*. 2003;89(9):1672–1685.

123. Chlebowski RT, Aragaki AK, Anderson GL, et al. Dietary modification and breast cancer mortality: long-term follow-up of the Women's Health initiative randomized trial. *J Clin Oncol*. 2020;38(13):1419–1428. doi:10.1200/JCO.19.00435

124. Agurs-Collins T, Ross SA, Dunn BK. The many faces of obesity and its influence on breast cancer risk. *Front Oncol*. 2019;9(September):1–14. doi:10.3389/fonc.2019.00765

125. Emond JA, Pierce JP, Natarajan L, et al. Risk of breast cancer recurrence associated with carbohydrate intake and tissue expression of IGFI receptor. *Cancer Epidemiol Biomarkers Prev*. 2014;23(7):1273–1279. doi:10.1158/1055-9965.EPI-13-1218

126. Smith-Warner SA, Spiegelman D, Yaun SS, et al. Alcohol and breast cancer in women: a pooled analysis of cohort studies. *JAMA*. 1998;279:535.

127. Schatzkin A, Jones Y, Hoover RN, et al. Alcohol consumption and breast cancer in the epidemiologic follow-up study of the first National Health and Nutrition Examination Survey. *N Engl J Med*. 1987;316:1169.

128. van den Brandt PA, Goldbohm A, van't Veer P. Alcohol and breast cancer: results from the Netherlands cohort study. *Am J Epidemiol*. 1995;141:907.

129. Romieu I, Scoccianti C, Chajès V, et al. Alcohol intake and breast cancer in the European prospective investigation into cancer and nutrition. *Int J Cancer*. 2015;137(8):1921–1930. doi:10.1002/ijc.29469

130. Kwan ML, Chen WY, Flatt SW, et al. Postdiagnosis alcohol consumption and breast cancer prognosis in the after breast cancer pooling project. *Cancer Epidemiol Biomarkers Prev*. 2013;22(1):32–41. doi:10.1158/1055-9965.EPI-12-1022

131. Hunter DJ, Willet WC. Nutrition and breast cancer. *Cancer Causes Control*. 1996;7:56.

132. Howe GR. Nutrition and breast cancer. In: Bendich A, Deckelbaum RJ, eds. *Preventive nutrition. The comprehensive guide for health professionals*. Totowa, NJ: Humana Press, 1997:97–108.

133. Linos E, Holmes MD, Willett WC. Diet and breast cancer. *Curr Oncol Rep*. 2007;9:31–41.

134. Pierce JP, Stefanick ML, Flatt SW, et al. Greater survival after breast cancer in physically active women with high vegetable fruit intake regardless of obesity. *J Clin Oncol*. 2007;25:2345–2351.

135. Colditz GA, Stampfer MJ, Willett WC. Diet and lung cancer. A review of the epidemiologic evidence in humans. *Arch Intern Med*. 1987;147:157.

136. Omenn GS, Goodman GE, Thornquist MD, et al. Risk factors for lung cancer and for intervention effects in CARET, the Beta-Carotene and Retinol Efficacy Trial. *J Natl Cancer Inst*. 1996;88:1550.

137. The Alpha-Tocopherol, Beta-Carotene Cancer Prevention Study Group. The effect of vitamin E and beta carotene on the incidence of lung cancer and other cancers in male smokers. *N Engl J Med*. 1994;330:1029.

138. Albanes D, Heinonen OP, Taylor PR, et al. α-Tocopherol and β-carotene supplements and lung cancer incidence in the Alpha-Tocopherol, Beta-Carotene Cancer Prevention Study: effects of base-line characteristics and study compliance. *J Natl Cancer Inst*. 1996;88:1560.

139. Challem JJ. Re: risk factors for lung cancer and for intervention effects in CARET, the Beta-Carotene and Retinol Efficacy Trial [Letter]. *J Natl Cancer Inst*. 1997;89:326.

140. Cui Y, Morgenstern H, Greenland S, et al. Dietary flavonoid intake and lung cancer—A population-based case-control study. *Cancer*. 2008;112(10):2241–2248. doi:10.1002/cncr.23398

141. Christensen KY, Naidu A, Parent MÉ, et al. The risk of lung cancer related to Dietary intake of flavonoids. *Nutr Cancer*. 2012;64(7):964–974.

142. Knekt P, Jarvinen R, Seppanen R, et al. Dietary flavonoids and the risk of lung cancer and other malignant neoplasms. *Am J Epidemiol*. 1997;146:223–230.

143. Bassett JK, Hodge AM, English DR, et al. Dietary intake of B vitamins and methionine and risk of lung cancer. *Eur J Clin Nutr*. 2012;66(2):182–187.

144. Ruano-Ravina A, Figueiras A, Freire-Garabal M, et al. Antioxidant vitamins and risk of lung cancer. *Curr Pharm Des*. 2006;12:599–613.

145. Melkonian SC, Daniel CR, Ye Y, Pierzynski JA, Roth JA, Wu X. Glycemic index, glycemic load, and lung cancer risk in non-Hispanic Whites. *Cancer Epidemiol Biomarkers Prev*. 2016;25(3):532–539. doi:10.1158/1055-9965. EPI-15-0765

146. Maisonneuve P, Shivappa N, Hébert JR, et al. Dietary inflammatory index and risk of lung cancer and other respiratory conditions among heavy smokers in the COSMOS screening study. *Eur J Nutr*. 2016;55(3):1069–1079. doi:10.1007/s00394-015-0920-3

147. Wu SH, Liu Z. Soy food consumption and lung cancer risk: a meta-analysis using a common measure across studies. *Nutr Cancer*. 2013;65(5):625–632. doi:10.1080/01635581.2013.795983

148. Alavanja MCR, Brownson RC, Benichou J. Estimating the effect of Dietary fat on the risk of lung cancer in nonsmoking women. *Lung Cancer*. 1996;14:s63.

149. Yang JJ, Yu D, Takata Y, et al. Dietary fat intake & lung cancer risk: a pooled analysis. *J Clin Oncol*. 2017;35(26):3055–3064. doi:10.1200/JCO.2017.73.3329

150. Rylander R, Axelsson G, Andersson L, et al. Lung cancer, smoking and diet among Swedish men. *Lung Cancer*. 1996;14:s75.

151. Elwood PC, Givens DI, Beswick AD, et al. The survival advantage of milk and dairy consumption: an overview of evidence from cohort studies of vascular diseases, diabetes and cancer. *J Am Coll Nutr*. 2008;27(6):723S–734S.

152. Gao Y. Risk factors for lung cancer among nonsmokers with emphasis on lifestyle factors. *Lung Cancer*. 1996;14:s39.

153. Dai X, Lin C, Sun X, et al. The etiology of lung cancer in nonsmoking females in Harbin, China. *Lung Cancer*. 1996;14:s85.

154. Sanson CA, Mao BL, Li JY, et al. Dietary determinants of lung cancer risk: results from a case-control study in Hunan Province. *Int J Cancer*. 1992;50:876.

155. Giovannucci E, Clinton SK. Tomatoes, lycopene, and prostate cancer. *Proc Soc Exp Biol Med*. 1998;218:129–139.

156. Arab L, Su J, Steck SE, et al. Adherence to World Cancer Research Fund/American institute for cancer research lifestyle recommendations reduces prostate cancer aggressiveness among African and Caucasian Americans. *Nutr Cancer*. 2013;65(5):633–643. doi:10.1080/01635581.2013.789540

157. Urquiza-Salvat N, Pascual-Geler M, Lopez-Guarnido O. Adherence to Mediterranean diet and risk of prostate cancer. *Aging Male*. 2019;22(2):102–108. doi:0.1080/13685538.2018.1450854

158. Giovannucci E. How is individual risk for prostate cancer assessed? *Hematol Oncol Clin North Am*. 1996;10:537.

159. Kolonel LN. Nutrition and prostate cancer. *Cancer Causes Control*. 1996;7:83–94.

160. Pienta KJ, Esper PS. Risk factors for prostate cancer. *Ann Intern Med*. 1993;118:793–803.

161. Key TJA, Silcocks PB, Davey GK, et al. A case-control study of diet and prostate cancer. *Br J Cancer*. 1997;76:678.

162. Andersson S, Wolk A, Bergstrom R, et al. Energy, nutrient intake and prostate cancer risk: a population-based case-control study in Sweden. *Int J Cancer*. 1996;68:716.

163. Szymanski KM, Wheeler DC, Mucci LA. Fish consumption and prostate cancer risk: a review and meta-analysis. *Am J Clin Nutr*. 2010;92(5):1223–1233.

164. Brasky TM, Darke AK, Song X, et al. Plasma phospholipid fatty acids and prostate cancer risk in the SELECT trial. *J Natl Cancer Inst*. 2013;105(15):1132–1141.

165. DiNicolantonio JJ, McCarty MF, Lavie CJ, et al. Do omega-3 fatty acids cause prostate cancer? *Mo Med*. 2013;110(4):293–295.

166. Simon JA, Chen YH, Bent S. The relation of alpha-linolenic acid to the risk of prostate cancer: a systematic review and meta-analysis. *Am J Clin Nutr*. 2009;89(5):1558S–1564S.

167. Brouwer IA. Omega-3 PUFA: good or bad for prostate cancer? *Prostaglandins Leukot Essent Fatty Acids*. 2008;79(3–5):97–99.

168. Applegate CC, Rowles JL, Ranard KM, Jeon S, Erdman JW. Soy consumption and the risk of prostate cancer: an updated systematic review and meta-analysis. *Nutrients*. 2018;10(1). doi:10.3390/nu10010040

169. Giovannucci E, Ascherio A, Rimm EB, et al. Intake of carotenoids and retinol in relation to risk of prostate cancer. *J Natl Cancer Inst*. 1995;87:1767.

170. Chen P, Zhang W, Wang X, et al. Lycopene and risk of prostate cancer. *Med (United States)*. 2015;94(33):e1260. doi:10.1097/MD.0000000000001260

171. Rowles JL, Ranard KM, Applegate CC, Jeon S, An R, Erdman JW. Processed and raw tomato consumption and risk of prostate cancer: a systematic review and dose–response meta-analysis. *Prostate Cancer Prostatic Dis*. 2018;21(3):319–336. doi:10.1038/s41391-017-0005-x

172. Kristal AR, Arnold KB, Neuhouser ML, et al. Diet, supplement use, and prostate cancer risk: results from the prostate cancer prevention trial. *Am J Epidemiol*. 2010;172(5):566–577.

173. Manson JAE, Cook NR, Lee IM, et al. Vitamin D supplements and prevention of cancer and cardiovascular disease. *N Engl J Med*. 2019;380(1):33–44. doi:10.1056/NEJMoa1809944

174. Grant WB. Review of recent advances in understanding the role of Vitamin D in reducing cancer risk: breast, colorectal, prostate, and overall cancer. *Anticancer Res*. 2020;40(1):491–499. doi:10.21873/anticanres.13977

175. Clinton SK, Emenhiser C, Schwartz SJ, et al. Cis-trans Lycopene isomers, carotenoids, and retinol in the human prostate. *Cancer Epidemiol Biomarkers Prev*. 1996;5:823.

176. Heinonen OP, Albanes D, Virtamo J, et al. Prostate cancer and supplementation with α-tocopherol and β-carotene: incidence and mortality in a controlled trial. *J Natl Cancer Inst*. 1998;90:440.

177. Olson KB, Pienta KJ. Vitamins A and E: further clues for prostate cancer prevention. *J Natl Cancer Inst*. 1998;90:414.

178. Klein EA, Thompson IM, Tangen CM, et al. Vitamin E and the risk of prostate cancer: the selenium and vitamin E cancer prevention trial (SELECT). *JAMA - J Am Med Assoc*. 2011;306(14):1549–1556. doi:10.1001/jama.2011.1437

179. Key TJ, Appleby PN, Travis RC, et al. Carotenoids, retinol, tocopherols, and prostate cancer risk: pooled analysis of 15 studies. *Am J Clin Nutr*. 2015;102(5):1142–1157. doi:10.3945/ajcn.115.114306

180. Fontham ETH. Prevention of upper gastrointestinal tract cancers. In: Bendich A, Deckelbaum RJ, eds. *Preventive nutrition. The comprehensive guide for health professionals*. Totowa, NJ: Humana Press, 1997:33–56.

181. Castro C, Peleteiro B, Lunet N. Modifiable factors and esophageal cancer: a systematic review of published meta-analyses. *J Gastroenterol*. 2018;53(1):37–51. doi:10.1007/s00535-017-1375-5

182. Fang X, Wei J, He X, et al. Landscape of Dietary factors associated with risk of gastric cancer: a systematic review and dose-response meta-analysis of prospective cohort studies. *Eur J Cancer*. 2015;51(18):2820–2832. doi:10.1016/j.ejca.2015.09.010

183. Bunin GR, Cary JM. Diet and childhood cancer. In: Bendich A, Deckelbaum RJ, eds. *Preventive nutrition. The comprehensive guide for health professionals.* Totowa, NJ: Humana Press, 1997:17–32.

184. Ladas EJ, Orjuela M, Stevenson K, et al. Dietary intake and childhood leukemia: the Diet and Acute Lymphoblastic Leukemia Treatment (DALLT) cohort study. *Nutrition.* 2016;32(10):1103–1109.e1. doi:10.1016/j.nut.2016.03.014

185. Chiu BC-H, Cerhan JR, Folsom AR, et al. Diet and risk of non-Hodgkin lymphoma in older women. *JAMA.* 1996;275:1315.

186. Solans M, Benavente Y, Saez M, et al. Adherence to the Mediterranean diet and lymphoma risk in the European Prospective Investigation into Cancer and Nutrition. *Int J Cancer.* 2019;145(1):122–131. doi:10.1002/ijc.32091

187. Li LY, Luo Y, Lu MD, Xu XW, Lin HD, Zheng ZQ. Cruciferous vegetable consumption and the risk of pancreatic cancer: a meta-analysis. *World J Surg Oncol.* 2015;13(1):1–8. doi:10.1186/s12957-015-0454-4

188. Warshaw AL, Fernandez-Del Castillo C. Pancreatic carcinoma. *N Engl J Med.* 1992;326:455.

189. Bruemmer B, White E, Vaughan TL, et al. Nutrient intake in relation to bladder cancer among middle-aged men and women. *Am J Epidemiol.* 1996;144:485.

190. Di Maso M, Turati F, Bosetti C, et al. Food consumption, meat cooking methods and diet diversity and the risk of bladder cancer. *Cancer Epidemiol.* 2019;63(August):101595. doi:10.1016/j.canep.2019.101595

191. Bravi F, Spei ME, Polesel J, et al. Mediterranean diet and bladder cancer risk in Italy. *Nutrients.* 2018;10(8):1–11. doi:10.3390/nu10081061

192. Eichholzer M, Gutzwiller F. Dietary nitrates, nitrites, and N-nitroso compounds and cancer risk: a review of the epidemiologic evidence. *Nutr Rev.* 1998;56:95.

193. Rao GN. Influence of diet on tumors of hormonal tissues. In: Huff J, Boyd J, Barrett JC, eds. *Cellular and molecular mechanisms of hormonal carcinogenesis: environmental influences.* New York, NY: Wiley-Liss, 1996.

194. Avgerinos KI, Spyrou N, Mantzoros CS, Dalamaga M. Obesity and cancer risk: emerging biological mechanisms and perspectives. *Metabolism.* 2019;92:121–135. doi: 10.1016/j.metabol.2018.11.001

195. Wilson K, Cho E. Obesity and kidney cancer. *Recent Results Cancer Res.* 2016;208:81–93. doi:10.1007/ 978-3-319-42542-9_5

196. Weber P, Bendich A, Schalch W. Vitamin C and human health–a review of recent data relevant to human requirements. *Int J Vit Nutr Res.* 1996;66:19.

197. Ang A, Pullar JM, Currie MJ, Vissers MCM. Vitamin C and immune cell function in inflammation and cancer. *Biochem Soc Trans.* 2018;46(5):1147–1159. doi:10.1042/BST20180169

198. Mayne ST. Beta-carotene, carotenoids, and disease prevention in humans. *FASEB J.* 1996;10:690.

199. Lotan R. Retinoids in cancer chemoprevention. *FASEB J.* 1996;10:1031.

200. Ziegler RG. A review of epidemiologic evidence that carotenoids reduce the risk of cancer. *J Nutr.* 1989;119:116.

201. Edge R, McGarvey DJ, Truscott TG. The carotenoids as anti-oxidants—a review. *J Photochem Photobiol B.* 1997;41:189.

202. Milani A, Basirnejad M, Shahbazi S, Bolhassani A. Carotenoids: biochemistry, pharmacology and treatment. *Br J Pharmacol.* 2017;174(11):1290–1324. doi:10.1111/ bph.13625

203. Greenberg ER, Baron JA, Tosteson TD, et al. A clinical trial of antioxidant vitamins to prevent colorectal adenoma. *N Engl J Med.* 1994;331:141.

204. Daviglus ML, Dyer AR, Persky V, et al. Dietary beta-carotene, vitamin C, and the risk of prostate cancer: results from the Western Electric Study. *Epidemiology.* 1996;7:472.

205. Peters U, Leitzmann MF, Chatterjee N, et al. Serum lycopene, other carotenoids, and prostate cancer risk: a nested case-control study in the prostate, lung, colorectal, and ovarian cancer screening trial. *Cancer Epidemiol Biomarkers Prev.* 2007;16:962–968.

206. Kirsh VA, Mayne ST, Peters U, et al. A prospective study of lycopene and tomato product intake and risk of prostate cancer. *Cancer Epidemiol Biomarkers Prev.* 2006;15:92–98.

207. Forbes K, Ilic D, Hassed C. Lycopene for the prevention of prostate cancer. *Cochrane Database Syst Rev.* 2009;(4). doi:10.1002/14651858.CD008007

208. Meydani M. Vitamin E. *Lancet.* 1995;345:170.

209. Lee I-M, Cook NR, Gaziano JM, et al. Vitamin E in the primary prevention of cardiovascular disease and cancer. *Jama.* 2005;294(1):56. doi:10.1001/jama.294.1.56

210. Lippman SM, Klein EA, Goodman PJ, et al. Effect of selenium and vitamin E on risk of prostate cancer and other cancers. *Jama.* 2009;301(1):39. doi:10.1001/jama.2008.864

211. Lonn E. Effects of long-term vitamin E supplementation on cardiovascular events and cancer: a randomized controlled trial. *J Am Med Assoc.* 2005;293(11):1338–1347. doi:10.1001/jama.293.11.1338

212. Greenwald P, Anderson D, Nelson SA, et al. Clinical trials of vitamin and mineral supplements for cancer prevention. *Am J Clin Nutr.* 2007;85:314s–317s.

213. Wei WQ, Abnet CC, Qiao YL, et al. Prospective study of serum selenium concentrations and esophageal and gastric cardia cancer, heart disease, stroke, and total death. *Am J Clin Nutr.* 2004;79:80–85.

214. Blot WJ, Li JY, Taylor PR, et al. The Linxian trials: mortality rates by vitamin-mineral intervention group. *Am J Clin Nutr.* 1995;62:1424s–1426s.

215. Taylor PR, Li B, Dawsey SM, et al. Prevention of esophageal cancer: the nutrition intervention trials in Linxian, China. Linxian Nutrition Intervention Trials Study Group. *Cancer Res.* 1994;54:2029s–2031s.

216. Blot WJ. Vitamin/mineral supplementation and cancer risk: international chemoprevention trials. *Proc Soc Exp Biol Med.* 1997;216:291.

217. Clark LC, Dalkin B, Krongrad A, et al. Decreased incidence of prostate cancer with selenium supplementation: results of a double-blind cancer prevention trial. *Br J Urol.* 1998;81:730–734.

218. Han X, Li J, Brasky TM, et al. Antioxidant intake and pancreatic cancer risk: the Vitamins and Lifestyle (VITAL) Study. *Cancer.* 2013;119(7):1314–1320.

219. Chan JM, Darke AK, Penney KL, et al. Selenium- or vitamin E-related gene variants, interaction with supplementation, and risk of high-grade prostate cancer in SELECT. *Cancer Epidemiol Biomarkers Prev.* 2016;25(7):1050–1058. doi:10.1158/1055-9965.EPI-16-0104

220. Gallaher DD, Schneeman BO. Dietary fiber. In: Ziegler EE, Filer LJ Jr, eds. *Present knowledge in nutrition,* 7th ed Washington, DC: ILSI Press, 1996.

221. Martinez ME, McPherson RS, Annegers JF, et al. Association of diet and colorectal adenomatous polyps: Dietary fiber, calcium, and total fat. *Epidemiology.* 1996;7:264.

222. Le Marchand L, Hankin JH, Wilkens LR, et al. Dietary fiber and colorectal cancer risk. *Epidemiology.* 1997;8:658.

223. Giovannucci E, Stampfer MJ, Colditz G, et al. Relationship of diet to risk of colorectal adenoma in men. *J Natl Cancer Inst.* 1992;84:91.

224. Alberts DS, Ritenbaugh C, Story JA, et al. Randomized, double-blind, placebo-controlled study of effect of wheat bran

fiber and calcium on fecal bile acids in patients with resected adenomatous colon polyps. *J Natl Cancer Inst*. 1996;88:81.

225. Rose DJ, DeMeo MT, Keshavarzian Ali, et al. Influence of Dietary fiber on inflammatory bowel disease and colon cancer: importance of fermentation pattern. *Nutr Rev*. 2007;65(2):51–62.

226. Baxter BA, Oppel RC, Ryan EP. Navy beans impact the stool metabolome and metabolic pathways for colon health in cancer survivors. *Nutrients*. 2019;11(1). doi:10.3390/nu11010028

227. Giovannucci E, Rimm EB, Stampfer MJ, et al. Intake of fat, meat, and fiber in relation to risk of colon cancer in men. *Cancer Res*. 1994;54:2390.

228. Wasan HS, Goodlad RA. Fibre-supplemented foods may damage your health. *Lancet*. 1996;348:319.

229. LaVecchia C, Ferraroni M, Franceschi S, et al. Fibers and breast cancer risk. *Nutr Cancer*. 1997;28:264.

230. Narita S, Inoue M, Saito E, et al. Dietary fiber intake and risk of breast cancer defined by estrogen and progesterone receptor status: the Japan Public Health Center-based Prospective Study. *Cancer Causes Control*. 2017;28(6):569–578. doi:10.1007/s10552-017-0881-3

231. Tsugane S, Sasazuki S. Diet and the risk of gastric cancer: review of epidemiological evidence. *Gastric Cancer*. 2007;10:75–83.

232. Shankar S, Ganapathy S, Srivastava RK. Green tea polyphenols: biology and therapeutic implications in cancer. *Front Biosci*. 2007;12:4881–4899.

233. Berletch JB, Liu C, Love WK, et al. Epigenetic and genetic mechanisms contribute to telomerase inhibition by EGCG. *J Cell Biochem*. 2008;103(2):509–519.

234. Carlson JR, Bauer BA, Vincent A, et al. Reading the tea leaves: anticarcinogenic properties of (-)-epigallocatechin-3-gallate. *Mayo Clin Proc*. 2007;82:725–732.

235. Landis-Piwowar KR, Huo C, Chen D, et al. A novel prodrug of the green tea polyphenol (-)-epigallocatechin-3-gallate as a potential anticancer agent. *Cancer Res*. 2007;67:4303–4310.

236. Yuan JM, Sun C, Butler LM. Tea and cancer prevention: epidemiological studies. *Pharmacol Res*. 2011;64(2):123–135. doi:10.1016/j.phrs.2011.03.002

237. Guo Y, Zhi F, Chen P, et al. Green tea and the risk of prostate cancer: a systematic review and meta-analysis. *Med (United States)*. 2017;96(13). doi:10.1097/MD.0000000000006426

238. Yu S, Zhu L, Wang K, Yan Y, He J, Ren Y. Green tea consumption and risk of breast cancer. *Medicine (Baltimore)*. 2019;98(27):e16147. doi:10.1097/md.0000000000016147

239. Wada K, Oba S, Tsuji M, et al. Green tea intake and colorectal cancer risk in Japan: the Takayama study. *Jpn J Clin Oncol*. 2019;49(6):515–520. doi:10.1093/jjco/hyz030

240. Tanaka K, Tamakoshi A, Sugawara Y, et al. Coffee, green tea and liver cancer risk: an evaluation based on a systematic review of epidemiologic evidence among the Japanese population. *Jpn J Clin Oncol*. 2019;49(10):972-984. doi:10.1093/jjco/hyz097

241. Colomer R, Menendez JA. Mediterranean diet, olive oil and cancer. *Clin Transl Oncol*. 2006;8:15–21.

242. Battino M, Forbes-Hernández TY, Gasparrini M, et al. Relevance of functional foods in the Mediterranean diet: the role of olive oil, berries and honey in the prevention of cancer and cardiovascular diseases. *Crit Rev Food Sci Nutr*. 2019;59(6):893–920. doi:10.1080/10408398.2018.1526165

243. Hashim YZ, Eng M, Gill CI, et al. Components of olive oil and chemoprevention of colorectal cancer. *Nutr Rev*. 2005;63:374–386.

244. Brooks PJ, Zakhari S. Moderate alcohol consumption and breast cancer in women: from epidemiology to mechanisms and interventions. *Alcohol Clin Exp Res*. 2013;37(1):23–30.

245. Seitz HK, Becker P. Alcohol metabolism and cancer risk. *Alcohol Res Health*. 2007;30(1):38–41, 44–47.

246. Boffetta P, Hashibe M. Alcohol and cancer. *Lancet Oncol*. 2006;7(2):149–156.

247. Singhavi HR, Singh A, Bhattacharjee A, Talole S, Dikshit R, Chaturvedi P. Alcohol and cancer risk: a systematic review and meta-analysis of prospective Indian studies. *Indian J Public Health*. 2020;64(2):186–190. doi:10.4103/ijph.IJPH_529_19

248. Center for Science in the Public Interest. FDA should reconsider Aspartame cancer risk, say experts: new rat study links artificial sweetener with lymphomas, breast cancer. June 25, 2007. http://www.cspinet.org/new/200706251.html; accessed 10/12/07.

249. Chazelas E, Srour B, Desmetz E, et al. Sugary drink consumption and risk of cancer: results from NutriNet-Santé prospective cohort. *BMJ*. 2019;366. doi:10.1136/bmj.l2408

250. Gallus S, Scotti L, Negri E, et al. Artificial sweeteners and cancer risk in a network of case-control studies. *Ann Oncol*. 2007;18(1):40–44.

251. Nachvak SM, Moradi S, Anjom-shoae J, et al. Soy, Soy isoflavones, and protein intake in relation to mortality from all causes, cancers, and cardiovascular diseases: a systematic review and dose–response meta-analysis of prospective Cohort Studies. *J Acad Nutr Diet*. 2019;119(9):1483–1500.e17. doi:10.1016/j.jand.2019.04.011

252. Yu Y, Jing X, Li H, Zhao X, Wang D. Soy isoflavone consumption and colorectal cancer risk: a systematic review and meta-analysis. *Sci Rep*. 2016;6. doi:10.1038/srep25939

253. Van Die MD, Bone KM, Williams SG, Pirotta M V. Soy and soy isoflavones in prostate cancer: a systematic review and meta-analysis of randomized controlled trials. *BJU Int*. 2014;113(5 B):119-131. doi:10.1111/bju.12435

254. Zhong X shan, Ge J, Chen S wei, Xiong Y quan, Ma S juan, Chen Q. Association between Dietary isoflavones in soy and legumes and endometrial cancer: a systematic review and meta-analysis. *J Acad Nutr Diet*. 2018;118(4):637–651. doi:10.1016/j.jand.2016.09.036

255. Qiu S, Jiang C. Soy and isoflavones consumption and breast cancer survival and recurrence: a systematic review and meta-analysis. *Eur J Nutr*. 2019;58(8):3079–3090. doi:10.1007/s00394-018-1853-4

256. Smith-Spangler C, Brandeau ML, Hunter GE, et al. Are organic foods safer or healthier than conventional alternatives?: a systematic review. *Ann Intern Med*. 2012;157(5):348–366. doi:10.7326/0003-4819-157-5-201209040-00007

257. Średnicka-Tober D, Barański M, Seal C, et al. Composition differences between organic and conventional meat: a systematic literature review and meta-analysis. *Br J Nutr*. 2016;115(6):994–1011. doi:10.1017/S0007114515005073

258. Ou L, Ip C, Lisafeld B, et al. Conjugated linoleic acid induces apoptosis of murine mammary tumor cells via Bcl-2 loss. *Biochem Biophys Res Commun*. 2007;356:1044–1049.

259. Sauer LA, Blask DE, Dauchy RT. Dietary factors and growth and metabolism in experimental tumors. *J Nutr Biochem*. 2007;18:637–649.

260. Soel SM, Choi OS, Bang MH, et al. Influence of conjugated linoleic acid isomers on the metastasis of colon cancer cells in vitro and in vivo. *J Nutr Biochem*. 2007;18:650–657.

261. Heinze VM, Actis AB. Dietary conjugated linoleic acid and long-chain n-3 fatty acids in mammary and prostate cancer protection: a review. *Int J Food Sci Nutr*. 2012;63(1):66–78.

262. den Hartigh LJ. Conjugated linoleic acid effects on cancer, obesity, and atherosclerosis: a review of pre-clinical

and human trials with current perspectives. *Nutrients.* 2018;11(2):1–30. doi:10.3390/nu11020370

263. Powers HJ. Interaction among folate, riboflavin, genotype, and cancer, with reference to colorectal and cervical cancer. *J Nutr.* 2005;135:2960s–2966s.

264. Strohle A, Wolters M, Hahn A. Folic acid and colorectal cancer prevention: molecular mechanisms and epidemiological evidence [Review]. *Int J Oncol.* 2005;26:1449–1464.

265. Lin HL, An QZ, Wang QZ, et al. Folate intake and pancreatic cancer risk: an overall and dose-response meta-analysis. *Public Health.* 2013;127(7):607–613.

266. Qin X, Cui Y, Shen L, et al. Folic acid supplementation and cancer risk: a meta-analysis of randomized controlled trials. *Int J Cancer.* 2013;133(5):1033–1041.

267. Baggott JE, Oster RA, Tamura T. Meta-analysis of cancer risk in folic acid supplementation trials. *Cancer Epidemiol.* 2012;36(1):78–81.

268. Pieroth R, Paver S, Day S, Lammersfeld C. Folate and its impact on cancer risk. *Curr Nutr Rep.* 2018;7(3):70-84. doi:10.1007/s13668-018-0237-y

269. Milner JA. Nonnutritive components in foods as modifiers of the cancer process. In: Bendich A, Deckelbaum RJ, eds. *Preventive nutrition. The comprehensive guide for health professionals.* Totowa, NJ: Humana Press, 1997:135–152.

270. Murray MT. *Encyclopedia of nutritional supplements.* Rocklin, CA: Prima Publishing, 1996.

271. Jagerstad M, Skog K. Genotoxicity of heat-processed foods. *Mutat Res.* 2005;574:156–172.

272. Pelucchi C, Bosetti C, Galeone C, La Vecchia C. Dietary acrylamide and cancer risk: an updated meta-analysis. *Int J Cancer.* 2015;136(12):2912–2922. doi:10.1002/ijc.29339

273. Lineback DR, Coughlin JR, Stadler RH. Acrylamide in foods: a review of the science and future considerations. *Annu Rev Food Sci Technol.* 2012;3:15–35.

274. Brasil VLM, Ramos Pinto MB, Bonan RF, Kowalski LP, da Cruz Perez DE. Pesticides as risk factors for head and neck cancer: a review. *J Oral Pathol Med.* 2018;47(7):641–651. doi:10.1111/jop.12701

275. He TT, Zuo AJ, Wang JG, Zhao P. Organochlorine pesticides accumulation and breast cancer: a hospital-based case-control study. *Tumor Biol.* 2017;39(5). doi:10.1177/1010428317699114

276. Silva JFS, Mattos IE, Luz LL, Carmo CN, Aydos RD. Exposure to pesticides and prostate cancer: systematic review of the literature. *Rev Environ Health.* 2016;31(3):311–327. doi:10.1515/reveh-2016-0001

277. Kolaja KL, Bunting KA, Klauning JE. Inhibition of tumor promotion and heptocellular growth by Dietary restriction in mice. *Carcinogenesis.* 1996;17:1657.

278. Dirx MJ, Zeegers MP, Dagnelie PC, et al. Energy restriction and the risk of spontaneous mammary tumors in mice: a meta-analysis. *Int J Cancer.* 2003;106(5):766–770.

279. Lv M, Zhu X, Wang H, Wang F, Guan W. Roles of caloric restriction, ketogenic diet and intermittent fasting during initiation, progression and metastasis of cancer in animal models: a systematic review and meta-analysis. *PLoS One.* 2014;9(12):1–17. doi:10.1371/journal.pone.0115147

280. Longo VD, Fontana L. Calorie restriction and cancer prevention: metabolic and molecular mechanisms. *Trends Pharmacol Sci.* 2010;31(2):89–98.

281. Howell A, Chapman M, Harvie M. Energy restriction for breast cancer prevention. *Recent Results Cancer Res.* 2009;181:97–111.

282. Harvie M, Howell A. Energy restriction and the prevention of breast cancer. *Proc Nutr Soc.* 2012;71(2):263–275.

283. Sun C, Zhang F, Ge X, et al. SIRT1 improves insulin sensitivity under insulin-resistant conditions by repressing PTP1B. *Cell Metab.* 2007;6(4):307–319.

284. Schenk S, McCurdy CE, Philp A, et al. Sirt1 enhances skeletal muscle insulin sensitivity in mice during caloric restriction. *J Clin Invest.* 2011;121(11):4281–4288.

285. Chalkiadaki A, Guarente L. High-fat diet triggers inflammation-induced cleavage of SIRT1 in adipose tissue to promote metabolic dysfunction. *Cell Metab.* 2012;16(2):180–188.

286. Brooks CL, Gu W. How does SIRT1 affect metabolism, senescence and cancer? *Nat Rev Cancer.* 2009;9(2):123–128.

287. Tomita M. Caloric restriction reduced 1, 2-dimethylhydrazine-induced aberrant crypt foci and induces the expression of Sirtuins in colonic mucosa of F344 rats. *J Carcinog.* 2012;11:10.

288. Rivadeneira DE, Evoy D, Fahey TJ 3rd, et al. Nutritional support of the cancer patient. *CA Cancer J Clin.* 1998;48:69.

289. Copeland EM 3rd. Historical perspective on nutritional support of cancer patients. *CA Cancer J Clin.* 1998;48:67.

290. Hyltander A, Bosaeus I, Svedlund J, et al. Supportive nutrition on recovery of metabolism, nutritional state, health-related quality of life, and exercise capacity after major surgery: a randomized study. *Clin Gastroenterol Hepatol.* 2005;3:466–474.

291. Ng K, Leung SF, Johnson PJ, et al. Nutritional consequences of radiotherapy in nasopharynx cancer patients. *Nutr Cancer.* 2004;49:156–161.

292. Bozzetti F. Nutritional issues in the care of the elderly patient. *Crit Rev Oncol Hematol.* 2003;48:113–121.

293. Laviano A, Di Lazzaro L, Koverech A. Nutrition support and clinical outcome in advanced cancer patients. *Proc Nutr Soc.* 2018;77(4):388–393. doi:10.1017/S0029665118000459

294. Baldwin C, Spiro A, Ahern R, et al. Oral nutritional interventions in malnourished patients with cancer: a systematic review and meta-analysis. *J Natl Cancer Inst.* 2012;104(5):371–385.

295. Baier S, Johannsen D, Abumrad N, et al. Year-long changes in protein metabolism in elderly men and women supplemented with a nutrition cocktail of beta-hydroxy-beta-methylbutyrate (HMB), L-arginine, and L-lysine. *JPEN.* 2009;33(1):71–82.

296. Mattes RD, Kare MR. Nutrition and the chemical senses. In: Shils ME, Olson JA, Shike M, eds. *Modern nutrition in health and disease*, 8th ed. Philadelphia, PA: Lea & Febiger, 1994.

▧ LECTURAS RECOMENDADAS

Ahmed FE. Effect of diet, life style, and other environmental/chemopreventive factors on colorectal cancer development, and assessment of the risks. *J Environ Sci Health C Environ Carcinog Ecotoxicol Rev.* 2004;22:91–147.

Banning M. The carcinogenic and protective effects of food. *Br J Nurs.* 2005;14:1070–1074.

Bendich A, Deckelbaum RJ, eds. *Preventive nutrition. The comprehensive guide for health professionals.* Totowa, NJ: Humana Press, 1997.

Birt DF, Pelling JC, Nair S, Lepley D. Diet intervention for modifying cancer risk. *Prog Clin Biol Res.* 1996;395:223–234.

Bostik RM. Diet and nutrition in the etiology and primary prevention of colon cancer. In: Bendich A, Deckelbaum RJ, eds. *Preventive nutrition. The comprehensive guide for health professionals.* Totowa, NJ: Humana Press, 1997:57–96.

Bougnoux P, Giraudeau B, Couet C. Diet, cancer, and the lipidome. *Cancer Epidemiol Biomarkers Prev.* 2006;15:416–421.

Brenner DE, Gescher AJ. Cancer chemoprevention: lessons learned and future directions. *Br J Cancer.* 2005;93:735–739.

Chan JM, Gann PH, Giovannucci EL. Role of diet in prostate cancer development and progression. *J Clin Oncol*. 2005;23:8152–8160.

Cheng TY, Vassy J, Prokopowicz G, et al. The efficacy and safety of multivitamin and mineral supplement use to prevent cancer and chronic disease in adults: a systematic review for a National Institutes of Health state-of-the-science conference. *Ann Intern Med*. 2006;145:372–385.

Clinton SK. Diet, anthropometry and breast cancer: integration of experimental and epidemiologic approaches. *J Nutr*. 1997; 127:916s.

Clinton SK. Lycopene: chemistry, biology, and implications for human health and disease. *Nutr Rev*. 1998;56:35.

Committee on Diet and Health, Food and Nutrition Board, Commission on Life Sciences, National Research Council. Diet and health. *Implications for reducing chronic disease burden*. Washington, DC: National Academy Press, 1989.

de Lorgeril M, Salen P. Modified cretan Mediterranean diet in the prevention of coronary heart disease and cancer: An update. *World Rev Nutr Diet*. 2007;97:1–32.

Divisi D, Di Tommaso S, Salvemini S, et al. Diet and cancer. *Acta Biomed*. 2006;77:118–123.

Ensminger AH, Ensminger ME, Konlande JE, et al. *The concise encyclopedia of foods and nutrition*. Boca Raton, FL: CRC Press, 1995.

Finley JW. Bioavailability of selenium from foods. *Nutr Rev*. 2006;64:146–151.

Fresco P, Borges F, Diniz C, et al. New insights on the anticancer properties of Dietary polyphenols. *Med Res Rev*. 2006;26: 747–766.

Garcia-Closas R, Castellsague X, Bosch X, et al. The role of diet and nutrition in cervical carcinogenesis: a review of recent evidence. *Int J Cancer*. 2005;117:629–637.

Greenwald P, Anderson D, Nelson SA, et al. Clinical trials of vitamin and mineral supplements for cancer prevention. *Am J Clin Nutr*. 2007;85:314s–317s.

Goldin-Lang P, Kreuser ED, Zunft HJF. Basis and consequences of primary and secondary prevention of gastrointestinal tumors. *Recent Results Cancer Res*. 1996;142:163.

Gonzalez CA, Riboli E. Diet and cancer prevention: where we are, where we are going. *Nutr Cancer*. 2006;56:225–231.

Hanf V, Gonder U. Nutrition and primary prevention of breast cancer: foods, nutrients and breast cancer risk. *Eur J Obstet Gynecol Reprod Biol*. 2005;123:139–149.

Jolly CA. Diet manipulation and prevention of aging, cancer and autoimmune disease. *Curr Opin Clin Nutr Metab Care*. 2005;8:382–387.

Jones LW, Demark-Wahnefried W. Diet, exercise, and complementary therapies after primary treatment for cancer. *Lancet Oncol*. 2006;7:1017–1026.

Kanadaswami C, Lee LT, Lee PP, et al. The antitumor activities of flavonoids. *In Vivo*. 2005;19:895–909.

Kapiszewska M. A vegetable to meat consumption ratio as a relevant factor determining cancer preventive diet. The Mediterranean versus other European countries. *Forum Nutr*. 2006;59: 130–153.

Key TJ, Appleby PN, Rosell MS. Health effects of vegetarian and vegan diets. *Proc Nutr Soc*. 2006;65:35–41.

Kohlmeier L, Mendez M. Controversies surrounding diet and breast cancer. *Proc Nutr Soc*. 1997;56:369.

Kotsopoulos J, Narod SA. Towards a Dietary prevention of hereditary breast cancer. *Cancer Causes Control*. 2005;16:125–138.

Lamb DJ, Zhang L. Challenges in prostate cancer research: animal models for nutritional studies of chemoprevention and disease progression. *J Nutr*. 2005;135:3009s–3015s.

Lowenfels AB, Maisonneuve P. Risk factors for pancreatic cancer. *J Cell Biochem*. 2005;95:649–656.

Margen S. *The wellness nutrition counter*. New York, NY: Health Letter Associates, 1997.

Martin KR. Targeting apoptosis with Dietary bioactive agents. *Exp Biol Med (Maywood)*. 2006;231:117–129.

McCarty MF, Block KI. Toward a core nutraceutical program for cancer management. *Integr Cancer Ther*. 2006;5:150–171.

McNaughton SA, Marks GC, Green AC. Role of Dietary factors in the development of basal cell cancer and squamous cell cancer of the skin. *Cancer Epidemiol Biomarkers Prev*. 2005;14:1596–1607.

McTiernan A. Obesity and cancer: the risks, science, and potential management strategies. *Oncology (Williston Park)*. 2005;19: 871–881.

Murray MT. *Encyclopedia of nutritional supplements*. Rocklin, CA: Prima Publishing, 1996.

Nahleh Z, Tabbara IA. Complementary and alternative medicine in breast cancer patients. *Palliat Support Care*. 2003;1:267–273.

National Research Council. *Recommended Dietary allowances*, 10th ed. Washington, DC: National Academy Press, 1989.

National Research Council. *Carcinogens and anticarcinogens in the human diet*. Washington, DC: National Academy Press, 1996.

Noguchi M, Rose DP, Miyazaki I. Breast cancer chemoprevention: clinical trials and research. *Oncology*. 1996;53:175.

Rathkopf D, Schwartz GK. Molecular basis of carcinogenesis. In: Shils ME, Shike M, Ross AC, et al., eds. *Modern nutrition in health and disease*, 10th ed. Philadelphia, PA: Lippincott Williams & Wilkins, 2006:1260–1266.

Rose DP. The mechanistic rationale in support of Dietary cancer prevention. *Prev Med*. 1996;25:34.

Scalbert A, Manach C, Morand C, et al. Dietary polyphenols and the prevention of diseases. *Crit Rev Food Sci Nutr*. 2005;45: 287–306.

Schattner M, Shike M. Nutrition support of the patient with cancer. In: Shils ME, Shike M, Ross AC, et al., eds. *Modern nutrition in health and disease*, 10th ed. Philadelphia, PA: Lippincott Williams & Wilkins, 2006:1290–1313.

Schottenfeld D, Fraumeni JF, eds. *Cancer epidemiology and prevention*, 2nd ed. New York, NY: Oxford University Press, 1996.

Serra-Majem L, Roman B, Estruch R. Scientific evidence of interventions using the Mediterranean diet: a systematic review. *Nutr Rev*. 2006;64:s27–s47.

Shils ME, Olson JA, Shike M, eds. *Modern nutrition in health and disease*, 8th ed. Philadelphia, PA: Lea & Febiger, 1994.

Sonn GA, Aronson W, Litwin MS. Impact of diet on prostate cancer: a review. *Prostate Cancer Prostatic Dis*. 2005;8:304–310.

Sporn MB. Chemoprevention of cancer. In: Shils ME, Shike M, Ross AC, et al., eds. *Modern nutrition in health and disease*, 10th ed. Philadelphia, PA: Lippincott Williams & Wilkins, 2006:1280–1289.

Tercyak KP, Tyc VL. Opportunities and challenges in the prevention and control of cancer and other chronic diseases: children's diet and nutrition and weight and physical activity. *J Pediatr Psychol*. 2006;31:750–763.

Thomas B. *Nutrition in primary care*. Oxford, UK: Blackwell Science, 1996.

Thomas PR, ed. *Improving America's diet and health: from recommendations to action*. Washington, DC: National Academy Press, 1991.

Tsubura A, Uehara N, Kiyozuka Y, et al. Dietary factors modifying breast cancer risk and relation to time of intake. *J Mammary Gland Biol Neoplasia*. 2005;10:87–100.

Uauy R, Solomons N. Diet, nutrition, and the life-course approach to cancer prevention. *J Nutr*. 2005;135:2934s–2945s.

United States Department of Agriculture. USDA nutrient database for standard reference. Release 11–1, 1997.

Whiting SJ, Calvo MS. Dietary recommendations to meet both endocrine and autocrine needs of Vitamin D. *J Steroid Biochem Mol Biol*. 2005;97:7–12.

Willett WC, Giovannucci E. Epidemiology of diet and cancer risk. In: Shils ME, Shike M, Ross AC, et al., eds. *Modern nutrition in health and disease*, 10th ed. Philadelphia, PA: Lippincott Williams & Wilkins, 2006:1267–1279.

Wolk A. Diet, lifestyle and risk of prostate cancer. *Acta Oncol*. 2005;44:277–281.

Woodside JV, McCall D, McGartland C, et al. Micronutrients: Dietary intake v. supplement use. *Proc Nutr Soc*. 2005;64:543–553.

World Cancer Research Fund in Association with American Institute for Cancer Research. *Food, nutrition and the prevention of cancer: a global perspective*. Washington, DC: American Institute for Cancer Research, 1997.

Ziegler EE, Filer LJ Jr, eds. *Present knowledge in nutrition*, 7th ed. Washington, DC: ILSI Press, 1996.

Capítulo 13

Alimentación y hematopoyesis: anemias nutricionales

Alicia Tucker

INTRODUCCIÓN

El estado nutricional es, por supuesto, un determinante vital de todos los aspectos de la salud. Sin embargo, la influencia de la nutrición es más evidente en algunos aspectos de la fisiología que en otros. En particular, los tejidos con una alta tasa de recambio y los procesos metabólicos con elevadas necesidades energéticas son más propensos a manifestar alteraciones, debido a insuficiencias de nutrimentos, incluso nominales, que otras áreas más formales de la fisiología. Uno de los tejidos con mayor tasa de recambio celular es la médula ósea y, por tanto, como cabría esperar, las insuficiencias nutricionales se manifiestan fácilmente en forma de anomalías en la hematopoyesis.

La *anemia* puede definirse como un número reducido o insuficiente de eritrocitos circulantes, que puede medirse a través de diversas pruebas sanguíneas. Sin embargo, muchas de las pruebas de volumen sanguíneo no son practicas ni rentables, ni tienen una amplia disponibilidad. En consecuencia, la *anemia* se ha definido como una reducción en una o más de las principales mediciones de eritrocitos obtenidas como parte del recuento sanguíneo o hemograma completo (HC): concentración de hemoglobina, hematocrito (HCT) o recuento de eritrocitos. En la práctica clínica, una concentración baja de hemoglobina o un hematocrito bajo son los métodos más empleados para este fin. Los valores normativos varían según el sexo, la edad, la procedencia étnica y la altitud. En muchos estudios, la definición de *anemia* utilizada es la sugerida por un comité de expertos de la Organización Mundial de la Salud (OMS) hace casi 40 años. Sin embargo, estos criterios de la OMS para la anemia en hombres y mujeres (< 13 g/dL y < 12 g/dL, respectivamente) estaban destinados a utilizarse en el contexto de estudios internacionales de nutrición y no fueron diseñados inicialmente para servir como referencias (gold standards) para el diagnóstico

de anemia (1). Las insuficiencias de hierro, folato y vitamina B_{12} (cobalamina) contribuyen a la disminución de las concentraciones de hemoglobina, aunque se cree que la insuficiencia de hierro (o ferropenia) es la causa más frecuente de anemia en todo el mundo. Otras insuficiencias nutricionales (incluidas las de folato, vitamina B_{12} y vitamina A) contribuirán a la disminución de las concentraciones de hemoglobina, y son los marcadores epidemiológicos más importantes que afectan la hematopoyesis (2,3). La suplementación nutricional puede ser terapéutica en un porcentaje significativo de todas las anemias que llegan a atención primaria. Por tanto, el conocimiento y la atención de las anemias nutricionales incumbe a todos los profesionales sanitarios.

VISIÓN GENERAL

Alimentación

La producción de células sanguíneas es un proceso de alto consumo energético, por lo que la adecuación general de la alimentación es un determinante fundamental de la vitalidad de la hematopoyesis. La producción de eritrocitos y leucocitos consume los elementos básicos de las células y componentes celulares y, por tanto, depende principalmente de la disponibilidad de proteínas y ácidos grasos. La hematopoyesis solo se mantiene en cantidades óptimas cuando se consume una cantidad adecuada de proteínas de alta calidad y, más concretamente, de aminoácidos esenciales. Del mismo modo, la composición de las membranas de las células sanguíneas requiere el aporte de ácidos grasos esenciales (4).

Los micronutrimentos que intervienen directamente en la hematopoyesis también pueden influir en la tasa de producción de células sanguíneas. Entre estos se encuentra el hierro, necesario para la fabricación de la hemoglobina, así como la vitamina B_{12} y el folato, cofactores necesarios para la síntesis del ácido desoxirribonucleico (ADN) de los eritrocitos. Las insuficiencias de otros nutrimentos, como la vitamina A, la vitamina B_6, la vitamina B_2 (riboflavina), la vitamina C, la vitamina E y el cobre, pueden estar relacionadas con el desarrollo o la exacerbación de la anemia (5).

Aproximadamente un tercio de la población mundial tiene anemia, sobre todo niños en edad preescolar y mujeres en edad fértil. La prevalencia varía según la región geográfica, con cifras más elevadas en los países en desarrollo (6,7). En Estados Unidos, la *National Health and Nutrition Examination Survey* (NHANES) de 2003 a 2012 estimó que el 5.6% de la población de Estados Unidos tenía anemia, y que el 1.5% tenía anemia moderada a grave. Los datos de la NHANES mostraron que la anemia, así como los casos más graves de esta, son más prevalentes en subgrupos específicos como los afroamericanos, los hispanos, los adultos mayores de 60 años, y las mujeres no embarazadas en edad fertil y las embarazadas. Por ejemplo, la prevalencia estimada de anemia en mujeres embarazadas en Estados Unidos es del 8.8%; sin embargo, esta cifra se eleva al 9.2% de las embarazadas hispanas y al 24.2% de las embarazadas afroamericanas (8). Estas disparidades también se observan entre los niños de Estados Unidos. Se estimó que la prevalencia global de anemia en niños de 0 a 5 años era de un 6% en 2010. Sin embargo, en los niños inscritos en programas financiados por el gobierno federal que atienden a niños de escasos recursos económicos se observó que la prevalencia de la anemia en esta población había aumentado del 13.4% en 2001 al 14.6% en 2010. La prevalencia más alta (18.2%) se produjo entre los niños de 12 a 17 meses de edad de este grupo (9).

Durante este período, también se observó un incremento de la prevalencia de anemia en los adultos mayores de entre 60 y 85 años, con una tasa de casi el 20% en algunas poblaciones dentro de este grupo de edad. Estas cifras tan elevadas son especialmente preocupantes, porque la anemia se asocia a discapacidad y deterioro físico. Se ha descubierto que las personas mayores anémicas de más de 85 años corren el riesgo de presentar tasas de mortalidad más altas que las que no la tienen. Datos anteriores habían estimado que casi un tercio de los casos de anemia en adultos de edad avanzada eran nutricionales, y que dos tercios estaban relacionados con enfermedades crónicas o de naturaleza mielodisplásica (8,10).

La anemia ferropénica (AF) afecta a más de 2 000 millones de personas en todo el mundo y sigue siendo la insuficiencia nutricional más habitual. Esta prevalencia mundial se concentra en los niños en edad preescolar, las mujeres y niñas que menstrúan, y las mujeres embarazadas (11). En Estados Unidos, se estima que el 2% de los hombres adultos, entre el 9% y el 12% de las mujeres caucásicas, y hasta el 20% de las mujeres afroamericanas y mexicanoamericanas padecen AF. Las diferencias con base en la procedencia étnica son pronunciadas, especialmente en la población afroamericana, muy probablemente debido a la variación genética. Es importante reconocer que los parámetros de la OMS no pretenden ser un estándar exacto que deba seguirse universalmente, sino que pretenden ayudar a establecer un estándar básico para la comunidad internacional; además, estos puntos de corte se desarrollaron en una época en la que las pruebas de valoración y el diagnóstico eran muy variables. Más recientemente, la NHANES III y la base de datos Kaiser-Scripps han permitido obtener datos más específicos según el origen étnico. Esto ha conducido a una mejor comprensión de la variación del límite inferior de normalidad en función de la edad, la procedencia étnica y el sexo, así como ha permitido reconocer límites de concentración de hemoglobina sensiblemente menores para los afroamericanos (1,8,12,13).

Debido a la vida prolongada (120 días) de los eritrocitos maduros, es importante tener en cuenta las etapas necesarias para que se desencadene la AF. El proceso para ello debe producirse primero con un balance negativo de hierro, seguido de una reducción de este (el almacenamiento de hierro es bajo, pero el cuerpo todavía es capaz de mantener una fisiología normal), seguido de una eritropoyesis deficiente en hierro y, finalmente, AF (14,15). La insuficiencia de hierro es el resultado de un desequilibrio entre la demanda de hierro del organismo y la absorción de hierro alimentario. Las causas típicas son una alimentación inadecuada en lactantes y niños, dificultades de absorción en adultos mayores y pérdidas fisiológicas en mujeres que menstrúan. La insuficiencia de hierro en adultos también puede ser un signo de crónica de sangre, y puede deberse a una neoplasia. La consideración de la causa más probable de la anemia y de los factores de riesgo de un paciente en función de la edad y de los factores alimentarios es importante en la atención clínica, ya que puede determinar si se justifica simplemente la prescripción de suplementos de hierro o bien la realización de pruebas clínicas adicionales para detectar el origen de la pérdida de sangre. Esto requiere tener en cuenta los factores de riesgo específicos de la AF a lo largo del ciclo vital. Las vitaminas prenatales con hierro se prescriben a todas las mujeres embarazadas, y se ha demostrado que su cumplimiento reduce el número de lactantes con bajo peso al nacer (16) (v. cap. 27). Los lactantes pueden correr un alto riesgo si viven en un entorno de pobreza, si son prematuros o tienen bajo peso al nacer, o si se les alimenta principalmente con leche de vaca insuficientemente enriquecida (no con leche materna o de fórmula) antes del año de edad, lo que se ha demostrado que aumenta la pérdida de sangre y las infecciones en los lactantes (v. cap. 29). Se observa sistemáticamente una mayor prevalencia de AF entre los niños y adolescentes con sobrepeso (índice de masa corporal [IMC] 85-95º percentil) y obesidad (IMC > percentil 95º). Esto es clínicamente significativo, ya que un análisis de los datos obtenidos de casi 10 000 niños en Estados Unidos mostró que la AF era más prevalente en los niños de 2 a 16 años con sobrepeso/obesidad, en comparación con sus homólogos de peso normal (5.5 % frente a 2.1 %). Este mayor riesgo se mantuvo tras los ajustes por edad, sexo, origen étnico y situación de pobreza. Los estudios han encontrado pocas diferencias en la ingesta de nutrimentos entre los niños con sobrepeso/obesidad y sus homólogos de peso normal con las pruebas actuales, lo que sugiere que los factores alimentarios no explican la mayor parte de las diferencias en el estado de AF entre estos dos grupos. Factores que incluyen proteínas proinflamatorias y los efectos de la masa grasa en la absorción del hierro están siendo revisados como mecanismos probables (17). El mecanismo propuesto está relacionado con un estado inflamatorio crónico debido a alteraciones metabólicas por sobrepeso/obesidad. La ferritina sérica es una proteína de fase aguda, y sus cifras aumentan durante los estados de inflamación. Esta inflamación puede afectar la homeostasis general del hierro al alterar la regulación y la síntesis de otras proteínas de fase aguda, como la transferrina, la haptoglobina (una proteína producida por el hígado que elimina de la circulación la hemoglobina libre que se encuentra fuera de los eritrocitos) y la hepcidina (una importante hormona peptídica producida por el hígado, que se une y limita la absorción del hierro en el intestino, e inhibe la liberación de hierro de los macrófagos, provocando así una regulación sistémica del hierro). Esto puede afectar la distribución del hierro en las células de todo el organismo (18,19). Por último, el tipo de hierro alimentario influye en gran medida en la absorción en el intestino. El hierro hemínico, que se encuentra sobre todo en las carnes, se absorbe mejor (entre el 15 % y el 40 %) y está menos influenciado por modificadores, mientras que el hierro no hemínico, la forma predominante en los alimentos vegetales y las carnes que contienen hierro, se absorbe peor (entre el 1 % y el 15 %) y está muy influenciado por potenciadores e inhibidores alimentarios (20,21). Aunque el hierro hemínico se absorbe mejor, puede reducirse o eliminarse la carne alimentaria con un impacto mínimo en el contenido total de hierro en la alimentación. En las sociedades occidentales, los vegetarianos y los no vegetarianos tienen una prevalencia similar de AF verdadera, lo que se atribuye al enriquecimiento con hierro de muchos productos de cereales. El hierro no hemínico también se ve afectado por potenciadores e inhibidores alimentarios; los ácidos fíticos (presentes en las leguminosas y las lentejas) y los ácidos tánicos (presentes en el té y el café) pueden inhibir la absorción del hierro no hemínico, mientras que los alimentos que contienen ácido ascórbico (vitamina C) pueden mejorarla (21). Aunque las mujeres vegetarianas, en particular, tienden a tener menores reservas de hierro (es decir, concentraciones bajas de ferritina sérica), y concentraciones de hemoglobina y hematocrito más bajas, pero normales, en la literatura especializada no se ha descrito aún ninguna morbilidad o mortalidad relacionada resultante (20,22).

La anemia por enfermedad crónica es la segunda anemia más prevalente en todo el mundo, y suele coexistir con la AF. Su diagnóstico suele estar asociado a inflamación aguda/crónica, cáncer o infección crónica. El tratamiento de la enfermedad subyacente es el elemento esencial del tratamiento. Sin embargo, cuando esto no es posible, existen estrategias alternativas que pueden ser asistidas con el uso de tratamiento con micronutrimentos (23).

Los pacientes con anemia por enfermedades crónicas suelen recibir tratamiento para optimizar su concentración de hemoglobina, ya que esto se asocia a una mejor supervivencia y resultados del tratamiento. Sin embargo, el tratamiento con hierro debe administrarse con precaución, ya que el hierro es muy importante para la proliferación de las bacterias y las células tumorales, así como para la formación de radicales libres que pueden provocar daños tisulares (24). En muchos casos, el tratamiento también puede incluir la transfusión de eritrocitos, hierro parenteral (i.v.) o fármacos estimulantes de la eritropoyesis (25).

La ingesta de referencia más reciente para el hierro es de 8 mg/día para adultos sanos (sin menstruación), 18 mg/día para mujeres que menstrúan y 16 mg/día para vegetarianos (26). Como se ha mencionado anteriormente, el hierro alimentario consiste en hierro hemínico derivado de la carne, y hierro no hemínico, que se encuentra en las carnes y plantas y se utiliza para complementar los alimentos. El hierro no hemínico constituye la mayor parte de la ingesta diaria de hierro, y su absorción depende de otros factores alimentarios. Requiere la digestión en un medio ácido, y su biodisponibilidad puede verse favorecida por la vitamina C (ácido ascórbico) o la carne, mientras que se ve inhibida por el calcio (y, por tanto, los productos lácteos), la fibra, el té, el café, el vino y cualquier medicamento que reduzca la acidez gástrica (bloqueadores H_2, inhibidores de la bomba de protones y antiácidos). En los adultos, las fuentes alimentarias de hierro solo aportan el 5 % de las necesidades diarias totales; en los lactantes y niños, esta proporción es de aproximadamente el 30 %, debido a las mayores necesidades para el crecimiento y el desarrollo. El 80 % del hierro presente en un recién nacido a término se acumula durante el tercer trimestre del embarazo. Los lactantes nacidos prematuramente o los nacidos de madres con ciertas afecciones (anemia, hipertensión, diabetes) pueden nacer con pocas reservas de hierro. En el momento del nacimiento, se produce una rápida transfusión de sangre fetoplacentaria al recién nacido, y los estudios han demostrado que retrasar el momento del pinzamiento del cordón umbilical de 1 min a 3 min después del nacimiento puede aumentar el volumen sanguíneo del bebé en un 30-40 %, así como disminuir el riesgo de anemia. En los lactantes sanos a término, se necesita muy poco hierro en los primeros 6 meses de vida debido a estas reservas. Pasado este tiempo, se requiere una cantidad significativa de hierro nutricional. Por tanto, los niños y adolescentes corren un mayor riesgo de padecer una insuficiencia de hierro debido a una ingesta insuficiente de este (27). Los estudios han demostrado que un mayor retraso en el pinzamiento del cordón umbilical hasta más allá de los 3 min, especialmente en entornos con pocos recursos y con altas tasas de insuficiencia nutricional, puede disminuir aún más las tasas de anemia por insuficiencia de hierro hasta los 12 meses de vida (28). Las consecuencias clínicas de la carencia de hierro (agotamiento del hierro en sí mismo incluso antes de que se produzca la anemia) en los lactantes y los niños incluyen el deterioro del desarrollo psicomotor (29) y la función cognitiva, y la reducción de la función de los leucocitos y los linfocitos (30). En un estudio transversal realizado en niños y adolescentes en edad escolar, se observó que las puntuaciones estandarizadas en matemáticas eran inferiores entre los que tenían carencia de hierro, incluso después de controlar posibles factores de confusión (31). En los casos graves puede observarse pica o pagofagia (32). El rápido crecimiento durante la adolescencia predispone a este grupo demográfico a la insuficiencia de hierro; el riesgo es aún mayor en las adolescentes que menstrúan o están embarazadas (33). El entrenamiento deportivo extenuante, tanto en las chicas como en los chicos, puede conducir a *anemia deportiva* debido a la mayor demanda de hierro (34).

Aunque la insuficiencia de hierro es la principal causa de anemia nutricional, varias vitaminas parecen desempeñar un papel importante en su desarrollo y gravedad. Por ejemplo, se ha demostrado que la riboflavina y la vitamina A acentúan la respuesta del hierro y el ácido fólico suplementarios (35). La vitamina C y el cobre facilitan la absorción del hierro, mientras que el cobre también facilita su utilización.

La insuficiencia de vitamina B_{12} (cobalamina) es otra causa frecuente de anemia nutricional, especialmente en los adultos mayores. Aproximadamente el 20 % de los adultos de edad avanzada tienen alguna forma de insuficiencia de cobalamina (36,37), causada en la mayoría de los casos por dificultades de absorción por anemia perniciosa o el síndrome de malabsorción de cobalamina alimentaria, caracterizado por la incapacidad de liberar vitamina B_{12} de los alimentos (38). Se cree que la malabsorción de cobalamina de los alimentos se origina en una gastritis atrofica y el uso prolongado de antiácidos o biguanidas. (39). Sin embargo, es importante señalar que en todos estos casos la insuficiencia de vitamina B_{12} no siempre puede convertirse en una anemia manifiesta. Otros grupos de riesgo de insuficiencia de vitamina B_{12} son los vegetarianos estrictos y los veganos, las personas con cirugía gastrointestinal que limita la absorción, y las mujeres embarazadas y lactantes que siguen dietas vegetarianas estrictas junto a sus hijos. La vitamina B_{12} es sintetizada por microorganismos y no es producida por las plantas; por tanto, los seres humanos deben absorberla a través de los alimentos. Esto puede realizarse comiendo productos de origen animal que la contienen de forma natural o a través de alimentos enriquecidos con esta, que también poseen una buena disponibilidad. Los lactantes tienen un riesgo elevado de sufrir una carencia cuando sus madres no consumen suficiente vitamina B_{12}, ya que, durante los períodos de embarazo y lactancia, la ingesta materna a través de la absorción gástrica tiene una mayor influencia en la transmisión que las reservas maternas.

Estos niños presentan síntomas a los pocos meses de nacer (2 a 10 meses), entre los cuales se incluyen retraso del crecimiento, anorexia y regresión del desarrollo (40,41). Se recomienda que las mujeres embarazadas o lactantes que sean veganas u ovolactovetarianas tomen suplementos de vitamina B_{12} durante todo el embarazo y la lactancia, para proporcionar un apoyo nutricional adecuado al lactante (42).

El Departamento de agricultura (USDA) recomienda una ingesta de vitamina B_{12} para la mayoría de los adultos de en torno a 2.4 µg/día, con ligeros aumentos necesarios para las mujeres embarazadas y lactantes. Con la alimentación media estadounidense se consumen aproximadamente 5 µg/día (43). Las reservas corporales de vitamina B_{12} son de 2 mg a 5 mg, suficientes para mantener a una persona hasta 5 años después de que la vitamina B_{12} alimentaria ya no esté presente. Por tanto, la insuficiencia solo por causas nutricionales es inusual, si bien es posible en casos de restricción alimentaria importante. La carne roja y los productos lácteos ofrecen ventajas para la absorción del hierro y la vitamina B_{12}. Sin embargo, una dieta vegana variada y equilibrada con la adición de alimentos enriquecidos y suplementos puede garantizar una ingesta adecuada de ambos micronutrimentos. Esto es especialmente importante para los niños y adolescentes que siguen una dieta vegana, ya que la B_{12} no está disponible en las dietas basadas en vegetales, y debe proporcionarse en forma de alimentos enriquecidos, como productos de soja y cereales, o suplementos, con una dosis de 0.5 µg para los lactantes y 1.2 µg para los niños en edad escolar. Se han publicado guías útiles (44), y esta cuestión se aborda con más detalle en el capítulo 43.

Por el contrario, la causa más frecuente de insuficiencia de folato es nutricional, debido a una alimentación insuficiente, a un aumento de los requerimientos, como en el embarazo, y al alcoholismo (v. cap. 40). El embarazo y la lactancia aumentan los requerimientos diarios de folato de 400 µg a 800 µg. Por tanto, se recomienda la administración de suplementos profilácticos a todas las mujeres embarazadas y lactantes, y puede ser aconsejable en todas las mujeres en edad fértil que puedan quedarse embarazadas (v. cap. 27). Cuando se ha establecido que la causa de la anemia es una carencia nutricional, la mayoría de los casos pueden tratarse fácilmente con suplementos orales. La insuficiencia de hierro se trata fácilmente con suplementos orales del metal cuando no es posible una modificación de la alimentación. El inicio de la administración de suplementos de ácido fólico ha provocado un descenso documentado de la prevalencia del déficit de folato, así como a una reducción significativa del número de lactantes nacidos con defectos del tubo neural (45). Una dosis de 1 mg/día a 5 mg/día suele bastar para tratar la insuficiencia de folato. Aunque la insuficiencia de vitamina B_{12} se ha tratado convencionalmente con inyecciones mensuales de cobalamina intramuscular, cada vez hay mayor evidencia que sugiere que, siempre que la anemia perniciosa no sea la causa, la administración de dosis altas de suplementos orales es igualmente eficaz (46), mejor tolerada, viable en un entorno comunitario (47) y más rentable (48).

NUTRIMENTOS, PRODUCTOS NUTRICÉUTICOS Y ALIMENTOS FUNCIONALES

Folato

Las fuentes alimentarias naturales de folato incluyen los cítricos y otras frutas, las verduras de hoja verde oscuro y las leguminosas. Desde 1996, todas las harinas y los granos de cereales sin cocinar se complementan con 140 µg de folato/100 g de harina o grano, lo que convierte a los cereales de desayuno enriquecidos y otros cereales en una importante fuente alimentaria de folato en Estados Unidos (v. cap. 4). Como se comenta en el capítulo 27, esta práctica ha reducido la prevalencia de insuficiencia de folato inducida por el embarazo y la anemia megaloblástica, así como la aparición y recurrencia de defectos del tubo neural asociados al déficit de folato (49). Además, es importante men-

cionar la enzima metilentetrahidrofolato-reductasa (MTHFR), que es importante para el metabolismo del folato. Una mutación frecuente de este gen reduce la función de esta enzima, lo que puede causar hiperhomocisteinemia y una insuficiencia funcional de folato. Se trata de un factor de riesgo emergente para las enfermedades cardiovasculares, además de que se asocia a varios estados patológicos, como pérdida recurrente del embarazo, defectos del tubo neural, cánceres y trastornos del neurodesarrollo (50).

Hierro

Las mejores fuentes alimentarias de hierro son la carne de vacuno y otras carnes, las alubias, las lentejas, los cereales enriquecidos con hierro, las verduras de hoja de color verde oscuro, los frutos secos y las semillas (v. cap. 4). El hierro se absorbe mejor como sal ferrosa (Fe_2^+) en un medio ligeramente ácido. Por tanto, se recomienda tomar 250 mg de vitamina C o comer cítricos junto con los suplementos de hierro o alimentos ricos en hierro para optimizar su absorción. El calcio es un potente inhibidor de la absorción del hierro, por lo que debe indicarse a los pacientes que no tomen suplementos de hierro con leche, y que los tomen 2 h antes o 4 h después de la toma de antiácidos.

Otros factores alimentarios que pueden inhibir la absorción de las sales de hierro son la ingesta de ciertos antibióticos, así como el consumo simultáneo de café, té, huevos, fibra alimentaria o cereales. Las cápsulas con recubrimiento entérico o de liberación sostenida son en gran medida innecesarias, ya que el hierro se absorbe mejor en el duodeno y el yeyuno proximal. Los suplementos de hierro se presentan en dos formas: ferroso (Fe_2^+) y férrico (Fe_3^+). El primero se absorbe mejor, mientras que las formas férricas tienden a tolerarse mejor, con menos molestias gastrointestinales (náuseas, estreñimiento, dolor abdominal, diarrea). Estos efectos secundarios también pueden limitarse ajustando lentamente la dosis y admnistrándola temporalmente con alimentos (14,51).

Tradicionalmente, para el tratamiento de la insuficiencia de hierro en adultos se utilizaba una dosis diaria de 150 mg a 200 mg de hierro elemental al día, lo que se corresponde con un comprimido de sulfato ferroso de 325 mg (que contiene 65 mg de hierro elemental) administrado tres veces al día. Cada vez hay más datos que sugieren que la dosificación en días alternos parece lograr una mejor absorción del hierro que la dosificación diaria. En estudios recientes, hay datos que señalan que las concentraciones circulantes de hepcidina reducen la absorción de hierro, de modo que dosis más bajas con una administración menos frecuente, de 40 mg a 80 mg de hierro una vez cada dos días, se absorben mejor. La administración en días alternos también reduce los efectos secundarios gastrointestinales (48). Los pacientes que no toleran la suplementación oral, que se someten a diálisis o que tienen una mayor necesidad de suplementación de hierro pueden recibir formas parenterales del metal. Anteriormente, el hierro intravenoso se consideraba peligroso, y solo se utilizaba en situaciones extremas cuando no se toleraba por vía oral. Esto se debía principalmente a la preocupación por las reacciones de tipo anafilactoide, que eran inusuales, pero mostraban efectos adversos graves. Con el mejor conocimiento de la hepcidina y el uso regular de la eritropoyetina recombinante para pacientes con anemia por estados de enfermedad crónicos, se sabe que el hierro intravenoso mejora la respuesta eritropoyética, de modo que actualmente ya se utiliza de forma sistemática. Existen varias formulaciones para el tratamiento intravenoso de la insuficiencia de hierro, con diferencias importantes, como el número de visitas, el tiempo necesario para administrar la dosis completa y el coste. Todos los productos son igualmente eficaces para tratar la insuficiencia de hierro.

El hierro dextrano de bajo peso molecular es el más utilizado, ya que puede administrarse en una sola dosis (52-54). El hierro intramuscular sigue estando disponible, pero es doloroso, tiene una absorción variable, se asocia a sarcomas glúteos y no se ha demostrado que sea menos tóxico que el hierro intravenoso. Por tanto, el hierro intramuscular ya no se recomienda de forma sistemática en la práctica clínica (52).

Vitamina B_{12}

Como se ha señalado anteriormente, la vitamina B_{12} se encuentra de forma natural como un subproducto de microorganismos en la carne y los productos lácteos, así como en productos enriquecidos vegetales. En una revisión Cochrane de 2018 se demostró que tanto la vitamina B_{12} oral como la intramuscular son igualmente eficaces para normalizar las concentraciones séricas de esta vitamina en las personas que presentan insuficiencia. Aunque se trataba de pequeños estudios en la práctica clínica, se considera que la dosis oral es igualmente eficaz (55). Una revisión de los trastornos relacionados con la vitamina B_{12} realizada por Solomon señala que los ensayos de intervención disponibles han utilizado comprimidos de liberación inmediata o suspensiones líquidas, mientras que la mayoría de los suplementos de venta libre están formulados para una liberación temporizada, y pueden no tener la misma eficacia (56). Existe una formulación intranasal más reciente; sin embargo, no se ha estudiado a fondo y suele ser bastante cara. Las formas sublinguales se consideran tan eficaces como las orales (57,58). En los pacientes con anemia perniciosa (debida a autoanticuerpos en el tubo gastrointestinal que inhiben la absorción de vitamina B_{12}) o con una anatomía gastrointestinal alterada que afecta el íleon, es necesario el tratamiento con vitamina B_{12} parenteral. Lo más habitual es que se administre por vía intramuscular, pero también puede administrarse por vía subcutánea. Está disponible en tres formas: cianocobalamina, hidroxocobalamina y metilcobalamina. En Estados Unidos, la cianocobalamina es la forma más utilizada; sin embargo, es necesario convertirla en metilcobalamina antes de emplearla en el organismo. La metilcobalamina es la forma más utilizada en Japón. Los defensores de la metilcobalamina afirman que es más potente y eficaz; sin embargo, en la literatura especializada no se ha logrado constatar una superioridad clara de esta forma sensible a la luz (59,60).

▨ CONSIDERACIONES NUTRIGENÓMICAS RELEVANTES

Como se describió anteriormente, la enzima MTHFR es importante para el metabolismo del folato. El uso de ácido fólico puede verse influido por polimorfismos del gen *MTHFR*. Estos cambios dan lugar a modificaciones en la expresión del gen y, en algunos casos, pueden llegar a provocar una carencia de folato. Un polimorfismo es una variante dentro de un gen y, a diferencia de una mutación patógena, un polimorfismo no siempre afecta la función. La enzima MTHFR desempeña un papel en la conversión del aminoácido homocisteína en metionina, por lo que las variaciones genéticas de este gen pueden causar una alteración de la función de esta enzima, lo que da lugar a concentraciones elevadas de homocisteína. Este efecto se agrava en las personas que también presentan una insuficiencia nutricional de folato, ya que el propio folato constituye un paso esencial en la remetilación y utilización de la homocisteína. La variante genética más común en el gen *MTHFR* es la conocida como 677C>T, en la que la base T del ADN se sustituye por la C, lo que provoca una hiperhomocisteinemia leve (61). Las concentraciones elevadas de homocisteína aumentan el riesgo de enfermedades cardiovasculares y defectos del tubo neural. Se ha planteado la hipótesis de que la suplementación con folato adicional pudiera compensar este riesgo genético potencial. Se recomienda la administración de suplementos de ácido fólico a todas las mujeres embarazadas para ayudar a reducir el riesgo de defectos del tubo neural. En cuanto a las enfermedades cardiovasculares y muchas otras afecciones que se asocian a los polimorfismos de *MTHFR*, como los trastornos neuropsiquiátricos y ciertas formas de cáncer, el impacto clínico de la administración de suplementos de ácido fólico está menos claro. Es importante destacar que estos polimorfismos no cambian la cantidad recomendada de folato alimentario ni el tipo de folato, como el ácido fólico, que el organismo puede procesar de forma segura y eficaz. Los estudios sobre las variantes del gen *MTHFR* han mostrado resultados contradictorios, y el papel de estas variaciones y las diferencias en las concentraciones de homocisteína en los trastornos clínicos sigue sin estar claro.

El área de la genómica nutricional ofrece interesantes oportunidades para explorar una medicina más personalizada, pero, como ha demostrado la investigación en curso sobre el gen *MTHFR*, aún queda mucho por aprender sobre las implicaciones clínicas de las variaciones genéticas en el metabolismo de los micronutrimentos.

ASPECTOS CLÍNICOS DESTACADOS

Las anemias nutricionales constituyen una de las afecciones prevenibles más habituales tanto en el mundo en desarrollo como en los países industrializados. La carencia de hierro es un problema de salud pública en todos los países, pero especialmente entre los niños de los países en desarrollo. La mayoría de los casos de AF y otras anemias nutricionales pueden evitarse mediante una alimentación saludable y variada, rica en fuentes de hierro, folato y vitamina B_{12}.

El hierro hemínico se absorbe mejor, pero en la mayoría de los casos también pueden obtenerse las cantidades suficientes de hierro por medio de una dieta vegetariana. Debe fomentarse una alimentación rica en alimentos que contengan hierro, especialmente en el caso de las personas con grandes requerimientos del mismo, como los lactantes, los niños, y las mujeres embarazadas y en período de menstruación. Cuando la carne magra no forma parte de la alimentación de estas poblaciones, puede estar justificada la administración de suplementos. Además, en los momentos en los que la suplementación oral puede no ser suficiente, es perfectamente apropiado considerar las nuevas y más seguras formulaciones de hierro intravenoso para un mejor tratamiento de la AF grave. Se recomienda prestar una especial atención a la ingesta de micronutrimentos en todos los veganos y vegetarianos estrictos, así como en los corredores de larga distancia. Debe aconsejarse a las mujeres embarazadas y lactantes que tomen vitaminas prenatales que contengan ácido fólico, vitamina B_{12} y hierro adicionales.

REFERENCIAS BIBLIOGRÁFICAS

1. Blanc B, Finch CA, Hallberg L, et al. Nutritional anaemias. Report of a WHO Scientific Group. *WHO Tech Rep Ser*. 1968; 405: 1–40
2. World Health Organization. *The world health report 2002—reducing risks, promoting healthy life*. 2002. Available at http://www.who.int/whr/2002/en/; accessed 10/16/13.
3. WHO. Haemoglobin concentrations for the diagnosis of anaemia and assessment of severity. Vitamin and Mineral Nutrition Information System. Geneva, World Health Organization, 2011 (WHO/NMH/NHD/MNM/11.1) (http://www.who.int/vmnis/indicators/haemoglobin.pdf, 06/18/2020
4. Okpala I. Leukocyte adhesion and the pathophysiology of sickle cell disease. *Curr Opin Hematol*. 2006;13:40–44.
5. Fishman SM, Christian P, West KP. The role of vitamins in the prevention and control of anaemia. *Public Health Nutr*. 2000;3:125–150.
6. Kassebaum NJ, Jasrasaria R, Naghavi M, et al. 2014. A systematic analysis of global anemia burden from 1990 to 2010.*Blood*. 123: 615–624
7. World Health Organization. Worldwide Prevalence of Anaemia 1993–2005, Geneva, Switzerland, 2008. Available at http://whqlibdoc.who.int/publications/2008/9789241596657_eng.pdf; Accessed on October 16, 2013.
8. Le CH. The Prevalence of Anemia and Moderate-Severe Anemia in the US Population (NHANES 2003–2012). *PLoS One*. 2016;11(11):e0166635. Published 2016 Nov 15. doi:10.1371/journal.pone.016663.
9. Wang M. Iron Deficiency and Other Types of Anemia in Infants and Children. *Am Fam Physician*. 2016;93(4):270–278.
10. Guralnik JM, Eisenstaedt RS, Ferrucci L, et al. Prevalence of anemia in persons 65 years and older in the United States: evidence for a high rate of unexplained anemia. *Blood*. 2004;104:2263–2268
11. McLean, E, Cogswell, M, Egli, I, Wojdyla, D, & De Benoist, B. Worldwide prevalence of anaemia, WHO Vitamin and Mineral Nutrition Information System, 1993–2005. *Public Health Nutrition*. 2009;12(4):444–454. doi:10.1017/S1368980008002401
12. Beutler E, West C. Hematologic differences between African-Americans and whites: the roles of iron deficiency and alpha thalassemia on hemoglobin levels and mean corpuscular volume. *Blood*. 2005;106:740–745.
13. Beutler E, Waalen J. The definition of anemia: what is the lower limit of normal of the blood hemoglobin concentration?. *Blood*. 2006;107(5):1747–1750. doi:10.1182/blood-2005-07-3046
14. Clark SF. Iron Deficiency Anemia. *Nutr Clin Pract*. 2008;23:128–141.
15. WHO. Nutrition for Health and Development, Centers for Disease Control and Prevention (U.S.), et. al. *Assessing the iron status of populations: report of a joint World Health Organization/Centers for Disease Control and Prevention technical consultation on the assessment of iron status at the population level*, 2nd ed. Geneva, Switzerland, 2004. Available at http://www.who.int/nutrition/publications/micronutrients/anaemia_iron_deficiency/9789241596107.pdf; accessed 10/16/13.
16. Cogswell ME, Parvanta I, Ickes L, et al. Iron supplementation during pregnancy, anemia, and birth weight: a randomized controlled trial. *Am J Clin Nutr*. 2003;78:773–781.
17. Hutchinson C. A review of iron studies in overweight and obese children and adolescents: a double burden in the young?. *Eur J Nutr*. 2016;55(7):2179–2197. doi:10.1007/s00394-016-1155-7.
18. Sal E, Yenicesu I, Celik N, et al. Relationship between obesity and iron deficiency anemia: is there a role of hepcidin?. *Hematology*. 2008;23(8):542–548. doi:10.1080/10245332.2018.1423671.
19. Cepeda-Lopez AC, Aeberli I, Zimmermann MB. Does obesity increase risk for iron deficiency? A review of the literature and the potential mechanisms. *Int J Vitam Nutr Res*. 2010;80:263–270.

20. Hunt JR. Bioavailability of iron, zinc, and other trace minerals from vegetarian diets. *Am J Clin Nutr.* 2003;78:633S–639S.

21. Monson ER. Iron and absorption: dietary factors which impact iron bioavailability. *J Am Diet Assoc.* 1988;88:786–790.

22. Haas JD, Brownlie T. Iron deficiency and reduced work capacity: a critical review of the research to determine a causal relationship. *J Nutr.* 2001;131:676–688.

23. Weis G, Goodnough LT. Anemia of chronic disease. *N England J Med.* 2005;352:1011–1023.

24. Sullivan JL. Iron therapy and cardiovascular disease. *Kidney Int Suppl.* 1999;69:135–137.

25. Madu AJ, Ughasoro MD. Anaemia of Chronic Disease: An In-Depth Review. *Med Princ Pract.* 2017;26(1):1–9. doi:10.1159/000452104.

26. Institute of Medicine. *Dietary Reference Intakes: The essential guide to nutrient requirements.* Washington, DC: The National Academies Press, 2006.

27. Baker RD, Greer FR. Committee on Nutrition American Academy of Pediatrics. Diagnosis and prevention of iron deficiency and iron-deficiency anemia in infants and young children (0–3 years of age). *Pediatrics.* 2010;126(5): 1040–1050. doi:10.1542/peds.2010-2576.

28. Kc A, Rana N, Målqvist M, Jarawka Ranneberg L, Subedi K, Andersson O. Effects of Delayed Umbilical Cord Clamping vs Early Clamping on Anemia in Infants at 8 and 12 Months: A Randomized Clinical Trial. *JAMA Pediatr.* 2017;171(3):264–270. doi:10.1001/jamapediatrics.2016.3971

29. Sherriff A, Emond A, Bell JC, et al. Should infants be screened for anaemia? A prospective study investigating the relation between haemoglobin at 8, 12, and 18 months and development at 18 months. *Arch Dis Child.* 2001;84:480–485.

30. Ekiz C, Agaoglu L, Karakas Z, et al. The effect of iron deficiency anemia on the function of the immune system. *Hematol J.* 2005;5:579–583.

31. Halterman JS, Kaczorowski JM, Aligne CA, et al. Iron deficiency and cognitive achievement among school-aged children and adolescents in the United States. *Pediatrics.* 2001;107:1381–1386.

32. Osman YM, Wali YA, Osman OM. Craving for ice and iron-deficiency anemia: a case series from Oman. *Pediatr Hematol Oncol.* 2005;22:127–131.

33. Beard JL. Iron requirements in adolescent females. *J Nutr.* 2000;130:440s–442s.

34. Merkel D, Huerta M, Grotto I, et al. Prevalence of iron deficiency and anemia among strenuously trained adolescents. *J Adolesc Health.* 2005;3☉7:220–223.

35. Ahmed F, Kahn MR, Jackson AA. Concomitant supplemental vitamin A enhances the response to weekly supplemental iron and folic acid in anemic teenagers in urban Bangladesh. *Am J Clin Nutr.* 2001;74:108–115.

36. Clarke R, Girmley Evans J, Schneede J, et al. Vitamin B_{12} and folate deficiency in later life. *Age Ageing.* 2004;33:34–41.

37. Figlin E, Chetrit A, Shahar A, et al. High prevalences of vitamin B_{12} and folic acid deficiency in elderly subjects in Israel. *Br J Haematol.* 2003;123:696–701.

38. Andres E, Loukili NH, Noel E, et al. Vitamin B_{12} (cobalamin) deficiency in elderly patients. *CMAJ.* 2004;171:251–259.

39. Andres E, Federici L, Affenberger S, et al. Food-cobalamin malabsorption in elderly patients. *Agro Food Ind Hi Tec.* 2006;17:v–viii.

40. Rosenblatt DS, Whitehead VM. Cobalamin and folate deficiency: acquired and hereditary disorders in children. *Semin Hematol.* 1999;36:19–34.

41. von Schenck U, Bender-Götze C, Koletzko B. Persistence of neurological damage induced by dietary vitamin B_{12} deficiency in infancy. *Arch Dis Child.* 1997;77:137–139.

42. Kaiser L, Allen LH. Position of the American Dietetic Association: nutrition and lifestyle for a healthy pregnancy outcome. *J Am Diet Assoc.* 2008;108:553–561.

43. Bailey LB. Folate and vitamin B_{12} recommended intakes and status in the United States. *Nutr Rev.* 2004;62:s14–s20.

44. Davis B, Melina V. *Becoming vegan.* Summertown, TN: Book Publishing Company, 2000.

45. Ray JG, Vermeulen MJ, Boss SC, et al. Declining rate of folate insufficiency among adults following increased folic acid food fortification in Canada. *Can J Public Health.* 2002;93:249–253.

46. Green R, Datta Mitra A. Megaloblastic Anemias: Nutritional and Other Causes. *Med Clin North Am.* 2017;101(2):297–317. doi:10.1016/j.mcna.2016.09.013.

47. Nyholm E, Turpin P, Swain D, et al. Oral vitamin B_{12} can change our practice. *Postgrad Med J.* 2003;79:218–220.

48. Stoffel NU, Zeder C, Brittenham GM, Moretti D, Zimmermann MB. Iron absorption from supplements is greater with alternate day than with consecutive day dosing in iron-deficient anemic women. *Haematologica.* 2020;105(5):1232–1239. doi:10.3324/haematol.2019.220830.

49. Tamura T, Picciano MF. Folate and human reproduction. *Am J Clin Nutr.* 2006;83:993–1016.

50. Liew SC, Gupta ED. Methylenetetrahydrofolate reductase (MTHFR) C677T polymorphism: epidemiology, metabolism and the associated diseases. *Eur J Med Genet.* 2015;58(1): 1–10. doi:10.1016/j.ejmg.2014.10.004.

51. Cancelo-Hidalgo MJ, Castelo-Branco C, Palacios S, et al. Tolerability of different oral iron supplements: a systematic review. *Curr Med Res Opin.* 2013;29:291–303.

52. Auerbach M, Ballard H, Glaspy J. Clinical update: intravenous iron for anaemia. *Lancet.* 2007;369(9572):1502–1504. doi:10.1016/S0140-6736(07)60689-8

53. Auerbach M, Rodgers GM. Intravenous iron. *N Engl J Med.* 2007;357:93–94.

54. Auerbach M, Ballard H. Clinical use of intravenous iron: administration, efficacy, and safety. *Hematol Am Soc Hematol Educ Program.* 2010;2010:338–347.

55. Wang H, Li L, Qin LL, Song Y, Vidal-Alaball J, Liu TH. Oral vitamin B_{12} versus intramuscular vitamin B_{12} for vitamin B_{12} deficiency. *Cochrane Database Syst Rev.* 2018;3(3): CD004655. Published 2018 Mar 15. doi:10.1002/146518 58.CD004655.pub3.

56. Solomon LR. Oral vitamin B_{12} therapy: a cautionary note. Blood 2004;103:2863.

57. Slot WB, Merkus FW, Van Deventer SJ, et al. Normalization of plasma vitamin B12 concentration by intranasal hydroxocobalamin in vitamin B12-deficient patients. *Gastroenterology.* 1997;113:430.

58. Delpre G, Stark P, Niv Y. Sublingual therapy for cobalamin deficiency as an alternative to oral and parenteral cobalamin supplementation. *Lancet.* 1999;354:740–741.

59. Hvas AM, Nexo E. Diagnosis and treatment of vitamin B12 deficiency—an update. *Haematologica.* 2006;91:1506–1512.

60. Carmel R. How I treat cobalamin (vitamin B12) deficiency. *Blood.* 2008;112:2214–2221.

61. Dean L. Methylenetetrahydrofolate Reductase Deficiency. In: Pratt VM, McLeod HL, Rubinstein WS, et al., eds. *Medical Genetics Summaries.* Bethesda, MD: National Center for Biotechnology Information (US), March 8, 2012.

Capítulo 14

Alimentación, metabolismo óseo y osteoporosis

Alexis Tingan

INTRODUCCIÓN

Los cristales de hidroxiapatita del hueso están formados predominantemente por calcio y fósforo. La osteoporosis es la desmineralización del hueso debido a un movimiento neto de calcio del hueso al suero, mediado por un predominio de la actividad de los osteoclastos sobre la de los osteoblastos. La osteoporosis debe distinguirse de la osteomalacia, un patrón diferente de desmineralización provocado por la insuficiencia de vitamina D.

La osteoporosis afecta probablemente a más de 20 millones de adultos en Estados Unidos. Los factores de riesgo son el sexo (femenino), la menopausia precoz, el origen étnico (blanco o asiático), la estructura ósea delgada, un bajo índice de masa corporal, el tabaquismo, el consumo excesivo de alcohol, el sedentarismo y los antecedentes familiares.

El hábito alimentario, el uso de suplementos, la actividad física y la exposición a la luz solar en varios períodos de la vida tienen el potencial de afectar la densidad ósea máxima, la tasa de pérdida mineral ósea y la tendencia a las lesiones óseas, como fracturas traumáticas y patológicas/fragilidad. La principal consideración nutricional en la prevención y el tratamiento de la osteoporosis ha sido durante mucho tiempo la ingesta de calcio a lo largo de la vida, aunque la comprensión de esta asociación sigue evolucionando. En los esfuerzos por prevenir la discapacidad derivada de la desmineralización ósea, además de las intervenciones relacionadas con el estilo de vida, pueden estar indicadas varias intervenciones farmacológicas.

VISIÓN GENERAL

El metabolismo óseo está influenciado por una serie de acciones hormonales. La concentración de calcio sérico estimula tanto la hormona paratiroidea (PTH) como la calcitonina. La PTH muestra una variación inversa con el calcio circulante, y la calcitonina una directa. La PTH moviliza el calcio del hueso, mientras que la calcitonina aumenta su depósito óseo. La PTH también aumenta la activación de la vitamina D, con mayor absorción intestinal y menor excreción urinaria de calcio.

La masa ósea máxima se alcanza en la tercera o la cuarta década de la vida, momento a partir del cual se produce una desmineralización gradual. En las mujeres, se produce una pérdida ósea relativamente rápida durante los 5 años siguientes al cese de la menstruación, y la densidad de la columna vertebral disminuye entre un 3% y un 6% anual. En los hombres, la pérdida ósea se produce aparentemente a un ritmo bastante constante del 0.5% al 2% anual, según la región corporal, una vez alcanzado el máximo. Las secuelas clínicas de la osteoporosis se deben a las fracturas, sobre todo en la muñeca, la cadera y la columna vertebral. Más de la mitad de las mujeres de más de 80 años han sufrido una fractura por compresión de la columna vertebral.

Alimentación

No existen datos definitivos de que el aumento de la ingesta de calcio alimentario aumente la densidad ósea máxima. Sin embargo, existen datos que lo sugieren. Un panel de consenso de los National Institutes of Health (NIH) convocado en 1994 concluyó que la ingesta media de calcio en Estados Unidos es demasiado baja para mantener una salud ósea óptima, y revisó al alza los rangos de ingesta recomendados (1).

En la actualidad, los NIH recomiendan una ingesta diaria de calcio de 1 000 mg en los hombres de 51 a 70 años, y de 1 200 mg en los hombres mayores de 70 años y mujeres mayores de 50 años (2). La base para las cantidades de ingesta recomendados por los NIH evidencia las dosis umbral por encima de las cuales no se produce una mayor incorporación de calcio al hueso.

La ingesta óptima de calcio a lo largo del tiempo se corresponde con la cantidad que permite que la densidad ósea alcance el máximo genéticamente «codificado» para un individuo determinado. Se ha calculado que el consumo de calcio en el Paleolítico se estimaba en límites de 2 g/día para los adultos (3) (v. apéndice E). Durante la historia evolutiva, la ineficiencia relativa de la absorción del calcio ingerido ha protegido contra el exceso de calcio en las condiciones prevalecientes.

Aunque los suplementos pueden ser útiles para alcanzar la ingesta recomendada de calcio, las fuentes alimentarias ofrecen los beneficios de otros nutrimentos conocidos o que se presupone que confieren beneficios al esqueleto, como la vitamina D y los oligoelementos. Una alimentación rica en productos lácteos y una variedad de verduras y cereales proporcionará todos los nutrimentos que se cree que optimizan la salud ósea, y puede recomendarse también por otros motivos. La ingesta de calcio hasta 2 500 mg/día suele ser segura, aunque una ingesta extrema puede contribuir a la formación de cálculos renales (v. cap 16) e interferir en la absorción de hierro, zinc y otros minerales. La actividad física, en particular las actividades repetitivas con peso y el entrenamiento de fuerza, confieren beneficios a la masa y la fuerza óseas, además de los que pueden lograrse por medios nutricionales (4). Además, la actividad física reduce el riesgo de caídas (5,6).

Los requerimientos de calcio son menores cuando la ingesta de sodio y proteínas es baja, ya que ambas aumentan las pérdidas urinarias de calcio (7). La disminución de los requerimientos de calcio asociada a una alimentación no occidental puede explicar, en parte, la incapacidad de demostrar un gradiente transcultural de calcio en la alimentación que se corresponda con la osteoporosis o el riesgo de fractura. Una comparación de las características de muestras emparejadas de personas mayores vegetarianas y no vegetarianas evidenció perfiles de calcio similares (8).

Por tanto, el vegetarianismo (v. cap. 43) no tiene por qué tener efectos adversos en la nutrición del calcio, salvo que el tipo de alimentación sea pobre en calcio y rico en sodio. Existen datos longitudinales de la cohorte de Framingham de que las dietas con un alto contenido en componentes alcalinos, en concreto frutas, verduras, potasio y magnesio, se asocian a la conservación de la masa ósea tanto en hombres como en mujeres (9,10).

En un estudio de los participantes que siguieron la dieta DASH (*Dietary Approaches to Stop Hyperten-*

sion), que pone el énfasis en las frutas, las verduras y los alimentos integrales, junto con distintas cantidades de ingesta de sodio, se observó una reducción significativa del recambio óseo en aquellos que seguían una dieta DASH más hiposódica (11).

Persiste la controversia sobre la importancia de la ingesta de proteínas para la masa ósea, tanto en lo que respecta a la cantidad como a la fuente de origen (12). La ingesta de proteínas, y por tanto de nitrógeno, provoca un aumento de las pérdidas de calcio en la orina. Se cree que la movilización de minerales del hueso inducida por la ingesta de proteínas se debe a la amortiguación del ácido generado durante el metabolismo de estas.

La mayoría de las fuentes alimentarias de proteínas son también fuentes de fósforo, que, como se ha señalado, reduce la calciuria. El grado hasta el cual la ingesta de proteínas contribuye a la pérdida de calcio en la orina, es resultado de la carga de azufre impuesta y la consecuente acidificación del suero y la orina. Esta carga provoca la consiguiente acidificación del suero y la orina.

Hipótesis anteriores han sugerido que, dado que el contenido de azufre de las proteínas vegetales es menor que el de las proteínas animales, la producción de ácido sulfúrico sería menor con la ingesta de proteínas vegetales (12-14). Sin embargo, las diferencias en la producción de ácido sulfúrico entre las proteínas animales y los vegetales son insignificantes (12,15). Además, los efectos negativos para la salud ósea de las pérdidas de calcio en la orina por el aumento de la ingesta de proteínas se ven compensados por el aumento de la reabsorción de calcio. Asimismo, existen datos de que el aumento de la ingesta de proteínas puede promover la formación ósea a través del factor de crecimiento similar a la insulina 1 (IGF-1, *insulin-like growth factor 1*) (16,17).

El efecto neto de la ingesta moderada de proteínas (aproximadamente entre el 100% y el 150% de la ingesta diaria recomendada [IDR], o entre 1 g y 1.5 g de proteínas/kg) sobre la densidad ósea (15) parece ser escaso; sin embargo, se calcula que solo entre el 30% y el 50% de los adultos de Estados Unidos consumen cantidades diarias moderadas de proteínas (18). Datos recientes sugieren que la baja ingesta de proteínas, como ocurre a menudo entre los adultos mayores, reduce la absorción intestinal de calcio y estimula la PTH, lo que puede conducir a un aumento de la pérdida ósea (19,20).

Se ha constatado que las mujeres posmenopáusicas con fracturas de cadera tienen un consumo escaso de proteínas (< 0.8 g/kg de peso corporal/día), y que la administración de suplementos proteicos disminuye la pérdida ósea tras la fractura, las complicaciones médicas y la duración de las estancias hospitalarias de rehabilitación (21,22). En un metaanálisis reciente se ha demostrado que una mayor ingesta de proteínas se asocia a una mayor densidad mineral ósea (DMO) del cuello del fémur y de la cadera (23). Por tanto, las proteínas pueden ser beneficiosas para el hueso cuando la ingesta habitual es baja o en el contexto de la desnutrición (24-26).

Por el contrario, se ha demostrado que la ingesta elevada de proteínas procedentes de fuentes omnívoras, como la que caracteriza a la dieta occidental típica, produce hipercalciuria sostenida (15), aunque las secuelas a largo plazo no se conocen del todo. En una revisión, Calvez y cols. (27) observaron que el aumento de la excreción de calcio en las dietas hiperproteicas no se asociaba a la pérdida ósea, y los datos sugieren que la hipercalciuria puede deberse a un aumento de la absorción intestinal de calcio inducido por la alimentación hiperproteica.

Los datos de la *National Health and Nutrition Examination Survey* III sugieren que una alimentación rica en grasas saturadas puede tener efectos nocivos en el contenido mineral del hueso esponjoso (28). En una revisión de 40 mujeres con DMO elevada se constató que menores valores de ingesta de grasas, grasa corporal y lipoproteínas de baja densidad (LDL) estaban intensamente relacionados con una mayor DMO (R^2 ajustada = 0.347; $p < 0.001$) (29). La hipótesis es que una dieta rica en grasas puede disminuir la absorción de calcio, afectar negativamente a la osteoclastogénesis y aumentar el estrés oxidativo general.

Los factores alimentarios que se cree que influyen en la incorporación del calcio al hueso son la vitamina D, el cobre, el zinc, el manganeso, el flúor, el silicio y el boro (30). Los efectos predominantes de las proteínas y el fósforo en el metabolismo óseo están mediados por la reabsorción fraccionaria de calcio en el túbulo renal. Las proteínas disminuyen la reabsorción de calcio y el fósforo la aumenta. La ingesta simultánea de proteínas y fósforo en la carne y los productos lácteos tiene un escaso efecto neto sobre la pérdida de calcio. La ingesta recomendada de calcio en las distintas etapas de la vida (v. apéndice E) se basa en lo que se conoce sobre las pérdidas diarias obligadas de calcio en las heces y la orina (200-250 mg/día en los adultos), una tasa de absorción del 30 % al 40 % y la tasa de incorporación del calcio al hueso durante la fase de crecimiento (de 140-500 mg/día durante varias etapas).

Los requerimientos de calcio en la adolescencia se han estudiado mediante la revisión de la variación de la ingesta alimentaria y la variación asociada en la densidad ósea en varias poblaciones, a través de estudios del equilibrio de calcio, y mediante el suministro de suplementos en ensayos clínicos controlados (31). La densidad ósea en la adolescencia se ve in-

fluida sistemáticamente por la edad, el peso, la altura y el estado puberal (32). Estudios recientes sugieren que el ejercicio regular es un determinante importante de la resistencia ósea en las mujeres jóvenes (33-35), aunque el exceso de ejercicio en las chicas puede provocar la tríada de la deportista femenina, caracterizada por trastorno alimentario, amenorrea y osteoporosis (36) (v. cap. 25). Cada vez la evidencia es mayor en cuanto a que este síndrome implica también una disfunción endotelial, de modo que sería más apropiado describirla como una tétrada (36).

Los datos que señalan un papel de los suplementos de calcio en la alimentación son menos consistentes, aunque en estudios observacionales se ha detectado que el consumo elevado de refrescos carbonatados entre los adolescentes se asocia a una menor DMO, especialmente en las chicas (37-39); ya sea por los efectos directos de los refrescos o por el desplazamiento de la leche de la alimentación (40), se trata de un hallazgo preocupante, puesto que el consumo de refrescos sigue aumentando en este grupo de edad.

Hasta cierto punto, la incoherencia de los resultados relacionados con la suplementación alimentaria puede deberse al tamaño limitado de las muestras, a la variación de los preparados de calcio utilizados, a la ingesta habitual de calcio o a los efectos predominantes de la actividad física, el peso y el estado hormonal. A pesar de la inconsistencia de los resultados de las investigaciones realizadas hasta la fecha, los posibles beneficios y la ausencia de daños potenciales por el aumento de la ingesta de calcio durante la adolescencia han motivado las recomendaciones de los NIH de aumentar la ingesta de calcio recomendada en adolescentes a 1 200 mg/día a 1 300 mg/día (2). El embarazo (v. cap. 27) se relaciona con una derivación de aproximadamente 30 g de calcio de la circulación materna al esqueleto del feto durante la gestación. Los efectos de este proceso sobre el esqueleto materno siguen siendo inciertos.

Si la absorción o la ingesta de calcio por parte de la madre no aumentara, o la excreción no disminuyera, la formación del esqueleto fetal consumiría el 3 % del calcio óseo materno. Sin embargo, el aumento de las concentraciones de estrógenos en el embarazo, debido a la producción de estradiol en la placenta, favorece la acción de los osteoblastos y el depósito de calcio en el hueso. El ejercicio puede ayudar a reducir la disminución fisiológica de la DMO que se produce en el embarazo. En comparación con las mujeres de bajo riesgo que no hacen ejercicio, las mujeres muy activas que realizan más de 10 h de ejercicios con pesas a la semana experimentan una menor reducción de la densidad ósea durante el embarazo (41).

A pesar de la denominada osteoporosis transitoria del embarazo, la mayoría de las mujeres experimentan una recuperación completa de la densidad de la médula ósea, y el riesgo de fracturas óseas posmenopáusicas parece estar inversamente asociado a la paridad (42,43). El efecto de la multiparidad sobre la densidad ósea puede ser independiente del índice de masa corporal (44,45). Curiosamente, los efectos protectores del embarazo frente a las fracturas pueden deberse a la remodelación geométrica del hueso tras la gestación. El embarazo se asocia a un aumento de las concentraciones de vitamina D activa circulante (1.25-dihidroxi vitamina D) y, en consecuencia, a una mayor absorción intestinal de calcio. Los efectos del embarazo en la adolescencia sobre la masa ósea y la fractura posmenopáusica son inciertos, ya que algunos estudios no muestran efectos con el embarazo en la adolescencia y otros muestran efectos negativos (46-48).

La lactancia (v. cap. 27) se asocia a una pérdida inicial de mineral óseo, con una compensación posterior cuando la menstruación se restablece. Aproximadamente entre 150 mg/día y 200 mg/día de calcio se derivan hacia la leche materna a los 3 meses del parto, y casi 300 mg a los 6 meses. Un total de 6 meses de lactancia materna consumiría entre un 4% y un 6% del calcio esquelético materno, si no hubiera compensación. Las concentraciones elevadas de prolactina y las reducidas de estrógenos se asocian a una disminución de la masa ósea. Mientras que la lactancia parece reducir la DMO durante los primeros 6 meses de lactancia, la pérdida de dicha densidad comienza a revertir después de los 6 meses y tras el cese de la lactancia (49). Además, el ejercicio con pesas y de fuerza puede ralentizar la pérdida ósea durante la lactancia (50). Con el restablecimiento de la menstruación, la densidad ósea se recupera, siempre que el aporte alimentario sea adecuado. No se ha observado que el embarazo o la lactancia se asocien a un mayor riesgo de fractura osteoporótica (51).

En algunos informes de casos se ha constatado que las fracturas vertebrales relacionadas con el embarazo y la lactancia tratadas con suplementos de vitamina D activa se asociaron a una mejora a largo plazo de la DMO y de los marcadores de recambio óseo (52). Al igual que en el caso del embarazo, los efectos de la lactancia sobre la densidad ósea de las adolescentes son menos seguros y potencialmente más preocupantes. El efecto neto de la lactancia sobre la salud ósea cuando la ingesta de vitamina D o calcio es insuficiente no se ha abordado aún de forma adecuada.

La enfermedad celíaca tiene efectos óseos importantes, y es frecuente encontrar una baja DMO en quienes la padecen. Inicialmente, se pensaba que la baja DMO estaba directamente relacionada con la malabsorción intestinal (53). Los pacientes con enfermedad celíaca activa sufren importantes cambios histoló-

gicos que alteran la capacidad de absorción de nutrimentos. Uno de estos cambios es la pérdida de vellosidades del intestino proximal, donde se absorbe el calcio de forma activa. Además, los ácidos grasos no absorbidos pueden unirse al calcio en la luz intestinal y contribuir aún más a la malabsorción. Esta malabsorción provoca hiperparatiroidismo, que produce pérdida de masa ósea (54). Se ha demostrado que una dieta sin gluten revierte los efectos histológicos, de malabsorción del calcio y de DMO de la enfermedad celíaca. Sin embargo, la reversión de los dos primeros con los cambios en la DMO no parece producirse de forma conjunta (55), lo que sugiere la existencia de otros factores que afectan la DMO en la enfermedad celíaca.

Es probable que el estado inflamatorio crónico de los pacientes con enfermedad celíaca desempeñe un papel importante en su salud ósea. Se cree que el aumento de citocinas proinflamatorias, junto con la disminución de las antiinflamatorias, es un posible mecanismo de la disminución de la DMO (56). En algunos estudios se ha constatado que una dieta sin gluten suele ser nutricionalmente pobre en calcio y vitamina D, y tiene un mayor porcentaje de grasa en relación con los hidratos de carbono que una alimentación habitual (57,58).

Algunos estudios han mostrado una mejora de la DMO tras la administración de suplementos de calcio y vitamina D (59), mientras que en otros no se ha observado ningún efecto (60-62). Aunque la evidencia sugiere una relación positiva entre la DMO y el ejercicio en personas con enfermedad celíaca que presentan osteoporosis, en estudios de seguimiento de 2 y 5 años no observaron beneficios con el ejercicio y una alimentación sin gluten. (63).

El envejecimiento (v. cap. 31), tanto en el hombre como en la mujer, se asocia a la desmineralización progresiva del hueso y un aumento del riesgo de fracturas. En las mujeres, la fase rápida de desmineralización ósea que sigue a la menopausia da lugar a la pérdida de aproximadamente el 15% del calcio óseo antes de alcanzar una nueva situación estable. Esta pérdida equivale aproximadamente a una desviación estándar de la densidad ósea. Por tanto, una densidad ósea superior a la media durante la premenopausia puede dar lugar a una densidad ósea aparentemente «normal» incluso después de una rápida pérdida ósea posmenopáusica.

Por el contrario, si la densidad osea antes de la menopausia no se optimiza, la mujer es mucho más propensa a secuelas clínicas derivadas de la pérdida ósea inducida por la menopausia. Según los datos disponibles en la actualidad, una ingesta diaria total de 1 500 mg de calcio es adecuada tanto en los hombres como en las mujeres de edad avanzada, y está indicada la administración de suplementos para compensar la menor ingesta. La suplementación con vitamina D también es razonable. Las 400 UI contenidas en un multivitamínico típico son quizá suficientes, aunque puede que sea necesaria una cantidad mayor para la prevención de fracturas entre quienes no se exponen al sol o no siguen una ingesta alimentaria adecuadas.

Existen datos de que la administración de suplementos de calcio puede retrasar la pérdida ósea en mujeres posmenopáusicas con una ingesta habitual de calcio baja (menos de 400 mg/día). Los datos epidemiológicos sugieren que las tasas de fractura de cadera son menores en poblaciones con una ingesta habitual elevada de calcio en la dieta, y existen datos preliminares de ensayos aleatorizados que sugieren que la suplementación puede ser eficaz (64). Los suplementos de calcio no parecen tener efectos significativos sobre la DMO y el riesgo de fractura cuando la ingesta es superior a la de la dieta occidental típica de 700 mg/día (65,66). También hay datos que afirman que una ingesta elevada de calcio puede tener efectos adversos para la salud (67). Se han constatado beneficios concretos cuando la de calcio se ha combinado con la suplementación de vitamina D. También se ha documentado un aumento de la densidad ósea y una reducción de la tasa de fracturas en mujeres de edad avanzada (68).

Existe cierta controversia sobre el consumo de leche de vaca y la reducción del riesgo de fracturas. Se sabe que la leche de vaca tiene efectos positivos sobre el metabolismo óseo (69). Sin embargo, algunos estudios epidemiológicos han demostrado que el aumento del consumo de leche de vaca puede incrementar el riesgo de fractura, posiblemente por aumento del estrés oxidativo e inflamación (69,70). Aunque son interesantes, estos estudios epidemiológicos poseen sesgos y factores de confusión. En definitiva, estos estudios no proporcionan datos adecuados que permitan abogar por una reducción significativa de la ingesta de leche de vaca en la alimentación típica.

Mientras que la fase rápida de la pérdida ósea posmenopáusica depende en gran medida de los estrógenos y, por tanto, no se ve relativamente afectada por los suplementos de calcio, más de 5 años después de la menopausia, cuando la tasa de pérdida ósea disminuye, la respuesta a los suplementos aumenta, especialmente en las mujeres con una ingesta relativamente baja. Aunque se han reunido datos que demuestran una reducción de la tasa de fracturas con la administración de suplementos de calcio, especialmente cuando se combina con vitamina D, el beneficio sería probablemente mucho mayor si la ingesta de calcio fuera adecuada durante toda la vida. Así pues, es probable que las tasas de fracturas en los grupos de tratamiento, incluso en los estudios de más éxito, sean más altas de lo que deberían ser si se optimizara la ingesta de calcio durante toda la vida.

Aunque hasta hace poco la atención se centraba en la ingesta de calcio en los adultos mayores, el interés se ha desplazado en cierta medida a los depósitos de vitamina D. La ingesta de vitamina D entre los adultos de Estados Unidos suele ser de unas 100 UI/día; la IDR más reciente es de 600 UI/día para las personas de 51 a 70 años, y de al menos 800 UI/día para los mayores de 70 años (71).

Las concentraciones circulantes de vitamina D tienden a ser más bajas durante el invierno en las latitudes más altas; los efectos de ello sobre el metabolismo óseo no se han establecido con certeza. Los datos epidemiológicos apoyan una asociación entre la osteoporosis y una reducción baja de vitamina D en suero y una reducción de las tasas de absorción de calcio en el intestino. No hay consenso en cuanto a las concentraciones séricas de 25-hidroxivitamina D en circulación y la DMO tanto en jóvenes como en adultos mayores (72-74).

Las concentraciones de vitamina D en los adultos mayores suelen ser más bajas que en los adultos jóvenes, y la insuficiencia real no es infrecuente en los adultos mayores internados y no expuestos a luz natural (75). Debido a la menor exposición en general entre los adultos mayores, la ingesta en la alimentación de vitamina D parece ser un determinante importante de las concentraciones circulantes.

La principal fuente de vitamina D en la alimentación es la leche enriquecida. Hay datos que sugieren que la vitamina D sérica total varía según la procedencia étnica, y que los afroamericanos poseen concentraciones totales de vitamina D menores que los caucásicos (76). La importancia de esta variación no está clara, ya que los caucásicos tienen concentraciones más elevadas de proteína fijadora de vitamina D que los afroamericanos. (76). En un estudio en el que se compararon residentes caucásicos con afroamericanos de Estados Unidos, se observó una diferencia en la vitamina D total y la proteína fijadora de esta, pero no en la vitamina D biodisponible (76).

La administración de suplementos de vitamina D como intervención aislada no ha mostrado una utilidad constante en la prevención de fracturas en los adultos mayores. En un metaanálisis reciente no se detectó asociación significativa alguna entre la vitamina D y el riesgo de fractura de cadera en adultos mayores de 50 años que viven en la comunidad (RR [riesgo relativo] 1.21 [IC del 95 %, 0.99 a 1.47]) (77).

Mientras, otro metaanálisis reciente mostró que las concentraciones elevadas de vitamina D no reducían el riesgo total de fractura, pero sí el riesgo de fractura de cadera (RR [riesgo relativo] 1.1 [IC del

95 %, 0.99, 1.24] para las fracturas totales, y RR, 0.89 [IC del 95 %, 0.8, 0.98] para las fracturas de cadera) (78). Sin embargo, algunos datos sugieren que la administración de dosis altas de suplementos orales de vitamina D (de 700 UI [unidades internacionales] a 800 UI) a hombres y mujeres de edad avanzada puede aumentar la densidad ósea y disminuir la tasa de fracturas, especialmente en aquellos con insuficiencia documentada de vitamina D (79,80).

En un ensayo aleatorizado sobre el efecto de los suplementos de vitamina D en la absorción de calcio en mujeres posmenopáusicas se observó que los suplementos de vitamina D no mejoraban significativamente la absorción de calcio, excepto cuando las concentraciones séricas de 25-hidroxivitamina D eran inferiores a 10 ng/mL (81).

Es más probable que los posibles beneficios de los suplementos de vitamina D se produzcan en personas con una baja ingesta habitual de vitamina D o con una exposición solar limitada y si se administran junto con un suplemento de calcio (82).

El fósforo, el otro mineral principal del hueso, tiene una amplia disponibilidad en la alimentación occidental típica. Está regulado por la PTH, la vitamina D y el factor de crecimiento de fibroblastos 23 (FGF23) (83). La ingesta excesiva de fósforo aumenta la síntesis de PTH y regula la expresión de FGF23, con el efecto neto de aumentar la reabsorción de calcio (83).

Por tanto, parece que el efecto neto del aumento de la ingesta de fósforo sobre la salud ósea es mínimo. Una alimentación rica en alimentos procesados con aditivos de fosfato, carne y refrescos pueden contener un exceso de fósforo que puede ser perjudicial para la masa ósea (84). Sin embargo, si el calcio y el fósforo alimentarios siguen siendo proporcionales, la ingesta elevada de fósforo no parece ser perjudicial (84).

Una vez que se ha desarrollado la osteoporosis, el tratamiento de esta a través de la alimentación es relativamente, si no completamente, ineficaz para restablecer la densidad ósea. Para ello, se requiere tratamiento farmacológico. Existe una revisión reciente sobre las opciones de tratamiento (85). El reemplazo hormonal con estrógenos estimula directamente los osteoblastos y aumenta la producción de vitamina D activa, y la suplementación con estrógenos previene eficazmente la rápida pérdida ósea que se produce en la menopausia. Sin embargo, la terapia hormonal sustitutiva no se ha considerado un tratamiento de primera línea debido a sus posibles efectos nocivos, como accidente cerebrovascular, tromboembolismo venoso y cáncer de mama invasivo (86).

Los moduladores selectivos de los receptores de estrógenos (SERM, *selective estrogen receptor modulators*), el tamoxifeno y el raloxifeno, parecen tener efectos comparables a los de los estrógenos sobre el hueso, al disminuir el riesgo de fractura no vertebral y vertebral, respectivamente (87).

Los SERM no están exentos de riesgos, ya que ambos aumentan el riesgo de episodios tromboembólicos, y el tamoxifeno aumenta el riesgo de cáncer de endometrio (87). Los bisfosfonatos, como el alendronato, el etidronato y el risedronato, inhiben la actividad de los osteoclastos. Se ha demostrado que el alendronato aumenta la densidad ósea en la osteoporosis y reduce la tasa de fracturas (88-91). La calcitonina reduce la actividad de los osteoclastos y la resorción ósea.

La calcitonina de salmón, que está disponible en forma de pulverizador nasal, proporciona una acción analgésica útil para los pacientes con fractura osteoporótica aguda (92). Reduce la actividad osteoclástica y la resorción ósea. La teriparatida, una forma recombinante de PTH, puede ayudar a estimular la formación de hueso nuevo. Los fitoestrógenos (v. cap. 33) tienen propiedades similares a las de los estrógenos, y existe evidencia limitada que sugiere que una ingesta elevada de alimentos o suplementos que contengan fitoestrógenos de isoflavonas puede ayudar a reducir las tasas de recambio óseo y a aumentar la DMO (93,94).

El papel del tratamiento farmacológico merece mencionarse a la hora de definir las limitaciones del tratamiento alimentario de la osteoporosis. La desnutrición contribuye de forma significativa a los resultados adversos tras la hospitalización de pacientes de edad avanzada por fractura de cadera. Las secuelas pueden prevenirse en parte con un programa intenso de apoyo nutricional, que debiera formar parte del plan de tratamiento de cada uno de estos pacientes (v. cap. 26).

NUTRIMENTOS, PRODUCTOS NUTRICÉUTICOS Y ALIMENTOS FUNCIONALES

Calcio

La ingesta de calcio es esencial para la salud ósea y la prevención de la osteoporosis, como ya se ha comentado anteriormente. En la tabla de datos de referencia de nutrimentos del apéndice E, se ofrecen más detalles sobre la ingesta de calcio. Entre las buenas fuentes se encuentran los productos lácteos, las hojas de mostaza, las almendras, el tofu y las sardinas. Otros mariscos son una fuente moderadamente buena. Las verduras con alto contenido en oxalato, como las espinacas, aportan poco calcio biodisponible. Hay datos que sugieren que el calcio puede tener efectos más favorables que los suplementos de calcio sobre el metabolismo de los estrógenos y la DMO en las mujeres posmenopáusicas (95).

La asociación entre los suplementos de calcio y los episodios cardiovasculares no está clara. En un metaanálisis, Bolland y cols. (96) revisaron a más de 12 000 participantes de 15 ensayos aleatorizados, doble ciego y controlados con placebo, y constataron un aumento del 31 % del riesgo relativo de infarto de miocardio en las personas que tomaban ≥ 500 mg/día de suplementos de calcio (HR [*hazard ratio*], 1.31; IC [*intervalo de confianza*] del 95 %, 1.02 a 1.67). Se cree que es posible que los suplementos de calcio provoquen un aumento agudo de las concentraciones de calcio que pueda dar lugar a calcificación vascular. Sin embargo, en el metaanálisis no se observó ningún aumento de ningún criterio de valoración asociado a los vasos sanguíneos, como la incidencia de accidente cerebrovascular o de muerte. En otros estudios se ha constatado que el aumento general de la ingesta de calcio puede proteger frente a episodios cardiovasculares.

En el *Iowa Women's Health Study*, que incluyó a 34 486 mujeres posmenopáusicas de 55 a 69 años, se constató que las mujeres que tenían el cuartil más alto de ingesta de calcio morían un 33 % menos por cardiopatía isquémica (RR, 0.67; IC del 95 %, 0.47 a 0.94) (97). En un metaanálisis más reciente se observó que las concentraciones superiores de ingesta de calcio no se asociaban a enfermedad cardiovascular (ECV) en adultos sanos. Sin embargo, los criterios de valoración asociados a ECV no fueron los resultados principales examinados (98).

Existe un debate continuo sobre la asociación entre el calcio y el riesgo de cáncer. En una revisión Cochrane de dos ensayos controlados aleatorizados (ECA) se constató que la administración de suplementos de calcio puede ayudar a prevenir el desarrollo de pólipos adenomatosos en el colon, pero no existe suficiente evidencia para recomendar el uso de suplementos de calcio para prevenir el cáncer colorrectal (99). En un reciente ensayo aleatorizado de 4 años, doble ciego, controlado con placebo y basado en la población, en el que se comparó la administración de suplementos de calcio y vitamina D frente a un placebo, no se encontró reducción significativa alguna del riesgo de cáncer en el grupo de tratamiento (100).

Se dispone de una gran variedad de preparaciones con calcio. Los dos suplementos más habituales son el carbonato de calcio y el citrato de calcio. El primero se considera la intervención de primera línea, ya que suele ser menos costoso que el citrato de calcio y se absorbe bien cuando se toma con las comidas (101).

Sin embargo, el citrato de calcio parece estar más disponible que el carbonato de calcio cuando se toma con las comidas (102) y, además, se absorbe bien en ayunas, en individuos con aclorhidria y en aquellos que toman inhibidores de la bomba de protones y bloqueadores H2 (103,104). Su absorción aumenta si el comprimido se mastica o se desintegra fácilmente. Aunque existe cierta polémica respecto a la dosis óptima de calcio para la prevención de la osteoporosis, una visión teleológica favorecería una ingesta bastante elevada. Al parecer, nuestros antepasados paleolíticos consumían bastante más calcio que nosotros (3,105).

Magnesio

Aunque la ingesta media en Estados Unidos se encuentra por debajo de la IDR, los efectos de la insuficiencia de magnesio en la salud ósea no están claros (106,107). El magnesio es esencial para la secreción y la acción de la PTH, pero la administración de suplementos de magnesio no ha mostrado un beneficio claro sobre el metabolismo óseo.

El consumo de frutas y verduras se ha relacionado con la salud ósea, y se cree que uno de los mecanismos de esta asociación es su alto contenido en magnesio (108). Dado que este mineral es un conocido antagonista del calcio, la administración de suplementos de magnesio debe enfocarse en el objetivo de lograr una homeostasis óptima de magnesio y calcio (109,110).

Aproximadamente el 60 % de las reservas de magnesio del organismo se encuentran en el hueso: un tercio en la superficie ósea y dos tercios incorporados a la hidroxiapatita (111). En condiciones de carencia de calcio, el magnesio puede desplazarlo en el mineral óseo. La influencia exacta del magnesio en la alimentación sobre la osteoporosis o el riesgo de fractura es dudosa (112,113)

Vitamina K

La vitamina K interviene en la γ-carboxilación del ácido glutámico, que contribuye a la producción de diversas proteínas fisiológicamente importantes. Los productos más destacados del metabolismo de la vitamina K participan en la coagulación (v. caps. 4 y 9). Varios productos proteicos que dependen de esta vitamina se incorporan al hueso. Uno de estos productos, la osteocalcina, puede medirse en suero como marcador del recambio óseo. La osteocalcina circulante es baja en los estados de cifras bajas de vitamina K, como con el uso de warfarina (114). *In vitro,* se ha demostrado que la vitamina K inhibe la osteoclastogénesis, promueve la osteoblastogénesis y regula la mineralización de la matriz extracelular del hueso (115,116). Además, los signos de alteración del metabolismo de la vitamina K son habituales en pacientes con osteoporosis (114).

Los datos son contradictorios en lo que respecta a la disminución del riesgo de fractura con la administración de suplementos de vitamina K (117-120). En un ensayo aleatorizado se documentó que la administración de suplementos de vitamina K no evitaba el descenso de la DMO relacionado con la edad, pero sí el riesgo de fracturas (118).

En pacientes sometidos a trasplante, se constató que la administración de suplementos de vitamina K en el postoperatorio tenía un efecto positivo en la DMO de la columna lumbar (120). En un metaanálisis que incluyó ensayos observacionales y experimentales se concluyó que la administración de suplementos de vitamina K por vía oral (fitonadiona y menaquinona) reduce la pérdida ósea y previene las fracturas (114).

Sin embargo, en una actualización reciente de este metaanálisis no se encontraron datos estadísticamente significativos de que la administración de suplementos de vitamina K afectara la DMO o las fracturas vertebrales (121). Los investigadores detectaron una reducción del riesgo de cualquier fractura clínica, pero no se obtuvieron datos suficientes para confirmar este hallazgo (OR [*odds ratio*], 0.72; IC del 95 %, 0.55 a 0.95) (121).

Hierro

El hierro desempeña un papel en la salud ósea al participar en la síntesis de colágeno a partir del procolágeno, así como en el metabolismo de la vitamina D a través de la superfamilia del citocromo P450 (122-124). Aunque no existen directrices bien establecidas sobre la administración de suplementos de hierro y la salud ósea, se ha comprobado que la sobrecarga y la insuficiencia de hierro afectan negativamente la salud ósea. Por tanto, mantener una cantidad equilibrada de aporte de hierro es óptimo para maximizar la homeostasis ósea (125).

Fósforo

El fósforo se almacena en el hueso en una proporción de 1:2 con respecto al calcio, según la masa. Aunque el 85 % del fósforo corporal se almacena en el hueso, contribuye a una amplia gama de funciones fisiológicas, entre las cuales se incluyen el almacenamiento y la generación de energía en los enlaces fosfato del trifosfato de adenosina (ATP).

El fósforo está ampliamente distribuido en los alimentos. Una alimentación típica americana proporciona aproximadamente 1 g/día en las mujeres adultas y 1.5 g en los hombres adultos. Las principales fuentes son los productos lácteos, la carne, las aves y el pescado; los cereales aportan aproximadamente el 12 % del total. El fósforo abunda en los aditivos alimentarios. Una alimentación muy procesada puede aportar hasta el 30 % de la ingesta en forma de aditivos. Hay que señalar que la relación entre el calcio y el fósforo en la leche humana es casi dos veces mayor que la de la leche de vaca.

La carencia de fósforo no se produce en condiciones alimentarias normales. Puede estar inducida por el uso prolongado de bases de aluminio, que fijan el fósforo. Algunos estudios muestran que la ingesta de bebidas gaseosas, que contienen ácido fosfórico, se asocia a una reducción de la DMO en mujeres y adolescentes (126-128). Otros estudios no muestran relación alguna entre la ingesta de bebidas gaseosas y la disminución de la densidad ósea (40,129).

Dado que la leche en sí tiene un alto contenido de fósforo en relación con las bebidas carbonatadas, se cree que cualquier disminución de la densidad ósea como resultado de la ingesta de este tipo de bebidas se debe a que estas sustituyen a la leche en la dieta, y no a una mayor carga de fósforo (84).

Cuando se produce insuficiencia de fósforo, se produce pérdida ósea, aunque la relación entre el fósforo y el calcio parece ser más importante que la ingesta absoluta (130). La ingesta recomendada de fósforo se basa en el mantenimiento de una proporción 1:1 con el calcio.

Vitamina D

La vitamina D es esencial para la absorción intestinal del calcio, y puede proceder de fuentes alimentarias o sintetizarse en la piel con la exposición a la luz solar. La IDR para la vitamina D se basa en la edad de la siguiente manera: para las personas de 1 a 70 años, es de 600 UI/día, 15 mg de actividad de colecalciferol; para los mayores de 71 años, es de 800 UI/día; y para las mujeres embarazadas y lactantes, de 600 UI/día (131).

Aunque la base de la evidencia es limitada, se recomienda una ingesta de 400 UI/día para los niños de 0 a 12 meses. Estas IDR se basan en una exposición solar mínima. La principal fuente alimentaria de vitamina D en Estados Unidos es la leche enriquecida, que contiene 400 UI/0.946 L. La vitamina es estable con respecto al procesamiento, el almacenamiento y la cocción.

Vitamina E

La vitamina E es un antioxidante que ha demostrado promover la formación de hueso trabecular, así como prevenir la pérdida de calcio óseo en modelos de roedores, disminuir la resorción del cartílago y mejorar la estructura ósea en modelos animales (132,133). Se ha propuesto que la vitamina E contrarresta el aumento de la resorción ósea resultante del estrés oxidativo. En estudios realizados en humanos, la administración de suplementos de vitamina E se ha asociado a una disminución del riesgo de fractura de cadera solo en fumadores (134,135).

Fitoestrógenos

Los fitoestrógenos son un grupo de compuestos de origen vegetal que ejercen efectos similares a los de los estrógenos en el organismo. Aunque existe un considerable interés en el potencial de los fitoestrógenos para mejorar el impacto de la deficiencia endocrina ovárica de la menopausia sobre la densidad ósea, no hay datos consistentes en animales y humanos que sugieran que los fitoestrógenos ayuden a proteger frente a la pérdida ósea posmenopáusica (136,137). Además, es probable que los beneficios de los fitoestrógenos dependan de la etapa de la vida (137). Las isoflavonas, un grupo de fitoestrógenos, son especialmente abundantes en los productos de soja. Las alimentaciones con abundancia de soja se han asociado a tasas reducidas de fracturas osteoróticas (138,139) (v. cap. 33). En el *Shanghai Women's Health Study*, un estudio de cohortes prospectivo basado en una población de 75 000 mujeres chinas de entre 40 y 70 años, se detectó que un mayor consumo de soja se asociaba a un menor riesgo de fractura (140). A pesar de sus posibles beneficios, los fitoestrógenos son perturbadores endocrinos, y se desconocen sus efectos a largo plazo sobre el crecimiento y la salud reproductiva (141).

Boro

El boro parece influir en el equilibrio del calcio al reducir las pérdidas urinarias. Los mecanismos de la acción del boro en el metabolismo del calcio son dudosos. Los efectos propuestos incluyen la hidroxilación de la vitamina D y la estimulación de una mayor producción de estradiol (142). El boro puede potenciar los efectos de los estrógenos en el hueso (143).

El exceso procedente de la alimentación es poco probable, y las dosis de hasta 10 mg/día no son tóxicas. Las dosis superiores a 50 mg/día en forma de suplementos han inducido molestias gastrointestinales y, posiblemente, convulsiones. La ingesta estimada en Estados Unidos oscila entre 0.5 mg/día y algo más de 3 mg/día; se considera que 1 mg/día es suficiente. El boro se encuentra en las judías, la cerveza, los frutos secos, las leguminosas, el vino y las verduras de hoja verde (v. apéndice E).

Fluoruro

El fluoruro es casi omnipresente en el suelo y en el agua, pero en cantidades pequeñas y variables. La incorporación de flúor en los huesos es proporcional a la ingesta. Las fuentes alimentarias de flúor en Estados Unidos aportan una cantidad estimada de 0.3 mg/día a 0.6 mg/día y la distribución de los alimentos oculta las diferencias en el contenido regional de flúor del suelo.

El principal determinante de la variación de la ingesta de flúor es el agua y las bebidas. Se recomienda una ingesta de 1.5 mg/día a 4 mg/día para los adultos; la ingesta media está en este rango. Se recomienda una ingesta de 0.1 mg/día a 1 mg/día durante el primer año de vida, y hasta 1.5 mg/día durante los 2 años siguientes.

El moteado de los dientes se produce en niños con una ingesta de flúor superior a 2 mg/día. La ingesta crónica de más de 20 mg/día induce toxicidad en los adultos, pues provoca una alteración de la arquitectura ósea y efectos adversos en los riñones, los músculos y los nervios.

El fluoruro se incorpora a la hidroxiapatita y estimula la acción de los osteoblastos. Diversos estudios han demostrado que el flúor puede aumentar la densidad y la fuerza de los huesos, pero, debido a la reducción de la elasticidad, la resistencia del hueso a las fracturas no aumenta necesariamente con los suplementos de flúor (144-146).

Se ha constatado que las dosis altas de flúor (superiores a 50 mg/día) aumentan la densidad ósea en la osteoporosis y reducen la tasa de fracturas vertebrales (147-149). Sin embargo, un estudio mostró un aumento de fracturas no vertebrales con la administración de suplementos 75 mg/día de fluoruro sódico y 1 500 mg/día de carbonato cálcico (147). Para que los suplementos de flúor aporten beneficios, debe aportarse suficiente calcio al mismo tiempo. El flúor induce la osteogénesis y, especialmente, la consiguiente «hambre de hueso» en la columna vertebral. Si el calcio no está disponible en la alimentación, puede lixiviarse de otros lugares del esqueleto (150).

La variación en las dosis y los regímenes utilizados en los ensayos clínicos ha perpetuado la controversia sobre el papel del flúor en el tratamiento y la prevención de la osteoporosis (150-152). Los datos de ensayos aleatorizados recientes sugieren que un régimen de dosis bajas de flúor (aproximadamente 11.2 mg/día) puede ser más eficaz para prevenir las fracturas, aunque las dosis más altas (20 mg/día) se han asociado a un mayor aumento de la densidad ósea (153,154).

Aunque la suplementación con 20 mg/día puede disminuir la incidencia de fracturas vertebrales, es algo que debe sopesarse frente a la evidencia de que esta suplementación (20 mg) aumenta la incidencia de fracturas no vertebrales (154).

Cafeína

Parece que la cafeína reduce el transporte activo de calcio en el intestino, lo que disminuye la absorción e induce un ligero desplazamiento negativo en el balance de calcio. El efecto es leve, y se compensa completamente añadiendo leche al café (v. cap. 41).

Sodio

El sodio y el calcio comparten un sistema de transporte en el riñón, y el sodio filtrado va acompañado de calcio. Por cada 2.3 g de sodio excretado en la orina, se pierden de 20 mg a 60 mg de calcio (106,155). Por tanto, una alimentación rica en sodio aumenta los requerimientos de calcio (156).

Ácidos grasos ω-3

Dado que se cree que el aumento de la expresión de las citocinas inflamatorias con el envejecimiento es uno de los mecanismos que contribuyen a la osteoporosis, se plantea la hipótesis de que los nutrimentos antiinflamatorios, como los ácidos grasos ω-3, puedan ser beneficiosos para la salud ósea. Los ácidos grasos ω-3, abundantes en pescados grasos como el salmón, el atún y la trucha, ayudan en el metabolismo óseo.

La Food and Drug Administration (FDA) de Estados Unidos recomienda 225 g de pescado azul a la semana, lo que se traduce en 250 mg/día de ácidos grasos ω-3 (157). En una revisión de 10 ensayos clínicos aleatorizados en los que se investigaron los resultados sobre los huesos en individuos con suplementos de ácidos grasos ω-3 frente a placebo, 4 de los 10 estudios documentaron mejoras en la DMO o en los marcadores de recambio óseo (158).

Sin embargo, dado que en tres de estos estudios se combinó la administración de suplementos de calcio elevados con la administración de suplementos de ácidos grasos ω-3 y el número limitado de ensayos, no hay datos suficientes para sacar conclusiones sobre el efecto de la administración de suplementos de ω-3 en la salud ósea.

En reciente metaanálisis de 8 ensayos de control aleatorizados se estudió el efecto de la suplementación con ácidos grasos ω-3 sobre los marcadores de recambio óseo en mujeres posmenopáusicas. Los investigadores observaron un ligero efecto de disminución, pero un estudio combinó los ácidos grasos ω-3 con leche enriquecida y otro combinó los ácidos grasos ω-3 con los ácidos grasos ω-6 (159).

Otros efectos de los nutrimentos

El fitato y el oxalato forman un complejo alimentario con el calcio. Son abundantes en las verduras crucíferas y limitan la biodisponibilidad del calcio procedente de esas fuentes. Aunque las concentraciones de fitato y oxalato son elevadas en las judías, el calcio de estas es relativamente biodisponible. La fibra puede interferir en la absorción del calcio, y el salvado de trigo parece tener una influencia especialmente importante. A diferencia de lo que ocurre con el fitato y el oxalato, los efectos de la fibra ingerida de forma simultánea se generalizan al calcio de otros alimentos. En la alimentación media en Estados Unidos, los efectos de la ingesta de fibra sobre la absorción de calcio son insignificantes (106,160).

El papel del zinc, el manganeso y el cobre como cofactores en los procesos enzimáticos relacionados con el metabolismo óseo ha estimulado el interés por la influencia que la cantidad en la alimentación de estos oligoelementos pueden tener en los huesos. Hasta la fecha, existen datos mínimos en humanos de que estos oligoelementos podrían agravar la osteoporosis cuando su ingesta es baja o mejorarla cuando se aumenta (161,162).

Las concentraciones elevadas de homocisteína sérica se han asociado a osteoporosis, así como a vasculopatía, lo que plantea la posibilidad de que las vitaminas B_{12} y B_6 y el folato puedan afectar el metabolismo óseo (163,164). En particular, la alimentación de las personas mayores tienden a ser pobres en estos nutrimentos (165).

Un reciente estudio transversal realizado en Shanghái (China) con hombres ≥50 años y mujeres ≥45 años no mostró evidencia alguna de un aumento de osteoporosis asociado a la disminución de B_6 cuando se controlaron el calcio, la vitamina D y la PTH (166). Existen algunos datos sobre una asociación entre el estado de la vitamina B_{12} y la DMO, en particular en las mujeres mayores frágiles (167,168). Sin embargo, todavía no hay datos de que los suplementos de vitamina B puedan desempeñar un papel en la prevención de la osteoporosis (169).

Los datos sugieren que la ingesta de antioxidantes puede proteger contra la fractura osteoporótica de cadera; sin embargo, este efecto puede reducirse significativamente en los pacientes fumadores (134). Por el contrario, una ingesta elevada de vitamina C, E, o ambas, puede proteger contra los efectos adversos del tabaquismo en los huesos, presumiblemente porque la oxidación desempeña un papel en la aceleración de la osteoporosis en los fumadores (170).

Cada vez hay más datos que sugieren que el uso crónico de inhibidores de la bomba de protones (IBP) o el tratamiento con dosis elevadas de estos se asocian a un mayor riesgo de fracturas óseas. Un metaanálisis demostró que el uso de IBP se asociaba a un mayor riesgo de fracturas de cadera (RR, 1.30; IC del 95%, 1.19 a 1.43), de columna (RR, 1.56; IC del 95%, 1.31 a 1.85) y de cualquier localización (RR, 1.16; IC del 95%, 1.04 a 1.30) (171).

Esto fue corroborado por un metaanálisis posterior de 12 estudios que abarcaban 1 521 062 pacientes (172). Además, un reciente metaanálisis de 32 estudios en los que participaron 2 181 546 personas sugirió que el uso de IBP puede aumentar moderadamente el riesgo de fractura de cualquier localización, cadera o columna vertebral (173). El mecanismo subyacente a esta relación no está claro.

Una hipótesis propone que la hipoclorhidria inducida por los IBP provoca una disminución de la absorción de vitaminas y nutrimentos importantes, como el calcio, el magnesio y la vitamina B_{12} (174). Se ha constatado que los IBP aumentan el pH gástrico a 5.5, y estudios *in vitro* han documentado que la disociación del calcio disminuye del 96% a pH 1 al 23% a pH 6.1 (175). También se ha demostrado que los IBP inducen hipomagnesemia (176) y causan malabsorción de vitamina B_{12} (177).

ASPECTOS CLÍNICOS DESTACADOS

El tratamiento alimentario es fundamental para la prevención primaria y secundaria de la osteoporosis, y desempeña un papel importante en la prevención terciaria. Los orígenes de la osteoporosis se sitúan en la infancia y la adolescencia, época en la que son especialmente importantes la actividad física adecuada, la vitamina D y el calcio alimentario.

La densidad ósea máxima se alcanza hacia el final de la tercera década. Se aconseja una ingesta de calcio de unos 1 300 mg/día durante la adolescencia, junto con una exposición moderada al sol y/o al menos 600 UI de vitamina D. Para alcanzar estos umbrales y optimizar el metabolismo óseo, la alimentación debe ser abundante en productos lácteos descremados enriquecidos y en una diversidad de verduras, frutas y cereales. Es aconsejable moderar la ingesta de proteínas y sodio.

Estas recomendaciones son compatibles con el patrón alimentario aconsejable por otros motivos (*v.* cap. 45). La terapia hormonal sustitutiva ya no se recomienda como tratamiento de primera línea para las mujeres posmenopáusicas; en su lugar, podría considerarse el uso de SERM, la administración de suplementos de calcio y flúor, la calcitonina o el alendronato. Estas opciones no se han estudiado para la prevención primaria, pero la evidencia apoya la consideración de su uso para la prevención secundaria (178).

En los adultos mayores, está indicada la administración de suplementos de vitamina D para lograr una ingesta de al menos 800 UI/día; esta ingesta puede lograrse con el uso de un multivitamínico. A medida que la ingesta de calorías disminuye, es más probable que se necesite un suplemento de calcio para alcanzar las cifras de aporte recomendadas. El carbonato de calcio es fácil de conseguir y barato. Cualquier preparación con calcio debe administrarse en dosis divididas para optimizar su absorción (57).

Una alimentación que cumpla con las recomendaciones generales de ingesta de frutas, verduras, cereales, carne y productos lácteos proporcionará varios nutrimentos (incluidos el magnesio, el zinc, el boro y la vitamina K) en cantidades adecuadas para contribuir a la salud ósea. Las recomendaciones breves en la consulta debieran centrarse en el consumo de una alimentación variada, el consumo de productos lácteos sin grasa, evitar o dejar de fumar, limitar el consumo de alcohol y realizar actividad física constante con carga de peso, al menos una parte de la cual debiera realizarse al aire libre y con luz solar (35).

REFERENCIAS BIBLIOGRÁFICAS

1. NIH Consensus conference. Optimal calcium intake. NIH Consensus Development Panel on Optimal Calcium Intake. *JAMA.* 1994;272:1942–8.
2. Dietary Supplement Fact Sheet. *Calcium--health professional fact sheet.* Available at https://ods.od.nih.gov/factsheets/Calcium-HealthProfessional/; Accessed on August 15, 2020.
3. Konner M, Eaton SB. Paleolithic nutrition: twenty-five years later. *Nutr Clin Pract.* 2010;25:594–602.
4. Troy KL, Mancuso ME, Butler TA, et al. Exercise Early and Often: Effects of Physical Activity and Exercise on Women's Bone Health. *Int J Environ Res Public Health.* 2018;15.
5. Zhao R, Feng F, Wang X. Exercise interventions and prevention of fall-related fractures in older people: a meta-analysis of randomized controlled trials. *Int J Epidemiol.* 2017;46: 149–61.
6. Thomas E, Battaglia G, Patti A, et al. Physical activity programs for balance and fall prevention in elderly: A systematic review. *Medicine (Baltimore).* 2019;98:e16218.
7. van der Wijst J, Tutakhel OAZ, Bos C, et al. Effects of a high-sodium/low-potassium diet on renal calcium, magnesium, and phosphate handling. *Am J Physiol Renal Physiol.* 2018;315:F110–F22.
8. Deriemaeker P, Aerenhouts D, De Ridder D, et al. Health aspects, nutrition and physical characteristics in matched samples of institutionalized vegetarian and non-vegetarian elderly (> 65yrs). *Nutr Metab (Lond).* 2011;8:37.
9. Tucker KL, Hannan MT, Chen H, et al. Potassium, magnesium, and fruit and vegetable intakes are associated with greater bone mineral density in elderly men and women. *Am J Clin Nutr.* 1999;69:727–36.
10. Buclin T, Cosma M, Appenzeller M, et al. Diet acids and alkalis influence calcium retention in bone. *Osteoporos Int.* 2001;12:493–9.
11. Lin PH, Ginty F, Appel LJ, et al. The DASH diet and sodium reduction improve markers of bone turnover and calcium metabolism in adults. *J Nutr.* 2003;133:3130–6.

12. Bonjour JP. Dietary protein: an essential nutrient for bone health. *J Am Coll Nutr*. 2005;24:526S–36S.

13. Barzel US, Massey LK. Excess dietary protein can adversely affect bone. *J Nutr*. 1998;128:1051–3.

14. Thorpe MP, Evans EM. Dietary protein and bone health: harmonizing conflicting theories. *Nutr Rev*. 2011;69:215–30.

15. Kerstetter JE, O'Brien KO, Insogna KL. Dietary protein, calcium metabolism, and skeletal homeostasis revisited. *Am J Clin Nutr*. 2003;78:584S–92S.

16. Schurch MA, Rizzoli R, Slosman D, et al. Protein supplements increase serum insulin-like growth factor-I levels and attenuate proximal femur bone loss in patients with recent hip fracture. A randomized, double-blind, placebo-controlled trial. *Ann Intern Med*. 1998;128:801–9.

17. Bourrin S, Ammann P, Bonjour JP, et al. Dietary protein restriction lowers plasma insulin-like growth factor I (IGF-I), impairs cortical bone formation, and induces osteoblastic resistance to IGF-I in adult female rats. *Endocrinology*. 2000;141:3149–55.

18. US Department of Agriculture. *Supplementary data tables*. UscsofibiR, MD: Food Surveys Research Group BHNRC, Agricultural Research Service, 1999.

19. Munger RG, Cerhan JR, Chiu BC. Prospective study of dietary protein intake and risk of hip fracture in postmenopausal women. *Am J Clin Nutr*. 1999;69:147–52.

20. Kerstetter JE, Svastisalee CM, Caseria DM, et al. A threshold for low-protein-diet-induced elevations in parathyroid hormone. *Am J Clin Nutr*. 2000;72:168–73.

21. Bonjour JP. Protein intake and bone health. *Int J Vitam Nutr Res*. 2011;81:134–42.

22. Myint MW, Wu J, Wong E, et al. Clinical benefits of oral nutritional supplementation for elderly hip fracture patients: a single blind randomised controlled trial. *Age Ageing*. 2013;42:39–45.

23. Groenendijk I, den Boeft L, van Loon LJC, et al. High Versus low Dietary Protein Intake and Bone Health in Older Adults: a Systematic Review and Meta-Analysis. *Comput Struct Biotechnol J*. 2019;17:1101–2.

24. Promislow JH, Goodman-Gruen D, Slymen DJ, et al. Protein consumption and bone mineral density in the elderly : the Rancho Bernardo Study. *Am J Epidemiol*. 2002;155:636–44.

25. Devine A, Dick IM, Islam AF, et al. Protein consumption is an important predictor of lower limb bone mass in elderly women. *Am J Clin Nutr*. 2005;81:1423–8.

26. Siddique N, O'Donoghue M, Casey MC, et al. Malnutrition in the elderly and its effects on bone health - A review. *Clin Nutr ESPEN*. 2017;21:31–9.

27. Calvez J, Poupin N, Chesneau C, et al. Protein intake, calcium balance and health consequences. *Eur J Clin Nutr*. 2012;66:281–95.

28. Corwin RL, Hartman TJ, Maczuga SA, et al. Dietary saturated fat intake is inversely associated with bone density in humans: analysis of NHANES III. *J Nutr*. 2006;136:159–65.

29. Sarkis KS, Martini LA, Szejnfeld VL, et al. Low fatness, reduced fat intake and adequate plasmatic concentrations of LDL-cholesterol are associated with high bone mineral density in women: a cross-sectional study with control group. *Lipids Health Dis*. 2012;11:37.

30. Price CT, Langford JR, Liporace FA. Essential Nutrients for Bone Health and a Review of their Availability in the Average North American Diet. *Open Orthop J*. 2012;6:143–9.

31. Golden NH, Abrams SA, Committee on N. Optimizing bone health in children and adolescents. *Pediatrics*. 2014;134:e1229–43.

32. Vatanparast H, Bailey DA, Baxter-Jones AD, et al. Calcium requirements for bone growth in Canadian boys and girls during adolescence. *Br J Nutr*. 2010;103:575–80.

33. Lloyd T, Beck TJ, Lin HM, et al. Modifiable determinants of bone status in young women. *Bone*. 2002;30:416–21.

34. Lloyd T, Petit MA, Lin HM, et al. Lifestyle factors and the development of bone mass and bone strength in young women. *J Pediatr*. 2004;144:776–82.

35. Xu J, Lombardi G, Jiao W, et al. Effects of Exercise on Bone Status in Female Subjects, from Young Girls to Postmenopausal Women: An Overview of Systematic Reviews and Meta-Analyses. *Sports Med*. 2016;46:1165–82.

36. Temme KE, Hoch AZ. Recognition and rehabilitation of the female athlete triad/tetrad: a multidisciplinary approach. *Curr Sports Med Rep*. 2013;12:190–9.

37. Whiting SJ, Vatanparast H, Baxter-Jones A, et al. Factors that affect bone mineral accrual in the adolescent growth spurt. *J Nutr*. 2004;134:696S–700S.

38. Libuda L, Alexy U, Remer T, et al. Association between long-term consumption of soft drinks and variables of bone modeling and remodeling in a sample of healthy German children and adolescents. *Am J Clin Nutr*. 2008;88:1670–7.

39. Vartanian LR, Schwartz MB, Brownell KD. Effects of soft drink consumption on nutrition and health: a systematic review and meta-analysis. *Am J Public Health*. 2007;97:667–75.

40. McGartland C, Robson PJ, Murray L, et al. Carbonated soft drink consumption and bone mineral density in adolescence: the Northern Ireland Young Hearts project. *J Bone Miner Res*. 2003;18:1563–9.

41. To WW, Wong MW. Bone mineral density changes during pregnancy in actively exercising women as measured by quantitative ultrasound. *Arch Gynecol Obstet*. 2012;286:357–63.

42. Cure-Cure C, Cure-Ramirez P, Teran E, et al. Bone-mass peak in multiparity and reduced risk of bone-fractures in menopause. *Int J Gynaecol Obstet*. 2002;76:285–91.

43. Michaelsson K, Baron JA, Farahmand BY, et al. Influence of parity and lactation on hip fracture risk. *Am J Epidemiol*. 2001;153:1166–72.

44. Hoffman S, Grisso JA, Kelsey JL, et al. Parity, lactation and hip fracture. *Osteoporos Int*. 1993;3:171–6.

45. Huo D, Lauderdale DS, Li L. Influence of reproductive factors on hip fracture risk in Chinese women. *Osteoporos Int* 2003;14:694–700.

46. Teerapornpuntakit J, Chanprapaph P, Charoenphandhu N. Previous Adolescent Pregnancy and Breastfeeding Does Not Negatively Affect Bone Mineral Density at the Age of Peak Bone Mass. *Breastfeed Med*. 2018;13:500–5.

47. Kaya AE, Dogan O, Basbug A, et al. An Evaluation of the Association of Reproductive History and Multiple Births during Adolescence with Postmenopausal Osteoporosis. *Geburtshilfe Frauenheilkd*. 2019;79:300–7.

48. Cho GJ, Shin JH, Yi KW, et al. Adolescent pregnancy is associated with osteoporosis in postmenopausal women. *Menopause*. 2012;19:456–60.

49. Cooke-Hubley S, Kirby BJ, Valcour JE, et al. Spine bone mineral density increases after 6 months of exclusive lactation, even in women who keep breastfeeding. *Arch Osteoporos*. 2017;12:73.

50. Colleran HL, Hiatt A, Wideman L, et al. The Effect of an Exercise Intervention During Early Lactation on Bone Mineral Density During the First Year Postpartum. *J Phys Act Health*. 2019;16:197–204.

51. Kalkwarf HJ, Specker BL. Bone mineral changes during pregnancy and lactation. *Endocrine*. 2002;17:49–53.

52. Iwamoto J, Sato Y, Uzawa M, et al. Five-year follow-up of a woman with pregnancy and lactation-associated osteoporosis and vertebral fractures. Ther Clin Risk Manag 2012;8:195–9.

53. Larussa T, Suraci E, Nazionale I, et al. Bone mineralization in celiac disease. *Gastroenterol Res Pract.* 2012;2012:198025.

54. Selby PL, Davies M, Adams JE, et al. Bone loss in celiac disease is related to secondary hyperparathyroidism. *J Bone Miner Res.* 1999;14:652–7.

55. Sategna-Guidetti C, Grosso SB, Grosso S, et al. The effects of 1-year gluten withdrawal on bone mass, bone metabolism and nutritional status in newly-diagnosed adult coeliac disease patients. *Aliment Pharmacol Ther.* 2000;14:35–43.

56. Taranta A, Fortunati D, Longo M, et al. Imbalance of osteoclastogenesis-regulating factors in patients with celiac disease. *J Bone Miner Res.* 2004;19:1112–21.

57. Bardella MT, Fredella C, Prampolini L, et al. Body composition and dietary intakes in adult celiac disease patients consuming a strict gluten-free diet. *Am J Clin Nutr.* 2000;72:937–9.

58. Kinsey L, Burden ST, Bannerman E. A dietary survey to determine if patients with coeliac disease are meeting current healthy eating guidelines and how their diet compares to that of the British general population. *Eur J Clin Nutr.* 2008;62:1333–42.

59. Bai JC, Gonzalez D, Mautalen C, et al. Long-term effect of gluten restriction on bone mineral density of patients with coeliac disease. *Aliment Pharmacol Ther.* 1997;11:157–64.

60. Mautalen C, Gonzalez D, Mazure R, et al. Effect of treatment on bone mass, mineral metabolism, and body composition in untreated celiac disease patients. *Am J Gastroenterol.* 1997;92:313–8.

61. Ciacci C, Maurelli L, Klain M, et al. Effects of dietary treatment on bone mineral density in adults with celiac disease: factors predicting response. *Am J Gastroenterol.* 1997;92:992–6.

62. Caraceni MP, Molteni N, Bardella MT, et al. Bone and mineral metabolism in adult celiac disease. *Am J Gastroenterol.* 1988;83:274–7.

63. Passananti V, Santonicola A, Bucci C, et al. Bone mass in women with celiac disease: role of exercise and gluten-free diet. *Dig Liver Dis.* 2012;44:379–83.

64. Jackson RD, LaCroix AZ, Gass M, et al. Calcium plus vitamin D supplementation and the risk of fractures. *N Engl J Med.* 2006;354:669–83.

65. Shea B, Wells G, Cranney A, et al. Meta-analyses of therapies for postmenopausal osteoporosis. VII. Meta-analysis of calcium supplementation for the prevention of postmenopausal osteoporosis. *Endocr Rev.* 2002;23:552–9.

66. Tai V, Leung W, Grey A, et al. Calcium intake and bone mineral density: systematic review and meta-analysis. *BMJ.* 2015;351:h4183.

67. Bischoff-Ferrari HA, Dawson-Hughes B, Baron JA, et al. Calcium intake and hip fracture risk in men and women: a meta-analysis of prospective cohort studies and randomized controlled trials. *Am J Clin Nutr.* 2007;86:1780–90.

68. Weaver CM, Alexander DD, Boushey CJ, et al. Calcium plus vitamin D supplementation and risk of fractures: an updated meta-analysis from the National Osteoporosis Foundation. *Osteoporos Int.* 2016;27:367–76.

69. Fardellone P, Sejourne A, Blain H, et al. Osteoporosis: Is milk a kindness or a curse?. *Joint Bone Spine.* 2017;84:275–81.

70. Michaelsson K, Wolk A, Langenskiold S, et al. Milk intake and risk of mortality and fractures in women and men: cohort studies. *BMJ.* 2014;349:g6015.

71. Del Valle HB, Yaktine AL, Taylor CL, et al. *Dietary reference intakes for calcium and vitamin D.* National Academies Press, 2011.

72. Bischoff-Ferrari HA, Dietrich T, Orav EJ, et al. Positive association between 25-hydroxy vitamin D levels and bone mineral density: a population-based study of younger and older adults. *Am J Med.* 2004;116:634–9.

73. Malavolta N, Pratelli L, Frigato M, et al. The relationship of vitamin D status to bone mineral density in an Italian population of postmenopausal women. *Osteoporos Int.* 2005;16:1691–7.

74. Liu M, Yao X, Zhu Z. Associations between serum calcium, 25(OH)D level and bone mineral density in older adults. *J Orthop Surg Res.* 2019;14:458.

75. Gennari C. Calcium and vitamin D nutrition and bone disease of the elderly. *Public Health Nutr.* 2001;4:547–59.

76. Powe CE, Evans MK, Wenger J, et al. Vitamin D-binding protein and vitamin D status of black Americans and white Americans. *N Engl J Med.* 2013;369:1991–2000.

77. Zhao JG, Zeng XT, Wang J, et al. Association Between Calcium or Vitamin D Supplementation and Fracture Incidence in Community-Dwelling Older Adults: A Systematic Review and Meta-analysis. *JAMA.* 2017;318:2466–82.

78. Wang N, Chen Y, Ji J, et al. The relationship between serum vitamin D and fracture risk in the elderly: a meta-analysis. *J Orthop Surg Res.* 2020;15:81.

79. Bischoff-Ferrari HA, Willett WC, Wong JB, et al. Fracture prevention with vitamin D supplementation: a meta-analysis of randomized controlled trials. *JAMA.* 2005;293:2257–64.

80. Trivedi DP, Doll R, Khaw KT. Effect of four monthly oral vitamin D3 (cholecalciferol) supplementation on fractures and mortality in men and women living in the community: randomised double blind controlled trial. *BMJ.* 2003;326:469.

81. Gallagher JC, Yalamanchili V, Smith LM. The effect of vitamin D on calcium absorption in older women. *J Clin Endocrinol Metab.* 2012;97:3550–6.

82. Katz D. Is the IOM right to recommend we get less? Vitamin D and calcium? The Huffington Post. Available at: http://www.huffingtonpost.com/david-katz-md/vitamind--andcalcium-shouldwe--becautious_b_789842.html. Accessed on May 5, 2013.

83. Bergwitz C, Juppner H. Regulation of phosphate homeostasis by PTH, vitamin D, and FGF23. *Annu Rev Med.* 2010;61:91–104.

84. Vorland CJ, Stremke ER, Moorthi RN, et al. Effects of Excessive Dietary Phosphorus Intake on Bone Health. *Curr Osteoporos Rep.* 2017;15:473–82.

85. Ensrud KE, Crandall CJ. Osteoporosis. *Ann Intern Med.* 2017;167:ITC17–ITC32.

86. Gartlehner G, Patel SV, Feltner C, et al. Hormone Therapy for the Primary Prevention of Chronic Conditions in Postmenopausal Women: Evidence Report and Systematic Review for the US Preventive Services Task Force. *JAMA.* 2017;318:2234–49.

87. Nelson HD, Fu R, Zakher B, et al. Medication Use for the Risk Reduction of Primary Breast Cancer in Women: Updated Evidence Report and Systematic Review for the US Preventive Services Task Force. *JAMA.* 2019;322:868–86.

88. Liberman UA, Weiss SR, Broll J, et al. Effect of oral alendronate on bone mineral density and the incidence of fractures in postmenopausal osteoporosis. The Alendronate Phase III Osteoporosis Treatment Study Group. *N Engl J Med.* 1995;333:1437–43.

89. Cranney A, Guyatt G, Griffith L, et al. Meta-analyses of therapies for postmenopausal osteoporosis. IX: Summary of meta-analyses of therapies for postmenopausal osteoporosis. *Endocr Rev.* 2002;23:570–8.

90. Watts NB, Harris ST, Genant HK, et al. Intermittent cyclical etidronate treatment of postmenopausal osteoporosis. *N Engl J Med.* 1990;323:73–9.

91. Cohen SB. An update on bisphosphonates. *Curr Rheumatol Rep* 2004;6:59–65.

92. Munoz-Torres M, Alonso G, Raya MP. Calcitonin therapy in osteoporosis. *Treat Endocrinol.* 2004;3:117–32.

93. Mei J, Yeung SS, Kung AW. High dietary phytoestrogen intake is associated with higher bone mineral density in postmenopausal but not premenopausal women. *J Clin Endocrinol Metab.* 2001;86:5217–21.

94. Nikander E, Tiitinen A, Laitinen K, et al. Effects of isolated isoflavonoids on lipids, lipoproteins, insulin sensitivity, and ghrelin in postmenopausal women. *J Clin Endocrinol Metab.* 2004;89:3567–72.

95. Napoli N, Thompson J, Civitelli R, et al. Effects of dietary calcium compared with calcium supplements on estrogen metabolism and bone mineral density. *Am J Clin Nutr.* 2007;85:1428–33.

96. Bolland MJ, Barber PA, Doughty RN, et al. Vascular events in healthy older women receiving calcium supplementation: randomised controlled trial. *BMJ* 2008;336:262–6.

97. Bostick RM, Kushi LH, Wu Y, et al. Relation of calcium, vitamin D, and dairy food intake to ischemic heart disease mortality among postmenopausal women. *Am J Epidemiol.* 1999;149:151–61.

98. Chung M, Tang AM, Fu Z, et al. Calcium Intake and Cardiovascular Disease Risk: An Updated Systematic Review and Meta-analysis. *Ann Intern Med.* 2016;165:856–66.

99. Weingarten MA, Zalmanovici A, Yaphe J. Dietary calcium supplementation for preventing colorectal cancer and adenomatous polyps. *Cochrane Database Syst Rev.* 2008:CD003548.

100. Lappe J, Watson P, Travers-Gustafson D, et al. Effect of Vitamin D and Calcium Supplementation on Cancer Incidence in Older Women: A Randomized Clinical Trial. *JAMA.* 2017;317:1234–43.

101. Heaney RP, Dowell MS, Barger-Lux MJ. Absorption of calcium as the carbonate and citrate salts, with some observations on method. *Osteoporos Int.* 1999;9:19–23.

102. Heller HJ, Greer LG, Haynes SD, et al. Pharmacokinetic and pharmacodynamic comparison of two calcium supplements in postmenopausal women. *J Clin Pharmacol.* 2000;40:1237–44.

103. Recker RR. Calcium absorption and achlorhydria. *N Engl J Med.* 1985;313:70–3.

104. O'Connell MB, Madden DM, Murray AM, et al. Effects of proton pump inhibitors on calcium carbonate absorption in women: a randomized crossover trial. *Am J Med.* 2005;118:778–81.

105. Patrick L. Comparative absorption of calcium sources and calcium citrate malate for the prevention of osteoporosis. *Altern Med Rev.* 1999;4:74–85.

106. Heaney HP. Osteoporosis: vitamins, minerals, and other micronutrients. In: Bendich A, Deckelbaum RJ, eds. *Preventive nutrition. The comprehensive guide for health professionals.* Totowa, NJ: Humana Press, 1997:285–302.

107. Moshfegh, AJ, Goldman, JD, Ahuja, JK, Rhodes, DG, Lacomb, RP 2009. What We Eat In America, NHANES 2005–2006, usual nutrient intakes from food and water compared to 1997 Dietary Reference Intakes for vitamin D, calcium, phosphorus, and magnesium. Available at http://www.ars.usda.gov/ba/bhnrc/fsrg.

108. New SA, Robins SP, Campbell MK, et al. Dietary influences on bone mass and bone metabolism: further evidence of a positive link between fruit and vegetable consumption and bone health? *Am J Clin Nutr.* 2000;71:142–51.

109. Iseri LT, French JH. Magnesium: nature's physiologic calcium blocker. *Am Heart J.* 1984;108:188–93.

110. Leidi M, Dellera F, Mariotti M, et al. High magnesium inhibits human osteoblast differentiation in vitro. *Magnes Res.* 2011;24:1–6.

111. Alfrey AC, Miller NL. Bone magnesium pools in uremia. *J Clin Invest.* 1973;52:3019–27.

112. Rude RK, Gruber HE. Magnesium deficiency and osteoporosis: animal and human observations. *J Nutr Biochem.* 2004;15:710–6.

113. Shils ME. Magnesium. In: Shils ME, Olson JA, Shike M, eds. *Modern nutrition in health and disease, 8th ed.* Philadelphia, PA: Lea & Febiger, 1994:164–184.

114. Booth SL, Broe KE, Gagnon DR, et al. Vitamin K intake and bone mineral density in women and men. *Am J Clin Nutr.* 2003;77:512–6.

115. Koshihara Y, Hoshi K, Okawara R, et al. Vitamin K stimulates osteoblastogenesis and inhibits osteoclastogenesis in human bone marrow cell culture. *J Endocrinol.* 2003;176:339–48.

116. Lombardi G, Perego S, Luzi L, et al. A four-season molecule: osteocalcin. Updates in its physiological roles. *Endocrine.* 2015;48:394–404.

117. Mott A, Bradley T, Wright K, et al. Effect of vitamin K on bone mineral density and fractures in adults: an updated systematic review and meta-analysis of randomised controlled trials. *Osteoporos Int.* 2019;30:1543–59.

118. Cheung AM, Tile L, Lee Y, et al. Vitamin K supplementation in postmenopausal women with osteopenia (ECKO trial): a randomized controlled trial. *PLoS Med.* 2008;5:e196.

119. Feskanich D, Weber P, Willett WC, et al. Vitamin K intake and hip fractures in women: a prospective study. *Am J Clin Nutr.* 1999;69:74–9.

120. Forli L, Bollerslev J, Simonsen S, et al. Dietary vitamin K2 supplement improves bone status after lung and heart transplantation. *Transplantation.* 2010;89:458–64.

121. Cockayne S, Adamson J, Lanham-New S, et al. Vitamin K and the prevention of fractures: systematic review and meta-analysis of randomized controlled trials. *Arch Intern Med.* 2006;166:1256–61.

122. Tuderman L, Myllyla R, Kivirikko KI. Mechanism of the prolyl hydroxylase reaction. 1. Role of co-substrates. *Eur J Biochem.* 1977;80:341–8.

123. Toxqui L, Vaquero MP. Chronic iron deficiency as an emerging risk factor for osteoporosis: a hypothesis. *Nutrients.* 2015;7:2324–44.

124. Gorres KL, Raines RT. Prolyl 4-hydroxylase. *Crit Rev Biochem Mol Biol.* 2010;45:106–24.

125. Balogh E, Paragh G, Jeney V. Influence of Iron on Bone Homeostasis. *Pharmaceuticals (Basel).* 2018;11.

126. Tucker KL, Morita K, Qiao N, et al. Colas, but not other carbonated beverages, are associated with low bone mineral density in older women: The Framingham Osteoporosis Study. *Am J Clin Nutr.* 2006;84:936–42.

127. Wyshak G. Teenaged girls, carbonated beverage consumption, and bone fractures. *Arch Pediatr Adolesc Med.* 2000;154:610–3.

128. Wyshak G, Frisch RE. Carbonated beverages, dietary calcium, the dietary calcium/phosphorus ratio, and bone fractures in girls and boys. *J Adolesc Health.* 1994;15:210–5.

129. Kim SH, Morton DJ, Barrett-Connor EL. Carbonated beverage consumption and bone mineral density among older women: the Rancho Bernardo Study. *Am J Public Health.* 1997;87:276–9.

130. Heaney RP. Dietary protein and phosphorus do not affect calcium absorption. *Am J Clin Nutr.* 2000;72:758–61.

131. Institute of Medicine, Food and Nutrition Board. *Dietary reference intakes for calcium and vitamin D*. Washington, DC: National Academy Press, 2010.

132. Xu H, Watkins BA, Seifert MF. Vitamin E stimulates trabecular bone formation and alters epiphyseal cartilage morphometry. *Calcif Tissue Int*. 1995;57:293–300.

133. Norazlina M, Lee PL, Lukman HI, et al. Effects of vitamin E supplementation on bone metabolism in nicotine-treated rats. *Singapore Med J*. 2007;48:195–9.

134. Zhang J, Munger RG, West NA, et al. Antioxidant intake and risk of osteoporotic hip fracture in Utah: an effect modified by smoking status. *Am J Epidemiol*. 2006;163:9–17.

135. Pasco JA, Henry MJ, Wilkinson LK, et al. Antioxidant vitamin supplements and markers of bone turnover in a community sample of nonsmoking women. *J Womens Health (Larchmt)*. 2006;15:295–300.

136. Weaver CM, Cheong JM. Soy isoflavones and bone health: the relationship is still unclear. *J Nutr*. 2005;135:1243–7.

137. Al-Anazi AF, Qureshi VF, Javaid K, et al. Preventive effects of phytoestrogens against postmenopausal osteoporosis as compared to the available therapeutic choices: An overview. *J Nat Sci Biol Med*. 2011;2:154–63.

138. Tham DM, Gardner CD, Haskell WL. Clinical review 97: Potential health benefits of dietary phytoestrogens: a review of the clinical, epidemiological, and mechanistic evidence. *J Clin Endocrinol Metab*. 1998;83:2223–35.

139. Atmaca A, Kleerekoper M, Bayraktar M, et al. Soy isoflavones in the management of postmenopausal osteoporosis. *Menopause*. 2008;15:748–57.

140. Zhang X, Shu XO, Li H, et al. Prospective cohort study of soy food consumption and risk of bone fracture among postmenopausal women. *Arch Intern Med*. 2005;165:1890–5.

141. Patisaul HB, Jefferson W. The pros and cons of phytoestrogens. *Front Neuroendocrinol*. 2010;31:400–19.

142. Hegsted M, Keenan MJ, Siver F, et al. Effect of boron on vitamin D deficient rats. *Biol Trace Elem Res*. 1991;28:243–55.

143. Nielsen FH, Hunt CD, Mullen LM, et al. Effect of dietary boron on mineral, estrogen, and testosterone metabolism in postmenopausal women. *FASEB J*. 1987;1:394–7.

144. Fisher RL, Medcalf TW, Henderson MC. Endemic fluorosis with spinal cord compression. A case report and review. *Arch Intern Med*. 1989;149:697–700.

145. Chachra D, Turner CH, Dunipace AJ, et al. The effect of fluoride treatment on bone mineral in rabbits. *Calcif Tissue Int*. 1999;64:345–51.

146. Burnell TW, Peo ER, Jr, Lewis AJ, et al. Effect of dietary fluorine on growth, blood and bone characteristics of growing-finishing pigs. *J Anim Sci*. 1986;63:2053–67.

147. Riggs BL, Hodgson SF, O'Fallon WM, et al. Effect of fluoride treatment on the fracture rate in postmenopausal women with osteoporosis. *N Engl J Med*. 1990;322:802–9.

148. Pak CY, Sakhaee K, Piziak V, et al. Slow-release sodium fluoride in the management of postmenopausal osteoporosis. A randomized controlled trial. *Ann Intern Med*. 1994;120:625–32.

149. Haguenauer D, Welch V, Shea B, et al. Fluoride for the treatment of postmenopausal osteoporotic fractures: a meta-analysis. *Osteoporos Int*. 2000;11:727–38.

150. Heaney RP. Fluoride and osteoporosis. *Ann Intern Med*. 1994;120:689–90.

151. Meunier PJ, Sebert JL, Reginster JY, et al. Fluoride salts are no better at preventing new vertebral fractures than calcium-vitamin D in postmenopausal osteoporosis: the FAVOStudy. *Osteoporos Int*. 1998;8:4–12.

152. Kleerekoper M. The role of fluoride in the prevention of osteoporosis. *Endocrinol Metab Clin North Am*. 1998;27:441–52.

153. Meunier PJ. Evidence-based medicine and osteoporosis: a comparison of fracture risk reduction data from osteoporosis randomised clinical trials. *Int J Clin Pract*. 1999;53:122–9.

154. Reid IR, Cundy T, Grey AB, et al. Addition of monofluorophosphate to estrogen therapy in postmenopausal osteoporosis: a randomized controlled trial. *J Clin Endocrinol Metab*. 2007;92:2446–52.

155. Devine A, Criddle RA, Dick IM, et al. A longitudinal study of the effect of sodium and calcium intakes on regional bone density in postmenopausal women. *Am J Clin Nutr*. 1995;62:740–5.

156. Heaney RP. Role of dietary sodium in osteoporosis. *J Am Coll Nutr*. 2006;25:271S–6S.

157. 2010 Dietary guidelines for Americans. US Department of Agriculture. US Department of Health and Human Services. Available at https://health.gov/our-work/food-nutrition/previous-dietary-guidelines/2010. Accessed on August 15, 2020.

158. Orchard TS, Pan X, Cheek F, et al. A systematic review of omega-3 fatty acids and osteoporosis. *Br J Nutr*. 2012;107 Suppl 2:S253–60.

159. Shen D, Zhang X, Li Z, et al. Effects of omega-3 fatty acids on bone turnover markers in postmenopausal women: systematic review and meta-analysis. *Climacteric*. 2017;20:522–7.

160. Chen Z, Stini WA, Marshall JR, et al. Wheat bran fiber supplementation and bone loss among older people. *Nutrition*. 2004;20:747–51.

161. Palacios C. The role of nutrients in bone health, from A to Z. *Crit Rev Food Sci Nutr*. 2006;46:621–8.

162. Zofkova I, Nemcikova P, Matucha P. Trace elements and bone health. *Clin Chem Lab Med*. 2013;51:1555–61.

163. Bunker VW. The role of nutrition in osteoporosis. *Br J Biomed Sci*. 1994;51:228–40.

164. Sasaki S, Yanagibori R. Association between current nutrient intakes and bone mineral density at calcaneus in pre- and postmenopausal Japanese women. *J Nutr Sci Vitaminol (Tokyo)*. 2001;47:289–94.

165. Mikkelsen K, Apostolopoulos V. B Vitamins and Ageing. *Subcell Biochem*. 2018;90:451–70.

166. Wang J, Chen L, Zhang Y, et al. Association between serum vitamin B6 concentration and risk of osteoporosis in the middle-aged and older people in China: a cross-sectional study. *BMJ Open*. 2019;9:e028129.

167. Dhonukshe-Rutten RA, Lips M, de Jong N, et al. Vitamin B-12 status is associated with bone mineral content and bone mineral density in frail elderly women but not in men. *J Nutr*. 2003;133:801–7.

168. Tucker KL, Hannan MT, Qiao N, et al. Low plasma vitamin B12 is associated with lower BMD: the Framingham Osteoporosis Study. *J Bone Miner Res*. 2005;20:152–8.

169. Macedo LLG, Carvalho C, Cavalcanti JC, et al. Vitamin B12, bone mineral density and fracture risk in adults: A systematic review. *Rev Assoc Med Bras. (1992)* 2017;63:801–9.

170. Nawaz H, Katz DL. American College of Preventive Medicine Practice Policy Statement: perimenopausal and postmenopausal hormone replacement therapy. *Am J Prev Med*. 1999;17:250–4.

171. Yu EW, Bauer SR, Bain PA, et al. Proton pump inhibitors and risk of fractures: a meta-analysis of 11 international studies. *Am J Med*. 2011;124:519–26.

172. Kwok CS, Yeong JK, Loke YK. Meta-analysis: risk of fractures with acid-suppressing medication. *Bone.* 2011;48:768–76.

173. Liu J, Li X, Fan L, et al. Proton pump inhibitors therapy and risk of bone diseases: An update meta-analysis. *Life Sci.* 2019;218:213–23.

174. Maggio M, Lauretani F, Ceda GP, et al. Use of proton pump inhibitors is associated with lower trabecular bone density in older individuals. *Bone.* 2013;57:437–42.

175. Verdu EF, Fraser R, Armstrong D, et al. Effects of omeprazole and lansoprazole on 24-hour intragastric pH in Helicobacter pylori-positive volunteers. *Scand J Gastroenterol.* 1994;29:1065–9.

176. Hoorn EJ, van der Hoek J, de Man RA, et al. A case series of proton pump inhibitor-induced hypomagnesemia. *Am J Kidney Dis.* 2010;56:112–6.

177. Marcuard SP, Albernaz L, Khazanie PG. Omeprazole therapy causes malabsorption of cyanocobalamin (vitamin B12). *Ann Intern Med.* 1994;120:211–5.

178. Tella SH, Gallagher JC. Prevention and treatment of postmenopausal osteoporosis. *J Steroid Biochem Mol Biol.* 2014;142:155–70.

Capítulo 15

Alimentación y enfermedades respiratorias

Margrethe F. Horlyck-Romanovsky

 INTRODUCCIÓN

Los estados nutricional y respiratorio están relacionados de diversas formas. La desnutrición, ya sea de forma aislada o como resultado de una enfermedad aguda o crónica, altera la función respiratoria directamente al debilitar las contracciones diafragmáticas y la fuerza general del músculo, lo que dificulta la expulsión de la mucosidad (v. cap. 26). La desnutrición tiene un impacto indirecto en el aparato respiratorio al provocar una relativa inmunosupresión (v. cap. 11). Dado que la neumonía es una de las principales causas de hospitalización por enfermedad infecciosa y una de las principales infecciones nosocomiales, la relación entre el estado nutricional, la función inmunitaria y el aparato respiratorio tiene una importancia especial. La relación entre la alimentación y el aparato respiratorio es especialmente clara en los pacientes con una reserva respiratoria limitada y retención de CO_2. El cociente respiratorio de los hidratos de carbono es mayor que el de las grasas o las proteínas, lo que justifica la restricción de los primeros en determinados pacientes. Los datos apoyan intervenir en la alimentación para reducir el cociente respiratorio con el fin de modificar los resultados a largo plazo en pacientes con enfermedad pulmonar obstructiva crónica (EPOC) (1,2).

Se están investigando los desencadenantes alimentarios del asma y las exacerbaciones de la EPOC. La ingesta alimentaria puede influir en la producción de tensioactivo. Si bien existen datos concluyentes que apoyan el papel de un estado nutricional adecuado en la EPOC, los datos sobre un papel protector o provocador de micronutrimentos específicos son en su mayoría preliminares hasta la fecha. En general, existe una relación significativa entre la obesidad y el asma, y una alimentación rica en fibra y baja en grasas se ha relacionado con una mejor función respiratoria en personas con asma. Las propiedades antiinflamatorias de los ácidos grasos n-3, descritas en otros capítulos (v. caps. 2, 6, 7, 9 y 45), se refieren también a la inflamación de las vías respiratorias, y pueden resultar beneficiosas en las enfermedades obstructivas, como el asma y la bronquitis crónica.

 VISIÓN GENERAL

Dieta

Se ha constatado que la desnutrición es frecuente entre los pacientes con enfermedad obstructiva de las vías respiratorias clínicamente significativa, y que oscila entre el 17 % y el 28 % (2-4). Las tasas de mortalidad entre los pacientes con EPOC aumentan considerablemente si hay desnutrición. La obstrucción de las vías respiratorias aumenta el coste metabólico de la respiración, al igual que la necesidad de frecuencias respiratorias más elevadas para compensar la reducción de la proporción del volumen corriente efectivo en el intercambio de gases. Además, los pacientes con EPOC y con desnutrición tienen una menor capacidad de difusión y una mayor retención de CO_2.

Los patrones de ingesta de macronutrimentos pueden influir directamente en la idoneidad del intercambio de gases, al provocar una producción variable de CO_2. Cada molécula de hidrato de carbono ingerida da lugar a una molécula de CO_2 producida; por tanto, el cociente respiratorio de los hidratos de carbono tiene un valor de 1. El cociente respiratorio de las proteínas es de 0.8, mientras que el de las grasas es de 0.7. La suplementación con proteínas puede aumentar el consumo de oxígeno debido a su efecto térmico relativamente alto. El consumo de proteínas también tiende a aumentar la ventilación, lo que puede provocar disnea en pacientes con una reserva limitada. Así, con base en los efectos metabólicos, está indicada una alimentación relativamente rica en grasas y pobre en hidratos de carbono para los pacientes con retención de CO_2. Aunque se ha constatado la capacidad de estos regímenes alimentarios para reducir la producción de CO_2, hasta la fecha no se ha demostrado de forma concluyente su capacidad para modificar los resultados clínicos.

La pérdida de peso en las enfermedades pulmonares crónicas, como la EPOC y la fibrosis quística, se ha atribuido al aumento del gasto energético en reposo, aunque los datos que lo apoyan no son uniformes. Un mayor trabajo respiratorio puede contribuir a un aumento del gasto energético en reposo, pero la ineficacia en el metabolismo del oxígeno con el esfuerzo puede contribuir más. Las citocinas asociadas al estado de enfermedad pueden contribuir al catabolismo y disminuir el apetito. El balance energético negativo durante las exacerbaciones agudas de la EPOC parece deberse tanto a la reducción de la ingesta de energía en relación con la situación inicial como al aumento del gasto energético en reposo (5,6). Se han notificado concentraciones elevadas de factor de necrosis tumoral α (TNF-α) y de otras proteínas reactantes de fase aguda en pacientes con EPOC y pérdida de peso, aunque hasta la fecha no se ha estudiado adecuadamente la causalidad (7,8).

Una revisión del soporte nutricional para la enfermedad pulmonar grave de diversas etiologías sugiere que la pérdida de peso, en particular la pérdida de masa libre de grasa, es un signo de mal pronóstico y un factor de riesgo independiente de mortalidad. Existen datos que sugieren que el apoyo nutricional, combinado con un estímulo anabólico como el ejercicio, tiene un cierto beneficio a la hora de evitar el aumento de peso adiposo por las calorías suplementarias (9-11). En un estudio reciente en el que se examinaron los resultados clínicos de pacientes con EPOC que recibieron rehabilitación pulmonar integral y apoyo nutricional, se mostró que los suplementos nutricionales orales podían mejorar el estado funcional, la fuerza muscular de las extremidades superiores y la calidad de vida de los pacientes con EPOC (12). Está indicado seguir investigando medios eficaces para la supresión de la actividad de los mediadores inflamatorios y la restauración preferente de la masa corporal magra. El uso de nutrimentos para ayudar a conservar o aumentar la masa corporal magra se aborda con más detalle en el capítulo 32.

En la EPOC, está indicada una ingesta energética de 1.4 a 1.6 veces el gasto energético en reposo durante los períodos en los que se recupera la masa corporal magra. A continuación, la energía debe mantenerse entre 1 y 1.2 veces el gasto energético en reposo, para evitar el aumento de la generación de CO_2 (13,14). Algunos investigadores recomiendan la ad-

ministración de suplementos proteínicos de aproximadamente 1.5 g/kg/día tras una exacerbación de la EPOC, para facilitar la reconstitución de la masa corporal magra (7). La ingesta y la distensión gástrica posprandial pueden perjudicar ligeramente el intercambio gaseoso, lo que conduce a una reducción del consumo de calorías como medio para evitar la disnea.

Las necesidades energéticas de los pacientes con EPOC y desnutrición se estiman en 45 kcal/kg/día, aproximadamente entre un 80 % y un 90 % más que el gasto energético en reposo previsto (v. fórmulas nutricionales en el Apéndice A).

En estos pacientes, la opinión de los especialistas es favorable a una dieta relativamente alta en grasas totales (45-55 % de las calorías totales), con una ingesta baja de grasas saturadas para evitar las secuelas cardiovasculares (15). Los datos de una encuesta basada en la población sugieren una asociación entre un hábito alimentario saludable, que incluya pescado, y un menor riesgo de desarrollar EPOC relacionada con el tabaquis-mo (16).

El apoyo nutricional con preparados abundantes en grasas en lugar de hidratos de carbono, además de aumentar la densidad energética para satisfacer los requerimientos necesarios, ofrece la ventaja teórica de un cociente respiratorio más bajo (14,15). Cai y cols. constataron con este enfoque una mejora en las mediciones de la función pulmonar y otros parámetros clínicos, en comparación con la alimentación tradicional rica en hidratos de carbono (15).

Se ha observado una reducción de la masa y la contractilidad del diafragma tanto en animales como en seres humanos sometidos a desnutrición. El desgaste muscular del músculo provoca una disminución de la capacidad de expulsión de la mucosidad, así como de la capacidad de ejercicio del paciente. El apoyo nutricional puede revertir este efecto (17,18). La hormona del crecimiento y los esteroides anabólicos se han utilizado con cierto éxito, pero su papel en el tratamiento clínico es dudoso (19). El desgaste muscular es característico durante las exacerbaciones de la EPOC, y se ve agravado por la administración de corticoesteroides. Tashkin y Strange (20) demostraron que los efectos eran mayores cuando los corticoesteroides inhalados se combinaban con agonistas β2 de acción prolongada (ABAP). Los esteroides anabólicos androgénicos y los suplementos de creatina también se han mostrado prometedores en individuos con EPOC con desgaste muscular (19,21). Se ha constatado que la suplementación alimentaria atenúa, pero no invierte, esta tendencia (22).

En un estudio en el que se comparaba a pacientes con EPOC con fumadores sanos sin diagnóstico de EPOC se observó que el 61 % de los pacientes con

EPOC presentaban una reducción de proteínas y grasas musculares, en comparación con el 16 % de los controles de fumadores sanos. El estudio permitió descubrir que la distribución del índice de masa corporal, el peso corporal, la grasa corporal, la albúmina sérica, la prealbúmina y las concentraciones de transferrina eran similares en los pacientes con EPOC, en comparación con los fumadores sanos (23).

Se ha informado de la dificultad para conseguir mejoras medibles en la antropometría o la función pulmonar con una alimentación que incluya suplementos energéticos (9). Por tanto, el interés actual se ha desplazado en gran medida desde una intervención alimentaria aislada a la alimentación combinada con ejercicio y/o anabólicos (19,24).

Se cree que la lesión oxidativa producida por los radicales libres es un factor clave en la lesión pulmonar aguda. Los datos preliminares indican que la administración de suplementos antioxidantes en forma de vitamina E y C, retinol y β-caroteno puede tener efectos protectores. La suplementación con β-hidroxibutirato ha demostrado tener efectos antiinflamatorios en pacientes con EPOC ingresados en la unidad de cuidados intensivos (25). La suplementación alimentaria de n-3, ácido γ-linoleico y antioxidantes no ha demostrado beneficiar a los pacientes con lesión pulmonar aguda (26). Existe un área de investigación activa sobre las posibles asociaciones entre los antioxidantes pocedentes de la alimentación (incluidas las vitaminas) y los ácidos grasos n-3 y la creciente incidencia de asma. Aunque los estudios epidemiológicos y observacionales sugieren beneficios con una mayor ingesta de estos nutrimentos, así como de donantes de metilo como la vitamina B_{12} (27), los ensayos de intervención clínica han sido, en su mayoría, menos alentadores (28).

Los datos del *Nurses' Health Study* sugieren que la ingesta de vitamina E puede estar inversamente asociada al riesgo de desarrollar asma, aunque la asociación fue relativamente débil; otros antioxidantes no revelaron efectos significativos (29). Los datos de que diversos antioxidantes de la alimentación pueden proteger contra la EPOC son preliminares, sin embargo, estimulantes (30). Las pruebas y la plausibilidad biológica de los beneficios de los antioxidantes en el asma son menos sólidas, aunque las vitaminas E y C y el selenio parecen ser protectores, según los datos disponibles.

Cada vez son más los trabajos que se centran en el embarazo y en los períodos de la primera infancia como momentos potencialmente cruciales para que la intervención alimentaria influya en la salud respiratoria (31). Se ha constatado que la lactancia materna temprana reduce el riesgo de asma (32,33). Un metaanálisis sobre la ingesta alimentaria durante el embarazo reveló que los lactantes nacidos de madres que habían consumido las mayores cantidades de vitamina D, vitamina E y zinc durante el embarazo tenían menos probabilidades de presentar sibilancias recurrentes durante la infancia (34).

Se cree que la generación de ácido láctico, y la acidosis celular resultante, contribuyen a la fatiga muscular a través de diversos mecanismos, como la interferencia con la liberación de calcio, la actividad enzimática glucolítica y la propagación del impulso neural (35). La retención de CO_2 y la acidosis sistémica resultante imponen una carga de trabajo respiratorio a los pacientes con EPOC, lo que limita la capacidad de ejercicio. El bicarbonato sódico se ha estudiado como una ayuda ergogénica en personas sanas, con resultados dispares; aproximadamente la mitad de los ensayos publicados muestran beneficios (v. cap. 32). En un pequeño estudio, Coppoolse y cols. (36) no constataron aumento alguno de la capacidad de ejercicio en pacientes con EPOC a los que se les administró una carga aguda de bicarbonato oral. Los posibles beneficios de la suplementación crónica de bicarbonato siguen siendo especulativos.

La «tradición» ha sugerido durante mucho tiempo que el consumo de productos lácteos aumenta la producción de mucosidad de las vías respiratorias y exacerba el asma. Un ensayo cruzado, doble ciego y controlado con placebo, realizado en 20 sujetos, no mostró efecto del consumo agudo de leche sobre los síntomas o la función pulmonar (37). Un artículo de revisión reforzó este punto; incluso en pacientes con infecciones de las vías respiratorias superiores, el consumo de leche no modificó la cantidad de producción de moco (38).

En una encuesta realizada a los lectores de una revista revisada por expertos sobre prácticas médicas alternativas y complementarias, la terapia nutricional para el asma fue la práctica más citada entre los médicos y otros proveedores de servicios médicos, lo que demuestra el amplio interés por el tema (39,40). Estudios recientes han constatado algunos efectos sobre la evolución del asma con la medicina tradicional china (41-43) y métodos ayurvédicos (44). Aproximadamente el 50 % de los pacientes con asma, tanto en la población adulta como en la pediátrica, ha informado del uso de la nutrición y otras prácticas médicas alternativas (45).

La bibliografía médica ha documentado ampliamente una relación entre el asma y la obesidad. La mayoría de los estudios transversales y prospectivos han constatado que la obesidad es un factor de riesgo para el desarrollo de la afección. Entre los supuestos mecanismos de esta asociación se encuentran los cambios en la fisiología pulmonar, el aumento de los mediadores inflamatorios y la modificación de los factores hormonales. Los cambios en la fisiología pulmonar de los pacientes obesos conllevan una disminución de la distensibilidad pulmonar secundaria al aumento del volumen sanguíneo y a la infiltración grasa del pulmón (46). Se ha demostrado que los mediadores inflamatorios, como la interleucina 6 (IL-6), aumentan en la obesidad y se correlacionan con la gravedad del asma (47). Además, se ha descubierto que la relación entre la obesidad y el asma es mayor en las mujeres. Se cree que esto es secundario a las concentraciones elevadas de estrógenos relacionadas con el aumento del tejido adiposo (48).

El mecanismo aún no está claro, pero puede estar relacionado con los efectos mediados por los estrógenos sobre los mastocitos y los eosinófilos (49). En una revisión sistemática se evaluaron las intervenciones de pérdida de peso sobre la gravedad del asma. Se evaluaron cuatro ensayos controlados aleatorizados (ECA) con un total de 246 niños, y seis ECA con 502 adultos.

El estudio mostró que puede haber una mejora en la calidad de vida relacionada con el asma, el TNF-α, la IL-8, la proteína C reactiva y, hasta cierto punto, en el control del asma en los pacientes que lograron perder peso (50). En los niños, el aumento de peso también se ha relacionado con un mayor riesgo de desarrollar asma. Se ha demostrado que los lactantes con un rápido aumento del índice de masa corporal durante los dos primeros años de vida tienen un mayor riesgo de sufrir asma infantil entre los 2 y los 16 años (51).

La alimentación puede modificar la gravedad del asma en los pacientes. En un estudio se constató, mediante cuestionarios alimentarios y espirometría, que los pacientes con una alimentación pobre en fibra y alta en grasas tenían más probabilidades de sufrir asma persistente grave y un menor volumen espiratorio forzado (FEV$_1$) (52). Además, se ha demostrado que los pacientes que consumen una dieta rica en antioxidantes y una cantidad adecuada de vitamina D tienen un mejor FEV$_1$ que los pacientes que consumen menos cantidad (28).

Infecciones respiratorias

Las infecciones respiratorias suponen una gran carga para el sistema sanitario. Las infecciones pulmonares por *S. pneumoniae* siguen siendo una fuente importante de morbilidad y mortalidad en los niños de los países en desarrollo. La bibliografía reciente sugiere que los probióticos pueden ser útiles, no solo en la flora intestinal, sino también en la patogenia respiratoria (53).

La Organización Mundial de la Salud define los *probióticos* como «un microorganismo vivo que confiere un beneficio para la salud del huésped y que ge-

neralmente se considera seguro en los humanos» (54). Se ha constatado que los probióticos modifican la microflora de la nasofaringe y ayudan a mantener la integridad de la capa epitelial de la nasofaringe. En consecuencia, los probióticos que contienen *Lactobacillus* y *Bifidobacterium* pueden ser útiles incluso en la población pediátrica para disminuir la tasa de infección de patógenos respiratorios como *Streptococcus pneumoniae* (55).

En el año 2020, la COVID-19, una infección causada por el virus SARS-COV-2, se convirtió en una pandemia mundial. Aunque normalmente son asintomáticos, los pacientes con infección por COVID-19 presentaban síntomas parecidos a los de la gripe, como tos, dificultad para respirar, fiebre, escalofríos, dolor muscular, dolor de garganta, y pérdida del sentido del gusto y del olfato.

Los pacientes inmunodeprimidos, los adultos mayores y los que padecían enfermedades crónicas relacionadas con la alimentación, obesidad, diabetes, hipertensión y enfermedades cardiovasculares tenían un mayor riesgo de sufrir complicaciones graves y de fallecer (56-60). Los casos graves experimentaron el síndrome de dificultad respiratoria aguda relacionado con la COVID-19 y fueron conectados a respiradores, a menudo durante períodos prolongados, con la necesidad de nutrición enteral. Los datos preliminares sugieren que la insuficiencia de vitamina D puede contribuir a la gravedad y el pronóstico de la COVID-19 (61).

NUTRIMENTOS, PRODUCTOS NUTRICÉUTICOS Y ALIMENTOS FUNCIONALES

Fósforo

Se sabe que la hipofosfatemia perjudica la contractilidad diafragmática y exacerba la retención de CO_2. La disminución de fósforo se produce habitualmente debido a desplazamientos intracelulares tras la corrección de la acidosis respiratoria (35). El deterioro de la función muscular esquelética, atribuible a la pérdida de masa corporal magra, se asocia a deterioro funcional en la EPOC (62). La pérdida de peso se correlaciona generalmente con la pérdida de fuerza muscular respiratoria, que a su vez predice la retención de CO_2. No obstante, los pacientes que no presentan un peso inferior al normal pueden sufrir un deterioro debido a la pérdida de masa libre de grasa.

Glutamato monosódico

La percepción entre los enfermos de asma de que la afección se ve exacerbada por los aditivos alimentarios está muy extendida (*v.* cap. 15). Una revisión Cochrane incluyó dos ECA, con un total de 24 sujetos, que compararon la provocación con glutamato monosódico con el placebo. No hubo diferencias estadísticamente significativas entre los grupos con glutamato monosódico y con placebo al evaluar la caída del VEF_1 del 15 % o de 200 mL (63).

Antioxidantes

En estudios epidemiológicos y observacionales se han notificado asociaciones inversas entre los antioxidantes de la alimentación y el asma y la EPOC. En un ECA se constató que la modificación de la ingesta de carotenoides procedentes de fuentes alimentarias reales mejoraba los resultados clínicos del asma (64).

El apoyo teórico es más intenso para la vitamina C, que se encuentra abundantemente en las secreciones pulmonares; sin embargo, los estudios de intervención no han mostrado ningún beneficio clínico significativo (65). En un ensayo aleatorizado reciente se observó que, en comparación con el placebo, la administración de suplementos de vitamina C o magnesio durante un período de 16 semanas condujo a una reducción significativa de la dosis de corticoesteroides necesaria en pacientes asmáticos adultos (66). Además, en un estudio transversal realizado en 452 niños japoneses de 3 a 6 años de edad se evaluó la alimentación de sujetos asmáticos y no asmáticos. El estudio apoyó una relación inversa entre el asma y la ingesta de vitaminas E y C. No se observó ninguna relación entre el asma y la ingesta de ácidos grasos (67).

No obstante, una revisión sistemática Cochrane sobre la eficacia de la vitamina C en niños y adultos con asma concluyó que los estudios eran, en general, demasiado pequeños, y que los resultados no eran uniformes. En la actualidad, no existe indicación alguna de que la vitamina C deba recomendarse como sustancia terapéutica en el asma (65).

Magnesio

El magnesio relaja el músculo liso bronquial y vascular gracias a sus propiedades antagonistas del calcio. Se ha estudiado para el tratamiento de la broncoconstricción aguda y reversible, y los primeros estudios han mostrado resultados mixtos en el asma leve a moderada. En un estudio prospectivo se evaluaron las visitas a los servicios de urgencias por exacerbaciones agudas del asma en niños y se observaron menos intubaciones en los pacientes que recibieron sulfato de magnesio intravenoso (33 % frente al 5 %, $p < 0.001$) (68). Sin embargo, en una revisión sistemática y un metaanálisis reciente en los que se evaluó el efecto de los suplementos de magnesio oral en ocho ECA entre adultos y niños con asma, solo se observó un ligero efecto sobre el VEF_1 en la semana 8, y ningún efecto en otros puntos de seguimiento, ningún efecto sobre la capacidad vital forzada (CVF), la prueba de provocación con metacolina, la frecuencia de uso de broncodilatadores o la puntuación de los síntomas (69).

Ácidos grasos n-3

Existe un gran interés por los posibles beneficios de los suplementos de ácidos grasos n-3 en las afecciones inflamatorias en general y en las enfermedades pulmonares en particular. Estos son abundantes en el tejido de la mucosa, y se cree que sufren una transformación enzimática en sustancias que ayudan a resolver la inflamación (70). Los datos que apoyan este interés son limitados hasta la fecha, y los ensayos de intervención han arrojado hasta ahora resultados contradictorios (71,72). Un estudio sugiere que las proporciones óptimas de n-6/n-3 pueden mejorar los efectos de aumento de la inflamación del ácido eicosapentaenoico (EPA) n-3 solo (73). Varios ECA de poco tamaño han permitido observar efectos beneficiosos, como una reducción aguda del TNF-α (60) y la supresión de la broncoconstricción inducida por el ejercicio (61). En una revisión sistemática se descubrió que la suplementación con aceite de pescado puede ser beneficiosa para la prevención del asma en la infancia (74). Está justificada la realización de más investigaciones en este ámbito.

Vitamina D

Se ha observado una asociación positiva entre las concentraciones séricas de vitamina D y los índices de función pulmonar, como el FEV_1 (75). Un estudio transversal reciente realizado en 10 860 niños mostró que las concentraciones bajas de 25-hidroxivitamina D se asociaban a una mayor probabilidad de padecer asma (28). En otro estudio realizado entre 2 607 adolescentes, las concentraciones de 25-hidroxivitamina D se correlacionaron con el FEV_1 y la relación FEV_1/CVF (76). Sin embargo, los datos son contradictorios, y se necesitan más ensayos prospectivos para aclarar el papel que puede desempeñar la vitamina D en el tratamiento o la prevención de las enfermedades respiratorias.

Otros nutrimentos

Los beneficios indirectos de los nutrimentos sobre la función pulmonar pueden derivar de los efectos ergogénicos (*v.* cap. 32), de los efectos vasculares (*v.* caps. 7 y 10) o de las influencias sobre la función inmunitaria (*v.* cap. 11).

Consideraciones nutrigenómicas

Como se ha mencionado anteriormente, existe una asociación entre el asma y la obesidad. Se han planteado cuestiones sobre si las variaciones genéticas desempeñan un papel en esta asociación. En un estudio de biobanco se identificaron componentes genéticos compartidos entre la obesidad y subtipos específicos de asma, lo que sugiere que la obesidad aumenta causalmente el riesgo, y que vías específicas podrían ser la base de ambas (77). En otro estudio se identificaron polimorfismos de un solo nucleótido (SNP, *single-nucleotide polymorphisms*) comunes en 17q21.2 que se asociaron a un mayor índice de masa corporal (IMC) solo entre los pacientes con asma (78). Es necesario seguir investigando para dilucidar cualquier mecanismo genético que pueda relacionar el asma y la obesidad.

Se han evaluado variaciones genéticas implicadas en el desarrollo de caquexia en pacientes con EPOC. En particular, se han investigado polimorfismos genéticos de la interleucina 1 β (IL-1-β), la IL-6 (79), el TNF-α (8,79,80) y la linfotoxina α en pacientes con EPOC y caquexia. Los polimorfismos de la IL-6 son significativamente diferentes en los pacientes con caquexia por EPOC, en comparación con los controles sanos, lo que refuerza aún más el posible papel de la genética en el desarrollo de desnutrición en la EPOC (81,82).

Interacciones entre la alimentación y los medicamentos

Montelukast, un inhibidor de los leucotrienos utilizado a menudo como tratamiento del asma de segunda o tercera línea, se metaboliza por la enzima CYP3A4 del citocromo P450 en el hígado. Una posible interacción alimentaria de este medicamento es un potente inhibidor de P450 3A4, el zumo de pomelo. Por tanto, el metabolismo del montelukast disminuiría si se consumiera una gran cantidad de zumo de pomelo.

En raras ocasiones, se ha observado hipopotasemia tras el uso de salbutamol inhalado. La hipopotasemia puede requerir tratamiento, e incluso provocar cambios en el electrocardiograma (ECG) con las dosis habituales de salbutamol inhalado (83).

◼ ASPECTOS CLÍNICOS DESTACADOS

La inflamación es importante en la patogenia de las enfermedades crónicas de las vías respiratorias. El proceso inflamatorio conduce a lesión celular oxidativa, lo que implica también oxidación en las enfermedades crónicas de las vías respiratorias. Por tanto, existe una base teórica para optimizar la ingesta de nutrimentos antiinflamatorios y antioxidantes y, posiblemente, de vitamina D. Aunque no se han comunicado datos definitivos del beneficio sobre las enfermedades de las vías respiratorias para ninguno de ellos, ambos están respaldados por otras líneas de evidencia y pueden recomendarse según principios generales (v. cap. 45). Como mínimo, se aconseja una alimentación rica en frutas, verduras, cereales integrales y pescado. La literatura especializada apoya una relación entre la obesidad y el asma. Una alimentación rica en fibra y baja en grasas puede ser beneficiosa para mejorar la lectura del FEV_1 en los pacientes asmáticos.

La suplementación con vitamina C (500 mg/día), vitamina E (hasta 200 UI/día), y aceite de pescado o de linaza (aproximadamente 2 g/día del primero o una cucharada sopera/día del segundo) parecen ser componentes razonables de un plan general para mejorar el curso de la enfermedad crónica de las vías respiratorias, a pesar de la falta de datos concluyentes sobre los resultados. Los suplementos de vitaminas C y E también pueden ser una recomendación adecuada para los niños asmáticos. En general, un suplemento multivitamínico/multinutrimento inorgánico al día es apropiado para todos los pacientes con enfermedades crónicas de las vías respiratorias. Un suplemento diario de probióticos puede ayudar a disminuir las infecciones respiratorias, y podría considerarse en pacientes con infecciones frecuentes.

Los pacientes con una enfermedad de las vías respiratorias más avanzada corren el riesgo de sufrir desnutrición, y deben controlarse rigurosamente para detectar signos de esta. La consulta nutricional está indicada ante la primera aparición de esos signos y, no sin razón, incluso antes. Tanto el aumento del gasto energético como la disminución de la ingesta pueden contribuir al catabolismo, y la alimentación debe adaptarse para compensarlo. La restricción relativa de hidratos de carbono puede estar indicada para limitar la producción de CO_2 en los retenedores, pero se carece de datos concluyentes del beneficio de esta práctica. Más convincente es la evidencia del beneficio de mantener la idoneidad nutricional con una ingesta relativamente alta de proteínas combinada con un programa de ejercicio de acondicionamiento.

◼ REFERENCIAS BIBLIOGRÁFICAS

1. Collins PF, Stratton RJ, Elia M. Nutritional support in chronic obstructive pulmonary disease: a systematic review and meta-analysis. *Am J Clin Nutr*. 2012;95(6):1385–95.
2. de Blasio F, Di Gregorio A, de Blasio F, et al. Malnutrition and sarcopenia assessment in patients with chronic obstructive pulmonary disease according to international diagnostic criteria, and evaluation of raw BIA variables. *Respiratory Medicine*. 2018;134:1–5.

3. Mete B, Pehlivan E, Gülbas, G, et al. Prevalence of malnutrition in COPD and its relationship with the parameters related to disease severity. *International Journal of Chronic Obstructive Pulmonary Disease.* 2018;13:3307–12.

4. Collins PF, Elia M, Kurukulaaratchy RJ, et al. The influence of deprivation on malnutrition risk in outpatients with chronic obstructive pulmonary disease (COPD). *Clinical Nutrition.* 2018;37(1):144–8.

5. Gea J, Sancho-Muñoz A, Chalela R. Nutritional status and muscle dysfunction in chronic respiratory diseases: stable phase versus acute exacerbations. *Journal of Thoracic Disease.* 2018;10(Suppl 12):S1332–s54.

6. Kao CC, Cope JL, Hsu JW, et al. The Microbiome, Intestinal Function, and Arginine Metabolism of Healthy Indian Women Are Different from Those of American and Jamaican Women. *Journal of Nutrition.* 2016;146(4):706–13.

7. Collins PF, Yang IA, Chang YC, et al. Nutritional support in chronic obstructive pulmonary disease (COPD): an evidence update. *Journal of Thoracic Disease.* 2019;11(Suppl 17):S2230–s7.

8. Eagan TM, Gabazza EC, D'Alessandro-Gabazza C, et al. TNF-α is associated with loss of lean body mass only in already cachectic COPD patients. *Respiratory Research.* 2012;13(1):48.

9. Ferreira IM, Brooks D, White J, et al. Nutritional supplementation for stable chronic obstructive pulmonary disease. *Cochrane Database of Systematic Reviews.* 2012;12.

10. Aldhahir AM, Rajeh AMA, Aldabayan YS, et al. Nutritional supplementation during pulmonary rehabilitation in COPD: A systematic review. *Chronic Respiratory Disease.* 2020;17:1479973120904953. doi: 10.1177/1479973120904953.

11. Scoditti E, Massaro M, Garbarino S, et al. Role of Diet in Chronic Obstructive Pulmonary Disease Prevention and Treatment. *Nutrients.* 2019;11(6):1357. doi: 10.3390/nu11061357.

12. Korkmaz C, Demirbas S, Vatansev H, et al. Effects of comprehensive and intensive pulmonary rehabilitation and nutritional support on quality of life and functional status in patients with chronic obstructive pulmonary disease. *The Journal of International Medical Research.* 2020;48(4):300060520919567.

13. Hanson C, Bowser EK, Frankenfield DC, et al. Chronic Obstructive Pulmonary Disease: A 2019 Evidence Analysis Center Evidence-Based Practice Guideline. *Journal of the Academy of Nutrition and Dietetics.* 2021;121(1):139–165. e15. doi: 10.1016/j.jand.2019.12.001.

14. MacDonald A. Lung Diseases. In Caballero B, Allen L, Prentice A. eds. *Encyclopedia of Human Nutrition*, 2nd ed., vol. 3. Amsterdam, The Netherlands, 2005.

15. Cai B, Zhu Y, Ma Y, et al. Effect of supplementing a high-fat, low-carbohydrate enteral formula in COPD patients. *Nutrition.* 2003;19(3):229–32.

16. Varraso R, Barr RG, Willett WC, et al. Fish intake and risk of chronic obstructive pulmonary disease in 2 large US cohorts. *Am J Clin Nutr.* 2015;101(2):354–61.

17. Greising SM, Ottenheijm CAC, O'Halloran KD, et al. Diaphragm plasticity in aging and disease: therapies for muscle weakness go from strength to strength. *J Appl Physiol.* 2018;125(2):243–53.

18. Dureuil B, Matuszczak Y. Alteration in nutritional status and diaphragm muscle function. *Reprod Nutr Dev.* 1998; 38(2):175–80.

19. Velema MS, Kwa BH, de Ronde W. Should androgenic anabolic steroids be considered in the treatment regime of selected chronic obstructive pulmonary disease patients? *Curr Opin Pulm Med.* 2012;18(2):118–24.

20. Tashkin DP, Strange C. Inhaled corticosteroids for chronic obstructive pulmonary disease: what is their role in therapy? *International Journal of Chronic Obstructive pulmonary disease.* 2018;13:2587–601.

21. Fuld JP, Kilduff LP, Neder JA, et al. Creatine supplementation during pulmonary rehabilitation in chronic obstructive pulmonary disease. *Thorax.* 2005;60(7):531–7.

22. Gayan-Ramirez G. Relevance of nutritional support and early rehabilitation in hospitalized patients with COPD. *Journal of Thoracic Disease.* 2018;10(Suppl 12):S1400–s14.

23. Baccioglu A, Gulbay BE, Acıcan T. Body composition in patients with stable chronic obstructive pulmonary disease: comparison with malnutrition in healthy smokers. *Eurasian J Med.* 2014;46(3):169–75.

24. Sugawara K, Takahashi H, Kasai C, et al. Effects of nutritional supplementation combined with low-intensity exercise in malnourished patients with COPD. *Respir Med.* 2010;104(12):1883–9.

25. Hsieh LC, Chien SL, Huang MS, et al. Anti-inflammatory and anticatabolic effects of short-term beta-hydroxy-beta-methylbutyrate supplementation on chronic obstructive pulmonary disease patients in intensive care unit. *Asia Pac J Clin Nutr.* 2006;15(4):544–50.

26. Li C, Bo L, Liu W, et al. Enteral Immunomodulatory Diet (Omega-3 Fatty Acid, γ-Linolenic Acid and Antioxidant Supplementation) for Acute Lung Injury and Acute Respiratory Distress Syndrome: An Updated Systematic Review and Meta-Analysis. *Nutrients.* 2015;7(7):5572–85.

27. Moreno-Macias H, Romieu I. Effects of antioxidant supplements and nutrients on patients with asthma and allergies. *J Allergy Clin Immunol.* 2014;133(5):1237–44.

28. Han YY, Forno E, Celedón JC. Vitamin D Insufficiency and Asthma in a US Nationwide Study. *The Journal of Allergy and Clinical Immunology In Practice.* 2017;5(3):790–6.e1.

29. Burney P. The origins of obstructive airways disease. A role for diet? *American Journal of Respiratory and Critical Care Medicine.* 1995;151(5):1292–3.

30. Joshi P, Kim WJ, Lee S-A. The effect of dietary antioxidant on the COPD risk: the community-based KoGES (Ansan-Anseong) cohort. *International Journal of Chronic Obstructive Pulmonary Disease.* 2015;10:2159+.

31. Kim JH, Ellwood PE, Asher MI. Diet and asthma: looking back, moving forward. *Respiratory Research.* 2009;10(1):49.

32. Klopp A, Vehling L, Becker AB, et al. Modes of Infant Feeding and the Risk of Childhood Asthma: A Prospective Birth Cohort Study. *The Journal of Pediatrics.* 2017;190:192–9.e2.

33. El-Heneidy A, Abdel-Rahman ME, Mihala G, et al. Milk Other Than Breast Milk and the Development of Asthma in Children 3 Years of Age. A Birth Cohort Study (2006–2011). *Nutrients.* 2018;10(11):1798. doi: 10.3390/nu10111798.

34. Beckhaus AA, Garcia-Marcos L, Forno E, et al. Maternal nutrition during pregnancy and risk of asthma, wheeze, and atopic diseases during childhood: a systematic review and meta-analysis. *Allergy.* 2015;70(12):1588–604.

35. Bruno CM, Valenti M. Acid-base disorders in patients with chronic obstructive pulmonary disease: a pathophysiological review. *Journal of Biomedicine & Biotechnology.* 2012;2012:915150.

36. Coppoolse R, Barstow TJ, Stringer WW, et al. Effect of acute bicarbonate administration on exercise responses of COPD patients. *Med Sci Sports Exerc.* 1997;29(6):725–32.

37. Wüthrich B, Schmid A, Walther B, et al. Milk consumption does not lead to mucus production or occurrence of asthma. *J Am Coll Nutr.* 2005;24(6 Suppl):547s–55s.

38. Woods RK, Weiner JM, Abramson M, et al. Do dairy products induce bronchoconstriction in adults with asthma? *J Allergy Clin Immunol.* 1998;101(1 Pt 1):45–50.

39. George M, Topaz M. A systematic review of complementary and alternative medicine for asthma self-management. *Nurs Clin North Am*. 2013;48(1):53–149.

40. Torres-Llenza V, Bhogal S, Davis M, et al. Use of complementary and alternative medicine in children with asthma. *Can Respir J*. 2010;17(4):183–7.

41. Lin PY, Chu CH, Chang FY, et al. Trends and prescription patterns of traditional Chinese medicine use among subjects with allergic diseases: A nationwide population-based study. *World Allergy Organ J*. 2019;12(2):100001.

42. Jiang W, Ma Z, Zhang H, et al. Efficacy of Jia Wei Yang He formula as an adjunctive therapy for asthma: study protocol for a randomized, double blinded, controlled trial. *Trials*. 2018;19(1):355.

43. Wang N, Li J, Huang X, et al. Herbal Medicine Cordyceps sinensis Improves Health-Related Quality of Life in Moderate-to-Severe Asthma. *Evid Based Complement Alternat Med*. 2016;2016:6134593.

44. Joshi KS, Nesari TM, Dedge AP, et al. Dosha phenotype specific Ayurveda intervention ameliorates asthma symptoms through cytokine modulations: Results of whole system clinical trial. *J Ethnopharmacol*. 2017;197:110–7.

45. Lin SI, Tsai TH, Chou YJ, et al. Characteristics Associated with Utilization of Asthma Related Traditional Chinese Medicine Services among Asthma Children in Taiwan: A Nationwide Cohort Study. *Evid Based Complement Alternat Med*. 2015;2015:108961.

46. Dixon AE, Peters U. The effect of obesity on lung function. *Expert Rev Respir Med*. 2018;12(9):755–67.

47. Peters MC, McGrath KW, Hawkins GA, et al. Plasma interleukin-6 concentrations, metabolic dysfunction, and asthma severity: a cross-sectional analysis of two cohorts. *The Lancet Respiratory Medicine*. 2016;4(7):574–84.

48. Wang L, Wang K, Gao X, et al. Sex difference in the association between obesity and asthma in U.S. adults: Findings from a national study. *Respir Med*. 2015;109(8):955–62.

49. Yung JA, Fuseini H, Newcomb DC. Hormones, sex, and asthma. *Annals of Allergy, Asthma & Immunology*. 2018;120(5):488–94.

50. Okoniewski W, Lu KD, Forno E. Weight Loss for Children and Adults with Obesity and Asthma. A Systematic Review of Randomized Controlled Trials. *Annals of the American Thoracic Society*. 2019;16(5):613–25.

51. Tsai HJ, Wang G, Hong X, et al. Early Life Weight Gain and Development of Childhood Asthma in a Prospective Birth Cohort. *Annals of the American Thoracic Society*. 2018;15(10):1197–204.

52. Berthon BS, Macdonald-Wicks LK, Gibson PG, et al. Investigation of the association between dietary intake, disease severity and airway inflammation in asthma. *Respirology*. 2013;18(3):447–54.

53. Licciardi PV, Toh ZQ, Dunne E, et al. Protecting against pneumococcal disease: critical interactions between probiotics and the airway microbiome. *PLoS Pathog*. 2012;8(6):e1002652.

54. Guidelines for the Evaluation of Probiotics in Food. *Joint FAO/WHO Working Group on Drafting Guidelines for the Evaluation of Probiotics in Food*. London, Ontario, Canada: Food and Agriculture Organization of the United Nations/World Health Organization FAO/WHO, 2002.

55. Gasta MG, Gossard CM, Williamson CB, et al. Probiotics and Disease: A Comprehensive Summary-Part 5, Respiratory Conditions of the Ears, Nose, and Throat. *Integrative Medicine (Encinitas, Calif)*. 2017;16(3):28–40.

56. Cai Q, Chen F, Wang T, et al. Obesity and COVID-19 Severity in a Designated Hospital in Shenzhen, China. *Diabetes Care*. 2020;43(7):1392–8.

57. Lighter J, Phillips M, Hochman S, et al. Obesity in patients younger than 60 years is a risk factor for Covid-19 hospital admission. *Clin Infect Dis*. 2020;71(15):896–897.

58. Muniyappa R, Gubbi S. COVID-19 pandemic, coronaviruses, and diabetes mellitus. *Am J Physiol Endocrinol Metab*. 2020;318(5):E736–e41.

59. Richardson S, Hirsch JS, Narasimhan M, et al. Presenting Characteristics, Comorbidities, and Outcomes Among 5700 Patients Hospitalized With COVID-19 in the New York City Area. *JAMA*. 2020;323(20):2052–9.

60. Yang J, Zheng Y, Gou X, et al. Prevalence of comorbidities and its effects in patients infected with SARS-CoV-2: a systematic review and meta-analysis. *Int J Infect Dis*. 2020;94:91–5.

61. D'Avolio A, Avataneo V, Manca A, et al. 25-Hydroxyvitamin D Concentrations Are Lower in Patients with Positive PCR for SARS-CoV-2. *Nutrients*. 2020;12(5).

62. Maltais F, Decramer M, Casaburi R, et al. An official American Thoracic Society/European Respiratory Society statement: update on limb muscle dysfunction in chronic obstructive pulmonary disease. *American Journal of Respiratory and Critical Care Medicine*. 2014;189(9):e15–62.

63. Zhou Y, Yang M, Dong BR. Monosodium glutamate avoidance for chronic asthma in adults and children. *Cochrane Database of Systematic Reviews*. 2012(6).

64. Wood LG, Garg ML, Smart JM, et al. Manipulating antioxidant intake in asthma: a randomized controlled trial. *Am J Clin Nutr*. 2012;96(3):534–43.

65. Milan SJ, Hart A, Wilkinson M. Vitamin C for asthma and exercise-induced bronchoconstriction. *The Cochrane Database of Systematic Reviews*. 2013;2013(10):Cd010391.

66. Fogarty A, Lewis SA, Scrivener SL, et al. Corticosteroid sparing effects of vitamin C and magnesium in asthma: a randomised trial. *Respir Med*. 2006;100(1):174–9.

67. Nakamura K, Wada K, Sahashi Y, et al. Associations of intake of antioxidant vitamins and fatty acids with asthma in pre-school children. *Public Health Nutr*. 2013;16 (11):2040–5.

68. Torres S, Sticco N, Bosch JJ, et al. Effectiveness of magnesium sulfate as initial treatment of acute severe asthma in children, conducted in a tertiary-level university hospital: a randomized, controlled trial. *Arch Argent Pediatr*. 2012;110(4):291–6.

69. Abuabat F, AlAlwan A, Masuadi E, et al. The role of oral magnesium supplements for the management of stable bronchial asthma: a systematic review and meta-analysis. *NPJ Primary Care Respiratory Medicine*. 2019;29(1):4.

70. Duvall MG, Levy BD. DHA- and EPA-derived resolvins, protectins, and maresins in airway inflammation. *Eur J Pharmacol*. 2016;785:144–55.

71. Muley P, Shah M, Muley A. Omega-3 Fatty Acids Supplementation in Children to Prevent Asthma: Is It Worthy?—A Systematic Review and Meta-Analysis. *J Allergy (Cairo)*. 2015;2015:312052.

72. Stoodley I, Garg M, Scott H, et al. Higher Omega-3 Index Is Associated with Better Asthma Control and Lower Medication Dose: A Cross-Sectional Study. *Nutrients*. 2019;12(1).

73. Fussbroich D, Colas RA, Eickmeier O, et al. A combination of LCPUFA ameliorates airway inflammation in asthmatic mice by promoting pro-resolving effects and reducing adverse effects of EPA. *Mucosal Immunol*. 2020;13(3):481–92.

74. Yang H, Xun P, He K. Fish and fish oil intake in relation to risk of asthma: a systematic review and meta-analysis. *PLoS One*. 2013;8(11):e80048.

75. Liu J, Dong YQ, Yin J, et al. Meta-analysis of vitamin D and lung function in patients with asthma. *Respiratory Research*. 2019;20(1):161.

76. Flexeder C, Thiering E, Koletzko S, et al. Higher serum 25(OH)D concentrations are associated with improved FEV1 and FVC in adolescence. *European Respiratory Journal*. 2017;49(4):1601804.

77. Zhu Z, Guo Y, Shi H, et al. Shared genetic and experimental links between obesity-related traits and asthma subtypes in UK Biobank. *J Allergy Clin Immunol*. 2020;145(2):537–49.

78. Wang L, Murk W, DeWan AT. Genome-Wide Gene by Environment Interaction Analysis Identifies Common SNPs at 17q21.2 that Are Associated with Increased Body Mass Index Only among Asthmatics. *PLoS One*. 2015;10(12):e0144114.

79. He JQ, Foreman MG, Shumansky K, et al. Associations of IL6 polymorphisms with lung function decline and COPD. *Thorax*. 2009;64(8):698–704.

80. Zhang L, Gu H, Gu Y, et al. Association between TNF-α -308 G/A polymorphism and COPD susceptibility: a meta-analysis update. *International Journal of Chronic Obstructive Pulmonary Disease*. 2016;11:1367–79.

81. Bossé Y. Updates on the COPD gene list. *International Journal of Chronic Obstructive Pulmonary Disease*. 2012; 7:607–31.

82. Reséndiz-Hernández JM, Falfán-Valencia R. Genetic polymorphisms and their involvement in the regulation of the inflammatory response in asthma and COPD. *Adv Clin Exp Med*. 2018;27(1):125–33.

83. Hartman S, Merkus P, Maseland M, et al. Hypokalaemia in children with asthma treated with nebulised salbutamol. *Arch Dis Child*. 2015;100(10):970–2.

LECTURAS RECOMENDADAS

Güngör D, Nadaud P, LaPergola CC, Dreibelbis C, Wong YP, Terry N, Abrams SA, Beker L, Jacobovits T, Järvinen KM, Nommsen-Rivers LA, O'Brien KO, Oken E, Pérez-Escamilla R, Ziegler EE, Spahn JM. Infant milk-feeding practices and food allergies, allergic rhinitis, atopic dermatitis, and asthma throughout the life span: a systematic review. *Am J Clin Nutr*. 2019 Mar 1;109(Suppl_7):772S–799S. doi: 10.1093/ajcn/nqy283. Erratum in: *Am J Clin Nutr*. 2019 Oct 1;110(4<):1041. PMID: 30982870; PMCID: PMC6500928.

Han YY, Forno E, Shivappa N, Wirth MD, Hébert JR, Celedón JC. The Dietary Inflammatory Index and Current Wheeze Among Children and Adults in the United States. *Allergy and Clin Immunology: In Practice*. 2018;6(3):834–841. doi.org/10.1016/j.jaip.2017.12.029.

Martineau AR, Jolliffe DA, Hooper RL, Greenberg L, Aloia JF, Bergman P, Dubnov-Raz G, Esposito S, Ganmaa D, Ginde AA, Goodall EC, Grant CC, Griffiths CJ, Janssens W, Laaksi I, Manaseki-Holland S, Mauger D, Murdoch DR, Neale R, Rees JR, Simpson S Jr, Stelmach I, Kumar GT, Urashima M, Camargo CA Jr. Vitamin D supplementation to prevent acute respiratory tract infections: systematic review and meta-analysis of individual participant data. *BMJ*. 2017;356:i6583. doi: 10.1136/bmj.i6583. PMID: 28202713; PMCID: PMC5310969.

Scoditti E, Massaro M, Garbarino S, Toraldo DM. Role of Diet in Chronic Obstructive Pulmonary Disease Prevention and Treatment. *Nutrients*. 2019 Jun 16;11(6):1357. doi: 10.3390/nu11061357. PMID: 31208151; PMCID: PMC6627281.

Capítulo 16

Alimentación y enfermedades renales

Elizabeth J. Sussman-Dabach, Kamyar Kalantar-Zadeh y Shivam Joshi

 INTRODUCCIÓN

El desarrollo de enfermedad renal crónica (ERC) suele producirse en el contexto de otras afecciones crónicas, como la hipertensión, la diabetes o la ateroesclerosis, para las que el control de la alimentación es esencial y de probado beneficio. Por tanto, la alimentación desempeña un papel claro en la prevención y el tratamiento de la ERC. A pesar de la amplia bibliografía sobre el papel de las proteínas alimentarias en el desarrollo y la progresión de la enfermedad renal, no existe un apoyo claro para una única estrategia de tratamiento.

Sin embargo, cada vez es más abundante y convincente la evidencia de que diversas intervenciones alimentarias pueden contribuir a preservar la función renal en distintos grados de alteración. El médico que trata a los pacientes con enfermedad renal crónica o con riesgo de padecerla está obligado a prestar atención a la nutrición, además de al tratamiento farmacológico.

 VISIÓN GENERAL

Etapas y causas de enfermedad renal crónica

La ERC se define por la tasa de filtración glomerular estimada (TFGe), la magnitud de la albuminuria (definida como una tasa de excreción de albúmina superior a 30 mg/24 h), y la presencia de daño renal estructural (1). En la **tabla 16-1** se describen los cinco estadios de la ERC mediante la TFGe. La ERC afecta hasta al 16 % de la población mundial, con una mayor prevalencia en los países de rentas bajas y medias (2-4).

Si bien las dos causas principales de enfermedad renal en Estados Unidos son la diabetes *mellitus* y la hipertensión (5), los factores genéticos pueden desempeñar un papel de riesgo en el desarrollo de la ERC (2). Hay pruebas concluyentes de que la alimentación influye en la evolución de la diabetes (v. cap. 6) y cada vez más pruebas de que la alimentación puede mejorar, y a veces sustituir, el tratamiento farmacológico en el manejo de la hipertensión (v. cap. 8). Tanto la diabetes de tipo 2 como la hipertensión pueden prevenirse con intervenciones alimentarias adecuadas (v. caps. 6 y 8).

La reducción de la presión arterial parece retrasar la progresión de la ERC de un modo que depende de la dosis (es decir, cuanto menor es la presión arterial, más lenta es la progresión de la enfermedad), y puede reducir el riesgo de desarrollar enfermedades cardiovasculares (6). Sin embargo, una reducción intensa de la presión arterial aumenta el riesgo de efectos secundarios del tratamiento, lo que se ha demostrado en análisis de subgrupos y secundarios de ensayos clínicos (7). El objetivo de presión arterial es < 130/80 mm Hg para la población general y para la ERC.

La ateroesclerosis contribuye al desarrollo de disfunción renal, y puede retrasarse o evitarse mediante tratamiento alimentario (v. cap. 7). La insuficiencia renal es una posible consecuencia de la ateroesclerosis sistémica y del bajo gasto cardíaco, por lo que a menudo puede agravar los problemas del tratamiento nutricional en la insuficiencia cardíaca congestiva (8). La intervención alimentaria para reducir el riesgo cardiovascular suele estar justificada en los pacientes con enfermedad renal crónica, debido a los orígenes comunes de las dos enfermedades y a la tendencia de cada una a promover la otra (9) (v. caps. 7 y 8).

TABLA 16-1

Estadios de la enfermedad renal crónica

Estadio	TFG (mL/min/1.73 m²)	Descripción
1	≥90	Daño renal con TFG normal o aumentada
2	60–89	Daño renal con disminución leve de la TFG
3a	45–59	Disminución leve a moderada de la TFG
3b	30–44	Disminución moderada a grave de la TFG
4	15–29	Disminución grave de la TFG
5	<15 (o diálisis)	Insuficiencia renal

La ERC se define como daño renal o TFG <60 mL/min/1.73 m² durante ≥ 3 meses.

TFG: tasa de filtración glomerular.

Adaptado de K/DOQI Clinical Practice Guidelines for Chronic Kidney Disease: Evaluation, Classification and Stratification y Levey AS, Coresh J, Balk E, et al. National Kidney Foundation practice guidelines for chronic kidney disease: evaluation, classification, and stratification. Ann Intern Med. 2003;139:137-147.

La prevención o el tratamiento de los factores de riesgo de nefropatía pueden evitar la ERC causada por ellos. Como se ha mencionado en otros capítulos, el curso y la evolución natural de las principales causas de ERC son sustancialmente modificables por medios alimentarios (v. caps. 6 y 8), lo que puede afectar el desarrollo de la ERC.

Las pruebas de ello provienen de varios estudios, como el estudio clínico *Look AHEAD*, en el que se demostró una tasa de incidencia de ERC un 31 % menor en las personas con diabetes de tipo 2 sometidas a intervenciones intensivas sobre el estilo de vida (10). Y lo que es más revelador, en un estudio de Fioretto y cols. realizado en pacientes con diabetes de tipo 1 se mostró una regresión clínica y anatomopatológica de la nefropatía diabética en pacientes que alcanzaron la euglucemia tras recibir un trasplante de páncreas, lo que deja abierta la cuestión de si son posibles esos resultados (11) mediante la euglucemia alcanzada con cambios en el estilo de vida en los que presentan nefropatía por diabetes *mellitus* de tipo 2.

Por consiguiente, el médico de atención primaria, en colaboración con un especialista en nutrición, puede participar en la prevención y el tratamiento de la ERC mediante la gestión alimentaria óptima de los principales factores de riesgo. Si no se abordan la detección y el tratamiento tempranos de la ERC, las consecuencias de la ERC progresiva será un mayor deterioro renal, que lleva a una enfermedad renal terminal (ERT) que requiere tratamiento de diálisis o un trasplante renal para mantener la vida, enfermedades cardiovasculares y la muerte (3).

Alimentación

La ERC se asocia a numerosas alteraciones metabólicas, entre las que se incluyen, aunque no exclusivamente, la homeostasis energética y proteica anómala y alterada, el equilibrio acidobásico y el catabolismo proteico, y la disfunción hormonal (12). Además, los pacientes con ERC avanzada suelen presentar alteraciones del gusto (13) y del apetito (14), por lo que la nutrición es de suma importancia. Una vez que se ha desarrollado una ERC sintomática o clínicamente manifiesta, el médico generalista debe apoyarse en las indicaciones de un nefrólogo para ajustar tanto la terapia alimentaria como el tratamiento farmacológico.

Estos pacientes tienen riesgo de sufrir hiperazoemia (acumulación de residuos nitrogenados), así como anomalías de micronutrimentos específicos, como retención de fósforo, alteración de la absorción de calcio y hierro, y carencias de tiamina, riboflavina, vitamina B_6, folato, vitamina C, zinc, selenio, manganeso y vitamina D activa (15-17).

Aunque se han estudiado muchos nutrimentos, tanto macronutrimentos como micronutrimentos, en esta población de pacientes, se ha prestado y se sigue prestando mucha atención a la ingesta de proteínas a lo largo de las distintas etapas de la ERC, ya que las pruebas para modificar las proteínas con el fin de preservar la función renal a medida que esta disminuye, o para evitar el desgaste energético de las proteínas mientras se recibe diálisis (18) siguen siendo sólidas (19).

En las secciones siguientes de este capítulo se analizará cada macronutrimento y algunos micronutrimentos, centrándose en el aporte óptimo para la salud general. Kalantar-Zadeh y Fouque han publicado un resumen exhaustivo de los requerimientos de nutrimentos en todos los estadios de la ERC (12).

En la **tabla 16-2** se ofrece un resumen del aporte de proteínas para cada una de estas etapas, y en la **tabla 16-3** se muestra un resumen de los objetivos bioquímicos para los pacientes con ERC, incluidos los macronutrimentos y micronutrimentos pertinentes. Conciliar las prioridades de la nutrición para la protección renal y para garantizar un estado nutricional general adecuado es un reto que se resuelve mejor mediante la aplicación de principios generales modificados para adaptarse a cada persona (20-22).

Es importante reiterar la complejidad del manejo de la alimentación y la terapia nutricional médica en la enfermedad renal, que generalmente requiere la participación del profesional de atención primaria, un especialista en nutrición y un nefrólogo (23,24). El tratamiento nutricional médico debe adaptarse a cada paciente en función de su estado nutricional actual, su estado metabólico, sus afecciones comórbidas y sus requerimientos (23).

NUTRIMENTOS, NUTRICÉUTICOS Y ALIMENTOS FUNCIONALES

Proteínas

A medida que la ERC progresa, la restricción de proteínas alimentarias es una práctica habitual (25) y, en general, retrasa el deterioro progresivo de la función renal (26-29). Es importante destacar la diferencia en los requerimientos proteicos de los estadios 3 a 5 de la ERC y del paciente con enfermedad renal terminal. En particular, los estadios 3 a 5 de la ERC, incluidos los pacientes no sometidos a diálisis, suelen requerir una dieta con restricción de proteínas, mientras que los pacientes sometidos a hemodiálisis o diálisis peritoneal suelen necesitar una mayor ingesta de proteínas para reponer las pérdidas y mantener el estado nutricional.

TABLA 16-2

Rangos de ingesta de proteínas en la alimentación en los estadios y situaciones clínicamente relevantes de la enfermedad renal, incluyendo los rangos recomendados por las Clinical Practice Guidelines (CPG) in Kidney Disease 2020 de la Kidney Disease Outcome Quality Initiative (KDOQI)

Rango de ingesta de proteínas en la alimentación	Ingesta diaria de gramos de proteínas por kg de peso corporal (g/kg/día)*	Comentario
Alimentación sin proteínas	<0.25 g/kg/día	En general, no se recomienda a ninguna persona, incluidos los pacientes con insuficiencia renal crónica
Alimentación muy baja en proteínas	0.25-0.55 g/kg/día	Normalmente, se complementa con aminoácidos esenciales o sus cetoácidos o hidroxiácidos. Las CPG de la KDOQI recomiendan 0.28-0.43 g/kg/día con cetoácidos/análogos de aminoácidos adicionales para satisfacer los requerimientos de proteínas (0.55-0.60 g/kg de peso corporal/día) para pacientes con ERC metabólicamente estables sin diabetes
Alimentación baja en proteínas para la ERC no diabética**	0.55-0.6 g/kg/día	Recomendado por KDOQI 2020 para pacientes con ERC sin diabetes
Alimentación baja en proteínas (para enfermedad renal y diabetes**)	0.6-0.8 g/kg/día	Se recomienda de forma más uniforme para la ERC avanzada (TFGe <45 mL/min/1.73 m² o proteinuria importante), idealmente con >50% de proteínas de origen vegetal (dieta baja en proteínas con predominio de vegetales). Este rango es el recomendado por las CPG de la KDOQI para los pacientes con ERC y diabetes
Ingesta moderadamente baja de proteínas	0.8-1.0 g/kg/día	Rango recomendado para adultos sin ERC, pero con alto riesgo de ella, incluyendo aquellos con un solo riñón (tras una nefrectomía), diabetes mellitus, hipertensión y riñones poliquísticos
Consumo moderado de proteínas**	1-1.2 g/kg/día	Recomendado por las CPG de la KDOQI para pacientes metabólicamente estables en HD o DP de mantenimiento.
Alimentación moderadamente proteica	1.2-1.5 g/kg/día	Ingesta de proteínas declarada por un adulto medio de Estados Unidos sin enfermedad renal crónica
Alimentación alta o muy alta en proteínas	>1.5 g/kg/día	Puede utilizarse durante un período limitado para afecciones agudas como la IRA hipercatabólica, las quemaduras de alto grado y la PEP.

*Las CPG in Kidney Disease 2020 de la KDOQI establecen que puede ser razonable que un médico utilice su juicio clínico para determinar el método para evaluar el peso corporal.

**Recomendado por las CPG de la KDOQI en Kidney Disease 2020.

DP, diálisis peritoneal; ERC, enfermedad renal crónica; HD, hemodiálisis.

Adaptado de Kistler BM, Moore LW, Benner D, et al. The International Society of Renal Nutrition and Metabolism Commentary on the National Kidney Foundation and Academy of Nutrition and Dietetics KDOQI Clinical Practice Guideline for Nutrition in Chronic Kidney Disease. J Ren Nutr. 2021 Mar;31(2):116-120.e1.

TABLA 16-3

Objetivos bioquímicos nutricionales de resultados específicos de la enfermedad renal crónica en adultos

Prueba bioquímica	Rango deseado
Albúmina (g/dL)	≥ 4.0
enPCR (g/kg/día)*	≥ 1.1
Potasio (mEq/L)	3.5-5.5
Fósforo (mg/dL)	3.0-5.5
Calcio (mg/dL)	8.5-10.0
Hormona paratiroidea intacta (pg/mL)	150-600
Vitamina D (25-OH D$_3$) (ng/mL)	≥ 20
Ferritina (ng/mL)	HD: 200-500 DP: ≥ 100
Saturación de transferrina (%)	≥ 30
Hemoglobina (g/dL)	9-11
Hemoglobina A1C (%)	≤ 7
Triglicéridos (mg/dL)	≤ 150
Aumento de peso interdialítico	< 1 kg/día

*Solo para pacientes en diálisis.

DP, diálisis peritoneal; HD, hemodiálisis.

Consumo de proteínas en la enfermedad renal crónica

Las personas con ERC en estadios 3 a 5 que no reciben diálisis requieren una restricción proteica para enlentecer la progresión de la ERC. Sin embargo, la restricción proteica puede contribuir a insuficiencias nutricionales, con efectos adversos netos en los niños (29,30). La ERC en la infancia se asocia a una alteración del crecimiento que puede afectar negativamente a la calidad de vida y el metabolismo óseo (31,32). Además, un número limitado de estudios realizados hasta la fecha no han encontrado un efecto significativo de la restricción proteica en el retraso de la progresión de la enfermedad en fase terminal en los niños (33). Por tanto, en la ERC pediátrica se ha recomendado una ingesta mínima de proteínas equivalente a las ingestas diarias de referencia (IDR) para el peso corporal ideal, para prevenir la uremia y reducir la ingesta de fósforo en la alimentación (34).

La evidencia que apoya la restricción de proteínas en pacientes adultos con ERC establecida para frenar la progresión de la enfermedad es convincente (27,35,36). La restricción de la ingesta de proteínas reduce el flujo y las presiones glomerulares. También frena la acumulación de urea, creatinina y otros compuestos de guanidina en la ERC. Los beneficios de la restricción proteica se han demostrado de forma convincente en pacientes con ERC en estadios 3 a 5. La alimentación habitual para estos pacientes restringe las proteínas totales a aproximadamente 0.55 a 0.8 g/kg/día. Más concretamente, para los pacientes con ERC metabólicamente estables sin diabetes, la ingesta de proteínas sugerida es de 0.55 a 0.6 g/kg/día (24), mientras que para los pacientes diabéticos el rango de 0.6 a 0.8 g/kg/día ha sido sugerido por la *Kidney Disease Outcome Quality Initiative* (KDOQI). Sin embargo, como enfoque racionalizado, y dados los importantes beneficios de las dietas que consisten en alimentos predominantemente vegetales en el tratamiento de la ERC, se ha recomendado una dieta baja en proteínas basada en alimentos de origen vegetal (PLADO, *Plant-Dominant Low-Protein Diet*) con una ingesta de proteínas alimentarias de 0.6 a 0.8 g/kg/día y >50% de fuentes vegetales de proteínas en la alimentación de todos los pacientes con ERC, con independencia de su etiología (37) (**fig. 16-1**); se necesitan ensayos controlados aleatorizados para examinar la superioridad de la dieta PLADO en la mejora de la evolución de la ERC. Por otro lado, si se pretende reducir la ingesta de proteínas en la alimentación, los suplementos comerciales de aminoácidos,

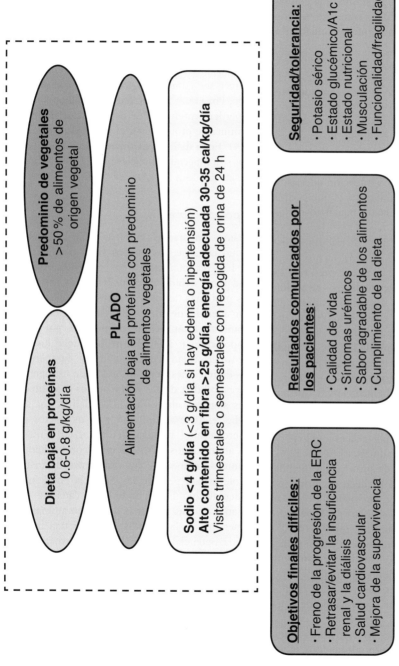

FIGURA 16-1 Resumen de la alimentación baja en proteínas con predominio de alimentos vegetales (PLADO) para el tratamiento nutricional de la enfermedad renal. Estas recomendaciones se basan en una ingesta alimentaria total de 0.6-0.8 g/kg/día de proteínas, de las cuales > 50 % proceden de fuentes vegetales. Este patrón alimentario también recomienda limitar la ingesta de sodio a < 4 g/día (< 3 g/día si existe edema o hipertensión), consumir al menos 25 g/día de fibra alimentaria y asegurar una ingesta energética adecuada de 30 a 35 kcal/kg/día. El peso se basa en el peso corporal ideal, y debe fomentarse la administración de suplementos de vitamina B$_{12}$. (Reimpreso de Kalantar-Zadeh K, Joshi S, Schlueter R, et al. Plant-Dominant Low-Protein Diet for Conservative Management of Chronic Kidney Disease. *Nutrients*. 2020 Jun 29;12(7):1931.)

cetoácidos e hidroxiácidos, cuando se combinan con una alimentación muy baja en proteínas (definida como de 0.28 a 0.43 g/kg/día) han demostrado ser muy prometedores para retrasar la necesidad de un tratamiento renal sustitutivo (24,38). El posible beneficio de los suplementos de cetoácidos o hidroxiácidos es que se elimina el grupo amino, que contribuye a la carga de nitrógeno del organismo, lo que evita la hiperfiltración renal, que puede contribuir a la progresión de la ERC.

Los cetoácidos e hidroxiácidos pueden convertirse en sus respectivos aminoácidos de forma endógena, reduciendo así los residuos nitrogenados que, de otro modo, serían procesados y excretados por el riñón (38). Hasta la fecha, existen datos de que, en pacientes no dializados, estas dietas confieren mayores beneficios que las dietas estándar restringidas en proteínas. La adición de cetoácidos a la alimentación puede permitir la conservación de una nutrición adecuada con una ingesta de proteínas inferior a la que podría conseguirse de otro modo, y efectos beneficiosos sobre la función renal (39-42).

Se ha demostrado que una dieta de este tipo también reduce la presión arterial (42,43), lo que ofrece otro mecanismo por el que se puede preservar la función renal. Para los pacientes diabéticos con ERC en estadios 3 a 5, la ingesta de proteínas sugerida es de 0.6 a 0.8 g/kg/día (24). Existen datos en animales de que la suplementación alimentaria con L-arginina puede prevenir el deterioro de la función renal relacionado con la edad y protege contra la lesión renal aguda (44-46). El mecanismo de este efecto no está claro y puede ser independiente del óxido nítrico (44). Las implicaciones para los humanos son todavía inciertas.

Mientras que la restricción proteica es un elemento esencial en el tratamiento alimentario de la ERC, la disminución de la ingesta de proteínas a medida que la TFGe disminuye puede predecir de forma independiente una malnutrición incipiente (47). En pacientes con ERC avanzada, se desarrolla a menudo una desnutrición de origen multifactorial (48-50), y el médico de atención primaria debe desempeñar un papel para garantizar la idoneidad nutricional. Al igual que la ERC puede contribuir a la malnutrición, esta, en particular la insuficiencia proteica, tiende a reducir la TFGe y a perjudicar la capacidad de concentración del riñón.

Estos efectos son reversibles en individuos sanos con la restitución de una ingesta adecuada de proteínas. Con la ayuda de un especialista en nutrición, las estrategias alimentarias creativas para maximizar las opciones de alimentos en el contexto de una dieta restringida en proteínas pueden mejorar el cumplimiento y el estado nutricional (51).

Consumo de proteínas en la enfermedad renal terminal

La mayoría de los pacientes con enfermedad renal terminal presentan cierto catabolismo mientras permanecen en diálisis (18). La desnutrición, o al menos el riesgo de ella, se considera habitual en esta población. La emaciación se debe tanto al aumento de la demanda metabólica, quizá debido a la diálisis, como a la escasa ingesta debida al malestar, la anorexia y el sabor poco agradable de la alimentación terapéutica. El mal estado nutricional de los pacientes en diálisis parece ser, como es lógico, un signo de mal pronóstico. Por tanto, los pacientes en hemodiálisis tienden a perder proteínas, y se beneficiarían de una ingesta mínima de proteínas en el rango de 1 a 1.2 g/kg/día (24). En la diálisis peritoneal, las pérdidas de proteínas son especialmente elevadas, y se recomiendan ingestas de hasta 1.3 g/kg/día (52).

Tipos de proteínas

Históricamente, las proteínas de alto valor biológico, como la carne, los huevos y los productos lácteos, se han recomendado a los pacientes con enfermedad renal debido a su superioridad percibida sobre las proteínas de los alimentos vegetales, que se han considerado de menor calidad. Sin embargo, estas opiniones están siendo cuestionadas por dos razones importantes (53,54). En primer lugar, los conceptos de superioridad de las proteínas se basaban en distintas definiciones de la absorción de nitrógeno o de la digestibilidad de los aminoácidos. Las investigaciones sugieren ahora que la calidad de los alimentos debe referirse al alimento y a sus efectos generales sobre la salud, en lugar de limitarse a la distribución de aminoácidos (55). Además, con un aporte abundante de alimentos, los problemas de insuficiencia proteica han perdido importancia en el mundo occidentalizado. En segundo lugar, cada vez se reconoce más que las proteínas de origen animal tienden a tener más fosfato biodisponible y una mayor carga ácida potencial ambas cosas problemáticas para un riñón enfermo que debería excretar estas sustancias. La acumulación de ácidos y fosfatos de la alimentación requiere tratamiento, generalmente con medicamentos adicionales que se suman a una cantidad de pastillas ya abundante (56,57). Además, la acidosis metabólica o la hiperfosfatemia infratratadas pueden dar lugar a complicaciones aún mayores (v. la sección siguiente).

Debido a estos problemas y a otros, las proteínas vegetales se están adoptando cada vez más como las principales proteínas que deben consumir los pacientes con enfermedad renal (58). Las proteínas procedentes de alimentos vegetales tienen una menor biodisponibilidad de fosfato, álcali natural que es útil para tratar la acidosis metabólica relacionada con la ERC, y no se ha demostrado que aumenten sistemáticamente las concentraciones de potasio sérico. Además, la insistencia en alimentos como las frutas, los frutos secos, las verduras, los cereales integrales y las leguminosas se ha asociado a numerosos marcadores de salud positivos, como mejoras en la sensibilidad a la insulina, y reducciones del riesgo de enfermedades cardiovasculares y cáncer (59).

Alteración de las proteínas en adultos sanos

Las pruebas a favor de una alimentación con restricción de proteínas para la prevención primaria de la enfermedad renal y la disminución de la TFG relacionada con la edad no son concluyentes (36,60). Hay datos menos convincentes de que la restricción proteica pueda prevenir la aparición de ERC en personas sanas. La ingesta media de proteínas en Estados Unidos supera las recomendaciones, y puede contribuir a la disminución de la TFG relacionada con la edad. En una revisión de la nutrición del Paleolítico, Eaton y cols. (61) se sugiere que nuestros antepasados se adaptaron a una ingesta elevada de proteínas, y que es poco probable que esa alimentación sea perjudicial en el contexto de unos niveles de actividad y un patrón alimentario general saludable. Sin embargo, la extrapolación de la alimentación en la prehistoria puede no ser apropiada en este caso, debido a una esperanza de vida notablemente menor hasta, en el contexto evolutivo, hace poco tiempo. En general, es difícil demostrar la eficacia de las medidas preventivas cuando la enfermedad no es habitual, no se desarrolla rápidamente o carece de buenos marcadores sustitutos. Quizá por estas razones, o quizá porque los riñones sanos no se benefician de la restricción proteica, los beneficios de esta solo se han demostrado de forma convincente para una TFGe inferior a 70 mL/1.73 m^2/min.

Energía

Para mantener la masa corporal magra y el estado nutricional, y para evitar el desgaste energético de las proteínas, los pacientes con ERC, tratados o no con diálisis, deben recibir generalmente un aporte energético de aproximadamente 30-35 kcal/kg/día (24). Es importante tener en cuenta otros factores que pueden alterar los requerimientos energéticos de los pacientes con ERC, como la presencia de heridas (62), el estado de salud, el peso, la inflamación crónica, la hiperglucemia o el hiperparatiroidismo (24), entre otros. La diálisis peritoneal favorece el aumento

de peso y la obesidad en los pacientes que reciben una nutrición adecuada, debido al aporte de 400 a 700 kcal/día en glucosa del dializado con la mayoría de las soluciones de diálisis (63). La obesidad puede contribuir al desarrollo y la progresión de la ERC, y debe prevenirse o tratarse debido a sus otros peligros asociados (v. cap. 5).

Grasa de los alimentos

La ateroesclerosis afecta las arterias renales y se asocia a ERC. La contribución de la diabetes y la hipertensión a la enfermedad ateroesclerótica de la vasculatura renal es uno de los medios por los que estas afecciones conducen a insuficiencia renal. En consecuencia, las intervenciones alimentarias para prevenir o revertir la ateroesclerosis pueden ser valiosas para prevenir o revertir la enfermedad renovascular (v. cap. 7). Una ingesta elevada de grasas y colesterol con los alimentos puede contribuir a presiones glomerulares elevadas. Datos observacionales han asociado el consumo de productos de origen animal y la ingesta de grasas saturadas a un aumento de la albuminuria (64,65). La filtración se ve afectada por el depósito de células espumosas en el endotelio glomerular. Por otro lado, las grasas poliinsaturadas pueden mejorar indirectamente las presiones y la función glomerular a través de sus efectos sobre el metabolismo de los eicosanoides y las prostaglandinas. La ingesta óptima de grasas en la alimentación para la prevención de la enfermedad renal es la misma que para la prevención de otros trastornos ateroescleróticos. Existen pruebas de que, si bien debe restringirse la ingesta de grasas totales, saturadas y *trans*, la ingesta de grasas poliinsaturadas, especialmente de ácidos grasos ω-3, debe liberalizarse en todas las fases de la ERC y en los pacientes con enfermedad renal terminal que requieren tratamiento de diálisis (12,66,67).

Las recientes directrices actualizadas indican que la suplementación de aproximadamente 2 g/día de ácidos grasos ω-3 de cadena larga en los estadios 3 a 5 de la ERC podría reducir las concentraciones de triglicéridos, mientras que 1.3 g/día a 4 g/día de ácidos grasos ω-3 de cadena larga en adultos que reciben tratamiento de diálisis, tanto peritoneal como hemodiálisis, podría ser beneficiosa para mejorar el perfil lipídico, pero podría no reducir el riesgo de mortalidad ni los episodios cardiovasculares (24).

Hidratos de carbono y fibra de los alimentos

El beneficio del consumo de fibra alimentaria está bien establecido y se conoce desde hace tiempo, tanto en la población adulta (v. cap. 1) como en la población con ERC. De hecho, la fibra alimentaria se utilizó como tratamiento para la ERC hace más de 30 años por su capacidad para reducir la urea plasmática (68). En particular, la fibra insoluble puede reducir el nitrógeno sérico y otras toxinas urémicas al aumentar la excreción fecal de nitrógeno. En la población con ERC, se ha demostrado que la administración de suplementos de fibra disminuye las concentraciones séricas de urea y creatinina (69), y que una ingesta elevada de fibra se asocia a menor inflamación y mortalidad (70). Más concretamente, en un estudio de cohortes prospectivo de pacientes en hemodiálisis de mantenimiento, Wang y cols. observaron que, por cada aumento de 1 g de fibra consumida, el riesgo de episodios cardiovasculares adversos graves se reducía en un 11 %, y esta reducción del riesgo era independiente de otros factores de riesgo, como la diabetes, la albúmina y el índice de masa ventricular izquierda, entre otros (71). Por tanto, la ingesta de fibra debe ser de 25 g/día a 30 g/día en todas las etapas de la ERC (12).

Sodio y líquidos

Tanto la filtración como la reabsorción de sodio se reducen con la ERC; por tanto, en la ERC temprana no suele ser necesaria. La restricción de la ingesta de sodio por debajo de las cantidades recomendadas para la población general a medida que la ERC se agrava, la restricción de sodio a 1 000-2 400 mg/día es adecuada, ya que la capacidad de los riñones para excretar agua libre y sodio disminuye. En la ERC, la reducción de la excreción de sodio y líquidos lleva a la acumulación de estas sustancias y a la activación del sistema nervioso simpático, lo que finalmente provoca hipertensión secundaria. La acumulación de estas sustancias también puede causar edema. Aunque la hipertensión es una causa de ERC, también es una complicación de esta. El control de la hipertensión, especialmente con el uso de diuréticos del asa en la ERC avanzada, es importante para la prevención primaria, secundaria y terciaria de la ERC.

En general, la sed es un indicador fiable del aporte adecuado de líquidos. La ingesta adecuada de agua es importante para preservar la función renal a lo largo del tiempo y para evitar la nefrolitiasis. Una ingesta de agua igual a la diuresis más 500-1 000 mL (para tener en cuenta las pérdidas insensibles) es una pauta adecuada a medida que la TFGe disminuye y la sed se convierte en un índice menos fiable.

Potasio

El potasio se encuentra generalmente en las frutas, las verduras, algunos productos lácteos (leche y yogur) y algunas fuentes animales (vísceras y ganado) (72). Está bien establecido que una alimentación rica en potasio procedente de fuentes saludables se considera generalmente beneficiosa y cardioprotectora (v. cap. 7). Sin embargo, la secreción tubular de potasio tiende a aumentar a medida que disminuye la TFGe, lo que preserva la capacidad de excretar potasio en la orina. En etapas posteriores de la ERC, la acumulación de potasio se convierte en una amenaza. En los pacientes en hemodiálisis a largo plazo, la hiperpotasemia se asocia a un mayor riesgo de mortalidad (73-75). Curiosamente, en algunos estudios también se ha demostrado que las personas con una mayor ingesta de potasio presentan un aumento mínimo o nulo de las concentraciones séricas de potasio (73), lo que pone en duda el verdadero efecto de la ingesta de potasio en la alimentación sobre las concentraciones séricas de potasio. Pruebas recientes sugieren que la biodisponibilidad del potasio de los alimentos vegetales puede no ser superior al 60 %, debido a la presencia de paredes celulares (76). Además, los alimentos vegetales tienen atributos que ayudan a mitigar la hiperpotasemia, como el álcali natural y la fibra. El álcali natural facilita el movimiento intracelular del potasio, reduciendo las concentraciones de potasio sérico, y la fibra aumenta la excreción de potasio del organismo, reduciendo también las concentraciones séricas. No obstante, en los pacientes en hemodiálisis, se recomienda la restricción de la ingesta de potasio a < 3 g/d; sin embargo, la restricción de potasio debe centrarse en un plan de comidas individualizado que siga incluyendo frutas, verduras y fibra, ya que los beneficios para la salud de estos alimentos son indudables (12). Una forma de preservar la inclusión de verduras en la alimentación es hervirlas, lo que reduce el contenido de potasio en aproximadamente un 50 % a 70 %, pero puede no ser universalmente necesario (77-79).

También se recomienda evitar los alimentos excesivamente ricos en potasio (melaza, judías crudas), los frutos secos, los zumos de frutas y las salsas de verduras en los pacientes con enfermedad renal avanzada, para evitar la ingesta de una gran cantidad de potasio en un corto período. En los pacientes en diálisis peritoneal y los que presentan hipopotasemia, la ingesta de potasio debe ajustarse para tener en cuenta las pérdidas y las concentraciones bajas, respectivamente (12). Todos los pacientes que se someten a cambios en la alimentación deben ser controlados con mediciones periódicas de los valores de potasio sérico como medida de seguridad adicional.

Recientemente, se han introducido y aprobado nuevos captores de potasio para su uso en la población con ERC. Son necesarias más investigaciones para determinar si los pacientes con ERC podrían seguir una alimentación más saludable, cardioprotectora y abundante en nutrimentos con o sin el uso de un captor de potasio. Sin embargo, se han esgrimido sólidos argumentos a favor de una alimentación más liberalizada y saludable en general (80).

Ácidos de la alimentación y acidosis metabólica

El equilibrio acidobásico depende de la función renal, de modo que el riñón reduce las cifras de acidez. Como es de esperar, a medida que la función renal disminuye, la acidez aumenta. En la actualidad, a los pacientes con ERC se les suele administrar bicarbonato sódico como agente neutralizador, ya que se ha demostrado que ralentiza el descenso de la TFG (81-83). La posible carga ácida renal (PRAL, *potential renal acid load*) se define como la «contribución de los alimentos o del patrón alimentario a la producción neta de ácido endógeno» (84). La generación de ácido a partir de los alimentos, indicada por la PRAL (en mEq), muestra que los alimentos de origen animal son las que más ácido producen, siendo los quesos duros o procesados y las yemas de huevo los que presentan la mayor PRAL. Por otro lado, la mayoría de las frutas y verduras son más básicas, siendo las pasas y las espinacas las que tienen la PRAL más baja (84). Por tanto, el consumo de alimentos más básicos daría lugar a una menor acidosis metabólica. Las investigaciones han demostrado que las dietas veganas se consideran casi neutras desde el punto de vista ácido, en comparación con sus homólogas omnívoras (85,86).

En varios estudios se ha demostrado la misma eficacia en la reducción de la acidosis metabólica cuando los pacientes con ERC consumen bicarbonato sódico o dos a cuatro tazas de frutas y verduras al día (83,87-89). Aunque tanto el consumo de bicarbonato sódico como el de frutas y verduras mejora la acidosis metabólica, el consumo de frutas y verduras ha demostrado efectos superiores en los resultados secundarios, como la pérdida de peso, la presión arterial y las proteínas en orina (87,88), la presión arterial sistólica, las concentraciones de lipoproteínas de baja densidad (LDL, *low-density lipoprotein*), el índice de masa corporal, la lipoproteína (a) y las concentraciones de vitamina K1 (83). Además, a pesar de la mayor ingesta de potasio, los participantes no experimentaron un aumento del potasio sérico (87-89), aunque en este ensayo se excluyeron los que tenían mayores concentraciones de potasio sérico.

Fósforo

El fósforo es un nutrimento inorgánico esencial para varias funciones del organismo, incluyendo: la activación de enzimas a través de la fosforilación y la desfosforilación; es un componente estructural de los dientes, los huesos, el ADN y el ARN, y las membranas celulares; la transferencia y el almacenamiento de energía a través del ATP; y la regulación del pH, entre otras (90). En los alimentos, el fósforo puede encontrarse como orgánico o inorgánico.

Por lo general, el fósforo orgánico se encuentra de forma natural en los alimentos, y se absorbe entre un 30 % y un 60 %, mientras que el fósforo inorgánico se encuentra en los alimentos procesados, especialmente en los refrescos de color oscuro, como aditivo alimentario para conservar la vida útil, mejorar el sabor y retener la humedad, y se absorbe casi por completo (>90 %) (91-93).

Además, los alimentos de origen vegetal, incluidas las frutas y las verduras, tienen una menor biodisponibilidad (10-30 %) de fósforo en comparación con los alimentos de origen animal (40-60 %), debido a la presencia de fitato en los alimentos de origen vegetal, que se une al fósforo, permitiendo que se elimine, sin ser absorbido, por las heces (93).

Normalmente, la mayor parte del fósforo se excreta a través de la orina y un porcentaje menor (10-33 %) se excreta en las heces (90), pero esto puede variar en función de las fuentes de los alimentos consumidos. A medida que la ERC progresa y la TFGe llega a ser ≤ 45 mL/min/1.73 m^2, la excreción de fósforo se reduce, lo que conduce a su acumulación. Las directrices actuales recomiendan restringir el fósforo de la alimentación cuando aparece hiperfosfatemia; sin embargo, una restricción más temprana podría ayudar a prevenir el hiperparatiroidismo secundario (94).

La restricción de fósforo, con independencia de la restricción de proteínas, parece retrasar la progresión de la ERC (95-97). Existen pruebas de que la restricción de fósforo es beneficiosa en la ERC, especialmente en la prevención del hiperparatiroidismo secundario (35,95,96). La ingesta de fósforo debe restringirse a 800-1 000 mg/día en pacientes con ERC en estadios 3 a 5, y en aquellos que reciben tratamiento de diálisis.

La mayor parte del fósforo debe proceder de alimentos vegetales, debido a su menor biodisponibilidad y a otros muchos beneficios, como se ha descrito anteriormente (37,98). A medida que la función renal disminuye y los pacientes requieren diálisis, puede que sea necesario el uso de aglutinantes de fosfato para controlar las concentraciones séricas. Es importante señalar que los captores de fósforo a base de calcio han demostrado ser eficaces para fijar el fósforo en el tubo digestivo; sin embargo, su uso regular puede asociarse a un aumento de calcificaciones vasculares y de mortalidad por cualquier causa (99).

Calcio y vitamina D

A medida que la función renal disminuye, se produce una menor activación del 25-hidroxicolecalciferol (25(OH)D) a 1.25-dihidroxicolecalciferol ($1.25(OH)_2$ D) en el riñón, lo que provoca una menor absorción de calcio en el tubo gastrointestinal. La administración de suplementos de vitamina D suele estar indicada en todas las fases de la ERC y en los pacientes en diálisis, ya que se acepta generalmente que esta población de pacientes presenta insuficiencia de esta vitamina. Las directrices sugieren que la suplementación sea en forma de ergocalciferol (vitamina D_2) o colecalciferol (vitamina D_3) para corregir la insuficiencia de vitamina D (24), ya que no se ha demostrado que la suplementación de vitamina D natural provoque hipercalcemia o hiperfosfatemia (100). Además, dado que los órganos extrarrenales son capaces de convertir 25(OH)D en $1.25(OH)_2D$, se justifica la administración de suplementos de vitamina D natural (100,101) para restablecer las concentraciones séricas de 25(OH)D y reducir el desarrollo de hiperparatiroidismo secundario (HPTS) en la ERC o tratarlo en los pacientes en diálisis (102). Por último, se sabe actualmente que la vitamina D tiene efectos pleiotrópicos en otros órganos y funciones del organismo, como el sistema neurológico e inmunitario, y en la actividad antineoplásica (100,101).

Mientras que la disminución de 1.25-dihidroxicolecalciferol generalmente provocará hipocalcemia, el tratamiento para la baja 1.25 $(OH)_2$ D puede causar hipercalcemia ya que el hiperparatiroidismo secundario se sigue desarrollando, lo que da lugar a una disminución de la excreción urinaria de calcio y un aumento de calcio liberado por el hueso, lo que puede provocar calcificación vascular (12). Por tanto, es importante controlar las concentraciones séricas de calcio, fósforo y vitamina D con regularidad, lo que evita concentraciones altas o bajas de cada uno de ellos. Los pacientes con ERC en estadios 3 o 4, y los que están en transición a la diálisis deben restringir la ingesta de calcio a 800-1 000 mg/día, mientras que los pacientes en diálisis deben limitar la ingesta de calcio a < 800 mg/día.

Vitaminas hidrosolubles

Por diversas razones, entre ellas las restricciones de la alimentación, la anorexia, el uso de diuréticos y las pérdidas de la terapia de sustitución renal, los pacientes con ERC crónica y los que se someten a diálisis tienen riesgo de sufrir carencias de vitaminas del grupo B, folato y vitamina C, todas ellas hidrosolubles (103,104). Por lo general, se considera apropiado un preparado multivitamínico apto para el riñón que proporcione la ración alimentaria recomendada/la ingesta adecuada de vitaminas hidrosolubles.

Otros nutrimentos inorgánicos y oligoelementos

Hierro

La carencia de hierro (ferropenia) es relativamente frecuente en la ERC, y suele ser multifactorial. El tratamiento de la carencia de hierro y de la anemia ferropénica en la ERC es complicado, y va más allá del alcance de esta revisión. Un multivitamínico diseñado para su uso en la ERC puede ser adecuado, pero a menudo se necesitan suplementos de hierro. En las personas sometidas a hemodiálisis, a menudo se requiere hierro intravenoso cuando hay concentraciones elevadas de hepcidina, que reduce la absorción intestinal. El suministro de hierro adecuado es necesario para que la eritropoyetina exógena sea eficaz.

Zinc y selenio

Tanto las concentraciones de zinc como las de selenio son generalmente menores en los pacientes con ERC (105) y en los pacientes en diálisis (17,106,107), en comparación con los adultos sanos. A pesar de la enorme cantidad de publicaciones que muestran que las concentraciones bajas de estos dos oligoelementos y la baja concentración de selenio se asocian, de forma independiente y sólida, a la muerte y la hospitalización por todas las causas (17), la administración de suplementos en los pacientes en diálisis sigue siendo controvertida y no se recomienda (108), ya que no se ha demostrado que la administración de suplementos mejore el estado nutricional, los marcadores de inflamación ni el estado general de los micronutrimentos (24).

Aluminio

Los pacientes con ERC tienen riesgo de sufrir toxicidad por aluminio a causa de los aglutinantes de fosfato a base de aluminio y los antiácidos que contienen aluminio. Por tanto, deben evitarse estos tipos de productos. Los fijadores de fosfato a base de aluminio solo deben utilizarse en caso de emergencia, y no deben emplearse como tratamiento habitual de la hiperfosfatemia. Por último, el citrato, que a veces se utiliza para tratar la acidosis metabólica en la ERC, aumenta la absorción intestinal de aluminio y puede facilitar la toxicidad por este. Por ello, los medicamentos que contienen citrato no deben combinarse con sustancias a base de aluminio en pacientes con ERC.

Carnitina

La carnitina es un compuesto nitrogenado abundante en la carne y los productos lácteos. La carnitina sirve de cofactor en la oxidación mitocondrial de los ácidos grasos de cadena larga y amortigua la reserva de coenzima A al aceptar un grupo acilo en la transferencia. Las necesidades de carnitina se cubren mediante la ingesta y la biosíntesis de carnitina, que se produce en el hígado y los riñones. La ERC puede provocar una insuficiencia de carnitina por varios mecanismos, entre ellos la reducción de la ingesta y la síntesis. La hipertrigliceridemia es frecuente en la insuficiencia renal, y puede deberse en parte a las alteraciones en la oxidación de los ácidos grasos por la insuficiencia de carnitina. Existen indicios de que la suplementación con carnitina puede ser eficaz en el tratamiento de la hipertrigliceridemia asociada a la ERC. En una revisión sistemática y un metaanálisis de Chen y cols. de 49 ensayos controlados aleatorizados, se observó que la suplementación con L-carnitina en pacientes en hemodiálisis de mantenimiento reducía las LDL séricas; sin embargo, la disminución no fue clínicamente significativa, mientras que la disminución de la proteína C reactiva (PCR) fue clínicamente y estadísticamente significativa.

Hasta la fecha, se carece de datos fiables que caractericen el equilibrio de la carnitina en pacientes urémicos y en diálisis (109). La carnitina se ha utilizado para intentar reducir los triglicéridos, aumentar la capacidad de respuesta a la eritropoyetina y mejorar, entre otras cosas, la tolerancia al ejercicio, la función cardíaca, la resistencia a la insulina y la calidad de vida. La evidencia actual no es concluyente para ninguno de los resultados y es necesaria más investigación (110). El uso de la carnitina debe considerarse experimental hasta que se disponga de pruebas adicionales.

ASPECTOS DE INTERÉS ESPECIAL

Nefrolitiasis

La incidencia de nefrolitiasis ha aumentado considerablemente en las últimas décadas en las poblaciones acomodadas, de modo que más del 10 % de la población estadounidense sufre una litiasis renal a lo largo de su vida, con hasta un 75 % de recurrencia al cabo de 20 años (111). El tipo más frecuente de cálculo renal es el de oxalato cálcico, que representa entre el 70 % y el 80 % de los cálculos renales que se forman (111). Contrariamente a la creencia popular, el tratamiento alimentario de los cálculos renales no consiste en la restricción de calcio, sino en la restricción de oxalato, sodio y proteínas animales (112,113). Otras recomendaciones son el aumento de la ingesta de líquidos para incrementar el volumen de orina, reduciendo así la concentración de los promotores de cálculos (v. la sección siguiente).

Consumo de proteínas de origen animal

La asociación de las proteínas de origen animal a la nefrolitiasis se remonta al final de la Segunda Guerra Mundial, cuando la ingesta de proteínas animales empezó a aumentar en el siglo XX (114). Durante las décadas siguientes, algunos autores han propuesto que las personas con cálculos recurrentes de oxalato cálcico deberían considerar la posibilidad de hacerse vegetarianas debido a su menor riesgo de sufrir cálculos renales (115).

Desde entonces, en varios estudios observacionales de gran tamaño se ha documentado que las personas que siguen patrones alimentarios que hacen hincapié en las fuentes de alimentos vegetarianos tienen un menor riesgo de sufrir cálculos renales (116). Recientemente, en la cohorte de Oxford del estudio *European Prospective Investigation into Cancer and Nutrition* (EPIC) se mostró que los vegetarianos tenían un riesgo de un 31 % menor de presentar cálculos renales, mientras que los que se encontraban en el tertil superior de consumo de carne tenían un riesgo de un 64 %, mayor en comparación con los del tertil inferior (117). Se cree que las proteínas de origen animal aumentan el riesgo de cálculos renales al incrementar las concentraciones urinarias de ácido, calcio y ácido úrico, todos ellos propensos a la formación de cálculos. Por ello, las investigaciones sugieren que se aconseje a los que sufren litiasis que limiten la ingesta de todas las proteínas animales, incluido el pescado (118). A diferencia de la ingesta de proteínas de origen animal, que tienen un efecto acidificante y disminuyen la excreción de citrato urinario, un importante inhibidor de la formación de cálculos en la orina, las proteínas vegetales tienen un efecto alcalinizante (119). Además, la proteína vegetal tiene citrato natural y otros inhibidores de los cálculos, como el calcio, el potasio y el magnesio, que reducen el riesgo de formación de cálculos. De hecho, para aquellos que no pueden o no consiguen alterar la composición de su orina a través de la alimentación, a menudo se prescribe citrato de potasio, un medicamento, para el tratamiento.

Ingesta de líquidos

A todos los pacientes que presentan cálculos se les debe aconsejar que aumenten la ingesta de líquidos hasta un mínimo de 2 L para reducir la concentración de sustancias formadoras de cálculos, como el calcio y el oxalato. En un metaanálisis de 15 estudios se ha demostrado que cada aumento de 500 mL en la ingesta de agua se asociaba a una reducción del 7% en el riesgo relativo de formación de cálculos (120). Se estima que quizá hasta el 80% de las recidivas de litiasis renal pueden atribuirse a una ingesta inadecuada de agua (118).

Sodio

La ingesta de sodio provoca la excreción de sodio, que finalmente conduce a la excreción de calcio en la orina (120). El aumento de las concentraciones de calcio permite la unión con el oxalato urinario, lo que da lugar a un cálculo. Por ello, se suele recomendar la restricción de sodio en la alimentación.

Calcio

El consumo de una cantidad adecuada de calcio en la alimentación puede ser especialmente útil para reducir la absorción intestinal de oxalato en los formadores de cálculos de oxalato cálcico (121). Sin embargo, el alcance del beneficio del calcio puede verse afectado también por el consumo de grasas y oxalatos en los alimentos. La importancia del calcio en la alimentación quedó demostrada en un destacado ECA realizado por Borghiy cols. (119), que realizó un seguimiento de los participantes durante 5 años. En ese estudio, 120 personas fueron asignadas al azar para seguir una de dos dietas: una baja en calcio o una baja en sodio y proteínas de origen animal. Los que siguieron la dieta baja en sodio y proteínas de origen animal tuvieron un riesgo relativo de formación de cálculos un 51% menor, en comparación con los que siguieron una con restricción de calcio. El calcio en el tubo digestivo puede formar un complejo con el oxalato, reduciendo la absorción de este y, por tanto, la presencia de oxalato en la orina. Por tanto, la restricción del calcio en la alimentación puede aumentar «paradójicamente» el riesgo de formación de cálculos de calcio, por lo que debe desaconsejarse. Hasta la fecha, las pruebas sugieren que una ingesta elevada de calcio procedente de fuentes alimentarias puede proteger contra la formación de cálculos, pero es posible que esta asociación no se aplique al calcio procedente de suplementos (122,123).

Oxalato

La precipitación del oxalato de calcio en la orina es mucho más sensible al oxalato que al calcio. Aunque las concentraciones de oxalato dependen de la ingesta alimentaria, la mayor parte del oxalato en la orina deriva del metabolismo. El metabolismo de varios aminoácidos contribuye a las concentraciones

de oxalato en sangre y orina; por tanto, la oxaluria se correlaciona directamente con la ingesta de proteínas. El ascorbato puede convertirse en oxalato. Aunque generalmente esto contribuye mínimamente a las concentraciones de oxalato, la ingesta de megadosis de vitamina C puede provocar hiperoxaluria en personas susceptibles. La piridoxina sirve como cofactor en el metabolismo de la glicina, y su deficiencia conduce a un exceso de producción de oxalato.

Por ello, la restricción de los alimentos que contienen oxalato tiende a provocar una reducción mínima del oxalato urinario en las personas sin hiperoxaluria significativa (124). Los nuevos datos del microbioma humano muestran que bacterias como *Oxalobacter formigenes*, que dependen exclusivamente del oxalato alimentario para sobrevivir, pueden reducir la absorción intestinal del oxalato de los alimentos (125), lo que sugiere una relación más compleja del oxalato alimentario con las concentraciones de oxalato en la orina.

Sin embargo, el consumo frecuente de ciertos alimentos con alto contenido en oxalato, como el ruibarbo, las espinacas, las acelgas, las remolachas, los anacardos y las frutas del bosque, debería evitarse en individuos con hiperoxaluria. Entre los factores de riesgo no alimentarios de la hiperoxaluria se encuentran las enfermedades intestinales, la cirugía intestinal, la exposición a los antibióticos y los suplementos de vitamina C.

Ascorbato

La conversión metabólica del ascorbato en oxalato sugiere que una ingesta cuantiosa de vitamina C podría aumentar el riesgo de formación de cálculos. Se ha demostrado que el oxalato urinario aumenta con una ingesta elevada de ascorbato, pero no se han confirmado los efectos sobre la formación real de cálculos. Así pues, con una ingesta de vitamina C superior a 1.5 g/día el riesgo de nefrolitiasis puede aumentar, y esto debería ser considerado por quienes favorecen la suplementación de este nutrimento (126). Sin embargo, no se observó cambio alguno en el riesgo de nefrolitiasis atribuible a la vitamina C en el *Health Proffesionals Follow-up Study* (127). El riesgo de vitamina C y cálculos renales no debe traducirse en evitar los alimentos que contengan cítricos, que contienen cantidades menores, y más fisiológicas, de vitamina C.

Además, estos alimentos tienen un abundante aporte de álcali natural que se ha asociado a una reducción del riesgo de formación de cálculos. Sin embargo, puede que sea necesario evitar el zumo de pomelo en algunos casos, ya que en algunos estudios epidemiológicos se ha asociado a un mayor riesgo de formación de cálculos, pero no así en estudios experimentales (128).

Piridoxina

La vitamina B$_6$ es un cofactor en el metabolismo del ácido glioxálico. El consumo abundante de vitamina B reduce la producción de oxalato al desplazar la vía hacia la producción de glicina. La piridoxina se ha utilizado para tratar los cálculos de oxalato con un éxito anecdótico limitado por causas alimentarias. La piridoxina desempeña un papel más importante en la hiperoxaluria primaria, una enfermedad genética que provoca un metabolismo anómalo del ácido glioxálico y la acumulación de oxalato.

Ácido úrico

La excreción de ácido úrico en la orina aumenta con la ingesta de proteínas de origen animal. La solubilidad del urato se reduce en un entorno ácido, y la ingesta de ciertos aminoácidos acidifica la orina. Así, la ingesta de purinas aumenta el urato en la orina y reduce su solubilidad. La hiperuricosuria contribuye al desarrollo de cálculos de oxalato cálcico al saturar la orina y reducir el umbral para la precipitación de solutos. La restricción de proteínas de origen animal protege contra la formación de cálculos de urato y oxalato cálcico al reducir el urato urinario (129). En un estudio (129), las dietas vegetarianas se asociaron a una reducción del 93 % del riesgo de cristalización de ácido úrico en la orina. En las personas con una enfermedad que no responde a los cambios alimentarios, se prefiere la alcalinización urinaria a la administración de alopurinol, un medicamento habitual para tratar la hiperuricemia crónica.

Síndrome nefrótico

La evidencia sugiere que la combinación de la restricción de proteínas en la alimentación y el tratamiento con inhibidores de la enzima conversora de angiotensina o bloqueadores de los receptores de angiotensina reduce la pérdida de proteínas en la orina, sin contribuir a la disminución de la concentración de albúmina sérica. Los datos sobre la restricción o la suplementación de proteínas en el síndrome nefrótico no son concluyentes, y no se recomienda la modificación de la ingesta de proteínas de forma sistemática (130). La restricción moderada de sodio puede ayudar a controlar el edema (130).

Los pacientes nefróticos suelen requerir suplementos de vitaminas y nutrimentos inorgánicos, ya que son propensos a sufrir carencias de vitamina D y oligoelementos. La hipoalbuminemia es consecuencia de las pérdidas de albúmina en la orina en el síndrome nefrótico, del aumento del catabolismo de la albúmina en la diálisis peritoneal ambulatoria crónica y de la reducción de la capacidad de síntesis en la hemodiálisis (44).

Insuficiencia renal aguda

El tratamiento alimentario de la insuficiencia renal aguda (IRA) no está bien definido en la bibliografía, y depende en parte de la etiología. Cuando la IRA se produce en el contexto de un shock, puede ser necesaria la nutrición parenteral. La composición de las fórmulas de nutrición parenteral debe elaborarse con la participación de un nefrólogo y un especialista en nutrición del hospital.

La IRA se caracteriza por un estado de descomposición proteica acelerada que no se compensa con el aporte de proteínas exógenas. Las causas del catabolismo proteico excesivo son diversas, entre ellas las toxinas urémicas, la resistencia a la insulina, la acidosis metabólica, los mediadores de la inflamación y las pérdidas de nutrimentos relacionadas con la diálisis, así como el deterioro de las múltiples funciones metabólicas y endocrinas del riñón. Las necesidades de proteínas alimentarias de los pacientes varían, y dependen más de la enfermedad causante de la insuficiencia renal y del grado de hipercatabolismo, así como del tipo y la frecuencia del tratamiento renal sustitutivo, que de la función renal (45). Los pacientes sometidos a terapia renal sustitutiva continua pueden necesitar hasta 1.8-2.5 g/kg de proteínas/día; en hemodiálisis, se suele necesitar 1.5 g/kg/día (131). Un especialista en nutrición debe participar en el tratamiento de todos los pacientes con IRA que persista durante más de varios días.

El tratamiento nutricional en el contexto de la IRA puede influir en el pronóstico; en particular, se sugiere un posible beneficio de la suplementación con aminoácidos esenciales (132,133). El plan alimentario en este contexto debe ser el resultado de un esfuerzo de colaboración en el que participen, como mínimo, el nefrólogo y el especialista en nutrición.

Alteraciones endocrinas

Aunque hay una serie de anomalías endocrinas asociadas a enfermedad renal y a uremia, la mayoría de ellas no entran dentro del ámbito de esta exposición. Lo más relevante para el tratamiento alimentario es la aparición de resistencia a la insulina y elevación del glucagón, que contribuyen a la alteración del metabolismo de la glucosa. El enfoque alimentario de la alteración del metabolismo de la glucosa y la resistencia a la insulina se trata en el capítulo 6. Los enfoques básicos no cambian en el marco de la insuficiencia renal, aunque puede que sea necesario ajustar las dosis de los medicamentos.

Hiperlipidemia

Las elevaciones de las LDL y de las lipoproteínas de muy baja densidad (VLDL) son frecuentes en la enfermedad renal. En el capítulo 7 se describe su tratamiento.

ASPECTOS CLÍNICOS DESTACADOS

Cada vez hay más pruebas de que la alimentación puede modificar los factores de riesgo de la ERC, como la diabetes de tipo 2 y la hipertensión, la progresión de la ERC, y las complicaciones de la ERC y la enfermedad renal terminal, como la acidosis metabólica y la hiperfosfatemia. En la ERC, está indicada una restricción juiciosa y adaptada de las proteínas, el sodio, los ácidos alimentarios y el fósforo, junto con la administración de suplementos de vitaminas y oligoelementos. Además, se ha demostrado que las fuentes alimentarias vegetales de proteínas tienen múltiples beneficios, incluidos los relacionados con la enfermedad renal.

El tratamiento alimentario de los pacientes con ERC grave debe ser un esfuerzo de colaboración en el que participen el paciente y su familia, el médico de atención primaria, el nefrólogo y un especialista en nutrición con experiencia en enfermedades renales. El esfuerzo por retrasar la diálisis en un paciente con ERC avanzada puede implicar un tratamiento alimentario complejo, incluyendo el uso de una dieta baja en proteínas procedentes de fuentes vegetales y/o cetoácidos o hidroxiácidos para minimizar la carga de nitrógeno, a la vez que se conserva una nutrición adecuada.

Cada vez se reconoce más la contribución del patrón alimentario al riesgo de formación de cálculos renales. La diferencia en la incidencia de formación de cálculos entre los países desarrollados y los países en vías de desarrollo sugiere que la nefrolitiasis puede prevenirse en gran medida mediante la modificación de la alimentación. Se recomienda que esta sea rica en frutas y verduras, con restricción de proteínas animales y sodio. El consumo de líquidos que permita una producción de orina de más de 2 L/día es probablemente protector.

Evitar el exceso de oxalato en la alimentación es una precaución prudente en pacientes con antecedentes de hiperoxaluria. Una ingesta abundante de magnesio, potasio y fibra puede ser beneficiosa, y está indicada para promover la salud (v. cap. 45). El calcio de la alimentación no debe restringirse y, de hecho, puede ser protector. Las medidas alimentarias para prevenir los cálculos renales coinciden en gran parte con las recomendaciones para la promoción de la salud, y pueden recomendarse a los pacientes con y sin antecedentes de nefrolitiasis. Los pacientes con cálculos renales recurrentes a pesar de las intervenciones alimentarias prudentes son candidatos a tratamiento farmacológico y/o terapias nutricionales más adaptadas. El citrato de potasio y los diuréticos tiazídicos también han demostrado ser prometedores en el tratamiento de los cálculos de calcio recurrentes. Las intervenciones personalizadas para prevenir la nefrolitiasis recurrente deben basarse en el análisis químico de una muestra de orina de 24 h.

REFERENCIAS BIBLIOGRÁFICAS

1. Disease: Improving Global Outcomes (KDIGO) CKD Work Group. KDIGO 2012 Clinical Practice Guideline for the Evaluation and Management of Chronic Kidney Disease. *Kidney Inter.* 2013;3:1–150.
2. Jha V, Garcia-Garcia G, Iseki K, et al. Chronic kidney disease: global dimension and perspectives. *Lancet.* 2013;382(9888):260–272. doi:10.1016/ S0140-6736(13)60687-X (only worldwide prevalence)
3. Chen TK, Knicely DH, Grams ME. Chronic kidney disease diagnosis and management: a review. *JAMA.* 2019;322(13):1294–1304. doi:10.1001/jama.2019.14745
4. Mills KT, Xu Y, Zhang W, Bundy JD, Chen C-S, Kelly TN, et al. A systematic analysis of worldwide population-based data on the global burden of chronic kidney disease in 2010. *Kidney Int.* 2015;88(5):950–957. doi:10.1038/ki.2015.230
5. [0][0]United States Renal Data System. 2019 USRDS annual data report: Epidemiology of kidney disease in the United States. National Institutes of Health, National Institute of Diabetes and Digestive and Kidney Diseases, Bethesda, MD, 2019.
6. Pugh D, Gallacher PJ, Dhaun N. Management of hypertension in chronic kidney disease. *Drugs.* 2019;79(4):365–379. doi:10.1007/s40265-019-1064-1. PubMed PMID: 30758803; PubMed Central PMCID: PMCPMC6422950.
7. Faqah A, Jafar TH. Control of blood pressure in chronic kidney disease: how low to go? *Nephron Clin Pract.* 2011;119:c324–c331.
8. Bennett SJ, Welch JL, Eckert GJ, et al. Nutrition in chronic heart failure with coexisting chronic kidney disease. *J Cardiovasc Nurs.* 2006;21:56–62.
9. Beto JA, Bansal VK. Nutrition interventions to address cardiovascular outcomes in chronic kidney disease. *Adv Chronic Kidney Dis.* 2004;11:391–397.
10. Look AHEAD Research Group. Effect of a long-term behavioural weight loss intervention on nephropathy in overweight or obese adults with type 2 diabetes: a secondary analysis of the Look AHEAD randomised clinical trial. *Lancet Diabetes Endocrinol.* 2014;2(10):801–809.
11. Fioretto P, Steffes MW, Sutherland DE, Goetz FC, Mauer M. Reversal of lesions of diabetic nephropathy after pancreas transplantation. *N Engl J Med.* 1998;339(2):69–75.
12. Kalantar-Zadeh K, Fouque D. Nutritional management of chronic kidney disease. *N Engl J Med.* 2017;377(18):1765–

1776. doi:10.1056/NEJMra1700312. PubMed PMID: 29091561.

13. Manley KJ, Haryono RY, Keast RSJ. Taste changes and saliva composition in chronic kidney disease. *Ren Soc Australas J*. 2012;8(2):56–60.

14. Oner-Iyidogan Y, Gurdol F, Kocak H, Oner P, Cetinalp-Demircan P, Caliskan Y, et al. Appetite-regulating hormones in chronic kidney disease patients. *J Ren Nutr*. 2011;21(4):316–321. doi:10.1053/j.jrn.2010.07.005

15. Steiber AL, Kopple JD. Vitamin status and needs for people with stages 3–5 chronic kidney disease. *J Ren Nutr*. 2011;21:355–368.

16. Dizdar OS, Yıldız A, Gul CB, Gunal AI, Ersoy A, Gundogan K. The effect of hemodialysis, peritoneal dialysis and renal transplantation on nutritional status and serum micronutrient levels in patients with end-stage renal disease; multicenter, 6-month period, longitudinal study. *J Trace Elem Med Biol*. 2020;60:126498.

17. Tonelli M, Wiebe N, Bello A, et al. Concentrations of trace elements and clinical outcomes in hemodialysis patients: a prospective cohort study. *Clin J Am Soc Nephrol*. 2018;13(6):907–915.

18. Fouque D, Kalantar-Zadeh K, Kopple J, Cano N, Chauveau P, Cuppari L, et al. A proposed nomenclature and diagnostic criteria for protein–energy wasting in acute and chronic kidney disease. *Kidney Int*. 2008;73(4):391. doi:10.1038/sj.ki.5002585

19. Kistler BM, Moore LW, Benner D, et al. The International Society of Renal Nutrition and Metabolism Commentary on the National Kidney Foundation and Academy of Nutrition and Dietetics KDOQI clinical practice guideline for nutrition in chronic kidney disease. *J Ren Nutr*. 2020. doi:10.1053/j.jrn.2020.05.002. PubMed PMID: 32737016.

20. Wolfson M. Effectiveness of nutrition interventions in the pre-ESRD and the ESRD population. *Am J Kidney Dis*. 1998;32:s126–s130.

21. Wolfson M. Nutrition in elderly dialysis patients. *Semin Dial*. 2002;15:113–115.

22. Cupisti A, D'Alessandro C, Morelli E, et al. Nutritional status and dietary manipulation in predialysis chronic renal failure patients. *J Ren Nutr*. 2004;14:127–133.

23. Beto JA. Which diet for which renal failure: making sense of the options. *J Am Diet Assoc*. 1995;95:898–903.

24. Ikizler, T. A., et al. KDOQI Nutrition in CKD Guideline Work Group. KDOQI clinical practice guideline for nutrition in CKD: 2020 update. *Am J Kidney Dis*. 2020;76: S1–S107.

25. Maroni BJ, Mitch WE. Role of nutrition in prevention of the progression of renal disease. *Annu Rev Nutr*. 1997;17:435.

26. Mandayam S, Mitch WE. Dietary protein restriction benefits patients with chronic kidney disease. *Nephrology (Carlton)*. 2006;11:53–57.

27. Levey AS, Adler S, Caggiula AW, et al. Effects of dietary protein restriction on the progression of advanced renal disease in the Modification of Diet in Renal Disease Study. *Am J Kidney Dis*. 1996;27:652.

28. Holm EA, Solling K. Dietary protein restriction and the progression of chronic renal insufficiency: a review of the literature. *J Intern Med*. 1996;239:99.

29. Burgess E. Conservative treatment to slow deterioration of renal function: evidence-based recommendations. *Kidney Int Suppl*. 1999;70:s17–s25.

30. Johnson DW. Dietary protein restriction as a treatment for slowing chronic kidney disease progression: the case against. *Nephrology (Carlton)*. 2006;11:58–62.

31. Bacchetta J, Harambat J, Cochat P, et al. The consequences of chronic kidney disease on bone metabolism and growth in children. *Nephrol Dial Transplant*. 2012;27:3063–3071.

32. Mak RH, Rees L. Nutrition and growth in children with chronic kidney disease. *Nat Rev Nephrol*. 2011;7(11):615–623. doi:10.1038/nrneph.2011.137

33. Chaturvedi S, Jones C. Protein restriction for children with chronic renal failure. *Cochrane Database Syst Rev*. 2007;17(4):CD006863.

34. National Kidney Foundation. KDOQI clinical practice guideline for nutrition in children with CKD: 2008 update. *Am J Kidney Dis*. 2009;53(suppl 2):S1–S124.

35. Kent PS. Integrating clinical nutrition practice guidelines in chronic kidney disease. *Nutr Clin Pract*. 2005;20:213–217.

36. Brandle E, Sieberth HG, Hautmann RE. Effect of chronic dietary protein intake on the renal function in healthy subjects. *Eur J Clin Nutr*. 1996;50:734.

37. Kalantar-Zadeh K, Joshi S, Schlueter R, Cooke J, Brown-Tortorici A, Donnelly M, et al. Plant-dominant low-protein diet for conservative management of chronic kidney disease. *Nutrients*. 2020;12(7):1931. doi:10.3390/nu12071931

38. Chewcharat A, Takkavatakarn K, Wongrattanagorn S, et al. The effects of restricted protein diet supplemented with ketoanalogue on renal function, blood pressure, nutritional status, and chronic kidney disease-mineral and bone disorder in chronic kidney disease patients: a systematic review and meta-analysis. *JREN*. 2020;30(3):189–199. doi:10.1053/j.jrn.2019.07.005

39. Feiten SF, Draibe SA, Watanabe R, et al. Short-term effects of a very-low-protein diet supplemented with ketoacids in nondialyzed chronic kidney disease patients. *Eur J Clin Nutr*. 2005;59:129–136.

40. Prakash S, Pande DP, Sharma S, et al. Randomized, double-blind, placebo-controlled trial to evaluate efficacy of ketodiet in predialytic chronic renal failure. *J Ren Nutr*. 2004;14: 89–96.

41. Teplan V, Schuck O, Knotek A, et al. Effects of low-protein diet supplemented with ketoacids and erythropoietin in chronic renal failure: a long-term metabolic study. *Ann Transplant*. 2001;6:47–53.

42. Aparicio M, Bellizzi V, Chauveau P, et al. Keto acid therapy in predialysis chronic kidney disease patients: final consensus. *J Ren Nutr*. 2012;22(2 suppl):S22–S24.

43. Bellizzi V, Di Iorio BR, De Nicola L, et al. Very low protein diet supplemented with ketoanalogs improves blood pressure control in chronic kidney disease. *Kidney Int*. 2007;71:245–251.

44. Savica V, Santoro D, Mazzaglia G, et al. L-Carnitine infusions may suppress serum C-reactive protein and improve nutritional status in maintenance hemodialysis patients. *J Ren Nutr*. 2005;15:225–230.

45. Duranay M, Akay H, Yilmaz FM, et al. Effects of L-carnitine infusions on inflammatory and nutritional markers in haemodialysis patients. *Nephrol Dial Transplant*. 2006;21: 3211–3214.

46. Klahr S, Morrissey J. L-arginine as a therapeutic tool in kidney disease. *Semin Nephrol*. 2004;24(4):389–394. doi:10.1016/j.semnephrol.2004.04.010

47. Kopple JD, Greene T, Chumlea WC, et al. Relationship between nutritional status and the glomerular filtration rate: results from the MDRD study. *Kidney Int*. 2000;57: 1688–1703.

48. Lusvarghi E, Fantuzzi AL, Medici G, et al. Natural history of nutrition in chronic renal failure. *Nephrol Dial Transplant*. 1996;11:75.

49. Dobell E, Chan M, Williams P, et al. Food preferences and food habits of patients with chronic renal failure undergoing dialysis. *J Am Diet Assoc.* 1993;93:1129.

50. Oldrizzi L, Rugiu C, Maschio G. Nutrition and the kidney: how to manage patients with renal failure. *Nutr Clin Pract.* 1994;9:3–10.

51. Cupisti A, Morelli E, Meola M, et al. Vegetarian diet alternated with conventional low-protein diet for patients with chronic renal failure. *J Ren Nutr.* 2002;12:32–37.

52. Kalantar-Zadeh K, Cano NJ, Budde K, Chazot C, Kovesdy CP, Mak RH, et al. Diets and enteral supplements for improving outcomes in chronic kidney disease. *Nat Rev Nephrol.* 2011; 7(7):369–384. Epub 2011/05/31. doi:10.1038/nrneph.2011.60. PubMed PMID: 21629229; PubMed Central PMCID: PM-CPMC3876473.

53. Joshi S, Hashmi S, Shah S, Kalantar-Zadeh K. Plant-based diets for prevention and management of chronic kidney disease. *Curr Opin Nephrol Hy.* 2020;29(1):16–21. doi:10.1097/MNH.0000000000000574

54. Kalantar-Zadeh K, Moore LW. Does kidney longevity mean healthy vegan food and less meat or is any low-protein diet good enough? *J Ren Nutr.* 2019;29(2):79–81. doi:10.1053/j.jrn.2019.01.008

55. Katz DL, Doughty KN, Geagan K, Jenkins DA, Gardner CD. Perspective: the public health case for modernizing the definition of protein quality. *Adv Nutr.* 2019;10(5):755–764.

56. Chiu Y-W, Teitelbaum I, Misra M, De Leon EM, Adzize T, Mehrotra R. Pill burden, adherence, hyperphosphatemia, and quality of life in maintenance dialysis patients. *Clin J Am Soc Nephrol.* 2009;4(6):1089–1096.

57. Mullon C, Sussman E, Ginsberg N, Ramos R, Tarallo M, Apruzzese R, Sergeyeva O, Ho CH, Diaz-Buxo J. 200: amount of fluid ingested with phosphate binders (PB) in hemodialysis- dependent chronic kidney disease (HDD-CKD) patients. *Am J Kidney Dis.* 2010;55(4):B81.

58. Joshi S, Shah S, Kalantar-Zadeh K. Adequacy of plant-based proteins in chronic kidney disease. *J Ren Nutr.* 2019;29(2):112–117.

59. Ko G-J, Rhee CM, Kalantar-Zadeh K, Joshi S. The effects of high-protein diets on kidney health and longevity. *J Am Soc Nephrol.* 2020;31(8):1667–1679.

60. Kimmel PL, Lew SQ, Bosch JP. Nutrition, ageing and GFR: is age-associated decline inevitable? *Nephrol Dial Transplant.* 1996;11:85–88.

61. Eaton SB, Eaton SB 3rd, Konner MJ. Paleolithic nutrition revisited. A twelve-year retrospective on its nature and implications. *Eur J Clin Nutr.* 1997;51:207.

62. Tritt L. Nutritional assessment and support of kidney transplant recipients. *J Infus Nurs.* 2004;27:45–51.

63. Kim JK, Kim YS, Song YR, Kim HJ, Kim SG, Moon SJ. Excessive weight gain during the first year of peritoneal dialysis is associated with inflammation, diabetes mellitus, and a rapid decrease in residual renal function. *PLoS One.* 2015;10(9):e0139033. Published 2015 Sep 25. doi:10.1371/journal.pone.0139033

64. Lin J, Hu FB, Curhan GC. Associations of diet with albuminuria and kidney function decline. *Clin J Am Soc Nephrol.* 2010;5(5):836–843.

65. Lin J, Fung TT, Hu FB, Curhan GC. Association of dietary patterns with albuminuria and kidney function decline in older white women: A subgroup analysis from the nurses' health study. *Am J Kidney Dis.* 2011;57(2):245–254.

66. Axelsson TG, Irving GF, Axelsson J. To eat or not to eat: dietary fat in uremia is the question. *Semin Dial.* 2010;23:383–388.

67. Lauretani F, Semba RD, Bandinelli S, et al. Plasma polyunsaturated fatty acids and the decline of renal function. *Clin Chem.* 2008;54:475–481.

68. Rose SD, Strombom AJ. A plant-based diet prevents and treats chronic kidney disease. *Urol Nephrol.* 2019; 6:1–28.

69. Chiavaroli L, Mirrahimi A, Sievenpiper J. et al. Dietary fiber effects in chronic kidney disease: a systematic review and meta-analysis of controlled feeding trials. *Eur J Clin Nutr.* 2015;69:761–768. doi:10.1038/ejcn.2014.237

70. Raj Krishnamurthy VM, Wei G, Baird BC, Murtaugh M, Chonchol MB, Raphael KL, et al. High dietary fiber intake is associated with decreased inflammation and all-cause mortality in patients with chronic kidney disease. *Kidney Int.* 2012;81(3):300–306. doi:10.1038/ki.2011.355

71. Wang AY, Sea MM, Ng K, Wang M, Chan IH, Lam CW, Sanderson JE, Woo J. Dietary fiber intake, myocardial injury, and major adverse cardiovascular events among end-stage kidney disease patients: A prospective cohort study. *Kidney Int.* 2019 Jun 1;4(6):814–823.

72. [0]Institute of Medicine (US) Standing Committee on the Scientific Evaluation of Dietary Reference Intakes. Dietary reference intakes for water, potassium, sodium, chloride, and sulfate. Washington, DC: National Academies Press, 2005.

73. Noori N, Kalantar-Zadeh K, Kovesdy CP, et al. Dietary potassium intake and mortality in long-term hemodialysis patients. *Am J Kidney Dis.* 2010;56:338–347.

74. Kovesdy CP, Regidor DL, Mehrotra R, et al. Serum and dialysate potassium concentrations and survival in hemodialysis patients. *Clin J Am Soc Nephrol.* 2007;2:999–1007.

75. Pun P, Lehrich R, Honeycutt E, Herzog C, Middleton J. Modifiable risk factors associated with sudden cardiac arrest within hemodialysis clinics. *Kidney Int.* 2010;79:218.

76. Naismith DJ, Braschi A. An investigation into the bioaccessibility of potassium in unprocessed fruits and vegetables. *Int J Food Sci Nutr.* 2008;59(5):438–450.

77. Burrowes JD, Ramer NJ. Removal of potassium from tuberous root vegetables by leaching. *J Ren Nutr.* 2006;16(4):304–311.

78. Burrowes JD, Ramer NJ. Changes in potassium content of different potato varieties after cooking. *J Ren Nutr.* 2008;18(6):530–534.

79. Bethke PC, Jansky SH. The effects of boiling and leaching on the content of potassium and other minerals in potatoes. *J Food Sci.* 2008;73:H80–H85.

80. Sussman EJ, Singh B, Clegg D, Palmer BF, Kalantar-Zadeh K. Let them eat healthy: can emerging potassium binders help overcome dietary potassium restrictions in chronic kidney disease? *J Ren Nutr.* 2020. doi:10.1053/j.jrn.2020.01.022

81. de Brito-Ashurst I, Varagunam M, Raftery MJ, Yaqoob MM. Bicarbonate supplementation slows progression of CKD and improves nutritional status. *J Am Soc Nephrol.* 2009 Sep 1;20(9):2075–2084.

82. Mahajan A, Simoni J, Sheather SJ, Broglio KR, Rajab MH, Wesson DE. Daily oral sodium bicarbonate preserves glomerular filtration rate by slowing its decline in early hypertensive nephropathy. *Kidney Int.* 2010 Aug 1;78(3):303–309.

83. Goraya N, Munoz-Maldonado Y, Simoni J, Wesson DE. Fruit and vegetable treatment of chronic kidney disease-related metabolic acidosis reduces cardiovascular risk better than sodium bicarbonate. *Am J Nephrol.* 2019;49(6):438–448.

84. Scialla JJ, Anderson CA. Dietary acid load: a novel nutritional target in chronic kidney disease? *Adv Chronic Kidney Dis.* 2013 Mar 1;20(2):141–149.

85. Ströhle A, Waldmann A, Koschizke J, Leitzmann C, Hahn A. Diet-dependent net endogenous acid load of vegan diets in re-

lation to food groups and bone health-related nutrients: results from the German Vegan Study. *Ann Nutr Metab.* 2011;59(2–4):117–126.

86. Ausman LM, Oliver LM, Goldin BR, Woods MN, Gorbach SL, Dwyer JT. Estimated net acid excretion inversely correlates with urine pH in vegans, lacto-ovo vegetarians, and omnivores. *J Ren Nutr.* 2008;18(5):456–465.

87. Goraya N, Simoni J, Jo C, Wesson DE. Dietary acid reduction with fruits and vegetables or bicarbonate attenuates kidney injury in patients with a moderately reduced glomerular filtration rate due to hypertensive nephropathy. *Kidney Int.* 2012 Jan 1;81(1):86–93.

88. Goraya N, Simoni J, Jo CH, Wesson DE. A comparison of treating metabolic acidosis in CKD stage 4 hypertensive kidney disease with fruits and vegetables or sodium bicarbonate. *Clin J Am Soc Nephrol.* 2013 Mar 7;8(3):371–381.

89. Goraya N, Simoni J, Jo CH, Wesson DE. Treatment of metabolic acidosis in patients with stage 3 chronic kidney disease with fruits and vegetables or oral bicarbonate reduces urine angiotensinogen and preserves glomerular filtration rate. Kidney Int. 2014 Nov 1;86(5):1031–1038.

90. Gropper SAS, Smith JL, Carr TP. Advanced nutrition and human metabolism. In: Smith JL, Carr TP, eds. 7th ed. Student edition. Boston, MA: Cengage Learning, 2018.

91. Institute of Medicine (US) Standing Committee on the Scientific Evaluation of Dietary Reference Intakes. Dietary reference intakes for calcium, phosphorus, magnesium, vitamin D, and fluoride. Washington, DC: National Academies Press (US); 1997.

92. Sullivan C, Sayre SS, Leon JB, et al. Effect of food additives on hyperphosphatemia among patients with end-stage renal disease: a randomized controlled trial. *JAMA.* 2009;301:629–635.

93. Noori N, Sims JJ, Kopple JD, Shah A, Colman S, Shinaberger CS, et al. Organic and inorganic dietary phosphorus and its management in chronic kidney disease. *Iran J Kidney Dis.* 2010;4(2):89.

94. Martin KJ, Gonzalez EA. Prevention and control of phosphate retention/hyperphosphatemia in CKD-MBD: what is normal, when to start, and how to treat? *Clin J Am Soc Nephrol.* 2011;6:440–446.

95. Martinez I, Saracho R, Montenegro J, et al. The importance of dietary calcium and phosphorus in the secondary hyperparathyroidism of patients with early renal failure. *Am J Kidney Dis.* 1997;29:496–502.

96. Hsu CH. Are we mismanaging calcium and phosphate metabolism in renal failure? *Am J Kidney Dis.* 1997; 29:641–649.

97. Barsotti G, Cupisti A. The role of dietary phosphorus restriction in the conservative management of chronic renal disease. *J Ren Nutr.* 2005;15:189–192.

98. Campbell TM, Liebman SE. Plant-based dietary approach to stage 3 chronic kidney disease with hyperphosphataemia. *BMJ Case Reports CP.* 2019;12(12): e232080. doi:10.1136/bcr-2019-232080.

99. Jovanovich A. Time to reconsider calcium-based phosphate binders in dialysis? a call for a well-designed randomized controlled trial. *Am J Kidney Dis.* 2020;75(3):453–455.

100. Jean G, Souberbielle J, Chazot C. Vitamin D in chronic kidney disease and dialysis patients. *Nutrients.* 2017;9(4):328. doi:10.3390/nu9040328

101. Liu W-C, Wu C-C, Hung Y-M, Liao M-T, Shyu J-F, Lin Y-F, et al. Pleiotropic effects of vitamin D in chronic kidney disease. *Clin Chim Acta.* 2016;453:1–12. doi:10.1016/j. cca.2015.11.029

102. Lu C-L, Yeih D-F, Hou Y-C, Jow G-M, Li Z-Y, Liu W-C, et al. The Emerging Role of Nutritional Vitamin D in Secondary Hyperparathyroidism in CKD. *Nutrients.* 2018;10(12):1890. doi:10.3390/nu10121890

103. Clase CM, Ki V, Holden RM. Water-soluble vitamins in people with low glomerular filtration rate or on dialysis: a review. *Semin Dial.* 2013;26(5):546–567. doi:10.1111/ sdi.12099

104. Jankowska M, Rutkowski B, Dębska-Ślizień A. Vitamins and microelement bioavailability in different stages of chronic kidney disease. *Nutrients.* 2017;9(3):282. doi:10.3390/ nu9030282

105. Tonelli M, Wiebe N, Hemmelgarn B, Klarenbach S, Field C, Manns B, et al. Trace elements in hemodialysis patients: a systematic review and meta-analysis. *BMC Med.* 2009;7(1):25-. doi:10.1186/1741-7015-7-25

106. Rucker D, Thadhani R, Tonelli M. Trace element status in hemodialysis patients. *Semin Dial.* 2010;23(4):389–395. doi:10.1111/j.1525-139x.2010.00746.x

107. Ekramzadeh M, Mazloom Z, Sagheb M. Association of depression with selenium deficiency and nutritional markers in the patients with end-stage renal disease on hemodialysis. *J Ren Nutr.* 2015;25(4):381–387. doi:10.1053/j. jrn.2014.12.005

108. Liakopoulos V, Roumeliotis S, Bozikas A, Eleftheriadis T, Dounousi E. Antioxidant supplementation in renal replacement therapy patients: is there evidence? *Oxid Med Cell Longev.* 2019;2019:1–23. doi:10.1155/2019/9109473

109. Chen Y, Abbate M, Tang L, Cai G, Gong Z, Wei R, et al. L-Carnitine supplementation for adults with end-stage kidney disease requiring maintenance hemodialysis: a systematic review and meta-analysis. *Am J Clin Nutr.* 2014;99(2):408–422. doi:10.3945/ajcn.113.062802

110. Guarnieri GMD. Carnitine in maintenance hemodialysis patients. *J Ren Nutr.* 2015;25(2):169–175. doi:10.1053/j. jrn.2014.10.025

111. Worcester EM, Coe FL. Calcium kidney stones. *N Engl J Med.* 2010;363(10):954–963.

112. Heilberg IP, Goldfarb DS. Optimum nutrition for kidney stone disease. *Adv Chronic Kidney Dis.* 2013;20(2):165–174.

113. Goldfarb DS. Empiric therapy for kidney stones. *Urolithiasis.* 2019;47(1):107–113.

114. Robertson WG, Peacock M, Hodgkinson A. Dietary changes and the incidence of urinary calculi in the UK between 1958 and 1976. *J Chronic Dis.* 1979;32(6): 469–476.

115. Robertson WG, Peacock M, Heyburn PJ, et al. Should recurrent calcium oxalate stone formers become vegetarians?. *BJU Int.* 1979;51(6):427–431.

116. Taylor EN, Fung TT, Curhan GC. DASH-style diet associates with reduced risk for kidney stones. *J Am Soc Nephrol.* 2009;20:2253–2259.

117. Turney BW, Appleby PN, Reynard JM, Noble JG, Key TJ, Allen NE. Diet and risk of kidney stones in the Oxford cohort of the European Prospective Investigation into Cancer and Nutrition (EPIC). *Eur J Epidemiol.* 2014;29(5): 363–369.

118. Tracy CR, Best S, Bagrodia A, et al. Animal protein and the risk of kidney stones: a comparative metabolic study of animal protein sources. *J Urol.* 2014;192(1):137–141.

119. Borghi L, Schianchi T, Meschi T, et al. Comparison of two diets for the prevention of recurrent stones in idiopathic hypercalciuria. *N Engl J Med.* 2002;346(2):77–84.

120. Muldowney FP, Freaney R, Moloney MF. Importance of dietary sodium in the hypercalciuria syndrome. *Kidney Int.* 1982;22(3):292–296.

121. Finkielstein VA, Goldfarb DS. Strategies for preventing calcium oxalate stones. *CMAJ*. 2006;174:1407–1409.

122. Curhan GC, Curhan SG. Dietary factors and kidney stone formation. *Compr Ther*. 1994;20:485–489.

123. Curhan GC, Willett WC, Knight EL, et al. Dietary factors and the risk of incident kidney stones in younger women: Nurses' Health Study II. *Arch Intern Med*. 2004;164:885–891.

124. Taylor EN, Curhan GC. Determinants of 24-hour urinary oxalate excretion. *Clin J Am Soc Nephrol*. 2008;3(5):1453–1460.

125. Joshi S, Goldfarb DS. The use of antibiotics and risk of kidney stones. *Curr Opin Nephrol Hypertens*. 2019;28(4):311–315.

126. Davis M, Wolff M. Patient education: tips for preventing calcium oxalate kidney stones. *J Ren Nutr*. 2011;21:e31–e32.

127. Nouvenne A, Meschi T, Guerra A, et al. Dietary treatment of nephrolithiasis. *Clin Cases Miner Bone Metab*. 2008;5: 135–141.

128. Goldfarb DS, Asplin JR. Effect of grapefruit juice on urinary lithogenicity. *J Urol*. 2001;166(1): 263–267.

129. Siener R, Hesse A. The effect of a vegetarian and different omnivorous diets on urinary risk factors for uric acid stone formation. *Eur J Nutr*. 2003;42(6):332–337.

130. Kaysen GA. Albumin turnover in renal disease. *Miner Electrolyte Metab*. 1998;24:55.

131. Brown RO, Compher C, American Society for Parenteral and Enteral Nutrition (A.S.P.E.N.) Board of Directors. A.S.P.E.N. clinical guidelines: nutrition support in adult acute and chronic renal failure. *JPEN*. 2010;34:366–377.

132. Alvestrand A. Nutritional aspects in patients with acute renal failure/multiorgan failure. *Blood Purif*. 1996;14:109.

133. Kopple JD. The nutrition management of the patient with acute renal failure. *JPEN*. 1996;20:3–12.

Capítulo 17

Alimentación y enfermedades hepatobiliares

Victoria Fischer

INTRODUCCIÓN

La importancia del hígado en el metabolismo de los nutrimentos y fármacos ingeridos, sugiere que la función hepática puede verse influida por manipulaciones alimentarias. Menos evidente es el papel potencial de nutrimentos específicos para mejorar la evolución natural de algunas enfermedades hepáticas crónicas o exposiciones a sustancias tóxicas. Datos preliminares apoyan el uso de varios productos nutricéuticos en el tratamiento de enfermedades hepáticas para las que las terapias convencionales son limitadas.

VISIÓN GENERAL

En la hepatopatía crónica compensada, la alimentación no tiene por qué diferir de la recomendada para la promoción general de la salud (1,2). En la hepatopatía no compensada, la desnutrición es una secuela habitual (1-3). En los pacientes con enfermedad hepática crónica puede aparecer desnutrición a pesar de una ingesta alimentaria casi normal, incluso en la enfermedad leve, debido al aumento de la degradación de las proteínas musculares y la disminución de la síntesis (4).

La enfermedad hepática influye directamente en los biomarcadores de insuficiencia energética de nutrimentos, como albúmina, prealbúmina, transferrina y proteína fijadora de retinol, lo que hace que su interpretación sea un reflejo de la capacidad funcional del hígado, más que del estado nutricional (5). La antropometría de la parte superior del cuerpo, en particular el grosor del pliegue cutáneo del tríceps, puede ser necesaria para evaluar las reservas de grasa corporal, y el perímetro muscular del brazo medio para evaluar las reservas de proteínas en un paciente con ascitis (6). El análisis por impedancia bioeléctrica también puede ser útil, pero tiene limitaciones en pacientes con ascitis (7). Para la evaluación a la

cabecera del paciente, los parámetros clínicos como el cambio de peso, el estado funcional y el desgaste muscular visible son índices fiables del estado nutricional, sobre todo cuando se utilizan en combinación (2,7). Cuando se disponga de ella, debe utilizarse la calorimetría indirecta para determinar los requerimientos energéticos en los pacientes de la unidad de cuidados intensivos (UCI) con enfermedad hepática, ya que las ecuaciones predictivas no se correlacionan bien con el gasto energético en reposo medido (3,8,9), en particular en aquellos que no muestran la respuesta esperada a las terapias nutricionales. En un metaanálisis, solo el 45 % de las ecuaciones predictivas arrojaron estimaciones dentro del 90 al 100 % del gasto energético en reposo medido por calorimetría indirecta, lo que subestima en su mayoría los requerimientos (9).

Aunque las imágenes transversales se consideran el método de referencia (*gold standard*) para la evaluación de la pérdida muscular en la enfermedad hepática, parecen más prácticas las técnicas que pueden utilizarse a pie de cama y sin exposición a la radiación. En un estudio prospectivo de 159 pacientes ambulatorios con cirrosis, se comparó la identificación de sarcopenia mediante imágenes transversales con los resultados de la evaluación global subjetiva (EGS), la albúmina sérica, la circunferencia muscular en la parte media del brazo, la fuerza de prensión de la mano, y una combinación del índice de masa corporal (IMC) y el grosor del músculo del muslo evaluado mediante ecografía.

Todos ellos se asociaron significativamente a sarcopenia, y la combinación del IMC y el grosor del músculo del muslo mostró resultados fiables para su identificación. Curiosamente, la circunferencia de la parte media del brazo y la circunferencia del músculo de la parte media del brazo también predijeron la sarcopenia de forma fiable, tanto en hombres como en mujeres, mientras que la EGS no fue muy útil (10).

Una evaluación nutricional completa debe incluir la evaluación de los micronutrimentos con alto riesgo de insuficiencia, como las vitaminas A, D y E, el folato, el zinc y el hierro, así como la tiamina en la hepatopatía alcohólica (6). En general, está indicada una consulta con un especialista en nutrición tanto en pacientes hospitalizados como ambulatorios, dada la frecuencia de desnutrición proteico-energética en pacientes con enfermedad hepática avanzada y la complejidad de la evaluación del estado nutricional de esos pacientes.

El mantenimiento de un estado nutricional adecuado debe ser una prioridad en los pacientes con hepatopatía crónica e insuficiencia hepática, ya que en esta población la malnutrición está significativamente correlacionada con una evolución clínica peor (3) (v. cap. 26). En particular, la sarcopenia está bien estudiada como factor predictivo de morbilidad y mortalidad en la enfermedad hepática avanzada (11). La ascitis se asocia a anorexia, y se ha demostrado que aumenta el gasto energético, hasta el punto de que se sugiere utilizar el peso corporal real para estimar los requerimientos energéticos (12). Las náuseas, que con frecuencia acompañan a la enfermedad hepática, reducen aún más la ingesta alimentaria. La malabsorción y la escasa ingesta alimentaria asociada al alcoholismo son otros motivos frecuentes de desnutrición en la hepatopatía crónica. En una revisión sistemática, se detectó un efecto positivo del apoyo nutricional en la evolución clínica de los pacientes con cirrosis en situación de riesgo nutricional (13). Sin embargo, los resultados varían, posiblemente en función de la duración de la intervención (15), o de la combinación y la gravedad específicas de la enfermedad (16). También se ha observado una reducción de la frecuencia de las complicaciones infecciosas, una reducción de la hospitalización y una mejoría de la función hepática en pacientes con hepatopatía en respuesta al apoyo nutricional (2). Además, en un estudio observacional prospectivo sobre 65 pacientes evaluados para un trasplante de hígado, un plan de atención nutricional individualizado y el asesoramiento nutricional personalizado mejoraron el estado nutricional, y también mejoraron significativamente la ingesta de proteínas y energía, en comparación con el mismo número de pacientes que se sometieron a un trasplante de hígado el año anterior a la aplicación del plan de atención personalizada (14).

La restricción de proteínas ya no se recomienda para los pacientes con encefalopatía hepática (EH) leve a moderada, y actualmente se desaconseja en general (2). Una de las preocupaciones con respecto al aporte de proteínas ha sido que puede aumentar el riesgo de encefalopatía hepática. Las recomendaciones actuales sostienen que incluso el suministro de 1.8 g/kg de peso corporal no afecta negativamente la encefalopatía hepática en caso de cirrosis alcohólica (2,3). En un pequeño estudio se investigó la respuesta de los aminoácidos séricos a una dieta proteica normal en pacientes con cirrosis hepática compensada, en comparación con voluntarios sanos de la misma edad (20 g de proteínas en una comida), y a una comida rica en proteínas en pacientes con cirrosis hepática descompensada (1 g/kg de peso corporal en una comida).

Comprobaron que el total de leucina, isoleucina y tirosina aumentaba más en los pacientes con cirrosis compensada que en las personas sanas, y que la relación entre aminoácidos de cadena ramificada (BCAA, *branched-chain amino acid*) y aminoácidos aromáticos (AAA, *aromatic amino acid*) disminuía más con respecto al valor inicial. En el grupo de pacientes con cirrosis inestable de 1 g/kg de peso corporal, la relación BCAA/AAA disminuyó de forma más significativa, principalmente debido a los grandes aumentos de isoleucina y leucina. Uno de seis pacientes de este grupo presentó signos leves de EH a través del electroencefalograma. No se observaron síntomas clínicos de EH en ninguno de los sujetos (17).

El aumento de BCAA puede deberse a la resistencia a la insulina (17). De forma alarmante, la EH mínima, la forma más temprana de encefalopatía, se observa hasta en el 80 % de los pacientes con cirrosis, pero rara vez se comprueba (18). La lactulosa, seguida de un antibiótico no absorbible, como la rifaximina, se considera actualmente el tratamiento habitual para la EH. Esta estrategia facilita la eliminación de los residuos nitrogenados a la vez que permite una ingesta de proteínas adecuada a los requerimientos metabólicos (19).

Los pacientes con cirrosis deben consumir entre 30 y 40 kcal/kg/día, junto con 1.2 a 1.5 g/kg/día de proteínas de diversas fuentes (20). Una mayor ingesta de proteínas puede estar indicada durante los períodos de estrés físico o en la fase de recuperación de la desnutrición. Para obtener el máximo efecto del consumo de calorías, las pruebas sugieren que el mayor beneficio se obtiene con una alimentación frecuente, con cuatro a seis comidas más pequeñas a lo largo del día y un tentempié por la noche (21). Las intervenciones con tentempiés ricos en hidratos de carbono a última hora de la noche mejoran el balance de nitrógeno y la calidad de vida, y posiblemente revierten la sarcopenia, al reducir el tiempo que se pasa en estado de ayuno (22).

Los tentempiés incluyen fruta y yogur, batidos o suplementos nutricionales líquidos, y galletas integrales o cereales con leche. Además, cuando se necesita alimentación enteral por sonda para mantener una nutrición adecuada en la enfermedad hepática, las varices esofágicas ya no se consideran una contraindicación (2).

La grasa de la alimentación debe restringirse en los pacientes con esteatorrea, pero por lo demás no debe modificarse. Puede estar indicada una reducción de la grasa alimentaria en función de los principios generales si la ingesta de grasa supera las recomendaciones. En un paciente desnutrido, cualquier reducción de las grasas de la alimentación debe equilibrarse con un aumento de las calorías procedentes de otras fuentes, preferentemente de hidratos de carbono complejos. La desnutrición proteica se agrava cuando la ingesta energética es insuficiente, ya que los aminoácidos se extraen del músculo esquelético para favorecer la gluconeogénesis (21,23).

En pacientes con hipertensión portal y ascitis, suele estar indicada la restricción de la ingesta de líquidos y sodio. Una alimentación poco apetitosa puede exacerbar la tendencia a la desnutrición frecuente en los pacientes con hepatopatía avanzada (7) y, por tanto, puede ser perjudicial aunque la restricción alimentaria impuesta sea sensata en otras circunstancias. En consecuencia, la recomendación es restringir el sodio a 80-120 mmol/día (1.8-2.8 g/día), y no por debajo de 60 mmol/día, incluso en pacientes con ascitis (2,21). La prevalencia del hígado graso no alcohólico (HGNA) y de la esteatohepatitis no alcohólica (EHNA), ha aumentado en los adultos en los últimos años (24-27). Se espera que la incidencia en los niños aumente (25), aunque en un metaanálisis no se detectó cambio alguno en la prevalencia de la HGNA en niños y adolescentes durante 5 años (28). Dado que la EHNA y su precursora, la HGNA, son manifestaciones hepáticas del síndrome metabólico, el tratamiento no farmacológico se centra en la alimentación y el ejercicio para promover la pérdida gradual de peso y mejorar la resistencia a la insulina (v. caps. 5 y 6). Una variedad de enfoques de dietas hipocalóricas puede ser eficaz para la pérdida de peso. Una forma de lograr la reducción de la ingesta de energía es reducir el consumo de bebidas azucaradas y el exceso de fructosa.

Sin embargo, en este momento los datos son insuficientes para una recomendación universal de la reducción específica del consumo de fructosa (3,21,30). El problema de los estudios que investigan la relación entre la ingesta de fructosa y las enfermedades hepáticas es que el aumento de la ingesta de energía en las ramas del estudio que incluyen fructosa confunde los resultados (29,31). Los efectos metabólicos conocidos de la fructosa incluyen el aumento de la lipogénesis *de novo*, el aumento de la disfunción mitocondrial, la estimulación de las vías inflamatorias, el aumento de la resistencia a la insulina, la probable alteración del estado del cobre y el efecto negativo

sobre la microbiota (32-35), y justifican al menos que se siga investigando la eficacia de la ingesta reducida de fructosa. Estos efectos, junto con el fácil aumento de la ingesta de energía, también justifican la limitación de las bebidas azucaradas como enfoque del tratamiento nutricional (36). El papel de la microbiota intestinal en la patogenia de la HGNA sugiere la posible utilidad de los probióticos en la prevención y el tratamiento de la esteatosis hepática, con una evidencia cada vez mayor de sus efectos beneficiosos (37,38). El tratamiento nutricional de la enfermedad hepática en el paciente pediátrico varía según la etiología. Dada la importancia de una nutrición adecuada para un neurodesarrollo y un crecimiento correctos, la evaluación nutricional es una parte fundamental del tratamiento de los niños con hepatopatía crónica (39), y la enfermedad hepática crónica se correlaciona con una mayor morbilidad y mortalidad en esta población de pacientes (40). Cuando la hepatopatía se debe a errores innatos del metabolismo, como la galactosemia y la enfermedad de Wilson, están indicadas las intervenciones alimentarias específicas. En general, el tratamiento de estos niños debe ser supervisado por un especialista.

NUTRIMENTOS, NUTRICÉUTICOS Y ALIMENTOS FUNCIONALES

Silimarina

La silimarina se obtiene de las semillas de *Silybum marianum* (cardo lechoso). El extracto contiene un grupo de compuestos químicos de la familia de los flavonoides. Existe una larga historia de su uso en los sistemas médicos tradicionales para el tratamiento de enfermedades hepáticas y manifestaciones de la hipertensión portal (41). Está bien estudiado su efecto protector del hígado en pacientes con HGNA, a través de múltiples vías. La silimarina mejora las enzimas hepáticas, la glucemia en ayunas, la resistencia a la insulina y la mortalidad (41,42).

Su efecto beneficioso en la HGNA se ha demostrado en varios estudios pequeños (42,43). Por el contrario, en la hepatopatía alcohólica los resultados son contradictorios, y la calidad de los estudios no siempre es convincente. No parece ser eficaz en el caso de la hepatitis vírica o el carcinoma hepatocelular (42). Se ha documentado que este nutricéutico se tolera bien y tiene pocas interacciones con los medicamentos (41,42,44).

Proteínas vegetales

Se han documentado los beneficios de una alimentación con proteínas de origen vegetal para reducir la incidencia de la encefalopatía hepática en pacientes con cirrosis.

Sin embargo, estas dietas suelen tolerarse mal debido a su alto contenido en fibra y al elevado volumen total de alimentos. En la medida en que la proteína derivada de fuentes vegetales sea tolerada por los pacientes, su uso es razonable (19), aunque no se sustente de forma incuestionable (21). Además de las proteínas vegetales, las proteínas de origen lácteo también pueden tolerarse mejor que las carnes en los pacientes con cirrosis (2).

Aminoácidos ramificados

La alteración del metabolismo de los aminoácidos en la cirrosis da lugar a la acumulación de aminoácidos de anillo aromático y la depleción de BCAA. Se ha implicado al desequilibrio de la distribución de aminoácidos en el desarrollo de la encefalopatía hepática, y se ha encontrado una asociación a la sarcopenia (18). La acción competitiva de los BCAA en el transporte de aminoácidos a través de la barrera hematoencefálica puede ayudar a aliviar el trastorno (45). Las concentraciones séricas de BCAA se redujeron en pacientes con sarcopenia, un factor predictivo de morbilidad y mortalidad en pacientes con cirrosis hepática (18). Basándose en el conocimiento de los procesos fisiológicos, la suplementación con BCAA debiera promover la desintoxicación de amoníaco, reducir el catabolismo muscular y prevenir la generación de falsos neurotransmisores (46).

En ensayos clínicos, se ha demostrado que la suplementación con BCAA mejora la encefalopatía hepática y la calidad de vida (2,19,21,46). Estudios recientes sugieren que los BCAA también pueden ser útiles para reducir la morbilidad en pacientes con carcinoma hepatocelular (47).

Cetoácidos de cadena ramificada

Los análogos cetoácidos de los BCAA ofrecen la posible ventaja de proporcionar un sustrato para la síntesis de proteínas carentes de grupos amino. Las ventajas metabólicas de estas preparaciones están bien descritas, pero la evidencia del beneficio clínico en la enfermedad hepática avanzada es limitada. Puede ser apropiado el uso de cetoácidos de cadena ramificada en pacientes con intolerancia a las proteínas estándar; sin embargo, la investigación reciente en este ámbito es escasa (48).

S-Adenosil-L-metionina

La S-adenosil-L-metionina (SAMe) es un precursor del aminoácido esencial metionina. La mayor parte de la SAMe se produce en el hígado, y su metabolismo se ralentiza considerablemente en varios tipos de hepatopatías (49,50). Los estudios realizados en varios modelos animales respaldan la administración de suplementos de SAMe para mejorar la lesión hepática y la EHNA, y para reducir la fibrosis (49). En varios estudios realizados en humanos se muestra un efecto beneficioso de la suplementación con SAMe en la toxicidad hepática inducida por la quimioterapia (46,47,49).

Las pruebas limitadas indican que la SAMe no es un tratamiento eficaz para la hepatopatía alcohólica (51), pero puede mejorar la respuesta temprana al tratamiento de la hepatitis C y la colangitis biliar primaria (50,52,53). Aunque se están realizando estudios, hasta el momento no hay suficientes pruebas fiables (54).

Glutamina

La glutamina es un aminoácido no esencial (v. cap. 3). Debido a una permeabilidad intestinal anómala, la endotoxemia en la cirrosis acelera el recambio del músculo esquelético. La glutamina es el aminoácido predominante en el músculo, y su consumo en la cirrosis podría llevar a la necesidad de una reposición alimentaria. Sin embargo, la glutamina se metaboliza en amoníaco y puede aumentar las concentraciones plasmáticas de amoníaco. Por tanto, los médicos deben aconsejar a los pacientes con cirrosis que eviten los suplementos de glutamina (20).

Triglicéridos de cadena media

Los triglicéridos de cadena media (TCM), que generalmente contienen ácidos grasos de 8 a 10 carbonos, pueden absorberse en el intestino sin incorporarse a los quilomicrones, y requieren un metabolismo hepático mínimo. Los TCM son útiles en pacientes desnutridos después de la cirugía bariátrica (55). Datos preliminares sugieren la mejoría de la supervivencia con la nutrición enteral, con TCM como terapia para la hepatitis alcohólica aguda, con el beneficio dependiendo de la ingesta total de energía (16). Tras un trasplante de hígado, se recomienda el uso de TCM (2). Se requiere la suplementación con ácidos grasos esenciales (v. cap. 2) si se mantiene la suplementación con TCM y la ingesta de grasas de otras fuentes es insignificante. En los pacientes con cirrosis, debe evitarse el uso de TCM.

La capacidad del hígado para extraer TCM de la circulación y metabolizarlos está alterada en la cirrosis. Los TCM atraviesan la barrera hematoencefálica, y se sabe que causan encefalopatía y coma cuando se acumulan.

Nutrimentos inorgánicos

Se ha descrito una insuficiencia de zinc en pacientes con diversas enfermedades hepáticas, como HGNA, hepatitis crónica y cirrosis hepática. Esta insuficiencia se debe probablemente a una combinación de absorción intestinal alterada, pérdida urinaria excesiva y menor fijación a la albúmina cuando las concentraciones de esta son bajas (19,56). La insuficiencia de zinc puede desencadenar estrés oxidativo, provocando sobrecarga de hierro, resistencia a la insulina y esteatosis hepática. Además, provoca un aumento de las concentraciones de amoníaco. Sin embargo, los suplementos de zinc no parecen tener un efecto beneficioso en la encefalopatía hepática (2,19). El déficit de selenio puede contribuir a la resistencia a la insulina, especialmente en pacientes con hepatitis C (2). Las concentraciones circulantes de magnesio, hierro y calcio deben corregirse. Por el contrario, el manganeso se acumula en los ganglios basales, por lo que se deben evitar sus suplementos (2).

Vitaminas

Los pacientes con hepatopatía crónica deben tomar un suplemento multivitamínico. La suplementación con tiamina está indicada en todos los pacientes alcohólicos (2). Se recomienda la suplementación con vitamina E en dosis de 800 UI diarias en adultos con EHNA (3), ya que mejora las enzimas hepáticas, los cambios histológicos, la esteatosis y la inflamación (57). La carencia de vitamina D es muy frecuente en pacientes con enfermedad hepática crónica, con una prevalencia del 64 al 92 %, y las concentraciones se correlacionan con la respuesta al tratamiento en pacientes con diversas enfermedades hepáticas (2). La suplementación se recomienda especialmente en pacientes con baja densidad mineral ósea (2); sin embargo, debido a sus beneficios, debiera considerarse la suplementación en todos los pacientes con HGNA en general (41). Esta recomendación tiene más sentido ante los datos que indican que la suplementación mejora la respuesta al tratamiento de la infección por hepatitis C, y que las bajas concentraciones antes del trasplante aumentan la probabilidad de rechazo del órgano (58). Asimismo, la carencia de vitamina D fue un indicador pronóstico de evolución desfavorable en un estudio sobre pacientes con carcinoma hepatocelular (58). El efecto de la vitamina D en la enfermedad hepática es complicado, ya que su metabolismo depende del hígado. Así, la insuficiencia de vitamina D en la cirrosis hepática sería una consecuencia esperada más que una causa o un factor contribuyente. En algunos estudios genéticos se sugiere que, al menos en lo que respecta a la fibrosis, las concentraciones de vitamina D pueden estar implicadas en el inicio del proceso (58).

Componentes bioactivos

Numerosos mecanismos contribuyen a la patogenia de HGNA y EHNA y, finalmente, de cirrosis. En consecuencia, pueden encontrarse múltiples componentes bioactivos que influyen en uno o varios de estos mecanismos. Varios de estos componentes se han investigado ampliamente y se encuentran actualmente en ensayos clínicos. Entre ellos se encuentran la berberina, el resveratrol, la curcumina y el jengibre (59).

La berberina es un alcaloide que se encuentra en la hierba *Coptis chinensis* Franch (hilo de oro chino), y se utilizaba para el tratamiento de la diabetes en la medicina tradicional. La berberina reduce el colesterol (60) y puede tener un valor terapéutico en la HGNA (61). En estudios realizados en roedores y modelos celulares han revelado detalles de las vías moleculares por las que la berberina reduce la esteatosis hepática y la inflamación en el hígado y el tejido adiposo (61). Disminuye las citocinas inflamatorias y reduce el estrés oxidativo, entre otras vías en las que influye (62). La FDA ha registrado un ensayo de fase 4 con berberina (59). El resveratrol, bien conocido por sus efectos beneficiosos para la salud cardiovascular, disminuye la lipogénesis y aumenta la oxidación de los ácidos grasos, entre otros mecanismos, disminuyendo así la esteatosis hepática (63).

Sin embargo, en un metaanálisis de cuatro ensayos aleatorizados de control no se aportó evidencia suficiente de un beneficio del resveratrol para el tratamiento de la HGNA, en relación con la fibrosis, la inflamación o el daño hepático (64). La curcumina, otra sustancia bien conocida por sus propiedades antioxidantes, demostró mejorar la lesión hepática a través de la vía del factor nuclear κ-B (63). En un metaanálisis de cuatro ensayos controlados aleatorizados con un total de 228 participantes se mostró que la suplementación con curcumina puede reducir las concentraciones de aspartato-aminotransferasa, una enzima cuyas concentraciones séricas pueden indicar daño hepático. Otros parámetros no pudieron ser analizados a partir de los datos disponibles (65).

También se han comunicado resultados positivos de estudios sobre la astaxantina (un antioxidante) y la coenzima Q10 (41). Además, el impacto del café en la enfermedad hepática es lo suficientemente positivo como para no desaconsejar su consumo (30,66).

ASPECTOS CLÍNICOS DESTACADOS

Las enfermedades hepáticas, ya sean colestásicas o no, de origen alcohólico, vírico o de otro tipo, imponen importantes demandas nutricionales. Cuando llega a ser grave, la enfermedad hepática aumenta considerablemente las demandas de energía. Las secuelas de las hepatopatías hacen que la desnutrición sea frecuente.

El tratamiento nutricional debe dirigirse a prevenir la desnutrición proteico-energética. Cuando se disponga de ella, se debe utilizar la calorimetría indirecta para determinar los requerimientos energéticos en los pacientes de UCI con enfermedad hepática. La ingesta de proteínas no debe restringirse, salvo que exista una encefalopatía grave en un paciente sin desnutrición subyacente.

En contra de la creencia clínica anterior, estudios recientes sugieren que la restricción de proteínas en pacientes con encefalopatía leve a moderada y desnutrición puede en realidad perjudicar la recuperación; en esta situación, se recomienda actualmente la lactulosa y un antibiótico no absorbible, como la rifaximina, con una ingesta adecuada de proteínas. En los pacientes que no toleran las proteínas estándar, debe considerarse la posibilidad de tomar BCAA, aunque su beneficio y, sobre todo, su rentabilidad son todavía dudosos. Todos los pacientes deben recibir suplementos de vitaminas y nutrimentos inorgánicos.

En el caso de la HGNA y la EHNA, el tratamiento no farmacológico se centra en la alimentación y el ejercicio para promover la pérdida gradual de peso y mejorar la resistencia a la insulina.

Los pacientes con ascitis deben consumir una dieta hiposódica y, si es necesario, con restricción de agua. Si existe malabsorción, los TCM pueden ser beneficiosos. Los posibles beneficios de la silimarina y otros nutricéuticos en la mejoría de la función de los hepatocitos una vez que se ha desarrollado la cirrosis son intrigantes, y se están acumulando pruebas de los efectos beneficiosos de algunos de ellos, pero esos beneficios aún no están suficientemente demostrados.

REFERENCIAS BIBLIOGRÁFICAS

1. Mandato C, Di Nuzzi A, Vajro P. Nutrition and liver disease. *Nutrients*. 2017;10(1):9.
2. European Association for the Study of the Liver. EASL Clinical Practice Guidelines on nutrition in chronic liver disease. *J Hepatol*. 2019;70(1):172–193.
3. Plauth M, Bernal W, Dasarathy S, Merli M, Plank LD, Schütz T, et al. ESPEN guideline on clinical nutrition in liver disease. *Clin Nutr*. 2019;38(2):485–521.
4. De Bandt JP, Jegatheesan P, Tennoune-El-Hafaia N. Muscle loss in chronic liver diseases: the example of nonalcoholic liver disease. *Nutrients*. 2018;10(9).
5. Hammad A, Kaido T, Aliyev V, Mandato C, Uemoto S. Nutritional therapy in liver transplantation. *Nutrients*. 2017;9(10):1126.
6. Shergill R, Syed W, Rizvi SA, Singh I. Nutritional support in chronic liver disease and cirrhotics. *World J Hepatol*. 2018;10(10):685–694.
7. Tandon P, Raman M, Mourtzakis M, Merli M. A practical approach to nutritional screening and assessment in cirrhosis. *Hepatology (Baltimore, Md)*. 2017;65(3):1044–1057.
8. Santos BC, Correia M, Anastácio LR. Energy expenditure and liver transplantation: what we know and where we are. *JPEN J Parenter Enteral Nutr*. 2020.
9. Eslamparast T, Vandermeer B, Raman M, Gramlich L, Den Heyer V, Belland D, et al. Are predictive energy expenditure equations accurate in cirrhosis? *Nutrients*. 2019;11(2).
10. Tandon P, Low G, Mourtzakis M, Zenith L, Myers RP, Abraldes JG, et al. A model to identify sarcopenia in patients with cirrhosis. *Clin Gastroenterol Hepatol*. 2016;14(10):1473–1480.e3.
11. Chang S-F, Lin P-L. Systematic literature review and meta-analysis of the association of sarcopenia with mortality. *Worldviews Evid Based Nurs*. 2016;13(2):153–162.
12. Knudsen AW, Krag A, Nordgaard-Lassen I, Frandsen E, Tofteng F, Mortensen C, et al. Effect of paracentesis on metabolic activity in patients with advanced cirrhosis and ascites. *Scand J Gastroenterol*. 2016;51(5):601–609.
13. Kondrup J, Rasmussen HH, Hamberg O, Stanga Z. Nutritional risk screening (NRS 2002): a new method based on an analysis of controlled clinical trials. *Clin Nutr*. 2003;22(3):321–336.
14. Daphnee DK, John S, Rajalakshmi P, Vaidya A, Khakhar A, Bhuvaneshwari S, et al. Customized nutrition intervention and personalized counseling helps achieve nutrition targets in perioperative liver transplant patients. *Clinical Nutrition ESPEN*. 2018;23:200–204.
15. Vidot H, Bowen DG, Carey S, McCaughan GW, Allman-Farinelli M, Shackel NA. Aggressive nutrition intervention reduces ascites and frequency of paracentesis in malnourished patients with cirrhosis and ascites. *JGH Open*. 2017;1(3):92–97.
16. Moreno C, Deltenre P, Senterre C, Louvet A, Gustot T, Bastens B, et al. Intensive enteral nutrition is ineffective for patients with severe alcoholic hepatitis treated with corticosteroids. *Gastroenterology*. 2016;150(4):903–910.e8.
17. Campollo O, Sprengers D, Dam G, Vilstrup H, McIntyre N. Protein tolerance to standard and high protein meals in patients with liver cirrhosis. *World J Hepatol*. 2017;9(14):667–676.
18. Hanai T, Shiraki M, Watanabe S, Kochi T, Imai K, Suetsugu A, et al. Sarcopenia predicts minimal hepatic encephalopathy in patients with liver cirrhosis: Sarcopenia predicts MHE in cirrhotic patients. *Hepatology research*. 2017;47(13):1359–1367.
19. Jawaro T, Yang A, Dixit D, Bridgeman MB. Management of hepatic encephalopathy: a primer. *Ann Pharmacother*. 2016;50(7):569–577.
20. Vasques J, Guerreiro CS, Sousa J, Pinto M, Cortez-Pinto H. Nutritional support in cirrhotic patients with sarcopenia. *Clinical nutrition ESPEN*. 2019;33:12–17.
21. Yao CK, Fung J, Chu NHS, Tan VPY. Dietary interventions in liver cirrhosis. *J Clin Gastroenterol*. 2018;52(8):663–673.
22. Anand AC. Nutrition and muscle in cirrhosis. *J Clin Exp Hepatol*. 2017;7(4):340–357.
23. Stirnimann J, Stirnimann G. Nutritional challenges in patients with advanced liver cirrhosis. *J Clin Med*. 2019;8(11).
24. Perumpail BJ, Khan MA, Yoo ER, Cholankeril G, Kim D, Ahmed A. Clinical epidemiology and disease burden of nonalcoholic fatty liver disease. *World J Hepatol*. 2017;23(47):8263–8276.
25. Younossi Z, Anstee QM, Marietti M, Hardy T, Henry L, Eslam M, et al. Global burden of NAFLD and NASH: trends, predictions, risk factors and prevention. *Nat Rev Gastroenterol Hepatol*. 2017;15(1):11–20.

26. Younossi ZM, Tampi RP, Racila A, Qiu Y, Burns L, Younossi I, et al. Economic and clinical burden of nonalcoholic steatohepatitis in patients with type 2 diabetes in the U.S. *Diabetes Care*. 2020;43(2):283.

27. Kim D, Kim W, Adejumo AC, Cholankeril G, Tighe SP, Wong RJ, et al. Race/ethnicity-based temporal changes in prevalence of NAFLD-related advanced fibrosis in the United States, 2005–2016. *Hepatology International*. 2019;13(2): 205–213.

28. Anderson EL, Howe LD, Jones HE, Higgins JP, Lawlor DA, Fraser A. The prevalence of non-alcoholic fatty liver disease in children and adolescents: a systematic review and meta-analysis. *PLoS One*. 2015;10(10):e0140908.

29. Rippe JM, Angelopoulos TJ. Sugars, obesity, and cardiovascular disease: results from recent randomized control trials. *Eur J Nutr*. 2016;55(Suppl 2):45–53.

30. George ES, Forsyth A, Itsiopoulos C, Nicoll AJ, Ryan M, Sood S, et al. Practical dietary recommendations for the prevention and management of nonalcoholic fatty liver disease in adults. *Adv Nutr (Bethesda, Md)*. 2018;9(1):30–40.

31. Ter Horst KW, Serlie MJ. Fructose consumption, lipogenesis, and non-alcoholic fatty liver disease. *Nutrients*. 2017;9(9).

32. Chen Q, Wang T, Li J, Wang S, Qiu F, Yu H, et al. Effects of natural products on fructose-induced nonalcoholic fatty liver disease (NAFLD). *Nutrients*. 2017;9(2).

33. Song M, Vos MB, McClain CJ. Copper-fructose interactions: a novel mechanism in the pathogenesis of NAFLD. *Nutrients*. 2018;10(11).

34. Lambertz J, Weiskirchen S, Landert S, Weiskirchen R. Fructose: A dietary sugar in crosstalk with microbiota contributing to the development and progression of non-alcoholic liver disease. *Front Immunol*. 2017;8:1159.

35. Jegatheesan P, De Bandt JP. Fructose and NAFLD: The multifaceted aspects of fructose metabolism. *Nutrients*. 2017;9(3).

36. Sekkarie A, Welsh JA, Vos MB. Carbohydrates and diet patterns in nonalcoholic fatty liver disease in children and adolescents. *Curr Opin Clin Nutr Metab Care*. 2018;21(4):283–288.

37. Tang Y, Huang J, Zhang WY, Qin S, Yang YX, Ren H, et al. Effects of probiotics on nonalcoholic fatty liver disease: a systematic review and meta-analysis. *Therap Adv Gastroenterol*. 2019;12:1756284819878046.

38. Sharpton SR, Maraj B, Harding-Theobald E, Vittinghoff E, Terrault NA. Gut microbiome-targeted therapies in nonalcoholic fatty liver disease: a systematic review, meta-analysis, and meta-regression. *Am J Clin Nutr*. 2019;110(1):139–149.

39. Normatov I, Kaplan S, Azzam RK. Nutrition in pediatric chronic liver disease. *Pediatric annals*. 2018; 47(11):e445–e451.

40. Widodo AD, Soelaeman EJ, Dwinanda N, Narendraswari PP, Purnomo B. Chronic liver disease is a risk factor for malnutrition and growth retardation in children. *Asia Pacific journal of clinical nutrition*. 2017;26(Suppl 1):S57–S60.

41. Cicero AFG, Colletti A, Bellentani S. Nutraceutical approach to non-alcoholic fatty liver disease (NAFLD): the available clinical evidence. *Nutrients*. 2018;10(9).

42. Abenavoli L, Izzo AA, Milić N, Cicala C, Santini A, Capasso R. Milk thistle (Silybum marianum): A concise overview on its chemistry, pharmacological, and nutraceutical uses in liver diseases. *Phytotherapy Res: PTR*. 2018;32(11):2202–2213.

43. Perumpail BJ, Li AA, Iqbal U, Sallam S, Shah ND, Kwong W, et al. Potential therapeutic benefits of herbs and supplements in patients with NAFLD. *Diseases (Basel, Switzerland)*. 2018;6(3).

44. Gillessen A, Schmidt HH. Silymarin as supportive treatment in liver diseases: a narrative review. *Adv Ther*. 2020;37(4):1279–1301.

45. Dam G, Aamann L, Vistrup H, Gluud LL. The role of Branched Chain Amino Acids in the treatment of hepatic Encephalopathy. *J Clin Exp Pathol*. 2018;8(4):448–451.

46. Metcalfe EL, Avenell A, Fraser A. Branched-chain amino acid supplementation in adults with cirrhosis and portosystemic encephalopathy: systematic review. *Clin Nutr*. 2014;33(6):958–65.

47. Takami T, Yamasaki T, Saeki I, Matsumoto T, Suehiro Y, Sakaida I. Supportive therapies for prevention of hepatocellular carcinoma recurrence and preservation of liver function. *World J Hepatol*. 2016;22(32):7252–7263.

48. Holeček M. Branched-chain amino acids and branched-chain keto acids in hyperammonemic states: metabolism and as supplements. *Metabolites*. 2020;10(8).

49. Vincenzi B, Russo A, Terenzio A, Galvano A, Santini D, Vorini F, et al. The use of SAMe in chemotherapy-induced liver injury. *Crit Rev Oncol Hematol*. 2018;130:70–77.

50. Wunsch E, Raszeja-Wyszomirska J, Barbier O, Milkiewicz M, Krawczyk M, Milkiewicz P. Effect of S-adenosyl-L-methionine on liver biochemistry and quality of life in patients with primary biliary cholangitis treated with ursodeoxycholic acid. A prospective, open label pilot study. *J Gastrointestin Liver Dis*. 2018;27(3): 273–279.

51. Ghorbani Z, Hajizadeh M, Hekmatdoost A. Dietary supplementation in patients with alcoholic liver disease: a review on current evidence. *Hepatobiliary Pancreat Dis Int*. 2016;15(4):348–360.

52. Filipowicz M, Bernsmeier C, Terracciano L, Duong FH, Heim MH. S-adenosyl-methionine and betaine improve early virological response in chronic hepatitis C patients with previous nonresponse. *PLoS One*. 2010;5(11):e15492.

53. Feld JJ, Modi AA, El-Diwany R, Rotman Y, Thomas E, Ahlenstiel G, et al. S-adenosyl methionine improves early viral responses and interferon-stimulated gene induction in hepatitis C nonresponders. *Gastroenterology*. 2011; 140(3):830–839.

54. Dajani A, AbuHammour A. Treatment of nonalcoholic fatty liver disease: Where do we stand? an overview. *Saudi J Gastroenterol*. 2016;22(2):91–105.

55. Kuin C, den Ouden F, Brandts H, Deden L, Hazebroek E, van Borren M, et al. Treatment of severe protein malnutrition after bariatric surgery. *Obes Surg*. 2019; 29(10):3095–3102.

56. Himoto T, Masaki T. Associations between zinc deficiency and metabolic abnormalities in patients with chronic liver disease. *Nutrients*. 2018;10(1).

57. Amanullah I, Khan YH, Anwar I, Gulzar A, Mallhi TH, Raja AA. Effect of vitamin E in non-alcoholic fatty liver disease: a systematic review and meta-analysis of randomised controlled trials. *Postgrad Med J*. 2019;95(1129):601–611.

58. Konstantakis C, Tselekouni P, Kalafateli M, Triantos C. Vitamin D deficiency in patients with liver cirrhosis. *Ann Gastroenterol*. 2016;29(3):297–306.

59. Yan T, Yan N, Wang P, Xia Y, Hao H, Wang G, et al. Herbal drug discovery for the treatment of nonalcoholic fatty liver disease. *Acta pharmaceutica Sinica B*. 2020; 10(1):3–18.

60. Song D, Hao J, Fan D. Biological properties and clinical applications of berberine. *Front Med*. 2020.

61. Zhu X, Bian H, Gao X. The potential mechanisms of berberine in the treatment of nonalcoholic fatty liver disease. *Molecules (Basel, Switzerland)*. 2016;21(10).

62. Guo T, Woo SL, Guo X, Li H, Zheng J, Botchlett R, et al. Berberine ameliorates hepatic steatosis and suppresses liver and adipose tissue inflammation in mice with diet-induced obesity. *Sci Rep*. 2016;6:22612.

63. Yao H, Qiao Y-J, Zhao Y-L, Tao X-F, Xu L-N, Yin L-H, et al. Herbal medicines and nonalcoholic fatty liver disease. *World J Hepatol*. 2016;22(30):6890–6905.

64. Elgebaly A, Radwan IA, AboElnas MM, Ibrahim HH, Eltoomy MF, Atta AA, et al. Resveratrol supplementation in patients with non-alcoholic fatty liver disease: systematic review and meta-analysis. *J Gastrointestin Liver Dis*. 2017;26(1):59–67.

65. Mansour-Ghanaei F, Pourmasoumi M, Hadi A, Joukar F. Efficacy of curcumin/turmeric on liver enzymes in patients with non-alcoholic fatty liver disease: A systematic review of randomized controlled trials. *Integr Med Int*. 2019;8(1):57–61.

66. Hussain SK, Dong TS, Agopian V, Pisegna JR, Durazo FA, Enayati P, et al. Dietary Protein, fiber and coffee are associated with small intestine microbiome composition and diversity in patients with liver cirrhosis. *Nutrients*. 2020;12(5).

LECTURAS RECOMENDADAS

Plauth M, Bernal W, Dasarathy S, Merli M, Plank LD, Schütz T, Bischoff SC. ESPEN guideline on clinical nutrition in liver disease. *Clin Nutr*. 2019 Apr;38(2):485–521. doi: 10.1016/j.clnu.2018.12.022. Epub 2019 Jan 16. PMID: 30712783; PMCID: PMC6686849

Shergill R, Syed W, Rizvi SA, Singh I. Nutritional support in chronic liver disease and cirrhotics. *World J Hepatol*. 2018 Oct 27;10 (10):685–694. doi: 10.4254/wjh.v10.i10.685. PMID: 30386461; PMCID: PMC6206154

Vasques J, Guerreiro CS, Sousa J, Pinto M, Cortez-Pinto H. Nutritional support in cirrhotic patients with sarcopenia. *Clin Nutr ESPEN*. 2019 Oct;33:12–17. doi: 10.1016/j.clnesp.2019.07.011. Epub 2019 Aug 2. PMID: 31451247.

Capítulo 18

Alimentación y trastornos gastrointestinales frecuentes

Sheila Vance y Jill Deutsch

INTRODUCCIÓN

El funcionamiento normal del tubo digestivo es esencial para la digestión, la absorción de nutrimentos y la defecación normales. Las enfermedades gastrointestinales pueden afectar el estado nutricional de diversos modos, dependiendo de la localización, la naturaleza, y la extensión de la enfermedad o lesión. A la inversa, el estado nutricional y la exposición específica a sustancias ingeridas pueden afectar significativamente la integridad del tubo digestivo a través de influencias directas y sistémicas. Muchas enfermedades gastrointestinales responden bien a las intervenciones alimentarias, ya sea solas o integradas en las intervenciones médicas convencionales.

VISIÓN GENERAL

Trastornos del tubo digestivo superior

Esofagitis eosinófila

La esofagitis eosinófila (EEo) es una enfermedad crónica, alérgica e inflamatoria del esófago. Es relativamente inusual (1 por cada 2 000 personas, con una considerable variabilidad regional), aunque la incidencia de la enfermedad está aumentando. La EEo se caracteriza por infiltración eosinófila del revestimiento del esófago, que puede provocar daños a largo plazo, como cicatrices y estenosis. Los síntomas se caracterizan generalmente por dificultad o dolor al tragar, que puede dar lugar a impactaciones alimentarias (la comida se queda atascada en el esófago), intolerancia a la alimentación y reflujo. Aunque no se conoce el mecanismo exacto de la inflamación en la EEo, la hipótesis es que es secundaria a una respuesta inmunitaria a los alimentos. Para diagnosticar esta afección, se debe realizar una esofagogastroduodenoscopia (EGD) con biopsias de la parte media y distal del esófago, para comprobar la presencia de abundantes eosinófilos.

Los pilares del tratamiento para reducir el número de eosinófilos en el esófago son la modificación de la alimentación y los medicamentos. Las modificaciones alimentarias más estudiadas en el tratamiento de la EEo implican la eliminación de los seis alimentos que causan alergia con más frecuencia (dieta de eliminación de seis alimentos; SFED, *six-food elimination diet*), y que son la leche, el trigo, los huevos, la soja, los cacahuetes/frutos secos y el pescado/marisco. En una revisión sistemática publicada en 2017 se sugiere una tasa de respuesta histológica (disminución del número de eosinófilos en la biopsia) del 69 % (límites de predicción (LP) del 95 %: 31.9 % a 91.4 %) y una tasa de respuesta a los síntomas del 87.3 % (LP del 95 %: 64.5 al 96.3 %) para la dieta de eliminación de seis alimentos (N1). La magnitud de la respuesta a esta dieta de exclusión es comparable a las terapias médicas tradicionales con corticoesteroides tópicos (N1). En otro estudio realizado en una población mixta de niños y adultos, se utilizó una dieta de eliminación escalonada; en 56 de 130 (43 %) pacientes se logró reducir los eosinófilos eliminando solo la leche y el trigo (N2). Las tasas de remisión aumentaron al 60 % con la eliminación adicional de huevos y leguminosas, y el 79 % logró la remisión con la dieta de eliminación completa de seis alimentos (N2). La posibilidad de limitar un número menor de alimentos limita la endoscopia diagnóstica entre cada fase, y es más factible para los pacientes con recursos económicos escasos, ya que las modificaciones alimentarias pueden resultar caras.

La dieta elemental, que consiste en una fórmula de aminoácidos, también se ha estudiado como tratamiento para la EEo. Esta dieta es a menudo una parte sistemática de la terapia en niños con EEo. Sin embargo, su uso en adultos se ve dificultado por la necesidad de una sonda de alimentación para lograr una ingesta calórica adecuada. Un grupo de los Países Bajos publicó sobre el uso de la dieta elemental en una pequeña población de adultos con EEo, y demostró que el 71% de los que completaron la dieta (12/17) lograron una respuesta histológica completa, y el 24% (4/17) tuvieron una respuesta parcial (N3). Además, los síntomas mejoraron en todos los pacientes, incluyendo el 88% (15/17) que se volvieron asintomáticos (N3).

Enfermedad por reflujo gastroesofágico

El *reflujo gastroesofágico* (RGE) es el término preferido para designar el reflujo ácido retrógrado hacia el esófago, a veces asociado a un dolor que suele denominarse ardor de estómago o pirosis. Padecer reflujo ácido o ardor de estómago (pirosis) no es inusual, pero para el más del 10% de la población (N4) con síntomas frecuentes, denominado enfermedad por reflujo gastroesofágico (ERGE), puede ser necesario un tratamiento alimentario y médico. Desde el punto de vista mecánico, el reflujo se produce debido a la incapacidad de la barrera antirreflujo para proteger contra cantidades frecuentes y anómalas de material de reflujo; la relajación del esfínter esofágico inferior (EEI) o su baja presión contribuyen al deterioro de la barrera antirreflujo (N4). Una pequeña cantidad de reflujo es fisiológicamente normal, pero cuando los síntomas se producen con frecuencia, el daño prolongado en el esófago puede manifestarse como esofagitis y la subsiguiente cicatrización, lo que da lugar a estenosis pépticas o metaplasia de Barrett. Aunque el examen diagnóstico de la endoscopia superior (EGD) y las pruebas de pH pueden recomendarse en la evaluación de la ERGE, no es necesario establecer un diagnóstico, ya que el informe de los síntomas típicos es adecuado.

Los síntomas de ERGE pueden aparecer en el período posprandial, lo que suele ser consecuencia de factores relacionados con el estilo de vida, como el aumento de peso y la adopción de una postura recostada inmediata después de las comidas. Se cree que los precipitantes alimentarios son las comidas copiosas, los alimentos grasos o fritos, el café, el alcohol y el consumo de tabaco (1). Además, los alimentos ácidos, como los basados en el tomate y los cítricos, el chocolate, la menta y las bebidas carbonatadas, pueden exacerbar la acidez. Por tanto, las intervenciones alimentarias para controlar la ERGE incluyen la ingesta de comidas y/o tentempiés pequeños y regularmente espaciados, evitar los alimentos en las horas previas al sueño, evitar las comidas con alto contenido en grasas, las bebidas carbonatadas y el exceso de cafeína, y controlar el peso (v. caps. 5 y 25). Además,

existen algunos remedios alimentarios caseros para la acidez gástrica que pueden neutralizar el dolor urente asociado a la exposición atípica al ácido esofágico; entre ellos se encuentran la leche y el jengibre. Las intervenciones alimentarias pueden servir para controlar por completo los síntomas del RGE, pero los casos graves suelen requerir tratamiento farmacológico complementario.

Gastroparesia

La *gastroparesia* se refiere a la «parálisis» del estómago caracterizada por el retraso en el vaciado del estómago de una comida estándar de prueba en ausencia de obstrucción mecánica. Los procesos de múltiples enfermedades contribuyen a la gastroparesia, como la diabetes, los cambios posquirúrgicos (p. ej., la vagotomía) y los estados postinfección, así como la isquemia mesentérica crónica, medicamentos recetados, como los opiáceos, y causas idiopáticas. La gastroparesia diabética puede manifestarse solo después de llevar muchos años con diabetes, especialmente con un control errático de la glucosa, con una incidencia del 1% en el tipo 2 y de casi el 5% en las personas con diabetes de tipo 1 (N5). Los síntomas clínicos más graves de la gastroparesia son las náuseas y los vómitos, que pueden provocar deshidratación y trastornos electrolíticos. Lamentablemente, dado que existen pocas opciones de tratamiento farmacológico, las hospitalizaciones relacionadas con la gastroparesia han aumentado desde el año 2000, lo que sugiere que es imprescindible seguir las recomendaciones alimentarias para el manejo de la enfermedad.

La dieta para la gastroparesia en tres fases consiste en alimentos líquidos y sólidos que son fáciles de mezclar y vaciar para el estómago, limitando así el trabajo de la función neuromuscular de este, que suele estar alterada en esta afección (N6). En la primera fase, se anima a los pacientes a consumir bebidas deportivas y caldos suficientes para evitar la depleción de volumen, normalmente 1 000-1 500 mL/día. El objetivo de esta breve fase es evitar los cítricos y las bebidas muy azucaradas, para superar las náuseas y los vómitos que suelen acompañar a la gastroparesia grave. En la segunda fase, se recomiendan las sopas, los batidos, la mantequilla de cacahuete, el queso y los caramelos hasta un total de 1 500 kcal/día, evitando los líquidos cremosos y lácteos. En la tercera fase, se pasa a los fideos, la pasta, las patatas, el arroz, la pechuga de pollo al horno y el pescado, si se tolera. Deben evitarse los alimentos grasos que retrasan el vaciado gástrico, así como las carnes rojas y las verduras, ya que requieren una mezcla importante (los alimentos fibrosos también tienden a favorecer la formación de bezoares) del estómago.

Parkman y cols. elaboraron una lista de alimentos que provocan síntomas de gastroparesia, entre los que se encuentran el zumo de naranja, el pollo frito, la col, las naranjas, las salchichas, la *pizza*, los pimientos, las cebollas, el zumo de tomate, la lechuga, el café, la salsa, el brócoli, el beicon, la carne asada y, en general, los alimentos grasos, ácidos, picantes y con fibra (N7). Las galletas saladas, las galletas graham y la gelatina mejoraron ligeramente los síntomas (N7). Otros alimentos que no empeoraron los síntomas y se toleraron fueron el *ginger ale*, los alimentos sin gluten, el té, las patatas dulces, los *pretzels*, el pescado blanco, la sopa clara, el salmón, las patatas, el arroz blanco, los polos y el puré de manzana (N7). En un pequeño estudio controlado y aleatorizado (ECA) se demostró, además, que en los pacientes con gastroparesia se prefiere una dieta con partículas pequeñas para superar los síntomas de náuseas y vómitos, entre otros (N8).

Enfermedad celíaca (enteropatía por gluten)

La *enfermedad celíaca* (v. cap. 24) es una reacción de hipersensibilidad crónica mediada por células frente al gluten de la alimentación en personas susceptibles. Después de eliminar el almidón, el gluten es la proteína insoluble en agua que queda, y que se encuentra predominantemente no solo en el trigo, sino también en la cebada, el centeno y, de forma limitada, en la avena (2). Cuando es grave, la enfermedad celíaca puede provocar una atrofia vellositaria casi completa de la mucosa del intestino delgado y, por tanto, una mala absorción de nutrimentos esenciales. El diagnóstico se realiza mediante una endoscopia digestiva alta (EGD) para obtener biopsias del intestino delgado; sin embargo, los anticuerpos contra la inmunoglobulina A (IgA) y la transglutaminasa tisular (anti-tTG), los anticuerpos antiendomisio IgA o IgG, y los anticuerpos antipéptidos desaminados de la gliadina IgA o IgG pueden ayudar al diagnóstico de la enfermedad celíaca. La enfermedad celíaca se asocia a varias enfermedades sistémicas y, en particular, a afecciones autoinmunitarias, como la diabetes de tipo 1 (2).

La prevalencia global de la enfermedad celíaca en Europa y Estados Unidos se estima en un 1 % (N9). Sin embargo, la prevalencia parece estar aumentando; la seropositividad a la tTG se estimó en un 0.2 % entre 9 133 personas cuyas muestras de sangre se almacenaron alrededor de 1950, en comparación con el 0.9 % de las muestras de sangre actuales (N10). El espectro de manifestaciones de la enfermedad es el resultado de la compleja interacción de factores familiares/genéticos, inmunológicos y ambientales. En casi todos los pacientes con enfermedad celíaca el resultado es positivo en las pruebas de los haplotipos HLA-DQ2 o DQ8, pero solo una parte de los que tienen estos haplotipos manifiestan realmente signos y síntomas de enfermedad celíaca. Por ello, se han propuesto factores ambientales desencadenantes. Se ha demostrado que la infección por adenovirus, el tratamiento con interferón α y las infecciones intestinales aumentan el riesgo de desarrollo de la enfermedad celíaca en estas personas genéticamente predispuestas. Los bebés amamantados y los que tienen una exposición tardía al trigo presentan un riesgo reducido de padecer la enfermedad (2). El tratamiento adecuado de la enfermedad celíaca requiere la eliminación estricta de todas las fuentes de gluten, lo que es terapéutico, pero, a menudo, difícil de conseguir. El gluten puede encontrarse en muchos productos que ni siquiera parecen relacionados con el trigo, la cebada o el centeno, como helados, sopas, salsas, y en muchos medicamentos y cosméticos. Por tanto, hay que tener mucho cuidado al efectuar cambios en la alimentación.

Además, las personas celíacas deben tener precaución cuando comen en restaurantes o viajan. Lamentablemente, la adquisición de productos sin gluten puede llevar mucho tiempo y ser costosa. Es importante señalar que una alimentación sin gluten puede ser deficiente en fibra y otros nutrimentos esenciales, como el hierro, el calcio, el magnesio, el zinc, el folato, la vitamina D y las vitaminas del grupo B, por lo que los pacientes pueden necesitar suplementos (N11). Hay que animar a los pacientes a que se unan a grupos de apoyo a la enfermedad celíaca, ya que los miembros de estos grupos suelen controlar mejor su alimentación que los que no participan en ellos (2). Existe información impresa y en línea para ayudar al paciente en los esfuerzos por seguir una alimentación sin gluten (v. apéndice J). La consulta con un dietista está siempre indicada.

Trastornos del tubo digestivo inferior

Estreñimiento

La American Neurogastroenterology and Motility Society (ANMS) define el *estreñimiento* como un trastorno sintomático caracterizado por uno o más síntomas intestinales que incluyen deposiciones infrecuentes, heces duras y/o dificultad para evacuar (3). El estreñimiento puede asociarse a hemorroides y diverticulosis, así como a fisuras anales e incontinencia. En ausencia de síntomas de alarma (como una hemorragia rectal), el estreñimiento debe tratarse con una alimentación adecuada siempre que sea posible, ya que los laxantes generalmente no abordan el problema en su origen y pueden causar un empeoramiento de la función intestinal con el tiempo.

El tratamiento alimentario consiste principalmente en aumentar la ingesta de fibra, haciendo hincapié en las fibras de frutas y verduras, y en mantener una buena hidratación. Las frutas y las verduras proporcionan fibra soluble e insoluble combinadas, y debe fomentarse su consumo para la prevención y el tratamiento del estreñimiento. Recientemente, se ha informado del uso de kiwis para ayudar a combatirlo. Las ciruelas pasas son más seguras y, en general, más eficaces que el psilio en el tratamiento del estreñimiento (1).

Las frutas deshidratadas son una excelente fuente de fibra, y deberían incorporarse a la alimentación en un esfuerzo por prevenir el estreñimiento y por principios generales, ya que son densas en nutrimentos. Aunque otras frutas deshidratadas aportan más fibra, las ciruelas pasas también proporcionan fenolftaleína, que se utiliza en laxantes comerciales. Por tanto, el consumo regular de ciruelas pasas puede ser especialmente útil.

Es importante tener en cuenta que algunas personas pueden ser sensibles a las frutas deshidratadas, que se asocian a una mayor producción de gases y a distensión abdominal. Esto puede ser problemático en pacientes con síndrome del intestino irritable (SII) (que se comentará más adelante). También se recomienda una alimentación rica en frutas y verduras, tanto frescas como congeladas, en pacientes con estreñimiento. Además, la fibra alimentaria puede aumentarse utilizando suplementos como el psilio, la metilcelulosa y el policarbofilo de calcio, pero la respuesta a estos suplementos es variable y depende del paciente. También son muy frecuentes los efectos secundarios de gases, distensión, flatulencia y dolor abdominal (3).

Incluso con una ingesta adecuada de fibra (se recomiendan 30 g/día), es probable que se produzcan heces duras y estreñimiento si el estado de hidratación es deficiente. La fibra aumenta el volumen de las heces al absorber agua. Debe fomentarse la ingesta de un vaso de agua con cada comida (y entre ellas). Anti y cols. (4) documentaron los resultados de un estudio aleatorizado en adultos que demostró un beneficio significativo en el tratamiento del estreñimiento de la ingesta de fibra y de 1.5 L a 2 L de líquido/día. La actividad física puede estimular el peristaltismo gastrointestinal y contribuir a la prevención del estreñimiento. Hay pocas pruebas que respalden el uso de probióticos para ayudar a mejorar el tiempo de tránsito intestinal y reducir los síntomas del estreñimiento (5) y el SII asociado al estreñimiento (v. el SII que se comenta más adelante); sin embargo, se ha demostrado que otros suplementos y terapias complementarias, incluido el aloe vera, mejoran el estreñimiento.

Diarrea

La *diarrea* generalmente se debe a una alteración específica de la homeostasis gastrointestinal, a menudo infecciosa, y el tratamiento debe dirigirse a la causa subyacente, según se indique. La Organización Mundial de la Salud define la diarrea como tres o más deposiciones sueltas y acuosas al día (6). Las consideraciones alimentarias deben dirigirse según la evaluación de la causa y la determinación de la diarrea aguda frente a la crónica. En general, la diarrea de más de 4 semanas se considera de naturaleza crónica. Sin embargo, existe una variabilidad en la duración a la hora de determinar si es aguda o crónica. Para la diarrea aguda, la recomendación alimentaria más importante es una hidratación adecuada. Mantener la hidratación con la ingesta oral de líquidos con abundantes electrólitos es esencial para prevenir la hospitalización por deshidratación (7). También se suele recomendar la dieta BRAT (*bread, rice, apple sauce, and toast*; pan, arroz, salsa de manzana y tostadas), ya que son alimentos más fáciles de digerir, menos ácidos y que provocan menos deposiciones. La adición de la recomendación Y (yogur) proviene de la evidencia de que la diarrea puede deberse a la disbiosis del microbioma intestinal (8). La adición de yogur a la alimentación durante los episodios agudos de diarrea puede ser útil, al introducir tanto los prebióticos que se encuentran en el yogur rico en nutrimentos como los probióticos de los cultivos vivos activos contenidos en el yogur. El yogur debe contener más de seis cultivos vivos activos sin azúcares añadidos ni edulcorantes artificiales, ya que estos pueden empeorar la diarrea. Es importante tener en cuenta que no debe utilizarse como una dieta a largo plazo, ya que podría dar lugar a insuficiencias nutricionales si se utiliza durante un tiempo prolongado.

Los probióticos se recomiendan en un grupo limitado de pacientes que están tomando antibióticos para prevenir la aparición de diarreas infecciosas como la provocada por *Clostridium difficile* (N12).

En el caso de la diarrea crónica, hay que tener en cuenta diferentes consideraciones alimentarias. Las causas de la diarrea crónica son amplias, y el diagnóstico puede ser difícil. Las causas más habituales son la colitis microscópica, la intolerancia a la lactosa, la insuficiencia pancreática y la malabsorción, las infecciones parasitarias, la enfermedad celíaca y la enfermedad inflamatoria intestinal (EII). Cuando se realiza un estudio exhaustivo sin un claro causante de los síntomas diarreicos, la dieta baja en FODMAP (oligosacáridos, disacáridos, monosacáridos y polialcoholes fermentables) puede ser un buen enfoque inicial para ayudar a los pacientes a determinar sus desencadenantes alimentarios específicos. La teoría en la que se basa la dieta baja en FODMAP es que determinados hidratos de carbono pueden producir síntomas gastrointestinales de gases, distensión y dolor abdominal, así como alteraciones de los hábitos intestinales, porque el tubo digestivo los absorbe mal (9). La eliminación de estos alimentos de la alimentación puede mejorar los síntomas, y también se ha comprobado que es eficaz para mejorar la diarrea (10). Algunos ejemplos de alimentos ricos en FODMAP son las manzanas, los aguacates, las frutas deshidratadas, el brócoli, las coles de Bruselas, el ajo, las cebollas, el trigo y los edulcorantes artificiales. Es importante que la fase de eliminación de la dieta sea solo temporal, ya que la restricción a largo plazo se asocia a insuficiencias de nutrimentos. Los polioles o los alcoholes del azúcar se utilizan a menudo como edulcorantes no nutritivos, y son causas conocidas de diarrea; sin embargo, los pacientes no suelen ser conscientes de ello (10). Se debe aconsejar evitar los edulcorantes artificiales en un paciente con diarrea crónica. El uso de diarios de alimentos y síntomas también es eficaz para determinar los desencadenantes alimentarios específicos que pueden ser característicos para cada paciente.

Síndrome del intestino irritable

El *síndrome del intestino irritable* (SII) afecta a casi el 25 % de la población, y es responsable de hasta el 50 % de las derivaciones a los gastroenterólogos. Los mecanismos de desarrollo de los síntomas del SII no se conocen bien. El síndrome se caracteriza por dolor abdominal cólico y diarrea, estreñimiento o ciclos de ambos. Los criterios diagnósticos de Roma IV definen el síndrome como malestar o dolor abdominal recurrente durante al menos 1 día al mes en los últimos 3 meses, asociado a dos o más de los siguientes aspectos: relacionado con la defecación, asociado a un cambio en la frecuencia de las deposiciones, y/o asociado al cambio de forma (aspecto) de las heces (11). Los criterios de Roma IV también incluyen cuatro subtipos de SII: SII con estreñimiento predominante (SII-C), SII con diarrea predominante (SII-D), SII con hábitos intestinales mixtos (SII-M) y SII sin clasificar (SII-U) (11). El tratamiento del SII es multifactorial, ya que las causas de cada paciente pueden variar. El estrés y la ansiedad pueden estar relacionados con las agudizaciones (v. cap. 32). El tratamiento de primera línea suele ser la gestión de la alimentación, ya que muchos pacientes con SII refieren una asociación de los alimentos con sus síntomas. La dieta baja en FODMAP ha demostrado ser un tratamiento eficaz para los síntomas del SII (12). En un estudio realizado por Zahediy cols. se detectó que una dieta baja en FODMAP mejoraba significativamente los síntomas de dolor abdominal, gases, distensión abdominal y diarrea, en comparación con las recomendaciones alimentarias de la British Dietetic Association (11). En una revisión sistemática realizada por Rao y cols. se observó que tanto la fibra como una dieta baja en FODMAP eran beneficiosas para tratar los síntomas del estreñimiento crónico y el SII-C (13). La fibra debe aumentarse gradualmente, ya que es muy habitual la aparición de efectos secundarios como gases y distensión abdominal, pero pueden reducirse si se aumenta la fibra gradualmente en el tiempo (13).

El enfoque terapéutico del SII es mejor cuando se individualiza para cada paciente, ya que la fisiopatología que causa los síntomas del síndrome es compleja y aún no se conoce bien. Cada vez más investigaciones apoyan que las causas son multifactoriales (14). Las investigaciones sugieren que los síntomas del síndrome del intestino irritable pueden estar relacionados con hipersensibilidad visceral y con alteraciones del sistema neuroendocrino, de forma similar a otras afecciones que cursan con dolor crónico que a menudo se presentan juntas, como la fibromialgia, el trastorno de la articulación temporomandibular y el trastorno de dolor regional crónico (15). Así pues, es posible que haya enfoques clínicos similares para todas estas afecciones.

Se han realizado diversos ensayos clínicos aleatorizados que utilizan el aceite de menta como tratamiento para los síntomas del SII, y se han resumido mediante un metaanálisis (16,17). El aceite de menta puede ser una terapia segura y eficaz para los pacientes con este síndrome, si bien es importante señalar que los efectos secundarios incluyen un empeoramiento del reflujo y, por tanto, puede no ser beneficioso para todos los pacientes (18). Se ha demostrado que la microflora fecal está alterada en el síndrome del intestino irritable, lo que sugiere un posible papel terapéutico para los probióticos (19), en particular *Bifidobacterium infantis* 35624 y VSL#3 (una combinación de altas dosis de ocho cepas diferentes de bacterias) (20). Sin embargo, algunas directrices más recientes no apoyan de forma sistemática el uso de probióticos para el tratamiento del SII (N12).

Enfermedad inflamatoria intestinal

La *enfermedad inflamatoria intestinal* (EII) es un término para denominar una familia de enfermedades crónicas idiopáticas que incluye la colitis ulcerosa y la enfermedad de Crohn. La colitis ulcerosa afecta el colon, mientras que la enfermedad de Crohn puede afectar todo el aparato digestivo, desde la boca hasta el ano. La fisiopatología de la EII es compleja y sigue sin conocerse bien. Se cree que hay factores genéticos y ambientales que desempeñan un papel importante

(21). Es más frecuente en los países industrializados que en los países en desarrollo, y se cree que los factores alimentarios influyen en la evolución natural de la enfermedad. En una revisión sistemática realizada por Ng y cols. se observó que la incidencia de enfermedad de Crohn y colitis ulcerosa se está estabilizando o disminuyendo en Norteamérica, Europa y Australia, si bien la prevalencia sigue siendo elevada, del 0.3%. En los países recientemente industrializados, como África, Asia y Sudamérica, la incidencia está aumentando (22). Las terapias farmacológicas son el tratamiento principal, y son muy eficaces tanto en pacientes adultos como en niños.

Dado que los medicamentos están bien estudiados y establecidos en el tratamiento de la EII, no se dispone de muchos estudios sobre la alimentación en la población adulta. Los estudios sobre la intervención alimentaria en los niños están más disponibles, debido a los importantes efectos secundarios a largo plazo de los fármacos usados para tratar la EII en ellos. En nuevos estudios se ha determinado una asociación entre cambios en el microbioma y la EII. Los cambios en la alimentación afectan el microbioma, y los estudios que incluyen intervenciones alimentarias para el tratamiento de la EII son cada vez más importantes (21).

Tanto la colitis ulcerosa como la enfermedad de Crohn pueden causar malabsorción y desnutrición. En los adultos, es frecuente la pérdida de peso; en los niños, puede producirse un retraso del crecimiento. La idoneidad de la alimentación se ve amenazada no solo por la malabsorción debida a lesión de la mucosa o a la cirugía, sino también por la anorexia, la diarrea, el aumento de la demanda metabólica y los efectos de la medicación. Los principios del tratamiento nutricional de las dos variantes se solapan, pero en cierto modo son distintos. La evidencia del tratamiento nutricional de la EII es más sólida en la población pediátrica que en los adultos. En general, los datos nutricionales son más sólidos para el control de los síntomas de la enfermedad, en comparación con los de la inducción y el mantenimiento de la remisión. Se han resumido los aspectos más destacados del tratamiento nutricional (23-25).

La terapia nutricional puede utilizarse para influir en la evolución de la EII. La nutrición parenteral y el reposo intestinal ya no son los pilares del tratamiento durante los brotes agudos, pero en algunos casos pueden contribuir a mejorar los síntomas a la vez que evitan la desnutrición. Dado que la alimentación enteral puede lograr a menudo el mismo resultado con menor coste y riesgo, se prefiere salvo que esté claramente contraindicada (v. cap. 26). Dietas elementales han demostrado que inducen la remisión en hasta dos tercios de los pacientes, pero son costosas y en general poco apetitosas, especialmente para la población adulta. En un metaanálisis se ha observado que los alimentos enterales poliméricos son tan eficaces como las dietas elementales, con un coste menor y una mayor palatabilidad (26). Sin embargo, los corticoesteroides son más eficaces para inducir la remisión que las fórmulas enterales de cualquier variedad (27). Para calibrar la necesidad y la urgencia de un apoyo nutricional, se puede usar el índice de riesgo nutricional, basado en la albúmina sérica y la pérdida de peso (28).

Las grasas alimentarias y sus metabolitos están implicados en la inflamación intestinal, así como en las respuestas inmunitarias en la EII. Una mayor proporción entre ácidos grasos poliinsaturados (PUFA, *polyunsaturated fatty acids*) ω-6/ω-3 y dietas bajas en PUFA ω-3 (así como con poco pescado, fruta y fibra alimentaria) se asocian al riesgo de sufrir EII (25). En un estudio de casos y controles, también se asociaron cantidades más elevadas de ingesta de proteínas e hidratos de carbono a pacientes con EII en comparación con los controles sanos (29).

Las insuficiencias nutricionales habituales en la EII, incluyendo tanto la enfermedad de Crohn como la colitis ulcerosa, incluyen las carencias de proteínas/energía, zinc, magnesio, selenio, hierro, vitamina A, vitamina E, vitamina B_6, tiamina, riboflavina y niacina (30,31). La insuficiencia de zinc afecta la cicatrización de heridas (v. cap. 23), así como la sensación del gusto, lo que puede agravar la anorexia. La medida más fiable del estado del zinc es su excreción urinaria en 24 h. La insuficiencia de magnesio puede perjudicar también a la cicatrización de las heridas, y se mide mejor mediante la recogida de orina de 24 h. Las concentraciones séricas de magnesio y zinc pueden alterarse por el estado de las globulinas, por lo que pueden ser poco fiables en estados de desnutrición generalizada. La insuficiencia de selenio puede evaluarse midiendo la concentración sérica, la concentración eritrocitaria o la glutatión-peroxidasa eritrocitaria. Así, puede estar justificada la administración sistemática de suplementos de selenio en la EII. Los pacientes tratados con corticoesteroides durante períodos superiores a 2 meses deben recibir suplementos de vitamina D y calcio (25). Existe interés en la suplementación con glutamina, que se cree que disminuye la afectación intestinal en los pacientes con EII (25). Se demostró que el compuesto relacionado n-acetilglucosamina era beneficioso en 8 de 12 niños con EII resistente al tratamiento (32).

Cada vez se apoya más el uso de la Dieta específica de hidratos de carbono (DEC) y de la dieta baja en FODMAP para el tratamiento de la enfermedad de Crohn y la colitis ulcerosa. La DEC se centra en eliminar de la alimentación los hidratos de carbono complejos que se encuentran en cereales, almidones y azúcares. La teoría en la que se basa esta dieta de eliminación es que estos hidratos de carbono complejos provocan la inflamación de la mucosa del intestino delgado y el colon. Los nuevos estudios muestran que la DEC es eficaz para aumentar la biodiversidad del microbioma, así como para reducir los marcadores inflamatorios como la proteína C reactiva (PCR), la velocidad de sedimentación globular (VSG) y la calprotectina fecal, aunque se requiere una mayor investigación (33).

Cada vez se recomienda más la dieta baja en FOD-MAP para los pacientes con EII, debido a la superposición de síntomas del SII (34). En una revisión sistemática y un metaanálisis realizados por Halpin y Ford su observó que la prevalencia de los síntomas del SII en los pacientes con EII era del 39 % (35).

Colitis ulcerosa

Se ha demostrado que dos preparados probióticos (*Escherichia coli* Nissle y VSL#3) inducen la remisión y favorecen el mantenimiento en pacientes con colitis ulcerosa (20). Dado que la colitis ulcerosa afecta solo el intestino grueso, puede curarse con una colectomía total. Tras la colectomía, las intervenciones alimentarias consisten en evitar la deshidratación y el desequilibrio electrolítico, así como con el uso de una ileostomía (*v.* Ostomías, más adelante). Una fórmula probiótica (VSL#3) puede prevenir la inflamación de bolsa ileal en los pacientes después de una colectomía (20). Aparte de las intervenciones alimentarias indicadas con la colectomía, hasta la fecha hay pocos indicios de que la alimentación influya en la evolución de la colitis ulcerosa. En un ECA se detectó una mejoría de la respuesta clínica de los pacientes, a los que se les administró un suplemento oral enriquecido con aceite de pescado, fibra soluble y antioxidantes (36). La consulta con un nutricionista está indicada para apoyar los esfuerzos por mantener una alimentación adecuada en cuanto a energía y todos los nutrimentos esenciales.

Enfermedad de Crohn

En general, debe mantenerse una alimentación equilibrada durante los períodos de remisión de la enfermedad de Crohn. La consulta con un nutricionista está indicada para ayudar a garantizar la idoneidad de la ingesta de energía y nutrimentos. Suele estar indicado evitar el exceso de fibra para evitar la dilución de la energía de los nutrimentos y reducir el riesgo de obstrucción. A menudo, se indica la restricción de lactosa o el uso de lactasa suplementaria. La restricción de la ingesta de grasas en la alimentación es útil para prevenir la aparición de esteatorrea. La suplementación con ácidos grasos ω-3 puede ser útil para mantener la remisión (37).

Las pruebas derivadas de estudios sujetos a limitaciones metodológicas sugieren la posible participación del maíz, el trigo, los huevos, las patatas, el té, el café, las manzanas, las setas, la avena, el chocolate, los productos lácteos y la levadura en la inducción de brotes de la enfermedad de Crohn. La evidencia es más sólida en cuanto a que las dietas elementales basadas en oligopéptidos o aminoácidos pueden ser beneficiosas. Se ha demostrado que una dieta semivegetariana evita las recaídas en pacientes con enfermedad de Crohn en remisión (38). En un ensayo clínico aleatorizado realizado en 40 pacientes con enfermedad de Crohn, se demostró una mejoría sintomática y disminuciones de la VSG cuando se eliminaron determinados alimentos según la reactividad de los anticuerpos IgG4 (39). En otro estudio piloto se observaron cambios en la frecuencia de las deposiciones de los pacientes a los que se les recomendó una dieta en función de las respuestas de los anticuerpos IgG (40). Preocupa que las dietas de eliminación o restringidas supongan una amenaza de empeoramiento de las carencias de nutrimentos si los pacientes, que a menudo ya padecen anorexia, las consideran desagradables.

Diverticulosis/diverticulitis

Se denomina *diverticulosis* al desarrollo de una protrusión en forma de saco en la pared del colon. El aumento de la prevalencia de la diverticulosis se asocia al estilo de vida y la alimentación occidentales. Las protuberancias se producen con mayor frecuencia en el colon sigmoide, pero pueden encontrarse en todo el colon. La prevalencia de la enfermedad diverticular aumenta con la edad, y la incidencia entre los pacientes de más de 60 años es del 50 % (41).

Los factores de riesgo para esta enfermedad y para el desarrollo de diverticulitis son la obesidad, la alimentación baja en fibra y la inactividad física. La hipótesis es que el tiempo de tránsito gastrointestinal prolongado y el aumento de la presión desempeñan un papel en el desarrollo de la diverticulosis, aunque la causa real de la enfermedad diverticular sigue sin estar clara (41). La diverticulitis se produce cuando las bacterias quedan atrapadas dentro de un divertículo, lo que provoca una infección. Las intervenciones alimentarias para prevenir la diverticulosis tienen como objetivo evitar el estreñimiento y las consiguientes elevaciones de presión intraluminal (*v.* Estreñimiento, comentado anteriormente). Históricamente, para prevenir la diverticulosis se recomendaban dietas con escasos residuos, que minimizaban los restos de alimentos en el tubo intestinal (es decir, alimentos como los frutos secos, las semillas, el maíz y las palomitas de maíz), aunque no hay datos que apoyen este enfoque y ya no se recomienda (42). La medida principal es conseguir y mantener una ingesta elevada de fibra alimentaria y agua, algo indicado también en los principios generales de promoción de la salud. Sin embargo, en un amplio estudio transversal realizado por Peery y cols. no se observó asociación alguna entre la fibra alimentaria y el desarrollo de diverticulosis (43). Estos datos contradicen estudios anteriores sobre la enfermedad diverticular, lo que pone de relieve la ausencia de comprensión de la fisiopatología subyacente de la enfermedad.

Consideraciones pediátricas

Cólicos del lactante

La incidencia de cólicos en pacientes pediátricos documentada entre los cuidadores es del 20 % (14). El *cólico* se refiere a períodos de llanto casi inconsolable en lactantes de 2 semanas a 4 meses de edad, aparentemente inducidos por distensión y dolor abdominal. Los criterios de Roma IV definen el cólico del lactante como el de un lactante que tiene < 5 meses de edad cuando los síntomas comienzan y cesan. Los lactantes presentan períodos recurrentes y prolongados de llanto, inquietud o irritabilidad, que los cuidadores indican que carecen de una causa obvia, y que no pueden ser prevenidos o resueltos por estos. Por último, no hay signos de retraso del desarrollo del lactante, fiebre ni enfermedad (44). La etiología de la afección y su fisiopatología son dudosas. Los cólicos son más frecuentes en los lactantes alimentados con biberón que en los alimentados con leche materna. Los bebés amamantados que presentan cólicos pueden beneficiarse de la modificación de la alimentación materna, evitando la leche de vaca, los cacahuetes, los huevos, el marisco o el trigo, o varios de estos elementos. La eliminación temporal de la proteína de la leche de vaca en la alimentación de un lactante con cólicos con la sustitución adecuada de la proteína de soja es razonable, aunque no es seguro que alivie la afección. La leche de vaca puede reintroducirse tras la resolución de los síntomas, y entonces suele tolerarse bien. En un ECA se demostró una disminución importante de la duración del llanto de los lactantes cuando se les administró una fórmula de hidrolizado de suero de leche, en comparación con la fórmula convencional (45). Los probióticos están surgiendo como un posible tratamiento para los cólicos (46,47). El tratamiento de la ERGE en los lactantes con cólicos se ha generalizado. Sin embargo, todos los tratamientos mencionados siguen siendo controvertidos, porque los datos son muy limitados, y se ha comprobado que la eficacia de las intervenciones alimentarias y el tratamiento de la ERGE tienen escasos beneficios para reducir el llanto (44).

Estreñimiento funcional en los niños

Los criterios de Roma IV definen el estreñimiento funcional como la presencia durante 1 mes de al menos dos de los siguientes factores en lactantes de hasta 4 años: dos o menos deposiciones a la semana, antecedente de retención excesiva de heces, antecedente de deposiciones dolorosas o duras, antecedentes de heces de gran diámetro y/o presencia de una gran masa fecal en el recto. En los niños que ya han aprendido a ir al baño, se pueden utilizar criterios adicionales: al menos un episodio a la semana de incontinencia tras la adquisición de las habilidades para ir al baño y/o antecedentes de heces de gran diámetro que puedan obstruir el inodoro (44). Es probable que el estreñimiento funcional en los niños esté relacionado con la ingesta de fibra en la alimentación (48). En un estudio de casos y controles realizado en más de 100 niños brasileños, se observó que la ingesta reducida de fibra, especialmente de fibra insoluble, era un factor de riesgo de estreñimiento (48). Se obtuvieron resultados similares en un estudio de casos y controles más amplio realizado en Grecia (49). En un estudio cruzado doble ciego que examinó los efectos de la fibra soluble en niños con estreñimiento, se demostró que las deposiciones eran más frecuentes y blandas (50). El yogur de leche de cabra, con y sin probióticos de *Bifidobacterium longum*, demostró mejorar la frecuencia de las deposiciones y el dolor abdominal en un estudio aleatorizado en niños con estreñimiento, observándose mayores efectos en el yogur que contenía probióticos (51). El estreñimiento en los lactantes puede tratarse aumentando la ingesta de zumos, pero los datos sobre su eficacia son limitados. La eficacia del zumo de frutas en el tratamiento del estreñimiento en lactantes y niños puede estar relacionada con la diarrea osmótica debida a la malabsorción de hidratos de carbono (52).

Diarrea infantil

La *gastroenteritis vírica* es una de las afecciones más frecuentes en los niños sanos, y la base de su tratamiento es la reposición de los líquidos y electrólitos perdidos. La mayoría de los niños no necesitan hidratación intravenosa; la terapia de rehidratación oral ha demostrado ser igual de eficaz, y es el tratamiento de elección para la deshidratación moderada (53). Los niños menores de 2 años deben recibir una solución preparada comercialmente con electrólitos equilibrados (v. cap. 29). En los niños mayores, se puede reponer la pérdida de líquidos y electrólitos con líquidos claros, caldo o bebidas comerciales. Las bebidas muy azucaradas de cualquier tipo pueden empeorar la diarrea, y se deben evitar.

En los niños, la gastroenteritis puede provocar un estado de intolerancia temporal a la lactosa. Durante una enfermedad diarreica aguda, e inmediatamente después (hasta una semana), deben evitarse la leche y los productos lácteos si hay signos de intolerancia a la lactosa; pueden sustituirse por productos sin lactosa o con lactosa reducida. Un metaanálisis sugiere que la mayoría de los niños siguen tolerando la leche no materna durante el período de la enfermedad diarreica aguda (54).

Los bebés amamantados deben seguir con lactancia materna, y los niños mayores deben seguir recibiendo su alimentación normal siempre que sea posible (55). La llamada dieta BRAT (*bananas, rice, apples, toast*: plátanos, arroz, manzanas, tostadas) ya no se recomienda para los niños, aunque estos alimentos pueden incluirse como parte de una alimentación más equilibrada durante la enfermedad.

La dieta CRAM (*cereal, rice, apple sauce, and milk*: cereales, arroz, compota de manzana y leche) es una alternativa a la dieta BRAT, y tiene un perfil de proteínas y grasas más completo que esta última. Otros alimentos ricos en fibra soluble, como la avena, tienen un efecto aglutinante y pueden ser útiles. Los alimentos con abundante fibra insoluble, como el salvado de trigo, deben evitarse durante la enfermedad. El consumo excesivo de zumos de frutas en los niños pequeños puede inducir una diarrea osmótica; es mejor limitar la ingesta de zumos de frutas a 120 mL/día hasta después del año de edad (52). También se recomienda que el zumo consista en un 100 % de fruta.

Intervenciones alimentarias posquirúrgicas

Derivación gástrica en Y de Roux y gastrectomía

Las intervenciones alimentarias después de la gastrectomía quirúrgica tienen como objetivo disminuir los síntomas del síndrome de evacuación gástrica rápida (*dumping syndrome*) (56). Este síndrome, debido a la rápida entrada de una carga de nutrimentos en el yeyuno, se caracteriza por taquicardia, náuseas e incluso hipotensión. La rápida liberación de insulina puede provocar hipoglucemia.

Las intervenciones alimentarias consisten en al menos seis comidas reducidas diarias con un alto contenido en proteínas y grasas, evitar la combinación de líquidos y sólidos, evitar las comidas con un alto contenido en azúcar o hidratos de carbono procesados, usar alimentos o suplementos densos en nu-

trimentos para prevenir la malnutrición debido a la saciedad temprana, suplementar con hierro según esté indicado y administrar B_{12} parenteral por la pérdida de factor intrínseco (56). Tras una gastrectomía, los pacientes deben monitorizarse para detectar la aparición de insuficiencias nutricionales. Si se observan carencias nutricionales, se recomienda una pronta repleción de nutrimentos y una evaluación por parte de un especialista en nutrición (56).

Síndrome del intestino corto

El síndrome del intestino corto, en el que la resección o la pérdida de las principales longitudes del intestino delgado por cualquier motivo provocan una alteración de la absorción de nutrimentos, se asocia a diarrea, pérdida de peso y desnutrición. Se estiman una incidencia y una prevalencia de 0.3/100 000 y 0.5/100 000, respectivamente, según el uso de nutrición parenteral domiciliaria (57). La resección del intestino delgado altera la absorción de sal, agua, diversos nutrimentos y sales biliares. La pérdida de sales biliares en las heces debida al síndrome del intestino corto se asocia a una absorción deficiente de las grasas. El paso de sal, agua y sales biliares al intestino grueso induce una diarrea osmótica. Cuando se pierde más del 75 % de la longitud total del intestino delgado, tiende a producirse malabsorción, y generalmente se requiere apoyo nutricional parenteral. Con grados menores de resección, se puede mantener la ingesta oral. Normalmente, es necesario administrar un suplemento de vitamina B_{12} por vía parenteral, y está indicada la suplementación de calcio por vía oral.

El síndrome del intestino corto suele deberse a enfermedad de *Crohn* grave, enteritis por radiación, enfermedad neoplásica, infarto o traumatismo. La afección se produce en lactantes debido a malformaciones congénitas o enterocolitis necrosante. Cuando las resecciones intestinales se producen en localizaciones específicas, existe una cierta adaptación en las longitudes restantes del intestino para desarrollar una capacidad de absorción compensadora. No obstante, persiste cierto grado de especificidad de lugar, de modo que las insuficiencias nutricionales son características de las zonas de resección.

El colon reabsorbe principalmente agua y electrólitos. El duodeno absorbe preferentemente hierro, folato y calcio. Las vitaminas hidrosolubles, las proteínas, los electrólitos y los nutrimentos inorgánicos (especialmente los oligoelementos) se absorben bien en el yeyuno y el íleon. La captación de glucosa se acompaña de la absorción activa de sodio en el yeyuno. La reducción de la secreción de colecistocinina-pancreocimina tras la resección yeyunal se asocia a colestasis y colelitiasis, mientras que la pérdida de varias hormonas del yeyuno puede provocar hipersecreción gástrica como resultado de la liberación no regulada de gastrina. El íleon distal absorbe vitaminas liposolubles y la vitamina B_{12}. La pérdida del íleon provoca malabsorción de sales biliares, el paso de ácidos biliares al colon y diarrea acompañada de pérdida de nutrimentos liposolubles. La pérdida de la válvula ileocecal puede permitir que las bacterias del colon migren al intestino delgado, un fenómeno denominado sobrecrecimiento bacteriano del intestino delgado (SBID).

El metabolismo bacteriano en el intestino delgado puede generar ácido D-láctico no metabolizable, dando lugar a acidosis. La afección puede manifestarse con dificultad para hablar y ataxia, imitando la intoxicación con etanol. El tratamiento de la acidosis puede requerir un suplemento de bases, como bicarbonato o citrato, y una reducción de los hidratos de carbono, para limitar la generación de ácido. La malabsorción de sales biliares provoca la unión del calcio a los ácidos grasos en el intestino, lo que a su vez conduce a la absorción de oxalato libre, normalmente unido al calcio. La excreción de oxalato en la orina puede llevar a la formación de cálculos de oxalato. Puede estar indicada la reducción del oxalato en la alimentación cuando faltan partes significativas del íleon. También son útiles para evitar la formación de cálculos renales de oxalato, la unión de sales biliares con colestiramina, el aumento de la ingesta de calcio, el aumento de la ingesta de líquidos y la alcalinización de la orina con citrato para evitar la cristalización.

La altura de las vellosidades y la profundidad de las criptas aumentan en respuesta a las resecciones del intestino delgado, facilitando el apoyo nutricional con preparaciones enterales. Aparentemente, se puede esperar que la adaptación continúe hasta 2 años después de la cirugía. La alimentación enteral estimula la adaptación continua, mientras que la nutrición parenteral exclusiva induce atrofia. Inmediatamente después de la resección de intestino delgado, se requiere nutrición parenteral total; durante este período, es necesario un control riguroso de los electrólitos. La alimentación enteral debe iniciarse tan pronto como sea posible (v. cap. 26).

Es probable que se necesite tratamiento farmacológico para enlentecer la motilidad y reducir la secreción de ácido gástrico, y más recientemente se ha demostrado que aumenta la arquitectura de las vellosidades para mejorar la absorción de vitaminas y nutrimentos. La colestiramina puede ayudar a controlar la diarrea inducida por malabsorción de ácidos biliares. Suele indicarse un período de superposición de nutrición enteral y parenteral.

Los requerimientos energéticos están aumentados debido a malabsorción, y en el síndrome del intestino corto pueden ser el doble de lo normal. Generalmente, están indicados suplementos de folato, hierro y vitaminas liposolubles; la inyección de vitamina B_{12} está indicada tras la pérdida del íleon terminal. Datos preliminares y los datos de estudios en animales sugieren que la glutamina y la pectina pueden estimular una mayor adaptación intestinal.

Las medidas nutricionales específicas pueden adecuarse a la localización y a la extensión de la resección del intestino delgado. Cuando solo se ha resecado el yeyuno, se puede mantener una alimentación casi normal. Cuando se resecan menos de 100 cm de íleon, generalmente se indica colestiramina y B_{12} parenteral. Cuando se resecan más de 100 cm de íleon, se requiere vitamina B_{12} parenteral, la colestiramina no está indicada (debido a la disminución de sales biliares) y es necesario restringir las grasas para limitar la esteatorrea. La resección intestinal masiva (menos de 60 cm de intestino delgado intacto) requiere nutrición parenteral domiciliaria, aunque, incluso en este grupo, la adaptación intestinal puede permitir la restitución de una nutrición enteral al menos parcial con el tiempo. Se ha revisado el tratamiento nutricional del síndrome del intestino corto (58-60).

Los estudios sobre las soluciones enterales en la malabsorción y el síndrome del intestino corto han fracasado en gran medida en la demostración de la superioridad de las proteínas hidrolizadas o los aminoácidos libres, aparentemente debido a la capacidad de absorción del intestino incluso cuando está afectada. Los costes más elevados de las soluciones que contienen aminoácidos libres o péptidos sugieren que solo se utilicen cuando la absorción esté muy alterada y no se toleren otras soluciones.

Ostomías

Una *ostomía* es una anastomosis quirúrgica entre un segmento del tubo digestivo y la piel. Las ileostomías se asocian a la eliminación de heces bastante líquidas, lo que aumenta el riesgo de deshidratación y desequilibrio electrolítico. Se debe aconsejar a los pacientes que se mantengan bien hidratados en todo momento y que tengan a mano una fórmula de rehidratación oral. La diarrea puede asociarse al consumo de frutas y verduras crudas, cerveza y alimentos condimentados. Estas reacciones son algo idiosincrásicas, y la alimentación debe ajustarse individualmente, según se indique. La ingesta de fibra debe ser moderada, ya que una ingesta muy elevada de fibra puede provocar una obstrucción del estoma.

Las colostomías se asocian a un riesgo de estreñimiento, por lo que es importante una buena hidratación junto con un consumo adecuado de fibra. Las flatulencias pueden ser un problema, y se asocian especialmente a las cebollas, puerros y ajos, las verduras crucíferas, las judías, los almidones resistentes, los pepinos y la levadura. Una vez más, el ajuste de la alimentación debe guiarse por los principios generales, pero individualizado.

Las recomendaciones generales en el manejo de los estomas incluyen masticar bien los alimentos y mantener un buen estado de hidratación en todo momento. La obstrucción del estoma se asocia a verduras muy fibrosas, como el apio y los espárragos, los cítricos, los frutos secos, la col y la piel de las manzanas, los tomates y las patatas. Están indicados los ajustes alimentarios individuales y empíricos, en lugar de las exclusiones alimentarias generales. Los alimentos especialmente asociados al olor de las heces son el pescado, los huevos, la col, la cebolla, el ajo y los puerros.

El olor de las heces puede reducirse en algunas personas mediante el consumo de perejil o yogur. La fruta cruda, las verduras muy fibrosas y la cerveza pueden provocar diarrea.

Función de barrera intestinal, permeabilidad y «síndrome de intestino permeable»

El tubo digestivo alberga $1 \times 10^{13\text{-}14}$ bacterias residentes («microbioma») que modulan la función normal y el desarrollo del tubo digestivo. La barrera epitelial intestinal es responsable del equilibrio entre la tolerancia y la inmunidad contra los antígenos no propios. La investigación traslacional emergente está determinando las funciones del microbioma (y otros antígenos presentes en el tubo digestivo) en las enfermedades autoinmunitarias, especialmente en el contexto de una permeabilidad intestinal alterada (61). Este concepto, denominado habitualmente «síndrome del intestino permeable», atribuye el desarrollo de una serie de afecciones crónicas al desplazamiento de antígenos hacia el torrente sanguíneo del organismo y la consiguiente activación inmunológica (62-70).

A continuación, se presenta un enfoque terapéutico habitual, que consiste en «tratar el intestino» restaurando la permeabilidad intestinal alterada mediante la administración oral de nutrimentos y probióticos. Se ha señalado que se puede tratar la hiperpermeabilidad intestinal con diversos nutrimentos y productos naturales, como la L-glutamina, la *n*-acetilglucosamina, enzimas digestivas y probióticos.

La evidencia más sólida se refiere a los suplementos de glutamina, con resultados dispares de varias fórmulas de probióticos. Hay que reseñar que la fisiopatología del «intestino permeable» no se conoce del todo, aunque se sospecha que contribuye a algunos de los procesos patológicos comentados anteriormente, como la enfermedad celíaca, la enfermedad de Crohn y el síndrome del intestino irritable; por tanto, ninguno de estos suplementos se recomienda de forma sistemática.

Sobrecrecimiento bacteriano del intestino delgado

El SBID se define como la presencia de una cantidad excesiva de bacterias en el intestino delgado (que, por lo demás. pueden residir normalmente en el colon), lo que puede provocar síntomas como dolor e hinchazón abdominal, gases, distensión, flatulencia y diarrea (o, con menos frecuencia, estreñimiento) (N13). El SBID grave puede provocar insuficiencias nutricionales de vitaminas liposolubles, hierro, vitamina B_{12} e hipoproteinemia. Las concentraciones de folato están con frecuencia elevadas. Existen múltiples mecanismos por los que puede desarrollarse un SBID, entre ellos la simultaneidad con otros procesos patológicos como el SII y la EII, la esclerosis sistémica, trastornos de la motilidad intestinal y en muchos estados posquirúrgicos. La presencia de SBID como diagnóstico generalizado, incluso entre quienes se consideran sanos, pone de manifiesto la importancia del equilibrio del microbioma intestinal. Por esta razón, la prueba diagnóstica recomendada es la prueba de hidrógeno en el aliento; la premisa de esta prueba es que las células humanas son incapaces de producir hidrógeno y gas metano, por lo que, si se detectan estos gases en las muestras de aliento, significa la presencia de fermentación de hidratos de carbono por microorganismos en el intestino (N13). La siguiente presunción racional, en pacientes con SBID, es que el microbioma, especialmente dentro del intestino delgado, debe alterarse. A menudo, esto se consigue prescribiendo un ciclo breve de antibióticos dirigido a los microorganismos productores de hidrógeno y metano más frecuentes. Sin embargo, pueden estar indicados cambios en la alimentación, incluida la dieta baja en FODMAP para evitar la ingesta de hidratos de carbono muy fermentables. Puede parecer ilógico añadir probióticos a un entorno que ya está colonizado por una serie de bacterias, pero en un metaanálisis reciente se observó que los probióticos parecían reducir la producción de hidrógeno en aliento con un *odds ratio* (OR) de 1.61 (IC = 1.19-2.17), aunque hay que tener en cuenta que los estudios incluidos eran pequeños y de escasa calidad (N14). Por último, hay que señalar que el trasplante de microbiota fecal (TMF) puede ser una opción para los pacientes con un microbioma intestinal alterado, pero no existen datos suficientes para apoyar su uso de forma sistemática en este momento. En los pacientes con presunto SBID o SII-D que no responden a los tratamientos farmacológicos habituales de intervenciones alimentarias destinadas a abordar el microbioma intestinal, se debe considerar el diagnóstico de deficiencia de sucrasa-isomaltasa (DSI). Se trata de una deficiencia enzimática inusual del borde en cepillo del intestino delgado, que se diagnostica mediante endoscopia superior con biopsias del intestino delgado o mediante pruebas de aliento. Los niños se afectan con más frecuencia que los adultos. En un estudio, se detectó DSI en el 35% de los pacientes con presunto SII-D o SII-M (N15). La modalidad terapéutica para la DSI es similar a la de la deficiencia de lactasa, es decir, evitar los alimentos que contienen sacarosa o utilizar la sustitución de la enzima sacrosidasa.

NUTRIMENTOS, NUTRICÉUTICOS Y ALIMENTOS FUNCIONALES

Prebióticos y probióticos

Cada vez existe una mayor evidencia de que la manipulación de la microflora intestinal puede influir en la salud y alterar resultados de importancia clínica (70-72). Los probióticos se refieren genéricamente a los microorganismos comensales (bacterias vivas) asociados a supuestos beneficios para la salud (73). Entre las especies de probióticos más utilizadas se encuentran *Lactobacillus*, *Bifidobacterium* y los hongos *Saccharomyces*. En los intestinos predominan las especies *Bacteroides*, *Porphyromonas*, *Bifidobacterium*, *Lactobacillus* y *Clostridium* (74).

Los prebióticos son alimentos con alto contenido de fibra alimentaria no digerible que promueven el crecimiento de bacterias intestinales beneficiosas. Los probióticos se comercializan ampliamente fuera de Estados Unidos, especialmente en Japón. Los fructooligosacáridos se encuentran de forma natural en las cebollas, el ajo, los espárragos y las alcachofas. Tanto *Lactobacillus acidophilus* como *Bifidobacterium bifidum* colonizan el tubo intestinal después del nacimiento; *L. acidophilus* se introduce con los alimentos, mientras que *B. bifidum* se introduce a través de la lactancia materna. La concentración de lactobacilos en el tubo digestivo puede aumentar con la ingesta de productos lácteos fermentados, como el yogur, o ciertas sustancias no digeribles, como la oligofructosa u otros polisacáridos de cadena corta (75). El crecimiento de bifidobacterias puede estimularse mediante la introducción de fructooligosacáridos, que son componentes de los prebióticos.

Se han estudiado muchas cepas probióticas en ensayos clínicos rigurosos para evaluar sus efectos en la salud del tubo alimentario. Se ha recomendado la administración de suplementos probióticos después o durante el uso de antibióticos de amplio espectro para la reconstitución de la microflora (76,77) (N12). Se cuenta con datos prometedores sobre los beneficios clínicos de los probióticos en la EII.

Existe alguna evidencia de que el VSL#3 podría utilizarse para tratar la inflamación de la bolsa ileal, así como para prevenir la remisión, aunque no hay pruebas suficientes para recomendarlo actualmente como monoterapia para inducir la remisión (20). Anteriormente, los lactobacilos presentes en alimentos y suplementos comerciales se clasificaban generalmente como GRAS («generalmente reconocidos como seguros») por la Food and Drug Administration (FDA) de Estados Unidos (78,79), aunque consideraciones recientes pueden hacer que los probióticos se clasifiquen como productos biológicos, con requisitos de seguridad más rigurosos (80).

La incorporación de nutrimentos como los oligosacáridos en la alimentación puede alterar la flora intestinal de forma más sostenible que la ingesta de microorganismos probióticos *per se*; esas sustancias se han caracterizado como prebióticos, como se ha señalado (81-83). Como ocurre con todos los suplementos, el control de calidad varía según el fabricante; el sitio web www.consumerlab.com es un recurso muy útil para evaluar y verificar la calidad del producto.

Los suplementos probióticos, en particular, han demostrado tener un control de calidad deficiente, y algunos productos de venta sin receta incluso contienen bacterias patógenas (84). Por tanto, se recomiendan los productos fabricados de acuerdo con las buenas prácticas de fabricación actuales (Current Good Manufacturing Practices) de la FDA (85). El sitio web www.consumerlab.com también proporciona datos sobre los productos naturales de venta sin receta en cuanto a su pureza y constancia. Varios laboratorios especializados ofrecen ensayos de la microbiota intestinal, a menudo con recomendaciones terapéuticas simultáneas. Aunque los posibles beneficios de este tipo de pruebas son racionales y razonables, hasta la fecha no se ha estudiado de forma independiente la validez y la utilidad clínica de ninguna de las pruebas comerciales.

Otros productos naturales

En las afecciones gastrointestinales se usa ampliamente una gran diversidad de remedios herbarios (basados en plantas), enzimas digestivas y otros productos naturales. Los niveles de seguridad y evidencia varían según la intervención y la afección. La exposición detallada de estos productos va más allá del alcance de este capítulo. Puede encontrarse información de calidad sobre productos naturales en el sitio web de la base de datos de medicamentos naturales (https://naturalmedicines.therapeuticresearch.com/).

ASPECTOS CLÍNICOS DESTACADOS

Es bastante evidente que la alteración de la función digestiva afecta negativamente el estado nutricional, y que la nutrición influiría en la función gastrointestinal y en la salud. Por tanto, el tratamiento nutricional y las pautas alimentarias tienen una importancia considerable en los trastornos gastrointestinales. Los detalles del tratamiento varían según el esfuerzo específico para prevenir o mejorar un trastorno concreto. En general, cuando se busca orientación sobre el uso de modificaciones alimentarias para la prevención o el tratamiento de los trastornos digestivos, es obligado solicitar las recomendaciones de un gastroenterólogo, y considerar la derivación a un profesional de la salud relacionado, con formación y experiencia adecuadas en nutrición y trastornos digestivos. La planificación de las comidas y la aplicación de dietas especializadas son engorrosas, y resultan más seguras y eficaces cuando están guiadas por un especialista.

REFERENCIAS BIBLIOGRÁFICAS

1. Bhatia SJ, Reddy DN, Ghoshal UC, et al. Epidemiology and symptom profile of gastroesophageal reflux in the Indian population: report of the Indian Society of Gastroenterology Task Force. *Indian J Gastroenterol.* 2011;30(3):118–127.

2. Di Sabatino A, Corazza GR. Coeliac disease. *Lancet.* 2009;373(9673):1480–1493.

3. Rao SSC, Bharucha AE. Constipation. ANMS GUIDELINES bundle: constipation. http://eguideline.guidelinecentral.com/i/97087-constipation/8. Published 2012. Accessed September 1, 2020.

4. Anti M, Pignataro G, Armuzzi A, et al. Water supplementation enhances the effect of high-fiber diet on stool frequency and laxative consumption in adult patients with functional constipation. *Hepatogastroenterology.* 1998;45(21):727–732.

5. Bekkali NL, Bongers ME, Van den Berg MM, et al. The role of a probiotics mixture in the treatment of childhood constipation: a pilot study. *Nutr J.* 2007;6:17.

6. WHO Fact Sheet on Diarrhoeal disease. World Health Organization. https://www.who.int/news-room/factsheets/detail/diarrhoeal-disease. Published May 2, 2017. Accessed September 1, 2020.

7. Farthing M, Salam MA, Lindberg G, et al. Acute diarrhea in adults and children: a global perspective. *J Clin Gastroenterol.* 2013;47(1):12–20. doi:10.1097/MCG.0b013e31826df662.

8. Lai HH, Chiu CH, Kong MS, Chang CJ, Chen CC. Probiotic *Lactobacillus casei*: effective for managing childhood diarrhea by altering gut microbiota and attenuating fecal inflammatory markers. *Nutrients.* 2019;11(5):1150. Published May 23, 2019. doi:10.3390/nu11051150.

9. Eswaran S. Low FODMAP in 2017: lessons learned from clinical trials and mechanistic studies. *Neurogastroenterol Motil.* 2017;29(4):10.1111/nmo.13055. doi:10.1111/nmo.13055.

10. Eswaran S. Low FODMAP in 2017: lessons learned from clinical trials and mechanistic studies. *Neurogastroenterol Motil.* 2017;29(4):10.1111/nmo.13055. doi:10.1111/nmo.13055.

11. Drossman DA, Chang L. *Rome IV Multidimensional Clinical Profile (MDCP) for Functional Gastrointestinal Disorders.* Raleigh, NC: Rome Foundation, 2016.

12. Zahedi MJ, Behrouz V, Azimi M. Low fermentable oligodi-mono-saccharides and polyols diet versus general dietary advice in patients with diarrhea-predominant irritable bowel syndrome: a randomized controlled trial. *J Gastroenterol Hepatol.* 2018;33(6):1192–1199. doi:10.1111/jgh.14051.

13. Rao SS, Yu S, Fedewa A. Systematic review: dietary fibre and FODMAP-restricted diet in the management of constipation and irritable bowel syndrome [published correction appears in *Aliment Pharmacol Ther.* 2015 Aug;42(4):490]. *Aliment Pharmacol Ther.* 2015;41(12):1256–1270. doi:10.1111/apt.13167.

14. Ford AC, Lacy BE, Talley NJ. Irritable bowel syndrome. *N Engl J Med.* 2017;376(26):2566–2578. doi:10.1056/NEJMra1607547.

15. Zhou Q, Verne GN. New insights into visceral hypersensitivity—clinical implications in IBS. *Nat Rev Gastroenterol Hepatol.* 2011;8(6):349–355.

16. Pittler MH, Ernst E. Peppermint oil for irritable bowel syndrome: a critical review and meta-analysis. *Am J Gastroenterol.* 1998;93(7):1131–1135.

17. Grigoleit HG, Grigoleit P. Peppermint oil in irritable bowel syndrome. *Phytomedicine.* 2005;12(8):601–606.

18. Camilleri M. Management options for irritable bowel syndrome. *Mayo Clin Proc.* 2018;93(12):1858–1872. doi:10.1016/j.mayocp.2018.04.032.

19. Madden JA, Hunter JO. A review of the role of the gut microflora in irritable bowel syndrome and the effects of probiotics. *Br J Nutr.* 2002;88(suppl 1):S67–S72.

20. Floch MH, Walker WA, Madsen K, et al. Recommendations for probiotic use-2011 update. *J Clin Gastroenterol.* 2011;45(suppl):S168–S171.

21. Lewis JD, Abreu MT. Diet as a trigger or therapy for inflammatory bowel diseases. *Gastroenterology.* 2017;152(2):398–414.e6. doi:10.1053/j.gastro.2016.10.019.

22. Ng SC, Shi HY, Hamidi N, et al. Worldwide incidence and prevalence of inflammatory bowel disease in the 21st century: a systematic review of populationbased studies. *Lancet.* 2018;390(10114):2769–2778. doi:10.1016/S0140-6736(17)32448-0.

23. Dieleman LA, Heizer WD. Nutritional issues in inflammatory bowel disease. *Gastroenterol Clin North Am.* 1998;27(2):435–451.

24. Cabre E, Gassull MA. Nutritional and metabolic issues in inflammatory bowel disease. *Curr Opin Clin Nutr Metab Care.* 2003;6(5):569–576.

25. Neuman MG, Nanau RM. Inflammatory bowel disease: role of diet, microbiota, life style. *Transl Res.* 2012;160(1):29–44.

26. Griffiths AM. Inflammatory bowel disease. *Nutr.* 1998;14(10):788–791.

27. Zachos M, Tondeur M, Griffiths AM. Enteral nutritional therapy for induction of remission in Crohn's disease. *Cochrane Database Syst Rev.* 2007(1):CD000542.

28. Duerksen DR, Nehra V, Bistrian BR, et al. Appropriate nutritional support in acute and complicated Crohn's disease. *Nutr.* 1998;14(5):462–465.

29. Ueda Y, Kawakami Y, Kunii D, et al. Elevated concentrations of linoleic acid in erythrocyte membrane phospholipids in patients with inflammatory bowel disease. *Nutr Res.* 2008;28(4):239–244.

30. Geerling BJ, Badart-Smook A, Stockbrugger RW, et al. Comprehensive nutritional status in patients with longstanding Crohn disease currently in remission. *Am J Clin Nutr.* 1998;67(5):919–926.

31. Kim SC, Ferry GD. Inflammatory bowel diseases in pediatric and adolescent patients: clinical, therapeutic, and psychosocial considerations. *Gastroenterology.* 2004;126(6):1550–1560.

32. Salvatore S, Heuschkel R, Tomlin S, et al. A pilot study of n-acetyl glucosamine, a nutritional substrate for glycosaminoglycan synthesis, in paediatric chronic inflammatory bowel disease. *Aliment Pharmacol Ther.* 2000;14(12):1567–1579.

33. Kakodkar S, Mutlu EA. Diet as a therapeutic option for adult inflammatory bowel disease. *Gastroenterol Clin North Am.* 2017;46(4):745–767. doi:10.1016/j.gtc.2017.08.016.

34. Gibson PR. Use of the low-FODMAP diet in inflammatory bowel disease. *J Gastroenterol Hepatol.* 2017;32 Suppl 1:40–42. doi:10.1111/jgh.13695.

35. Halpin SJ, Ford AC. Prevalence of symptoms meeting criteria for irritable bowel syndrome in inflammatory bowel disease: systematic review and meta-analysis. *Am J Gastroenterol.* 2012;107(10):1474–1482. doi:10.1038/ajg.2012.260.

36. Seidner DL, Lashner BA, Brzezinski A, et al. An oral supplement enriched with fish oil, soluble fiber, and antioxidants for corticosteroid sparing in ulcerative colitis: a randomized, controlled trial. *Clin Gastroenterol Hepatol.* 2005;3(4):358–369.

37. Romano C, Cucchiara S, Barabino A, et al. Usefulness of omega-3 fatty acid supplementation in addition to mesalazine in maintaining remission in pediatric Crohn's disease: a double-blind, randomized, placebocontrolled study. *World J Gastroenterol.* 2005;11(45):7118–7121.

38. Chiba M, Abe T, Tsuda H, et al. Lifestyle-related disease in Crohn's disease: relapse prevention by a semi-vegetarian diet. *World J Gastroenterol.* 2010;16(20):2484–2495.

39. Rajendran N, Kumar D. Food-specific IgG4-guided exclusion diets improve symptoms in Crohn's disease: a pilot study. *Colorectal Dis.* 2011;13(9):1009–1013.

40. Bentz S, Hausmann M, Piberger H, et al. Clinical relevance of IgG antibodies against food antigens in Crohn's disease: a double-blind cross-over diet intervention study. *Digestion.* 2010;81(4):252–264.

41. Feuerstein JD, Falchuk KR. Diverticulosis and diverticulitis. *Mayo Clin Proc.* 2016;91(8):1094–1104. doi:10.1016/j.mayocp.2016.03.012.

42. Strate LL, Liu YL, Syngal S, Aldoori WH, Giovannucci EL. Nut, corn, and popcorn consumption and the incidence of diverticular disease. *JAMA.* 2008;300(8):907–914. doi:10.1001/jama.300.8.907.

43. Peery AF, Barrett PR, Park D, et al. A high-fiber diet does not protect against asymptomatic diverticulosis. *Gastroenterology.* 2012;142:266–272.

44. Drossman DA, Hasler WL. Rome IV-functional GI disorders: disorders of gut-brain interaction. *Gastroenterology.* 2016;150(6):1257–1261. doi:10.1053/j.gastro.2016.03.035

45. Lucassen PL, Assendelft WJ, Gubbels JW, et al. Infantile colic: crying time reduction with a whey hydrolysate: a double-blind, randomized, placebo-controlled trial. *Pediatrics.* 2000;106(6):1349–1354.

46. Savino F, Pelle E, Palumeri E, et al. *Lactobacillus reuteri* (American Type Culture Collection Strain 55730) versus simethicone in the treatment of infantile colic: a prospective randomized study. *Pediatrics.* 2007;119(1):e124–130.

47. Thomas DW, Greer FR; American Academy of Pediatrics Committee on Nutrition, American Academy of Pediatrics Section on Gastroenterology, Hepatology, and Nutrition. Probiotics and prebiotics in pediatrics. *Pediatrics.* 2010;126(6):1217–1231.

48. Corkins MR. Are diet and constipation related in children? *Nutr Clin Prac.* 2005;20(5):536–539.

49. Roma E, Adamidis D, Nikolara R, et al. Diet and chronic constipation in children: the role of fiber. *J Pediatr Gastroenterol Nutr.* 1999;28(2):169–174.

50. Loening-Baucke V, Miele E, Staiano A. Fiber (glucomannan) is beneficial in the treatment of childhood constipation. *Pediatrics.* 2004;113(3 pt 1):e259–e264.

51. Guerra PV, Lima LN, Souza TC, et al. Pediatric functional constipation treatment with Bifidobacterium-containing yogurt: a crossover, double-blind, controlled trial. *WJG.* 2011;17(34):3916–3921.

52. Heyman MB, Abrams SA; Section on Gastroenterology, Hepatology, and Nutrition; Committee on Nutrition. Fruit juice in infants, children, and adolescents: current recommendations. *Pediatrics.* 2017;139(6):e20170967. doi:10.1542/peds.2017-0967.

53. Spandorfer PR, Alessandrini EA, Joffe MD, et al. Oral versus intravenous rehydration of moderately dehydrated children: a randomized, controlled trial. *Pediatrics.* 2005;115(2):295–301.

54. Brown KH, Peerson JM, Fontaine O. Use of nonhuman milks in the dietary management of young children with acute diarrhea: a meta-analysis of clinical trials. *Pediatrics.* 1994;93(1):17–27.

55. Brown KH. Dietary management of acute diarrheal disease: contemporary scientific issues. *J Nutr.* 1994;124 (8 suppl):1455S–1460S.

56. Davis JL, Ripley RT. Postgastrectomy syndromes and nutritional considerations following gastric surgery. *Surg Clin North Am.* 2017;97(2):277–293. doi:10.1016/j.suc.2016.11.005.

57. Buchman AL, Scolapio J, Fryer J. AGA technical review on short bowel syndrome and intestinal transplantation. *Gastroenterology.* 003;124(4):1111–1134. doi:10.1016/s0016-5085(03)70064-x.

58. Nightingale JM. Management of patients with a short bowel. *Nutrition.* 1999;15(7–8):633–637.

59. Matarese LE, Steiger E. Dietary and medical management of short bowel syndrome in adult patients. *J Clin Gastroenterol.* 2006;40(suppl 2):S85–S93.

60. Jeejeebhoy KN. Short bowel syndrome: a nutritional and medical approach. *CMAJ.* 2002;166(10):1297–1302.

61. Ochoa-Reparaz J, Mielcarz DW, Begum-Haque S, et al. Gut, bugs, and brain: role of commensal bacteria in the control of central nervous system disease. *Ann Neurol.* 2011;69(2):240–247.

62. Rogler G, Rosano G. The heart and the gut. *Eur Heart J.* 2014;35(7):429–430.

63. Schnabl B. Linking intestinal homeostasis and liver disease. *Curr Opin Gastroenterol.* 2013;29(3):264–270.

64. Anders HJ, Andersen K, Stecher B. The intestinal microbiota, a leaky gut, and abnormal immunity in kidney disease. *Kidney Int.* 2013;83(6):1010–1016.

65. Seo YS, Shah VH. The role of gut-liver axis in the pathogenesis of liver cirrhosis and portal hypertension. *Clin Mol Hepatol.* 2012;18(4):337–346.

66. Chassaing B, Aitken JD, Gewirtz AT, et al. Gut microbiota drives metabolic disease in immunologically altered mice. *Adv Immunol.* 2012;116:93–112.

67. Ilan Y. Leaky gut and the liver: a role for bacterial translocation in nonalcoholic steatohepatitis. *World J Gastroenterol.* 2012;18(21):2609–2618.

68. Maes M, Kubera M, Leunis JC, et al. Increased IgA and IgM responses against gut commensals in chronic depression: further evidence for increased bacterial translocation or leaky gut. *J Affect Disord.* 2012;141(1):55–62.

69. Klein GL, Petschow BW, Shaw AL, et al. Gut barrier dysfunction and microbial translocation in cancer cachexia: a new therapeutic target. *Curr Opin Support Palliat Care.* 2013;7(4):361–367.

70. Fasano A. Leaky gut and autoimmune diseases. *Clin Rev Allergy Immunol*. 2012, Feb;42(1):71–8.

71. Salminen S, Bouley C, Boutron-Ruault MC, et al. Functional food science and gastrointestinal physiology and function. *Br J Nutr*. 1998;80(suppl 1):S147–S171.

72. Goldin BR. Health benefits of probiotics. *Br J Nutr*. 1998;80(4):S203–S207.

73. Guarner F, Malagelada JR. Gut flora in health and disease. *Lancet*. 2003;361(9356):512–519.

74. von Wright A, Salminen S. Probiotics: established effects and open questions. *Eur J Gastroenterol Hepatol*. 1999;11(11):1195–1198.

75. Balakrishnan M, Floch MH. Prebiotics, probiotics and digestive health. *Curr Opin Clin Nutr Metab Care*. 2012;15(6):580–585.

76. Bin-Nun A, Bromiker R, Wilschanski M, et al. Oral probiotics prevent necrotizing enterocolitis in very low birth weight neonates. *J Pediatr*. 2005;147(2):192–196.

77. Gismondo MR, Drago L, Lombardi A. Review of probiotics available to modify gastrointestinal flora. *Int J Antimicrob Agents*. 1999;12(4):287–292.

78. Fabian E, Elmadfa I. Influence of daily consumption of probiotic and conventional yoghurt on the plasma lipid profile in young healthy women. *Ann Nutr Metab*. 2006;50(4):387–393.

79. Salminen S, von Wright A, Morelli L, et al. Demonstration of safety of probiotics—a review. *Int J Food Microbiol*. 1998;44(1–2):93–106.

80. Hammerman C, Bin-Nun A, Kaplan M. Safety of probiotics: comparison of two popular strains. *BMJ*. 2006;333(7576):1006–1008.

81. Degnan FH. The US Food and Drug Administration and probiotics: regulatory categorization. *Clin Infect Dis*. 2008;46(suppl 2):S133–S136; discussion S144–S151.

82. Gibson GR, Roberfroid MB. Dietary modulation of the human colonic microbiota: introducing the concept of prebiotics. *J Nutr*. 1995;125(6):1401–1412.

83. Sartor RB. Therapeutic manipulation of the enteric microflora in inflammatory bowel diseases: antibiotics, probiotics, and prebiotics. *Gastroenterology*. 2004;126(6):1620–1633.

84. Van Loo JA. Prebiotics promote good health: the basis, the potential, and the emerging evidence. *J Clin Gastroenterol*. 2004;38(6 suppl):S70–S75.

85. Berman S, Spicer D. Safety and reliability of *Lactobacillus* supplements in Seattle, Washington (a pilot study). *The Internet Journal of Alternative Medicine*. 2003;1(2).

N1. Cotton CC, Eluri S, Wolf WA, Dellon ES. Six-food elimination diet and topical steroids are effective for eosinophilic esophagitis: a meta-regression. *Dig Dis Sci*. 2017;62(9):2408–2420. doi:10.1007/s10620-017-4642-7.

N2. Molina-Infante J, Arias Á, Alcedo J, et al. Step-up empiric elimination diet for pediatric and adult eosinophilic esophagitis: the 2-4-6 study. *J Allergy Clin Immunol*. 2018;141(4):1365–1372. doi:10.1016/j.jaci.2017.08.038.

N3. Warners MJ, Vlieg-Boerstra BJ, Verheij J, et al. Elemental diet decreases inflammation and improves symptoms in adult eosinophilic oesophagitis patients. *Aliment Pharmacol Ther*. 2017;45(6):777–787. doi:10.1111/apt.13953.

N4. Richter, JE, Vaezi, MF. Chapter 46: Gastroesophageal reflux disease. In Feldman M, Friedman LS, Brandt LJ, eds. *Sleisenger and Fordtran's Gastrointestinaland Liver Disease* (11th edition). Canada: Elsevier, 2020.

N5. Jung HK, Choung RS, Locke GR 3rd, et al. The incidence, prevalence, and outcomes of patients with gastroparesis in Olmsted County, Minnesota, from 1996 to 2006. *Gastroenterology*. 2009;136(4):1225–1233. doi:10.1053/j.gastro.2008.12.047.

N6. Koch KL. Chapter 50: Gastric neuromuscular function and neuromuscular disorders. In Feldman M, Friedman LS, Brandt LJ, eds., *Sleisenger and Fordtran's Gastrointestinal and Liver Disease* (11th edition). Canada: Elsevier, 2020.

N7. Wytiaz V, Homko C, Duffy F, Schey R, Parkman HP. Foods provoking and alleviating symptoms in gastroparesis: patient experiences. *Dig Dis Sci*. 2015; 60(4):1052–1058. doi:10.1007/s10620-015-3651-7.

N8. Olausson EA, Störsrud S, Grundin H, Isaksson M, Attvall S, Simrén M. A small particle size diet reduces upper gastrointestinal symptoms in patients with diabetic gastroparesis: a randomized controlled trial. *Am J Gastroenterol*. 2014;109(3):375–385. doi:10.1038/ajg.2013.453.

N9. Rubio-Tapia A, Ludvigsson JF, Brantner TL, Murray JA, Everhart JE. The prevalence of celiac disease in the United States. *Am J Gastroenterol*. 2012;107(10):1538–1545. doi:10.1038/ajg.2012.219.

N10. Rubio-Tapia A, Kyle RA, Kaplan EL, et al. Increased prevalence and mortality in undiagnosed celiac disease. *Gastroenterology*. 2009;137(1):88–93. doi:10.1053/j.gastro.2009.03.059.

N11. Vici G, Belli L, Biondi M, Polzonetti V. Gluten free diet and nutrient deficiencies: a review. *Clin Nutr*. 2016;35(6):1236–1241. doi:10.1016/j.clnu.2016.05.002.

N12. Su GL, Ko CW, Bercik P, et al. AGA clinical practice guidelines on the role of probiotics in the management of gastrointestinal disorders. *Gastroenterology*. 2020; 159(2):697–705. doi:10.1053/j.gastro.2020.05.059.

N13. Pimentel M, Saad RJ, Long M, Rao, SSC, ACG clinical guideline: small intestinal bacterial overgrowth. *Am J Gastroenterol*. February 2020;115(2):165–178. doi: 10.14309/ajg.0000000000000501.

N14. Zhong C, Qu C, Wang B, et al. Probiotics for preventing and treating small intestinal bacterial overgrowth: a meta-analysis and systematic review of current evidence. *J Clin Gastroenterol*. 2017;51:300–11.

N15. Kim SB, Calmet FH, Garrido J, Garcia-Buitrago MT, Moshiree B. Sucrase-isomaltase deficiency as a potential masquerader in irritable bowel syndrome. *Dig Dis Sci*. 2020;65(2):534–540. doi:10.1007/s10620-019-05780-7.

▨ REFERENCIAS BIBLIOGRÁFICAS

Fasano A, Shea-Donohue T. Fasano A, Shea-Donohue T. Mechanisms of disease: the role of intestinal barrier function in the pathogenesis of gastrointestinal autoimmune diseases. *Nat Clin Pract Gastroenterol Hepatol*. 2005;2(9):416–422.

McKenzie YA, Alder A, Anderson W, et al. British Dietetic Association evidence-based guidelines for the dietary management of irritable bowel syndrome in adults. *J Human Nutr Diet*. 2012; 25(3):260–274.

Velasquez-Manoff M. *An Epidemic of Absence*. New York, NY: Scribner, 2012.

Capítulo 19

Alimentación, dispepsia y enfermedad ulceropéptica

Amanda Velázquez

 INTRODUCCIÓN

La dispepsia, la enfermedad por reflujo gastroesofágico (ERGE), la enfermedad ulceropéptica (EUP) y otras enfermedades del tubo digestivo superior son muy frecuentes. La dispepsia es un síntoma más que un diagnóstico, definido por los Criterios de Roma IV como cualquier síntoma relacionado con el tubo digestivo superior aparte de la pirosis y la regurgitación. En los pacientes que presentan dispepsia se puede realizar un examen con una endoscopia superior en la que podrían encontrarse hallazgos patológicos, como EUP. Si se encuentra, la EUP sería la causa orgánica de la dispepsia. En los que no tienen una causa detectable, la dispepsia funcional puede volver a ser el diagnóstico. Los tratamientos de primera línea para estas enfermedades del tubo digestivo superior incluyen medicamentos supresores de la acidez, como los inhibidores de la bomba de protones, así como modificaciones del estilo de vida. Para enfermedades más graves y resistentes al tratamiento, existen intervenciones quirúrgicas (1).

Parece evidente que la alimentación debe influir en la evolución de los síntomas relacionados con la irritación del tubo digestivo superior. Los ajustes en la alimentación, incluidas las restricciones de alimentos picantes, alimentos ácidos (p. ej., cítricos, tomates), el alcohol y la cafeína, son prácticas habituales, tanto por parte de los médicos como de los pacientes, en un esfuerzo por controlar los síntomas de la dispepsia, la ERGE y la EUP.

Las intervenciones en el estilo de vida incluyen la pérdida de peso, dejar de fumar, evitar el alcohol e incluso elevar la cabeza al dormir (2). Las pruebas que apoyan estas prácticas intuitivas aumentan lentamente, especialmente con el creciente interés por los remedios alimentarios como alternativa al tratamiento médico (3).

 VISIÓN GENERAL

Existe la creencia generalizada de que la alimentación influye en la aparición de alteraciones patológicas de la parte superior del tubo digestivo. Algunos alimentos y/o grupos de alimentos desencadenan síntomas de dispepsia, mientras que se cree que otros sirven de protección.

En la revisión sistemática más reciente de 2016, realizada por Ness-Jensen, N y cols. (2), se corroboran las asociaciones entre la ERGE y las intervenciones alimentarias y en el estilo de vida. En esta revisión sistemática se incluyeron metaanálisis, estudios clínicos aleatorizados (ECA) y estudios observacionales prospectivos de PubMed (desde 1946), *Excerpta Medica dataBASE* (EMBASE) (desde 1980) y la Biblioteca Cochrane (sin fecha de inicio) hasta octubre de 2014.

La evidencia se calificó según las directrices de la American Heart Association.

Varios ECA de tamaño muestral pequeño constataron la mejora de la ERGE mediante la pérdida de peso en las personas con obesidad, el abandono del tabaquismo en los que utilizaban productos del tabaco, el aumento de la ingesta de fibra alimentaria, la elevación de la cabecera de la cama y la evitación de las comidas 2-3 h antes de acostarse (2).

En 2019, Yuan y cols. publicaron un estudio nacional de encuesta multicéntrica en el que se evaluaron los efectos sobre la ERGE de los factores del estilo de vida en 1 518 participantes en China.

Un análisis univariante determinó 21 factores asociados a ERGE ($p < 0.05$), que incluía, entre otros, el índice de masa corporal (IMC) en el rango de sobrepeso u obesidad, el tabaquismo, el consumo de alcohol, comer rápido, comer más allá de la saciedad, acostarse poco después de comer, comer alimentos calientes, y mostrar preferencia por los alimentos picantes y ricos en grasas. Un análisis de regresión logística multivariante reveló que los factores de riesgo de ERGE (con *odds ratios* [OR]) incluían un IMC elevado (1.805), fumar (1.521), comer rápido (4.058), comer más allá de la saciedad (2.849), acostarse poco después de comer (1.544), comer alimentos muy calientes (1.811), y llevar fajas o corsés (2.187). Hay que destacar que en este estudio también se observó que las intervenciones sobre el estilo de vida en combinación con la medicación mejoraban los resultados con respecto a la medicación sola ($z = -8.578$, $p < 0.001$).

En general, este estudio ilustra la complejidad del origen multifactorial de la ERGE, a la vez que refuerza numerosos factores alimentarios y de estilo de vida respaldados por la bibliografía. Se necesitan más datos para comprender plenamente el papel y el efecto del ritmo de alimentación, la cantidad de comida ingerida y la temperatura de los alimentos en la aparición de dispepsia y ERGE (4).

Aunque cada vez hay más datos que apoyan las intervenciones alimentarias y sobre el estilo de vida específicas mencionadas para la dispepsia, la ERGE y la EUP, los datos sobre otras intervenciones alimentarias y nutricionales (descritas más adelante) han sido bastante heterogéneos.

Hidratos de carbono simples

En general, se ha observado que los hidratos de carbono simples, como los monosacáridos y los almidones bajos en fibra, aumentan los síntomas de la ERGE. Varios estudios han investigado la relación entre el consumo de hidratos de carbono y la ERGE, si bien la mayor parte de estos estudios eran de pequeño tamaño (5). En un estudio de 2018 que monitorizó a 130 participantes con ERGE, se les pidió que siguieran una alimentación baja en glucosa durante 2 semanas. Los resultados demostraron mejoras estadísticamente significativas en los síntomas de la ERGE. Sin embargo, la pérdida de peso resultante en los pacientes atribuida a un cambio en la alimentación podría haber confundido los hallazgos (5), por lo que se necesitan más estudios.

Fibra

A finales de la década de 1990, los resultados del estudio prospectivo *Health Professionals Follow-up Study*, basados en las observaciones de más de 47 000 profesionales sanitarios varones en Estados Unidos, indicaron que la fibra alimentaria reduce el riesgo de sufrir úlcera duodenal (UD), quizá a la mitad, al comparar el quintil más alto con el más bajo de su ingesta. El efecto protector de la fibra soluble pareció particularmente sólido (riesgo relativo [RR] de 0.4 para el quintil superior) (6).

Más recientemente, en 2017, Kim, J y cols. observaron que las dietas ricas en fibra estaban inversamente relacionadas con la prevalencia de EUP en las mujeres, y los resultados fueron significativos. Los datos se recopilaron a partir de una muestra representativa en el ámbito nacional de la población surcoreana utilizando el *Korea National Health and Nutrition Examination Survey* (KNHANES I), una encuesta transversal prospectiva emitida por el Korea Center for Disease Control and Prevention (KCDC) en 1998, para evaluar la salud y la nutrición. En ella se incluyeron más de 39 000 participantes, de edades comprendidas entre los 30 y los 70 años, a los que un médico diagnosticó EUP (definida en el estudio como gastritis, úlcera gástrica o UD) (7).

La bibliografía también sugiere que la ERGE puede mejorar con una ingesta elevada de fibra, y varios estudios pequeños y prospectivos ya han demostrado la relación inversa de la ingesta de fibra con los síntomas de pirosis (8). Asimismo, Nissan y cols. realizaron un amplio estudio de casos y controles en 2004, en el que 3 153 participantes con síntomas graves de reflujo en los últimos 12 meses sirvieron de casos, mientras que 40 210 personas sin síntomas de ERGE fueron los controles. Curiosamente, quienes comían predominantemente pan con al menos un 7 % de peso seco de fibra alimentaria tenían aproximadamente la mitad de riesgo de presentar síntomas de ERGE, en comparación con quienes comían principalmente pan blanco con escasa fibra (alrededor del 1-2 %) (*odds ratio* [OR] de 0.5; intervalo de confianza [IC] del 95 %: 0.4 a 0.7) (9).

Recientemente, en un estudio aleatorizado, paralelo y doble ciego realizado en España se evaluó a 50 pacientes que cumplían los criterios de Roma IV para la dispepsia funcional, así como estreñimiento, que se sospechaba que afectaba la evacuación por una defecación disinérgica. El estudio comparó la mejora de la defecación disinérgica mediante biorretroalimentación combinada con instrucciones de ejercicio diario frente a la administración de suplementos de fibra. Los hallazgos de este estudio indicaron que la suplementación con fibra no reducía los síntomas de dispepsia. Sin embargo, los resultados de este estudio se limitaron a un subgrupo específico de individuos (10).

Proteínas

Es escasa la bibliografía que evalúa la relación de las proteínas alimentarias con la dispepsia, la ERGE o la EUP. El estudio transversal de El-Seragy cols. de 2005, en el que se investigó el efecto de los macronutrimentos y micronutrimentos de la alimentación sobre los síntomas de la ERGE, es la evidencia más destacada hasta la fecha. Se trata de un estudio comparativo de individuos con síntomas frecuentes de ERGE ($n = 103$) frente a aquellos con síntomas poco frecuentes o sin síntomas de ERGE ($n = 268$). Además, se realizó un análisis de subgrupos para los que se sometieron a una endoscopia previa con hallazgos de esofagitis erosiva ($n = 40$) en comparación con los que no ($n = 124$). Los participantes completaron cuestionarios de frecuencia de alimentos de 100 elementos, de Block, en los que se estimaban las porciones medias y la frecuencia de los alimentos consumidos durante el último año. No se observaron diferencias significativas en la ingesta de proteínas entre aquellos con y sin síntomas de ERGE al controlar las covariables. Sin embargo, las personas con antecedentes de esofagitis erosiva presentaban una ingesta diaria de grasas y proteínas significativamente mayor en comparación con sus homólogos ($p < 0.05$) (11).

Grasas

Los alimentos ricos en grasas, especialmente los fritos, se asocian de forma sistemática como un posible desencadenante de dispepsia; sin embargo, la bibliografía al respecto es variable. La hipótesis es que las grasas son más difíciles de digerir, lo que provoca una disminución de la motilidad gástrica. Para digerir las grasas, el organismo inicia una mayor producción de enzimas y hormonas para descomponer los alimentos, creando sales biliares que pueden irritar el esófago y colecistocinina (CCK) para reducir el esfínter esofágico inferior (12). El-Serag y cols. observaron que los pacientes con síntomas de ERGE y esofagitis erosiva eran más propensos a seguir una alimentación rica en grasas, especialmente en grasas saturadas. Sobre todo, estas asociaciones solo fueron estadísticamente significativas en las personas con sobrepeso (11). En un estudio de una población muy pequeña de 15 personas se observó que la grasa potenciaba los síntomas de ERGE, pero el índice de masa corporal y la densidad calórica pueden haber confundido estos resultados (8).

Lácteos

El papel que desempeñan los productos lácteos en la dispepsia, la ERGE y la EUP no se conoce totalmente debido a la escasez de datos al respecto. Los pocos estudios que evalúan los alimentos lácteos se remontan a un amplio estudio transversal de población realizado en 1998 con 1 135 personas, en el que se detectó que una mayor ingesta de productos lácteos fermentados (p. ej., yogur, queso) parecía confe-

rir un menor riesgo de sufrir úlcera péptica, mientras que el consumo de leche no fermentada se asociaba a un mayor riesgo. Este efecto puede atribuirse a las propiedades antimicrobianas de los productos lácteos fermentados; *Lactobacillus* y la caseína inhiben la replicación de *Helicobacter pylori* (13).

El estudio más riguroso realizado hasta la fecha, un estudio prospectivo de 2018, aleatorizado, doble ciego, controlado con placebo y de grupos paralelos, evaluó los efectos beneficiosos de *Bifidobacterium bifidum* YIT10347 en leche fermentada en adultos japoneses sanos con dispepsia funcional que presentaban síntomas gástricos temporales. Los participantes consumieron 100 mL de leche fermentada con *Bifidobacterium bifidum* YIT10347 cada día durante 4 semanas, mientras que el grupo de control consumió 100 mL de leche fermentada con placebo durante este período. Según las respuestas a la encuesta, no hubo diferencias significativas en las puntuaciones del síndrome por reflujo ni en la puntuación de la dispepsia relacionada con la acidez, pero sí cambios significativos entre ambos grupos en cuanto a la mayor tasa de alivio de la puntuación del dolor epigástrico de malestar posprandial. El estudio parece haber sido objetivo (sin sesgos) y sólido, pero hay que señalar que este estudio fue financiado por Yakult Honsha Co. Ltd (14).

En resumen, las revisiones sistemáticas y los metaanálisis actuales han observado que la mayoría de los estudios señalan hacia resultados positivos de los prebióticos y probióticos en la dispepsia y la ERGE (15,16).

Dietas específicas

Se ha demostrado que los patrones alimentarios ricos en frutas y verduras reducen los síntomas de la ERGE (17). Por ejemplo, la dieta mediterránea, rica en frutas y verduras, así como en cereales integrales, leguminosas, pescado y grasas insaturadas, ha demostrado su eficacia en algunos estudios, aparentemente comparables, aunque no es más eficaz que la terapia supresora con medicamentos (8). Teniendo en cuenta que la dieta mediterránea tiene otros beneficios establecidos aparte de la posible mejora de la ERGE, es importante tenerla en cuenta a la hora de elegir un plan de tratamiento centrado en el paciente.

Bebidas carbonatadas

Aunque anecdóticamente se ha sugerido que las bebidas carbonatadas empeoran la ERGE, una revisión sistemática de 2010 no detectó pruebas evidentes de ello (18). No obstante, se debe usar el juicio clínico, ya que las bebidas carbonatadas suelen estar endulzadas con azúcar, lo que puede favorecer el aumento de peso, lo que contribuye, a su vez, a los síntomas del tubo digestivo superior.

Pérdida de peso

La obesidad es un factor de riesgo bien establecido para la ERGE, con una patogenia en la que un mayor peso corporal equivale a un aumento de la presión abdominal, lo que provoca una alteración de la unión gastroesofágica (19). Las mujeres con un IMC basal normal que aumentaron de peso en 3.5 o más puntos de IMC tenían un mayor riesgo de presentar síntomas de reflujo, en comparación con sus homólogas sin cambio de peso (OR 2.80; IC del 95 %, 1.63-4.82) (20). En algunos estudios aleatorizados y controlados se ha demostrado que la pérdida de peso conducía a la reducción de los síntomas de ERGE (2). Más concretamente, un gran estudio de cohortes prospectivo de 2013 sugirió una relación dosis-respuesta entre el IMC y la gravedad y la frecuencia de los síntomas de ERGE. En comparación con los hombres que lograron una pérdida de peso corporal total del 5-10 % en este estudio, las mujeres solo presentaron una mejora de sus síntomas una vez que lograron una reducción corporal del 10 % o más (21). En consecuencia, en los individuos con exceso de peso corporal se recomienda la pérdida de peso para mejorar la ERGE

Alcohol

Según una revisión sistemática de 2018 que evalúa el papel de la alimentación en la dispepsia funcional (12), las opiniones son contradictorias en cuanto al papel que desempeña el alcohol en los síntomas de la ERGE. Por ejemplo, como se mencionó anteriormente, los hallazgos del gran estudio de casos y controles de Nissan y cols. de 2004 demostraron que la fibra protege contra la ERGE, pero no se observó relación alguna con el alcohol. Además, el estudio realizado por Yuan y cols. en 2019 analizó 21 variables de la alimentación y su efecto sobre la ERGE, y se detectó que el consumo de alcohol estaba significativamente relacionado con el aumento de los síntomas de la ERGE (4). Al revisar los datos de los estudios observacionales de forma conjunta, un metaanálisis de 2019 concluyó que sí existía una posible asociación entre el alcohol y la ERGE, pero no se determinó correlación alguna en los estudios de casos y controles revisados. Más concretamente, en el subanálisis de la frecuencia de consumo, las personas que consumían frecuentemente alcohol, al menos tres a cinco veces por semana, tenían una intensa asociación con la ERGE (22).

Por último, en lo que respecta a la EUP, estudios anteriores observaron una mayor probabilidad de ul-

ceración asociada al consumo de alcohol (23,24). En las personas con úlceras activas, el consumo excesivo de alcohol (≥ 15 bebidas/semana en los hombres y ≥ 8 bebidas/semana en las mujeres) era un importante factor de riesgo para presentar síntomas de EUP (24).

Alergias alimentarias

La esofagitis eosinófila (EEo), aunque es poco frecuente, se encuentra en el diagnóstico diferencial cuando se evalúa la causa de la dispepsia en un paciente. La EEo es una enfermedad inflamatoria mediada por linfocitos T colaboradores (*helper*) de tipo 2 (Th2), que se considera una forma de alergia alimentaria. La patogenia es multifactorial, incluyendo predisposición genética, microorganismos, exposición a antibióticos y alérgenos alimentarios. Los síntomas de la EEo pueden variar, dependiendo de la edad de presentación. En los adultos, los síntomas principales son la pirosis resistente al tratamiento y la disfagia. El diagnóstico se confirma con los hallazgos histológicos endoscópicos de > 15 eosinófilos por campo de alta potencia. Las modalidades terapéuticas incluyen los inhibidores de la bomba de protones, los corticoesteroides, las terapias inmunosupresoras, la gestión alimentaria y, en los pacientes con estenosis esofágica, la dilatación del esófago (25).

Se recomienda un ensayo de terapia alimentaria para todos los niños y adultos motivados con diagnóstico de EEo (26). El enfoque alimentario más habitual para la EEo es la dieta de eliminación de seis alimentos (SFED, *six-food elimination diet*), que elimina los alimentos que con más frecuencia inducen una respuesta inmunitaria en la EEo, que son la leche, el trigo, la soja, los huevos, los cacahuetes/frutos secos, el pescado y los mariscos (27).

La evidencia de la asociación entre la alimentación y el carcinoma gástrico se abordan en el capítulo 12.

▨ NUTRIMENTOS, PRODUCTOS NUTRICÉUTICOS Y ALIMENTOS FUNCIONALES

Capsaicina

La capsaicina, que media el ardor y el dolor por su efecto sobre el receptor de potencial transitorio villanoide 1 (TRPV1), es responsable de evocar la sensación de calor asociada a los alimentos picantes (28). La creencia de que la capsaicina contribuye a la dispepsia o a los síntomas de pirosis asociados a la ERGE está muy extendida, y se cree que el mecanismo es la irritación directa de la mucosa esofágica (8). Sin embargo, la evidencia en la bibliografía médica sobre un efecto de los alimentos que contienen capsaicina es limitada. Se ha observado que las personas que prefieren los alimentos picantes corren un gran riesgo de presentar síntomas de ERGE (4). Recientemente, los investigadores han experimentado con el uso de píldoras de capsaicina en las personas, y han observado que pueden desencadenar la dispepsia; por tanto, podría llegar a servir como una forma de prueba diagnóstica para la dispepsia (29).

Café

El mecanismo exacto por el que el café puede potenciar los síntomas de dispepsia no se conoce totalmente. Se especula que el café puede actuar directamente sobre el esófago, disminuyendo el tono del esfínter esofágico inferior (EEI), y/o que, debido a su componente de cafeína, desencadena la producción de ácido gástrico. Algunos datos apoyan esto (9,30). Sin embargo, en un estudio transversal de 2013 con 8 013 personas sanas en Japón, se realizó un análisis multivariante del consumo de café en el que no se encontró correlación con la ERGE y la EUP. También se realizó un metaanálisis y no se encontró asociación significativa alguna (31). Además, un metaanálisis de 2014 no mostró ninguna correlación entre la ingesta de café y los síntomas de la ERGE, incluso después de un subanálisis en el que se analizaron consumidores de alto consumo (> 5 tazas/día) frente a los de bajo consumo (< 4 tazas/día) (32).

Polifenoles del té

Los datos son limitados; sin embargo, en dos estudios se encontró que el consumo de té fue comunicado por los participantes como desencadenante de dispepsia funcional (12). Sin embargo, un metaanálisis de 2018 sobre el efecto del consumo de té en la ERGE no encontró relación significativa alguna (33).

Plantas, hierbas y especias

Son muy escasos los datos en este campo, pero la medicina alternativa complementaria (MAC) se está popularizando en el mundo occidental. La curcumina, el ingrediente activo del rizoma de la cúrcuma, que a menudo se encuentra como especia molida en las tiendas de comestibles locales, puede mejorar la dispepsia y la inflamación gástrica (34). El jengibre tiene propiedades antiinflamatorias y analgésicas, por lo que se ha utilizado en medicina complementaria y alternativa para tratar diversas dolencias gastrointestinales (35). Sin embargo, ningún estudio en humanos ha investigado la eficacia del jengibre para mejorar la EUP (36). El chile es un ingrediente de uso frecuente en la cocina del que existen notificaciones anecdóticas de que causa dispepsia; sin embargo, el

número de estudios clínicos que lo evalúen es escaso (34). Incluso un ingrediente de uso habitual como la sal de mesa se ha asociado a los síntomas de ERGE (9), aunque en otro estudio se observó que un mayor consumo de sodio se asociaba a una menor prevalencia de EUP en mujeres coreanas (7).

Los componentes activos del aceite de menta (L-mentol) y del aceite de alcaravea (carvona y limoneno), solos o en combinación, han demostrado ser beneficiosos para aliviar los síntomas de la dispepsia funcional. Más recientemente, un ECA de 2019 con 95 participantes con dispepsia funcional recibió una nueva formulación de L-mentol y aceite de alcaravea, y el resultado fue un rápido alivio de sus síntomas en 24 h (37). Puede ser prometedor el compuesto alemán desarrollado originalmente, STW 5, compuesto por nueve extractos de hierbas, incluyendo el fruto del cardo mariano, el fruto de la alcaravea, la hoja de menta, la celidonia mayor, la raíz de angélica de jardín, el candytuft amargo, la raíz de regaliz, las flores de manzanilla alemana y la hoja de melisa. Se sospecha que el mecanismo de acción del STW 5 para aliviar la dispepsia es actuar como antiinflamatorio, mejorar la motilidad GI y disminuir la secreción de ácido gástrico (36). Por último, el vinagre de sidra de manzana ha sido un enfoque alimentario de moda para mejorar numerosas afecciones médicas, desde la mejora de las concentraciones de glucosa hasta la prevención del crecimiento excesivo de bacterias intestinales. Sin embargo, la capacidad del vinagre de sidra de manzana para prevenir la ERGE es muy escasa (36).

Aunque se mencionan como desencadenantes comunes de forma anecdótica, hasta la fecha no existen ensayos clínicos que evalúen la mejora de la dispepsia con la eliminación de alimentos cítricos, productos de tomate y chocolate (37). El chocolate, derivado del grano de cacao, contiene cafeína, y se sospecha que causa relajación del EEI, lo que provoca síntomas de ERGE. Sin embargo, un estudio demostró que la ingesta de grandes cantidades de chocolate al día entre 500 adultos italianos no provocó un aumento de la sintomatología (8).

En resumen, la evidencia es limitada y las recomendaciones deben personalizarse.

▧ ASPECTOS CLÍNICOS DESTACADOS

Cada vez hay más datos que demuestran que la alimentación, los nutrimentos y los alimentos funcionales pueden desempeñar un papel en la dispepsia, la ERGE y la EUP. Los cambios en la alimentación y el estilo de vida forman parte del tratamiento de primera línea para estas afecciones de la parte superior del tubo digestivo, aunque el grado de evidencia de algunas prácticas frente a otras puede variar. Se recomienda un ensayo de terapia alimentaria para las personas diagnosticadas de EEo.

Se deben recomendar prácticas alimentarias y de estilo de vida coherentes con la promoción de la salud (v. cap. 45), y adecuadas para prevenir o tratar la dispepsia. Por ejemplo, es probable que una alimentación rica en fibra sea beneficiosa, al igual que una alimentación rica en frutas y verduras. A las personas que fuman, se les recomienda encarecidamente dejar de fumar (B, E). Dado que la pérdida de peso se ha asociado prospectivamente a una reducción, dependiente de la dosis, de los síntomas de la ERGE (20), se recomienda la asistencia en el control del peso para los individuos con exceso de peso corporal.

Hasta el momento, solo se ha realizado un pequeño número de estudios de intervención que demuestran una mejora de la dispepsia al evitar los alimentos desencadenantes (2,4). No obstante, las intervenciones respaldadas por el juicio clínico, como la restricción del alcohol, las grasas en la alimentación, los alimentos con especias, los productos de tomate, los cítricos, el chocolate y/o la ingesta de cafeína, son razonables para considerarlas en un ensayo para pacientes concretos.

Evitar la ingesta de alimentos cerca de la hora de acostarse es también una práctica habitual y sensata en el tratamiento de la ERGE, al igual que los ajustes posturales que pueden disminuir el reflujo (36). Los avances en el tratamiento farmacológico de los síndromes dispépticos, incluido el tratamiento de *H. pylori* y el uso de inhibidores de la bomba de protones, son tales que la mayoría de los pacientes no necesitan imponer restricciones alimentarias. Sin embargo, ante la evidencia emergente de estudios observacionales sobre el aumento del riesgo de fracturas óseas, insuficiencias de vitamina B_{12} y magnesio e infección por *Clostridium difficile* en pacientes de edad avanzada y hospitalizados con uso prolongado de inhibidores de la bomba de protones (19), se justifica un ensayo de gestión de la alimentación y el estilo de vida en un esfuerzo por minimizar la dependencia del tratamiento farmacológico.

▨ REFERENCIAS BIBLIOGRÁFICAS

1. Ford AC, Marwaha A, Sood R, et al. Global prevalence of, and risk factors for, uninvestigated dyspepsia: a meta-analysis. *Gut.* 2015;64:1049–1057.
2. Ness-Jensen, E, Hveem, K, El-Serag, H, et al. Lifestyle Intervention in Gastroesophageal Reflux Disease. *Clin Gastroenterol Hepatol.* 2016 Feb;14(2):175–82.e1–e3.
3. Hung A, Kang N, Bollom, A, et al. Complementary and Alternative Medicine Use is Prevalent Among Patients with Gastrointestinal Diseases. *Dig Sis Sci.* 2015;60:1883–1888.
4. Yuan LZ, Yi P, Wang GS, et al. Lifestyle intervention for gastroesophageal reflux disease: a national multicenter survey of lifestyle factor effects on gastroesophageal reflux disease in China. *Therap Adv Gastroenterol.* 2019;12:1756284819877788.
5. Newberry C, Lynch K. The role of diet in the development and management of gastroesophageal reflux disease: why we feel the burn. *J Thorac Dis.* 2019;11(Suppl 12):S1594–S1601.
6. Aldoori WH, Giovannucci EL, Stampfer MJ, et al. Prospective study of diet and the risk of duodenal ulcer in men. *Am J Epidemiol.* 1997;145:42.
7. Kim J, Kim KH, Lee BJ (2017) Association of peptic ulcer disease with obesity, nutritional components, and blood parameters in the Korean population. *PLoS ONE.* 12(8): e0183777.
8. Newberry C, Lynch K. The role of diet in the development and management of gastroesophageal reflux disease: why we feel the burn. *J Thorac Dis.* 2019;11(Suppl 12):S1594–S1601.
9. Nilsson M, Johnsen R, Ye W, et al. The lifestyle related risk factors in the aetiology of gastro-oesophageal reflux. *Gut.* 2004;53:1730–1735.
10. Huaman JW, Mego M, Bendezú A, et al. Correction of Dyssynergic Defecation, but Not Fiber Supplementation, Reduces Symptoms of Functional Dyspepsia in Patients With Constipation in a Randomized Trial [published online ahead of print, 2019 Dec 4]. *Clin Gastroenterol Hepatol.* 2019;S1542–3565(19):31388–6.
11. El-Serag, HB, Satia JA, Rabeneck L. Dietary intake and the risk of gastro-oesophageal reflux disease: a cross sectional study in volunteers. *Gut.* 2005;54:11–17.
12. Duncanson KR, Talley NJ, Walker MM, Burrows TL. Food and functional dyspepsia: a systematic review. *J Hum Nutr Diet.* 2018;31(3):390–407.
13. Elmstahl S, Svensson U, Berglund G. Fermented milk products are associated to ulcer disease. Results from a cross-sectional population study. *Eur J Clin Nutr.* 1998;52:668.
14. Gomi A, Yamaji K, Watanabe O, et al. Bifidobacterium bifidum YIT 10347 fermented milk exerts beneficial effects on gastrointestinal discomfort and symptoms in healthy adults: A double-blind, randomized, placebo-controlled study. *J Dairy Sci.* 2018;101(6):4830–4841.
15. Zhang J, Wu HM, Wang X, et al. Efficacy of prebiotics and probiotics for functional dyspepsia: A systematic review and meta-analysis. *Medicine (Baltimore).* 2020;99(7):e19107.
16. Cheng J, Ouwehand AC. Gastroesophageal Reflux Disease and Probiotics: A Systematic Review. *Nutrients.* 2020; 12(1):132.
17. Gong Y, Zeng Q, Yan Y, Han C, Zheng Y. Association between Lifestyle and Gastroesophageal Reflux Disease Questionnaire Scores: A Cross-Sectional Study of 37, 442 Chinese Adults. *Gastroenterol Res Pract.* 2019;2019:5753813.
18. Johnson T, Gerson L, Hershcovici T, et al. Systematic Review: the effects of carbonated beverages of gastro-oesophgeal reflux disease. *Aliment Pharmacol Ther.* 2010;31:607–614.
19. Sethi S, Richter JE. Diet and gastroesophageal reflux disease: role in pathogenesis and management. *Curr Opin Gastroenterol.* 2017;33(2):107–111.
20. Jacobson BC, Somers SC, Fuchs CS, Kelly CP, Camargo CA Jr. Body-mass index and symptoms of gastroesophageal reflux in women. *N Engl J Med.* 2006;354(22):2340–2348.
21. Singh M, Lee J, Gupta N, et al. Weight loss can lead to resolution of gastroesophageal reflux disease symptoms: a prospective intervention trial. *Obesity (Silver Spring).* 2013;21(2):284–290.
22. Pan J, Cen L, Chen W, Yu C, Li Y, Shen Z. Alcohol Consumption and the Risk of Gastroesophageal Reflux Disease: A Systematic Review and Meta-analysis. *Alcohol and Alcoholism.* 2019;54(1):62–69.
23. Garrow D, Delegge MH. Risk factors for gastrointestinal ulcer disease in the US population. *Dig Dis Sci.* 2010;55:66–72.

24. Lee SP, Sung IK, Kim JH, Lee SY, Park HS, Shim CS. Risk Factors for the Presence of Symptoms in Peptic Ulcer Disease. *Clin Endosc.* 2017;50(6):578–584.

25. Gómez-Aldana A, Jaramillo-Santos M, Delgado A, Jaramillo C, Lúquez-Mindiola A. Eosinophilic esophagitis: Current concepts in diagnosis and treatment. *World J Gastroenterol.* 2019;25(32):4598–4613.

26. Liacouras CA, Furuta GT, Hirano I, et al. Eosinophilic esophagitis: updated consensus recommendations for children and adults. *J Allergy Clin Immunol.* 2011;128:3–20.e6.

27. Newberry C, Lynch K. Can We Use Diet to Effectively Treat Esophageal Disease? A Review of the Current Literature. *Curr Gastroenterol Rep.* 2017;19(8):38.

28. Gonlachanvit S. Are rice and spicy diet good for functional gastrointestinal disorders? *J Neurogastroenterol Motil.* 2010;16:131–138.

29. Black CJ, Houghton LA, Ford AC. Insights into the evaluation and management of dyspepsia: recent developments and new guidelines. *Therap Adv Gastroenterol.* 2018;11:1756284818805597.

30. Talledo-Ulfe L, Buitrago OD, Filorio Y, et al. Factors associated with uninvestigated dyspepsia in students at 4 Latin American schools of medicine: A multicenter study. Factores asociados a dispepsia no investigada en estudiantes de 4 facultades de medicina de Latinoamérica: estudio multicéntrico. *Rev Gastroenterol Mex.* 2018;83(3):215–222.

31. Shimamoto T, Yamamichi N, Kodashima S, et al. No association of coffee consumption with gastric ulcer, duodenal ulcer, reflux esophagitis, and non-erosive reflux disease: a cross-sectional study of 8,013 healthy subjects in Japan. *PLoS One.* 2013;8(6):e65996.

32. Kim J, Oh SW, Myung SK, et al. Association between coffee intake and gastroesophageal reflux disease: a meta-analysis. *Dis Esophagus.* 2014;27(4):311–317.

33. Cao H, Huang X, Zhi X, Han C, Li L, Li Y. Association between tea consumption and gastroesophageal reflux disease: A meta-analysis. 2019 Mar;98(10):e14915].

34. Patcharatrakul T, Gonlachanvit S. Chili Peppers, Curcumins, and Prebiotics in Gastrointestinal Health and Disease. *Curr Gastroenterol Rep.* 2016;18(4):19.

35. Ojewole JA. Analgesic, anti-inflammatory and hypoglycaemic effects of ethanol extract of Zingiber officinale (Roscoe) rhizomes (Zingiberaceae) in mice and rats. *Phytother Res.* 2006;20:764–772.

36. Ahuja A, Ahuja NK. Popular Remedies for Esophageal Symptoms: a Critical Appraisal. *Curr Gastroenterol Rep.* 2019;21(8):39.

37. Chey WD, Lacy BE, Cash BD, Epstein M, Corsino PE, Shah SM. A Novel, Duodenal-Release Formulation of a Combination of Caraway Oil and L-Menthol for the Treatment of Functional Dyspepsia: A Randomized Controlled Trial. *Clin Transl Gastroenterol.* 2019;10(4):e00021.

LECTURAS RECOMENDADAS

Ahuja, A, Ahuja, N.K, Popular Remedies for Esophageal Symptoms: a Critical Appraisal. *Curr Gastroenterol Rep.* 2019;21:39.

Newberry C, Lynch K. The role of diet in the development and management of gastroesophageal reflux disease: why we feel the burn. *J Thorac Dis.* 2019;11(Suppl 12):S1594–S1601.

Singh M, Lee J, Gupta N, et al. Weight loss can lead to resolution of gastroesophageal reflux disease symptoms: a prospective intervention trial. *Obesity (Silver Spring).* 2013;21(2):284–290.

Yuan LZ, Yi P, Wang GS, et al. Lifestyle intervention for gastroesophageal reflux disease: a national multicenter survey of lifestyle factor effects on gastroesophageal reflux disease in China. *Therap Adv Gastroenterol.* 2019;12:1756284819877788.

Capítulo 20

Alimentación y enfermedades reumáticas

John Nowicki

 ## INTRODUCCIÓN

El interés de los pacientes por el tratamiento alimentario de diversas enfermedades inflamatorias de los tejidos blandos y las articulaciones suele superar la disponibilidad de pruebas científicas obtenidas de forma rigurosa. Muchas de las pruebas que sustentan las terapias nutricionales para las afecciones reumatológicas son preliminares o anecdóticas. Sin embargo, existen vínculos claros entre la alimentación y la evolución natural de ciertas artritis.

Además, existe un vínculo biológicamente posible entre los patrones alimentarios y la actividad inflamatoria en general.

Datos preliminares de los efectos beneficiosos de los ácidos grasos ω-3 en la artritis reumatoide (AR) se ven reforzadas por el papel, claramente establecido, de las grasas poliinsaturadas en la síntesis de citocinas inflamatorias y antiinflamatorias. El efecto de la alimentación sobre el peso puede tener consecuencias importantes indirectas en el grado hasta el que la artritis de cualquier etiología se traduce en limitaciones funcionales y en su ritmo de progresión. Las enfermedades reumáticas derivadas de errores en el metabolismo intermedio, como la gota, se ven influidas de forma decisiva por la alimentación. Hay suficientes pruebas de posibles beneficios, y pruebas limitadas de una probable toxicidad, para apoyar la consideración de intervenciones nutricionales en la artrosis, la AR y la gota.

Las intervenciones nutricionales y farmacológicas deben considerarse potencialmente complementarias. Algunos fármacos que se utilizan habitualmente para tratar enfermedades reumatológicas pueden poner a los pacientes en riesgo de padecer ciertas insuficiencias nutricionales; por tanto, puede estar justificada la administración de suplementos. La difusión de afirmaciones no fundamentadas sobre nutrimentos con propiedades curativas en diversas afecciones reumatológicas hace un flaco favor a los pacientes, al fomentar ideas erróneas, y quizá aún más a los médicos, entre los que esta tendencia puede llevar a no prestar atención a los posibles beneficios reales de las terapias nutricionales.

Sin embargo, cuando los tratamientos convencionales son no deseables, ineficaces o inadecuadamente efectivos, el tratamiento alimentario puede ser apropiado.

 ## VISIÓN GENERAL

Alimentación

El patrón alimentario general puede influir en el riesgo de padecer enfermedades reumáticas, así como en el de sufrir limitaciones funcionales cuando aparezcan esas enfermedades. Los mecanismos de estas asociaciones son tanto directos como indirectos. En el primer caso, existe una relación entre el patrón de alimentación y la función inmunitaria, mediada por diversos micronutrimentos, como las sustancias antioxidantes y el zinc (*v.* cap. 4), así como el patrón de ingesta de ácidos grasos (1). De forma indirecta, la alimentación influye en el efecto de las afecciones artríticas sobre la función al contribuir al estado de salud general y al alcance de las comorbilidades, incluida la enfermedad vascular. La mayoría de las afirmaciones sobre el efecto del patrón general de alimentación sobre el desarrollo y la progresión de las afecciones reumáticas son coherentes con las recomendaciones alimentarias para el mantenimiento de la salud en general. El peso corporal excesivo secundario a un exceso de calorías aumenta la sobrecarga en las articulaciones y, en particular, puede empeorar y acelerar la artrosis. En otras formas de artritis, las espondiloartropatías y otras afecciones relacionadas, la obesidad puede contribuir a las limitaciones funcionales.

Las recomendaciones generales para la ingesta abundante de frutas y verduras son en su mayor parte coherentes con las publicaciones sobre alimentación y afecciones reumáticas, con algunas excepciones. Aunque son escasas las pruebas sólidas que respalden la hipótesis, la bibliografía no especializada plantea sistemáticamente la preocupación en cuanto a la relación entre plantas solanáceas y la «artritis» en general, basándose en la afirmación de que los alcaloides de las solanáceas pueden tener efectos proinflamatorios en algunas personas.

Una de las limitaciones de la abundante y poco revisada bibliografía sobre nutrición y artritis es la tendencia a referirse a la artritis como una entidad colectiva, y a no distinguir entre los muchos tipos, etiologías y fisiopatologías que la categoría incluye. Las afirmaciones sobre los efectos de un nutrimento o una clase de nutrimentos en particular sobre todo el espectro de enfermedades artríticas parecen inherentemente imposibles, aunque se puede argumentar sobre las propiedades antiinflamatorias generalizadas de determinados aspectos de la alimentación. En particular, las propiedades antiinflamatorias de los ácidos grasos ω-3 pueden ser beneficiosas para diversos trastornos inflamatorios, aunque el efecto sobre la AR es el más estudiado (2,3).

Alimentación y trastornos reumáticos específicos

Artrosis

La artritis degenerativa de las articulaciones que soportan peso se acelera claramente con la obesidad; por tanto, el control del peso es un elemento importante tanto en la prevención como en el tratamiento de la artrosis de las rodillas y las caderas (4-7). Una pérdida de peso rápida y sustancial mediante restricciones alimentarias puede producir beneficios significativos sobre los síntomas y la capacidad funcional en los pacientes con sobrepeso (6,8). Una revisión sistemática de la bibliografía científica indicó que la dieta mediterránea (DM) se asociaba a una menor prevalencia de artrosis (9). La actividad física produce beneficios directos en la artrosis, al mantener la movilidad, e indirectos, al contribuir al mantenimiento del peso (10,11). La pérdida de peso y el ejercicio se han utilizado de forma independiente para disminuir los efectos causales y conferir una mejoría clínica en la artrosis, pero un enfoque integral de la alimentación y el estilo de vida es probablemente el más eficaz. Messier y cols. (12) demostraron en un amplio estudio aleatorizado que la combinación de pérdida de peso por alimentación más ejercicio (en comparación con cualquiera de los dos por separado, o con un grupo de control que recibía material educativo) produjo una mejoría sintomática significativa a largo plazo en personas sedentarias y obesas con artrosis. Si la artrosis está avanzada, puede ser necesario seleccionar ejercicios que produzcan sobrecarga mínima sobre las articulaciones; la natación suele ser apropiada.

La relación entre obesidad y artrosis en articulaciones que no soportan peso, como las manos, se conoce poco (13,14), aunque las adipocinas (15) pueden desempeñar un papel, y la inflamación sistémica (16) puede afectar la fuerza muscular.

Los datos observacionales sugieren una asociación entre las concentraciones bajas de vitamina K y el aumento de la artrosis de manos y rodillas (17), aunque los datos de los estudios clínicos no sugieren relación alguna (18). Un número escaso de ensayos de cohortes y aleatorizados sugiere que los suplementos de antioxidantes pueden conferir algún beneficio en la artrosis, aunque las pruebas de los ensayos clínicos han sido contradictorias (19). En particular, se han observado en estudios observacionales un efecto beneficioso con el consumo elevado con la alimentación o con suplementos de vitamina E, carotenoides y vitamina C (13), así como en ensayos clínicos de diversos suplementos de antioxidantes de origen vegetal (20,21). La vitamina D tiene una serie de efectos sobre los tipos de células que intervienen en las articulaciones afectadas por la artrosis, actuando a través del receptor de la vitamina D y alterando así la expresión génica. Los datos del estudio de cohortes sobre la artrosis de Framingham sugieren que una baja ingesta alimentaria y una concentración sérica baja de vitamina D pueden contribuir a la progresión de la artrosis; una ingesta abundante puede ofrecer cierta protección (13,22), aunque es algo aún no demostrado (23) y se está investigando activamente (24). En un metaanálisis, los resultados indicaron que la administración de suplementos de vitamina D tuvo un efecto estadísticamente significativo, aunque leve a moderado, sobre el control del dolor en pacientes con artrosis de rodilla. Sin embargo, no se observaron efectos en el cambio de volumen del cartílago tibial ni en la amplitud del espacio articular (25). En dos pequeños estudios clínicos, el metilsulfonilmetano (MSM), un compuesto organosulfurado comercializado como suplemento alimentario, ha producido resultados prometedores en el tratamiento de los síntomas de la artrosis (26,27).

Gota

La gota es una afección caracterizada por la acumulación de ácido úrico, la infiltración de neutrófilos y el aumento de las cifras de leucotrienos, y en ella influye decisivamente la alimentación. Los alimentos ricos en purinas facilitan la producción de ácido úrico y deben evitarse; entre ellos se encuentran la cerveza, las vísceras, la levadura, el marisco, las sardinas, los arenques y el tocino (4,28,29). El alcohol, implicado desde hace tiempo en las crisis de gota, provoca un aumento de la producción de purinas y disminuye la eliminación renal de urato (4,30). Choi y cols. (31) demostraron de manera definitiva que existe un mayor riesgo de gota a medida que aumenta la ingesta diaria de alcohol, especialmente de cerveza. En muchas personas, la eliminación del alcohol es todo lo que se necesita para evitar las crisis de gota. La ingesta de fructosa puede afectar negativamente las concentraciones de ácido úrico (32), aunque los datos que apoyan esta asociación son contradictorios (33). Los productos lácteos bajos en grasa y el vino pueden conferir un efecto protector beneficioso (33,34). La obesidad se asocia a hiperuricemia y a crisis de gota. Las pruebas disponibles apoyan los beneficios de la pérdida de peso en los pacientes con gota y sobrepeso. Estudios epidemiológicos han confirmado una clara relación dosis-respuesta entre el índice de masa corporal (IMC) y el riesgo de gota (35,36); el aumento de los niveles de obesidad puede explicar, en parte, el rápido aumento de la prevalencia de la gota en los estadounidenses en las dos últimas décadas (37). Datos preliminares sugieren los efectos beneficiosos de las dietas bajas en hidratos de carbono y con restricciones en calorías, con abundancia de grasas monoinsaturadas y más proteínas diarias totales que las recomendadas anteriormente para los pacientes con gota (38). El consumo de café (con o sin cafeína) parece disminuir el riesgo de gota, posiblemente relacionado con sus efectos antioxidantes y reductores de la insulina (39). El bioflavonoide quercetina ha demostrado varios efectos en estudios experimentales, lo que indica su posible beneficio para las personas con gota (40). Las intervenciones alimentarias, incluidas las dietas hipocalóricas (pero no en ayunas), las dietas bajas en purinas y diferentes variaciones de la DM, pueden disminuir el ácido úrico sérico en pacientes con hiperuricemia asintomática o gota (41).

Artritis reumatoide

Las principales medidas alimentarias para la AR son la adición de alimentos con propiedades antiinflamatorias y la eliminación de aquellos con aparentes propiedades proinflamatorias (4). Los beneficios clínicos derivados de la modificación de la alimentación pueden atribuirse a diversos mecanismos, como la modificación de la flora intestinal, la reducción de la permeabilidad intestinal y la ingesta de sustancias alimentarias (que pueden ser metabolizadas o no por la microbiota intestinal) que ejercen efectos inmu-

nomoduladores (39,42). Por ejemplo, en un estudio clínico controlado aleatorizado (ECA) en pacientes con AR se observó que *Lactobacillus casei* disminuía significativamente la actividad de la enfermedad en comparación con el placebo, y también reducía las concentraciones del factor de necrosis tumoral (TNF, *tumor necrosis factor*), la interleucina 6 (IL-6) y la IL-12, a la vez que aumentaba las de IL-10 (43).

Se ha demostrado que la sal de la alimentación interfiere en los mecanismos reguladores de los sistemas inmunitarios innato y adaptativo, potenciando las respuestas proinflamatorias mediante la inducción de la producción de interferón (IFN) γ y la reducción de la activación de los macrófagos IL-4 e IL-13. En un estudio transversal se demostró una asociación significativa, dependiente de la dosis, entre la ingesta total de sodio en el cuarto cuartil y un diagnóstico de AR (44).

Las enfermedades autoinmunitarias, incluida la AR, se han asociado a una concentración elevada de zonulina, lo que sugiere que el aumento de la permeabilidad intestinal puede ser un factor etiológico contribuyente. El restablecimiento de la función de barrera intestinal dependiente de la zonulina puede representar una estrategia adicional para abordar el tratamiento y la prevención de enfermedades autoinmunitarias (45).

En una revisión sistemática se ha confirmado la existencia de pruebas de que la adición de ácidos grasos ω-3 a la alimentación puede ser beneficiosa en la AR (42). Algunos pacientes que reciben suplementos de aceite de pescado pueden reducir o incluso suspender el uso de antiinflamatorios no esteroideos (AINE) (46,47). Dado que esta práctica es aparentemente beneficiosa para otras afecciones (v. apéndice E) y es coherente con las recomendaciones para la promoción general de la salud, no hay muchas razones para no incluirla entre las intervenciones habituales para la AR.

Las recomendaciones específicas en las publicaciones médicas incluyen el consumo de hasta 12 g/día de ácido linoleico y 4 g/día de ácido α-linolénico (ALA), mientras que se restringe la ingesta de ácido araquidónico a < 50 mg/día (48). Los suplementos de aceites de pescado evitan el metabolismo del ALA al suministrar directamente ácido eicosapentaenoico (EPA) y ácido docosahexaenoico (DHA). El beneficio terapéutico suele observarse con 2 a 3 g/día de EPA y DHA presentes en el aceite de pescado. Dosis mayores (> 3 g/día) de ácidos grasos ω-3 se asocian a una menor producción de especies reactivas de oxígeno (47). El ácido araquidónico, que solo se encuentra en alimentos de origen animal, se elimina de la alimentación en los vegetarianos estrictos; el vegetarianismo se ha asociado a un alivio sintomático en la AR

(48-50). El ayuno parece conferir beneficios en la AR. Los posibles mecanismos de los beneficios del ayuno son el aumento del sulfato de deshidroepiandrosterona (DHEA-S) sérica y la disminución de la IL-6 sérica, la proteína C reactiva (PCR), la velocidad de sedimentación globular (VSG o velocidad de sedimentación) y la actividad de la enfermedad (51). Sin embargo, los beneficios se pierden cuando se retoma una alimentación omnívora.

La alimentación vegetariana puede mantener los beneficios del ayuno; se han determinado beneficios clínicamente significativos en pacientes con AR que ayunan y siguen con una dieta vegetariana durante al menos 3 meses (52). Otros estudios han documentado una mejoría de los síntomas de la AR con dietas veganas sin gluten (53). En una encuesta realizada a pacientes con AR, el 27 % declararon intolerancias a la leche de vaca, el trigo y el gluten, aunque no se observó relación alguna entre los pacientes que declararon intolerancias alimentarias y los problemas de la alimentación en la mucosa rectal. En un ensayo aleatorizado, se observó que una dieta vegana sin gluten disminuía significativamente las concentraciones de lipoproteínas de baja densidad oxidadas y elevaba ligeramente las concentraciones de inmunoglobulina M (IgM) e inmunoglobulina A (IgA) antifosforilcolina (54). Se demostró que una alimentación vegana sin gluten reducía significativamente la concentración de anticuerpos IgG antigliadina y antilactoglobulina β (49). En un estudio cruzado doble ciego, se comprobó que una alimentación vegetariana baja en ácido araquidónico («antiinflamatoria») complementada con aceite de pescado mejoraba los signos clínicos de inflamación en pacientes con AR (55).

Algunas pruebas indican que una combinación de nutrimentos antioxidantes, entre ellos las vitaminas E y C, y el selenio, confiere beneficios en la AR (48,56), mientras que otras pruebas no demuestran efecto alguno de la combinación de antioxidantes (57). Las recomendaciones alimentarias para el tratamiento de la AR incluyen una alimentación rica en antioxidantes, evitar las grasas animales, ingerir regularmente pescado o soja (o ambos) y evitar el alcohol (48). Hasta la fecha, aún no hay pruebas concluyentes que relacionen el consumo de café con el riesgo de sufrir AR; pueden estar justificadas investigaciones adicionales (58-60). A pesar de los datos contradictorios sobre los suplementos antioxidantes específicos, se debe insistir en los alimentos que contienen grandes cantidades de nutrimentos antioxidantes.

Las pruebas sobre la participación de las alergias a los alimentos en la AR son inconstantes. La alimentación puede influir hasta en un tercio de los casos de AR (4). Los alimentos normalmente implicados son los cereales, el maíz y los productos lácteos. En un estudio epidemiológico de 2004, se observó una relación significativa entre la poliartritis inflamatoria y la ingesta elevada de carne roja, proteínas animales y proteínas totales (OR = 1.9, 2.3, 2.9, respectivamente) (61), aunque en un estudio de cohortes prospectivo de seguimiento de 2007 no se halló una relación clara entre el consumo de carne y proteínas y la incidencia de AR utilizando datos del *Nurse's Health Study* (n = 82 603 mujeres). La evaluación de los precipitantes alimentarios de los brotes de artritis, generalmente mediante el uso de un diario de alimentos y síntomas, es razonable, cuando no prudente, en la mayoría de los casos, con la eliminación de prueba de los alimentos implicados (v. cap. 24).

La variabilidad de las alergias alimentarias requiere que estas hipótesis se comprueben de forma individual, utilizando dietas de eliminación, ya que algunos pacientes pueden conseguir un alivio sintomático con restricciones en la alimentación (50). Los alimentos sospechosos se eliminan de la dieta y se controla el estado clínico. Si hay mejoría, se reintroducen los mismos alimentos en la alimentación. Si los síntomas reaparecen en una relación convincente con la reexposición al alimento implicado, este debe eliminarse permanentemente de la alimentación del paciente (62).

Aunque existe un gran interés por el papel que podría desempeñar la sensibilidad a los alimentos en la AR, las pruebas existentes hasta la fecha son muy escasas (50,63). Un estudio de dietas de eliminación en 63 niños con artritis crónica reveló en un solo caso una asociación entre la intolerancia alimentaria y la enfermedad (64). Los autores concluyeron que es probable que la intolerancia alimentaria solo participe en algunos pacientes con artritis inflamatoria, y que no es el principal factor etiológico. Sin embargo, en un estudio controlado en el que se midieron los anticuerpos contra antígenos alimentarios, se detectó una producción significativamente mayor de anticuerpos de reacción cruzada en el líquido intestinal de los pacientes con AR, en comparación con los controles sanos. Los autores sugieren que la combinación de múltiples reacciones de hipersensibilidad leve puede haber tenido efectos adversos aditivos en los pacientes con AR, dando lugar a reacciones autoinmunitarias en sus articulaciones (65).

Se cree que la AR influye en la ingesta de alimentos en función de los síntomas de la enfermedad y de su tratamiento. Los síntomas de la AR pueden causar malestar al comer alimentos o limitar su acceso; el tratamiento farmacológico puede causar anorexia o náuseas. Hay algunas pruebas de que las carencias de micronutrimentos pueden ser relativamente frecuentes en los pacientes con AR (66,67). En varios estudios se ha demostrado una reducción de los efectos digestivos secundarios en pacientes que reciben suplementos de folato cuando toman metotrexato, un fármaco de uso frecuente en la AR y antagonista del folato (68). Aunque no es segura la participación de algunos de los nutrimentos en cuestión en la evolución de la AR, se aconseja cumplir la ingesta alimentaria de referencia. Ante la evidencia disponible, la administración de suplementos multivitamínicos/multinutrimentos inorgánicos a todos los pacientes con AR parece un recurso prudente.

Espondilitis anquilosante

La asociación entre las espondiloartropatías seronegativas y la secuencia de histocompatibilidad del antígeno leucocitario humano B27 (HLA-B27) está bien establecida. Los esfuerzos por explicar esta relación llevaron a la identificación de moléculas en los microorganismos *Klebsiella* en el intestino con una secuencia similar, y generaron especulaciones de que las bacterias tienen una implicación causal en las enfermedades (69). En algunos pequeños estudios se sugiere que la restricción de almidón reduce la inmunoglobulina A sérica y los síntomas en pacientes con espondilitis anquilosante (EA), aparentemente al inhibir el crecimiento de *Klebsiella* entérica (70), aunque en otros estudios no se haya encontrado relación alguna entre la alimentación y la actividad de la enfermedad en la EA (71). La vitamina D desempeña un papel importante en la función inmunitaria, y los estudios demuestran que los pacientes con EA tienen menores concentraciones de vitamina D, y menores valores de densidad mineral ósea (DMO)-fémur total y valores de DMO-cuello del fémur (72).

Otros trastornos reumáticos

Dentro de las afecciones reumatológicas, se engloba una amplia gama de enfermedades que afectan las articulaciones y los tejidos blandos por mecanismos conocidos en algunos casos y desconocidos en otros. La base autoinmunitaria de los trastornos inflamatorios de los vasos sanguíneos, las neuronas, la piel, etc., está clara en muchos casos, aunque los antígenos específicos no lo estén. En afecciones como la vasculitis, la dermatitis, la polimiositis, la poliarteritis y el lupus sistémico, son apropiadas las intervenciones alimentarias dirigidas a reducir la respuesta inflamatoria (v. la sección anterior, y los capítulos 11 y 21). Los ajustes alimentarios, como la reducción de la ingesta de grasas saturadas y grasas *trans*, así como el aumento del consumo de frutas, verduras y aceites insaturados, con especial énfasis en los ácidos grasos ω-3, se ajustan a las características de una dieta promotora de la salud, y son aconsejables incluso

aunque no se haya confirmado una utilidad específica de la enfermedad. Dado que las dietas de estilo mediterráneo tienden a ser beneficiosas para la salud y pueden reducir el riesgo de una serie de enfermedades crónicas, además de proporcionar posiblemente un alivio sintomático (73), son recomendaciones prudentes en diversas afecciones inflamatorias. La obesidad es una enfermedad proinflamatoria (74,75) y puede empeorar la actividad de la enfermedad, por lo que los programas de pérdida de peso específicos también pueden ser beneficiosos en pacientes obesos con afecciones reumatológicas inflamatorias.

En algunos casos, la etiología y la patogenia de las afecciones reumatológicas no están del todo claras. Algunos ejemplos destacados son la fibromialgia y el síndrome de fatiga crónica (SFC). Se han sugerido mecanismos autoinmunitarios para ambos, pero son teorías no confirmadas, entre otras muchas (76-84). En ambos casos, se ha defendido el tratamiento alimentario, aunque en ninguno de ellos hay pruebas definitivas de la eficacia de un tratamiento específico (83,85-90). Sin embargo, existe un apoyo general a la mejora del patrón alimentario general para la promoción de la salud, junto con la administración de suplementos de ácidos grasos ω-3, y la consideración de las alergias e intolerancias alimentarias. Las insuficiencias de nutrimentos (vitamina C, complejo vitamínico B, sodio, magnesio, zinc, ácido fólico, L-carnitina, L-triptófano, ácidos grasos esenciales y coenzima Q10) parecen ser importantes en cuanto a la gravedad y la exacerbación de los síntomas del SFC (91).

El uso de una infusión intravenosa de nutrimentos conocida como «cóctel de Myers» (92), que contiene vitaminas del grupo B, vitamina C, magnesio y calcio, es una modalidad terapéutica muy popular tanto para la fibromialgia como para el SFC (así como para otras afecciones) en la práctica de la medicina complementaria/alternativa. Hasta hace poco tiempo, los informes sobre la eficacia terapéutica eran anecdóticos, aunque estaban muy extendidos. El primer ensayo clínico del cóctel de Myers para la fibromialgia se llevó a cabo en el laboratorio del autor con resultados equívocos (92).

NUTRIMENTOS, PRODUCTOS NUTRICÉUTICOS Y ALIMENTOS FUNCIONALES

Ácidos grasos

Como se menciona en los capítulos 6, 7, 11, 12, 44 y 45, la alimentación prevalente en Estados Unidos tiene un predominio de ácidos grasos poliinsaturados ω-6 sobre los ω-3. Los esquemas modernos de alimentación proporcionan ácidos grasos ω-6 y ω-3 en una proporción aproximada de 11:1. Al parecer, la ingesta en el Paleolítico oscilaba entre 4:1 y 1:1 (93). El metabolismo de los ácidos grasos ω-3 conduce a la generación de citocinas antiinflamatorias. El EPA y el DHA, ingeridos como aceites marinos o sintetizados de forma endógena a partir del ácido α-linolénico, inhiben la producción de eicosanoides proinflamatorios derivados del ácido araquidónico (94).

Se ha demostrado que los ácidos grasos ω-3 de los alimentos mejoran los síntomas de la AR (47,66,95). Algunos estudios han demostrado que el aceite de pescado inhibe de forma competitiva la COX-2, que está sobreexpresada en la sinovia de la AR (96). En una revisión sistemática de 23 estudios se observó una mejoría pequeña pero constante de la inflamación y el dolor articulares con los ácidos grasos ω-3 (47). Véanse en el capítulo 45 otras líneas de argumentación que apoyan el aumento del consumo de ácidos grasos ω-3.

Vitamina D

Además de los efectos sobre el metabolismo óseo y del calcio, la vitamina D puede tener efectos inmunosupresores. También desempeña un papel en la función neuromuscular e inmunitaria, así como en la reducción de la inflamación. La 1,25-dihidroxivitamina $[OH]_2D_3$, que es la forma biológicamente activa, interactúa con los receptores de vitamina D que se expresan en osteoblastos, linfocitos T, células dendríticas (CD), macrófagos y linfocitos B (97).

Una cantidad adecuada de vitamina D puede ser un factor de protección frente a varias enfermedades autoinmunitarias (98); la administración de suplementos de vitamina D puede ser beneficiosa para las enfermedades autoinmunitarias mediadas por linfocitos B, como la AR y el lupus eritematoso sistémico (97). Por tanto, los médicos deben evaluar de forma sistemática el metabolismo de la vitamina D, y administrar los suplementos necesarios en personas con enfermedades reumatológicas.

Probióticos

Algunos probióticos tienen propiedades antiinflamatorias específicas de cepa y de especie (97,99). Algunas cepas tienen efectos antifactor de necrosis tumoral (100), mientras que otras pueden interactuar con los receptores tipo Toll o reducir la transcripción de los genes que codifican los efectores proinflamatorios (101). Estos efectos antiinflamatorios pueden modularse mediante interacciones con las células epiteliales intestinales. La función inmunitaria intestinal puede verse modificada por la composición de la flora intestinal, y puede afectar la función de barrera intestinal (97).

Existen vías inflamatorias compartidas en el tubo digestivo y las articulaciones; en pacientes con enfermedad inflamatoria intestinal, a menudo se encuentran artralgias y espondiloartropatías de articulaciones axiales y periféricas (102). Así pues, la administración de suplementos probióticos específicos puede ser una intervención razonable en un enfoque multimodal de las afecciones inflamatorias.

Hay nuevos datos que indican que las alteraciones de la estimulación inmunitaria en la primera infancia (la «hipótesis de la higiene») promueven la inflamación y la autoinmunidad (103). En consecuencia, la menor exposición a parásitos y microorganismos puede contribuir a la mayor incidencia de diversas enfermedades inmunitarias (104). Se trata de un área de investigación activa y de interés para tratamientos como el trasplante de microbiota fecal (105).

Sulfato de glucosamina

La glucosamina se encuentra en el organismo como precursora de los glucosaminoglucanos, que los condrocitos usan en la síntesis de proteoglucanos incorporados al cartílago articular. La fabricación de glucosamina por parte del organismo disminuye con la edad a velocidades variables, lo que hace que algunas personas sean vulnerables a su insuficiencia. Se promueve el uso de glucosamina suplementaria como medio para compensar la disminución de la producción endógena, reconstituyendo así las superficies articulares desgastadas.

Aunque la glucosamina está disponible en varias formas, su uso como sal sulfatada es el más convincente por las pruebas disponibles, quizá porque el azufre es otro componente integral del cartílago. La glucosamina disponible como producto nutricéutico suele proceder de los exoesqueletos de camarones, langostas y cangrejos, aunque cada vez hay más preparados biosintéticos.

Los datos de varios estudios metodológicamente rigurosos, incluidos ensayos aleatorizados doble ciego, han sugerido la eficacia de la glucosamina en la artrosis de los miembros inferiores (67,106-108).

La glucosamina actúa lentamente reconstituyendo el cartílago, y no tiene propiedades analgésicas directas conocidas, aunque se han comunicado efectos antiinflamatorios (109). Por tanto, el alivio del dolor es más rápido con los AINE. En un estudio controlado se observó que la glucosamina reducía significativamente el estrechamiento del espacio articular en la artritis durante un período de 3 años (110).

En un estudio doble ciego se demostró que el alivio del dolor era superior con el ibuprofeno a las 2 semanas, pero que el efecto de la glucosamina era superior a las 4 semanas (111). Existen pruebas de que los AINE, aunque alivian los síntomas, pueden acelerar la degeneración del cartílago articular (112,113). No se han descrito efectos tóxicos del sulfato de glucosamina. Por lo general, se recomiendan dosis de hasta 1 500 mg diarios (108); en pacientes obesos o en personas que toman diuréticos pueden ser necesarias dosis mayores.

En una revisión Cochrane de 2009 en la que se evaluaron ensayos controlados aleatorizados de glucosamina en la artrosis, se concluyó que la glucosamina era superior al placebo para tratar el dolor y mejorar la funcionalidad en la artrosis, con un perfil de seguridad comparable al del placebo (106). Otros datos demostraron efectos equivalentes del sulfato de glucosamina, el celecoxib (un inhibidor de la COX-2) y el placebo sobre el dolor y la capacidad funcional en adultos con artrosis de rodilla moderada a grave (114). Sin embargo, otros estudios han mostrado efectos beneficiosos mixtos. En un metaanálisis de 2013 se concluyó que la glucosamina no es eficaz para el control del dolor en la artrosis de rodilla, pero puede tener beneficios funcionales cuando se utiliza durante más de 6 meses (115).

Extractos de cartílago y sulfato de condroitina

En algunas publicaciones de medicina alternativa se aboga por el uso de diversos extractos de cartílago, como el cartílago de tiburón, el pepino de mar, el sulfato de condroitina y el mejillón de labios verdes para el tratamiento de las artrosis crónicas y degenerativas. Estos productos contienen glucosaminoglucanos o, en el caso de la condroitina, son glucosaminoglucanos y supuestamente actúan por incorporación a las articulaciones (116). Sin embargo, la condroitina es una molécula grande y su absorción es escasa, con concentraciones séricas indetectables de sulfato de condroitina en la alimentación en estudios rigurosos, y puede reducir la absorción de la glucosamina en combinación (117).

Las pruebas disponibles y la farmacocinética establecida apoyan el uso de la glucosamina frente a estos productos, aunque la condroitina muestra una eficacia muy significativa frente al placebo en algunos estudios (118,119). La combinación de sulfato de condroitina y sulfato de glucosamina se ha hecho popular y, como se ha señalado anteriormente, en un reciente estudio multicéntrico de gran tamaño se encontraron pruebas de una reducción significativa del dolor en un subgrupo de pacientes con artrosis de rodilla moderada a grave (120), mientras que en otros estudios no se han encontrado beneficios particula-res de la combinación (119). Así pues, al igual que ocurre con la glucosamina, la eficacia terapéutica de la condroitina merece una mayor investigación.

S-Adenosil-L-metionina

La S-adenosil-L-metionina (SAMe), un compuesto derivado del aminoácido L-metionina y del trifosfato de adenosina (ATP), constituye un tratamiento alternativo popular de la artrosis. La SAMe inhibe las enzimas implicadas en la degradación del cartílago, y su deficiencia puede comprometer la integridad de este. Aunque las pruebas son limitadas, en un metaanálisis realizado por Soekeny cols. (121) se observó que la SAMe tiene una eficacia equivalente a la de los AINE en la reducción de la limitación funcional y el dolor en pacientes con artrosis, y que tiene menos efectos secundarios. En la mayoría de los estudios clínicos se han utilizado entre 600 y 1 200 mg/día.

Verduras solanáceas

En publicaciones de medicina alternativa, se ha implicado a diversas plantas de la familia de la belladona, conocidas científicamente como *Solanaceae*, como causa de la artritis. Los datos están poco fundamentados y rara vez se especifican las formas concretas de artritis.

La familia de las solanáceas es diversa, e incluye las patatas, los tomates, los pimientos rojos, las berenjenas, el tabaco, el pimentón, la pimienta de cayena y el chile. Hay pocas pruebas que apoyen la eliminación de uno o más de estos alimentos para controlar cualquier tipo de artritis. Sin embargo, las dietas de eliminación son, en ocasiones, útiles en la AR, y la eliminación de las solanáceas podría considerarse en ese contexto para controlar la enfermedad resistente al tratamiento.

Productos herbarios

Algunos productos botánicos se han mostrado prometedores a la hora de aliviar los síntomas de la artrosis (122). La capsaicina, derivada de los chiles, ha demostrado ser útil para mejorar el dolor articular espontáneo y a la palpación en pacientes con artrosis cuando se aplica de forma tópica (123), y está recomendada condicionalmente como intervención farmacológica inicial en la artrosis por el American College of Rheumatology (124). Datos preliminares son alentadores para el jengibre como tratamiento del dolor en pacientes con artrosis (125,126). En una revisión sistemática, se encontraron pruebas prometedoras respecto a las sustancias no saponificables del aguacate y la soja, aunque es evidente que se necesitan más investigaciones (127). La formulación más eficaz desde el punto de vista clínico de los no saponificables del aguacate y la soja se considera un medicamento de venta con receta en algunos países (128). La garra del diablo (*Harpagophytum procumbens*) puede ser beneficiosa, pero se cree que es un fitoinhibidor de la COX-2, por lo que hay que tener precaución (129).

Otros nutricéuticos

La genisteína, una isoflavona que se encuentra en diversas plantas (incluida la soja) y el picnogenol, un antioxidante derivado de la corteza de pino (así como de otras fuentes), han demostrado algunas propiedades antiinflamatorias en estudios preclínicos. Otros nutricéuticos que han demostrado efectos antiinflamatorios son el epigalocatequina-3-galato (presente en el té verde) y el resveratrol (presente en las uvas rojas) (128).

Consideraciones nutrigenómicas

Los factores nutricionales pueden afectar la expresión génica por una modificación epigenética, y pueden ser un área de interés en las enfermedades autoinmunitarias e inflamatorias. Se ha demostrado que algunos genes de enfermedades con respuesta inflamatoria se ven afectados por mecanismos de regulación epigenética (130). Por ejemplo, se ha demostrado que los ácidos Rho iso-α del lúpulo tienen propiedades que inhiben los marcadores inflamatorios mediados por el factor nuclear (NF)-κ-β en algunos modelos celulares (131). Esta nueva área terapéutica ofrece la posibilidad de adaptar las intervenciones nutricionales a personas con polimorfismos genéticos específicos.

Interacciones importantes entre alimentos y fármacos, y entre nutrimentos y fármacos

Como la AR es una enfermedad progresiva, a menudo es necesario el uso sucesivo de fármacos más tóxicos con efectos graves sobre el estado nutricional. También existe el riesgo de que aparezca osteoporosis inducida por fármacos con regímenes prolongados de corticoesteroides y fármacos citotóxicos (132).

Muchos fármacos citotóxicos (p. ej., metotrexato) son antagonistas del folato y, por tanto, reducen las concentraciones de folato y aumentan las de homocisteína. El suplemento de folato puede disminuir la eficacia del fármaco. El metotrexato también puede producir úlceras bucales que pueden afectar el consumo de alimentos. La ciclosporina puede inducir hiperglucemia, hipercolesterolemia, alteraciones electrolíticas e insuficiencia renal.

Otras interacciones importantes entre fármacos y nutrimentos en la enfermedad reumática son:

- Los AINE se deben tomar con alimentos para evitar las molestias digestivas.
- Los glucocorticoesteroides y los corticoesteroides pueden producir molestias gástricas, y deben tomarse después de comer. También pueden causar pérdida de proteínas.
- La penicilamina es un quelante del cobre, el hierro y el zinc, y puede producir una disminución del sodio y una carencia de vitamina B_6.
- Hay que evitar el zumo de pomelo con la ciclosporina.
- La sulfasalazina reduce la absorción del ácido fólico.

ASPECTOS CLÍNICOS DESTACADOS

Existen pruebas suficientes para justificar el asesoramiento alimentario personalizado en pacientes que sufren diversas formas de artritis. Evitar la obesidad es un aspecto fundamental (v. cap. 5). Una dieta de estilo mediterráneo que se ajuste a las recomendaciones para la promoción de la salud (v. cap. 45) es aconsejable en cuanto a los principios generales y por su influencia favorable sobre la inflamación.

Una dieta vegetariana puede ser ventajosa en la AR y, siempre que se cubran todos los requerimientos de nutrimentos (v. cap. 43), conduce a los objetivos de promoción de la salud. El consumo de alcohol debe restringirse o evitarse. Es aconsejable el consumo frecuente de pescado y el uso regular de aceite de linaza como medio para aumentar la ingesta de ácidos grasos ω-3 tanto para el tratamiento de la artritis como parte de los principios generales (v. cap. 45). La administración de suplementos de aceite de pescado en dosis de 1 g de ácidos grasos ω-3 al día es razonable y, en el caso de la AR progresiva, puede estar justificado un ensayo de un tratamiento con dosis más altas. Hay resultados contradictorios sobre la eficacia del sulfato de glucosamina, aunque resulta seguro, pero los datos publicados hasta la fecha muestran mayores efectos para la capacidad funcional que para el control del dolor. Parece apropiado un intento con sulfato de glucosamina de 500 mg tres veces al día para pacientes con dolor articular crónico, y más aún en quienes no toleran los AINE. El ayuno y las dietas de eliminación pueden ofrecer un alivio al menos temporal a una minoría de pacientes con AR. Evitar las verduras solanáceas no parece ofrecer ningún beneficio consistente, aunque esta práctica se apoya en informes anecdóticos.

La sal parece promover la inflamación a través de varios mecanismos, mientras que la curcumina, la capsaicina, el chocolate, el café, la vitamina D y el resveratrol podrían atenuar una respuesta inmunitaria hiperactiva. El uso de diarios de alimentos y síntomas para identificar alergias e intolerancias alimentarias es aconsejable en prácticamente todas las afecciones reumatológicas o autoinmunitarias que no responden a las intervenciones iniciales.

AGRADECIMIENTO

Agradecemos la asistencia técnica de Nicholas Scoulios y Theresa Weiss.

REFERENCIAS BIBLIOGRÁFICAS

1. Alcock J, Franklin ML, Kuzawa CW. Nutrient signaling: evolutionary origins of the immune-modulating effects of dietary fat. *Quart Rev Biol.* 2012;87(3):187–223.
2. Sperling RI. Eicosanoids in rheumatoid arthritis. *Rheumatic Dis Clin North Am.* 1995;21(3):741–758.
3. Simopoulos AP. Omega-3 fatty acids in inflammation and autoimmune diseases. *J Am Coll Nutr.* 2002;21(6):495–505.
4. Grotle M, Hagen KB, Natvig B, et al. Obesity and osteoarthritis in knee, hip and/or hand: an epidemiological study in the general population with 10 years follow-up. *BMC Musculoskelet Disord.* Oct 2008;9:132.
5. Miller GD, Nicklas BJ, Davis C, et al. Intensive weight loss program improves physical function in older obese adults with knee osteoarthritis. *Obesity.* 2006;14(7):1219–1230.
6. Vincent HK, Heywood K, Connelly J, et al. Obesity and weight loss in the treatment and prevention of osteoarthritis. *PMR.* 2012;4(5 suppl):S59–S67.
7. Toivanen AT, Heliovaara M, Impivaara O, et al. Obesity, physically demanding work and traumatic knee injury are major risk factors for knee osteoarthritis: a population-based study with a follow-up of 22 years. *Rheumatology.* 2010;49(2):308–314.
8. Christensen R, Astrup A, Bliddal H. Weight loss: the treatment of choice for knee osteoarthritis? A randomized trial. *Osteoarthr Cartil.* 2005;13(1):20–27.
9. Morales-Ivorra I, Romera-Baures M, Roman-Viñas B, et al. Osteoarthritis and the mediterranean diet: a systematic review. *Nutrients.* 2018 Aug 7;10(8).
10. Thomas KS, Muir KR, Doherty M, et al. Home based exercise programme for knee pain and knee osteoarthritis: randomised controlled trial. *BMJ.* 2002;325(7367):752.
11. Semanik PA, Chang RW, Dunlop DD. Aerobic activity in prevention and symptom control of osteoarthritis. *PMR.* 2012;4(5 suppl):S37–S44.
12. Messier SP, Loeser RF, Miller GD, et al. Exercise and dietary weight loss in overweight and obese older adults with knee osteoarthritis: the Arthritis, Diet, and Activity Promotion Trial. *Arthritis Rheum.* 2004;50(5):1501–1510.
13. McAlindon T, Felson DT. Nutrition: risk factors for osteoarthritis. *Ann Rheum Dis.* 1997;56(7):397–400.
14. Sayer AA, Poole J, Cox V, et al. Weight from birth to 53 years: a longitudinal study of the influence on clinical hand osteoarthritis. *Arthritis Rheum.* 2003;48(4):1030–1033.
15. Berenbaum F, Eymard F, Houard X. Osteoarthritis, inflammation and obesity. *Curr Opin Rheumatol.* 2013;25(1):114–118.
16. Sanchez-Ramirez DC, van der Leeden M, van der Esch M, et al. Association of serum C-reactive protein and erythrocyte sedimentation rate with muscle strength in patients with knee osteoarthritis. *Rheumatology.* 2013;52(4):727–732.
17. Neogi T, Booth SL, Zhang YQ, et al. Low vitamin K status is associated with osteoarthritis in the hand and knee. *Arthritis Rheum.* 2006;54(4):1255–1261.
18. Neogi T, Felson DT, Sarno R, et al. Vitamin K in hand osteoarthritis: results from a randomised clinical trial. *Ann Rheum Dis.* 2008;67(11):1570–1573.
19. Wluka AE, Stuckey S, Brand C, et al. Supplementary vitamin E does not affect the loss of cartilage volume in knee osteoarthritis: a 2 year double blind randomized placebo controlled study. *J Rheumatol.* 2002;29(12):2585–2591.
20. Levy R, Khokhlov A, Kopenkin S, et al. Efficacy and safety of flavocoxid compared with naproxen in subjects with osteoarthritis of the knee: a subset analysis. *Adv Ther* 2010;27(12):953–962.
21. Farid R, Rezaieyazdi Z, Mirfeizi Z, et al. Oral intake of purple passion fruit peel extract reduces pain and stiffness and improves physical function in adult patients with knee osteoarthritis. *Nutr Res.* 2010;30(9):601–606.
22. Castillo EC, Hernandez-Cueto MA, Vega-Lopez MA, et al. Effects of vitamin D supplementation during the induction and progression of osteoarthritis in a rat model. *Evid Based Complement Alternat Med.* 2012;2012:156563.
23. Felson DT, Niu J, Clancy M, et al. Low levels of vitamin D and worsening of knee osteoarthritis: results of two longitudinal studies. *Arthritis Rheu.* 2007;56(1):129–136.
24. Cao Y, Jones G, Cicuttini F, et al. Vitamin D supplementation in the management of knee osteoarthritis: study protocol for a randomized controlled trial. *Trials.* 2012;13:131.
25. Diao N, Yang B, Yu F. Effect of vitamin D supplementation on knee osteoarthritis: a systematic review and meta-analysis of randomized clinical trials. *Clin Biochem.* 2017 Dec;50(18):1312–1316.
26. Kim LS, Axelrod LJ, Howard P, et al. Efficacy of methylsulfonylmethane (MSM) in osteoarthritis pain of the knee: a pilot clinical trial. *Osteoarthr Cartil.* 2006;14(3):286–294.
27. Debbi EM, Agar G, Fichman G, et al. Efficacy of methylsulfonylmethane supplementation on osteoarthritis of the knee: a randomized controlled study. *BMC Complement Alternat Med.* 2011;11:50.
28. Dohan JL. Purine-rich foods and the risk of gout in men. *N Engl J Med.* 2004;350(24):2520–2521.
29. Choi HK, Liu S, Curhan G. Intake of purine-rich foods, protein, and dairy products and relationship to serum levels of uric acid: the Third National Health and Nutrition Examination Survey. *Arthritis Rheum.* 2005;52(1):283–289.
30. Choi HK, Mount DB, Reginato AM; American College of Physicians, American Physiological Society. Pathogenesis of gout. *Ann Intern Med.* 2005;143(7):499–516.
31. Choi HK, Atkinson K, Karlson EW, et al. Alcohol intake and risk of incident gout in men: a prospective study. *Lancet.* 2004;363(9417):1277–1281.
32. Wang DD, Sievenpiper JL, de Souza RJ, et al. The effects of fructose intake on serum uric acid vary among controlled dietary trials. *J Nutr.* 2012;142(5):916–923.
33. Zgaga L, Theodoratou E, Kyle J, et al. The association of dietary intake of purine-rich vegetables, sugar-sweetened beverages and dairy with plasma urate, in a cross-sectional study. *PloS One.* 2012;7(6):e38123.
34. Choi HK, Atkinson K, Karlson EW, et al. Purine-rich foods, dairy and protein intake, and the risk of gout in men. *N Engl J Med.* 2004;350(11):1093–1103.
35. Chen JH, Pan WH, Hsu CC, et al. Impact of obesity and hypertriglyceridemia on gout development with or without

hyperuricemia: a prospective study. *Arthritis Care Res.* 2013;65(1):133–140.

36. Juraschek SP, Miller ER 3rd, Gelber AC. Body mass index, obesity, and prevalent gout in the United States in 1988–1994 and 2007–2010. *Arthritis Care Res.* 2013;65(1):127–132.

37. Wallace KL, Riedel AA, Joseph-Ridge N, et al. Increasing prevalence of gout and hyperuricemia over 10 years among older adults in a managed care population. *J Rheumatol.* 2004;31(8):1582–1587.

38. Dessein PH, Shipton EA, Stanwix AE, et al. Beneficial effects of weight loss associated with moderate calorie/carbohydrate restriction, and increased proportional intake of protein and unsaturated fat on serum urate and lipoprotein levels in gout: a pilot study. *Ann Rheum Dis.* 2000;59(7):539–543.

39. Li S, Micheletti R. Role of diet in rheumatic disease. *Rheum Dis Clin North Am.* 2011;37(1):119–133.

40. Zhang C, Wang R, Zhang G, & Gong D. Mechanistic insights into the inhibition of quercetin on xanthine oxidase. *Int J Biol Macromol* 2018;112:405–412. PubMed PMID: 29410028.

41. Vedder D, Walrabenstein W, Heslinga M, et al. Dietary Interventions for Gout and effect on cardiovascular risk factors: a systematic review. *Nutrients.* 2019;11(12): 2955–2955.

42. Rayman MP, Pattison DJ. Dietary manipulation in musculoskeletal conditions. *Best Pract Res Clin Rheumatol.* 2008;22(3):535–561.

43. Abdollahi-Roodsaz S, Abramson SB, Scher JU. The metabolic role of the gut microbiota in health and rheumatic disease: mechanisms and interventions. *Nat Rev Rheumatol.* 2016;12(8):446–455.

44. Salgado E, Bes-Rastrollo M, de Irala J, et al. High sodium intake is associated with self-reported rheumatoid arthritis: a cross sectional and case control analysis within the SUN cohort. *Med (Baltimore).* 2015 Sep;94(37):e924.

45. Fasano A. Zonulin and its regulation of intestinal barrier function: the biological door to inflammation, autoimmunity, and cancer. *Physiol Rev.* 2011 Jan;91(1):151–175.

46. Kremer JM. n-3 fatty acid supplements in rheumatoid arthritis. *Am J Clin Nutr.* 2000;71(1 suppl):349S–351S.

47. Miles EA, Calder PC. Influence of marine n-3 polyunsaturated fatty acids on immune function and a systematic review of their effects on clinical outcomes in rheumatoid arthritis. *Br J Nutr.* 2012;107(suppl 2):S171–S184.

48. Adam O. Anti-inflammatory diet in rheumatic diseases. *Eur J Clin Nutr.* 1995;49(10):703–717.

49. Hafstrom I, Ringertz B, Spangberg A, et al. A vegan diet free of gluten improves the signs and symptoms of rheumatoid arthritis: the effects on arthritis correlate with a reduction in antibodies to food antigens. *Rheumatol.* 2001;40(10):1175–1179.

50. Smedslund G, Byfuglien MG, Olsen SU, et al. Effectiveness and safety of dietary interventions for rheumatoid arthritis: a systematic review of randomized controlled trials. *J Am Diet Assoc.* 2010;110(5):727–735.

51. Fraser DA, Thoen J, Djøseland O, et al. Serum levels of interleukin-6 and dehydroepiandrosterone sulphate in response to either fasting or a ketogenic diet in rheumatoid arthritis patients. *Clin Exp Rheumatol.* 2000 May–Jun;18(3):357–362.

52. Muller H, de Toledo FW, Resch KL. Fasting followed by vegetarian diet in patients with rheumatoid arthritis: a systematic review. *Scand J Rheumatol.* 2001;30(1):1–10.

53. Liden M, Kristjansson G, Valtysdottir S, et al. Self-reported food intolerance and mucosal reactivity after rectal food protein challenge in patients with rheumatoid arthritis. *Scand J Rheumatol.* 2010;39(4):292–298.

54. Elkan AC, Sjoberg B, Kolsrud B, et al. Gluten-free vegan diet induces decreased LDL and oxidized LDL levels and raised atheroprotective natural antibodies against phosphorylcholine in patients with rheumatoid arthritis: a randomized study. *Arthritis Res Ther.* 2008;10(2):R34.

55. Adam O, Beringer C, Kless T, et al. Anti-inflammatory effects of a low arachidonic acid diet and fish oil in patients with rheumatoid arthritis. *Rheumatol Int.* 2003;23(1):27–36.

56. Darlington LG, Stone TW. Antioxidants and fatty acids in the amelioration of rheumatoid arthritis and related disorders. *Br J Nutr.* 2001;85(3):251–269.

57. Bae SC, Jung WJ, Lee EJ, et al. Effects of antioxidant supplements intervention on the level of plasma inflammatory molecules and disease severity of rheumatoid arthritis patients. *J Am Coll Nutr.* 2009;28(1):56–62.

58. Karlson EW, Mandl LA, Aweh GN, et al. Coffee consumption and risk of rheumatoid arthritis. *Arthritis Rheum.* 2003;48(11):3055–3060.

59. Mikuls TR, Cerhan JR, Criswell LA, et al. Coffee, tea, and caffeine consumption and risk of rheumatoid arthritis: results from the Iowa Women's Health Study. *Arthritis Rheum.* 2002;46(1):83–91.

60. Pedersen M, Stripp C, Klarlund M, et al. Diet and risk of rheumatoid arthritis in a prospective cohort. *J Rheumatol.* 2005;32(7):1249–1252.

61. Pattison DJ, Symmons DP, Lunt M, et al. Dietary risk factors for the development of inflammatory polyarthritis: evidence for a role of high level of red meat consumption. *Arthritis Rheum.* 2004;50(12):3804–3812.

62. Denton C. The elimination/challenge diet. *Minn Med.* 2012;95(12):43–44.

63. Winkvist A, Barebring L, Gjertsson I, Ellegard L, Lindqvist HM. A randomized controlled cross-over trial investigating the effect of anti-inflammatory diet on disease activity and quality of life in rheumatoid arthritis: the Anti-inflammatory Diet In Rheumatoid Arthritis (ADIRA) study protocol. *Nutr J.* 2018;17(1):44.

64. Schrander JJ, Marcelis C, de Vries MP, et al. Does food intolerance play a role in juvenile chronic arthritis? *Br J Rheumatol.* 1997;36(8):905–908.

65. Hvatum M, Kanerud L, Hallgren R, et al. The gut-joint axis: cross reactive food antibodies in rheumatoid arthritis. *Gut.* 2006;55(9):1240–1247.

66. Rennie KL, Hughes J, Lang R, et al. Nutritional management of rheumatoid arthritis: a review of the evidence. *J Human Nutr Diet.* 2003;16(2):97–109.

67. Stone J, Doube A, Dudson D, et al. Inadequate calcium, folic acid, vitamin E, zinc, and selenium intake in rheumatoid arthritis patients: results of a dietary survey. *Sem Arthritis Rheum.* 1997;27(3):180–185.

68. Whittle SL, Hughes RA. Folate supplementation and methotrexate treatment in rheumatoid arthritis: a review. *Rheumatology.* 2004;43(3):267–271.

69. Ebringer A, Wilson C. The use of a low starch diet in the treatment of patients suffering from ankylosing spondylitis. *Clin Rheumatol.* 1996;15(suppl 1):62–66.

70. Ebringer A, Rashid T, Tiwana H, et al. A possible link between Crohn's disease and ankylosing spondylitis via Klebsiella infections. *Clin Rheumatol.* 2007;26(3):289–297.

71. Sundstrom B, Wallberg-Jonsson S, Johansson G. Diet, disease activity, and gastrointestinal symptoms in patients with ankylosing spondylitis. *Clin Rheumatol.* 2011;30(1):71–76.

72. Kocyigit BF, Akyol A. Vitamin D levels in patients with ankylosing spondylitis: is it related to disease activity? *Pakistan J Med Sci* 2018;34(5):1209–1214.

73. Skoldstam L, Hagfors L, Johansson G. An experimental study of a Mediterranean diet intervention for patients with rheumatoid arthritis. *Ann Rheum Dis.* 2003;62(3):208–214.

74. Tran B, Oliver S, Rosa J, et al. Aspects of inflammation and oxidative stress in pediatric obesity and type 1 diabetes: an overview of ten years of studies. *Exp Diabetes Res.* 2012;2012:683680.

75. Hursting SD, Dunlap SM. Obesity, metabolic dysregulation, and cancer: a growing concern and an inflammatory (and microenvironmental) issue. *Ann NY Acad Sci.* 2012;1271:82–87.

76. Katz DL, Greene L, Ali A, et al. The pain of fibromyalgia syndrome is due to muscle hypoperfusion induced by regional vasomotor dysregulation. *Med Hypotheses.* 2007;69(3):517–525.

77. Van Houdenhove B, Luyten P. Stress, depression and fibromyalgia. *Acta Neurol Belg.* 2006;106(4):149–156.

78. Buskila D, Sarzi-Puttini P, Ablin JN. The genetics of fibromyalgia syndrome. *Pharmacogenomics.* 2007;8(1):67–74.

79. Shah MA, Feinberg S, Krishnan E. Sleep-disordered breathing among women with fibromyalgia syndrome. *J Clin Rheumatol.* 2006;12(6):277–281.

80. Appel S, Chapman J, Shoenfeld Y. Infection and vaccination in chronic fatigue syndrome: myth or reality? *Autoimmunity* 2007;40(1):48–53.

81. Kato K, Sullivan PF, Evengard B, et al. Premorbid predictors of chronic fatigue. *Arch Gen Psychiatry.* 2006;63(11):1267–1272.

82. Heim C, Wagner D, Maloney E, et al. Early adverse experience and risk for chronic fatigue syndrome: results from a population-based study. *Arch Gen Psychiatry.* 2006;63(11):1258–1266.

83. Ozgocmen S, Ozyurt H, Sogut S, et al. Current concepts in the pathophysiology of fibromyalgia: the potential role of oxidative stress and nitric oxide. *Rheumatol Int.* 2006;26(7):585–597.

84. van de Putte EM, Uiterwaal CS, Bots ML, et al. Is chronic fatigue syndrome a connective tissue disorder? A cross-sectional study in adolescents. *Pediatrics.* 2005;115(4):e415–422.

85. Brouwers FM, Van Der Werf S, Bleijenberg G, et al. The effect of a polynutrient supplement on fatigue and physical activity of patients with chronic fatigue syndrome: a double-blind randomized controlled trial. *QJM.* 2002;95(10):677–683.

86. Lim A, Lubitz L. Chronic fatigue syndrome: successful outcome of an intensive inpatient programme. *J Paediatr Child Health.* 2002;38(3):295–299.

87. Tamizi far B, Tamizi B. Treatment of chronic fatigue syndrome by dietary supplementation with omega-3 fatty acids: a good idea? *Med Hypotheses.* 2002;58(3):249–250.

88. Craig T, Kakumanu S. Chronic fatigue syndrome: evaluation and treatment. *Am Fam Physician.* 2002;65(6):1083–1090.

89. Logan AC, Wong C. Chronic fatigue syndrome: oxidative stress and dietary modifications. *Alternat Med Rev.* 2001;6(5):450–459.

90. Gray JB, Martinovic AM. Eicosanoids and essential fatty acid modulation in chronic disease and the chronic fatigue syndrome. *Med Hypotheses.* 1994;43(1):31–42.

91. Bjorklund G, Dadar M, Pen JJ, Chirumbolo S, Aaseth J. Chronic fatigue syndrome (CFS): suggestions for a nutritional treatment in the therapeutic approach. *Biomed Pharmacother.* 2019;109:1000–1007.

92. Ali A, Njike VY, Northrup V, et al. Intravenous micronutrient therapy (Myers' Cocktail) for fibromyalgia: a placebo-controlled pilot study. *J Alternat Complement Med.* 2009;15(3):247–257.

93. Eaton SB, Eaton SB 3rd, Konner MJ. Paleolithic nutrition revisited: a twelve-year retrospective on its nature and implications. *Eur J Clin Nutr.* 1997;51(4):207–216.

94. Calder PC. n-3 polyunsaturated fatty acids and cytokine production in health and disease. *Ann Nutr Metab.* 1997;41(4):203–234.

95. Calder PC, Zurier RB. Polyunsaturated fatty acids and rheumatoid arthritis. *Curr Opin Clin Nutr Metab Care.* 2001;4(2):115–121.

96. Ariza-Ariza R, Mestanza-Peralta M, Cardiel MH. Omega-3 fatty acids in rheumatoid arthritis: an overview. *Semin Arthritis Rheum.* 1998;27:366–370.

97. Firestein GS, Budd RC, Gabriel SE, et al. *Kelley's textbook of rheumatology,* 9th ed. Philadelphia, PA: Elsevier, 2013.

98. Fletcher JM, Basdeo SA, Allen AC, et al. Therapeutic use of vitamin D and its analogues in autoimmunity. *Recent Pat Inflamm Allergy Drug Discov.* 2012;6(1):22–34.

99. Lomax AR, Calder PC. Probiotics, immune function, infection and inflammation: a review of the evidence from studies conducted in humans. *Curr Pharm Des.* 2009;15(13):1428–1518.

100. Fanaro S, Chierici R, Guerrini P, et al. Intestinal microflora in early infancy: composition and development. *Acta Paediatr Suppl.* 2003;91(441):48–55.

101. Holzapfel WH, Haberer P, Snel J, et al. Overview of gut flora and probiotics. *J Food Microbiol.* 1998;41:85–101.

102. Karimi O, Pena AS. Indications and challenges of probiotics, prebiotics, and synbiotics in the management of arthralgias and spondyloarthropathies in inflammatory bowel disease. *J Clin Gastroenterol.* 2008;42(suppl 3 pt 1): S136–S141.

103. Kramer A, Bekeschus S, Broker BM, et al. Maintaining health by balancing microbial exposure and prevention of infection: the hygiene hypothesis versus the hypothesis of early immune challenge. *J Hosp Infect.* 2013;83(Suppl 1): S29–S34.

104. Velasquez-Manoff M. *An epidemic of absence: a new way of understanding allergies and autoimmune diseases,* 1st Scribner hardcover ed. New York, NY: Scribner, 2012.

105. Borody TJ, Khoruts A. Fecal microbiota transplantation and emerging applications. *Nature Rev Gastroenterol Hepatol.* 2012;9(2):88–96.

106. Towheed TE, Maxwell L, Anastassiades TP, et al. Glucosamine therapy for treating osteoarthritis. *Cochrane Database Syst Rev.* 2005(2):CD002946.

107. McAlindon TE, LaValley MP, Gulin JP, et al. Glucosamine and chondroitin for treatment of osteoarthritis: a systematic quality assessment and meta-analysis. *JAMA.* 2000;283(11):1469–1475.

108. Reginster JY, Neuprez A, Lecart MP, et al. Role of glucosamine in the treatment for osteoarthritis. *Rheumatol Int.* 2012;32(10):2959–2967.

109. Gottlieb MS. Conservative management of spinal osteoarthritis with glucosamine sulfate and chiropractic treatment. *J Manipulative Physiol Ther.* 1997;20(6):400–414.

110. Pavelka K, Gatterova J, Olejarova M, et al. Glucosamine sulfate use and delay of progression of knee osteoarthritis: a 3-year, randomized, placebo-controlled, double-blind study. *Arch Intern Med* 2002;162(18):2113–2123.

111. Lopes Vaz A. Double-blind clinical evaluation of the relative efficacy of ibuprofen and glucosamine sulphate in the management of osteoarthrosis of the knee in out-patients. *Curr Med Res Opin.* 1982;8(3):145–149.

112. Newman NM, Ling RS. Acetabular bone destruction related to non-steroidal anti-inflammatory drugs. *Lancet.* 1985;2(8445):11–14.

113. Brandt KD. Effects of nonsteroidal anti-inflammatory drugs on chondrocyte metabolism in vitro and in vivo. *Am J Med.* 1987;83(5A):29–34.

114. Sawitzke AD, Shi H, Finco MF, et al. Clinical efficacy and safety of glucosamine, chondroitin sulphate, their combination, celecoxib or placebo taken to treat osteoarthritis of the knee: 2-year results from GAIT. *Ann Rheum Dis.* 2010;69(8):1459–1464.

115. Wu D, Huang Y, Gu Y, et al. Efficacies of different preparations of glucosamine for the treatment of osteoarthritis: a meta-analysis of randomised, double-blind, placebo-controlled trials. *Int J Clin Pract.* 2013;67(6):585–594.

116. Pipitone VR. Chondroprotection with chondroitin sulfate. *Drugs Exp Clin Res.* 1991;17(1):3–7.

117. Jackson CG, Plaas AH, Sandy JD, et al. The human pharmacokinetics of oral ingestion of glucosamine and chondroitin sulfate taken separately or in combination. *Osteoarthr Cartil.* 2010;18(3):297–302.

118. Richy F, Bruyere O, Ethgen O, et al. Structural and symptomatic efficacy of glucosamine and chondroitin in knee osteoarthritis: a comprehensive meta-analysis. *Arch Intern Med.* 2003;163(13):1514–1522.

119. Miller KL, Clegg DO. Glucosamine and chondroitin sulfate. *Rheum Dis Clin North Am.* 2011;37(1):103–118.

120. Clegg DO, Reda DJ, Harris CL, et al. Glucosamine, chondroitin sulfate, and the two in combination for painful knee osteoarthritis. *N Engl J Med.* 2006;354(8):795–808.

121. Soeken KL, Lee WL, Bausell RB, et al. Safety and efficacy of S-adenosylmethionine (SAMe) for osteoarthritis. *J Fam Pract.* 2002;51(5):425–430.

122. Ernst E. Complementary or alternative therapies for osteoarthritis. *Nature Clin Pract Rheumatol.* 2006;2(2):74–80.

123. Zhang WY, Li Wan Po A. The effectiveness of topically applied capsaicin. A meta-analysis. *Eur J Clin Pharmacol.* 1994;46(6):517–522.

124. Hochberg MC, Altman RD, April KT, et al. American College of Rheumatology 2012 recommendations for the use of nonpharmacologic and pharmacologic therapies in osteoarthritis of the hand, hip, and knee. *Arthritis Care Res.* 2012;64(4):465–474.

125. Altman RD, Marcussen KC. Effects of a ginger extract on knee pain in patients with osteoarthritis. *Arthritis Rheum.* 2001;44(11):2531–2538.

126. Wigler I, Grotto I, Caspi D, et al. The effects of Zintona EC (a ginger extract) on symptomatic gonarthritis. *Osteoarthr Cartil.* 2003;11(11):783–789.

127. Ernst E. Avocado-soybean unsaponifiables (ASU) for osteoarthritis: a systematic review. *Clin Rheumatol.* 2003;22(4–5):285–288.

128. Henrotin Y, Lambert C, Couchourel D, et al. Nutraceuticals: do they represent a new era in the management of osteoarthritis?—a narrative review from the lessons taken with five products. *Osteoarthr Cartil.* 2011;19(1):1–21.

129. Jang MH, Lim S, Han SM, et al. Harpagophytum procumbens suppresses lipopolysaccharide-stimulated expressions of cyclooxygenase-2 and inducible nitric oxide synthase in fibroblast cell line L929. *J Pharmacol Sci.* 2003;93(3):367–371.

130. Wilson AG. Epigenetic regulation of gene expression in the inflammatory response and relevance to common diseases. *J Periodontol.* 2008;79(8 suppl):1514–1519.

131. Konda VR, Desai A, Darland G, et al. Rho iso-alpha acids from hops inhibit the GSK-3/NF-kappaB pathway and reduce inflammatory markers associated with bone and cartilage degradation. *J Inflamm.* 2009;6:26.

132. Boullata JI, Armenti VT. *Handbook of drug-nutrient interactions*, 2nd ed. New York, NY: Humana Press, 2010.

LECTURAS RECOMENDADAS

Calder PC. Fatty acids and inflammation: the cutting edge between food and pharma. *Eur J Pharmacol.* 2011;668 (suppl 1):S50–S58.

El-Chammas K, Danner E. Gluten-free diet in nonceliac disease. *Nutr Clin Pract.* 2011;26(3):294–299.

Yeoh N, Burton JP, Suppiah P, et al. The role of the microbiome in rheumatic diseases. *Curr Rheumatol Rep.* 2013;15(3):314.

Capítulo 21

Alimentación y trastornos neurológicos

Laurie K. Mischley

 ## INTRODUCCIÓN

En las últimas décadas han aumentado las pruebas que apoyan la participación directa de la alimentación en la mayoría de los trastornos neurológicos que afectan a poblaciones bien nutridas. La desnutrición, que afecta a más de cientos de millones de personas en todo el mundo, es un factor bien establecido que contribuye al deterioro cognitivo, psicológico, neuroinflamatorio y neurodegenerativo. La alimentación y la nutrición son notablemente difíciles de estudiar debido a las limitaciones de las herramientas de evaluación, el sesgo del recuerdo, la diversidad en el origen y el procesamiento de los alimentos, los aspectos individuales de la (mala) absorción intestinal, la diversidad del microbioma, los polimorfismos genéticos relacionados con el metabolismo de los nutrimentos y otras variables asociadas a la individualidad bioquímica. En la medicina nutricional, la evaluación y el tratamiento personalizados son primordiales, ya que una intervención eficaz para los síntomas de una persona rara vez es aplicable a toda la población afectada. Por ejemplo, la medicina nutricional es esencialmente curativa para pacientes con ataxia por gluten o demencia por carencia de niacina, mientras que las dietas sin gluten y los suplementos de niacina probablemente no ayuden a la mayoría de las personas con ataxia y demencia, respectivamente.

Aunque la afección neurológica no haya sido causada por una insuficiencia nutricional, el estrés fisiológico crónico asociado a neuroinflamación y a la propia neurodegeneración puede aumentar la carga metabólica y los requerimientos nutricionales. Los nutrimentos condicionalmente esenciales asociados a distintos trastornos neurológicos solo están empezando a describirse.

En neurología, la prescripción de dietas específicas comenzó con la dieta cetógena en la década de 1920 para tratar de controlar las convulsiones infantiles resistentes al tratamiento. Las dietas cetógenas son dietas bajas en hidratos de carbono y altas en grasas que cambian el metabolismo para producir cetonas, que ahora se entiende que son neuroprotectoras. Las dietas cetógenas no solo siguen siendo una de las terapias más eficaces para la epilepsia resistente al tratamiento hoy en día, sino que el mantenimiento de un estado de cetosis se está estudiando como terapia para algunas enfermedades neuroinflamatorias y neurodegenerativas (1). Aunque son prometedoras, estas dietas aumentan la anorexia y el riesgo de desnutrición, amenazas potenciales para las personas con una enfermedad subyacente.

En estudios poblacionales, se ha demostrado que las dietas basadas en alimentos vegetales y pescado, con bajo contenido de carne, lácteos y alimentos procesados, como la dieta MIND y la dieta mediterránea, protegen contra la enfermedad de Alzheimer (EA), la enfermedad de Parkinson (EP) y las enfermedades cardiovasculares (ECV). El hecho de que una dieta similar parezca ser protectora en todas sugiere que el mecanismo de acción puede estar relacionado con la reducción del estrés oxidativo y la inflamación, comunes en todas estas enfermedades. Otro posible mecanismo de modificación de las enfermedades neurológicas a través de la alimentación es la modulación del microbioma intestinal, que actualmente se sabe que regula la respuesta inmunitaria y la inflamación sistémica (2). De forma alternativa o adicional, también es posible que las dietas mediterránea o cetógena sean una fuente de nutrimentos condicionalmente esenciales, como polifenoles, glutatión o cetonas, o que algunos alimentos contengan un neurotóxico, como el aspartamo o la ocratoxina A (3,4). Los mecanismos por los que la alimentación influye en la salud y la función neurológicas son complejos, y pueden ser específicos de cada paciente.

VISIÓN GENERAL

Alimentación

Función cognitiva

Una revisión detallada de los innumerables efectos de la nutrición sobre la cognición, a través de mecanismos directos e indirectos, supera el alcance de este capítulo. La demencia se describe en el capítulo 35, el desarrollo temprano del cerebro en el capítulo 29 y la senectud en el capítulo 31. La influencia de la nutrición en la vitalidad de los diversos sistemas orgánicos que se abordan en esta obra es, obviamente, también importante para la salud del cerebro. Una función cerebral saludable depende del aporte constante de glucosa, aminoácidos, ácidos grasos y micronutrimentos. El cerebro de un adulto constituye aproximadamente el 2 % de la masa corporal, pero requiere casi el 20 % de las calorías consumidas. En los recién nacidos, casi el 60 % de la ingesta calórica se destina a la función y el crecimiento del encéfalo. Debido al rápido desarrollo que se produce durante la lactancia, las insuficiencias nutricionales durante los primeros 1 000 días pueden tener consecuencias duraderas en el desarrollo del cerebro, y en los procesos cognitivos y psicológicos. Garantizar la idoneidad nutricional en la infancia es esencial para una buena salud neurológica a largo plazo (5).

Las insuficiencias de yodo y de hierro contribuyen al deterioro cognitivo, especialmente durante el vulnerable período de desarrollo infantil. Hasta 300 millones de personas en todo el mundo presentan deterioro cognitivo relacionado con insuficiencia de yodo, que depende en gran medida de las concentraciones geográficas del suelo (6). La creciente popularidad de la sal marina no yodada, que en su día fue prácticamente eliminada en Estados Unidos con la yodación de la sal, está introduciendo de nuevo un riesgo de insuficiencia de yodo, incluso en los países que la enriquecen.

La carencia de hierro, uno de los trastornos nutricionales más habituales en el mundo, induce deterioro cognitivo en los niños a través de múltiples vías, entre las que se encuentran la alteración del crecimiento de los oligodendrocitos, la disminución de la mielinización de la sustancia blanca durante los períodos críticos del desarrollo cerebral infantil y la alteración de la síntesis de neurotransmisores. En modelos animales, la ferropenia induce alteraciones del desarrollo cognitivo, motor, social, emocional y fisiológico. Es posible que la administración de suplementos de hierro tras un período prolongado de carencia no lo compense totalmente. Si bien el enriquecimiento con hierro de los cereales ha reducido la incidencia de las alteraciones cognitivas en la infancia, hay nuevos datos de que el enriquecimiento con hierro puede ser perjudicial para los individuos con hierro insuficiente. En los niños con carencia de hierro, el enriquecimiento con este se ha asociado a una reducción del crecimiento del lactante (7) y a un mayor riesgo de infecciones (8).

El deterioro cognitivo que se produce con la edad es una de las principales causas de discapacidad global. En el *Nurses' Health Study*, un mayor consumo de frutos secos y un consumo moderado de alcohol se asociaron a una función cognitiva mejor a lo largo del tiempo (9). La ingesta de pescado, en particular de ácido graso poliinsaturado (PUFA) ácido docosahexaenoico (DHA), se ha asociado sistemáticamente a un menor riesgo de demencia y enfermedad de Alzheimer (10). Las dietas MIND y mediterránea muestran un efecto positivo general sobre la función cognitiva, el estado de ánimo y otras enfermedades neurodegenerativas (11,12).

Cefalea

Una encuesta nacional realizada a más de 12 000 personas reveló que el 22 % de los encuestados declararon sufrir fuertes cefaleas o migrañas (13). Las cefaleas pueden estar causadas por alteraciones vasculares, neurológicas, psicológicas, hormonales y metabólicas, y su mecanismo de acción propuesto incluye hiperexcitabilidad neuronal, inflamación, estrés oxidativo, hipometabolismo, disfunción vascular y activación de la vía trigeminovascular (14). La obesidad es un factor de riesgo bien establecido para las cefaleas en niños y adultos, y la pérdida de peso puede reducir su frecuencia (15). En la cohorte de la Encuesta Nacional de Salud y Nutrición (NHANES), las personas con la mayor ingesta de PUFA ω-3 mostraban una menor prevalencia de cefalea grave o migraña (13). Se ha documentado que entre el 45 % y el 100 % de las personas con cefalea tienen una carencia de vitamina D. La suplementación con 25 a 100 µg/día (1 000-4 000 UI/día) puede ser eficaz para reducir la frecuencia de las cefaleas (16).

Aunque los factores que contribuyen a ello pueden variar enormemente entre las personas, existen varios factores de riesgo alimentarios bien establecidos para las cefaleas que los médicos deben conocer. Los mecanismos varían, pero se cree que incluyen: inflamación, activación del sistema nervioso simpático, liberación de vasodilatación inducida por el óxido nítrico, y modulación de neuropéptidos y canales iónicos (14). La deshidratación leve es frecuente, y puede causar dolores de cabeza. En un pequeño ensayo piloto demostró que una cantidad adicional de 1 L de agua al día redujo el número de horas y la intensidad de las cefaleas en dos semanas (17). También se ha demostrado que el ayuno desencadena cefaleas, especialmente en los pacientes con cefaleas crónicas, y el riesgo aumenta con la duración del ayuno. Los investigadores observaron que la duración de los episodios de migraña era tres veces mayor en pacientes que ayunaban en comparación con los que no lo hacían (18,19). En los consumidores habituales de cafeína, la abstinencia de esta puede ser un factor desencadenante, y en otros, la exposición a determinados alimentos o ingredientes, como el aspartamo o el alcohol, puede ser un factor desencadenante (20).

La inducción de la cefalea vascular o en racimos puede producirse en individuos sensibles a la histamina alimentaria. Se cree que la intolerancia es bastante común, y que la cefalea se encuentra entre las reacciones relativamente frecuentes (21). Las fuentes alimentarias concentradas de histamina incluyen el queso, las salchichas, el chucrut, el atún y los tomates, además de las bebidas alcohólicas. En un estudio abierto de personas con cefalea crónica, al final de una dieta sin histamina de 1 mes de duración, 33 de 45 participantes comunicaron una mejoría considerable de los dolores de cabeza (22).

En un metaanálisis que evaluó la relación entre la enfermedad celíaca y la cefalea, se observó una prevalencia media conjunta de dolores de cabeza en el 26% de los adultos con celiaquía y en el 18% de los niños (23). En una encuesta realizada en Argentina a 866 personas con cefaleas y biopsia positiva para enfermedad celíaca, el 24% de los participantes reveló que el dolor de cabeza fue el principal síntoma que condujo a su diagnóstico de celiaquía. Tras el inicio de una dieta sin gluten, la frecuencia y la intensidad de las cefaleas disminuyeron (24).

Si bien la alimentación puede desencadenar cefaleas, las pruebas sugieren que la frecuencia y la intensidad de estas pueden regularse con el uso terapéutico de dietas especiales y suplementos de nutrimentos. En un estudio cruzado aleatorizado y controlado de 42 personas con migraña crónica, se demostró que una dieta vegana, baja en grasas, era capaz de reducir la frecuencia de las cefaleas, su intensidad media y su intensidad máxima en 4 semanas (25). En dos estudios clínicos separados, controlados y aleatorizados, de dietas recetadas, dietas basadas en la dieta mediterránea (bajas en grasa, con alto contenido de ácidos grasos ω-3) disminuyeron la frecuencia de la migraña y otras cefaleas, mientras que otro estudio sugirió que una dieta cetógena era capaz de reducir las crisis de migraña (14).

Las dietas cetógenas se han mostrado prometedoras para el tratamiento de la migraña, con beneficios atribuidos a la capacidad de las cetonas para mejorar el metabolismo encefálico y la respiración mitocondrial (26). En un estudio realizado en 2015 en mujeres con sobrepeso, se mostró que la cetosis era superior a la pérdida de peso por sí sola, con mejoras en la frecuencia de las migrañas, los días de dolor de cabeza y el uso de analgésicos durante el período cetógeno del estudio (27). En personas con cefaleas crónicas en racimos, 15/18 participantes del estudio respondieron favorablemente a una dieta Atkins-cetógena modificada (28).

El magnesio es el cuarto nutrimento inorgánico más abundante en el cuerpo humano, y actúa como cofactor en cientos de reacciones enzimáticas. La carencia de magnesio es frecuente en Estados Unidos, y especialmente en personas con cefaleas (29). En un metaanálisis en el que se evaluó el uso del magnesio para el tratamiento agudo de las migrañas, se observó que el magnesio intravenoso aliviaba de forma significativa la migraña aguda en un plazo de 15 a 45 minutos, y que los beneficios se mantenían 24 h después de la infusión, mientras que el magnesio administrado por vía oral reducía la frecuencia y la intensidad de las migrañas a lo largo del tiempo (30). Cuando no se identifican otras explicaciones para la cefalea crónica o recurrente, la consideración de la alergia alimentaria es razonable y está justificada (v. cap. 24). Dado que los desencadenantes alimentarios tienden a ser idiosincrásicos, no suele recomendarse una dieta de eliminación estándar para la migraña. Antes bien, un diario de alimentos y síntomas puede resultar útil para aclarar los desencadenantes exclusivos de un paciente determinado. Cuando se elimina o se reduce la exposición a esos desencadenantes, suele disminuir la frecuencia y/o la gravedad de la cefalea.

Convulsiones

Se ha utilizado la dieta cetógena como tratamiento principal o complementario de las convulsiones en niños desde la década de 1920, y sigue siendo una de las terapias más eficaces en la actualidad para la epilepsia intratable (31). La dieta se desarrolló originalmente tras observar que la actividad convulsiva se suprimía en los pacientes epilépticos durante el ayuno y la inanición. La utilidad de las dietas ricas en grasas para elevar el umbral convulsivo se ha demostrado en estudios en animales. La dieta cetógena está diseñada para inducir cetosis y desviar el metabolismo cerebral de la glucosa hacia los cuerpos cetónicos, como ocurre durante un período de restricción calórica. La dieta se inicia con un ayuno, que suele durar unas 38 h. Los alimentos se introducen cuando se detectan cetonas en el suero, y tienen como objetivo una proporción de grasas con respecto a las proteínas y los hidratos de carbono combinados en el intervalo de 3:1 a 4:1 (32). Algunos autores abogan por un grado leve de deshidratación para preservar las concentraciones de cetonas circulantes (33), pero no se ha definido bien la necesidad de hacerlo. Se han desarrollado modificaciones recientes a la dieta original en un intento de facilitar el cumplimiento, como la dieta de triglicéridos de cadena media (TCM). En un estudio aleatorizado se comparó la dieta cetógena clásica con la dieta con TCM, y se observó una eficacia comparable en el tratamiento de la epilepsia (34). El mecanismo por el que la cetosis influye en la actividad convulsiva no está claro, aunque se está avanzando en este terreno (35).

Los estudios observacionales sugieren que aproximadamente un tercio de los pacientes tratados responden favorablemente a la dieta cetógena, lo que se corrobora en un metaanálisis con datos de más de 1 000 pacientes (36). Además, en una revisión Cochrane se observó que la respuesta de los pacientes a la dieta cetógena resultó comparable a la de los medicamentos antiepilépticos actuales (37). En una revisión sistemática se sugiere que aproximadamente el 15 % de los pacientes pueden experimentar un alivio completo de la actividad convulsiva con el régimen, y otro 15 % aproximadamente tendrá una reducción de la frecuencia de las convulsiones del 50 % o más (38). Se han notificado numerosas reacciones adversas a la dieta cetógena, como insuficiencias de micronutrimentos (en particular de carnitina), hipoglucemia, hiperlipidemia, osteoporosis, función hepática anómala, neuropatía óptica, urolitiasis y anemia hemolítica (39).

El cumplimiento de la dieta es difícil por su naturaleza estricta, el hecho de tener un acceso limitado a los alimentos que mantendrán la cetosis o a no encontrar esos alimentos apetecibles. El alivio de las convulsiones es mayor entre los que cumplen estrictamente la dieta, aunque es probable que esta asociación vaya en ambos sentidos (38). Además, las familias refirieron que el tiempo de preparación y la naturaleza restrictiva de la dieta eran también grandes obstáculos para su cumplimiento. Curiosamente, no se observó que el estado socioeconómico y la estabilidad familiar fueran factores asociados a la incapacidad de mantener esta dieta (40).

Dados los posibles efectos adversos y las dificultades para lograr el cumplimiento, la dieta cetógena suele estar indicada solo para aquellos pacientes resistentes al tratamiento farmacológico o para quienes no la toleran. Sin embargo, algunos abogan por un uso más generalizado de la dieta cetógena porque es menos costosa, ostensiblemente más segura y potencialmente más eficaz que la mayoría de los fármacos disponibles.

Se ha estudiado en el control de las convulsiones la dieta baja en hidratos de carbono y cetógena recomendada por el difunto Dr. Robert Atkins para la pérdida de peso, como una alternativa a la dieta cetógena más restrictiva que se suele utilizar en ese contexto. En varios estudios se ha evaluado a niños con epilepsia en relación con la dieta Atkins, y se ha observado que el cumplimiento a largo plazo (>6 meses) de la dieta Atkins producía una disminución de las convulsiones similar a la observada en los pacientes que siguieron la misma dieta solo a corto plazo (41,42). Una dieta Atkins modificada produjo una ligera disminución del 25 % de las convulsiones en adultos con epilepsia focal resistente a los medicamentos, y a una reducción del 50 % en los niños (43).

Esclerosis múltiple

La EM es una enfermedad compleja con componentes tanto inflamatorios como neurodegenerativos. La mayoría de los pacientes presentan una enfermedad inflamatoria de base inmunitaria, con recaídas y remisiones, definida por lesiones desmielinizantes. Al avanzar la enfermedad, un subgrupo de individuos evoluciona a una forma degenerativa de EM, secundaria progresiva, que incluye neurodegeneración sin aparición de nuevas lesiones inflamatorias. Por tanto, una estrategia alimentaria que podría ser eficaz durante la fase activa temprana puede serlo menos durante la fase degenerativa, o viceversa. La lenta progresión, la falta de un biomarcador y la naturaleza remitente-recurrente de la enfermedad contribuyen a que la EM sea muy difícil de estudiar.

Las investigaciones epidemiológicas realizadas en Noruega en la década de 1940 demostraron que las personas que vivían en granjas y seguían una alimentación rica en carne de cerdo, vacuno y productos lácteos tenían un mayor riesgo de sufrir esclerosis múltiple que las que vivían cerca, en los pueblos pesqueros. La Dieta Swank, desarrollada a partir de los hallazgos epidemiológicos, recomienda una alimentación rica en verduras, frutas, cereales integrales, pescado y aceite de pescado suplementario, y evitar rigurosamente la carne de vacuno, la carne de cerdo, los productos lácteos y los hidratos de carbono refinados. Se realizó un seguimiento de los que siguieron la dieta durante tres décadas, y se demostró que los que la seguían presentaban menos discapacidades y menores tasas de mortalidad (44). Hoy en día, esta dieta sigue siendo una de las más populares entre las personas con EM (45).

En varios estudios se demuestra que la ingesta de pescado graso y de ácidos grasos ω-3 protege contra el diagnóstico de EM (46,47), aunque no está tan claro si la administración de ácidos grasos ω-3 tras el diagnóstico puede mejorar la evolución de la enfermedad. Por el contrario, en varios estudios se ha identificado una asociación entre el consumo de productos lácteos y el riesgo de sufrir EM. La butirofilina, proteína de la leche, comparte una secuencia proteica antigénica con la glucoproteína de la mielina de oligodendrocitos (MOG, *myelin oligodendrocyte glycoprotein*), un objetivo habitual de la desmielinización de la EM (48). Entre los pacientes con EM, los que presentan alergias alimentarias tenían más recaídas clínicas y evidencia de actividad de la enfermedad en las pruebas de diagnóstico por la imagen (49).

Existen abundantes pruebas epidemiológicas que apoyan una asociación entre la insuficiencia de vitamina D y la incidencia y progresión de la EM. Las personas con concentraciones más elevadas de 25-hidroxivitamina D tienen menos probabilidades de ser diagnosticados de EM, y los que tienen EM tienen más probabilidades de tener una mejor evolución clínica (50). En un metaanálisis reciente no se observaron tendencias significativas a favor de la administración de vitamina D, y se concluyó que la suplementación puede desempeñar algún papel en el manejo terapéutico de la EM (51).

Trastornos neurodegenerativos: enfermedad de Alzheimer y parkinsonismo

La enfermedad de Alzheimer (EA) es la enfermedad neurodegenerativa más frecuente y, con el envejecimiento de la población, se estima que 131 millones de personas presentarán demencia en el año 2050. La desnutrición es algo habitual en las personas mayores con deterioro cognitivo leve (DCL), un precursor de la demencia, y se asocia al empeoramiento de síntomas como «agresividad verbal/desinhibición emocional» y «apatía/deterioro de la memoria» (52). El ácido ascórbico interviene en la síntesis y la modulación de neurotransmisores, la formación de mielina, la diferenciación neuronal y el reciclaje antioxidante, por lo que se ha investigado su papel en la prevención de la pérdida cognitiva. En una revisión de 50 estudios que evaluaron la vitamina C en la función cognitiva, se observaron mayores concentraciones medias de vitamina C en las cohortes con una función cognitiva intacta, en comparación con los grupos con una función cognitiva deteriorada (53).

Aunque hay datos que indican que una dieta mediterránea y algunos nutrimentos, como las vitaminas del grupo B y los ácidos grasos ω-3, pueden prevenir el deterioro cognitivo (54), no está tan claro si el enriquecimiento nutricional o dietas especiales pueden mejorar la evolución en las personas ya afectadas (55). En una revisión sistemática de 35 estudios clínicos aleatorizados publicados entre 2014 y 2017, se observó alguna evidencia de que el cambio de los patrones alimentarios y/o la suplementación nutricéutica mejoraban los dominios cognitivos o los biomarcadores, siendo la evidencia más sólida con los ácidos grasos poliinsaturados de cadena larga, los polifenoles no flavonoides y la suplementación con flavonoides (56). Teniendo en cuenta los datos existentes, se debe animar a los adultos sanos a seguir una dieta de tipo mediterráneo, y a garantizar una ingesta adecuada de DHA, ácido ascórbico y vitaminas del grupo B como estrategias de prevención de la demencia.

Las personas con enfermedad de Parkinson (EP) tienen un mayor riesgo de desnutrición debido a la anorexia, la hiposmia, la apatía, la malabsorción intestinal, la hipoclorhidria, el estreñimiento, la fatiga, la depresión y los problemas con la deglución. Las personas desnutridas con EP son más propensas a presentar estreñimiento, insomnio, distonía, depresión y deterioro cognitivo (57,58).

La levodopa, el tratamiento principal y de referencia para los síntomas motores de la EP, compite con las proteínas de la alimentación por su captación; para optimizar la disponibilidad de la levodopa, los pacientes deben evitar combinar proteínas alimentarias con el fármaco.

Los datos epidemiológicos demuestran sistemáticamente una asociación entre productos lácteos y el riesgo de incidencia de EP (59,60), mientras que la ingesta total de cafeína y el consumo elevado de frutas, verduras, leguminosas, cereales integrales, frutos secos, pescado y aves de corral han demostrado proteger frente al diagnóstico de EP (61,62). El seguimiento de una dieta mediterránea se ha asociado a una reducción de las probabilidades de diagnóstico de EP y a una edad más tardía de aparición de la EP (63).

Solo un estudio ha intentado evaluar el papel de la alimentación y los suplementos en la progresión de la EP tras el diagnóstico. Una encuesta realizada a más de 1 000 personas con EP idiopática demostró que el consumo de frutas y verduras en conserva, refrescos, alimentos fritos, carne de vacuno, helados, yogur y queso se asociaba a una progresión más rápida de la EP, mientras que la alimentación con un alto contenido en verduras frescas, fruta fresca, frutos secos y semillas, pescado no frito, vino, aceite de coco, aceite de oliva, hierbas frescas y especias se asociaba a una reducción de las tasas de progresión. En el mismo estudio, las personas que declararon tomar suplementos de hierro comunicaron tasas aceleradas de progresión de la EP, mientras que los suplementos de coenzima Q10 y aceite de pescado se asociaron a una progresión más lenta (64). La deficiencia de glutatión se ha asociado a la EP (65), y se está intentando complementar el glutatión y la N-acetilcisteína (un precursor del glutatión) para aumentar las concentraciones cerebrales y sanguíneas de glutatión en la enfermedad de Parkinson y otros trastornos relacionados (66-68).

Neuropatía

El Programa de Prevención de la Diabetes (*Diabetes Prevention Program*; v. cap. 6) probó los efectos de la intervención sobre el estilo de vida en la neuropatía de las extremidades inferiores en 32 adultos con alteración de la tolerancia a la glucosa, pero sin diabetes manifiesta. La misma intervención sobre el estilo de vida que mejoró las respuestas glucémicas a una prueba de tolerancia a la glucosa logró una reducción del dolor neuropático y una mejora de la densidad de las fibras nerviosas intraepidérmicas, medida mediante biopsia (69).

La posibilidad de que las insuficiencias nutricionales provoquen diversos síndromes neuropáticos está bien establecida. La insuficiencia de tiamina se asocia a polineuropatía y a síndrome de Wernicke-Korsakoff, normalmente en el contexto del alcoholismo, aunque también se ha documentado en caso de una reducción de la ingesta alimentaria tras una cirugía bariátrica (70). Una epidemia de neuropatía óptica, periférica y mixta en Cuba a principios de la década de 1990 se atribuyó principalmente a carencias de vitaminas del complejo B (71). En un estudio se demostró un alivio de los síntomas de la neuropatía diabética cuando se trató con L-metilfolato, metilcobalamina y piridoxal-5'-fosfato (72). En otro estudio, se sugirió la administración de suplementos de 50 000 UI/semana de vitamina D_3 durante 12 semanas, que se asoció a una mejoría de los signos y síntomas de neuropatía diabética (73.)

▨ NUTRIMENTOS, NUTRICÉUTICOS Y ALIMENTOS FUNCIONALES

Ácido docosahexaenoico

El DHA es un ácido graso ω-3 de cadena larga que se encuentra en concentraciones elevadas en el encéfalo, especialmente en las membranas de las células neuronales. Una baja concentración de DHA se asocia a disminución de la función cognitiva durante el envejecimiento, alteración de los tiempos de reacción, ansiedad, irritabilidad, dislexia y susceptibilidad al estrés. Además del papel estructural que desempeña el DHA en las membranas neuronales, sus metabolitos desempeñan un papel fundamental en la neuroprotección. La sinaptamida es un derivado del DHA similar a los endocannabinoides que ha demostrado que promueve la neurogénesis y la neuroplasticidad (74), y se cree que el metabolito del DHA neuroprotector D1 mejora la neuroplasticidad, reduce la inflamación, disminuye el estrés oxidativo y previene la apoptosis (75). La importancia bien establecida de esta clase de nutrimentos para el desarrollo neurológico y la salud se expone en los capítulos 27 y 29.

Vitamina D

Una baja concentración de vitamina D se asocia a un mayor riesgo de sufrir accidente cerebrovascular isquémico (76), enfermedades desmielinizantes en la infancia y en la edad adulta (77), al grado de discapacidad en la EM (78), a un mayor número de días al mes con cefaleas entre los migrañosos (79), a trastornos del neurodesarrollo como el espectro autista y trastornos por déficit de atención e hiperactividad (80), a enfermedad de Parkinson (81) y a demencia (82). Todavía no se ha determinado la dosis de vitamina D necesaria para la neuroprotección. Se anima a los profesionales a tratar de detectar una insuficiencia de vitamina D en todos los pacientes con trastornos neurológicos, y a proporcionar suplementos cuando sea necesario.

Vitamina B_{12}

Las neuronas tienen unos requerimientos de cobalamina especialmente elevados, y su carencia es frecuente debido a gastritis atrófica, enfermedades autoinmunitarias o una dieta vegetariana. También se ha demostrado que el uso de medicamentos para reducir la acidez (83) y de metformina (84) interfiere en la absorción de la vitamina B_{12} y aumenta el riesgo de insuficiencia. La carencia de vitamina B_{12} puede causar desmielinización, neuropatía periférica, neuropatía óptica, alteración cognitiva y depresión, así como una serie de trastornos del movimiento, como parkinsonismo, corea, distonía o mioclonía (85). La cobalamina plasmática no se considera un marcador fiable de la insuficiencia de vitamina B_{12}; la evaluación de la homocisteína, la holotranscobalamina y/o el ácido metilmalónico también debe considerarse en un paciente con sospecha de insuficiencia de vitamina B_{12} (86).

Ácido α-lipoico

El ALA (*alpha-lipoic acid*), un cofactor esencial para la energía celular, también recicla otros antioxidantes, y tiene diversas propiedades antiinflamatorias y antioxidantes. Cada vez hay más datos que señalan que el ALA puede tener un potencial terapéutico en la EM y en otras enfermedades del sistema nervioso central (SNC) (87).

Aspartamo

Durante mucho tiempo, ha existido controversia sobre los efectos del aspartamo para la salud. El aspartamo aumenta la concentración de fenilalanina y ácido aspártico en el cerebro, lo que reduce la síntesis y la liberación de dopamina, norepinefrina y serotonina. Los síntomas asociados a la ingesta de aspartamo son: cefaleas, migrañas, irritabilidad, depresión, ansiedad, insomnio y convulsiones (88). En el capítulo 42 se puede encontrar un análisis más detallado de la naturaleza química del aspartamo.

Dietas terapéuticas

Dieta cetógena

Usada eficazmente desde la década de 1920 para la epilepsia resistente al tratamiento, la utilidad terapéutica de la dieta cetógena se está explorando actualmente en la EM, la EP, la EA y el autismo (26). Se trata de dietas muy bajas en hidratos de carbono y altas en grasas, que fuerzan un cambio en el metabolismo de la glucólisis a la oxidación de ácidos grasos, lo que a su vez genera cuerpos cetónicos. Se ha demostrado que los cuerpos cetónicos son neuroprotectores y antiinflamatorios, y que mejoran la energía celular de la célula (89). Las dietas cetógenas restringen la fruta, una fuente esencial de [fito]nutrimentos, y pueden causar anorexia y pérdida de peso, todo lo cual aumenta el riesgo de desnutrición. Esta dieta tan restrictiva y difícil de mantener debe llevarse a cabo bajo la supervisión de un médico debidamente capacitado. Aunque las cetonas pueden proporcionar por sí mismas un beneficio a corto plazo, el patrón alimentario utilizado habitualmente para mantener un estado de cetosis (p. ej., alto contenido en carne y lácteos, y bajo contenido en fruta, verduras, cereales y leguminosas) es incongruente con los patrones asociados a la neuroprotección en los datos epidemiológicos (p. ej., abundante fruta fresca, bajo en carne y lácteos). Aunque teóricamente es posible mantener la cetosis con una alimentación basada en vegetales, poco se conoce sobre si una dieta restringida de este tipo es sostenible, o si podría ofrecer otros beneficios adicionales sobre una dieta cetógena o basada en vegetales únicamente.

Dieta mediterránea-DASH para el retraso neurológico

La dieta MIND (*Mediterranean-DASH Intervention for Neurodegenerative Delay*) se diseñó, no solo para incorporar elementos de la dieta mediterránea y de la dieta DASH (*Dietary Approaches to Stop Hypertension*), sino también para incorporar alimentos que reflejan la evidencia actual de neuroprotección. En un estudio prospectivo de más de 1 000 australianos, se demostró que la dieta MIND, pero no la dieta mediterránea, reducía el riesgo de deterioro cognitivo del período de observación de 12 años (90).

Dieta mediterránea

La dieta mediterránea es una de las intervenciones alimentarias más estudiadas para los trastornos neurológicos. Los fenoles del aceite de oliva virgen extra se han propuesto como uno de los principales componentes bioactivos de la dieta mediterránea, aunque la abundante ingesta de fruta fresca, verduras y pescado también son componentes (91). La dieta mediterránea se está estudiando para su uso en una serie de trastornos neurológicos, en particular la enfermedad de Alzheimer, la EP y la esclerosis lateral amiotrófica (ELA) (92).

Sin gluten

Los síntomas neurológicos como convulsiones, ataxia, confusión o neuropatía pueden ser los primeros o los únicos síntomas de la enfermedad celíaca. La enfermedad celíaca y la sensibilidad al gluten no celíaca se asocian a inflamación y a malabsorción de nutrimentos, lo que puede dar lugar a insuficiencias nutricionales con consecuencias neurológicas. El cribado de la enfermedad celíaca está indicado en personas con síntomas neurológicos inexplicables (93).

ASPECTOS CLÍNICOS DESTACADOS

La utilidad específica del tratamiento nutricional de las afecciones neurológicas, definida por los datos de resultados, se está acumulando a un ritmo rápido. La desnutrición es una secuela frecuente de las afecciones neurológicas crónicas e incapacitantes, y puede prevenirse mediante un seguimiento continuo y una intervención temprana. Los diarios de alimentación y síntomas son un medio sencillo y rápido para identificar los desencadenantes alimentarios de las cefaleas, en particular de las migrañas. El uso de intervenciones alimentarias para el tratamiento de las convulsiones, solas o en combinación con el tratamiento farmacológico, está bien establecido. La eficacia terapéutica de la dieta cetógena está respaldada por pruebas definitivas, pero las circunstancias en las que debe aplicarse siguen siendo discutidas. Las modificaciones de este abordaje alimentario, como la dieta Atkins, pueden ofrecer eficacia terapéutica junto con una relativa facilidad y palatabilidad.

Los suplementos de vitamina D, los suplementos de ácidos grasos ω-3 y la restricción de la ingesta de grasas saturadas, en particular de productos lácteos, carne de vacuno y de cerdo, pueden proporcionar un beneficio específico en la EM, y son justificables en función de otros probables beneficios para la salud (v. cap. 45). Cada vez hay más pruebas que sugieren que las dietas mediterránea y MIND protegen frente al desarrollo de la EA y la EP. Aunque se carece de pruebas directas de un beneficio neurológico específico, la preponderancia de las pruebas sugiere que una alimentación rica en nutrimentos, basada en productos vegetales y con un alto contenido de ácidos grasos ω-3 de origen marino, podría ser un apoyo para una salud neurológica óptima, desde el punto de vista teórico. Este es el patrón alimentario que se ha atribuido a la longevidad observada en las Zonas azules, y el patrón que ofrece beneficios en cuanto a la función inmunitaria (v. cap. 11), la susceptibilidad a la inflamación (v. cap. 20), la función cognitiva (v. cap. 35), el desarrollo cerebral (v. cap. 29) y la susceptibilidad a la enfermedad cerebrovascular (v. cap. 10). Así pues, aunque en gran medida indirectas, las pruebas que relacionan las prácticas alimentarias con la prevención y mitigación de los trastornos neurológicos son sustanciales en conjunto.

🔖 REFERENCIAS BIBLIOGRÁFICAS

1. Francis H.M. Stevenson R.J. Potential for diet to prevent and remediate cognitive deficits in neurological disorders. *Nutr Rev.* 2018;**76**(3):204–217.
2. Hirschberg S., et al. Implications of Diet and The Gut Microbiome in Neuroinflammatory and Neurodegenerative Diseases. *Int J Mol Sci.* 2019;**20**(12).
3. Maher T.J. Wurtman R.J. Possible neurologic effects of aspartame, a widely used food additive. *Environ Health Perspect.* 1987;**75**:53–7.
4. Park S., et al. Ochratoxin A exerts neurotoxicity in human astrocytes through mitochondria-dependent apoptosis and intracellular calcium overload. *Toxicol Lett.* 2019;**313**:42–49.
5. Black M.M. Impact of Nutrition on Growth, Brain, and Cognition. *Nestle Nutr Inst Workshop Ser.* 2018;**89**:185–195.
6. Choudhry H. Nasrullah M. Iodine consumption and cognitive performance: Confirmation of adequate consumption. *Food Sci Nutr.* 2018;**6**(6):1341–1351.
7. Lonnerdal B. Excess iron intake as a factor in growth, infections, and development of infants and young children. *Am J Clin Nutr.* 2017;**106**(Suppl 6):1681S–1687S.
8. Sazawal S., et al. Effects of routine prophylactic supplementation with iron and folic acid on admission to hospital and mortality in preschool children in a high malaria transmission setting: community-based, randomised, placebo-controlled trial. *Lancet.* 2006;**367**(9505):133–43.
9. Hagan K.A., et al. Epidemiology of Major Neurodegenerative Diseases in Women: Contribution of the Nurses' Health Study. *Am J Public Health.* 2016;**106**(9):1650–5.
10. Zhang Y., et al. Intakes of fish and polyunsaturated fatty acids and mild-to-severe cognitive impairment risks: a dose-response meta-analysis of 21 cohort studies. *Am J Clin Nutr.* 2016;**103**(2):330–40.
11. Sanchez-Sanchez M.L., et al. Mediterranean diet and health: A systematic review of epidemiological studies and intervention trials. *Maturitas.* 2020;**136**:25–37.
12. Morris M.C., et al. MIND diet slows cognitive decline with aging. *Alzheimers Dement.* 2015;**11**(9):1015–22.
13. Sanders A.E., Shaikh S.R., Slade G.D. Long-chain omega-3 fatty acids and headache in the U.S. population. *Prostaglandins Leukot Essent Fatty Acids.* 2018;**135**:47–53.

14. Martin V.T., Vij B. Diet and Headache: Part 2. *Headache.* 2016;**56**(9):1553–1562.
15. Laino D., et al. Headache, migraine and obesity: an overview on plausible links. *J Biol Regul Homeost Agents.* 2016;**30**(2):333–8.
16. Ghorbani Z., et al. Vitamin D in migraine headache: a comprehensive review on literature. *Neurol Sci.* 2019;**40**(12):2459–2477.
17. Spigt M.G., et al. Increasing the daily water intake for the prophylactic treatment of headache: a pilot trial. *Eur J Neurol.* 2005; **12**(9):715–8.
18. Mosek A., Korczyn A.D. Yom Kippur headache. *Neurology.* 1995;**45**(11):1953–5.
19. Abu-Salameh I., Plakht Y., Ifergane G. Migraine exacerbation during Ramadan fasting. *J Headache Pain.* 2010;**11**(6):513–7.
20. Lipton R.B., et al. Aspartame as a dietary trigger of headache. *Headache.* 1989;**29**(2):90–2.
21. Wohrl S., et al. Histamine intolerance-like symptoms in healthy volunteers after oral provocation with liquid histamine. *Allergy Asthma Proc.* 2004;**25**(5):305–11.
22. Wantke F., Gotz M., Jarisch R. Histamine-free diet: treatment of choice for histamine-induced food intolerance and supporting treatment for chronic headaches. *Clin Exp Allergy.* 1993;**23**(12):982–5.
23. Zis P., Julian T., Hadjivassiliou M. Headache Associated with Coeliac Disease: A Systematic Review and Meta-Analysis. *Nutrients.* 2018;**10**(10):1445.
24. Ameghino L., et al. Headache in Patients with Celiac Disease and Its Response to the Gluten-Free Diet. *J Oral Facial Pain Headache.* 2019;**33**(3):294–300.
25. Bunner A.E., et al. Nutrition intervention for migraine: a randomized crossover trial. *J Headache Pain.* 2014;**15**:69.
26. Barbanti P., et al. Ketogenic diet in migraine: rationale, findings and perspectives. *Neurol Sci.* 2017;**38**(Suppl 1):111–115.
27. Di Lorenzo C., et al. Migraine improvement during short lasting ketogenesis: a proof-of-concept study. *Eur J Neurol.* 2015;**22**(1):170–7.
28. Di Lorenzo C., et al. Efficacy of Modified Atkins Ketogenic Diet in Chronic Cluster Headache: An Open-Label, Single-Arm, Clinical Trial. *Front Neurol.* 2018;**9**:64.
29. Mauskop A., Varughese J. Why all migraine patients should be treated with magnesium. *J Neural Transm (Vienna).* 2012;**119**(5):575–9.
30. Chiu H.Y., et al. Effects of Intravenous and Oral Magnesium on Reducing Migraine: A Meta-analysis of Randomized Controlled Trials. *Pain Physician.* 2016;**19**(1):E97–112.
31. Tallian K.B., Nahata M.C., Tsao C.Y. Role of the ketogenic diet in children with intractable seizures. *Ann Pharmacother.* 1998;**32**(3):349–61.
32. Carroll J., Koenigsberger D. The ketogenic diet: a practical guide for caregivers. *J Am Diet Assoc.* 1998;**98**(3):316–21.
33. Berryman M.S. The ketogenic diet revisited. *J Am Diet Assoc.* 1997;**97**(10 Suppl 2):S192–4.
34. Neal E.G., et al. A randomized trial of classical and medium-chain triglyceride ketogenic diets in the treatment of childhood epilepsy. *Epilepsia.* 2009;**50**(5):1109–17.
35. Boison D., New insights into the mechanisms of the ketogenic diet. *Curr Opin Neurol.* 2017;**30**(2):187–192.
36. Henderson C.B., et al. Efficacy of the ketogenic diet as a treatment option for epilepsy: meta-analysis. *J Child Neurol.* 2006;**21**(3):193–8.
37. Chen W. and E.H. Kossoff, Long-term follow-up of children treated with the modified Atkins diet. *J Child Neurol.* 2012;**27**(6):754–8.
38. Keene D.L., A systematic review of the use of the ketogenic diet in childhood epilepsy. *Pediatr Neurol.* 2006;**35**(1):1–5.

39. Ballaban-Gil K., et al. Complications of the ketogenic diet. *Epilepsia*. 1998;**39**(7):744–8.

40. McNamara N.A., Carbone L.A., Shellhaas R.A. Epilepsy characteristics and psychosocial factors associated with ketogenic diet success. *J Child Neurol*. 2013;**28**(10):1233–7.

41. Sondhi V., et al. *Efficacy of Ketogenic Diet*, Modified Atkins Diet, and Low Glycemic Index Therapy Diet Among Children With Drug-Resistant Epilepsy: A Randomized Clinical Trial. *JAMA Pediatr*. 2020;**174**(10):944–951.

42. Poorshiri B., et al. *The efficacy comparison of classic ketogenic diet and modified Atkins diet in children with refractory epilepsy: a clinical trial*. *Acta Neurol Belg* 2021;**121**(2):483–487.

43. Kverneland M., et al. Effect of modified Atkins diet in adults with drug-resistant focal epilepsy: A randomized clinical trial. *Epilepsia*. 2018;**59**(8):1567–1576.

44. Katz Sand I., *The Role of Diet in Multiple Sclerosis: Mechanistic Connections and Current Evidence*. *Curr Nutr Rep*. 2018;**7**(3):150–160.

45. Wahls T.L., Chenard C.A., Snetselaar L.G. Review of Two Popular Eating Plans within the Multiple Sclerosis Community: Low Saturated Fat and Modified Paleolithic. *Nutrients*. 2019;**11**(2):352.

46. Baarnhielm M., Olsson T., Alfredsson L. Fatty fish intake is associated with decreased occurrence of multiple sclerosis. *Mult Scler*. 2014;**20**(6):726–32.

47. Hoare S., et al. Higher intake of omega-3 polyunsaturated fatty acids is associated with a decreased risk of a first clinical diagnosis of central nervous system demyelination: Results from the Ausimmune Study. *Mult Scler*. 2016;**22**(7):884–92.

48. Jarius S., et al. MOG-IgG in primary and secondary chronic progressive multiple sclerosis: a multicenter study of 200 patients and review of the literature. *J Neuroinflammation*. 2018;**15**(1):88.

49. Fakih R., et al. Food allergies are associated with increased disease activity in multiple sclerosis. *J Neurol Neurosurg Psychiatry*. 2019;**90**(6):629–635.

50. Simpson Jr, S., der Mei I.V., Taylor B. The Role of Vitamin D in Multiple Sclerosis: Biology and Biochemistry, Epidemiology and Potential Roles in Treatment. *Med Chem*. 2018;**14**(2):129–143.

51. McLaughlin L., et al. Vitamin D for the treatment of multiple sclerosis: a meta-analysis. *J Neurol*. 2018;**265**(12): 2893–2905.

52. Kimura A., et al. Malnutrition is Associated with Behavioral and Psychiatric Symptoms of Dementia in Older Women with Mild Cognitive Impairment and Early-Stage Alzheimer's Disease. *Nutrients*. 2019;**11**(8):1951.

53. Travica N., et al., Vitamin C Status and Cognitive Function: A Systematic Review. *Nutrients*. 2017;**9**(9):960.

54. Solfrizzi V., et al. Diet and Alzheimer's disease risk factors or prevention: the current evidence. *Expert Rev Neurother*. 2011;**11**(5):677–708.

55. Canevelli M., et al. Nutrition and Dementia: Evidence for Preventive Approaches? *Nutrients*. 2016;**8**(3):144.

56. Solfrizzi V., et al. Nutritional Intervention as a Preventive Approach for Cognitive-Related Outcomes in Cognitively Healthy Older Adults: A Systematic Review. *J Alzheimers Dis*. 2018;**64**(s1):S229–S254.

57. Mischley L.K., Nutrition and Nonmotor Symptoms of Parkinson's Disease. *Int Rev Neurobiol*. 2017;**134**: 1143–1161.

58. Barichella M., Cereda E., Pezzoli G. Major nutritional issues in the management of Parkinson's disease. *Mov Disord*. 2009;**24**(13):1881–92.

59. Hughes K.C., et al. Intake of dairy foods and risk of Parkinson disease. *Neurology*. 2017;**89**(1):46–52.

60. Jiang W., et al. Dairy foods intake and risk of Parkinson's disease: a dose-response meta-analysis of prospective cohort studies. *Eur J Epidemiol*. 2014;**29**(9):613–9.

61. Kim I.Y., et al. Integration of risk factors for Parkinson disease in 2 large longitudinal cohorts. *Neurology*. 2018;**90**(19):e1646–e1653.

62. Gao X., et al. Prospective study of dietary pattern and risk of Parkinson disease. *Am J Clin Nutr*. 2007;**86**(5):1486–94.

63. Alcalay R.N., et al. The association between Mediterranean diet adherence and Parkinson's disease. *Mov Disord*. 2012;**27**(6):771–4.

64. Mischley L.K., Lau R.C., Bennett R.D. Role of Diet and Nutritional Supplements in Parkinson's Disease Progression. *Oxid Med Cell Longev*. 2017;**2017**:6405278.

65. Mischley L.K., et al. Glutathione as a Biomarker in Parkinson's Disease: Associations with Aging and Disease Severity. *Oxid Med Cell Longev*. 2016;**2016**:9409363.

66. Mischley L.K., et al. A randomized, double-blind phase I/IIa study of intranasal glutathione in Parkinson's disease. *Mov Disord*. 2015;**30**(12):1696–701.

67. Mischley L.K., et al. Central nervous system uptake of intranasal glutathione in Parkinson's disease. *NPJ Parkinsons Dis*. 2016;**2**:16002.

68. Holmay M.J., et al. N-Acetylcysteine boosts brain and blood glutathione in Gaucher and Parkinson diseases. *Clin Neuropharmacol*. 2013;**36**(4):103–6.

69. Smith A.G., et al. Lifestyle intervention for pre-diabetic neuropathy. *Diabetes Care*. 2006;**29**(6):1294–9.

70. Chaves L.C., et al. A cluster of polyneuropathy and Wernicke-Korsakoff syndrome in a bariatric unit. *Obes Surg*. 2002;**12**(3):328–34.

71. Barnouin J., et al. Nutritional and food protection against epidemic emerging neuropathy. Epidemiological findings in the unique disease-free urban area of Cuba. *Int J Vitam Nutr Res*. 2001;**71**(5):274–85.

72. Fonseca V.A., et al. Metanx in type 2 diabetes with peripheral neuropathy: a randomized trial. *Am J Med*. 2013;**126**(2):141–9.

73. Ghadiri-Anari A., et al. Dose vitamin D supplementations improve peripheral diabetic neuropathy? A before-after clinical trial. *Diabetes Metab Syndr*. 2019;**13**(1):890–893.

74. Kim H.Y., Spector A.A. Synaptamide, endocannabinoid-like derivative of docosahexaenoic acid with cannabinoid-independent function. *Prostaglandins Leukot Essent Fatty Acids*. 2013;**88**(1):121–5.

75. Cardoso C., Afonso C., Bandarra N.M. Dietary DHA and health: cognitive function ageing. *Nutr Res Rev*. 2016;**29**(2):281–294.

76. Majumdar V., et al. Vitamin D status, hypertension and ischemic stroke: a clinical perspective. *J Hum Hypertens*. 2015;**29**(11):669–74.

77. Brenton J.N., Koenig S., Goldman M.D. Vitamin D status and age of onset of demyelinating disease. *Mult Scler Relat Disord*. 2014;**3**(6):684–8.

78. Thouvenot E., et al. Vitamin D is associated with degree of disability in patients with fully ambulatory relapsing-remitting multiple sclerosis. *Eur J Neurol*. 2015;**22**(3):564–9.

79. Song T.J., et al. Effect of Vitamin D Deficiency on the Frequency of Headaches in Migraine. *J Clin Neurol*. 2018;**14**(3):366–373.

80. Berridge M.J., Vitamin D deficiency: infertility and neurodevelopmental diseases (attention deficit hyperactivity disorder, autism, and schizophrenia). *Am J Physiol Cell Physiol*. 2018;**314**(2):C135–C151.

81. Rimmelzwaan L.M., et al. Systematic Review of the Relationship between Vitamin D and Parkinson's Disease. *J Parkinsons Dis*. 2016;**6**(1):29–37.

82. Jayedi A., A. Rashidy-Pour, and S. Shab-Bidar, Vitamin D status and risk of dementia and Alzheimer's disease: A meta-analysis of dose-response (dagger). *Nutr Neurosci*. 2019;**22**(11):750–759.

83. Jung S.B., et al. Association between vitamin B12 deficiency and long-term use of acid-lowering agents: a systematic review and meta-analysis. *Intern Med J*. 2015;**45**(4):409–16.

84. Ahmed M.A., Metformin and Vitamin B12 Deficiency: Where Do We Stand? *J Pharm Pharm Sci*. 2016;**19**(3):382–398.

85. de Souza A., Moloi M.W. Involuntary movements due to vitamin B12 deficiency. *Neurol Res*. 2014;**36**(12):1121–8.

86. Pavlov C.S., et al. Neurological disorders in ©vitamin B12 deficiency. *Ter Arkh*. 2019;**91**(4):122–129.

87. Seifar F., et al. alpha-Lipoic acid, functional fatty acid, as a novel therapeutic alternative for central nervous system diseases: A review. *Nutr Neurosci*. 2019;**22**(5):306–316.

88. Choudhary A.K., Lee Y.Y. Neurophysiological symptoms and aspartame: What is the connection? *Nutr Neurosci*. 2018;**21**(5):306–316.

89. Gano L.B., Patel M., Rho J.M. Ketogenic diets, mitochondria, and neurological diseases. *J Lipid Res*. 2014;**55**(11):2211–28.

90. Hosking D.E., et al. MIND not Mediterranean diet related to 12-year incidence of cognitive impairment in an Australian longitudinal cohort study. *Alzheimers Dement*. 2019;**15**(4):581–589.

91. Angeloni C., et al. Bioactivity of Olive Oil Phenols in Neuroprotection. *Int J Mol Sci*. 2017;**18**(11):2230.

92. Caplliure-Llopis J., et al. Therapeutic alternative of the ketogenic Mediterranean diet to improve mitochondrial activity in Amyotrophic Lateral Sclerosis (ALS): A Comprehensive Review. *Food Sci Nutr*. 2020;**8**(1):23–35.

93. Freeman H.J., Neurological disorders in adult celiac disease. *Can J Gastroenterol*. 2008;**22**(11):909–11.

Capítulo 22

Alimentación y dermatosis

Tarah Freyman

INTRODUCCIÓN

Los trastornos cutáneos frecuentes suelen estar relacionados con hipersensibilidad y autoinmunidad, estados que están, a su vez, influenciados por la alimentación. Las manifestaciones cutáneas de la alergia y la intolerancia alimentarias son habituales; muchas de las afecciones dermatológicas influidas por los alimentos son respuestas atópicas a los propios alimentos (v. cap. 24). La dermatitis atópica (DA) es una afección que puede responder a las modificaciones alimentarias. La enteropatía por gluten a menudo se presenta con una dermatitis, que puede ser evidente incluso en ausencia de síntomas digestivos manifiestos. Algunos estudios sugieren los beneficios de la modulación del microbioma y la suplementación con ácidos grasos ω-3 en el tratamiento de la dermatitis. Existe una serie de dermatopatologías asociadas al consumo de alcohol, y hay algunas pruebas de que el etanol tiende a exacerbar las dermatosis autoinmunitarias. En las personas sensibles al níquel, el utilizado en los utensilios de cocina de acero inoxidable puede inducir dermatitis. Cada vez hay más pruebas que sugieren una relación entre los alimentos de alta carga glucémica con la aparición de acné y psoriasis. Además, los síntomas de la psoriasis pueden mejorar con dietas poco energéticas ricas en frutas, verduras y ácidos grasos ω-3. Los alimentos muy procesados, el azúcar refinado, y las grasas saturadas y *trans* pueden ejercer una influencia adversa, mientras que las verduras, la fruta y los alimentos orgánicos sin contaminantes pueden reducir el riesgo de dermatopatología relacionada con la nutrición.

VISIÓN GENERAL

Los efectos de la calidad general de la alimentación sobre la salud y la integridad de la piel están bien establecidos. La piel es un tejido complejo, o grupo de tejidos, con una elevada velocidad de recambio celular, y por tanto depende de una ingesta constante de diversos nutrimentos. La regeneración epidérmica tarda aproximadamente 2 semanas, y la desnutrición puede afectar este proceso y dar lugar a sequedad cutánea, atrofia y arrugas. Se ha observado una dermatitis aguda en insuficiencias nutricionales mixtas tras una intervención quirúrgica (1). La influencia de micronutrimentos específicos en la salud de la piel se expone en el capítulo 4, y la importancia de la alimentación y los nutrimentos para la cicatrización de las heridas (2,3) se describe en el capítulo 23. Los efectos de la nutrición sobre la salud vascular, la función inmunitaria e incluso el peso tienen importantes efectos indirectos sobre la salud de la piel, aspectos que también se abordan en otros capítulos.

La nutrición puede afectar el desarrollo de alergias durante el desarrollo intrauterino, después del nacimiento durante la lactancia materna o la lactancia artificial, y luego tras el destete, cuando se introducen otros alimentos (4). Las reacciones cutáneas, entre ellas el prurito, la urticaria, el angioedema, la DA e incluso la dermatitis de contacto de la cavidad bucal, son una expresión común de la alergia y la intolerancia a los alimentos (5,6) (v. cap. 24).

Algunos aditivos alimentarios han sido implicados en la urticaria crónica, aunque parece que a menudo los responsables son combinaciones de aditivos, lo que aumenta las dificultades para identificar los compuestos causales y eliminarlos de la alimentación (7).

La alergia alimentaria se ha atribuido a una permeabilidad anómala de la pared intestinal a los antígenos de los alimentos. Cuando se desarrolla un «intestino permeable», las moléculas inmunógenas, las toxinas bacterianas y los patógenos penetran más profundamente, y pueden acumularse en la piel, alterar la barrera epidérmica, y provocar una inflamación crónica de la piel y una respuesta inmunitaria (8). La incapacidad del intestino delgado para actuar como barrera puede dar lugar a alteraciones vasculares posteriores y a malabsorción, con insuficiencia secundaria de vitaminas y aminoácidos (9). La urticaria crónica se ha asociado a un aumento de la permeabilidad gastrointestinal en al menos un subgrupo de pacientes afectados (10). Las investigaciones también indican el posible papel de una conexión entre el intestino y la piel en la rosácea, y en un estudio concreto los pacientes con rosácea eran 13 veces más propensos a tener un sobrecrecimiento bacteriano del intestino delgado (SBID), que puede desencadenar un aumento de las citocinas circulantes (11). Se afirma que las bacterias probióticas (v. cap. 18) mejoran la función de la barrera intestinal y, en consecuencia, ofrecen una defensa y un posible tratamiento para dermatosis como la DA y la rosácea, además de otras manifestaciones de alergia e intolerancia alimentaria (12). En un estudio clínico anterior se sugiere que un ciclo de 3 meses de sinbióticos (bacterias probióticas en combinación con fructooligosacáridos «prebióticos») y prebióticos solos pueden mejorar significativamente la evolución de la DA en niños de 2 años en adelante (13). En un estudio más reciente, se observó que la suplementación con *Lactobacillus rhamnosus* reduce el riesgo acumulado de eccema a los 2 años (14). En múltiples revisiones en las que se han analizado los ensayos controlados y aleatorizados sobre los efectos del uso de probióticos para reducir la DA, se han mostrado algunas pruebas de los beneficios de los probióticos (15,16). Los datos procedentes de modelos animales sugieren claramente un papel protector de los ácidos grasos de cadena corta producidos al fermentar la fibra y los oligosacáridos (propionato, butirato, acetato) como mecanismo de influencia de la microbiota en las alergias (4).

Se sabe que el eccema atópico empeora tras la ingesta de alimentos alergénicos. Una menor capacidad para metabolizar la histamina en los alimentos puede contribuir a la dermatitis en un subgrupo de pacientes (17). Identificar y evitar los alimentos causales puede mejorar la evolución de la enfermedad. Se han documentado asociaciones entre la DA y el consumo elevado de azúcares refinados y grasas saturadas, y el consumo bajo de ácidos grasos ω-3, frutas y vitamina D, aunque la importancia clínica de estos datos observacionales sigue siendo dudosa (18).

Las manifestaciones clínicas de la enteropatía por gluten (v. caps. 18 y 24) suelen afectar la piel (19). El gluten y sus principales fracciones proteicas, la gliadina y la glutenina, se encuentran en el trigo, el centeno, la cebada, la avena, las especies e híbridos relacionados y los alimentos procesados (20). Entre las asociaciones clínicas bien caracterizadas se incluye la dermatitis herpetiforme (DH). Los pacientes con DH suelen presentar malabsorción. Una dieta sin gluten mejora la absorción de nutrimentos esenciales, y previene las insuficiencias alimentarias de hierro, vitamina B_{12} y folato (21). También se han asociado la alopecia, la estomatitis angular, las aftas y la psoriasis

(22). También puede observarse urticaria crónica e intermitente en niños y adultos (23). En ocasiones, se observan manifestaciones cutáneas de enfermedad celíaca en ausencia de otros signos o síntomas manifiestos (24). En estos casos se requiere un alto índice de sospecha, y el diagnóstico se ve facilitado por la concienciación general de la posible relación entre las intolerancias alimentarias y la dermatopatología, por lo demás crónica y enigmática. La eliminación del gluten de la dieta mejora de forma fiable los síntomas cutáneos y digestivos de la enfermedad celíaca.

La asociación entre el consumo excesivo y crónico de alcohol y las enfermedades de la piel está establecida desde hace tiempo. Menos conocida es la posible contribución de un menor consumo de alcohol a las enfermedades cutáneas (25). El consumo de alcohol puede inducir o empeorar la psoriasis, las infecciones cutáneas y el eccema. El consumo excesivo de alcohol (término que implica una ingesta variable en función de la vulnerabilidad individual a los efectos adversos) también se relaciona con acné, la rosácea, la porfiria cutánea tarda, el prurito y la urticaria, la seborrea y una mayor susceptibilidad a las infecciones cutáneas superficiales (26,27). Muchas de estas afecciones se presentan mucho antes que los estigmas cutáneos bien caracterizados del abuso crónico de alcohol y la hepatopatía, como los angiomas en araña (arañas vasculares). La identificación de las diversas manifestaciones cutáneas del consumo de alcohol puede ayudar a detectar un problema de alcoholismo que, de otro modo, quedaría oculto (27). El control de la ingesta de alcohol puede mejorar significativamente la evolución de dermatosis resistentes al tratamiento, en particular la psoriasis (28). Algunos estudios han demostrado que las concentraciones de biotina en suero son significativamente menores en el abuso crónico de alcohol, y los estudios en animales sugieren una disminución de la absorción intestinal y de la reabsorción renal de biotina cuando se administra de forma crónica alcohol con la alimentación (29,30). La insuficiencia de biotina se asocia habitualmente a inflamación de la piel, incluida la dermatitis seborreica. La insuficiencia de biotina provoca alteraciones en la composición de los ácidos grasos, como la acumulación de ácidos grasos de cadena extraña y un metabolismo anómalo de ácidos grasos poliinsaturados de cadena larga (31). La pérdida de células de Langerhans epidérmicas y el subsiguiente eritema similar al de la acrodermatitis enteropática son fenómenos frecuentes en enfermedades relacionadas con insuficiencias nutricionales (31), como se observa en el alcoholismo crónico.

La importante influencia de la ingesta de ácidos grasos esenciales sobre la producción de eicosanoides y la inflamación se describe ampliamente a lo largo de la obra (v. cap. 11). Los ácidos grasos esenciales influyen en los marcadores inflamatorios relevantes de la dermatitis (32,33), y existen pruebas de que la ingesta de ácidos grasos ω-3 puede influir en la evolución de varias afecciones cutáneas crónicas. El patrón de ingesta de ácidos grasos puede influir sobre las tendencias atópicas generales, y los ácidos grasos ω-3 ejercen un efecto protector (34).

Las pruebas al respecto son preliminares, y es notorio el debate sobre la importancia relativa de las cantidades totales de grasa ingerida de varias clases frente a la proporción de una con respecto a otra (en particular, la de los ácidos grasos poliinsaturados ω-6 con respecto a los ω-3).

En un modelo con ratones se estudió el uso del ácido α-linolénico, un ácido graso ω-3, para la DA, con resultados negativos (35). En una pequeña muestra de adultos hospitalizados con DA, Mayser y cols. (36) observaron una mejoría con la infusión de emulsiones de ácidos grasos ω-3 u ω-6. Otros autores han observado efectos beneficiosos tanto de los ácidos grasos ω-3 como de los ω-6 (37). En consonancia con este hallazgo, se ha sugerido que el eccema atópico puede derivar, al menos en algunos casos, de un defecto leve del metabolismo de los ácidos grasos esenciales, en concreto de la incapacidad de convertir el ácido linoleico en ácido γ-linolénico, un ácido graso ω-6, y otros polienos de cadena larga, para los que la suplementación puede ser compensadora (38). En estudios más recientes se ha demostrado que la suplementación con ácido γ-linolénico tiene efectos escasos o nulos en la reducción de la DA (39-41). Además, en una revisión reciente no se detectó que la suplementación con ω-3 y ω-6 fuera beneficiosa para la prevención de las enfermedades alérgicas (42).

Los componentes de la dieta materna, como los ácidos grasos poliinsaturados, los probióticos y los prebióticos, pueden tener un efecto protector en el desarrollo de alergias (4). Hay estudios que demuestran el riesgo que supone el consumo de leche materna rica en grasas saturadas y pobre en ácidos grasos ω-3 en la aparición de DA en lactantes (43). En un estudio se demostró que la administración de suplementos de ω-3 durante el embarazo dio lugar a una disminución del asma y la alergia alimentaria en la infancia (44). Dunstan y cols. (45) estudiaron la influencia del uso de suplementos de aceite de pescado durante el embarazo, a partir de la semana 20 de la gestación, en la atopia de los recién nacidos. No hubo diferencias entre los grupos en cuanto a la incidencia de DA, pero la gravedad de la enfermedad fue menor en los recién nacidos cuyas madres recibieron esos suplementos. Las concentraciones de citocinas y las respuestas a las pruebas epicutáneas difirieron significativamente entre los grupos, lo que sugiere una reducción de la atopia con la administración de aceite de pescado. Otros autores han sugerido que los ácidos grasos ω-3 pueden ser más prometedores en la prevención que en el tratamiento de la atopia, y que la suplementación en la vida intrauterina o en la lactancia puede ser especialmente beneficiosa (46). En un reciente estudio aleatorizado y controlado se observó una disminución del eccema atópico y de la sensibilización al huevo con la administración de suplementos de ácidos grasos ω-3 durante el embarazo; sin embargo, la incidencia general de alergias asociadas a la inmunoglobulina E no disminuyó (47).

Dermatitis atópica y de contacto

Se cree que la introducción tardía de alimentos sólidos durante la lactancia atenúa el riesgo de atopia, aunque los datos recientes de cohortes natales no apoyan mucho esta idea (48,49). Es posible que el retraso de los alimentos sólidos más allá de los 4 meses de edad tenga algún beneficio, aunque los estudios no apoyan una asociación entre el retraso de la introducción de alimentos sólidos más allá de los 6 meses de edad y la prevalencia de la DA (50). En un estudio reciente se demostró que el destete precoz, definido como la introducción de alimentos sólidos a los 4 o 5 meses de edad, estaba inversamente relacionado con el riesgo de DA, y que los niños destetados a los 4 meses tenían un menor riesgo de DA (*odds ratio* [OR] = 0.41; intervalo de confianza [IC] del 95%, 0.20-0.87), en comparación con los alimentados exclusivamente con leche materna (51). No se sabe con certeza si períodos más prolongados de lactancia materna protegen contra la alergia alimentaria; sin embargo, la lactancia materna exclusiva durante 6 meses o más es aconsejable por otros motivos (v. caps. 27 y 29). La lactancia materna puede disminuir la DA en lactantes, y las fórmulas hidrolizadas pueden ser preferibles a las fórmulas de leche de vaca si la lactancia materna no es una opción (52).

La evitación de antígenos durante el embarazo y la lactancia se ha considerado como una posible estrategia para minimizar la atopia en pacientes de alto riesgo, aunque en una reciente revisión sistemática no se han podido encontrar datos adecuados para la evitación de antígenos. Es importante tener en cuenta las posibles insuficiencias nutricionales que pueden surgir al sugerir esta dieta (53). La evidencia sugiere que el manejo estricto de la alimentación no es efectivo en el tratamiento de la DA en la gran mayoría de los pacientes (54). El cambio de alimentación debe guiarse probablemente por los resultados de las pruebas (11).

Varios alimentos que se consumen en todo el mundo contienen potentes alérgenos, como el níquel, el bálsamo del Perú, oligoelementos, el urushiol y lactonas sesquiterpénicas, así como otros que pueden causar un cuadro clínico característico (55). El níquel, que puede encontrarse en el té negro, los frutos secos, las semillas, el chocolate, el cacao en polvo, los cereales como la avena, el trigo sarraceno y el germen de trigo; ciertas verduras como los espárragos, la coliflor y las espinacas; algunas frutas como los plátanos y las peras; y algunos productos enlatados y alimentos procesados, pueden llegar a inducir dermatitis de contacto con generalización secundaria (56).

La dermatitis de contacto sistémica es una reacción inmunológica característica mediada por linfocitos T, en la que la exposición alimentaria a alérgenos específicos produce una dermatitis (57). Se ha implicado al níquel procedente de los alimentos, el agua o el liberado por los utensilios de cocina de acero inoxidable (56,58). Se sugiere eliminar el níquel de las fórmulas de acero inoxidable (58). Las personas sensibles al níquel deben sustituir los utensilios de cocina de acero inoxidable por otras alternativas.

Acné

Desde la década de 1930, existe una asociación entre la alimentación y el acné. Bowe y cols. (59) aportaron datos epidemiológicos que sugerían una asociación entre los productos lácteos y el acné, y que las cargas glucémicas elevadas podían exacerbar este. Otros estudios han confirmado la influencia de la alimentación con alta carga glucémica, de la leche posiblemente más con la leche desnatada (11) y de los mediadores hormonales en el aumento del riesgo de acné (60-63).

La dieta occidental influye en el acné mediante el aumento de la insulina y la modulación de la proteína Forkhead box01(FOX01)/diana de la rapamicina de células de mamífero (mTOR), lo que da lugar a sobreexpresión de citoqueratinas, hiperproliferación de los queratinocitos e hipercornificación de la pared folicular (64). Una alimentación de baja carga glucémica, rica en fibras vegetales y baja en alimentos procesados, se ha relacionado con una mejoría del acné, posiblemente a través de la atenuación de las concentraciones de insulina o cambios intestinales (65). La microbiota intestinal puede estar implicada en el proceso patogénico del acné.

Por ejemplo, se ha planteado la hipótesis que el estrés agrava el acné al alterar el microbioma y aumentar la permeabilidad intestinal, lo cual puede contribuir a la inflamación de la piel (66). También se puede suponer que la alimentación occidental afecta la flora intestinal de un modo que conduce a una mayor inducción de la vía del factor de crecimiento similar a la insulina (IGF-1) (8).

Psoriasis

La psoriasis, una enfermedad inflamatoria de la piel caracterizada por hiperproliferación y diferenciación anómala de los queratinocitos, es una enfermedad principalmente genética, pero se ha asociado a ciertos hábitos alimentarios. En concreto, se ha observado que las dietas vegetarianas con poca energía, las ricas en ácidos grasos ω-3 y las dietas sin gluten mejoran los síntomas de la psoriasis (67). La nutrición no está bien estudiada en lo que respecta al tratamiento de la psoriasis; sin embargo, la obesidad y las dietas pobres en frutas y verduras se han asociado a un empeoramiento de los síntomas. En un ensayo prospectivo aleatorizado, se observó que los pacientes psoriásicos obesos tratados con una alimentación energéticamente baja presentaban una mejoría de la afectación cutánea y un índice de calidad de vida dermatológica (Dermatology Life Quality Index) significativamente mejor (68). En pacientes con psoriasis, se han detectado varios casos de disminución de las concentraciones de antioxidantes, lo que podría remediarse con una ingesta adecuada de frutas y verduras. Además, la psoriasis es frecuente en los pacientes con resistencia a la insulina, que a su vez empeora con alimentos que contienen un alto índice glucémico (69).

Además, la administración de suplementos de vitamina D por vía oral puede disminuir la proliferación de los queratinocitos, así como minimizar la artropatía psoriásica (70). En cuanto a los suplementos nutricionales, la vitamina D y el aceite de pescado parecen ser los más prometedores, mientras que existen pruebas limitadas del beneficio de la vitamina B_{12} y el selenio (11).

Cáncer cutáneo

Los efectos de los factores nutricionales sobre el cáncer han sido un área de investigación activa durante varias décadas. En los primeros estudios epidemiológicos, se observó una asociación entre la alimentación y el cáncer, en concreto una reducción del riesgo de cáncer en todas las localizaciones con el aumento de la ingesta de frutas y verduras (71). Hay nuevos datos que sugieren que ciertos factores de la alimentación pueden alterar el riesgo de desarrollar cáncer cutáneo. El cumplimiento de la dieta mediterránea se asocia a un menor riesgo de cáncer cutáneo en las mujeres, en particular de melanoma y carcinoma de células basales (CCB), en comparación con una alimentación típica occidentalizada (72). En un principio, se pensó que la administración de suplementos de β-caroteno podría proteger de la recurrencia tumoral a los pacientes que habían tenido previamente un cáncer cutáneo distinto al melanoma; en estudios posteriores no se ha confirmado (73). Los suplementos de selenio tampoco permitieron prevenir el carcinoma basocelular en pacientes con cáncer cutáneo y, curiosamente, aumentaron el riesgo de cáncer cutáneo distinto al melanoma (74). Mientras, investigaciones recientes muestran que la nicotinamida (un derivado de la vitamina B_3) puede ser quimiopreventiva frente al cáncer cutáneo debido a su capacidad para aumentar los mecanismos de reparación del ácido desoxirribonucleico (ADN) celular y contrarrestar la inmunosupresión inducida por los rayos ultravioleta (UV) (75).

En numerosos estudios se ha demostrado la capacidad de la nicotinamida para disminuir la incidencia de nuevos cánceres cutáneos distintos y queratosis actínica (QA) en personas susceptibles (75). El efecto de una intervención con una alimentación baja en grasas en pacientes con cáncer cutáneo demostró una recurrencia significativamente menor del tipo distinto al melanoma después de 8 meses de intervención (76).

Además, las concentraciones plasmáticas de β-caroteno, así como de otros micronutrimentos, como el licopeno, el retinal, el α-caroteno, el α-tocoferol, el caroteno y la vitamina E, no alteran el riesgo de melanoma maligno. Sin embargo, se observó una reducción del riesgo de melanoma al disminuir el consumo de alcohol (77). No obstante, en un estudio danés de casos y controles basado en la población no se encontró asociación alguna entre la alimentación y el alcohol en cuanto el riesgo de sufrir melanoma maligno (78).

La cafeína se ha asociado a un menor riesgo de melanoma, mientras que el alcohol y, sorprendentemente, los cítricos a un mayor riesgo (79). Dado que la vitamina C tiene una toxicidad preferente para las células del melanoma, el mayor riesgo de melanoma asociado a los cítricos con alto contenido de vitamina C en la alimentación es, probablemente, el efecto de otros componentes (p. ej., compuestos fotoactivos como los psoralenos y las furocumarinas, un grupo de sustancias químicas naturales que, al sensibilizar la piel a la radiación UV, pueden tener propiedades fotocarcinógenas) (79). Las relaciones entre los ácidos grasos poliinsaturados, la niacina/nicotinamida, el folato y la vitamina D con el melanoma siguen siendo controvertidas (79). Es probable que la alimentación influya en el desarrollo del melanoma a través de varios posibles mecanismos, como la potenciación de la apoptosis inducida por los rayos UV y el aumento de la fotosensibilidad (79).

ASPECTOS CLÍNICOS DESTACADOS

La adecuación y la calidad de la alimentación tienen importantes implicaciones para la salud general y la integridad de la piel. La intolerancia y la alergia a los alimentos suelen manifestarse con reacciones cutáneas, y la dermatitis crónica suele relacionarse con la intolerancia a los alimentos. La DA en los niños, y la dermatitis crónica o el prurito en los adultos justifican la evaluación de la alimentación con un diario de alimentos y síntomas para detectar los desencadenantes. La eliminación de estos alimentos o aditivos alimentarios puede tener valor terapéutico. La enteropatía por gluten es un ejemplo digno de mención de alergia alimentaria, en la que puede predominar las manifestaciones cutáneas, al menos al principio, y para la que la eliminación del alimento causal, en este caso el gluten, se considera un tratamiento habitual.

Los irritantes presentes en alimentos y en utensilios de cocina pueden inducir dermatitis; el níquel del acero inoxidable es un ejemplo notable. La dermatitis bucal por contacto puede generalizarse de forma secundaria, pero una anamnesis cuidadosa que revele la localización original de los síntomas ayudará a revelar la causa.

La ingesta de alcohol, en algunos casos en grados que, en otras circunstancias, no se considerarían excesivos, puede inducir y empeorar una amplia gama de dermatosis, como el eccema, la celulitis y la psoriasis. En los pacientes con dermatitis crónica o prurito, se justifica un ensayo terapéutico de abstinencia.

Los efectos antiinflamatorios de los ácidos grasos ω-3 están bien establecidos; su papel en el tratamiento de las afecciones inflamatorias de la piel está menos claro. La administración de suplementos de aceite de pescado durante el embarazo puede reducir las tendencias atópicas de los recién nacidos, lo que hace pensar que los ácidos grasos ω-3 son más útiles para prevenir la DA que para tratarla. Las pruebas de los efectos del tratamiento son equívocas, pero hay argumentos de peso a favor de los suplementos de ácidos grasos ω-3 por otros motivos. Por tanto, es razonable realizar un ensayo con aceite de pescado en cualquier dermatitis crónica o resistente al tratamiento. Una dosis estándar de aceite de pescado para adultos es de aproximadamente 1 g, dos veces al día.

Se ha señalado que la permeabilidad intestinal anómala explica la alergia alimentaria y las dermatosis asociadas. Las publicaciones sugieren los beneficios potenciales de los probióticos (bacterias vivas, que se encuentran en los alimentos con cultivos activos y suplementos), los prebióticos (fibras vegetales que alimentan el microbioma) y su combinación en los sinbióticos. Un ciclo de probióticos puede ser útil, y es poco probable que cause daño en cualquier caso de dermatitis o prurito crónicos. Sin embargo, la dosis óptima, las cepas bacterianas y la duración del tratamiento siguen sin estar claras (11).

Hay indicios de que el riesgo de dermatitis aumenta con la ingesta de azúcares refinados y grasas saturadas típicas de una alimentación occidentalizada, y disminuye con la ingesta de varios micronutrimentos, frutas y aceites insaturados. La relación entre los alimentos muy energéticos y el empeoramiento del acné y la psoriasis es cada vez más evidente. Además, en estudios actuales se están observando nuevas asociaciones entre factores nutricionales (como la nicotinamida presente en las leguminosas, los frutos secos, los cereales y las setas) y el cáncer cutáneo. En general, estas asociaciones indican que un patrón alimentario que insista en el consumo de alimentos integrales de origen vegetal, aconsejable para la promoción de la salud en general (v. cap. 45), puede ofrecer de forma fiable cierta protección y tratamiento contra diversas dermatosis importantes.

■ REFERENCIAS BIBLIOGRÁFICAS

1. Kim YJ, Kim MY, Kim HO, et al. Acrodermatitis enteropathica-like eruption associated with combined nutritional deficiency. *J Korean Med Sci.* 2005;20(5):908–911.
2. Lansdown AB. Nutrition 2: a vital consideration in the management of skin wounds. *Br J Nurs (Mark Allen Publishing).* 2004;13(20):1199–1210.
3. Lansdown AB. Nutrition 1: a vital consideration in the management of skin wounds. *Br J Nurs (Mark Allen Publishing).* 2004;13(19):S22–S28.
4. Neerven RJJV, Savelkoul H. Nutrition and Allergic Diseases. *Nutrients.* 2017;9(7):762. Published 2017 Jul 17. doi:10.3390/nu9070762.
5. Pastar Z, Lipozencic J. Adverse reactions to food and clinical expressions of food allergy. *J Skinmed.* 2006;5(3):119–125; quiz 26–27.
6. Heine RG, Laske N, Hill DJ. The diagnosis and management of egg allergy. *Curr Allergy Asthma Rep.* 2006;6(2):145–152.
7. Di Lorenzo G, Pacor ML, Mansueto P, et al. Food-additive-induced urticaria: a survey of 838 patients with recurrent chronic idiopathic urticaria. *Int Arch Allergy Immunol.* 2005;138(3):235–242.
8. Szántó M, Dózsa A, Antal D, Szabó K, Kemény L, Bai P. Targeting the gut-skin axis-Probiotics as new tools for skin disorder management?. *Exp Dermatol.* 2019;28(11):1210–1218. doi:10.1111/exd.14016.
9. Abenavoli L, Dastoli S, Bennardo L, et al. The Skin in Celiac Disease Patients: The Other Side of the Coin. *Medicina (Kaunas).* 2019;55(9):578. Published 2019 Sep 9. doi:10.3390/medicina55090578.
10. Buhner S, Reese I, Kuehl F, et al. Pseudoallergic reactions in chronic urticaria are associated with altered gastroduodenal permeability. *Allergy.* 2004;59(10):1118–1123.
11. Katta R, Kramer MJ. Skin and Diet: An Update on the Role of Dietary Change as a Treatment Strategy for Skin Disease. *Skin Therapy Lett.* 2018;23(1):1–5.
12. Bongaerts GP, Severijnen RS. Preventive and curative effects of probiotics in atopic patients. *Med Hypotheses.* 2005;64(6):1089–1092.
13. Passeron T, Lacour JP, Fontas E, et al. Prebiotics and synbiotics: two promising approaches for the treatment of atopic dermatitis in children above 2 years. *Allergy.* 2006;61(4):431–437.
14. Wickens K, Black PN, Stanley TV, et al. A differential effect of 2 probiotics in the prevention of eczema and atopy: a double-blind, randomized, placebo-controlled trial. *J Allergy Clin Immunol.* 2008;122(4):788–794.
15. van der Aa LB, Heymans HS, van Aalderen WM, et al. Probiotics and prebiotics in atopic dermatitis: review of the theoretical background and clinical evidence. *Pediatr Allergy Immunol.* 2010; 21(2 pt 2):e355–e367.
16. Betsi GI, Papadavid E, Falagas ME. Probiotics for the treatment or prevention of atopic dermatitis: a review of the evidence from randomized controlled trials. *Am J Clin Dermatol.* 2008;9(2):93–103.
17. Maintz L, Benfadal S, Allam JP, et al. Evidence for a reduced histamine degradation capacity in a subgroup of patients with atopic eczema. *J Allergy Clin Immunol.* 2006;117(5):1106–1112.
18. Solvoll K, Soyland E, Sandstad B, et al. Dietary habits among patients with atopic dermatitis. *Eur J Clin Nutr.* 2000; 54(2):93–97.
19. Abenavoli L, Proietti I, Leggio L, et al. Cutaneous manifestations in celiac disease. *World J Gastroenterol.* 2006;12(6):843–852.
20. Rodrigo L, Beteta-Gorriti V, Alvarez N, et al. Cutaneous and Mucosal Manifestations Associated with Celiac Disease. *Nutrients.* 2018;10(7):800. Published 2018 Jun 21. doi:10.3390/nu10070800.
21. Kaimal S, Thappa DM. Diet in dermatology: revisited. *Indian J Dermatol Venereol Leprol.* 2010;76(2):103–115. doi:10.4103/0378-6323.60540
22. Humbert P, Pelletier F, Dreno B, et al. Gluten intolerance and skin diseases. *Eur J Dermatol.* 2006; 16(1):4–11.
23. Caminiti L, Passalacqua G, Magazzu G, et al. Chronic urticaria and associated coeliac disease in children: a case-control study. *Pediatr Allergy Immunol.* 2005; 16(5):428–432.
24. Haussmann J, Sekar A. Chronic urticaria: a cutaneous manifestation of celiac disease. *Can J Gastroenterol.* 2006; 20(4):291–293.
25. Higgins EM, du Vivier AW. Alcohol and the skin. *Alcohol and Alcoholism (Oxford, Oxfordshire).* 1992;27(6):595–602.
26. Higgins EM, du Vivier AW. Cutaneous disease and alcohol misuse. *Br Med Bull.* 1994;50(1):85–98.
27. Kostovic K, Lipozencic J. Skin diseases in alcoholics. *Acta Dermatovenerol Croat.* 2004;12(3):181–90.
28. Smith KE, Fenske NA. Cutaneous manifestations of alcohol abuse. *J Am Acad Dermatol.* 2000; 43(1 pt 1):1–16; quiz 8.
29. Subramanian VS, Subramanya SB, Said HM. Chronic alcohol exposure negatively impacts the physiological and molecular parameters of the renal biotin reabsorption process. *Am J Physiol.* 2011;300(3):F611–F617.
30. Subramanya SB, Subramanian VS, Kumar JS, et al. Inhibition of intestinal biotin absorption by chronic alcohol feeding: cellular and molecular mechanisms. *Am J Physiol.* 2011;300(3):G494–G501.
31. Ogawa Y, Kinoshita M, Shimada S, Kawamura T. Zinc and Skin Disorders. *Nutrients.* 2018;10(2):199. Published 2018 Feb 11. doi:10.3390/nu10020199.
32. Sakai K, Okuyama H, Shimazaki H, et al. Fatty acid compositions of plasma lipids in atopic dermatitis/asthma patients. *Arerugi.* 1994; 43(1):37–43.
33. Soyland E, Lea T, Sandstad B, et al. Dietary supplementation with very long-chain n-3 fatty acids in man decreases expression of the interleukin-2 receptor (CD25) on mitogen-stimulated lymphocytes from patients with inflammatory skin diseases. *Eur J Clin Investig.* 1994;24(4):236–242.
34. Trak-Fellermeier MA, Brasche S, Winkler G, et al. Food and fatty acid intake and atopic disease in adults. *Eur Respir J.* 2004; 23(4):575–582.
35. Suzuki R, Shimizu T, Kudo T, et al. Effects of n-3 polyunsaturated fatty acids on dermatitis in NC/Nga

mice. *Prostaglandins Leukot Essent Fatty Acids*. 2002; 66(4):435–440.

36. Mayser P, Mayer K, Mahloudjian M, et al. A double-blind, randomized, placebo-controlled trial of n-3 versus n-6 fatty acid-based lipid infusion in atopic dermatitis. *JPEN*. 2002;26(3):151–158.

37. Soyland E, Funk J, Rajka G, et al. Dietary supplementation with very long-chain n-3 fatty acids in patients with atopic dermatitis. A double-blind, multicentre study. *Br J Dermatol*. 1994;130(6):757–764.

38. Horrobin DF. Essential fatty acid metabolism and its modification in atopic eczema. *Am J Clin Nutr*. 2000;71 (1 suppl):367S–372S.

39. Das UN. Polyunsaturated fatty acids and atopic dermatitis. *Nutrition*. 2010;26(7–8):719–720.

40. Foolad N, Brezinski EA, Chase EP, et al. Effect of nutrient supplementation on atopic dermatitis in children: a systematic review of probiotics, prebiotics, formula, and fatty acids. *Arch Dermatol*. 2012;17:1–6.

41. Van Gool CJ, Zeegers MP, Thijs C. Oral essential fatty acid supplementation in atopic dermatitis—a meta-analysis of placebo-controlled trials. *Br J Dermatol*. 2004;150(4):728–740.

42. Anandan C, Nurmatov U, Sheikh A. Omega 3 and 6 oils for primary prevention of allergic disease: systematic review and meta-analysis. *Allergy*. 2009;64(6):840–848.

43. Hoppu U, Rinne M, Lampi A-M, et al. Breast milk fatty acid composition is associated with development of atopic dermatitis in the infant. *J Pediatr Gastroenterol Nutr*. 2005;41(3):335–338.

44. Klemens CM, Berman DR, Mozurkewich EL. The effect of perinatal omega-3 fatty acid supplementation on inflammatory markers and allergic diseases: a systematic review. *BJOG*. 2011;118(8):916–925.

45. Dunstan JA, Mori TA, Barden A, et al. Fish oil supplementation in pregnancy modifies neonatal allergen-specific immune responses and clinical outcomes in infants at high risk of atopy: a randomized, controlled trial. *J Allergy Clin Immunol*. 2003;112(6):1178–1184.

46. Prescott SL, Calder PC. N-3 polyunsaturated fatty acids and allergic disease. *Curr Opin Clin Nutr Metab Care*. 2004;7(2):123–129.

47. Palmer DJ, Sullivan T, Gold MS, et al. Effect of n-3 long chain polyunsaturated fatty acid supplementation in pregnancy on infants' allergies in first year of life: randomised controlled trial. *BMJ*. 2012;344:e184.

48. Zutavern A, Brockow I, Schaaf B, et al. Timing of solid food introduction in relation to atopic dermatitis and atopic sensitization: results from a prospective birth cohort study. *Pediatrics*. 2006;117(2):401–411.

49. Tromp II, Kiefte-de Jong JC, Lebon A, et al. The introduction of allergenic foods and the development of reported wheezing and eczema in childhood: the Generation R study. *Arch Pediatr Adolesc Med*. 2011; 165(10):933–938.

50. Kantor R, Silverberg JI. Environmental risk factors and their role in the management of atopic dermatitis. *Expert Rev Clin Immunol*. 2017;13(1):15–26. doi:10.1080/17446 66X.2016.1212660.

51. Turati F, Bertuccio P, Galeone C, et al. Early weaning is beneficial to prevent atopic dermatitis occurrence in young children. *Allergy*. 2016;71(6):878–888. doi:10.1111/all.12864.

52. Finch J, Munhutu MN, Whitaker-Worth DL. Atopic dermatitis and nutrition. *Clin Dermatol*. 2010;28(6):605–614.

53. Kramer MS, Kakuma R. Maternal dietary antigen avoidance during pregnancy or lactation, or both, for preventing or treating atopic disease in the child. *Cochrane Database Syst Rev (Online)*. 2012;9:CD000133.

54. Lim NR, Lohman ME, Lio PA. The Role of Elimination Diets in Atopic Dermatitis-A Comprehensive Review. *Pediatr Dermatol*. 2017;34(5):516–527. doi:10.1111/pde.13244.

55. Fabbro SK, Zirwas MJ. Systemic contact dermatitis to foods: nickel, BOP, and more. *Curr Allergy Asthma Rep*. 2014;14(10):463. doi:10.1007/s11882-014-0463-3.

56. Jensen CS, Menne T, Johansen JD. Systemic contact dermatitis after oral exposure to nickel: a review with a modified meta-analysis. *Contact Dermat*. 2006;54(2):79–86.

57. Katta R, Schlichte M. Diet and dermatitis: food triggers. *J Clin Aesthet Dermatol*. 2014;7(3):30–36.

58. Kuligowski J, Halperin KM. Stainless steel cookware as a significant source of nickel, chromium, and iron. *Arch Environ Contam Toxicol*. 1992;23(2):211–215.

59. Bowe WP, Joshi SS, Shalita AR. Diet and acne. *J Am Acad Dermatol*. 2010;63(1):124–141.

60. Ferdowsian HR, Levin S. Does diet really affect acne? *Skin Therapy Lett*. 2010;15(3):1–2, 5.

61. Ismail NH, Manaf ZA, Azizan NZ. High glycemic load diet, milk and ice cream consumption are related to acne vulgaris in Malaysian young adults: a case control study. *BMC Dermatol*. 2012;12:13.

62. Melnik B. Acne vulgaris. Role of diet. Der Hautarzt; Zeitschrift fur Dermatologie, *Venerologie, und verwandte Gebiete*. 2010;61(2):115–125.

63. Adebamowo CA, Spiegelman D, Danby FW, et al. High school dietary dairy intake and teenage acne. *J Am Acad Dermatol*. 2005; 52(2):207–214.

64. Maarouf M, Platto JF, Shi VY. The role of nutrition in inflammatory pilosebaceous disorders: Implication of the skin-gut axis. *Australas J Dermatol*. 2019;60(2):e90–e98. doi:10.1111/ajd.12909.

65. Clark AK, Haas KN, Sivamani RK. Edible Plants and Their Influence on the Gut Microbiome and Acne. *Int J Mol Sci*. 2017;18(5):1070. Published 2017 May 17. doi:10.3390/ijms18051070.

66. Lee YB, Byun EJ, Kim HS. Potential Role of the Microbiome in Acne: A Comprehensive Review. *J Clin Med*. 2019;8(7):987. Published 2019 Jul 7. doi:10.3390/jcm8070987.

67. Wolters M. Diet and psoriasis: experimental data and clinical evidence. *Br J Dermatol*. 2005;153(4):706–714.

68. Jensen P, Zachariae C, Christensen R, et al. Effect of weight loss on the severity of psoriasis: a randomized clinical study. *JAMA Dermatol*. 2013;149(7):795–801.

69. Treloar V. Integrative dermatology for psoriasis: facts and controversies. *Clin Dermatol*. 2010;28(1):93–99.

70. Kamangar F, Koo J, Heller M, et al. Oral vitamin D, still a viable treatment option for psoriasis. *J Dermatol Treat*. 2013;24(4):261–267.

71. Steinmetz K, Potter J. Vegetables, fruit, and cancer. I: epidemiology. *Cancer Causes Control*. 1991;2(5):325–357.

72. Mahamat-Saleh Y, Cervenka I, Al Rahmoun M, et al. Mediterranean dietary pattern and skin cancer risk: A prospective cohort study in French women. *Am J Clin Nutr*. 2019;110(4):993–1002. doi:10.1093/ajcn/nqz173.

73. Greenberg ER, Baron JA, Stukel TA, et al. A clinical trial of beta carotene to prevent basal-cell and squamous-cell cancers of the skin. *N Engl J Med*. 1990;323(12):789–795.

74. Duffield-Lillico AJ, Slate EH, Reid ME, et al. Selenium supplementation and secondary prevention of nonmelanoma skin cancer in a randomized trial. *J Natl Cancer Inst*. 2003;95(19):1477–1481.

75. Nazarali S, Kuzel P. Vitamin B Derivative (Nicotinamide) Appears to Reduce Skin Cancer Risk. *Skin Therapy Lett.* 2017;22(5):1–4.

76. Black HS, Thornby JI, Wolf JE, et al. Evidence that a low-fat diet reduces the occurrence of non-melanoma skin cancer. *Int J Cancer.* 1995;62(2):165–169.

77. Stryker WS, Stamper MJ, Stein EA, et al. Diet, plasma levels of beta-carotene and alpha-tocopherol, and risk of malignant melanoma. *Am J Epidemiol.* 1990;131(4):597–611.

78. Østerlind A, Tucker MA, Stone BJ, et al. The Danish case-control study of cutaneous malignant melanoma. IV. No association with nutritional factors, alcohol, smoking or hair dyes. *Int J Cancer.* 1988;42(6):825–828.

79. Yang K, Fung TT, Nan H. An Epidemiological Review of Diet and Cutaneous Malignant Melanoma. *Cancer Epidemiol Biomarkers Prev.* 2018;27(10):1115–1122. doi:10.1158/1055-9965.EPI-18-0243.

Capítulo 23

Alimentación y cicatrización de las heridas

Victoria Fischer

INTRODUCCIÓN

El estado nutricional general influye en la respuesta del organismo al estrés metabólico. La cicatrización de las heridas requiere un sustrato nutricional suficiente para posibilitar la formación de tejido de granulación. La ingesta adecuada de energía, proteínas y diversos micronutrimentos antes, durante y después de una lesión quirúrgica o traumática puede influir en la velocidad y la vitalidad de la reparación de los tejidos. Se ha investigado la evaluación del estado de nutrición y las estrategias terapéuticas para promover la curación óptima de las heridas, aunque las pruebas de ciertas intervenciones siguen siendo preliminares.

VISIÓN GENERAL

El estado de nutrición de un paciente es de vital importancia para la reparación de los tejidos en el caso de una lesión. La susceptibilidad a la pérdida de continuidad de la piel y la aparición de lesiones por presión están relacionados en parte con el estado nutricional (1), al tiempo que el desarrollo de la herida aumenta la demanda metabólica (**tabla 23-1** y párrafos siguientes). La adecuación de varios micronutrimentos, proteínas totales y energía total influye en la cicatrización de las heridas. La demanda metabólica aumenta durante la cicatrización de la herida, lo que incrementa la probabilidad de un balance nitrogenado negativo y la aparición de catabolismo. Las insuficiencias de energía, proteínas y micronutrimentos se encuentran entre los impedimentos más frecuentes para la cicatrización óptima de las heridas (2).

Además, la infección de la herida puede interrumpir el proceso de cicatrización, a la vez que impone más requisitos metabólicos al paciente. La adecuación de la nutrición durante la cicatrización de la herida tiene efectos sistémicos sobre la función inmunitaria (v. cap. 11) y la cicatrización, por lo que influye en la susceptibilidad a las infecciones y en el retraso de la cicatrización (3).

La cicatrización de las heridas se produce en tres fases. Empieza con una fase inflamatoria que suele durar hasta 6 días. La fase proliferativa comienza entre 3 y 5 días después de la lesión, y dura hasta 3 semanas. En esta fase, proliferan los fibroblastos, surgen nuevos vasos sanguíneos, y se produce la epitelización y la contracción de la herida. La tercera fase empieza unas 2 semanas después de la lesión, y dura hasta 2 años. En esta fase se produce la maduración y la estabilización del colágeno, para aumentar la resistencia a la tracción y la formación de la cicatriz. Evidentemente, la duración de cada fase varía según las condiciones individuales (4).

Implicaciones nutricionales de las heridas

Requerimientos energéticos

Es de esperar que las demandas metabólicas varíen en cada fase, e incluso dentro de cada fase de cicatrización, como se observa claramente en heridas extremas como las quemaduras de gran superficie. En general, los requerimientos calóricos aumentan, dependiendo de la edad, las comorbilidades, el peso corporal, la gravedad de las heridas, etc. Se estiman unos requerimientos de 30 a 35 kcal/kg/día, que son mayores en los pacientes con bajo peso (4). Tanto la sobrealimentación como la infraalimentación conducen a resultados adversos, especialmente en los pacientes en cuidados intensivos (5).

Proteínas

Tampoco hay duda de que los requerimientos proteicos aumentan en la cicatrización de las heridas.

TABLA 23-1

Resumen de las recomendaciones nutricionales para las heridas

	Energía	Proteína	Lípidos e hidratos de carbono	Otros nutrimentos
Heridas quirúrgicas	25 kcal/kg (6)	1.5 g/kg (6)	ácidos grasos ω-3 tener en cuenta (4,6)	A considerar la glutamina, 0.5 g/kg/día; otros en investigación (2,6,15) Los sinbióticos se están investigando
Lesiones por presión	30-35 kcal/kg (8)	1-1.5 g/kg (8)	Ninguna recomendación específica	Arginina 4.5 g/día, o 500 mg de vitamina C con 17 mg de zinc y 3 g de arginina al día (7,8,21)
Heridas crónicas	Ninguna recomendación específica	Ninguna recomendación específica	Ninguna recomendación específica	Insuficiencias a corregir: vitamina A, vitamina E, zinc (4,9,11,25)
Heridas por quemaduras	Hasta el 170% del IMB (26)	1.5-2 g/kg para adultos, 2.5-4 g/kg para niños (2,26)	Lípidos máximo 15% de la energía total (2), hidratos de carbono limitados por la tasa máxima de oxidación de la glucosa, ~7 g/kg/día (2)	Vitamina C, 500-1 000 mg/día en dosis divididas, hasta 2 g/día en heridas graves (2)

IMB, índice metabólico basal.

Las proteínas son esenciales en el proceso para la respuesta inmunitaria, la formación de nuevas células y la matriz extracelular. La pérdida de masa magra corporal (MMC) se produce fácilmente en la cicatrización de heridas, y puede ser extrema, con heridas graves o circunstancias agravantes o comorbilidades (4). El riesgo asociado es la alteración de las reacciones inmunitarias, a partir de una pérdida de aproximadamente el 10% de la MMC, y el aumento de la competencia entre las demandas de la cicatrización de la herida y las demandas del tejido muscular. Esto provoca una disminución de la velocidad de cierre de la herida a partir de un 20% de pérdida de MMC.

La pérdida de alrededor del 30% de la MMC detiene la cicatrización de la herida y predispone al paciente a la formación de otras nuevas, y pérdidas mayores son menos compatibles con la vida (4). Las recomendaciones específicas para el aporte de proteínas varían según el tipo de herida (**tabla 23-1**).

Lípidos

El aporte de lípidos debe considerarse en el contexto de la gravedad de la lesión; más adelante se exponen las heridas por quemaduras. Un aspecto específico por considerar es la proporción entre los ácidos grasos ω-3 y ω-6, ambos necesarios para la producción de varias moléculas de señalización. Los mediadores inflamatorios elaborados a partir de ácidos grasos ω-6 tienen un efecto inflamatorio más potente que el mismo tipo de mediador elaborado a partir de ácidos grasos ω-3. En consecuencia, el equilibrio entre los dos tipos es importante para lograr un nivel de inflamación que promueva de forma óptima la curación. Se ha propuesto una proporción de 1:1 entre los ácidos grasos ω-6 y ω-3 (4). La administración de suplementos de ácidos grasos ω-3 en el postoperatorio, y posiblemente en el perioperatorio, cuenta con cierto apoyo, aunque las pruebas no son lo suficientemente sólidas en este momento para una recomendación definitiva por parte de las entidades que establecen las directrices (6).

Fluidos

Los requerimientos de fluidos se ven afectados por las heridas, tanto en lo que se refiere a las pérdidas a partir de ellas, como a consecuencia de la reacción metabólica a las heridas como estrés fisiológico, lo que puede provocar una acumulación inicial de fluidos. La reanimación agresiva con líquidos puede agravar la situación, y hay que tener en cuenta el estado hídrico durante la evaluación nutricional. El riesgo de deshidratación es especialmente elevado en la población de edad avanzada, ya que pueden presentar una disminución de la sensación de sed, además de dificultades psicológicas, fisiológicas, médicas y de otro tipo asociadas a su edad, que pueden impedirles ingerir suficientes líquidos (1).

Aminoácidos

Se ha prestado una gran atención a componentes nutritivos y no nutritivos específicos para la cicatrización de heridas. Basándose en sus funciones fisiológicas, la arginina y la glutamina han recibido una atención considerable en la investigación, y se recomienda administrar suplementos de glutamina (0.5 g/kg/día) para su consideración durante la cirugía mayor (6), en línea con otras sugerencias de 25 a 35 g/día (2). La glutamina mejora la función intestinal, presumiblemente porque actúe como combustible para algunas células inmunitarias y enterocitos, y mejora la sensibilidad a la insulina. Además, desempeña un papel central en el mantenimiento del equilibrio redox celular como parte del glutatión (2). La arginina es un precursor del óxido nítrico, necesario para el proceso inflamatorio, y como precursor de la prolina, necesaria para la producción de colágeno (2). Pero, su uso no está exento de riesgo, por lo que debe considerarse en el contexto del tipo específico de herida y de las circunstancias del paciente.

Por ejemplo, forma parte de los suplementos recomendados para pacientes desnutridos que se someten a una cirugía oncológica mayor (6). Una de las principales dificultades para evaluar el posible beneficio de la arginina es que a menudo se administra con otros suplementos, lo que dificulta su evaluación por separado (7). Su uso se recomienda específicamente en pacientes con lesiones por presión, en combinación con zinc y antioxidantes (8).

Vitaminas

Se conoce desde hace tiempo que la vitamina A, o los retinoides, ejerce un efecto antiinflamatorio en las heridas abiertas, y mejora la cicatrización de las heridas incluso en estados sin carencias. La insuficiencia altera la cicatrización de las heridas (9). Las heridas como las quemaduras, las fracturas o las intervenciones quirúrgicas producen una disminución de las concentraciones plasmáticas de vitamina A y de la proteína fijadora de retinol, y un aumento de la excreción urinaria de vitamina A. Esta disminución puede convertir una insuficiencia subclínica de vitamina A, que sí existe en Estados Unidos, en una insuficiencia clínica. El aumento de la actividad del cortisol, procedente de fuentes endógenas o exógenas, disminuye aún más las concentraciones plasmáticas y, además, disminuye las concentraciones en el hígado y las glándulas suprarrenales, lo que empeora el estado de la vitamina A (10). Se ha sugerido la administración de suplementos de 25 000 UI antes y después de una intervención quirúrgica, sobre todo en pacientes con sepsis, fracturas, lesiones tendinosas, insuficiencia de vitamina A, inmunoinsuficiencia o tratados con corticosteroides (10), y en la práctica se utiliza un régimen similar a corto plazo para pacientes con heridas crónicas y algunas otras situaciones (p. ej., 15 000 a

20 000 UI diarias por vía oral, durante 14 a 21 días) (11). Por tanto, estos protocolos se basan en la opinión de expertos, ya que la mayoría de los datos experimentales sobre la administración de suplementos de vitamina A siguen procediendo de experimentos con roedores. Algunos datos de estudios con humanos apoyan el uso de retinoides tópicos en la cirugía estética, para reducir las cicatrices y mejorar las arrugas asociadas a la edad. El uso tópico para las heridas crónicas también ha mostrado ser eficaz en las úlceras crónicas de las piernas y en las úlceras del pie diabético (11). Por el momento, el tamaño y el número de estos estudios clínicos son insuficientes para obtener conclusiones fiables.

La insuficiencia de vitamina C en la cicatrización de heridas es más conocida por conllevar riesgo de dehiscencia de estas. También es necesaria para la respuesta inmunitaria y para mantener el equilibrio redox, ya que actúa como agente reductor (4). La vitamina C se incluye a menudo en suplementos mixtos. Existen algunos datos de que la administración de suplementos de ácido pantoténico (vitamina B_5) puede aumentar la resistencia a la tracción de las aponeurosis y las cicatrices cutáneas. La tiamina es esencial para la formación de puentes de colágeno, para el metabolismo y cuando las reservas corporales son escasas (12). Sin embargo, ninguna de ellas se ha investigado lo suficiente como para incluirla en las recomendaciones en Estados Unidos.

Nutrimentos inorgánicos

El zinc es necesario para múltiples enzimas que intervienen en la cicatrización de las heridas, para la replicación celular, el metabolismo de los ácidos nucleicos y el equilibrio redox (p. ej., superóxido dismutasa). En consecuencia, la disminución de sus concentraciones al sistema inmunitario, y afecta todas las fases de la cicatrización de las heridas. El hipermetabolismo asociado al estrés, la sepsis y las quemaduras se considera una causa común de insuficiencia de zinc, y las concentraciones inferiores a 100 µg/dL se asocian a una disminución de la proliferación de fibroblastos y de la síntesis de colágeno (9). Sin embargo, se cree que la suplementación solo es útil en pacientes con insuficiencia de zinc, y que el exceso de este interfiere en la absorción de hierro y cobre (4,9). Las cantidades recomendadas oscilan entre 40 mg/día y 220 mg dos veces al día, durante 10 a 14 días (4). En una reciente revisión sistemática y un metaanálisis de estudios clínicos controlados sobre la administración de suplementos de zinc para la curación de las lesiones por presión respaldan estas recomendaciones al demostrar que la administración de suplementos mejora significativamente la cicatrización (13).

La carencia de hierro altera la función inmunitaria, y disminuye la resistencia a la tracción y la síntesis de colágeno. Sin embargo, la administración de suplementos puede prolongar la inflamación y no parece beneficiar a la cicatrización de las heridas (4). Las insuficiencias deben diagnosticarse cuidadosamente y luego se tratan fácilmente (9). El cobre es necesario para la reticulación del colágeno, como parte de la enzima lisil-oxidasa (4); por tanto, su participación en la cicatrización de las heridas es evidente. Se complementa con efectos beneficiosos en pacientes con heridas por quemaduras, junto con el zinc y el selenio (14). El selenio es necesario para el equilibrio redox, especialmente a través de la glutatión-peroxidasa, y se han observado concentraciones séricas reducidas (p. ej., en pacientes con heridas por quemaduras) (14). Sin embargo, el beneficio de la suplementación es dudoso (4), más allá de su uso en los suplementos mixtos de oligoelementos.

No nutrimentos

El uso de probióticos para la cicatrización de heridas se ha estudiado ampliamente en modelos animales. En humanos, la administración oral de probióticos solo se ha investigado en pacientes quirúrgicos. Los resultados suelen ser positivos, aunque no en todos los estudios. Las infecciones del sitio quirúrgico tienden a producirse con menos frecuencia, y en algunos estudios se observa una incidencia menor, estadísticamente significativa, de infecciones sistémicas e infecciones en localizaciones distintas a la herida quirúrgica (p. ej., infecciones de las vías urinarias y neumonía), lo que mejora indirectamente la cicatrización (6,15). Se requieren muchos más estudios a este respecto, para definir si existe un beneficio consistente, si el beneficio depende del sitio quirúrgico o de la intervención, y qué combinación de cepas de probióticos es más útil.

Existe debate sobre el posible beneficio de algunos componentes bioactivos para la cicatrización de las heridas; uno de ellos es la curcumina. La curcumina reduce la expresión de citocinas proinflamatorias, e inhibe el factor nuclear kappa B. Actúa como agente reductor, por tanto, como antioxidante, y contribuye a la producción y la actividad de enzimas antioxidantes, incluido el glutatión. Promueve la migración y la diferenciación celular necesarias para la cicatrización de las heridas (16). Como la curcumina es hidrófoba y está sujeta a un extenso metabolismo de primer paso, la biodisponibilidad a partir de la administración oral es escasa (16). Se han llevado a cabo numerosos estudios con éxito en modelos de roedores, pero por el momento faltan estudios clínicos en humanos. Se está investigando para mejorar la biodisponibilidad.

Otro componente bioactivo que se encuentra en las primeras fases de investigación es el Pricroliv, procedente de raíces y rizomas de *Picrorhiza kurroa*. En un estudio realizado en ratas, el Picroliv mejoró la reepitelización, la neovascularización y la migración de diversas células al lecho de la herida, con dosis de 12 mg/kg de peso corporal (17). El Arnebin-1, de la raíz de *Arnebia nobilis,* también se ha utilizado con éxito para la cicatrización de las heridas en ratas por vía tópica (17).

Con suplementos mixtos utilizados como «inmunonutrición» se realizan revisiones mixtas, y es difícil evaluar las pruebas en los metaanálisis, ya que las intervenciones difieren en muchos aspectos. Por ejemplo, en una revisión Cochrane reciente no se observó efecto significativo alguno, salvo una menor probabilidad de formación de fístulas en pacientes adultos con cáncer de cabeza y cuello a los que se les suministraron fórmulas de inmunonutrición que contenían arginina, normalmente en combinación con ácidos grasos ω-3, glutamina y ácidos ribonucleicos. No obstante, hay que señalar que 7 de los 16 estudios utilizados para este metaanálisis excluyeron a los pacientes desnutridos (18). Esta nota por sí sola subraya la heterogeneidad de los estudios disponibles, que dificulta la extracción de conclusiones a partir de los datos con que se cuenta.

Los estudios realizados en otros subgrupos de pacientes apoyan más el uso de inmunonutrición. Por ejemplo, en un metaanálisis de unos 2 000 pacientes sometidos a cirugía del tubo digestivo superior, se detectaron pruebas muy favorables a la inmunonutrición, que mostraban una reducción del riesgo de infección de la herida sin aumentar otras morbilidades ni la mortalidad, además de una reducción de la duración de la estancia hospitalaria. En esta revisión, la inmunonutrición se comparó con la nutrición enteral habitual (19). Del mismo modo, en un metaanálisis sobre unos 1 000 pacientes sometidos a cirugía por cáncer colorrectal respalda el uso de la inmunonutrición enteral, en comparación con la nutrición enteral habitual, con una menor duración de la estancia hospitalaria y una disminución de las complicaciones por infecciones (20). En un metaanálisis sobre 273 pacientes con lesiones por presión, se respalda la eficacia de los suplementos que contienen normalmente zinc, arginina y antioxidantes para apoyar la cicatrización cuando se dan durante al menos 8 semanas (21). Basándose en estos datos, el uso de suplementos de inmunonutrición se debe evaluar de forma específica según la situación médica del paciente (p. ej., caracterizado por la localización de la herida o la enfermedad subyacente).

Un aspecto diferente del tratamiento es el uso de la nutrición para ayudar a eliminar las barreras de fibrina. Las proteasas, como la quimotripsina y la tripsina, la bromelina, la papaína, algunas proteasas fúngicas y la serrapeptasa (serratia-peptidasa), se han utilizado con éxito para este fin, con el objeto de restablecer la circulación en las zonas bloqueadas por los coágulos de fibrina resultantes de los exudados de fibrina tras un traumatismo de los tejidos blandos o una lesión esquelética. Curiosamente, estas enzimas pueden ser absorbidas sin pérdida de actividad funcional. A continuación, se unen a inhibidores enzimáticos circulantes que suelen bloquear la fibrinólisis y mantener el edema inflamatorio. El aporte de enzimas adicionales facilita la acción de la plasmina al unirse a sus inhibidores (22). Se sabe que la tripsina, por ejemplo, aumenta la actividad de los linfocitos citolíticos naturales (NK, *natural killer*) y reduce el efecto de citocinas proinflamatorias como el factor de necrosis tumoral α, la interleucina 1 y el interferón γ. En un estudio controlado y aleatorizado en el que se probó la eficacia, la seguridad y la tolerabilidad de tres combinaciones diferentes de enzimas para la cicatrización de heridas quirúrgicas tras una cirugía ortopédica, se observó que una combinación de tripsina y quimotripsina, aplicada por vía oral, proporcionaba buenos resultados en varios aspectos de la cicatrización de las heridas. Lamentablemente, el estudio era pequeño y no incluía un grupo de control sin tratamiento enzimático (22).

Hay que señalar que, además de un apoyo nutricional adecuado, el control del dolor, los ejercicios de acondicionamiento y los agentes anabólicos pueden contribuir a la conservación de la MMC y a la cicatrización de las heridas (2,6).

Apoyo nutricional para diferentes tipos de heridas

Heridas quirúrgicas

La cirugía es una forma de traumatismo y, en consecuencia, provoca una respuesta de estrés (6). Antes de la cirugía electiva, debe realizarse una evaluación del estado de nutrición de todos los pacientes. En aquellos sin evidencia clínica de compromiso del estado nutricional y con una fortaleza clara antes de la operación, no está indicado realizar pruebas de laboratorio. Los pacientes con pérdida de peso reciente o con un peso crónicamente bajo sí requieren una evaluación más amplia (v. cap. 26, y apéndices A y D). Una evaluación exhaustiva del estado nutricional incluye medidas del patrón de ingesta alimentaria, antropometría y ensayos bioquímicos. En estos casos, está indicada la consulta alimentaria. El apoyo nutricional preoperatorio puede ser importante para la recuperación postoperatoria (6). La nutrición pa-

renteral total (NPT; v. cap. 26) es una intervención de último recurso; se ha demostrado que reduce las complicaciones no infecciosas de la cirugía en determinados pacientes, aunque aumenta las complicaciones infecciosas. En consecuencia, el aporte de nutrimentos por vía enteral u oral es la vía de elección, y la combinación de nutrición enteral con parenteral puede utilizarse cuando la nutrición enteral es insuficiente (6). En general, se recomienda el apoyo nutricional preoperatorio, o prehabilitación, para los pacientes con riesgo nutricional grave, y la cirugía puede tener que retrasarse, cuando sea posible, hasta 14 días. El riesgo grave se define como una pérdida de peso de más del 10 % al 15 % en un plazo de 6 meses, un índice de masa corporal (IMC) < 18.5 kg/m^2, una evaluación global subjetiva de grado C o una puntuación de riesgo nutricional > 5, o una albúmina sérica preoperatoria < 30 g/L sin evidencia de disfunción hepática o renal (6).

Además, se ha reducido la duración de las recomendaciones de ayuno preoperatorio, y se ha comprobado que el aporte de hidratos de carbono dos a tres horas antes de la cirugía disminuye la resistencia a la insulina y previene la hipoglucemia. La pérdida de nitrógeno es menor con este régimen (6). La administración de prebióticos y probióticos prequirúrgicos se utiliza para mejorar la inmunidad de la mucosa (6). Algunos datos indican que el preacondicionamiento con glutamina, antioxidantes y extracto de té verde es beneficioso en la cirugía pancreática (6).

En el postoperatorio, el retraso del vaciado gástrico y el íleo pueden impedir la alimentación temprana. En estas situaciones, a menudo es posible la alimentación pospilórica, y el acceso puede colocarse durante la intervención para permitir una alimentación temprana, lo que produce mejores resultados (6). Se recomienda iniciar una combinación de NP con la vía preferida de nutrición enteral/oral en el día 4 del postoperatorio como máximo. Si se prevé que la suplementación con NP va a ser de 4 a 7 días, se considera aceptable la nutrición hipocalórica con 2 g de hidratos de carbono y 1 g de aminoácidos/kg de peso corporal (6). Se recomienda el tratamiento intensivo con insulina cuando sea posible la vigilancia rigurosa de la glucemia (6). Se necesitan más investigaciones para respaldar los beneficios de la suplementación con ácidos grasos ω-3, sinbióticos e inmunonutrimentos como la arginina. Se debe considerar la suplementación con ácidos grasos ω-3 en los pacientes que no pueden alimentarse adecuadamente por vía enteral. Del mismo modo, se puede considerar la suplementación con glutamina (0.5 g/kg/día), incluso antes y durante la operación. Aunque las pruebas disponibles son alentadoras, los estudios son demasiado heterogéneos para sacar conclusiones definitivas (6).

La aplicación de estas medidas va destinada y se basa en resultados como la reducción de la tasa de infección, la reducción de la duración de la estancia en unidades de cuidados intensivos y en el hospital, indirectamente relacionados con la mejor curación (6).

Lesiones por presión

Las lesiones por presión suelen incluirse en la categoría de heridas crónicas. Se exponen aquí por separado debido a sus claras implicaciones nutricionales. Las lesiones por presión han recibido una atención considerable, y existen diversas series de directrices sobre su tratamiento. Esto puede deberse a su elevada incidencia, con una tasa en torno al 7.48 % en los centros de atención a pacientes crónicos, y del 4.5 % en los hospitales, con un coste asociado de 9 100 millones de dólares al año (7).

Dado que la desnutrición se asocia a un mayor riesgo de lesiones por presión (12), se recomienda realizar un cribado de nutrición y una evaluación para detectar la primera. Hay que utilizar la ingesta de alimentos, el diagnóstico médico de desnutrición, y los datos antropométricos y bioquímicos. Entre los datos antropométricos, se incluyen el grosor del pliegue cutáneo y la circunferencia del brazo, además del peso, el IMC y otros marcadores. Hay que prestar atención a la sarcopenia en los pacientes obesos (1). Hay que señalar que las lesiones por presión no dependen de la edad: la prevalencia de las úlceras por presión en recién nacidos y niños puede llegar a ser del 35 %, y la tasa más alta se observa en las unidades de cuidados intensivos, y está relacionada con los dispositivos médicos. En consecuencia, se debe examinar el estado de nutrición, incluida la evaluación del crecimiento, con reevaluaciones semanales (1). Los suplementos orales y el apoyo nutricional, así como las estrategias de alimentación, forman parte del plan de cuidados.

Para el tratamiento de las lesiones por presión, la cantidad de calorías recomendada es de 30 a 35 kcal/kg de peso corporal (8), aunque la evidencia apoya un intervalo de 30 a 44 kcal/kg, o un gasto energético en reposo × factor de actividad de 1.1 × factor de estrés de 1.3 a 1.5 (1). Los requerimientos proteicos se estiman en un rango de 1.25 a 1.5 g de proteína/kg de peso corporal/día, y se deben considerar los suplementos orales y la nutrición enteral si no se puede mejorar suficientemente la ingesta de alimentos (1,12). Además, se sugiere una suplementación de arginina de 4.5 g/día, y se han utilizado con éxito combinaciones de 500 mg de vitamina C, 17 mg de zinc y 3 g de L-arginina. Aunque los datos de esta última terapia no son del todo convincentes, parece segura (4,9), está respaldada por un metaanálisis reciente (21) y se incluye en las directrices internacionales,

aunque sin cantidades específicas (1,8). La Japanese Dermatological Association recomienda, además, el control de la tiamina (12).

Heridas crónicas

Las heridas crónicas se diferencian de otras heridas por su prolongada respuesta inflamatoria, las bajas concentraciones de factores de crecimiento y el aumento de la carga biológica en la herida, y la desnutrición suele contribuir a la cronicidad (4). Las heridas crónicas incluyen las úlceras venosas de la pierna, las úlceras isquémicas de la pierna, las úlceras arteriovenosas mixtas y las úlceras del pie diabético. También se incluyen las lesiones por presión (23), pero se tratan aquí por separado (v. la sección anterior). La desnutrición es un factor de riesgo independiente para presentar heridas crónicas (9,23). Una revisión sistemática y un metaanálisis de la suplementación nutricional en las heridas crónicas consideran que la suplementación nutricional es beneficiosa. Sin embargo, debido a la extrema heterogeneidad de las intervenciones y los protocolos de estudio, no se pudo recomendar régimen específico alguno (23).

En una reciente revisión sistemática centrada en pacientes con úlceras venosas en las piernas, se observó que la mayoría de esos pacientes tienen sobrepeso y son obesos, y que el sobrepeso o la obesidad se asocian a un retraso en la cicatrización de las úlceras. Además, la vitamina D, los folatos y los ácidos grasos ω-3 pueden intervenir en la cicatrización de las úlceras venosas de las piernas (24). Los autores acumulan algunos datos a favor de la administración de suplementos nutricéuticos de folatos y flavonoides. Las concentraciones séricas más bajas de vitamina A y D se asociaron a un retraso en la cicatrización, con datos limitados para este hallazgo.

Tanto el sobrepeso u obesidad como el bajo peso (IMC < 20) se asociaron a peores evoluciones. Sorprendentemente, las concentraciones séricas de vitamina C se correlacionaron positivamente con la gravedad de la herida.

En dos pequeños estudios, se observó una ingesta por debajo de las recomendaciones en aproximadamente la mitad de los pacientes estudiados (25). Aunque se han identificado insuficiencias de vitaminas A y E, caroteno, proteínas y zinc, y aunque las úlceras se curan mejor cuando se corrigen las insuficiencias, la suplementación adicional no tiene efecto alguno (25). La suplementación con glutamina para las heridas crónicas no está tan clara como para otras heridas, ya que no se asocian a un estado inflamatorio crónico. Sin embargo, si existe una atrofia de la mucosa intestinal y una disminución general de la masa corporal, puede ser útil (4).

La síntesis de colágeno también puede mejorarse con suplementos de una combinación de arginina, glutamina y β-hidroxi-β-metilbutirato (HMB), un metabolito de la leucina, y en un estudio se observó que mejoró la cicatrización de las úlceras del pie diabético en pacientes con concentraciones de albúmina sérica inferiores a 40 g/L (9).

Heridas por quemaduras

Los pacientes con heridas por quemaduras presentan un estado hipermetabólico con un catabolismo intenso, pérdida asociada de MMC y una disminución de la función inmunológica (2). La gravedad de las quemaduras se mide, entre otras medidas, como fracción de superficie corporal total afectada. Los cambios metabólicos se maximizan en torno al 40 % de la superficie corporal (26). El hipermetabolismo asociado lleva a una pérdida de MMC que puede ser mortal (2). El apoyo nutricional es necesario, aunque los datos sobre el apoyo nutricional óptimo a los pacientes con quemaduras siguen siendo algo contradictorios. Algunos datos señalan que el catabolismo de las proteínas musculares es menor con una nutrición agresiva temprana, mientras que esta intervención se asocia simultáneamente a un mayor gasto energético (2). Otros efectos beneficiosos del apoyo nutricional precoz son la disminución de las concentraciones de hormonas de estrés, la mejora de la integridad intestinal, la mejora de la cicatrización de las heridas, la disminución del riesgo de formación de úlceras de Curling y la reducción de la estancia en unidades de cuidados intensivos (2). La International Society for Burn Injury recomienda iniciar la alimentación oral o la alimentación enteral lo antes posible, basándose en un análisis de riesgos y beneficios de la alimentación temprana, para mantener la integridad intestinal, estimular el tejido linfático asociado al intestino y reducir la translocación bacteriana (26). Se prefiere la nutrición por vía enteral, siendo posible la alimentación pospilórica en caso de íleo gástrico (2).

Los requerimientos energéticos totales de los pacientes con quemaduras fluctúan, y no se predicen bien mediante las fórmulas disponibles actualmente, y la sobrealimentación conduce a la dificultad de destete del soporte ventilatorio. A pesar de sus insuficiencias, el uso de fórmulas predictivas se considera un elemento de la mejor práctica (26), y también se recomienda la evaluación del estado de nutrición al menos dos veces a la semana (26). Sin embargo, la calorimetría indirecta sigue siendo el método de referencia para medir el gasto energético (2). La tasa metabólica basal aumenta hasta un 170 % en los pacientes con quemaduras graves, y puede aumentar incluso más si no se realiza la escisión temprana de

la escara de la quemadura (26). Hay que señalar que no existen recomendaciones específicas, debido a la ausencia de datos, para el aporte de energía a pacientes quemados y obesos (2). En los pacientes con quemaduras, el peso corporal debe utilizarse con precaución, ya que la situación hídrica puede cambiar con la reposición de líquidos, las infecciones y otras afecciones superpuestas (2).

Se estima que los requerimientos proteicos en los pacientes con quemaduras se sitúan entre 1.5 y 2 g/kg/día, en los adultos, y hasta 4 g/kg/día, en los niños (2,26). Se favorecen las fórmulas con alto contenido en hidratos de carbono, si bien la cantidad de hidratos de carbono que se puede administrar está limitada por la velocidad a la que se puede utilizar (7 g/kg/día en pacientes con quemaduras graves), sin causar hiperglucemia, glucosuria, deshidratación y problemas respiratorios (2). La terapia con insulina contribuye a la cicatrización, entre otros parámetros como la MMC, la densidad mineral ósea y la duración de la estancia hospitalaria. Se recomienda un aporte de lípidos en un máximo del 15 % de la energía total, ya que la utilización de los ácidos grasos es limitada, y se ha observado su acumulación en el hígado. El aporte de un exceso de lípidos perjudica a la función inmunitaria. Hay algunos datos de que las fórmulas lipídicas con un aumento de ácidos grasos ω-3 producen mejores resultados en cuanto a la respuesta inmunitaria (2), pero no se han emitido recomendaciones.

En los pacientes con quemaduras, la suplementación con glutamina ha sido útil en una dosis sugerida de 25 a 35 g/día. Esta recomendación está respaldada por la investigación sobre los múltiples mecanismos por los que la glutamina mejora la evolución de los pacientes con quemaduras, como la disminución de las infecciones, la disminución de la duración de la estancia hospitalaria y la reducción de los días de ventilación mecánica (27). Se recomienda administrar suplementos de vitamina C de 500 mg/día a 1 000 mg/día en dosis divididas, y hasta 2 000 mg en caso de quemaduras extensas (2). La suplementación con zinc, cobre y selenio parece segura, sin efectos adversos documentados, y puede ser beneficiosa según los datos disponibles. En un metaanálisis se mostró una disminución de los episodios infecciosos, y se sugirió una reducción de la duración de la estancia en unidades de cuidados intensivos (14). En otro metaanálisis que incluía el uso de vitaminas A, C y E, además de cobre, zinc y selenio, se muestra una disminución del tiempo de cicatrización de las heridas, una disminución de la tasa de mortalidad, una reducción de la duración de la estancia hospitalaria y una reducción de la incidencia de infecciones (28). En general, los estudios sobre la administración de suplementos en los pacientes con quemaduras son heterogéneos en varios aspectos, lo que dificulta la comparación de los resultados, y el número de participantes es reducido (14).

Poblaciones especiales en cuanto a la cicatrización de las heridas

La influencia adversa de la obesidad sobre la cicatrización de las heridas es cada vez más importante (1). El cierre de heridas quirúrgicas y la perfusión de estas pueden verse comprometidos por el exceso de grasa subcutánea. Las alteraciones metabólicas asociadas a la obesidad (v. cap. 5) también pueden interferir en la recuperación de los tejidos. Las personas obesas se enfrentan con frecuencia a complicaciones de las heridas, como infección de la piel, dehiscencia, formación de hematomas y seromas, úlceras por presión y úlceras venosas (1).

Se ha documentado un aumento de la frecuencia de las complicaciones de las heridas en las personas obesas que se someten a operaciones bariátricas y no bariátricas. En los pacientes obesos, es mayor el tiempo de operación, pérdida de sangre, duración de la estancia hospitalaria y el índice de infección de las heridas. En un metaanálisis no se observaron diferencias en cuanto a la dehiscencia de la herida o los tromboembolismos venosos. Este análisis incluyó a 4 311 pacientes que se sometieron a cirugía por enfermedad inflamatoria intestinal (29).

Algunos de estos mayores riesgos pueden deberse a la reticencia de los cirujanos a operar a pacientes con obesidad (29). En algunos estudios (aunque no en todos), la grasa visceral, en particular, parece ser un factor predictivo de riesgo, incluso independiente de un IMC elevado (30,31).

Muchas de estas complicaciones pueden deberse a una relativa hipoperfusión e isquemia que se produce en el tejido adiposo subcutáneo. Esta situación también puede deberse a una disminución de la administración de antibióticos. En las heridas quirúrgicas, el aumento de la tensión en los bordes de la herida que se observa con frecuencia en los pacientes obesos también contribuye a la dehiscencia de esta. La tensión de la herida aumenta la presión tisular, reduciendo la microperfusión y la disponibilidad de oxígeno en la herida (33).

Dado que los pacientes de edad avanzada tienen un apetito reducido, posiblemente agravado por el deterioro del estado sensorial o funcional, están muy expuestos a una desnutrición proteico-calórica y a una pérdida de peso involuntaria durante la cicatrización de las heridas (1). Además, no cabe duda de que los pacientes con desnutrición preexistente son más propensos a sufrir complicaciones, como infecciones y retrasos en la cicatrización de las heridas. Con respecto a la cirugía electiva, se recomienda retrasar la intervención quirúrgica para permitir la mejora del estado nutricional (6), y en múltiples metaanálisis se documenta el aumento dl número de complicaciones incluso cuando se utiliza la albúmina sérica como indicador del estado de nutrición (34,35).

■ ASPECTOS CLÍNICOS DESTACADOS

La importancia del estado de nutrición y del suministro continuado de nutrimentos para la cicatrización de las heridas está generalmente reconocida, basándose en pruebas sólidas.

Las pruebas de que manipulaciones nutricionales específicas aumentan la capacidad de cicatrización de las heridas son, en general, menos definitivas. Se debe evaluar de forma sistemática a los pacientes programados para una intervención quirúrgica electiva, para comprobar la adecuación de la alimentación, el antecedente de pérdida de peso reciente y la conservación de la masa corporal magra. La suplementación nutricional preoperatoria en pacientes con desnutrición marginal puede ser beneficiosa, y es claramente ventajosa cuando se prevé que haya desnutrición.

Los requerimientos energéticos y de proteínas se incrementan en los pacientes que se recuperan de un traumatismo quirúrgico, así como durante la cicatrización de las heridas traumáticas. Los suplementos multivitamínicos/nutrimentos inorgánicos son aconsejables en los adultos de edad avanzada partiendo de los principios generales, y pueden ser especialmente beneficiosos en la cicatrización de las heridas, ya que los oligoelementos (magnesio, cobre y zinc) intervienen en esta cicatrización. Los suplementos de glutamina y arginina (y de sus combinaciones) pueden ser beneficiosos, y cada vez hay más pruebas a su favor en situaciones específicas. Se ha sugerido un papel beneficioso de los ácidos grasos ω-3, y se está investigando intensamente el uso de probióticos y sinbióticos, con algunos resultados prometedores.

La consulta con el especialista en nutrición para optimizar la alimentación es prudente en pacientes con heridas que no cicatrizan, ya que se han descrito casos de rápida recuperación tras los ajustes nutricionales. En general, las pautas nutricionales para promover la cicatrización de las heridas son coherentes con las recomendadas en los principios generales. No obstante el uso de diversos suplementos ha resultado prometedor, ningún enfoque aislado ha obtenido todavía una aceptación unánime y basada en pruebas (6). Por consiguiente, el elemento fundamental de la atención nutricional para la cicatrización de las heridas es la evaluación y la atención individualizadas, insistiendo en los principios generales de nutrición saludable.

REFERENCIAS BIBLIOGRÁFICAS

1. Munoz N, Posthauer ME, Cereda E, Schols JMGA, Haesler E. The Role of Nutrition for Pressure Injury Prevention and Healing: The 2019 International Clinical Practice Guideline Recommendations. *Advances in skin & wound care*. 2020;33(3):123–36.

2. Clark A, Imran J, Madni T, Wolf SE. Nutrition and metabolism in burn patients. *Burns & trauma*. 2017;5:11.

3. Gu A, Malahias MA, Strigelli V, Nocon AA, Sculco TP, Sculco PK. Preoperative Malnutrition Negatively Correlates With Postoperative Wound Complications and Infection After Total Joint Arthroplasty: A Systematic Review and Meta-Analysis. *The Journal of arthroplasty*. 2019;34(5):1013–24.

4. Quain AM, Khardori NM. Nutrition in Wound Care Management: A Comprehensive Overview. *Wounds: a compendium of clinical research and practice*. 2015;27(12):327–35.

5. Cox J, Rasmussen L. Enteral Nutrition in the Prevention and Treatment of Pressure Ulcers in Adult Critical Care Patients. *Critical Care Nurse*. 2014;34(6):15–27.

6. Weimann A, Braga M, Carli F, Higashiguchi T, Hübner M, Klek S, et al. ESPEN guideline: Clinical nutrition in surgery. *Clin Nutr*. 2017;36(3):623–50.

7. Schneider KL, Yahia N. Effectiveness of Arginine Supplementation on Wound Healing in Older Adults in Acute and Chronic Settings: A Systematic Review. *Advances in skin & wound care*. 2019;32(10):457–62.

8. European Pressure Ulcer Advisory Panel, National Pressure Injury Advisory Panel and Pan Pacific Pressure Injury Alliance. *Prevention and Treatment of Pressure Ulcers/Injuries: Quick Reference Guide*. 2019.

9. Haughey L, Barbul A. Nutrition and Lower Extremity Ulcers: Causality and/or Treatment. *The international journal of lower extremity wounds*. 2017;16(4):238–43.

10. Polcz ME, Barbul A. The Role of Vitamin A in Wound Healing. *Nutrition in clinical practice: official publication of the American Society for Parenteral and Enteral Nutrition*. 2019;34(5):695–700.

11. Zinder R, Cooley R, Vlad LG, Molnar JA. Vitamin A and Wound Healing. *Nutrition in clinical practice: official publication of the American Society for Parenteral and Enteral Nutrition*. 2019;34(6):839–49.

12. Tachibana T, Imafuku S, Irisawa R, Ohtsuka M, Kadono T, Fujiwara H, et al. The wound/burn guidelines - 2: Guidelines for the diagnosis and treatment for pressure ulcers. *The Journal of dermatology*. 2016;43(5):469–506.

13. Song YP, Wang L, Yu HR, Yuan BF, Shen HW, Du L, et al. Zinc Therapy Is a Reasonable Choice for Patients With Pressure Injuries: A Systematic Review and Meta-Analysis. *Nutrition in clinical practice: official publication of the American Society for Parenteral and Enteral Nutrition*. 2020 Dec;35(6):1001–1009.

14. Kurmis R, Greenwood J, Aromataris E. Trace Element Supplementation Following Severe Burn Injury: A Systematic Review and Meta-Analysis. *Journal of burn care & research*. 2016;37(3):143–59.

15. Fijan S, Frauwallner A, Langerholc T, Krebs B, Ter Haar Née Younes JA, Heschl A, et al. Efficacy of Using Probiotics with Antagonistic Activity against Pathogens of Wound Infections: An Integrative Review of Literature. *Biomed Res Int*. 2019;2019:7585486.

16. Barchitta M, Maugeri A, Favara G, Magnano San Lio R, Evola G, Agodi A, et al. Nutrition and Wound Healing: An Overview Focusing on the Beneficial Effects of Curcumin. *International journal of molecular sciences*. 2019;20(5):1119.

17. Thangapazham RL, Sharad S, Maheshwari RK. Phytochemicals in Wound Healing. *Advances in wound care*. 2016;5(5):230–41.

18. Howes N, Atkinson C, Thomas S, Lewis SJ. Immunonutrition for patients undergoing surgery for head and neck cancer. *Cochrane Database Syst Rev*. 2018;8(8):Cd010954.

19. Wong CS, Aly EH. The effects of enteral immunonutrition in upper gastrointestinal surgery: A systematic review and meta-analysis. *International journal of surgery (London, England)*. 2016;29:137–50.

20. Xu J, Sun X, Xin Q, Cheng Y, Zhan Z, Zhang J, et al. Effect of immunonutrition on colorectal cancer patients undergoing surgery: a meta-analysis. *International journal of colorectal disease*. 2018;33(3):273–83.

21. Cereda E, Neyens JCL, Caccialanza R, Rondanelli M, Schols J. Efficacy of a Disease-Specific Nutritional Support for Pressure Ulcer Healing: A Systematic Review and Meta-Analysis. *The journal of nutrition, health & aging*. 2017;21(6):655–61.

22. Chandanwale A, Langade D, Sonawane D, Gavai P. A Randomized, Clinical Trial to Evaluate Efficacy and Tolerability of Trypsin:Chymotrypsin as Compared to Serratiopeptidase and Trypsin:Bromelain:Rutoside in Wound Management. *Advances in therapy*. 2017;34(1):180–98.

23. Ye J, Mani R. A Systematic Review and Meta-Analysis of Nutritional Supplementation in Chronic Lower Extremity Wounds. *The international journal of lower extremity wounds*. 2016;15(4):296–302.

24. Barber GA, Weller CD, Gibson SJ. Effects and associations of nutrition in patients with venous leg ulcers: A systematic review. *Journal of advanced nursing*. 2018;74(4):774–87.

25. O'Donnell TF, Jr., Passman MA, Marston WA, Ennis WJ, Dalsing M, Kistner RL, et al. Management of venous leg ulcers: clinical practice guidelines of the Society for Vascular Surgery ® and the American Venous Forum. *Journal of vascular surgery*. 2014;60(2 Suppl):3s–59s.

26. ISBI Practice Guidelines Committee, Ahuja RB, Gibran N, Greenhalgh D, Jeng J, Mackie D, et al. ISBI Practice Guidelines for Burn Care. *Burns*. 2016;42(5):953–1021.

27. Wischmeyer PE. Glutamine in Burn Injury. *Nutrition in clinical practice: official publication of the American Society for Parenteral and Enteral Nutrition*. 2019;34(5):681–7.

28. Adjepong M, Agbenorku P, Brown P, Oduro I. The role of antioxidant micronutrients in the rate of recovery of burn patients: a systematic review. *Burns & trauma*. 2016;4:18.

29. Hicks G, Abdulaal A, Slesser AAP, Mohsen Y. Outcomes of inflammatory bowel disease surgery in obese versus non-obese patients: a meta-analysis. *Techniques in coloproctology*. 2019;23(10):947–55.

30. Ding Z, Wu XR, Remer EM, Lian L, Stocchi L, Li Y, et al. Association between high visceral fat area and postoperative complications in patients with Crohn's disease following primary surgery. *Colorectal disease: the official journal of the Association of Coloproctology of Great Britain and Ireland*. 2016;18(2):163–72.

31. Wang SL, Ma LL, Chen XY, Zhou DL, Li B, Huang DD, et al. Impact of visceral fat on surgical complications and long-term survival of patients with gastric cancer after radical gastrectomy. *European journal of clinical nutrition*. 2018;72(3):436–45.

32. Higashi T, Hayashi H, Taki K, Sakamoto K, Kuroki H, Nitta H, et al. Sarcopenia, but not visceral fat amount, is a risk factor of postoperative complications after major hepatectomy. *International journal of clinical oncology*. 2016;21(2):310–9.

33. Guo S, Dipietro LA. Factors affecting wound healing. *J Dent Res*. 2010;89(3):219–29.

34. Walls JD, Abraham D, Nelson CL, Kamath AF, Elkassabany NM, Liu J. Hypoalbuminemia More Than Morbid Obesity is

an Independent Predictor of Complications After Total Hip Arthroplasty. *The Journal of arthroplasty*. 2015;30(12):2290–5.

35. Garcia GH, Fu MC, Dines DM, Craig EV, Gulotta LV. Malnutrition: a marker for increased complications, mortality, and length of stay after total shoulder arthroplasty. *Journal of shoulder and elbow surgery*. 2016;25(2):193–200.

 LECTURAS RECOMENDADAS

Cox J, Rasmussen L. "Enteral Nutrition in the Prevention and Treatment of Pressure Ulcers in Adult Critical Care Patients." *Critical Care Nurse*. 2014;34(6):15–27.

Munoz N, Posthauer ME, Cereda E, Schols JMGA, Haesler E. The Role of Nutrition for Pressure Injury Prevention and Healing: The 2019 International Clinical Practice Guideline Recommendations. *Advances in skin & wound care*. 2020;33(3):123–36.

Wischmeyer PE. Glutamine in Burn Injury. *Nutrition in clinical practice: official publication of the American Society for Parenteral and Enteral Nutrition*. 2019;34(5): 681–7.

Weimann A, Braga M, Carli F, Higashiguchi T, Hübner M, Klek S, et al. ESPEN guideline: Clinical nutrition in surgery. *Clin Nutr*. 2017;36(3):623–50.

Capítulo 24

Alergias e intolerancia a los alimentos

Victoria Fischer

 INTRODUCCIÓN

Las reacciones adversas a los alimentos incluyen la intolerancia, una respuesta fisiológica anómala de mecanismo no inmunológico, y la verdadera alergia alimentaria, una reacción inmunológica a los antígenos ingeridos.

La intolerancia puede estar mediada por procesos metabólicos (p. ej., intolerancia a la lactosa), contaminantes (p. ej., bacterias o toxinas) o efectos farmacológicos de sustancias químicas ingeridas con los alimentos (p. ej., alcohol, cafeína). La verdadera alergia alimentaria suele ser una respuesta de hipersensibilidad inmediata, mediada por anticuerpos. Está bien establecida la reacción de hipersensibilidad retardada mediada por células solo para el gluten, sin embargo, es posible que también ocurra con otros antígenos alimentarios.

Otras reacciones adversas son idiosincrásicas. Aunque no se conoce con precisión la epidemiología de la alergia a los alimentos, debido a las diferencias metodológicas y a la incertidumbre en las pruebas de diagnóstico, los datos sugieren un aumento de la prevalencia en la última década. En un metaanálisis de 2010 se mostraba un intervalo entre el 2% y el 10% (1), con una tasa de mortalidad documentada de 1.35 a 2.71 por millón de personas/año (2). La mejora general de las medidas de salud pública y los sistemas de vacunación han llevado a algunos grupos a creer que la «hipótesis de la higiene» es la responsable del aumento de la atopia.

La hipótesis de la higiene indica que la falta de exposición en la primera infancia a enfermedades infecciosas, entornos de hacinamiento y condiciones poco higiénicas aumenta la susceptibilidad a diversas enfermedades alérgicas, como eccema, rinitis alérgica y asma (3). La hipótesis de la higiene está respaldada por las observaciones (3) y por un número cada vez mayor de estudios detallados sobre la interacción de la microbiota y la reacción inmunitaria, incluidas las alergias (4-6). Por lo general, la reacción de anticuerpos predominante frente al antígeno ingerido está mediada por la inmunoglobulina A (IgA). Las reacciones de hipersensibilidad sistémica a los alimentos están mediadas fundamentalmente por la inmunoglobulina E (IgE), por lo que la alergia alimentaria mediada por IgE se considera generalmente la más importante.

La verdadera alergia alimentaria se divide en tres categorías: mediada por IgE (p. ej., urticaria/angioedema agudo, anafilaxia, síndrome de alergia oral), no mediada por IgE (p. ej., enterocolitis inducida por proteínas alimentarias, síndrome de Heiner) y mixta mediada por IgE y por otros mecanismos (p. ej., dermatitis atópica, esofagitis eosinófila).

La mayor parte de esta exposición se centrará en las reacciones mediadas por IgE, que son únicas porque se asocian a la liberación de mediadores desde los mastocitos tisulares y los basófilos circulantes. Por tanto, estas reacciones son de aparición muy rápida (de minutos a 2 h) y afectan principalmente la piel, el tubo digestivo, y los sistemas respiratorio y/o cardiovascular.

Los antígenos ingeridos deben atravesar la mucosa intestinal y entrar en la circulación para provocar una respuesta de hipersensibilidad; por tanto, los antígenos de los alimentos son proteínas estables, hidrosolubles y de tamaño predecible. Categóricamente, cualquier alimento puede provocar una respuesta alérgica, y se ha señalado que más de 170 están relacionados con reacciones mediadas por IgE.

Los alimentos que con mayor frecuencia causan reacciones de hipersensibilidad son los huevos, los cacahuetes, otros frutos secos, la leche, la soja, el trigo, el pescado y el marisco. La alergia a la leche de vaca es frecuente durante la lactancia.

VISIÓN GENERAL

Alimentación

La prevalencia de una verdadera alergia a los alimentos se estima entre el 2 % y el 10 %, aproximadamente, aunque en la mayoría de las encuestas una fracción mucho mayor de la población cree tener alergia a los alimentos. En un estudio reciente de más de 40 000 adultos estadounidenses se mostró una prevalencia de alergias alimentarias del 10.8 %, mientras que casi el 19 % de los adultos estadounidenses creen tener una alergia alimentaria (7). El método de referencia para las pruebas de alergia a los alimentos es una prueba oral doble ciego y controlada con placebo; sin embargo, debido al mayor riesgo de anafilaxia, la mayoría de los datos se basan en estudios de series de casos retrospectivos. La intolerancia a los aditivos alimentarios es bastante infrecuente, y se calcula que es de 1 por cada 10 000 habitantes. La prevalencia de la alergia a los alimentos en niños menores de 1 año se estima entre el 19.4 % y el 20.3 % en Europa, según las pruebas de IgE positivas (8); la identificación, el tratamiento y la prevención tempranos de la alergia a los alimentos en los lactantes siguen siendo un reto, a pesar de las mejoras de los últimos años (9). Existen pruebas controvertidas de que las infecciones por *Helicobacter pylori* podrían estar inversamente relacionadas con alergias alimentarias, asma alérgica, la rinitis y el eccema (10-13), lo que apoya la hipótesis de la higiene. Mecánicamente, la infección por *H. pylori* es un arma de doble filo. Aunque aumenta la permeabilidad del epitelio gástrico, permitiendo el paso de proteínas alimentarias intactas (13), también incluye proteínas inmunomoduladoras que se están investigando como terapéuticas para el asma (10,14).

Con la excepción de la hipersensibilidad a los cacahuetes, los frutos secos, el pescado y el marisco, la mayoría de las alergias alimentarias se producen durante la lactancia y han desaparecido en la primera infancia. En general, aproximadamente el 40 % de las alergias alimentarias de los niños han desaparecido a los 5 años. Una vez que se ha identificado un alérgeno alimentario y se ha excluido de la dieta, es conveniente volver a probarlo al cabo de uno o dos años, ya que la mayoría de las alergias disminuyen con el tiempo. Las alergias a los frutos secos, los cacahuetes y los mariscos son especialmente persistentes, y es más apropiado repetir la exposición a intervalos de 4 a 8 años. Recientemente, se ha prestado atención a los riesgos particulares de las alergias alimentarias en la adolescencia.

Las circunstancias sociales parecen aumentar con frecuencia el riesgo de los adolescentes de exponerse a alérgenos conocidos, y pueden renunciar al uso de epinefrina inyectable, lo que sugiere la necesidad de instaurar programas educativos específicos. Los adolescentes suelen tener una falsa sensación de seguridad en relación con sus alergias alimentarias, a menudo tienen una formación inadecuada y pueden tener dificultades para gestionar sus emociones en relación con las urgencias (15). Además, las alergias alimentarias pueden desarrollarse durante la edad adulta, y en un estudio se indica que aproximadamente 1 de cada 4 adultos desarrolló una alergia alimentaria en la edad adulta (7).

Teóricamente, puede ser especialmente probable que la exposición a antígenos alimentarios en la primera infancia provoque hipersensibilidad en personas susceptibles, debido a sus concentraciones bajas de IgA secretora. Su escasa unión a los antígenos en el tubo digestivo conduce a una mayor absorción y a una mayor generación de IgE. Estas teorías contribuyeron a las anteriores recomendaciones de la American Academy of Pediatrics (AAP) en el año 2000. En su día, estas recomendaciones aconsejaban introducir lentamente los alimentos más hiperalergénicos en la alimentación del lactante atópico, añadiendo la leche de vaca al año de edad, los huevos a los 2 años, y los cacahuetes, los frutos secos y el pescado a los 3 años (16). El objetivo era reducir la probabilidad de reacción a estos alimentos; sin embargo, ante la creciente prevalencia de las alergias alimentarias, se han producido cambios drásticos en las recomendaciones de la AAP. En 2008, y de nuevo en 2019, la AAP señalaba que no había pruebas convincentes para retrasar la introducción de estos alimentos hiperalergénicos (17,18). De hecho, en estudios más recientes se indica que el retraso en la introducción de muchos de estos alimentos en realidad puede aumentar el riesgo de alergia y enfermedad alérgica. Además, en las directrices de 2012 publicadas por la American Academy of Allergy, Asthma & Immunology se desaconseja la restricción de los alimentos muy alergénicos en lactantes no atópicos durante la lactancia, así como la restricción de alimentos esenciales, como la leche y los huevos, durante el embarazo. Algunas pruebas apuntan hacia una asociación de disbiosis en la primera infancia y riesgo de alergias alimentarias (5,19,20).

Esto puede verse alterado por el uso materno de suplementos probióticos durante el embarazo y la lactancia. Sin embargo, aunque esta suplementación es segura, los probióticos o prebióticos no parecen reducir el riesgo de desarrollo de alergias alimentarias, con la excepción de las alergias a la leche de vaca (21). Del mismo modo, la suplementación con ácidos grasos poliinsaturados ω-3 se está investigando como factor protector, pero se requieren más estudios para que alcance niveles de certeza (21).

No hay datos de que la sustitución de fórmulas basadas en leche por las basadas en soja atenúe el riesgo de atopia (22), ni de que el uso de fórmulas parcialmente hidrolizadas reduzca el riesgo de enfermedad alérgica en lactantes no alimentados exclusivamente con leche materna sin antecedentes de alergia en los padres (23). Existen varias fórmulas hipoalergénicas que se prefieren, al menos para los lactantes de alto riesgo destetados antes de los 6 meses. Aparte del uso para el tratamiento de lactantes con alergias a la proteína de la leche de vaca o a la soja, algunas pruebas señalan el beneficio de la fórmula de caseína extensamente hidrolizada y de la fórmula de suero parcialmente hidrolizada para la prevención de alergias (24). Aunque el tratamiento principal consiste en evitar estrictamente estos alimentos hiperalergénicos, es esencial que las familias realicen un estrecho seguimiento clínico con un nutriólogo/a para garantizar la adecuación nutricional de la alimentación. En la bibliografía actual se ha planteado la hipótesis de la denominada «ventana de oportunidad», descrita como un período mal definido en el que los niños presentan tolerancia a los alimentos, siendo necesaria la exposición directa a estos (25,26). El hecho de no exponer a los niños a estos alimentos hiperalergénicos puede hacerlos más susceptibles a las reacciones en el futuro.

La hipótesis de la exposición a dos alérgenos también cuestiona en gran medida el debate actual de que la sensibilización a los alimentos se consigue mejor mediante dietas de eliminación. Esta teoría se ha estudiado ampliamente en modelos murinos (27), y se ha evaluado a fondo en estudios retrospectivos. La teoría se basa en la idea de que la sensibilización alérgica se consigue, principalmente, mediante sensibilización cutánea, y que el consumo temprano de proteínas alimentarias conduce a la tolerancia oral. Por tanto, el orden y el equilibrio de la exposición a antígenos específicos determinarán la aparición de alergia o tolerancia en el niño.

Los niños con eccema grave tienen, por definición, barreras cutáneas muy alteradas, y esta hipótesis ha relacionado la presencia de eccema grave temprano con la aparición temprana de alergias alimentarias. Aproximadamente el 40 % de los pacientes con dermatitis atópica tienen alergias alimentarias (28).

Sin embargo, la exposición oral al alérgeno parece reducir el riesgo de alergias alimentarias, específicamente en aquellos lactantes con mayor riesgo. En un estudio de 2015, se mostró una reducción de la prevalencia de la alergia a los cacahuetes de alrededor del 80 % en niños de alto riesgo con un consumo regular de cacahuetes a partir del primer año de vida (29). Estos estudios ofrecen una visión fascinante de la exposición oral temprana de los lactantes a alérge-

nos conocidos, y permitirán cambiar drásticamente el enfoque para la introducción de alimentos complementarios en un futuro próximo.

La manifestación más frecuente de una alergia alimentaria verdadera es cutánea, y va desde la urticaria y el angioedema hasta la dermatitis atópica; la relación entre la alergia alimentaria y la dermatitis atópica es especialmente importante. Se ha revisado el espectro de manifestaciones cutáneas de la alergia alimentaria (30).

Las reacciones digestivas, como las náuseas, los vómitos y el dolor abdominal (mediadas por IgE), tienden a producirse de forma aguda en la hora siguiente a la ingesta, mientras que los síntomas como la presencia de sangre en las heces (no mediados por IgE o mixtos) tienden a producirse más en lactantes y niños pequeños, y a menudo son de aparición tardía/crónica, y tardan más de 2 h en manifestarse. El síndrome de Heiner es una forma de hemosiderosis pulmonar asociada a la hipersensibilidad a la proteína de la leche de vaca o, con menor frecuencia, al huevo o la carne de cerdo. Los síntomas se resuelven al evitar el alimento implicado.

El síndrome de alergia oral (síndrome de alergia al polen y a los alimentos) es también una respuesta mediada por IgE que es más bien una hipersensibilidad de contacto de la bucofaringe y que se asocia normalmente a frutas frescas y verduras crudas. Estas reacciones suelen producirse minutos después de ingerir el alérgeno, y producen una leve hinchazón de labios y garganta, prurito e irritación localizada. Solo entre el 1 % y el 2 % de estos casos desembocan en una anafilaxia completa (31). Concretamente, el síndrome se induce en personas con alergia respiratoria al polen de abedul, patatas, zanahorias, apio, avellanas y las manzanas; en personas con alergia respiratoria al polen de ambrosía, están implicados los melones y los plátanos.

El posible mecanismo es una reactividad antigénica cruzada, aunque los antígenos responsables no han sido identificados en su mayor parte.

Entre las variedades de intolerancia alimentaria distintas de la alergia se encuentra la seudoalergia, en la que los síntomas están relacionados con la liberación de histamina. Esta liberación de histamina parece estar relacionada con mecanismos químicos más que inmunológicos, y requiere una gran exposición. Las sustancias químicas de los alimentos con propiedades farmacológicas suelen producir intolerancia. La cafeína puede tolerarse mal, al igual que las aminas vasoactivas, como la histamina de los embutidos fermentados (salchichas) y el chucrut, la tiramina del queso, chocolate y el vino tinto. El glutamato monosódico, normalmente asociado a la comida china, puede provocar sofocos (enrojecimiento) y palpitaciones. Los sulfitos añadidos al vino pueden tolerarse mal, al igual que las especias fuertes y la capsaicina.

Se ha establecido una relación entre el «cólico» del lactante y la presencia de inmunoglobulina G contra la leche de vaca en la leche materna, lo que sugiere que la hipersensibilidad puede explicar algunos casos de cólicos (10 % a 15 %). El estreñimiento crónico en los niños pequeños puede ser una manifestación de alergia a las proteínas de la leche de vaca (32). Aunque las manifestaciones respiratorias aisladas de la alergia alimentaria son relativamente menos frecuentes, la rinitis y las agudizaciones del asma se han relacionado de forma convincente con los alimentos en pruebas de provocación con enmascaramiento (ciegas).

La anafilaxia mediada por alimentos se produce al igual que una variante en la que se requieran la hipersensibilidad a los alimentos y el ejercicio en combinación para inducir la respuesta anafiláctica. Ambas son reacciones de tipo IgE que dan lugar a reacciones sistémicas que a menudo implican a combinaciones de sistemas como la piel, el aparato respiratorio y el tubo digestivo, o con menor frecuencia pueden afectar el sistema cardiovascular. Como ya se ha descrito anteriormente, el potente vasoconstrictor epinefrina es esencial en las personas que sufren anafilaxia, y su uso suele limitarse a dos plumas aplicadas en el domicilio para los síntomas incesantes, con un intervalo de 5 a 15 minutos. Aunque la pluma de epinefrina ha desempeñado un papel crucial para evitar muchas muertes, hay casos en los que la administración temprana y repetida de la pluma ha provocado fallecimientos (26). Los cacahuetes y los frutos secos son los desencadenantes más frecuentes de estas reacciones, y el uso tardío de la epinefrina es, con diferencia, el factor más frecuentemente asociado a la muerte. Otros factores habituales son el hecho de ser un adolescente/adulto joven con asma, la ausencia de síntomas cutáneos o la dependencia de antihistamínicos orales (26,33).

Las reacciones mixtas y mediadas por IgE y las no mediadas por IgE suelen afectar el tubo digestivo. La gastroenteritis eosinófila se puede inducir por hipersensibilidad a las proteínas de la leche en los lactantes, entre otras alergias alimentarias, y puede requerir 12 semanas para desaparecer tras eliminar de la alimentación el antígeno causal; el tratamiento con corticoesteroides a corto plazo puede estar indicado tanto para la gastroenteritis eosinófila como para la enterocolitis inducida por alimentos (34).

Se ha implicado a la alergia alimentaria en algunos casos de migraña (35). Aunque existe interés, e incluso se ha sugerido un mecanismo, en el posible papel de la alergia alimentaria en la artritis inflamatoria, la enfermedad inflamatoria intestinal, la dismenorrea,

la fatiga crónica y otros síntomas constitucionales (36), actualmente no hay pruebas convincentes. Los mecanismos por los que los alérgenos se presentan a las células del tubo digestivo y el modo en que estos mecanismos podrían utilizarse para la obtención de vacunas están en proceso de investigación (14), al igual que el posible papel de la alergia alimentaria en el síndrome del intestino irritable (36).

El diagnóstico de alergia alimentaria se ve facilitado por una anamnesis que establezca un vínculo temporal entre la ingesta y las manifestaciones de hipersensibilidad. La alergia alimentaria es mucho más probable cuando existen antecedentes familiares de atopia. Llevar un diario de la alimentación resulta útil para identificar los posibles alérgenos.

Las pruebas cutáneas son bastante fiables y rápidas para descartar la alergia alimentaria mediada por IgE, ya que son bastante sensibles, si bien han sido cuestionadas recientemente. En general, las pruebas cutáneas no se consideran fiables debido a su limitada especificidad. En concreto, los extractos utilizados para las pruebas son problemáticos y no están estandarizados, y su abundancia, incluso en los alimentos, y su estabilidad difieren ampliamente (31); estas pruebas tienen un escaso rendimiento para la alergia a la soja en particular (37). Una prueba más específica es la prueba de inmunoanálisis de la IgE sérica. Esta prueba también es muy fiable, y es más sensible que las pruebas séricas de radioalergoadsorción (RAST, *radioallergosorbent tests*) que se realizaban con frecuencia anteriormente. Cuando se combinan estas pruebas con una anamnesis y una exploración física exhaustivas, proporcionan una información inestimable para tomar una decisión médica más completa. Una prueba más fiable para las alergias al polen y a los alimentos es la prueba de activación de basófilos. Se dice que es muy específica, que discrimina entre los pacientes sensibilizados y los sintomáticos, y que incluso estima el umbral de las reacciones alérgicas. Sin embargo, su realización es compleja y, por tanto, sus aplicaciones son muy limitadas (31). No se dispone de pruebas de laboratorio para la detección de alergias alimentarias no mediadas por IgE. Sin embargo, hasta el momento ningún método de prueba sustituye totalmente a la eliminación de alimentos y a las pruebas de provocación con enmascaramiento (38,39).

Las dietas de eliminación son útiles tanto a nivel diagnóstico como terapéutico, ya que requieren que el antígeno alimentario sea eliminado por completo de la dieta durante un período de 1 a 2 semanas. Existen aplicaciones informáticas que facilitan la detección de los alérgenos alimentarios y los alimentos seguros para los pacientes. Como se ha mencionado anteriormente, el método diagnóstico y específico más definitivo es la provocación oral con doble enmascaramiento (doble ciego) y controlada con placebo con el antígeno sospechoso; estas pruebas son potencialmente peligrosas, y solo deben realizarse cuando sean realmente necesarias y, en ese caso, solo en circunstancias cuidadosamente controladas. El enfoque diagnóstico de la alergia alimentaria se ha revisado (39). Se están introduciendo múltiples avances en el campo de la medicina curativa de las alergias alimentarias, como la inmunoterapia oral, las dietas de huevo y leche calentados de forma intensa, la inmunoterapia sublingual, la inmunoterapia epicutánea, las vacunas de proteínas alimentarias recombinantes modificadas y los adyuvantes, como formulaciones de hierbas chinas, la terapia con anticuerpos monoclonales anti-IgE y el uso de helmintos (40). Además, la microflora intestinal, la prevención y el tratamiento de las alergias alimentarias son muy prometedores. Es evidente que la microflora intestinal desempeña un papel fundamental en la aparición y el mantenimiento de la tolerancia a los antígenos, probablemente por una combinación de factores, entre ellos la regulación de los linfocitos T. Los estudios epidemiológicos, los estudios mecanísticos y los estudios en modelos de roedores apoyan esta conexión (6,20,41,42). Sin embargo, el uso de probióticos aún no cuenta con el apoyo de estudios clínicos para la prevención de las alergias alimentarias (21), mientras que se considera seguro incluso en el embarazo y puede ser eficaz para la protección de otras enfermedades (20).

En la actualidad, el tratamiento de la alergia alimentaria depende de la eliminación del antígeno o antígenos implicados (9). Siempre que sea posible, deben identificarse las proteínas antigénicas, en lugar del alimento completo que probablemente las contenga, ya que las proteínas pueden estar presentes en otros alimentos. Por ejemplo, las proteínas de la leche que causan hipersensibilidad, la caseína y el suero, pueden figurar en las listas de ingredientes con independencia de la leche. La lecitina suele proceder de la soja o el huevo, pero la fuente no suele figurar en las etiquetas de ingredientes. Además, hay nuevas pruebas de que las nanopartículas, ampliamente utilizadas como conservantes de alimentos y como portadores de medicamentos, pueden causar alergias alimentarias (43).

Dado que los alérgenos alimentarios suelen estar ampliamente distribuidos en la alimentación, su eliminación requiere un asesoramiento alimentario experto tanto para lograr la eliminación completa como para evitar las insuficiencias de nutrimentos. Es importante que las familias sigan observando atentamente a sus hijos atópicos de mayor riesgo y que pongan en práctica las estrategias preventivas necesarias para promover su bienestar sin perder la sensación de normalidad. Otros enfoques terapéuticos, como los remedios de herbolario, están recibiendo cada vez más atención en las publicaciones de investigación, pero todavía no son aconsejables como práctica clínica estándar (44). El desarrollo de inmunoterapias está en marcha (6,40). Hasta ahora, si bien la tolerancia es todavía inalcanzable, se puede elevar el umbral de reacción del individuo, de modo que la contaminación de productos alimentarios con el alérgeno, como el cacahuete, es menos probable que desencadene una reacción (40). La esperanza de estas terapias alternativas es que algún día proporcionen una verdadera tolerancia clínica, para que el paciente pueda estar libre, de forma permanente, de respuestas alérgicas, aunque se elimine el alérgeno y se reintroduzca posteriormente.

Las alergias alimentarias más frecuentes en los adultos son las alergias al pescado, el marisco, los frutos secos y los cacahuetes. En los niños, las reacciones más habituales son a la leche, los huevos, los cacahuetes, la soja y el trigo. Los cacahuetes pertenecen a la familia de las leguminosas y, por tanto, tienen antígenos que no suelen presentar reacciones cruzadas con los de otros frutos secos.

▪ NUTRIMENTOS, PRODUCTOS NUTRICÉUTICOS Y ALIMENTOS FUNCIONALES

Lactosa

La intolerancia a la lactosa, un azúcar de la leche, se debe a la deficiencia de la enzima lactasa. En realidad, la deficiencia se considera la situación normal de los mamíferos adultos, y la conservación de la actividad enzimática en la edad adulta es el resultado de una mutación genética. La deficiencia de lactasa se considera la deficiencia enzimática más frecuente, con más de la mitad de los adultos afectados. Esta deficiencia es especialmente habitual en personas de origen africano, asiático, mediterráneo y nativo americano. Estas personas suelen tener suficiente enzima lactasa hasta alrededor de los 5 años, y luego tienen una disminución brusca, lo que provoca una variabilidad en la tolerancia a las cargas de lactosa en el intestino grueso. La tolerancia a la lactosa es muy frecuente en el norte de Europa.

La intolerancia a la lactosa es distinta de la alergia a las proteínas de la leche. En el caso de las personas alérgicas a las proteínas de la leche de vaca, se pueden sustituir por leches alternativas. Sin embargo, todas las leches (vaca, cabra, oveja) contienen lactosa. Los productos lácteos, como el queso y la mantequilla, contienen proteínas de la leche, por lo que no pueden consumirlos las personas con verdadera alergia, pero contienen cantidades muy bajas de lactosa. La mayoría de los individuos con intolerancia a la lactosa de origen genético pueden tolerar unos 12.5 g de lactosa contenidos en 250 mL de leche con síntomas mínimos o nulos (45).

Sigue existiendo la preocupación de que evitar los productos lácteos pueda provocar daños en la salud. Sin embargo, las relaciones entre el consumo de productos lácteos y las enfermedades suelen ser escasas y no se consideran causales (45). La preocupación más importante se refiere a la ingesta de calcio. Los alimentos lácteos son una fuente excelente de los nutrimentos necesarios para el mantenimiento de los huesos, y es difícil que se produzca una ingesta suficiente de calcio sin productos lácteos, aunque el uso de suplementos y alimentos enriquecidos con una biodisponibilidad de calcio similar ha reducido la importancia de los productos lácteos en cuanto al aporte de calcio (45). No obstante, datos recientes sugieren que la disminución de la ingesta o la evitación de los productos lácteos, relacionada con la intolerancia a la lactosa, provoca una disminución de la densidad ósea y fracturas por fragilidad, especialmente en las culturas que suelen incluir los lácteos en sus dietas. Sin embargo, la magnitud del efecto en diferentes estudios es generalmente pequeña (46). Para los pacientes con intolerancia a la lactosa que consumen más de 15 g de lactosa al día, existen diversos productos sin lactosa o con lactosa hidrolizada (v. **apéndices H y J**).

Gluten

El gluten es una proteína que se encuentra en muchos granos de cereales, y es especialmente abundante en el trigo. También está presente en el centeno y la cebada. Otros productos incluidos en estas categorías son los productos con contaminación cruzada con trigo, centeno o cebada, y los productos que contienen triticale (cruce entre trigo y centeno), junto con productos de trigo (p. ej., espelta, kamut, sémola, bulgur, farina). La intolerancia al gluten presenta diversas afecciones, como la sensibilidad al gluten no celíaca, la alergia al trigo y la enfermedad celíaca. Las definiciones y los criterios de diagnóstico de la sensibilidad al gluten o al trigo no celíaca siguen siendo objeto de debate, ya que el diagnóstico es difícil (47-49). La sensibilidad al gluten no celíaca es, con diferencia, la más frecuente, con una prevalencia estimada de hasta el 13 % de la población estadounidense (47). Estas personas pueden presentar manifestaciones digestivas similares a las de la enfermedad celíaca, pero también a las de la enfermedad de Crohn y el síndrome del intestino irritable (50), como distensión y dolor abdominal, además de otros síntomas como cefalea, confusión y ataxia. Sin embargo, no hay lesión alguna del intestino delgado

asociada ni anticuerpos específicos de la celiaquía, y se considera principalmente un diagnóstico de exclusión. Los síntomas suelen desaparecer tras iniciar una dieta sin gluten. En un gran número de pacientes, una alimentación baja en oligosacáridos, disacáridos y monosacáridos, y polioles fermentables (FODMAP) también logra la desaparición de los síntomas (47). Por otro lado, la alergia al trigo es una reacción mediada por IgE, y se produce en < 1 % de los niños y rara vez en la población adulta. El trastorno relacionado con el gluten más estudiado es la enfermedad celíaca, de naturaleza autoinmunitaria, con una prevalencia de aproximadamente el 1 % de la población.

Su rasgo distintivo es la atrofia vellositaria inducida por el gluten que se produce en el intestino delgado (51). La dermatitis herpetiforme y la ataxia por gluten son otras afecciones autoinmunitarias asociadas a la intolerancia al gluten. Una prueba de IgA frente a las transglutaminasas tisulares es diagnóstica (51). La prevalencia de la intolerancia al gluten se estima en 1 de cada 300 personas de origen europeo. Esta afección dura toda la vida, y la exclusión del gluten de la dieta es el único tratamiento conocido hasta la fecha, aunque no es necesariamente curativo para todos los aspectos de la enfermedad o para todos los pacientes (52). Están avanzados los esfuerzos para reducir la carga de pacientes con dietas sin gluten mediante el desarrollo de trigo sin gluten (53).

Aunque la enteropatía por gluten está mediada por el sistema inmunitario y, por tanto, es una verdadera alergia alimentaria, está mediada por células y se manifiesta como una reacción de hipersensibilidad tardía, en lugar de cómo una reacción aguda mediada por anticuerpos; por tanto, es atípica. Muchas fuentes no clasifican explícitamente la enfermedad celíaca o la intolerancia al gluten como alergia alimentaria (52,54,55,57,59), posiblemente debido a esta naturaleza atípica.

El aumento de la prevalencia de la intolerancia al gluten se cuestiona a menudo, y se considera difícil de definir (48). Pero, cada vez es mayor la bibliografía que apunta a un probable aumento de la prevalencia en todo el mundo. Se correlaciona con la ampliación del espectro de trastornos asociados a la sensibilidad al gluten, junto a los datos empíricos de aumento de la compra y consumo de productos sin gluten (54,55). La razón de este aumento de la prevalencia no está clara, pero se ha especulado que se asocia a múltiples factores, como la genética humana, las toxinas ambientales, las infecciones intestinales, las enfermedades autoinmunitarias, el aumento del consumo de dietas occidentales con gluten, los patrones de alimentación infantil, y también los cambios en la cantidad y la calidad del gluten ingerido (55,56). Estos factores son habituales en la ciencia popular, aunque siguen siendo especulaciones debido a la limitada disponibilidad de datos. Está claro que las dietas occidentales son cada vez más frecuentes en todo el mundo, y a medida que se introduzcan más productos ricos en gluten en distintas culturas, es probable que se observen más casos de intolerancia al gluten (56).

Además, es posible que, como los productos de trigo, los almidones y otros alimentos han sido modificados, también puede haber una asociación entre dichas modificaciones y el aumento de la prevalencia de la intolerancia al gluten. La modificación genética para reducir la patogenicidad sin alterar las propiedades gastronómicas y agronómicas, revirtiendo este posible cambio, está muy avanzada en su desarrollo (53,57). Las pruebas de la participación de la microbiota y la permeabilidad intestinal, en cambio, son cada vez más difíciles de ignorar (41,42,47,58). La alteración de la barrera intestinal provoca daños sistémicos e intestinales, y suele asociarse a la intolerancia al gluten. Se están desarrollando varios enfoques terapéuticos para aliviar la carga de una dieta sin gluten (57).

El riesgo de linfoma aumenta con la enfermedad celíaca, pero se mitiga si se sigue una dieta sin gluten (59). Dado que el gluten está prácticamente omnipresente en los alimentos, es esencial el asesoramiento alimentario de un experto (p. ej., existen registros de alimentos sin gluten en internet; v. apéndice J). La mayoría de las dietas sin gluten excluyen tradicionalmente la avena, debido a la contaminación cruzada, aunque esto puede resultar innecesario en algunos pacientes (v. cap. 18). Las instalaciones donde se procesa la avena suelen procesar también el trigo, por lo que la contaminación de la avena con las proteínas del trigo puede complicar la inclusión de la avena en una dieta sin gluten. En el capítulo 18 se ofrece más información sobre la enteropatía por gluten.

ASPECTOS CLÍNICOS DESTACADOS

La alergia a los alimentos es lo suficientemente frecuente como para que la mayoría de los médicos se puedan encontrar con ella. Este trastorno suele suponer una carga considerable tanto para el paciente como para la familia, especialmente cuando afecta a los niños (60). Las manifestaciones abarcan un amplio espectro, aunque las más habituales son bastante prototípicas. La prevalencia de la verdadera alergia alimentaria es mayor en los niños que en los adultos, pero cabe esperar que muchos niños superen sus alergias. El diagnóstico puede confirmarse mediante dietas de eliminación para las reacciones no mediadas por IgE, y las reacciones mediadas por IgE requieren pruebas de provocación alimentarias e inmuno-

análisis específicos para IgE o pruebas cutáneas. Las alergias alimentarias más comunes en los adultos se relacionan con el pescado, el marisco, los frutos secos y los cacahuetes; en los niños, las reacciones más frecuentes se relacionan con la leche, los huevos, los cacahuetes, la soja y el trigo.

Si se confirma la alergia alimentaria, se debe consultar a un especialista en nutrición para que ayude al paciente (o a sus padres) a elaborar una alimentación nutricionalmente completa y completamente libre del antígeno causante. La alergia al gluten puede producir la enfermedad celíaca o asociarse a intolerancia al gluten no celíaca, y ambas requieren la eliminación casi completa y permanente del gluten de los alimentos (v. cap. 18).

La intolerancia alimentaria, a diferencia de la alergia, no está mediada por el sistema inmunitario. La intolerancia a la lactosa es quizá el ejemplo más frecuente y conocido. Aunque los pacientes con intolerancia a la lactosa pueden manifestar una incapacidad para tolerar cualquier tipo de leche, los ensayos aleatorizados doble ciego son constantes en demostrar que la mayoría puede tolerar hasta 15 g/día de lactosa, y que sigue siendo posible una ingesta adecuada de calcio procedente de fuentes lácteas. La lactancia materna hasta los 4 a 6 meses de edad puede reducir el riesgo de alergia a la leche de vaca, pero no la alergia alimentaria en general antes de los 2 años. Se recomienda que los médicos aconsejen a las familias que no retrasen la introducción de alimentos muy alergénicos entre los 4 y los 6 meses, salvo que el niño tenga un hermano o un familiar de primer grado con alergia a los cacahuetes, eccema moderado-grave que empeore o una reacción previa a otros alimentos.

En estos casos, se puede seguir introduciendo alimentos, pero se recomienda derivar a un especialista en alergias para una introducción más estructurada y la realización de pruebas de alergia (25). La participación de la alergia a los alimentos en una serie de afecciones y síntomas constitucionales se está investigando intensamente en la actualidad. Los avances son considerables en la identificación de los antígenos alimentarios frecuentes. La modificación de la antigenicidad de los alimentos mediante la bioingeniería para eliminar las proteínas causales es un tema de intensa actividad y muy prometedor (53). El uso de probióticos para ajustar la microflora intestinal también parece prometedor para la prevención y el tratamiento de la alergia alimentaria (42).

REFERENCIAS BIBLIOGRÁFICAS

1. Chafen J.J, et al. Diagnosing and managing common food allergies: a systematic review. *Jama*. 2010;303(18):1848-56.

2. Umasunthar T, et al. Incidence of fatal food anaphylaxis in people with food allergy: a systematic review and meta-analysis. *Clin Exp Allergy.* 2013;43(12):1333-41.

3. Plunkett C.H, Nagler C.R. The Influence of the Microbiome on Allergic Sensitization to Food. *Journal of immunology (Baltimore, Md. : 1950).* 2017;198(2):581-589.

4. Shu S.A, et al. Microbiota and Food Allergy. *Clin Rev Allergy Immunol.* 2019;57(1):83-97.

5. Stefka A.T, et al. Commensal bacteria protect against food allergen sensitization. *Proceedings of the National Academy of Sciences of the United States of America.* 2014;111(36): 13145-13150.

6. Sampath V, Nadeau K.C. Newly identified T cell subsets in mechanistic studies of food immunotherapy. *J Clin Invest.* 2019;129(4):1431-1440.

7. Gupta R.S, et al. Prevalence and Severity of Food Allergies Among US Adults. *JAMA Netw Open.* 2019;2(1): e185630.

8. Nwaru B.I, et al. The epidemiology of food allergy in Europe: a systematic review and meta-analysis. *Allergy.* 2014;69(1): 62-75.

9. Heine R.G. Food Allergy Prevention and Treatment by Targeted Nutrition. *Ann Nutr Metab.* 2018;72 Suppl 3:33-45.

10. Kyburz A, et al. Helicobacter pylori and its secreted immunomodulator VacA protect against anaphylaxis in experimental models of food allergy. *Clinical and experimental allergy : journal of the British Society for Allergy and Clinical Immunology.* 2017;47(10):1331-1341.

11. Amedei, A, et al. *The effect of Helicobacter pylori on asthma and allergy.* Journal of asthma and allergy, 2010. 3:139-147.

12. Molina-Infante J, et al. Helicobacter pylori infection does not protect against eosinophilic esophagitis: results from a large multicenter case-control study. *Am J Gastroenterol.* 2018;113(7):972-979.

13. Ma Z.F, et al. Food Allergy and Helicobacter pylori Infection: A Systematic Review. *Frontiers in microbiology.* 2016;7:368-368.

14. Peng X. et al. Production and delivery of Helicobacter pylori NapA in Lactococcus lactis and its protective efficacy and immune modulatory activity. *Scientific reports.* 2018;8(1):6435-6435.

15. Sampson M.A, Muñoz-Furlong A, Sicherer S.H. Risk-taking and coping strategies of adolescents and young adults with food allergy. *J Allergy Clin Immunol.* 2006;117(6):1440-5.

16. American Academy of Pediatrics. Committee on Nutrition. Hypoallergenic infant formulas. *Pediatrics.* 2000;106 (2 Pt 1):346-9.

17. Greer F.R, Sicherer S.H, Burks A.W. Effects of early nutritional interventions on the development of atopic disease in infants and children: the role of maternal dietary restriction, breastfeeding, timing of introduction of complementary foods, and hydrolyzed formulas. *Pediatrics.* 2008;121(1):183-91.

18. Greer F.R, Sicherer S.H, Burks A.W. The Effects of Early Nutritional Interventions on the Development of Atopic Disease in Infants and Children: The Role of Maternal Dietary Restriction, Breastfeeding, Hydrolyzed Formulas, and Timing of Introduction of Allergenic Complementary Foods. *Pediatrics*, 2019;143(4):e20190281. doi:10.1542/ peds.2019-0281

19. Sjögren Y.M, et al. Altered early infant gut microbiota in children developing allergy up to 5 years of age. *Clinical & Experimental Allergy.* 2009;39(4):518-526.

20. Sohn K, Underwood M.A. Prenatal and postnatal administration of prebiotics and probiotics. *Seminars in fetal & neonatal medicine.* 2017;22(5):284-289.

21. Garcia-Larsen V, et al. Diet during pregnancy and infancy and risk of allergic or autoimmune disease: A systematic review and meta-analysis. *PLoS Med.* 2018;15(2):e1002507.

22. Osborn D.A, Sinn J. Soy formula for prevention of allergy and food intolerance in infants. *Cochrane Database Syst Rev.* 2004(3):Cd003741.

23. Vandenplas Y, et al. Partially hydrolyzed formula in non-exclusively breastfed infants: A systematic review and expert consensus. *Nutrition.* 2019;57:268-274.

24. Parekh H, Bahna S.L. Infant Formulas for Food Allergy Treatment and Prevention. *Pediatr Ann.* 2016;45(4):e150-6.

25. Fleischer D.M, et al. Primary prevention of allergic disease through nutritional interventions. *J Allergy Clin Immunol Pract.* 2013;1(1):29-36.

26. Burks A.W, et al. ICON: food allergy. *J Allergy Clin Immunol.* 2012;129(4):906-20.

27. Verschoor D, von Gunten S. Allergy and Atopic Diseases: An Update on Experimental Evidence. *Int Arch Allergy Immunol.* 2019;180(4):235-243.

28. Tham E.H, Leung D.Y. Mechanisms by Which Atopic Dermatitis Predisposes to Food Allergy and the Atopic March. *Allergy Asthma Immunol Res.* 2019;11(1):4-15.

29. Koplin J.J, Allen K.J, Tang M.L.K. Important risk factors for the development of food allergy and potential options for prevention. *Expert Rev Clin Immunol.* 2019;15(2): 147-152.

30. Fasano M. Dermatologic Food Allergy. *Pediatric annals.* 2006;35:727-31.

31. Alessandri C, et al. Molecular approach to a patient's tailored diagnosis of the oral allergy syndrome. *Clinical and translational allergy.* 2020;10:22-22.

32. Czerwionka-Szaflarska M, Łoś-Rycharska E, Gawryjołek J., Allergic enteritis in children. *Przeglad gastroenterologiczny.* 2017;12(1):1-5.

33. Pouessel G, et al. Food-induced fatal anaphylaxis: From epidemiological data to general prevention strategies. *Clin Exp Allergy.* 2018;48(12):1584-1593.

34. Memon R.J, Savliwala M.N. Eosinophilic Gastroenteritis. In *StatPearls.* Treasure Island, FL: StatPearls Publishing, StatPearls Publishing LLC, 2000.

35. Bektas H. et al. Allergens might trigger migraine attacks. *Acta Neurol Belg.* 2017;117(1):91-95.

36. Griauzdaitė K, et al. Associations between migraine, celiac disease, non-celiac gluten sensitivity and activity of diamine oxidase. *Med Hypotheses.* 2020;142:109738.

37. Mansouri M, et al. Is the Atopy Patch Test Reliable in the Evaluation of Food Allergy-Related Atopic Dermatitis? *Int Arch Allergy Immunol.* 2018;175(1-2):85-90.

38. Alsaggaf A, Murphy J, Leibel S. Estimating Cost-Effectiveness of Confirmatory Oral Food Challenges in the Diagnosis of Children With Food Allergy. *Glob Pediatr Health.* 2019;6:2333794x19891298.

39. Chinthrajah R.S, et al. Diagnosis of Food Allergy. *Pediatr Clin North Am.* 2015;62(6):1393-408.

40. Baker M.G, Wang J. Could This Be IT? Epicutaneous, Sublingual, and Subcutaneous Immunotherapy for the Treatment of Food Allergies. *Curr Allergy Asthma Rep.* 2019;19(11):53.

41. Valitutti F, Fasano A. Breaking Down Barriers: How Understanding Celiac Disease Pathogenesis Informed the Development of Novel Treatments. *Digestive diseases and sciences.* 2019;64(7):1748-1758.

42. Pecora F, et al. Gut Microbiota in Celiac Disease: Is There Any Role for Probiotics? *Front Immunol.* 2020;11:957.

43. Őrfi E, Szebeni J.The immune system of the gut and potential adverse effects of oral nanocarriers on its function *Advanced Drug Delivery Reviews.* 2016;106:402-409.

44. Pratap K, et al. A Comprehensive Review on Natural Bioactive Compounds and Probiotics as Potential Therapeutics in Food Allergy Treatment. *Frontiers in immunology*. 2020;11:996-996.

45. Szilagyi A, Ishayek N. Lactose Intolerance, Dairy Avoidance, and Treatment Options. *Nutrients*. 2018;10(12):1994.

46. Hodges J.K, et al. Lactose Intolerance and Bone Health: The Challenge of Ensuring Adequate Calcium Intake. *Nutrients*. 2019;11(4):718.

47. Barbaro M.R, et al. Recent advances in understanding non-celiac gluten sensitivity. *F1000Research*. 2018;7:F1000 Faculty Rev-1631.

48. Casella G, et al. Non celiac gluten sensitivity and diagnostic challenges. *Gastroenterology and hepatology from bed to bench*. 2018;11(3):197-202.

49. Reese I, et al. Non-celiac gluten/wheat sensitivity (NCGS)-a currently undefined disorder without validated diagnostic criteria and of unknown prevalence: Position statement of the task force on food allergy of the German Society of Allergology and Clinical Immunology (DGAKI). *Allergo J Int*. 2018;27(5):147-151.

50. Roszkowska A, et al. Non-Celiac Gluten Sensitivity: A Review. *Medicina (Kaunas, Lithuania)*. 2019;55(6):222.

51. Husby S, Murray J.A, Katzka D.A. AGA Clinical Practice Update on Diagnosis and Monitoring of Celiac Disease-Changing Utility of Serology and Histologic Measures: Expert Review. *Gastroenterology*. 2019;156(4):885-889.

52. Itzlinger A, et al. Gluten-Free Diet in Celiac Disease-Forever and for All? *Nutrients*. 2018;10(11):1796. doi:10.3390/nu10111796

53. García-Molina M.D, et al. Gluten Free Wheat: Are We There? *Nutrients*. 2019;11(3):487.

54. Diez-Sampedro A, et al. A Gluten-Free Diet, Not an Appropriate Choice without a Medical Diagnosis. *Journal of nutrition and metabolism*. 2019;2438934-2438934.

55. Scherf K.A, et al. Recent Progress and Recommendations on Celiac Disease From the Working Group on Prolamin Analysis and Toxicity. *Frontiers in nutrition*. 2020;7:29-29.

56. Catassi C, Gatti S, Fasano A. The New Epidemiology of Celiac Disease. *Journal of Pediatric Gastroenterology and Nutrition*. 2014;59S7–S9. doi:10.1097/01.mpg.0000450393.23156.59

57. Yoosuf S, Makharia G.K. Evolving Therapy for Celiac Disease. *Front Pediatr*. 2019;7:193.

58. Cardoso-Silva D, et al. Intestinal Barrier Function in Gluten-Related Disorders. *Nutrients*. 2019;11(10):2325.

59. Marafini I, Monteleone G, Stolfi C. Association Between Celiac Disease and Cancer. *International journal of molecular sciences*. 2020;21(11):4155.

60. Shaker M.S, Schwartz J, Ferguson M. An update on the impact of food allergy on anxiety and quality of life. *Curr Opin Pediatr*. 2017;29(4):497-502.

▨ LECTURAS RECOMENDADAS

Alessandri C, Ferrara R, Bernardi M. L, Zennaro D, Tuppo L, Giangrieco I, Ricciardi T, Tamburrini M, Ciardiello M. A, Mari A. Molecular approach to a patient's tailored diagnosis of the oral allergy syndrome. *Clinical and translational allergy*. 2020;10:22-22.

Anvari S, Miller J, Yeh C. Y, Davis C. M. IgE-Mediated Food Allergy. *Clin Rev Allergy Immunol*. 2019;57(2):244-260.

Burks AW, Jones SM, Boyce JA, et al. NIAID-sponsored 2010 guidelines for managing food allergy: applications in the pediatric population. *Pediatrics*. 2011;128:955–965.

Cardoso-Silva D, Delbue D, Itzlinger A, Moerkens R, Withoff S, Branchi F, Schumann M. Intestinal Barrier Function in Gluten-Related Disorders. *Nutrients*. 2019;11(10):2325.

Dreskin SC. Genetics of food allergy. *Curr Allergy Asthma Rep*. 2006;6:58–64.

Freeman HJ, Chopra A, Clandinin MT, et al. Recent advances in celiac disease. *World J Gastroenterol*. 2011;17:2259–2272.

Kueper T, Martinelli D, Konetzki W, et al. Identification of problem foods using food and symptom diaries. *Otolaryngol Head Neck Surg*. 1995;112:415–420.

Lack G. Food allergy. *N Eng J Med*. 2008;359;1252–1260.

Lomer MC, Parkes GC, Sanderson JD. Review article: lactose intolerance in clinical practice—myths and realities. *Aliment Pharmacol Ther*. 2008;27:93–103.

NIAID-Sponsored Expert Panel. Guidelines for the diagnosis and management of food allergy in the United States: report of the NIAID-Sponsored Expert Panel. *J Allergy Clin Immunol*. 2010;126:S1–S58.

Nowak-Wegrzyn A, Assa'ad AH, Bahna SL, et al. Work group report: oral food challenge testing. *J Allergy Clin Immunol*. 2009;123:365–383.

Őrfi E, Szebeni J. The immune system of the gut and potential adverse effects of oral nanocarriers on its function. *Advanced Drug Delivery Reviews*. 2016;106:402-409.

Pirson F. Food allergy: a challenge for the clinician. *Acta Gastroenterol Belg*. 2006;69:38–42.

Taylor SL, Baumert JL. Food allergies and intolerances. In: Ross CA, Benjamin C, Cousins RJ, et al., eds. *Modern nutrition in health and disease*, 11th ed. Philadelphia, PA: Lippincott Williams & Wilkins, 2012:1421–1439.

Terho EO, Savolainen J. Diagnosis and food hypersensitivity. *Eur J Clin Nutr*. 1996;50:1–5.

van Ree R, Vieths S, Poulsen LK. Allergen-specific IgE testing in the diagnosis of food allergy and the event of a positive match in the bioinformatics search. *Mol Nutr Food Res*. 2006;50:645–654.

Zuercher AW, Fritsche R, Corthesy B, et al. Food products and allergy development, prevention and treatment. Curr Opin Biotechnol 2006;17:198–203.

Capítulo 25

Trastornos de la conducta alimentaria

Sarah Hornack

 INTRODUCCIÓN

Los trastornos de la conducta alimentaria hacen referencia a una conducta alimentaria anómala y problemática, con o sin consecuencias físicas discernibles. Los trastornos prototípicos son la anorexia nerviosa (AN), la bulimia nerviosa (BN) y el trastorno alimentario por atracones (TAA).

La obesidad es el resultado de numerosos factores que crean un desequilibrio entre los requerimientos energéticos y la ingesta de energía, por lo que podría considerarse un trastorno de la conducta alimentaria. Sin embargo, se suele clasificar y tratar de forma diferente debido, en parte, a su prevalencia. En la actualidad, la obesidad afecta a aproximadamente el 42 % de la población adulta en Estados Unidos, y el 9.2 % de los adultos presentan obesidad grave (1) (*v.* cap. 5).

En los niños, la incidencia ha aumentado rápidamente en las últimas décadas, y actualmente casi uno de cada cinco jóvenes está afectado por la obesidad (2,3). Si se considera solo la prevalencia, la obesidad no puede catalogarse como «aberrante», aunque los grados extremos de obesidad comparten características con los demás trastornos de la conducta alimentaria.

En estos casos, pueden ser útiles los elementos terapéuticos tomados de los otros trastornos. Por el contrario, a medida que las presiones sociales aumentan la prevalencia de los trastornos de la conducta alimentaria, estos se vuelven potencialmente menos distintos de las normas imperantes, y se asemejan más a un problema de salud pública (4) que a una alteración patológica estrictamente individualizada. A este respecto, son dignas de mención las tendencias recientes en la epidemiología del TAA (5).

Existe cierta preocupación de que los esfuerzos de prevención y tratamiento de la obesidad puedan conducir a los trastornos prototípicos de la conducta alimentaria de anorexia y bulimia nerviosa; sin embargo, esta preocupación es infundada.

Además, es cierto que la obesidad de inicio en la infancia se correlaciona con una alimentación desordenada en épocas posteriores de la vida, y que los atracones o las prácticas poco saludables para perder peso aumentan el riesgo de obesidad. Las revisiones de las intervenciones en el estilo de vida para perder peso detectan que la mejora de las conductas de salud puede llevar a una reducción de la psicopatología de los trastornos de la conducta alimentaria y a una mejora de los resultados psicosociales, como la calidad de vida (6,7). Así, en lugar de que un trastorno sea la causa del otro, parece más probable que la obesidad y los trastornos de la conducta alimentaria sean dos caras de la misma moneda.

Los trastornos de la conducta alimentaria ocasionales o leves, relacionados con los antojos o deseos impulsivos, las aversiones y la insatisfacción con la imagen corporal, son muy frecuentes, cuando no universales.

Un trastorno de la conducta alimentaria relevante está caracterizado por una gran angustia y/o por el deterioro resultante en la vida diaria de la persona, y el tratamiento se basa en gran medida en la psicoterapia. Sin embargo, los trastornos se expresan en interacciones con la comida, lo que requiere que se aborde también el tratamiento alimentario.

 VISIÓN GENERAL

La prevalencia y la importancia para la salud pública de los trastornos de la conducta alimentaria han aumentado considerablemente desde la década de 1970, en paralelo a la prevalencia de la obesidad. Al mismo tiempo, los conceptos sociales de belleza han priorizado cada vez más la delgadez. Así, aunque antes se consideraba una consecuencia de una disfunción familiar y de una alteración psicopatológica, el vínculo entre los trastornos de la conducta alimentaria y el desequilibrio imperante entre los objetivos y las prácticas alimentarias parece evidente. El modelo biopsicosocial es muy importante; los factores sociales interactúan con la vulnerabilidad biológica, genética y psicológica, para culminar en el patrón alterado de la conducta alimentaria (8-10).

Hacer dieta durante la adolescencia parece aumentar la susceptibilidad a los trastornos de la conducta alimentaria (11,12). En una encuesta poblacional realizada en España, se sugiere que estos trastornos se producen en el contexto de prácticas de alimentación poco saludable prevalentes y menos extremas (13), y en un reciente estudio de seguimiento longitudinal de 10 años se observó que los adolescentes que realizaban dietas y que tenían trastornos de la conducta alimentaria presentaban más probabilidades de seguir teniendo dichas conductas 10 años después (14).

Se considera que la exposición a la cultura occidental y a sus ideales de belleza es un factor de riesgo (15). Sin embargo, la investigación continua ha demostrado que los trastornos de la conducta alimentaria no se limitan a determinadas culturas o etnias (16-19). Su impacto también se observa a nivel mundial, ya que los países de renta alta y los de rentas bajas y medias muestran tasas similares de TAA (5). Los trastornos de la conducta alimentaria se perciben como condiciones que afectan de manera predominante a las mujeres jóvenes, y sin embargo, hay pruebas de que los trastornos se producen en los hombres, pero con una presentación diferente. Por ejemplo, es más probable que los hombres que padecen un trastorno de la conducta alimentaria tengan antecedentes de sobrepeso y obesidad, que utilicen el ejercicio como una conducta compensadora y que el origen de sus preocupaciones por el peso esté más relacionado con los logros deportivos (20-29).

Los factores de riesgo de los trastornos de la conducta alimentaria son muchos, e incluyen factores psicológicos, biológicos y culturales. Los trastornos de la conducta alimentaria se asocian a comorbilidades psiquiátricas (30-33), siendo los trastornos del estado de ánimo y de ansiedad los más frecuentes (34,35). La anorexia y la bulimia nerviosas se distinguen de estas comorbilidades psiquiátricas por la preocupación por el peso corporal.

Las personas que se preocupan por el control del peso, como las modelos, las actrices, los bailarines (36), los deportistas (37-39) y las personas con diabetes de tipo 1 (40-42), parecen tener un mayor riesgo. También suele documentarse el antecedente personal de obesidad o de obesidad percibida, especialmente en la bulimia. Asimismo, hay pruebas de un mayor riesgo de TAA y de comportamientos poco saludables para controlar el peso entre los adolescentes y adultos jóvenes vegetarianos. Los cuestionarios administrados a grandes muestras de adolescentes y estudiantes universitarios revelaron que las mujeres y los que mencionaban razones médicas o de salud para ser vegetarianos mostraban mayores índices de trastornos de la alimentación.

Además, los hallazgos sugieren que los vegetarianos actuales pueden tener mayor riesgo de pérdida de control de la alimentación, mientras que los ex vegetarianos pueden adoptar conductas más extremas para perder peso (43,44). Las contribuciones genéticas a los trastornos de la conducta alimentaria se han demostrado mediante estudios de agrupación familiar y de gemelos (45,46). Además, en estudios de genes candidatos se han identificado variantes de riesgo genético relacionadas con el control hipotalámico del apetito y la homeostasis energética, que aumentan el riesgo de sufrir anorexia (10,47,48). Los criterios para el diagnóstico de los trastornos de la conducta alimentaria se han codificado en el Manual diagnóstico y estadístico de los trastornos mentales (*Diagnostic and Statistical Manual of Mental Disorders [DSM]*) y en la Clasificación Internacional de Enfermedades (CIE).

Anorexia nerviosa

Fundamentalmente, la anorexia nerviosa (AN) es un miedo mórbido a engordar, una incapacidad para calibrar correctamente el grado de delgadez y la consiguiente autoinanición (49,50). Según el *DSM-V*, los criterios para la AN incluyen una restricción del consumo de alimentos que conduce a un «peso corporal significativamente bajo», el miedo intenso a aumentar de peso y la percepción distorsionada de la imagen corporal. La alimentación suele estar estrictamente controlada en la anorexia, y el paciente suele negar y no reconocer realmente que existe un problema. La AN se divide en dos subtipos: en el tipo restrictivo, los pacientes no se dan atracones ni se purgan, en comparación con el tipo de atracones/purgas, en el que los pacientes presentan atracones y purgas de manera recurrente (DSM-V).

Al realizar el diagnóstico utilizando los criterios del DSM-V, la gravedad de la AN se clasifica en función de las categorías de índice de masa corporal (IMC) de la Organización Mundial de la Salud para la delgadez: «Leve» es un IMC mayor o igual a 17 kg/m^2, «Moderado» es un IMC de 16 a 16.99 kg/m^2, «Grave» es un IMC de 15 a 15.99 kg/m^2 y «Extremo» es un IMC inferior a 15 kg/m^2. Los percentiles correspondientes se utilizan para calificar la gravedad de la AN en niños y adolescentes. En el tipo de atracones/purgas, la diferenciación con la bulimia se basa en el grado de peso subóptimo (51).

La AN se presenta con mayor frecuencia entre los 15 y los 19 años de edad; sin embargo, también aparecen casos en niños preadolescentes y en adultos de mediana edad (52). Hay indicadores de que la edad de aparición está disminuyendo con cada generación (53). Las complicaciones médicas de la anorexia son las de la inanición. El metabolismo basal se ralentiza, y puede haber hipotensión y bradicardia. Es frecuente la amenorrea por disminución de la producción de hormona foliculoestimulante y luteinizante, y es habitual la reducción de la concentración de estrógenos, que puede ser uno de los primeros indicadores. Puede producirse una decoloración de la piel por hipercarotenemia, relacionada con los hábitos alimentarios o con una disfunción metabólica.

La osteopenia es una complicación frecuente y conlleva un mayor riesgo de fracturas a largo plazo. Los adolescentes con AN tienen riesgo de sufrir una alteración del crecimiento lineal que puede dar lugar a una talla baja permanente (54).

A menudo aparecen manifestaciones características del hipotiroidismo. Durante los períodos de caquexia y amenorrea, puede producirse una pérdida ósea potencialmente irreversible de hasta el 15% anual. Con la inanición prolongada e intensa, la pérdida de proteínas viscerales puede llegar a poner en peligro la vida. La pérdida de proteínas del miocardio hace que el paciente con anorexia pueda llegar a sufrir una muerte súbita cardíaca. La tasa de mortalidad en la anorexia es superior a la de otros trastornos psiquiátricos, aproximadamente de un 5%, y una de cada cinco muertes se atribuye al suicidio (55,56).

En general, se considera que la duración media de la enfermedad oscila entre los 2 y los 5 años aproximadamente, tal y como informan los estudios epidemiológicos (23,57). Sin embargo, las investigaciones realizadas en muestras clínicas suelen revelar que la AN es una enfermedad crónica. Las personas con una duración de la enfermedad de 5 años o más tienen un pronóstico de recuperación significativamente desfavorable, y mayores problemas médicos y psicológicos asociados (58).

Bulimia nerviosa

Los datos de la National Epidemiologic Survey on Alcohol and Related Conditions de 2012 a 2013 sugieren que la prevalencia de la BN a lo largo de la vida es del 0.28% (en comparación con el 0.8% para la AN). Se cree que las tasas de diagnóstico están aumentando debido al menor umbral de frecuencia de episodios de atracones establecido en el DSM-V (59,60).

En la bulimia, al igual que en la anorexia, existe una preocupación por el peso corporal y un temor a aumentar de peso. Los criterios del DSM-V incluyen atracones recurrentes caracterizados por un consumo excesivo de calorías dentro de un marco temporal discreto y la pérdida de control, conductas compensadoras inapropiadas recurrentes para evitar el aumento de peso (p. ej., vómitos autoinducidos, uso de laxantes, restricción calórica, ejercicio excesivo) y una preocupación excesiva por el hábito corporal. Para satisfacer la definición de BN, los atracones y las conductas compensadoras deben producirse al menos una vez a la semana durante 3 meses, y los episodios no deben producirse exclusivamente en el contexto de la AN, subtipo de atracones/purgas. Las características distintivas de la BN suelen ser: a) el grado de control de la alimentación, que es estricto en la anorexia pero escaso en la bulimia, y b) el grado de delgadez relacionado (49).

Una serie de datos limitados sugiere que el metabolismo alterado de la colecistocinina puede contribuir a la falta de señales de saciedad normales (61, 62). Entre el 30% y el 50% de las personas con BN también abusan o dependen del alcohol o las drogas, y hay pruebas de que la propia bulimia puede representar un trastorno adictivo (63). Las personas con BN tienden a darse atracones y luego a «purgarse», realizando una conducta compensadora o cualquier combinación de acciones.

A diferencia de los individuos con AN, que parecen enfermos para cualquier observador objetivo, pero tienden a no ser conscientes de que tienen un problema, los pacientes con BN generalmente parecen estar bien (salvo que el trastorno esté avanzado o descompensado) y tienden a saber que su conducta alimentaria es patológica.

En datos de estudios nacionales, la BN se manifiesta generalmente entre los 18 y los 22 años, y la duración media es de algo más de 8 años, comparable a la del TAA. Las personas con BN han presentado el trastorno hasta durante 5 años antes de buscar tratamiento, y a menudo obtienen ayuda solo por algún trastorno agudo. Los datos de una encuesta nacional indican que menos de la mitad de los afectados buscan tratamiento específicamente para su bulimia, y que es más probable que soliciten tratamiento por comorbilidades psiquiátricas (23). Las complicaciones médicas se deben al traumatismo del tubo digestivo y a un desequilibrio electrolítico (64).

Dado que los bulímicos a menudo parecen estar bien y tienden a retrasar la búsqueda de tratamiento, el diagnóstico puede ser difícil. Sin embargo, hay varios signos de alarma y varias complicaciones médicas tempranas que pueden ayudar al médico en la identificación de este trastorno. El signo de Russell, los hematomas en los nudillos como consecuencia de los vómitos autoinducidos, puede ser un indicio temprano para el diagnóstico. Los episodios repetidos de vómitos erosionan el esmalte dental, y pueden provocar la pérdida de dientes y caries. La pérdida de ácido gástrico puede causar alcalosis hipoclorémica e hipopotasemia, lo que puede inducir un estado de shock. Estas alteraciones electrolíticas en un paciente por lo demás sano deben hacer sospechar la existencia de bulimia. Otra complicación médica de la bulimia es la pancreatitis, que puede producirse tras un atracón. El aumento de tamaño de las glándulas parótidas puede ser inducido por un atracón, que también puede causar rotura gástrica. Las purgas pueden provocar esofagitis y desgarro o rotura del esófago. La ipecacuana, un conocido expectorante, ingerida en dosis elevadas es cardiotóxica, y puede provocar miocarditis y arritmias. Los laxantes pueden producir daño tubular renal, y pueden alterar de forma crónica la motilidad gastrointestinal (64).

Trastorno alimentario por atracones

El trastorno alimentario por atracones (TAA) es similar a la bulimia en cuanto a la pérdida de control de los impulsos que conduce a los atracones, que se producen al menos una vez a la semana durante 3 meses. La diferencia está en que en el TAA, a diferencia de la BN, no se producen conductas compensadoras inapropiadas, como el vómito autoinducido (65). Las personas con TAA también tienden a ser de mediana edad, y hasta un 25 % son hombres (66). Los atracones tienden a producirse en privado, y la ingesta de alimentos en público es normal o incluso inferior a lo normal, lo que está relacionado con el sentimiento de culpa o la vergüenza asociados a los atracones. Los atracones recurrentes contribuyen al aumento de peso y a la aparición de obesidad con el tiempo. En los pacientes obesos con TAA, se recomienda tratar el trastorno antes de que el paciente intente perder peso (67).

Los datos de una encuesta reciente indican que la prevalencia del TAA en Estados Unidos supera a la de la anorexia y la bulimia, con un 0.8 % de prevalencia a lo largo de la vida (59). Es habitual cierta tendencia a los atracones en la mayoría de las personas y, de hecho, en muchas especies (v. cap. 44). Se ha afirmado que el TAA puede estar más relacionado con las conductas alimentarias normales que los otros trastornos, y que el aumento de la prevalencia puede atribuirse a las influencias ambientales y sociales (67).

Otro trastorno específico de la alimentación o la conducta alimentaria

Otro trastorno específico de la alimentación o de la conducta alimentaria es una categoría que incluye los trastornos que «causan una angustia clínicamente significativa, o un deterioro predominante del desempeño de funciones sociales, laborales u otras áreas importantes, aunque no cumplen todos los criterios de ninguno de los trastornos de categoría diagnóstica de trastornos de la alimentación y la conducta alimentaria». En esta categoría se incluyen la AN atípica, en la que el paciente cumple todos los criterios de la AN, pero tiene un peso normal; la BN y el TAA de baja frecuencia o duración limitada; el trastorno de purgas (un trastorno en el que hay purgas sin atracones asociados) y el síndrome de alimentación nocturna (SAN). El SAN se caracteriza por hiperfagia vespertina con picoteo nocturno, que provoca un deterioro y un sufrimiento importantes (*DSM-V*).

A diferencia de los atracones de 2 000 a 3 000 kcal típicos del TAA, el picoteo nocturno en el SAN tiende a limitarse a unas 400 kcal/episodio, con múltiples episodios a lo largo de la noche (68). Se calcula que hasta el 1.5 % de la población general padece esta afección. Varios estudios sobre el SAN en personas con obesidad sugieren una prevalencia extremadamente alta en esta población, que varía desde el 10 % al 15 % de los pacientes de clínicas de obesidad hasta el 8-55 % de los pacientes que solicitan cirugía bariátrica (69-71).

Trastornos atípicos de la conducta alimentaria

Existen estados de conducta alimentaria anómala que no cumplen con los criterios de la anorexia, la bulimia o los atracones, pero que reciben poca atención en la bibliografía médica. En estos estados se incluye la pica, que es la ingesta persistente de sustancias no nutritivas y no alimentarias durante al menos un mes. El trastorno por evitación/restricción de la ingesta de alimentos es un trastorno de la alimentación o de la nutrición en el que no se satisfacen los requerimientos nutricionales o energéticos; no se puede atribuir a otra afección médica, no se produce en presencia de AN o BN (no hay preocupación por el peso o la delgadez), y no se debe a la falta de acceso a los alimentos (DSM-V). El reconocimiento de estos trastornos puede ser especialmente importante para sensibilizar a los profesionales de atención primaria sobre la prevalencia y las consecuencias clínicas de los trastornos de la conducta alimentaria.

Tratamiento: principios generales

El tratamiento de los trastornos de la conducta alimentaria es multidisciplinar, y depende en gran medida de la atención de expertos en psiquiatría o psicología. Cada vez hay más pruebas de que los inhibidores selectivos de la recaptación de serotonina (ISRS) pueden ser útiles en el tratamiento de pacientes con BN y TAA (72-76). Solo dos fármacos han sido aprobados por la Food and Drug Administration de Estados Unidos para el tratamiento de los trastornos alimentarios: el dimesilato de lisdexanfetamina, un estimulante para el trastorno por déficit de atención/hiperactividad, para el TAA moderado a grave, y la fluoxetina para la BN (72,74). Hay algunos datos que indican que los ISRS pueden ayudar a prevenir las recaídas en pacientes con anorexia que alcanzan un peso normal. La evidencia sobre el uso del antipsicótico olanzapina en pacientes con anorexia es contradictoria (77-79), aunque la American Psychiatric Association sugiere que puede ser útil en pacientes con «resistencia grave e incesante a ganar peso, pensamiento obsesivo grave y negación que asume proporciones delirantes» (80). Además del médico de atención primaria, el equipo terapéutico debe incluir generalmente a un especialista en salud mental, un especialista en nutrición y un trabajador social.

Se considera que la terapia cognitivo-conductual es el tratamiento de elección para la bulimia y el TAA (66,81,82). La psicoterapia individual puede ser útil, pero el tratamiento basado en la familia se considera el enfoque de primera línea para los adolescentes con AN (82-84). En los adultos con anorexia, la terapia cognitivo-conductual puede prevenir las recaídas en aquellos que han alcanzado un peso normal (85).

El médico de atención primaria puede contribuir de forma importante tanto en la prevención como en el tratamiento de los trastornos de la conducta alimentaria. Se justifica un alto índice de sospecha para facilitar la detección temprana. Una herramienta de detección que puede utilizar el médico de atención primaria es el cuestionario SCOFF, un instrumento de cinco preguntas que evalúa la psicopatología fundamental de la anorexia y la bulimia (86). Si un paciente responde afirmativamente a dos o más de las preguntas, se justifica una investigación más profunda (87). Entre las herramientas de cribado establecidas para el TAA se encuentran el *Questionnaire on Eating and Weight Patterns* (QEWP-5, Cuestionario sobre patrones de alimentación y peso) y la *Binge Eating Scale* (BES, Escala de atracones); estas medidas de autoinforme evalúan los síntomas en una escala continua (88).

Como estas medidas podrían ser engorrosas de completar en un entorno de atención primaria (tienen 26 y 16 ítems de respuesta, respectivamente), los investigadores han identificado una pantalla efectiva de atracones de una pregunta del cuestionario MOVE!23: «En promedio, ¿con qué frecuencia ha comido cantidades extremadamente grandes de comida en un momento y sintió que su alimentación estaba fuera de control en ese momento?». Se pide a los encuestados que indiquen la frecuencia con la que ha ocurrido esto en una semana para determinar si es necesaria la derivación (89).

El reconocimiento de la psicopatología que contribuye a los trastornos de la conducta alimentaria puede permitir un tratamiento preventivo. Los esfuerzos por contener las influencias sociales que pueden propagar una imagen corporal distorsionada entre los jóvenes, y para establecer programas educativos que fomenten una alimentación saludable y perspectivas realistas sobre el peso deben contar con el apoyo, si no el liderazgo, de la comunidad de atención primaria (90-97).

Existe una excelente y extensa bibliografía sobre las distintas teorías y enfoques para el asesoramiento de pacientes con trastornos de la conducta alimentaria (v. «Lecturas recomendadas»). El tratamiento alimentario es en sí mismo un aspecto importante del plan terapéutico, aunque es solo un componente.

Tratamiento alimentario

La anorexia grave puede requerir hospitalización y apoyo nutricional enteral, con un control riguroso de los electrólitos. Un índice de masa corporal (IMC) en el rango muy grave (< 13), un desequilibrio electrolítico grave, la tendencia al suicidio y la falta de mejoría con el tratamiento ambulatorio son indicaciones para la hospitalización. La realimentación debe ser gradual para evitar el síndrome de realimentación, caracterizado por insuficiencia cardíaca congestiva, hipofosfatemia y/o prolongación del intervalo QT. El tratamiento hospitalario debe ser supervisado por un especialista u otro consultor de nutrición.

El tratamiento ambulatorio exige un seguimiento estrecho, especialmente porque el abandono del mismo es frecuente (98,99). Son aplicables los principios del asesoramiento alimentario que se tratan en el capítulo 47. El tratamiento nutricional debe comenzar con una anamnesis alimentaria (100), que no solo debe incluir una descripción de las conductas alimentarias actuales y previas, sino también las creencias y motivaciones que las sustentan.

Las consultas semanales son apropiadas hasta que se logre una respuesta terapéutica consistente. El control del peso debe ser sistemático. El paciente debe llevar un diario de alimentos, que debe revisarse en las visitas al consultorio. Dado que la preocupación por el peso es predominante, es esencial la educación del paciente en relación con el peso saludable y las prácticas alimentarias que conducen a su mantenimiento.

Dado que la enfermedad está relacionada con una alimentación muy restrictiva en la anorexia, se debe hacer hincapié en una alimentación prudente, pero equilibrada y sin restricciones. No existe un régimen alimentario único recomendado, ya que el consumo calórico adecuado es primordial (101). Un objetivo similar es pertinente en el tratamiento de la bulimia y el trastorno por atracones, y se debe destacar que el trastorno de la conducta alimentaria suele ser el resultado de actitudes excesivamente restrictivas sobre la comida más que de comer en exceso (100,102). El establecimiento de un patrón alimentario constante y moderado es útil para resolver las tendencias a los atracones y purgas.

Las directrices recomiendan un aumento de peso gradual en la anorexia a un ritmo de 0.5 a 1.4 kg/semana. Está indicada la participación de un especialista en nutrición en la elaboración de planes de alimentación que faciliten el aumento de peso o su mantenimiento. En la anorexia, la supresión del metabolismo basal es tal que una ingesta energética ligera puede ser suficiente para el mantenimiento del peso o para su aumento gradual. En un gran estudio de cohortes sobre el tratamiento de pacientes internos se sugirió que la realimentación oral puede comenzar con 1 200 a 1 500 kcal/día y avanzar hasta 3 500 a 4 000 diarias (103).

Un especialista en nutrición debe determinar el índice metabólico basal como medio para calcular los requerimientos calóricos. La alimentación debe avanzarse gradualmente para aliviar la ansiedad del paciente por el aumento excesivo de peso. Hay pruebas de que el aumento de peso revierte los efectos negativos de la inanición, como la rigidez cognitiva y la excesiva atención a los detalles, lo que tiene efectos positivos sobre la ansiedad del paciente y su capacidad para tomar decisiones acertadas (104). En la bulimia, se debe intentar inicialmente la estabilización del patrón alimentario y el peso. Se debe hacer un esfuerzo por identificar los alimentos asociados a los atracones, para evitarlos o controlar estrictamente su ingesta durante un tiempo, aunque hay pruebas de que la exposición eventual a los «alimentos temidos» y la prevención de la respuesta (atracones/purgas) en la terapia pueden aliviar los síntomas (105). También hay datos recientes de que la limitación de la variedad de alimentos produce una saciedad sensorial específica y, por tanto, una dieta más limitada puede ayudar a frenar los atracones (102).

Si está indicado, puede recurrirse a un régimen para la pérdida determinada de peso una vez que el patrón alimentario se haya estabilizado de manera fiable. El asesoramiento alimentario (v. cap. 47) debe combinarse con la terapia cognitivo-conductual para mejorar la percepción de la imagen corporal y establecer un patrón de alimentación sostenible que apoye los esfuerzos de control de peso.

Un problema adicional para el médico es la concurrencia de un trastorno de la conducta alimentaria y una enfermedad metabólica, como la diabetes *mellitus*. Las niñas con diabetes de tipo 1 parecen tener al menos el doble de probabilidades de desarrollar bulimia y TAA que las que no son diabéticas (106). Los trastornos de la alimentación en los diabéticos se han asociado a una mayor frecuencia de complicaciones médicas, como episodios más frecuentes de cetoacidosis y aceleración de la aparición de retinopatía (41,107). Dada la prevalencia tanto de la diabetes como de los trastornos de la conducta alimentaria, los autores recomiendan considerar la concurrencia siempre que la diabetes resulte difícil de tratar, especialmente en una mujer joven.

ASPECTOS CLÍNICOS DESTACADOS

La sociedad actual se caracteriza por una lucha generalizada contra el control de peso, la obesidad epidémica y la propagación del ideal de delgadez. El aumento de la prevalencia de los trastornos alimentarios se puede atribuir tanto a la susceptibilidad individual como a las condiciones ambientales. La mayor concienciación de los médicos junto con una mejor detección también puede contribuir. La contribución del entorno es tal que se puede considerar razonablemente que cualquier paciente tiene cierto riesgo de sufrir algún tipo de trastorno de la conducta alimentaria.

La incorporación de la educación en nutrición y el asesoramiento alimentario limitado en la práctica de la atención primaria pueden respaldar los esfuerzos de prevención primaria de los trastornos de la conducta alimentaria, especialmente al revelar los hábitos alimentarios que los progenitores transmiten a sus hijos. Además, existen programas basados en la evidencia que pretenden reducir el riesgo de trastornos la conducta alimentaria mediante la enseñanza de estrategias de disonancia cognitiva y la lucha contra el ideal de delgadez (108).

Los trastornos de la conducta alimentaria suelen requerir un equipo de atención que incluya un especialista en salud mental y un especialista en nutrición. La coordinación terapéutica entre el paciente y un médico de atención primaria con buenos conocimientos de nutrición favorece la detección temprana y el tratamiento óptimo. Los pacientes necesitan formación acerca del peso y las prácticas alimentarias saludables, así como sobre los efectos adversos de los trastornos de la conducta alimentaria.

Una alimentación equilibrada, pero no excesivamente restringida, favorece la superación de los trastornos de la conducta alimentaria y evita el aumento excesivo de peso, que puede precipitar la reaparición de los trastornos. En contra de la habitual preocupación, el asesoramiento para prevenir la obesidad no tiene por qué contribuir a los trastornos de la conducta alimentaria si se proporciona de forma adecuada, centrándose en la salud a largo plazo, más que en la pérdida de peso a corto plazo o en la delgadez en sí.

Los médicos deben fomentar un patrón alimentario compatible con los principios de promoción de la salud y control del peso (*v.* caps. 5 y 45). Es esencial el seguimiento frecuente, con control del peso y de la pauta alimentaria, hasta que se consiga una respuesta terapéutica y se mantenga.

📎 REFERENCIAS BIBLIOGRÁFICAS

1. Hales CM, Carroll MD, Fryar CD, Ogden CL. *Prevalence of obesity and severe obesity among adults: United States, 2017–2018. NCHS Data Brief, no 360.* Hyattsville, MD: National Center for Health Statistics, 2020.
2. Hales CM, Carroll MD, Fryar CD, Ogden CL. *Prevalence of obesity among adults and youth: United States, 2015–2016. NCHS data brief, no 288.* Hyattsville, MD: National Center for Health Statistics, 2017.
3. De Giuseppe R, Napoli ID, Porri D, Cena H. Pediatric obesity and eating disorders symptoms: the role of the multidisciplinary treatment—a systematic review. *Front Pediatr.* 2019;7:123.
4. Austin SB. A public health approach to eating disorders prevention: it's time for public health professionals to take a seat at the table. *BMC Public Health.* 2012;12(1):854.
5. Erskine HE, Whiteford HA. Epidemiology of binge eating disorder. *Curr Opin Psychiatry.* 2018;31:462–470.
6. Haines J, Neumark-Sztainer D. Prevention of obesity and eating disorders: a consideration of shared risk factors. *Health Educ Res.* 2006;21:770–782.
7. Peckmezian T, Hay P. A systematic review and narrative synthesis of interventions for uncomplicated obesity: weight loss, well-being and impact on eating disorders. *J Eat Disord.* 2017;5:15.
8. Striegel-Moore RH, Bulik CM. Risk factors for eating disorders. *Am Psychol.* 2007;62(3):181–198.
9. Frank GKW. The perfect storm: a bio-psycho-social risk model for developing and maintaining eating disorders. *Front Behav Neurosci.* 2016;10:44.
10. Bulik CM, Blake L. Genetics of eating disorders: what the clinician needs to know. *Psychiatr Clin N Am.* 2019;42:59–73.
11. Howard CE, Porzelius LK. The role of dieting in binge eating disorder: etiology and treatment implications. *Clin Psychol Rev.* 1999;19:25–44.
12. Spear BA. Does dieting increase the risk for obesity and eating disorders? *J Am Diet Assoc.* 2006;106:523–525.
13. Martin AR, Nieto JM, Jimenez MA, et al. Unhealthy eating behaviour in adolescents. *Eur J Epidemiol.* 1999;15:643–648.
14. Neumark-Sztainer D, Wall M, Larson NI, et al. Dieting and disordered eating behaviors from adolescence to young adulthood: findings from a 10-year longitudinal study. *J Am Diet Assoc.* 2011;111(7):1004–1011.
15. Eddy KT, Hennessey M, Thompson-Brenner H. Eating pathology in East African women; the role of media exposure and globalization. *J Nerv Ment Dis.* 2007;195(3):196–202.
16. Podar I, Allik J. A cross-cultural comparison of the eating disorder inventory. *Int J Eat Disord.* 2009;42(4):346–355.

17. Soh NL, Touyz SW, Surgenor LJ. Eating and body image disturbances across cultures: a review. *Eur Eat Disord Rev.* 2006;14:54–65.
18. Keel PK, Klump KL. Are eating disorders culture-bound syndromes? Implications for conceptualizing their etiology. *Psychol Bull.* 2003;129:747–76.
19. Cummins LH, Simmons AM, Zane NWS. Eating disorders in Asian populations: a critique of current approaches to the study of culture, ethnicity, and eating disorders. *Am J Orthopsychiatry.* 2005;75:553–574.
20. Cafri G, van den Berg P, Thompson JK. Pursuit of muscularity in adolescent boys: relations among biopsychosocial variables and clinical outcomes. *J Clin Child Adolesc Psychol.* 2006;35:283–291.
21. Elgin J, Pritchard M. Gender differences in disordered eating and its correlates. *Eat Weight Disord.* 2006;11:e96–e101.
22. Muris P, Meesters C, van de Blom W, et al. Biological, psychological, and sociocultural correlates of body change strategies and eating problems in adolescent boys and girls. *Eat Behav.* 2005;6:11–22.
23. Hudson JI, Hiripi E, et al. The prevalence and correlates of eating disorders in the National Comorbidity Survey Replication. *Biol Psychiatry.* 2007;61:348–358.
24. Dominé F, Berchtold A, Akré C, et al. Disordered eating behaviors: what about boys? *J Adolesc Health.* 2009;44(2):111–117.
25. Striegel-Moore RH, Rosselli F, Perrin N, et al. Gender difference in the prevalence of eating disorder symptoms. *Int J Eat Disord.* 2009;42(5):471–474.
26. Button E, Aldridge S, Palmer R. Males assessed by a specialized adult eating disorders service: patterns over time and comparisons with females. *Int J Eat Disord.* 2008;41(8):758–761.
27. Raevuori A, Hoek HW, Susser E, et al. Epidemiology of anorexia nervosa in men: a Nationwide Study of Finnish Twins. *PLoS ONE.* 2009;4(2):e4402.
28. Ousley L, Cordero ED, White S. Eating disorders and body image of undergraduate men. *J Am Coll Health.* 2008;56(6):617–622.
29. Strother E, Lemberg R, Stanford SC, et al. Eating disorders in men: underdiagnosed, undertreated and misunderstood. *Eat Disord.* 2012;20(5):346–355.
30. Grilo CM, White MA, Masheb RM. DSM-IV psychiatric disorder comorbidity and its correlates in binge eating disorder. *Int J Eat Disord.* 2009;42(3):228–234.
31. Spindler A, Milos G. Links between eating disorder symptom severity and psychiatric comorbidity. *Eat Behav.* 2007;8(3):364–373.
32. O'Brien KM, Vincent NK. Psychiatric comorbidity in anorexia and bulimia nervosa: nature, prevalence, and causal relationships. *Clin Psychol Rev.* 2003;23(1):57–74.
33. Swanson SA, Crow SJ, Le Grange D, et al. Prevalence and correlates of eating disorders in adolescents: results from the national comorbidity survey replication adolescent supplement. *Arch Gen Psychiatry.* 2011;68(7):714–723.
34. Swinbourne J, Hunt C, Abbott M, et al. The comorbidity between eating disorders and anxiety disorders: prevalence in an eating disorder sample and anxiety disorder sample. *Aust NZ J Psychiat.* 2012; 46(2):118–131.
35. Blinder BJ, Cumella EJ, Sanathara VA. Psychiatric comorbidities of female inpatients with eating disorders. *Psychosom Med.* 2006; 68:454–462.
36. Nascimento AL, Luna JV, Fontenelle LF. Body dysmorphic disorder and eating disorders in elite professional female ballet dancers. *Ann Clin Psychiatry.* 2012;24(3):191–194.

37. Sundgot-Borgen J, Torstveit MK. Prevalence of eating disorders in elite athletes is higher than in the general population. *Clin J Sport Med.* 2004;14(1):25–32.

38. Thiemann P, Legenbauer T, Vocks S et al. Eating disorders and their putative risk factors among female professional athletes. *Eur Eat Disorders Rev.* 2015;23:269–276.

39. Van Durme K, Goossens L, Braet C. Adolescent aesthetic athletes: a group at risk for eating pathology? *Eat Behav.* 2012;13(2):119–122.

40. Powers MA, Richter SA, Ackard DM, et al. Eating disorders in persons with type 1 diabetes: a focus group investigation of early eating disorder risk. *J Health Psychol.* 2015;21(12):2966–2976.

41. Goebel-Fabbri AE. Disturbed eating behaviors and eating disorders in type 1 diabetes: clinical significance and treatment recommendations. *Curr Diab Rep.* 2009;9(2):133–139.

42. Larrañaga A, Docet MF, García-Mayor RV. Disordered eating behaviors in type 1 diabetic patients. *World J Diabetes.* 2011;2(11):189–195.

43. Robinson-O'Brien R, Perry CL, Wall MM, et al. Adolescent and young adult vegetarianism: better dietary intake and weight outcomes but increased risk of disordered eating behaviors. *J Am Diet Assoc.* 2009;109(4):648–655.

44. Sieke E, Carlson J, Lock J, et al. Drivers of disordered eating in university students reporting vegetarian diets. *J Adolescent Health.* 2013;52(2):S38–S39.

45. Strober M, Freeman R, Lampert C, et al. Controlled family study of anorexia nervosa and bulimia nervosa: evidence of shared liability and transmission of partial syndromes. *Am J Psychiatry.* 2000;157:393–401.

46. Scherag S, Hebebrand J, Hinney A. Eating disorders: the current status of molecular genetic research. *Eur Child Adolesc Psychiatry.* 2010;19(3):211–226.

47. Clarke TK, Weiss ARD, Berrettini WH. The genetics of anorexia nervosa. *Clin Pharmacol Ther.* 2012;91(2):181–188.

48. Hinney A, Scherag S, Hebebrand J. Genetic findings in anorexia and bulimia nervosa. *Prog Mol Biol Transl Sci.* 2010;94:241–270.

49. Garfinkel PE. Classification and diagnosis of eating disorders. In: Brownell DK, Fairburn CG, eds. *Eating disorders and obesity. A comprehensive handbook.* New York, NY: Guilford Press, 1995.

50. Brownell DK, Walsh BT, eds. *Eating disorders and obesity. A comprehensive handbook*, 3rd ed. New York, NY: Guilford Press, 2018.

51. American Psychiatric Association. *Diagnostic and statistical manual for mental disorders*, 5th ed. Arlington, VA: American Psychiatric Association, 2013:61–76.

52. Smink FRE, van Hoeken D, Hoek HW. Epidemiology of eating disorders: incidence, prevalence and mortality rates. *Curr Psychiatry Rep.* 2012;14(4):406–414.

53. Favaro A, Santonastaso P. Anticipation of age at onset in anorexia nervosa. *Eur Psychiat.* 2016;33S:S56–S71.

54. Katzman DK. Medical complications in adolescents with anorexia nervosa: a review of the literature. *Int J Eat Disord.* 2005;37(S1):s52–s59.

55. Arcelus J, Mitchell AJ, Wales J, et al. Mortality rates in patients with anorexia nervosa and other eating disorders: a meta-analysis of 36 studies. *Arch Gen Psychiatry.* 2011;68(7):724–731.

56. Franko DL, Keshaviah A, Eddy KT, et al. A longitudinal investigation of mortality in anorexia nervosa and bulimia nervosa. *Am J Psychiatry.* 2013;170:8.

57. Pope HG Jr, Lalonde JK, Pindyck LJ, et al. Binge eating disorder: a stable syndrome. *Am J Psychiatry.* 2006;163:2181–2183.

58. Takakura S, Aso CS, Toda K, et al. Physical and psychological aspects of anorexia nervosa based on duration of illness: a cross-sectional study. *Biopsychosoc Med.* 2019;13:32.

59. Udo T, Grilo CM. Prevalence and correlates of DSM-5-defined eating disorders in a nationally representative sample of US adults. *Biol Psychiatry.* 2018;84:345–354.

60. Trace SE, Thornton LM, Root TL, et al. Effects of reducing the frequency and duration criteria for binge eating on lifetime prevalence of bulimia nervosa and binge eating disorder: Implications for DSM-5. *Int J Eat Disord.* 2012;45:531–536.

61. Tong J, D'Alessio D. Eating disorders and gastrointestinal peptides. *Curr Opin Endocrinol Diabetes Obes.* 2011;18(1):42–49.

62. Hannon-Engel S. Regulating satiety in bulimia nervosa: the role of cholecystokinin. *Perspect Psychiatr Care.* 2012;48(1):34–40.

63. Umberg EN, Shader RI, Hsu LKG, et al. From disordered eating to addiction: the "food drug" in bulimia nervosa. *J Clin Psychopharmacol.* 2012;32(3):376–389.

64. Mehler PS, O'Melia A, Brown C, et al. Medical complications of bulimia nervosa. *Brit J Hosp Med.* 2017;78(12):672–677.

65. Fairburn CG, Harrison PJ. Eating disorders. *Lancet.* 2003;361:407–416.

66. Dingemans AE, Bruna MJ, van Furth EF. Bing eating disorder: a review. *Int J Obes (London).* 2002;26:299–307.

67. Katz DL. *Binge eating: back from the brink.* February 4, 2004. Available at http://www.davidkatzmd.com/admin/archives/brink%20of%20bingeing.Times.2-4-07.doc; accessed 2/4/07.

68. Stein K. It's 2:00 am, do you know where the snackers are? *J Am Diet Assoc.* 2007;107:20–23.

69. Marshall HM, Allison KC, O'Reardon JP, et al. Night eating syndrome among nonobese persons. *Int J Eat Disord.* 2004;35:217–222.

70. Allison KC, Wadden TA, Sarwer DB, et al. Night eating syndrome and binge eating disorder among persons seeking bariatric surgery: prevalence and related features. *Obesity.* 2006;14:77s–82s.

71. Latner JD, Wetzler S, Goodman ER, et al. Gastric bypass in a low-income, inner-city population: eating disturbances and weight loss. *Obes Res.* 2004;12:956–61.

72. Crow SJ. Pharmacologic treatment of eating disorders. *Psychiatr Clin N Am.* 2019; 42:253–262.

73. American Dietetic Association. Position of the American Dietetic Association: nutrition intervention in the treatment of anorexia nervosa, bulimia nervosa, and other eating disorders. *J Am Diet Assoc.* 2006;106:2073–2082.

74. McElroy SL, Guerdjikova AI, Mori N, et al. Current pharmacotherapy options for bulimia nervosa and binge eating disorder. *Expert Opin Pharmacother.* 2012;13(14):2015–2026.

75. Guerdjikova AI, Mori N, Casuto LS, et al. Novel pharmacologic treatment in acute binge eating disorder-role of lisdexamfetamine. *Neuropsychiatr Dis Treat.* 2016; 12:833–841.

76. Flament MF, Bissada H, Spettigue W. Evidence-based pharmacotherapy of eating disorders. *Int J Neuropsychopharmacol.* 2012;15(02):189–207.

77. Powers PS, Santana CA, Bannon YS. Olanzapine in the treatment of anorexia nervosa: an open label trial. *Int J Eat Disord.* 2002;32:146–154.

78. Malina A, Gaskill J, McConaha C, et al. Olanzapine treatment of anorexia nervosa: a retrospective study. *Int J Eat Disord.* 2003;33:234–237.

79. Kishi T, Kafantaris V, Sunday S, et al. Are antipsychotics effective for the treatment of anorexia nervosa? Results from a systematic review and meta-analysis. *J Clin Psychiatry.* 2012;73(6):e757–766.

80. American Psychiatric Association. Practice guideline for the treatment of patients with eating disorders (American Psychiatric Association). *Am J Psychiatry.* 2006;157: 1–39.

81. Agras WS, Walsh BT, Fairburn CG, et al. A multicenter comparison of cognitive-behavioral therapy and interpersonal psychotherapy for bulimia nervosa. *Arch Gen Psychiatry.* 2000;57:459–466.

82. Rosen DS. Identification and management of eating disorders in children and adolescents. *Pediatrics.* 2010; 126(6):1240–1253.

83. Lock J. Family therapy for eating disorders in youth: current confusions, advances, and new directions. *Curr Opin Psychiatry.* 2018; 31:431–435.

84. Bulik CM, Berkman ND, Brownley KA, et al. Anorexia nervosa treatment: a systematic review of randomized controlled trials. *Int J Eat Disord.* 2007;40(4):310–320.

85. Hay P, Bacaltchuk J, Claudino A, et al. Individual psychotherapy in the outpatient treatment of adults with anorexia nervosa. *Cochrane Database Syst Rev.* 2003;4:CD003909–CD003909.

86. Morgan JF, Reid F, Lacey JH. The SCOFF questionnaire: assessment of a new screening tool for eating disorders. *BMJ.* 1999;319(7223):1467–1468.

87. Luck AJ, Morgan JF, Reid F, et al. The SCOFF questionnaire and clinical interview for eating disorders in general practice: comparative study. *BMJ.* 2002; 325(7367):755–756.

88. Celio AA, Wilfley DE, Crow SJ, et al. A comparison on the Binge Eating Scale, Questionnaire for Eating and Weight Patterns-Revised, and Eating Disorder Examination in the assessment of binge eating disorder and its symptoms. *Wiley-Intersci.* 2004;36:434–443.

89. Dorflinger LM, Buser CB, Masheb RM. A brief screening measure for binge eating in primary care. *Eat Behav.* 2017;26:163–166.

90. Mijan de la Torre A, Perez-Garcia A, Martin de la Torre E, et al. Is an integral nutritional approach to eating disorders feasible in primary care? *Br J Nutr.* 2006; 96:s82–s85.

91. Mehler PS. Diagnosis and care of patients with anorexia nervosa in primary care settings. *Ann Intern Med.* 2001;134:1048–1059.

92. Sangvai D. Eating disorders in the primary care setting. *Prim Clin Care Office Pract.* 2016;43:301–312.

93. Powers PS, Santana CA. Eating disorders: a guide for the primary care physician. *Prim Care.* 2002;29:81–98.

94. Ebeling H, Tapanainen P, Joutsenoja A, et al. A practice guideline for treatment of eating disorders in children and adolescents. *Ann Med.* 2003;35:488–501.

95. American Academy of Pediatrics, Committee on Adolescence. Identifying and treating eating disorders. *Pediatrics.* 2003;111:204–211.

96. Sim LA, McAlpine DE, Grothe KB, et al. Identification and treatment of eating disorders in the primary care setting. *Mayo Clin Proc.* 2010;85(8):746–751.

97. Williams PM, Goodie J, Motsinger CD. Treating eating disorders in primary care. *Am Fam Physician.* 2008;77(2):187.

98. Dejong H, Broadbent H, Schmidt U. A systematic review of dropout from treatment in outpatients with anorexia nervosa. *Int J Eat Disord.* 2012;45(5): 635–647.

99. Beumont PJV, Touyz SW. The nutritional management of anorexia and bulimia nervosa. In: Brownell DK, Fairburn CG, eds. *Eating disorders and obesity. A comprehensive handbook.* New York, NY: Guilford Press, 1995.

100. Yager J, Anderson AE. Anorexia nervosa. *N Engl J Med.* 2005;353:1481–1488.

101. Steiger H, Lehoux PM, Gauvin L. Impulsivity, dietary control and the urge to binge in bulimic syndromes. *Int J Eat Disord.* 1999;26:261.

102. Raynor HA, Niemeier HM, Wing RR. Effect of limiting snack food variety on long-term sensory-specific satiety and monotony during obesity treatment. *Eat Behav.* 2006;7(1):1–14.

103. Redgrave GW, Coughlin JW, Schreyer CC, et al. Refeeding and weight restoration outcomes in anorexia nervosa: challenging current guidelines. *Int J Eat Disord.* 2015;48:866–873.

104. Lock J, Nicholls D. Toward a greater understanding of the ways family-based treatment addresses the full range of psychopathology of adolescent anorexia nervosa. *Front Psychiatry.* 2020;10:968.

105. Butler RM, Heimberg, RG. Exposure therapy for eating disorders: a systematic review. *Clin Psych Rev.* 2020;101851.

106. Rodin G, Olmsted MP, Rydall AC, et al. Eating disorders in young women with type 1 diabetes mellitus. *J Psychosom Res.* 2002;53:943–949.

107. Rydall AC, Rodin GM, Olmsted P, et al. Disordered eating behavior and microvascular complications in young women with insulin-dependent diabetes mellitus. *N Engl J Med.* 1997;336:1849.

108. Stice E, Rohde P, Shaw H, et al. Clinician-led, peer-led and internet-delivered dissonance-based eating disorder prevention programs: Effectiveness of these delivery modalities through 4-year follow-up. *J Consult Clin Psychol.* 2020;88:481–494.

LECTURAS RECOMENDADAS

American Psychiatric Association. *Diagnostic and statistical manual of mental disorders*, 5th ed. Arlington, VA: American Psychiatric Association, 2013.

Becker AE, Grinspoon SK, Klibanski A, et al. Eating disorders. *N Engl J Med.* 1999;340:1092–1098.

Brownell DK, Walsh BT, eds. *Eating disorders and obesity. A comprehensive handbook*, 3rd ed. New York, NY: Guilford Press, 2018; the following chapters in particular: Weltzin TE. Eating disorders in males; Attia E. Anorexia nervosa; Keel PK. Bulimia nervosa; Devlin MJ. Binge eating disorder; Allen KL. & Schmidt U. Risk factors for eating disorders; Wade TD.

Fairburn CG, Harrison PJ. Eating disorders. *Lancet.* 2003; 361: 407–416.

Hart S, Russell J, Abraham S. Nutrition and dietetic practice in eating disorder management. *J Hum Nutr Diet.* 2011;24:144–153.

Herrin M, Larkin M. *Nutrition counseling in the treatment of eating disorders*, 2nd ed. New York, NY: Routledge, 2013.

Hilbert A, Pike KM, Goldschmidt AB, et al. Risk factors across the eating disorders. *J Psych Res.* 2014; 220:500–506.

Jebeile H, Gow ML, Baur LA, et al. Treatment of obesity, with a dietary component, and eating disorder risk in children and adolescents: a systematic review and meta-analysis. *Obes Rev.* 2019; 20:1287–1298.

Kaye WH, Gendall K, Kye C. The role of the central nervous system in the psychoneuroendocrine disturbances of anorexia and bulimia nervosa. *Psychiatr Clin North Am.* 1998;21:381–396.

Mizes JS. Neglected topics in eating disorders: guidelines for clinicians and researchers. *Clin Psychol Rev.* 1998;18:387–390.

Schebendach J, Nussbaum MP. Nutrition management in adolescents with eating disorders. *Adolesc Med.* 1992;3:541.

Walsh TB, Attia E, Glasofer DB, Sysko R, eds. *Handbook of assessment and treatment of eating disorders.* Arlington, VA: American Psychiatric Association, 2016.

World Health Organization. *International classification of diseases (ICD) 10. Classification of mental and behavioral disorders.* Geneva, Switzerland: World Health Organization, 1992.

Capítulo 26

Desnutrición y caquexia

Margrethe F. Horlyck-Romanovsky

 INTRODUCCIÓN

El deterioro funcional y la anorexia (pérdida de apetito) de diversas etiologías pueden ocasionar una ingesta de nutrimentos y energética inadecuada para la demanda metabólica. Del mismo modo, las agresiones fisiológicas, como las enfermedades o lesiones agudas, pueden aumentar la demanda metabólica hasta un nivel que no es fácil de satisfacer con una alimentación convencional. A menudo, la ingesta insuficiente de nutrimentos y el aumento de la demanda metabólica coinciden, como ocurre en el cáncer, el síndrome de inmunodeficiencia adquirida (sida), las quemaduras u otros estados de enfermedad aguda y crónica. Aunque hay pocas pruebas que sugieran que la carencia de nutrimentos en estas condiciones influya de forma importante en la evolución de la enfermedad o en la recuperación durante los primeros días, el estado de nutrición es fundamental para la convalecencia y el mantenimiento de la salud a lo largo del tiempo. El estado de nutrición influye en la función inmunitaria (v. cap. 11) y en la cicatrización de las heridas (v. cap. 23), ambas vitales para la recuperación de enfermedades o lesiones agudas y crónicas.

Para conseguir una nutrición adecuada en el contexto de una enfermedad o discapacidad, puede estar indicado el apoyo nutricio. Siempre que sea posible, ese apoyo debe ser enteral, ya sea por vía oral o mediante sonda de alimentación. La nutrición parenteral puede satisfacer todos los requerimientos metabólicos, pero a costa de la atrofia gastrointestinal (GI) y del riesgo de sepsis a través del catéter. Las terapias adyuvantes, como el acetato de megestrol o la hormona del crecimiento, se han utilizado con éxito variable para aumentar el apetito y promover la restitución preferente de la masa corporal magra.

Cada vez se dispone de más fórmulas nutricionales adaptadas para el trastorno concreto del paciente y sus requerimientos nutricionales. Un número creciente de investigaciones apoyan el uso de combinaciones específicas de nutrimentos para preservar

y promover la masa corporal magra. La selección y la modificación de las fórmulas de apoyo nutricional generalmente deben estar supervisadas por un especialista en nutrición; este tipo de consulta suele estar fácilmente disponible en el ámbito hospitalario.

 VISIÓN GENERAL

Las decisiones sobre el riesgo de desnutrición y el apoyo nutricio se basan en el estado nutricional del paciente, así como en el contexto clínico. Para evaluar el riesgo nutricio y determinar la necesidad de una intervención nutricional, se utiliza una gran variedad de herramientas de cribado. Según la European Society for Parenteral and Enteral Nutrition, los objetivos de las herramientas para la evaluación del estado de nutrición son predecir la probabilidad de una evolución positiva o negativa debido a la nutrición, y si el tratamiento nutricio influiría en este resultado (1,2). La Valoración Global Subjetiva (SGA, *Subjective Global Assessment*) es una de las diversas herramientas de puntuación clínica validadas que se han considerado útiles para la valoración nutricional en diversas poblaciones de pacientes, incluidas las de los entornos de cuidados críticos (3). La SGA incorpora los resultados de la historia clínica y la exploración física para identificar a los pacientes como bien nutridos, moderadamente desnutridos o gravemente desnutridos (4,5). La SGA generada por el paciente (PG_SGA) se basa en la SGA, y utiliza los datos proporcionados por el paciente, así como los del médico (6). Otra herramienta de cribado clínico, la Herramienta de escrutinio universal de malnutrición (MUST, *Malnutrition Universal Screening Tool*; v. **fig. 26-1**), utiliza el índice de masa corporal (IMC), la pérdida de peso involuntaria y los efectos de la enfermedad aguda para determinar qué adultos tienen riesgo de desnutrición o ya están actualmente desnutridos (7). «MUST» ha sido validada para su uso en todos los entornos, incluyendo la atención primaria (prediciendo la tasa de ingresos hospitalarios y las consultas al médico de

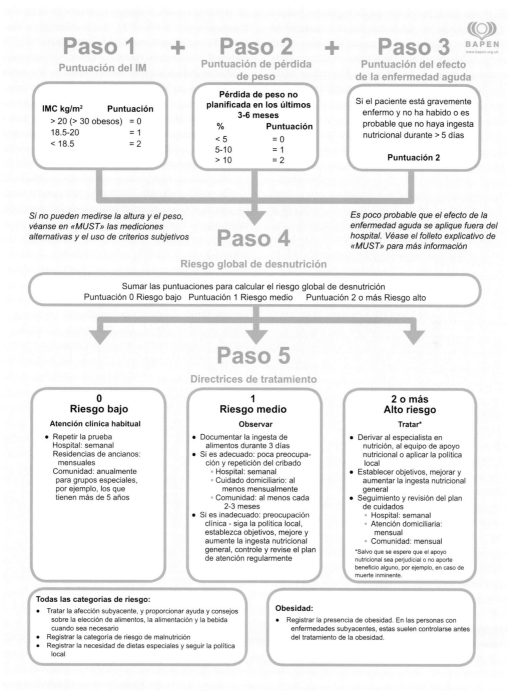

Paso 1 + Paso 2 + Paso 3

Puntuación del IM

BAPEN
www.bapen.org.uk

Puntuación de pérdida de peso

Puntuación del efecto de la enfermedad aguda

IMC kg/m² Puntuación
> 20 (> 30 obesos) = 0
18.5-20 = 1
< 18.5 = 2

Pérdida de peso no planificada en los últimos 3-6 meses
% Puntuación
< 5 = 0
5-10 = 1
> 10 = 2

Si el paciente está gravemente enfermo y no ha habido o es probable que no haya ingesta nutricional durante > 5 días

Puntuación 2

Si no pueden medirse la altura y el peso, véanse en «MUST» las mediciones alternativas y el uso de criterios subjetivos

Paso 4

Es poco probable que el efecto de la enfermedad aguda se aplique fuera del hospital. Véase el folleto explicativo de «MUST» para más información

Riesgo global de desnutrición

Sumar las puntuaciones para calcular el riesgo global de desnutrición
Puntuación 0 Riesgo bajo   Puntuación 1 Riesgo medio   Puntuación 2 o más Riesgo alto

Paso 5

Directrices de tratamiento

0
Riesgo bajo

Atención clínica habitual

- Repetir la prueba
  Hospital: semanal
  Residencias de ancianos: mensuales
  Comunidad: anualmente para grupos especiales, por ejemplo, los que tienen más de 5 años

1
Riesgo medio

Observar

- Documentar la ingesta de alimentos durante 3 días
- Si es adecuado: poca preocupación y repetición del cribado
  ◦ Hospital: semanal
  ◦ Cuidado domiciliario: al menos mensualmente
  ◦ Comunidad: al menos cada 2-3 meses
- Si es inadecuado: preocupación clínica - siga la política local, establezca objetivos, mejore y aumente la ingesta nutricional general, controle y revise el plan de atención regularmente

2 o más
Alto riesgo

Tratar*

- Derivar al especialista en nutrición, al equipo de apoyo nutricional o aplicar la política local
- Establecer objetivos, mejorar y aumentar la ingesta nutricional general
- Seguimiento y revisión del plan de cuidados
  ◦ Hospital: semanal
  ◦ Atención domiciliaria: mensual
  ◦ Comunidad: mensual

*Salvo que se espere que el apoyo nutricional sea perjudicial o no aporte beneficio alguno, por ejemplo, en caso de muerte inminente.

Todas las categorías de riesgo:
- Tratar la afección subyacente, y proporcionar ayuda y consejos sobre la elección de alimentos, la alimentación y la bebida cuando sea necesario
- Registrar la categoría de riesgo de malnutrición
- Registrar la necesidad de dietas especiales y seguir la política local

Obesidad:
- Registrar la presencia de obesidad. En las personas con enfermedades subyacentes, estas suelen controlarse antes del tratamiento de la obesidad.

Reevaluar a las personas identificadas como de riesgo a medida que van pasando por los centros de atención
Véase el folleto explicativo de «MUST» para más detalles y el informe de «MUST» para apoyar la atención

© BAPEN

FIGURA 26-1 Diagrama de flujo de «MUST». (La «Herramienta de escrutinio universal de malnutrición» [MUST] se reproduce aquí con la amable autorización de la BAPEN (British Association for Parenteral and Enteral Nutrition). Para más información sobre «MUST», véase www.bapen.org.uk Copyright © BAPEN 2012).
IMC, índice de masa corporal.

atención primaria) y los entornos de atención hospitalaria (prediciendo la duración de la estancia, la mortalidad y la disposición después del alta) (2). La Academy of Nutrition and Dietetics (AND) estadounidense considera actualmente que la Herramienta de detección de malnutrición (MST, Malnutrition Screening Tool), una herramienta de detección validada que utiliza dos preguntas sobre el apetito y la pérdida de peso reciente, debería ser la única herramienta utilizada para detectar la malnutrición en los adultos, independientemente de la edad, los antecedentes médicos o el contexto (8,9). Otras herramientas de cribado clínico que han sido validadas y revisadas son el Nutrition Risk Index, el Mini Nutritional Assessment y la SGA (8). Dado que ningún método o herramienta ha demostrado ser suficiente para evaluar el estado de nutrición con una alta sensibilidad y especificidad, la Global Leadership Initiative on Malnutrition (GLIM) está trabajando en la implementación de un conjunto de criterios estándar, que puedan utilizarse a nivel mundial y con otros enfoques para evaluar la imagen más precisa del riesgo nutricional de un paciente y promover mejores resultados (10). El estado de nutrición se valora mediante el peso corporal, especialmente en comparación con el peso basal, así como a partir de los antecedentes alimentarios y médicos. La medida «porcentaje de peso corporal habitual», que corresponde al peso corporal real dividido por el peso corporal habitual multiplicado por 100, se utiliza a menudo en la evaluación antropométrica. La talla puede medirse junto con el peso para obtener el IMC en los adultos (peso en kilogramos dividido entre la talla en metros al cuadrado). La talla y el perímetro cefálico son útiles en los niños pequeños. Para medir el grosor de los pliegues cutáneos y obtener una medida de la grasa subcutánea frente a un patrón de referencia, se pueden utilizar calibradores (normalmente los de Lange) (11); el pliegue cutáneo del tríceps es el que se utiliza con más frecuencia, porque el lugar es de fácil acceso y no suele mostrar edema, aunque se pueden cometer errores, ya que se necesita una formación adecuada (12). En los hombres, un grosor del pliegue cutáneo del tríceps inferior a 12.5 mm indica desnutrición, mientras que un grosor superior a 20 mm indica sobrealimentación. Los valores comparables en las mujeres son 16.5 mm y 25 mm, respectivamente. La medición de la circunferencia del músculo de la parte media del brazo con una cinta métrica también se reconoce como un indicador de las reservas de proteínas corporales, y los valores inferiores al percentil 15 indican desnutrición (13). Las mediciones de composición corporal, como la tomografía computarizada (TC) y la resonancia magnética (RM), son útiles en el ámbito de la investigación, pero rara vez se aplican en la clínica, mientras que la absorciometría de rayos X de doble energía (DXA), considerada la medida «de referencia», es más accesible y se recomienda su uso en la mayoría de las poblaciones clínicas (14,15).

Los índices bioquímicos del estado nutricional incluyen tanto las proteínas somáticas como las viscerales (v. tabla 26-1). Las proteínas viscerales comprenden la albúmina, la transferrina, la prealbúmina y la proteína de unión al retinol. La albúmina es la más utilizada, y su concentración varía en función de la adecuación de las reservas de proteínas. Tiene una vida media de aproximadamente 20 días y, por tanto, no puede utilizarse para medir estados agudos de desnutrición (16). Por el contrario, las concentraciones de albúmina tienden a descender precipitadamente en los estados sépticos, con independencia del estado nutricional. Una concentración de albúmina de 3.5-5.5 g/dL se considera normal; si es de 2.8-3.5 g/dL, se considera depleción leve; de 2.1 a 2.7 g/dL es una depleción moderada, y las concentraciones inferiores a 2.1 g/dL indican depleción grave de proteínas viscerales. La transferrina, con una vida media de 8-10 días, puede utilizarse en lugar de la albúmina cuando se evalúan alteraciones de nutrición agudas. La vida media de la prealbúmina es de unos 2 días; al igual

TABLA 26-1

Valores de corte en los análisis de proteínas viscerales y somáticas de uso clínico

Nivel	Depleción moderada de albúmina (g/dL)	Transferrina (mg/dL)	Prealbúmina (mg/dL)	Proteína de unión al retinol (mg/dL)	Creatinina urinaria (% del valor de referencia)
Normal	3.5-5.5	250-300	15.7-29.6	2.6-7.6	>90
Reducción leve	2.8-3.5	150-250	10-15	N/D	80-90
Reducción moderada	2.1-2.7	100-150	5-10	N/D	60-80
Reducción grave	<2.1	<100	<5	N/D	<60

ND, no disponible.

que la concentración de albúmina, la de prealbúmina disminuye de forma aguda por una agresión fisiológica grave. La vida media de la proteína de unión al retinol es de aproximadamente 10 h, pero su sensibilidad incluso a un estrés menor limita la utilidad clínica de su medición.

Las proteínas somáticas son las que indican el estado de la masa del músculo esquelético. El índice más utilizado es la excreción de creatinina urinaria en 24 h, que se expresa como miligramos de creatinina urinaria en 24 h del paciente por miligramos de creatinina urinaria en 24 h de una persona normal de la misma talla y sexo, multiplicado por 100.

Las pruebas funcionales (p. ej., de fuerza muscular) tienen ventajas sobre las evaluaciones bioquímicas y antropométricas, pero no se utilizan de forma sistemática. Otros indicadores de desnutrición son la leucopenia y la linfopenia, así como la anergia en la prueba cutánea. Los pacientes que reciben nutrición parenteral a domicilio o los que presentan malabsorción de lípidos tienen riesgo de padecer insuficiencia de ácidos grasos esenciales (2,8). Esta afección se diagnostica mediante el índice de Holman, descrito como la relación entre trienos y tetraenos en plasma; un índice de Holman de 0.2 se considera actualmente el límite superior de la normalidad (17).

Los preparados actuales para nutrición parenteral utilizados en Estados Unidos contienen lípidos procedentes de aceites de soja, oliva, cártamo, coco y pescado (18,19). La preocupación de que las formulaciones de soja y/o cártamo puedan contribuir a la hepatopatía de los pacientes ha planteado la duda de si los preparados de aceite de pescado pueden ser una alternativa mejor.

En un estudio se evaluó a niños con hepatopatía asociada a insuficiencia intestinal que recibieron una emulsión a base de aceite de pescado, y se demostró que, en dosis adecuadas, las emulsiones de aceite de pescado contenían cantidades adecuadas de ácidos grasos esenciales para prevenir la insuficiencia de ácidos grasos esenciales (20). La desnutrición se produce por una ingesta insuficiente de nutrimentos, un metabolismo alterado, pérdidas excesivas o una combinación de estos factores. La evaluación clínica de la desnutrición debe incluir no solo el examen de los signos de emaciación (p. ej., en las sienes o en las manos), sino también el examen del cabello para detectar adelgazamiento o mala fijación, y de la piel para detectar xerosis, y la boca para detectar inflamación, todo ello indicativo de insuficiencias de macronutrimentos o micronutrimentos (v. **tabla 26-2**).

Los pacientes hospitalizados pueden sufrir marasmo (término derivado de una palabra griega que significa «consunción»), un estado de desnutrición tanto proteica como energética total. El marasmo se

---

TABLA 26-2

Hallazgos físicos asociados a insuficiencias nutricionales frecuentes

Hallazgo físico	Insuficiencia de nutrimentos responsable
Pérdida de masa muscular (sienes, manos)	Proteínas; energía
Piel: xerosis, descamación, hematomas	Proteínas; energía; vitaminas A, C, K
Cabello: adelgazamiento, inserción deficiente, cambios de pigmentación	Proteínas; energía; vitaminas A, E, B

---

distingue del *kwashiorkor*, palabra bantú que significa «niño desplazado», que describe un estado de insuficiencia proteica a pesar de una ingesta energética adecuada. El *kwashiorkor* se observa en lactantes destetados en países de bajos ingresos con alimentación de subsistencia. El *kwashiorkor* puede asociarse a una albúmina sérica de tan solo 1 g/dL, en comparación con el valor normal, cuatro veces superior, lo que causa una presión oncótica muy baja y el edema característico.

La caquexia es un «síndrome de desgaste multifactorial que se define por la pérdida continua de masa muscular esquelética (con o sin pérdida de masa grasa) que no puede revertirse por completo mediante el apoyo nutricional convencional, y que conduce a un deterioro funcional progresivo» (21). La pérdida de masa corporal magra aumenta el riesgo de morbilidad y mortalidad tanto en enfermedades agudas como crónicas (22,23). La caquexia afecta al 50-80 % de los pacientes con cáncer, y puede ser responsable de hasta el 20 % de la mortalidad por esta afección (24). La importancia de la disfunción mitocondrial en este ámbito es un tema de estudio actual (24-26). La disfunción mitocondrial en el músculo esquelético caquéctico se caracteriza por aumento del estrés oxidativo, disminución de la síntesis de proteínas y reducción de la producción de trifosfato de adenosina (ATP), lo que agrava la apoptosis y el desgaste de las células musculares (27). Los marcadores inflamatorios elevados (p. ej., IL-6, TNF-α) en los pacientes caquécticos pueden alterar aún más la función mitocondrial, al reducir las tasas de síntesis proteica e inducir un hipercatabolismo proteico que provoca la acumulación de proteínas degradadas (28,29). En los estudios en los que se examina el desajuste resultante de los aminoácidos en las mitocondrias musculares, se ha observado un aumento de la lisina, la arginina y la prolina, y una disminución del glutamato y el aspartato, junto con proteínas degradadas que indican déficits del sistema de fosforilación oxidativa (27). La clave para prevenir o revertir la caquexia consiste en la estimulación de la autofagia, la estimulación de la mitofagia y la reducción del estrés oxidativo en las células (25). Estas respuestas permiten a las células optimizar el número y la funcionalidad de las mitocondrias, eliminar las proteínas oxidadas y reducir la inflamación (30).

Aproximadamente el 25 % de las reservas proteínicas del cuerpo se pueden consumir para generar energía durante la inanición, preservando las funciones vitales durante un período de hasta 50 días. En un adulto bien alimentado, se pueden volcar casi 3 kg de proteínas para generar 12 000 kcal de energía.

Los requerimientos energéticos de los pacientes hospitalizados pueden estimarse mediante la aplicación de la ecuación de Harris-Benedict (v. apéndice A) o, cuando se dispone de ella, mediante el uso de la calorimetría indirecta (CI). Algunos datos sugieren la superioridad de la medición de la CI frente a la estimación de los requerimientos energéticos mediante ecuaciones predictivas en los enfermos graves con ventilación mecánica (31). En un estudio observacional se compararon varias ecuaciones predictivas, incluida la de Harris-Benedict, y el gasto energético medido mediante CI en pacientes en estado crítico con lesión cerebral aguda. Aunque los autores observaron que las ecuaciones predictivas calculaban requerimientos energéticos similares a los de la CI, esta proporcionaba una medición más precisa debido a la variabilidad entre pacientes (32). Los requerimientos proteicos aumentan con el estrés metabólico. Los requerimientos básicos de proteínas de aproximadamente 0.8 g/kg/día casi se triplican después de una quemadura importante, y aumentan en menor medida con todos los estados de enfermedad. La hiperglucemia es un peligro asociado al soporte nutricional; los Standards of Medical Care in Diabetes 2020 de la American Diabetes Association, en una revisión de la bibliografía, concluyeron que un control glucémico estricto < 180 en pacientes en estado grave proporcionaba un beneficio sobre la mortalidad (33).

APOYO NUTRICIONAL

Suplementos alimentarios

La anorexia, o simplemente la disminución del apetito, puede presentarse en pacientes con insuficiencias nutricionales actuales o en pacientes con riesgo de desarrollarlas. Entre las estrategias sencillas para combatir una insuficiencia persistente del apetito se encuentran el espaciamiento frecuente de comidas pequeñas y la priorización de los alimentos con elevada densidad energética (normalmente, ricos en grasas). Cuando se ofrecen alimentos con elevada densi-

dad energética, se debe seguir prestando atención a la calidad de nutrición. Algunos ejemplos de alimentos ricos en nutrimentos y calorías son los frutos secos, las semillas, las mantecas de frutos secos/semillas y el aguacate. Los polvos de proteína de suero, guisantes o arroz también pueden ser útiles para complementar los alimentos y para preparar platos ricos en nutrimentos y energía (34,35).

Cuando los esfuerzos por modificar la alimentación no consiguen proporcionar una nutrición adecuada, pueden estar indicados los suplementos en polvo (para su reconstitución) o líquidos. Existe una gran variedad de productos comerciales; la selección suele basarse en las recomendaciones de un especialista en nutrición y en las preferencias del paciente. Algunos de los suplementos disponibles son completos desde el punto de vista de la nutrición, y pueden utilizarse, si es necesario, como única fuente de nutrimentos y energía.

En los pacientes críticos y caquécticos, la suplementación con aminoácidos específicos puede ayudar a regular la función mitocondrial esencial y prevenir una mayor pérdida de masa muscular (26,36). La suplementación con antioxidantes en pacientes caquécticos es controvertida, ya que puede beneficiar a los pacientes con insuficiencia, pero empeorar la caquexia en los pacientes con exceso de antioxidantes (37,38). Los enfoques multifacéticos que incluyen la suplementación nutricional, la farmacología (medicamentos antiinflamatorios y anticatabólicos), y el entrenamiento con ejercicios o el tratamiento que simula el ejercicio muestran un efecto clínico prometedor (39).

Apoyo nutricional enteral

El apoyo nutricional enteral (NE) implica la administración de preparados de nutrimentos en el tubo digestivo a través de una sonda. El peso de la evidencia favorece claramente el apoyo nutricional enteral frente al parenteral siempre que cualquiera de los dos sea una opción, lo que lleva a proponer que el intestino debe utilizarse siempre que funcione (40). Cuando los nutrimentos no se administran a través del tubo digestivo, se produce una atrofia de la mucosa, así como una disfunción del sistema pancreático/biliar. La nutrición parenteral también parece plantear un mayor riesgo de infección en comparación con la alimentación enteral (41). Las opciones de nutrición enteral han mejorado en los últimos años con el desarrollo de procedimientos de bajo riesgo para la inserción de sondas y el desarrollo de diversos preparados comerciales adaptados a diferentes situaciones clínicas. En su mayor parte, las fórmulas de alimentación enteral se clasifican según la densidad energética, el contenido y la fuente de proteínas, la vía de administración prevista y la complejidad molecular.

Sondas de alimentación

Hay dos tipos de sondas de alimentación: las que se introducen en el tracto gastrointestinal a través de la nariz o la boca, y las que se introducen a través de la pared abdominal. Las sondas nasogástricas (NG) se utilizan para la alimentación de corta duración y cuando el riesgo de aspiración es bajo. Las sondas nasoduodenales y nasoyeyunales (NY) se prefieren para la alimentación de larga duración y cuando el riesgo de aspiración es mayor. La opinión predominante señala que el riesgo de aspiración disminuye cuanto más distalmente se coloca la sonda. En una revisión sistemática y un metaanálisis de 20 estudios controlados aleatorizados, se observó que la alimentación nasoduodenal y nasoyeyunal en pacientes en tratamiento intensivo reducía el volumen residual gástrico y el riesgo de aspiración (42). En general, las sondas colocadas a través de la pared abdominal son más apropiadas para la suplementación a largo plazo. Estas sondas tienen menos probabilidad de doblarse u ocluirse, y reducen el riesgo de aspiración (43). Las sondas de gastrostomía y yeyunostomía pueden insertarse por vía endoscópica, radiológica o quirúrgica (44). La sonda de gastrostomía endoscópica percutánea (PEG, *percutaneous endoscopic gastrostomy*) suele ser la más utilizada. La inserción requiere un laboratorio de endoscopia y anestesia local con sedación, y se realiza habitualmente de forma ambulatoria. Las sondas de yeyunostomía, colocadas por vía endoscópica o quirúrgica, pueden estar indicadas cuando el riesgo de aspiración se considera especialmente elevado. La dificultad técnica es mayor en el caso de las sondas de yeyunostomía, y la tasa de complicaciones también es más alta (43). Los avances en la técnica permiten la colocación endoscópica de la sonda en la mayoría de las circunstancias, excepto cuando la anatomía está distorsionada por una intervención quirúrgica o por alteraciones patológicas (44). La gastrostomía de botón se cubre fácilmente con la ropa, lo que la convierte en una opción conveniente para los niños o los pacientes especialmente activos (45).

Fórmulas enterales

Las fórmulas enterales estándar son poliméricas, y contienen oligosacáridos, proteínas íntegras y triglicéridos. Los preparados comerciales no contienen lactosa o son adecuados para la intolerancia a la lactosa, y pueden proporcionar los requerimientos energéticos diarios estimados. La densidad energética varía en 1-2 kcal/mL, y los preparados de alta densidad energética están indicados cuando se requiere una restricción de líquidos. Las proteínas de las fórmulas suelen proceder de caseinatos de sodio y calcio, aislado de proteína de soja, proteína de suero hidrolizada o proteína de guisante (46). La grasa es de origen vegetal. Estas fórmulas se pueden administrar directamente en el estómago, el duodeno o el yeyuno. Las que contienen fibra o los suplementos de fibra añadida suelen incluir polisacáridos de soja, fibra de guisante, goma guar o fibra de avena; entre sus beneficios se encuentran la prevención de la diarrea osmótica (47), al aumentar el volumen de las heces y promover el crecimiento de las bacterias intestinales beneficiosas, y la estabilización de las respuestas de la glucosa sérica (48,49). Las formas prebióticas de fibra, como los fructooligosacáridos y la inulina, asociadas a los oligosacáridos, disacáridos y monosacáridos fermentables y a los polioles (FODMAP), se añaden a veces a las fórmulas enterales, pero se absorben mal en el intestino delgado, y pueden causar gases, distensión abdominal y diarrea (48). Una mezcla de triglicéridos de cadena larga, que aportan ácidos grasos ω-3, más triglicéridos de cadena media ha demostrado mejorar la absorción, los índices de infección y la función hepática, renal e inmunitaria (50). Las fórmulas monoméricas, a veces denominadas elementales, son más caras que las fórmulas estándar y contienen proteínas hidrolizadas en forma de aminoácidos libres y monosacáridos y disacáridos para facilitar su digestión (51). En teoría, las fórmulas monoméricas deben proporcionar un beneficio significativo a los pacientes con afecciones de absorción alterada, como la pancreatitis aguda y la enfermedad de Crohn; sin embargo, las pruebas no muestran ventaja significativa alguna sobre otras fórmulas, como las semielementales y las poliméricas estándar (52,53). Las vitaminas esenciales, los nutrimentos inorgánicos y los oligoelementos se añaden de forma sistemática tanto a las fórmulas poliméricas como a las elementales con el fin de satisfacer todos los requerimientos de nutrimentos.

Las fórmulas específicas o dirigidas se utilizan en estados patológicos concretos. Las fórmulas específicamente adaptadas para los errores congénitos del metabolismo tienen un claro valor en circunstancias definidas. La alimentación enteral administrada habitualmente en pacientes con fibrosis quística incluye fórmulas elementales sin sustitución enzimática, o fórmulas poliméricas con suplemento enzimático; sin embargo, debido al escaso número de estudios clínicos, no existen recomendaciones definitivas sobre las fórmulas (54).

Las fórmulas adaptadas para muchas afecciones carecen de pruebas de su beneficio en comparación con los preparados convencionales. La evidencia disponible apoya el uso de fórmulas adaptadas para la disfunción hepática, que contienen una proporción elevada de aminoácidos de cadena ramificada con respecto a los aromáticos (55,56). Se han desarrollado fórmulas basadas en aminoácidos esenciales y análogos de los cetoácidos en asociación con fórmulas muy bajas en proteínas para la insuficiencia renal (57). Además, los niños hospitalizados en la unidad de cuidados intensivos pediátrica pueden ser más propensos a desarrollar una lesión renal aguda si están mal alimentados, lo que subraya la importancia de la alimentación enteral en el contexto agudo (58). Las fórmulas adaptadas a las enfermedades pulmonares aprovechan el menor cociente respiratorio (CR) de las grasas y las proteínas en relación con el de los hidratos de carbono.

El CR se refiere específicamente a la razón molar de dióxido de carbono producido por oxígeno consumido. El CR es de 1 para los hidratos de carbono, de 0.7 para las grasas y de aproximadamente 0.8 para las proteínas. Por tanto, las grasas y las proteínas pueden utilizarse para generar energía con menos producción de CO_2, lo que es especialmente útil en estados de retención de CO_2 (v. cap. 15).

Algunas pruebas señalan que las fórmulas enterales que utilizan cetoácidos en lugar de aminoácidos pueden disminuir la progresión de la insuficiencia renal crónica (58,59). El control glucémico puede mejorarse con fórmulas específicas para la diabetes (60). Se ha demostrado que la suplementación de la nutrición enteral con ácidos grasos ω-3 (61) y otros nutrimentos diseñados para mejorar la función inmunitaria reduce la incidencia de infección, el tiempo de ventilación mecánica y la duración de la estancia en la unidad de cuidados intensivos (UCI) en determinados estados de enfermedad (61,62).

En un reciente ensayo aleatorizado y controlado se evaluó la nutrición enteral enriquecida con antioxidantes frente a la que mejora el sistema inmunitario en pacientes sometidos a esofagectomía por cáncer. Los resultados mostraron que no había diferencias significativas en los marcadores nutricionales después de que los pacientes recibieran cualquiera de estas formulaciones (63). Existe un interés creciente por la adición de glutamina a las soluciones enterales, ya que es el sustrato energético preferido para el tubo digestivo (64,65). Los estudios sobre su uso en las fórmulas enterales son alentadores; también hay pruebas que sugieren un mayor beneficio de la glutamina parenteral en dosis elevadas como complemento del apoyo nutricional (66). En ratones con colitis inducida, se comprobó que una fórmula enteral enriquecida con glutamina, oligosacáridos y fibra disminuía el nivel de inflamación en el intestino (67). Esta es una posible vía para seguir investigando

sobre las fórmulas de nutrición enteral y los pacientes con colitis ulcerosa.

Existen fórmulas modulares que complementan los preparados comerciales, de modo que la composición de los nutrimentos puede adaptarse a los requerimientos de cada paciente. Hay más de 100 fórmulas comerciales de alimentación enteral. Lo mejor es que la selección se base, además de en las sugerencias del especialista en nutrición, en el consejo de un nutriólogo/a consultor; el uso en pacientes ingresados está limitado por la lista autorizada en el hospital. La alimentación enteral puede administrarse en forma de bolo o infusiones continuas; la alimentación en bolo solo es posible cuando la sonda se encuentra en el estómago. Las alimentaciones en bolo son más cómodas, y las infusiones suelen requerir una bomba. Las infusiones que se administran en el intestino delgado generalmente se pueden tolerar a un ritmo de hasta 150 mL/h. La aspiración es el principal riesgo de la alimentación enteral, y puede reducirse alimentando con el torso del paciente en un ángulo de inclinación de 30º a 45º, en lugar de en posición de decúbito supino (68). Los pacientes con ventilación mecánica por causa del síndrome de dificultad respiratoria aguda (SDRA) pueden colocarse en posición de decúbito prono para mejorar la oxigenación. En un estudio en el que se comparó la nutrición enteral en 47 pacientes con SDRA en posición supina y prona, el porcentaje de calorías prescritas recibidas fue similar, pero en los pacientes en decúbito supino recibieron un mayor porcentaje de proteínas prescritas (69). La preocupación por el aumento del riesgo de aspiración en la posición de decúbito prono no fue corroborada (70-72). Cuando el reflejo nauseoso está ausente o alterado, o el vaciado gástrico es tardío, se prefiere la alimentación por vía yeyunal. La diarrea no es infrecuente, especialmente en los pacientes que toman también antibióticos. El riesgo suele reducirse con el uso de fórmulas isoosmolares.

Los nuevos datos sugieren que los pacientes con COVID-19 presentan retos de nutrición enteral sin precedentes debido a los efectos directos del virus del SARS-COV-2 en el tracto gastrointestinal y a la elevada sedación de los pacientes intubados. Los efectos incluyen una escasa movilidad, bajas tasas de absorción, un mayor riesgo de aspiración asociado a la colocación de los pacientes en decúbito prono y un mayor riesgo de infección para el personal médico asociado a la colocación de sondas de alimentación pospilóricas (72).

Apoyo nutricional parenteral

La administración de nutrimentos directamente en el torrente sanguíneo implica riesgos que la alimentación enteral no presenta, y debe evitarse siempre que sea posible. Las indicaciones para la alimentación parenteral incluyen estados de malabsorción grave; esos estados ocurren en la resección intestinal extensa, la enteritis por radiación y la enfermedad intestinal inflamatoria grave, trastornos de la motilidad intestinal, obstrucción o vómitos persistentes, nacimiento prematuro y estados de catabolismo extremo, como las quemaduras extensas, para los que la alimentación enteral puede no ser adecuada.

Mientras que las fórmulas enterales están aprobadas como alimentos, las soluciones parenterales deben ser aprobadas por la Food and Drug Administration de Estados Unidos como medicamentos. La administración intravenosa de nutrimentos pretende satisfacer por completo los requerimientos energéticos y nutricionales (nutrición parenteral total [NPT]) o de forma incompleta (nutrición parenteral periférica [NPP]). Las soluciones de NPP pueden administrarse generalmente a través de una vena periférica o central, pero la NPT requiere un acceso venoso central. El apoyo nutricional casi completo a través de un acceso periférico puede lograrse en pacientes que pueden tolerar un gran volumen de solución isotónica. Para cubrir los requerimientos energéticos, limitando la proporción de calorías procedentes de la grasa, deben utilizarse soluciones hipertónicas de hidratos de carbono, lo que requiere NPT y un acceso central.

El acceso para la NPT se realiza generalmente a través de las venas subclavia o yugular. También son alternativas la colocación periférica de catéteres largos dirigidos a la vena cava superior y la creación de una fístula arteriovenosa, como en la diálisis. Las inserciones quirúrgicas se utilizan para introducir la sonda bajo la piel y reducir el riesgo de infección. Otros abordajes vasculares se utilizan con menos frecuencia. El riesgo de sepsis por el catéter se reduce con el cumplimiento estricto de la técnica aséptica y las directrices de control de infecciones. Los catéteres para NPT se pueden mantener durante meses, cuando no años. Los catéteres venosos centrales permanentes suponen un riesgo no solo de sepsis, sino también de trombosis; los catéteres recubiertos con antibióticos y heparina pueden ser útiles.

Se utilizan varios plásticos para la administración de la NPT. Existe cierta absorción de insulina por los plásticos de uso habitual, por lo que las concentraciones de glucosa de los pacientes con diabetes deben vigilarse cuidadosamente, con los correspondientes ajustes en la insulina infundida.

La nutrición parenteral suele estar indicada cuando la absorción intestinal está alterada. El beneficio solo es evidente cuando existe un fallo intestinal a veces causado por el síndrome del intestino corto (73).

El metaanálisis indica que no existe una aparente mejoría neta de la mortalidad asociada al uso de NPT en pacientes quirúrgicos o de cuidados críticos (74). En un ensayo controlado, aleatorizado y multicéntrico se evaluó el inicio temprano y tardío (48 h frente a más de 8 días) de la NPT en adultos en estado grave. En el estudio, se observó que el inicio tardío se asoció a menos complicaciones y a un tiempo de recuperación más rápido (75). El inicio tardío de la NPT en niños dio lugar a menos infecciones, una menor necesidad de cuidados intensivos y una menor duración de la estancia en la UCI, aunque la mortalidad fue similar en los grupos de inicio temprano y tardío (76). En general, se administran emulsiones lipídicas como adyuvantes de la fórmula de NPT. Las dosis de micronutrimentos en las fórmulas de NPT están estandarizadas, pero puede que sea necesario adaptarlas en determinadas condiciones. La evidencia hasta la fecha apoya el uso de fórmulas parenterales suplementadas con glutamina en los enfermos graves (66,74). La glutamina es el combustible preferido de los enterocitos.

La nutrición excesiva tiene claros inconvenientes, además de los relacionados con el aumento de peso (77). En estados normales, los adultos pueden oxidar glucosa a una velocidad de hasta aproximadamente 14 mg/kg/min, que disminuye hasta 5 mg/kg/min en los pacientes quemados. La glucosa administrada por encima de esta capacidad se convierte en grasa, con elevación del CR por encima de 1 y pérdida de la energía disponible debido a la demanda metabólica y el gasto.

Con el tiempo, puede desarrollarse hígado graso por una síntesis hepática excesiva de triglicéridos. Las emulsiones lipídicas administradas con NPT se recubren de apolipoproteínas en la circulación, de forma muy similar a lo que ocurre con las partículas de lipoproteínas producidas de forma endógena. Dado que las partículas lipídicas infundidas difieren de los quilomicrones, se metabolizan de forma diferente, provocando la formación de una nueva lipoproteína (lipoproteína X). Las gotitas de lípidos emulsionados son metabolizadas por la lipasa de lipoproteínas endotelial, de un modo muy similar a la grasa ingerida (v. cap. 2).

Dado que las soluciones lipídicas son muy susceptibles al crecimiento microbiano, se recomiendan tiempos de infusión < 12 h. Los lípidos mezclados con otros componentes de NPT, la denominada mezcla de nutrimentos total, pueden permitir infusiones de lípidos durante períodos de 24 h, pero también tienen inconvenientes, entre ellos la oclusión del catéter. La mezcla de nutrimentos total puede ser especialmente útil en los recién nacidos prematuros, que pueden no tolerar las infusiones de lípidos estándar.

Las infusiones de lípidos aumentan el riesgo de bacteriemia y, en raras ocasiones, pueden dar lugar al síndrome de sobrecarga de grasas, que se caracteriza por fiebre, hepatoesplenomegalia y coagulopatía por oclusión por la grasa. También se produce una alteración de la función pulmonar y una interferencia en la función inmunitaria por ocupación del sistema reticuloendotelial. Las emulsiones lipídicas estructuradas contienen triglicéridos estructurados sintéticamente o mezclas físicas de triglicéridos de cadena media (TCM) y triglicéridos de cadena larga (TCL), y tienen resultados clínicos prometedores (78,79).

El uso de la nutrición parenteral a largo plazo en los niños se asocia a osteopatía metabólica. La etiología de esta afección es probablemente multifactorial, y las insuficiencias de calcio y fosfato desempeñan un papel importante, aunque solo parcial (80). Las estrategias para prevenir la aparición de la osteopatía metabólica incluyen la suplementación con calcio y fósforo adicionales, que ayuda a evitar la aparición de acidosis metabólica crónica y la consiguiente hipercalciuria, y la suplementación con vitamina D (81).

El uso de NPT se asocia a la formación de cálculos biliares por estasis en la vesícula biliar (82). El uso prolongado de la NPT obliga a la evaluación periódica de la vesícula biliar mediante ecografía, considerando la posibilidad de realizar una colecistectomía electiva si se forman cálculos. El uso de ácido ursodesoxicólico y de S-adenosil-L-metionina (SAMe) ha demostrado ser prometedor en la prevención de la colelitiasis inducida por la NPT (83). Tanto la colestasis como la colelitiasis asociadas a la NPT pueden reducirse mediante emulsiones que contengan ácidos grasos ω-3 (19).

Al igual que en el caso de las soluciones enterales, se dispone de diversos preparados parenterales comerciales. La selección y constitución de las soluciones parenterales debe ser supervisada por un especialista o un servicio de consulta de nutrición.

Pancreatitis

La pancreatitis aguda es una enfermedad con una alta demanda metabólica y un aumento del estado catabólico. Los pacientes pueden experimentar un rápido deterioro nutricional, especialmente en la pancreatitis aguda grave. Como consecuencia de estos importantes cambios en los procesos metabólicos del cuerpo, se ha desarrollado un gran debate sobre el método, la formulación y el momento de iniciar la alimentación en la pancreatitis aguda. Si se tolera, se recomienda la alimentación oral precoz, frente al estado de ayuno; si no se tolera la alimentación oral, se recomienda la alimentación enteral precoz mediante sonda nasogástrica o nasoyeyunal, especialmente cuando se prevé

una enfermedad grave, para mantener una barrera intestinal sana, reducir el riesgo de necrosis pancreática y prevenir otras complicaciones relacionadas con la enfermedad (84,85). En dos metaanálisis recientes se observó que la nutrición enteral era superior a la nutrición parenteral total en cuanto que disminuía la mortalidad, la infección, la insuficiencia orgánica y la intervención quirúrgica en los pacientes con pancreatitis aguda grave, y se asociaba a una menor duración de la estancia hospitalaria (86, 87).

Consideraciones especiales

En una reciente revisión sistemática Cochrane se ha constatado que el acetato de megestrol, un progestágeno sintético, puede mejorar el apetito y promover el aumento de peso tanto en el cáncer como en la anorexia-caquexia relacionada con el sida (88). También se ha evaluado el uso de megestrol en pacientes adultos mayores en diálisis con desnutrición medida mediante la SGA, mostrando una mejoría del apetito, un aumento del peso seco y una mejora de la calidad de vida, con escasa documentación de efectos secundarios adversos (89). Aunque es eficaz para estimular el apetito y favorecer el aumento de la masa corporal, el megestrol se asocia a un mayor riesgo de trombosis venosa profunda.

Se ha demostrado que la hormona del crecimiento aumenta la masa corporal magra en el síndrome de consunción por el virus de la inmunodeficiencia humana (VIH), pero a costa de la aparición de hipertrigliceridemia y resistencia a la insulina. Los pacientes con lipodistrofia asociada al VIH tratados con el factor liberador de la hormona del crecimiento mostraron un aumento de la masa corporal magra y una disminución del tejido adiposo visceral (90). Los TCM en las preparaciones enterales o parenterales pueden ser útiles en estados de absorción deficiente. Los TCM se oxidan más fácilmente, mientras que los TCL son necesarios para proporcionar el ácido linoleico, un ácido graso esencial. Las mezclas equilibradas de TCM y TCL pueden ser especialmente ventajosas.

El uso de la alimentación enteral y parenteral puede no suprimir completamente el apetito, debido a la dependencia parcial de las sensaciones provocadas durante la ingesta para alcanzar la saciedad, o debido al momento de la alimentación enteral (91,92). La suplementación de la alimentación enteral con fibra de guisantes y fructooligosacáridos puede dar lugar a una mayor sensación de plenitud en los pacientes, en comparación con los que consumen fórmulas enterales con una composición de macronutrimentos idéntica (93).

Se recomienda el apoyo preoperatorio con nutrición enteral en los pacientes desnutridos, si lo toleran, y con un tracto gastrointestinal funcional para minimizar el riesgo de malos resultados posquirúrgicos, mientras que la NPT preoperatoria debe reservarse para pacientes con desnutrición grave o con alto riesgo de desnutrición, e incapaces de tolerar la nutrición enteral o sin suficiente función intestinal (94). La NPT postoperatoria debe considerarse solo si es probable que el período de apoyo necesario sea mayor de una semana (94,95). Aunque la NPT ha sido la indicada en los pacientes pediátricos que requieren oxigenación por membrana extracorpórea, la evidencia sugiere que la nutrición enteral es factible y eficaz, si se tolera (96).

La intervención nutricional está indicada en pacientes con infección por el VIH que han perdido >5% del peso corporal en 3 meses; los suplementos nutricionales orales o la nutrición enteral son preferibles a la administración parenteral, si es posible (97).

La caquexia es una forma específica de desnutrición caracterizada por la emaciación muscular y la pérdida de masa corporal magra. La caquexia, que suele observarse en pacientes con cáncer y sida, está asociada a la anorexia, pero un simple aumento de la ingesta nutricional es insuficiente para revertir los cambios asociados a este trastorno (98). Se cree que el aumento de la degradación de las proteínas es responsable de la emaciación muscular de la caquexia. El metabolito de la leucina β-hidroxi-β-metilbutirato (HMB) ha surgido como un posible antagonista de la degradación proteica relacionada con la caquexia. Se sabe que el HMB desempeña un papel importante en la síntesis de proteínas (99) y se ha utilizado en deportistas para ayudar a desarrollar los músculos (*v.* cap. 32). En estudios *previos* de animales y humanos, el HMB pareció ayudar a prevenir la emaciación muscular preservando la masa y la fuerza musculares (100,101). Abbott Nutrition produce un suplemento enteral llamado Juven® que combina el HMB con arginina y glutamina, que parece mejorar la síntesis de proteínas (102). Las pruebas preliminares sugieren efectos beneficiosos por la reversión de las pérdidas musculares relacionadas con la edad, el aumento de la sensibilidad a la insulina (103,104) y la aceleración de la reparación de las heridas diabéticas (105). Se completó un ensayo aleatorizado, doble ciego y controlado con placebo para evaluar si Juven® mejoraba la caquexia por cáncer. El estudio tuvo una gran tasa de abandonos debido a la preferencia de los pacientes, pero finalmente mostró, tras 8 semanas de tratamiento con Juven®, que no había cambios en la masa corporal magra (106).

Hay que tener en cuenta la desnutrición después de la cirugía bariátrica. La cirugía de derivación gástrica en Y de Roux y la gastrectomía en manga laparoscópica representan el 38.3% y el 45.9%, respectivamente, de la cirugía bariátrica que se realiza actualmente en todo el mundo (107). La cirugía bariátrica en Y de Roux provoca intencionadamente una disminución de la absorción, al puentear el estómago distal, el duodeno y el yeyuno proximal. Lo más habitual es que los pacientes de cirugía bariátrica presenten insuficiencias de hierro, ácido fólico, calcio y vitaminas B_1, B_{12} y D, y se recomienda la administración de suplementos a largo plazo (108). Los pacientes pueden tener un mayor riesgo a largo plazo (12 meses después de la operación) de insuficiencias de carotenoides, y de vitaminas C y A después de la cirugía de derivación gástrica en Y de Roux, incluso después de recibir suplementación de vitaminas y nutrimentos inorgánicos (108-110).

Consideraciones nutrigenómicas

La caquexia en los pacientes con cáncer supone un reto para su calidad de vida y la capacidad de recuperación de los tratamientos. Algunos tipos de cáncer son más propensos a causar caquexia, pero dentro del mismo subconjunto de tipos de cáncer sigue habiendo variaciones en la aparición de consunción crónica entre los pacientes. A raíz de esta paradoja, los investigadores se han preguntado si existen variaciones genéticas (en forma de polimorfismos de un solo nucleótido [SNP]) que den lugar a un mayor riesgo de caquexia. En la actualidad, las investigaciones demuestran que hay múltiples polimorfismos que pueden influir en el desarrollo de caquexia por emaciación y cáncer (111,112).

Envejecimiento y nutrición

La sarcopenia se define como la disminución de la masa muscular apendicular por debajo de dos desviaciones estándar respecto a la media en comparación con adultos jóvenes y sanos del mismo sexo y procedencia étnica. La sarcopenia es un proceso relacionado con la edad, que aumenta a medida que el paciente envejece. Se ha señalado que la sarcopenia y los factores alimentarios, como el consumo de alimentos ricos en antioxidantes, pueden estar relacionados. En un estudio reciente se observó que una mayor ingesta alimentaria de vitaminas antioxidantes, en particular de vitamina C, se asociaba a mayor masa muscular esquelética e índices de sarcopenia en mujeres de entre 18 y 79 años (113). La fisiopatología del envejecimiento y la masa muscular se detalla en el capítulo 31. La epidemia de obesidad es una grave preocupación médica y de salud pública desde la década de 1990. La insistencia en un IMC normal como deseable se basa en estudios que muestran que el IMC de sobrepeso y obesidad aumenta la morbilidad y la mortalidad de los pacientes. En estudios recientes se ha puesto en duda esta asociación para la población de adultos de edad avanzada. A medida que una persona envejece, puede ser más «saludable» tener un IMC en la categoría de sobrepeso. Un conjunto creciente de pruebas lo pone de manifiesto al demostrar que los pacientes adultos mayores con un IMC en el intervalo de sobrepeso presentan un menor riesgo de mortalidad, mientras que los cambios en el IMC de un paciente anciano, ya sean aumentos o disminuciones, incrementan la mortalidad (114-116). Un IMC más elevado puede ser indicativo de una mayor capacidad para utilizar los nutrimentos consumidos, o de menores consecuencias para el organismo de las enfermedades médicas crónicas.

ASPECTOS CLÍNICOS DESTACADOS

La valoración clínica de la desnutrición puede y debe incorporarse de forma sistemática a la anamnesis y la exploración física tanto de los pacientes hospitalizados como de los ambulatorios. En los pacientes con desnutrición crónica, pero que pueden comer, los ajustes o suplementos alimentarios pueden permitir el restablecimiento de la adecuación nutricional. Cuando la enfermedad impide la alimentación, se prefiere el apoyo de la nutrición enteral a la nutrición parenteral, siempre que el tubo digestivo funcione. Las fórmulas enterales pueden adaptarse cada vez más a la condición y el estado metabólico de cada paciente; la consulta alimentaria está indicada para facilitar la elección óptima. La alimentación en la pancreatitis aguda ha sido objeto de debate; sin embargo, los estudios muestran ahora la superioridad de la nutrición enteral sobre la nutrición parenteral en cuanto a mortalidad y estancia hospitalaria.

La nutrición parenteral tiene mayor riesgo y es más costosa que la enteral, pero está indicada cuando el tracto gastrointestinal no funciona. Las mejoras en la composición de las fórmulas y las técnicas de acceso vascular ofrecen la promesa de contar con una NPT con menores tasas de complicaciones. La consulta con el servicio de nutrición siempre está indicada cuando se va a utilizar la NPT. Cada vez hay más pruebas de que se pueden utilizar nutrimentos específicos para incrementar y proteger la masa corporal magra en momentos de agresión aguda, con una posible mejoría de la curación de las heridas y el tiempo de recuperación general. Existen preparados patentados diseñados específicamente para esta aplicación. Pero, puede haber ocasiones en las que un IMC más alto pueda ser realmente beneficioso. En la población de adultos de edad avanzada, el IMC en el intervalo de sobrepeso puede ser protector, más que perjudicial, en cuanto a la mortalidad (v. cap. 5).

REFERENCIAS BIBLIOGRÁFICAS

1. Kondrup J, Allison SP, Elia M, et al. ESPEN guidelines for nutrition screening 2002. *Clin Nutr.* 2003;22(4):415–421.
2. Stratton RS, Smith T, Gabe S. Managing malnutrition to improve lives and save money. British Association of Parenteral and Enteral Nutrition, https://www.bapen.org.uk/pdfs/reports/mag/managing-malnutrition.pdf. 2018.
3. Bector S, Vagianos K, Suh M, et al. Does the subjective global assessment predict outcome in critically ill medical patients? *J Intensive Care Med.* 2016;31(7):485–489.
4. Detsky AS, McLaughlin JR, Baker JP, et al. What is subjective global assessment of nutritional status? 1987. Classical article. *Nutr Hosp.* 2008;23(4):400–407.
5. Rattanachaiwong S, Zribi B, Kagan I, et al. Comparison of nutritional screening and diagnostic tools in diagnosis of severe malnutrition in critically ill patients. *Clin Nutr.* 2020 Mar 6:S0261-5614(20)30099-6. doi: 10.1016/j.clnu.2020.02.035.
6. van Vliet IMY, Gomes-Neto AW, de Jong MFC, et al. High prevalence of malnutrition both on hospital admission and predischarge. *Nutrition.* 2020;77:110814.
7. Chao PC, Chuang HJ, Tsao LY, et al. The Malnutrition Universal Screening Tool ("MUST") and a nutrition education program for high risk cancer patients: strategies to improve dietary intake in cancer patients. *Biomedicine (Taipei).* 2015;5(3):17.
8. Miller J, Wells L, Nwulu U, et al. Validated screening tools for the assessment of cachexia, sarcopenia, and malnutrition: a systematic review. *Am J Clin Nutr.* 2018;108(6):1196–1208.
9. Skipper A, Coltman A, Tomesko J, et al. Position of the academy of nutrition and dietetics: malnutrition (undernutrition) screening tools for all adults. *J Acad Nutr Diet.* 2020;120(4):709–713.
10. Cederholm T, Jensen GL, Correia M, et al. GLIM criteria for the diagnosis of malnutrition–A consensus report from the global clinical nutrition community. *Clin Nutr.* 2019; 38(1):1–9.
11. Fryar CD, Gu Q, Ogden CL, Flegal KM. Anthropometric reference data for children and adults: United States, 2011–2014. National Center for Health Statistics, 2016.
12. Jensen GL. Global Leadership Conversation: Addressing Malnutrition. *JPEN J Parenter Enteral Nutr.* 2016;40(4):455–457.
13. Frisancho AR. New norms of upper limb fat and muscle areas for assessment of nutritional status. *Am J Clin Nutr.* 1981;34(11):2540–2545.
14. Buckinx F, Landi F, Cesari M, et al. Pitfalls in the measurement of muscle mass: a need for a reference standard. *J Cachexia Sarcopenia Muscle.* 2018;9(2):269–278.
15. Sheean P, Gonzalez MC, Prado CM, et al. American Society for Parenteral and Enteral Nutrition clinical guidelines: the validity of body composition assessment in clinical populations. *JPEN J Parenter Enteral Nutr.* 2020;44(1):12–43.
16. Keller U. Nutritional laboratory markers in malnutrition. *J Clin Med.* 2019 May 31;8(6):775. doi:10.3390/jcm8060775.
17. Anez-Bustillos L, Dao DT, Fell GL, et al. Redefining essential fatty acids in the era of novel intravenous lipid emulsions. *Clin Nutr.* 2018;37(3):784–789.
18. Raman M, Almutairdi A, Mulesa L, et al. Parenteral nutrition and lipids. *Nutrients.* 2017;9(4):388. doi:10.3390/nu9040388.

19. Mayer K, Klek S, García-de-Lorenzo A, et al. Lipid use in hospitalized adults requiring parenteral nutrition. *JPEN J Parenter Enteral Nutr.* 2020;44 Suppl 1:S28–S38.

20. Nandivada P, Fell GL, Mitchell MD, et al. Long-term fish oil lipid emulsion use in children with intestinal failure-associated liver disease [Formula: see text]. *JPEN J Parenter Enteral Nutr.* 2017;41(6):930–937.

21. Fearon K, Strasser F, Anker SD, et al. Definition and classification of cancer cachexia: an international consensus. *Lancet Oncol.* 2011;12(5):489–495.

22. Dijkink S, Meier K, Krijnen P, et al. Malnutrition and its effects in severely injured trauma patients. *Eur J Trauma Emerg Surg.* 2020;46:993–1004. doi:10.1007/s00068-020-01304-5.

23. Norman K, Pichard C, Lochs H, et al. Prognostic impact of disease-related malnutrition. *Clin Nutr.* 2008;27(1):5–15.

24. Argilés JM, Busquets S, Stemmler B, et al. Cancer cachexia: understanding the molecular basis. *Nat Rev Cancer.* 2014;14(11):754–762.

25. Mehrabani S, Bagherniya M, Askari G, et al. The effect of fasting or calorie restriction on mitophagy induction: a literature review. *J Cachexia Sarcopenia Muscle.* 2020;11(6):1447–1458. https://doi.org/10.1002/jcsm.12611.

26. Wesselink E, Koekkoek WAC, Grefte S, et al. Feeding mitochondria: Potential role of nutritional components to improve critical illness convalescence. *Clin Nutr.* 2019;38(3):982–995.

27. Kunzke T, Buck A, Prade VM, et al. Derangements of amino acids in cachectic skeletal muscle are caused by mitochondrial dysfunction. *J Cachexia Sarcopenia Muscle.* 2020;11(1):226–240.

28. de Castro GS, Simoes E, Lima JDCC, et al. Human cachexia induces changes in mitochondria, autophagy and apoptosis in the skeletal muscle. *Cancers (Basel).* 2019;11(9):1264.

29. Costamagna D, Costelli P, Sampaolesi M, et al. Role of inflammation in muscle homeostasis and myogenesis. *Mediators of Inflamm.* 2015;2015:805172.

30. de Cabo R, Mattson MP. Effects of intermittent fasting on health, aging, and disease. *N Engl J Med.* 2019;381(26):2541–2551.

31. Zusman O, Theilla M, Cohen J, et al. Resting energy expenditure, calorie and protein consumption in critically ill patients: a retrospective cohort study. *Crit Care (London, England).* 2016;20(1):367.

32. Morbitzer KA, Wilson WS, Chaben AC, et al. Energy expenditure in critically Ill adult patients with acute brain injury: indirect calorimetry vs. predictive equations. *Front Neurol.* 2019;10:1426.

33. Diabetes Care in the Hospital: Standards of Medical Care in Diabetes—2020 American Diabetes Association. *Diabetes Care.* 2020;43(Supplement 1): S193–S202. doi:10.2337/dc20-S015.

34. Joy JM, Lowery RP, Wilson JM, et al. The effects of 8 weeks of whey or rice protein supplementation on body composition and exercise performance. *Nutr J.* 2013;12:86.

35. Babault N, Païzis C, Deley G, et al. Pea proteins oral supplementation promotes muscle thickness gains during resistance training: a double-blind, randomized, Placebo-controlled clinical trial vs. Whey protein. *J Int Soc Sports Nutr.* 2015;12(1):3.

36. Cruz B, Oliveira A, Viana LR, et al. Leucine-rich diet modulates the metabolomic and proteomic profile of skeletal muscle during cancer cachexia. *Cancers (Basel).* 2020;12(7):1880.

37. Assi M, Rébillard A. The Janus-faced role of antioxidants in cancer cachexia: new insights on the established concepts. *Oxid Med Cell Longev.* 2016;2016:9579868.

38. Mochamat, Cuhls H, Marinova M, et al. A systematic review on the role of vitamins, minerals, proteins, and other supplements for the treatment of cachexia in cancer: a European Palliative Care Research Centre cachexia project. *J Cachexia Sarcopenia Muscle.* 2017;8(1):25–39.

39. Penna F, Ballarò R, Beltrá M, et al. Modulating metabolism to improve cancer-induced muscle wasting. *Oxid Med Cell Longev.* 2018;2018:7153610.

40. McClave SA, Taylor BE, Martindale RG, et al. Guidelines for the provision and assessment of nutrition support therapy in the adult critically ill patient: Society of Critical Care Medicine (SCCM) and American Society for Parenteral and Enteral Nutrition (A.S.P.E.N.). *JPEN J Parenter Enteral Nutr.* 2016;40(2):159–211.

41. Gavin NC, Button E, Keogh S, et al. Does Parenteral Nutrition Increase the Risk of Catheter-Related Bloodstream Infection? A Systematic Literature Review. *JPEN J Parenter Enteral Nutr.* 2017;41(6):918–928.

42. Sajid MS, Harper A, Hussain Q, et al. An integrated systematic review and meta-analysis of published randomized controlled trials evaluating nasogastric against postpyloris (nasoduodenal and NJ) feeding in critically ill patients admitted in intensive care unit. *Eur J Clin Nutr.* 2014;68(4):424–432.

43. Adler D. *Upper endoscopy for fellows.* Cham, Switzerland: Springer International Publishing, 2017.

44. Partovi S, Li X, Moon E, et al. Image guided percutaneous gastrostomy catheter placement: how we do it safely and efficiently. *World J Gastroenterol.* 2020;26(4):383–392.

45. Gonzalez-Hernandez J, Daoud Y, Fischer AC, et al. Endoscopic button gastrostomy: comparing a sutured endoscopic approach to the current techniques. *J Pediatr Surg.* 2016;51(1):72–75.

46. ASPEN Enteral Nutrition Formula Guide: ASPEN American Society for Parenteral and Enteral Nutrition; n.d. [updated 2020; cited 2020 May 12]. Available from: https://www.nutritioncare.org/Guidelines_and_Clinical_Resources/EN_Formula_Guide/Enteral_Nutrition_Formula_Guide/

47. de Brito-Ashurst I, Preiser JC. Diarrhea in critically ill patients: the role of enteral feeding. *JPEN J Parenter Enteral Nutr.* 2016;40(7):913–923.

48. Escuro AA, Hummell AC. Enteral formulas in nutrition support practice: is there a better choice for your patient? *Nutr Clin Pract.* 2016;31(6):709–722.

49. Reis AMD, Fruchtenicht AV, Loss SH, et al. Use of dietary fibers in enteral nutrition of critically ill patients: a systematic review. *Rev Bras Ter Intensiva.* 2018;30(3):358–365.

50. Savino P. Knowledge of constituent ingredients in enteral nutrition formulas can make a difference in patient response to enteral feeding. *Nutr Clin Pract.* 2018;33(1):90–98.

51. Zadak ZK-S, L. Educational Paper: Basics in clinical nutrition: commercially prepared formulas. *E Spen Eur E J Clin Nutr Metab.* 2009;4:e212–e215.

52. Narula N, Dhillon A, Zhang D, et al. Enteral nutritional therapy for induction of remission in Crohn's disease. *Cochrane Database Syst Rev.* 2018;4(4):Cd000542.

53. Endo A, Shiraishi A, Fushimi K, et al. Comparative effectiveness of elemental formula in the early enteral nutrition management of acute pancreatitis: a retrospective cohort study. *Ann Intensive Care.* 2018;8(1):69.

54. Schwarzenberg SJ, Hempstead SE, McDonald CM, et al. Enteral tube feeding for individuals with cystic fibrosis: Cystic Fibrosis Foundation evidence-informed guidelines. *J Cyst Fibros.* 2016;15(6):724–735.

55. Fallahzadeh MA, Rahimi RS. Hepatic Encephalopathy and Nutrition Influences: A Narrative Review. *Nutr Clin Pract.* 2020;35(1):36–48.

56. Charlton M. Branched-chain amino acid enriched supplements as therapy for liver disease. The Journal of nutrition. 2006;136(1 Suppl):295s–8s.

57. Cano N, Fiaccadori E, Tesinsky P, et al. ESPEN Guidelines on Enteral Nutrition: Adult Renal Failure. Clinical Nutrition. 2006;25(2):295–310.

58. Kyle UG, Akcan-Arikan A, Orellana RA, et al. Nutrition support among critically ill children with AKI. Clin J Am Soc Nephrol. 2013;8(4):568–74.

59. Cano NJ, Fouque D, Leverve XM. Application of branched-chain amino acids in human pathological states: renal failure. The Journal of nutrition. 2006;136(1 Suppl):299s–307s.

60. Han YY, Lai SR, Partridge JS, et al. The clinical and economic impact of the use of diabetes-specific enteral formula on ICU patients with type 2 diabetes. Clin Nutr. 2017;36(6):1567–1572.

61. Kristine Koekkoek W, Panteleon V, van Zanten AR. Current evidence on ω-3 fatty acids in enteral nutrition in the critically ill: A systematic review and meta-analysis. Nutrition. 2019;59:56–68.

62. Elke G, Hartl WH, Kreymann KG, et al. [DGEM Guideline "Clinical Nutrition in Critical Care Medicine" - short version]. Anasthesiol Intensivmed Notfallmed Schmerzther. 2019;54(1):63–73.

63. Nagano T, Fujita H, Tanaka T, et al. Randomized controlled trial comparing antioxidant-enriched enteral nutrition with immune-enhancing enteral nutrition after esophagectomy for cancer: a pilot study. Surg Today. 2013;43(11):1240–1249.

64. Griffiths RD. The evidence for glutamine use in the critically-ill. Proc Nutr Soc. 2001;60(3):403–410.

65. Cruzat V, Macedo Rogero M, Noel Keane K, et al. Glutamine: Metabolism and Immune Function, Supplementation and Clinical Translation. Nutrients. 2018;10(11).

66. Stehle P, Kuhn KS. Glutamine: an obligatory parenteral nutrition substrate in critical care therapy. Biomed Res Int. 2015;2015:545467.

67. Joo E, Yamane S, Hamasaki A, et al. Enteral supplement enriched with glutamine, fiber, and oligosaccharide attenuates experimental colitis in mice. Nutrition. 2013;29(3):549–555.

68. Roveron G, Antonini M, Barbierato M, et al. Clinical Practice Guidelines for the Nursing Management of Percutaneous Endoscopic Gastrostomy and Jejunostomy (PEG/PEJ) in Adult Patients: An Executive Summary. J Wound Ostomy Continence Nurs. 2018;45(4):326–334.

69. Savio RD, Parasuraman R, Lovesly D, et al. Feasibility, tolerance and effectiveness of enteral feeding in critically ill patients in prone position. Journal of the Intensive Care Society. 2020;0(0):1–6.

70. van der Voort PH, Zandstra DF. Enteral feeding in the critically ill: comparison between the supine and prone positions: a prospective crossover study in mechanically ventilated patients. Critical care (London, England). 2001;5(4):216–220.

71. Sams VG, Lawson CM, Humphrey CL, et al. Effect of rotational therapy on aspiration risk of enteral feeds. Nutr Clin Pract. 2012;27(6):808–811.

72. Arkin N, Krishnan K, Chang MG, et al. Nutrition in critically ill patients with COVID-19: Challenges and special considerations. Clin Nutr. 2020;39(7):2327–2328.

73. Bielawska B, Allard JP. Parenteral Nutrition and Intestinal Failure. Nutrients. 2017;9(5).

74. Ledgard K, Mann B, Hind D, et al. What is the evidence for the use of parenteral nutrition (PN) in critically ill surgical patients: a systematic review and meta-analysis. Tech Coloproctol. 2018;22(10):755–766.

75. Casaer MP, Mesotten D, Hermans G, et al. Early versus late parenteral nutrition in critically ill adults. The New England journal of medicine. 2011;365(6):506–517.

76. Fivez T, Kerklaan D, Mesotten D, et al. Early versus Late Parenteral Nutrition in Critically Ill Children. New England Journal of Medicine. 2016;374(12):1111–1122.

77. Cederholm T, Barazzoni R, Austin P, et al. ESPEN guidelines on definitions and terminology of clinical nutrition. Clin Nutr. 2017;36(1):49–64.

78. Biesboer AN, Stoehr NA. A Product Review of Alternative Oil-Based Intravenous Fat Emulsions. Nutr Clin Pract. 2016;31(5):610–618.

79. Wu GH, Zaniolo O, Schuster H, et al. Structured triglycerides versus physical mixtures of medium- and long-chain triglycerides for parenteral nutrition in surgical or critically ill adult patients: Systematic review and meta-analysis. Clin Nutr. 2017;36(1):150–161.

80. Mihatsch W, Fewtrell M, Goulet O, et al. ESPGHAN/ESPEN/ESPR/CSPEN guidelines on pediatric parenteral nutrition: Calcium, phosphorus and magnesium. Clin Nutr. 2018;37(6 Pt B):2360–2365.

81. Chen W, Yang C, Chen H, et al. Risk factors analysis and prevention of metabolic bone disease of prematurity. Medicine. 2018;97(42):e12861.

82. Van Gossum A, Demetter P. Hepatobiliary Complications of Chronic Intestinal Failure. Gastroenterol Clin North Am. 2019;48(4):551–564.

83. Simić D, Milojević I, Bogićević D, et al. Preventive effect of ursodeoxycholic acid on parenteral nutrition-associated liver disease in infants. Srp Arh Celok Lek. 2014;142(3–4):184–188.

84. Crockett SD, Wani S, Gardner TB, et al. American Gastroenterological Association Institute Guideline on Initial Management of Acute Pancreatitis. Gastroenterology. 2018;154(4):1096–1101.

85. Oláh A, Romics L, Jr. Enteral nutrition in acute pancreatitis: a review of the current evidence. World J Gastroenterol. 2014;20(43):16123–16131.

86. Li W, Liu J, Zhao S, et al. Safety and efficacy of total parenteral nutrition versus total enteral nutrition for patients with severe acute pancreatitis: a meta-analysis. The Journal of international medical research. 2018;46(9):3948–3958.

87. Yao H, He C, Deng L, et al. Enteral versus parenteral nutrition in critically ill patients with severe pancreatitis: a meta-analysis. Eur J Clin Nutr. 2018;72(1):66–68.

88. Ruiz Garcia V, López-Briz E, Carbonell Sanchis R, et al. Megestrol acetate for treatment of anorexia-cachexia syndrome. Cochrane Database Syst Rev. 2013;2013(3):Cd004310.

89. Zheng Z, Chen J, He D, et al. The effects of megestrol acetate on nutrition, inflammation and quality of life in elderly haemodialysis patients. Int Urol Nephrol. 2019;51(9):1631–1638.

90. Mangili A, Falutz J, Mamputu JC, et al. Predictors of treatment response to tesamorelin, a growth hormone-releasing factor analog, in HIV-infected patients with excess abdominal fat. PLoS One. 2015;10(10):e0140358.

91. Massanet PL, Petit L, Louart B, et al. Nutrition rehabilitation in the intensive care unit. JPEN J Parenter Enteral Nutr. 2015;39(4):391–400.

92. Stratton RJ, Elia M. The effects of enteral tube feeding and parenteral nutrition on appetite sensations and food intake in health and disease. Clin Nutr. 1999;18(2):63–70.

93. Whelan K, Efthymiou L, Judd PA, et al. Appetite during consumption of enteral formula as a sole source of nutrition: the effect of supplementing pea-fibre and fructo-oligosaccharides. Br J Nutr. 2006;96(2):350–356.

94. Worthington P, Balint J, Bechtold M, et al. When is parenteral nutrition appropriate? *JPEN J Parenter Enteral Nutr.* 2017;41(3):324–377.

95. Abunnaja S, Cuviello A, Sanchez JA. Enteral and parenteral nutrition in the perioperative period: state of the art. *Nutrients.* 2013;5(2):608–623.

96. Farr BJ, Rice-Townsend SE, Mehta NM. Nutrition support during pediatric extracorporeal membrane oxygenation. *Nutr Clin Pract.* 2018;33(6):747–753.

97. White JV, Guenter P, Jensen G, et al. Consensus statement: Academy of Nutrition and Dietetics and American Society for Parenteral and Enteral Nutrition: characteristics recommended for the identification and documentation of adult malnutrition (undernutrition). *JPEN J Parenter Enteral Nutr.* 2012;36(3):275–283.

98. Aoyagi T, Terracina KP, Raza A, et al. Cancer cachexia, mechanism and treatment. *World J Gastrointest Oncol.* 2015;7(4):17–29.

99. Rossi AP, D'Introno A, Rubele S, et al. The potential of β-hydroxy-β-methylbutyrate as a new strategy for the management of sarcopenia and sarcopenic obesity. *Drugs Aging.* 2017;34(11):833–840.

100. Bear DE, Langan A, Dimidi E, et al. β-hydroxy-β-methylbutyrate and its impact on skeletal muscle mass and physical function in clinical practice: a systematic review and meta-analysis. *Am J Clin Nutr.* 2019;109(4):1119–1132.

101. Smith HJ, Mukerji P, Tisdale MJ. Attenuation of proteasome-induced proteolysis in skeletal muscle by {beta}-hydroxy-{beta}-methylbutyrate in cancer-induced muscle loss. *Cancer Res.* 2005;65(1):277–283.

102. Morris CR, Hamilton-Reeves J, Martindale RG, et al. Acquired amino acid deficiencies: a focus on arginine and glutamine. *Nutr Clin Pract.* 2017;32(1_suppl):30s–47s.

103. Maykish A, Sikalidis AK. Utilization of hydroxyl-methyl butyrate, leucine, glutamine and arginine supplementation in nutritional management of sarcopenia-implications and clinical considerations for type 2 diabetes mellitus risk modulation. *J Pers Med.* 2020;10(1):19. doi:10.3390/jpm10010019.

104. Flakoll P, Sharp R, Baier S, et al. Effect of beta-hydroxy-beta-methylbutyrate, arginine, and lysine supplementation on strength, functionality, body composition, and protein metabolism in elderly women. *Nutrition.* 2004;20(5):445–451.

105. Armstrong DG, Hanft JR, Driver VR, et al. Effect of oral nutritional supplementation on wound healing in diabetic foot ulcers: a prospective randomized controlled trial. *Diab Med.* 2014;31(9):1069–1077.

106. Berk L, James J, Schwartz A, et al. A randomized, double-blind, placebo-controlled trial of a β-hydroxyl β-methyl butyrate, glutamine, and arginine mixture for the treatment of cancer cachexia (RTOG 0122). *Supportive Care Cancer.* 2008;16(10):1179–1188.

107. Himpens JR, Welbourn R, Dixon J, Kinsman R, Walton P. 4th IFSO Global Registry Report. Oxfordshire, UK: The International Federation for the Surgery of Obesity and Metabolic Disorders, 2018 September 2018.

108. Lupoli R, Lembo E, Saldalamacchia G, et al. Bariatric surgery and long-term nutritional issues. *World J Diabetes.* 2017;8(11):464–474.

109. Bal BS, Finelli FC, Shope TR, et al. Nutritional deficiencies after bariatric surgery. *Nat Rev Endocrinol.* 2012;8(9):544–556.

110. Granado-Lorencio F, Simal-Antón A, Blanco-Navarro I, et al. Depletion of serum carotenoid and other fat-soluble vitamin concentrations following obesity surgery. *Obes Surg.* 2011;21(10):1605–1611.

111. Johns N, Stretch C, Tan BH, et al. New genetic signatures associated with cancer cachexia as defined by low skeletal muscle index and weight loss. *J Cachexia Sarcopenia Muscle.* 2017;8(1):122–130.

112. Avan A, Avan A, Le Large TY, et al. AKT1 and SELP polymorphisms predict the risk of developing cachexia in pancreatic cancer patients. *PLoS One.* 2014;9(9):e108057.

113. Welch AA, Jennings A, Kelaiditi E, et al. Cross-sectional associations between dietary antioxidant vitamins C, E and carotenoid intakes and sarcopenic indices in women aged 18–79 Years. *Calcif Tissue Int.* 2020;106(4):331–342.

114. Pes GM, Licheri G, Soro S, et al. Overweight: a protective factor against comorbidity in the elderly. *Int J Environ Res Public Health.* 2019;16(19):3656. doi:10.3390/ijerph16193656.

115. Wang Z, Liu M, Pan T, et al. Lower mortality associated with overweight in the U.S. National Health Interview Survey: is overweight protective? *Medicine.* 2016;95(2):e2424.

116. Dahl AK, Fauth EB, Ernsth-Bravell M, et al. Body mass index, change in body mass index, and survival in old and very old persons. *J Am Geriatr Soc.* 2013;61(4):512–518.

LECTURAS RECOMENDADAS

Becker P, Carney LN, Corkins MR, et al. Consensus statement of the Academy of Nutrition and Dietetics/American Society for Parenteral and Enteral Nutrition: indicators recommended for the identification and documentation of pediatric malnutrition (undernutrition). *Nutr Clin Pract.* 2015;30(1):147–161.

Cederholm T, Barazzoni R, Austin P, et al. ESPEN guidelines on definitions and terminology of clinical nutrition. *Clin Nutr.* 2017;36(1):49–64.

Peterson SJ, Mozer M. Differentiating sarcopenia and cachexia among patients with cancer. *Nutr Clin Pract.* 2017;32(1):30–39. doi:10.1177/0884533616680354

Singer P, Blaser AR, Berger MM, et al. ESPEN guideline on clinical nutrition in the intensive care unit. *Clin Nutr.* 2019;38(1):48–79.

Weimann A, Braga M, Carli F, et al. ESPEN guideline: clinical nutrition in surgery. *Clin Nutr.* 2017;36(3):623–650.

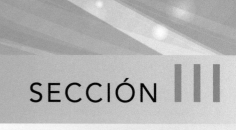

Aspectos especiales de la nutrición clínica

Capítulo 27

Alimentación, embarazo y lactancia

Lauren M. Dinour

INTRODUCCIÓN

Durante el embarazo y la lactancia, una nutrición materna óptima es de vital importancia para la salud de la madre y el lactante. Los requerimientos nutricionales aumentan durante el embarazo (v. **tabla 27-1**) en respuesta a las demandas metabólicas del embrión en desarrollo, así como a los cambios en la fisiología materna.

Existen pruebas definitivas de que los suplementos de folato periconcepcionales disminuyen la incidencia de defectos del tubo neural (DTN). La alimentación materna suele ser deficitaria en calcio, hierro y otros micronutrimentos, y está indicada la suplementación con vitaminas prenatales durante todo el embarazo. En dosis de unas 10 000 UI/día, la vitamina A es potencialmente teratógena y debe evitarse durante el embarazo. Los carotenoides con actividad de vitamina A son seguros. Hasta la fecha, las pruebas no apoyan ni refutan las recomendaciones de suplementos de ácidos grasos ω-3 durante el embarazo o la lactancia (1).

Los requerimientos calóricos aumentan en el embarazo y, por tanto, la ingesta de energía debe incrementarse, pero un aumento de peso excesivo puede ser un inconveniente para la madre y el feto. En la mayoría de las circunstancias, la lactancia materna es la fuente de nutrimentos preferida para los recién nacidos. Algunos componentes de la leche humana cambian en respuesta a la alimentación materna. Está indicada una ingesta abundante de colina alimentaria y el uso continuado de vitaminas prenatales durante todo el período de lactancia. El patrón de ingesta de macronutrimentos indicado para la promoción de la salud general es apropiado también durante el embarazo y la lactancia. La madurez biológica se produce, en promedio, 5 años después de la menarquia. Antes de ese momento, la mujer puede seguir creciendo, lo que genera demandas metabólicas que entran en conflicto con los requerimientos del embarazo.

VISIÓN GENERAL

Alimentación

El peso de la madre debe ser casi ideal al inicio del embarazo para prevenir las complicaciones que pueden surgir de la obesidad o el bajo peso materno. Este último se asocia a un bajo peso al nacer (menos de 2 500 g) y a recién nacidos pequeños para la edad gestacional (PEG; por debajo del percentil 10), mientras que el sobrepeso y la obesidad maternos se asocian a macrosomía (peso al nacer superior a 4 000 g), a lactantes nacidos grandes para la edad gestacional (GEG; por encima del percentil 90) y a un mayor riesgo materno de hipertensión gestacional, diabetes *mellitus* gestacional (DMG) y preeclampsia (2-4).

Los hijos de madres con obesidad pregestacional parecen tener un mayor riesgo de espina bífida y otras anomalías congénitas, así como una mayor incidencia de muerte fetal, parto prematuro, distocia de hombros y obesidad infantil (4,5). La obesidad materna es un importante factor de riesgo para la obesidad infantil, que persiste hasta la edad adulta independientemente de otros factores (6-11).

Los cambios fisiológicos durante el embarazo alteran los requerimientos nutricionales. El volumen plasmático se expande aproximadamente un 50% durante el embarazo. La masa total de eritrocitos aumenta aproximadamente un 30% con respecto a las cifras previas al embarazo (12). El índice metabólico basal aumenta alrededor de un 24% hacia el final de la gestación (13). Estos cambios requieren un mayor consumo de energía, nutrimentos y líquidos. El mayor aumento del volumen plasmático de la masa eritrocítica hará que el hematocrito disminuya

TABLA 27-1

Cambios recomendados de la ingesta de nutrimentos en relación con el embarazo y la lactancia[a]

Nutrimento	Consumo recomendado por categoría de paciente				Ingesta alimentaria media en mujeres en Estados Unidos (≥ 20 años)	Contenido de vitaminas prenatales representativas[e]
	Mujer (19-30 años)	Mujer (31-50 años)	Embarazo	Lactancia (6 meses iniciales)		
Calcio (mg)	1 000	1 000	1 000	1 000	845	250
Colina (mg)	425[b]	425[b]	450[b]	550[b]	287	—
Folato (µg)	400[c]	400[c]	600[d]	500	447	1 330
Yodo (µg)	150	150	220	290[d]	NA	150
Hierro (mg)	18	18	27[d]	9	12.1	27
Magnesio (mg)	310	320	350-360	310-320	272	45
Ácidos grasos ω-3 (g)	1.1[b]	1.1[b]	1.4[b]	1.3[b]	1.66	—
Niacina (mg EN)	14	14	18	17	21.3	18
Fósforo (mg)	700	700	700	700	1189	—
Proteínas (g)	46	46	71[d]	71[d]	69.4	—
Riboflavina (mg)	1.1	1.1	1.4	1.6	1.84	1.4
Selenio (µg)	55	55	60	70	96.6	—
Tiamina (mg)	1.1	1.1	1.4	1.4	1.35	1.4
Vitamina A (µg ER)	700	700	770	1 300[d]	598	770
Vitamina B$_{12}$ (µg)	2.4	2.4	2.6	2.8	4.05	5.2
Vitamina B$_6$ (mg)	1.3	1.3	1.9	2.0[d]	1.79	1.9
Vitamina C (mg)	75	75	85	120[d]	74.2	85
Vitamina D (µg)	15	15	15	15	4.3	25
Vitamina E (mg ET)	15	15	15	19	8.5	15
Vitamina K (µg)	90[b]	90[b]	90[b]	90[b]	123.5	90
Zinc (mg)	8	8	11	12[d]	9.4	11

[a] EN, equivalente de niacina, que equivale a 1 mg de niacina en la alimentación o a 60 mg de triptófano en la alimentación; ER, equivalente de retinol; ET, equivalente de α-tocoferol; NA, no disponible (not available).

[b] Las cantidades de ingesta de nutrimentos son las ingestas adecuadas (IA), que se cree que satisfacen los requerimientos de todos los individuos sanos. Todos los demás datos especifican la ingesta diaria recomendada, la cantidad suficiente para satisfacer los requerimientos de nutrimentos de casi todas (97-98 %) las personas sanas.

[c] En la actualidad se recomienda la ingesta de 400 µg/día de folato para todas las mujeres en edad fértil con el fin de garantizar unas reservas adecuadas en el momento de la concepción.

[d] Las cantidades de ingesta de nutrimentos representan un aumento del 50 % o más respecto a las recomendaciones para las mujeres adultas no embarazadas.

[e] Multivitaminas prenatales NatureMade, Pharmavite LLC, 2020.

Adaptado de Dietary Reference Intakes, Food and Nutrition Board, Institute of Medicine, National Academy of Sciences. National Academy of Sciences DRI Reports. Disponible en www.nap.edu; consultado el 26 de mayo de 2020; y National Health and Nutrition Examination Survey, Agricultural Research Service, United States Department of Agriculture. What We Eat in America, NHANES 2015–2016. Disponible en www.ars.usda.gov; consultado el 26 de mayo de 2020.

durante el embarazo; sin embargo, la concentración de hemoglobina corpuscular media debe permanecer constante, salvo que se produzca una anemia concurrente. La hemoglobina materna durante el embarazo debe ser superior a 11 g/dL para garantizar un aporte adecuado de oxígeno al feto. Deben sospecharse causas nutricionales de anemia si la concentración de hemoglobina desciende por debajo de esta cifra y no es evidente otra explicación.

Una anemia microcítica sugiere ferropenia, mientras que una anemia macrocítica sugiere una insuficiencia de folato o de vitamina B_{12}; la primera es la más frecuente.

Los requerimientos de folato, hierro y zinc aumentan de forma desproporcionada durante el embarazo. En general, la absorción intestinal de nutrimentos aumenta durante la gestación como una adaptación a las mayores demandas metabólicas. Los lípidos séricos tienden a aumentar durante el embarazo, debido en gran medida a los efectos de la progesterona.

Mientras que los electrólitos, los ácidos grasos, las vitaminas liposolubles y la glucosa atraviesan la placenta por difusión simple o facilitada, los aminoácidos, las vitaminas hidrosolubles, el calcio y el hierro son transportados de forma activa a través de la placenta hasta la circulación fetal.

En promedio, el segundo y el tercer trimestre del embarazo requieren un aumento de calorías con respecto a la cantidad basal de aproximadamente 330-540 kcal/día, y durante los primeros 6 meses de lactancia se requieren 330-450 kcal/día con respecto a los requerimientos energéticos de las mujeres no embarazadas y no lactantes (13,14). Los nutrimentos para los que la ingesta diaria recomendada (IDR) aumenta específicamente en el embarazo son las proteínas totales, la energía total, los ácidos grasos ω-3, la colina, el folato, el yodo, el hierro, el magnesio, la niacina, la riboflavina, el selenio, la tiamina, las vitaminas A, B_6, B_{12} y C, y el zinc. La lactancia requiere aumentos adicionales a las cantidades del embarazo de colina, yodo, riboflavina, selenio, vitaminas A, B_6, B_{12}, C y E, y zinc; las requerimientos de hierro y folato disminuyen.

Un aumento de peso insuficiente durante el embarazo se asocia a parto prematuro y a un recién nacido PEG, mientras que un aumento de peso excesivo se asocia a parto por cesárea, macrosomía y recién nacido GEG (15,16). El momento del aumento de peso también puede influir en los resultados adversos para la madre o el lactante.

En un estudio reciente, se observó que las mujeres que presentaban un aumento de peso más rápido al principio del embarazo tenían un menor riesgo de PEG, pero un mayor riesgo de GEG (17). Los datos de otro estudio sugieren que las mujeres con un ma-yor aumento de peso durante el segundo trimestre tienen un menor riesgo de recién nacidos PEG, y el aumento de peso en el tercer trimestre se asocia a un riesgo doble de hipertensión inducida por el embarazo y un menor riesgo de DMG (18).

El apoyo nutricional de las mujeres desnutridas durante el embarazo queda fuera del ámbito de esta exposición, pero en general se aborda como la desnutrición en otras circunstancias (v. cap. 26). Este aspecto se ha revisado en otro lugar (19). El *Special Supplemental Nutrition Program for Women, Infants, and Children* (WIC) está diseñado para cubrir los requerimientos nutricionales de las mujeres y los lactantes. En 2018, el programa asistió a casi 680 000 mujeres para satisfacer los requerimientos nutricionales durante el embarazo, y a más de 1 millón de mujeres en período de lactancia y posparto (20).

Debido a que los suplementos de WIC tienden a ser compartidos con los miembros de la familia, la ingesta de nutrimentos de las mujeres embarazadas en esta población es a menudo subóptima y requiere una vigilancia rigurosa para garantizar una evolución óptima del embarazo.

El aumento de peso de la madre durante el embarazo debe producirse predominantemente durante el segundo y el tercer trimestre; el gasto energético total cambia poco en el primer trimestre, pero aumenta a partir de entonces. Los datos sugieren que, en mujeres con índices de masa corporal (IMC) normales, solo es necesario un ligero aumento de la ingesta energética de hasta 100 kcal/día durante el primer trimestre, mientras que se deben añadir a la alimentación entre 330 y 340 kcal/día en el segundo trimestre, y entre 452 y 540 kcal/día en el tercero (13,14). Entre las mujeres bien alimentadas con un aumento de peso medio durante la gestación de 13.75 kg, se cree que el embarazo requiere un aumento del consumo de energía de 88 000 kcal a 89 000 kcal por encima del nivel necesario para mantener el peso fuera del embarazo (13).

Las recomendaciones sobre el aumento de peso durante la gestación tienen como objetivo optimizar la evolución para la mujer y el hijo. En 2009, el Institute of Medicine (IOM) publicó unas directrices revisadas sobre el aumento de peso durante la gestación, basadas en los intervalos de IMC previos al embarazo para mujeres con peso insuficiente, peso normal, sobrepeso y obesidad recomendados por la Organización Mundial de la Salud (OMS), y que son independientes de la edad, la paridad, el antecedente de tabaquismo y el origen étnico. Para las mujeres con bajo peso, con un IMC inicial inferior a 18.5 kg/m^2, está indicado un aumento de peso medio de 0.51 kg/semana durante el segundo y tercer trimestres, para un total de 12.5 a 18 kg al final del embarazo. A las mujeres con un IMC normal antes del embarazo (18.5-24.9 kg/m^2) se les recomienda un aumento de 0.42 kg/semana durante el segundo y el tercer trimestres, para un total de 11.5 a 16 kg durante el embarazo.

Para las mujeres con sobrepeso (IMC de 25-29.9 kg/m^2), se recomienda un aumento de peso de 0.28 kg/semana durante el mismo período, con un total de 7 a 11.5 kg durante el embarazo.

Las recomendaciones del IOM definen la obesidad como un IMC de 30 kg/m^2 o superior, y no diferencian entre obesidad de clase I (IMC de 30-34.9 kg/m^2), obesidad de clase II (IMC de 35-39.9 kg/m^2) y obesidad de clase III (IMC de 40 kg/m^2 o superior). Debido a los pocos datos disponibles para cada clase, la recomendación del IOM para el aumento de peso es de 5 kg a 9 kg en total durante el embarazo (0.22 kg/semana durante el segundo y el tercer trimestres) para todas las mujeres obesas. Todas estas directrices suponen un aumento de peso de 0.5 a 2 kg durante el primer trimestre (12). Un aumento de peso de más de 1 kg/semana en cualquier momento suele ser excesivo.

La pérdida de peso es siempre preocupante, y un aumento de peso < 1 kg/mes, excepto durante el primer trimestre, suele indicar una nutrición inadecuada. El aumento de peso obligatorio durante el embarazo, atribuible al crecimiento del feto, el crecimiento de la placenta, la producción de líquido amniótico, el crecimiento del útero y de las mamas, y la expansión del volumen sanguíneo, supone aproximadamente 7.7 kg en promedio.

El aumento de peso por encima de esta cifra representa peso corporal materno añadido, principalmente en el líquido extracelular/extravascular y en la grasa de las caderas y los glúteos, que la mujer tendrá que perder después del embarazo para volver a tener el peso y la forma anteriores a este. La evidencia disponible sugiere que las mujeres menores de 20 años necesitan un aumento de peso adicional más allá de las recomendaciones del IOM para reducir el riesgo de recién nacidos PEG (21).

La actividad física durante el embarazo beneficia a la madre sin tener efectos sobre el feto, siempre que no se rebase la tolerancia materna. El esfuerzo extremo puede comprometer el bienestar del feto, aunque se necesita más investigación para determinar este umbral (22). El mantenimiento de 150 min de ejercicio aeróbico de intensidad moderada por semana durante el embarazo es adecuado, a menos que lo impidan las complicaciones (23). La actividad física regular moderada a intensa antes del embarazo mejora la resistencia a la insulina, y la actividad aeróbica regular durante el embarazo puede reducir el riesgo de DMG (24).

Las mujeres que eran sedentarias antes del embarazo deben aumentar gradualmente la duración y la intensidad del ejercicio durante la gestación, mientras que las mujeres que hacían ejercicio regularmente antes y tienen embarazos sin complicaciones pueden seguir siendo físicamente activas durante la gestación y después del parto (22,23). Durante el embarazo deben evitarse el buceo, las actividades que se realizan tumbadas sobre la espalda y los ejercicios de alto impacto (por el riesgo de traumatismo) (22,23). El ejercicio después del parto, junto con la restricción calórica, facilita la disminución de peso deseada (23,24).

El feto en desarrollo y otros productos de la concepción incorporan un total de aproximadamente 925 g de proteínas. Los requerimientos de proteínas aumentan con cada trimestre sucesivo, con unos requerimientos medios de unos 79 g/día (14% de kcal de proteínas) al inicio de la gestación y 108 g/día (17% de kcal de proteínas) en etapas más avanzadas (25). La ingesta de proteínas de las mujeres de Estados Unidos suele ser de unos 69 g/día, una cifra que casi cumple la recomendación única para el embarazo, pero no los requerimientos elevados durante el tercer trimestre.

Se ha cuestionado si la ingesta de proteínas debe aumentar durante el embarazo, especialmente porque un mayor consumo de proteínas procedentes de los alimentos se ha asociado a una reducción del riesgo de lactantes PEG (25). Otras investigaciones han encontrado una asociación entre el consumo de proteínas alimentarias y la DMG. Un mayor consumo de proteínas de origen animal, en particular de carne roja, se asoció significativamente a un mayor riesgo de DMG. Por el contrario, una mayor ingesta de proteínas vegetales, en concreto de frutos secos, se asoció a un riesgo significativamente menor.

La sustitución de las proteínas animales por proteínas vegetales, así como la sustitución de la carne roja por otras fuentes de proteínas animales, se asoció a un menor riesgo de DMG (26).

El feto aumenta aproximadamente 30 g/día de peso durante el tercer trimestre. Las intervenciones para garantizar un parto a término son esenciales para mantener este ritmo de desarrollo. Los cuidados intensivos de los lactantes prematuros rara vez pueden mantener más de 20 g de crecimiento/día.

El feto en desarrollo utiliza la glucosa como su principal fuente de energía, y la glucosa es especialmente importante para el cerebro fetal en el tercer trimestre. Por tanto, los requerimientos de hidratos de carbono pueden aumentar hasta aproximadamente 175 g/día en el embarazo (14).

En general, los mayores requerimientos de micronutrimentos durante el embarazo superan los mayores requerimientos energéticos. Por tanto, la administración de suplementos vitamínicos durante el embarazo está universalmente indicada, y la densidad de los nutrimentos de los alimentos adquiere una mayor importancia.

La teratogenia de la vitamina A en dosis elevadas se puso de manifiesto con el uso de su análogo, la isotretinoína, para el acné. Se cree que la ingesta de 10 000 UI o más de vitamina A al día a través de suplementos es potencialmente teratógena. Los precursores carotenoides de la vitamina A proporcionan retinol en cantidad adecuada y evitan cualquier toxicidad conocida.

Por tanto, los suplementos vitamínicos prenatales suelen proporcionar vitamina A en una cantidad muy por debajo del umbral tóxico y, generalmente, en forma del precursor β-caroteno. Por otra parte, en madres de peso normal, la ingesta de vitamina A en la alimentación durante el embarazo en cantidades menores que ingesta diaria recomendada se asocia significativamente a un mayor riesgo de que el niño sufra una hernia diafragmática congénita (27).

Inmediatamente después del nacimiento y durante un período de aproximadamente 3 a 5 días, las glándulas mamarias de la madre producen calostro, un líquido rico en sodio, cloruro e inmunoglobulinas que confieren inmunidad pasiva al recién nacido. El calostro es sustituido después por la leche, que es rica en lactosa y lípidos, y comparativamente baja en sodio y cloruro. El volumen de leche que consume el recién nacido es de unos 50 mL/día al nacer, 500 mL al quinto día y 750 mL a los 3 meses, aunque las cantidades de ingesta pueden variar mucho según el lactante (28).

La producción de leche se mantiene gracias a la succión del lactante, que suprime la producción de dopamina hipotalámica, desinhibiendo así la secreción de prolactina. Los primeros 4 meses de lactancia requieren, y transmiten al lactante, una cantidad de energía comparable a la de todo el período de gestación. La leche humana es apropiada y óptima como única fuente de nutrición del lactante durante los primeros 6 meses de vida, salvo contraindicación (p. ej., infección por el virus de la inmunoinsuficiencia humana [VIH], brucelosis no tratada, virus linfotrópico de células T humanas tipo I o tipo II). No se sabe si la leche satisface todos los requerimientos nutricionales del lactante después de este período (v. cap. 29). Múltiples organizaciones médicas y sanitarias nacionales e internacionales recomiendan la lactancia materna exclusiva como método preferido de alimentación del lactante durante los primeros 6 meses, y la continuación de la lactancia materna junto con los alimentos complementarios hasta al menos el primer cumpleaños del lactante (29-31).

Aumentar la proporción de lactantes que son amamantados alguna vez, amamantados al año y amamantados exclusivamente hasta los 6 meses es uno de los objetivos de la lactancia materna de Healthy People 2020 (32).

La composición de ácidos grasos de la leche humana varía en función de la ingesta alimentaria materna. Con pocas excepciones, como la colina, el yodo y el selenio, hay escasas pruebas de que las concentraciones de nutrimentos inorgánicos y oligoelementos en la leche varíen con la alimentación materna (33-36). En cambio, las concentraciones de varias vitaminas en la leche materna responden a la ingesta alimentaria, y la intensidad de la relación varía según el nutrimento. Las concentraciones de vitaminas liposolubles e hidrosolubles en la leche varían en proporción a la ingesta materna (33-35). El calcio y la vitamina B_{12}, y posiblemente otros nutrimentos, se conservan en la leche a expensas de las reservas maternas cuando la ingesta materna es inferior a los requerimientos diarios (33).

En trabajos recientes se ha demostrado que el calostro y la leche humanas, que tradicionalmente se han considerado estériles, proporcionan un aporte continuo de bacterias probióticas comensales al intestino del lactante, como las especies *Lactobacillus* y *Bifidobacterium*. La leche humana también proporciona más de 200 oligosacáridos diferentes, que no sirven como alimento para el lactante (que aún carece de las enzimas intestinales para digerirlos), sino como prebióticos para las bacterias beneficiosas recién introducidas (37). En la actualidad, existe interés por la influencia de estos probióticos y prebióticos sobre la flora intestinal del lactante, y su capacidad para participar en la prevención de las infecciones, la atopia, las alergias y otras enfermedades diversas (37-40). Las combinaciones específicas de probióticos y prebióticos durante el embarazo y el comienzo de la lactancia, a través de la madre o incorporadas a las fórmulas lácteas, pueden ayudar a conformar la composición de la microbiota intestinal en los lactantes, y pueden ser importantes determinantes de la salud posterior (37,41,42).

Como se ha señalado anteriormente, la alimentación materna influye en la composición de ácidos grasos y vitaminas de la leche humana, pero generalmente ejerce una influencia menor en los nutrimentos inorgánicos.

La colina, el yodo y el selenio son excepciones, y varían sustancialmente en función de la ingesta materna (33-36). Las vitaminas D y K suelen estar presentes en concentraciones bajas en la leche humana, y se recomienda la administración de suplementos (43-46); sin embargo, hay algunas pruebas de que una ingesta baja de vitamina D en los recién nacidos amamantados puede no afectar negativamente a su metabolismo óseo (47,48).

La lactancia va acompañada de una disminución de la densidad ósea materna, independientemente de la ingesta de calcio por parte de la madre; sin embargo, los estudios demuestran que la densidad de nutrimentos inorgánicos ósea se recupera completamente tras el destete (49).

En un estudio de 52 mujeres lactantes en Estados Unidos, se sugirió que la ingesta de calcio, zinc, folato, vitaminas E y D, y piridoxina puede tender a ser insuficiente en este grupo (50). En otro estudio realizado en 83 mujeres lactantes del medio oeste de Estados Unidos se detectó un consumo inadecuado de vitaminas E y D, potasio, yodo, cromo, colina y fibra (51). En un estudio reciente se demostró que la ingesta habitual (pero no actual) de pescado graso está asociada a la concentración de ácidos grasos ω-3 en la leche humana (52).

La leche materna y las fórmulas difieren sustancialmente en una serie de nutrimentos (53). Todavía no se ha establecido la importancia de esas diferencias. Los estudios sugieren una asociación entre la lactancia materna y una mayor inteligencia, conforme a la cual los lactantes alimentados con leche materna obtienen resultados significativamente mejores en las pruebas de inteligencia durante la infancia y la adolescencia, incluso cuando se controla la inteligencia materna y otros posibles factores de confusión (54). El efecto a lo largo de la vida de este mejor rendimiento sigue siendo un tema de debate (v. cap. 29). Al evaluar la asociación entre la alimentación del lactante y el desarrollo de sobrepeso y obesidad a final de la infancia o en la adolescencia, un estudio longitudinal de hermanos en el que solo uno de ellos fue amamantado detectó que el hermano amamantado tenía un IMC en la adolescencia que era 0.39 desviaciones estándar inferior al del hermano alimentado con leche artificial.

Esta diferencia equivale a unos 6 kg para una niña de 14 años o a 6.3 kg para un niño de 14 años. Asimismo, los resultados sugieren que la lactancia materna reduce el riesgo de alcanzar el extremo superior de la distribución del IMC (55). En un reciente metaanálisis de estudios de alta calidad se señala que la lactancia materna se asocia a una reducción del 13 % del sobrepeso o la obesidad en etapas posteriores de la vida (56).

Los requerimientos energéticos para mantener la lactancia se basan en la densidad calórica de la leche humana (aproximadamente 70 kcal/100 mL), el coste metabólico de la producción de leche y el volumen total de esta, menos la cantidad de energía utilizada de las reservas de tejidos. La estimación de que la lactancia requiere de 450 a 510 kcal/día por encima de la energía necesaria para mantener el peso materno supone que aproximadamente 170 kcal/día de la energía de la producción de leche provendrá de las reservas de grasa relacionadas con el embarazo (13). La pérdida de 0.5 a 1 kg/mes es frecuente durante la lactancia, mientras que una pérdida superior a 2 kg/mes representa una nutrición inadecuada. El mantenimiento y el aumento de peso durante la lactancia no son infrecuentes.

La pérdida de peso de hasta 2 kg/mes parece ser segura durante la lactancia, con conservación de la transferencia de energía para la producción de leche. Las concentraciones de prolactina aumentan en respuesta a la succión del pecho por parte del niño, lo que estimula la producción de leche y la movilización de las reservas de tejido adiposo. La prolactina también estimula el apetito y, por tanto, el aumento de la ingesta alimentaria, especialmente durante los primeros 2 o 3 meses de lactancia (57).

Las pruebas sugieren que la restricción energética a partir del primer mes después del parto puede facilitar la pérdida de peso de la madre sin efectos adversos sobre la producción de leche o el crecimiento del lactante (58), pero la restricción alimentaria puede conducir a una ingesta inadecuada de vitamina D y calcio (59). Las mujeres con sobrepeso u obesidad tienen menos probabilidades de iniciar y continuar la lactancia materna que las mujeres con un peso normal, debido a una serie de obstáculos, como las dificultades para colocar al lactante, los problemas con el pezón, el retraso en el inicio de la lactancia y la percepción de una producción insuficiente de leche, entre otros problemas (60).

Por tanto, es claramente aconsejable un control juicioso de la alimentación y el peso durante los períodos de gestación y puerperal, más que en la restricción energética durante la lactancia (61). Se sabe que el ejercicio durante la lactancia, independientemente de la restricción energética, no supone amenaza alguna para la madre o el lactante, y ofrece una serie de beneficios (62).

La lactancia puede contribuir a la pérdida de peso, aunque las investigaciones son contradictorias, en parte debido a las diferentes definiciones de lactancia, los puntos de recogida de datos y la consideración de otras características maternas que influyen en la pérdida de peso después del parto. En una revisión sistemática de estudios observacionales (37 estudios prospectivos y 8 retrospectivos), se observó que la mayoría informó de una asociación escasa o nula entre la lactancia materna y el cambio de peso.

Sin embargo, de los cinco estudios de mayor calidad metodológica, en cuatro se documentó una asociación positiva entre la lactancia materna y el cambio de peso después del parto (63). Los estudios publicados desde esta revisión siguen proporcionando resultados contradictorios (64,65).

Las prácticas de cuidado de la madre definidas culturalmente es probable que influyan en los patrones de cambio de peso entre las mujeres lactantes. Esta hipótesis debe estimular la investigación sobre el aumento de peso durante la gestación y las pérdidas en el puerperio en diferentes contextos etnoculturales (66).

Existe interés por el papel que puede desempeñar la lactancia materna en la prevención del desarrollo de atopia en los niños, pero los datos no son concluyentes (67) (v. cap. 24). Hay pruebas convincentes de que la lactancia materna confiere protección contra las infecciones, aunque los mecanismos por los que la leche humana influye en la inmunidad del lactante siguen siendo objeto de estudio (68-72).

La lactancia materna exclusiva promueve un entorno de citocinas antiinflamatorias, que se mantiene durante toda la infancia. Este entorno inmunológico limita la hiperreactividad y favorece la tolerancia, lo que posiblemente dificulte la aparición de enfermedades alérgicas (73). La eritropoyetina de la leche materna es aparentemente resistente a la degradación en el tracto gastrointestinal del lactante, y puede estimular la médula ósea del recién nacido (74,75).

El patrón de aminoácidos de la leche materna es específico de cada especie, lo que sugiere otra forma en la que la leche humana podría contribuir de forma única al desarrollo temprano (76). La alimentación materna influye en el sabor de la leche y, por tanto, sirve como medio para introducir al neonato en una variedad de experiencias gustativas (77-79).

Los sabores fuertes, y la familiaridad o novedad de esos sabores pueden influir en las conductas alimentarias de los lactantes. Hay pruebas que apoyan la transferencia de sabores de la alimentación materna a la leche humana en el caso del alcohol, el anís, la alcaravea, las zanahorias, el eucalipto, el ajo y la menta; los lactantes pueden detectar estos sabores, tal y como demuestran las respuestas conductuales diferenciales (79). Por ejemplo, se ha demostrado que la ingesta de ajo por parte de la madre prolonga la alimentación al principio, pero la acorta cuando la exposición es recurrente.

La duración de la lactancia materna puede influir en la preferencia sensorial al inicio de la alimentación complementaria (79-81). El alcohol ingerido por una mujer que amamanta se transmite a la leche humana y, por lo general, provoca una reducción de la alimentación del lactante inmediatamente después de la exposición al alcohol, con un aumento compensatorio de la alimentación cuando el alcohol deja de estar presente en la leche (82). Las investigaciones de Mennella (83) y Mennella y Beauchamp (84) su-

gieren que este efecto no se debe al propio sabor del alcohol, sino a algún otro efecto del alcohol en la experiencia de la alimentación. Al contrario de lo que se cree, la ingesta de alcohol por parte de la madre parece disminuir el sueño del lactante en lugar de aumentarlo (85,86).

NUTRIMENTOS, PRODUCTOS NUTRICÉUTICOS Y ALIMENTOS FUNCIONALES

Alcohol

La ingesta excesiva de alcohol durante el embarazo se asocia al síndrome alcohólico fetal o fetopatía alcohólica, un trastorno de retraso del desarrollo del feto y déficits cognitivos. Datos multinacionales estiman que 1 de cada 67 madres que consumen alcohol durante el embarazo da a luz a un niño con síndrome alcohólico fetal (87). Una «copa» contiene una media de 14 g de etanol.

Alrededor del 11.5 % de las mujeres de Estados Unidos declaran haber consumido alcohol durante el embarazo (88), sin embargo, dado que no se ha identificado ninguna cantidad segura, las recomendaciones en Estados Unidos promueven la abstinencia total.

Cafeína/café

La recomendación de la OMS y otras directrices importantes indican que una ingesta de cafeína de hasta 300 mg/día (el equivalente a unas tres tazas de café) no es perjudicial para la madre o el feto. Sin embargo, los estudios muestran que los efectos de la cafeína en la evolución del embarazo varían mucho de una persona a otra, y las dosis diarias de 100-200 mg durante el embarazo se han asociado a un mayor riesgo de aborto espontáneo, restricción del crecimiento fetal, bajo peso al nacer y otros resultados adversos para la salud del lactante (89). En estudios recientes, también se ha sugerido que el consumo materno elevado de café y refrescos de cola, pero no de té, durante el embarazo se asocia a un mayor riesgo de leucemia aguda infantil (90).

Calcio

Aunque las recomendaciones de ingesta de calcio no aumentan durante el embarazo, en algunos estudios se sugiere que la administración de suplementos de calcio puede reducir el riesgo de hipertensión y preeclampsia inducidas por el embarazo, especialmente entre las mujeres con una baja ingesta de calcio en la alimentación o con un alto riesgo de preeclampsia (91). Sin embargo, los suplementos de calcio no parecen reducir el riesgo de parto prematuro o de bajo peso al nacer, e incluso pueden aumentar el riesgo de parto prematuro cuando se combinan con suplementos de vitamina D (92,93).

Colina

Aunque el organismo puede sintetizar colina en pequeñas cantidades, es un nutrimento esencial que debe consumirse en la alimentación para satisfacer los requerimientos metabólicos. Se estima que solo el 10% de la población de Estados Unidos cumple con las ingestas recomendadas, y la conciencia de la importancia de la colina es escasa entre los profesionales de la salud y el público en general. Una disponibilidad inadecuada de colina durante el período perinatal tiene efectos adversos en el desarrollo y el funcionamiento de la placenta, mientras que una mayor ingesta se asocia a beneficios cognitivos duraderos (94,95).

Los requerimientos de colina aumentan durante el embarazo y la lactancia, aunque la mayoría de los suplementos prenatales no incluyen colina (94). Las mujeres que siguen una dieta vegetariana o vegana estricta tienen un riesgo aún mayor de que la ingesta de colina sea inadecuada, ya que los alimentos de origen animal (p. ej., huevos, carne, aves de corral, mariscos) suelen contener más colina que las fuentes vegetales (p. ej., germen de trigo, verduras crucíferas, y ciertas judías y frutos secos) (95).

Ácidos grasos ω-3

Los datos disponibles sugieren que un consumo elevado de aceites marinos durante el embarazo se asocia a una gestación más prolongada (96,97), y el riesgo de parto prematuro parece menor entre las mujeres que reciben suplementos de ω-3 en comparación con las que no lo hacen (98). Las concentraciones de ácido docosahexaenoico (DHA) en el plasma materno disminuyen significativamente después del parto (99), y estudios observacionales han detectado que un estado bajo de DHA materno después del parto se asocia a depresión en el puerperio (100). Sin embargo, los ensayos clínicos muestran resultados contradictorios, y no hay pruebas suficientes para apoyar la administración de suplementos de ω-3 para prevenir o tratar la depresión perinatal (96-98). Además, hay pruebas de que los ácidos grasos ω-3 son importantes para el desarrollo normal del ojo y la función cerebral (96,101-103).

Una vez más, las revisiones de la investigación son contradictorias, y no pueden apoyar ni refutar la hipótesis de que la administración de suplementos de ácidos grasos ω-3 durante el embarazo o la lactancia mejore el desarrollo visual o cognitivo (96,98, 102,104).

El contenido de ω-3 en la leche humana depende de la ingesta materna. Se ha demostrado que la suplementación materna con ácidos grasos ω-3 durante el embarazo y la lactancia aumenta las concentraciones de DHA, ácido α-linolénico (ALA) y/o ácido eicosapentaenoico (EPA) en la leche humana (34). Por tanto, un mayor consumo de ácidos grasos ω-3 puede conferir beneficios para la salud tanto de la madre como del lactante.

Las recomendaciones globales de ingesta para mujeres embarazadas y lactantes oscilan entre 200 mg y 300 mg de DHA, y 100 mg y 250 mg de EPA al día (105). Sin embargo, en relación con el patrón alimentario prehistórico, la alimentación actual es insuficiente en ácidos grasos ω-3 (105-107), lo que apoya la hipótesis de que una mayor ingesta puede ser beneficiosa en un contexto evolutivo.

Hay que señalar que, aunque los alimentos marinos aportan ácidos grasos ω-3 y otros nutrimentos importantes necesarios durante el embarazo y la lactancia (como el yodo, el hierro, las proteínas, el selenio, las vitaminas B_{12} y D, y el zinc), algunas variedades suelen estar contaminadas con altas concentraciones de mercurio, una neurotoxina. Por ello, la Food and Drug Administration (FDA) de Estados Unidos aconseja a las mujeres embarazadas (o que puedan quedarse embarazadas) y a las madres lactantes que eviten la caballa real, el marlín, el reloj anaranjado, el tiburón, el pez espada, el blanquillo y el patudo. Estas especies son grandes depredadores y concentran en su cuerpo el mercurio acumulado por los peces más pequeños de los que se alimentan. La FDA también recomienda limitar la ingesta de atún blanco, atún de aleta amarilla y otros peces depredadores de gran tamaño a no más de una porción por semana, si no se consume ningún otro marisco en la misma.

Los pescados más pequeños, como las anchoas, el atún claro en conserva, el bacalao, el cangrejo, el salmón, las sardinas, las gambas y la tilapia contienen mucho menos mercurio, y pueden consumirse de 2 a 3 veces por semana. La FDA recomienda una ingesta total de marisco durante el embarazo y la lactancia de hasta 340 g, o dos o tres porciones de 115 g a la semana (108). Las fuentes de ALA distintas del pescado incluyen los aceites vegetales (linaza, soja y canola), las semillas de chía, las semillas de lino y las nueces.

Algunas marcas de huevos, productos lácteos y zumos están enriquecidos con DHA y otros ácidos grasos ω-3. Los suplementos de aceite de pescado pueden proporcionar ácidos grasos ω-3, evitando el riesgo de contaminantes de metales pesados, y existen suplementos de aceite de algas para los vegetarianos (109).

Folato

La relación entre la ingesta adecuada de ácido fólico y la reducción del riesgo de DTN es tan definitiva (110) que, en 1998, se instituyó en Estados Unidos la suplementación obligatoria con ácido fólico de los productos de grano refinado; los estudios muestran que la incidencia de anencefalia y espina bífida disminuyó entre un 21% y un 35% tras esta medida de salud pública (111).

Existe cierta controversia sobre si las cantidades de enriquecimiento deberían aumentar aún más para reducir el riesgo de DTN (112). No existe un efecto claro de la suplementación con ácido fólico sobre otros defectos de nacimiento, como la fisura palatina, el labio leporino, los defectos cardiovasculares congénitos, los abortos espontáneos o cualquier otro defecto de nacimiento (113). Las revisiones de la investigación sobre la exposición materna al folato muestran asociaciones no concluyentes con resultados adicionales, como el asma infantil, los trastornos del espectro autista, la obesidad y la resistencia a la insulina, y el nacimiento prematuro (114-117).

Las recomendaciones actuales sugieren que todas las mujeres que puedan quedarse embarazadas tomen un suplemento de aproximadamente 400 a 800 µg de ácido fólico al día, además de consumir una dieta rica en folatos.

Las mujeres embarazadas deberían aumentar la suplementación a 600 µg/día. En general, no se recomienda la ingesta de más de 1 mg/día de folato. Sin embargo, en mujeres con embarazos anteriores que hayan provocado un DTN, la ingesta diaria de hasta 4 000 µg/día de ácido fólico puede conferir un beneficio adicional (118).

Flúor

La leche materna no proporciona cantidades óptimas de flúor a los lactantes a término, y generalmente se recomienda la administración de suplementos después de los 6 meses de edad si el agua potable local contiene menos de 0.3 partes por millón (ppm) de flúor (119).

Raíz de jengibre

Varios estudios señalan que el jengibre reduce los síntomas de las náuseas y los vómitos al principio del embarazo sin que se produzcan resultados adversos para la madre o el feto (120). Los estudios que comparan el jengibre con la vitamina B_6 no muestran diferencias significativas en la reducción de los síntomas (120), aunque la combinación de jengibre y vitamina B_6 puede ser sinérgica en el tratamiento de la hiperémesis gravídica (121).

Hierro

La anemia es la anomalía más frecuente relacionada con los nutrimentos en el embarazo, y es atribuible a la ferropenia al menos la mitad de las veces, y el resto se debe principalmente a la insuficiencia de folato. Debido al cese de la menstruación, los requerimientos de hierro disminuyen durante el primer trimestre. Las demandas aumentan por encima de la línea basal en el segundo trimestre, y alcanzan su punto máximo en el tercer trimestre, con 5-6 mg/día. En el embarazo se consumen aproximadamente 1 070 mg de hierro en total, de los que entre 250 y 350 mg se recuperan después del embarazo a partir de la masa eritrocítica expandida, y entre 720 y 820 mg se pierden permanentemente. El hierro se destina al feto (245 mg), la placenta (75 mg), la pérdida basal (250 mg) y la pérdida de sangre en el parto (150-250 mg). Sólo un 18% del hierro ingerido se absorbe sin existir embarazo, pero este puede aumentar la absorción hasta un 25%. Por tanto, se requiere una ingesta media de 22 mg/día durante el tercer trimestre.

Durante la lactancia materna exclusiva y hasta la reanudación de la menstruación, se requiere una ingesta media de 6.5 mg/día para tener en cuenta las pérdidas basales de hierro y la secreción de hierro en la leche humana (122). Los suplementos multivitamínicos/nutrimentos inorgánicos prenatales suelen contener 27 mg de hierro, y la alimentación proporciona 12 mg adicionales que fácilmente satisfacen los requerimientos de la mayoría de las mujeres sin anemia. La administración de suplementos de hierro antes de la concepción puede ayudar a que se cubran los requerimientos de hierro durante el embarazo y la lactancia, y ha demostrado que reduce los riesgos de anemia materna, ferropenia y anemia ferropénica a término (123).

Sin embargo, parece que la administración de suplementos de hierro en mujeres con reservas de hierro ya adecuadas aumenta el riesgo de DMG y complicaciones del parto (124,125). Las mujeres con anemia ferropénica durante el embarazo necesitan aumentar la ingesta para reponer las reservas de la médula ósea y seguir cubriendo los requerimientos metabólicos del feto.

En esta situación, la OMS recomienda una ingesta diaria de hierro de 120 mg hasta que las concentraciones de hemoglobina se normalicen (126). La administración sistemática de suplementos de hierro a los lactantes a término sanos y alimentados con leche materna no parece ser necesaria hasta aproximadamente los 4 meses de edad (44,127).

Yodo

El yodo es un nutrimento esencial necesario para la producción de hormonas tiroideas, y sus requerimientos aumentan durante el embarazo y la lactancia, al aumentar la producción de hormonas tiroideas maternas. La insuficiencia de yodo durante el embarazo puede provocar una serie de efectos adversos en el crecimiento y el desarrollo del feto, como autismo y retraso mental. Al igual que ocurre con la colina, existe poca conciencia pública de la importancia del yodo durante el período perinatal.

En Estados Unidos, la ingesta de yodo ha disminuido constantemente desde la década de 1970, y las tasas de insuficiencia grave de yodo entre las mujeres en edad reproductiva han aumentado del 11.6 % al 13.2 % entre 2001 y 2012, muy probablemente debido a la disminución de la ingesta de lácteos, huevos y sal (128). Entre las poblaciones con un estado de insuficiencia de yodo, la suplementación durante la lactancia aumenta la concentración de yodo en la leche humana (36). Muchas vitaminas prenatales disponibles en el mercado contienen yodo, aunque no toda la cantidad necesaria durante el embarazo y la lactancia.

Magnesio

Las pruebas de que los suplementos de magnesio pueden prevenir la preeclampsia son inconstantes, y no hay suficientes pruebas de alta calidad para concluir que los suplementos de magnesio sean beneficiosos durante el embarazo (129).

Las fuentes de medicina alternativa recomiendan suplementos de unos 500 mg/día, lo que supera la cantidad de ingesta máxima tolerable de magnesio suplementario de 350 mg/día. Las vitaminas prenatales convencionales solo aportan 45 mg/día, por lo que la ingesta suele estar por debajo de las cantidades recomendadas. Los suplementos de magnesio pueden ser una opción terapéutica para las mujeres que sufren calambres en las piernas o migrañas inducidos por el embarazo (130).

Selenio

La insuficiencia de selenio en la madre puede estar asociada a un mayor riesgo de DTN, preeclampsia, parto prematuro y aborto espontáneo (131,132). Los beneficios de la administración de suplementos de selenio pueden limitarse a las personas procedentes de zonas con suelos con insuficiencia de selenio.

La insuficiencia de selenio en Estados Unidos, donde las concentraciones del suelo son elevadas, no suele considerarse un problema, y la ingesta media supera las recomendaciones. El selenio en la leche humana es muy sensible a la ingesta materna, lo que lo distingue de la mayoría de los demás nutrimentos inorgánicos (133).

Vitamina B_6

Aparte de su participación en el metabolismo, se recomienda un suplemento de vitamina B_6 para el tratamiento de las náuseas inducidas por el embarazo, basándose en los resultados de pequeños estudios aleatorizados y a doble ciego (120). Se aconseja una dosis de 10-25 mg, tres veces al día, y esta cantidad supera ampliamente el contenido de la alimentación y las vitaminas prenatales combinadas (134).

Vitamina B_{12}

Se calcula que la prevalencia de la insuficiencia de vitamina B_{12} es del 13 % entre las mujeres de Estados Unidos en edad fértil y del 21 % entre las embarazadas (135).

Las investigaciones sugieren que las concentraciones maternas bajas de vitamina B_{12} durante el embarazo se asocian a un mayor riesgo de parto prematuro (136), así como a un factor de predicción de concentraciones bajas de vitamina B_{12} en la descendencia de los niños en edad preescolar (137). El contenido de vitamina B_{12} en la leche humana está muy correlacionado tanto con las reservas en sangre materna como con la ingesta reciente de la madre, así como con el estado de vitamina B_{12} de los lactantes alimentados exclusivamente con leche materna. La suplementación durante el embarazo y la lactancia puede ser necesaria para los vegetarianos estrictos, los veganos y las mujeres que siguen dietas macrobióticas, ya que la vitamina B_{12} se encuentra en los alimentos de origen animal (137).

Vitamina C

Una revisión de la bibliografía sugiere que la suplementación con vitamina C puede participar en la prevención del desprendimiento de la placenta, aunque no está claro si este hallazgo se debe a la vitamina C o a la vitamina E, ya que en la mayoría de los estudios se dio a las mujeres una combinación de ambas (138). Los suplementos de vitamina C también pueden reducir el riesgo de rotura prematura de membranas (138). Se ha demostrado que la ingesta materna de vitamina C influye en la concentración de esta vitamina en la leche humana (35,139).

Vitamina D

La ingesta adecuada de vitamina D es importante durante el embarazo, ya que la insuficiencia de esta vitamina se ha asociado a un mayor riesgo de preeclampsia, DMG, parto prematuro y bajo peso al nacer (93). La administración de suplementos de vitamina D durante el embarazo y la lactancia ha sido objeto de estudio en los últimos años, debido al aumento de la prevalencia de la insuficiencia de vitamina D en la población de Estados unidos, en particular entre las personas de piel más pigmentada o que llevan velo o están cubiertas.

La administración de suplementos de al menos 400 UI diarias durante el embarazo aumenta la concentración de 25(OH)D circulante de la madre, mientras que se ha demostrado que al menos 2 000 UI diarias aumentan las concentraciones de 25(OH)D circulantes del lactante (140).

Aunque no se ha determinado una dosis óptima, las revisiones recientes de las publicaciones concluyen que las dosis de vitamina D superiores a las ingestas recomendadas actualmente pueden reducir el riesgo de DMG, pero no parecen conllevar diferencia alguna en cuanto a situaciones como la preeclampsia y el parto prematuro (140,141). Dado que solo se transfieren cantidades mínimas de 25(OH)D materna a la leche humana, la American Academy of Pediatrics y la Academy of Breastfeeding Medicine recomiendan que los lactantes amamantados reciban un suplemento de 400 UI diarias a partir de los primeros días de vida (43,44).

Zinc

Los estudios del zinc como nutrimento en relación con la evolución del embarazo han arrojado resultados contradictorios. Hay pruebas de que la administración de suplementos de zinc reduce el riesgo de parto prematuro en un 14%, aunque este hallazgo se basa principalmente en mujeres de bajos ingresos. La administración de suplementos de zinc no parece prevenir otros resultados adversos, como el bajo peso al nacer, la mortinatalidad o la muerte neonatal (142). En las mujeres que amamantan, el zinc es conservado eficazmente por el intestino, de modo que las concentraciones de zinc en la leche humana se mantienen incluso cuando la ingesta materna es baja.

La suplementación puede ser necesaria si el zinc de la alimentación es inadecuado, pero el consumo por encima de los requerimientos no aumenta su concentración en la leche humana (44,143).

La insuficiencia de zinc en los adultos de Estados Unidos es poco frecuente, aunque los vegetarianos y los veganos tienen un mayor riesgo porque la carne es una buena fuente de zinc, y las leguminosas y los cereales contienen compuestos que reducen la absorción de este.

■ CONSIDERACIONES ESPECIALES

Diabetes/diabetes gestacional

La diabetes durante el embarazo debe controlarse para que la glucemia se mantenga dentro de los límites normales, y así evitar resultados adversos para la madre y el feto. Los resultados maternos relacionados con la diabetes no controlada durante el embarazo incluyen complicaciones microvasculares, abortos, hipertensión inducida por el embarazo y preeclampsia. Los resultados fetales adversos incluyen macrosomía, distocia de hombros, malformaciones congénitas, y complicaciones metabólicas como hipoglucemia, hiperbilirrubinemia, hipocalcemia e hipomagnesemia (144). El propio embarazo induce un estado de leve resistencia a la insulina e hiperinsulinemia, que predispone a algunas mujeres a presentar DMG. Las mujeres con diabetes en el embarazo también pueden mostrar un retraso en el inicio de la lactancia debido al efecto del control metabólico en la lactogénesis (145). El control alimentario de la diabetes se trata en el capítulo 6.

Fenilcetonuria

El antecedente de fenilcetonuria (PKU) en la madre requiere volver a una dieta con restricción de fenilalanina antes de la concepción y durante todo el embarazo para prevenir complicaciones relacionadas en el feto, como microcefalia y discapacidad intelectual o del desarrollo (146).

Se anima a las mujeres con PKU a que continúen con este tipo de alimentación después del parto y puedan amamantar a su hijo. Si el lactante tiene PKU, la lactancia puede continuar bajo la orientación del equipo sanitario (147).

Enfermedades infecciosas

El VIH y algunas otras enfermedades infecciosas son transmisibles por la leche humana. Cuando las alternativas a la leche humana son aceptables, asequibles, factibles, seguras y sostenibles, la lactancia materna está contraindicada en las mujeres seropositivas para el VIH (148).

También se aconseja a las mujeres infectadas por brucelosis no tratada o por el virus linfotrópico de linfocitos T humano tipo I o tipo II que no amamanten ni den a su hijo leche humana extraída (149). En el sitio web de los Centers for Disease Control and

Prevention (CDC), se ofrecen orientaciones adicionales sobre la lactancia en casos de otras infecciones, como el coronavirus, el virus del Ébola, el virus del herpes simple, la tuberculosis y la varicela (https://www.cdc.gov/breastfeeding).

Dietas vegetarianas y veganas

Las mujeres que siguen dietas vegetarianas y veganas estrictas tienen riesgo de una ingesta o absorción inadecuada de colina, hierro, vitamina B_{12} y zinc. La necesidad de cada uno de estos nutrimentos aumenta durante el embarazo y/o la lactancia, lo que incrementa aún más el riesgo de insuficiencia en las mujeres vegetarianas y veganas. Algunas investigaciones sugieren que seguir una dieta vegana en contraposición a una omnívora durante el embarazo aumenta el riesgo de recién nacidos PEG y con menor peso al nacer, pero disminuye el riesgo de un aumento excesivo de peso de la madre (150-152). Sin embargo, otros estudios no han informado de efectos negativos de una dieta vegana o vegetariana, y no hay pruebas que indiquen que estas dietas provoquen efectos adversos graves relacionados con el embarazo o defectos congénitos importantes (152,153). En general, siempre que la mujer elija libremente seguir una dieta vegana o vegetariana, que esta esté bien equilibrada y planificada, y que se complementen los nutrimentos que no pueden obtenerse con la dieta o los alimentos enriquecidos (como las vitaminas B_{12} y D), una dieta vegetariana o vegana puede considerarse segura para la madre y el niño durante el embarazo y la lactancia (152,153).

ASPECTOS CLÍNICOS DESTACADOS

Las recomendaciones alimentarias para el embarazo y la lactancia varían en cierta medida según el peso previo al embarazo, la edad y el estado nutricional de cada mujer. Suponiendo un peso y un estado nutricional previos al embarazo casi óptimos, y una madurez biológica en el momento de la concepción, la mayoría de las mujeres que siguen una alimentación adecuada durante el embarazo pueden satisfacer las recomendaciones de macronutrimentos. En esa alimentación, entre el 20 % y el 35 % de las calorías proceden de las grasas, entre el 45 % y el 60 % de los hidratos de carbono, y entre el 10 % y el 35 % de las proteínas. El consumo de energía debe aumentar aproximadamente de 330 a 340 kcal/día en el segundo trimestre y de 452 a 540 kcal/día en el tercer trimestre durante el embarazo, y de 330 a 450 kcal/día durante los primeros 6 meses de lactancia.

Está indicado el uso de suplementos multivitamínicos/nutrimentos inorgánicos desde varios meses antes de la concepción, y durante todo el embarazo y la lactancia. Un suplemento de ácidos grasos ω-3, generalmente en forma de aceite de pescado a razón de 1 a 2 g/día, puede ser apropiado para las mujeres con una ingesta alimentaria baja. Los productos lácteos deben consumirse regularmente como fuente de calcio (154), y la carne roja magra, el marisco, las sardinas y otros alimentos con un alto contenido en hierro deben consumirse como fuente de hierro, siempre que la ingesta de grasas y proteínas se ajuste a las directrices.

Las mujeres vegetarianas y veganas pueden requerir un suplemento de hierro además de un preparado prenatal de vitaminas; este suplemento no suele ser necesario en las mujeres omnívoras. Las veganas pueden necesitar suplementos de vitamina D, al igual que otras mujeres que no consumen regularmente productos lácteos, así como colina, vitamina B_{12} y zinc (v. cap. 43). La vitamina B_6 y la raíz de jengibre se han utilizado con éxito en el tratamiento de las náuseas relacionadas con el embarazo, y parecen ser seguras. Puede ser necesario un programa gradual de ejercicio y restricción calórica después del parto para recuperar el peso anterior al embarazo.

En Estados Unidos, las mujeres conservan una media de 2 a 3 kg después de cada embarazo, un factor que contribuye a la prevalencia de la obesidad entre las mujeres (155). Se considera que es preferible controlar la alimentación y el grado de aumento de peso durante el embarazo a concentrarse exclusivamente en la pérdida de peso después del parto; las mujeres obesas deben intentar perder peso antes del embarazo para minimizar los resultados adversos, pero no se aconseja hacer dieta para perder peso durante la gestación (12). Cuando el aumento de peso de la madre es insuficiente durante el embarazo, aumentan los riesgos de parto prematuro y recién nacido PEG; por tanto, la alimentación debe controlarse para garantizar que la ingesta de energía no sea ni excesiva ni insuficiente.

AGRADECIMIENTOS

Agradezco a Jennifer Kuscin su ayuda en la revisión de la investigación y el resumen.

REFERENCIAS BIBLIOGRÁFICAS

1. Quin C, Erland BM, Loeppky JL, Gibson DL. Omega-3 polyunsaturated fatty acid supplementation during the pre and postnatal period: a meta-analysis and systematic review of randomized and semi-randomized controlled trials. *J Nutr Intermed Metab.* 2016;5:34–54.
2. Liu P, Xu L, Wang Y, et al. Association between perinatal outcomes and maternal pre-pregnancy body mass index. *Obesity Rev.* 2016;17:1091–1102.

3. Bautista-Castaño I, Henriquez-Sanchez P, Alemán-Perez N, et al. Maternal obesity in early pregnancy and risk of adverse outcomes. *PLoS ONE.* 2013;8:e80410.

4. Stang J, Huffman LG. Position of the Academy of Nutrition and Dietetics: obesity, reproduction, and pregnancy outcomes. *J Acad Nutr Diet.* 2016;116:677–691.

5. Yu Z, Han S, Zhu J, Sun X, Ji C, Guo X. Pre-pregnancy body mass index in relation to infant birth weight and offspring overweight/obesity: a systematic review and meta-analysis. *PLoS ONE.* 2013;8:e61627.

6. Thangaratinam S, Rogozinska E, Jolly K, et al. Effects of interventions in pregnancy on maternal weight and obstetric outcomes: meta-analysis of randomised evidence. *BMJ.* 2012;344:e2088. https://doi.org/10.1136/bmj.e2088

7. Heslehurst N, Vieira R, Akhter Z, et al. The association between maternal body mass index and child obesity: a systematic review and meta-analysis. *PLoS Med.* 2019;16:e1002817.

8. Voerman E, Santos S, Golab BP, et al. Maternal body mass index, gestational weight gain, and the risk of overweight and obesity across childhood: an individual participant data meta-analysis. *PLoS Med.* 2019;16:e1002744.

9. Hanley B, Dijane J, Fewtrell M, et al. Metabolic imprinting, programming and epigenetics—a review of present priorities and future opportunities. *Br J Nutr.* 2010;104(suppl 1):S1–S25.

10. Waterland RA, Garza C. Potential mechanisms of metabolic imprinting that lead to chronic disease. *Am J Clin Nutr.* 1999;69:179–197.

11. Heijmans BT, Tobi EW, Stein AD, et al. Persistent epigenetic differences associated with prenatal exposure to famine in humans. *Proc Natl Acad Sci USA.* 2008;105:17046–17049. https://doi.org/10.1073/pnas.0806560105

12. National Research Council. *Weight gain during pregnancy: reexamining the guidelines.* Washington, DC: The National Academies Press, 2009.

13. Butte NF, King JC. Energy requirements during pregnancy and lactation. *Public Health Nutr.* 2005;8:1010–1027.

14. National Academy of Sciences. *Dietary reference intakes for energy, carbohydrate, fiber, fat, fatty acids, cholesterol, protein, and amino acids.* Washington, DC: The National Academies Press, 2005.

15. Rogozińska E, Zamora J, Marlin N, et al. Gestational weight gain outside the Institute of Medicine recommendations and adverse pregnancy outcomes: analysis using individual participant data from randomised trials. *BMC Pregnancy Childbirth.* 2019;19:322.

16. Goldstein RF, Abell SK, Ranasinha S, et al. Association of gestational weight gain with maternal and infant outcomes: a systematic review and meta-analysis. *JAMA.* 2017;317:2207–2225.

17. Darling AM, Werler MM, Cantonwine DE, Fawzi WW, McElrath TF. Timing and amount of gestational weight gain in association with adverse birth outcomes. *Epidemiology.* 2019;30:695–705.

18. Gonzalez-Ballano I, Saviron-Cornudella R, Esteban LM, Sanz G, Castán S. Pregestational body mass index, trimester-specific weight gain and total gestational weight gain: how do they influence perinatal outcomes? *J Matern Fetal Neonat Med.* 2019. https://doi.org/10.1080/14767058.2019.1628942.

19. Hamaoui E, Hamaoui M. Nutritional assessment and support during pregnancy. *Gastroenterol Clin North Am.* 2003;32:59–121.

20. United States Department of Agriculture. WIC Participant and Program Characteristics 2018-Charts. Figure 1. WIC Participation, 1992–2018. Available at https://www.fns.usda.gov/wic/participant-and-program-characteristics-2018-charts#1; accessed June 9, 2020.

21. Harper LM, Chang JJ, Macones GA. Adolescent pregnancy and gestational weight gain: do the Institute of Medicine recommendations apply? *Am J Obstet Gynecol.* 2011; 205:140.e1–140.e8.

22. The American College of Obstetricians and Gynecologists. Physical activity and exercise during pregnancy and the postpartum period. ACOG Committee Opinion No. 804. *Obstet Gynecol.* 2020;135:e178–e188.

23. United States Department of Health and Human Services. *Physical activity guidelines for Americans,* 2nd edition. 2018. Available at https://health.gov/our-work/physical-activity/current-guidelines; accessed June 9, 2020.

24. Harrison CL, Brown WJ, Hayman M, Moran LJ, Redman LM. The role of physical activity in preconception, pregnancy and postpartum health. *Semin Reprod Med.* 2016;34:e28–e37.

25. Elango R, Ball RO. Protein and amino acid requirements during pregnancy. *Adv Nutr.* 2016;7:839S–844S.

26. Bao W, Bowers K, Tobias DK, et al. Prepregnancy dietary protein intake, major dietary protein sources, and the risk of gestational diabetes mellitus: a prospective cohort study. *Diabetes Care.* 2013;36:2001–2008.

27. Beurskens LW, Schrijver LH, Tibboel D, et al. Dietary vitamin A intake below the recommended daily intake during pregnancy and the risk of congenital diaphragmatic hernia in the offspring. *Birth Defects Res A Clin Mol Teratol.* 2013;97:60–66.

28. Kent JC. How breastfeeding works. *J Midwifery Womens Health.* 2007;52:564–570.

29. American Academy of Pediatrics, Section on Breastfeeding. Breastfeeding and the use of human milk. *Pediatrics.* 2012;129:e827–e841.

30. The American College of Obstetricians and Gynecologists. Optimizing support for breastfeeding as part of obstetric practice. ACOG Committee Opinion No. 756. *Obstet Gynecol.* 2018;132:e187–e196.

31. World Health Organization. *Global strategy for infant and young child feeding.* Geneva, Switzerland: World Health Organization, 2003.

32. United States Department of Health and Human Services. Healthy People 2020. Maternal, Infant, and Child Health Objectives. Available at https://www.healthypeople.gov/2020/topics-objectives/topic/maternal-infant-and-child-health/objectives; accessed June 8, 2020.

33. Daniels L, Gibson RS, Diana A, et al. Micronutrient intakes of lactating mothers and their association with breast milk concentrations and micronutrient adequacy of exclusively breast-fed Indonesian infants. *Am J Clin Nutr.* 2019;110:391–400.

34. Keikha M, Bahreynian M, Saleki M, Kelishadi R. Macro- and micronutrients of human milk composition: are they related to maternal diet? A comprehensive systematic review. *Breastfeed Med.* 2017;12:517–527.

35. Bravi F, Wiens F, Decarli A, Dal Pont A, Agostoni C, Ferraroni M. Impact of maternal nutrition on breast-milk composition: a systematic review. *Am J Clin Nutr.* 2016;104:646–662.

36. Dror DK, Allen LH. Iodine in human milk: a systematic review. *Adv Nutr.* 2018;9:347S–357S.

37. Boix-Amorós A, Carmen Collado M, Van't Land B, et al. Reviewing the evidence on breast milk composition and immunological outcomes. *Nutr Rev.* 2019;77:541–556.

38. Doherty AM, Lodge CJ, Dharmage SC, Dai X, Bode L, Lowe AJ. Human milk oligosaccharides and associations with immune-mediated disease and infection in childhood: a systematic review. *Front Pediatr.* 2018;6:91.

39. Plaza-Díaz J, Fontana L, Gil A. Human milk oligosaccharides and immune system development. *Nutrients.* 2018;10:1038.

40. Lyons KE, Ryan CA, Dempsey EM, Ross RP, Stanton C. Breast milk, a source of beneficial microbes and associated benefits for infant health. *Nutrients.* 2020;12:1039.

41. Davis EC, Dinsmoor AM, Wang M, Donovan SM. Microbiome composition in pediatric populations from birth to adolescence: impact of diet and prebiotic and probiotic interventions. *Dig Dis Sci.* 2020;65:706–722.

42. Swartwout B, Luo XM. Implications of probiotics on the maternal-neonatal interface: gut microbiota, immunomodulation, and autoimmunity. *Front Immunol.* 2018;9:2840.

43. Wagner CL, Greer FR, Section on Breastfeeding and Committee on Nutrition. Prevention of rickets and vitamin D deficiency in infants, children, and adolescents. *Pediatrics.* 2008;122:1142–1152.

44. Taylor SN, The Academy of Breastfeeding Medicine. ABM clinical protocol #29: iron, zinc, and vitamin D supplementation during breastfeeding. *Breastfeed Med.* 2018;13:398–404.

45. Committee on Fetus and Newborn. Controversies concerning vitamin K and the newborn. *Pediatrics.* 2003;112:191–192.

46. Dror DK, Allen LH. Overview of nutrients in human milk. *Adv Nutr.* 2018;9:278S–294S.

47. Ziegler EE, Koo WWK, Nelson SE, Jeter JM. Lack of effect of graded doses of vitamin D on bone metabolism of breastfed infants. *J Clin Nutr Metab.* 2017;1:105.

48. Park M, Namgung R, Kim D, et al. Bone mineral content is not reduced despite low vitamin D status in breast milk-fed infants versus cow's milk based formula-fed infants. *J Pediatr.* 1998;132:641–645.

49. Kalkwarf HJ, Specker BL. Bone mineral changes during pregnancy and lactation. *Endocrine.* 2002;17:49–53.

50. Mackey A, Picciano M, Mitchell D, et al. Self-selected diets of lactating women often fail to meet dietary recommendations. *J Am Diet Assoc.* 1998;98:297–302.

51. Pratt NS, Durham HA, Sherry CL. Nutrient intakes from food of lactating women do not meet many dietary recommendations important for infant development and maternal health. *Food Nutr Sci.* 2014;5:1644–1651.

52. Bzikowska-Jura A, Czerwonogrodzka-Senczyna A, Jasinska-Melon E, et al. The concentration of omega-3 fatty acids in human milk is related to their habitual but not current intake. *Nutrients.* 2019;11:1585.

53. Huisman M, Beusekom CV, Lanting C, et al. Triglycerides, fatty acids, sterols, mono- and disaccharides and sugar alcohols in human milk and current types of infant formula milk. *Eur J Clin Nutr.* 1996;50:255–226.

54. Horta BL, de Mola CL, Victora CG. Breastfeeding and intelligence: a systematic review and meta-analysis. *Acta Paediatrica.* 2015;104:14–19.

55. Metzger MW, McDade TW. Breastfeeding as obesity prevention in the United States: a sibling difference model. *Am J Hum Biol.* 2010;22:291–296.

56. Horta BL, de Mola CL, Victora CG. Long-term consequences of breastfeeding on cholesterol, obesity, systolic blood pressure and type 2 diabetes: a systematic review and meta-analysis. *Acta Paediatrica.* 2015;104:30–37.

57. Jiang M, Gao H, Vinyes-Pares G, et al. Association between breastfeeding duration and postpartum weight retention of lactating mothers: a meta-analysis of cohort studies. *Clin Nutr.* 2018;37:1224–1231.

58. Lovelady C, Garner K, Moreno K, et al. The effect of weight loss in overweight, lactating women on the growth of their infants. *N Engl J Med.* 2000;342:449–453.

59. Lovelady CA, Stephenson KG, Kuppler KM, et al. The effects of dieting on food and nutrient intake of lactating women. *J Am Diet Assoc.* 2006;106:908–912.

60. Chang Y-S, Glaria AA, Davie P, Beake S, Bick D. Breastfeeding experiences and support for women who are overweight or obese: a mixed-methods systematic review. *Matern Child Nutr.* 2020;16:e12865.

61. Butte N. Dieting and exercise in overweight, lactating women. *N Engl J Med.* 2000;342:502–503.

62. Be'er M, Mandel D, Yelak A, Gal DL, Mangel L, Lubetzky R. The effect of physical activity on human milk micronutrient content and its volume. *Breastfeed Med.* 2020;15:357–361.

63. Neville CE, McKinley MC, Holmes VA, Spence D, Woodside JV. The relationship between breastfeeding and postpartum weight change—a systematic review and critical evaluation. *Int J Obesity.* 2014;38:577–590.

64. Mullaney L, O'Higgins AC, Cawley S, Kennedy R, McCartney D, Turner MJ. Breast-feeding and postpartum maternal weight trajectories. *Public Health Nutr.* 2015;19:1397–1404.

65. Jarlenski MP, Bennett WL, Bleich SN, Barry CL, Stuart EA. Effects of breastfeeding on postpartum weight loss among U.S. women. *Prev Med.* 2014;69:146–150.

66. Onyango AW, Nommsen-Rivers L, Siyam A, et al., WHO Multicentre Growth Reference Study Group. Post-partum weight change patterns in the WHO Multicentre Growth Reference Study. *Matern Child Nutr.* 2011;7:228–240. https://doi.org/10.1111/j.1740-8709.2010.00295.x. Epub 2011 Feb 22.

67. Greer FR, Sicherer SH, Burks AW, AAP Committee on Nutrition, AAP Section on Allery and Immunology. The effects of early nutritional interventions on the development of atopic disease in infants and children: the role of maternal dietary restriction, breastfeeding, hydrolyzed formulas, and timing of introduction of allergenic complementary foods. *Pediatrics.* 2019;143:e20190281.

68. Gribble KD. Mechanisms behind breastmilk's protection against, are artificial baby milk's facilitation of, diarrhoeal illness. *Breastfeed Rev.* 2011;19:19–26.

69. Hassiotou F, Geddes DT. Immune cell-mediated protection of the mammary gland and the infant during breastfeeding. *Adv Nutr.* 2015;6:267–275.

70. Garofalo R, Goldman A. Cytokines, chemokines, and colony-stimulating factors in human milk: the 1997 update. *Biol Neonate.* 1998;74:134–142.

71. Hamosh M. Protective function of proteins and lipids in human milk. *Biol Neonate.* 1998;74:163–176.

72. Nauta AJ, Ben Amor K, Knol J, et al. Relevance of pre- and postnatal nutrition to development and interplay between the microbiota and metabolic and immune systems. *Am J Clin Nutr.* 2013;98:586S–593S.

73. Kainonen E, Rautava S, Isolauri E. Immunological programming by breast milk creates an anti-inflammatory cytokine milieu in breast-fed infants compared to formula-fed infants. *Br J Nutr.* 2013;109:1962–1970.

74. Kling P, Sullivan T, Roberts R, et al. Human milk as a potential enteral source of erythropoietin. *Pediatr Res.* 1998;43:216–221.

75. Semba RD, Juul SE. Erythropoietin in human milk: physiology and role in infant health. *J Hum Lact.* 2002;18:252–261.

76. Sarwar G, Botting H, Davis T, et al. Free amino acids in milks of human subjects, other primates and non-primates. *Br J Nutr.* 1998;79:129–131.

77. Mennella J, Beauchamp G. Early flavor experiences: research update. *Nutr Rev.* 1998;56:205–211.

78. Mennella JA, Jagnow CP, Beauchamp GK. Prenatal and postnatal flavor learning by human infants. *Pediatrics.* 2001;107:E88.

79. Spahn JM, Callahan EH, Spill MK, et al. Influence of maternal diet on flavor transfer to amniotic fluid and breast milk and children's responses: a systematic review. *Am J Clin Nutr.* 2019;109:1003S–1026S.

80. Mennella J, Beauchamp G. The effects of repeated exposure to garlic-flavored milk on the nursling's behavior. *Pediatr Res.* 1993;34:805–808.

81. Schwartz C, Chabanet C, Laval C, et al. Breast-feeding duration: influence on taste acceptance over the first year of life. *Br J Nutr.* 2012;109:1154–1161.

82. Mennella JA. Regulation of milk intake after exposure to alcohol in mothers' milk. *Alcohol Clin Exp Res* 2001;25:590–593.

83. Mennella J. Infants' suckling responses to the flavor of alcohol in mothers' milk. *Alcohol Clin Exp Res.* 1997;21:581–585.

84. Mennella J, Beauchamp G. The transfer of alcohol to human milk. Effects on flavor and the infant's behavior. *N Engl J Med.* 1991;325:981–985.

85. Mennella J, Gerrish C. Effects of exposure to alcohol in mother's milk on infant sleep. *Pediatrics.* 1998;101:E2.

86. Mennella JA, Garcia-Gomez PL. Sleep disturbances after acute exposure to alcohol in mothers' milk. *Alcohol.* 2001;25:153–158.

87. Popova S, Lange S, Probst C, Gmel G, Rehm J. Estimation of national, regional, and global prevalence of alcohol use during pregnancy and fetal alcohol syndrome: a systematic review and meta-analysis. *Lancet Glob Health.* 2017;5:e209–e299.

88. Denny CH, Acero CS, Naimi TS, Kim SY. Consumption of alcohol beverages and binge drinking among pregnant women aged 18–44 years—United States, 2017–2017. *MMWR Morb Mortal Wkly Rep.* 2019;68:365–368.

89. Qian J, Chen Q, Ward SM, Duan E, Zhang Y. Impacts of caffeine during pregnancy. *Trends Endocrinol Metab.* 2020;31:218–227.

90. Thomopoulos TP, Ntouvelis E, Diamantaras A-A, et al. Maternal and childhood consumption of coffee, tea and cola beverages in associate with childhood leukemia: a meta-analysis. *Cancer Epidemiol.* 2015;39:1047–1059.

91. Hofmeyr GJ, Lawrie TA, Atallah AN, Torloni MR. Calcium supplementation during pregnancy for preventing hypertensive disorders and related problems. *Cochrane Database Syst Rev.* 2018;10. doi:10.1002/14651858.CD001059.pub5

92. Buppasiri P, Lumbiganon P, Thinkhamrop J, Ngamjarus C, Laopaiboon M, Medley N. Calcium supplementation (other than for preventing or treating hypertension) for improving pregnancy and infant outcomes. *Cochrane Database Syst Rev.* 2015;2. doi:10.1002/14651858.CD007079.pub3

93. Palacios C, Kostiuk LK, Peña-Rosas JP. Vitamin D supplementation for women during pregnancy. *Cochrane Database Syst Rev.* 2019;7. doi:10.1002/14651858.CD008873.pub4

94. Mun JG, Legette LL, Ikonte CJ, Mitmesser SH. Choline and DHA in maternal and infant nutrition: synergistic implications in brain and eye health. *Nutrients.* 2019;11:1125.

95. Wallace TC, Blusztajn JK, Caudill MA, et al. Choline: the underconsumed and underappreciated essential nutrient. *Nutr Today.* 2018;53:240–253.

96. De Giuseppe R, Roggi C, Cena H. n-3 LC-PUFA supplementation: effects on infant and maternal outcomes. *Eur J Nutr.* 2014;53:1147–1154.

97. Larqué E, Gil-Sánchez A, Prieto-Sánchez MT, Koletzko B. Omega 3 fatty acids, gestation and pregnancy outcomes. *Brit J Nutr.* 2012;107:S77–S84.

98. Middleton P, Gomersall JC, Gould JF, Shepherd D, Olsen SF, Makrides M. Omega-3 fatty acid addition during pregnancy. *Cochrane Database Syst Rev.* 2018;11. doi:10.1002/14651858.CD003402.pub3

99. Makrides M, Gibson RA. Long-chain polyunsaturated fatty acid requirements during pregnancy and lactation. *Am J Clin Nutr.* 2000;71:307s–311s.

100. Hsu M-C, Tung C-Y, Chen H-E. Omega-3 polyunsaturated fatty acid supplementation in prevention and treatment of maternal depression: putative mechanism and recommendation. *J Affect Disord.* 2018;238:47–61.

101. Uauy R, Dangour AD. Fat and fatty acid requirements and recommendations for infants of 1–2 years and children of 2–18 years. *Ann Nutr Metab.* 2009;55:76–96.

102. Shulkin M, Pimpin L, Bellinger D, et al. n-3 fatty acid supplementation in mothers, preterm infants, and term infants and childhood psychomotor and visual development: a systematic review and meta-analysis. *J Nutr.* 2018;148:409–418.

103. Brenna JT, Lapillonne A. Background paper on fat and fatty acid requirements during pregnancy and lactation. *Ann Nutr Metab.* 2009;55:97–122.

104. Gould JF, Smithers LG, Makrides M. The effect of maternal omega-3 (n-3) LCPUFA supplementation during pregnancy on early childhood cognitive and visual development: a systematic review and meta-analysis of randomized controlled trials. *Am J Clin Nutr.* 2013;97:531–544.

105. Zhang Z, Fulgoni VL, Kris-Etherton PM, Mitmesser SH. Dietary intakes of EPA and DHA omega-3 fatty acids among US childbearing-age and pregnant women: an analysis of NHANES 2001–2014. *Nutrients.* 2018;10:416.

106. Eaton S, Konner M. Paleolithic nutrition revisited: a twelve-year retrospective on its nature and implications. *Eur J Clin Nutr.* 1997;51:207–216.

107. Denomme J, Stark KD, Holub BJ. Directly quantitated dietary (n-3) fatty acid intakes of pregnant Canadian women are lower than current dietary recommendations. *J Nutr.* 2005;135:206–211.

108. US Food and Drug Administration. Advice about eating fish for women who are or might become pregnant, breastfeeding mothers, and young children. Updated 7/2/19. Available at https://www.fda.gov/food/consumers/advice-about-eating-fish; accessed June 5, 2020.

109. National Institutes of Health. Omega-3 fatty acids fact sheet for health professionals. Updated 10/17/19. Available at https://ods.od.nih.gov/factsheets/Omega3FattyAcids-HealthProfessional/#h2; accessed June 5, 2020.

110. MRC Vitamin Study Research Group. Prevention of neural tube defects (NTD): results of the Medical Research Council Vitamin Study. *Lancet.* 1991;338:131–137.

111. Williams J, Mai CT, Mulinare J, et al. Updated estimates of neural tube defects prevented by mandatory folic acid fortification—United States, 1995–2011. *MMWR Morb Mortal Wkly Rep.* 2015;64:1–5.

112. Wald NJ, Morris JK, Blakemore C. Public health failure in the prevention of neural tube defects: time to abandon the tolerable upper intake level of folate. *Public Health Rev.* 2018;39. doi:10.1186/s40985-018-0079-6

113. De-Regil LM, Peña-Rosas JP, Fernández-Gaxiola AC, Rayco-Solon P. Effects and safety of periconceptional oral folate supplementation for preventing birth defects. *Cochrane Database Syst Rev.* 2015;12. doi:10.1002/14651858.CD007950.pub3

114. Brown SB, Reeves KW, Bertone-Johnson ER. Maternal folate exposure in pregnancy and childhood asthma and allergy: a systematic review. *Nutr Rev.* 2013;72:55–64.

115. Gao Y, Sheng C, Xie R-h, Sun W, Asztalos E, Moddemann D, et al. New perspective on impact of folic acid supplementation during pregnancy on neurodevelopment/autism

in the offspring children—a systematic review. *PLoS ONE.* 2016;11:e0165626.

116. Xie R-H, Liu Y-J, Retnakaran R, et al. Maternal folate status and obesity/insulin resistance in the offspring: a systematic review. *Int J Obesity.* 2016;40:1–9.

117. Saccone G, Berghella V. Folic acid supplementation in pregnancy to prevent preterm birth: a systematic review and meta-analysis of randomized controlled trials. *Eur J Obstet Gynecol Reprod Biol.* 2016;199:76–81.

118. US Preventative Services Task Force. Folic acid supplementation for the prevention of neural tube defects: US preventative services task force recommendation statement. *J Am Med Assoc.* 2017;317:183–189.

119. American Academy of Pediatrics. Where we stand: fluoride supplements. Available at https://www.healthychildren.org/English/ages-stages/baby/feeding-nutrition/Pages/Fluoride-Supplements.aspx; accessed May 28, 2020.

120. Matthews A, Haas DM, O'Mathúna DP, Dowswell T. Interventions for nausea and vomiting in early pregnancy. *Cochrane Database Syst Rev.* 2015;9. doi:10.1002/14651858.CD007575.pub4

121. Sinagra E, Matrone R, Gullo G, et al. Clinical efficacy of ginger plus B_6 vitamin in hyperemesis gravidarum: report of two cases. *Gastroenterol Hepatol Open Access.* 2017;6:00182.

122. Institute of Medicine. Iron. In: Institute of Medicine. *Dietary reference intakes for vitamin A, vitamin K, arsenic, boron, chromium, copper, iodine, iron, manganese, molybdenum, nickel, silicon, vanadium, and zinc.* Washington, DC: The National Academies Press, 2001:290–393.

123. Peña-Rosas JP, De-Regil LM, Garcia-Casal MN, Dowswell T. Daily oral iron supplementation during pregnancy. *Cochrane Database Syst Rev.* 2015;7. doi:10.1002/14651858.CD004736.pub5

124. Iqbal S, Ekmekcioglu C. Maternal and neonatal outcomes related to iron supplementation or iron status: a summary of meta-analyses. *J Matern Fetal Neonatal Med.* 2017;32:1528–1540.

125. Dewey KG, Oaks BM. U-shaped curve for risk associated with maternal hemoglobin, iron status, or iron supplementation. *Am J Clin Nut.* 2017;106;Suppl 6:1694S–1702S.

126. World Health Organization. *WHO recommendations on antenatal care for a positive pregnancy experience.* Geneva: World Health Organization, 2016.

127. Friel J, Qasem W, Cai C. Iron and the breastfed infant. *Antioxidants.* 2018;7:54.

128. Banth P, Guerin G, DiMarco NM. A review of iodine status of women of reproductive age in the USA. *Biol Trace Elem Res.* 2019;188:208–220.

129. Makrides M, Crosby DD, Shepherd E, Crowther CA. Magnesium supplementation in pregnancy. *Cochrane Database Syst Rev.* 2014;4. doi:10.1002/14651858.CD000937.pub2

130. Dalton LM, Ní Fhloinn DM, Gaydadzhieva GT, Mazurkiewicz OM, Leeson H, Wright CP. Magnesium in pregnancy. *Nutr Rev.* 2016;74:549–557.

131. Pieczynska J, Grajeta H. The role of selenium in human conception and pregnancy. *J Trace Elem Med Biol.* 2015;29:31–38.

132. Xu M, Guo D, Gu H, Zhang L, Lv S. Selenium and preeclampsia: a systematic review and meta-analysis. *Biol Trace Elem Res.* 2016;171:283–292.

133. Alaejos MS, Romero CD. Selenium in human lactation. *Nutr Rev.* 1995;53:159–166.

134. Committee on Obstetric Practice. Nausea and vomiting of pregnancy. ACOG Practice Bulletin No. 189. *Obstet Gynecol.* 2018;131:e15–e30.

135. Fothergill A, Finkelstein J. Vitamin B_{12} status in women of reproductive age, NHANES 2013–2014. *FASEB J.* 2017;31:lb439–lb439.

136. Rogne T, Tielemans MJ, Chong MF-F, et al. Associations of maternal vitamin B_{12} concentration in pregnancy with the risks of preterm birth and low birth weight: a systematic review and meta-analysis of individual participant data. *Am J Epidemiol.* 2017;185:212–223.

137. Obeid R, Murphy M, Solé-Navais P, Yajnik C. Cobalamin status from pregnancy to early childhood: lessons from global experience. *Adv Nutr.* 2017;8:971–979.

138. Rumbold A, Ota E, Nagata C, Shahrook S, Crowther CA. Vitamin C supplementation in pregnancy. *Cochrane Database Syst Rev.* 2015;9. doi:10.1002/14651858.CD004072.pub3

139. Zarban A, Toroghi MM, Asli M, Jafari M, Vejdan M, Sharifzadeh G. Effect of vitamin C and E supplementation on total antioxidant content of human breastmilk and infant urine. *Breastfeed Med.* 2015;10:214–217.

140. Gallo S, McDermid JM, Al-Nimr RI, et al. Vitamin D supplementation during pregnancy: an evidence analysis center systematic review and meta-analysis. *J Acad Nutr Diet.* 2020;120:898–924.

141. Palacios C, Trak-Fellermeier MA, Martinez RX, et al. Regimens of vitamin D supplementation for women during pregnancy. *Cochrane Database Syst Rev.* 2019;10. doi:10.1002/14651858.CD013446

142. Ota E, Mori R, Middleton P, et al. Zinc supplementation for improving pregnancy and infant outcome. *Cochrane Database Syst Rev.* 2015;2. doi:10.1002/14651858.CD000230.pub5

143. McGuire E, Kam R. The roles of zinc in lactation. *Breastfeed Rev.* 2016;24:41–48.

144. Abell SK, Nankervis A, Khan KS, Teede HJ. Type 1 and type 2 diabetes preconception and in pregnancy: health impacts, influence of obesity and lifestyle, and principles of management. *Semin Reprod Med.* 2016;34: 110–120.

145. De Bortoli J, Amir LH. Is onset of lactation delayed in women with diabetes in pregnancy? A systematic review. *Diabet Med.* 2016;33:17–24.

146. Prick BW, Hop WCJ, Duvekot JJ. Maternal phenylketonuria and hyperphenylalaninemia in pregnancy: pregnancy complications and neonatal sequelae in untreated and treated pregnancies. *Am J Clin Nut.* 2012;95:374–382.

147. Singh RH, Rohr F, Frazier D, et al. Recommendations for the nutrition management of phenylalanine hydroxylase deficiency. *Genet Med.* 2014;16:121–131.

148. White AB, Mirjahangir JF, Horvath H, Anglemyer A, Read JS. Antiretroviral interventions for preventing breast milk transmission of HIV. *Cochrane Database Syst Rev.* 2014;10. doi:10.1002/14651858.CD011323

149. Eidelman AI, Schanler RJ, Section on Breastfeeding. American Academy of Pediatrics Policy Statement: Breastfeeding and the use of human milk. *Pediatrics.* 2012;129: e827–e841.

150. Kesary Y, Avital K, Hiersch L. Maternal plant-based diet during gestation and pregnancy outcomes. *Arch Gynecol Obstet.* 2020;302(4):887v898.

151. Avnon T, Dubinsky EP, Lavie I, Bashi TB-M, Anbar R, Yogev Y. The impact of a vegan diet on pregnancy outcomes. *J Perinatol.* 2020. doi:10.1038/s41372-020-00804-x

152. Piccoli GB, Clari R, Vigotti FN, et al. Vegan-vegetarian diets in pregnancy: danger or panacea? A systematic narrative review. *BJOG.* 2015;122:623–633.

153. Sebastiani G, Barbero AH, Borrás-Novell C, et al. The effects of vegetarian and vegan diet during pregnancy on the

health of mothers and offspring. *Nutrients*. 2019;11(3):557. doi:10.3390/nu11030557

154. Chan GM, McElligott K, McNaught T, et al. Effects of dietary calcium intervention on adolescent mothers and newborns: a randomized controlled trial. *Obstet Gynecol*. 2006;108: 565–571.

155. Gunderson EP. Childbearing and obesity in women: weight before, during, and after pregnancy. *Obstet Gynecol Clin North Am*. 2009;36:317–332.

LECTURAS RECOMENDADAS

Baroni L, Goggi S, Battaglino R, et al. Vegan nutrition for mothers and children: practical tools for healthcare providers. *Nutrients*. 2019;11(1):5. doi:10.3390/nu11010005

Czeizel A. Folic acid-containing multivitamins and primary prevention of birth defects. In: Bendich A, Deckelbaum RJ, eds. *Preventive nutrition: the comprehensive guide for health professionals*. Totowa, NJ: Humana Press, 1997;351–372.

Dietz WH, Stern L, eds. *American Academy of Pediatrics guide to your child's nutrition*. New York, NY: Villard Books, 1999.

Duffy VB, Bartoshuk LM, Striegel-Moore R, et al. Taste changes across pregnancy. *Ann N Y Acad Sci*. 1998;855:805–809.

Institute of Medicine. *Nutrition during lactation*. Washington, DC: National Academy Press, 1991.

Institute of Medicine. *Nutrition during pregnancy*. Washington, DC: National Academy Press, 1990.

Kleinman RE, Greer FR, eds. AAP Committee on Nutrition. *Pediatric nutrition*, 8th ed. Itasca, IL: American Academy of Pediatrics, 2020.

Koletzko B, Aggett PJ, Bindels JG, et al. Growth, development and differentiation: a functional food science approach. *Br J Nutr*. 1998;80:s5–s45.

Lammi-Keefe CJ, Couch SC, Kirwan JP, eds. *Handbook of nutrition and pregnancy*, 2nd ed. Cham, Switzerland: Humana Press, 2018.

Locksmith G, Duff P. Preventing neural tube defects: the importance of periconceptual folic acid supplements. *Obstet Gynecol*. 1998;91:1027–1034.

Nichols L. *Real food for pregnancy*. Lily Nichols, 2018.

Picciano MF, McDonald SS. Lactation. In: Shils ME, Shike M, Ross AC, et al., eds. *Modern nutrition in health and disease*, 10th ed. Philadelphia, PA: Lippincott Williams & Wilkins, 2006:784–796.

Tamborlane WV, ed. *The Yale guide to children's nutrition*. New Haven, CT: Yale University Press, 1997.

Capítulo 28

Alimentación y ciclo menstrual

Brigitta Gehl

 INTRODUCCIÓN

A lo largo del ciclo menstrual normal se producen variaciones en la ingesta y la preferencia de alimentos, principalmente impulsadas por las concentraciones hormonales. Las fluctuaciones hormonales durante el ciclo menstrual inducen cambios en la percepción del gusto, el metabolismo de los nutrimentos y el efecto térmico de los alimentos. Estas variaciones son características de la fisiología normal, pero en mayor medida pueden ser manifestaciones del síndrome premenstrual (SPM) y el trastorno disfórico premenstrual (TDPM). El manejo de la alimentación y ciertos suplementos nutricionales pueden aliviar los síntomas del SPM/TDPM.

VISIÓN GENERAL

El ciclo menstrual normal dura aproximadamente 28 días y consta de tres fases: la menstruación, la fase folicular y la fase lútea. Durante la menstruación, las concentraciones de gonadotropinas hipofisarias, hormona luteinizante o lutropina (LH, *luteinizing hormone*) y hormona foliculoestimulante (FSH, *follicle-stimulating hormone*), así como las hormonas ováricas estradiol y progesterona, se encuentran en las concentraciones iniciales. Cuando el endometrio se ha desprendido por completo, comienza la fase folicular, y la concentración de estradiol empieza a aumentar, alcanzando su punto máximo justo antes de la mitad del ciclo (día 14), lo que induce un incremento de las gonadotropinas. Este aumento, a su vez, induce un descenso transitorio de la concentración de estradiol.

La concentración de progesterona aumenta lentamente durante la fase folicular. La ovulación, inducida por el aumento de las gonadotropinas en la mitad del ciclo, se produce alrededor del día 14, y representa la división entre las fases folicular y lútea. En la fase lútea, las concentraciones de gonadotropinas vuelven rápidamente a la línea basal, ya que

la concentración de estradiol comienza a aumentar de nuevo, mientras que la de progesterona sigue aumentando, ahora a un ritmo algo más acelerado.

El estradiol alcanza su máximo por segunda vez, y la progesterona por primera vez, en el punto medio de la fase lútea o cerca de él. Si se produce la implantación, la concentración de progesterona se mantiene y sigue aumentando. Si no se produce la implantación, las concentraciones de estradiol y progesterona descienden hacia la concentración basal, lo que induce la menstruación aproximadamente 14 días después de la ovulación. Las fases del ciclo menstrual se resumen en la **tabla 28-1**.

Alimentación

Las fluctuaciones hormonales recurrentes asociadas al ciclo menstrual interactúan de manera importante con la alimentación. La variación del patrón de alimentación y del apetito es un aspecto bien conocido, incluso en los ciclos menstruales normales. El índice metabólico basal varía a lo largo del ciclo, y aumenta hasta un 15 % durante la fase lútea (premenstrual) (1). El apetito, el hambre, la saciedad, los antojos (deseos de consumir ciertos alimentos) y las aversiones también varían con el ciclo.

En las mujeres eumenorreicas sanas, la ingesta calórica varía en aproximadamente 200-300 kcal/día, con una ingesta calórica máxima durante la fase lútea y una ingesta mínima durante la fase periovulatoria (2). Se considera que esta variación está relacionada con los efectos anorexígenos de las concentraciones de estrógenos, que son más altos justo antes de la ovulación (3).

El papel de la progesterona es menos conocido, pero puede estar relacionado con el aumento de la tendencia a los atracones y a la alimentación emocional que se observa habitualmente en la fase lútea (2). En una reciente revisión de los atracones relacionados con la fluctuación de las hormonas gonadales, se describió que el aumento de los atracones está signi-

TABLA 28-1

Fases del ciclo menstrual prototípico

Fase	Momento aproximado	Gonadotropinas (LH y FSH)[a]	Estradiol	Progesterona
Menstruación	Días 1 a 3	Concentración basal	Concentración basal	Concentración basal
Fase folicular	Días 3-14	Concentración basal	Aumento gradual/máximo	Aumento gradual
Ovulación	Día 14	Sobrecarga	Disminución brusca	Aumento gradual
Fase lútea	Días 14-28	Concentración basal	Aumento gradual/segundo pico seguido de un descenso hasta el valor basal	Aumento más rápido/pico seguido de un descenso hasta el valor basal

[a]FSH, hormona foliculoestimulante; LH, lutropina.

ficativamente correlacionado con las concentraciones de progesterona, que son más altas en la fase lútea del ciclo menstrual (4).

Los cambios en el apetito y la ingesta también pueden estar relacionados con los requerimientos fisiológicos. El análisis de la ritmicidad del ciclo menstrual y de los metabolitos asociados detectó que la fase lútea es fundamentalmente anabólica, marcada por las concentraciones bajas de aminoácidos y ácidos grasos. Los autores sugieren que un aumento de la ingesta de macronutrimentos puede ser ventajoso para soportar el mayor requerimiento metabólico (5). Esta interpretación es coherente con el análisis alimentario de mujeres sanas que muestra un aumento del consumo de macronutrimentos, principalmente proteínas, en la fase lútea media, en comparación con otras fases menstruales (6).

Las fluctuaciones fisiológicas normales del metabolismo pueden verse exageradas en los trastornos relacionados con las hormonas sexuales, como el síndrome premenstrual y el TDPM, lo que destaca posibles oportunidades para las terapias nutricionales (5). El análisis de nutrimentos de la ingesta alimentaria de las mujeres que presentan SPM en comparación con la de las mujeres que no cumplen los criterios de SPM ha demostrado que las primeras aumentan significativamente la ingesta premenstrual total de energía, con aumentos significativos en la ingesta de grasas e hidratos de carbono totales, en particular azúcares simples. Este fenómeno podría ser un factor que contribuya a que las mujeres tengan dificultades para seguir la modificación alimentaria sugerida, y debe tenerse en cuenta a la hora de asesorar a las mujeres premenopáusicas (7).

Hay pruebas de que con la variación de la concentración de hormonas esteroideas existe una variación correspondiente en el valor de recompensa de los alimentos (8,9). En una revisión sistemática de la intervención de las hormonas ováricas en el consumo de alimentos apetecibles, se observó una asociación entre los estrógenos y las vías de recompensa dopaminérgicas. En ausencia de concentraciones elevadas de estrógenos, la fase lútea se caracteriza por un aumento de la ingesta de alimentos apetecibles (ricos en grasas, dulces), que también activan vías neuronales similares (9). Aunque son controvertidos, en algunos estudios se ha sugerido un aumento de la sensibilidad olfativa relacionado con los cambios en las preferencias alimentarias durante la fase lútea del ciclo menstrual. Por ejemplo, en un estudio que examinó la influencia del ciclo menstrual en los umbrales gustativos y las preferencias alimentarias, se observó una disminución de la olfacción y un deseo explícito de alimentos ricos en grasas durante la fase lútea media, en comparación con las fases folicular y ovulatoria. Sin embargo, las dos variables no parecían estar relacionadas entre sí, ni se correlacionaban con las concentraciones de estradiol y progesterona (8). Por el contrario, otro estudio descubrió que las variaciones hormonales de estrógenos y progesterona se asociaban a la discriminación gustativa y olfativa, influyendo así en los hábitos alimentarios a lo largo del ciclo (10). En la actualidad, no se sabe con certeza qué mecanismo puede provocar variaciones en el rendimiento olfativo, y si los umbrales gustativos cambian más profundamente en las mujeres con SPM.

Se ha demostrado que las concentraciones de leptina varían a lo largo del ciclo menstrual, lo que sugiere su intervención en los cambios del apetito y la aparición del deseo de consumir ciertos alimentos. Sin embargo, en un estudio de observación, Paolisso y cols. (11) observaron que, aunque tanto la leptina como la ingesta de alimentos variaban a lo largo del ciclo menstrual en 16 mujeres sanas, no se encontraron correlaciones significativas entre los valores de ingesta de alimentos y la concentración de leptina plasmática en ayunas. Una posible razón de los hallazgos discordantes puede ser el papel de la leptina en la defensa contra las reducciones de peso corporal en lugar de causar aumentos de peso corporal. Se necesitan más estudios para evaluar la asociación entre la leptina y los estrógenos en mujeres con un índice de masa corporal bajo (2).

Se sabe que las isoflavonas de la soja y otros alimentos ejercen efectos estrogénicos selectivos, lo que ha generado un interés clínico y popular en esos alimentos como medio natural para sustituir las hormonas ováricas o modificar el riesgo de enfermedad. En un estudio aleatorizado cruzado de 14 mujeres premenopáusicas, Duncan y cols. (12) observaron que incluso la suplementación con isoflavonas de alto nivel no inducía cambios significativos en la duración del ciclo menstrual, la histología del endometrio o la concentración plasmática de estrógenos. En un estudio de cohortes más reciente, se detectó que los fitoestrógenos totales en la orina (isoflavonas y lignanos) se asociaban a una disminución muy leve de la duración del ciclo menstrual y una mejora de la regularidad del ciclo (13). En un estudio de intervención cruzado, doble ciego y controlado con placebo en mujeres con síndrome premenstrual confirmado, se observó que la proteína de soja, que contiene isoflavonas, reduce significativamente los síntomas premenstruales específicos desde el inicio, en comparación con el placebo (14). Se están realizando otros estudios aleatorizados y controlados para evaluar la influencia de las isoflavonas en los síntomas premenstruales (15). Los fitoestrógenos se exponen con más detalle en el capítulo 33.

CONSIDERACIONES ESPECIALES

Síndrome premenstrual y trastorno disfórico premenstrual

El síndrome premenstrual es un conjunto de síntomas físicos y psicológicos mensuales que se asocian a una alteración significativa durante la fase lútea del ciclo, cuando se producen fluctuaciones en las concentraciones de estrógenos, progesterona, aldosterona y prolactina. Se ha calculado que hasta el 80% de las mujeres en edad reproductiva experimentan algún grado de cambios físicos o emocionales premenstrua-

les; aproximadamente entre el 20% y el 30% de las mujeres presentan síntomas que se ajustarían a los criterios del SPM (16,17). Los datos de la encuesta realizada por la American Academy of Family Physicians sugieren una elevada carga de enfermedad. Es más probable que las mujeres con síndrome premenstrual reporten mayores costes de atención médica y una peor calidad de vida relacionada con la salud, en comparación con las mujeres sin síndrome premenstrual (16). En general, el SPM se clasifica en función del predominio de síntomas somáticos (hinchazón abdominal, dolor a la palpación mamaria, dolor de cabeza, dolor articular), síntomas afectivos (ansiedad, depresión, irritabilidad, cambios de estado de ánimo, dificultad para la concentración) o sintomatología mixta. Se conoce poco la fisiopatología del síndrome premenstrual.

La naturaleza cíclica de los síntomas en las mujeres premenopáusicas, y la mejora de los síntomas mediante la supresión fisiológica o farmacológica de la ovulación, sugieren una participación importante de las hormonas ováricas en el SPM. Sin embargo, no se ha demostrado que las mujeres a las que se les ha diagnosticado síndrome premenstrual tengan concentraciones de estrógenos o progesterona sistemáticamente más altas o bajas en comparación con las mujeres que no presentan este síndrome (16). Más bien, se cree que está relacionado con una respuesta patológica a las fluctuaciones normales de las concentraciones hormonales y sus efectos secundarios sobre diversas vías biológicas (17). Aproximadamente entre el 1.2% y el 6.4% de todas las mujeres que menstrúan presentan síntomas psicológicos importantes que se ajustan a los criterios de diagnóstico de una variante del SPM denominada TDPM. Los criterios diagnósticos del TDPM son más específicos que los del síndrome premenstrual y se describen en el DSM-5. En general, el diagnóstico del TDPM requiere un número mínimo de síntomas psicológicos graves que se correlacionen con la fase lútea del ciclo menstrual (17).

Etiología de los síntomas del síndrome premenstrual/trastorno disfórico premenstrual

Una de las principales teorías sobre los síntomas psicológicos del SPM y el TDPM es la relación entre las hormonas ováricas y el neurotransmisor serotonina (16,17). En estudios realizados en humanos y en animales, se ha mostrado que los esteroides sexuales y sus receptores son ubicuos en una serie de regiones del cerebro implicadas en la regulación emocional, concretamente en las que participan en la transmisión de la serotonina. En consecuencia, el SPM se ha relacionado sistemáticamente con una desregulación de la señalización de la serotonina (17). Esto se ve respaldado por importantes investigaciones que demuestran la eficacia de los inhibidores selectivos de la recaptación de serotonina (ISRS) en el tratamiento del SPM y el TDPM (18). Aparentemente, el beneficio de los ISRS es mayor cuando los síntomas disfóricos o depresivos son predominantes (21). Los ISRS se consideran un tratamiento seguro y eficaz para el TDPM cuando se administran de forma continua o intermitente (18-20). La etiología de los síntomas somáticos del síndrome premenstrual no está tan clara, pero parece estar relacionada, en parte, con la activación disfuncional del sistema renina-aldosterona-angiotensina (SRAA). El aumento de las concentraciones de aldosterona induce la retención de líquidos y los síntomas premenstruales percibidos habitualmente de hinchazón abdominal, hipersensibilidad mamaria y aumento de peso. Las mujeres con síndrome premenstrual también tienen mayor riesgo de presentar hipertensión arterial que las mujeres sin síndrome premenstrual, lo que las expone a una serie de complicaciones cardiovasculares a largo plazo (21). Como se ha mencionado anteriormente, el aumento del apetito y los deseos de consumir azúcar y otros hidratos de carbono refinados durante la fase lútea probablemente desempeñen también un papel en muchos de estos síntomas. Por el contrario, no se ha demostrado que el consumo de cafeína se asocie a los síntomas del SPM (22).

Por último, la inflamación crónica se ha implicado en el SPM/TDPM. En un estudio transversal realizado por Bertone-Johnsone y cols., se observó que las concentraciones de marcadores inflamatorios, interleucinas e interferón γ, se asociaban positivamente a la gravedad de los síntomas menstruales entre 277 mujeres de 18 a 30 años (23). Del mismo modo, Bahrami y cols. detectaron que los marcadores inflamatorios elevados de la proteína C reactiva (PCR) y el elevado balance entre prooxidantes y antioxidantes se asociaban al síndrome premenstrual entre 897 chicas adolescentes. Estos mecanismos inflamatorios pueden intervenir en los síntomas psicológicos y físicos del SPM, y apuntan al posible papel terapéutico de los antioxidantes y otras vitaminas liposolubles (24). El conocimiento de la fisiopatología de los subtipos de SPM sigue siendo bastante limitado. La posibilidad de que los síntomas conductuales, emocionales y físicos sean mecánicamente distintos sugiere que los estudios de intervención que no se dirigieron a un subtipo concreto de SPM estaban tratando a un grupo heterogéneo y, por tanto, estaban sujetos a un error de tipo II (25). Los estudios sobre el SPM se centran cada vez más en grupos homogéneos de pacientes con respecto al complejo sintomático.

Macronutrimentos

Según los conocimientos actuales sobre el síndrome premenstrual, la modificación de la alimentación puede ser útil para aliviar los síntomas. La mayoría de las pruebas sobre diversas estrategias nutricionales y el tratamiento del SPM no son concluyentes. La mayoría de las recomendaciones de consenso para el tratamiento no farmacológico reflejan un respaldo más general a los hábitos de salud positivos (17,26). En un estudio transversal realizado por Hashim y cols., se observó que la ingesta elevada de calorías, grasas, azúcares y sal, se correlacionaba con informes de mayor gravedad de los síntomas físicos del SPM. Sin embargo, no se pudo inferir la causalidad basándose en el diseño del estudio transversal (27). Se pensó que las dietas con alto contenido de grasa y bajo contenido de fibra, que pueden contribuir a las concentraciones más altas de estrógenos, eran un factor en los síntomas premenstruales y, por lo general, se desaconsejan en favor de una ingesta alimentaria con menos grasa y abundante fibra (28,29). Sin embargo, en estudios de cohortes prospectivos más recientes, como parte del *Nurses' Health Study II*, no se detectó correlación alguna entre los síntomas del SPM y la ingesta de grasa y fibra en la alimentación (30,31).

Una hipótesis que explicaría el ansia de consumir hidratos de carbono que experimentan algunas mujeres está relacionada con la asociación propuesta entre la concentración baja de serotonina y los síntomas del síndrome premenstrual (v. cap. 34). La velocidad de síntesis de serotonina en el cerebro depende normalmente de la concentración de triptófano, el aminoácido esencial precursor de la serotonina. La concentración cerebral de triptófano y el flujo de triptófano desde la sangre al cerebro dependen, a su vez, en parte del triptófano plasmático y en parte de las concentraciones plasmáticas de otros grandes aminoácidos neutros (LNAA, *large neutral amino acids*), que compiten con el triptófano por su transporte a través de la barrera hematoencefálica.

La estimulación de la secreción de insulina por parte de los hidratos de carbono disminuye las concentraciones plasmáticas de otros LNAA, lo que incrementa el flujo de triptófano a través de la barrera hematoencefálica y sus concentraciones cerebrales, con el consiguiente aumento de la síntesis de serotonina. Basándose en esta teoría, el L-triptófano, un precursor del 5-hidroxitriptófano, puede utilizarse para la prevención de los síntomas del SPM (17,32). Del mismo modo, se ha planteado la hipótesis de que la ingesta de proteínas mejora los síntomas psicológicos y físicos del SPM a través de efectos mediados por los aminoácidos en los neurotransmisores, las concentraciones de globulina de fijación de hormonas y la regulación del SRAA. Sin embargo, la ingesta de hidratos de carbono y proteínas no ha mostrado correlación alguna con el SPM en estudios prospectivos de cohortes (21,31). Se necesitan más estudios para evaluar la posible eficacia de la ingesta de macronutrimentos y de los suplementos de L-triptófano.

Suplemento de micronutrimentos

Como cofactor en la vía del triptófano-serotonina, se ha planteado la hipótesis de que la vitamina B_6 (piridoxina) mejora los síntomas del SPM (33). Sin embargo, las pruebas que apoyan un papel terapéutico de la vitamina B_6 han sido criticadas por sus limitaciones metodológicas. No obstante, en un ensayo aleatorizado, controlado y doble ciego se observó que la piridoxina reducía tanto los síntomas generales del SPM como los síntomas psiquiátricos específicos, en comparación con la situación inicial y el placebo (34). En una revisión sistemática, Wyatt y cols. (35) observaron datos que apoyan el uso de hasta 100 mg/día de vitamina B_6 en el tratamiento del SPM, especialmente con síntomas depresivos. En la cohorte del *Nurses' Health Study II*, Chocano Bodoya y cols. (36) mostraron un menor riesgo de SPM en las mujeres con mayores consumos de otras vitaminas del grupo B (tiamina y riboflavina), pero solo de fuentes alimentarias. En el estudio no se observó asociación significativa alguna entre el SPM y la vitamina B_6, la niacina, el folato y la vitamina B_{12}. En otra revisión sistemática realizada por McCabe y cols., se observó que la combinación de B_6 y magnesio era eficaz para mejorar la ansiedad premenstrual, pero ninguna tenía efecto como monoterapia (37). En un estudio aleatorizado y controlado más reciente, realizado por Retallick-Brown y cols., se documentaron mejorías en los síntomas del síndrome premenstrual con la administración de suplementos de vitamina B_6 o de multivitaminas; sin embargo, el estudio estuvo limitado por un pequeño tamaño muestral, y no incluyó un grupo con placebo para la comparación (38). Las pruebas parecen ser más sólidas en cuanto a la participación del calcio en el síndrome premenstrual.

Se sabe que las hormonas ováricas, como los estrógenos, influyen en el metabolismo del calcio y la vitamina D, procesos que varían a lo largo del ciclo menstrual. Las mediciones de las concentraciones hormonales y de metabolitos en las mujeres eumenorreicas muestran una disminución de las concentraciones de 25(OH) vitamina D y de calcio durante la fase lútea del ciclo menstrual (5). Una respuesta exagerada en las mujeres con síndrome premenstrual puede provocar una hipocalcemia más importante e insuficiencia de vitamina D (39). En 1995, Thys-Jacobs y Alvir (40) demostraron que, aunque las concentraciones de calcio total e ionizado variaban de forma predecible a lo largo del ciclo menstrual en mujeres con SPM y en controles emparejados, solo las que presentaban SPM mostraban un aumento de las concentraciones de hormona paratiroidea íntegra a mitad del ciclo. Los autores interpretaron estos datos para indicar que un estado transitorio de hiperparatiroidismo secundario estaba implicado en la patogenia del SPM. Curiosamente, los síntomas del SPM son notablemente similares a los de la hipocalcemia (41).

A raíz de este hallazgo, Thys-Jacobs y cols. (42) llevaron a cabo un estudio aleatorizado de suplementos de calcio en el que participaron más de 450 mujeres. En comparación con el placebo, la suplementación con 1 200 mg/día de calcio elemental produjo una disminución significativa de todos los síntomas del SPM. Esto concuerda con una revisión sistemática realizada por Abdi y cols., en la que se observó que la administración de suplementos de calcio se asociaba sistemáticamente con la mejoría y/o la eliminación de los síntomas de SPM. Los autores también observaron mejorías en los síntomas del SPM en mujeres cuya alimentación era rica en vitamina D y calcio (39). Aunque los alimentos ricos en calcio parecen disminuir el riesgo de cálculos renales sintomáticos, el calcio suplementario puede aumentar el riesgo (43). Del mismo modo, existen pruebas de que la administración de suplementos de calcio, pero no la ingesta alimentaria, sobre todo si supera los 500 mg diarios, puede aumentar el riesgo de sufrir episodios cardiovasculares como infarto de miocardio, revascularización coronaria, muerte por enfermedad coronaria y accidente cerebrovascular (44-46).

Además de su participación en la homeostasis del calcio, la vitamina D interactúa con muchos de los otros sistemas implicados en el SPM. Por ejemplo, se ha demostrado que la insuficiencia de vitamina D activa el sistema RAAS, lo que conduce a un aumento del volumen y a la aparición de hipertensión esencial (47). Además, la insuficiencia de vitamina D se ha implicado en la respuesta al estrés y el desequilibrio oxidativo asociados al SPM. En un estudio aleatorizado y controlado realizado por Heidari y cols. se observó que los participantes a los que se les administró un suplemento quincenal de 50 000 UI de vitamina D presentaron una disminución de las concentraciones plasmáticas de IL-10 e IL-12, y una mejoría de la capacidad antioxidante total y de la sintomatología de SPM, en comparación con el placebo (48). Curiosamente, en una revisión sistemática y un metaanálisis sobre la vitamina D y el SPM no se observó asociación alguna entre las concentraciones séricas de 25(OH) vitamina D y el SPM; sin embargo, la suplementación con vitamina D fue eficaz para reducir los síntomas del SPM (49).

Aunque en conjunto son menos convincentes que las pruebas del calcio, se han sugerido posibles efectos terapéuticos del magnesio, así como de otros nutrimentos inorgánicos, como el potasio, el hierro y el zinc, debido a su papel como cofactores en algunas vías biológicas (50,51). Facchinetti y cols. (52) estudiaron un producto de levadura con alto contenido de magnesio (Sillix Donna) en un estudio aleatorizado, doble ciego y controlado con placebo, y detectaron una reducción estadística y clínicamente significativa de los síntomas del síndrome premenstrual durante el período de estudio de 6 meses. En un estudio aleatorizado, doble ciego y cruzado realizado con 38 mujeres, Walker y cols. (53) observaron que una dosis diaria de 200 mg de óxido de magnesio reducía los síntomas relacionados con el aumento de volumen en el segundo mes de administración; no se observaron efectos significativos en otras categorías de síntomas. En una revisión sistemática más reciente de 13 estudios observacionales, no observó asociación alguna entre el SPM y las concentraciones de magnesio sérico o eritrocitario; sin embargo, la revisión no comentó efecto alguno de la suplementación (54). Como se mencionó anteriormente, la terapia combinada con magnesio y vitamina B$_6$ puede participar, aunque la evidencia ha sido escasa en este punto para apoyar el uso de magnesio como monoterapia (37).

En términos más generales, en un estudio de casos y controles anidado en el *Nurses' Health Study II* que evaluó la asociación entre la ingesta de nutrimentos inorgánicos y el riesgo de presentar síndrome premenstrual se observó que la ingesta elevada de hierro no hemo (> 20 mg/día) y de zinc (≥ 25 mg/día) se asociaba a un menor riesgo de presentar síndrome premenstrual, mientras que la ingesta elevada de potasio se asociaba a un mayor riesgo de presentarlo. No se observó asociación alguna entre el SPM y la ingesta de sodio, magnesio y manganeso (51). Aunque el deseo de comer chocolate se atribuyó inicialmente a su concentración relativamente alta de magnesio, investigaciones más recientes sugieren una influencia más cultural y psicológica en el deseo de comer chocolate durante el ciclo menstrual (55,56).

Hay que realizar más estudios clínicos que evalúen la ingesta de nutrimentos inorgánicos y el síndrome premenstrual. El uso de ácidos grasos esenciales en el tratamiento del SPM ha suscitado interés, y se ha defendido el aceite de onagra (EPO, *evening primrose oil*), que es rico en ácido γ-linolénico. En una revisión sobre la participación del EPO en los trastornos menstruales, se documentaron dos ensayos aleatorizados, doble ciego y controlados con placebo que mostraron una reducción de la puntuación de la gravedad del SPM en las participantes tratadas con EPO, en comparación con el placebo, pero se señaló la necesidad

de una suplementación a largo plazo (57). Sin embargo, este beneficio no ha sido constante en todos los estudios clínicos, y se necesitan más investigaciones para determinar la verdadera eficacia (58).

Los estudios sobre los ácidos grasos son igualmente controvertidos. En un ensayo cruzado aleatorizado, Collins y cols. (59) no observaron beneficio alguno de la suplementación con ácidos grasos esenciales en 27 mujeres con SPM. Sin embargo, estudios más recientes han demostrado que los ácidos grasos ω-3 pueden mejorar los síntomas del SPM. Rocha Filho y cols. (60) demostraron que la administración de 1-2 g de ácidos grasos (ácido γ-linolénico, ácido oleico y ácido linoleico) produce una reducción significativa de los síntomas de SPM. Del mismo modo, Sohrabi y cols. observaron que la administración de suplementos de ácidos grasos ω-3 se asociaba a disminuciones estadísticamente significativas de los síntomas psiquiátricos y físicos del SPM, es decir, ansiedad, depresión, falta de concentración e hinchazón abdominal (61). Se ha informado de que el aceite de krill, rico en ácidos grasos poliinsaturados ω-3 incorporados a la fosfatidilcolina, reduce los síntomas del SPM y la dismenorrea (62).

Irregularidades del ciclo menstrual

Menstruación en la adolescencia y tríada de la mujer deportista

El deporte de competición en las adolescentes se asocia a amenorrea, debido a las demandas energéticas del entrenamiento y, en algunas de ellas, a trastornos de la conducta alimentaria asociados que se cree que son inducidos por la presión por mantenerse delgadas. La coincidencia de una baja disponibilidad energética (EA), disfunción menstrual y baja densidad mineral ósea se conoce como la «tríada de la deportista femenina» (63,64). Hay que señalar que la aparición de irregularidades menstruales en las deportistas sin trastornos de la conducta alimentaria también está bien establecida, y es una entidad a la que se ha denominado «irregularidades menstruales relacionadas con el ejercicio» (65). Aunque anteriormente se pensaba que la amenorrea se debía principalmente a la reducción de la grasa corporal por el entrenamiento intenso que alteraba el ciclo menstrual por efectos sobre el metabolismo de los estrógenos (66), se ha identificado el equilibrio energético negativo asociado a la disfunción hipotalámica como el factor causal de las irregularidades menstruales observadas en la tríada (64). Se cree que las concentraciones bajas de leptina circulante, una señal metabólica de baja EA, actúan como un punto de control metabólico en el eje hipotálamo-hipófisis-ovario (HPO), lo que conduce a una pulsación lenta de GnRH y a amenorrea cuando no se dispone de suficiente energía para compensar los costes energéticos relacionados con el ejercicio (64,67). Aunque habitualmente se menciona un umbral de < 30 kcal/kg de masa libre de grasa (64), en un reciente estudio aleatorizado y controlado de Lieberman y cols., se sugirió que la relación entre la EA y la interrupción menstrual es lineal, con una disfunción creciente a medida que disminuye la EA, sin ningún punto de corte identificable (68). Además de una baja EA, otros factores de riesgo para la amenorrea, secundarios a la tríada de deportistas femeninas, son el estrés psicológico, la genética y la edad. Las deportistas adolescentes parecen tener un riesgo especial de sufrir irregularidades menstruales debido a su «edad ginecológica» relativamente joven (edad cronológica-edad de la menarquia) y a sus ciclos hormonales más susceptibles.

En un estudio realizado por Loucks y cols., se observó que las adolescentes con una edad ginecológica entre 5 y 8 años presentaban una disminución de la pulsatilidad de la LH en respuesta a una EA baja, mientras que aquellas con una edad ginecológica entre 14 y 18 años no presentaban cambio alguno en la reactividad del HPO (69). Los requisitos nutricionales asociados al deporte de competición se tratan en el capítulo 32, y la prevención de la osteoporosis, en el capítulo 14. Además de las consecuencias cardiovasculares y metabólicas de un estado hipoestrogénico crónico, la amenorrea en las adolescentes es una clara indicación de riesgo de osteopenia potencialmente irreversible.

Aunque el tratamiento se debe centrar en el restablecimiento de una nutrición adecuada y del equilibrio energético, los anticonceptivos orales están indicados cuando la paciente se resiste a dichas intervenciones, o cuando la amenorrea primaria o secundaria persiste a pesar de estas acciones. También hay algunas pruebas de la interacción de la ferropenia con la tríada de la deportista femenina, lo que sugiere una participación de la suplementación de hierro en la mejoría de la disponibilidad de combustible metabólico, la función reproductiva y la salud ósea (70).

Dismenorrea

La dismenorrea es el problema ginecológico más frecuente entre las adolescentes y las mujeres en edad reproductiva de todo el mundo. Se cree que la fisiopatología de la dismenorrea está relacionada con un aumento de la síntesis de prostaglandinas, lo que provoca contracciones uterinas y una alteración del flujo sanguíneo. Esto se ve respaldado por el uso de anticonceptivos orales (ACO) y fármacos antiinflamatorios no esteroideos como principales modalidades

terapéuticas (71). Se han sugerido varias vitaminas y nutrimentos inorgánicos como tratamiento no farmacológico para el dolor menstrual, basándose en sus propiedades analgésicas y antiinflamatorias propuestas; sin embargo, las pruebas para apoyarlo no son consistentes (72). En una revisión Cochrane realizada por Pattanittum y cols., no se observaron pruebas de alta calidad que apoyaran el uso de suplementos nutricionales en el tratamiento de la dismenorrea (73). Sin embargo, en un estudio aleatorizado, controlado y doble ciego más reciente, realizado por Sadeghi y cols., se observó que los suplementos de ω-3 y vitamina E, solos y, en mayor medida, en combinación, eran eficaces para aliviar el dolor menstrual en comparación con el placebo (74). En estudios aleatorizados recientes, el jengibre, la vitamina D y el calcio también han mostrado cierta eficacia para reducir el dolor asociado a la dismenorrea (72,75,76). En términos más generales, en una revisión sistemática realizada por Bajalan y cols., se observaron mejorías del dolor menstrual con un mayor consumo de frutas, verduras, pescado y productos lácteos. Sin embargo, los autores citaron la heterogeneidad metodológica como una limitación importante para extraer conclusiones más definitivas (77). Se necesitan más estudios amplios de intervención que incluyan la valoración de los efectos adversos para seguir evaluando el papel de la terapia nutricional en la dismenorrea.

Síndrome de poliquistosis ovárica

El síndrome de poliquistosis ovárica (SPO), quizá el más relacionado con la alimentación y la nutrición, es uno de los trastornos endocrinos más frecuentes, y se caracteriza por anovulación, hirsutismo, ovarios poliquísticos y, en muchos casos, obesidad. Aunque la patogenia sigue siendo objeto de debate, se ha identificado como vía principal la resistencia a la insulina, que conduce a un exceso de producción de andrógenos en los ovarios y a una alteración de la foliculogénesis. Además de la infertilidad, la anovulación resultante y la falta de oposición a los estrógenos dan lugar a una serie de efectos sobre la salud como la hemorragia uterina disfuncional, la hiperplasia endometrial, y el cáncer de mama y de endometrio (78,79). Debido a los numerosos factores de riesgo metabólico y a las consecuencias asociadas al SPO, el control del estilo de vida y la alimentación son componentes esenciales del enfoque multidisciplinar del tratamiento.

Se ha demostrado que las intervenciones sobre el estilo de vida en adolescentes con SPO reducen las concentraciones de LH y andrógenos libres, el índice de masa corporal, las concentraciones de triglicéridos y las irregularidades menstruales (80). Sin embargo, la evidencia que apoya la recomendación de terapias nutricionales específica o la composición de la alimentación es limitada (81). Entre las dietas sugeridas se encuentran las de bajo índice glucémico, la cetógena y la mediterránea (81-83). Además, se ha investigado la administración de suplementos de vitamina D debido a las bajas concentraciones de 25(OH) vitamina D en las mujeres con SPO (84). Sin embargo, los datos de estudios aleatorizados y controlados no han demostrado efecto significativo alguno de la suplementación con vitamina D sobre los parámetros hormonales metabólicos relacionados con el SPO (85). Se necesitan más investigaciones de alta calidad para optimizar las recomendaciones alimentarias para el tratamiento del SPO. En el capítulo 6 se puede encontrar más información sobre los enfoques nutricionales de la resistencia a la insulina y la diabetes.

Temas candentes sobre la nutrición y el ciclo menstrual

Las publicaciones populares han mostrado un creciente interés por el uso de dietas basadas en vegetales y antiinflamatorias en el tratamiento de algunos procesos patológicos, entre ellos las irregularidades menstruales. Aunque se ha evaluado el papel de micronutrimentos específicos como agentes antiinflamatorios en el tratamiento del síndrome premenstrual y la dismenorrea, actualmente las publicaciones científicas carecen de pruebas que respalden estos planes alimentarios más generales. La evaluación de una composición alimentaria más amplia en el tratamiento de las dolencias menstruales puede justificar futuras investigaciones. Además, se ha producido un movimiento significativo para la investigación del papel del microbioma en la salud humana. Hay una serie de estudios clínicos en marcha para evaluar la relación entre los cambios hormonales relacionados con el ciclo menstrual y las alteraciones del microbioma y las posibles consecuencias del síndrome premenstrual y la dismenorrea. Hasta la fecha, no se han publicado datos de grandes estudios, pero es probable que esto represente un área importante de investigación en curso.

ASPECTOS CLÍNICOS DESTACADOS

En el ciclo menstrual normal se producen cambios en el metabolismo y el gusto que causan variaciones en el patrón de alimentación. Esta tendencia se vuelve extrema en los casos de SPM/TDPM. Los síntomas físicos y emocionales desencadenados por las fluctuaciones hormonales pueden responder a los suplementos de micronutrimentos y vitaminas, aunque en muchos casos los datos son limitados. La suplementación con calcio es la más respaldada en la bibliografía, y puede ser beneficiosa para todas las pacientes con SPM. La suplementación adicional con vitamina D también parece apropiada, según los datos disponibles. Las investigaciones actuales sugieren que una dosis diaria de calcio de 1 000 a 1 500 mg junto con una de 600 UI de vitamina D es apropiada para un estudio terapéutico, dada la seguridad y otros posibles beneficios asociados a estos suplementos.

Si esta medida resulta ineficaz, parece estar justificada la administración de suplementos de piridoxina (B_6), vitamina E y aceite de pescado; aún no se ha dilucidado del todo si estas intervenciones deben combinarse o aplicarse por separado, y debe depender del juicio clínico. El posible tratamiento combinado no se ve impedido por ninguna toxicidad potencial. Una dieta rica en hidratos de carbono complejos puede ser beneficiosa para mejorar los síntomas depresivos del SPM a través de un mecanismo serotoninérgico. Cuando los síntomas depresivos son intensos o no responden a las intervenciones alimentarias, deben utilizarse los ISRS, según esté indicado.

La actividad física, una alimentación con abundantes frutas y verduras, evitar la nicotina, y restringir el consumo de grasas saturadas y sal puede ser beneficioso en el SPM, y está indicado también por otros motivos. Seleccionando y combinando juiciosamente las terapias disponibles, los médicos pueden esperar un alivio de los síntomas en la gran mayoría de las pacientes con SPM.

REFERENCIAS BIBLIOGRÁFICAS

1. McNeil J, Doucet É. Possible factors for altered energy balance across the menstrual cycle: a closer look at the severity of PMS, reward driven behaviors and leptin variations. *Eur J Obstet Gynecol Reprod Biol.* 2012; 163: 5–10.
2. Leeners B, Geary N, Tobler PN, Asarian L. Ovarian hormones and obesity. *Hum Reprod Update.* 2017;23(3):300–321.
3. Rivera HM, Stincic TL. Estradiol and the control of feeding behavior. *Steroids.* 2018;133:44–52.
4. Klump KL, Culbert KM, Sisk CL. Sex differences in binge eating: gonadal hormone effects across development. *Annu Rev Clin Psychol.* 2017;13(1):183–207.
5. Draper CF, Duisters K, Weger B, et al. Menstrual cycle rhythmicity: metabolic patterns in healthy women. *Sci Rep.* 2018;8.
6. Gorczyca A, Sjaarda L, Mitchell E, et al. Changes in macronutrient, micronutrient, and food group intakes throughout the menstrual cycle in healthy, premenopausal women. *Eur J Nutr.* 2016;55(3):1181–1188.
7. Cross GB, Marley J, Miles H, et al. Changes in nutrient intake during the menstrual cycle of overweight women with premenstrual syndrome. *Br J Nutr.* 2001;85:475–482.
8. McNeil J, Cameron JD, Finlayson G, Blundell JE, Doucet É. Greater overall olfactory performance, explicit wanting for high fat foods and lipid intake during the mid-luteal phase of the menstrual cycle. *Physiol Behav.* 2013;112:84–89.
9. Ma R, Mikhail ME, Culbert KM, Johnson AW, Sisk CL, Klump KL. Ovarian hormones and reward processes

in palatable food intake and binge eating. *Physiology.* 2020;35(1):69–78.

10. Alves B, Ibuki F, Gonçalves AS, Teixeira MJ, De Siqueira SRDT. Influence of sexual hormones on neural orofacial perception. *Pain Med.* 2017;18(8):1549–1556.

11. Paolisso G, Rizzo MR, Mazziotti G, et al. Lack of association between changes in plasma leptin concentration and in food intake during the menstrual cycle. *Eur J Clin Invest.* 1999;29:490–495.

12. Duncan AM, Merz BE, Xu X, et al. Soy isoflavones exert modest hormonal effects in premenopausal women. *J Clin Endocrinol Metab.* 1999;84:192.

13. Levine LD, Kim K, Purdue-Smithe A, et al. Urinary phytoestrogens and relationship to menstrual cycle length and variability among healthy, eumenorrheic women. *J Endocrine Soc.* 2020;4(2):1–14.

14. Bryant M, Cassidy A, Hill C, et al. Effect of consumption of soy isoflavones on behavioural, somatic and affective symptoms in women with premenstrual syndrome. *Br J Nutr.* 2005;93:731–739.

15. Takeda T, Shiina M, Chiba Y. Effectiveness of natural S-equol supplement for premenstrual symptoms: protocol of a randomised, double-blind, placebo-controlled trial. *BMJ Open.* 2018;8(7):e023314.

16. Hofmeister S, Bodden S. Premenstrual syndrome and premenstrual dysphoric disorder. *Am Fam Phys.* 2016;94(3):236–240.

17. Yonkers KA, Simoni MK. Premenstrual disorders. *Am J Obstet Gynecol.* 2018;218(1):68–74.

18. Marjoribanks J, Brown J, O'Brien PMS, Wyatt K. Selective serotonin reuptake inhibitors for premenstrual syndrome. *Cochrane Database Syst Rev.* 2013;(6). Art. No.: CD001396.

19. Dimmock PW, Wyatt KM, Jones PW, et al. Efficacy of selective serotonin-reuptake inhibitors in premenstrual syndrome. *Lancet.* 2000;356:1131–1136.

20. Brown J, O'Brien PM, Marjoribanks J, et al. Selective serotonin reuptake inhibitors for premenstrual syndrome. *Cochrane Database Syst Rev.* 2009;2:CD001396.

21. Houghton SC, Manson JE, Whitcomb BW, et al. Protein intake and the risk of premenstrual syndrome. *Public Health Nutr.* 2019;22(10):1762–1769.

22. Purdue-Smithe AC, Manson JE, Hankinson SE, Bertone-Johnson ER. A prospective study of caffeine and coffee intake and premenstrual syndrome12. *Am J Clin Nutr.* 2016;104(2):499–507.

23. Bertone-Johnson ER, Ronnenberg AG, Houghton SC, et al. Association of inflammation markers with menstrual symptom severity and premenstrual syndrome in young women. *Hum Reprod.* 2014;29(9):1987–1994.

24. Bahrami A, Bahrami-Taghanaki H, Khorasanchi Z, et al. Menstrual problems in adolescence: relationship to serum vitamins A and E, and systemic inflammation. *Arch Gynecol Obstet.* 2020;301(1):189–197.

25. Halbreich U, O'Brien P, Eriksson E, et al. Are there differential symptom profiles that improve in response to different pharmacological treatments of premenstrual syndrome/premenstrual dysphoric disorder?. *CNS Drugs.* 2006;20:523–547.

26. Hofmeister S, Bodden S. Premenstrual syndrome and premenstrual dysphoric disorder. *Am Fam Phys.* 2016;94(3): 236–240.

27. Hashim MS, Obaideen AA, Jahrami HA, et al. Premenstrual syndrome is associated with dietary and lifestyle behaviors among university students: a cross-sectional study from sharjah, UAE. *Nutrients.* 2019;11(8):1939.

28. Nagata C, Hirokawa K, Shimizu N, et al. Soy, fat and other dietary factors in relation to premenstrual symptoms in Japanese women. *Br J Obstet Gynecol.* 2004;111:594–599.

29. Low Dog T. Integrative treatments for premenstrual syndrome. *Altern Ther Health Med.* 2001;7:32–39.

30. Houghton SC, Manson JE, Whitcomb BW, et al. Intake of dietary fat and fat subtypes and risk of premenstrual syndrome in the nurses' health study II. *Br J Nutr.* 2017;118(10):849–857.

31. Houghton SC, Manson JE, Whitcomb BW, et al. Carbohydrate and fiber intake and the risk of premenstrual syndrome. *Eur J Clin Nutr.* 2018;72(6):861–870.

32. Steinberg S, Annable L, Young SN, et al. A placebo-controlled clinical trial of L-tryptophan in premenstrual dysphoria. *Biol Psychiatry.* 1999;45:313–320.

33. Shabbir F, Patel A, Mattison C, et al. Effect of diet on serotonergic neurotransmission in depression. *Neurochem Int.* 2013;62(3):324–329.

34. Kashanian M, Mazinani R, Jalalmanesh S. Pyridoxine (vitamin B_6) therapy for premenstrual syndrome. *Int J Gynaecol Obstet.* 2007;96:43–44.

35. Wyatt KM, Dimmock PW, Jones PW, et al. Efficacy of vitamin B_6 in the treatment of premenstrual syndrome: a systematic review. *BMJ.* 1999;318:1375–1381.

36. Chocano-Bedoya PO, Manson JE, Hankinson SE, et al. Dietary B vitamin intake and incident premenstrual syndrome. *Am J Clin Nutr.* 2011;93:1080–1086.

37. McCabe D, Lisy K, Lockwood C, Colbeck M. The impact of essential fatty acid, B vitamins, vitamin C, magnesium and zinc supplementation on stress levels in women: a systematic review. *JBI Database Syst Rev Implement Rep.* 2017;15(2):402–453.

38. Retallick-Brown H, Blampied N, Rucklidge JJ. A pilot randomized treatment-controlled trial comparing vitamin B6 with broad-spectrum micronutrients for premenstrual syndrome. *J Altern Complement Med.* 2020;26(2):88–97.

39. Abdi F, Ozgoli G, Rahnemaie FS. A systematic review of the role of vitamin D and calcium in premenstrual syndrome. *Obstet Gynecol Sci.* 2019;62(2):73–86.

40. Thys-Jacobs S, Alvir MJ. Calcium-regulating hormones across the menstrual cycle: evidence of a secondary hyperparathyroidism in women with PMS. *J Clin Endocrinol Metab.* 1995;80:2227–2232.

41. Thys-Jacobs S. Micronutrients and the premenstrual syndrome: the case of calcium. *J Am Coll Nutr.* 2000;19:220–227.

42. Thys-Jacobs S, Starkey P, Bernstein D, et al. Calcium carbonate and the premenstrual syndrome: effects on premenstrual and menstrual symptoms. Premenstrual Syndrome Study Group. *Am J Obstet Gynecol.* 1998;179:444–452.

43. Curhan GC, Willett WC, Speizer FE, et al. Comparison of dietary calcium with supplemental calcium and other nutrients as factors affecting the risk for kidney stones in women. *Ann Intern Med.* 1997;126:497–504.

44. Bolland MJ, Avenell A, Baron JA et al. Effect of calcium supplements on risk of myocardial infarction and cardiovascular events: meta-analysis. *BMJ.* 2010;341:c3691.

45. Bolland MJ, Grey A, Avenell A, et al. Calcium supplements with or without vitamin D and risk of cardiovascular events: reanalysis of the Women's Health Initiative limited access dataset and meta-analysis. *BMJ.* 2011;342:d2040.

46. Tankeu AT, Ndip Agbor V, Noubiap JJ. Calcium supplementation and cardiovascular risk: a rising concern. *J Clin Hypertens.* 2017;19(6):640–646.

47. Turin A, Bax JJ, Doukas D, et al. Interactions among vitamin D, atrial fibrillation, and the renin-angiotensin-aldosterone system. *Am J Cardiol.* 2018;122(5):780–784.

48. Heidari H, Amani R, Feizi A, Askari G, Kohan S, Tavasoli P. Vitamin D supplementation for premenstrual syndrome-related inflammation and antioxidant markers in students

with vitamin D deficient: a randomized clinical trial. *Sci Rep.* 2019;9(1):1–8.

49. Arab A, Golpour-Hamedani S, Rafie N. The association between vitamin D and premenstrual syndrome: a systematic review and meta-analysis of current literature. *J Am Coll Nutr.* 2019;38(7):648–656.

50. Facchinetti F, Borella P, Sances G, et al. Oral magnesium successfully relieves premenstrual mood changes. *Obstet Gynecol.* 1991;78:177–181.

51. Chocano-Bedoya PO, Manson JE, Hankinson SE, Johnson SR, Chasan-Taber L, Ronnenberg AG et al. Intake of selected minerals and risk of premenstrual syndrome. *Am J Epidemiol.* 2013;177:1118–1127.

52. Facchinetti F, Nappi RE, Sances MG, et al. Effects of a yeast-based dietary supplementation on premenstrual syndrome. A double-blind placebo-controlled study. *Gynecol Obstet Invest.* 1997;43:120–124.

53. Walker AF, De Souza MC, Vickers MF, et al. Magnesium supplementation alleviates premenstrual symptoms of fluid retention. *J Womens Health.* 1998;7:1157–1165.

54. Moslehi M, Arab A, Shadnoush M, Hajianfar H. The association between serum magnesium and premenstrual syndrome: a systematic review and meta-analysis of observational studies. *Biol Trace Elem Res.* 2019;192(2):145–152.

55. Hormes JM, Timko CA. All cravings are not created equal. correlates of menstrual versus non-cyclic chocolate craving. *Appetite.* 2011;57(1):1–5.

56. Hormes JM, Niemiec MA. Does culture create craving? evidence from the case of menstrual chocolate craving. *PloS One.* 2017;12(7):e0181445.

57. Mahboubi M. Evening primrose (oenothera biennis) oil in management of female ailments. *J Menopausal Med.* 2019;25(2):74–82.

58. Dante G, Facchinetti F. Herbal treatments for alleviating premenstrual symptoms: a systematic review. *J Psychosom Obstet Gynaecol.* 2011;32:42–51.

59. Collins A, Cerin A, Coleman G, et al. Essential fatty acids in the treatment of premenstrual syndrome. *Obstet Gynecol.* 1993;81:93–98.

60. Rocha Filho EA, Lima JC, Pinho Neto JS, et al. Essential fatty acids for premenstrual syndrome and their effect on prolactin and total cholesterol levels: a randomized, double blind, placebo-controlled study. *Reprod Health.* 2011;8:2.

61. Sohrabi N, Kashanian M, Ghafoori SS, Malakouti SK. Evaluation of the effect of omega-3 fatty acids in the treatment of premenstrual syndrome: "A pilot trial". *Complement Ther Med.* 2012;21(3):141–146.

62. Sampalis F, Bunea R, Pelland MF, et al. Evaluation of the effects of Neptune Krill Oil on the management of premenstrual syndrome and dysmenorrhea. *Altern Med Rev.* 2003;8:171–179.

63. Gabel KA. Special nutritional concerns for the female athlete. *Curr Sports Med Rep.* 2006;5:187–191.

64. Williams NI, Statuta SM, Austin A. Female athlete triad: future directions for energy availability and eating disorder research and practice. *Clin Sports Med.* 2017;36(4):671–686.

65. De Cree C. Sex steroid metabolism and menstrual irregularities in the exercising female. A review. *Sports Med.* 1998;25:369–406.

66. Warren MP, Stiehl AL. Exercise and female adolescents: effects on the reproductive and skeletal systems. *J Am Med Womens Assoc.* 1999;54:115–130.

67. Odle AK, Akhter N, Syed MM, et al. Leptin regulation of gonadotrope gonadotropin-releasing hormone receptors as a metabolic checkpoint and gateway to reproductive competence. *Front Endocrinol.* 2017;8:367.

68. Lieberman J, De Souza M, Wagstaff D, Williams N. Menstrual disruption with exercise is not linked to an energy availability threshold. *Med Sci Sports Exerc.* 2017;50(3):551–561.

69. Loucks AB. The response of luteinizing hormone pulsatility to 5 days of low energy availability disappears by 14 years of gynecological age. *J Clin Endocrinol Metab.* 2006;91(8):3158–3164.

70. Petkus D, Murray-Kolb L, De Souza M. The unexplored crossroads of the female athlete triad and iron deficiency: a narrative review. *Sports Med.* 2017;47(9):1721–1737.

71. Sharghi M, Mansurkhani SM, Larky DA, et al. An update and systematic review on the treatment of primary dysmenorrhea. *JBRA Assist Reprod.* 2019;23(1):51–57.

72. Saei Ghare Naz M, Kiani Z, Rashidi Fakari F, Ghasemi V, Abed M, Ozgoli G. The effect of micronutrients on pain management of primary dysmenorrhea: a systematic review and meta-analysis. *J Caring Sci.* 2020;9(1):47–56.

73. Pattanittum P, Kunyanone N, Brown J, Sangkomkamhang US, Barnes J, Seyfoddin V, Marjoribanks J. Dietary supplements for dysmenorrhoea. *Cochrane Database Syst Rev.* 2016;(3). Art. No.: CD002124.

74. Sadeghi N, Paknezhad F, Rashidi Nooshabadi M, Kavianpour M, Jafari Rad S, Khadem Haghighian H. Vitamin E and fish oil, separately or in combination, on treatment of primary dysmenorrhea: a double-blind, randomized clinical trial. *Gynecol Endocrinol.* 2018;34(9):804–808.

75. Zarei S, Mohammad-Alizadeh-Charandabi S, Mirghafourvand M, Javadzadeh Y, Effati-Daryani F. Effects of calcium-vitamin D and calcium-alone on pain intensity and menstrual blood loss in women with primary dysmenorrhea: a randomized controlled trial. *Pain Med.* 2017;18(1):3–13.

76. Pakniat H, Chegini V, Ranjkesh F, Hosseini MA. Comparison of the effect of vitamin E, vitamin D and ginger on the severity of primary dysmenorrhea: a single-blind clinical trial. *Obstet Gynecol Sci.* 2019;62(6):462–468. https://search.proquest.com/docview/2319491556. doi:10.5468/ogs.2019.62.6.462

77. Bajalan Z, Alimoradi Z, Moafi F. Nutrition as a potential factor of primary dysmenorrhea: a systematic review of observational studies. *Gynecol Obstet Invest.* 2019;84(3):209–224.

78. Williams T, Mortada R, Porter S. Diagnosis and treatment of polycystic ovary syndrome. *Am Fam Phys.* 2016;94(2):106–113.

79. De Sousa S, Norman R. Metabolic syndrome, diet and exercise. *Best Pract Res Clin Obstet Gynaecol.* 2016;37:140–151.

80. Abdolahian S, Tehrani FR, Amiri M, et al. Effect of lifestyle modifications on anthropometric, clinical, and biochemical parameters in adolescent girls with polycystic ovary syndrome: a systematic review and meta-analysis. *BMC Endocr Disord.* 2020;20(1):1–17.

81. Moran LJ, Ko H, Misso M, et al. Dietary composition in the treatment of polycystic ovary syndrome: a systematic review to inform evidence-based guidelines. *J Acad Nutr Diet.* 2013;113(4):520–545.

82. Paoli A, Mancin L, Giacona MC, Bianco A, Caprio M. Effects of a ketogenic diet in overweight women with polycystic ovary syndrome. *J Transl Med.* 2020;18(1):104.

83. Barrea L, Arnone A, Annunziata G, et al. Adherence to the mediterranean diet, dietary patterns and body composition in women with polycystic ovary syndrome (PCOS). *Nutrients.* 2019;11(10):2278.

84. Bacopoulou F, Kolias E, Efthymiou V, Antonopoulos CN, Charmandari E. Vitamin D predictors in polycystic ovary syndrome: a meta-analysis. *Eur J Clin Invest.* 2017;47(10):746–755.

85. Trummer C, Schwetz V, Kollmann M, et al. Effects of vitamin D supplementation on metabolic and endocrine parameters in PCOS: a randomized-controlled trial. Eur J Nutr. 2019;58(5):2019–2028.

LECTURAS RECOMENDADAS

Barnhart KT, Freeman EW, Soundheimer SJ. A clinician's guide to the premenstrual syndrome. *Med Clin North Am*. 1995;79:1457–1472.

Bhatia SC, Bhatia SK. Diagnosis and treatment of premenstrual dysphoric disorder. *Am Fam Physician*. 2002;66:1239–1248, 1253–1254.

Dye L, Blundell JE. Menstrual cycle and appetite control: implications for weight regulation. *Hum Reprod*. 1997;12:1142–1151.

Freeman EW, Halbreich U. Premenstrual syndromes. *Psychopharmacol Bull*. 1998;34:291.

Girman A, Lee R, Kligler B. An integrative medicine approach to premenstrual syndrome. *Am J Obstet Gynecol*. 2003;188:s56–s65.

Capítulo 29

Alimentación y desarrollo tempranos: nutrición pediátrica

Rupa Mahadevan

 ## INTRODUCCIÓN

Durante la lactancia y la niñez, el desarrollo físico y cognitivo es rápido, lo que puede imponer exigencias metabólicas extremas al organismo. Proporcionar una nutrición adecuada desde el nacimiento es fundamental para mantener un crecimiento y desarrollo normales. Los lactantes requieren nutrimentos específicos diferentes a los de los adultos.

Los beneficios de la lactancia materna para la salud (v. cap. 27) durante los primeros 6 meses de vida son cada vez más claros. Aunque el objetivo principal del control nutricional en la primera infancia es la conservación de un crecimiento y desarrollo óptimos, los niños de Estados Unidos y de otros países desarrollados son cada vez más susceptibles a los efectos adversos de los excesos alimentarios, especialmente la obesidad (v. cap. 5). En consecuencia, existe un gran interés por determinar a qué edad se pueden imponer por primera vez restricciones alimentarias de forma segura. En general, se desaconseja la restricción de macronutrimentos (las grasas saturadas es una preocupación especial) antes de los 2 años, y cada vez hay más pruebas de que las restricciones comparables a las recomendadas para los adultos pueden ser seguras y adecuadas después de esa edad. El establecimiento de una alimentación y patrones de actividad que promuevan la salud en la infancia puede ser de especial importancia, ya que las preferencias definidas en las primeras etapas de la vida tienden a persistir (v. caps. 38 y 44).

 ## VISIÓN GENERAL

Recomendaciones sobre los nutrimentos de la alimentación

La importancia de una nutrición adecuada para el crecimiento y el desarrollo normales durante el período neonatal y la primera infancia está bien establecida y es, en gran medida, evidente. El índice metabólico basal es mayor en los lactantes y los niños que en los adultos; los requerimientos nutricionales para apoyar el crecimiento se agregan a un mayor metabolismo basal, lo que da lugar a unos requerimientos energéticos y de nutrimentos considerablemente mayores por unidad de peso corporal.

El lactante promedio triplica su peso y duplica su talla durante el primer año de vida. En consecuencia, los requerimientos energéticos en la primera infancia son muy elevados. Los recién nacidos necesitan de tres a cuatro veces más energía por unidad de peso corporal que los adultos: 100-110 kcal/kg/día (1) frente a las 25-30 kcal/kg/día de los adultos (2). La ineficacia de la absorción intestinal contribuye a esta diferencia.

Como consecuencia del rápido crecimiento del niño, los requerimientos de proteínas son mayores en la lactancia que en la edad adulta. Los requerimientos totales de proteínas son mayores que los requerimientos combinados de aminoácidos esenciales por un factor de 2 a 3. Se recomienda una ingesta de proteínas de 1.5 (g/kg)/día para los lactantes y de 1.1 (g/kg)/día para los niños de 1 a 3 años, en comparación con los 0.8 a 1 (g/kg)/día para los adultos que realizan una actividad física moderada (3).

Los lactantes requieren proteínas de alto valor biológico para garantizar un consumo adecuado de aminoácidos esenciales (leucina, isoleucina, valina, treonina, metionina, fenilalanina, triptófano, lisina e histidina). La cisteína y la tirosina también se reconocen como proteínas alimentarias esenciales durante la lactancia, aunque no más allá de los primeros 6 meses de vida. La razón no está clara en el caso de la tirosina, mientras que en el caso de la cisteína existe un retraso bien caracterizado en la maduración de la vía enzimática que convierte la metionina en cisteína. La ingesta mínima necesaria para proporcionar las cantidades indicadas de todos los aminoácidos esenciales debe cubrir la mitad o menos de los requerimientos totales de proteínas, lo que indica la importancia tanto de la cantidad como de la calidad de las proteínas alimentarias.

La composición proteica de la leche humana es ideal para los lactantes. La leche materna aporta un promedio de 1 g de proteínas/100 mL. Por tanto, para alcanzar la ingesta recomendada de 1.5 (g/kg)/día, los lactantes necesitan consumir aproximadamente 150 mL de leche materna/kg/día. Esta cifra puede exceder la ingesta de muchos lactantes, aunque generalmente no se produce una insuficiencia de proteínas en los lactantes alimentados con leche materna. Aparentemente, cualquier limitación en la cantidad de proteína de la leche materna consumida se compensa por su digestibilidad y calidad (v. cap. 27). Las fórmulas infantiles disponibles actualmente contienen todos los aminoácidos esenciales para los lactantes y, por tanto, proporcionan proteínas de calidad comparable a las de la leche materna. Las fuentes de hidratos de carbono de las fórmulas estándar aportan aproximadamente entre el 35 % y el 40 % de las calorías, e incluyen lactosa, sólidos de jarabe de maíz, sacarosa, almidón modificado u otros hidratos de carbono complejos como las maltodextrinas (4,5).

Los requerimientos de hidratos de carbono y grasas durante la lactancia se limitan a las cantidades necesarias para prevenir la cetosis y la insuficiencia de ácidos grasos, respectivamente. La ingesta total de hidratos de carbono y grasas suele ser adecuada siempre que la ingesta total de energía sea apropiada.

Se ha establecido la ingesta diaria recomendada (IDR) para los nutrimentos esenciales tanto para el primero como para el segundo semestres de vida (v. **tabla 29-1**). La carencia de hierro es una de las insuficiencias de nutrimentos más frecuentes en la primera infancia (6). En Estados Unidos, la prevalencia de la anemia ferropénica en los niños de 1 a 5 años se estima entre el 1 % y el 2 % (7,8).

Dado que la mayor parte del hierro se acumula en el tercer trimestre, los recién nacidos prematuros suelen ser un grupo preocupante de riesgo de ferropenia. Existe un acuerdo general en cuanto a que los recién nacidos prematuros de más de 2 semanas de edad necesitan 2 a 4 (mg/kg)/día de hierro. Los suplementos de hierro deben comenzar a las 2 semanas de edad, y continuar hasta los 6 o 12 meses de edad, dependiendo de la alimentación (9). Los lactantes sanos a término suelen tener reservas de hierro durante los primeros 4 a 6 meses de vida.

La AAP recomienda que los lactantes a término alimentados exclusivamente con leche materna comiencen a recibir 1 (mg/kg)/día de suplemento de hierro elemental desde los 4 meses de edad hasta que se introduzcan alimentos apropiados que contengan hierro. La ingesta adecuada de hierro es de 0.27 mg/día desde el nacimiento hasta los 6 meses de edad, y luego aumenta a 11 mg/día de los 7 a los 12 meses de edad. Los lactantes nacidos a término suelen tener reservas de hierro hasta aproximadamente los 4 o 6 meses. Se ha comprobado que la leche y los productos de cereales enriquecidos con micronutrimentos reducen la anemia ferropénica en niños de hasta 3 años (10). La concentración de hierro en la leche humana es de 0.5 mg/L, y disminuye ligeramente hasta 0.2-0.4 mg/L en la leche madura; con los preparados para lactantes (p. ej., 4 mg/L), la cantidad es diez veces mayor. Los requerimientos de hierro en la alimentación son mínimas durante los primeros 3 o 4 meses de vida, y es probable que se absorba muy poco hierro exógeno. Los cuidadores que optan por proporcionar fórmulas lácteas a sus hijos deben tener precaución con las fórmulas bajas en hierro, pero los lactantes sanos a término que tuvieron la ventaja de retrasar el pinzamiento del cordón umbilical pueden ser el grupo menos arriesgado para estas fórmulas (11). Todos los lactantes alimentados exclusivamente con leche materna deben recibir suplementos de vitamina D. En 2008, la American Academy of Pediatrics (AAP) aumentó su recomendación de ingesta de vitamina D para los lactantes de menos 12 meses de 200 UI/día a 400 UI/día, con la intención principal de prevenir el raquitismo. Las recomendaciones establecían que los lactantes con lactancia materna exclusiva o parcial debían recibir un suplemento de 400 UI diarias, y que los lactantes sin lactancia materna debían consumir al menos 1 L/día de fórmula láctea para obtener las cantidades adecuadas de vitamina D. Según los reglamentos/estándares federales, 1 L de leche de fórmula debe contener al menos 400 UI de vitamina D. Para los lactantes sin lactancia materna que consumen < 1 L/día de leche de fórmula, la AAP también recomendaba la suplementación. Actualmente, menos del 40 % de los lactantes cumplen las recomendaciones de vitamina D en casi todos los subgrupos demográficos. Estos datos sugieren que es necesario seguir insistiendo en este tema (12,13).

Otra vitamina importante para los lactantes es la vitamina K, que se administra a los recién nacidos al nacer para prevenir hemorragias neonatales. La vitamina K se administra por inyección y su carencia es poco frecuente. En general, las insuficiencias vitamínicas son poco frecuentes en los lactantes adecuadamente alimentados. En la **tabla 29-1** se muestran los nutrimentos recomendados en la alimentación en la edad infantil/juvenil.

Una ingesta de 75-100 mL de leche materna o de fórmula/kg/día se considera adecuada para los primeros años de vida, pero se prefieren 150 (mL/kg)/día

TABLA 29-1

Cantidades alimentarias recomendadas (o ingestas adecuadas) en la lactancia/niñez[a]

Nutrimento	Edad			
	0–6 meses	7–12 meses	1–3 años	4–8 años
Proteínas (g)	9.1	11	13	19
Vitamina A (µg ER)	400	500	300	400
Vitamina D (µg)	10	10	15	15
Vitamina E (mg ET)	4	5	6	7
Vitamina K (µg)	2	2.5	30	55
Vitamina C (mg)	40	50	15	25
Tiamina (mg)	0.2	0.3	0.5	0.6
Riboflavina (mg)	0.3	0.4	0.5	0.6
Niacina (mg EN)	2	4	6	8
Vitamina B_6 (mg)	0.1	0.3	0.5	0.6
Folato (µg)	65	80	150	200
Vitamina B_{12} (µg)	0.4	0.5	0.9	1.2
Calcio (mg)	200	260	700	1 000
Fósforo (mg)	100	275	460	500
Magnesio (mg)	30	75	80	130
Hierro (mg)	0.27	11	7	10
Zinc (mg)	2	3	3	5
Yodo (µg)	110	130	90	90
Selenio (µg)	15	20	20	30
Biotina (µg)	5	6	8	12
Ácido pantoténico (mg)	1.7	1.8	2	3
Cobre (µg)	200	220	340	440
Manganeso (mg)	0.003	0.6	1.2	1.5
Fluoruro (mg)	0.01	0.5	0.7	1.0
Cromo (µg)	0.2	5.5	11	15
Molibdeno (µg)	2	3	17	22

[a]EN, equivalente de niacina, que equivale a 1 mg de niacina de la alimentación o 60 mg de triptófano; ER, equivalente de retinol; ET, equivalente de α-tocoferol.

Adaptado de Dietary Reference Intakes (DRIs): Recommended Dietary Allowances and Adequate Intakes, Vitamins. Food and Nutrition Board, Institute of Medicine, National Academies. Disponible en: http://iom.edu/Activities/Nutrition/SummaryDRIs/~/media/Files/Activity%20Files/Nutrition/DRIs/IDR%20and%20AIs_Vitamin%20and%20Elements.pdf. Consultado el 6/11/2013.

como defensa contra la deshidratación. Un lactante bien alimentado suele satisfacer fácilmente la ingesta recomendada, ya sea con leche materna o artificial.

Las recomendaciones nutricionales para los lactantes de 6 a 12 meses de edad se basan, en gran medida, en la extrapolación del primer período de 6 meses; se sabe menos sobre los requerimientos de nutrimentos de los lactantes de 6 a 12 meses. Actualmente, existe controversia sobre el grado óptimo de ingesta energética, y algunos recomiendan una re-

ducción hasta 80-85 (kcal/kg)/día (1). Aparentemente, el crecimiento adecuado se mantiene con el nivel de ingesta energética más bajo.

A los 6 meses de edad, la fisiología gastrointestinal está sustancialmente madura y los lactantes metabolizan la mayoría de los nutrimentos de forma comparable a los adultos. Las requerimientos de nutrimentos se pueden satisfacer con leche materna o con fórmula, pero la mayoría de los especialistas recomiendan la introducción gradual de alimentos sólidos a partir de los 6 meses o en torno a ellos. A medida que los alimentos empiezan a sustituir a la leche materna o de fórmula, la densidad de nutrimentos de la alimentación puede disminuir, y puede estar indicada la introducción de un suplemento multivitamínico solo si el niño no tiene una ingesta adecuada de nutrimentos esenciales (p. ej., vitamina D, hierro, vitamina B_{12}, etcétera). Finalizar el destete y la ingesta de alimentos sólidos al año de edad es una práctica habitual y adecuada (14).

Fluoruro

Al empezar a tomar sólidos, los niños pueden comenzar a consumir agua entre 90 y 120 mL después de los 6 meses de edad, y 235 mL a los 12 meses. El flúor es un mineral que suele encontrarse en el agua potable, y puede reducir el riesgo de que un niño pequeño presente caries dental. Dado que no toda el agua potable contiene una cantidad adecuada de flúor, se recomienda un suplemento de flúor para los niños de entre 6 meses y 3 años si la concentración de flúor en el suministro de agua local es baja (41). Para determinar esta concentración, lo mejor es llamar al departamento de aguas para concertar un análisis del agua.

Lactancia materna

Se considera que, en general, la leche materna es el medio óptimo para alimentar a los recién nacidos, salvo contraindicaciones, como las enfermedades transmisibles de la madre. El contenido nutricional de la leche humana es completo y satisface los requerimientos nutricionales de los lactantes sanos a término como alimentación exclusiva durante los primeros 4 a 6 meses de vida. La AAP recomienda que los lactantes sean alimentados exclusivamente con leche materna hasta los 6 meses de edad, y que se continúe con la lactancia materna a medida que se introducen alimentos complementarios, y que continúe con la lactancia materna hasta el año o más, según lo deseen la madre y el lactante (15). La Organización Mundial de la Salud (OMS) y el Fondo de las Naciones Unidas para la Infancia (UNICEF) recomiendan la leche materna hasta los 24 meses. Puede proporcionar la mitad o más de los requerimientos energéticos del niño entre los 6 y los 12 meses, y un tercio de los requerimientos energéticos entre los 12 y los 24 meses (16). La leche de las mujeres lactantes sanas contiene cantidades relativamente pequeñas de vitamina D y 25(OH)D, y suele considerarse insuficiente en los lactantes alimentados exclusivamente con leche materna. Como se ha señalado anteriormente, se recomienda la administración de suplementos de vitamina D, entre 200 UI/día y 400 UI/día (17).

Las propiedades de la leche materna se analizan con más detalle en el capítulo 27. La leche materna tiene menos calcio y fósforo que la leche de vaca. La densidad ósea durante los primeros meses de vida es menor en los lactantes amamantados que en los alimentados con fórmulas, debido al menor contenido de calcio y fósforo de la leche materna. Las diferencias en la densidad ósea no persisten más allá del período de lactancia. La lactancia materna también puede asociarse a hiperbilirrubinemia transitoria que se observa tanto en la ictericia por leche materna como en la ictericia por falta de lactancia durante los primeros días de vida; si es extrema, está indicada la fototerapia para prevenir el kernícterus.

Las ventajas concretas de la lactancia materna se relacionan con el desarrollo de la función inmunitaria y la resistencia a las infecciones, el desarrollo del tubo digestivo, y el vínculo psicológico entre la madre y el lactante (v. cap. 27). Más del 98 % de la grasa de la leche humana está en forma de triglicéridos, producidos en las glándulas mamarias a partir de ácidos grasos de cadena media y larga. Estos ácidos grasos son elementos constituyentes del tejido cerebral y neuronal, necesarios en los primeros años de vida para el desarrollo mental y visual (18). Las funciones prebióticas y antimicrobianas de los oligosacáridos de la leche humana (HMO, *human milk oligosaccharides*) se están explorando actualmente entre las parejas madre-lactante (19). Aunque antes de los 12 meses de vida, los lactantes alimentados con leche materna y los alimentados con fórmula no tienen una diversidad significativamente diferente, se ha demostrado que los lactantes alimentados con fórmula tienen menos diversidad filogenética, riqueza bacteriana y biodiversidad entre los 12 y los 24 meses de edad. Tras la introducción de los alimentos sólidos y con un aumento de la porción de fórmula consumida, los anaerobios obligados aumentan hasta alcanzar un patrón similar al observado en los adultos, normalmente a la edad de 2 a 3 años (4).

Cada vez hay más pruebas de que la lactancia materna reduce el riesgo de infecciones en lactantes y niños (20,21). La IgA secretora es la principal inmunoglobulina de la leche humana y, junto con la lactoferrina, representa aproximadamente el 30 % de todas las proteínas de la leche. La especificidad de los anticuerpos IgA secretores de la leche humana refleja la exposición de la madre a diversos antígenos, y se dirige a los microorganismos comensales (22,23). Hay pruebas de que la lactancia materna exclusiva se ha asociado a los siguientes beneficios: durante los primeros 3 o 4 meses disminuye la incidencia acumulada de eccema en los primeros 2 años de vida; cualquier duración de la lactancia materna más allá de los 3 o 4 meses protege contra las sibilancias en los primeros 2 años de vida; una mayor duración de la lactancia materna protege contra el asma, incluso después de los 5 años (24).

Como se ha señalado, son innumerables los beneficios de la lactancia materna debido a las propiedades antiinflamatorias e inmunológicas que protegen contra una serie de enfermedades y trastornos tanto a las madres como a los niños. Por ejemplo, el riesgo asociado a algunas infecciones y enfermedades graves, como las infecciones graves de las vías respiratorias inferiores y la leucemia, es mayor en los lactantes alimentados con fórmulas lácteas (25). En un estudio se observó que la lactancia materna completa durante 6 meses de vida se asociaba a un menor riesgo de ingreso hospitalario por infecciones en el primer año de vida (26). Es probable que la lactancia materna también proteja contra las alergias y las intolerancias alimentarias, como se explica en el capítulo 24.

Cada vez hay más pruebas que señalan que la lactancia materna prolongada es un importante factor de protección contra el sobrepeso/obesidad en los niños (27). Se cree que las mayores concentraciones de proteínas y grasas que se encuentran en las fórmulas de origen bovino conducen a una mayor secreción del factor de crecimiento de la insulina (IGF-1) y estimulan la sobreproducción de adipocitos (28).

En un metaanálisis de varios estudios observacionales, se determinó que el riesgo de obesidad de los niños en edad escolar se reducía entre un 15 % y un 25 % en los niños alimentados con leche materna, en comparación con los alimentados con fórmulas (29). En otros estudios se han obtenido resultados similares (30,31). Una de las hipótesis es que las madres que amamantan a sus hijos desarrollan un comportamiento alimentario menos restrictivo, y responden mejor a las señales de hambre y saciedad de los niños (32). También se ha observado una relación entre los niños que fueron amamantados y una mejor regulación del apetito durante la primera infancia (33). La duración de la lactancia materna también se ha asociado a un menor riesgo de sobrepeso de forma dependiente de la dosis. Se observó que 1 mes de lactancia materna se asociaba a una disminución del 4 % del riesgo de sobrepeso (OR, 0.96/mes de lactancia materna; IC del 95 %: 0.94, 0.98) (34).

El principal riesgo del amamantamiento es el problema del agotamiento de la madre y el aporte nutrimental; los lactantes deben vigilarse de forma rigurosa durante los primeros días o semanas de vida, para garantizar un crecimiento normal. La idoneidad de la lactancia materna puede evaluarse mediante el peso preprandial y posprandial; cada mililitro de leche consumido debe añadir 1 g de peso. El aumento de peso promedio en las primeras semanas es de 35-40 g/día, y se espera que los lactantes vuelvan a tener el mismo peso que al nacer a los 10 a 14 días de vida. Los nacidos mediante cesárea tardan más tiempo, en promedio, en recuperar su peso que los que nacen por parto vaginal, entre 14 y 21 días. Es importante tener en cuenta este dato, ya que puede hacer que los médicos no recomienden la leche de fórmula cuando los lactantes no han recuperado el peso al nacer a los 10-14 días, y también tranquilizar a los progenitores de los lactantes que todavía están por debajo del peso al nacer a los 10-14 días, lo que puede provocar el abandono de la lactancia materna (35).

La inclusión de la leche de vaca en la alimentación de los lactantes de 6 a 12 meses parece ser una práctica bastante habitual en Estados Unidos. Preocupa el cambio de la leche materna a la de vaca, y no a las fórmulas lácteas, como fuente principal de nutrición después de los 6 meses, ya que esto puede dar lugar a una ingesta de proteínas y sodio muy superior a las recomendaciones. La sustitución de la leche de vaca por la fórmula láctea también tiende a reducir la cantidad de hierro en la alimentación, y la leche descremada reducirá la ingesta de ácido linoleico por debajo de las cantidades recomendadas.

La insuficiencia de ácidos grasos esenciales es la preocupación más importante en relación con el uso de leche de vaca (entera o descremada) como alimento básico después de los 6 meses. Se ha establecido una correlación negativa entre el estado del hierro y el consumo de leche de vaca durante la lactancia y posteriormente en la niñez. En los niños pequeños, el consumo excesivo de leche de vaca es el factor de riesgo más frecuente de anemia grave. La leche de vaca interfiere en la absorción del hierro, ya que las proteínas de la leche afectan negativamente a la biodisponibilidad del hierro.

El equilibrio del hierro es una delicada danza entre el consumo, la absorción y la excreción. Algunos nutrimentos de la leche de vaca, como el fósforo y el calcio, son conocidos inhibidores del hierro; una mayor cantidad de calcio produce una peor absorción del hierro. Las pérdidas gastrointestinales también se asocian a la ingesta de leche de vaca en los primeros 6 meses de vida; el papel de la leche de vaca como causante de pérdidas gastrointestinales sigue sin estar claro (36). La sustitución de la leche entera por leche descremada o reducida en grasa en este grupo de edad no confiere beneficio conocido alguno, ni parece reducir la ingesta total de energía como resultado de la compensación de las calorías que faltan (37,38).

Las fórmulas se basan generalmente en las proteínas de la leche de vaca, sin modificar o modificadas. La leche de vaca puede modificarse para que la proporción entre suero y caseína se aproxime a la que se encuentra en leche humana. No hay pruebas claras de que ninguna de las dos sea superior. En los lactantes que no toleran la proteína de la leche de vaca, se puede hidrolizar esta o sustituirla por proteína de soja. Las fórmulas a base de soja son adecuadas para los lactantes con intolerancia a la lactosa (v. cap. 18). Las fórmulas basadas en proteínas de leche de vaca suelen aportar 1.5 g de proteínas/100 mL, es decir, un 50 % más de proteínas que la leche materna. Por lo demás, la composición nutricional de las fórmulas comerciales es muy comparable a la que se encuentra en leche materna. Siempre que se disponga de un aporte de agua potable, la seguridad de los preparados no suele ser motivo de preocupación. Si se alimenta correctamente, un lactante sano debe duplicar su peso a los 4-5 meses de edad, y triplicarlo a los 12 meses. La alimentación a demanda es el método preferido para garantizar una ingesta energética adecuada.

Prácticas alimentarias de los progenitores en los lactantes

Para la mayoría de los lactantes, la ingesta de nutrimentos a partir de la leche materna es suficiente hasta los 4 meses de edad, y se vuelve cada vez más insuficiente en torno a los 6 meses de edad y es necesario añadir alimentos complementarios a la alimentación. Normalmente, la mayoría de los progenitores comienzan a ofrecer alimentos sólidos entre los 4 y los 6 meses de edad, ya que se trata de un momento seguro para el desarrollo, aunque, como se ha señalado anteriormente, la lactancia materna exclusiva hasta los 6 meses de edad tiene mayores beneficios. Los hábitos alimentarios y el comportamiento de los niños se forman en los primeros años de vida.

El peso al nacer se cuadruplica en torno a los 2 años, y la talla al nacer se duplica en torno a los 4 años. Por término medio, los niños desde los 2 años hasta la pubertad ganan 2 kg a 3 kg y crecen 5 cm a 8 cm de altura al año (39). Entre las preocupaciones más frecuentes al empezar a introducir alimentos sólidos se encuentran las preguntas sobre el destete dirigido por el lactante (BLW, *baby-led weaning*), los remilgos, y la confusión respecto a la variedad y el consumo limitado de proteínas, frutas y verduras en la alimentación del niño.

Los comportamientos alimentarios saludables deben comenzar con la alimentación materna. El líquido amniótico que rodea al feto es una rica fuente de exposición sensorial para los lactantes. Muchos sabores de la alimentación materna parecen estar presentes en el líquido amniótico. Hallazgos recientes revelan que la experiencia con los sabores de la alimentación empieza cuando el feto se expone a los sabores de la alimentación materna en el útero, y que esta expe-

riencia temprana puede proporcionar un «puente de sabores» que puede comenzar a familiarizar al lactante con los sabores de la alimentación materna (40).

En general, se debe ofrecer a los lactantes una diversidad de colores y texturas. Los hábitos que se establecen durante el período de lactancia se mantienen en la infancia y la adolescencia (41); las experiencias tempranas con alimentos nutritivos y una variedad de sabores deben maximizar la posibilidad de que, a medida que los lactantes crecen, disfruten de una alimentación más saludable porque les gusta el sabor. Las experiencias sensoriales con los sabores de los alimentos en la leche materna en niños cuyas madres llevan una alimentación variada pueden explicar por qué los niños que fueron amamantados tienden a ser menos quisquillosos y a estar más dispuestos a probar nuevos alimentos durante la infancia.

Los padres deben ofrecer una variedad de alimentos nutritivos con horarios de comida estructurados. Ellos deben ser un modelo de buen comportamiento, y proporcionar al niño raciones de tamaño adecuado. Tradicionalmente, la alimentación complementaria suele comenzar con alimentos en puré que se dan a los lactantes con una cuchara (42). También es cada vez más popular un enfoque alternativo denominado BLW, en el que los lactantes se alimentan solos de todos los alimentos en trozos que pueden agarrar (42). La idea que subyace al BLW es que puede fomentar una mejor autorregulación energética, a diferencia del método tradicional de alimentación con cuchara, en el que los progenitores tienen mucho más control y es probable que animen al niño a comer la cantidad de comida que consideren adecuada, en lugar de seguir las señales de saciedad del niño (43). En ambas técnicas, los lactantes deben estar sentados en posición vertical, y los sólidos deben introducirse una vez que el niño tenga un control adecuado de la cabeza.

Estudios recientes también demuestran que el atragantamiento no es más preocupante con el BLW que con los métodos tradicionales de alimentación con cuchara (42). Las directrices de la AAP recomiendan la introducción temprana y «decidida» de los alérgenos, para ayudar a reducir el riesgo de alergia alimentaria del lactante. Esto incluye la introducción de alimentos como el cacahuete, el huevo y la leche cuando los lactantes tienen entre 4 y 11 meses de edad, independientemente de los riesgos de alergia alimentaria (44).

En el estudio *Learning Early About Peanut* (LEAP) se demostró que la introducción precoz de productos de cacahuete entre los 4 y los 11 meses de edad se asoció a una disminución importante y significativa del desarrollo de la alergia al cacahuete en los lactantes de alto riesgo (45,46). Es importante señalar que el estudio LEAP no estaba dirigido a lactantes con eccema leve o moderado. Por tanto, tras el estudio se añadió que los niños con eccema grave debían valorarse mediante pruebas de IgE o pruebas de provocación oral con alimentos, y que en los niños con eccema leve o moderado debía considerarse la introducción a una edad temprana de alimentos que contuvieran cacahuetes, ya que los beneficios superaban los riesgos, si bien también debían ser evaluados por un profesional sanitario (47).

Prácticas de alimentación de los progenitores en niños pequeños y niños mayores

En general, las familias deben comer juntas, y a los niños se les deben ofrecer los mismos alimentos que al resto, sin alternativas especiales. Se anima a los progenitores a exponer a los niños a una variedad de gustos y sabores. Las directrices de la AAP recomiendan ofrecer a los niños ciertos alimentos entre 10 y 12 veces para que desarrollen el gusto por ellos (48, 49).

La mayoría de los niños de 12 a 24 meses de edad deben consumir tres comidas y dos tentempiés al día, con comidas equilibradas compuestas por verduras, frutas, cereales integrales y proteínas. La experiencia de la alimentación afecta mucho al desarrollo físico, social, emocional y cognitivo del lactante, el niño y el adolescente a lo largo del tiempo (50). Los niños deben expresar su hambre, y se les deben ofrecer alimentos apropiados para su edad a la hora de comer. Son muchos los factores que influyen en el desarrollo de las preferencias y los comportamientos alimentarios de los niños durante los primeros años de vida. Los hábitos alimentarios de los niños están muy influenciados por los conocimientos, la actitud y el comportamiento alimentario de sus padres, ya que son ellos los que seleccionan los alimentos en el hogar y sus prácticas alimentarias sirven de modelo para los niños. Las investigaciones indican que el grado de presencia y disponibilidad de frutas y verduras en el hogar se correlaciona positivamente con el grado de consumo de los niños en edad escolar (40).

Pruebas recientes muestran que la calidad de la alimentación del niño disminuye con la edad (50). Muchos requerimientos de nutrimentos dependen de los requerimientos energéticos y de la ingesta. Los micronutrimentos que tienen más probabilidad de ser escasos o insuficientes en la alimentación infantil son la vitamina D, el calcio, la vitamina E y el potasio. En la **tabla 29-2** se muestran las prácticas de alimentación recomendadas desde la infancia hasta la adolescencia para proporcionar un marco de referencia para unas comidas equilibradas desde el punto de vista nutrimental.

Recomendaciones para comer

Los profesionales de la salud deben aprender a respetar y apreciar la diversidad de tradiciones culturales relacionadas con la alimentación, y la amplia variación de las prácticas alimentarias dentro, entre y a través de los grupos culturales. Los padres no solo deben ser un modelo de buen comportamiento, sino que deben ofrecer una variedad de texturas y sabores a los niños, como ya se ha mencionado. Al igual que los adultos, los niños pequeños y los niños en edad escolar son más propensos a consumir frutas y verduras cuando tienen buen sabor y están aromatizadas con hierbas y especias. Los niños no necesitan un suplemento multivitamínico si consumen diariamente una cantidad adecuada de frutas, cereales integrales y verduras. Las últimas guías alimentarias del U.S. Department of Agriculture (USDA), del año 2020 (*Dietary Guidelines for Americans*), muestran cinco grandes grupos de alimentos que completan una alimentación equilibrada:

- Frutas, es decir, manzanas, naranjas, peras, piñas, plátanos, ciruelas, melocotones.
- Verduras, es decir, brócoli, espinacas, coliflor, pimientos rojos y naranjas, judías y guisantes.
- Lácteos, es decir, sin sabor, incluidos la leche, el yogur y el queso, incluidas las bebidas de soja enriquecidas con calcio.
- Granos, es decir, cereales integrales y refinados como la avena integral, la pasta, el pan, el trigo sarraceno, la quinoa.
- Alimentos proteicos, es decir, carnes, alubias, aves de corral y huevos; mariscos; frutos secos, semillas y productos de soja.

Los niños de más de 12 meses tienden a comer una variedad adecuada de alimentos y nutrimentos cuando se les da acceso a ellos. Hay que tranquilizar a los progenitores, porque una alimentación equilibrada no tiene por qué medirse por comidas o incluso por días. Un enfoque razonable es evitar cualquier distinción importante entre los tentempiés y las comidas, de modo que se puedan consumir alimentos saludables cuando el niño tenga hambre, y el tamaño de las comidas se pueda ajustar para tener en cuenta los tentempiés (51). En general, las dietas vegetarianas también favorecen el crecimiento y la buena salud, a pesar de las preocupaciones sobre su idoneidad.

Entorno alimentario

El entorno alimentario que los progenitores proporcionan durante la infancia puede tener un efecto sobre los comportamientos alimentarios y el peso en épocas más avanzadas de la vida del niño. Tanto los

TABLA 29-2

Prácticas de alimentación recomendadas desde la infancia hasta la adolescencia

Nutrimentos:

- Consumir alimentos ricos en nutrimentos, incluyendo al menos cinco raciones de frutas y verduras al día
- Limitar los alimentos muy procesados, las comidas rápidas y los azúcares
- Los niños menores de 2 años no deben consumir bebidas azucaradas

El consumo de zumo de frutas debe limitarse a 118 mL/día para los niños de 1 a 3 años y a 136 mL para los niños de 4 a 6 años. Para los niños de 7 a 17 años, la ingesta de zumo debe limitarse a 236 mL/día (53).

La American Academy of Pediatrics recomienda que pueden consumirse bebidas deportivas cuando existe la necesidad de una rápida reposición de hidratos de carbono y/o electrólitos en combinación con agua durante una actividad física prolongada e intensa, pero que no deben consumirse después de participar en sesiones cortas de entrenamiento o competición (54)

- Limitar el sodio, los azúcares refinados y añadidos, las grasas *trans*
- Recomendar alimentos ricos en fibra, potasio, vitamina D, calcio para la edad

Factores que influyen en los comportamientos alimentarios:

- Exigencia para comer (*picky eating*): a menudo refleja más la falta de hambre que un cambio en las preferencias de sabor.
- Introducir una variedad de alimentos muchas veces y de múltiples maneras con diferentes texturas (p. ej., zanahorias al vapor o zanahorias asadas o zanahorias en puré).

- Permitir que el niño elija una o dos opciones de tentempiés saludables proporcionados por el cuidador para que tenga una sensación de autonomía (p. ej., elegir una manzana o una naranja).
- Publicidad y nutrimental: las empresas pagan por el espacio en los estantes de las tiendas de comestibles con las opciones menos saludables a la altura de los ojos de los niños; por tanto, hay que mirar hacia abajo y hacia arriba para encontrar alternativas nutritivas

Recomendaciones sobre la alimentación:

- Promover un entorno de alimentación saludable
- Los cuidadores deben ser un modelo de buen comportamiento, y consumir frutas y verduras en la alimentación
- Ofrecer alimentos culturalmente apropiados para ampliar el paladar
- Utilizar comidas y tentempiés planificados a lo largo del día, para ayudar a controlar el hambre y las porciones.
- Los hábitos alimentarios saludables deben basarse en el equilibrio y la moderación (55)
- Evitar que el niño coma mientras ve la televisión, ya que esto fomenta patrones de alimentación poco saludables
- La alimentación consciente es crucial para promover una relación sana con la comida, que en esencia es comer con intención y atención.
- Tomarse tiempo para comer en la mesa en familia (55)

---

alimentos que se ofrecen durante las comidas como el estilo de alimentación de los progenitores pueden influir en la ingesta del niño. La restricción y la presión pueden llevar a comer en exceso, a que no les gusten los alimentos o a una alimentación desordenada (52). En un estudio se analizaron cuatro estilos de crianza diferentes (con autoridad, autoritario, permisivo y negligente), con el riesgo de tener un hijo con sobrepeso. Se determinó que el estilo de crianza autoritario (disciplinario estricto) tenía la mayor prevalencia de niños con sobrepeso (17.1%). El estilo de crianza negligente (sin implicación emocional) y el permisivo (indulgente, sin disciplina) tenían una tasa del 9.8% al 9.9% de niños con sobrepeso. Los padres autoritarios (respetuosos con la opinión del niño, pero que mantienen unos límites claros) fueron los que tuvieron la menor prevalencia de niños con

sobrepeso (3.9%) (56). Este estudio, así como algunos otros, demuestran la relación entre los estilos de alimentación y el peso de los niños (57,58).

Inseguridad alimentaria

La inseguridad alimentaria es la incertidumbre en cuanto a la disponibilidad de alimentos nutricionalmente adecuados y seguros, o la capacidad dudosa de adquirir alimentos apropiados de un modo socialmente aceptable. La falta de alimentos sanos y adecuados puede afectar a la capacidad de los niños para concentrarse y rendir bien en la escuela, lo que se relaciona con más problemas conductuales y emocionales desde la etapa preescolar hasta la adolescencia. La inseguridad alimentaria condiciona los comportamientos individuales y los resultados en materia de salud. La inseguridad alimentaria puede afectar a los niños de cualquier comunidad, no solo a las poblaciones marginadas.

En 2015, la American Academy of Pediatrics recomendó a los pediatras que evaluaran la inseguridad alimentaria de niños y jóvenes con el «signo vital del hambre», que es una herramienta validada de dos preguntas para detectar la inseguridad alimentaria que se basa en el módulo de la encuesta de seguridad alimentaria de los hogares de Estados Unidos utilizado por el USDA para identificar los hogares en riesgo de inseguridad alimentaria (59).

Sobrepeso y obesidad infantil

La obesidad infantil sigue siendo una epidemia mundial que requiere la atención de los profesionales de la salud (60). Los factores que predisponen a un niño a ganar peso en exceso son complejos. Entre los factores extrínsecos que pueden llevar al sobrepeso o la obesidad en los niños se encuentran las prácticas de alimentación de los recién nacidos y los estilos de crianza mencionados anteriormente, así como el momento de la introducción de los alimentos sólidos, el aumento del tamaño de las porciones, los medicamentos como los corticoesteroides, el aumento de la ingesta de calorías procedentes de bebidas azucaradas y alimentos de alta densidad energética, y la falta de actividad física (61-65) (v. cap. 5).

Se cree que otras influencias ambientales, como los desiertos alimentarios, los pantanos de alimentos y la falta de espacios verdes, contribuyen al aumento de peso (66). Los factores intrínsecos que llevan a un niño a ganar peso en exceso también son complejos, ya que el aumento de peso es el resultado de quemar menos calorías de las que se consumen. La predisposición genética, el metabolismo energético y la incapacidad de autorregulación son factores biológicos que contribuyen a la obesidad (67). Los niños con obesidad sufren problemas psicosociales, como depresión, acoso escolar y bajo rendimiento escolar, y complicaciones físicas, como hipertensión, enfermedad hepática grasa no alcohólica, diabetes de tipo 2 e hiperlipidemia (67). El Comité para la prevención de la obesidad en los niños pequeños del Institute of Medicine (IOM) recomienda seguir las *Dietary Guidelines for Americans* en los niños de 2 años o más, y las de la AAP en los niños menores de 2 años. El IOM también sugiere utilizar prácticas de «alimentación receptiva» en las que los progenitores proporcionan alimentos saludables y los niños controlan la cantidad que comen utilizando señales de hambre y saciedad.

Para prevenir aún más la obesidad, el IOM también recomienda limitar el tiempo de «dispositivos de pantalla» a menos de 2 h/día para los niños de 2 a 5 años, aconseja una duración del sueño adecuada para la edad y promueve el aumento de la actividad física (68). Las *Dietary Guidelines for Americans* y la iniciativa *MyPlate* del USDA recomiendan una alimentación saludable centrada en frutas, verduras, cereales integrales, leche y productos lácteos descremados o bajos en grasa, y carnes magras, baja en grasas saturadas, grasas *trans*, colesterol, sal y azúcares añadidos, y un mayor consumo de agua (69). La orientación para promover patrones alimentarios saludables en el niño con sobrepeso debe dirigirse a modificar los patrones de ingesta alimentaria y los comportamientos de la familia, en lugar de centrarse solo en el niño con sobrepeso. El ejercicio también desempeña un papel fundamental. El aumento de la actividad física es un componente importante para la prevención/tratamiento de la obesidad infantil, y debe ser fomentado por los progenitores y cuidadores.

Una tendencia creciente en cuanto a la pérdida de peso es el enfoque de alimentación restringida en el tiempo, conocido como ayuno intermitente (v. caps. 5 y 32 para obtener más información). Hasta la fecha, los datos sobre niños son mínimos, y la mayoría de los investigadores concluyen que el ayuno intermitente no es recomendable para quienes se encuentran en períodos de crecimiento rápido, como los niños y los adolescentes. Sin embargo, hay estudios más recientes que demuestran que la alimentación limitada en el tiempo puede ser eficaz para reducir el IMC en los niños, pero se necesitan datos a corto y largo plazo para saber si se trata de una técnica de control de peso sostenible en el futuro (70).

Comercialización de alimentos en los niños

Las empresas de medios de comunicación gastan miles de millones de dólares en mercadotecnia para niños. Entre los niños de Estados Unidos de 8 a 10 años, la media de tiempo que pasan atentos a diversos medios de comunicación es de casi 8 h/día, y es aún mayor en los adolescentes (>11 h/día). Las disparidades también se observan en las campañas de mercadotecnia de las empresas alimentarias diseñadas para atraer específicamente a los consumidores hispanos y afroamericanos, lo que puede contribuir aún más a las disparidades de salud relacionadas con la alimentación que afectan a las comunidades de color (71). Tiene que haber responsabilidad empresarial e intervenciones de salud pública para que las opciones más saludables sean más accesibles y asequibles para los niños (71). Con estos conocimientos, los médicos pueden proporcionar información a los progenitores para que tomen conciencia, y contrarresten de forma adecuada estos mensajes en sus hogares y comunidades.

Debido a la crisis de obesidad mundial, la OMS ha pedido a los gobiernos que apliquen políticas que promuevan la ingesta de alimentos saludables, y reduzcan la ingesta de alimentos no saludables por parte de los niños y adolescentes. La publicidad de los alimentos y la colocación de los productos en las estanterías influyen en los comportamientos alimentarios de los niños (72,73).

Dado que internet es ahora una fuente importante de comercialización de alimentos, y que los niños pasan más tiempo en las redes sociales, es prudente que los cuidadores y los progenitores supervisen el contenido de las pantallas y limiten el tiempo que pasan en los dispositivos electrónicos a no más de 2 h/día. En un estudio se demostró que los niños que observaron a personas influyentes (en las redes sociales) con tentempiés poco saludables tenían un consumo general de alimentos significativamente mayor, especialmente de tentempiés poco saludables (73). De hecho, los niños pequeños prefieren, y a menudo seleccionan, alimentos que se han asociado a marcas de alimentos populares y personajes de dibujos animados. Las investigaciones futuras debieran explorar estrategias para fomentar el consumo de frutas, verduras y cereales integrales en los niños.

Enfermedades cardiovasculares

Los estudios constatan que los niños de hoy en día consumen un volumen significativamente más grande de alimentos y bebidas poco saludables que los niños de hace décadas (62,74), así como grandes cantidades de refrescos y comidas rápidas que contribuyen al entorno obesógeno (63,75,76).

Datos recientes demuestran la existencia de prehipertensión o hipertensión en el 19.2% de los chicos en edad adolescente y en el 12.6% de las chicas, lo que supone un aumento estimado del 38% en comparación con los primeros años de la década de 1990 (77). Los percentiles de la presión arterial deben examinarse detenidamente en cada visita de control, ya que los valores de presión arterial varían según la edad. La hipertensión primaria debida a problemas renales debe evaluarse en los niños cuya presión arterial no esté bien controlada.

La mayoría de los niños siguen consumiendo grasas saturadas y *trans* por encima de las recomendaciones, y no consumen las cantidades recomendadas de frutas y verduras. Las encuestas nacionales han revelado una ingesta excesiva de grasas totales y saturadas en niños mayores de 1 año (78,79). El 40% de la energía que consumen los niños de 2 a 18 años es en forma de grasas sólidas y azúcares añadidos en solo seis fuentes: refrescos, bebidas de frutas, postres lácteos, postres de cereales, *pizza* y leche entera (80).

También se ha observado que la prevalencia de sobrepeso e hipertensión es desproporcionadamente alta en los niños de minorías étnicas (81).

Un estudio anatomopatológico de adolescentes y adultos jóvenes que murieron por un traumatismo demostró que los lípidos séricos elevados, así como el tabaquismo, influyen en el desarrollo de signos tempranos de ateroesclerosis en los adolescentes; en el *Bogalusa Heart Study* se detectó que las mediciones en la infancia del colesterol-lipoproteínas de baja densidad (LDL) y el índice de masa corporal (IMC) eran factores predictivos del grosor de la íntima-media carotídea, una importante medida predictiva de futuros eventos ateroescleróticos (82). Los lípidos séricos elevados probablemente contribuyen a la aparición de lesiones tempranas de ateroesclerosis en niños de 10 a 14 años, y pueden empezar a hacerlo en niños de 3 a 9 años (83). Se ha constatado que una intervención alimentaria reduce las concentraciones elevadas de colesterol habituales en los niños de Finlandia, y que estas vuelven a aumentar al retomar la alimentación habitual (84). El Special Turku Coronary Risk Factor Interventional Project (STRIP) se utilizó para determinar la posibilidad de reducir los efectos de los factores de riesgo coronario mediante el asesoramiento alimentario desde los 7 meses hasta los 19 años. Las familias se reunieron con un nutricionista que les recomendó una ingesta de grasas de entre el 30% y el 35%, con una proporción de 1:2 de grasas saturadas y monoinsaturadas/poliinsaturadas, y una ingesta de colesterol inferior a 200 mg/día. También se proporcionó asesoramiento individualizado basado en los registros de alimentos de los niños, y se efectuaron recomendaciones para mejorar el consumo. Los resultados del estudio mostraron que el asesoramiento alimentario sobre el bajo consumo de grasas iniciado durante la lactancia tenía un efecto positivo en la concentración sérica de colesterol-LDL y en varias medidas de lipoproteínas, especialmente entre los niños, sin afectar negativamente al crecimiento (85,86). Por tanto, desde el punto de vista de la población, parece existir escaso daño potencial y un considerable beneficio potencial en la promoción también para los niños en edad escolar del patrón alimentario recomendado para los adultos (87).

La prudencia de recomendar la misma alimentación para adultos y niños es controvertida. En la última década, ha existido controversia sobre la seguridad y la eficacia de la restricción de las grasas después de los 2 años de edad (88); los defensores de la restricción de las grasas alimentarias a partir de los 2 años citan las pruebas de que la ateroesclerosis comienza en la infancia, y que una alimentación con no más del 30% de calorías procedentes de las grasas a partir de los 2 años es compatible con un crecimiento óptimo (89); otros defienden una transición gradual a una ingesta con menos grasas, y la atención al tipo y a la distribución de las grasas alimentarias, como se ha recomendado en Canadá (90). Los datos epidemiológicos de Italia respaldan la recomendación de restringir las grasas en la alimentación, especialmente en los niños pequeños. Se ha observado un aumento del consumo de grasas saturadas en una población con una dieta «mediterránea» tradicionalmente saludable (91). En un estudio realizado con 100 niños finlandeses en edad escolar, se demostró que la ingesta de varios nutrimentos importantes tendía a ser menor entre los niños con mayor consumo de grasas (92). Además, este estudio sugirió que la alimentación de los niños pequeños es bastante diversa, por lo que es poco probable que ofrecer recomendaciones alimentarias «altera» un patrón alimentario tradicional elegido por las familias para sus hijos pequeños.

Los esfuerzos por resolver el debate sobre la seguridad de la restricción de grasas en la primera infancia han dado lugar a estudios de intervención controlados (93,94). En un estudio de intervención anterior (*Child and Adolescent Trial for Cardiovascular Health* [CATCH]), se examinaron los efectos de un programa multidisciplinar que destacaba el cambio en la nutrición escolar sobre los factores de riesgo cardíaco en los niños a partir del tercer grado (95). El estudio redujo significativamente la ingesta de grasas y disminuyó mínimamente el colesterol sérico. El crecimiento y el desarrollo no se vieron afectados. En otro estudio en el que se utilizó el programa CATCH, también se observó un efecto significativo en la disminución del riesgo de sobrepeso/obesidad en escuelas primarias de bajos ingresos que atienden principalmente a estudiantes hispanos (96).

El *Dietary Intervention Study in Children* (DISC) asignó aleatoriamente a niños de 8 a 10 años con colesterol-LDL por encima del percentil 80 a recibir la atención habitual o una intervención alimentaria con un 28 % de energía procedente de grasas totales, menos del 8 % de grasas saturadas, hasta el 9 % de grasas poliinsaturadas y menos de 75 mg/1 000 kcal de colesterol/día. Tras unos 7 años de seguimiento, se observó que los niños del grupo de intervención presentaban una mayor reducción de las concentraciones de colesterol-LDL, en comparación con el grupo de atención habitual, y no presentaban efectos adversos sobre el crecimiento y el desarrollo (97). Los resultados de un estudio de seguimiento a largo plazo, 9 años después de la finalización del estudio DISC original, mostraron que el consumo de una dieta baja en grasas en la infancia puede contribuir a un control significativo de la presión arterial y la glucemia en la edad adulta (98). Se sabe que las grasas *trans* deben limitarse/eliminarse de la alimentación de los niños.

Investigaciones recientes han observado que un IMC más bajo con una ingesta de grasas totales del 30 % de la energía total (30 % ET) o menos tiene efectos beneficiosos sobre el colesterol total y el colesterol unido a lipoproteínas de baja densidad (LDL), sin presentar efectos significativos sobre ninguno de los demás resultados. Se necesitan estudios de alta calidad a más largo plazo y estudios de cohortes prospectivos para evaluar mejor las directrices (99).

Además de las *Dietary Guidelines for Americans* y de las recomendaciones de *MyPlate* mencionadas anteriormente por el USDA, las directrices de la American Heart Associaction (AHA) para promover la salud cardiovascular incluyen la dieta DASH (*Dietary Approaches to Stop Hypertension*) con el objetivo de comer una variedad de frutas y verduras limitando la ingesta de zumos, eligiendo pan y cereales integrales/ricos en fibra, y manteniendo la ingesta de grasa entre el 30 % y el 35 % de las calorías, para los niños de 2 a 3 años, y entre el 25 % y el 35 %, por encima de los 3 años. Los productos lácteos deben incluirse sin grasa y con poca grasa; los niños de 1 a 8 años necesitan dos tazas de leche o su equivalente al día, y tres tazas al día para los niños de 9 a 18 años (100). La dieta DASH también recomienda limitar la ingesta diaria de sodio y aumentar la de potasio. Se espera que estas modificaciones alimentarias no solo constituyan una prevención primaria, limitando la aparición de enfermedades cardiovasculares, sino que también actúen como prevención primordial, término que se utiliza actualmente para describir la prevención del desarrollo de los factores de riesgo cardiovascular (101). Además, los datos de los estudios fomentan un patrón alimentario común para las familias, lo que implica que el contenido de grasa en la alimentación de los niños podría disminuir, y todas las fuentes fomentan la promoción de la actividad física regular, y el consumo de frutas y verduras durante esta etapa (102). Los datos del *Bogalusa Heart Study* y del *Muscatine Study* demuestran que existe un seguimiento durante la primera infancia y la adolescencia del patrón alimentario, la forma física y los factores de riesgo cardiovascular (103,104).

Ante estas consideraciones, parece que la recomendación en Estados Unidos de abogar por un tipo de alimentación similar para todos los mayores de 2 años es razonable y segura, y puede ofrecer beneficios a largo plazo (105). Aunque hay algunas pruebas de que una alimentación similar puede ser segura incluso antes de los 2 años (106), la opinión consensuada en Estados Unidos y la prudencia desaconsejan la imposición de restricciones de macronutrimentos en este grupo de edad. Las pruebas concluyentes del beneficio de los esfuerzos de modificación alimentaria temprana se acumularán muy lentamente.

Prediabetes y diabetes de tipo 2

La prevalencia de la prediabetes (A1c ≥ 5.7 %) y de la diabetes de tipo 2 (A1c ≥ 6.5 %), que antes se consideraba una enfermedad de inicio en la edad adulta, ha aumentado entre los niños y los adolescentes (v. cap. 6). La alteración de la glucemia en ayunas (glucemia en ayunas de 100-125 mg/dL) y la alteración de la tolerancia a la glucosa (ATG) (glucemia a las 2 h de 140 a 199 mg/dL en una prueba oral de tolerancia a la glucosa [POTG]) se asocian a un mayor riesgo de presentar diabetes. Las personas con alteración de la glucemia en ayunas, ATG o ambas se incluyen en la amplia definición de prediabetes (107).

La prediabetes es precursora de la diabetes de tipo 2, y la causa de esta enfermedad en los niños es similar a la de los adultos, ya que incluye factores como la obesidad, el síndrome metabólico, la inactividad física y la inflamación (108). Los niños con mayor riesgo de sufrir diabetes de tipo 2 son los que tienen un IMC superior al percentil 85, antecedentes familiares de DM, signos de resistencia a la insulina como dislipidemia, hipertensión, acantosis nigricans y síndrome de ovario poliquístico (109).

El tratamiento nutricional es un aspecto importante del tratamiento en los niños con diabetes de tipo 2. Las recomendaciones de la Society for Pediatric and Adolescent Diabetes incluyen la eliminación de las bebidas azucaradas, la reducción de la ingesta de grasas totales y saturadas, el aumento de la ingesta de fibra, el control de las porciones y el aumento de la actividad física (109).

Los padres y madres deben asegurarse de que los niños tengan un entorno de sueño óptimo, ya que se está investigando que hay secuelas metabólicas y glucémicas que afectan a la alteración de la regulación de la insulina si existen alteraciones del sueño (110). También se recomienda encarecidamente la atención adicional con un especialista en nutrición y un endocrinólogo pediátricos, para un tratamiento integral y una mayor orientación (107).

▨ NUTRIMENTOS, PRODUCTOS NUTRICÉUTICOS Y ALIMENTOS FUNCIONALES

Ácidos grasos ω-3

Los ácidos grasos poliinsaturados de cadena larga se concentran especialmente en el encéfalo y la retina. El ácido eicosapentaenoico y el ácido docosahexaenoico (DHA) son relativamente abundantes en la leche materna humana, y se incorporan de forma destacada al encéfalo en desarrollo (111,112). El DHA, en particular, se considera esencial para el desarrollo saludable del cerebro (113). La alteración del desarrollo cognitivo en los lactantes prematuros puede estar relacionado, en parte, con una disponibilidad insuficiente de DHA durante un período crítico del desarrollo cerebral (114,115).

La lactancia materna se ha asociado a la mejora del coeficiente intelectual y de la agudeza visual de los lactantes (116,117), aunque pruebas recientes sugieren que los datos de un efecto sobre la inteligencia pueden haber sido confundidos por el coeficiente intelectual materno (118). Los aparentes beneficios para la salud de la lactancia materna en relación con la alimentación con leche artificial (fórmula) pueden estar relacionados, en parte, con el contenido de DHA de la leche materna. Cada vez se añaden más ácidos grasos poliinsaturados de cadena larga, incluido el DHA, a las fórmulas comerciales (119). Aunque no existe ningún requisito normativo para la inclusión de ácido araquidónico (ARA) y DHA en las fórmulas para lactantes, las fórmulas de Estados Unidos ya los proporcionan. La mayor parte de las fórmulas de Estados Unidos para lactantes a término proporcionan entre un 0.15 % y un 0.35 % de ácidos grasos procedentes del DHA, y entre un 0.35 % y un 0.64 % de ácidos grasos procedentes del ácido araquidónico 99. En un reciente estudio aleatorizado y doble ciego, se comparó la administración de suplementos de DHA y ácido araquidónico en la fórmula infantil con la leche materna; a los 4 años, los niños que habían sido alimentados con la fórmula suplementada con DHA y AHA tenían una agudeza visual y unas puntuaciones de CI verbal similares a las de los niños alimentados con leche materna, mientras que el grupo de control tenía una agudeza visual y unas puntuaciones de CI verbal inferiores (120). Aunque el ácido graso esencial α-linolénico es un precursor del DHA, así como del ácido eicosapentaenoico, la conversión en DHA en particular parece ser limitada y variable. Los supuestos beneficios del DHA parecen requerir que se administre directamente en la alimentación (121). Aunque los beneficios para la salud de la administración de suplementos de DHA son probables, basándose en líneas de evidencia confluentes, los beneficios aún no son concluyentes (122).

Consideraciones nutrigenómicas relevantes

Se ha observado una asociación entre el entorno de los niños y su efecto sobre el sobrepeso y la obesidad, pero también puede existir una conexión genética. Una variante del gen *FTO* (asociado a la masa grasa y la obesidad) se ha relacionado con la obesidad y el IMC en varios estudios (123-125). Las investigaciones han revelado que el gen *FTO* puede intervenir en la regulación de la alimentación y la homeostasis energética (126). En un estudio también se determinó que los niños con el alelo A tenían un peso significativamente superior, un mayor IMC y consumían más alimentos con densidad energética en las comidas, en comparación con los no portadores (127). A medida que avance la investigación sobre la interacción entre nutrimentos y genes, los estudios futuros podrán arrojar más luz sobre su influencia en la promoción de la salud y la prevención de enfermedades.

ASPECTOS CLÍNICOS DESTACADOS

La nutrición de las mujeres embarazadas y los niños pequeños es esencial para el crecimiento y el desarrollo físico y mental saludable. Proporcionar una nutrición óptima durante la lactancia y la primera infancia es de vital importancia para el crecimiento, y probablemente esté relacionada con una amplia gama de resultados de salud en épocas más avanzadas de la vida. El establecimiento de una buena nutrición para un lactante comienza ya mientras se encuentra en el útero, período durante el cual las prácticas alimentarias maternas pueden influir en el metabolismo fetal (v. cap. 27).

La forma más fiable de garantizar la nutrición óptima de un recién nacido es la lactancia materna. Por tanto, los médicos deben fomentarla de forma sistemática durante un período de 6 meses, salvo que esté contraindicada por una enfermedad contagiosa. Este consejo se basa en la confluencia de múltiples líneas de evidencia. El mantenimiento de una nutrición materna saludable durante la lactancia es importante para la salud de la madre y del lactante (v. cap. 27). A medida que se van acumulando datos de la importancia del DHA y de otros ácidos grasos esenciales, se ha revisado la composición de la mayoría de las fórmulas comerciales para simular las concentraciones que se encuentran en la leche materna.

El destete y paso a los alimentos sólidos debe comenzar generalmente a los 6 meses aproximadamente (v. cap. 24). El destete de la leche materna o de la fórmula láctea suele completarse alrededor de los 12 meses, aunque estas prácticas vienen determinadas por la cultura; desde el punto de vista médico, el destete a los 12 meses es apropiado.

En general, los niños seleccionan por sí mismos los alimentos que satisfacen los requerimientos de micronutrimentos cuando se les ofrece una serie de opciones de alimentos saludables, y esta práctica debe fomentarse. Los niños también satisfacen de forma fiable sus requerimientos energéticos, aunque la ingesta de energía puede variar considerablemente según la comida e incluso el día. Además, las prácticas de alimentación de los progenitores se han asociado al comportamiento alimentario y el estado de peso del niño. Se ha comprobado que la menor prevalen-

cia de niños con sobrepeso la tienen los progenitores que utilizan un enfoque de autoridad (respetando la opinión del niño, pero manteniendo unos límites claros). Sigue sin llegarse a un acuerdo sobre el momento óptimo para que los niños se aproximen a las pautas alimentarias de los adultos. Hay pruebas de que las recomendaciones alimentarias para los adultos son seguras para niños de tan solo 7 meses de edad, aunque pocos especialistas de Estados Unidos respaldarían esa práctica. Las pruebas son más definitivas en cuanto a que la imposición de dichas directrices a partir de los 2 años es segura y razonable. Adoptar este enfoque ofrece la ventaja añadida de unificar antes las prácticas alimentarias familiares. Hay datos que señalan que las preferencias alimentarias establecidas en la infancia tienden a persistir (v. cap. 38), lo que pone de relieve la importancia de establecer un patrón alimentario prudente desde el principio. Por tanto, la alimentación que debe recomendarse a los adultos y a los niños mayores para promover la salud (v. cap. 45) puede proporcionarse rápidamente, o aproximarse gradualmente, en los niños a partir de los 2 años.

La suplementación de micronutrimentos con un multivitamínico/multimineral adaptado a los niños es una práctica razonable cuando los niños no tienen una alimentación equilibrada. La ingesta constante de DHA a través de los ω-3 puede ofrecer considerables beneficios para la salud, lo que está respaldado por pruebas preliminares, pero que se van acumulando. Hay muchas influencias sobre las prácticas de alimentación, y los cuidadores deben ser conscientes de la relación que la publicidad tiene con los niños. Con el aumento de enfermedades crónicas relacionadas con la alimentación, los profesionales sanitarios deben estar formados adecuadamente para asesorar sobre nutrición y estilo de vida, con el fin de mejorar su gestión. Una buena nutrición que comience en los primeros años de vida es significativamente rentable en la infancia y en épocas posteriores de la vida. Invertir en la nutrición materna e infantil tiene beneficios, tanto a corto como a largo plazo, que pueden desempeñar un importante papel económico y social en el futuro.

REFERENCIAS BIBLIOGRÁFICAS

1. FAO. Food and Nutrition Technical Report Series, Human Energy Requirements. Energy requirements of infants from birth to 12 months. http://www.fao.org/docrep/007/y5686e/y5686e05.htm. Accessed on May 28, 2013.
2. Beach PS, Revai K, Niebuhr V. Nutrition in infancy, childhood and youth: foundations for life. http://www.utmb.edu/pedi_ed/CORE/Nutrition/page_08.htm. Accessed on May 28, 2013.
3. Food and Nutrition Board of the Institute of Medicine. Dietary reference intakes for energy, carbohydrate. Fiber, fat, fatty acids, cholesterol, protein, and amino acids (2002/2005).

http://www.iom.edu/Global/News%20Announcements/~/media/C5CD2DD7840544979A549EC47E56A02B.ashx. Accessed May 28, 2013.

4. Kleinman, RE. Feeding the Infant: Development of the Gastrointestinal System. Pediatric Nutrition, American Academy of Pediatrics, 2019. ProQuest Ebook Central. http://ebookcentral.proquest.com/lib/gwu/detail.action?docID=5969511.

5. Bridge G, Lomazzi M, Bedi R. A cross-country exploratory study to investigate the labelling, energy, carbohydrate and sugar content of formula milk products marketed for infants. *Br Dent J.* 2020;228:198–212. https://doi.org/10.1038/s41415-020-1252-0

6. Baker R, Greer F. Diagnosis and prevention of iron deficiency and iron-deficiency anemia in infants and young children (0–3 years of age). *Pediatrics.* 2010;126(5):1040–1050.

7. Victora CG, Bahl R, Barros AJ, et al. Breastfeeding in the 21st century: epidemiology, mechanisms, and lifelong effect. *Lancet.* 2016 Jan 30;387(10017):475–490.

8. U.S. Preventive Services Task Force. Iron deficiency anemia in young children: screening, September 2015. http://www.uspreventiveservicestaskforce.org/Page/Document/UpdateSummaryFinal/iron-deficiency-anemia-in-young-children-screening?ds=1&s=Iron%20deficiency%20anemia%20screening%29. Accessed on January 13, 2021.

9. Rao R, Georgieff MK. Iron in fetal and neonatal nutrition. *Semin Fetal Neonatal Med.* 2007;12(1):54–63.

10. Eichler K, Wieser S, Ruthemann I, et al. Effects of micronutrient fortified milk and cereal food for infants and children: a systematic review. *BMC Public Health.* 2012;12:506.

11. Krebs NF, Domellöf M, Ziegler E. Balancing benefits and risks of iron fortification in resource-rich countries. *J Pediatr.* 2015. jpeds.com supplement.

12. Wagner CL, Greer FR, American Academy of Pediatrics Section on Breastfeeding; American Academy of Pediatrics Committee on Nutrition. Prevention of rickets and vitamin D deficiency in infants, children, and adolescents [published correction appears in Pediatrics. 2009;123(1):197]. *Pediatrics.* 2008;122(5):1142–1152.

13. Le B. Vitamin D patient education with a provided prescription prior to newborn discharge improves adherence to vitamin D recommendation in infants returning to clinic for follow-up [abstract]. *Pediatrics.* 2019;144(2, Meeting Abstract):162.

14. Vitamin and mineral supplementation in children. *Arch Pediatr Adolesc Med.* 2009;163(2):192. doi:10.1001/archpediatrics.2008.54

15. World Health Organization. Breastfeeding. 2018. Accessed on August 10, 2020.

16. Breastfeeding in the 21st century: epidemiology, mechanisms, and lifelong effect. http://www.thelancet.com/journals/lancet/article/PIIS0140-6736(15)01024-7/abstract

17. Moreno MA. Vitamin D and your child. *JAMA Pediatr.* 2018;172(7):708. doi:10.1001/jamapediatrics.2018.

18. Ballabriga A. Essential fatty acids and human tissue composition. *Acta Paediatrica.* 1994;402:63–68.

19. Bode L, Jantscher-Krenn E. Structure-function relationships of human milk oligosaccharides. *Adv Nutr.* 2012;3(3):383S–391S.

20. Oddy WH, Sly PD, de Klerk NH, et al. Breast feeding and respiratory morbidity in infancy: a birth cohort study. *Arch Dis Child.* 2003;88:224–228.

21. Duijts L, Jaddoe V, Hofman A, et al. Prolonged and exclusive breastfeeding reduces the risk of infectious diseases in infancy. *Pediatrics.* 2010;126(1):e18–e25.

22. Kleinman RE, Walker WA. The enteromammary immune system. *Dig Dis Sci.* 1979;24(11):876–882.

23. Kubinak JL, Round JL. Do antibodies select a healthy microbiota? *Nature Rev Immunol.* 2016;16(12):767–774.

24. Greer FR, Sicherer SH. The effects of early nutritional interventions on the development of atopic disease in infants and children: the role of maternal dietary restriction, breastfeeding, hydrolyzed formulas, and timing of introduction of allergenic complementary foods. A. Wesley Burks, Committee on nutrition and section on allergy and immunology. *Pediatrics.* April 2019;143(4):e20190281. https://doi.org/10.1542/peds.2019-0281

25. Office of the Surgeon General (US); Centers for Disease Control and Prevention (US); Office on Women's Health (US). The Surgeon General's Call to Action to Support Breastfeeding. Rockville (MD): Office of the Surgeon General (US); 2011.

26. Ladomenou F, Moschandreas J, Kafatos A, et al. Protective effect of exclusive breastfeeding against infections during infancy: a prospective study. *Arch Dis Child.* 2010;95(12):1004–1008.

27. Lee JW, Lee M, Lee J, Kim YJ, Ha E, Kim HS. The protective effect of exclusive breastfeeding on overweight/obesity in children with high birth weight. *J Korean Med Sci.* 2019;34(10):e85. Published 2019 Mar 8. doi:10.3346/jkms.2019.34.e85

28. Harder T, Bergmann R, Kallischnigg G, Plagemann A. Duration of breastfeeding and risk of overweight: a meta-analysis. *Am J Epidemiol.* 2005;162(5):397–403.

29. Koletzko B, von Kries R, Grote V, et al. Can infant feeding choices modulate later obesity risk? *Am J Clin Nutr.* 2009;89(5):1502S–1508S.

30. Toschke AM, Vignerova J, Lhotska L, et al. Overweight and obesity in 6- to 14-year-old Czech children in 1991: protective effect of breast-feeding. *J Pediatr.* 2002;141:764–769.

31. Armstrong J, Reilly JJ. Breastfeeding and lowering the risk of childhood obesity. *Lancet.* 2002;359:2003–2004.

32. Taveras EM, Scanlon KS, Birch L, et al. Association of breastfeeding with maternal control of infant feeding at age 1 year. *Pediatrics.* 2004;114:e577–e583.

33. Disantis K, Collins B, Fisher J, et al. Do infants fed directly from the breast have improved appetite regulation and slower growth during early childhood compared with infants fed from a bottle? *Int J Behav Nutr Phys Act.* 2011;8:89.

34. Harder T, Bergmann R, Kallischnigg G, et al. Duration of breastfeeding and risk of overweight: a meta-analysis. *Am J Epidemiol.* 2005;162(5):397–403.

35. Paul IM, Schaefer EW, Miller JR, Kuzniewicz MW, Li SX, Walsh EM, Flaherman VJ. Weight change nomograms for the first month after birth. *Pediatrics.* 138(6).

36. Bondi SA, Lieuw K. Excessive cow's milk consumption and iron deficiency in toddlers: two unusual presentations and review. *Infant Child Adolesc Nutr.* 2009 Jun;1(3):133–139.

37. Wosje KS, Specker BL, Giddens J. No differences in growth or body composition from age 12 to 24 months between toddlers consuming 2% milk and toddlers consuming whole milk. *J Am Diet Assoc.* 2001;101:53–56.

38. Huh S, Rifas-Shiman S, Rich-Edwards J, et al. Prospective association between milk intake and adiposity in preschool-aged children. *J Am Diet Assoc.* 2010;110(4):563–570.

39. WHO Multicentre Growth Reference Study Group. *WHO Child Growth Standards: length/height-for-age, weight-for-age, weight-for-length, weight- for-height, and body mass index-for-age: Methods and development.* Geneva, Switzerland: World Health Organization; 2006

40. Wang M. Iron deficiency and other types of anemia in infants and children. *Physician.* 2016;93(4):270–278.

41. Clark MB, Slayton RL. Section on oral health. Fluoride use in caries prevention in the primary care setting. *Pediatrics*. 2014;134(3):626–633. doi:10.1542/peds.2014-1699

42. Fangupo LJ, Heath A-LM., Williams SM, Williams LWE, Morison BJ, Fleming EA, Taylor BJ, Wheeler BJ, Taylor RW. A baby led approach to eating solids and risk of choking. *Pediatrics* October 2016;138(4):e20160772 . https://doi.org/10.1542/peds.2016-0772

43. Daniels L, Heath AM, Williams SM, et al. Baby-Led Introduction to SolidS (BLISS) study: a randomised controlled trial of a baby-led approach to complementary feeding. *BMC Pediatr*. 2015;15:179. https://doi.org/10.1186/s12887-015-0491-8

44. Chan ES, Abrams EM, Hildebrand KJ, Watson W. Early introduction of foods to prevent food allergy. *Allergy Asthma Clin Immunol*. 2018;14(Suppl 2):57. Published 2018 Sep 12. doi:10.1186/s13223-018-0286-1

45. Du Toit G, Roberts G, Sayre PH, Bahnson HT. Randomized trial of peanut consumption in infants at risk for peanut allergy. *N Engl J Med*. 2015;372:803–813.

46. Du Toit G, Sayre PH, Roberts G. Effect of avoidance of peanut allergy after early peanut consumption. *N Engl J Med*. 2016;374:1435–1443.

47. Togias A, Cooper SF, Acebal ML, et al. Addendum guidelines for the prevention of peanut allergy in the United States: Report of the National Institute of Allergy and Infectious Diseases-sponsored expert panel. *J Allergy Clin Immunol*. 2017;139(1):29–44. doi:10.1016/j.jaci.2016.10.010

48. Galloway AT, Lee Y, Birch LL. Predictors and consequences of food neophobia and pickiness in young girls. *J Am Diet Assoc*. 2003;103:692–698.

49. Mennella JA, Reiter AR, Daniels LM. Vegetable and fruit acceptance during infancy: impact of ontogeny, genetics, and early experiences. *Adv Nutr*. 2016;7(1):211S–219S. Published 2016 Jan 15. doi:10.3945/an.115.008649

50. Hagan JF, Shaw JS, Duncan PM, eds. Bright futures: guidelines for health supervision of infants. *Children, and Adolescents*. 4th ed. Elk Grove Village, IL: American Academy of Pediatrics; 2017.

51. Allen RE, Myers AL. Nutrition in toddlers. *Am Fam Physician*. 2006;74:1527–2532.

52. Scaglioni S, Salvioni M, Galimberti C. Influence of parental attitudes in the development of children eating behaviour. *Br J Nutr*. 2008;99(suppl 1):S22–S25.

53. Heyman MB, Abrams SA. Section on gastroenterology, hepatology, and nutrition. Committee on Nutrition. *Pediatrics*. Jun 2017;139(6):e20170967. doi:10.1542/peds.2017-0967

54. Nutrition. American Academy of Pediatrics. Healthychildren.org. Accessed on August 16, 2020.

55. Cordrey K, Keim SA, Milanaik R, Adesman A. Adolescent consumption of sports drinks. *Pediatrics* Jun 2018;141(6):e20172784. doi:10.1542/peds.2017-2784

56. Rhee K, Lumeng J, Appugliese D, et al. Parenting styles and overweight status in first grade. *Pediatrics*. 2006;117(6):2047–2054.

57. Hurley K, Cross M, Hughes S. A systematic review of responsive feeding and child obesity in high-income countries. *J Nutr*. 2011;141(3):495–501.

58. Stang J, Loth KA. Parenting style and child feeding practices: potential mitigating factors in the etiology of childhood obesity. *J Am Diet Assoc*. 2011;111:1301–1305.

59. Savage JS, Fisher JO, Birch LL. Parental influence on eating behavior: conception to adolescence. *J Law Med Ethics*. 2007;35(1):22–34. doi:10.1111/j.1748-720X.2007.00111.x

60. de Onis M, Blössner M, Borghi E. Global prevalence and trends of overweight and obesity among preschool children. *Am J Clin Nutr*. 2010;92(5):1257–1264.

61. Huh S, Rifas-Shiman S, Taveras E, et al. Timing of solid food introduction and risk of obesity in preschool-aged children. *Pediatrics*. 2011;127(3):e544-e551.

62. Piernas C, Popkin B. Increased portion sizes from energy-dense foods affect total energy intake at eating occasions in US children and adolescents: patterns and trends by age group and sociodemographic characteristics, 1977–2006. *Am J Clin Nutr*. 2011;94(5):1324–1332.

63. Wang Y, Bleich S, Gortmaker S. Increasing caloric contribution from sugar-sweetened beverages and 100% fruit juices among US children and adolescents, 1988-2004. *Pediatrics*. 2008;121(6):e1604-e1614.

64. Vernarelli J, Mitchell D, Hartman T, et al. Dietary energy density is associated with body weight status and vegetable intake in U.S. children. *J Nutr*. 2011;141(12):2204–2210.

65. Metallinos-Katsaras E, Freedson P, Fulton J, et al. The association between an objective measure of physical activity and weight status in preschoolers. *Obesity* (Silver Spring, MD). 2007;15(3):686–694.

66. Cooksey-Stowers K, Schwartz MB, Brownell KD. Food swamps predict obesity rates better than food deserts in the United States. *Int J Environ Res Public Health*. 2017;14(11):1366. Published 2017 Nov 14. doi:10.3390/ijerph14111366

67. Vos MB, Welsh J. Childhood obesity: update on predisposing factors and prevention strategies. *Curr Gastroenterol Rep*. 2010;12(4):280–287. doi:10.1007/s11894-010-0116-1

68. Institute of Medicine. Early childhood obesity prevention policies. http://www.iom.edu/Reports/2011/Early-Childhood-Obesity-Prevention-Policies.aspx. Accessed on May 4, 2013.

69. USDA. Dietary Guidelines. http://www.choosemyplate.gov/dietary-guidelines.html. Accessed on May 4, 2013.

70. Vidmar AP, Goran MI, Raymond JK. Time-limited eating in pediatric patients with obesity: a case series. *J Food Sci Nutr Res*. 2019;2(3):236–244. doi:10.26502/jfsnr.2642-11000022

71. Rudd Center for Food Policy & Obesity University of Connecticut, Jan 2019 retrieved August 25, 2020.

72. World Health Organization Report of the Commission on Ending Childhood Obesity. https://www.who.int/end-childhood-obesity/publications/echo-report/en/. Accessed on June 6, 2017.

73. Coates AE, Hardman H, Halfrod P. Social medial influences marketing and children's food intake. *Pediatrics*. April 2019;143(4):e20182554.

74. Nicklas TA, Demory-Luce D, Yang S, et al. Are children consuming more food today than yesterday? *FASEB J*. 2002;16:494–516.

75. St-Onge M-P, Keller KL, Heymsfield SB. Changes in childhood food consumption patterns: a cause for concern in light of increasing body weights. *Am J Clin Nutr*. 2003;78:1068–1073.

76. Scaglioni S, De Cosmi V, Ciappolino V, Parazzini F, Brambilla P, Agostoni C. Factors influencing children's eating behaviours. *Nutrients*. 2018;10(6):706. Published 2018 May 31. doi:10.3390/nu10060706

77. Hill KD, Li JS. Childhood hypertension: an underappreciated epidemic. *Pediatrics*. 2016;138(6):e20162857. doi:10.1542/peds.2016-2857

78. Kimm S, Gergen P, Malloy M, et al. Dietary patterns of US children: implications for disease prevention. *Prev Med*. 1990;19:432.

79. Nicklas TA, Elkasabany A, Srinivasan SR, et al. Trends in nutrient intake of 10-year-old children over two decades (1973–1994). *Am J Epidemiol.* 2001;153:969–977.

80. Reedy J, Krebs-Smith SM. Dietary sources of energy, solid fats, and added sugars among children and adolescents in the United States. *J Am Diet Assoc.* 2010 Oct;110(10):1477–1484.

81. Sorof JM, Lai D, Turner J, et al. Overweight, ethnicity, and the prevalence of hypertension in school-aged children. *Pediatrics.* 2004;113:475–482.

82. Shengxu L, Chen W, Srinivasan S, et al. Childhood cardiovascular risk factors and carotid vascular changes in adulthood. *JAMA.* 2003;290:2271–2276.

83. Magnussen C, Niinikoski H, Raitakari O, et al. When and how to start prevention of atherosclerosis? Lessons from the cardiovascular risk in the Young Finns Study and the Special Turku Coronary Risk factor intervention project. *Pediatr Nephrol.* 2012;27(9):1441–1452.

84. Vartiainen E, Puska P, Pietinen P, et al. Effects of dietary fat modifications on serum lipids and blood pressure in children. *Acta Paediatr Scand.* 1986;75:396.

85. Simell O, Niinikoski H, Viikari J, et al. Cohort Profile: the STRIP Study (Special Turku Coronary Risk Factor Intervention Project), an Infancy-onset Dietary and Life-style Intervention Trial. *Int J Epidemiol.* 2009;38(3):650–655.

86. Niinikoski H, Pahkala K, Raitakari O, et al. Effect of repeated dietary counseling on serum lipoproteins from infancy to adulthood. *Pediatrics.* 2012;129(3):e704-e713.

87. Kennedy E, Powell R. Changing eating patterns of American children: a view from 1996. *J Am Coll Nutr.* 1997;16:524.

88. Taras HL, Nader P, Sallis JF, et al. Early childhood diet: recommendations of pediatric health care. *J Am Diet Assoc.* 1988;88:1417.

89. Kleinman R, Finberg L, Klish W, et al. Dietary guidelines for children: US recommendations. *J Nutr.* 1996;126:1028s.

90. Lifshitz F, Tarim O. Considerations about dietary fat restrictions for children. *J Nutr.* 1996;126:1031s.

91. Greco L, Musmarra R, Franzese C, et al. Early childhood feeding practices in southern Italy: is the Mediterranean diet becoming obsolete? Study of 450 children aged 6-32 months in Campania, Italy. *Acta Paediatr.* 1998;87:250.

92. Rasanen L, Ylonen K. Food consumption and nutrient intake of one- to two-year-old Finnish children. *Acta Paediatr.* 1992;81:7.

93. Niinikoski H, Viikari J, Ronnemaa T, et al. Prospective randomized trial of low-saturated-fat, low-cholesterol diet during the first 3 years of life. The STRIP Baby Project. *Circulation.* 1996;94:1386.

94. Kaitosaari T, Ronnemaa T, Raitakari O, et al. Effect of a 7-year infancy-onset dietary intervention on serum lipoproteins and lipoprotein subclasses in healthy children in the prospective, randomized Special Turku Coronary Risk Factor Intervention Project for Children (STRIP) Study. *Circulation.* 2003;108:672.

95. Luepker R, Perry C, McKinlay S, et al. Outcomes of a field trial to improve children's dietary patterns and physical activity. The Child and Adolescent Trial for Cardiovascular Health (CATCH). *JAMA.* 1996;275:768.

96. Coleman K, Tiller C, Dzewaltowski D, et al. Prevention of the epidemic increase in child risk of overweight in low-income schools: the El Paso coordinated approach to child health. *Arch Pediatr Adolesc Med.* 2005;159(3):217–224.

97. Obarzanek E, Kimm SYS, Barton BA, et al. Long-term safety and efficacy of a cholesterol-lowering diet in children with elevated low-density lipoprotein cholesterol: seven-year results of the Dietary Intervention Study in Children (DISC). *Pediatrics.* 2001;107:256–264.

98. Dorgan JF, Liu L, Barton BA, et al. Adolescent diet and metabolic syndrome in young women: results of the dietary intervention study in children (DISC) follow-up study. *J Clin Endocrinol Metab.* 2011;96(12):E1999-E2008.

99. Naude CE, Visser ME, Nguyen KA, Durao S, Schoonees A. Effects of total fat intake on bodyweight in children. *Cochrane Database Syst Rev.* 2018;2(2):CD012960. Published 2018 Feb 15.

100. American Heart Association. Dietary Recommendations for Healthy Children. http://www.heart.org/HEARTORG/GettingHealthy/Dietary-Recommendations-for-Healthy-Children_UCM_303886_Article.jsp. Accessed on May 4, 2013.

101. Weintraub WS, Daniels SR, Burke LE, et al. Value of primordial and primary prevention for cardiovascular disease: a policy statement from the American Heart Association. *Circulation.* 2011;124:967–990.

102. Zlotkin S. A review of the Canadian "Nutrition recommendations update: dietary fat and children." *J Nutr.* 1996;126:1022s.

103. Srinivasan S, Myers L, Berenson G. Changes in metabolic syndrome variables since childhood in prehypertensive and hypertensive subjects: the Bogalusa Heart Study. *Hypertension.* 2006;48(1):33–39.

104. Burns T, Letuchy E, Paulos R, et al. Childhood predictors of the metabolic syndrome in middle-aged adults: the Muscatine study. *J Pediatr.* 2009;155(3):S5.e17–e26.

105. American Heart Association. Dietary recommendations for children and adolescents: consensus statement from the American Heart Association. *Circulation.* 2005;112: 2061–2075.

106. Talvia S, Lagstrom H, Rasanen M, et al. A randomized intervention since infancy to reduce intake of saturated fat: calorie (energy) and nutrient intakes up to the age of 10 years in the Special Turku Coronary Risk Factor Intervention Project. *Arch Pediatr Adolesc Med.* 2004;158:41–47.

107. Magge SN, Magge, MD. Evaluation and treatment of prediabetes in youth. *J Pediatr.* 2020:11–22. Published 2020.

108. Kempf K, Rathmann W, Herder C. Impaired glucose regulation and type 2 diabetes in children and adolescents. *Diabetes Metab Res Rev.* 2008;24(6):427–437.

109. Rosenbloom A, Silverstein J, Amemiya S, et al. Type 2 diabetes in children and adolescents. *Pediatr Diabetes.* 2009;10(suppl 12):17–32.

110. Koren D, O'Sullivan KL, Mokhlesi B. Metabolic and glycemic sequelae of sleep disturbances in children and adults. *Curr Diab Rep.* 2015;15(1):562. doi:10.1007/s11892-014-0562-5

111. Wainwright PE. Dietary essential fatty acids and brain function: a developmental perspective on mechanisms. *Proc Nutr Soc.* 2002;61:61–70.

112. Auestad N, Scott D, Janowsky J, et al. Visual, cognitive, and language assessments at 39 months: a follow-up study of children fed formulas containing long-chain polyunsaturated fatty acids to 1 year of age. *Pediatrics.* 2003;112: e177–e183.

113. Innis S. Dietary (n-3) fatty acids and brain development. *J Nutr* [serial online]. 2007;137(4):855–859.

114. Georgieff M, Innis S. Controversial nutrients that potentially affect preterm neurodevelopment: essential fatty acids and iron. *Pediatr Res.* 2005;57(5 pt 2):99R–103R.

115. Crawford MA, Golfetto I, Ghebremeskel K, et al. The potential role for arachidonic and docosahexaenoic acids in protec-

tion against some central nervous system injuries in preterm infants. *Lipids*. 2003;38:303–315.

116. Caspi A, Williams B, Moffitt T, et al. Moderation of breast-feeding effects on the IQ by genetic variation in fatty acid metabolism. *Proc Natl Acad Sci USA*. 2007;104(47): 18860–18865.

117. Kramer M, Aboud F, Shapiro S, et al. Breastfeeding and child cognitive development: new evidence from a large random-ized trial. *Arch Gen Psychiatry*. 2008;65(5):578–584.

118. Der G, Batty GD, Deary IJ. Effect of breast feeding on intel-ligence in children: prospective study, sibling pairs analysis, and meta-analysis. *BMJ*. 2006;333:945.

119. Qawasmi A, Landeros-Weisenberger A, Leckman J, et al. Meta-analysis of long-chain polyunsaturated fatty acid supplementation of formula and infant cognition. *Pediatrics*. 2012;129(6):1141–1149.

120. Birch EE, Garfield S, Castaneda Y, et al. Visual acuity and cognitive outcomes at 4 years of age in a double-blind, ran-domized trial of long-chain polyunsaturated fatty acid-sup-plemented infant formula. *Early Hum Dev*. 2007;83:279–284.

121. Gerster H. Can adults adequately convert alpha-linolenic acid (18:3n-3) to eicosapentaenoic acid (20:5n-3) and docosahexaenoic acid (22:6n-3)? *Int J Vitam Nutr Res*. 1998;68:159.

122. Morley R. Nutrition and cognitive development. *Nutrition*. 1998;14:752–754.

123. Frayling T, Timpson N, McCarthy M, et al. A common variant in the FTO gene is associated with body mass index and predisposes to childhood and adult obesity. *Science* (New York, NY). 2007;316(5826):889–894.

124. Dina C, Meyre D, Gallina S, et al. Variation in FTO contrib-utes to childhood obesity and severe adult obesity. *Nat Genet*. 2007;39:724–726.

125. Scuteri A, Sanna S, Chen WM, et al. Genome-wide associa-tion scan shows genetic variants in the FTO gene are asso-ciated with obesity-related traits. *PLoS Genet*. 2007;3:e115.

126. Fredriksson R, Hagglund M, Olszewski PK, et al. The obesity gene, FTO, is of ancient origin, upregulated during food de-privation and expressed in neurons of feeding-related nuclei of the brain. *Endocrinology*. 2008;149:2062–2071.

127. Cecil J, Tavendale R, Watt P, et al. An obesity-associated FTO gene variant and increased energy intake in children. *N Engl J Med*. 2008;359(24):2558–2566.

LECTURAS RECOMENDADAS

Ashbrook A, Hartline-Grafton H, Dolins J, Davis J, Watson C. Addressing food insecurity: a toolkit for pediatricians. *Food Res. Action Center, American Academy of Pediatrics*, 2017. https://frac.org/aaptoolkit.

Dietz WH, Stern L, eds. Guide to your child's nutrition. *American Academy of Pediatrics*. New York, NY: Random House; 1999.

Fernando N, Potock M. *Raising a healthy, happy eater: a parent's handbook: a stage-by-stage guide to setting your child on the path to adventurous eating*. The Experiment.

Kleinman RE, Greer FR. *Pediatric nutrition*. 8th ed. Elk Grove Village: American Academy of Pediatrics; 2019.

Koletzko B, Aggett PJ, Bindels JG, et al. Growth, development and differentiation: a functional food science approach. *Br J Nutr*. 1998;80:s5–s45.

Lanting CI, Boersma ER. Lipids in infant nutrition and their impact on later development. *Curr Opin Lipidol* 1996;7:43.

Muth ND, Sampson S. *The picky eater project: 6 weeks to happier, healthier family mealtimes: 6 weeks to happier, healthier family mealtimes*. Elk Grove Village, IL: American Academy of Pediatrics; 2016.

Otten JJ, Hellwig JP, Meyers LD, eds. *Dietary reference intakes. The essential guide to nutrient requirements*. Washington, DC: National Academies Press; 2006.

Tamborlane WV, ed. *The Yale guide to children's nutrition*. New Haven, CT: Yale University Press, 1997.

Writing Group for the DISC collaborative research group. Efficacy and safety of lowering dietary intake of fat and cholesterol in children with elevated low-density lipoprotein cholesterol. The Dietary Intervention Study in Children (DISC). *JAMA*. 1995;273:1429.

Capítulo 30

Alimentación y adolescencia

Qadira Ali Huff

INTRODUCCIÓN

Los requerimientos nutricionales de la adolescencia difieren de las de la infancia debido al mayor tamaño corporal del adolescente y a la llegada de la maduración sexual. También difieren de los adultos debido a las demandas metabólicas del rápido crecimiento. Durante la pubertad normal, la talla y el peso corporal aumentan rápidamente, con un 50 % del peso corporal de los adultos ganado durante la adolescencia (1). En consecuencia, las ingestas diarias recomendadas (IDR) para la adolescencia difieren de las de otros períodos del ciclo vital (v. **tabla 30-1**). Los nutrimentos de especial importancia para todos los adolescentes parecen ser el magnesio, el zinc y el calcio. Con la llegada de la menstruación, las adolescentes están especialmente expuestas a la ferropenia.

Aunque la calidad de la alimentación de los adolescentes ha mejorado gradualmente en las últimas dos décadas, según los datos de la *National Health and Nutrition Examination Survey* (NHANES) de 1999 a 2016, más de dos tercios de los adolescentes consumen actualmente tipos de alimentación considerados de baja calidad según la definición de la American Heart Association (2). En general, carecen de frutas, verduras, leguminosas, granos integrales y pescado, al tiempo que contienen cantidades excesivas de bebidas azucaradas, sodio, carne procesada y grasas saturadas. A pesar de estos problemas alimentarios, las tendencias muestran leves mejoras, como la reducción de las bebidas azucaradas, los zumos y la carne procesada, y el aumento del consumo de frutos secos, semillas y frutas enteras (2).

Los aspectos específicos de la alimentación, la salud y la adolescencia están relacionados con los patrones de actividad física y las circunstancias de la imagen corporal. Los adolescentes relativamente sedentarios tienen riesgo de padecer obesidad porque la ingesta de nutrimentos energéticos supera los requerimientos. La obesidad en la adolescencia anticipa la obesidad en la edad adulta. Del mismo modo, la com-

binación de inactividad y un consumo excesivo de alimentos procesados y rápidos (con alto contenido en grasas saturadas, azúcar, sal y calorías) predispone a aumentos del colesterol, insulínicos y de presión arterial. La adolescencia conlleva una mayor independencia y autonomía en la selección de alimentos que, además, se ve afectada por los compañeros y la mercadotecnia (3). Las lagunas en el conocimiento de la nutrición y sus numerosos efectos sobre la salud contribuyen a que la selección de alimentos no sea óptima (4).

Muchos adolescentes practican deportes de competición y, por tanto, pueden tener riesgo de una ingesta inadecuada de nutrimentos. La ingesta inadecuada de nutrimentos y energía es especialmente problemática en quienes participan en deportes que requieren un peso corporal bajo, como la lucha, el remo, la gimnasia y el *ballet*. Los adolescentes tienen mayor riesgo de sufrir trastornos de la conducta alimentaria, que pueden surgir en el contexto de los deportes competitivos y conscientes de la imagen corporal.

Además de la presión derivada de la participación en deportes competitivos, los adolescentes suelen sentir la necesidad de destacar en las aulas en medio de unas admisiones universitarias cada vez más competitivas. Pueden trasnochar, y consumir dietas pobres en nutrimentos y suplementos no regulados, como bebidas energéticas, con el objetivo de mejorar la concentración, el rendimiento y la resistencia.

La imagen corporal es de especial importancia para los adolescentes, y puede llevar a realizar esfuerzos extremos para controlar o modificar la alimentación. Los trastornos de la conducta alimentaria, considerados trastornos psiquiátricos y no verdaderamente nutricionales, se manifiestan típicamente durante la adolescencia, y se exponen con más profundidad en el capítulo 25. La adopción del vegetarianismo por parte de un adolescente puede ocultar un esfuerzo intencionado de pérdida de peso y, si es así, puede aumentar el riesgo de una alimentación nutri-

TABLA 30-1

Ingestas alimentarias de referencia: cantidades alimentarias recomendadas o ingesta adecuada para adolescentes[a]

Energía del nutrimento[b]	Edad 9-13 años		Edad 14-18 años		Edad 19-30 años	
	Mujer	Hombre	Mujer	Hombre	Mujer	Hombre
kcal (estilo de vida sedentario)	1400-1600	1600-2000	1800	2000-2400	1800-2000	2400-2600
kcal (moderadamente activo)	3600-2000	1800-2200	2000	2400-2800	2000-2200	2600-2800
Proteínas (g)	34	34	46	52	46	56
Sodio[c] (mg) (IA)	< 1500	<1500	<1500	<1500	<1500	<1500
Vitamina A[d] (µg EAR)	600	600	700	900	700	900
Vitamina D (UI)	600	600	600	600	600	600
Vitamina E (mg ET)	11	11	15	15	15	15
Vitamina K (µg IA)	60	60	75	75	90	120
Vitamina C[d,e] (mg)	45	45	65	75	75	90
Tiamina (mg)	0.9	0.9	1.0	1.2	1.1	1.2
Riboflavina (mg)	0.9	0.9	1.0	1.3	1.1	1.3
Niacina (mg EN)	12	12	14	16	14	16
Vitamina B_6 (mg)	1.0	1.0	1.2	1.3	1.3	1.3
Folato[f] (µg)	300	300	400	400	400	400
Vitamina B_{12} (µg)	1.8	1.8	2.4	2.4	2.4	2.4
Calcio[d,g] (mg)	1300	1300	1300	1300	1000	1000
Fósforo (mg)	1250	1250	1250	1250	700	700
Magnesio (mg)	240	240	360	410	310	400
Hierro[d,h] (mg)	8	8	15	11	18	8
Zinc[d] (mg)	8	8	9	11	8	11
Yodo (µg)	120	120	150	150	150	150
Selenio (µg)	40	40	55	55	55	55
Cobre (µg)	700	700	890	890	900	900

[a] EA, equivalente de actividad de retinol; EN, equivalente de niacina, que equivale a 1 mg de niacina en los alimentos o 60 mg de triptófano; ET, equivalente de α-tocoferol; IA: ingesta adecuada.

[b] La ingesta energética se expresa en función de los niveles de actividad y de los requisitos necesarios para mantener el equilibrio calórico, utilizando la altura y el peso medios.

[c] Estos valores representan la ingesta adecuada (IA) de sodio. El límite superior es de 2200-2300. Pero las directrices recientes han recomendado reducir aún más la ingesta de todos los afroamericanos, y de los que padecen hipertensión, diabetes o enfermedad renal crónica a < 1500 mg. Se cree que la IA cubre los requerimientos de las personas sanas, pero se carece de datos para definir el porcentaje de personas cubiertas con esta ingesta.

[d] Nutrimentos cuya ingesta por parte de los adolescentes es más probable que esté por debajo de las recomendaciones.

[e] La ingesta recomendada de vitamina C se ha incrementado para los adultos de 60 a 200 mg/día.

[f] Se recomienda una ingesta diaria de unos 400 µg antes de la concepción para prevenir los defectos del tubo neural. Esta ingesta es aconsejable en las adolescentes que planean quedarse embarazadas o tienen riesgo de hacerlo.

[g] Los suplementos de calcio pueden ser especialmente importantes en las adolescentes, a menos que la alimentación sea muy rica en calcio. Una ingesta de 1500 mg/día puede ser mejor que las ingestas diarias recomendadas de 1200 mg. Durante el embarazo y la lactancia, los requerimientos de calcio de las adolescentes son aún mayores.

[h] Puede estar indicada la administración de suplementos de hierro en las adolescentes. El control del hemograma completo después de la menarquia está indicado, pero tiene poca sensibilidad para detectar una ferropenia temprana. Si se cree que una adolescente tiene riesgo de insuficiencia, debe analizarse la ferritina sérica.

Adaptado del Institute of Medicine. Dietary reference intakes: Recommended intakes for individuals. National Academy of Sciences, recientemente actualizado en 2010. http://www.iom.edu/Activities/Nutrition/SummaryDRIs/~/media/Files/Activity20Files/Nutrition/DRIs/5_Summary%20Table%20Tables%201-4.pdf; consultado el 4/10/13; U.S. Department of Agriculture and U.S. Department of Health and Human Services. Dietary guidelines for Americans, 7th ed. Washington, DC: U.S. Government Printing Office, 2010

https://pubmed.ncbi.nlm.nih.gov/22634481/

https://www.healthychildren.org/English/healthy-living/nutrition/Pages/The-Case-for-Eating-Breakfast.aspx#:~:text=Why20Teens20Say20No20to,many20excuses20for20skipping20breakfast.&text=%E2%80%9CThey%20often%20wake%20up%20too,effort20to20control%20weight%20gain

https://academic.oup.com/pch/article/15/5/303/2639457#106411486

cionalmente desequilibrada debido a una alimentación restrictiva (5). A medida que la dieta vegetariana crece en popularidad en cuanto a la acumulación de datos que apoyan sus beneficios para la salud, es fundamental evaluar y aconsejar a los adolescentes que sigan dietas basadas en vegetales, para garantizar la adecuación nutricional.

VISIÓN GENERAL

Los factores que influyen en los cambios del patrón alimentario en la adolescencia son hasta tal punto fisiológicos como sociales. Desde el punto de vista fisiológico, los requerimientos energéticos y de nutrimentos aumentan por el mayor tamaño corporal y la llegada de la maduración sexual, incluida la menarquia en las niñas. Desde el punto de vista social, la adolescencia ofrece la oportunidad de elegir los alimentos independientemente de la orientación de los progenitores, a menudo por primera vez. Esta elección se efectúa a menudo en función de las pautas predominantes en los grupos de amigos. Los adolescentes son especialmente resistentes a los mensajes de promoción de la salud, probablemente debido a su deseo de autonomía y a que se centran menos en la salud a largo plazo.

Los patrones alimentarios habituales de los adolescentes están influenciados por la publicidad dirigida y, por tanto, hacen hincapié en los productos comerciales, como los refrescos y la comida rápida, en lugar de los alimentos no procesados. Hay que señalar que las empresas alimentarias comercializan en exceso sus líneas de productos poco saludables (dulces, bebidas azucaradas, comida rápida y aperitivos) entre las comunidades afroamericanas e hispanas. Dado que los jóvenes de estas procedencias tienden a ver más estos anuncios de televisión y la mercadotecnia dirigida a la procedencia étnica, contribuye a un factor importante en la propagación de las disparidades de salud, muchas de las cuales tienen dimensiones alimentarias (6).

Los adolescentes también manifiestan su nueva autonomía alimentaria a través de un mayor comportamiento de omisión de comidas. Pueden saltarse cualquier comida del día; sin embargo, la comida que más se salta es el desayuno. Probablemente relacionado con un cronotipo nocturno asociado a un retraso en el inicio del sueño y a un despertar natural más tardío, los adolescentes muestran una tendencia a levantarse más tarde de la hora del desayuno o a tener poco apetito si se ven obligados a despertarse demasiado pronto por la mañana (7). Los adolescentes citan el hecho de no tener tiempo para desayunar y el intento de limitar el aumento de peso evitando el «exceso de calorías» como razones frecuentes para saltarse las comidas. El proceso de saltarse el desayuno puede contribuir a un reflejo de sobrecompensación de calorías en las comidas posteriores, pero también a limitar nutrimentos importantes en la alimentación de los adolescentes que suelen asociarse a la primera comida del día, como las vitaminas A, B_6, B_{12}, hierro y calcio. En particular, estos nutrimentos que se pierden no se suelen completar en las comidas posteriores (89).

El mecanismo por el que saltarse el desayuno influye en el riesgo de sobrepeso y obesidad requiere más investigación, ya que las hipótesis varían desde la resistencia a la insulina hasta un mayor consumo de calorías a través de la sobrealimentación compensadora en las comidas posteriores (10,11). El ayuno intermitente bajo orientación médica y extrema precaución se ha considerado como una herramienta para la pérdida de peso, y para revertir la resistencia a la insulina en adolescentes mayores (12). En general, desayunar parece estar asociado a un peso corporal más saludable y a una mejora del rendimiento escolar, incluyendo el aprendizaje y el comportamiento (13). Aunque los adolescentes a veces omiten voluntariamente fuentes nutricionales adecuadas, no se puede pasar por alto el problema de la inseguridad alimentaria. La OMS define la seguridad alimentaria como «cuando todas las personas tienen, en todo momento, acceso a alimentos suficientes, seguros y nutritivos para mantener una vida saludable y activa». En 2019, el 6.5% de los hogares de Estados Unidos con niños menores de 18 años experimentaron inseguridad alimentaria (14).

Los niños y adolescentes pasan una gran parte de su tiempo en el entorno escolar, por lo que con la aprobación de la Healthy Hunger-Free Kids Act de 2010, los distritos escolares que reciben financiación federal para programas alimentarios específicos están aumentando los niveles de calidad de los alimentos escolares ricos en nutrimentos, y permitiendo a los estudiantes acceder a estos alimentos en la comodidad de su escuela (15).

Cuando las familias tienen seguridad alimentaria y, por tanto, pueden preparar comidas caseras, los adolescentes pueden beneficiarse del consumo de comidas más saludables y de la observación de los hábitos alimentarios modelados por los progenitores. El entorno alimentario del hogar y la preparación de las comidas en casa se asocian al mantenimiento de un peso más saludable. Los niños que comen en casa con la familia tienden comer de forma más sana, con menos alimentos fritos y bebidas azucaradas, y más frutas, verduras y cereales integrales (16).

Los aspectos importantes en la promoción de la salud alimentaria durante la adolescencia incluyen la obesidad, la hipertensión, el síndrome metabólico, la diabetes, las dietas vegetarianas, la actividad deportiva, el rendimiento escolar y los trastornos de la conducta alimentaria (v. caps. 5, 6, 8, 14, 25, 32 y 43), así como las demandas nutricionales del rápido crecimiento. Aunque los requerimientos energéticos de los adolescentes son elevados debido a su rápido crecimiento, el patrón alimentario recomendado es el mismo que para los adultos. Las recomendaciones exigen que las calorías provengan predominantemente de hidratos de carbono complejos, pero los adolescentes de los países desarrollados tienden a seguir una alimentación especialmente rica en grasas y azúcares, un fenómeno que ha provocado un notable aumento de la prevalencia del sobrepeso y la obesidad en los últimos años (17) (v. cap. 5). Los riesgos a corto plazo de este patrón alimentario son leves, pero la persistencia de este patrón más allá de la adolescencia es habitual y está claramente asociada a las enfermedades crónicas predominantes en la edad adulta.

En Estados Unidos, sigue habiendo un descenso gradual en la edad de la pubertad en niños y adolescentes. Aunque se han asociado diversos factores alimentarios con una pubertad más temprana, la adiposidad infantil y el rápido aumento de peso durante la primera infancia se han vinculado de forma más consistente con una edad de pubertad más temprana en las niñas (18-20). Se ha planteado la hipótesis de que otros factores contribuyen a una pubertad precoz, como un mayor consumo de carne, un mayor consumo de productos lácteos y un menor consumo de verduras (21-23). Los hallazgos han sido menos consistentes, quizá relacionados con la edad en la que se evalúa la exposición a los alimentos, el método de evaluación alimentaria, la variabilidad de la composición corporal y la frecuencia de la exposición alimentaria (21). En un estudio se evaluó el consumo de alimentos en niñas mediante cuestionarios de frecuencia de alimentos a los 3, 7 y 10 años. Un mayor consumo semanal de proteínas totales y animales se asoció a que el 49 % de las niñas iniciara la pubertad más temprano, en comparación con el 35 % de las niñas con un menor consumo de carne (23). La velocidad máxima de crecimiento en las niñas se produce entre los 10 y los 13 años, mientras que en los niños se produce entre los 12 y los 15 años (24). En las niñas, el máximo de velocidad de crecimiento de la talla suele producirse 0.5 años antes que la menarquia, y las niñas afroamericanas e hispanas suelen alcanzar estos hitos antes que las caucásicas (25,26).

El estirón de la adolescencia contribuye a, aproximadamente, el 15-20 % de la talla y el 45-50 % del peso adulto. El crecimiento durante la adolescencia reduce la proporción de la masa corporal total aportada por el tejido adiposo en los niños, pero la aumenta en las chicas.

La grasa corporal en las chicas aumenta durante la adolescencia del 10 % a entre el 20 % y el 24 %. La divergencia de la adiposidad en la adolescencia explica los requerimientos nutricionales divergentes de los hombres y las mujeres en esta etapa de la vida. Al final de la adolescencia, la masa corporal magra de los hombres es, por término medio, el doble que la de las mujeres.

En las mujeres, el consumo máximo de calorías suele producirse en el año de la menarquia. En los chicos, la ingesta de calorías sigue aumentando durante el período de crecimiento, alcanzando generalmente un máximo de 3 400 kcal hacia los 16 años. La divergencia en la masa corporal magra da lugar a una marcada divergencia en los requerimientos de macronutrimentos. El requerimiento calórico diario medio por unidad de talla aumenta durante la adolescencia en los chicos, y disminuye en las chicas, debido a la creciente proporción y menor demanda metabólica de la grasa corporal.

La adecuación de la ingesta energética en los adolescentes puede valorarse mediante la determinación del índice de masa corporal (IMC) y la comparación con los límites de referencia apropiados para la edad (27). La ingesta energética inadecuada en los adolescentes, si es leve, tiende a retrasar el brote de crecimiento más que a impedir la consecución de una talla normal. Aunque las ingestas alimentarias de referencia se elaboran, en parte, en función de la edad cronológica, la etapa de desarrollo del niño es un índice más fiable de los requerimientos reales. La escala de madurez sexual de Tanner se utiliza ampliamente y puede orientar las recomendaciones nutricionales a los adolescentes.

Si bien en la mayoría de los adolescentes de Estados Unidos la ingesta de proteínas está por encima del umbral de la ingesta adecuada, más de una de cada diez adolescentes puede estar por debajo de los requerimientos medios estimados (EAR, *estimated average requirements*) de proteínas, como se indica en los resultados de la encuesta NHANES 2004-2010 (28). Sin embargo, si se sospecha una insuficiencia de proteínas debido a las restricciones alimentarias, la prealbúmina y las proteínas fijadoras de retinol son estudios de laboratorio de gran sensibilidad para la desnutrición proteica subclínica.

Los datos nacionales sugieren que en Estados Unidos la alimentación del adolescente medio es insuficiente en varias vitaminas y nutrimentos inorgánicos esenciales, sobre todo calcio, hierro, folato, vitaminas A y E, zinc y magnesio (29). La ingesta inadecuada de calcio es frecuente y muy preocupante en los adolescentes, ya que contribuye al riesgo de sufrir osteoporosis y fracturas en la edad adulta (v. cap. 14) (30). Una cantidad de calcio adecuada es necesaria para la densidad mineral ósea, pero una ingesta elevada de productos lácteos (> 2.6-2.8 g/día) puede asociarse a una reducción de la densidad mineral ósea en las mujeres, los niños afroamericanos y los adolescentes jóvenes (30).

Las fuentes no lácteas de calcio incluyen las leches vegetales enriquecidas y las «judías y verdura», como las espinacas, la berza, la soja y el tofu con calcio. El rápido crecimiento y la expansión tanto del volumen sanguíneo como de la masa muscular conllevan un aumento de los requerimientos de hierro en la adolescencia; con el inicio de la menarquia, las niñas se vuelven más susceptibles a la ferropenia.

La ferritina sérica es la medida más fiable de las reservas de hierro. La carencia de hierro suele llevar a la anemia, definida en los adolescentes como una concentración de hemoglobina inferior a 11.8 g/dL entre los 12 y los 14.9 años, e inferior a 12 g/dL a partir de los 15 años.

Los adolescentes tienen mayores requerimientos de folato, por lo que puede estar justificada la administración de suplementos. Esto es especialmente así en el caso de las mujeres jóvenes sexualmente activas, debido a los beneficios demostrados de los suplementos de folato en la reducción del riesgo de defectos del tubo neural si se toman al principio del embarazo (31) (v. cap. 27). La insuficiencia nominal de zinc y magnesio es frecuente en los adolescentes de Estados Unidos, y es adecuado incluir en la alimentación alimentos ricos en estos nutrimentos inorgánicos (v. apéndice E) o administrar suplementos (en un multivitamínico o multinutrimento inorgánico).

En general, la ingesta de fibra con los alimentos en la población estadounidense está muy por debajo de las recomendaciones, incluidos los niños y los adolescentes (32). Aunque existe la preocupación de que una ingesta elevada de fibra pueda interferir en la absorción de micronutrimentos y en una ingesta calórica adecuada entre los niños y adolescentes en crecimiento, la recomendación actual de «edad + 5» (es decir, una ingesta de fibra igual a la edad más 5-10 g/ día) es segura y suficiente para la prevención de enfermedades (33,34). Un patrón de alimentación con predominio de vegetales puede suplir esta insuficiencia de fibra gracias a su insistencia en leguminosas, frutas, verduras, frutos secos y semillas.

La ingesta excesiva de energía y grasas es frecuente en los niños y adolescentes de Estados Unidos, y contribuye a la obesidad, la diabetes de tipo 2 y el riesgo de episodios cardíacos en la edad adulta (35-37). El consumo de bebidas edulcoradas, como los refrescos (38), y el aumento de las actividades sedentarias (en particular, el uso de la televisión/vídeo y del ordenador) también se han asociado a un mayor riesgo de obesidad (39). Se ha investigado el riesgo

poligénico de un individuo como predictor independiente de la obesidad en épocas más avanzadas de la vida, además de los antecedentes de sobrepeso de los progenitores, la aptitud cardiorrespiratoria y el grado de actividad. En un estudio realizado en 2020 sobre el conjunto de datos de desarrollo del riesgo coronario en adultos jóvenes (CARDIA), se observó que, mientras que la puntuación de riesgo poligénico se asociaba ligeramente al IMC en la edad adulta joven y en la mediana edad, la forma física, la actividad y los antecedentes de sobrepeso de los progenitores tenían asociaciones similares al IMC en ambos momentos. Los hábitos de estilo de vida, el patrón alimentario, y el nivel de acondicionamiento y actividad físicos siguen siendo objetivos más útiles de intervención y prevención (40).

Para los casos graves de obesidad en adolescentes, la cirugía bariátrica presenta una opción de tratamiento eficaz. Actualmente, el 7 % de las chicas y el 9.7 % de los chicos de 12 a 19 años de Estados Unidos tienen obesidad grave, definida por un IMC ≥ 120 % del percentil 95 o ≥ 35 kg/m^2, el que sea menor de los dos (17). Los adolescentes con obesidad grave tienen riesgo de presentar comorbilidades como apnea obstructiva del sueño, diabetes, hipertensión, dislipidemia, enfermedad del hígado graso no alcohólico e hipertensión intracraneal idiopática, así como una menor esperanza de vida (41).

Las consecuencias para la salud mental de la obesidad grave también pueden ser importantes, como el acoso, la depresión, la ansiedad y el estigma relacionado con el peso (42). Debido a las graves consecuencias para la salud de la obesidad grave, es importante valorar la cirugía bariátrica como una opción viable (43). La gastrectomía en manga vertical ha sustituido al *bypass* (cirugía de derivación) gástrico en Y de Roux (RYGB) como el procedimiento más habitual, y representa el 80 % de todas las cirugías bariátricas en los adolescentes (44).

Las cirugías de gastrectomía en manga tienen menores tasas de complicaciones a corto y largo plazo que la RYGB; las complicaciones más frecuentes a corto plazo son las fugas de la línea de grapas, las náuseas prolongadas y la infección. Las complicaciones a largo plazo son el riesgo de insuficiencias nutricionales, especialmente de vitamina B$_{12}$, hierro, tiamina y vitamina D (45).

Como reflejo del aumento de la obesidad, la incidencia del síndrome metabólico ha aumentado de forma precipitada en los últimos 20 años (46,47). Aunque no existe una definición consensuada para los adolescentes, el síndrome presenta una constelación de síntomas que incluyen anomalías en el perímetro de la cintura, el peso corporal, los triglicéridos, las lipoproteínas de alta densidad, la presión arterial y las concentraciones de glucosa. En los adultos, estos factores de riesgo se han relacionado con la obesidad, las enfermedades cardíacas, la hipertensión y la diabetes de tipo 2 (46-48). Aunque los resultados a largo plazo están menos establecidos cuando se asocian al conjunto de factores de riesgo, está claro que la prevalencia del síndrome metabólico es mayor entre los adolescentes con obesidad (48-51).

Los datos del *National Heart Lung and Blood Institute Lipid Research Clincs Princeton Prevalence Study* y del *Princeton Follow-Up Study* demostraron que los niños con síndrome metabólico (definición de síndrome metabólico pediátrico: IMC específico de la edad >90° percentil en la tabla de crecimiento del año 2000 de los Centers for Disease Control and Prevention (CDC), estándares pediátricos de presión arterial, colesterol-lipoproteínas de alta densidad (C-HDL) ≤50 mg/dL, triglicéridos ≥100 mg/dL y glucemia ≥110 mg/dL) tenían 9.4 veces más probabilidades de desarrollar el síndrome metabólico del adulto (definición de síndrome metabólico del adulto: C-HDL ≤50 mg/dL [mujeres] y 40 mg/dL [hombres], triglicéridos ≥150 mg/dL, presión arterial ≥130 [sistólica] u 85 [diastólica] mm Hg, y glucemia ≥110 mg/dL) y 11.5 veces más probabilidades de presentar diabetes de tipo 2 entre 20 y 30 años después de la infancia (50).

En las últimas tres décadas se ha producido un aumento espectacular de la incidencia de la diabetes de tipo 2 entre los niños y adolescentes con obesidad. En la actualidad, aproximadamente uno de cada tres nuevos casos de diabetes *mellitus* en niños <18 años es una diabetes *mellitus* (DM) de tipo 2, por lo que los médicos de atención primaria se ven obligados a atender muchas complicaciones de los adultos a una edad más temprana (52). Aunque se están intentando utilizar medicamentos como la metformina a una edad más temprana para evitar algunas de estas complicaciones de la hiperinsulinemia y la alteración de la tolerancia a la glucosa, la mayoría de estos medicamentos no han sido probados en cuanto a su seguridad y eficacia en adolescentes <18 años (53,54). Se sabe que los factores de riesgo cardíaco establecidos en la adolescencia o antes se mantienen en la edad adulta. Las pruebas de detección de la diabetes, así como la valoración del consumo de tabaco y de los lípidos séricos, el IMC, la presión arterial, el nivel de actividad física y la alimentación habitual, están indicadas en la adolescencia para revertir o prevenir la aparición del riesgo de enfermedad cardiovascular en la edad adulta (55).

La hipertensión en los adolescentes supone un mayor riesgo para la salud a largo plazo, por lo que se justifica su identificación y tratamiento tempranos (56). El sodio en la alimentación ha aumentado de forma constante, y ha superado la ingesta de referencia del límite superior de 2 300 mg/día de la National Academy of Sciences. El aumento de la ingesta de sodio se correlaciona con el aumento del consumo de alimentos procesados y de alimentos consumidos fuera de casa (57). En un metaanálisis de 2006 de estudios controlados que evaluaban los efectos de la restricción de sal sobre la presión arterial en los niños, se observó que las pequeñas reducciones de la ingesta de sal en la alimentación producían una reducción significativa de la presión arterial sistólica (58) (v. cap. 8).

A medida que aumenta la preocupación por el aumento de las enfermedades crónicas relacionadas con el estilo de vida entre los adolescentes, también aumenta la comprensión del papel de una dieta basada en vegetales bien planificada y no procesada como posible atenuante. Los médicos deben empezar por aclarar el grado de exclusión de productos de origen animal de la alimentación como base para el asesoramiento nutricional (59). Aunque se ha identificado una asociación con los trastornos de la conducta alimentaria en algunos adolescentes cuya alimentación restrictiva se manifiesta a través del vegetarianismo, una alimentación basada en vegetales puede presentar beneficios para la salud a largo plazo, como una menor incidencia de obesidad, enfermedades coronarias, hipertensión y diabetes de tipo 2, en comparación con una alimentación de tipo omnívoro (59-61). Además, los niños y adolescentes vegetarianos tienden a ser más delgados mientras mantienen los parámetros normales de crecimiento y desarrollo (62). Las dietas basadas en vegetales cuidadosamente planificadas pueden satisfacer los requerimientos nutricionales tanto para el crecimiento como para el desarrollo, prestando especial atención a las calorías totales, las proteínas, el hierro, el calcio, la vitamina D y la vitamina B_{12}.

Cuanto más restrictiva sea una dieta basada en vegetales, más esencial será planificar las comidas intencionadamente (60). La suplementación universal de vitamina B_{12} está indicada para quienes siguen dietas veganas. Si existe preocupación por su insuficiencia, puede estar justificado el control de laboratorio para detectar carencias nutricionales concretas, como hierro, vitamina D y, posiblemente, vitamina B_{12}. Al equilibrar los beneficios documentados para la salud de una dieta vegetariana con el posible enmascaramiento de los trastornos alimentarios restrictivos, se justifica la anamnesis alimentaria cuidadosa y el asesoramiento nutricional (59).

Por término medio, los adolescentes suelen dormir unas 7 h cada noche, mientras que las recomendaciones varían desde 8 a 10 h para los adolescentes de 14 a 17 años (63). La disminución de la duración del sueño se ha atribuido a muchos factores, como las obligaciones sociales y escolares, y el adelanto del horario escolar. Como los adolescentes se quedan despiertos hasta más tarde en la noche, están cada vez más expuestos al entorno obesógeno tóxico y al aumento del consumo de tentempiés (64). Además, la alteración de la regulación hormonal asociada a la corta duración del sueño incluye la disminución de la concentración de leptina y el aumento de la grelina, lo que provoca un aumento del hambre y un consumo excesivo de calorías a lo largo del día. La investigación sobre las variantes del gen *Circadian Locomotor Output Kaput* (*CLOCK*) amplía otra dimensión de la asociación entre la corta duración del sueño y la obesidad. Las investigaciones adicionales sobre las variantes de un solo nucleótido del gen *CLOCK* pueden ayudar a identificar a las personas con mayor riesgo de comer en exceso y aumentar de peso cuando se exponen a períodos de sueño cortos (65). En general, la corta duración del sueño en los adolescentes está intensamente correlacionada con la etiología y el mantenimiento de la obesidad (66).

Otro método que utilizan los adolescentes para alterar el sueño es el consumo de bebidas energéticas. Estas bebidas se comercializan mucho entre los jóvenes para mejorar la energía, el rendimiento deportivo y la concentración, utilizando eslóganes pegadizos e incitando a los adolescentes a adoptar conductas de riesgo (67). El consumo de bebidas energéticas ha aumentado en la última década, con una serie de reacciones adversas notificadas relacionadas con el consumo excesivo de cafeína (68).

Las bebidas energéticas no solo contienen una variedad de ingredientes «secretos» que suelen incluir cafeína y azúcar sobre todo, sino que también contienen alguna combinación de taurina, vitaminas del grupo B, azúcares, guaraná, *ginseng*, *ginkgo biloba* y L-carnitina (69). Dado que las bebidas energéticas se consideran «suplementos alimentarios naturales», la normativa es bastante limitada (68 69). El ingrediente más potente de estas bebidas es la cafeína, y la falta de regulación supone un peligro continuo. Pequeñas cantidades de cafeína pueden tener algunos beneficios claros, como la mejora del rendimiento físico y el tiempo de reacción, la disminución de la fatiga y el aumento de la vigilancia auditiva; sin embargo, estos efectos dependen de la dosis, son variables y normalmente se han generado por estudios en adultos.

Dados los riesgos documentados de la intoxicación por cafeína, como la ansiedad, el dolor de cabeza y las palpitaciones, los adolescentes y los niños deben minimizar el consumo para no superar los 100 mg/día de cafeína o los 2.5 (mg/kg)/día, respectivamente (70); una botella de bebida energética puede contener a menudo 160 mg de cafeína (71). Otra política pediátrica determinó que las bebidas energéticas que contienen estimulantes no deben incluirse en la alimentación de niños y adolescentes (72). Se ha demostrado que los adolescentes que consumen bebidas energéticas son más propensos a consumir tabaco, alcohol y marihuana (73).

Llevar las recomendaciones a la práctica puede ser especialmente difícil con los adolescentes (v. cap. 47). El asesoramiento alimentario en la adolescencia tiene más probabilidades de tener efecto si hace hincapié en la salud actual, en las actividades actuales y/o en el aspecto, en lugar de los efectos a largo plazo sobre la salud, a los que los adolescentes suelen sentirse relativamente invulnerables. La promoción de la salud alimentaria en el entorno escolar sigue siendo prometedora como punto de intervención (74-77). Las características de los programas centrados en la nutrición que se asocian a resultados positivos incluyen la participación de los progenitores a través de sesiones en persona, resultados de comportamiento claramente definidos, consistencia del programa a través de profesores o expertos capacitados, uso de actividades apropiadas para la edad y una duración de la intervención de al menos 6 meses (78).

El entorno familiar también desempeña un papel importante: Se ha demostrado una asociación entre los adolescentes que comen con sus familias y los patrones de ingesta alimentaria más saludables, lo que ilustra también la importancia de la participación de los progenitores (16 79).

En general, la actividad física es beneficiosa para la salud y complementa los efectos promotores de la salud de una alimentación adecuada. Sin embargo, el deporte competitivo en las adolescentes puede conducir a un síndrome conocido como la tríada de la deportista femenina, que consiste en osteoporosis, trastornos de la conducta alimentaria y trastornos menstruales (80). Aunque en un principio se pensó que se debían a una baja adiposidad, actualmente se cree que los trastornos menstruales en las adolescentes se deben sobre todo a una disponibilidad energética inadecuada, que provoca una disfunción hormonal hipotálamo-hipofisaria (81,82) (v. caps. 29 y 34). En concreto, la amenorrea se asocia a una reducción máxima de la masa ósea, a fracturas por sobrecarga y a un mayor riesgo de osteoporosis en años posteriores. En el tratamiento de la amenorrea de la adolescente, pueden estar indicados la reducción del entrenamiento o el aumento de la ingesta energética, o ambos, y el uso de anticonceptivos orales para restablecer la menstruación y mantener la mineralización ósea normal (81 82).

Otro posible riesgo relacionado con el deporte en los adolescentes es el consumo excesivo de bebidas deportivas, que puede empeorar el sobrepeso o la obesidad, y la erosión dental. En general, el agua es la opción más eficaz para la hidratación durante la práctica deportiva, salvo que se necesite una reposición más rápida durante períodos prolongados (>1 h) de actividad física intensa, momento en el que las bebidas deportivas son perfectamente adecuadas (72).

Se ha demostrado que el acné vulgar, la afección cutánea más frecuente al final de la adolescencia, presenta asociaciones entre la alimentación y el estilo de vida y la gravedad. Di Landro y cols. observaron una importante relación entre los casos de acné moderado y grave y los antecedentes familiares de acné en un familiar de primer grado, con un riesgo menor entre los que tenían un IMC más bajo (el efecto era mayor en los hombres que en las mujeres). A medida que el consumo de leche superaba las tres raciones semanales, la gravedad del acné empeoraba. El efecto fue mayor con la leche descremada que con la entera (83). Puede existir una asociación entre la obesidad y la resistencia a la insulina (afecciones potencialmente modificables mediante la alimentación) con el hiperandrogenismo y el riesgo de presentar acné (58).

ASPECTOS CLÍNICOS DESTACADOS

En Estados Unidos, los adolescentes tienen más riesgo de sufrir un exceso nutricional y obesidad que de padecer insuficiencias de macronutrimentos. Sin embargo, incluso en el contexto de la sobrealimentación, la carencia de determinados micronutrimentos parece ser habitual. Las insuficiencias de hierro, calcio, zinc, y vitaminas A y C son especialmente frecuentes, aunque probablemente otros nutrimentos no se consumen en cantidades realmente óptimas. Los ácidos grasos ω-3 tienden a ser insuficientes por igual en la alimentación tanto de los adultos como de los niños. Aunque una alimentación equilibrada basada en frutas, verduras, leguminosas y cereales integrales proporciona los nutrimentos necesarios para sustentar el crecimiento dinámico de la adolescencia, las dimensiones sociales, ambientales y de desarrollo contribuyen a un patrón de desequilibrio alimentario caracterizado por una ingesta excesiva de alimentos procesados con alto contenido en azúcar, sal y grasas saturadas. Un suplemento multivitamínico o multinutrimento inorgánico es una recomendación adecuada, aunque claramente no compensa un patrón alimentario subóptimo.

Los requerimientos energéticos de los deportistas pueden no satisfacerse. Este déficit calórico es particularmente problemático para las niñas, que como resultado pueden presentar alteraciones endocrinológicas e incluso amenorrea. La alteración resultante de la mineralización ósea puede ser irreversible. Los suplementos de calcio, el control del gasto energético y la ingesta de energía suplementaria están indicados para mantener la menstruación y proteger los huesos de las deportistas. En casos extremos, también deben utilizarse anticonceptivos orales. Asimismo, se recomienda el cribado de la anemia ferropénica en las chicas que menstrúan.

Los trastornos de la conducta alimentaria suelen aparecer en la adolescencia, y un alto grado de sospecha facilita la detección temprana. El tratamiento es especializado, y a menudo se basa en la atención psiquiátrica multidisciplinar.

Los factores de riesgo de enfermedades cardiovasculares surgen a menudo durante la adolescencia y, cuando lo hacen, continúan en la edad adulta. Por tanto, los esfuerzos para identificar y modificar los factores de riesgo de enfermedades cardiovasculares y otras enfermedades crónicas en los adolescentes están claramente indicados, al igual que el cribado de la hipertensión, los trastornos lipídicos y la diabetes.

La modificación de los patrones alimentarios de los adolescentes para promover la salud será más eficaz si se abordan tanto los factores ambientales como los conductuales. Los médicos deben educar a sus pacientes en hábitos alimentarios adecuados, como evitar saltarse las comidas, y en una buena higiene del sueño para disminuir su dependencia de las «conductas de búsqueda de estímulos». Los médicos deben ser conscientes de los posibles peligros del consumo de bebidas energéticas. También deben incluir la detección del consumo episódico/crónico de bebidas energéticas.

Los niños con afecciones cardíacas deben ser especialmente asesorados sobre el riesgo de consumir bebidas con cafeína, como el riesgo de arritmias, síncopes y muerte súbita. El mismo patrón alimentario general que se recomienda para la promoción de la salud en los adultos (v. cap. 45) es apropiado para los adolescentes, pero trasladar dichas recomendaciones a la práctica representa un reto en este grupo de edad. La utilización de un enfoque múltiple que aborde los ámbitos doméstico, escolar y de la comunidad en general permitirá a los adolescentes pasar a la edad adulta con hábitos nutricionales bien informados y que promuevan la salud.

REFERENCIAS BIBLIOGRÁFICAS

1. Corkins MR, Daniels SR, de Ferranti SD, et al. Nutrition in children and adolescents. *Med Clinic North Am.* 2016;100:1217–1235.
2. Liu J, Rehm CD, Onopa J, et al. Trends in diet quality among youth in the United States, 1999–2016. *JAMA.* 2020;323(12):1161–1174.
3. Qutteina Y, De Backer C, Smits T. Media food marketing and eating outcomes among pre-adolescents and adolescents: a systematic review and meta-analysis. *Obes Rev.* 2019; 20:1708.

4. Milosavljevic D, Mandic ML, Banjari I. Nutritional knowledge and dietary habit survey in high school population. *Coll Antropol*. 2015; 39:101–107.

5. Perry CL, Mcguire MT, Neumark-Sztainer D, et al. Characteristics of vegetarian adolescents in a multiethnic urban population. *J Adolesc Health*. 2001 Dec; 29:406–416.

6. Rudd Report: Increasing Disparities in Unhealthy Food Advertising Targeted to Hispanic and Black Youth. UConn Rudd Center for Food Policy, Council on Black Health, and Salud Joint Report; 2019.

7. Hagenauer MH, Perryman JI, Lee TM, et al. Adolescent changes in the homeostatic and circadian regulation of sleep. *Dev Neurosci*. 2009; 31:276–284.

8. Deshmukh-Taskar PR, Nicklas TA, O'Neil CE, et al. The relationship of breakfast skipping and type of breakfast consumption with nutrient intake and weight status in children and adolescents: the National Health and Nutrition Examination Survey 1999–2006. *J Am Diet Assoc*. 2010;110: 869–878.

9. Nicklas TA, O'Neill CE, Berenson GS. Nutrient contribution of breakfast, secular trends, and the role of ready-to-eat cereals: a review of data from the Bogalusa Heart Study. *Am J Clin Nut*. 1998; 67:757S.

10. Monzani A, Ricotti R, Caputo M, et al. A systematic review of the association of skipping breakfast with weight and cardiometabolic risk factors in children and adolescents. What Should We Better Investigate in the Future? *Nutrients*. 2019;11:387.

11. Neumark-Sztainer D, Wall M, Story M, et al. Dieting and unhealthy weight control behaviors during adolescence: associations with 10-year changes in body mass index. *J Adolesc Health*. 2012;50:80.

12. Rynders CA, Thomas EA, Zaman A, et al. Effectiveness of intermittent fasting and time-restricted feeding compared to continuous energy restriction for weight loss. *Nutrients*. 2019;11:2442.

13. Rampersaud GC, Pereira MA, Girard BL, et al. Breakfast habits, nutritional status, body weight, and academic performance in children and adolescents. *J Am Diet Assoc*. 2005;105:743.

14. Coleman-Jensen A, Rabbitt MP, Gregory CA, et al. 2020. Household Food Security in the United States in 2019, ERR-275, U.S. Department of Agriculture, Economic Research Service.

15. Food and Nutrition Service, USDA. National school lunch program and school breakfast program: nutrition standards for all foods sold in school as required by the Healthy, Hunger-Free Kids Act of 2010. Interim final rule. *Fed Regist*. 2013;78:39067–39120.

16. Gillman MW, Rifas-Shimas SL, Frazier AL, et al. Family dinner and diet quality among older children and adolescents. *Arch Fam Med*. 2000;9:235.

17. Skinner AC, Ravanbakht SN, Skelton JA., et al. Prevalence of obesity and severe obesity in U.S. children, 1999–2016. *Pediatrics*. 2018;141(3):e20173459.

18. Salgin B, Norris SA, Prentice P, et al. Even transient rapid infancy weight gain is associated with higher BMI in young adults and earlier menarche. *Int J Obes*. 2015;39:939–944.

19. Lee JM, Appugliese D, Kaciroti N, et al. Weight status in young girls and the onset of puberty. *Pediatrics*. 2007;119:e624–e630.

20. Rogers IS, Northstone K, Dunger DB, et al. Diet throughout childhood and age at menarche in a contemporary cohort of British girls. *Public Health Nutr*. 2010;13:2052–2063.

21. Villamor E, Jansen EC. Nutritional determinants of the timing of puberty. *Annu. Rev. Public Health*. 2016;37:33–46.

22. Wiley AS. Milk intake and total dairy consumption: associations with early menarche in NHANES 1999–2004. *Public Libr Sci One*. 2011;6:e14685.

23. Gunther AL, Karaolis-Danckert N, Kroke A, et al. Dietary protein intake throughout childhood is associated with the timing of puberty. *J Nutr*. 2010;140:565–571.

24. Tanner JM, Davies PS. Clinical longitudinal standards for height and height velocity for North American children. *J Pediatr*. 1985;107:317–329.

25. Biro FM, Huang B, Crawford PB, et al. Pubertal correlates in black and white girls. *J Pediatr*. 2006;148:234–240.

26. Biro FM, Galvez MP, Greenspan LC, et al. Pubertal assessment method and baseline characteristics in a mixed longitudinal study of girls. *Pediatrics*. 2010;126:e583–e590.

27. American Academy of Pediatrics. *Pediatric nutrition handbook*, 4th ed. Elk Grove Village, IL: American Academy of Pediatrics; 1998.

28. Berryman CE, Lieberman HR, Fulgoni VL, et al. Protein intake trends and conformity with the Dietary Reference Intakes in the United States: analysis of the National Health and Nutrition Examination Survey, 2001–2014. *Am J Clin Nutr*. 2018;108:405–413.

29. Bailey RL, Fulgoni VL, Keast DR, et al. Do dietary supplements improve micronutrient sufficiency in children and adolescents? *J Pediatr*. 2012;161:837–842.

30. Pan K, Zhang C, Yao X, Zhu Z. Association between dietary calcium intake and BMD in children and adolescents. *Endocr Connect*. 2020 Jan 1;9:194–200.

31. Institute of Medicine. *Nutrition during pregnancy: part I, weight gain: part II, nutrient supplements*. Washington, DC: National Academy Press; 1990.

32. Kranz S, Brauchla M, Slavin JL, et al. What do we know about dietary fiber intake in children and health? The effects of fiber intake on constipation, obesity, and diabetes in children. *Adv Nutr*. 2012;3:47–53.

33. Williams CL, Bollella M, Wynder EL. A new recommendation for dietary fiber in childhood. *Pediatrics*. 1995;96:985–988.

34. Williams CL. Dietary fiber in childhood. *J Pediatr*. 2006;149:s121–s130.

35. Berenson GS, Srinivasan SR, Nicklas TA. Atherosclerosis: a nutritional disease of childhood. *Am J Cardiol*. 1998;82:22t–29t.

36. Bronner YL. Nutritional status outcomes for children: ethnic, cultural, and environmental contexts. *J Am Diet Assoc*. 1996;96:891–903.

37. Groner JA, Joshi M, Bauer JA. Pediatric precursors of adult cardiovascular disease: noninvasive assessment of early vascular changes in children and adolescents. *Pediatrics*. 2006;118:1683–1691.

38. Ludwig DS, Peterson KE, Gortmaker SL. Relation between consumption of sugar-sweetened drinks and childhood obesity: a prospective, observational analysis. *Lancet*. 2001;357:505–508.

39. Utter J, Neumark-Sztainer D, Jeffery R, et al. Couch potatoes or French fries: are sedentary behaviors associated with body mass index, physical activity, and dietary behaviors among adolescents? *J Am Diet Assoc*. 2003;103:1298–1305.

40. Murthy VL, Rui X, Baldridge AS, et al. Polygenic risk, fitness, and obesity in the coronary artery risk development in young adults (CARDIA) study. *JAMA Cardiol*. 2020;5:263–271.

41. Kitahara CM, Flint AJ, Berrington de Gonzalez A, et al. Association between class III obesity (BMI 40–59kg/m2) and mortality: a pooled analysis of 20 prospective studies. *PLoS Med*. 2014;11:e1001673.

42. Puhl R and Latner J. Stigma, obesity, and the health of the nation's children. *Psychol Bull*. 2007;133:557–580.

43. Hofmann B. Bariatric surgery for obese children and adolescents: a review of the moral challenges. *BMC Med Ethics*. 2013;14:18.

44. Inge TH, Coley RY, Bazaano LA, et al. Comparative effectiveness of bariatric procedure among adolescents: the PCORnet bariatric study. *Surg Obes Relat Dis.* 2018;14:1374.

45. Inge TH, Courcoulas AP, Jenkins TM, et al. Weight loss and health status three years after bariatric surgery in adolescents. *N Engl J Med.* 2016;374:113.

46. Hannon TS, Rao G, Arslanian SA. Childhood obesity and type 2 diabetes mellitus. *Pediatrics.* 2005;116:473–480.

47. Eckel RH, Grundy SM, Zimmet PZ. The metabolic syndrome. *Lancet.* 2005;365:1415–1428.

48. Ferrannini E. Metabolic syndrome: a solution in search of a problem. *J Clin Endocrinol Metab.* 2007;92:396–398.

49. Owens S. Childhood obesity and metabolic syndrome. *Am J Lifestyle Med.* 2013;7:314–323.

50. Morrison JA, Friedman LA, Wang P, et al. Metabolic syndrome in childhood predicts adult metabolic syndrome and type 2 diabetes 25 to 30 years later. *J Pediatr.* 2008;152:201–206.

51. Weiss R, Dziura J, Burgert TS, et al. Obesity and the metabolic syndrome in children and adolescents. *N Engl J Med.* 2004;350:2362–2374.

52. Cook S, Auinger P, Li C, et al. Metabolic syndrome rates in United States adolescents, from the National Health and Nutrition Examination Survey, 1999–2002. *J Pediatr.* 2008;152:165–170.

53. Springer SC, Silverstein J, Copeland K, et al. Management of type 2 diabetes mellitus in children and adolescents. *Pediatrics.* 2013;131:e648–e664.

54. Kane MP, Abu-Baker A, Busch RS. The utility of oral diabetes medications in type 2 diabetes of the young. *Curr Diabetes Rev.* 2005;1:83–92.

55. Gidding SS. Preventive pediatric cardiology. Tobacco, cholesterol, obesity, and physical activity. *Pediatr Clin North Am.* 1999;46:253–262.

56. Luma GB, Spiotta RT. Hypertension in children and adolescents. *Am Fam Physician.* 2006;73:1558–1568.

57. Saksena M, Okrent AM, Hamrick KS, et al. America's eating habits: food away from home. US Department of Agriculture Economic Research Service; September 2018.

58. He FJ, MacGregor GA. Importance of salt in determining blood pressure in children: meta-analysis of controlled trials. *Hypertension.* 2006; 48:861–869.

59. Renda M, Fischer P. Vegetarian diets in children and adolescents. *Pediatr Rev.* 2009;30:e1.

60. Melina V, Craig W, Levin S. Position of the academy of nutrition and dietetics: vegetarian diets. *J Acad Nutr Diet.* 2016;116:1970.

61. Crowe FL, Appleby PN, Travis RC, et al. Risk of hospitalization or death from ischemic heart disease among British vegetarians and nonvegetarians: Results from the EPIC-Oxford cohort study. *Am J Clin Nutr.* 2013;97:597.

62. Hebbelinck M, Clarys P, De Malsche A. Growth, development, and physical fitness of Flemish vegetarian children, adolescents, and young adults. *Am J Clin Nutr.* 1999;70:579–585.

63. Hirshkowitz M, Whiton K, Albert SM, et al. National Sleep Foundation's sleep time duration recommendations: methodology and results summary. *Sleep Health.* 2015;1:40–43.

64. Eaton DK, McKnight-Eily LR, Lowry R, et al. Prevalence of insufficient, borderline, and optimal hours of sleep among high school students – United States, 2007. *J Adolesc Health.* 2010;4:399–401.

65. Valladares M, Obregón AM, Chaput JP. Association between genetic variants of the clock gene and obesity and sleep duration. *J Physiol Biochem.* 2015;71:855–860.

66. Hart CN, Cairns A, Jelalian E. Sleep and obesity in children and adolescents. *Pediatr Clin North Am.* 2011;58:715–733.

67. Miller, KE. Wired: energy drinks, jock identity, masculine norms, and risk taking. *J Am Coll Health.* 2008;56:481–489.

68. Ruiz LD and Scherr RE. Risk of energy drink consumption to adolescent health. *Am J Life Med.* 2018; 13:22–24.

69. Higgins JP, Tuttle TD, Higgins CL. Energy beverages: content and safety. *Mayo Clin Proc.* 2010;85:1033–1041.

70. Seifert SM, Schaechter JL, Hershorin ER, et al. Health effects of energy drinks on children, adolescents, and young adults. *Pediatrics.* 2011;127:511–528.

71. Tran NL, Barraj LM, Bi X, et al. Trends and patterns of caffeine consumption among US teenagers and young adults, NHANES 2003–2012. *Food Chem Toxicol.* 2016;94:227–242.

72. Committee on Nutrition and the Council on Sports Medicine and Fitness. Sports drinks and energy drinks for children and adolescents: are they appropriate? *Pediatrics.* 2011;127:1182–1189.

73. Leal WE, Jackson DB. Energy drinks and escalation in drug use severity: an emergent hazard to adolescent health. *Prev Med.* 2018;111:391–396.

74. Kaschalk-Woods E, Fly AD, Foland EB, et al. Forecasting your future: nutrition matters curriculum with teacher training promotes students to try new fruits and vegetables. *Curr Dev Nutr.* 2020;4(7):nzaa101.

75. Kong AS, Sussman AL, Yahne C, et al. School-based health center intervention improves body mass index in overweight and obese adolescents. *J Obes.* 2013;2013:575016.

76. Sharma M. School-based interventions for childhood and adolescent obesity. *Obes Rev.* 2006;7:261–269.

77. Summerbell CD, Waters E, Edmunds LD, et al. Interventions for preventing obesity in children. *Cochrane Database Syst Rev.* 2005;3: CD001871.

78. Ash T, Agaronov A, Young T, et al. Family-based childhood obesity prevention interventions: a systematic review and quantitative content analysis. *Int J Behav Nutr Phys Act.* 2017;14(1):113.

79. Hammons AJ, Fiese BH. Is frequency of shared family meals related to the nutritional health of children and adolescents? *Pediatrics.* 2011;127:e1565–e1574.

80. Birch K. Female athlete triad. *BMJ.* 2005;330:244–246.

81. Warren MP, Stiehl AL. Exercise and female adolescents: effects on the reproductive and skeletal systems. *J Am Womens Assoc.* 1999;54:115.

82. Loucks A, Vurdun M, Heath E. Low energy availability, not stress of exercise, alters LH pulsatility in exercising women. *J Appl Physiol.* 1998;84:37–46.

83. Di Landro A, Cazzaniga S, Parazzini F, et al. GISED Acne Study Group. Family history, body mass index, selected dietary factors, menstrual history, and risk of moderate to severe acne in adolescents and young adults. *J Am Acad Dermatol.* 2012;67:1129–1135.

▨ LECTURAS RECOMENDADAS

Dietz WH, Stern L, eds. *American Academy of Pediatrics guide to your child's nutrition.* New York, NY: Villard Books, 1999.

Jacobson MS, Rees JM, Golden NH, et al., eds. Adolescent nutritional disorders. Prevention and treatment. In: *Annals of the New York Academy of Sciences,* Volume 817. New York, NY: The New York Academy of Sciences; 1997:1–35.

Marie-Pierre S, Keler K. Nutrition in adolescence. In: Ross CA, Benjamin C, Cousins RJ, et al., eds. *Modern nutrition in health and disease,* 11th ed. Philadelphia, PA: Lippincott Williams & Wilkins, 2012:734–744.

McNaughton SA. Understanding the eating behaviors of adolescents: application of dietary patterns methodology to behavioral nutrition research. *J AM Diet Assoc.* 2011;111:226–229.

Neistein Ls, Gordon C, Katzman D, et al., eds. *Adolescent health care: a practical guide*, 5th ed. Philadelphia, PA: Lippincott Williams & Wilkins; 2007.

Neumark-Sztainer D, Story M, Perry C, et al. Factors influencing food choices of adolescents: findings from focus-group discussion with adolescents. *J Am Diet Assoc.* 1999;99:929–937.

Riley M, Bluhm B. High blood pressure in children and adolescents. *Am Fam Physician.* 2012;85:693–700.

Stang J, Story M, eds. Nutrition needs of adolescents. In: *Guidelines for adolescent nutrition services.* Minneapolis, MN: University of Minnesota; 2005:21–34.

Story M, Neumark-Sztainer D. Promoting healthy eating and physical activity in adolescents. *Adoles Med* 1999;10:109.

Tamborlane WV, ed. *The Yale guide to children's nutrition.* New Haven, CT: Yale University Press, 1997.

Capítulo 31

Alimentación y senectud

Karen Glover

INTRODUCCIÓN

Los factores nutricionales desempeñan un papel importante en el proceso de envejecimiento. Los requerimientos de energía y nutrimentos específicos cambian como consecuencia de la alteración del metabolismo, la disminución del gasto energético y los cambios en los patrones conductuales. Además de la alimentación, factores como el estilo de vida y las exposiciones ambientales, así como la actividad física, influyen en el proceso de envejecimiento. Los nuevos descubrimientos sobre los efectos de la inflamación crónica, la epigenética y el microbioma se han sumado a la pregunta sobre cuál es la nutrición óptima a medida que se envejece. Las recomendaciones básicas sobre las requerimientos de proteínas, hidratos de carbono, grasas, vitaminas y nutrimentos inorgánicos para los adultos mayores de 65 años también han evolucionado a lo largo de las décadas, ya que los hallazgos científicos están superando las recomendaciones escritas (p. ej., las *Dietary Guidelines for Americans*).

La tendencia actual de la población «mayor de 65 años» es que la edad cronológica y la mental están desconectadas. Sin embargo, el envejecimiento físico está lleno de enfermedades crónicas. El hallazgo subyacente que es contiguo a la mayoría de las cargas de enfermedades es la inflamación crónica. Los macronutrimentos y micronutrimentos intervienen directamente en la promoción o reducción de las cascadas inflamatorias que afectan a la función básica de las células, incluidas las mitocondrias.

La oxidación está surgiendo como un aspecto importante del envejecimiento celular; por tanto, los prooxidantes y antioxidantes de la alimentación pueden influir en la naturaleza y el ritmo del propio proceso de envejecimiento. Frenar e invertir el proceso de envejecimiento es el impulso de muchas investigaciones y tratamientos motivados por las empresas «antienvejecimiento» que promueven suplementos y programas de salud que apelan al deseo de mantener un físico y un aspecto juveniles. Sin embargo, el envejecimiento es inevitable.

VISIÓN GENERAL

Fisiología del envejecimiento

La esperanza de vida aumenta constantemente y pronto podría alcanzar los 85 a 90 años (1). La población envejecida del mundo ha aumentado debido a la mayor esperanza de vida o longevidad. Un informe de Naciones Unidas indica que la población mundial de mayores de 60 años pasará de una de cada ocho personas (2017) a una de cada cinco a mediados de este siglo (2). La población estadounidense de adultos de 65 años o más representa el 15.2% de la población total (49.2 millones), y se prevé que se duplique en 2060 hasta alcanzar los 98 millones (3).

Los cambios físicos y mentales relacionados con la edad afectan a la función y a la calidad de vida. Las alteraciones fisiológicas celulares y orgánicas debidas al proceso de envejecimiento pueden manifestarse en una disminución de la masa muscular y un aumento de la grasa corporal, y aumentar el riesgo de sufrir enfermedades crónicas y debilitantes. En varios mecanismos muy estudiados intervienen la inflamación crónica y el deterioro del sistema inmunitario. Además, la alteración del gusto y el olfato, junto con la dificultad para masticar y tragar, afecta a la ingesta de nutrimentos, lo que a su vez puede repercutir aún más en el funcionamiento de los órganos y las células.

La inmunosenectud (el deterioro del sistema inmunitario) desempeña un papel fundamental en el proceso de envejecimiento (4). La inflamación crónica leve está mediada por el estrés celular y por factores genéticos (polimorfismos de un solo nucleótido o SNP [*single-nucleotide polymorphisms*]). Los mecanismos de acción incluyen el aumento de la expresión de citocinas como la interleucina 6 (IL-6) y el factor de necrosis tumoral α (TNF-α), y de factores de transcripción como el factor nuclear-kappa B (NF-κB). Se cree que este proceso de «inflamación» es el pródromo de enfermedades relacionadas con la edad, como la ateroesclerosis, las cardiopatías, la diabetes *mellitus* de tipo 2, el cáncer, la enfermedad de Alzheimer y la enfermedad de Parkinson (4,5). Un estado nutricional deficiente es uno de los factores que contribuyen a la inmunosenectud y, como se describe más adelante en este capítulo, la administración de suplementos alimentarios específicos puede ser protectora (6).

Otros muchos factores pueden contribuir al proceso inflamatorio. Factores ambientales, como el tabaquismo, la contaminación atmosférica y la exposición diaria a toxinas, sobrecargan el sistema de desintoxicación del organismo. Las infecciones y la obesidad estresan el sistema inmunitario. Otros procesos celulares, como la hiperproducción de especies reactivas de oxígeno (ERO), los productos finales de glucación avanzada, la disfunción mitocondrial, la alteración de la regulación del sistema renina-angiotensina y la acumulación de residuos celulares debido a una autofagia defectuosa, son otros posibles desencadenantes de la inflamación crónica de bajo grado (7,8).

El estrés crónico es otra agresión al proceso de envejecimiento. Entre los factores estresantes típicos se encuentran las enfermedades crónicas, la pérdida de memoria, la economía, la pérdida de independencia, el aislamiento, y la pérdida de amigos y familiares, sobre todo debido a la muerte. El envejecimiento puede socavar el proceso de mantenimiento de la homeostasis por cambios en los sistemas endocrino, nervioso (específicamente, autonómico) e inmunológico. Estos sistemas suelen trabajar juntos para mantener la alostasis, adaptándose a los retos de la vida (9). Es lo que se conoce más como eje hipotálamo-hipófisis-suprarrenal (HPA, *hypothalamus-pituitary-adrenal*). El cortisol es la principal hormona del estrés en esta vía, y aumenta en respuesta al estrés fisiológico y psicológico. Sus concentraciones aumentan con el envejecimiento, y se asocian a un mayor estrés psicosocial, a un peor rendimiento cognitivo y a atrofia de las estructuras cerebrales relacionadas con la memoria (9). Hay más pruebas de que el eje HPA está influenciado por mediadores inflamatorios y perpetúa la respuesta al estrés.

Son muchos los factores que pueden provocar cambios en la composición del cuerpo en relación con la masa muscular a medida que las personas envejecen. El músculo esquelético comprende más de la mitad de las proteínas corporales totales en los adultos sanos; sin embargo, la masa muscular disminuye con la edad. A medida que aumenta la esperanza de vida, la sarcopenia, la pérdida degenerativa de tamaño y fuerza muscular relacionada con la edad, se está convirtiendo en un importante problema de salud (10). La degradación de las proteínas musculares se produce a un ritmo mayor que la síntesis, y las células adiposas (adipocitos) se infiltran en el tejido muscular, lo que provoca una disminución de la fuer-

za muscular (11). Las causas de la sarcopenia pueden ser una combinación de muchos factores, como la inflamación crónica leve, la disfunción mitocondrial, el estrés oxidativo, la desnutrición, la inactividad, las enfermedades crónicas, los cambios hormonales y la resistencia anabólica (2,11). Se asocia a deterioro funcional, mala calidad de vida y aumento de la mortalidad (2). Si bien es cierto que la actividad física interviene de algún modo, los nutrimentos específicos y los patrones alimentarios están surgiendo como factores potencialmente modificables en la aparición o la prevención de la sarcopenia (12).

El envejecimiento afecta a todas las funciones del aparato digestivo. Dado que este es el principal sistema implicado en la obtención de nutrimentos para mantener el organismo en funcionamiento, es importante prestarle atención. Hay alteraciones del gusto (disgeusia), de la deglución (disfagia), cambios en el peristaltismo esofágico, disfunciones gástricas, intestinales y colónicas, incluyendo la digestión y la absorción, así como la secreción de enzimas y hormonas (13). La secreción y la calidad de la saliva cambian con la edad. Dado que el proceso digestivo se inicia en la cavidad bucal, las alteraciones de la saliva pueden afectar a la masticación y la deglución, además a la descomposición inicial de las proteínas y los hidratos de carbono.

Los cambios gástricos fisiológicos relacionados con la edad, como la disminución del flujo sanguíneo gástrico, la reducción de los mecanismos de protección de la mucosa y la estimulación vagal, pueden hacer que las personas mayores sean propensas a presentar enfermedades como gastritis atrófica, úlceras pépticas y reflujo gastroesofágico (13). La pérdida parcial de determinadas glándulas de la mucosa gástrica puede causar hipoclorhidria o aclorhidria, y dar lugar a una gastritis atrófica crónica y a la incapacidad de descomponer los macronutrimentos. La enfermedad ulcerosa péptica puede estar causada por algunos medicamentos y por la infección por *Helicobacter pylori*. Dado que el aparato digestivo desempeña un papel esencial en el metabolismo de los medicamentos, los adultos de edad avanzada son más propensos a sufrir efectos secundarios digestivos relacionados con la medicación, como la disminución de la motilidad del intestino delgado. Cualquier efecto secundario de la medicación, incluida la «polifarmacia», puede disminuir el cumplimiento y contribuir aún más a la morbilidad y la mortalidad (13).

La secreción de algunas enzimas gastrointestinales parece disminuir con la edad. Sin embargo, se supone que la utilidad de esas enzimas para descomponer las proteínas, los hidratos de carbono y las grasas es suficiente para que la digestión sea adecuada; el proceso no puede medirse mediante estudios (11). La secreción hormonal, la función de absorción y la motilidad del intestino delgado en los adultos mayores no parecen estar relacionadas con la edad tanto como con las manifestaciones de enfermedades crónicas (p. ej., gastroparesia diabética). Los trastornos del intestino grueso que afectan a los adultos mayores son la diverticulosis, el síndrome del intestino irritable, la colitis por *Clostridium difficile* (*C. diff*) y el estreñimiento. Sin embargo, la motilidad y el tiempo de tránsito del intestino grueso parecen estar más relacionados con el deterioro cognitivo, los límites de la movilidad física, los cambios en la alimentación, los medicamentos anticolinérgicos y opioides, y con problemas médicos crónicos (13).

Otro cambio importante que se produce con el proceso de envejecimiento es el cambio en el microbioma intestinal humano. La microbiota intestinal ha estado a la vanguardia de la investigación, ya que se ha determinado que los seres humanos tienen una relación simbiótica con los microorganismos que viven sobre y dentro del cuerpo. El microbioma humano mejora el metabolismo, modula la inflamación y el sistema inmunitario, mejora la señalización endocrina, modula la función cerebral a través de la síntesis y mediación de neurotransmisores, y aumenta la resistencia a la autoinmunidad y al cáncer (14).

Los cambios de la flora intestinal relacionados con la edad dependen de las características genéticas de la persona y de las influencias ambientales, así como del estilo de vida y la alimentación (4,15). A medida que se envejece, disminuye la diversidad y la abundancia de las especies bacterianas que producen butirato, un importante ácido graso de cadena corta que se considera primordial para la salud intestinal.

El butirato, junto con el acetato y el propionato (otros ácidos grasos de cadena corta), reduce el pH intestinal para mantener controladas las colonias bacterianas, protege contra el crecimiento excesivo de bacterias dañinas y estimula el crecimiento de las bacterias útiles (4). Algunos microorganismos beneficiosos pueden descomponer las moléculas de proteínas en los aminoácidos que las componen, y participar en la conversión luminal de los aminoácidos en compuestos biológicos que modulan el sistema inmunitario, participan en la señalización y producen péptidos antimicrobianos (14).

La disminución de la diversidad microbiana no solo se correlaciona con la alimentación, sino también con el aumento del uso de antibióticos y las enfermedades subyacentes, que conducen a la fragilidad, los marcadores proinflamatorios y el deterioro de los parámetros de salud (4,14,16).

Los adultos mayores también tienen riesgo de albergar especies bacterianas potencialmente patógenas debido al crecimiento excesivo en el intestino grueso (disbiosis). Esto se debe a un desequilibrio entre las bacterias beneficiosas y las comensales. Otra alteración del aparato digestivo es el sobrecrecimiento bacteriano del intestino delgado (SIBO, *small intestinal bacterial overgrowth*). Se trata de un exceso de bacterias desplazadas en el intestino delgado, que no es el entorno adecuado para los microorganismos. El SIBO es frecuente en los adultos mayores, y se asocia a diarrea crónica, malabsorción, pérdida de peso e insuficiencias nutricionales secundarias (13).

Factores nutricionales de morbilidad y mortalidad

Hay varias causas de debilidad física en el envejecimiento, como las enfermedades crónicas, las enfermedades agudas y la hospitalización, y los accidentes. Sin embargo, los factores de más impacto de la debilidad y la calidad de vida están relacionados con la nutrición: anorexia del envejecimiento, desnutrición, pérdida de peso involuntaria y fragilidad. Curiosamente, cada uno de estos «síndromes» geriátricos tiene causas multifactoriales, que se solapan entre sí y parecen estar interrelacionadas.

La anorexia del envejecimiento, es decir, los cambios asociados a la edad en cuanto a la regulación del apetito y la ausencia de hambre, llevan a la reducción de la ingesta de alimentos y a la pérdida de peso. Esto puede ocurrir incluso en personas mayores sanas y a pesar de un acceso adecuado a los alimentos. Las secuelas derivadas de una disminución del apetito y de la ingesta de alimentos pueden incluir la desnutrición proteico-energética, la mala cicatrización de las heridas, el deterioro funcional, y la lenta recuperación de una enfermedad o una intervención quirúrgica (17). Hay una combinación de diversas influencias en la anorexia del envejecimiento, como factores fisiológicos, patológicos y sociales. Sin embargo, los mecanismos fisiológicos que parecen subyacer al inicio de esta anorexia son la reducción de las señales de hambre y saciedad inhibidora (17).

Los cambios en el olfato y el gusto, la reducción de los impulsos centrales y periféricos para comer, y el retraso del vaciado gástrico que conduce a la sensación de saciedad también desempeñan un papel integral. La reducción de la ingesta energética es consecuencia de la reducción de los requerimientos y del gasto energético, lo que provoca cambios en la composición corporal. La reducción de la ingesta es mayor que la reducción del gasto energético, y conduce a la pérdida de peso. El ciclo continúa y puede producir sarcopenia, desnutrición, fragilidad y aumento de la mortalidad (17).

Otros factores que contribuyen a la anorexia del envejecimiento son la salud bucodental deficiente, la depresión, la inflamación crónica leve y el sobre-crecimiento bacteriano gastrointestinal. La capacidad de masticar los alimentos está influida por la calidad de la dentadura de una persona. Una mala dentadura puede afectar a la elección de los alimentos, lo que limita el tipo y la cantidad de estos, reduciendo así su ingesta (17).

La inflamación crónica y el sobrecrecimiento bacteriano pueden perpetuar las molestias gastrointestinales, lo que provoca una reducción de la ingesta de alimentos, así como malabsorción y una menor absorción de nutrimentos debido a la alteración del revestimiento intestinal. Las personas mayores con depresión muestran una mayor alteración de la regulación del eje HPA y, en consecuencia, comen menos cuando están deprimidas (17). Sin embargo, si la depresión se controla en este grupo de edad, la anorexia y la pérdida de peso pueden revertirse (17).

La fragilidad se asocia a una disminución del funcionamiento fisiológico. Aunque la fragilidad no es particularmente el dominio de los adultos mayores, suele estar relacionada con el envejecimiento. Afecta a la movilidad, el equilibrio, la fuerza muscular, la marcha, el procesamiento motor, la actividad física y la nutrición (18). El síndrome de fragilidad se asocia a un mayor riesgo de «deterioro catastrófico de la salud y la función» (17). Aunque la fragilidad conduce a una mayor morbilidad y mortalidad, puede prevenirse, posponerse o revertirse con una intervención temprana (18). El estado nutricional es un determinante importante en la aparición de fragilidad, debido a la disminución de la ingesta total de alimentos. En un estudio, la escasa ingesta de ciertos micronutrimentos, como las vitaminas D, E y C, y el folato, se relacionó con la fragilidad, independientemente de la ingesta energética (18). Conseguir una nutrición adecuada para mantener una función continua es de vital importancia. En general, la malnutrición se considera un estado de desnutrición. Este estado directamente influenciado por la ingesta de alimentos, influye en la capacidad del organismo para mantenerse y repararse. En los adultos de edad avanzada, la ingesta de alimentos se ve afectada por cuestiones físicas como problemas dentales, sequedad de boca y disminución de la percepción sensorial de los alimentos. Los cambios en el control hipotalámico del hambre y la saciedad, y las alteraciones en las hormonas relacionadas con el intestino, como la colecistocinina, la leptina y la grelina, pueden hacer que las personas sientan menos hambre, tengan menos deseos de comer determinados alimentos y reduzcan el número de veces que comen en un día (11).Las personas desnutridas son más propensas a sufrir infecciones, y tienden a tener hospitalizaciones y tiempos de recuperación más prolongados.

También existen factores psicológicos y sociales que contribuyen a alterar la ingesta de alimentos durante el envejecimiento. La depresión, la apatía y las fluctuaciones del estado de ánimo son algunas de las causas psicológicas, mientras que el aislamiento social, la pobreza y el cambio de entorno tienen un efecto negativo sobre los hábitos alimentarios. Además, los ingresos, la educación, las actitudes y creencias, la disminución de la movilidad y la capacidad para preparar comidas son otros factores que pueden contribuir a la desnutrición (11) (v. **tabla 31-1**).

Una comorbilidad de la desnutricion en los adultos mayores es la pérdida de peso involuntaria, que

TABLA 31-1

Causas de malnutrición

Factores sociales
Falta de conocimientos sobre la alimentación, la cocina y la nutrición
Aislamiento o soledad
Pobreza
Incapacidad para comprar y/o preparar alimentos
Incapacidad para preparar la comida

Factores fisiológicos
Disfunción gastrointestinal, por ejemplo, malabsorción
Falta de apetito y alimentación deficiente
Problemas bucales como pérdida de dientes y disfagia
Pérdida del gusto y del olfato
Trastornos respiratorios
Trastornos endocrinos, por ejemplo, diabetes *mellitus* de tipo 2
Trastornos neurológicos, por ejemplo, enfermedad de Parkinson
Infecciones, por ejemplo, de las vías urinarias
Discapacidad física para alimentarse
Interacciones con otros medicamentos
Náusea y vómito
Alteración o aumento de los requerimientos metabólicos
Otras enfermedades, por ejemplo, cáncer

Factores psicológicos
Demencia
Depresión
Confusión
Ansiedad

Reimpreso de Rémond D, Shahar DR, Gille D, et al. *Understanding the gastrointestinal tract of the elderly to develop dietary solutions that prevent malnutrition.* Oncotarget. 2015;6(16):13858-13898.

consiste en una reducción de más del 5% del peso corporal en 6 a 12 meses. La pérdida de peso involuntaria se produce en el 15% al 20% de los adultos mayores (19). Las consecuencias de una pérdida de peso significativa y progresiva son el deterioro de las actividades de la vida diaria, las caídas que provocan fracturas de cadera y la mala recuperación de las enfermedades, especialmente las que requieren hospitalización. Las causas de la pérdida de peso involuntaria pueden ser fisiológicas o psicosociales. Las causas más frecuentes son los tumores malignos, las enfermedades gastrointestinales, la depresión y la demencia (19). La disminución de la ingesta también puede atribuirse a la polifarmacia, que puede alterar el gusto y afectar al apetito. Los factores sociales asociados a la pérdida de peso son la pobreza, el aislamiento, las cargas económicas, el consumo de sustancias tóxicas, y las barreras para obtener y preparar alimentos (19).

Perspectiva nutricional de la teoría del envejecimiento

La *senectud se* ha definido como el deterioro progresivo de las funciones corporales a lo largo del tiempo (20). El envejecimiento se caracteriza por una pérdida de homeostasis y la acumulación de daños moleculares, lo que conduce a diversas patologías. Las vías biológicas, tanto químicas como bioquímicas, son el eje central del proceso de envejecimiento, y existen múltiples vías. Existen varias teorías sobre el envejecimiento, pero la mayoría se engloban en tres categorías: envejecimiento programado, error o daño, o teorías combinadas (20). El envejecimiento programado se considera un simple proceso de «desgaste», mientras que la teoría del daño está relacionada con los procesos metabólicos normales del organismo. El mecanismo principal de esta teoría es el daño celular oxidativo debido a las ERO. Las mitocondrias son las principales productoras de ERO en las células humanas, y su ADN es especialmente susceptible al daño oxidativo (20). La inestabilidad del genoma (ADN) también forma parte de la teoría del daño, debido fundamentalmente a los errores de replicación. Parte de los errores de replicación se deben al acortamiento de los telómeros, que son las secuencias finales del ADN. Los telómeros se acortan con cada división celular si no se replican, y están influidos por la oxidación y la inflamación. Esto puede provocar importantes disfunciones celulares, que pueden causar enfermedades crónicas. Dado que los telómeros más cortos se asocian a mayores tasas de enfermedades crónicas relacionadas con la edad y a una menor esperanza de vida, la longitud de los telómeros se considera un biomarcador del envejecimiento (21). Pruebas recientes apoyan la correlación entre la longitud de los telómeros y el consumo de alimentos y nutrimentos específicos, como las leguminosas, los frutos secos, la fruta y el café (22,23). Por el contrario, se han medido longitudes de telómeros más cortas en personas con un consumo elevado de bebidas azucaradas, carne roja y carnes procesadas (22,24). Los estudios sugieren que las dietas con alto contenido en antioxidantes, así como las antiinflamatorias de estilo mediterráneo, pueden proteger contra el acortamiento de los telómeros; se justifica una mayor investigación para identificar los mecanismos y distinguir hasta qué punto los factores culturales o genéticos pueden influir en la eficacia (21,25,26).

Mientras que el mantenimiento de una ingesta nutricional adecuada en los adultos mayores es una prioridad, la restricción calórica (RC) a lo largo del tiempo se asocia con la longevidad en la mayoría de las especies estudiadas (27). La RC, definida como la reducción del total de calorías consumidas sin comprometer el estado nutricional de la alimentación, parece afectar a la longevidad a través de múltiples vías de señalización que implican la regulación de la inflamación, la supervivencia celular, la defensa contra el estrés, la autofagia y la síntesis de proteínas (28). La RC puede inhibir la vía de la rapamicina (mTOR), un mecanismo conocido para aumentar la longevidad y posponer la aparición de enfermedades asociadas a la edad en modelos animales; sin embargo, los estudios son limitados en este momento y se requiere más investigación (29).

La RC parece disminuir la temperatura corporal, reducir el índice metabólico basal y reducir los signos de lesión oxidativa en las células, los orgánulos y el ADN en los modelos animales estudiados (27). Por ejemplo, la regulación de la vía de señalización de la insulina y el factor de crecimiento similar a la insulina (IGF1), que controla y regula la compartimentación de nutrimentos, parece estar alterada en el envejecimiento, así como en los trastornos metabólicos (25). Los estudios también sugieren que el ayuno intermitente (también conocido como alimentación restringida en el tiempo) puede desempeñar un papel importante en la estimulación de las respuestas celulares para aumentar la sensibilidad a la insulina y suprimir la inflamación, mecanismos esenciales propuestos en la RC (29). Se ha demostrado que tanto la restricción calórica como el ayuno intermitente suprimen la vía de señalización insulina/IGF1. En varios estudios se ha demostrado que la regulación metabólica influye en la longevidad y promete prolongar la vida útil (30). Dadas las dificultades para mantener un aporte nutricional adecuado en los adultos mayores, puede ser más aconsejable recomendar una alimentación restringida en el tiempo que una reducción calórica global.

El estudio de las denominadas «zonas azules» (*Blue Zones*) también proporciona una idea de los factores importantes del estilo de vida y los patrones alimentarios para aumentar la longevidad. Dan Buettner acuñó la expresión «zonas azules» para referirse a los cinco lugares del mundo donde las personas viven sistemáticamente más de 100 años (31). Tras estudiar exhaustivamente los hábitos de vida y los comportamientos de las personas que viven en estas comunidades, Buettner llegó a la conclusión de que había nueve comportamientos específicos que, según su hipótesis, son los que más contribuyen a ralentizar el envejecimiento y a aumentar la esperanza de vida en las zonas azules. De ellos, tres están relacionados con la alimentación: comer de forma consciente (no comer después del atardecer y hacer comidas pequeñas), llevar una alimentación basada principalmente en vegetales y mantener un consumo moderado de alcohol (normalmente, una copa de vino al día). Estos patrones alimentarios se observaron de un modo uniforme en todas las comunidades de zona azul, a pesar de las diferencias de etnia, nacionalidad y características regionales; además, en la mayoría de los casos, comenzaron en una etapa temprana de la vida y no cuando llegó el envejecimiento (32). La investigación actual está explorando cómo los factores de estilo de vida presentes en las zonas azules pueden reproducirse eficazmente en otras comunidades de todo el mundo.

▨ REQUERIMIENTOS NUTRICIONALES DE LOS ADULTOS MAYORES

El estado nutricional de los adultos mayores depende de una serie de factores y de una relación bidireccional con el estado de salud. Para que estas personas se mantengan sanas, independientes y «vivan en la comunidad», es necesario que lleven una alimentación equilibrada con todos los nutrimentos específicos necesarios, además de mantenerse físicamente activas, mantener un peso corporal saludable, contar con apoyos sociales y practicar conductas que reduzcan el riesgo de enfermedad (11). Muchos de los cambios fisiológicos del envejecimiento responden a los nutrimentos. Los cambios en la fisiología (como ya se ha mencionado anteriormente) y en el comportamiento afectan directamente a la capacidad de satisfacer y gestionar los requerimientos nutricionales. En Estados Unidos, se elaboran de forma sistemática directrices de recomendaciones nutricionales para todos los grupos de edad y, en las dos últimas décadas, reflejan un especial énfasis en la promoción de la salud y la prevención de enfermedades. El U.S. Department of Health and Human Services y el U.S. Department of Agriculture (USDA) actualizaron las Dietary Guide-

lines for Americans de 2015 a 2020 (33). Se incluyen recomendaciones calóricas específicas para los adultos mayores en cuatro categorías de edad: 61 a 65, 66 a 70, 71 a 75 y más de 76 años. Sin embargo, no hay desgloses por edad para la ingesta diaria recomendada de macronutrimentos y micronutrimentos, excepto para el calcio y la vitamina D (anotados para mayores de 71 años). Las recomendaciones solo se refieren a la categoría de 51 años o más. La escasez de datos parece estar motivando el interés por la investigación de los requerimientos nutricionales específicos de las personas mayores, incluida la investigación de los requerimientos nutricionales de los más mayores (34). En la **tabla 31-2** se muestran las ingestas diarias recomendadas (IDR) para los adultos mayores.

Patrones alimentarios

Al considerar los requerimientos individuales de macronutrimentos y micronutrimentos, la mayoría de las veces se pasa por alto el conjunto de la alimentación. Se enumeran las fuentes de nutrimentos para fomentar un consumo adecuado, pero se insiste poco en los patrones alimentarios, especialmente en relación con las personas mayores. Un patrón alimentario conocido es la dieta mediterránea, que se ha destacado como una dieta cardiosaludable y poco inflamatoria. Se caracteriza por un alto consumo de alimentos vegetales (frutas, verduras, cereales integrales, leguminosas y frutos secos), una ingesta moderada de pescado, aves de corral y lácteos, y un bajo consumo de carnes rojas y procesadas. El aceite de oliva es la principal fuente de grasa añadida, y el vino tinto se recomienda en pequeñas cantidades (35). Se ha demostrado que el cumplimiento de un patrón de dieta mediterránea mejora la actividad física y la movilidad de los adultos mayores, al tiempo que reduce la incidencia general de enfermedades crónicas y mortalidad prematura (36). Los estudios han analizado el efecto de esta dieta en el envejecimiento muscular, y parece que el beneficio se asocia más a la función de las extremidades inferiores que a las superiores. En comparación, una dieta occidentalizada parece aumentar el riesgo de deterioro de la actividad física (2). Las dietas integrales juntan macronutrimentos y micronutrimentos con otros componentes alimentarios beneficiosos, y pueden ser más importantes para el funcionamiento físico, la fuerza y el mantenimiento de la masa muscular de los adultos mayores. Además, las combinaciones de nutrimentos pueden ayudar a preservar la calidad y la cantidad de músculo, y contrarrestar los efectos de la sarcopenia (2).

Se han observado y estudiado directamente las propiedades antiinflamatorias de la dieta mediterránea. Los informes han mostrado una relación entre seguir

TABLA 31-2

Ingesta diaria recomendada (en negrita) o ingesta adecuada (en letra normal) de determinadas vitaminas y nutrimentos inorgánicos para hombres y mujeres de 51 a 70 años y >70 años [a]

	Mujeres			Hombres		
Nutrimento	31 a 50 años	51 a 70 años	> 70 años	31 a 50 años	51 a 70 años	> 70 años
Vitamina A (µg/día)	**700**	**700**	**700**	**900**	**900**	**900**
Vitamina C (mg/día)	**75**	**75**	**75**	**90**	**90**	**90**
Vitamina D (mg/día [b])	15	15	20	15	15	20
Vitamina E (mg/día)	**15**	**15**	**15**	**15**	**15**	**15**
Vitamina B_6 (mg/día)	**1.3**	**1.5**	**1.5**	**1.3**	**1.7**	**1.7**
Vitamina B_{12} (µg/día)	**2.4**	**2.4**	**2.4**	**2.4**	**2.4**	**2.4**
Folato (µg/día)	**400**	**400**	**400**	**400**	**400**	**400**
Calcio (mg/día)	1 000	1 200	1 200	1 000	1 000	1 200
Cromo (µg/día)	25	20	20	35	30	30
Selenio (µg/día)	**55**	**55**	**55**	**55**	**55**	**55**
Zinc (mg/día)	**8**	**8**	**8**	**11**	**11**	**11**

[a] A modo de comparación, se muestra la ingesta diaria recomendada (IDR) para los adultos más jóvenes.

[b] Cada µg de colecalciferol = 40 UI de vitamina D.

Datos de Otten JJ, Hellwig JP, Meyers LD, eds. Dietary reference intakes. The essential guide to nutrient requirements. *Washington, DC: National Academies Press; 2006; Institute of Medicine.* Dietary reference intakes for calcium and vitamin D. *Washington, DC: National Academy Press, 2011.*

ese tipo de dieta y la protección frente a la neurodegeneración en la mediana edad y la vejez (37). Se ha demostrado que los componentes esenciales de la dieta, como los ácidos grasos ω-3 del pescado, y los polifenoles presentes en las frutas, las verduras, el vino tinto y el aceite de oliva reducen los marcadores proinflamatorios (37). Sin embargo, se insiste en la adherencia a la pauta alimentaria para obtener los beneficios más favorables durante toda la vida. La dieta DASH (*dietary approaches to stop hypertension*) también se ha contemplado como una estrategia para reducir la inflamación y el riesgo cardiovascular. Hace hincapié en los alimentos ricos en potasio, calcio y magnesio, como las frutas, las verduras y los cereales integrales, junto con los productos lácteos sin grasa o con poca grasa. Además, la dieta recomienda el pescado, las aves de corral, las judías, los frutos secos y los aceites vegetales, al tiempo que limita los alimentos ricos en grasas saturadas, así como las bebidas azucaradas y los dulces (38). Un metaanálisis de seis ensayos de control aleatorio mostró una disminución

significativa de la concentración de proteína C reactiva de alta sensibilidad en suero con la dieta DASH en comparación con la dieta occidental típica (37). El mismo grupo de estudio realizó un metaanálisis prospectivo de cohortes de DASH, y determinó que incluso la un escaso cumplimiento de la dieta se asociaba a un menor riesgo de mortalidad por todas las causas, incluidas las enfermedades cardiovasculares, los accidentes cerebrovasculares y el cáncer, que son las enfermedades crónicas del envejecimiento (39). Estos resultados parecen estar relacionados con el énfasis del patrón DASH en una mayor ingesta de alimentos vegetales, al igual que la dieta mediterránea.

Energía

Los requerimientos energéticos de las personas mayores están influidos por la composición corporal, el estado de salud, el uso de medicamentos y el estado cognitivo (40). Además, los requerimientos varían dentro de la amplia franja de edad que va de los 60 a los 100 años o más. Las *Dietary Guidelines for Americans* más recientes no dividen por grupos de edad los requerimientos energéticos de los adultos mayores de 76 años (33). Aunque, en general, los requerimientos energéticos disminuyen con la edad debido, en parte o en su totalidad, a la disminución de la actividad física y la consiguiente pérdida de masa corporal magra, existen pruebas de que la ingesta energética disminuye de forma desproporcionada. El consumo energético diario viene determinado en gran medida por el índice metabólico en reposo (IMR), que representa entre el 60 % y el 75 % del total (41). Un 10 % adicional corresponde a la termogénesis posprandial, el efecto térmico de los alimentos. Al igual que el índice metabólico en reposo, el gasto energético en reposo es menor en los adultos mayores debido a la pérdida de masa muscular. Los cambios metabólicos asociados al envejecimiento y la actividad física también afectan a los requerimientos energéticos de estas personas.

Los estudios para evaluar los requerimientos energéticos estimados de los adultos se han basado en los datos recogidos en los últimos 100 años. Se han desarrollado múltiples ecuaciones para determinar el índice metabólico en reposo y el gasto energético total. Las estimaciones de los requerimientos energéticos de los adultos mayores se han extrapolado a partir de evaluaciones de personas de mediana edad (40). El método de referencia para medir el gasto energético total (GET) es el método del agua doblemente marcada. Sin embargo, se han realizado pocos estudios en personas mayores de 65 años. Porter y cols. determinaron que varias ecuaciones predecían eficazmente el ETE o el IMR en los adultos mayores mediante el análisis de los datos de 31 estudios, que compararon las ecuaciones predictivas conocidas con el método de referencia del agua doblemente marcada (40). Ndahimana y cols. evaluaron la exactitud de las ingestas alimentarias de referencia para estimar los requerimientos energéticos de los adultos mayores en una cohorte de hombres y mujeres mayores utilizando el método del agua doblemente marcada. Descubrieron que las ecuaciones de las ingestas alimentarias de referencia desarrolladas anteriormente tenían una precisión aceptable cuando se aplicaban a los adultos mayores (42). A medida que las personas envejecen, tienen cierta predisposición al aumento de peso y a la obesidad porque tienden a mantener la ingesta energética de sus años de juventud y a reducir la actividad. Sin embargo, a medida que las personas se acercan a edades superiores a los 80 años, están cada vez más sujetos a una pérdida de peso y a las secuelas de la desnutrición, como resultado de la reducción de la ingesta de alimentos y energía, así como de la disminución de la masa corporal adiposa y muscular.

Proteínas

Los principales estímulos para el desarrollo y el mantenimiento del músculo esquelético son el ejercicio y la ingesta de proteínas. La ingesta de proteínas alimentarias debe ser en cantidades suficientes para conservar la masa muscular. Además de prevenir la sarcopenia, una ingesta adecuada de proteínas proporciona aminoácidos que mantienen las funciones celulares. En su revisión, Traylor y cols. presentaron pruebas de que las personas mayores pueden tener una mayor necesidad de proteínas debido a la conservación de la masa muscular a medida que envejecen (43). Argumentaron que los adultos mayores podrían beneficiarse de una ingesta de proteínas superior a la IDR actual mediante la observación de las pruebas, que indican que las personas mayores presentan una «resistencia anabólica relacionada con la edad» tras la ingesta de proteínas alimentarias. Esta resistencia anabólica es un postulado del desarrollo de la sarcopenia (43). Además, se especula que el microbioma intestinal puede intervenir en esta resistencia (44).

¿Afecta la fuente de proteínas (animal o vegetal) a la salud de los adultos mayores? M. Kitada y cols. revisaron el impacto de la composición de proteínas y aminoácidos en la alimentación durante el envejecimiento y la longevidad, y señalaron que la fuente de proteínas, ya sea animal o vegetal, podría ser más importante que el nivel de ingesta (alto frente a bajo), especialmente en el riesgo de mortalidad (45). El consumo de carne roja se asocia al desarrollo de algunas enfermedades crónicas, lo que aumenta el riesgo de mortalidad, mientras que las proteínas vegetales parecen tener un efecto protector (45). En un estudio prospectivo de cohortes realizado por Song y cols., se observó, además, que el consumo de proteínas de origen animal, en particular de carne roja, se asociaba a un mayor riesgo de mortalidad que el consumo de proteínas de origen vegetal; también se concluyó que la fuente de proteínas es importante para la salud a largo plazo y que las proteínas de origen vegetal tienen un efecto protector (46). Además de las proteínas íntegras, varios aminoácidos esenciales, la metionina y los aminoácidos de cadena ramificada intervienen en el proceso de envejecimiento. Activan determinadas vías químicas y reguladoras que afectan a la fisiología celular, la señalización, la síntesis e incluso la autofagia. Así pues, la calidad de las proteínas de la alimentación también parece estar muy relacionada con la longevidad y la salud metabólica (45).

Hidratos de carbono

El metabolismo de los hidratos de carbono se basa en cambios en las concentraciones de insulina, los requerimientos energéticos (incluidos los necesarios para preservar el músculo esquelético) y, hasta cierto punto, el microbioma. La calidad y la cantidad de hidratos de carbono en la alimentación en general pueden revisarse en el capítulo 1. A medida que la persona envejece, se prefieren más hidratos de carbono simples, debido a cambios en el gusto y a efectos de síntomas gastrointestinales derivados de la digestión de la fibra alimentaria. Sin embargo, se han realizado algunos estudios sobre el tipo de hidrato de carbono que parece tener una influencia beneficiosa en el envejecimiento. Los cereales integrales son semillas vegetales secas e intactas que contienen fibra, almidón resistente y oligosacáridos, todos ellos considerados beneficiosos para la salud. Los granos refinados son aquellos que han sido sometidos a un proceso de elaboración (molienda), eliminando la cáscara exterior de la semilla, y reduciéndola al producto endodérmico, que luego se refina aún más hasta convertirse en harina, con una pérdida de micronutrimentos (47). En un estudio de observación realizado por Foscolou y cols., se evaluó la asociación entre el consumo de cereales integrales y un buen envejecimiento (48), y determinaron que, dado que la mayoría de los cereales integrales tienen importantes vitaminas, nutrimentos inorgánicos y antioxidantes, un mayor consumo contribuía a disminuir ciertas enfermedades crónicas, en particular las cardiovasculares (48). Los cereales integrales también pueden tener un efecto positivo en la inmunidad mediada por células, en comparación con los cereales refinados (49).

En otro análisis del efecto del tipo de hidrato de carbono se compararon las medidas glucémicas de la alimentación del azúcar (hidrato de carbono simple) y del hidrato de carbono refinado. El índice glucémico de un alimento es una clasificación relativa de los hidratos de carbono de los alimentos en función de cómo afectan a las concentraciones de glucosa en sangre. Las dietas con una alta carga glucémica se han relacionado intensamente con la alteración del metabolismo de la glucosa. Algunos estudios han demostrado que existe cierta relación entre la alteración del metabolismo de la glucosa y un mayor riesgo de demencia (50). Taylor y cols., evaluaron la asociación de las medidas glucémicas de la alimentación con la carga amiloide cerebral y el rendimiento cognitivo en adultos mayores cognitivamente normales. La sustancia amiloide es una proteína que, de forma anómala, puede acumularse en concentraciones elevadas en el cerebro, lo que se asocia a la enfermedad de Alzheimer. Examinaron cuatro medidas glucémicas de la alimentación: la dieta de alta carga glucémica (el patrón se caracterizó por la ingesta de alimentos de alta carga glucémica, como cereales enteros, cereales refinados, patatas, verduras con almidón y azúcares añadidos), la ingesta diaria de azúcares individuales, la ingesta diaria de hidratos de carbono y la carga glucémica. La carga amiloide se midió mediante tomografía por emision de positrones (TEP) y los participantes completaron una batería estándar de pruebas neuropsicológicas. Los investigadores encontraron pruebas de que una alimentación de alto contenido glucémico se asociaba a un aumento de la carga amiloide cerebral en adultos mayores con una cognición normal. El bajo rendimiento cognitivo global se asoció a un alto consumo diario de azúcar. Debido a esta asociación, sugirieron que la modificación de la alimentación podría reducir la carga amiloide y disminuir el riesgo de sufrir enfermedad de Alzheimer (50). En el capítulo 35, «Alimentación y función cognitiva», se expone este tema con más detalle.

Como ya se ha mencionado, los hidratos de carbono complejos son una fuente de fibra, tanto soluble como insoluble, micronutrimentos y algunos antioxidantes. La ingesta de fibra alimentaria en Estados Unidos es de aproximadamente 12 g/día en los adultos, mientras que la cantidad recomendada es de 25-30 g/día. Es probable que las reducciones en el consumo energético de los pacientes de edad avanzada provoquen también una baja ingesta de fibra. Los adultos mayores son especialmente propensos al estreñimiento, y se pueden beneficiar de un mayor consumo de fibra alimentaria. Sin embargo, el tiempo de tránsito intestinal más rápido que conlleva el aumento del consumo de fibra puede reducir la absorción de nutrimentos inorgánicos, aumentando el riesgo de insuficiencias en los adultos mayores. Por tanto, cuando se aumenta la ingesta de fibra está indicado aumentar la densidad de nutrimentos o la suplementación (44). Se ha mostrado otro beneficio de la fibra en el apoyo al microbioma intestinal. Algunas bacterias utilizan la fibra como fuente de combustible, y producen ácidos grasos de cadena corta que son beneficiosos para la salud. Pero con el envejecimiento, una mala dentadura puede reducir la capacidad de comer fruta y verdura (51). La disminución de la ingesta de estos hidratos de carbono complejos provoca alteraciones en el equilibrio del microbioma intestinal (4).

Grasas

Existe debate sobre los tipos de grasas alimentarias que parecen ser beneficiosas o perjudiciales. Las diferencias en la saturación de los ácidos grasos pueden estimular o reducir la inflamación en el organismo. Los ácidos grasos esenciales (ácido α-linolénico y ácido linoleico) son importantes para la estructura y la función celular. Los ácidos grasos poliinsaturados (PUFA, *polyunsaturated fatty acids*) se incorporan a los fosfolípidos, que contribuyen a la estructura de las membranas de las células neuronales y gliales. Regulan la producción de citocinas, que desempeñan un papel esencial en la depresión y en las enfermedades neurodegenerativas relacionadas con el envejecimiento, y participan en la regulación de la expresión génica (11). Los PUFA ω-3 de la alimentación se consideran beneficiosos para reducir la inflamación, pero los PUFA ω-6 de la alimentación se consideran contribuyentes a los procesos inflamatorios. La proporción saludable de la ingesta alimentaria de ácidos grasos ω-3 y ω-6 parece ser de 1:1, pero las dietas occidentales típicas son más ricas en PUFA ω-6 y aumentan la proporción, que oscila entre 1:10 y 1:30 (11). Las proporciones más elevadas pueden aumentar la susceptibilidad al daño neuronal y a algunas enfermedades crónicas derivadas de la inflamación. También se ha demostrado que la ingesta de PUFA ω-3 tiene un efecto positivo sobre la memoria, un mejor rendimiento cognitivo y una mayor integridad del cerebro (52). En su investigación, Olesona y cols. observaron que la ingesta de ácidos grasos saturados en la alimentación se asociaba significativamente con un peor rendimiento general de la memoria (52). La ingesta de ácidos grasos saturados se ha relacionado con aumento del colesterol, resistencia a la insulina, y la producción y depósito de β-amiloide en el cerebro. Aunque las personas del estudio eran de mediana edad, esto podría tener un impacto significativo con el tiempo a medida que los individuos envejecen.

Las repercusiones de las grasas alimentarias sobre la salud general se exponen en el capítulo 2.

Hidratación

Los pacientes de edad avanzada están especialmente expuestos a la deshidratación y sus secuelas debido a la disminución del agua corporal, la disminución de la capacidad de concentración renal, la disminución de la sed, la insensibilidad a la hormona antidiurética y la susceptibilidad a la hipotensión ortostática por reducción del tono vegetativo. La sed no es un índice muy fiable del estado de hidratación entre los adultos mayores. En un estudio que examinó la prevalencia de la deshidratación en adultos mayores que vivían en la comunidad, se documentó que prácticamente no había evidencia de deshidratación en quienes ingerían seis o más vasos de líquido al día (53). Kerstetter y cols. (54) proporcionan un enfoque práctico que no requiere que los pacientes midan su ingesta de líquidos con tanta precisión. Se calcula que la concentración máxima de orina a los 90 años es de 800 mosmol/L, frente a los 1 200 mosmol/L a una edad más joven. Por tanto, en los adultos mayores, la ingesta de líquidos debe mantenerse a un nivel que permita la excreción de unos 1 200 mosmol de residuos de solutos/día. Esta cantidad requeriría al menos 1.5 litros de orina producida por día en los adultos de edad muy avanzada. Con esta concentración, la orina es de color amarillo claro. Por tanto, un consumo de líquidos que dé lugar a una orina de color amarillo claro constante indica un estado de hidratación adecuado.

Micronutrimentos

El envejecimiento se asocia a una disminución de la función inmunitaria, así como a una mayor tendencia a algunas carencias de micronutrimentos. El tema de la idoneidad de la alimentación no solo está relacionado con la energía, las proteínas, los hidratos de carbono y las grasas, sino que también depende estrechamente de los diversos nutrimentos en cantidades siempre pequeñas que actúan como cofactores, materiales «de construcción» e incluso hormonas. Las insuficiencias de micronutrimentos son más la norma que la excepción, debido a la calidad de la alimentación, el acceso a los alimentos, y la capacidad fisiológica de digestión y absorción. La densidad de nutrimentos tiene una importancia especial en la alimentación de los adultos mayores, dada la reducción de la ingesta energética, que afecta a los requerimientos de micronutrimentos y proteínas (55,56).

La biodisponibilidad de nutrimentos se basa en la capacidad del organismo para descomponer los componentes de los alimentos, la competencia de los receptores celulares y las concentraciones de nutrimentos en los alimentos. Una ingesta adecuada de nutrimentos compite con una absorción adecuada de estos. Las proteínas de membrana actúan como transportadores para la absorción de algunas vitaminas y nutrimentos inorgánicos; sin embargo, se desconoce el efecto del envejecimiento en la expresión de los transportadores (11). Algunos nutrimentos, como el calcio, tienen mecanismos de absorción tanto pasivos como activos, aunque la capacidad de absorción disminuye con la edad. El pH intestinal puede ser importante para la absorción de otros nutrimentos inorgánicos, como el hierro. Sin embargo, la disminución del pH por hipoclorhidria puede disminuir la biodisponibilidad (11). Además, el aumento de los tiempos de tránsito intestinal debido a trastornos gastrointestinales o a la ingesta de fibra terapéutica puede reducir la absorción de nutrimentos inorgánicos.

La disponibilidad y el acceso a los alimentos pueden situar a los adultos mayores en riesgo de sufrir insuficiencias de nutrimentos inorgánicos. Los oligoelementos zinc, cobre y selenio se encuentran en alimentos proteicos, en su mayoría de origen animal, lo que puede resultar prohibitivo para algunos adultos mayores (11). Algunas fuentes de alimentos están enriquecidas o reforzadas con nutrimentos; sin embargo, tienden a ser productos de grano refinado que, aunque son de bajo coste, pueden no apoyar un plan de alimentación más saludable. Como se ha mencionado anteriormente, la fragilidad parece estar relacionada con una ingesta insuficiente de ciertas vitaminas. Las concentraciones séricas bajas de vitamina D se asociaron a un mayor riesgo de mortalidad en todos los niveles de fragilidad (57). También se observó que las concentraciones reducidas de precursores de la vitamina A (carotenoides) tienen un mayor efecto sobre la fragilidad en las mujeres (58), así como un mayor riesgo de mortalidad general (57). Las concentraciones altas de carotenoides se asociaron a menor fragilidad (57). Hay pruebas de que las insuficiencias de vitaminas C, B_6 y B_{12} son frecuentes entre los adultos mayores de Estados Unidos. Las situaciones de vida parecen tener un efecto directo en el estado nutricional de los adultos mayores. Las personas de edad avanzada que viven en una comunidad parecen tener una ingesta de nutrimentos y un estado nutricional más comprometidos. En un estudio de personas mayores institucionalizadas con signos de insuficiencias de micronutrimentos, la administración de suplementos multivitamínicos (complejo B, vitaminas C y E, y β-caroteno) durante un período de 10 semanas mejoró significativamente la función inmunitaria, según las reacciones de hipersensibilidad cutánea a antígenos inyectados (59). Aunque no se ha demostrado que las multivitaminas disminuyan las tasas de infección (60), sí se ha mostrado que disminuyen la duración de la infección (61).

Algunos micronutrimentos que tienen un efecto significativo en las personas mayores son la vitamina D, las vitaminas B_{12}, el ácido fólico, la vitamina B_6, el calcio, el zinc y el magnesio. La vitamina D desempeña un papel importante en el metabolismo óseo. Su carencia provoca una mala absorción del calcio, lo que agrava la ingesta generalmente inadecuada de calcio en los adultos mayores. Además, las cantidades inadecuadas de la vitamina producen un deterioro de la mineralización ósea y un aumento de la resorción ósea (11). Las concentraciones séricas disminuyen con la edad debido a la disminución del consumo, la reducción de la exposición al sol y la menor eficacia de la capacidad del organismo para convertir la provitamina D en la forma activa (11,58). La capacidad de la piel para generar vitamina D con la exposición a la luz solar se vuelve menos eficaz con la edad, y los adultos mayores tienden a reducir su tiempo de exposición al sol, por lo que la insuficiencia de vitamina D parece estar bastante extendida entre esta población de edad avanzada. La carencia de vitamina D también pueden asociarse a una mayor incidencia de diabetes, hipertensión, hiperlipidemia y enfermedad vascular periférica (62).

La insuficiencia de vitamina B_{12} puede ser un problema para las personas mayores debido a un factor intrínseco inadecuado o a una ingesta alimentaria insuficiente. La gastritis atrófica es una causa principal de una situación de factor intrínseco inadecuado. La insuficiencia de vitamina B_{12} puede contribuir a la aparición de deterioro cognitivo, anemia o niveles elevados de homocisteína en los adultos mayores. Además de la vitamina B_{12}, las concentraciones insuficientes de vitamina B_6 y folato pueden contribuir a la aparición de una concentración elevada de homocisteína. La ingesta de folato y vitamina B_6 disminuye si en la alimentación se consumen pocas verduras de hoja verde y pocos alimentos de proteína animal, respectivamente.

La ingesta de calcio a lo largo de la vida tiende a ser inferior a la recomendada, especialmente en las mujeres (v. cap. 14). En los adultos mayores, la discrepancia entre la ingesta recomendada y la real es quizá más llamativa en el caso del calcio que en el de cualquier otro micronutrimento. La absorción de calcio disminuye con la edad, sobre todo después de los 60 años (11,63), disminución que se ve agravada por la insuficiencia de vitamina D, como se ha mencionado anteriormente. Los adultos mayores son especialmente propensos a la osteoporosis y a las fracturas relacionadas con ella. Una ingesta adecuada de calcio puede prevenir las fracturas osteoporóticas (64), pero no puede restaurar la densidad ósea ya perdida. La ingesta de calcio también se asocia a una disminución del riesgo de sufrir cáncer de colon (v. cap. 12) y a la reducción de la presión arterial (v. cap. 8). Dada la reciente preocupación por posibles relaciones entre los suplementos de calcio y el riesgo de enfermedades cardiovasculares, las recomendaciones actuales apoyan que se alcancen los requerimientos de calcio principalmente a través de fuentes alimentarias, con una ligera suplementación según sea necesario (65).

La ingesta de zinc se encuentra por debajo de la cantidad recomendada para los adultos en Estados Unidos, y la diferencia es mayor en los adultos mayores. El zinc es esencial para el funcionamiento del sistema inmunitario. Dado que la disfunción inmunitaria es característica del envejecimiento y puede dar lugar a infecciones potencialmente mortales, es importante esforzarse por mantener una función inmunitaria óptima. El consumo de menos de 10 mg/día por parte de las personas mayores puede alterar la inmunidad, la curación de las heridas, y la agudeza del gusto y el olfato (54). En un ensayo aleatorizado y controlado, se comprobó que la administración de un suplemento de 45 mg/día de zinc en personas mayores reducía la incidencia de infecciones y los valores de marcadores de estrés oxidativo, en comparación con el placebo (66). La ingesta de magnesio en los países desarrollados suele ser marginal en todos los grupos de edad. La insuficiencia es particularmente probable en los adultos mayores, debido a la reducción de la ingesta, la depleción sérica asociada a los estados de enfermedad crónica y el deterioro de la absorción gastrointestinal (67,68). Las consecuencias clínicas pueden ser: trastornos inflamatorios, alteraciones del sueño, deterioro neurológico y cognitivo, mialgias y trastornos musculoesqueléticos (68,69). Por otro lado, la hipermagnesemia es una consecuencia grave del uso de laxantes que contienen magnesio en los adultos mayores, razón por la que se aconseja controlar su utilización.

Interacciones entre alimentos y medicamentos

Los pacientes de edad avanzada tienen más probabilidades de tomar medicamentos, y suelen ser más propensos a sufrir efectos adversos relacionados con las interacciones entre alimentos y fármacos. En la población de más de 65 años, el 80 % tiene una o más afecciones médicas crónicas que requieren el uso de medicamentos recetados. Los anticoagulantes cumarínicos se toman habitualmente para prevenir la formación de coágulos que puedan poner en peligro la vida. Es importante tener en cuenta que los alimentos ricos en vitamina K, como las espinacas, la col rizada u otras verduras, pueden inactivar estos anticoagulantes (70). Del mismo modo, las tetraciclinas no deben tomarse con productos lácteos o alimentos ricos en cationes divalentes como el calcio, el magnesio, el hierro o el zinc, ya que pueden disminuir la biodisponibilidad por unión fisicoquímica (71). Algunas interacciones entre alimentos y fármacos también pueden hacer que los medicamentos sean demasiado eficaces. Por ejemplo, los inhibidores de la monoaminooxidasa, medicamentos que se utilizan para tratar la depresión y los síntomas del Parkinson, pueden asociarse a un aumento de los efectos adversos cuando se toman con alimentos que contienen tiramina, como el queso o los vinos añejos. La ingesta de alimentos, especialmente los de alto contenido en grasa, puede ralentizar la velocidad de vaciado gástrico. La biodisponibilidad de los medicamentos suele variar dependiendo de si el estómago está vacío o lleno. Tanto el estado de la enfermedad como el tratamiento farmacológico pueden influir en el metabolismo (72), y la polifarmacia se asocia a un mayor riesgo de desnutrición (73).

ASPECTOS CLÍNICOS DESTACADOS

El deterioro físico relacionado con la edad está íntimamente relacionado con el estado nutricional. Los «bloques de construcción» celular y la función celular dependen de los nutrimentos que deben consumirse regularmente. Como se ha visto anteriormente, las limitaciones en la ingesta, la síntesis y el exceso de producción de sustancias químicas inflamatorias se conjugan para crear una situación de estrés en el proceso de envejecimiento. Las recomendaciones para el cribado nutricional de los adultos mayores, con el fin de detectar los riesgos de insuficiencias nutricionales, desnutrición y fragilidad, son el primer paso para corregir los factores de riesgo. La aplicación de intervenciones como valoraciones exhaustivas, programas de ejercicio y la atención a una nutrición adecuada han demostrado en algunos estudios su eficacia para reducir el deterioro relacionado con la edad (11).

La insuficiencia energética en los adultos mayores conlleva un balance nitrogenado negativo con una pérdida muscular acelerada. Las insuficiencias de micronutrimentos, especialmente de vitaminas del grupo B, vitamina D y ciertos nutrimentos inorgánicos, como el zinc, son muy habituales. El uso de medicamentos recetados puede agravar los cambios relacionados con la edad en el olfato, el gusto y la motilidad gastrointestinal, lo que contribuye a una ingesta alimentaria insuficiente. En atención primaria, se debe hacer hincapié en el mantenimiento del peso y, sobre todo, en la conservación de la masa corporal magra, ya sea a través de una alimentación rica en nutrimentos, de la administración de suplementos nutricionales o del ejercicio. La disminución de la mortalidad por todas las causas evidenciada por la paradoja de la obesidad probablemente apoye la prevención de la desnutrición y el mantenimiento de la masa corporal magra más que la promoción de la obesidad *per se*. Hay que animar a las personas mayores a que sean o se mantengan físicamente activas en la medida en que su estado funcional lo permita. La evaluación periódica de la ingesta alimentaria, de modo informal o mediante la derivación a un especialista en nutrición, puede ayudar a garantizar el mantenimiento de una nutrición adecuada. Un suplemento multivitamínico/multinutrimento inorgánico es un medio seguro y barato de proteger a los pacientes de edad avanzada contra varias insuficiencias frecuentes de micronutrimentos, aunque se carece de pruebas específicas del beneficio de esta práctica.

El esfuerzo por aumentar la densidad de nutrimentos de la alimentación es una alternativa válida, aunque más difícil, y ambas prácticas son complementarias y no se excluyen mutuamente. Las secuelas habituales del envejecimiento, como los déficits cognitivos e inmunológicos, pueden deberse en parte a insuficiencias de nutrimentos, por lo que pueden ser previsibles o reversibles. Hay datos convincentes que apoyan la suplementación de la alimentación de los pacientes mayores con zinc, cromo, magnesio, calcio y, posiblemente, cobre, junto con vitaminas. Hay algunas pruebas que sugieren que los nutrimentos no incluidos tradicionalmente en las listas de IDR, como la ubiquinona (coenzima Q_{10}) y el ácido lipoico, pueden ofrecer beneficios para los pacientes de edad avanzada.

A medida que los pacientes envejecen, puede que sea necesario comparar los beneficios funcionales a corto plazo de una nutrición adecuada con las consecuencias a largo plazo de determinadas prácticas alimentarias. Por ejemplo, mientras que el contenido de colesterol de los huevos puede ser una consideración relevante en los adultos jóvenes con riesgo a largo plazo de sufrir una enfermedad coronaria, la densidad de nutrimentos de los huevos puede proporcionar beneficios que superen cualquier riesgo para los pacientes de más edad. Una dieta rica en diversas frutas y verduras proporciona el mismo conjunto de beneficios a los adultos mayores que a los grupos de edad más jóvenes.

Las prácticas nutricéuticas específicas para conferir longevidad son de un interés tentador, y el conocimiento de la ciencia básica que subyace a la forma en que esos suplementos podrían funcionar sigue desarrollándose. Sin embargo, las pruebas que guían la práctica clínica continúan en proceso.

REFERENCIAS BIBLIOGRÁFICAS

1. Olshansky SJ, Carnes BA, Cassel CK. In search of Methuselah: estimating the upper limits to human longevity. *Science.* 1990;250:634.
2. Granic A, Sayer AA, Robinson SM. Dietary patterns, skeletal muscle health, and sarcopenia in older adults. *Nutrients.* 2019 Apr;11(4):745.
3. A Profile of Older Americans: 2017. Administration on Aging (AoA), Administration for Community Living, U.S. Department of Health and Human Services.
4. Mangiola F, Nicoletti A, Gasbarrini A, Ponziani Fr. Gut microbiota and aging. *Eur Rev Med Pharmacol Sci.* 2018;22:7404–7413F.
5. Rea IM, Gibson DS, McGilligan V, McNerlan SE, Alexander HD, Ross OA. Age and age-related diseases: role of inflammation triggers and cytokines. *Front Immunol.* 2018;9:586.
6. Weyh C, Krüger K, Strasser B. Physical activity and diet shape the immune system during aging. *Nutrients.* 2020;12(3):622. Published 2020 Feb 28.
7. Custodero C, Mankowski RT, Lee SA, Chen Z, Wu S, Manini TM, Hincapie EJ, Sabbà C, Beavers DP, Cauley JA, Espeland MA, Fielding RA, Kritchevsky SB, Liu C, McDermott MM, Miller ME, Tracy RP, Newman AB, Ambrosius WT, Pahor M, Anton SD. Evidence-based nutritional and pharmacological interventions targeting chronic low-grade inflammation in middle-age and older adults: a systematic review and meta-analysis. *Ageing Res Rev.* 2018 September;46:42–59.
8. Ji Yong Jang JY, Blum A, Liu J, Finkel T. The role of mitochondria in aging. *J Clin Invest.* 2018;128(9):3662–3670.
9. Lavretsky H, Newhouse PA. Stress, Inflammation and Aging. *Am J Geriatr Psychiatry.* 2012 September;20(9):729–733.
10. Cruz-Jentoft AJ, Sayer AA. Sarcopenia. *Lancet.* 2019 Jun 29;393(10191):2636–2646.
11. Rémond D, Shahar DR, Gille D, Pinto P, Kachal J ,Peyron MA, Dos Santos CN, Walther B, Bordoni A, Dupont D, Tomás-Cobos L, Vergères G. Understanding the gastrointestinal tract of the elderly to develop dietary solutions that prevent malnutrition. *Oncotarget.* 2015 Jun 10;6(16):13858–13898.
12. Weichhart T. mTOR as regulator of lifespan, aging, and cellular senescence: a mini-review. *Gerontology.* 2018;64(2):127–134.
13. Dumic I, Nordin T, Jecmenica M, Stojkovic Lalosevic M, Milosavljevic T, Milovanovic T. Gastrointestinal Tract Disorders in Older Age. *Can J Gastroenterol Hepatol.* 2019;2019:6757524.
14. Hollister EB, Gao C, Versalovic J. Compositional and functional features of the gastrointestinal microbiome and their effects on human health. *Gastroenterology.* 2014;146(6):1449–1458.
15. Zinöcker MK, Lindseth IA. The western diet-microbiome-host interaction and its role in metabolic disease. *Nutrients.* 2018;10(3):365.
16. Maffei VJ, Kim S, Blanchard E 4th, et al. Biological aging and the human gut microbiota. *J Gerontol A Biol Sci Med Sci.* 2017;72(11):1474–1482.
17. Wysokiński A, Sobów T, Kłoszewska I, and Kostka T. Mechanisms of the anorexia of aging—a review. *AGE.* 2015;37:81.
18. Lorenzo-López L, Maseda A, de Labra C, Regueiro-Folgueira L, Rodríguez-Villamil JL, Millán-Calenti JC. Nutritional determinants of frailty in older adults: a systematic review. *BMC Geriatr.* 2017;17(1):108.
19. Gaddey Hl. Unintentional weight loss in older adults. *Am Fam Physician.* 2014 May 1;89(9):718–722.
20. da Costa JP, Vitorino R, Silva GM, Vogel C, Duarte AC, Rocha-Santos T. A synopsis on aging-Theories, mechanisms and future prospects. *Ageing Res Rev.* 2016;29:90–112.
21. Crous-Bou M, Molinuevo JL, Sala-Vila A. Plant-Rich Dietary Patterns, Plant foods and nutrients, and telomere length. *Adv Nutr.* 2019;10(Suppl_4):S296–S303.
22. Balan E, Decottignies A, Deldicque L. Physical activity and nutrition: two promising strategies for telomere maintenance? *Nutrients.* 2018;10(12):1942.
23. Liu JJ, Crous-Bou M, Giovannucci E, De vivo I coffee consumption is positively associated with longer leukocyte telomere length in the nurses'. *Health Study J Nutr.* 2016 Jul; 146(7):1373–1378.
24. Leung CW, Laraia BA, Needham BL, Rehkopf DH, Adler NE, Lin J, Blackburn EH, Epel ES soda and cell aging: associations between sugar-sweetened beverage consumption and leukocyte telomere length in healthy adults from the national health and nutrition examination surveys. *Am J Public Health.* 2014 Dec; 104(12):2425–2431.
25. Bektas A, Schurman SH, Sen R, Ferrucci L. Aging, inflammation and the environment. *Exp Gerontol.* 2018;105:10–18.
26. Crous-Bou M, Fung TT, Prescott J, Julin B, Du M, Sun Q, Rexrode KM, Hu FB, De Vivo I Mediterranean diet and telomere length in Nurses' Health Study: population based cohort study. *BMJ.* 2014 Dec 2; 349:g6674.
27. Barzilai N, Huffman DM, Muzumdar RH, et al. The critical role of metabolic pathways in aging. *Diabetes.* 2012;61(6):1315–1322.
28. Weindruch R, Sohal RS. Caloric intake and aging. *N Engl J Med.* 1997;337:986.
29. De Cabo R, Mattson M. Effects of intermittent fasting on health, aging, and disease. *N Engl J Med* 2019;381:2541–2551.
30. López-Otín C, Galluzzi L, Freije JMP, Madeo F, Kroemer G. Metabolic Control of Longevity. *Cell.* 2016;166(4):802–821.
31. Buettner D, Skemp S. Blue zones: lessons from the world's longest lived. *Am J Lifestyle Med.* 2016 Jul 7;10(5):318–321.

32. Panagiotakos DB, Chrysohoou C, Siasos G, Zisimos K, Skoumas J, Pitsavos C, Stefanadis C. Sociodemographic and lifestyle statistics of oldest old people (>80 years) living in Ikaria island: the Ikaria study. *Cardiol Res Pract.* 2011 Feb 24;2011:679187.

33. U.S. Department of Health and Human Services and U.S. Department of Agriculture. 2015–2020 Dietary Guidelines for Americans. 8th ed. Department of Health and Human Services and U.S. Department of Agriculture; Washington, DC: 2015. http://health.gov/dietaryguidelines/2015/guidelines/ [Google Scholar]. Accessed on 3 September 2020.

34. Granic A, Mendonça N, Hill TR, et al. Nutrition in the Very Old. *Nutrients.* 2018;10(3):269.

35. Lăcătuşu CM, Grigorescu ED, Floria M, Onofriescu A, Mihai BM. The Mediterranean diet: from an environment-driven food culture to an emerging medical prescription. *Int J Environ Res Public Health.* 2019;16(6):942.

36. Capurso C, Bellanti F, Lo Buglio A, Vendemiale G. The Mediterranean diet slows down the progression of aging and helps to prevent the onset of frailty: a narrative review. *Nutrients.* 2019;12(1):35. Published 2019 Dec 21. doi:10.3390/nu12010035

37. McGrattan AM, McGuinness B, McKinley MC, et al. Diet and Inflammation in cognitive ageing and Alzheimer's disease. *Curr Nutr Rep.* 2019;8(2):53–65.

38. National Heart, Lung and Blood Institute. DASH eating plan. https://www.nhlbi.nih.gov/health-topic015ash-eating-plan

39. Soltani S, Arablou T, Jayedi A, Salehi-Abargouei A. Adherence to the dietary approaches to stop hypertension (DASH) diet in relation to all-cause and cause-specific mortality: a systematic review and dose-response meta-analysis of prospective cohort studies. *Nutr J.* 2020;19(1):37.

40. Porter J, Nguo K, Collins J, et al. Total energy expenditure measured using doubly labeled water compared with estimated energy requirements in older adults (≥65 y): analysis of primary data [published correction appears in Am J Clin Nutr. 2020 Feb 1;111(2):488]. *Am J Clin Nutr.* 2019;110(6):1353–1361.

41. Poehlman ET. Energy expenditure and requirements in aging humans. *J Nutr.* 1992;122:2057.

42. Ndahimana D, Go NY, Ishikawa-Takata K, Park J, Kim EK. Validity of the dietary reference intakes for determining energy requirements in older adults. *Nutr Res Pract.* 2019;13(3):256–262.

43. Traylor DA, Gorissen SHM, Phillips SM. Perspective: protein requirements and optimal intakes in aging: are we ready to recommend more than the recommended daily allowance? *Adv Nutr.* 2018;9(3):171–182.

44. Ni Lochlainn M, Bowyer RCE, Steves CJ. Dietary protein and muscle in aging people: the potential role of the gut microbiome. *Nutrients.* 2018;10(7):929.

45. Kitada M, Ogura Y, Monno I, Koya D. The impact of dietary protein intake on longevity and metabolic health. *EBioMedicine.* 2019;43:632–640.

46. Song M, Fung TT, Hu FB, Willett WC, Longo VD, Chan AT, et al. Association of animal and plant protein intake with all-cause and cause-specific mortality. *JAMA InternMed.* 2016;176(10):1453–1463.

47. Vatanparast H, Whiting S, Hossain A, Mirhosseini N, Merchant AT, Szafron M. National pattern of grain products consumption among Canadians in association with body weight status. *BMC Nutr.* 2017;3:59.

48. Foscolou A, D'Cunha NM, Naumovski N, et al. The Association between whole grain products consumption and successful aging: a combined analysis of MEDIS and ATTICA epidemiological studies. *Nutrients.* 2019;11(6):1221.

49. Abuajah CI, Ogbonna AC, Osuji CM. Functional components and medicinal properties of food: a review. *J Food Sci Technol.* 2015;52(5):2522–2529.

50. Taylor MK, Sullivan DK, Swerdlow RH, et al. A high-glycemic diet is associated with cerebral amyloid burden in cognitively normal older adults. *Am J Clin Nutr.* 2017;106(6):1463–1470.

51. Hung HC, Willett W, Ascherio A, et al. Tooth loss and dietary intake. *J Am Dent Assoc.* 2003;134:1185–1192.

52. Oleson S, Gonzales MM, Tarumi T, et al. Nutrient intake and cerebral metabolism in healthy middle-aged adults: implications for cognitive aging. *Nutr Neurosci.* 2017;20(8):489–496.

53. Lindeman RD, Romero LJ, Liang HC, et al. Do elderly persons need to be encouraged to drink more fluids? *J Gerontol A Biol Sci Med Sci.* 2000;55:M361–M365.

54. Kerstetter JE, Holthausen BA, Fitz PA. Nutrition and nutritional requirements for the older adult. *Dysphagia.* 1993;8:51.

55. Blumberg J. Nutritional needs of seniors. *J Am Coll Nutr.* 1997;16:517.

56. Rigler S. A clinical approach to proper nutrition in the elderly. *Kans Med.* 1998;98:20.

57. Jayanama K, Theou O, Blodgett JM, Cahill L, Rockwood K. Frailty, nutrition-related parameters, and mortality across the adult age spectrum [published correction appears in BMC Med. 2018 Dec 14;16(1):235]. *BMC Med.* 2018;16(1):188.

58. Chernoff R. Effects of age on nutrient requirements. *Clin Geriatr Med.* 1995;11:641.

59. Buzina-Suboticanec K, Buzina R, Stavljenic A, et al. Aging, nutritional status and immune response. *Int J Vitam Nutr Res.* 1998;68:133.

60. Liu BA, McGeer A, McArthur MA, et al. Effect of multivitamin and mineral supplementation on episodes of infection in nursing home residents: a randomized, placebo-controlled study. *J am Geriatr Soc.* 2007;55:35.

61. El-Kadiki A, Sutton AJ. Role of multivitamins and mineral supplements in preventing infections in elderly people: systematic review and meta-analysis of randomised controlled trials. *BMJ.* 2005;330:871.

62. Anderson JL, May HT, Horne BD, et al. Relation of vitamin D deficiency to cardiovascular risk factors, disease status, and incident events in a general healthcare population. *Am J Cardiol.* 2010;106:963.

63. Nordin BE, Need AG, Morris HA, et al. Effect of age on calcium absorption in postmenopausal women. *Am J Clin Nutr.* 2004;80:998–1002.

64. Gass M, Dawson-Hughes B. Preventing osteoporosis-related fractures: an overview. *Am J Med.* 2006;119:s3–s11.

65. Tankeu AT, Agbor VN, Noubiap JJ. Calcium supplementation and cardiovascular risk: a rising concern. *J Clin Hypertens.* 2017 Jun;19(6):640–646.

66. Prasad AS, Beck FW, Bao B, et al. Zinc supplementation decreases incidence of infections in the elderly: effect of zinc on generation of cytokines and oxidative stress. *Am J Clin Nutr.* 2007;85:837–844.

67. Vaquero MP. Magnesium and trace elements in the elderly: intake, status and recommendations. *J Nutr Health Aging.* 2002;6:147–153.

68. Costello RB, Elin RJ, Rosanoff A, et al. Perspective: the case for an evidence-based reference interval for serum magnesium: the time has come. *Adv Nutr.* 2016;7(6):977–993.

69. Durlach J, Bac P, Durlach V, et al. Magnesium status and ageing: an update. *Magnes Res.* 1998;11:25–42.

70. Ansell J, Hirsh J, Hylek E, et al. Pharmacology and management of the vitamin K antagonists: American College of Chest

Physicians evidence-based clinical practice guidelines (8th Edition). *Chest*. 2008;133(6 suppl):160S–198S.

71. Schmidt LE and Dalhoff K. Food-drug interactions. *Drugs*. 2002;62(10):1481–502.

72. Sciarra T, Ciccotti M, Aiello P, et al. Polypharmacy and nutraceuticals in veterans: pros and cons. *Front Pharmacol*. 2019;10:994.

73. Frazier SC. Health outcomes and polypharmacy in elderly individuals: an integrated literature review. *J Gerontol Nurs*. 2005;31:4–11.

LECTURAS RECOMENDADAS

Blackburn, E, Eppel E. *The Telomere effect: a revolutionary approach to living younger, healthier, longer*. New York; 2017.

Buettner D. *The blue zones solution: eating and living like the world's healthiest people*. Washington, DC: National Geographic Society; 2015.

Capurso C, Bellanti F, Lo Buglio A, Vendemiale G. The Mediterranean diet slows down the progression of aging and helps to prevent the onset of frailty: A narrative review. *Nutrients*. 2019;12(1):35. Published 2019 Dec 21. doi:10.3390/nu12010035

Chernoff, R. *Geriatric nutrition. The health professional's handbook*, 4th ed. Burlington, MA: Jones & Bartlett; 2014.

Cruz-Jentoft AJ, Sayer AA. Sarcopenia. *Lancet*. 2019 Jun 29;393 (10191):2636–2646.

López-Otín C, Galluzzi L, Freije JMP, Madeo F, Kroemer G. Metabolic control of longevity. *Cell*. 2016;166(4):802–821.

Vemuri R, Gundamaraju R, Shastri MD, et al. Gut microbial changes, interactions, and their implications on human lifecycle: an ageing perspective. *Biomed Res Int*. 2018;2018:4178607.

Efectos ergógenos de los alimentos y los nutrimentos: alimentación y rendimiento deportivo y nutrición para el deporte

Leigh A. Frame

INTRODUCCIÓN

El papel de la alimentación en la optimización del rendimiento deportivo ha sido durante mucho tiempo un tema de considerable interés, una extrapolación natural de los esfuerzos por optimizar la salud alimentaria. Los alimentos proporcionan el combustible para mantener la actividad física, y parece razonable que las alteraciones en el combustible influyan en la eficacia de esa combustión. Una nutrición óptima influye directamente en la optimización de la actividad física, el rendimiento deportivo y la recuperación tras el ejercicio. En otras palabras, la alimentación es ergógena, lo que significa que mejora el rendimiento, la resistencia o la recuperación. La composición de macronutrimentos de las comidas, la selección de alimentos y líquidos, el momento de la ingesta, y el uso de sustancias ergógenas y suplementos de micronutrimentos son variables importantes para lograr el máximo rendimiento físico, aunque con distintos grados de apoyo científico.

Lo ideal sería que el vínculo bien establecido entre la alimentación y los logros físicos de los deportistas fomentara una apreciación general de la importancia de la alimentación para la vitalidad. De hecho, la alimentación óptima de un «deportista» es bastante similar a la alimentación equilibrada de cualquier persona físicamente activa. En cambio, con demasiada frecuencia, este vínculo se utiliza indebidamente para desarrollar esquemas de mercadotecnia, mensajes equívocos y prácticas erróneas, como el consumo de bebidas deportivas y barritas energéticas por parte de masas de consumidores, mucho más proclives a la obesidad y a los excesos nutricionales que a la deshidratación y el agotamiento. El médico tiene un papel importante tanto para guiar al deportista hacia una nutrición óptima como para orientar al paciente más típico y sedentario para que no coma como un deportista sin actuar como tal.

VISIÓN GENERAL

Macronutrimentos y horario de las comidas

En general, la población estadounidense realiza muy poca actividad física y consume demasiadas calorías. Por tanto, la ingesta suficiente de calorías no es una preocupación para la mayoría de los pacientes, aunque es un requisito fundamental para mantener la actividad física. Es útil que los pacientes y los profesionales conozcan el nivel de actividad del paciente para calibrar los requerimientos calóricos. El índice metabólico en reposo (IMR) es una estimación del gasto calórico sin actividad física, es decir, la energía que necesita un animal para mantenerse vivo sin actividad. Los determinantes principales del IMR son la edad, el sexo, el peso, la altura y la masa corporal libre de grasa, también conocida como masa corporal magra. El cálculo del IMR es el primer paso para calcular el índice metabólico real. El IMR puede combinarse entonces con el gasto calórico a través de la actividad

TABLA 32-1

Gasto energético de algunas actividades físicas representativas [a] y equivalentes de alimentos representativos [b]

Actividad	MET (múltiplos de IMR) [c]	Kcal (calorías) quemadas por minuto	Kcal (calorías) máximas quemadas por hora (aproximado)	Equivalente de comida rápida habitual en número de calorías (aproximado)
Reposo (sentado o acostado)	1.0	1.2-1.7	100	Dos piezas de *nuggets* de pollo picante de Wendy's
Barrer	1.5	1.8-2.6	150	Rollo de huevo de Jack in the Box
Conducir un automóvil	2.0	2.4-3.4	200	950 mL de Gatorade®
Caminar lentamente (3.2 km/h)	2.0-3.5	2.8-4.0	240	Coca-Cola de 590 mL
Pedalear lentamente (9.6 km/h)	2.0-3.5	2.8-4.0	240	Café con leche vainillado, 470 mL, de Starbucks
Montar a caballo (al paso)	2.5	3.0-4.2	250	Hamburguesa de McDonald's
Voleibol	3.0	3.5	210	Donut glaseado original de Krispy Kreme
Fregar	3.5	4.2-6.0	360	Arby's 5 piezas jalapeño bites
Golf	4.0-5.0	4.2-5.8	350	Batido congelado de fresas Coolatta, medio, de Dunkin Donuts
Nadar lentamente	4.0-5.0	4.2-5.8	350	Salchichas de cerdo IHOP (4 piezas)
Caminar moderadamente rápido (4.8 km/h)	4.0-5.0	4.2-5.8	350	Perrito caliente con queso de Dairy Queen
Béisbol	4.5	5.4-7.6	450	Ensalada César con pollo de Panera
Ciclismo moderadamente rápido (19 km/h)	4.5-9.0	6.0-8.3	500	Muffin de arándanos de Au Bon Pain
Bailar	4.5-9.0	6.0-8.3	500	Ensalada tailandesa picante Sweetgreen
Esquí	4.5-9.0	6.0-8.3	500	Helado de fresa bañado en chocolate «Love it», de Coldstone
Patinaje	4.5-9.0	6.0-8.3	500	Chow Mein de Panda Express
Caminar rápido (7.2 km/h)	4.5-9.0	6.0-8.3	500	1/2 rollo de caramelo de Pecanbon
Nadar moderadamente rápido	4.5-9.0	6.0-8.3	500	Sándwich de Chick-fil-A con queso americano
Tenis (individual)	6.0	7.7	500	1/2 burrito chipotle con pollo, arroz blanco, alubias negras, salsa, crema agria y queso
Cortar leña	6.5	7.8-11.0	660	Batido de caramelo pequeño de Sonic
Palear	7.0	8.4-12.0	720	*Pizza* de pimientos *lover's pizza* de 15 cm de Pizza Hut
Cavar	7.5	9.0-12.8	770	Burrito volcano de Taco Bell
Esquí de fondo	7.5-12.0	8.5-12.5	750	3 galletas Popeye
Jogging	7.5-12.0	8.5-12.5	750	Bocadillo de bistec con queo grande de Subway
Fútbol americano	9.0	9.1	550	*Nuggets* de pollo y patatas fritas de Burger King
Baloncesto	9.0	9.8	590	Dos porciones de *pizza* de queso mediana de Domino's

(continúa)

TABLA 32-1

Gasto energético de algunas actividades físicas representativas[a] y equivalentes de alimentos representativos[b] (continuación)

Actividad	MET (múltiplos de IMR)[c]	Kcal (calorías) quemadas por minuto	Kcal (calorías) máximas quemadas por hora (aproximado)	Equivalente de comida rápida habitual en número de calorías (aproximado)
Carrera	15.0	12.7-16.7	1 000	Hamburguesa con queso McDonald's de un cuarto de libra, patatas fritas medianas y té dulce grande
Correr a un ritmo de 24 km/k	30.0	36.0-51.0	3 060	Costillas completas de Chili's con pétalos de flor y maíz asado, y 2 cervezas ligeras de 650 mL
Nadar (crol) rápido	30.0	36.0-51.0	3 060	1/2 pedido grande de nachos Baja Fresh con combo de tacos blandos, 4 margaritas y un flotador de cerveza de raíz de 950 mL

[a] Todas las cifras son estimaciones y se basan en un hombre prototípico de 70 kg. El gasto energético suele ser menor en las mujeres y mayor en los individuos de mayor tamaño. Los valores de MET y kilocalorías derivan de diferentes fuentes y pueden no corresponderse exactamente.

[b] Los valores calóricos de las raciones recomendadas de los alimentos más habituales se obtuvieron de la página web de la empresa, y este valor se utilizó para calcular la cantidad de alimento equivalente al número máximo de calorías quemadas por hora al realizar la actividad física correspondiente.

[c] Un MET es el grado de gasto energético en reposo, atribuible al índice metabólico en reposo (o basal) (IMR). Mientras que el gasto energético en reposo varía con el tamaño y el hábito corporal, se acepta generalmente que 1 MET equivale aproximadamente a 3.5 (mL/kg)/min de consumo de oxígeno. El gasto energético a 1 MET suele variar entre 1.2 y 1.7 kcal/min. La intensidad del ejercicio puede medirse en relación con el IMR en MET.

Adaptado de Ensminger AH, Ensminger M, Konlande J, et al. The concise encyclopedia of foods and nutrition. Boca Raton, FL: CRC Press; 1995; Wilmore JH, Costill DL. Physiology of sport and exercise. Human kinetics. Champaign, IL; 1994; American College of Sports Medicine. Resource manual for guidelines for exercise testing and prescription, 2nd ed., Philadelphia, PA: The American College of Sports Medicine. Philadelphia, PA: Williams & Wilkins; 1993; Burke L, Deakin V, eds. Clinical sports nutrition. Sydney, AU: McGraw-Hill Book Company; 1994; y McArdle WD, Katch FI, Katch VL. Sports exercise nutrition. Baltimore, MD: Lippincott Williams & Wilkins; 1999.

física para proporcionar una estimación práctica del gasto/requisitos energéticos diarios totales.

Índice metabólico = IMR + estimación de la energía consumida por las actividades diarias

Existen numerosas herramientas en internet para ayudar a realizar este cálculo y determinar una estimación práctica del índice metabólico. La **tabla 32-1** proporciona una lista de actividades físicas habituales y los correspondientes gastos calóricos, que pueden ser útiles para estimar el consumo de energía relacionado con la actividad. A modo de comparación, el número medio de calorías consumidas por hora se compara con el número equivalente de calorías en un alimento de comida rápida popular, para tener una referencia común. El profesional sanitario puede utilizar esto como punto de referencia y como recurso para educar a los pacientes sobre la ingesta calórica frente al gasto calórico. En su mayor parte, existen pocas pruebas de que el patrón alimentario de las personas físicamente activas deba modificarse con respecto al recomendado general para la promoción de la salud (v. cap. 45). Sin embargo, hay datos que indican que determinadas desviaciones y adiciones a las recomendaciones alimentarias actuales pueden ser beneficiosas en caso de actividad física y gasto calórico intensos. Las personas que realizan una actividad física extremadamente intensa durante períodos prolongados, en particular los deportistas que realizan actividades competitivas de resistencia, pueden necesitar realmente un esfuerzo para satisfacer los requerimientos energéticos. También existe la posibilidad de que se produzca una deshidratación y agotamiento de nutrimentos peligrosos e incluso potencialmente mortales, cuando el esfuerzo prolongado y arduo se combina con condiciones ambientales adversas. En estas circunstancias, las fórmulas especializadas para la deshidratación, las bebidas deportivas y las barritas energéticas ofrecen ventajas potenciales importantes (1,2). Sin embargo, la dependencia indebida de estos productos por parte de los pacientes con niveles moderados de esfuerzo puede contribuir a un exceso desventajoso de calorías y azúcar.

Puede que sea necesario ajustar la composición de macronutrimentos de las comidas para satisfacer los requerimientos calóricos y acelerar la recuperación de los deportistas. El papel del aumento de las proteínas alimentarias para aumentar la masa muscular y favorecer la recuperación sigue siendo controvertido (3). La cantidad alimentaria recomendada se mantiene actualmente en 0.8 g de proteína/kg de peso corporal, debido a la falta de pruebas que indiquen que las proteínas adicionales sean beneficiosas para los deportistas de fuerza y resistencia (4). Sin embargo, durante años, los entusiastas del deporte y los deportistas de competición han percibido la necesidad de aumentar la ingesta de proteínas, y los estudios han demostrado los beneficios de una ingesta de proteínas tres o más veces superior a la cantidad alimentaria recomendada.

Cada vez hay más consenso de que el aumento moderado de la ingesta de proteínas puede estar indicado para algunos deportistas (5). Se recomienda una ingesta del orden de 1.2 a 1.4 (g/kg)/día para el entrenamiento de resistencia, y de 1.3 a 1.5 (g/kg)/día para el entrenamiento de fuerza (6). Las asociaciones alimentarias de Estados Unidos y Canadá, y el American College of Sports Medicine recomendaron una ingesta de proteínas de 1.2 a 2 (g/kg)/día para adultos activos y deportistas de competición en su declaración de posición conjunta de 2016 (5). Lo que parece ser más importante que la ingesta total de proteínas es la ingesta de suficientes aminoácidos esenciales (AAE) en la fase de recuperación temprana (≤2 h después del ejercicio) para sustentar la síntesis de proteínas musculares (SPM); la declaración de posición conjunta recomienda 0.25 a 0.3 g/kg de proteínas para el deportista promedio que no intenta perder peso (5).

Se ha demostrado que este rango maximiza la SPM (6); sin embargo, investigaciones más recientes sugieren que la SPM máxima se produce con 30 g de proteína (alrededor de 0.49 g/kg) cuando se ingiere con 45 g de hidratos de carbono, sin que haya beneficios más allá de este límite (7).

Estos grados de ingesta pueden ser óptimos para el esfuerzo deportivo, pero no se han estudiado adecuadamente los efectos a largo plazo de una alimentación de este tipo sobre resultados de salud específicos y el riesgo de sufrir enfermedades crónicas. Por tanto, un deportista debe prepararse para modificar la ingesta alimentaria y cumplir con las recomendaciones vigentes siempre que reduzca el nivel de actividad física. El consumo de bebidas de aminoácidos y la suplementación con clases específicas de aminoácidos son prácticas populares, pero las pruebas de sus efectos beneficiosos y la seguridad a largo plazo son dudosas, y la declaración conjunta recomienda utilizarlas de forma conservadora y centrada en la recuperación y la adaptación (5).

El intervalo de distribución de macronutrimentos aceptable para las grasas es del 20 % al 35 % de la ingesta energética (4). En general, las personas que realizan una actividad física muy intensa deben seguir estas recomendaciones generales, aunque se deba aumentar la ingesta calórica total para satisfacer la demanda de energía, y se debe aconsejar a los deportistas que no mantengan la ingesta por debajo del 20 % (5).

La grasa es el macronutrimento con mayor densidad calórica, y su restricción puede ser insostenible en los deportistas con un gasto energético elevado. La ingesta elevada de grasas es el medio más eficaz para satisfacer los requerimientos energéticos muy elevados asociados al esfuerzo extremo, como el entrenamiento de resistencia o el alpinismo. Este tipo de ejercicio intenso puede consumir 600 a 1 200 kcal/h en deportistas de 50 a 100 kg, lo que hace que sus requerimientos diarios sean del orden de 2 000 a 7 000 kcal, e incluso más en deportistas de élite (8). Deben tenerse en cuenta los peligros para la salud de la población en general de una ingesta excesiva de grasas en la alimentación, y las recomendaciones para que los deportistas individuales aumenten la ingesta de grasas en la alimentación deben hacerse con criterio, insistiendo claramente en las distinciones entre las clases de ácidos grasos.

La evidencia en otras áreas señala la ventaja de priorizar la ingesta de ácidos grasos monoinsaturados y una mezcla de poliinsaturados ω-3 y ω-6 en una proporción de 1:1 a 1:4. La ingesta de ácidos grasos saturados y trans debe mantenerse proporcionalmente baja, y la declaración conjunta recomienda < 10 % de la ingesta energética (v. caps. 2, 7 y 45) (5). Los datos sobre el perfil ideal de los ácidos grasos en una alimentación rica en grasas y el momento adecuado de la ingesta de estas para un rendimiento deportivo óptimo, así como sobre la influencia de esta alimentación en el rendimiento deportivo, aparte de satisfacer los elevados requerimientos energéticos, son dudosos (6,9). Cuando los requerimientos energéticos son elevados y se desea aumentar la ingesta de grasas, los frutos secos, las semillas, las mantequillas de frutos secos, los aguacates, los pescados grasos como el salmón y las aceitunas representan medios saludables para alcanzar los fines deseados.

También existe el problema del momento adecuado, es decir, cuándo consumir ciertos macronutrimentos en relación con el ejercicio/competición o la hora del día, lo que ha impulsado el nuevo campo de la crononutrición, una combinación de nutrición y cronobiología. La alimentación influye y se ve afectada por los ritmos circadianos, que pueden optimizarse en cualquier persona, pero pueden ser más importantes en los deportistas. Este campo emergente ha demostrado que comer durante la noche biológica, la fase oscura circadiana, es muy perjudicial para el metabolismo, y puede aumentar el riesgo de alteración de la regulación de la glucemia y de los lípidos en sangre (10,11). Además, la sensibilidad a la insulina es mayor por la mañana, el comienzo de la fase luminosa, y disminuye a lo largo del día; en otras palabras, el control glucémico es mejor a primera hora de la mañana y empeora a medida que avanza el día (12,13). Esto significa que puede ser mejor disminuir la ingesta de hidratos de carbono a lo largo del día, o quizá limitar la ingesta fuera de la preparación y recuperación del entrenamiento.

La mayoría de las investigaciones sobre el momento de la ingesta de nutrimentos en los deportistas se centra en la ingesta de hidratos de carbono después del ejercicio para optimizar la recuperación y la reposición de glucógeno. El ejercicio induce una mayor sensibilidad a la insulina y una mayor capacidad de respuesta del control glucémico, con estudios *in vitro* e *in vivo* que muestran un aumento de la captación de glucosa mediada por la insulina en respuesta a la contracción muscular (6,14-17).

El entrenamiento físico riguroso cataboliza el glucógeno y desvía los aminoácidos de la síntesis proteica; por tanto, el momento adecuado de consumo de nutrimentos para la recuperación implica la utilización de la respuesta de la insulina generada por el ejercicio para optimizar la repleción de glucógeno y la reparación muscular después del ejercicio. El consumo inmediato de hidratos de carbono (hasta 1-1.2 (g/kg)/h), en particular los de fácil digestión (de mayor índice glucémico), acelera la repleción de glucógeno en comparación con el consumo de hidratos de carbono más de 2 h después del ejercicio (6,18).

La combinación de una fuente de proteínas de rápida digestión con hidratos de carbono inmediatamente después del ejercicio puede mejorar la acumulación de proteínas en todo el cuerpo y promover la reparación muscular mediada por la respuesta de la insulina inducida por el ejercicio (19-22); sin embargo, para una rápida recuperación entre combates con una diferencia ≤ 4 h, puede ser necesario priorizar la ingesta de hidratos de carbono y la hidratación (23). La necesidad de proporcionar proteínas inmediatamente antes o después del entrenamiento está en entredicho, y es ciertamente menos sensible al tiempo que los hidratos de carbono para la recuperación (6,24,25). La ingesta de proteínas cada 3-5 h puede ser un mejor enfoque (5,26). Además, el cuerpo lleva a cabo la mayor parte de las reparaciones durante la fase de oscuridad mientras se duerme y, por tanto, consumir hasta 0.6 g/kg antes de dormir puede mejo-

rar la síntesis de proteínas musculares y la adaptación (6,27,28).

Muchos deportistas utilizan la leche chocolateada para su recuperación después del ejercicio. Existe aquí problema obvio en los que no toleran la lactosa incluso en cierta medida, pero podría ser beneficioso en aquellos que producen persistentemente suficiente lactasa. En 2019, se publicó una revisión sistemática y un metaanálisis en el European Journal of Clinical Nutrition, en el que se abordó si los componentes de la leche con chocolate podrían mejorar la recuperación (29). Una taza de leche con chocolate contiene 27 g de hidratos de carbono (26 g de azúcar), 8 g de proteínas (80% de caseína, 20% de proteína de suero), 8 g de grasas (2/3 saturadas, 1/3 monoinsaturadas, algunas poliinsaturadas) y electrólitos, de los que se hablará en el apartado «Hidratación» (30). En resumen, la bibliografía no cuenta con estudios lo suficientemente sólidos como para afirmarlo definitivamente; sin embargo, de los 12 estudios de la revisión sistemática se desprende que la leche con chocolate puede tener un rendimiento similar o mejor que el placebo y otras bebidas de recuperación (29). La bibliografía también sugiere que la proteína de suero puede ser superior para la SPM, en parte debido a los aminoácidos de cadena ramificada (BCAA) (31-33). Teniendo en cuenta estos datos preliminares, la leche con chocolate puede ser una opción para el deportista adecuado.

El ayuno intermitente es un intento de obtener los beneficios de la restricción calórica sin el arduo protocolo y sin efectos secundarios negativos. En lugar de una ingesta hipocalórica crónica (30%-50% de los requerimientos calóricos), el ayuno se mantiene 12 h a 20 h cada día (alimentación restringida en el tiempo) o durante algunos días a la semana (restricción calórica intermitente, por ejemplo, 5 alimentados:2 en ayunas o en días alternos), lo que induce una cetogénesis periódica y simula los efectos regenerativos de la restricción calórica, por ejemplo, la autofagia y la mitofagia.

Se ha demostrado que el ayuno intermitente mejora la regulación de la glucemia, la resistencia al estrés, la inflamación y la cognición, y puede disminuir el riesgo de diabetes, enfermedades cardiovasculares, obesidad, enfermedades neurodegenerativas y cáncer (34,35). Si bien el ayuno intermitente es obviamente prometedor para aumentar la duración de la salud, su papel como herramienta ergógena solo se ha explorado recientemente.

La alimentación restringida en el tiempo puede permitir reducir la masa grasa mientras se mantiene la masa libre de grasa sin necesidad de ayunar todo el día, lo que la hace más pragmática (36). En una revisión sistemática y un metaanálisis de 2020, se observó que la alimentación restringida en el tiempo mejoraba significativamente la captación máxima de oxígeno, mientras que ocurría lo contrario con el ayuno del Ramadán, quizá debido a la deshidratación (36). Por tanto, la alimentación restringida en el tiempo puede ser beneficiosa en los deportistas si se mantiene la ingesta de la nutrición y la hidratación necesarias, lo que ha demostrado ser factible en varios estudios (36-39). Sin embargo, se necesita más investigación para establecer los efectos de la alimentación restringida en el tiempo y cuál puede ser el protocolo o los protocolos óptimos. Por ejemplo, ¿cuánto tiempo hay que mantener el ayuno para observar los beneficios? El conjunto de evidencias está aclarando que 14 h de ayuno puede ser el mínimo para obtener beneficios metabólicos (40), y 16 h parecen ser las más utilizadas, si bien no hay consenso en general, y mucho menos para los beneficios ergógenos.

Pero, ¿cuáles son los beneficios del ayuno y la restricción calórica? Gran parte de la algarabía se centra en la mitofagia y la función mitocondrial. Las mitocondrias son las centrales eléctricas de nuestras células y, por tanto, de nuestro cuerpo, por lo que existe una conexión natural con el rendimiento deportivo. El metabolismo energético (es decir, la producción de trifosfato de adenosina (ATP), ácidos grasos y aminoácidos) es solo una parte de su función. Las mitocondrias participan en la producción de Las proteínas relacionadas con el grupo hemo y con el hierro, la amortiguación del calcio, la apoptosis y la inmunidad, todo ello potencialmente ergógeno. Mucho de esto se relaciona directamente con el control de calidad de las mitocondrias y, por tanto, con su función y la del organismo como un todo (41,42). La mitofagia, la degradación mitocondrial a través de la autofagia equilibrada con la biogénesis, es un componente esencial en este proceso de mantenimiento, y suele desencadenarse en momentos de estrés como, por ejemplo, la inanición y la hipoxia (41,42). Muchos factores determinan la eficacia de la mitofagia, entre ellos la nutrición y el estado de la enfermedad. La mitofagia se ha asociado a la patogenia de numerosas enfermedades (p. ej., enfermedades neurodegenerativas, cáncer, envejecimiento, enfermedades cardiovasculares), siendo la reducción del control de calidad y el subsiguiente declive de la función mitocondrial el principal motor (43). Por tanto, son muchos los que plantean la hipótesis de que el aumento de la mitofagia puede mitigar o revertir estos procesos de enfermedad, lo que a su vez también puede proporcionar un beneficio ergógeno en los deportistas sanos. ¿O hay suficiente beneficio en los deportistas sanos? La magnitud de este efecto no está clara y probablemente sea pequeña, al menos en términos de rendimiento deportivo. Ello se debe, en parte, a que la actividad física, especialmente el entrenamiento deportivo, estimula la mitofagia al inducir el estrés (44-46). Por tanto, la mitofagia en los deportistas puede estar ya cerca del nivel óptimo (44,45).

Afirmaciones alimentarias contradictorias relacionadas con el rendimiento deportivo

Los hidratos de carbono son, por lo general, la fuente de energía predominante de la alimentación humana, y se oxidan fácilmente para favorecer la actividad física. Los estudios sugieren que los monosacáridos y los polisacáridos son fuentes de energía comparables, aunque la glucosa se metaboliza de forma algo más eficiente que otros azúcares. Estudios preliminares sugieren que las fuentes de hidratos de carbono con un índice glucémico y carga glucémica bajos, como las lentejas, pueden sustentar mejor la resistencia que los alimentos con un índice glucémico alto, como las patatas, cuando se consumen antes del ejercicio (v. cap. 6). Los alimentos de bajo índice glucémico se absorben más lentamente hacia el torrente sanguíneo, proporcionando un aporte de energía constante y gradual para mantener el ejercicio prolongado. Por el contrario, los hidratos de carbono de alto índice glucémico inmediatamente después del ejercicio pueden promover el almacenamiento de glucógeno, una mayor respuesta de la glucosa y la insulina, y una mayor recuperación (47). Sin embargo, la relación del índice glucémico de las comidas previas al ejercicio sigue sin estar clara en la bibliografía (48,49).

Más de 90 min de ejercicio de alta intensidad suelen agotar el glucógeno muscular y, por tanto, unas reservas elevadas de glucógeno muscular pueden beneficiar a los deportistas de resistencia (50). Sin embargo, esto no tiene por qué lograrse mediante una carga intensiva de hidratos de carbono, una práctica que parece menos beneficiosa en las mujeres en particular (51-53). El beneficio de la carga de hidratos de carbono para los deportistas de resistencia puede consistir en evitar la necesidad de consumir hidratos de carbono durante el ejercicio, que a menudo se presenta en forma de soluciones hiperosmóticas que pueden provocar molestias gastrointestinales (53). Curiosamente, una concentración baja de glucógeno muscular no parece impedir la síntesis de proteínas musculares o el rendimiento deportivo, lo que es una buena noticia ya que la mayoría de los deportistas de competición no reponen sus reservas de glucógeno entre sesiones de entrenamiento (54,55). Sin embargo, el rendimiento parece mejorar con dietas moderadas a altas en hidratos de carbono (54).

Sigue existiendo controversia sobre las modificaciones óptimas de la alimentación para mejorar el ejercicio de alta intensidad sostenido y la recuperación rápida. En los últimos años, han surgido diferentes teorías sobre la alimentación, regímenes de suplementación y estrategias de alimentación que pretenden optimizar el rendimiento deportivo. Estas tendencias varían desde el consumo excesivo de ciertos macronutrimentos a la vez que se evitan por completo otros, hasta el consumo exclusivo de alimentos cultivados de determinadas formas. Los pacientes, sean o no deportistas de competición, sin duda oirán hablar de estas tendencias y buscarán el consejo de un experto sobre las estrategias de experimentación con la alimentación.

Las proteínas de la alimentación son de especial interés para los culturistas y otros deportistas que realizan entrenamientos de fuerza. Los culturistas y los nutricionistas suelen recomendar una dieta rica en proteínas para reparar el daño muscular después del entrenamiento anaeróbico, y para facilitar el crecimiento muscular y la pérdida de grasa. Aunque hay pruebas de que una ingesta elevada de proteínas puede favorecer la síntesis de proteínas musculares, en comparación con una ingesta moderada de proteínas, esto no se ha traducido en estudios en humanos. La declaración conjunta informa de que una mayor ingesta de proteínas «puede estar indicada para períodos cortos durante un entrenamiento intensivo o cuando se reduce la ingesta de energía» y, por tanto, una dieta rica en proteínas no es una solución a largo plazo (5). Está claro que un l consumo insuficiente constante de proteínas provoca una disminución de la masa muscular magra, incluso con una ingesta calórica adecuada (39). Por tanto, parece razonable prescribir las directrices alimentarias actuales de consumo de proteínas (0.8 (/kg/día) para las personas sedentarias, con la recomendación de aumentar la ingesta de proteínas a 1.2-1.8 (g/kg)/día para los que son físicamente activos, en particular los que realizan entrenamiento de fuerza, que pueden beneficiarse de una ingesta de proteínas de hasta 2 (g/kg)/día (5,6). Una vez más, investigaciones recientes sugieren que la SPM máxima se produce a partir de 30 g de proteína (alrededor de 0.49 g/kg) cuando se ingiere con 45 g de hidratos de carbono, sin que haya beneficios más allá de este límite (7).

Con respecto al rendimiento deportivo, se ha informado y observado que el consumo de una alimentación con restricción de hidratos de carbono puede mejorar el rendimiento. Se ha sugerido que un breve período de consumo elevado de grasas puede mejorar la oxidación de estas, ahorrar hidratos de carbono y retrasar la fatiga (56,57). Las teorías originales que explicaban los supuestos beneficios se centraban en el hecho de que la oxidación de las grasas aumenta, ahorrando así glucógeno muscular. Si bien el entrenamiento de resistencia aumenta la utilización de los ácidos grasos en el músculo, hay pocas pruebas de que la ingesta elevada de grasas mejore realmente el rendimiento fuera de las pruebas de ultrarresistencia (p. ej., los triatlones *ironman* y los ultramaratones), y puede perjudicar el rendimiento en pruebas explosivas como el *sprint* (9,58,59). Aunque las dietas bajas en hidratos de carbono y ricas en grasas (cetógenas o no) pueden provocar cambios en la composición del organismo, esta alimentación compromete la capacidad de mantener un entrenamiento de alta intensidad en comparación con el consumo de más hidratos de carbono (9,60,61). Se ha expresado preocupación por la carga de grasa, tanto por los datos escasos y contrarios, como por el hecho de que la práctica está potencialmente en desacuerdo con las prácticas alimentarias para la promoción de la salud, aunque esto depende en parte del tipo de grasa ingerida (9).

Algunos deportistas están pasando a un enfoque de nutrición periodizada, lo que significa que siguen diferentes dietas en diferentes momentos, lo que se conoce también como entrenamiento nutricional (8,9,62). Esto puede incluir períodos de «entrenamiento bajo», en los que el deportista entrena con una dieta baja o sin hidratos de carbono entre dos sesiones, o entrena en ayunas. Estos períodos se alternan con períodos de «entrenamiento alto», en los que se introducen hidratos de carbono para apoyar las sesiones de entrenamiento con alto contenido en glucógeno. Una versión menos extrema de esto es «entrenar para el trabajo concreto», que intenta adaptar la alimentación a la sesión de entrenamiento o al acontecimiento deportivo de cada día. Este enfoque, aunque probablemente sea beneficioso debido a su personalización, no es fácil de diseñar o aplicar debido a su complejidad.

La dieta paleolítica o «Paleo» ha ganado muchos adeptos. Sin embargo, se ha visto eclipsada por la dieta cetógena o «keto», muy baja en hidratos de carbono y muy alta en grasas, para la que existen resultados limitados y contradictorios en los deportistas (8). La dieta paleo se ha popularizado como una estrategia viable para los deportistas y para quienes realizan un entrenamiento físico intenso. Aunque no existe una dieta Paleo, sino un grupo de dietas bajo el epígrafe Paleo, un plan de nutrición Paleo se basa en la supuesta dieta antigua de plantas silvestres y animales que las especies de homínidos consumían durante el Paleolítico, antes del desarrollo de la agricultura y las dietas basadas en cereales. En general, la dieta Paleo es más rica en proteínas y menos en hidratos de carbono. En el libro The Paleo Diet for Athletes: A Nutritional Formula for Peak Athletic Performance, Loren Cordain y Joe Friel estudian la alimentación de nuestros antepasados y de los mejores deportistas de hoy en día, para proporcionar datos meticulosos de que este plan de nutrición puede mejorar y mantener un rendimiento óptimo (63). Aunque esta alimentación puede producir mejoras a corto plazo en los biomarcadores metabólicos, se necesita más investigación para dilucidar esta relación (64). Todavía no hay estudios controlados que muestren una mejora demostrable en el rendimiento deportivo con la dieta Paleo. Sin embargo, la insistencia en los alimentos integrales con un procesamiento mínimo es un buen consejo alimentario para cualquier persona.

Las dietas veganas son cada vez más populares entre los deportistas. Los datos que están surgiendo de quienes trabajan con deportistas veganos de élite demuestran que el deportista vegano puede competir eficazmente a alto nivel si centra su alimentación en vegetales integrales ricos en micronutrimentos y evita las posibles insuficiencias. Esto requiere la elaboración cuidadosa de una alimentación variada, prestando atención a los alimentos vegetales más ricos en proteínas (soja, lentejas, alubias, frutos secos y semillas, incluida la quinoa) y, tal vez, apuntando al rango más alto de las ingestas recomendadas (1.4-2 kg/día) para limitar la posible carencia en cualquier AAE individual (65). Muchos alimentos vegetales también contienen cantidades pequeñas de proteínas: un tallo de brócoli de 100 g tiene 3 g de proteínas, y 100 g de champiñones o col rizada tienen 3 g de proteínas. El uso de proteínas veganas en polvo, por ejemplo, la proteína de soja o de guisante, puede ayudar a satisfacer los requerimientos proteicos del deportista vegano, especialmente en lo que respecta a la leucina y la creatina. Las fuentes alimentarias del aminoácido esencial leucina incluyen la soja, las semillas de cáñamo, las judías y las leguminosas. El hierro debe controlarse en el deportista vegano, y el calcio también puede ser motivo de preocupación (5,65). Por lo general, es necesario complementar el zinc, el yodo (o las verduras de mar), la vitamina B_{12} y la vitamina D (5,65). Es probable que la suplementación con ácido docosahexaenoico (DHA) y, en menor medida, con ácido eicosapentaenoico (EPA), ácidos grasos ω-3 procedentes de fuentes de algas, así como con riboflavina, sea beneficiosa, y también puede ser importante la suplementación con creatina, carnosina y taurina (5,65).

Hidratación

Un tema sobre el que existe un consenso general es en considerar que la hidratación es esencial. La reposición de agua y electrólitos antes, durante y después del ejercicio es vital para mantener la homeostasis y la salud (5). La deshidratación puede afectar al rendimiento aeróbico y conducir a un deterioro cognitivo con tan solo >2% de pérdida de líquidos en el peso corporal (es decir, 1.4 kg de pérdida de peso corporal en un deportista de 70 kg), especialmente en ambientes calurosos, y se observa típicamente con un déficit de 3% al 5% del peso corporal (5,66). Las pérdidas en el sudor varían según la persona (estado físico, aclimatación), el tipo de actividad (intensidad, duración) y otras variables ambientales (calor, humedad), y oscilan entre 0.3 y 2.4 L/hora de actividad (5); se ha demostrado que las pérdidas de sodio en el sudor son menores en los deportistas de resistencia (67). La ingesta excesiva de soluciones hipotónicas (agua, bebidas deportivas) durante una actividad prolongada o extenuante puede producir hiponatremia asociada al ejercicio (HAE), especialmente durante la menstruación, y se ha informado de ello en maratones, senderismo, natación, yoga, levantamiento de pesas, tenis, etc. (67). El consumo de líquidos isotónicos con electrólitos según la sed (≤ pérdida de sudor) puede ayudar a prevenir la HAE (67).

La eficacia de la administración de suplementos de sodio sigue siendo objeto de debate; por ejemplo, en varios estudios no se encontró relación alguna entre la ingesta de sodio y la HAE y los síntomas relacionados en los ultramaratonistas (67-70). Es posible que la clave esté en el agotamiento de sodio a largo plazo, ya que un estudio demostró que 10 días de reducción de la ingesta de sodio pueden predisponer a la aparición de HAE (67,71). El papel de los suplementos de sodio en el rendimiento no puede aportarse en la bibliografía en este momento (66). Se ha recomendado que las bebidas de reposición de líquidos contengan 20-30 mEq/L de cloruro de sodio (reponen las pérdidas de electrólitos, estimulan la sed, promueven la retención de líquidos), 2-5 mEq/L de potasio (cubren pérdidas de electrólitos) y 5-10% de hidratos de carbono (energía) (72).

El mercado de las bebidas deportivas utilizó esta fórmula para convertirse en una industria multimillonaria con numerosos productos disponibles que afirman optimizar el rendimiento deportivo. La mayoría de las bebidas deportivas contienen una combinación de hidratos de carbono simples (glucosa, fructosa, maltodextrinas) y electrólitos (sodio, potasio), con pocas pruebas que sugieran ventajas de unos sobre otros (66). Más recientemente, las empresas están promocionando una serie de bebidas diseñadas para «optimizar» la preparación antes del entrenamiento, el rendimiento y la resistencia a mitad de este, y la recuperación después del entrenamiento.

Esto se basa en las recomendaciones de los nutricionistas deportivos de que los deportistas de disciplinas de equipo que participen en ejercicios intermitentes de alta intensidad durante más de una hora consuman 1-4 g de hidratos de carbono/kg de peso 1-4 h antes, 30-60 g de hidratos de carbono/h durante el ejercicio, y 1-1.2 g de hidratos de carbono/kg/h y 20-25 g de proteínas lo antes posible después del ejercicio (73). Hasta la fecha, no se han realizado estudios que demuestren ventajas claras en el rendimiento con esta receta y, lo que es más importante, esta prescripción se aplica a los deportistas de élite que se ejercitan en condiciones adversas durante más de una hora al día.

Aunque estas bebidas pueden ayudar a reponer la pérdida de nutrimentos y fluidos, y a prevenir la degradación muscular excesiva durante el entrenamiento extenuante, son bebidas azucaradas de alto contenido calórico, prácticamente indistinguibles de otras bebidas azucaradas obesógenas cuando se consumen en gran cantidad por personas que no hacen ejercicio. La mercadotecnia agresiva de las bebidas deportivas dirigido a la población general, especialmente a los niños, es una práctica dudosa en el mejor de los casos, y puede contribuir al sobrepeso y la obesidad (74). Las bebidas deportivas también pueden contribuir a la erosión y caries dental (75).

El agua de coco ha gozado de una creciente popularidad sobre la premisa de que contiene pocas calorías, es rica en potasio y eficaz como líquido súper rehidratante; la industria afirma que mejora la circulación, ralentiza el envejecimiento, aumenta la inmunidad, y reduce el riesgo de sufrir derrame cerebral, enfermedades cardíacas y cáncer. El agua de coco contiene hidratos de carbono fácilmente digeribles (azúcar) y electrólitos. Tiene menos calorías, menos sodio y más potasio que una bebida deportiva; v. **tabla 32-2** (30). A modo de anécdota, el abundante potasio del agua de coco puede ayudar a prevenir los calambres durante el ejercicio prolongado y riguroso con un calor excesivo, pero se carece de pruebas (8). Dado que la sudoración hace que las personas pierdan más sodio que potasio, es posible que el agua de coco por sí sola no pueda reponer esta pérdida de sodio.

La sudoración también puede provocar la pérdida de magnesio, que solo contiene el agua de coco, aunque en pequeñas cantidades. Resumiendo los datos disponibles hasta la fecha, el agua de coco puede ser una forma válida de hidratarse, reducir el sodio y añadir potasio a la alimentación. Aparte de esto, son pocas las pruebas en la bibliografía científica que corroboren las afirmaciones sobre el agua de coco (76-79). Lo mismo ocurre con la multitud de nuevas bebidas que contienen suplementos vitamínicos y otros que promueven la salud, muchos de los cuales contienen un exceso de azúcar.

La realidad es que para la persona media que realiza ejercicio en un entorno templado durante 1 h o menos, el agua es una fuente adecuada de rehidratación cuando se toma por sed. Es importante que los profesionales de la salud informen a los consumidores sobre la composición y el uso adecuado de las bebidas deportivas, los geles y las barritas, capacitándoles así para tomar decisiones adecuadas para su salud. En el caso de los deportistas, el análisis del peso corporal antes y después del entrenamiento puede estimar las pérdidas de sudor (% de peso corporal) y ayudar a evaluar los regímenes de hidratación (80).

Cuando se necesitan hidratos de carbono, como en los entrenamientos intensos de los deportistas de élite, una bebida popular para la recuperación después del entrenamiento es la leche con chocolate. Mililitro por mililitro, la leche con chocolate contiene más magnesio y potasio que el agua de coco y más sodio que Gatorade®, lo que la convierte en un hidratante potencialmente mejor que cualquiera de los otros dos. Dado que la leche con chocolate contiene unas cuatro veces más calorías y tres veces más azúcar, sigue habiendo cierta preocupación con este producto si se utiliza de forma habitual, especialmente en aquellos que consumen demasiado azúcar y calorías.

TABLA 32-2

Comparación entre agua de coco, agua de coco comercial y leche con chocolate para la hidratación

Nutrición en 1 fl oz (29.6 mL)	Agua de coco sin endulzar	Agua de coco comercial	Leche con chocolate
Calorías (kcal)	5–6	8	26
Azúcar (g)	1	1.6	3
Magneso (mg)	2	0	4
Potasio (mg)	50–80	5	52
Sodio (mg)	2–10	12	18

Datos del Departamento de Agricultura de Estados Unidos ARS. FoodData Central. 2020.

▨ NUTRIMENTOS, PRODUCTOS NUTRICÉUTICOS Y ALIMENTOS FUNCIONALES

No hay duda de que la calidad general de la alimentación puede influir en el rendimiento físico de un deportista y más allá. El deseo de mejorar el rendimiento con suplementos alimentarios ha existido desde tiempos antiguos. En la antigüedad, esas prácticas estaban arraigadas en la superstición, como la creencia de que comerse el corazón de un enemigo infundía valor (81). Mientras que las prácticas modernas se derivan más de la ciencia que de la superstición, el interés por los regímenes alimentarios para mejorar el rendimiento va siempre por delante de las pruebas disponibles.

Micronutrimentos: vitaminas y nutrimentos inorgánicos

Se ha prestado atención a una serie de micronutrimentos que desempeñan funciones definidas en el metabolismo energético como posibles potenciadores del rendimiento deportivo y, aunque se están acumulando pruebas de la mejora del rendimiento deportivo con la administración de suplementos para algunas de estas sustancias, la investigación es frecuentemente de escasa calidad y los resultados son inconsistentes. Estas supuestas ayudas ergógenas se promueven a menudo a partir de datos en animales o *in vitro* antes de que se realicen intervenciones en humanos (8,82). La imposición económica y la escasa regulación que impulsa la promoción de estos productos justifican un escepticismo cauteloso; sin embargo, la tendencia ha sido aumentar la investigación para respaldar las afirmaciones y aumentar potencialmente las ventas (8).

Una alimentación variada en la que predominen los alimentos integrales, no procesados y de origen vegetal puede aportar suficientes micronutrimentos para la salud general, y la suplementación adicional no ha demostrado generalmente ser eficaz para el rendimiento deportivo (8). Existe cierto apoyo para el uso de la vitamina E a grandes altitudes (83) y que la suplementación con vitamina C (200 mg + la ingesta diaria recomendada después del entrenamiento puede reducir el riesgo de sufrir infecciones del tracto respiratorio superior (82,84-86). Sin embargo, la suplementación con niacina (B_3) puede disminuir los ácidos grasos libres, limitando potencialmente la capacidad de ejercicio (87).

Dado que las vitaminas B_6 y B_{12} son importantes para la producción de serotonina, la suplementación podría reducir la ansiedad y mejorar la habilidad en los deportes de puntería, por ejemplo, el tiro con arco (8). El magnesio también puede tener un efecto calmante, pero este potencial no se ha demostrado en deportistas hasta la fecha.

El magnesio puede favorecer la masa y la potencia musculares, incluso en personas sin carencia (88). Los suplementos de zinc pueden reducir la inmunosupresión inducida por el ejercicio (85,89,90). La ingesta prolongada de zinc de más de 40 mg/día puede reducir el cobre y debe vigilarse (91). El fosfato de sodio, pero no otras formas de fósforo, puede favorecer la resistencia a través del sistema energético del oxígeno (92-94).

En los deportistas con ferropenia, la administración de suplementos de hierro ha mostrado mejorar la capacidad de ejercicio y el rendimiento con pruebas de relativa calidad (88). En general, se necesitan más investigaciones para determinar la ingesta óptima de micronutrimentos como ayudas ergógenas.

Creatina

El fosfato de creatina sirve como reserva de energía inmediata en el músculo al aportar fosfato al difosfato de adenosina para reconstituir el trifosfato de adenosina. El objetivo de la suplementación con creatina es aumentar el almacenamiento de energía en el músculo para mejorar el rendimiento (95). Existe un consenso general en cuanto a que la suplementación con creatina mejora el rendimiento deportivo en ejercicios de alta intensidad, en particular los que requieren fuerza y/o potencia, independientemente de la edad, con una evidencia más limitada en las mujeres (96). La creatina puede disminuir el riesgo de lesiones, y favorecer la recuperación y la rehabilitación, y se está investigando en enfermedades neurodegenerativas, como la distrofia muscular y la enfermedad de Huntington, y para favorecer el desarrollo fetal (96). Los efectos adversos con las dosis habituales son mínimos y se limitan al aumento de peso (probablemente, por retención de agua) y quizá a molestias gastrointestinales (95,96).

El método más seguro y eficaz puede ser asegurar la ingesta regular de creatina a niveles más bajos, como 3 g/día (frente a la ingesta típica de 1-2 g/día), en lugar de complementar en períodos de corta o larga duración con dosis mayores (5-10 g/día o hasta 0.8 g/kg/día); sin embargo, esto requerirá tiempo para acumular reservas, unas 3 o 4 semanas (96).

Tomar creatina con hidratos de carbono (y proteínas) puede mejorar su eficacia; aunque la forma no parece importar, el monohidrato de creatina es la forma típica (96). No se ha estudiado el uso a largo plazo de dosis mayores. Aunque existe la preocupación de que la función renal pueda verse afectada, las investigaciones realizadas en la diabetes de tipo II (un estado de deterioro de la función renal) no lo confirman con 12 semanas de 5 g/día de creatina (97). Además, tomar más cantidad no es beneficioso, ya que el músculo se satura rápidamente de creatina (96) (*v.* apéndice E).

Carnitina

La carnitina participa en el transporte de los ácidos grasos de cadena larga a las mitocondrias. Al tratarse de una función crucial, tanto el hígado como los riñones producen creatina de forma endógena. El conjunto de evidencias muestra una falta de efecto de la suplementación con carnitina en la concentración de carnitina en el músculo; asimismo, no se ha demostrado una alteración del metabolismo de los ácidos grasos o una posterior mejora del rendimiento deportivo con la suplementación con carnitina (8). Aunque se ha sugerido que la combinación de carnitina con hidratos de carbono puede aumentar la concentración de creatina en el músculo, los estudios que utilizan este enfoque no han detectado una mejora en la potencia o el rendimiento, pero sugieren una posible mejora en la resistencia (8,95). Además, estos protocolos de hidratos de carbono no son pragmáticos (95) (v. apéndice E).

Deshidroepiandrosterona

La deshidroepiandrosterona (DHEA) es una prohormona que parece estimularse con el ejercicio de mayor intensidad o potencia, lo que puede no cambiar con el entrenamiento (98). Las concentraciones de DHEA disminuyen significativamente durante la edad adulta, lo que sugiere un beneficio teórico de la suplementación en las personas mayores. En una revisión sistemática se evaluó la suplementación con DHEA para la masa muscular, basándose en cuatro estudios aleatorizados y controlados (EAC), y la fuerza muscular (3 EAC) en personas de edad igual o superior a 60 años (99). La duración de la suplementación osciló entre 3 y 23 meses, con una dosis de 50-100 mg/día, y no se observaron efectos significativos (99). Se necesita más investigación en esta población, pero ¿qué sucede con los deportistas? La DHEA está en la lista de sustancias prohibidas de la Agencia Mundial Antidopaje. La suposición que lleva a esta prohibición es que la DHEA se convierte fácilmente en testosterona; sin embargo, cualquier conversión parece ser pequeña y fugaz (98). De hecho, las mediciones antidopaje de testosterona no se ven afectadas ni siquiera inmediatamente después de la administración de suplementos de DHEA en dosis altas (250 mg) (98). Es probable que esta sea la razón por la que la escasa bibliografía que existe hasta la fecha no haya detectado un efecto ergógeno de la suplementación con DHEA.

Cafeína

La cafeína es un estimulante que se encuentra en muchas fuentes naturales, suplementos y medicamentos. Se ha establecido que la suplementación con cafeína antes del ejercicio mejora la resistencia al ahorrar hidratos de carbono, lo que conlleva un mejor rendimiento (8,95). Las dosis eficaces oscilan entre 3 y 6 mg/kg (no más de 9 mg/kg) unos 60 min (30-90 min) antes del ejercicio, y la habituación no parece afectar significativamente a los resultados (8,95). Algunos de los beneficios de la resistencia pueden provenir de una mejora del estado de ánimo (8). También hay beneficios en ejercicios de mayor intensidad o potencia utilizando el mismo protocolo de suplementación; sin embargo, la investigación sobre la fuerza máxima y la fatiga de las repeticiones es contradictoria (8,95). Las investigaciones recientes han recurrido a dosis más bajas (< 3 mg/kg o unos 200 mg), estudiando el momento de la ingesta (antes y durante) y demostrando que no es necesario retirarla (95). Una posible preocupación ha sido la deshidratación, pero la investigación no ha corroborado este hecho (8).

La cafeína es el componente principal de prácticamente todas las bebidas energéticas, los potenciadores del rendimiento y los suplementos para perder peso. Estos productos están dirigidos a personas interesadas en el deporte y en un estilo de vida activo, y han sido uno de los sectores de mayor crecimiento en la industria del acondicionamiento físico. La mayoría de estos suplementos contienen cafeína y una combinación de otros componentes, como taurina, sacarosa, guaraná, ginseng, niacina y cianocobalamina. Los efectos ergógenos se deben probablemente al contenido de cafeína y glucosa.

Sin embargo, como ocurre con cualquier sustancia farmacoactiva, estos productos están asociados a efectos adversos, sobre todo insomnio, nerviosismo, cefalea, taquicardia y aumento de la presión arterial. Además, suelen contener un exceso de azúcar, por lo que pueden contribuir a la obesidad y a la resistencia a la insulina. El abuso de cafeína y la intoxicación suponen graves amenazas para la salud física y mental. Los profesionales deben advertir de los efectos adversos de estos productos poco regulados, y ayudar a educar y vigilar a las personas más propensas a consumirlos, que en su mayoría son hombres de entre 18 y 34 años (100).

Triglicéridos de cadena media

El aceite de triglicéridos de cadena media (TCM) es un suplemento popular y se encuentra en todo, desde el café y los batidos hasta los aderezos para ensaladas. Los TCM son muy digeribles debido a su menor longitud. Se ha demostrado que entran fácilmente en las mitocondrias, donde se metabolizan fácilmente para producir energía (101). La idea es que sirven como fuente de energía a través del metabolismo de las grasas en lugar de utilizar los hidratos de carbono. Sin embargo, la bibliografía es ambigua. En algunas investigaciones se ha demostrado que los TCM son inferiores a los hidratos de carbono, por ejemplo, en las contrarrelojes de ciclismo (8), mientras que en otras investigaciones han demostrado un posible efecto ergógeno en el rendimiento (8). Por ejemplo, Misell y cols. demostraron que 60 g de TCM al día durante 2 semanas mejoraban la carrera de resistencia, en comparación con el aceite de maíz (102); sin embargo, ¿es esa la comparación correcta? ¿Se trata de saber si los TCM son mejores que otros aceites o que el combustible tradicional de los deportistas, los hidratos de carbono? Hasta la fecha, esta es una laguna importante en la investigación.

Bicarbonato de sodio

La carga de bicarbonato sódico se utiliza como ayuda ergógena en la creencia de que amortiguará el ácido láctico acumulado en el músculo, y evitará o retrasará la fatiga y la disfunción musculares; sin embargo, los mecanismos son complejos y con una importante variabilidad intraindividual (95,103,104). La evidencia sugiere que el bicarbonato, cuando se administra en una dosis adecuada (300 mg/kg 60-90 min antes del ejercicio, o 5 g dos veces al día durante 5 días antes), mejora el rendimiento en actividades que son breves (es decir, 1-3 min) e intensas (p. ej., 400 m de carrera, 200 m de natación en estilo libre, 3 km de ciclismo) (8,95).

En particular, la carga de bicarbonato puede mejorar el tiempo de recuperación entre sesiones repetidas de actividad corta y de alta intensidad, como el *sprint* (8). Algunas pruebas sugieren que el citrato de sodio puede tener efectos similares (95).

Cromo

El cromo actúa como un cofactor en el metabolismo de la glucosa y las proteínas, principalmente potenciando la acción de la insulina. Se considera que el cromo mejora el metabolismo energético en los músculos y que, por tanto, mejora la fuerza y la resistencia, a la vez que favorece la pérdida de peso; sin embargo, las pruebas existentes hasta la fecha no confirman un aumento del rendimiento deportivo, del crecimiento muscular ni de la pérdida de grasa atribuible a la administración de suplementos de cromo (8).

Nitratos

La suplementación con nitratos se ha hecho popular, especialmente en forma de zumo de remolacha. Desde el punto de vista fisiológico, los nitratos son vasodilatadores que pueden aumentar la capacidad de trabajo, la potencia y la resistencia. Como suplemento antes del entrenamiento (2-3 h), 300-600 mg (0.1 mmol/kg de peso corporal) de nitratos suelen tolerarse bien (8). Sin embargo, las investigaciones más recientes se decantan por la suplementación diaria (más de 3 días), que puede permitir que se mantengan los beneficios (95).

Se ha observado una mejora del rendimiento deportivo en algunas poblaciones, pero no en otras, lo que concuerda con las investigaciones sobre los beneficios para la salud de los nitratos en la alimentación (8,95). Es necesario investigar para aclarar qué población puede beneficiarse de los nitratos (alimentarios y suplementarios).

ω-3 y aceite de pescado

El aceite de pescado contiene los ácidos grasos ω-3 EPA y DHA, precursores de determinados eicosanoides que se ha demostrado que reducen la inflamación en todo el cuerpo y confieren múltiples beneficios para la salud en dosis que probablemente no se consuman solo con la alimentación. Además, la administración de suplementos puede reducir la exposición a la contaminación por mercurio en algunos tipos de mariscos, especialmente los depredadores de mayor tamaño.

Por ello, la American Heart Association ha recomendado la administración de suplementos de aceite de pescado y el consumo de pescados grasos una o dos veces a la semana (105). En los deportistas, la salud del corazón puede ser aún más importante, por lo que la suplementación es probablemente prudente. Pero, ¿es ergógena la suplementación con ácidos grasos ω-3? Los datos preliminares sugieren un beneficio potencial para el ejercicio de resistencia (106). Es probable que los ácidos grasos ω-3 beneficien a los deportistas en cuanto a la recuperación, y algunas investigaciones apoyan una participación en el postentrenamiento muscular y en las lesiones cerebrales traumáticas (106,107).

Suplementos de aminoácidos

Los aminoácidos individuales, sobre todo los aminoácidos esenciales (AAE), los BCAA, la glutamina y la arginina, se comercializan como suplementos para el crecimiento muscular en halterofilia, culturismo, deportes de resistencia y otros deportes.

Aminoácidos esenciales

En lugar de una comida previa o posterior al entrenamiento, 6-12 g de AAE proporcionan la máxima síntesis proteica (8). Sin embargo, 6.72 g de AAE en una fuente proteica intacta (15 g de aislado de proteína de suero) demostraron ser más eficaces que los AAE libres en personas mayores (108).

Un subconjunto de AAE, los BCAA, pueden proporcionar una fuente de energía alternativa una vez que las reservas de glucógeno se han agotado. En algunas investigaciones se ha demostrado que el principal beneficio de la suplementación con AAE puede deberse a los BCAA (109), mientras que en otros estudios se apoya el uso de los nueve AAE para la máxima síntesis proteica (110,111). Sin embargo, existe acuerdo en que la leucina es la más esencial para la traducción proteica aguda y, por tanto, debe optimizarse, lo que probablemente sea del orden de 1.7 a 3.5 g/día (8). El β-hidroxi-β-metilbutirato (HMB), un metabolito del aminoácido leucina, ha mostrado resultados contradictorios, probablemente debido a la variación en los protocolos de entrenamiento; parece que el HMB es más eficaz con una intensidad de entrenamiento máxima (8). Las dosis oscilan entre 1.5 y 3 g/día, con cierto apoyo a 38 (mg/kg)/día (aproximadamente 3 g/día) para aumentar la masa corporal magra y la capacidad aeróbica (8,112,113). El HMB cálcico, que se utilizó inicialmente, es menos biodisponible que el HMB como ácido libre, la nueva formulación que aún se está investigando (8).

Aminoácidos condicionales

Los aminoácidos condicionales (AAC) no son esenciales excepto en caso de enfermedad o estrés, y el estrés del entrenamiento puede desencadenar la necesidad de aportes exógenos de estos aminoácidos. La glutamina, un importante combustible para algunas células del sistema inmunitario, como los linfocitos y los macrófagos, puede ser inmunoprotectora tras un ejercicio prolongado y en casos de entrenamiento excesivo. Sin embargo, las investigaciones han sido contradictorias. El beneficio más probable de la administración de suplementos de glutamina (0.3 g/kg) es la reducción de las molestias musculares autodeclaradas (8). Se cree que la suplementación con arginina es ergógena porque es un sustrato para la síntesis de óxido nítrico, un potente vasodilatador endógeno que aumenta el flujo sanguíneo y la capacidad de resistencia. Sin embargo, la investigación no ha detectado efecto alguno sobre la capacidad de ejercicio o la resistencia, con un apoyo limitado para la mejora de la potencia (8).

La taurina, que se produce a partir del AAC cisteína, se ha detectado en mayor concentración en el músculo entrenado que en el no entrenado; sin embargo, la investigación sobre su potencial ergógeno también ha sido contradictoria (8). En general, los estudios sobre la suplementación con aminoácidos en el rendimiento deportivo son dudosos, especialmente si se trata de un deportista bien alimentado.

Nutrigenómica

La declaración de posición conjunta especificó que «los planes de nutrición deben ser personalizados para cada deportista, para tener en cuenta la especificidad y la singularidad del evento deportivo, los objetivos de rendimiento, los desafíos prácticos, las preferencias alimentarias y las respuestas a diversas estrategias» (5). Gran parte de las pruebas sobre los beneficios de la suplementación con nutrimentos, nutricéuticos o alimentos funcionales muestran el potencial de una importante variabilidad interindividual, en particular con la cafeína, y, en cierta medida, esa variabilidad puede explicar los resultados mixtos de las ayudas ergógenas (114). Esta variabilidad y el movimiento de la nutrición de precisión están impulsando el desarrollo de la nutrigenómica (114,115). La nutrigenómica es el estudio de las variaciones genómicas que afectan a la nutrición (digestión [bioaccesibilidad, absorción], transformación/activación, metabolismo/utilización, requerimientos y excreción), y puede utilizarse para hacer recomendaciones nutricionales más personalizadas. Los beneficios de la nutrigenómica en la nutrición deportiva son incipientes, con algunas pruebas de que el asesoramiento basado en la genética puede motivar aún más al deportista a seguir el plan (114). No solo el campo de la nutrición se está alejando de las recomendaciones de talla única, sino que existe una gran demanda pública de nutrición personalizada, especialmente la basada en pruebas genéticas. A medida que estas pruebas estén más disponibles y sean más asequibles, es probable que se lleven los resultados a cualquier profesional de atención sanitaria, y se le pida ayuda para interpretar y aplicar los resultados. Aquí es donde un médico bien formado puede marcar una diferencia significativa en la experiencia del paciente.

ASPECTOS CLÍNICOS DESTACADOS

El interés por el potencial de las modificaciones de la alimentación para mejorar el rendimiento deportivo es amplio y se remonta a mucho tiempo atrás, a pesar de que las pruebas son relativamente escasas. Sin embargo, los pequeños ajustes de una alimentación que promueve la salud pueden contribuir a mejorar la fuerza y/o la resistencia. Aunque la ingesta de proteínas recomendada para los adultos sanos es de aproximadamente 0.8 (g/kg)/día, una cifra dos veces superior puede favorecer el desarrollo muscular con el entrenamiento de resistencia y es claramente segura a corto plazo. Una ingesta de proteínas de hasta 2 (g/kg)/día puede favorecer el entrenamiento de fuerza frente al de resistencia, y existen pruebas limitadas de que una ingesta de hasta 2.5 (g/kg)/día puede facilitar el culturismo.

Los efectos a largo plazo de la ingesta de proteínas a este nivel son inciertos; está indicado volver a una ingesta más moderada una vez finalizado el período de entrenamiento intenso. Aunque las proteínas consumidas deben ser de alto valor biológico (v. cap. 3), hay pocas pruebas que apoyen el uso de fórmulas proteicas o productos proteicos comerciales modificados en lugar de alimentos completos, salvo por cuestiones de comodidad, portabilidad y preferencia.

Los estudios sobre nutrimentos supuestamente ergógenos han sido en su mayoría negativos, aunque hay algunas pruebas de que la suplementación con creatina mejora la resistencia y que la cafeína aumenta definitivamente la resistencia. Cada vez hay más pruebas de que la carga de bicarbonato aumenta la tolerancia de períodos breves de ejercicio de alta intensidad. La ingesta moderada o elevada de hidratos de carbono durante varios días antes de una prueba de resistencia parece retrasar la fatiga al mantener las reservas musculares de glucógeno.

Se recomienda la reposición de líquidos con soluciones isotónicas durante el ejercicio de resistencia de alta intensidad durante más de 60 min; en general, se debe evitar el consumo de bebidas deportivas y barritas energéticas. Estas pueden aportar fácilmente más calorías a la alimentación de las que se utilizan en tales esfuerzos; el apoyo científico para esos productos se refiere al deportista profesional que participa en competiciones intensas con múltiples sesiones de entrenamiento al día.

En última instancia, el patrón alimentario asociado a la promoción de la salud (v. cap. 45) también se asocia, en su mayor parte, a un estado funcional óptimo. No debe haber muchas desviaciones extremas entre la alimentación óptima de un deportista profesional y la alimentación óptima de cualquier otro ser humano sano y activo. Para optimizar la salud y el rendimiento de sus pacientes, los médicos deben conocer las tendencias alimentarias, las estrategias de mercadotecnia y las principales líneas de investigación para poder cribar los granos de verdad entre las montañas de mitos.

▧ REFERENCIAS BIBLIOGRÁFICAS

1. Vandenbogaerde TJ, Hopkins WG. Effects of acute carbohydrate supplementation on endurance performance: a meta-analysis. *Sports Med.* 2011;41(9):773–792.
2. Pöchmüller M, Schwingshackl L, Colombani PC, Hoffmann G. A systematic review and meta-analysis of carbohydrate benefits associated with randomized controlled competition-based performance trials. *J Int Soc Sports Nutr.* 2016;13(1):1–12.
3. Santesso N, Akl EA, Bianchi M, Mente A, Mustafa R, Heels-Ansdell D, et al. Effects of higher-versus lower-protein diets on health outcomes: a systematic review and meta-analysis. *Eur J Clin Nutr.* 2012;66(7):780–788.
4. Institute of Medicine 2005. Dietary Reference Intakes for Energy, Carbohydrate, Fiber, Fat, Fatty Acids, Cholesterol, Protein, and Amino Acids. Washington, DC: The National Academies Press. Washington,DC. https://doi.org/10.17226/10490
5. Thomas D, Erdman K, Burke L. American college of sports medicine. Academy of nutrition and dietetics dietitians of Canada. Joint position statement: nutrition and athletic performance. *Med Sci Sport Exerc.* 2016.
6. Fritzen AM, Lundsgaard A-M, Kiens B. Dietary fuels in athletic performance. *Annu Rev Nutr.* 2019.
7. Churchward-Venne TA, Pinckaers PJM, Smeets JSJ, Betz MW, Senden JM, Goessens JPB, et al. Dose-response effects of dietary protein on muscle protein synthesis during recovery from endurance exercise in young men: a double-blind randomized trial. *Am J Clin Nutr.* 2020.
8. Kerksick CM, Wilborn CD, Roberts MD, Smith-Ryan A, Kleiner SM, Jäger R, et al. ISSN exercise & sports nutrition review update: research & recommendations. *J Int Soc Sports Nutr.* 2018.
9. Burke LM. Re-examining high-fat diets for sports performance: did we call the 'Nail in the Coffin' too soon? *Sports Med.* 2015.
10. Nelson RJ, Chbeir S. Dark matters: effects of light at night on metabolism. *Proc Nutr Soc.* 2018.
11. Bonham MP, Kaias E, Zimberg I, Leung GKW, Davis R, Sletten TL, et al. Effect of night time eating on postprandial triglyceride metabolism in healthy adults: a systematic literature review. *J Biol Rhyth.* 2019.
12. Qian J, Dalla Man C, Morris CJ, Cobelli C, Scheer FAJL. Differential effects of the circadian system and circadian misalignment on insulin sensitivity and insulin secretion in humans. *Diabetes Obes Metab.* 2018.
13. Stenvers DJ, Scheer FAJL, Schrauwen P, la Fleur SE, Kalsbeek A. Circadian clocks and insulin resistance. *Nat Rev Endocrinol.* 2019.
14. Richter EA, Garetto LP, Goodman MN, Ruderman NB. Enhanced muscle glucose metabolism after exercise: modulation by local factors. *Am J Physiol – Endocrinol Metab.* 1984.
15. Mikines KJ, Sonne B, Farrell PA, Tronier B, Galbo H. Effect of physical exercise on sensitivity and responsiveness to insulin in humans. *Am J Physiol – Gastrointest Liver Physiol.* 1988.
16. Morrison DJ, Kowalski GM, Grespan E, Mari A, Bruce CR, Wadley GD. Measurement of postprandial glucose fluxes in response to acute and chronic endurance exercise in healthy humans. *Am J Physiol Endocrinol Metab.* 2018.
17. Wasserman DH, Geer RJ, Rice DE, Bracy D, Flakoll PJ, Brown LL, et al. Interaction of exercise and insulin action in humans. *Am J Physiol – Endocrinol Metab.* 1991.
18. Ivy JL, Katz AL, Cutler CL, Sherman WM, Coyle EF. Muscle glycogen synthesis after exercise: effect of time of carbohydrate ingestion. *J Appl Physiol.* 1988.
19. Levenhagen DK, Carr C, Carlson MG, Maron DJ, Borel MJ, Flakoll PJ. Postexercise protein intake enhances whole-body and leg protein accretion in humans. *Med Sci Sports Exerc.* 2002.
20. Beelen M, Koopman R, Gijsen AP, Vandereyt H, Kies AK, Kuipers H, et al. Protein coingestion stimulates muscle protein synthesis during resistance-type exercise. *Am J Physiol – Endocrinol Metab.* 2008.
21. Beelen M, Burke LM, Gibala MJ, Van Loon LJC. Nutritional strategies to promote postexercise recovery. *Int J Sport Nutr Exerc Metab.* 2010.
22. Stearns RL, Emmanuel H, Volek JS, Casa DJ. Effects of ingesting protein in combination with carbohydrate during exercise on endurance performance: a systematic review with meta-analysis. *J Strength Cond Res.* 2010.
23. McCartney D, Desbrow B, Irwin C. Post-exercise ingestion of carbohydrate, protein and water: a systematic review and meta-analysis for effects on subsequent athletic performance. *Sports Med.* 2018.
24. Aragon AA, Schoenfeld BJ. Nutrient timing revisited: is there a post-exercise anabolic window? *J Int Soc Sports Nutr.* 2013.
25. Schoenfeld BJ, Aragon AA, Krieger JW. The effect of protein timing on muscle strength and hypertrophy: a meta-analysis. *J Int Soc Sports Nutr.* 2013.
26. Areta JL, Burke LM, Ross ML, Camera DM, West DWD, Broad EM, et al. Timing and distribution of protein ingestion during

prolonged recovery from resistance exercise alters myofibrillar protein synthesis. *J Physiol.* 2013.

27. Res PT, Groen B, Pennings B, Beelen M, Wallis GA, Gijsen AP, et al. Protein ingestion before sleep improves postexercise overnight recovery. *Med Sci Sports Exerc.* 2012.

28. Snijders T, Res PT, Smeets JS, van Vliet S, van Kranenburg J, Maase K, et al. Protein ingestion before sleep increases muscle mass and strength gains during prolonged resistance-type exercise training in healthy young men. *J Nutr.* 2015.

29. Amiri M, Ghiasvand R, Kaviani M, Scott •, Forbes C, Salehi-Abargouei A. Chocolate milk for recovery from exercise: a systematic review and meta-analysis of controlled clinical trials. *Eur J Clin Nutr* [Internet]. 2019;73:835–49. https://doi.org/10.1038/s41430-018-0187-x

30. U.S. Department of Agriculture ARS. FoodData Central [Internet]. FoodData Central. 2020 [cited 2020 Jun 16]. p. fdc.nal.usda.gov. https://fdc.nal.usda.gov/

31. van Vliet S, Burd NA, van Loon LJC. The skeletal muscle anabolic response to plant- versus animal-based protein consumption. *J Nutr.* 2015.

32. Davies RW, Carson BP, Jakeman PM. The effect of whey protein supplementation on the temporal recovery of muscle function following resistance training: a systematic review and meta-analysis. *Nutrients.* 2018.

33. Li M, Liu F. Effect of whey protein supplementation during resistance training sessions on body mass and muscular strength: a meta-analysis. *Food Funct.* 2019.

34. De Cabo R, Mattson MP. Effects of intermittent fasting on health, aging, and disease. *N Eng J Med.* 2019.

35. Cherif A, Roelands B, Meeusen R, Chamari K. Effects of Intermittent fasting, caloric restriction, and ramadan intermittent fasting on cognitive performance at rest and during exercise in adults. *Sports Med.* 2016.

36. Correia JM, Santos I, Pezarat-Correia P, Minderico C, Mendonca GV. Effects of intermittent fasting on specific exercise performance outcomes: a systematic review including meta-analysis. *Nutrients.* 2020.

37. Tinsley GM, Forsse JS, Butler NK, Paoli A, Bane AA, La Bounty PM, et al. Time-restricted feeding in young men performing resistance training: a randomized controlled trial†. *Eur J Sport Sci.* 2017.

38. Moro T, Tinsley G, Bianco A, Marcolin G, Pacelli QF, Battaglia G, et al. Effects of eight weeks of time-restricted feeding (16/8) on basal metabolism, maximal strength, body composition, inflammation, and cardiovascular risk factors in resistance-trained males. *J Transl Med.* 2016.

39. Tinsley GM, Moore ML, Graybeal AJ, Paoli A, Kim Y, Gonzales JU, et al. Time-restricted feeding plus resistance training in active females: a randomized trial. *Am J Clin Nutr.* 2019.

40. Wilkinson MJ, Manoogian ENC, Zadourian A, Lo H, Fakhouri S, Shoghi A, et al. Ten-hour time-restricted eating reduces weight, blood pressure, and atherogenic lipids in patients with metabolic syndrome. *Cell Metab.* 2020.

41. Pickles S, Vigié P, Youle RJ. Mitophagy and quality control mechanisms in mitochondrial maintenance [Internet]. *Curr Biol.* [cited 2020 Oct 28] 2018;28:R170–85. /pmc/articles/PMC7255410/?report=abstract

42. Sprenger HG, Langer T. The good and the bad of mitochondrial reakups [Internet]. *Trends Cell Biol.* [cited 2020 Oct 28] 2019;29:888–900. https://pubmed.ncbi.nlm.nih.gov/31495461/

43. Suomalainen A, Battersby BJ. Mitochondrial diseases: the contribution of organelle stress responses to pathology [Internet]. *Nat Rev Mol Cell Biol.* [cited 2020 Oct 28] 2018;19:77–92. https://pubmed.ncbi.nlm.nih.gov/28792006/

44. Wu NN, Tian H, Chen P, Wang D, Ren J, Zhang Y. Physical exercise and selective autophagy: benefit and risk on cardiovascular health [Internet]. *Cells.* 2019 [cited 2020 Oct 28]. /pmc/articles/PMC6912418/?report=abstract

45. Radak Z, Torma F, Berkes I, Goto S, Mimura T, Posa A, et al. Exercise effects on physiological function during aging. *Free Radical Biol Med.* 2019;132:33–41.

46. Zhang Y, Oliveira AN, Hood DA. The intersection of exercise and aging on mitochondrial protein quality control. *Exp Gerontol.* 2020;131:110824.

47. Siu PM, Wong SHS. Use of the glycemic index: effects on feeding patterns and exercise performance. *J Physiol Anthropol Appl Human Sci.* 2004.

48. Burdon CA, Spronk I, Cheng HL, O'Connor HT. Effect of glycemic index of a pre-exercise meal on endurance exercise performance: a systematic review and meta-analysis. *Sports Med.* 2017.

49. Ferrugem L, Martini G, de Souza C. Influence of the glycemic index of pre-exercise meals in sports performance: a systematic review. *Int J Med Rev.* 2018.

50. Hawley JA, Schabort EJ, Noakes TD, Dennis SC. Carbohydrate-loading and exercise performance. *Sports Med.* 1997.

51. Tarnopolsky MA, Zawada C, Richmond LB, Carter S, Shearer J, Graham T, et al. Gender differences in carbohydrate loading are related to energy intake. *J Appl Physiol.* 2001.

52. Burke LM. Nutrition strategies for the marathon: fuel for training and racing. *Sports Med.* 2007.

53. Jeukendrup AE. Nutrition for endurance sports: marathon, triathlon, and road cycling. *J Sports Sci.* 2011.

54. Murray B, Rosenbloom C. Fundamentals of glycogen metabolism for coaches and athletes. *Nutr Rev.* 2018.

55. Escobar KA, Vandusseldorp TA, Kerksick CM. Carbohydrate intake and resistance-based exercise: are current recommendations reflective of actual need? *Br J Nutr.* 2016.

56. Lambert E V., Hawley JA, Goedecke J, Noakes TD, Dennis SC. Nutritional strategies for promoting fat utilization and delaying the onset of fatigue during prolonged exercise. *J Sports Sci.* 1997.

57. Burke LM, Hawley JA, Angus DJ, Cox GR, Clark SA, Cummings NK, et al. Adaptations to short-term high-fat diet persist during exercise despite high carbohydrate availability. *Med Sci Sports Exerc.* 2002.

58. Havemann L, West SJ, Goedecke JH, Macdonald IA, St Clair Gibson A, Noakes TD, et al. Fat adaptation followed by carbohydrate loading compromises high-intensity sprint performance. *J Appl Physiol.* 2006.

59. Chang CK, Borer K, Lin PJ. Low-carbohydrate-high-fat diet: can it help exercise performance? *J Hum Kinet.* 2017.

60. Zajac A, Poprzecki S, Maszczyk A, Czuba M, Michalczyk M, Zydek G. The effects of a ketogenic diet on exercise metabolism and physical performance in off-road cyclists. *Nutrients.* 2014.

61. Paoli A, Grimaldi K, D'Agostino D, Cenci L, Moro T, Bianco A, et al. Ketogenic diet does not affect strength performance in elite artistic gymnasts. *J Int Soc Sports Nutr.* 2012.

62. Jeukendrup AE. Periodized nutrition for athletes. *Sports Med.* 2017.

63. Cordain L, Friel J. The paleo diet for athletes: the ancient nutritional formula for peak athletic performance. *Rodale.* 2012:336 p.

64. Manheimer EW, Van Zuuren EJ, Fedorowicz Z, Pijl H. Paleolithic nutrition for metabolic syndrome: systematic review and meta-analysis. *Am J Clin Nutr.* 2015.

65. Rogerson D. Vegan diets: practical advice for athletes and exercisers. *J Int Soc Sports Nutr.* 2017.

66. Scrivin R, Black K. Sports drinks consumed during exercise, which affect thermoregulation and/or athletic performance in the heat: a review. *Strength Condition J.* 2018.

67. Hew-Butler T, Loi V, Pani A, Rosner MH. Exercise-associated hyponatremia: 2017 update. *Front Med.* 2017.

68. Hoffman MD, Stuempfle KJ, Valentino T. Sodium intake during an ultramarathon does not prevent muscle cramping, dehydration, hyponatremia, or nausea. *Sport Med – Open.* 2015.

69. Hoffman MD, Stuempfle KJ. Sodium supplementation and exercise-associated hyponatremia during prolonged exercise. *Med Sci Sports Exerc.* 2015.

70. Hoffman MD, Myers TM. Case study: symptomatic exercise-associated hyponatremia in an endurance runner despite sodium supplementation. *Int J Sport Nutr Exerc Metab.* 2015.

71. Koenders EE, Franken CPG, Cotter JD, Thornton SN, Rehrer NJ. Restricting dietary sodium reduces plasma sodium response to exercise in the heat. *Scand J Med Sci Sport.* 2017.

72. Medicine I of. *Fluid replacement and heat stress.* National Academies Press; 1994.

73. Baker LB, Heaton LE, Nuccio RP, Stein KW. Dietitian-observed macronutrient intakes of young skill and team-sport athletes: adequacy of pre, during, and postexercise nutrition. *Int J Sport Nutr Exerc Metab.* 2014.

74. Ruanpeng D, Thongprayoon C, Cheungpasitporn W, Harindhanavudhi T. Sugar and artificially sweetened beverages linked to obesity: a systematic review and meta-analysis. *QJM.* 2017.

75. Hinds L. Sports drinks and their impact on dental health. *BDJ Team.* 2019.

76. Ismail MS, Singh R, Sirisinghe RG, Nawawi M. Rehydration after exercise with fresh young coconut water, carbohydrate-electrolyte beverage and plain water. *J Physiol Anthropol Appl Human Sci.* 2002.

77. Ismail I, Singh R, Sirislnghe RG. Rehydration with sodium-enriched coconut water after exercise-induced dehydration. *Southeast Asian J Trop Med Public Health.* 2007.

78. Peart DJ, Hensby A, Shaw MP. Coconut water does not improve markers of hydration during sub-maximal exercise and performance in a subsequent time trial compared with water alone. *Int J Sport Nutr Exerc Metab.* 2017.

79. Chaubey A, Sharma M, Bhatnagar B. Comparitive study on coconut water, carbohydrate electrolyte sports drink and sodium enriched coconut drink on measures of hydration and physical performance in athletes. *IOSR J Sport Phys Educ.* 2017.

80. Sawka MN, Burke LM, Eichner ER, Maughan RJ, Montain SJ, Stachenfeld NS. Exercise and fluid replacement [Internet]. *Med Sci Sports Exerc.* [cited 2020 Jun 16] 2007;39:377–390. http://journals.lww.com/00005768-200702000-00022

81. Applegate EA, Grivetti LE. Search for the competitive edge: a history of dietary fads and supplements. *J Nutr.* 1997.

82. Porrini M, Del Bo C. Ergogenic aids and supplements. *Front Horm Res.* 2016.

83. Tiidus PM, Houston ME. Vitamin E status and response to exercise training. *Sports Med.* 1995.

84. Nieman DC. Exercise immunology: nutritional countermeasures. *Can J Appl Physiol.* 2001.

85. Pedersen BK, Bruunsgaard H, Jensen M, Toft AD, Hansen H, Ostrowski K. Exercise and the immune system – influence of nutrition and ageing. *J Sci Med Sport.* 1999.

86. Petersen EW, Ostrowski K, Ibfelt T, Richelle M, Offord E, Halkjær-Kristensen J, et al. Effect of vitamin supplementation on cytokine response and on muscle damage after strenuous exercise. *Am J Physiol – Cell Physiol.* 2001.

87. Murray R, Bartoli WP, Eddy DE, Horn MK. Physiological and performance responses to nicotinic-acid ingestion during exercise. *Med Sci Sports Exerc.* 1995.

88. Heffernan SM, Horner K, De Vito G, Conway GE. The role of mineral and trace element supplementation in exercise and athletic performance: a systematic review. *Nutrients.* 2019.

89. Gleeson M, Bishop NC. Elite athlete immunology: importance of nutrition. *Int J Sports Med, Suppl.* 2000.

90. Singh A, Failla ML, Deuster PA. Exercise-induced changes in immune function: effects of zinc supplementation. *J Appl Physiol.* 1994.

91. Institute of Medicine (US) Panel on Micronutrients. Dietary Reference Intakes for Vitamin A, Vitamin K, Arsenic, Boron, Chromium, Copper, Iodine, Iron, Manganese, Molybdenum, Nickel, Silicon, Vanadium, and Zinc. Washington (DC): National Academies Press (US); 2001.

92. Kreider RB, Miller GW, Williams MH, Somma CT, Nasser TA. Effects of phosphate loading on oxygen uptake, ventilatory anaerobic threshold, and run performance. *Med Sci Sports Exerc.* 1990.

93. Kreider RB, Miller GW, Schenck D, Cortes CW, Miriel V, Somma CT, et al. Effects of phosphate loading on metabolic and myocardial responses to maximal and endurance exercise. *Int J Sport Nutr.* 1992.

94. Cade R, Conte M, Zauner C, Mars D, Peterson J, Lunne D, et al. Effects of phosphate loading on 2,3-diphosphoglycerate and maximal oxygen uptake. *Med Sci Sports Exerc.* 1984.

95. Peeling P, Binnie MJ, Goods PSR, Sim M, Burke LM. Evidence-based supplements for the enhancement of athletic performance. *Int J Sport Nutr Exerc Metabol.* 2018.

96. Kreider RB, Kalman DS, Antonio J, Ziegenfuss TN, Wildman R, Collins R, et al. International Society of Sports Nutrition position stand: safety and efficacy of creatine supplementation in exercise, sport, and medicine. *J Int Soc Sports Nutr.* 2017.

97. Gualano B, De Salles Painelli V, Roschel H, Lugaresi R, Dorea E, Artioli GG, et al. Creatine supplementation does not impair kidney function in type 2 diabetic patients: a randomized, double-blind, placebo-controlled, clinical trial. *Eur J Appl Physiol.* 2011.

98. Collomp K, Buisson C, Lasne F, Collomp R. DHEA, physical exercise and doping. *J Steroid Biochem Mol Biol.* 2015.

99. Beaudart C, Rabenda V, Simmons M, Geerinck A, Araujo de Carvalho I, Reginster JY, et al. Effects of protein, essential amino acids, B-Hydroxy B-methylbutyrate, creatine, dehydroepiandrosterone and fatty acid supplementation on muscle mass, muscle strength and physical performance in older people aged 60 years and over. A systematic review of. *J Nutr Health Aging.* 2018.

100. Energy Drinks | NCCIH [Internet]. [cited 2020 Jul 10]. https://www.nccih.nih.gov/health/energy-drinks

101. Jeukendrup AE, Thielen JJHC, Wagenmakers AJM, Brouns F, Saris WHM. Effect of medium-chain triacylglycerol and carbohydrate ingestion during exercise on substrate utilization and subsequent cycling performance. *Am J Clin Nutr.* 1998.

102. Misell LM, Lagomarcino ND, Schuster V, Kern M. Chronic medium-chain triacylglycerol consumption and endurance performance in trained runners. *J Sports Med Phys Fitness.* 2001.

103. Siegler JC, Marshall PWM, Bray J, Towlson C. Sodium bicarbonate supplementation and ingestion timing: does it matter? *J Strength Cond Res.* 2012.

104. Lancha Junior AH, de Salles Painelli V, Saunders B, Artioli GG. Nutritional strategies to modulate intracellular and extracellular buffering capacity during high-intensity exercise. *Sports Med.* 2015.

105. Siscovick DS, Barringer TA, Fretts AM, Wu JHY, Lichtenstein AH, Costello RB, et al. Omega-3 Polyunsaturated fatty acid (fish oil) supplementation and the prevention of clinical cardiovascular disease: a science advisory from the American Heart Association. *Circulation.* 2017.

106. Philpott JD, Witard OC, Galloway SDR. Applications of omega-3 polyunsaturated fatty acid supplementation for sport performance. *Res Sports Med*. 2019.

107. Rawson ES, Miles MP, Larson-Meyer DE. Dietary supplements for health, adaptation, and recovery in athletes. *Int J Sport Nutr Exerc Metabol*. 2018.

108. Cuthbertson D, Smith K, Babraj J, Leese G, Waddell T, Atherton P, et al. Anabolic signaling deficits underlie amino acid resistance of wasting, aging muscle. *FASEB J*. 2005.

109. Moberg M, Apró W, Ekblom B, Van Hall G, Holmberg HC, Blomstrand E. Activation of mTORC1 by leucine is potentiated by branched-chain amino acids and even more so by essential amino acids following resistance exercise. *Am J Physiol – Cell Physiol*. 2016.

110. Witard OC, Jackman SR, Breen L, Smith K, Selby A, Tipton KD. Myofibrillar muscle protein synthesis rates subsequent to a meal in response to increasing doses of whey protein at rest and after resistance exercise. *Am J Clin Nutr*. 2014.

111. Churchward-Venne TA, Burd NA, Mitchell CJ, West DWD, Philp A, Marcotte GR, et al. Supplementation of a suboptimal protein dose with leucine or essential amino acids: effects on myofibrillar protein synthesis at rest and following resistance exercise in men. *J Physiol*. 2012.

112. Gallagher PM, Carrithers JA, Godard MP, Schulze KE, Trappe SW. Beta-hydroxy-beta-methylbutyrate ingestion. Part I: effects on strength and fat free mass. / Ingestion de beta-hydroxy-beta-methylbutyrate, 1ere partie: effets sur la force musculaire et la masse maigre. *Med Sci Sport Exerc*. 2000.

113. Durkalec-Michalski K, Jeszka J. The effect of β-hydroxy-β-methylbutyrate on aerobic capacity and body composition in trained athletes. *J Strength Cond Res*. 2016.

114. Guest NS, Horne J, Vanderhout SM, El-Sohemy A. Sport nutrigenomics: personalized nutrition for athletic performance. *Front Nutr*. 2019;6.

115. Fleischhacker SE, Woteki CE, Coates PM, Hubbard VS, Flaherty GE, Glickman DR, et al. Strengthening national nutrition research: rationale and options for a new coordinated federal research effort and authority. *Am J Clin Nutr*. 2020 Jul.

Capítulo 33

Efectos endocrinos de la alimentación: fitoestrógenos

Molly Morgan

INTRODUCCIÓN

Los componentes naturales de los alimentos con efectos hormonales están muy extendidos. Los fitoestrógenos son un grupo diverso de sustancias químicas naturales derivadas de las plantas con diversos grados de actividad agonista y antagonista de los estrógenos (1,2). Existe un interés especial por el uso de fitoestrógenos, en alimentos o como suplementos concentrados, para modificar tanto los síntomas como las secuelas asociadas a la menopausia.

Este interés ha aumentado significativamente desde los datos del estudio *Women's Health Initiative* (WHI), que indicaron que los beneficios de la terapia hormonal sustitutiva (THS) farmacológica no superaban los riesgos (3). Posteriormente, el uso de la TRH ha disminuido y el de los fitoestrógenos ha aumentado (3,4).

Además, los datos del estudio WHI han sido revisados, y desde entonces se ha demostrado que son controvertidos (5). Esta controversia es particularmente relevante porque si la THS es beneficiosa para determinadas poblaciones, encontrar alternativas nutricionales eficaces a la THS para esas poblaciones se vuelve más urgente. Además, es importante tener en cuenta que, para algunas poblaciones de pacientes, tal vez debería fomentarse la THS, aplicando un tratamiento nutricional si/cuando los pacientes rechazan la THS.

Los compuestos de fitoestrógenos están potencialmente relacionados con otros beneficios para la salud. Por ejemplo, estudios epigenéticos muestran que la presencia de fitoestrógenos en los cereales integrales puede ser responsable, en parte, de los beneficios para la salud asociados a su consumo regular (6-8).

VISIÓN GENERAL: FUENTES, INTERVENCIÓN ALIMENTARIA Y EQUOL

Los fitoestrógenos son moléculas bioactivas ampliamente presentes en muchos alimentos, como la soja, las semillas de lino, los cereales integrales, el requesón y los brotes de soja, entre otros. Por ejemplo, se han identificado fitoestrógenos incluso en el lúpulo (9), y por tanto en la cerveza (10), al igual que en la uva, y por consiguiente en el vino (11,12). Depypere y cols. documentan de que el lúpulo contiene el fitoestrógeno 8-prenilnaringenina (8-PN), que se considera un fitoestrógeno más potente que la isoflavona de la soja (13). Algunos de los supuestos beneficios para la salud del consumo moderado de alcohol pueden atribuirse a los efectos de los fitoestrógenos (14) (v. cap. 40).

Además de los alimentos, se han identificado algunas plantas que pueden ejercer efectos estrogénicos en el organismo, como el trébol rojo seco (15). Muchas plantas se utilizan para tratar aspectos de la salud de la mujer relacionados con la función hormonal; el mecanismo por el que ejercen sus efectos suele ser a través del agonismo o el antagonismo de los receptores de estrógenos (16,17). Se ha descubierto que los preparados de hierbas chinas utilizados tradicionalmente para el tratamiento de los síntomas relacionados con la menopausia contienen fitoestrógenos. En algunos casos, la potencia es proporcional a la de la THS convencional (18,19).

Es posible que la intervención alimentaria con alimentos ricos en fitoestrógenos pueda sustituir a los moduladores selectivos de los receptores de estrógenos (SERM, *selective estrogen receptor modulators*) sintéticos, debido a la mezcla de agonismo y antagonismo estrogénico, que imita a los SERM (20-23). Hasta la fecha, las isoflavonas de la soja han sido las más estudiadas, y las predominantes son la genisteína y la daidzeína.

Se sabe que las isoflavonas ejercen efectos selectivos estrogénicos, lo que ha generado un interés tanto clínico como popular por estos alimentos como medio natural para sustituir las hormonas ováricas, aliviar los síntomas de la menopausia o modificar el riesgo de enfermedades (24). Uno de los factores que limitan los esfuerzos para medir los beneficios potenciales de los fitoestrógenos ha sido su exclusión de las medidas estándar de la composición de la alimentación (25,26). Una vez que las isoflavonas se añadieron a la base de datos del Departamento de Agricultura de Estados Unidos (USDA), su consumo pudo medirse y evaluarse mejor (27).

Chun y cols. (28) estimaron que las isoflavonas alimentarias solo eran consumidas por el 35 % de los adultos en un día, con una ingesta media de aproximadamente 3.1 mg/día, lo que supone una ingesta media de 1 mg/día para todos los adultos de Estados Unidos; los lignanos parecen ser la fuente más abundante de fitoestrógenos en la alimentación estadounidense (29). Todavía se desconoce qué cantidades son suficientes para producir cualquiera de los efectos sobre la salud asociados a los fitoestrógenos (30).

Aparte de los niveles de consumo, otro factor que puede influir en los efectos sobre la salud es la producción de equol, un metabolito de la isoflavona daidzeína producido por la acción de la microflora intestinal (31). Se ha estimado que solo entre el 30 % y el 55 % de los seres humanos tienen las bacterias capaces de producir equol.

La información actual sobre el metabolismo del equol aún no ha determinado por completo los factores que más influyen; sin embargo, la fisiología intestinal, la genética del huésped y la alimentación parecen contribuir a las diferencias en la conversión de la daidzeína en equol.

El equol parece ser la más potente de las isoflavonas, y la evidencia de la producción de equol puede medirse en la excreción urinaria; se estima que hasta el 50 % de la población adulta no elimina equol tras el consumo de soja (32). Las pruebas preliminares de estudios clínicos sugieren que, en comparación con estos «no productores de equol», los «productores de equol» pueden ser una subpoblación que puede beneficiarse al máximo de las isoflavonas de soja (33,34).

Se han realizado muchos estudios clínicos para determinar los beneficios para la salud de la proteína de soja y de las isoflavonas que contiene la soja. En aquellos estudios de intervención en los que se determinaron las concentraciones de S-equol en plasma,

una concentración superior a 5-10 ng/mL se ha asociado a un resultado positivo para los síntomas vasomotores, la osteoporosis (medida por un aumento de la densidad mineral ósea), el cáncer de próstata y el riesgo cardiovascular (35).

Comprender las vías a través de las cuales el fenotipo productor de equol modifica la respuesta a las isoflavonas puede aclarar el papel del propio equol. Se necesitan más estudios diseñados para abordar *a priori* el efecto del fenotipo productor de equol sobre el riesgo de enfermedad (36).

Fitoestrógenos y menopausia

Los síntomas asociados a la menopausia, como los sofocos, los sudores nocturnos, los trastornos del sueño y la sequedad vaginal, están relacionados con la disminución de estrógenos y pueden afectar considerablemente a la calidad de vida. Las mujeres asiáticas presentan menos síntomas vasomotores en comparación con las mujeres que viven en América o Europa, una diferencia que se cree que está relacionada con la diferente ingesta de alimentos ricos en fitoestrógenos (37).

El mayor consumo de fitoestrógenos se ha registrado en las poblaciones japonesa y china, con estimaciones de ingesta hasta 50 veces superiores a las de la mayoría de la población de Estados Unidos (38); Wu y cols. (39) estimaron que la ingesta de isoflavonas en la población de Estados Unidos de origen asiático se sitúa entre los niveles consumidos por las poblaciones típicas del país y asiáticas.

Aunque los ensayos de fitoestrógenos para mejorar los síntomas de la menopausia han proporcionado resultados contradictorios, los investigadores han llegado a la conclusión de que los fitoestrógenos parecen reducir la frecuencia de los sofocos en las mujeres menopáusicas sin efectos secundarios importantes (40,41).

Revisiones recientes afirman la seguridad del uso de fitoestrógenos durante al menos 12 meses de uso continuo (4). En una reciente revisión sistemática realizada por Li-Ru Chen y cols., se concluyó que, a pesar de las limitaciones en décadas de esforzada investigación sobre las isoflavonas, la evidencia sigue apoyando el uso de estas, debido a su perfil de seguridad y beneficio para la salud en general (42). En un estudio clínico controlado y aleatorizado, se observó que en las mujeres del grupo de intervención que tomaron 40 mg de trébol rojo seco con isoflavonas durante 12 semanas disminuyó la intensidad de los síntomas de la menopausia (43). Además, las investigaciones sobre los efectos del extracto de trébol rojo muestran que los cambios beneficiosos podrían ir más allá del control de los síntomas de la menopausia, y llegar a reducir la concentración de colesterol total (44).

En otro estudio aleatorizado y controlado (EAC) reciente, en el que se compararon los efectos de las isoflavonas con el placebo entre 51 mujeres, se demostró una reducción clínicamente significativa de los sofocos (57%) tras 6 meses de tratamiento (60 mg), en comparación con el placebo (18%) (45). Otros estudios con un diseño riguroso seguirán ampliando este conjunto de pruebas para seguir desarrollando directrices sólidas (41).

Fitoestrógenos y cáncer

Aunque numerosas observaciones epidemiológicas han indicado que las poblaciones de los países con un consumo elevado de soja y otros alimentos ricos en fitoestrógenos tienen incidencias significativamente menores de cáncer de mama y de próstata que otras (46), los datos que proporcionan los estudios clínicos han sido contradictorios. No obstante, datos recientes se inclinan a favor de la participación de los fitoestrógenos en la reducción del riesgo de cáncer (47-49). La investigación sigue intentando abordar esta cuestión, y han empezado a surgir varias explicaciones posibles.

La relación de los estrógenos con el riesgo de cáncer de mama ha sido ampliamente explorada, por el papel que se cree que desempeñan los estrógenos en el desarrollo y en la progresión del cáncer de mama. En estudios epidemiológicos se ha observado que el consumo de alimentos de soja está inversamente relacionado con el riesgo de cáncer de mama. En un estudio prospectivo basado en una población de más de 5 000 mujeres, se concluyó que el consumo de alimentos de soja es seguro y está relacionado con una menor mortalidad y recurrencia del cáncer de mama.

Además, en el estudio se mostró un patrón lineal y con una relación dosis-respuesta hasta que la ingesta de alimentos de soja alcanzó los 11 g de proteína de soja/día, y no se observaron beneficios adicionales con ingestas superiores a esa cantidad (50). En estudios anteriores *in vitro* con líneas celulares de cáncer de mama se demostró que dosis elevadas de isoflavonas y lignanos pueden inhibir el crecimiento celular (51,52), la progresión tumoral y la angiogénesis (53), a través de mecanismos dependientes e independientes de los estrógenos (54-57).

Estudios realizados *in vitro* y en animales han sugerido cómo las isoflavonas interactúan con las modificaciones epigenéticas, como la hipermetilación de los genes de supresión tumoral (58-60). Estos estudios aportan pruebas sobre posibles mecanismos epigenéticos por los que las isoflavonas genisteína, daidzeína

y sus derivados podrían contribuir a la prevención del cáncer de mama. Estos efectos también pueden ser uno de los medios por los que las frutas y verduras de la alimentación reducen el riesgo de sufrir cáncer, especialmente cáncer del aparato digestivo (61) (v. cap. 12).

En una reciente revisión sistemática, se sugiere que el consumo de soja puede proporcionar una protección preventiva primaria, con mayor eficacia en la reducción del desarrollo del cáncer de mama *de novo*, y menor en la prevención de la recidiva del cáncer de mama o la reducción de la mortalidad (62).

El consumo de linaza se ha relacionado con una reducción del riesgo de sufrir cáncer de mama. El *Ontario Women's Diet and Health Study* de 2013, un estudio observacional y el primer estudio conocido que relaciona el consumo de linaza con una reducción significativa del riesgo de cáncer de mama (*odds ratio* [OR], 0.82; intervalo de confianza [IC] del 95 %, 0.69-0.97), al igual que el consumo de pan de lino (OR, 0.77; IC del 95 %, 0.67-0.89) (63). Además, Calado y cols. resumieron que la linaza tiene el potencial de reducir el crecimiento de tumores en pacientes con cáncer de mama y de disminuir el riesgo de este tipo de cáncer (64).

El momento, la duración y la cantidad de soja consumida pueden ser relevantes para la prevención del cáncer de mama. Wu AH. y cols. (65) mostraron, en un estudio de casos y controles basado en la población que investigaba la asociación entre la ingesta de soja en la alimentación y el riesgo de cáncer de mama, que las personas asiático-americanas, que eran los mayores consumidores de soja durante la adolescencia y la vida adulta, presentaban un riesgo mucho menor (OR, 0.53; IC del 95 %, 0.36-0.78), en comparación con las personas con escaso consumo de soja durante esos períodos.

Estos resultados han sido corroborados por un estudio de cohortes de base poblacional, el *Shanghai Women's Health Study*, en el que se ha seguido a una cohorte de 73 223 mujeres chinas durante una media de 7.4 años.

Las mujeres que consumieron una gran cantidad de alimentos a base de soja de forma constante durante la adolescencia y la edad adulta tuvieron un riesgo sustancialmente reducido de sufrir cáncer de mama (RR, 0.57; IC del 95 %: 0.34, 0.97) (66). Estos datos apoyan la creciente especulación de que la exposición temprana y sustancial a las isoflavonas en la infancia y la adolescencia, independientemente de la ingesta en la edad adulta, puede ser lo que proporciona la mayor parte de los efectos protectores contra el cáncer de mama (67,68).

El papel del equol en relación con el cáncer ha sido menos estudiado, aunque en dos grandes estudios realizados en las cohortes de la *European Prospective Investigation into Cancer and Nutrition* (EPIC) no se informó de asociación alguna entre las medidas de equol y el riesgo general de cáncer de mama (47).

Entre los casos con receptores de estrógenos positivos en la cohorte de Norfolk, el equol urinario se asoció a un riesgo ligeramente mayor (OR [IC del 95 %] = 1.07 [1.01-1.112]; P = 0.013) en los 95 casos, en comparación con los 329 controles. Bosviel y cols. (36) han demostrado que el equol aumenta el nivel de expresión de los genes oncosupresores *BRCA1* y *BRCA2* en líneas celulares de cáncer de mama. Niculescu y cols. mostraron un mayor efecto de la suplementación con isoflavonas (900 mg/día durante 84 días) sobre los genes que responden a los estrógenos en los linfocitos periféricos de las mujeres posmenopáusicas productoras de equol (69).

La ingesta de soja y de fitoestrógenos también puede tener una actividad biológica que conduzca a un menor riesgo de sufrir cáncer de próstata (70,71) e incluso cáncer de pulmón. En un metaanálisis de estudios epidemiológicos se observó que el consumo de alimentos a base de soja se asocia a un menor riesgo de cáncer de pulmón, aunque debido a los diferentes métodos de evaluación de los estudios, todavía se necesitan más estudios de cohortes o de intervención bien diseñados (72). Estudios recientes siguen ampliando las pruebas de que las isoflavonas de la soja (genisteína y daidzeína) se asocian a un menor riesgo de sufrir cáncer de próstata (73).

Enfermedades cardiovasculares

Existen pruebas de los beneficios cardiovasculares de los fitoestrógenos de la soja, aparentemente con efectos comparables en los hombres y las mujeres (74). Son muchos los factores que determinan el efecto beneficioso de las isoflavonas en la salud cardiovascular, como la reducción de los lípidos sanguíneos y la presión arterial, la mejora de la función endotelial y la actividad antioxidante. Desde 1999, existe una declaración de salud aprobada por la Food and Drug Administration (FDA) de Estados Unidos que afirma que la inclusión de 25 g de proteína de soja en una alimentación baja en grasas y colesterol puede reducir el riesgo de presentar una enfermedad cardiovascular (75).

Aunque se ha cuestionado la declaración sanitaria, Jenkins y cols. han completado un reciente metaanálisis acumulativo del efecto de la soja sobre la salud cardíaca; su estudio determinó que los datos seleccionados por la FDA siguen siendo significativos al vincular el consumo de soja con los beneficios para la salud del corazón (76).

Lo más destacado del estudio:

■ En un estudio cruzado aleatorizado, realizado por Welty y cols. en 60 mujeres posmenopáusicas sanas, se demostró una disminución de la presión arterial y de las cifras de colesterol unido a lipoproteínas de baja densidad en las mujeres que sustituyeron las proteínas alimentarias no procedentes de la soja por nueces de soja, observándose mayores efectos en las mujeres hipertensas en comparación con las normotensas. La adición de nueces de soja a la alimentación durante 8 semanas mejoró significativamente el control glucémico y los perfiles lipídicos en las mujeres posmenopáusicas con el síndrome metabólico (77).

■ En un estudio cruzado aleatorizado en el que se probó la proteína de isoflavona de soja, la lecitina de soja y la combinación de ambas, se observaron mejoras significativas en los perfiles lipídicos de los sujetos tras 4 semanas de tratamiento (78).

■ En los estudios en los que se utilizaron suplementos de isoflavonas semipurificadas no se observó efecto reductor alguno de los lípidos (79), lo que sugiere que la proteína de soja intacta y mínimamente procesada puede ser necesaria para obtener beneficios cardiovasculares (80).

■ Los productores de equol, en comparación con los que no lo producen, muestran mejoras significativas en las relaciones colesterol total/lipoproteínas de alta densidad y lipoproteínas de baja densidad/lipoproteínas de alta densidad (24).

■ En un estudio controlado aleatorizado para evaluar el efecto de las isoflavonas sobre la función endotelial en mujeres posmenopáusicas con diabetes *mellitus* tipo 2 (DMT2), Curtis y cols. (81) han demostrado que las productoras de equol presentaban mayores disminuciones de la PA diastólica, la presión arterial media y la velocidad de la onda del pulso (-2.24 ± 1.31 mm Hg, -1.24 ± 1.30 mm Hg y -0.68 ± 0.40 m/s, respectivamente; $p < 0.01$) en comparación con las no productoras de equol (n = 30).

Salud ósea

Algunos estudios han demostrado que las isoflavonas, a través de la alimentación o de los suplementos, pueden tener un efecto protector sobre la pérdida ósea posmenopáusica (82,83).

En un estudio doble ciego, controlado y aleatorizado, las mujeres de 49 a 65 años que recibieron un suplemento de isoflavonas derivadas del trébol rojo durante 1 año demostraron una pérdida significativamente menor de contenido mineral óseo y densidad en comparación con las mujeres que recibieron un placebo (84).

Se obtuvieron resultados similares con el aumento de productos de soja en la alimentación (85,86) y el fitoestrógeno natural genisteína (87). En estudios recientes de mujeres jóvenes premenopáusicas (88) y mujeres mayores posmenopáusicas (89), no se han observado efectos significativos de la suplementación con soja sobre la densidad mineral ósea.

Existen datos contradictorios sobre los posibles beneficios del análogo sintético de las isoflavonas, la ipriflavona (90,91). No obstante en este momento, la relación entre las isoflavonas y la salud ósea está todavía lejos de conocerse por completo (92,93) (v. cap. 14).

El equol también podría ser un factor en juego en relación con la salud ósea y la soja. En varios estudios sobre la suplementación con soja y la densidad ósea se sugiere que los productos de soja pueden ser más eficaces para mantener la densidad ósea en las personas que producen equol.

Hasta la fecha, aunque existe una considerable variabilidad en el diseño y la duración de los estudios, la población estudiada, el tipo de isoflavona de soja empleada en la intervención y los resultados de los estudios, las pruebas apuntan a la ausencia de un papel protector de las isoflavonas de soja en la prevención de la pérdida ósea posmenopáusica (94).

Cognición y demencia

Se han realizado estudios que relacionan los efectos neuroprotectores de los compuestos fitoestrógenos en investigaciones con animales y en estudios de cultivos celulares. Por ejemplo, los fitoestrógenos se han relacionado con la posibilidad de aliviar el riesgo de progresión de la enfermedad de Alzheimer. En parte, se cree que esto está relacionado con las propiedades antioxidantes de los productos de soja, así como con la disponibilidad de la cognición de impacto a través de la interacción con los receptores de estrógenos (95).

Además, en otro estudio reciente del Journal Alzheimer's Dementia: Translational Research & Clinical Interventions se observó que las mujeres que producen equol mostraban menor grado de lesiones en la sustancia blanca del cerebro (96).

Esto es crucial porque las lesiones de la sustancia blanca son un factor de riesgo significativo para sufrir deterioro cognitivo, demencia y mortalidad por todas las causas. De hecho, los investigadores de este estudio observaron un 50 % más de lesiones en la sustancia blanca en aquellos que no podían producir equol, en comparación con los que sí podían. Este es otro vínculo interesante y en desarrollo entre los fitoestrógenos y la salud que justificará más estudios y evaluaciones.

Efectos hormonales

Se ha demostrado que los fitoestrógenos influyen en la diferenciación sexual y la fertilidad en modelos animales (41). Aunque algunas fórmulas infantiles a base de soja son muy ricas en fitoestrógenos, no se han notificado efectos adversos en humanos (41,97). En comparación, la leche materna humana contiene, por defecto, concentraciones insignificantes de isoflavonas (32); sin embargo, existen pruebas de que el consumo de soja por parte de la madre aumenta significativamente las concentraciones de isoflavonas en la orina de los lactantes amamantados (98). Se especula que la exposición temprana a los fitoestrógenos de soja puede reducir el riesgo de presentar algunas enfermedades crónicas en épocas más avanzadas de la vida (98,99). En un estudio transversal de mujeres posmenopáusicas se observaron asociaciones significativas entre la exposición a los fitoestrógenos y las concentraciones circulantes de hormonas sexuales en un gran grupo de mujeres posmenopáusicas. Los mismos investigadores también hallaron pruebas de interacciones genes-fitoestrógenos, lo que apoya la hipótesis de que ciertas personas pueden obtener más o menos beneficios de los fitoestrógenos (100).

Estudios in vitro de células corticales suprarrenales cultivadas sugieren que el consumo de fitoestrógenos reduce la producción de cortisol (101), un efecto observado con una dieta lactovegetariana (102). A pesar del mito común de que la soja tiene efectos feminizantes en los hombres, las pruebas clínicas demuestran que las isoflavonas no ejercen efectos feminizantes en los hombres con grados de ingesta iguales e incluso considerablemente superiores a los consumos típicos de los hombres asiáticos (103).

ASPECTOS CLÍNICOS DESTACADOS

Los fitoestrógenos actúan como agonistas y antagonistas selectivos de los receptores de estrógenos, de forma muy parecida a los SERM. La posibilidad de que los alimentos que contienen fitoestrógenos o los suplementos concentrados puedan utilizarse para mejorar los síntomas y las secuelas de la menopausia está respaldada por las pruebas disponibles, que siguen siendo evaluadas e investigadas. Los fitoestrógenos pueden ser una alternativa para el tratamiento de los síntomas de la menopausia y las pruebas de ello siguen aumentando.

Una rutina alimentaria rica en una variedad de alimentos vegetales, especialmente soja, semillas de lino y cereales integrales, es aconsejable por otros motivos, y proporcionará un abundante aporte de los fitoestrógenos mejor estudiados. La inclusión de estos alimentos, a través de los efectos de los fitoestrógenos y otros componentes beneficiosos, parece que puede reducir el riesgo de cáncer de mama, cáncer de próstata, enfermedades cardiovasculares y, posiblemente, otros tipos de cáncer y osteoporosis, con posibles beneficios adicionales para la salud relacionados con la cognición. Sin embargo, los efectos en relación con los fitoestrógenos específicamente pueden depender en gran medida de la distribución de las bacterias intestinales de un individuo y de la capacidad de generar equol. Debido al amplio uso de la soja como sustituto de la carne, es posible que sus efectos protectores no solo deriven de lo que aporta a la alimentación, sino también de lo que elimina; es más probable que una rutina alimentaria que incluya alimentos de soja mínimamente procesados contenga menos carne y, por tanto, esté menos asociada al riesgo de cáncer. A medida que el consumo de soja aumente con una mayor aceptación, se necesitarán más investigaciones sobre los límites seguros del consumo de alimentos de soja y quizá se establezcan directrices para garantizar la seguridad. Además, se requieren estudios más amplios, bien diseñados y a largo plazo para definir mejor estos efectos.

Aunque puede haber algún motivo de preocupación por la relación riesgo/beneficio de la suplementación con soja u otras fuentes de fitoestrógenos, los beneficios de incluir los alimentos integrales de soja en la alimentación, especialmente cuando se utilizan como alternativa a la carne, son en general convincentes y tranquilizadores.

◪ REFERENCIAS BIBLIOGRÁFICAS

1. Mazur W. Phytoestrogen content in foods. *Baillieres Clin Endocrinol Metab*. 1998;12:729–742.
2. Fletcher RJ. Food sources of phyto-oestrogens and their precursors in Europe. *Br J Nutr*. 2003;89:s39–s43.
3. Rossouw JE, Anderson GL, Prentice RL, et al. Risks and benefits of estrogen plus progestin in healthy postmenopausal women: principal results from the Women's Health Initiative randomized controlled trial. *JAMA*. 2002;288:321–333.
4. Johnson A, Roberts L, Elkins G. Complementary and alternative medicine for menopause. *J Evid Based Integr Med*. 2019;24:25.
5. Sarrel PM, Njike VY, Vinante V, Katz DL. The mortality toll of estrogen avoidance: an analysis of excess deaths among hysterectomized women aged 50 to 59 years. *AJPH*. 2013;103(9):1583–1588.
6. Slavin J, Martini M, Jacobs DJ, et al. Plausible mechanisms for the protectiveness of whole grains. *Am J Clin Nutr*. 1999;70:459s–463s.
7. Slavin JL. Mechanisms for the impact of whole grain foods on cancer risk. *J Am Coll Nutr*. 2000;19:300s–307s.
8. Truswell AS. Cereal grains and coronary heart disease. *Eur J Clin Nutr* 2002;56:1–14.
9. Milligan S, Kalita J, Pocock V, et al. Oestrogenic activity of the hop phyto-oestrogen, 8-prenylnaringenin. *Reproduction*. 2002;123:235–242.

10. Milligan S, Kalita J, Heyerick A, et al. Identification of a potent phytoestrogen in hops (*Humulus lupulus L.*) and beer. *J Clin Endocrinol Metab*. 1999;84:2249–2252.
11. Calabrese G. Nonalcoholic compounds of wine: the phytoestrogen resveratrol and moderate red wine consumption during menopause. *Drugs Exp Clin Res*. 1999;25:111–114.
12. Li X, Phillips FM, An HS, et al. The action of resveratrol, a phytoestrogen found in grapes, on the intervertebral disc. *Spine* (Phila Pa 1976) 2008;33(24):2586–2595.
13. Depypere HT, Comhaire FH. Herbal preparations for the menopause: beyond isoflavones and black cohosh. *Maturitas*.2014;77:191–194.
14. Stevens JF, Page JE. Xanthohumol and related prenylflavonoids from hops and beer: to your good health! *Phytochemistry*. 2004;65:1317–1330.
15. Tice JA, Ettinger B, Ensrud K, et al. Phytoestrogen supplement for the treatment of hot flashes: the Isoflavone Clover Extract (ICE) study: a randomized controlled trial. *JAMA*. 2003;290:207–214.
16. Wade C, Kronenberg F, Kelly A, et al. Hormone-modulating herbs: implications for women's health. *J Am Med Womens Assoc*. 1999;54:181–183.
17. Usui T. Pharmaceutical prospects of phytoestrogens. *Endocr J*. 2006;53:7–20.
18. .Shiizaki K, Goto K, Ishige A, et al. Bioassay of phytoestrogen in herbal medicine used for postmenopausal disorder using transformed MCF-7 cells. *Phytother Res*. 1999;13:498–503.
19. Wang X, Wu J, Chiba H, et al. Puerariae radix prevents bone loss in ovariectomized mice. *J Bone Miner Metab*. 2003;21:268–275.
20. Chen MN, Lin CC, Liu CF. Efficacy of phytoestrogens for menopausal symptoms: a meta-analysis and systematic review. *Climacteric*. 2015;18(2):260–269.
21. Brzezinski A, Debi A. Phytoestrogens: the "natural" selective estrogen receptor modulators? *Eur J Obstet Gynecol Reprod Biol*. 1999;85:47–51.
22. Fitzpatrick L. Selective estrogen receptor modulators and phytoestrogens: new therapies for the postmenopausal women. *Mayo Clin Proc*. 1999;74:601–607.
23. Basly JP, Lavier MC. Dietary phytoestrogens: potential selective estrogen enzyme modulators? *Planta Med*. 2005;71:287–294.
24. Newton KM, Buist DS, Keenan NL, et al. Use of alternative therapies for menopause symptoms: results of a population-based survey. *Obstet Gynecol*. 2002;100:18–25.
25. Pillow P, Duphorne C, Chang S, et al. Development of a database for assessing dietary phytoestrogen intake. *Nutr Cancer*. 1999;33:3–19.
26. Chun OK, Chung SJ, Song WO. Urinary isoflavones and their metabolites validate the dietary isoflavone intake in US adults. *JAND*. 2009;109:245–254.
27. Agricultural Research Service. *USDA–Iowa State University database on the isoflavone content of foods, Release 1.3*. Washington, DC: US Department of Agriculture; 2002.
28. Chun OK, Chung SJ, Song WO. Estimated dietary flavonoid intake and major food sources of US adults. *J Nutr*. 2007;137:1244–1252.
29. de Kleijn MJ, van der Schouw YT, Wilson PW, et al. Intake of dietary phytoestrogens is low in postmenopausal women in the United States: the Framingham study. *J Nutr*. 2001;131:1826–1832.
30. Messina M. Western soy intake is too low to produce health effects. *Am J Clin Nutr*. 2004;80:528–529.
31. Ahuja V, Miura K, Vishnu A, Fujiyoshi A, Evans R, Zaid M, … Sekikawa A. Significant inverse association of equol-producer status with coronary artery calcification but not dietary isofla-

vones in healthy Japanese men. *Br J Nutr*. 2017;117(2): 260–266.

32. Setchell KD, Brown NM, Lydeking-Olsen E. The clinical importance of the metabolite equol—a clue to the effectiveness of soy and its isoflavones. *J Nutr*. 2002;132:3577–3584.

33. Lydeking-Olsen E, Jensen J-BE, Damhus M, et al. Isoflavone-rich soymilk prevents bone-loss in the lumbar spine of post-menopausal women. A 2 year study. *J Nutr*. 2002;132:581s.

34. Adlercreutz H. Phyto-oestrogens and cancer. *Lancet*. 2002;3:364–373.

35. Jackson RL, Greiwe JS, Schwen RJ. Emerging evidence of the health benefits of S-equol, an estrogen receptor β agonist. *Nutr Rev*. 2011;69(8):432–448.

36. Lampe JW. Is equol the key to the efficacy of soy foods? *Am J Clin Nutr*. 2009;89(5):1664S–1667S.

37. Carmichael SL, Gonzalez-Feliciano AG, Ma C, Shaw GM, Cogswell ME. Estimated dietary phytoestrogen intake and major food sources among women during the year before pregnancy. *NutrJ*.2011;10:105.

38. Beecher GR. Overview of dietary flavonoids: nomenclature, occurrence and intake. *J Nutr*. 2003;133:3248s–3254s.

39. Wu AH, Wan P, Hankin J, et al. Adolescent and adult soy intake and risk of breast cancer in Asian-Americans. *Carcinogenesis*. 2002;23:1491–1496.

40. Nelson HD, Vesco KK, Haney E, et al. Nonhormonal therapies for menopausal hot flashes: systematic review and meta-analysis. *JAMA*. 2006;295:2057–2071.

41. Whitten P, Naftolin F. Reproductive actions of phytoestrogens. *Baillieres Clin Endocrinol Metab*. 1998;12:667–690.

42. Chen L-R, Ko N-Y, Chen K-H. Isoflavone supplements for menopausal women: asystematic review. *Nutrients*. 2019;11:2649.

43. Shakeri F, Taavoni S, Goushegir A, Haghani H. Effectiveness of red clover in alleviating menopausal symptoms: a 12-week randomized, controlled trial. *Climacteric*. 2015;18(4):568–573. doi:10.3109/13697137. 2014.999660

44. Kanadys W, Baranska A, Jedrych M, Religioni U, Janiszewska M. Effects of red clover (Trifolium pratense) isoflavones on the lipid profile of perimenopausal and postmenopausal women-a systematic review and meta-analysis. *Maturitas*. 2020;132:7–16.

45. Chen MN, Lin CC, Liu CF. Efficacy of phytoestrogens for menopausal symptoms: a meta-analysis and systematic review. *Climacteric*. 2015;18(2):260–269.

46. Messina M, McCaskill-Stevens W, Lampe JW. Addressing the soy and breast cancer relationship: review, commentary, and workshop proceedings. *J Natl Cancer Inst*. 2006;98:1275–1284.

47. Verheus M, van Gils CH, Keinan-Boker L, et al. Plasma phytoestrogens and subsequent breast cancer. *J Clin Oncol*. 2007;25:648–655.

48. Keinan-Boker L, van Der Schouw YT, Grobbee DE, et al. Dietary phytoestrogens and breast cancer risk. *Am J Clin Nutr*. 2004;79:282–288.

49. Wu AH, Wan P, Hankin J, et al. Adolescent and adult soy intake and risk of breast cancer in Asian-Americans. *Carcinogenesis*. 2002;23:1491–1496.

50. Shu XO, Zheng Y, Cai H, et al. Soy food intake and breast cancer survival. *JAMA*. 2009;302(22):2437–2443.

51. Dixon-Shanies D, Shaikh N. Growth inhibition of human breast cancer cells by herbs and phytoestrogens. *Oncol Rep*. 1999;6:1383–1387.

52. Le Bail J, Champavier Y, Chulia A, et al. Effects of phytoestrogens on aromatase 3b and 17b-hydroxysteroid dehydrogenase activities and human breast cancer cells. *Life Sci*. 2000;66:1281–1291.

53. Dabrosin C, Chen J, Wang L, et al. Flaxseed inhibits metastasis and decreases extracellular vascular endothelial growth factor in human breast cancer xenografts. *Cancer Lett*. 2002;185: 31–37.

54. Magee PJ, Rowland IR. Phyto-oestrogens, their mechanism of action: current evidence for a role in breast cancer. *Br J Nutr*. 2004;91:513–531.

55. Krazeisen A, Breitling R, Möller G, et al. Phytoestrogens inhibit human 17 beta-hydroxysteroid dehydrogenase type 5. *Mol Cell Endocrinol*. 2001;171(1–2):151–162.

56. Saarinen NM, Power K, Chen J, et al. Flaxseed attenuates the tumor growth stimulating effect of soy protein in ovariectomized athymic mice with MCF-7 human breast cancer xenografts. *Int J Cancer*. 2006;119(4):925–931.

57. Levis S, Strickman-Stein N, Ganjei-Azar P, et al. Soy isoflavones in the prevention of menopausal bone loss and menopausal symptoms: a randomized, double-blind trial. *Arch Intern Med*. 2011;171(15):1363–1369.

58. Pudenz M, Roth K, Gerhauser C. Impact of soy isoflavones on the epigenome in cancer prevention. *Nutrients*. 2014;6(10):4218–4272.

59. Bosviel R, Dumollard E, Déchelotte P, et al. Can soy phytoestrogens decrease DNA methylation in BRCA1 and BRCA2 oncosuppressor genes in breast cancer? *OMICS*. 2012;16(5): 235–244.

60. Bosviel R, Durif J, Déchelotte P, et al. Epigenetic modulation of BRCA1 and BRCA2 gene expression by equol in breast cancer cell lines. *Br J Nutr*. 2012;108(7):1187–1193.

61. Turati F, et al. Fruits and vegetables and cancer risk: a review of southern European studies. *Br J Nutr*. 2015;113(S2): S102–S110.

62. Fritz H, Seely D, Flower G, et al. Soy, red clover, and isoflavones and breast cancer: a systematic review. *PLoS One*. 2013;8(11):e81968.

63. Lowcock EC, Cotterchio M, Boucher BA. Consumption of flaxseed, a rich source of lignans, is associated with reduced breast cancer risk. *Cancer Causes Control*. 2013;24(4):813–816.

64. Calado A, Neves PM, Santos T, Ravasco P. The effect of flaxseed in breast cancer: aliterature review. *Front Nutr*. 2018;5:4. Published 2018 Feb 7.

65. Wu AH, Wan P, Hankin J, et al. Adolescent and adult soy intake and risk of breast cancer in Asian-Americans. *Carcinogenesis*. 2002;23:1491–1496.

66. Lee SA, Shu XO, Li H, et al. Adolescent and adult soy food intake and breast cancer risk: results from the Shanghai Women's Health Study. *Am J Clin Nutr*. 2009;89(6):1920–1926.

67. Shu XO, Jin F, Dai Q, et al. Soyfood intake during adolescence and subsequent risk of breast cancer among Chinese women. *Cancer Epidemiol Biomarkers Prev*. 2001;10:483–488.

68. Lamartiniere CA. Timing of exposure and mammary cancer risk. *J Mammary Gland Biol Neoplasia*. 2002;7:67–76.

69. Niculescu MD, Pop EA, Fischer LM, et al. Dietary isoflavones differentially induce gene expression changes in lymphocytes from postmenopausal women who form equol as compared with those who do not. *J Nutr Biochem*. 2007;18:380–390.

70. Messina MJ. Merging evidence on the role of soy in reducing prostate cancer risk. *Nutr Rev*. 2003;61:117–131.

71. Magee PJ, Rowland IR. Phyto-oestrogens, their mechanism of action: current evidence for a role in breast and prostate cancer. *Br J Nutr*. 2004;91:513–531.

72. Schabath MB, Hernandez LM, Wu X, et al. Dietary phytoestrogens and lung cancer risk. *JAMA*. 2005;294:1493–1504.

73. Applegate CC, Rowles JL, Ranard KM, Jeon S, Erdman JW. Soy consumption and the risk of prostate cancer: an updated systematic review and meta-analysis. *Nutrients*. 2018;10(1):40.

74. Clarkson T, Anthony M. Phytoestrogens and coronary heart disease. *Baillieres Clin Endocrinol Metab.* 1998;12:589–604.

75. Food and Drug Administration. Food labeling: health claims; soy protein and coronary heart disease. *Fed Regist.* 1999;64:57700–57733.

76. Jenkins DJA, Mejia SB, Chiavaroli L, Viguiliouk E, Li SS, Kendall CWC, Vuksan V, Sievenpiper JL. Cumulative meta-analysis of the soy effect over time. *J Am Heart Assoc.* 2019;8(13):e012458.

77. Welty FK, Lee KS, Lew NS, et al. Effect of soy nuts on blood pressure and lipid levels in hypertensive, prehypertensive, and normotensive postmenopausal women. *Arch Intern Med.* 2007;167:1060–1067.

78. Sarrel PM, Nawaz H, Chan W, et al. Raloxifene and endothelial function in healthy postmenopausal women. *Am J Obstet Gynecol.* 2003;188:304–309.

79. Dewell A, Hollenbeck CB, Bruce B. The effects of soy-derived phytoestrogens on serum lipids and lipoproteins in moderately hypercholesterolemic postmenopausal women. *J Clin Endocrinol Metab.* 2002;87:118–121.

80. Kurzer MS. Phytoestrogen supplement use by women. *J Nutr.* 2003;133:1983s–1986s.

81. Curtis PJ, Potter J, Kroon PA, et al. Vascular function and atherosclerosis progression after 1 y of flavonoid intake in statin-treated postmenopausal women with type 2 diabetes: a double-blind randomized controlled trial. *Am J Clin Nutr.* 2013;97(5):936–942.

82. Ming LG, Lv X, Ma XN, et al. The prenyl group contributes to activities of phytoestrogen 8-prenylnaringenin in enhancing bone formation and inhibiting bone resorption in vitro. *Endocrinology.* 2013;154(3):1202–1214.

83. Ming LG, Chen KM, Xian CJ. Functions and action mechanisms of flavonoids genistein and icariin in regulating bone remodeling. *J Cell Physiol.* 2013;228(3):513–521.

84. Atkinson C, Compston JE, Day NE, et al. The effects of phytoestrogen isoflavones on bone density in women: a double-blind, randomized, placebo-controlled trial. *Am J Clin Nutr.* 2004;79:326–333.

85. Alekel DL, Germain AS, Peterson CT, et al. Isoflavone-rich soy protein isolate attenuates bone loss in the lumbar spine of perimenopausal women. *Am J Clin Nutr.* 2000;72:844–885.

86. Lydeking-Olsen E, Beck-Jensen JE, Setchell KD, et al. Soymilk or progesterone for prevention of bone loss—a 2 year randomized, placebo-controlled trial. *Eur J Nutr.* 2004;43:246–257.

87. Morabito N, Crisafulli A, Vergara C, et al. Effects of genistein and hormone-replacement therapy on bone loss in early postmenopausal women: a randomized double-blind placebo-controlled study. *J Bone Miner Res.* 2002;17:1904–1912.

88. Anderson JJB, Chen X, Boass A, et al. Soy isoflavones: no effects on bone mineral content and bone mineral density in healthy, menstruating young adult women after one year. *J Am Coll Nutr.* 2002;21:388–393.

89. Kreijkamp-Kaspers S, Kok L, Grobbee DE, et al. Effect of soy protein containing isoflavones on cognitive function, bone mineral density, and plasma lipids in postmenopausal women. *JAMA.* 2004;292:65–74.

90. Scheiber M, Rebar R. Isoflavones and postmenopausal bone health: a viable alternative to estrogen therapy? *Menopause.* 1999;6:233–241.

91. Alexandersen P, Toussaint A, Christiansen C, et al. Ipriflavone in the treatment of postmentopausal osteoporosis. *JAMA.* 2001;285:1482–1488.

92. Weaver CM, Cheong MK. Soy isoflavones and bone health: the relationship is still unclear. *J Nutr.* 2005;135: 1243–1247.

93. Cheong JMK, Martin BR, Jackson GS, et al. Soy isoflavones do not affect bone resorption in postmenopausal women: a dose-response study using a novel approach with ^{41}Ca. *J Clin Endocrinol Metab.* 2007;92:577–582.

94. Frankenfeld CL, McTiernan A, Thomas WK, et al. Postmenopausal bone mineral density in relation to soy isoflavone-metabolizing phenotypes. *Maturitas.* 2006;53(3):315–324.

95. Soni M, Rahardjo TBW, Soekardi R, Yesufu-Udechuku A, Irsan A, Hogervorst E. Phytoestrogens and cognitive function: a review. *Maturitas.* 2014 Mar;77(3):209–220.

96. Sekikawa A, Higashiyama A, Lopresti BJ, Ihara M, Aizenstein H, Watanabe M, Chang Y, Kakuta C, Yu Z, Mathis C, Kokubo Y. Associations of equol-producing status with white matter lesion and amyloid-β deposition in cognitively normal elderly Japanese. *Alzheimers & Dement.* 2020;6(1): e12089.

97. Lagari VS, Levis S. Phytoestrogens for menopausal bone loss and climacteric symptoms. *J Steroid Biochem Mol Biol.* 2014;139:294–301.

98. Franke AA, Halm BM, Custer LJ, et al. Isoflavones in breast-fed infants after mothers consume soy. *Am J Clin Nutr.* 2006;84:406–413.

99. Bonacasa B, Siow RC, Mann GE. Impact of dietary soy isoflavones in pregnancy on fetal programming of endothelial function in offspring. *Microcirculation.* 2011;18(4):270–285.

100. Low Y-L, Dunning AM, Dowsett M, et al. Phytoestrogen exposure is associated with circulating sex hormone levels in postmenopausal women and interact with ESR1 and NR1I2 gene variants. *Cancer Epidemiol Biomarkers Prev.* 2007;16:1009–1016.

101. Mesiano S, Katz S, Lee J, et al. Phytoestrogens alter adrenocortical function: genistein and diadzein suppress glucocorticoid and stimulate androgen production by cultured adrenal cortical cells. *J Clin Endocrinol Metab.* 1999;84:2443–2448.

102. Remer T, Pietrzik K, Manz F. Short-term impact of a lacto-vegetarian diet on adrenocortical activity and adrenal androgens. *J Clin Endocrinol Metab.* 1998;83:2132–2137.

103. Messina M. Soybean isoflavone exposure does not have feminizing effects on men: a critical examination of the clinical evidence. *Fertil Steril.* 2010;93(7):2095–2104.

▨ LECTURAS RECOMENDADAS

Chen, L-R, Ko, N-Y, Chen, K-H. Isoflavone supplements for menopausal women: asystematic review. *Nutrients.* 2019;11:2649.

Davis SR, Dalais FS, Simpson ER, et al. Phytoestrogens in health and disease. *Recent Prog Horm Res.* 1999;54:185.

Jenkins, DJA, Mejia SB, Chiavaroli L, Viguiliouk E, Li SS, Kendall CWC, Vuksan V, Sievenpiper JL. Cumulative meta-analysis of the soy effect over time. *J Am Heart Assoc.* 2019;8(13). doi:10.1161/JAHA. 119.012458

Johnson A, Roberts L, Elkins G. Complementary and alternative medicine for menopause. *J Evid Based Integr Med.* 2019;24: 2515690X19829380. doi:10.1177/2515690X19829380

Lecomte S, Demay F, Ferrière F, Pakdel F. Phytochemicals targeting estrogen receptors: Beneficial rather than adverse effects? *Int J Mol Sci.* 2017;18(7):1381. Published 2017 Jun 28. doi:10.3390/ijms18071381

Messina M. Soybean isoflavone exposure does not have feminizing effects on men: a critical examination of the clinical evidence. *Fertil Steril*. 2010;93(7):2095–2104. doi:10.1016/j.fertnstert.2010.03.002

Setchell KD. Phytoestrogens: the biochemistry, physiology, and implications for human health of soy isoflavones. *Am J Clin Nutr*. 1998;68:1333s.

Setchell KD, Cassidy A. Dietary isoflavones: biological effects and relevance to human health. *J Nutr*. 1999;129:758s.

Capítulo 34

Alimentación, ciclos de sueño y vigilia, y estado de ánimo

Atia J. Harris

INTRODUCCIÓN

El posible papel de los macronutrimentos y micronutrimentos en la regulación del ciclo sueño-vigilia y el estado de ánimo es de interés clínico y general. La interacción entre la alimentación y el estado de ánimo puede mejorar o agravar los trastornos afectivos, los trastornos de la conducta alimentaria y el aumento de peso/obesidad. Los patrones alimentarios pueden influir en la calidad del sueño nocturno, la propensión a la somnolencia diurna, el estado de alerta y la concentración.

La participación de las proteínas y los hidratos de carbono de los alimentos en el metabolismo de la serotonina es especialmente importante. La manipulación farmacológica de la concentración de serotonina cerebral mediante el uso de inhibidores selectivos de la recaptación de serotonina (ISRS) puede influir en los antojos de comida y los patrones alimentarios, así como en el estado de ánimo. Aunque las publicaciones sobre la nutrición, el sueño y el estado de ánimo son abundantes, la mayoría de los estudios incluyen un número reducido de participantes.

La importancia de la alimentación para el sueño y el estado de ánimo está cada vez más clara; sin embargo, se necesitan más investigaciones y datos para apoyar planes de intervención específicos. La privación de sueño puede ser a menudo un factor importante que contribuye al aumento de peso y la obesidad por varios mecanismos, incluidos los efectos neuroendocrinos (*v.* cap. 5).

VISIÓN GENERAL

Los patrones alimentarios y los nutrimentos pueden influir de diversas maneras en la somnolencia, el estado de alerta y la adecuación del sueño. Los mecanismos neurales específicos que controlan los patrones de sueño y vigilia son un tema ampliamente investi-

gado (1-5). Las alteraciones de las concentraciones de neurotransmisores, en particular de la serotonina (6), así como de la dopamina, la acetilcolina y el glutamato, están claramente implicadas e influidas por la alimentación.

Alimentación y neurotransmisores

Triptófano y serotonina

El aminoácido triptófano se convierte en serotonina, que desempeña un papel importante en la regulación del sueño y el estado de ánimo, con implicaciones para la obesidad, como se verá más adelante en este capítulo. El triptófano es relativamente abundante en la carne y el pescado, y se cree que es la sustancia soporífera que contiene el tradicional vaso de leche caliente para dormir. La lactoalbúmina α, una proteína del suero de la leche, tiene un mayor contenido de triptófano que cualquier otra fuente de proteínas de los alimentos (7). Los suplementos de triptófano estuvieron disponibles hasta que fueron prohibidos por la Food and Drug Administration (FDA) de Estados Unidos tras un brote de síndrome de eosinofilia-mialgia (SEM) inducido por lotes contaminados de L-triptófano procedentes de Japón. Sin embargo, las restricciones de venta se levantaron después de 2002, ya que la FDA declaró que no se podía concluir necesariamente que los casos del síndrome se produjeran por el contenido de L-triptófano; así, actualmente se dispone de algunos suplementos de alta calidad (8). Se ha demostrado que la disminución de triptófano inducida experimentalmente altera el patrón del electroencefalograma durante el sueño (9,10) y provoca irritabilidad (11). También hay datos de que la carga de triptófano es eficaz para mejorar el estado de ánimo y el sueño en algunos adultos con trastornos del estado de ánimo y del sueño (12). En comparación con los controles, los alimentos que contienen triptófano mejoraron los índices de sueño; concretamente se observó un aumento del tiempo total de sueño, de la eficiencia del sueño y del tiempo de inmovilidad. Se documentaron menos dificultades para conciliar el sueño, despertares nocturnos y sueño fragmentado (13). La ingesta de hidratos de carbono desencadena una liberación de insulina que facilita el depósito de aminoácidos circulantes en el músculo esquelético. El efecto es selectivo y hace que las concentraciones circulantes de aminoácidos de cadena ramificada disminuyan hasta un 40%, mientras que afecta de forma mínima la concentración de triptófano (v. cap. 3). Sin embargo, en el cerebro, la cantidad de triptófano está determinada en parte por su competencia con otros aminoácidos; cuanto menor sea la concentración de otros aminoácidos neutros que se presentan ante la barrera hematoencefálica, mayor será la captación cerebral de triptófano. Dado que la triptófano-hidroxilasa, la enzima que limita la velocidad de la síntesis de la serotonina, no está saturada a las concentraciones fisiológicas de triptófano en el cerebro, cuanto mayor sea la captación de triptófano, más serotonina se producirá (14).

Los aumentos de serotonina mejoran el estado de ánimo y favorecen la somnolencia. Las comidas ricas en hidratos de carbono y bajas en proteínas parecen elevar la concentración de triptófano (15), con una respuesta serotoninérgica aún mayor con los hidratos de carbono de alto índice glucémico (16). Se ha demostrado sistemáticamente que las comidas ricas en hidratos de carbono acortan el tiempo de inicio del sueño (17). La combinación de estos alimentos con una fuente concentrada de triptófano puede ser especialmente soporífera. La ingesta de triptófano se ha asociado a una disminución de los niveles de depresión, así como a un aumento de la duración del sueño (18).

Dopamina

La dopamina, un importante transmisor implicado en los mecanismos de recompensa y placer, también se ve influida por la alimentación (19). En varios estudios se ha constatado que la grasa y el azúcar de los alimentos reducen la señalización de los receptores de dopamina, que una dieta rica en grasas altera la recaptación de dopamina, y que el consumo a largo plazo de una alimentación baja en proteínas y rica en hidratos de carbono disminuye la densidad de los receptores de dopamina (20-22). Estos hallazgos sugieren que la ingesta excesiva de grasa y azúcar en la alimentación aumenta inicialmente las concentraciones de dopamina. Sin embargo, con el tiempo, se desarrolla una tolerancia a través de la reducción de la señalización, la recaptación y la densidad de los

receptores, lo que conduce a una reducción de la recompensa subjetiva.

La síntesis de catecolaminas, como la dopamina y la noradrenalina, también varía con la disponibilidad del aminoácido precursor L-tirosina. Sin embargo, la velocidad de la síntesis de catecolaminas parece depender menos de las concentraciones de los precursores de lo que la formación de serotonina se ve afectada por las concentraciones de triptófano (23).

Acetilcolina

La colina es el precursor del neurotransmisor acetilcolina, que interviene en la atención y la activación cerebral. La colina se considera un nutrimento necesario desde 1998, y los datos experimentales sugieren que el consumo adecuado en adultos sería de 1-2 g/día de cloruro de colina. Esto es más importante para los pacientes que se beneficiarían de la inclusión de colina en la nutrición parenteral. La colina puede encontrarse en numerosas fuentes alimentarias, con un mayor contenido en los alimentos de origen animal, como el hígado, los huevos, el pescado, la carne de vacuno, el cerdo y el pollo (24). La acetilcolina tiene especial importancia clínica en la enfermedad de Alzheimer y en la miastenia grave. Con respecto a la enfermedad de Alzheimer, los estudios han identificado una posible relación entre la colina y la enfermedad de Alzheimer y los trastornos del sueño; sin embargo, el mecanismo exacto no está claro y se necesitan más estudios para explorar esta conexión (25). El alfoscerato de colina, junto con el inhibidor de la acetilcolinesterasa donepezilo, ha mostrado ser prometedor para mejorar las alteraciones del comportamiento en la enfermedad de Alzheimer, en comparación con el donepezilo solo (26).

Glutamato

El neurotransmisor excitador glutamato está implicado en la regulación del equilibrio energético por el hipotálamo mediobasal. En un estudio en el que se analizaron modelos de rata, la alimentación se asoció a una rápida liberación de glutamato, con una mayor liberación de glutamato por los alimentos que estimulan la obesidad (27).

Alimentación y sueño

Hay varios micronutrimentos y macronutrimentos que contribuyen al sueño. La L-teanina, un aminoácido no proteico (γ-glutamiletilamida) que se encuentra de forma natural en las hojas de té verde (*Camellia sinensis*), puede estar implicada en la calidad del sueño. En un ensayo aleatorizado de la calidad del sueño medida objetivamente en una población de 98 niños varones diagnosticados de trastorno por déficit de atención e hiperactividad (TDAH), se comprobó que una dosis diaria de 400 mg de L-teanina era segura y eficaz para mejorar el porcentaje de tiempo de sueño reparador, con menos episodios de actividad nocturna (28). En un estudio más reciente en ratones se mostró que una mezcla de L-teanina y ácido γ-aminobutírico (GABA) disminuía el tiempo de inicio del sueño y aumentaba la duración total de este (29). Las vitaminas también intervienen en el sueño. Se ha constatado que la vitamina B_{12} contribuye a la secreción de melatonina, una hormona que regula los ciclos de sueño y vigilia (30). El último paso de la conversión del triptófano en serotonina depende de la vitamina B_6, y esta también tiene cierta influencia en el sueño, ya que se ha comprobado que aumenta la activación cortical durante el sueño de movimientos oculares rápidos (REM, *rapid eye movements*) y aumenta la vividez de los sueños (31). La vitamina B_3 (niacina) suprime la actividad de la triptófano 2,3-dioxigenasa, una enzima importante para la conversión del triptófano en niacina. Por tanto, la suplementación con vitamina B_3 puede reducir la «pérdida» de triptófano a niacina en lugar de serotonina y melatonina (32).

Los efectos de la distribución de macronutrimentos sobre la somnolencia siguen siendo objeto de investigación. Los aspectos específicos de la ingesta de macronutrimentos más beneficiosa aún no están claros. Sin embargo, en un estudio se ha demostrado que la alimentación controlada es importante. En este estudio, la ingesta *ad libitum* durante 3 días condujo a una reducción del sueño en la fase 3 no REM (N3) y a un aumento del tiempo de inicio del sueño, lo que demuestra que se duerme peor que cuando se controla la alimentación (33). El descubrimiento de la orexina (hipocretina), un péptido hipotalámico que interviene tanto en el sueño/vigilia como en el gasto energético, ha dilucidado la interconexión entre sueño y saciedad (34). En un estudio de infusión intragástrica en nueve personas adultas sanas, Wells y cols. (35) demostraron la inducción de la somnolencia mediante la infusión de lípidos en comparación con la sacarosa o la solución salina. En un estudio cruzado con 16 adultos, se indujo somnolencia tanto con una comida de prueba rica en grasas como con una rica en hidratos de carbono (36). En un estudio de 10 adultos, Orr y cols. (37) detectaron que la latencia del sueño disminuía con una comida sólida, con independencia de su composición, en comparación con una comida líquida isocalórica o la ingesta de agua. Sin embargo, algunas pruebas sugieren que las comidas ricas en grasas inducen más somnolencia, posiblemente relacionada con la liberación de

colecistocinina (37). También hay pruebas de que una alimentación baja en hidratos de carbono y rica en grasas disminuye la cantidad de sueño REM, también posiblemente relacionado con la liberación de colecistocinina (38). Estudios más recientes se han centrado en los efectos de las proteínas sobre el sueño. En un estudio sobre dietas más proteicas, se ha observado una correlación positiva entre el consumo de proteínas y la duración, la calidad y el patrón del sueño (39). La ingesta de proteínas en la alimentación proporciona al organismo el aminoácido triptófano, que favorece el sueño. El triptófano se convierte en 5-hidroxitriptófano (5-HTP) y, a continuación, en serotonina, que se metaboliza en melatonina, lo que indica el inicio del sueño (40). Las revisiones de datos más recientes han mostrado que las personas que duermen bien (duración del sueño ≥7 h; tiempo de inicio del sueño ≤ 30 min; eficiencia del sueño ≥ 85 %) seguían patrones alimentarios con una mayor ingesta de energía procedente de fuentes proteicas y una menor ingesta de hidratos de carbono y grasas (41). Puede haber una considerable variabilidad interindividual en la susceptibilidad a la somnolencia posprandial (42). Cuando se comparó una comida a mediodía con el ayuno en 21 hombres sanos, el tiempo hasta el inicio del sueño fue comparable, pero la duración del sueño fue mayor en presencia de alimentos (43). Hay pruebas que sugieren que las comidas con alto contenido en grasas pueden inducir una disminución particular del estado de alerta y la concentración posprandiales en comparación con las comidas isocalóricas más ricas en hidratos de carbono (44). Se ha constatado que una comida rica en hidratos de carbono contrarresta los efectos estimulantes de una sesión de ejercicio (45). Así, en un estudio cruzado, aleatorizado y doblemente ciego con 10 hombres se demostró que una comida de alto índice glucémico después de una sesión de entrenamiento a intervalos mejoraba el tiempo de inicio del sueño, la duración del sueño y la eficiencia del mismo (46). Aunque la apnea obstructiva del sueño se produce en individuos de peso normal, es más frecuente en los individuos con obesidad. Aunque la fragmentación del sueño y otras secuelas del síndrome pueden atribuirse en gran medida al exceso de ingesta energética (47), las pruebas sugieren que la privación del sueño conduce a la alteración de la regulación neuroendocrina, lo que da lugar a un aumento del hambre y del peso, lo que incrementa el riesgo de síndrome metabólico (48).

La ingesta de alcohol y cafeína puede interferir en el sueño, especialmente en los adultos de edad avanzada (49,50). Un consumo bajo de alcohol puede incrementar la inducción del sueño y profundizarlo inicialmente, pero este efecto puede revertirse en el transcurso de la noche (51); se sabe que una ingesta mayor de alcohol y la privación de su consumo regular alteran los patrones de sueño. El alcohol en la leche materna altera el patrón de sueño-vigilia y, en general, acorta la duración total del sueño en los lactantes (52-54). En el capítulo 41 se proporciona más información sobre los posibles efectos de la cafeína sobre la salud.

Además de la influencia de la alimentación sobre el sueño, los trastornos del sueño pueden provocar cambios en la alimentación. El síndrome de alimentación nocturna consiste en insomnio, exceso de ingesta de alimentos por la noche y anorexia por la mañana. Está clasificado en el DSM-5 como «otro trastorno de la conducta alimentaria especificado» (55).

Se ha demostrado que este trastorno se asocia a un aumento nocturno atenuado de las concentraciones de melatonina y leptina, y a concentraciones elevadas de cortisol en plasma (56), lo que probablemente repercute en la respuesta al estrés del cortisol (57). Las manifestaciones de sonambulismo y trastornos de la conducta alimentaria pueden ser concurrentes (58), y puede estar indicado el tratamiento de ambas. Se plantea la hipótesis de un mecanismo serotoninérgico en el que la disminución de la disponibilidad de serotonina altera los ritmos circadianos y disminuye la saciedad, lo que aumenta la ingesta de alimentos por la tarde y el comer durante la noche (59). En un estudio de control aleatorizado se observó una mejoría sintomática significativa y una pérdida de peso con el tratamiento con ISRS (60).

En un estudio en el que se analizó la relación entre los patrones de sueño y la adiposidad en mujeres adultas jóvenes se observó que los patrones de sueño inconstantes y una baja eficiencia del sueño están relacionados con la adiposidad, lo que llevó a los autores a concluir que los patrones constantes del sueño, incluyendo un sueño suficiente, pueden ser importantes para modificar el riesgo de exceso de grasa corporal en mujeres adultas jóvenes (61). Un hallazgo similar se observó también en un estudio transversal en el que se examinaron los patrones de sueño y la composición corporal en mujeres de edad muy avanzada (≥ 80 años), y en el que se observó una asociación entre los patrones inconstantes de sueño-vigilia y el aumento de la masa grasa (62). También hay datos que relacionan la privación de sueño con la obesidad infantil, y en un metaanálisis se constató una asociación más sólida entre una duración breve del sueño y el riesgo de obesidad en los niños que en los adultos (63). Los estudios también muestran hallazgos más sólidos y constantes en relación con el sueño y el peso en los niños más pequeños (64,65), con algunas pruebas que indican que los niños con una duración corta del sueño tenían un mayor riesgo de sobrepeso que las niñas (66,67). Los estudios realizados en adolescentes también han demostrado una correlación entre el sueño insuficiente y el riesgo de obesidad. Sin embargo, las pruebas que sugieren una prevalencia de niñas o niños en esta población no son consistentes (68,69).

Se ha comprobado que los trabajadores por turnos tienen mayores factores de riesgo cardiovascular en comparación con los trabajadores de turnos diurnos (70). Puede que los ritmos circadianos participen en la tolerancia a la glucosa y el metabolismo energético, que conducen a picos de glucosa y triacilglicerol por la noche (71). También hay algunos datos que sugieren que el cronotipo matutino (ritmo circadiano individual) se asocia a un mayor consumo de calcio y vitamina B_6 que el cronotipo vespertino, que se asocia a una mayor ingesta de energía procedente del alcohol, las grasas, los dulces y la carne (72). En un estudio de trabajadores de turno nocturno, Paz y Berry encontraron solo diferencias muy discretas en el estado de ánimo y el rendimiento cuando se variaba la composición de las comidas. El estado de ánimo y el rendimiento se optimizaron con comidas que contenían una distribución de macronutrimentos (55 % de hidratos de carbono, 18 % de proteínas y 27 % de grasas) que se ajustaba a las pautas nutricionales vigentes, en comparación con comidas más ricas en proteínas o hidratos de carbono (73).

Alimentación y estado de ánimo

Hay datos que relacionan una alimentación saludable con una menor incidencia de problemas de salud mental. En un reciente metaanálisis que analizó los datos de 24 cohortes independientes, una alimentación saludable se asoció a un menor riesgo de síntomas depresivos. Esto fue independiente del tipo de alimentación, señalando específicamente una alimentación sana/prudente o una dieta mediterránea (74). En otro análisis se observó que una alimentación con un alto consumo de frutas, verduras, cereales integrales, pescado, aceite de oliva, productos lácteos bajos en grasa y antioxidantes, y un bajo consumo de alimentos de origen animal se asociaba a un menor riesgo de depresión (75). En Francia, en un estudio prospectivo que realizó el seguimiento a una cohorte de hombres y mujeres, se observó que la adherencia a una dieta mediterránea se asociaba a un menor riesgo de síntomas depresivos en los hombres; sin embargo, no se observó lo mismo en las mujeres (76). Los pacientes tienden a utilizar los hidratos de carbono y las grasas para influir en la producción de serotonina y, así, en el estado de ánimo. En una comparación de 24 personas propensos al estrés y 24 controles, Markus y cols. (77) demostraron que una comida rica en hidratos de carbono, que provoca un aumento de las concentraciones cerebrales de serotonina, mitiga los efectos del estrés inducido en las personas predispuestas. No obstante, en un estudio cruzado aleatorizado en el que se comparó a personas con obesidad y ávidos de hidratos de carbono con controles pareados, Toornvliet y cols. (78) no encontraron pruebas de una mejora del estado de ánimo con las comidas ricas en hidratos de carbono. Análisis recientes no han mostrado efectos positivos de los hidratos de carbono en ningún aspecto del estado de ánimo. Sin embargo, se observaron asociaciones de mayores niveles de fatiga y menor estado de alerta poco después de la ingesta en comparación con el placebo (79). Estos hallazgos apoyan las oportunidades de educar a las personas sobre la ingesta alimentaria y sus efectos sobre el estado de ánimo y los niveles de energía.

Otro ejemplo es el trastorno afectivo estacional (TAE), que tiende a provocar un deseo compulsivo de consumir hidratos de carbono. Este trastorno se asocia a concentraciones elevadas de tirosina y a la alteración del metabolismo de la serotonina. Inicialmente, se señaló a la sobreproducción de melatonina, pero los datos la refutan como único factor contribuyente (80-82). La exposición a la luz solar y la terapia de luz concentrada constituyen los tratamientos más eficaces conocidos (83). Las pruebas del beneficio de los suplementos de vitamina D en el TAE son inconstantes (84,85), pero pueden ser útiles en personas con alto riesgo de insuficiencia (86).

El consumo de hidratos de carbono y grasas para influir en la producción de serotonina se asocia al aumento de peso y la obesidad (87). En un estudio de nueve mujeres con antecedentes de deseo compulsivo de consumir alimentos, Gendally cols. (88) encontraron que los sujetos quienes tomaban comidas ricas en proteínas presentaban una mayor tendencia a los atracones de hidratos de carbono que después de consumir una comida rica en hidratos de carbono o mixta. Los autores sugieren que podría estar implicada la saciedad sensorial específica o un mecanismo serotoninérgico.

El uso de ISRS puede ser útil en el tratamiento de la obesidad en determinados pacientes, en particular en los que presentan síntomas de depresión y deseo compulsivo de consumir hidratos de carbono (89). La FDA aprobó en 2012 el uso de lorcaserina, un agonista selectivo de los receptores de serotonina que actúa como supresor del apetito, para la pérdida de peso en adultos con un índice de masa corporal de 27 o superior y que tienen al menos una enfermedad relacionada con el peso (90,92).

Sin embargo, debido a la preocupación por el aumento de los riesgos de cáncer, la lorcaserina se retiró del mercado en Estados Unidos en 2020 (93). El chocolate se asocia a una respuesta de placer más intensa que la mayoría de los demás alimentos (v. cap. 39). En algunas mujeres, el deseo de comer chocolate, sobre todo asociado a las variaciones del ciclo menstrual (v. cap. 28), es lo suficientemente fuerte como para haber sido calificado de «adicción». Aunque la ingesta de chocolate en los autodenominados «adictos al chocolate» es placentera, el sentimiento de culpa asociado a la ingesta anula cualquier mejoría verdadera del estado de ánimo (94,95). Aunque se ha implicado a los sistemas serotoninérgico y dopaminérgico en el mecanismo del ansia por el chocolate, las pruebas sugieren que este fenómeno es más a menudo el resultado de patrones de alimentación emocionales que una «adicción» a una sustancia específica (96).

Del mismo modo, se sigue debatiendo hasta qué punto el azúcar en general es una adicción (97,98). Hay algunos datos de que puede ser adictivo para algunas personas cuando se consume de forma «compulsiva», ya que tiene efectos neuroquímicos similares a los del consumo de drogas, aunque en menor magnitud para el azúcar (99). El dulzor frente al azúcar puede ser el factor que contribuya a aumentar la ingesta y, por tanto, los efectos neuroquímicos y hormonales (100).

En los libros de dietas populares se hace hincapié en la restricción de los hidratos de carbono en la alimentación, y especialmente del azúcar, en un esfuerzo por mejorar el control de peso y la salud en general. Sin embargo, Surwity cols. (101) demostraron que, con una restricción calórica comparable, la alimentación rica y baja en sacarosa durante 6 semanas produjo grados comparables de pérdida de peso en mujeres con obesidad, sin que hubiera diferencias perceptibles en el estado de ánimo entre los grupos. La depresión, el hambre y el estado de ánimo negativo disminuyeron en ambos grupos, y el estado de alerta y el estado de ánimo positivo aumentaron, lo que sugiere que estos beneficios pueden ser el resultado de la propia disminución de peso. La muy popular dieta cetógena, una dieta baja en hidratos de carbono y alta en grasas conocida por su eficacia como tratamiento para la epilepsia, ha demostrado efectos antidepresivos y estabilizadores del estado de ánimo; sin embargo, estos datos no son concluyentes, ya que los estudios clínicos son limitados (102). En un reciente estudio aleatorizado, cruzado y controlado, Iacovides y cols. no observaron efecto alguno sobre el estado de ánimo tras 3 semanas de cetosis nutricional sostenida en personas sanas (103).

Aunque los hallazgos son inconstantes, los estudios sugieren que los abordajes alimentarios para detener la hipertensión (DASH), las dietas basadas en vegetales, las basadas en la carga glucémica, las cetógenas y las dietas Paleo podrían mejorar el estado de ánimo en comparación con otras dietas populares (104). Sin embargo, se ha mostrado que la restricción de todos los hidratos de carbono, como se ha defendido en los regímenes alimentarios de moda ricos en proteínas, aumenta la fatiga y tiene un impacto negativo en el estado de ánimo de las personas físicamente activas (105).

En varios estudios se sugiere un posible papel de las grasas alimentarias y los lípidos séricos en la regulación del estado de ánimo; en particular, se han demostrado vínculos entre el bajo consumo o las concentraciones séricas de ácidos grasos poliinsaturados de cadena larga y la depresión (106), el trastorno bipolar (107) y el riesgo de suicidio (108). Wells y cols. (109) observaron que el cambio de una alimentación con un 41 % de grasas a una con un 25 % de grasas durante un período de 1 mes se asociaba a cambios adversos en el estado de ánimo, incluyendo más ira y hostilidad. Estos efectos fueron independientes de cualquier cambio en el colesterol plasmático. Es probable que estos efectos se deban a reducciones indiscriminadas del consumo de grasa, que no facilitan una ingesta equilibrada de las clases de ácidos grasos (v. caps. 2 y 45).

Se ha demostrado que la percepción del dolor se atenúa tras las comidas en comparación con el estado de ayuno, y que la grasa alimentaria parece ser especialmente eficaz para mitigar el dolor (110,111). Sin embargo, el estado de ayuno o de restricción energética no ha producido efectos perjudiciales de forma sistemática. En un reciente estudio clínico aleatorizado en adultos sanos con restricción calórica, en comparación con los controles, se observaron efectos positivos sobre el estado de ánimo, la reducción de la tensión y la mejora de la salud en general, sin que se observaran efectos negativos (112).

Recientemente, el ayuno intermitente se ha convertido en un plan de moda para los entusiastas de las dietas. En un gran estudio de cohortes con 1 422 personas asignadas a mantener un período de ayuno intermitente, se demostró un aumento del bienestar emocional y físico en más del 90 % de los participantes (113). Las insuficiencias de vitaminas del complejo B se asocian a alteraciones neuropsiquiátricas, como el trastorno confusional y la psicosis. Las insuficiencias nominales pueden participar en las alteraciones del estado de ánimo; se han observado cantidades bajas de folato y vitamina B_{12} en estudios de pacientes con depresión (114).

La evidencia de insuficiencias de vitaminas del complejo B en la población de Estados Unidos ha ido en aumento; las dietas pobres en nutrimentos y con alto contenido de hidratos de carbono refinados y azúcar procesado son particularmente propensas a inducir esos estados de insuficiencia de vitamina B.

La evitación de estos patrones y la compensación diaria con un preparado multivitamínico pueden conferir beneficios para el estado de ánimo en personas susceptibles (115).

Suplementos alimentarios para el sueño y el estado de ánimo

La melatonina, una hormona producida por la glándula pineal, está disponible de forma exógena como suplemento alimentario y se han descrito sus beneficios para las personas con trastornos del sueño. La dosis recomendada es bastante variable, y oscila entre 0.5 mg y 10 mg (116). En una revisión reciente se encontró una reducción del tiempo de inicio del sueño junto con un aumento de la eficiencia y la duración del sueño con la administración de melatonina en adultos (117).

La melatonina también ha demostrado ser beneficiosa en la población pediátrica, aunque el enfoque principal en el manejo del insomnio pediátrico ha seguido siendo una buena higiene del sueño (118). Se ha observado que los niños y adolescentes con autismo presentan una mejora significativa de los trastornos del sueño con melatonina en combinación con la terapia cognitivo-conductual, así como con la melatonina sola (116).

También se ha demostrado la eficacia de la melatonina en el tratamiento de los trastornos secundarios del sueño, es decir, los causados por otros factores, como el trastorno por turnos de trabajo (118,119). La melatonina también parece ser segura y modestamente eficaz para aliviar el *jet lag* cuando se cruzan varias zonas horarias (120). Los agonistas de los receptores de la melatonina, ramelteón y tasimelteón, han sido aprobados para su uso en poblaciones específicas para tratar los trastornos del sueño. El ramelteón ha sido aprobado para su uso en el insomnio, con estudios a corto plazo que muestran una mejora en la gravedad de los síntomas, sin nuevas preocupaciones de seguridad (121-123). El tasimelteón ha demostrado ser un tratamiento útil para las personas ciegas con un trastorno del sueño y la vigilia que no dura 24 h (12).

La valeriana es una hierba que se utiliza tradicionalmente en forma de infusión para tratar el insomnio (124). Aparentemente eficaz como tranquilizante suave (125), se sospecha que los ácidos valerénicos y los valepotriatos son los principales componentes sedantes. Se desconoce el mecanismo de acción; sin embargo, se han investigado las especulaciones sobre el aumento de la actividad del GABA (126). La infusión tiene un sabor amargo y bastante desagradable. Existe un extracto de raíz de valeriana, y se recomienda tomar 150 mg a 300 mg aproximadamente 30 min antes de acostarse. Sin embargo, se han sugerido reacciones adversas hepáticas por la interacción entre la valeriana y el antipsicótico haloperidol (127).

Se ha constatado que el magnesio, un agonista del GABA, mejora el insomnio en las personas mayores (128); algunas fuentes de medicina alternativa recomiendan 500 mg de magnesio tomados 30 min antes de acostarse, o 250 mg de magnesio junto con melatonina y zinc (129). También se ha demostrado que una baja ingesta de magnesio en la alimentación está relacionada con la depresión (130). Algunos medicamentos tradicionales para dormir pueden ejercer solo un efecto placebo. En un estudio doble ciego y controlado con placebo sobre la hierba de limón (citronela), un ingrediente común en las infusiones que promueven el sueño, no se demostraron efectos sedantes-hipnóticos (131).

La manzanilla se ha estudiado para el tratamiento de la ansiedad y el insomnio. Existen varias fórmulas disponibles, como comprimidos, polvos, cápsulas de gel e infusiones. (132). La manzanilla contiene varios compuestos que pueden tener efectos terapéuticos, y se sospecha que la apigenina, un flavonoide que actúa como modulador del GABA, crea el principal efecto soporífero (133). En una reciente revisión sistemática y un metaanálisis se ha demostrado la eficacia y seguridad de la manzanilla para el sueño y la ansiedad generalizada, aunque se necesitan estudios y ensayos más amplios (134).

También se ha estudiado la administración de suplementos de zinc, aunque las cifras son limitadas. La administración de suplementos en personas con concentraciones subóptimas de zinc mostró una mejora en las puntuaciones globales de la calidad del sueño (135), a la vez que mostró una mejora en la latencia de inicio del sueño (136).

La hierba de San Juan, o hipérico, se ha recomendado para su uso en la depresión. Ha demostrado tener, en múltiples estudios controlados aleatorizados, una eficacia equivalente a la de los antidepresivos convencionales en el tratamiento de la depresión leve a moderada (137-139); los estudios en pacientes con depresión grave han arrojado resultados contradictorios. El principio activo, el hipérico, parece inhibir la recaptación de serotonina, dopamina y noradrenalina (140). La ingesta diaria sugerida es de aproximadamente 900 mg, dividida en dos o tres dosis (141). Las pruebas de los ensayos clínicos no son concluyentes (142).

La hierba de San Juan es también un potente inductor de las enzimas que metabolizan otros medicamentos, y su administración puede provocar una disminución de las concentraciones plasmáticas de fármacos como la amitriptilina, la ciclosporina, la digoxina, el indinavir, el irinotecán, la warfarina, el fen-procumón, el alprazolam, el dextrometorfano, la simvastatina y los anticonceptivos orales.

Este efecto está claramente correlacionado con la cantidad de hiperforina encontrada en el producto, siendo las dosis < 1 mg las que tienen menos probabilidades de asociarse a interacciones farmacológicas importantes (143,144). Sin embargo, en una revisión Cochrane se sugiere que los extractos de hipérico estudiados en los ensayos incluidos son superiores al placebo en pacientes con depresión mayor, tienen una eficacia similar a la de los antidepresivos estándar y presentan menos efectos secundarios que estos (145).

Se sugiere un papel beneficioso de los ácidos grasos ω-3 en los trastornos afectivos, con algunos datos que apoyan los efectos beneficiosos sobre la depresión (146-150). En un metaanálisis se observaron pruebas sólidas de que los síntomas depresivos bipolares pueden mejorar con el uso de complementos de ω-3, aunque las pruebas no apoyan su uso complementario para atenuar la manía (151). La probabilidad de inducir efectos beneficiosos, el bajo riesgo general y los probables beneficios para la salud general (v. cap. 45) hacen que la administración de suplementos de forma rutinaria sea razonable, si no aconsejable. También se han atribuido efectos antidepresivos a la vitamina B_6. Una revisión de las publicaciones pertinentes demuestra una asociación con un menor riesgo de depresión y ansiedad en las mujeres; sin embargo, no se observa lo mismo en los hombres (156).

Nutrigenómica

Se han estudiado polimorfismos genéticos del metabolismo del folato en relación con la edad de inicio, la incidencia y la respuesta al tratamiento de la depresión. En un estudio sobre la depresión tardía, se observó que no había diferencias genéticas significativas que predijeran la edad de inicio de la depresión o su incidencia, pero hay un genotipo (MTRR A66G) que sí predice la respuesta a los antidepresivos ISRS (152). Dados los resultados contradictorios sobre si la suplementación con ácido fólico y vitamina B_{12} potencia la medicación antidepresiva (153), serán útiles más estudios sobre la nutrigenómica en relación con el metabolismo del folato y la depresión para determinar si los efectos se limitan realmente a ciertas poblaciones clínicas.

■ ASPECTOS CLÍNICOS DESTACADOS

La alimentación y los nutrimentos influyen de muchas maneras en el estado de ánimo, la somnolencia y el estado de alerta, aunque todavía no se conocen bien los mecanismos. El papel de la ingesta de alimentos en las concentraciones de serotonina cerebral ha surgido como un mecanismo de particular importancia. Lo que se sabe de esta vía sugiere que la alimentación rica en hidratos de carbono complejos, en consonancia con las recomendaciones vigentes, es adecuada para mantener unas concentraciones de serotonina adecuadas. Las alteraciones del metabolismo de la serotonina pueden explicar tanto los trastornos afectivos como los alimentarios y, en tales situaciones, puede estar indicado el tratamiento farmacológico con ISRS.

En contra de la opinión de muchos libros de dietas populares, no se ha demostrado que cantidades elevadas proteínas en la alimentación mejoren los niveles de energía o la sensación de bienestar. Las comidas con alto contenido en grasas se asocian a una somnolencia posprandial especialmente pronunciada. Sin embargo, las investigaciones en animales sugieren que la restricción extrema de grasas en la alimentación, que da lugar a una reducción de las concentraciones plasmáticas de lipoproteínas, puede favorecer la agresividad. Tales hallazgos apoyarían la distribución de macronutrimentos defendida a lo largo del texto, con aproximadamente un 55 % a un 60 % de calorías procedentes predominantemente de hidratos de carbono complejos, un 20 % a un 25 % de grasas y un 15 % a un 20 % de proteínas (v. cap. 45).

El sueño adecuado en cantidad y calidad se ve favorecido por la evitación del exceso de cafeína o alcohol en la alimentación. La apnea del sueño es a menudo consecuencia de la obesidad; por tanto, evitar el consumo excesivo de energía y el sobrepeso es importante en los esfuerzos por asegurar patrones de sueño normales.

Una comida abundante al mediodía induce somnolencia posprandial, con independencia de la composición de la comida, mientras que los tentempiés más pequeños a lo largo del día tienden a promover el estado de alerta. Así pues, el patrón de ingesta de alimentos que favorece el estado de alerta diurno es el que apoyan otras líneas de evidencia (v. caps. 5, 6 y 38, que indican la utilidad de distribuir las calorías en pequeñas comidas).

Al mismo tiempo, algunos datos contradictorios muestran que la menor tendencia a comer durante las horas convencionales y el mayor predominio de los tentempiés sobre las comidas están relacionados con una mayor ingesta de grasas y dulces para obtener energía y una menor ingesta de frutas y verduras; por tanto, es evidente que intervienen múltiples factores (154).

Por último, el estado de ánimo puede verse influido por intensos antojos de alimentos, que comparten características de la adicción; el chocolate parece ser el ejemplo más importante. El deseo vehemente de comer chocolate varía según la fase del ciclo menstrual, como se ha comentado en los capítulos 28 y 39. En general, el control de estos antojos se ve facilitado por el consumo constante y moderado del alimento anhelado en un estado de alimentación y no de ayuno. Varios micronutrimentos pueden influir en el estado de ánimo, pero en general la bibliografía es limitada. Los ácidos grasos ω-3, en concreto el ácido eicosapentaenoico y el ácido docosahexaenoico (155), también cuentan con un fuerte apoyo (v. cap. 2) en dosis de 1 g/día a 2 g/día en forma de aceite de pescado.

Sin embargo, también hay nuevos datos que relacionan las dietas vegetarianas, con una ingesta reducida de ácido araquidónico, así como de ácidos eicosapentaenoico y docosahexaenoico, con una mejora del estado de ánimo (156). No obstante, dado que la administración de suplementos es aconsejable en general, esta recomendación puede realizarse de forma sistemática, salvo contraindicaciones.

▨ REFERENCIAS BIBLIOGRÁFICAS

1. Kayama Y, Koyama Y. Brainstem neural mechanisms of sleep and wakefulness. *Eur Urol*. 1998;33:12–15.
2. Xi M, Morales F, Chase M. Evidence that wakefulness and REM sleep are controlled by a GABAergic pontine mechanism. *J Neurophysiol*. 1999;82:2015–2019.
3. Gottesmann C. The neurophysiology of sleep and waking: intracerebral connections, functioning and ascending influences of the medulla oblongata. *Prog Neurobiol*. 1999;59:1–54.
4. Harris CD. Neurophysiology of sleep and wakefulness. *Respir Care Clin N Am*. 2005;11:567–586.
5. Markov D, Goldman M. Normal sleep and circadian rhythms: neurobiologic mechanisms underlying sleep and wakefulness. *Psychiatr Clin North Am*. 2006;841–853.
6. Ursin R. Serotonin and sleep. *Sleep Med Rev*. 2002;6:55–69.
7. Markus CR, Jonkman LM, Lammers J, et al. Evening intake of alpha-lactalbumin increases plasma tryptophan availability and improves morning alertness and brain measures of attention. *Am J Clin Nutr*. 2005;81:1026–1033.
8. Center for Food Safety and Applied Nutrition, Office of Nutritional Products, Labeling, and Dietary Supplements (2001-02-01). FDA/CFSAN – Information Paper on L-tryptophan and 5-hydroxy-L-tryptophan. U.S. Food and Drug Administration.
9. Voderholzer U, Hornyak M, Thiel B, et al. Impact of experimentally induced serotonin deficiency by tryptophan depletion on sleep EEG in healthy subjects. *Neuropsychopharmacology*. 1998;18:112–124.
10. Bell CJ, Hood SD, Nutt DJ. Acute tryptophan depletion. Part II: clinical effects and implications. *Aust N Z J Psychiatry*. 2005;39:565–574.
11. Young SN, Leyton M. The role of serotonin in human mood and social interaction. Insight from altered tryptophan levels. *Pharmacol Biochem Behav*. 2002;71:857–865.
12. Silber BY, Schmitt JAJ. Effects of tryptophan loading on human cognition, mood and sleep. *Neuro Bio Rev*. 2010; 34:387–407.
13. Bravo R, Matito S, et al. Trypotophan-enriched cereal intake improves nocturnal sleep, melatonin, serotonin, and total antioxidant capacity levels and mood in elderly humans. *J. Am. Aging Assoc*. 2013;35:1277–1285.

14. Le Floc'h N. Tryptophan metabolism, from nutrition to potential therapeutic applications. *Amino Acids*. 2011;41:1195–1205.

15. Wurtman RJ, Wurtman JJ, Regan MM, et al. Effect of normal meals rich in carbohydrates or proteins on plasma tryptophan and tyrosine rations. *Am J Clin Nutr*. 2003;77:128–132.

16. Lyons PM, Truswell AS. Serotonin precursor influenced by type of carbohydrate meal in healthy adults. *Am J Clin Nutr*. 1988;47:433–439.

17. Lindseth G, Lindset P, et al. Nutritional effects on sleep. *West J Nurs Res*. 2013;35:497–513.

18. Lieberman H, et al. Tryptophan Intake in the US adult population is not related to liver or kidney function but is associated with depression and sleep outcomes. *J Nutr*. 2016;146:2609S–2615S.

19. Leigh S, Morris M. The role of reward circuitry and food addiction in the obesity epidemic: an update. *Biol Psychol*. 2018;131:31–42.

20. Lopresti AL, Hood SD, Drummond PD. A review of lifestyle factors that contribute to important pathways associated with major depression: Diet, sleep and exercise. *J Affect Disord*. 2013;148:12–27.

21. Fordahl S, Jones S. High-fat-diet-induced deficits in dopamine terminal function are reversed by restoring insulin signaling. *ACS Chem Neurosci*. 2017;8:290–299.

22. Vucetic Z, Carlin JL, Totoki K, et al. Epigenetic dysregulation of the dopamine system in diet-induced obesity. *J Neurochem*. 2012;120:891–898.

23. Fernstrom JD. Effects on the diet on brain neurotransmitters. *Metabolism*. 1977;26:207–223.

24. Wiedeman A, Barr S, et al. Dietary choline intake: current state of knowledge across the life cycle. *Nutrients*. 2018;10:1513.

25. Pak VM, Newton S. Choline, Sleep Disturbances, and Alzheimer's Disease. *J Aging Res Clinic Pract*. 2018;7:91–99.

26. Carotenuto A, Rea R, et al. The effect of the association between donepezil and choline alphoscerate on behavioral disturbances in Alzheimer's disease: interim results of the ASCOMALVA trial. *J Alzheimers Dis*. 2017;56:805–815.

27. Guyenet SJ, Matsen ME, Morton GJ, et al. Rapid glutamate release in the mediobasal hypothalamus accompanies feeding and is exaggerated by an obesogenic food. *Mol Metab*. 2013;2(2):116–122.

28. Lyon MR, Kapoor MP, Juneja LR. The effects of L-theanine (Suntheanine⁻) on objective sleep quality in boys with attention deficit hyperactivity disorder (ADHD): a randomized, double-blind, placebo-controlled clinical trial. *Altern Med Rev*. 2011;16:348–354.

29. Kim S, Jo K, et al. GABA and l-theanine mixture decreases sleep latency and improved NREM sleep. *Pharm Biol*. 2019;57:65–73.

30. St-Onge MP, Roberts A, Shechter A, Choudhury AR. Fiber and saturated fat are associated with sleep arousals and sleep wave sleep. *J Clin Sleep Med*. 2016;12:19–24.

31. Peuhkuri K, Sihvola N, Korpela R. Diet promotes sleep duration and quality. *Nutr Res*. 2012;32:309–319.

32. Ebben M, Lequerica A, Spielman A. Effects of pyridoxine on dreaming: a preliminary study. *Percept Mot Skills*. 2002;94:135–140.

33. Sakurai T. Roles of orexin/hypocretin in regulation of sleep/wakefulness and energy homeostasis. *Sleep Med Rev*. 2005;9:231–241.

34. Wells A, Read N, Macdonald I. Effects of carbohydrate and lipid on resting energy expenditure, heart rate, sleepiness, and mood. *Physiol Behav*. 1998;63:621–628.

35. Wells A, Read N, Idzikowski C, et al. Effects of meals on objective and subjective measures of daytime sleepiness. *J Appl Physiol*. 1998;84:507–515.

36. Orr W, Shadid G, Harnish M, et al. Meal composition and its effect on postprandial sleepiness. *Physiol Behav*. 1997;62:709–712.

37. Wells A, Read N, Uvnas-Moberg K, et al. Influences of fat and carbohydrate on postprandial sleepiness, mood, and hormones. *Physiol Behav*. 1997;61:679–686.

38. Afaghi A, O'Connor H, Chow CM. Acute effects of the very low carbohydrate diet on sleep indices. *Nutr Neurosci*. 2008;11:146–154.

39. Zhou J, Kim JE, et al. Higher-protein diets improved indexes of sleep in energy-restricted overweight and obese adults: results from 2 randomized controlled trials. *Am J Clin Nutr*. 2016:103:766–774.

40. Keijzer H, Snitselaar MA, et al. Precision medicine in circadian rhythm sleep-wake disorders: current state and future perspectives. *Per Med*. 2017;14:171–182.

41. Sutanto C, Wang M, et al. Association of sleep quality and macronutrient distribution: a systematic review and meta-regression. *Nutrients*. 2020;12:126.

42. Monk T, Buysse D, Reynolds CR, et al. Circadian determinants of the postlunch dip in performance. *Chronobiol Int*. 1996;14:123–133.

43. Zammit G, Kolevzon A, Fauci M, et al. Postprandial sleep in healthy men. *Sleep*. 1995;18:229–231.

44. Wells A, Read N, Craig A. Influences of dietary and intraduodenal lipid on alertness, mood, and sustained concentration. *Br J Nutr*. 1995;74:115–123.

45. Verger P, Lagarde D, Betejat D, et al. Influence of the composition of a meal taken after physical exercise on mood, vigilance, performance. *Physiol Behav*. 1998;64:317–322.

46. Vlahoyiannis A, Aphamis G, et al. Effects of high vs. low glycemic index of post-exercise meals on sleep and exercise performance: a randomized, double-bline, counterbalanced polysomnographic study. *Nutrients*. 2018;10:1795.

47. St-Onge MP. Sleep-obesity relation: underlying mechanism and consequences for treatment. *Obes Rev*. 2017;18:34–39.

48. Maury E, Hong HK, Bass J. Circadian disruption in the pathogenesis of metabolic syndrome. *Diabetes Metab*. 2014:40;338–346.

49. Neubauer D. Sleep problems in the elderly. *Am Fam Physician*. 1999;59:2551–2558, 2559–2560.

50. Wolkove N, Elkholy O, Baltzan M, et al. Sleep and aging: 1. Sleep disorders commonly found in older people. *CMAJ*. 2007;176:1299–1304.

51. Feige B, Gann H, Brueck R, et al. Effects of alcohol on polysomnographically recorded sleep in healthy subjects. *Alcohol Clin Exp Res*. 2006;30:1527–1537.

52. Mennella J, Gerrish C. Effects of exposure to alcohol in mother's milk on infant sleep. *Pediatrics*. 1998;101:E2.

53. Mennella J. Alcohol's effect on lactation. *Alcohol Res Health*. 2001;25:230–234.

54. Brown RA, Dakkak H, Seabrook JA. Is breast best? Examining the effects of alcohol and cannabis during lactation. *J Neonatal Perinatal Med*. 2018;11:345–356.

55. McCuen-Wurst C, Ruggieri, Allison KC. Disordered eating and obesity: associations between binge-eating disorder, night-eating syndrome, and weight-related co-morbidities. *Ann N Y Acad Sci*. 2018;1411:96–105.

56. Birketvedt G, Florholmen J, Sundsfjord J, et al. Behavioral and neuroendocrine characteristics of the night-eating syndrome. *JAMA*. 1999;282:657–663.

57. Ungredda T, Gluck ME, Geliebter A. Pathophysiological and neuroendocrine aspects of night eating syndrome. In: Lundgren JD, Allison KC, Stunkard AJ, editors. *Night eating syndrome: research, assessment, and treatment*. New York: Guilford;2012:197–217.

58. Winkelman J. Clinical and polysomnographic features of sleep-related eating disorder. *J Clin Psychiatry*. 1998;59:14–19.

59. Stunkard AJ, Allison KC, et al. A biobehavioural model of the night easting syndrome. *Obes Rev*. 2009;10:69–77.

60. O'Reardon JP, Allison KC, Martino NS, et al. A randomized, placebo-controlled trial of sertraline in the treatment of night eating syndrome. *Am J Psychiatry*. 2006;163:893–898.

61. Bailey BW, Allen MD, Lecheminant JD, et al. Objectively measured sleep patterns in young adult women and the relationship to adiposity. *Am J Health Promot*. 2014;46–54.

62. Kim M, Sasai H, et al. Objectively measured night-to-night sleep variations are associated with body composition in very elderly women. *J Sleep Res*. 2015;24:639–647.

63. Hart CN, Lawton J, Fava JL, et al. Changes in children's eating behaviors following increases and decreases in their sleep duration. *Ann Behav Med*. 2012;43:s77.

64. Chen X, Beydoun MA, Wang Y. Is sleep duration associated with childhood obesity? A systematic review and meta-analysis. *Obesity* (Silver Spring). 2008;16:265–274.

65. Bell JF, Zimmerman FJ. Shortened nighttime sleep duration in early life and subsequent childhood obesity. *Arch Pediatr Adolesc Med*. 2010;164:840–845.

66. Cappuccio FP, Taggart FM, Kandala NB, et al. Meta-analysis of short sleep duration and obesity in children and adults. *Sleep*. 2008;31:619–626.

67. Shi Z, Taylor AW, Gill TK, et al. Short sleep duration and obesity among Australian children. *BMC Public Health*. 2010;10:609.

68. Wang H, Hu R, et al. The relationship between sleep duration and obesity risk among school students: a cross-sectional study in Zhejiang, China. *Nutr Metab*. 2018;15:48.

69. Gong Q, Li S, et al. Insufficient sleep duration and overweight/obesity among adolescents in a Chinese population. *Int J Environ Res Public Health*. 2018;15:997.

70. Torquati L, Mielke GI, et al. Shift work and the risk of cardiovascular disease. A systematic review and meta-analysis including dose-response relationship. *Scand. J. Work Environ. Health*. 2018;44:229–238.

71. Holmback U, Forslund A, Forslund J, et al. Metabolic responses to nocturnal eating in med are affected by sources of dietary energy. *J Nutr*. 2002;132:1892–1899.

72. Sato-Mito N, Sasaki S, Murakami K, et al. Freshmen in Dietetic Courses Study II group. The midpoint of sleep is associated with dietary intake and dietary behavior among young Japanese women. *Sleep Med*. 2011;12:289–294.

73. Paz A, Berry E. Effect of meal composition on alertness and performance of hospital night-shift workers. Do mood and performance have different determinants? *Ann Nutr Metab*. 1997;41:291–298.

74. Molendijk, Molero P, et al. Diet quality and depression risk: a systematic review and dose-response meta-analysis of prospective studies. *J Affect Disord*. 2018;222:346–354.

75. Li Y, Lv M, et al. Dietary patterns and depression risk: a meta-analysis. *Psychiatry Res*. 2017;253:3737–382.

76. Adjibade M, Assmann K, et al. Prospective association between adherence to the Mediterranean diet and risk of depressive symptoms in the French SU.VI.MAX cohort. *Eur J Nutr*. 2017;57:1225–1235.

77. Markus CR, Panhuysen G, Tuiten A, et al. Does carbohydrate-rich, protein-poor food prevent a deterioration of mood and cognitive performance of stress-prone subjects when subjected to a stressful task? *Appetite*. 1998;31:49.

78. Toornvliet A, Pijl H, Tuinenberg J, et al. Psychological and metabolic responses of carbohydrate craving obese patients to carbohydrate, fat, and protein-rich meals. *Int J Obes Relat Metab Disord*. 1997;21:860–864.

79. Mantantzis K, Schlaghecken F, et al. Sugar rush or sugar crush? A meta-analysis of carbohydrate effects on mood. *Neurosci Biobehav Rev*. 2019;101:45–67.

80. Partonen T, Lonnqvist J. Seasonal affective disorder. *Lancet*. 1998;352:1369–1374.

81. Partonen T, Vakkuri O, Lonnqvist J. Suppression of melatonin secretion by bright light in seasonal affective disorder. *Biol Psychiatry*. 1997;42:509–513.

82. Lewy AJ, Lefler BJ, et al. The circadian basis of winter depression. *Proc Natl Acad Sci USA*. 2006;103:7414–7419.

83. Miller AL. Epidemiology, etiology, and natural treatment of seasonal affective disorder. *Altern Med Rev*. 2005;10:5–13.

84. Lansdowne A, Provost S. Vitamin D_3 enhances mood in healthy subjects during winter. *Psychopharmacology* (Berl). 1998;135:319–323.

85. Dumville JC, Miles JN, Porthouse J, et al. Can vitamin D supplementation prevent winter-time blues? A randomized trial among older women. *J Nutr Health Aging*. 2006;10:151–153.

86. Melrose, S. Seasonal affective disorder: an overview of assessment and treatment approaches. *Depress Res Treat*. 2015;2015:178564.

87. Wurtman R, Wurtman J. Brain serotonin, carbohydrate-craving, obesity and depression. *Obes Res*. 1995;3:477s–480s.

88. Gendall K, Joyce P, Abbott R. The effects of meal composition on subsequent cravings and binge eating. *Addict Behav*. 1999;24:305–315.

89. Halford JC, Harrold JA, Lawton CL, et al. Serotonin (5-HT) drugs: effects on appetite expression and use for the treatment of obesity. *Curr Drug Targets*. 2005;6:201–213.

90. Smith SR, Weissman NJ, Anderson CM, et al. Multicenter, placebo-controlled trial of lorcaserin for weight management. *NEJM*. 2010;363:245–256.

91. Fidler MC, Sanchez M, Raether B, et al. A one-year randomized trial of lorcaserin for weight loss in obese and overweight adults: the BLOSSOM trial. *J Clin Endocrinol Metab*. 2011;96:3067–3077.

92. O'Neil PM. Randomized placebo-controlled clinical trial of lorcaserin for weight loss in type 2 diabetes mellitus: the BLOOM-DM study. *Obesity*. 2012;20:1426–1436.

93. U.S. Food and Drug Administration (FDA). Belviq, Belviq XR (locarserin) by Eisaid: drug safety communication – FDA requests withdrawal of weight-loss drug. February 13, 2020.

94. Macdiarmid J, Hetherington M. Mood modulation by food: an exploration of affect and cravings in "chocolate addicts." *Br J Clin Psychol*. 1995;34:129–138.

95. Rogers PJ, Smit HJ. Food craving and food "addiction": a critical review of the evidence from a biopsychosocial perspective. *Pharmacol Biochem Behav*. 2000;66:3–14.

96. Parker G, Parker I, Brotchie H. Mood state effects of chocolate. *J Affect Disord*. 2006;92:149–159.

97. Ziauddeen H, Fletcher PC. Is food addiction a valid and useful concept? *Obesity Rev*. 2013;14:19–28.

98. DiLeone RJ, Taylor JR, Picciotto MR. The drive to eat: comparisons and distinctions between mechanisms of food reward and drug addiction. *Nat Neurosci*. 2012;15:1330–1335.

99. Avena NM, Rada P, Hoebel BG. Evidence for sugar addiction: behavioral and neurochemical effects of intermittent, excessive sugar intake. *Neurosci Biobehav Rev*. 2008;32:20–39.

100. Han P, Bagenna B, Fu M. The sweet taste signalling pathways in the oral cavity and the gastrointestinal tract affect human appetite and food intake: a review. *Int J Food Sci Nutr*. 2019;70:125–135.

101. Surwit R, Feinglos M, McCaskill C, et al. Metabolic and behavioral effects of a high-sucrose diet during weight loss. *Am J Clin Nutr*. 1997;65:908–915.

102. Brietzke E, Mansur R, et al. Ketogenic diet as a metabolic therapy for mood disorders: evidence and developments. *Neurosci Biobehav Rev.* 2018:94:11–16.

103. Iacovides S, Goble D, et al. Three consecutive weeks of nutritional ketosis has no effect on cognitive function, sleep, and mood compared with a high-carbohydrate, low-fat diet in healthy individuals: a randomized, crossover, controlled trial. *A J Clin Nutr.* 2019;110:349–357.

104. Arab A, Mehrabani S, et al. The association between diet and mood: a systematic review of current literature. *Psychiatry Res.* 2019;271:428–437.

105. Butki BD, Baumstark J, Driver S. Effects of a carbohydrate-restricted diet on affective responses to acute exercise among physically active participants. *Percept Mot Skills.* 2003;96:607–615.

106. Tanskanen A, Hibbeln JR, Tuomilehto J, et al. Fish consumption and depressive symptoms in the general population in Finland. *Psychiatr Serv.* 2001;52:529–531.

107. Noaghiul S, Hibbeln JR. Cross-national comparisons of seafood consumption and rates of bipolar disorders. *Am J Psychiatry.* 2003;160:2222–2227.

108. Sublette ME, Hibbeln JR, Galfalvy H, et al. Omega-3 polyunsaturated essential fatty acid status as a predictor of future suicide risk. *Am J Psychiatry.* 2006;163:1100–1102.

109. Wells A, Read N, Laugharne J, et al. Alterations in mood after changing to a low-fat diet. *Br J Nutr.* 1998;79:23–30.

110. Zmarzty S, Wells A, Read N. The influence of food on pain perception in healthy human volunteers. *Physiol Behav.* 1997;62:185–191.

111. Beauchamp GK, Keast RS, Morel D, et al. Ibuprofen-like activity in extra-virgin olive oil. *Nature.* 2005;437;45–46.

112. Martin C, Bhapkar M, et al. Effect of calorie restriction on mood, quality of life, sleep, and sexual function in health nonobese adults: the CALERIE 2 randomized clinical trial. *JAMA Intern Med.* 2016;176:743–752.

113. Wilhelmi de Toledo F, Grundler F, et al. Safety, health improvement and well-being during a 4 to 21-day fasting period in an observational study including 1422 subjects. *PLoS One.* 2019:14.

114. Coppen A, Bolander-Gouaille C. Treatment of depression: time to consider folic acid and vitamin B$_{12}$. *J Psychopharmacol.* 2005;19:59–65.

115. Buckley AW, Hirtz D, et al. Practice guideline: Treatment for insomnia and disrupted sleep behavior in children and adolescents with autism spectrum disorder. *Neurology.* 2020;94:392–404.

116. Zisapel N. New perspectives on the role of melatonin in human sleep, circadian rhythms, and their regulation. *Br J Pharmacol.* 2018;175:3190–3199.

117. Janjua I, Goldman R. Sleep-related melatonin use in healthy children. *Can Fam Physician.* 2016;62:315–316.

118. Alston M, Cain S, Rajaratnam. Advances of melatonin-based therapies in the treatment of disturbed sleep and mood. *Handb Exp Pharmacol.* 2019;253:305–319.

119. Herxheimer A, Petrie KJ. Melatonin for the prevention and treatment of jet lag. *Cochrane Database Syst Rev.* 2002;2:CD001520.

120. Low T, Choo F, Tan S. The efficiency of melatonin and melatonin agonists in insomnia – an umbrella review. *J Psychiatr Res.* 2020;121:10–23.

121. Kato K, Hirai K, Nishiyama K, et al. Neurochemical properties of ramelteon (TAK-375), a selective MT$_3$/MT$_2$ receptor agonist. *Neuropharmacology.* 2005;48:301–310.

122. Uchiyama M, Sakamoto S, Mayata K. Effect of ramelteon on insomnia severity: evaluation of patient characteristics affecting treatment response. *Sleep Biol Rhythms.* 2019;17:379–388.

123. Keating G. Tasimelteon: a review in non-24-hour sleep-wake disorder in totally blind individuals. *CNS Drugs.* 2016;30:461–468.

124. Hadley S, Petry JJ. Valerian. *Am Fam Physician.* 2003;67:1755–1758.

125. Kim J, Lee S, Kang I, et al. Natural products from single plants as sleep aids: a systematic review. *J Med Food.* 2018;21:433–444.

126. Dalla Corte CL, Fachinetto R, Colle D, et al. Potentially adverse interactions between haloperidol and valerian. *Food Chem Toxicol.* 2008;46:2369–2375.

127. Abbasi B, Kimiagar M, et al. The effects of magnesium supplementation on primary insomnia in elderly: a double-blind placebo-controlled clinical trial. *J Res Med Sci.* 2012, 17, 1161–1169.

128. Tarleton EK, Littenberg B. Magnesium intake and depression in adults. *J Am Board Fam Med.* 2015;28:249–256.

129. Rondanelli M, Opizzi A, Monteferrario F, et al. The effect of melatonin, magnesium, and zinc on primary insomnia in long-term care facility residents in Italy: a double-blind, placebo-controlled clinical trial. *J Am Geriatr Soc.* 2011;59:82–90.

130. Leite J, Seabra Mde L, Maluf E, et al. Pharmacology of lemongrass (*Cymbopogon citratus Stapf*). III. Assessment of eventual toxic, hypnotic and anciolytic effects on humans. *J Ethnopharmacol.* 1986;17:75–83.

131. Yurcheshen M, Seehuss M, Pigeon W. Updates on nutraceutical sleep therapeutics and investigational research. *Evid Based Complement Alternat Med.* 2015;2105:105256.

132. Zanoli P, Avallone R, Baraldi. Behavioral characteristics of the flavonoids and apigenin and chrysin. *Fitoterapia.* 2000;71:S117–S123.

133. Hieu TH, Dibas, et al. Therapeutic efficacy and safety of chamomile for state anxiety, generalized anxiety disorder, insomnia, and sleep quality: a systematic review and meta-analysis of randomized trials and quasi-randomized trials. *Phytother Res.* 2019;33:1604–1615.

134. Gholipur Baradari A, Alipour A, et al. The effect of zinc supplementation on sleep quality of ICU nurses: a double blinded randomized controlled trial. *Workplace Health Saf.* 2018 66, 1919–1200.

135. Saito H, Cherasse Y, et al. Zinc-rich oysters as well as zinc-yeast-and astaxanthin-enriched food improved sleep efficiency and sleep onset in a randomized controlled trial of healthy individuals. *Mol Nutr Food Res.* 2017;61:1600882.

136. Schrader E. Equivalence of St John's wort extract (Ze 117) and fluoxetine: a randomized, controlled study in mild-moderate depression. *Int Clin Psychopharmacol.* 2000;15:61–68.

137. Brenner R, Azbel V, Madhusoodanan S, et al. Comparison of an extract of hypericum (LI 160) and sertraline in the treatment of depression: a double-blind, randomized pilot study. *Clin Ther.* 2000;22:411–419.

138. Ng QX, Venkatanarayanan N, Ho C. Clinical use of hypericum perforatum (St John's wort) in depression: a meta-analysis. *J Affect Disord.* 2017;210:211–221.

139. Muller WE. Current St John's wort research from mode of action to clinical efficacy. *Pharmacol Res.* 2003;47:101–109.

140. Lawvere S, Mahoney MC. St. John's wort. *Am Fam Physician.* 2005;72:2249–2254.

141. Apaydin EA, Maher AR, etc. A systematic review of St. John's wort for major depressive disorder. *Syst Rev.* 2016;5:148.

142. Madabushi R, Frank B, Drewelow B et al. Hyperforn in St. John's wort drug interactions. *Eur J Clin Pharmacol.* 2006;62:225–233.

143. Chrubasik-Hausmann S, Vlachojannis J, McLachlan AJ. Understanding drug interactions with St John's wort (*Hypericum perforatum* L.): impact of hyperforin conten. *J Phar Pharmacol.* 2019;71:129.

144. Linde K, Berner MM, Kriston L. St. John's wort for major depression. *Cochrane Database Syst Rev.* 2008;8: CD000448.

145. Do omega-3 fatty acids help in depression? *Drug Ther Bull.* 2007;45:9–12.

146. Parker G, Gibson NA, Brotchie H, et al. Omega-3 fatty acids and mood disorders. *Am J Psychiatry.* 2006; 163:969–978.

147. Deacon G, Kettle C, et al. Omega 3 polyunsaturated fatty acids and the treatment of depression. *Crit Rev Food Sci Nutri.* 2017;57:212–223.

148. Williams AL, Katz D, Ali A, et al. Do essential fatty acids have a role in the treatment of depression? *J Affect Disord.* 2006;93:117–123.

149. Liao Y, Xie B, et al. Efficacy of omega-3 PUFAs in depression: a meta-analysis. *Transl Psychiatry.* 2019;9:190.

150. Sarris J, Mischoulon D, Schweitzer I. Omega-3 for bipolar disorder: meta-analyses of use in mania and bipolar depression. *J Clin Psychiatry.* 2012;73:81–86.

151. Marzi K, Awat F, Ahmad E. Higher vitamin B6 intake is associated with lower depression and anxiety riskin women but not in men: a large cross-sectional study. *In t J Vitam Nutr Res.* 2019;11:1–9.

152. Jamerson BD, Payne ME, Garrett ME, et al. Folate metabolism genes, dietary folate and response to antidepressant medications in late-life depression. *Int J Geriatr Psychiatry.* 2013;28(9):925–932.

153. Christensen H, Aiken A, Batterham PJ, et al. No clear potentiation of antidepressant medication effects by folic acid + vitamin B12 in a large community sample. *J Affect Disord.* 2011;130:37–45.

154. Kim S, DeRoo LA, Sandler DP, et al. Eating patterns and nutritional characteristics associated with sleep duration. *Public Health Nutr.* 2010;14:889–895.

155. Sinn N, Milte CM, Street SJ, et al. Effects of n-3 fatty acids, EPA v. DHA, on depressive symptoms, quality of life, memory and executive function in older adults with mild cognitive impairment: a 6 month randomized controlled trial. *Br J Nutr.* 2012;107:1682–1693.

156. Beezhold BL, Johnston CS. Restriction of meat, fish and poultry in omnivores improves mood: a pilot randomized controlled trial. *Nutr J.* 2012;11:9.

LECTURAS RECOMENDADAS

Avery D, Lenz M, Landis C. Guidelines for prescribing melatonin. *Ann Med.* 1998;30:122–130.

Bellisle F, Blundell JE, Dye L, et al. Functional food science and behavior and psychological functions. *Br J Nutr.* 1998;80:s173–s193.

Breakey J. The role of diet and behavior in childhood. *J Paediatr Child Health.* 1997;33:190–194.

Christensen L. The effect of carbohydrates on affect. *Nutrition.* 1997;13:503–514.

Deltito J, Beyer D. The scientific, quasi-scientific and popular literature on the use of St. John's wort in the treatment of depression. *J Affect Disord.* 1998;51:345–351.

Garcia-Garcia F, Drucker-Colin R. Endogenous and exogenous factors on sleep–wake cycle regulation. *Prog Neurobiol.* 1999; 58:297–314.

Kanarek R. Psychological effects of snacks and altered meal frequency. *Br J Nutr.* 1997;77:s105–s120.

Kaplan J, Muldoon M, Manuck S, et al. Assessing the observed relationship between low cholesterol and violence-related mortality. Implications for suicide risk. *Ann N Y Acad Sci.* 1997;836: 57–80.

Keenan SA. Normal human sleep. *Respir Care Clin N Am.* 1999; 5:319–331.

Kirkwood CK. Management of insomnia. *J Am Pharm Assoc.* (Wash DC) 1999;39:688–696.

Kurzer MS. Women, food, and mood. *Nutr Rev.* 1997;55:268–276.

Spitzer R, Terman M, Williams J, et al. Jet lag: clinical features, validation of a new syndrome-specific scale, and lack of response to melatonin in a randomized, double-blind trial. *Am J Psychiatr.* 1999;156:1392–1396.

Toornvliet AC, Pijl H, Tuinenburg JC, et al. Psychological and metabolic responses of carbohydrate craving obese patients to carbohydrate, fat and protein-rich meals. *Int J Obes Metab Disord.* 1997;21:860–864.

Tuomisto T, Hetherington M, Morris M, et al. Psychological and physiological characteristics of sweet food "addiction." *Int J Eat Disord* 1999;25:169–175.

Capítulo 35

Alimentación y función cognitiva

Elizabeth Eilender y May May Leung

 ## INTRODUCCIÓN

Una función cognitiva saludable implica la capacidad de pensar, aprender y recordar con eficacia, así como poder interpretar y responder a las emociones y los estímulos físicos.

La demencia es un estado de deterioro cognitivo progresivo caracterizado por el deterioro de la memoria, el pensamiento, el juicio y la capacidad de hablar, que puede acabar destruyendo la independencia funcional y la capacidad para desempeñar actividades de la vida diaria. Más que una enfermedad en sí misma, la demencia es un síndrome con muchas causas diferentes y a veces superpuestas. Hasta la fecha, la forma más prevalente de demencia es la enfermedad de Alzheimer (EA), seguida de la demencia vascular, la demencia frontotemporal, la demencia por enfermedad de Parkinson y la demencia por cuerpos de Lewy.

Décadas de investigación sobre la conexión entre la ingesta alimentaria y la prevención del deterioro cognitivo en los adultos mayores han arrojado resultados prometedores, pero no concluyentes. En los estudios epidemiológicos y con animales se demuestra que los nutrimentos individuales confieren un efecto neuroprotector al cerebro en proceso de envejecimiento, pero la evidencia científica hasta la fecha no respalda las recomendaciones definitivas de los alimentos específicos que se deberían consumir (1). Además, otros factores fisiológicos y de estilo de vida se han asociado a la función cognitiva, como los relacionados con el sueño, el nivel de estrés y el equilibrio hormonal, que a su vez están influidos en cierta medida por la composición y la calidad de los nutrimentos de la alimentación. Desde este punto de vista, la ingesta alimentaria influye tanto directamente como indirectamente sobre la cognición.

Aunque se están llevando a cabo estudios clínicos rigurosos, las pruebas más actuales que apoyan los enfoques alimentarios para la salud cognitiva se basan principalmente en estudios observacionales, además en estudios con modelos animales que ayudan a explicar los mecanismos biológicos que relacionan los nutrimentos con la función celular y las enfermedades neurodegenerativas (1).

Los nuevos datos sugieren que determinados patrones de alimentación saludable, sobre todo la dieta mediterránea, la dieta DASH (*Dietary Approaches to Stop Hypertension*) y la dieta MIND (*Mediterranean-DASH Intervention for Neurodegenerative Delay*), se asocian a resultados cognitivos positivos (1). Aunque las investigaciones han demostrado que puede haber múltiples factores que conducen a la demencia, como el nivel educativo, el estatus socioeconómico y la genética (2), cada vez hay una mejor comprensión sobre cómo los patrones alimentarios y los componentes químicos específicos de los alimentos influyen en la prevención del deterioro cognitivo y en su progresión. Algunos de los nutrimentos y compuestos de origen vegetal que han demostrado el mayor potencial para mantener la salud cognitiva son los antioxidantes, las vitaminas del grupo B, los ácidos grasos ω-3, los carotenoides y los polifenoles, mientras que otros nutrimentos y productos bioquímicos como el hierro, los ácidos grasos ω-6, las grasas saturadas y las concentraciones elevadas de homocisteína en sangre se han asociado a resultados cognitivos negativos. A continuación, se ofrece una visión general que describe hasta qué punto la alimentación puede influir en esta área de la salud y el envejecimiento.

VISIÓN GENERAL

Alimentación

El cerebro humano es muy susceptible a diversas agresiones internas y externas, como las infecciones víricas y bacterianas, las células inflamatorias, las citocinas proinflamatorias y las especies reactivas del oxígeno (ROS, *reactive oxygen species*). La barrera hematoencefálica (BHE) consiste en una capa de células endoteliales que es en su mayor parte impermeable y protege el encéfalo regulando estrechamente el movimiento de moléculas entre el encéfalo y la sangre. Sin embargo, a pesar de la presencia de esta entidad neurovascular protectora, la inflamación, el estrés oxidativo, la hipertensión, los accidentes cerebrovasculares, el virus de la inmunodeficiencia humana (VIH), los lípidos, el tabaquismo, el consumo de alcohol, el estrés mental y la disminución del flujo sanguíneo cerebral pueden aumentar su permeabilidad, lo que conduce a un debilitamiento de la barrera y, finalmente, a la neurodegeneración. Aunque los mecanismos moleculares subyacentes no se comprenden del todo, los estudios han mostrado que el estrés oxidativo se asocia positivamente al deterioro de la función cognitiva debido a la producción de subproductos nocivos que comprometen la función celular y dañan el ácido desoxirribonucleico (ADN) (3). El encéfalo es especialmente vulnerable a los daños causados por los radicales libres debido a su contenido relativamente bajo de antioxidantes y a su elevada tasa de consumo de oxígeno (4).

Los estudios informan de una sólida asociación entre el riesgo de demencia, incluyendo la EA, y las concentraciones sanguíneas de antioxidantes. Las investigaciones en ratones sugieren que las vitaminas A, E y C pueden proteger la BHE (3), y que los compuestos bioactivos, sobre todo los flavonoides y carotenoides, también son protectores (5). En un estudio prospectivo se observó que el uso diario combinado de 400 UI de vitamina E con 500 mg de vitamina C se asociaba a la reducción tanto de la prevalencia como de la incidencia de la EA (6). En otro estudio de cohortes prospectivo basado en la población también se observó un ligero descenso del riesgo de demencia con la administración de suplementos de vitamina E (7), mientras que en un estudio de cohortes de 15 años indicó que la administración de suplementos de vitamina E en pacientes con EA prolongaba la supervivencia (8). Sin embargo, en estudios clínicos aleatorizados posteriores no se han encontrado pruebas convincentes de que la suplementación con vitamina E mejore los resultados cognitivos en los adultos de edad avanzada (9-12).

Hay muchos estudios preclínicos con alimentos ricos en antioxidantes, como las frutas, los frutos secos y las verduras, que han identificado los posibles beneficios de los fitoquímicos en la prevención o el retraso del envejecimiento cerebral. La presencia de compuestos bioactivos en alimentos como las verduras de hoja verde y las crucíferas, las leguminosas, la remolacha, las setas, las nueces, las uvas y los arándanos puede influir en la expresión génica, el metabolismo y la señalización celulares, lo que contrarresta los efectos del estrés oxidativo y la inflamación. En estudios epidemiológicos sobre el consumo de frutas y verduras se ha observado una correlación positiva entre su consumo y el estado cognitivo (13).

Aunque las vitaminas E y C han recibido mucha atención por parte de los investigadores científicos, en estudios prospectivos se han observado resultados contradictorios. La vitamina E desempeña muchas funciones biológicas, una de las cuales es la de eliminar los radicales libres, lo que ha despertado el interés por el uso de suplementos de vitamina E para tratar el deterioro cognitivo leve (DCL) y la EA. En una reciente revisión Cochrane se detectaron pocas pruebas de la eficacia de los suplementos de vitamina E (α-tocoferol) en el tratamiento de la EA o del deterioro funcional (14).

Se cree que la vitamina C (ácido ascórbico) interviene en la mitigación de factores específicos relacionados con la EA, debido a su capacidad para eliminar las ROS y suprimir los amiloides β (Aβ, proteínas que se agregan en el encéfalo para formar placas y que se cree que son uno de los principales factores en la patogenia de la EA). Los investigadores han observado que las concentraciones plasmáticas de ácido ascórbico están reducidas tanto en pacientes con EA como con DCL, y una asociación entre el deterioro cognitivo y el bajo estado antioxidante en general. Sigue sin estar claro si el estrés oxidativo asociado a la enfermedad es el responsable de la reducción de antioxidantes, o si los bajos antioxidantes contribuyen a la progresión de la enfermedad (15).

Los estudios clínicos sobre el ácido ascórbico han mostrado resultados inconstantes, en parte debido a la insuficiente estandarización entre el consumo de un solo nutrimento y el uso de multivitaminas. La administración de suplementos de ácido ascórbico ha mostrado un efecto beneficioso cuando se corrige un déficit nutricional o se previene su carencia, pero sigue sin saberse qué cantidades son necesarias para modificar de forma beneficiosa el envejecimiento cerebral. Los estudios clínicos aleatorizados no han podido demostrar asociación alguna entre la actividad del ácido ascórbico y un retraso en la neurodegeneración de la EA (15).

También se ha estudiado la posible actividad antioxidante y neuroprotectora de la vitamina D_3. Los investigadores observaron que al inducir demencia en ratones con inyecciones intracerebroventriculares de estreptozotocina (un compuesto que produce efectos que simulan las características moleculares y anatomopatológicas de la EA), el grupo que fue tratado previamente con vitamina D mostró una mejora significativa en el aprendizaje espacial y la función de la memoria. No ocurrió lo mismo con los que recibieron vitamina D después de la inyección, lo que sugiere que la vitamina D tiene un posible efecto profiláctico, pero no terapéutico, para la enfermedad ya presente (16).

Grimm y cols. documentaron que existe un sólido vínculo entre las vitaminas liposolubles y la EA, dado que el aumento de las concentraciones séricas o plasmáticas de las vitaminas A, D, E y K se ha asociado a un aumento de la función cognitiva. La insuficiencia provoca un aumento de las concentraciones cerebrales de Aβ y un debilitamiento del rendimiento cognitivo en modelos animales, mientras que la suplementación con estos micronutrimentos parece disminuir la cantidad de placa Aβ. Sin embargo, se necesitan más estudios a gran escala para analizar el efecto de los diferentes micronutrimentos sobre los mecanismos moleculares que subyacen a la patogenia de la enfermedad (17).

Además, las dificultades para evaluar la relación entre los antioxidantes y el deterioro cognitivo incluyen la posibilidad de que este último altere la ingesta alimentaria (18), así como la dificultad inherente para obtener datos precisos sobre la ingesta alimentaria de personas con deterioro cognitivo. Además, muchos de los estudios transversales que demuestran asociaciones positivas entre la ingesta de nutrimentos y la función cognitiva utilizan cuestionarios de frecuencia de alimentos, que solo miden el consumo de alimentos enteros, para estimar la ingesta de micronutrimentos específicos.

Cada vez hay más datos que sugieren que la hipertensión, sobre todo si aparece durante la mediana edad, es una de las principales causas de deterioro cognitivo relacionado con la edad. Al mismo tiempo, un descenso pronunciado de la presión arterial desde la mediana edad hasta el final de esta también se asocia a un mayor riesgo de demencia. La hipertensión interviene en la atrofia cerebral, el daño microestructural de la sustancia blanca y la enfermedad cerebral de vasos pequeños, con datos que sugieren que sus efectos neurológicos perjudiciales pueden ser acumulativos. Pocos estudios longitudinales han evaluado la presión arterial o han determinado retrospectivamente la relación entre la hipertensión a lo largo de la vida y la función cognitiva. Este tipo de estudios son importantes para comprender mejor la relación entre la presión arterial y la función neuronal; por tanto, las recomendaciones específicas para las terapias clínicas antihipertensivas que se utilizarán como intervención en el deterioro cognitivo siguen sin estar claras (19,20).

Los factores de riesgo cardiovascular y la disfunción cognitiva comparten complicaciones relacionadas con la ateroesclerosis. En un metaanálisis sobre el uso de estatinas no se observaron efectos a corto plazo sobre la cognición, pero la corta duración de estos estudios puede haber sido una limitación importante. En un estudio observacional transversal mucho más largo que incluyó a 4 095 participantes que respondieron a encuestas sobre factores de riesgo cardiovascular en 1997 a 1998, 2001 a 2003 y 2003 a 2006 (la tercera encuesta incluía preguntas sobre la función cognitiva) tampoco se detectó asociación alguna entre el uso de estatinas y los problemas de cognición (21).

Algunos estudios también han encontrado una intensa asociación entre la EA y la diabetes (v. cap. 6), donde el riesgo de EA se duplica aproximadamente en las personas con diabetes (22,23). Esta relación es aún más sólida en las personas que tienen el gen *APOE épsilon-4* (24). Se cree que la señalización de la insulina desempeña un papel esencial en la salud de las neuronas, incluyendo el desarrollo de neurotransmisores, la formación de la memoria y, algo importante, la regulación de la fosforilación de las proteínas τ (que se cree que es un factor causal en la patogenia de la EA) (25,26).

La alteración de la señalización de la insulina en el cerebro que se observa en los pacientes con EA imita la alteración periférica de la señalización de la insulina que se observa en la diabetes (25), y algunos han propuesto referirse a la EA como «diabetes de tipo 3» (27). Algunos adultos mayores con diabetes de tipo 2, pero que no tienen demencia, presentan alteraciones en la función cerebral y en la cognición, como lo demuestran los estudios de neuropatología y neuroimagen que muestran atrofia cerebral e infarto subclínico en estos pacientes.

Muchas personas con DCL acaban desarrollando demencia, y la presencia simultánea de diabetes puede aumentar el riesgo. Además, las concentraciones más elevadas de hemoglobina glucosilada, un indicador de hiperglucemia crónica, se asocian a una peor cognición en los pacientes diabéticos. Estos efectos pueden atribuirse a los cambios microvasculares, al estrés oxidativo y a la acumulación de productos finales de glucación avanzada.

Curiosamente, aunque existe una correlación muy potente entre las cifras de hiperglucemia posprandial y el riesgo de demencia, también existe una relación entre la hipoglucemia grave y el riesgo de demencia (28). Sorprendentemente, un mejor control glucémico no parece dar lugar a mejores resultados cognitivos. El estudio de seguimiento *Action to Control Cardiovascular Risk in Diabetes* (ACCORD) detectó que un mejor control glucémico sí que provocó una menor atrofia cerebral; sin embargo, no tuvo impacto alguno sobre los cambios de la función cognitiva (28).

Evaluar si los fármacos antidiabéticos atenúan el riesgo de demencia en pacientes con diabetes de tipo 2 es complicado por el hecho de que existen múltiples enfoques terapéuticos. Además de las recomendaciones relativas a la alimentación y la actividad física, el tratamiento de la diabetes de tipo 2 puede incluir varias clases de fármacos.

Algunos estudios observacionales han mostrado resultados contradictorios, pero un gran número de publicaciones sugieren que las terapias antidiabéticas pueden llegar a ayudar con la demencia, sobre todo porque la diabetes de tipo 2 y la EA parecen compartir anomalías en la señalización de la insulina, disfunción mitocondrial, homeostasis energética anómala y neuroinflamación. Se han observado efectos prometedores de los fármacos antidiabéticos en ensayos relativamente pequeños, pero se necesitan estudios a mucha más escala en esta área (29).

Los datos que relacionan el tabaquismo con el deterioro cognitivo, tanto en hombres como en mujeres, han sido contradictorias (30,31). Sin embargo, estudios más recientes indican que el tabaquismo anterior y/o activo está relacionado con un riesgo significativamente mayor de sufrir EA, y se ha asociado a la neuropatología de la enfermedad en modelos preclínicos y en humanos. El estrés oxidativo cerebral relacionado con el tabaquismo se considera un posible mecanismo subyacente al aumento del riesgo de EA (32).

Existen informes sobre un posible efecto beneficioso del consumo moderado de alcohol, especialmente de vino, sobre la función cognitiva (33). En un estudio de seguimiento de 121 pacientes con DCL durante 3.5 años se observó que aquellos con una ingesta diaria moderada de vino (aproximadamente 15 g de alcohol) tenían una tasa significativamente menor de progresión hacia la demencia que los que no bebían alcohol (*hazard ratio* [HR], 0.15; IC del 95 % de deterioro cognitivo [DC], 0.03-0.77) (34,35), sin que se apreciara una protección adicional con más de una bebida al día. En otro estudio siguió a mujeres durante más de 34 años, con un seguimiento del consumo de alcohol y la incidencia de demencia, y se observó que el vino se asociaba a un menor riesgo, mientras que otras bebidas alcohólicas carecían de efecto o incluso aumentaban el riesgo. Estas diferencias pueden atribuirse en parte a otros componentes del vino tinto distintos del etanol (36). De hecho, la relación del consumo elevado de alcohol con el aumento del riesgo de demencia se ha evidenciado por la reducción *post mortem* del volumen cerebral y los signos de daño cerebral observados a través de las resonancias magnéticas. Las investigaciones anteriores sobre el consumo de alcohol bajo a moderado en el riesgo de demencia han proporcionado resultados

contradictorios, muy probablemente confundidos por el efecto que el alcohol puede tener en otros órganos, así como por otras variables como el género, el peso corporal, el tipo de acetaldehído-deshidrogenasa y la susceptibilidad. Las diferentes definiciones de dosis, la edad de los participantes, las estratificaciones de riesgo, la duración de los intervalos de evaluación y la duración de los estudios pueden dar lugar a resultados diferentes, por lo que no se pueden dar recomendaciones sin realizar más estudios (37).

En numerosos estudios se han explorado componentes y patrones alimentarios específicos sobre el deterioro cognitivo asociado a la edad, con evidencias que apuntan a la idea de que es la combinación de alimentos y nutrimentos la que tiene un efecto sinérgico positivo (38). Sin embargo, las investigaciones de los patrones alimentarios para encontrar uno que prevenga significativamente la demencia han mostrado resultados inconstantes, si bien los estudios epidemiológicos y en animales han sentado las bases para explorar los efectos neuroprotectores de nutrimentos individuales, como la vitamina E, las vitaminas del grupo B y el ácido graso ω-3 DHA (ácido docosahexaenoico).

También hay datos, aunque más limitados, sobre los beneficios neuroprotectores de las grasas monoinsaturadas, los carotenoides, los polifenoles y la vitamina D. Se ha demostrado que las dietas con alto contenido en grasas saturadas y *trans* aumentan el deterioro cognitivo, y también se ha implicado que la ingesta excesiva de hierro, así como de folato sintético o ácido fólico por parte de personas con una baja concentración de B_{12}, tiene efectos perjudiciales sobre el estado cognitivo (1). Algunos estudios han investigado el efecto a largo plazo de los patrones alimentarios generales. Un estudio consistió en asignar una dieta occidental o un patrón alimentario «saludable» a personas de 45 a 60 años. Tras un seguimiento de 13 años, los investigadores observaron que seguir una alimentación saludable en la mediana edad que proporcione micronutrimentos, fibra y antioxidantes, a la vez que se regula el consumo, puede promover un envejecimiento saludable (permanecer sin enfermedades crónicas, y mantener una buena actividad física y cognitiva) (39).

En un estudio clínico aleatorizado, 447 voluntarios sanos con alto riesgo de presentar enfermedades cardiovasculares fueron asignados al azar, durante unos 6 años, para seguir una de tres dietas posibles: una dieta mediterránea (caracterizada por un alto consumo de frutas, verduras, leguminosas y pescado, y un consumo moderado de alcohol) complementada con aceite de oliva virgen extra (1 litro a la semana), una dieta mediterránea con mezcla de frutos secos o una dieta controlada (reducción de la grasa en la alimentación). Las dietas mediterráneas complementadas con aceite de oliva o frutos secos se asociaron a una mejora de las medidas compuestas de la función cognitiva (40).

Al igual que la dieta mediterránea, la dieta DASH también especifica un alto consumo de alimentos de origen vegetal y limita, además, la ingesta de grasas saturadas, grasa total, colesterol, y también de sodio, y ha demostrado ser un patrón alimentario prometedor para la salud cognitiva, aunque se desarrolló para abordar los factores de riesgo cardiovascular. El patrón alimentario MIND es una combinación de la alimentación mediterránea y la dieta DASH, y se basa en componentes alimentarios que son neuroprotectores. También requiere el consumo de bayas y verduras de hoja verde (41).

Una revisión sistemática indica que una mayor adherencia a las dietas mediterránea, DASH o MIND se asocia a un menor deterioro cognitivo y un menor riesgo de sufrir EA (la evidencia de una asociación con la demencia no fue uniforme), como lo demuestran 10 de 14 estudios transversales, 1 estudio de casos y controles, 21 de 33 estudios longitudinales y 4 de 6 estudios de intervención. La dieta MIND puede ser más protectora contra el deterioro cognitivo y la EA que las dietas mediterránea y DASH por sí solas, según los estudios observacionales, pero se necesitan más pruebas para llegar a una conclusión sólida (41).

Hay datos que señalan que una ingesta elevada de ácido linoleico (poliinsaturado ω-6) puede acelerar el deterioro cognitivo, mientras que el consumo de pescado y la consiguiente ingesta de grasa poliinsaturada ω-3, puede tener un efecto protector (42-44). En un ensayo controlado aleatorizado (ECA) en el que se asignó a pacientes con EA una ingesta diaria de 1.7 g de DHA y 0.6 g de ácido eicosapentaenoico (EPA) o un placebo durante 6 meses, se encontró una reducción significativa de la velocidad de deterioro cognitivo entre un subgrupo de pacientes con demencia más leve (calificación > 27 de 30 puntos posibles de la prueba *Mini-Mental State Exam* [MMSE]), pero ningún beneficio significativo en pacientes con demencia más avanzada (45). En un estudio prospectivo de participantes de edad avanzada en el *Chicago Health and Aging Project* se observó que los individuos que consumían pescado semanalmente tenían una velocidad de deterioro cognitivo entre un 10 % y un 13 % menor durante los 6 años de seguimiento en comparación con los que consumían pescado menos de una vez por semana.

En particular, este efecto observado fue menos significativo cuando se ajustó la ingesta de otros tipos de grasa, lo que indica la posibilidad de que no fuera el pescado en sí, sino la dieta reducida en grasas saturadas de los consumidores habituales de pescado,

lo que marcó la diferencia (46). Sin embargo, en un análisis de seguimiento de 899 hombres y mujeres en el *Framingham Heart Study* se encontró una relación inversa significativa entre las concentraciones plasmáticas de DHA y la aparición de demencia, con un riesgo relativo (RR) de 0.53 de desarrollar demencia por todas las causas entre los sujetos en el cuartil superior de las concentraciones plasmáticas de DHA (IC 95 %, 0.29-0.97) (47); los autores sugirieron que el DHA, que se encuentra en cantidades concentradas en el tejido cerebral, puede desempeñar un papel específico en la función cognitiva y el desarrollo de la demencia (48).

En otros estudios no se ha observado ningún beneficio significativo en la suplementación con ω-3 sobre la función cognitiva en ancianos sanos (49). Los autores comentan que la administración de suplementos de ácidos grasos ω-3 se suele tolerar bien y que quizá se necesiten estudios a más largo plazo para determinar el beneficio. En un ensayo de 18 meses de duración sobre la administración de suplementos de DHA en 295 pacientes con EA leve a moderada no se encontró beneficio alguno en comparación con el placebo (50). En una revisión sistemática y un metaanálisis de ECA más recientes, los investigadores estudiaron los efectos de un aumento de las grasas poliinsaturadas ω-3, ω-6 o totales frente a un descenso de estas y los resultados relacionados con nuevas enfermedades neurocognitivas, nuevos deterioros de la cognición y/o medidas continuas de la cognición. En cuanto a los adultos que participaron en estudios con una duración ≥ 24 semanas (38 ECA, 49 757 participantes), los autores no encontraron diferencias en los efectos por dosis, duración, tipo de intervención o sustitución. Además, los efectos de aumentar el ácido α-linolénico, los ω-6 o los ácidos grasos poliinsaturados (PUFA) totales no estaban claros. Los suplementos de ω-3 de cadena larga no protegen a los adultos mayores del deterioro cognitivo (51). Los investigadores evaluaron la asociación entre la ingesta de ácidos grasos insaturados en la mediana edad y el rendimiento cognitivo 13 años después. Se calculó una puntuación cognitiva global como la suma de puntuaciones T de las seis pruebas. En los modelos multivariables, el total de ácidos grasos monoinsaturados (MUFA), el total de PUFA y los PUFA ω-6 se asociaron positivamente al funcionamiento cognitivo global, mientras que la ingesta de PUFA ω-3 mostró asociaciones positivas solo entre los participantes que recibieron un suplemento (39).

Se han descrito asociaciones entre la restricción calórica en el contexto de la pérdida de peso intencionada y los déficits en la función cognitiva. En varios estudios se observó que los individuos que siguen un plan de pérdida de peso con restricción calórica intensa mostraron déficits de memoria, atención, velocidad de procesamiento y concentración (52,53). Sin embargo, los datos de los ECA no encontraron pruebas claras de ello (54,55), y cada vez se especula más con que los déficits de memoria y de planificación de tareas en quienes siguen una dieta pueden estar asociados a la preocupación por la alimentación y la imagen corporal, más que a la restricción calórica (53,56). Por el contrario, en varios estudios de cohortes se ha revelado una asociación positiva significativa entre la ingesta total de calorías y el deterioro cognitivo (57,58).

Se ha demostrado en modelos animales que la restricción calórica aumenta la duración de la vida y disminuye los procesos inflamatorios. La investigación actual está en camino de dilucidar el mecanismo de estos efectos (v. cap. 31). Se cree que este fenómeno sucede en parte por la disminución del estrés oxidativo. No obstante, los investigadores han tratado de examinar si la ingesta calórica total podría estar implicada en el desarrollo de la demencia, en particular de la EA. En un estudio de cohortes en el que se siguió a 980 adultos mayores sin demencia, se observó que aquellos que se encontraban en el cuartil superior de la ingesta calórica total tenían un mayor riesgo de desarrollar EA durante los 4 años de seguimiento en comparación con los del cuartil inferior (HR 1.5; IC 95 % 1.0-2.2); además, esta asociación era significativamente más pronunciada entre el subgrupo de individuos con el alelo de la apolipoproteína E4 (HR 2.3; IC 95 % 1.1-4.7), un conocido predictor de EA (59). Recientemente, se ha determinado que SIRT1, una proteína reguladora clave en la producción de los efectos observados en la restricción calórica, puede tener acciones directas sobre la acumulación de amiloide β (60).

Para examinar la asociación entre la ingesta de calorías y la función cognitiva en los adultos mayores que viven en la comunidad, los investigadores examinaron los datos de la población del *Korean Frailty and Aging Cohort Study*, y seleccionaron a 543 personas, de entre 70 y 84 años, que respondieron a encuestas nutricionales sobre su consumo diario de calorías, utilizando el recuerdo alimentario de 24 h. Las pruebas neuropsicológicas evaluaron sus características cognitivas. Las personas con deterioro cognitivo mostraron principalmente pérdida de memoria. Tras ajustar los factores de confusión, se observó que los encuestados que consumían menos de la cantidad recomendada eran más propensos a sufrir deterioro cognitivo, en comparación con los que cumplían las recomendaciones (*odds ratio* [OR] ajustado, 7.70; IC del 95 %, 1.01-58.45). Cuanto menor era el consumo de calorías respecto al nivel recomendado, mayor era la *odds ratio* de deterioro cognitivo, lo que llevó a

los autores a sugerir que una ingesta calórica adecuada podría proteger frente al deterioro cognitivo (61).

Los investigadores también han estudiado la posible relación entre la obesidad (y sus medidas antropométricas asociadas) y el deterioro cognitivo. El aumento de la edad, unido a las consecuencias metabólicas negativas de la obesidad, como la diabetes de tipo 2, es un factor que puede contribuir a las patologías neurodegenerativas y a la incidencia de la demencia. Además, el estrés se identifica como un posible factor de riesgo para promover la obesidad abdominal y, por tanto, contribuir a la disfunción cognitiva. Sin embargo, la obesidad también puede conferir posibles efectos protectores contra el deterioro cognitivo en los adultos de edad avanzada (62).

Existen pruebas bastante consistentes de que la anemia ferropénica, la más frecuente en Estados Unidos, se asocia a deterioro cognitivo (v. cap. 13). En un estudio de 14 mujeres con obesidad, Kretsch y cols. (63) demostraron que la restricción calórica intensa durante 15 semanas provocaba signos de ferropenia a pesar del consumo de suplementos. En un estudio controlado con placebo de mujeres en edad reproductiva, se observó que las participantes con concentraciones adecuadas de hierro al inicio del estudio rendían mejor y más rápido en las tareas cognitivas que las que tenían ferropenia inicialmente, y que el tratamiento de las que presentaban insuficiencia de hierro restablecía el rendimiento cognitivo de forma significativa.

Además, los investigadores descubrieron que el aumento de la saturación de la ferritina sérica se relacionaba con una mejora de cinco a siete veces en el rendimiento cognitivo, y el aumento de la hemoglobina se relacionó con una mayor velocidad de finalización de las tareas (64).

También se ha demostrado que una alta concentración de hierro en el cuerpo se asocia a resultados adversos para la salud, incluida la función cognitiva. En un estudio de adultos de China se analizó el efecto de la ingesta de hierro y el índice de masa corporal (IMC) sobre la cognición. Los investigadores utilizaron datos de la Encuesta de salud y nutrición de China (n = 4 852; edad ≥ 55 años) de 1991 a 2006. De los participantes, 3 302 habían completado pruebas de detección cognitiva en ≥ 2 encuestas. La función cognitiva se evaluó en 1997, 2000, 2004 y 2006, y la ingesta de hierro en la alimentación se obtuvo de un registro de alimentos de 3 días.

Los resultados mostraron que la ingesta elevada de hierro se asoció a una mala actividad cognitiva, y fue más intensa entre los que tenían un IMC alto en comparación con los que tenían un IMC bajo. Entre los participantes con un IMC (kg/m^2) > 24, en todos los cuartiles de ingesta de hierro las OR (IC del 95 %) para la función cognitiva deficiente fueron 1, 1.27 (0.91, 1.78), 1.41 (0.97, 2.04) y 2.04 (1.38, 3.01) (65).

Las concentraciones elevadas de homocisteína, consideradas como un índice de insuficiencia de folato y vitamina B_{12}, son un factor de riesgo bien establecido de enfermedad vascular (v. cap. 7); la evidencia de los estudios prospectivos señala también a la hiperhomocisteinemia como un factor de riesgo sólido e independiente para la aparición de demencia y EA (66,67). Además, las concentraciones elevadas de homocisteína en plasma se han correlacionado con cambios en la sustancia blanca cerebral de los pacientes con EA, lo que lleva a pensar en la existencia de un mecanismo patogénico directo de la homocisteína (68).

No obstante, los datos de recientes ECA que examinan los posibles beneficios cognitivos de la administración de suplementos de ácido fólico o vitamina B_{12} no han mostrado beneficios en la mejoría de la función cognitiva o en la ralentización del deterioro en pacientes con EA o en pacientes con una cognición normal (69-72), pero en algunos estudios con personas de alto riesgo, que han tenido en cuenta el estado basal de vitamina B, mostraron una ralentización del deterioro cognitivo y de la atrofia en regiones cerebrales críticas (73).

Los estudios epidemiológicos han sugerido una relación entre los cambios hormonales en la menopausia y la aparición de demencia (74), lo que indica el posible efecto beneficioso del tratamiento de reemplazo o reposición hormonal (TRH) (75); sin embargo, los datos del *Women's Health Initiative Memory Study* refutaron esta hipótesis (76), y la reposición de estrógeno no se recomienda actualmente para la prevención de la demencia en mujeres posmenopáusicas (77,78). En otra revisión se concluyó que, en general, las diferentes terapias de reemplazo hormonal no tenían un efecto importante sobre la función cognitiva (79), pero en un estudio nacional de casos y controles realizado en Finlandia, los investigadores observaron un pequeño aumento del riesgo absoluto de EA. Las mujeres posmenopáusicas ($n = 84\,739$) de Finlandia que, entre 1999 y 2013, fueron diagnosticadas de EA por un neurólogo o geriatra, y que fueron identificadas a partir de un registro nacional de medicamentos, fueron emparejadas por edad con mujeres control sin diagnóstico ($n = 84\,739$).

Tras analizar los datos sobre el uso de la terapia hormonal, los resultados indicaron que se asociaba a un riesgo entre el 9% y el 17% de sufrir EA. El riesgo de presentar la enfermedad no difería significativamente entre las que usaban estradiol solo (OR, 1.09; IC del 95%, 1.05-1.14) y las que usaban estrógenos-progestágenos (OR, 1.17; IC del 95%, 1.13-1.21). El aumento del riesgo en las que seguían la terapia de estrógeno-progestágeno no se relacionó con los diferentes progestágenos (acetato de noretisterona, acetato de medroxiprogesterona u otros progestágenos); pero en las mujeres que iniciaron la TRH cuando tenían menos de 60 años, los aumentos del riesgo se asociaron a una exposición a la terapia hormonal de más de 10 años. El uso de estradiol vaginal no mostró riesgo alguno (80).

Los efectos de los hidratos de carbono de la alimentación sobre las concentraciones de triptófano se han relacionado tanto con la tolerancia al estrés como con la actividad cognitiva a corto plazo (81), y las primeras pruebas sugieren que el rendimiento cognitivo puede mejorar con la ingesta de hidratos de carbono (82,83). La respuesta al estrés se asocia a la actividad de los sistemas serotoninérgicos cerebrales. Las concentraciones bajas de serotonina están implicadas en los trastornos del estado de ánimo (v. cap. 34), y se asocian también a ciertos aspectos de la cognición. El triptófano de la alimentación sirve como precursor de la serotonina; por tanto, el triptófano sérico puede influir en la cantidad de serotonina cerebral. La insulina facilita la entrada de grandes aminoácidos neutros, a excepción del triptófano, en el músculo esquelético.

En respuesta a la ingesta de hidratos de carbono y a un pico de insulina, la proporción de triptófano con respecto a otros grandes aminoácidos aumenta, incrementando teóricamente la disponibilidad relativa de triptófano para su uso por el cerebro; la ingesta de proteínas tiende a producir el efecto contrario (84). En un estudio reciente, la ingesta de péptidos de triptófano-metionina suprimió la producción de citocinas inflamatorias, la activación de la microglía y la infiltración de microglía activada alrededor de los depósitos de Aβ en ratones. La ingesta de péptidos redujo el depósito de Aβ en la corteza y el hipocampo, y luego mejoró la memoria de reconocimiento de objetos.

En conjunto con estudios anteriores, los hallazgos actuales indican que la ingesta de péptidos relacionados con el triptófano o de alimentos ricos en péptidos relacionados con el triptófano representa un posible enfoque preventivo para el deterioro cognitivo y la demencia relacionados con la inflamación (85).

NUTRIMENTOS, PRODUCTOS NUTRICÉUTICOS Y ALIMENTOS FUNCIONALES

Deshidroepiandrosterona

La deshidroepiandrosterona (DHEA) y su sulfato, el DHEAS, se han convertido en suplementos muy populares entre los pacientes por la posibilidad teórica de que tengan efectos neuroprotectores. Aunque no hay pruebas de efectos adversos, tampoco hay pruebas convincentes hasta la fecha de que la suplementación con DHEA o DHEAS pueda atenuar significativamente el deterioro cognitivo en los ancianos (86), o reforzar el rendimiento cognitivo y el bienestar en adultos mayores sanos (87). Es necesario realizar más estudios a largo plazo y de alta calidad antes de poder formular recomendaciones clínicas fiables.

Ginkgo biloba

El *Ginkgo biloba* se extrae de las hojas del árbol *ginkgo*, que puede vivir hasta 4 000 años (88). El extracto de las hojas, que se utiliza como tónico en China desde hace más de 1 000 años, contiene flavonoides y terpenoides antioxidantes. Uno de los componentes del preparado estándar, el ginkgólido B, ejerce un efecto inhibidor sobre las plaquetas (89) al antagonizar el factor de activación plaquetario.

Esta característica es responsable de la principal toxicidad del extracto, un aumento de la propensión a las hemorragias, especialmente en los pacientes que toman ácido acetilsalicílico (aspirina) (89). No obstante, las pruebas disponibles sugieren que la administración conjunta de *ginkgo* y ácido acetilsalicílico (aspirina) no constituye un riesgo para la seguridad (90).

Se ha constatado que el extracto estandarizado de hoja de *Ginkgo biloba* inhibe los oligómeros de miloide β, un compuesto principal implicado en la patogenia de la EA, en estudios tanto *in vitro* (91) como *in vivo* (92). Los beneficios de *Ginkgo biloba* en la demencia se han demostrado con consistencia variable en ECA (93-95). Los efectos sobre la función cerebral están respaldados por datos electroencefalográficos de un efecto estimulante del extracto (93).

En varios estudios recientes no se han encontrado diferencias entre el tratamiento con *ginkgo* y el placebo, y aunque estos resultados no son prueba de un efecto nulo para todas las poblaciones, la revisión Cochrane más reciente concluyó que el *Ginkgo biloba* tiene efectos dudosos sobre la cognición y efectos inconstantes sobre la demencia (96). En un gran estudio multicéntrico controlado con placebo sobre el *Ginkgo biloba* en adultos mayores de 75 años no se observó ningún efecto significativo en la reducción de la incidencia de la demencia o del deterioro cognitivo en personas con una cognición normal o deteriorada (97,98).

Ginseng

El *ginseng* es un producto de fitoterapia adaptógeno que procede de las raíces de plantas del género *Panax*. Tradicionalmente, se ha utilizado como estimulante,

afrodisíaco o suplemento «curativo». En una revisión de cinco ECA, se comprobó que el *ginseng* aportaba una leve mejoría de la función cognitiva y de la calidad de vida, sin efectos adversos graves (99). Los efectos secundarios más frecuentes del *ginseng* son insomnio, cefalea, náuseas, diarrea y hemorragias nasales (100). Los autores concluyen que hay pocas pruebas convincentes de la mejora cognitiva tanto en pacientes sanos como en pacientes con demencia, y que se necesitan ensayos clínicos mejor diseñados y más amplios (89).

Colina

La colina es un nutrimento esencial que se encuentra en alimentos como la carne, los huevos y las verduras crucíferas (101). La colina actúa como precursor de la acetilcolina, un importante neurotransmisor que facilita el control muscular y la memoria, y también se encuentra en el fosfolípido fosfatidilcolina (FC), una molécula que se encuentra en las membranas celulares. La National Academy of Medicine recomienda el consumo de 550 mg/día de colina para los hombres y 425 mg/día de colina para las mujeres. Las recomendaciones para las mujeres embarazadas y lactantes aumentan a 450 mg y 550 mg, respectivamente (102). Un huevo contiene 113 mg de colina, 450 mg de brócoli contienen 182 mg y un litro de leche al 1 % contiene 173 mg (103).

En un estudio de la *National Health and Nutrition Examination Survey* se observó que, entre las mujeres posmenopáusicas, apenas un 2 % consumían la cantidad recomendada de colina (104).

Los suplementos de colina se presentan en forma de lecitina, un derivado de la soja o el huevo, así como en forma de fosfolípido (FC). Se cree que la FC, un suplemento de uso habitual, promueve la síntesis y la transmisión de neurotransmisores (105). Una revisión de la FC encontró que la suplementación de 600 mg/día a 1 000 mg/día en pacientes con deterioro cognitivo o demencia se asociaba a un efecto positivo sobre la memoria a corto y medio plazo (106). En un reciente estudio prospectivo realizado en Finlandia se observaron resultados positivos sobre la función cognitiva con una mayor ingesta alimentaria de colina en hombres de mediana y avanzada edad que fueron seguidos durante más de 21 años (107).

■ ASPECTOS CLÍNICOS DESTACADOS

La identificación de intervenciones alimentarias efectivas para prevenir y tratar las formas más generalizadas de demencia tiene una enorme relevancia para la salud pública. Hasta la fecha, no hay suficientes pruebas basadas en grandes estudios clínicos prospectivos que apoyen las recomendaciones alimentarias específicas. Sin embargo, los datos observacionales junto con ensayos clínicos más pequeños que involucran tanto a participantes humanos como a modelos animales han proporcionado importantes indicios sobre hacia dónde debe dirigirse la investigación.

Parece que las intervenciones en la alimentación y el estilo de vida que favorecen la salud cardiovascular pueden proteger también la función cognitiva a través de las mismas vías fisiológicas afectadas por el estrés oxidativo y la inflamación sistémica. Los beneficios observados de patrones alimentarios como las dietas mediterránea, DASH y MIND parecen dar crédito a la teoría de que, como ciertas combinaciones de alimentos pueden reducir el riesgo de enfermedades cardíacas, accidentes cerebrovasculares y diabetes de tipo 2, al hacerlo también pueden proteger contra la demencia.

Por ahora, el enfoque alimentario más prometedor es centrarse en las frutas (incluidas las bayas), las verduras (incluidas las de hoja verde), los frutos secos, los cereales integrales, el pescado y otros mariscos, las leguminosas y el aceite de oliva, y limitar la carne roja, las grasas saturadas y los dulces. No existen recomendaciones actuales sobre el consumo de alcohol o de cualquier suplemento alimentario específicamente para la prevención y el tratamiento del deterioro cognitivo. Los estudios clínicos están en curso, y puede que algún día proporcionen un camino más claro y seguro para abordar las complejidades que rodean la salud del cerebro y el envejecimiento.

▧ REFERENCIAS BIBLIOGRÁFICAS

1. Morris MC. Nutrition and risk of dementia: overview and methodological issues. *Ann NY Acad Sci.* 2016; 1367(1):31–37.
2. Ferencz B, Gerritsen L. Genetics and underlying pathology of dementia. *Neuropsychol Rev.* 2015;25(1):113–124.
3. Lam V, Hackett M, Takechi R. Antioxidants and dementia risk: considerations through a cerebrovascular perspective. *Nutrients.* 2016:8(12):828.
4. Raszewski G, Chwedorowicz R, Chwedorowicz A, Gustaw Rothenberg K. Homocysteine, antioxidant vitamins and lipids as biomarkers of neurodegeneration in Alzheimer's disease versus non-Alzheimer's dementia. *Ann Agric Environ Med.* 2016;23(1):193–196.
5. Zielińska MA, Białecka A, Pietruszka B, Hamułka J. Vegetables and fruit, as a source of bioactive substances, and impact on memory and cognitive function of elderly. *Postepy Hig Med Dosw (Online).* 2017;71(0):267–280.
6. Zandi PP, Anthony JC, Khachaturian AS, et al. Reduced risk of Alzheimer disease in users of antioxidant vitamin supplements. *Arch Neurol.* 2004;61:82–88.
7. Devore EE, Grodstein F, van Rooij FJ, et al. Dietary antioxidants and long-term risk of dementia. *Arch Neurol.* 2010;67:819.
8. Pavlik VN, Doody RS, Rountree SD, et al. Vitamin E use is associated with improved survival in an Alzheimer's disease cohort. *Demen Geriatr Cogn Disord.* 2009;28(6): 536–540.
9. Kang JH, Cook N, Manson J, et al. A randomized trial of vitamin E supplementation and cognitive function in women. *Arch Intern Med.* 2006;166:2462–2468.
10. Luchsinger JA, Tang MX, Shea S, et al. Antioxidant vitamin intake and risk of Alzheimer disease. *Arch Neurol.* 2003;60:203–208.
11. Peterson RC, Thomas RG, Grundman M, et al. Vitamin E and donepezil for the treatment of mild cognitive impairment. *N Engl J Med.* 2005;352:2379–2388.
12. Dunn JE, Weintraub S, Stoddard AM, et al. Serum alpha-tocopherol, concurrent and past vitamin E intake, and mild cognitive impairment. *Neurology.* 2007;68:670.
13. Miller MG, Thangthaeng N, Poulose SM, Shukitt-Hale B. Role of fruits, nuts, and vegetables in maintaining cognitive health. *Exp Gerontol.* 2017;94:24–28.
14. Farina N, Llewellyn D, Isaac MGEKN, Tabet N. Vitamin E for Alzheimer's dementia and mild cognitive impairment. *Cochrane Database Syst Rev.* 2017;4(4):CD002854.
15. Monacelli F, Acquarone E, Giannotti C, Borghi R, Nencioni A. Vitamin C, Aging and Alzheimer's disease. *Nutrients.* 2017;9(7):670.
16. Yamini P, Ray RS, Chopra K. Vitamin D_3 attenuates cognitive deficits and neuroinflammatory responses in ICV-STZ induced sporadic Alzheimer's disease. *Inflammopharmacology.* 2018;26(1):39–55.
17. Grimm MO, Mett J, Hartmann T. The impact of vitamin E and other fat-soluble vitamins on Alzheimer's disease. *Int J Mol Sci.* 2016;17(11):1785.
18. Hays NP, Roberts SB. The anorexia of aging in humans. *Physiol Behav.* 2006;88:257–266.
19. Iadecola C, Gottesman RF. Neurovascular and cognitive dysfunction in hypertension. *Circ Res.* 2019;124(7):1025–1044. doi:10.1161/CIRCRESAHA.118.313260.
20. Walker KA, Power MC, Gottesman RF. Defining the relationship between hypertension, cognitive decline, and dementia: a review. *Curr Hypertens Rep.* 2017;19(3):24. doi:10.1007/s11906-017-0724-3.
21. Joosten H, Visser ST, van Eersel ME, et al. Statin use and cognitive function: population-based observational study with long-term follow-up. *PLoS One.* 2015;10(2):e0118045.
22. Ohara T, Doi Y, Ninomiya T et al. Glucose tolerance status and risk of dementia in the community. *Neurology.* 2011;77:1126–1134.
23. Xu WL, von Strauss E, Qiu CX, et al. Uncontrolled diabetes increase the risk of Alzheimer's disease: a population-based cohort study. *Diabetologia.* 2009;52:1031–1039.
24. Irie F, Fitzpatrick AL, Lopez OL, et al. Enhanced risk for Alzheimer disease in persons with type 2 diabetes and APOE epsilon4: the Cardiovascular Health Study Cognition Study. *Arch Neurol.* 2008;65(1):89–93.
25. Liu Y, Liu F, Grundke-Iqbal I, et al. Deficient brain insulin signalling pathway in Alzheimer's disease and diabetes. *J Pathol.* 2011;225:54–62.
26. Mosconi L, Pupi A, De Leo MJ. Brain glucose hypometabolism and oxidative stress in preclinical Alzheimer's disease. *Ann N Y Acad Sci.* 2008;1147:180–195.
27. Steen E, Terry BM, Rivera EJ, et al. Impaired insulin and insulinlike growth factor expression and signaling mechanisms in Alzheimer's disease—is this type 3 diabetes? *J Alzheimers Dis.* 2005;7:63–80.
28. Meneilly GS, Tessier DM. Diabetes, dementia and hypoglycemia. *Can J Diabetes.* 2016;40(1):73–76.
29. Bendlin BB. Antidiabetic therapies and Alzheimer disease. *Dialogues Clin Neurosci.* 2019;21(1):83–91.

30. Edelstein S, Kritz-Silverstein D, Barrett-Connor E. Prospective association of smoking and alcohol use with cognitive function in an elderly cohort. *J Womens Health (Larchmt)*. 1998;7:1271–1281.

31. Lindsay J, Laurin D, Verreault R, et al. Risk factors for Alzheimer's disease: a prospective analysis from the Canadian study of health and aging. *Am J Epidemiol*. 2002;156:445–453.

32. Durazzo TC, Mattsson N, Weiner MW. Smoking and increased Alzheimer's disease risk: a review of potential mechanisms. *Alzheimer's & Dementia*. 2014;10:S122–S145.

33. Espeland MA, Gu L, Masaki KH, et al. Association between reported alcohol intake and cognition: results from the women's health initiative memory study. *Am J Epidemiol*. 2005;161:228–238.

34. Launer L, Feskens E, Kalmijn S, et al. Smoking, drinking, and thinking. The Zutphen elderly study. *Am J Epidemiol*. 1996;143:219–227.

35. Solfrizzi V, D'Introno A, Colacicco AM, et al. Alcohol consumption, mild cognitive impairment, and progression to dementia. *Neurology*. 2007;68:1790–1799.

36. Mehlig K, Skoog I, Guo X, et al. Alcoholic beverages and incidence of dementia: 34-year follow-up of the prospective population study of women in Goteborg. *Am J Epidemiol*. 2008;167:684.

37. Wiegmann C, Mick I, Brandl EJ, Heinz A, Gutwinski S. Alcohol and dementia – what is the link? A systematic review. *Neuropsychiatr Dis Treat*. 2020;16:87–99. https://doi.org/10.2147/NDT.S198772.

38. Dominguez LJ, Barbagallo M, Muñoz-Garcia M, Godos J, Martinez-Gonzalez MA. Dietary patterns and cognitive decline: key features for prevention. *Curr Pharm Des*. 2019;25(22):2428–2442.

39. Assmann KE, Lassale C, Andreeva VA, et al. A healthy dietary pattern at midlife, combined with a regulated energy intake, is related to increased odds for healthy aging. *J Nutr*. 2015;145(9):2139–2145.

40. (a)Valls-Pedret C, Sala-Vila A, Serra-Mir M, et al. Mediterranean diet and age-related cognitive decline: a randomized clinical trial [published correction appears in JAMA Intern Med. 2018 Dec 1;178(12):1731–1732]. *JAMA Intern Med*. 2015;175(7):1094–1103. (b) Irie F, Fitzpatrick AL, Lopez OL, et al. Enhanced risk for Alzheimer disease in persons with type 2 diabetes and APOE epsilon4: the Cardiovascular Health Study Cognition Study. *Arch Neurol*. 2008;65(1):89–93.

41. van den Brink AC, Brouwer-Brolsma EM, Berendsen AAM, van de Rest O. The Mediterranean, Dietary Approaches to Stop Hypertension (DASH), and Mediterranean-DASH Intervention for Neurodegenerative Delay (MIND) diets are associated with less cognitive decline and a lower risk of Alzheimer's disease—a review. *Adv Nutr*. 2019;10(6):1040–1065.

42. Kalmijn S, Feskens E, Launer L, et al. Polyunsaturated fatty acids, antioxidants, and cognitive function in very old men. *Am J Epidemiol*. 1997;145:33–41.

43. Barberger-Gateau P, Letenneur L, Deschamps V, et al. Fish, meat, and risk of dementia: cohort study. *BMJ*. 2002;325:932–933.

44. Morris MC, Evans DA, Bienias JL, et al. Consumption of fish and n-3 fatty acids and risk of incident Alzheimer disease. *Arch Neurol*. 2003;60:940–946.

45. Freund-Levi Y, Eriksdotter-Jonhagen M, Cederholm T, et al. N-3 fatty acid treatment in 174 patients with mild to moderate Alzheimer disease: OmegAD study. *Arch Neurol*. 2006;63:1402–1408.

46. Morris MC, Evans DA, Tangney CC, et al. Fish consumption and cognitive decline with age in a large community study. *Arch Neurol*. 2005;62:1849–1853.

47. Schaefer EJ, Bongard V, Beiser AS, et al. Plasma phosphatidylcholine docosahexaenoic acid content, and risk of dementia and Alzheimer's disease: the Framingham Study. *Arch Neurol*. 2006;63:1527–1528.

48. Johnson EJ, Schaefer EJ. Potential role of dietary n-3 fatty acids in the prevention of dementia and macular degeneration. *Am J Clin Nutr*. 2006;83:1494s–1498s.

49. Sydenham E, Dangour AD, Lim WS. Omega 3 fatty acid for the prevention of cognitive decline and dementia. *Cochrane Database Syst Rev*. 2012;(6):CD005379.

50. Quinn JF, Raman R, Thomas RG, et al. Docosahexaenoic acid supplementation and cognitive decline in Alzheimer disease: a randomized trial. *JAMA*. 2010;304:1903.

51. Brainard JS, Jimoh OF, Deane KHO, et al. Omega-3, Omega-6, and polyunsaturated fat for cognition: systematic review and meta-analysis of randomized trials. *J Am Med Dir Assoc*. 2020;S1525-8610(20)30219-X.

52. Kretsch M, Green M, Fong A, et al. Cognitive effects of a long-term weight reducing diet. *Int J Obes (Lond)*. 1997;21:14–21.

53. Green M, Rogers P. Impairments in working memory associated with spontaneous dieting behaviour. *Psychol Med*. 1998;28:1063–1070.

54. Martin CK, Anton SD, Han H, et al. Examination of cognitive function during six months of calorie restriction: results of a randomized controlled trial. *Rejuvenation Res*. 2007;10:179–189.

55. Halyburton AK, Brinkworth GD, Wilson CJ, et al. Low- and high-carbohydrate weight-loss diets have similar effects on mood but not cognitive performance. *Am J Clin Nutr*. 2007;86:580–587.

56. Kemps E, Tiggemann M. Working memory performance and preoccupying thoughts in female dieters: evidence for a selective central executive impairment. *Br J Clin Psychol*. 2005;44:357–366.

57. Fraser G, Singh P, Bennett H. Variables associated with cognitive function in elderly California Seventh-day Adventists. *Am J Epidemiol*. 1996;143:1181–1190.

58. Luchsinger JA, Tang MX, Mayeux R. Glycemic load and risk of Alzheimer's disease. *J Nutr Health Aging*. 2007;11:238–241.

59. Luchsinger JA, Tang M-X, Shea S, et al. Caloric intake and the risk of Alzheimer disease. *Arch Neurol*. 2002;59:1258–1263.

60. Qin W, Yang T, Ho L, et al. Neuronal SIRT1 activation as a novel mechanism underlying the prevention of Alzheimer disease amyloid neuropathology by calorie restriction. *J Biol Chem*. 2006;281:21745–21754.

61. Park JM, Lee J, Kim Y, Won CW, Kim YJ. Calorie intake and cognitive function in the elderly: data from the Korean Frailty and Aging Cohort Study (KFACS). *J Nutr Health Aging*. 2019;23(10):930–936.

62. Dye L, Boyle NB, Champ C, Lawton C. The relationship between obesity and cognitive health and decline. *Proc Nutr Soc*. 2017;76(4):443–454.

63. Kretsch M, Fong A, Green M, et al. Cognitive function, iron status, and hemoglobin concentration in obese dieting women. *Eur J Clin Nutr*. 1998;52:512–518.

64. Murray-Kolb LE, Beard JL. Iron treatment normalizes cognitive functioning in young women. *Am J Clin Nutr*. 2007;85:778–787.

65. Shi Z, Li M, Wang Y, Liu J, El-Obeid T. High iron intake is associated with poor cognition among Chinese old adults and varied by weight status-a 15-y longitudinal study in 4852 adults. *Am J Clin Nutr*. 2019;109(1):109–116.

66. Seshadri S, Beiser A, Selhub J, et al. Plasma homocysteine as a risk factor for dementia and Alzheimer's disease. *N Engl J Med*. 2002;346:476–483.

67. Duthie SJ, Whalley LF, Collins AR, et al. Homocysteine, B vitamin status, and cognitive function in the elderly. *Am J Clin Nutr*. 2002;75:908–913.

68. Hogervorst E, Ribeiro HM, Molyneux A, et al. Plasma homocysteine levels, cerebrovascular risk factors, and cerebral white matter changes (leukoaraiosis) in patients with Alzheimer disease. *Arch Neurol*. 2002;59:787–793.

69. Malouf M, Grimley EJ, Areosa SA. Folic acid with or without vitamin B12 for cognition and dementia. *Cochrane Database Syst Rev*. 2003;4:CD004514.

70. Aisen PS, Schneider LS, Sano M, et al. High-dose B vitamin supplementation and cognitive decline in Alzheimer disease: a randomized controlled trial. *JAMA*. 2008;300:1774.

71. Ford AH, Flicker L, Alfonso H, et al. Vitamins B(12), B(6), and folic acid for cognition in older men. *Neurology*. 2010;75:1540.

72. Balk EM, Raman G, Tatsioni A, et al. Vitamin B6, B12, and folic acid supplementation and cognitive function: a systematic review of randomized trials. *Arch Intern Med*. 2007;167(1):21–30.

73. Smith AD, Refsum H. Homocysteine, B vitamins, and cognitive impairment. *Annu Rev Nutr*. 2016;36:211–239. doi:10.1146/annurev-nutr-071715-050947

74. Fillit HM. The role of hormone replacement therapy in the prevention of Alzheimer disease. *Arch Intern Med*. 2002;162:1934–1942.

75. LeBlanc ES, Janowsky J, Chan BK, et al. Hormone replacement therapy and cognition: systematic review and meta-analysis. *JAMA*. 2001;285:1489–1499.

76. Espeland MA, Rapp SR, Shumaker SA, et al. Conjugated equine estrogens and global cognitive function in postmenopausal women: Women's Health Initiative Memory Study. *JAMA*. 2004;291:2959–2968.

77. Schneider LA. Estrogen and dementia: insights from the Women's Health Initiative Memory Study. *JAMA*. 2004;291:3005.

78. Shah S, Bell RJ, Davis SR. Homocysteine, estrogen and cognitive decline. *Climacteric*. 2006;9:77–87.

79. Maki PM. Minireview: effects of different HT formulations on cognition. *Endocrinology*. 2012;153(8):3564–3570.

80. Savolainen-Peltonen H, Rahkola-Soisalo P, Hoti F, et al. Use of postmenopausal hormone therapy and risk of Alzheimer's disease in Finland: nationwide case-control study. *BMJ*. 2019;364:l665. Published 2019 Mar 6. doi:10.1136/bmj.l665

81. Markus C, Panhuysen G, Tuiten A, et al. Does carbohydrate-rich, protein-poor food prevent a deterioration of mood and cognitive performance of stress-prone subjects when subjected to a stressful task? *Appetite*. 1998;31:49–65.

82. Kaplan RJ, Greenwood CE, Winocur G, et al. Cognitive performance is associated with glucose regulation in healthy elderly persons and can be enhanced with glucose and dietary carbohydrates. *Am J Clin Nutr*. 2000;72:825–836.

83. Ooi CP, Loke SC, Yassin Z, at al. Carbohydrates for improving the cognitive performance of independent-living older adults with normal cognition or mild cognitive impairment. *Cochrane Database Syst Rev*. 2011;(4):CD007220.

84. Gordon N. Nutrition and cognitive function. *Brain Dev*. 1997;19:165–170.

85. Ano Y, Yoshino Y, Uchida K, Nakayama H. Preventive effects of tryptophan-methionine dipeptide on neural inflammation and Alzheimer's pathology. *Int J Mol Sci*. 2019;20(13):3206.

86. Grimley EJ, Malouf R, Huppert F, et al. Dehydroepiandrosterone (DHEA) supplementation for cognitive function in healthy elderly people. *Cochrane Database Syst Rev*. 2006;4:CD006221.

87. Kritz-Silverstein D, von Mühlen D, Laughlin GA, Bettencourt R. Effects of dehydroepiandrosterone supplementation on cognitive function and quality of life: the DHEA and Well-Ness (DAWN) Trial. *J Am Geriatr Soc*. 2008;56(7):1292–1298.

88. Pang Z, Pan F, He S. Ginkgo biloba L.: history, current status, and future prospects. *J Altern Complement Med*. 1996;2:359–363.

89. Sierpina VS, Wollschlaeger B, Blumenthal M. *Ginkgo biloba*. *Am Fam Physician*. 2003;68(5):923–926.

90. Wolf HR. Does *Ginkgo biloba* special extract EGb761 provide additional effects on coagulation and bleeding when added to acetylsalicylic acid 500 mg daily? *Drugs R D*. 2006;7:163–172.

91. Luo Y, Smith JV, Paramasivam V, et al. Inhibition of amyloid-beta aggregation and caspase-3 activation by the *Ginkgo biloba* extract EGb761. *Proc Natl Acad Sci USA*. 2002;99:12197–12202.

92. Wu Y, Wu Z, Butko P, et al. Amyloid-beta-induced pathological behaviors are suppressed by *Ginkgo biloba* extract EGb761 and ginkgolides in transgenic *Caenorhabditis elegans*. *J Neurosci*. 2006;26:13102–13113.

93. Maurer K, Ihl R, Dierks T, et al. Clinical efficacy of *Ginkgo biloba* special extract Egb 761 in dementia of the Alzheimer type. *J Psychiatr Res*. 1997;31:645–655.

94. Napryeyenko O, Borzenko I. *Ginkgo biloba* special extract in dementia with neuropsychiatric features. A randomized, placebo-controlled trial. *Arzneimittelforschung*. 2007;57:4–11.

95. Carlson JJ, Farquhar JW, DiNucci E, et al. Safety and efficacy of a ginkgo biloba-containing dietary supplement on cognitive function, quality of life, and healthy, cognitively intact older adults. *J Am Diet Assoc*. 2007;107:422–432.

96. Birks J, Grimley EV, Evans J. *Ginkgo biloba* for cognitive impairment and dementia. *Cochrane Database Syst Rev*. 2007;2:CD003120.

97. DeKosky ST, Williamson JD, Fitzpatrick AL, et al. *Ginkgo biloba* for prevention of dementia: a randomized controlled trial. *JAMA* 2008;300:2253.

98. Snitz BE, O'Meara ES, Carlson MC, et al. *Ginkgo biloba* for preventing cognitive decline in older adults: a randomized trial. *JAMA*. 2009;302:2663.

99. Geng J, Dong J, Ni H, et al. Ginseng for cognition. *Cochrane Database Syst Rev*. 2010;(12):CD007769. doi:10.1002/14651858.CD007769.pub2.

100. Kiefer D, Pantuso T. Panax ginseng. *Am Fam Physician*. 2003;68(8):1539–1542.

101. Zeisel SH, DaCosta KA. Choline: an essential nutrient for public health. *Nutr Rev*. 2009;67(11):615–623.

102. National Academy of Medicine. Summary report of the dietary reference intakes. https://www.nationalacademies.org/our-work/summary-report-of-the-dietary-reference-intakes. Accessed on August 27, 2020.

103. United States Department of Agriculture. Database for the choline content of common foods, release 2. http://www.ars.usda.gov/services/docs.htm?docid=6232.Accessed on December 13, 2013.

104. Fischer LM, Da Costa KA, Kwock L, et al. Dietary choline requirements of women: effects of estrogen and genetic variation. *Am J Clin Nutr*. 2010;92(5):1113–1119.

105. Serby MJ, Yhap C, Landron EY. A study of herbal remedies for memory complaints. *J Neuropsychiatry Clin Neurosci*. 2010;22(3):345–347.

106. Fioravanti M, Yanagi M. Cytidinediphosphocholine (CDP-choline) for cognitive and behavioural disturbances

associated with chronic cerebral disorders in the elderly. *Cochrane Database Syst Rev.* 2005;2:CD000269.

107. Ylilauri MPT, Voutilainen S, Lönnroos E, et al. Associations of dietary choline intake with risk of incident dementia and with cognitive performance: the Kuopio Ischaemic Heart Disease Risk Factor Study. *Am J Clin Nutr.* 2019;110(6): 1416–1423.

LECTURAS RECOMENDADAS

Anastasiou CA, Yannakoulia M, Kosmidis MH, et al. Mediterranean diet and cognitive health: initial results from the Hellenic Longitudinal Investigation of Ageing and Diet. *PLoS One.* 2017;12 (8):e0182048. Published 2017 Aug 1. doi:10.1371/journal.pone.0182048

Karssemeijer EGA, Aaronson JA, Bossers WJ, Smits T, Olde Rikkert MGM, Kessels RPC. Positive effects of combined cognitive and physical exercise training on cognitive function in older adults with mild cognitive impairment or dementia: a meta-analysis. *Ageing Res Rev.* 2017;40:75–83. doi:10.1016/j.arr.2017.09.003

Karl T, Garner B, Cheng D. The therapeutic potential of the phytocannabinoid cannabidiol for Alzheimer's disease. *Behav Pharmacol.* 2017;28(2 and 3-Spec Issue):142–160. doi:10.1097/FBP.0000000000000247

Lu Y, An Y, Lv C, Ma W, Xi Y, Xiao R. Dietary soybean isoflavones in Alzheimer's disease prevention. *Asia Pac J Clin Nutr.* 2018;27(5):946–954. doi:10.6133/apjcn.052018.01

Panza F, Solfrizzi V, Barulli MR, et al. Coffee, tea, and caffeine consumption and prevention of late-life cognitive decline and dementia: a systematic review. *J Nutr Health Aging.* 2015;19(3):313–328. doi:10.1007/s12603-014-0563-8

Capítulo 36

Alimentación y visión

Xuan Cao y Anna Artymowicz

INTRODUCCIÓN

Los aminoácidos, las vitaminas y los nutrimentos inorgánicos derivados del consumo alimentario son esenciales para el funcionamiento normal de los procesos celulares, especialmente importantes en el desarrollo y el mantenimiento del sistema visual. Esto plantea una pregunta importante: ¿cómo, y si lo hace, puede la nutrición aumentar las posibilidades de mantener una buena visión durante toda la vida?

Este capítulo presenta los conocimientos actuales sobre la interacción entre la nutrición y la visión, centrándose en las enfermedades y procesos frecuentes que afectan la visión. El texto está dividido en categorías nutricionales: vitaminas/nutrimentos inorgánicos, pigmentos (concretamente luteína/zeaxantina) y otros suplementos. La función de cada nutrimento en el sistema visual se describirá junto con una revisión de la bibliografía sobre la importancia clínica de estos nutrimentos.

VISIÓN GENERAL

A pesar de los avances científicos y el desarrollo de nuevos tratamientos, los procesos que causan pérdida de visión siguen contribuyendo significativamente a reducir la calidad de vida en todo el mundo. En 2017, un metaanálisis reunió datos globales sobre el deterioro de la visión de la asombrosa cantidad de 3 983 541 participantes de todo el mundo. Sus datos revelaron las principales causas de ceguera y deterioro de la visión a distancia a nivel mundial: error de refracción no corregido, cataratas, degeneración macular asociada a la edad (DMAE), glaucoma y retinopatía diabética, en orden decreciente (A1). Aunque otros muchos procesos patológicos y trastornos genéticos pueden provocar la pérdida de visión, este capítulo se centrará en los procesos mencionados.

Cataratas

Después de los defectos de refracción no corregidos (que pueden corregirse con gafas graduadas), las cataratas son la principal causa de ceguera en el mundo. Una catarata es una opacidad del cristalino natural intraocular que enfoca la luz que entra en el ojo. Hay varios tipos de cataratas, como las relacionadas con la edad, las traumáticas y las metabólicas. La catarata relacionada con la edad es el tipo más habitual. Este capítulo se centrará fundamentalmente en la catarata relacionada con la edad y en cómo la nutrición puede afectar a su aparición.

Las cataratas relacionadas con la edad se desarrollan lentamente, y a menudo provocan una disminución gradual de la visión que no puede corregirse con gafas. El riesgo de sufrir cataratas aumenta con cada década de vida, empezando alrededor de los 40 años. Los datos de los *National Institutes of Health* (NIH) revelan que, en Estados Unidos, el 70 % de los caucásicos, el 61 % de los hispanoamericanos y el 53 % de los afroamericanos tendrán cataratas a los 80 años (A2). Se espera que la prevalencia de las cataratas aumente con el envejecimiento de la población de los *baby boomers*. De 2000 a 2010, por ejemplo, los NIH informaron que el número de casos de cataratas en Estados Unidos se incrementó un 20 %, pasando de 20.5 a 24.4 millones.

La cirugía de cataratas es el único tratamiento definitivo para esta afección. Es uno de los procedimientos médicos más eficaces y habituales, con más de 3 millones de estadounidenses que optan por someterse a una cirugía de cataratas cada año, y una tasa general de éxito del 97 % o superior cuando se realiza en los entornos adecuados.

Como se detalla en la siguiente subsección «Cataratas», el papel de la nutrición en la prevención primaria de las cataratas no se ha establecido de un modo sólido, mientras que las revisiones de los suplementos nutricionales como terapias contra las cataratas han producido resultados contradictorios (C12,C13).

Degeneración macular asociada a la edad

La DMAE es un trastorno de la retina que pone en peligro la visión y que afecta la visión central. La DMAE tiene una predilección racial por los descendientes de europeos. En el año 2010, el 2.5% de los adultos de Estados Unidos caucásicos mayores de 50 años tenían DMAE. En comparación, la DMAE afecta al 0.9% de los afroamericanos, hispanoamericanos y otras razas del mismo grupo de edad (A3). La prevalencia de la DMAE también aumenta bruscamente con la edad, y afecta a más del 14% de la población caucásica de Estados Unidos de 80 o más años (A3).

El tratamiento de la DMAE depende de su gravedad. La forma menos grave y no exudativa (seca) suele tratarse con observación, modificación de los factores de riesgo y suplementos nutricionales. La forma más grave, exudativa (húmeda), se trata con inyecciones intravítreas que bloquean el factor de crecimiento endotelial vascular (anti-VEGF) o, con menos frecuencia, con tratamientos con láser.

Aunque la predisposición genética desempeña un papel importante a la hora de explicar qué personas se afectan clínicamente, los procesos genéticos, ambientales y nutricionales interactúan para afectar a los procesos degenerativos observados en la DMAE. De hecho, la suplementación exógena de ciertos nutrimentos se ha convertido en un estándar en el tratamiento de la DMAE.

Glaucoma

En Estados Unidos, el glaucoma primario de ángulo abierto (GPAA) es la forma más frecuente de glaucoma y la principal causa de ceguera irreversible en los afroamericanos. Dado que la pérdida de visión empieza en la periferia, los pacientes no suelen notar los síntomas hasta que han sufrido una pérdida importante de campo visual. Aunque se han correlacionado muchos factores de riesgo con la aparición de GPAA, como la presión intraocular (PIO) elevada, la edad avanzada, los antecedentes familiares, la ascendencia africana, la miopía y, posiblemente, la presencia de enfermedades sistémicas como la diabetes y la hipertensión, su etiología exacta sigue sin estar clara y es actualmente un foco de investigación activo (A17).

El eje central del tratamiento del glaucoma es la reducción de la PIO. Sin embargo, un informe de Canadá mostró que uno de cada nueve pacientes con glaucoma utilizaba la medicina complementaria y alternativa para tratar su enfermedad (A4.5). Una cantidad considerable de investigaciones sugiere que la alimentación de una persona puede tener efecto sobre la PIO, la incidencia del glaucoma y la progresión de la enfermedad (A4).

Retinopatía diabética

La retinopatía diabética se refiere a los cambios en la retina que se producen en los pacientes con diabetes *mellitus*. Estos cambios afectan los pequeños vasos sanguíneos de la retina y pueden provocar la pérdida de visión.

El principal factor en la prevención primaria de la retinopatía diabética es mantener un buen control de la glucosa y de la presión arterial. Por ello, la nutrición desempeña un papel esencial en la prevención de la enfermedad. Cada reducción del 1% en la HbA1c media (una medida de las concentraciones de glucosa en sangre) se asocia a reducciones del riesgo de hasta un 37% de complicaciones microvasculares como la retinopatía diabética (A5). El tema de la nutrición y la diabetes *mellitus* se aborda con más detalle en el capítulo 6.

▨ NUTRIMENTOS, PRODUCTOS NUTRICÉUTICOS Y ALIMENTOS FUNCIONALES

Vitaminas y nutrimentos inorgánicos

Cataratas relacionadas con la edad

Los antioxidantes forman parte de los procesos celulares normales que neutralizan los radicales libres, entre sus muchas funciones. Algunos ejemplos de antioxidantes son las vitaminas C y E, el selenio y los carotenoides, como el β-caroteno, el licopeno, la luteína y la zeaxantina. En general, hay algunas pruebas de que una dieta rica en antioxidantes se asocia a un retraso de la aparición y la incidencia de las cataratas, pero los resultados de los ensayos en los que se utilizan suplementos nutricionales para prevenir la formación de cataratas han tenido resultados dispares (A6). En varios estudios de correlación se ha observado una disminución significativa de la incidencia o la gravedad de las cataratas relacionadas con la edad en personas con una mayor ingesta de antioxidantes en la alimentación (1,A8,A12) o con suplementos alimentarios con antioxidantes (A9).

El estudio australiano *Blue Mountain* encontró que el uso de multivitaminas y vitamina A se asociaba de forma inversa a la formación de cataratas, mientras que las vitaminas E y C no afectaban a la formación de estas (2). También se observó que el uso de multivitaminas disminuía el riesgo de cataratas en un

27% en el *Physician's Health Study* (3). Sin embargo, la fiabilidad de este estudio era limitada, ya que se basaba parcialmente en el autoinforme de cataratas y no en exámenes médicos. Además, otros estudios han observado que el uso de suplementos únicos de vitamina C o E en dosis altas (pero no en dosis bajas) se asocia a un *mayor* riesgo de cataratas relacionadas con la edad (4,A13).

Para explorar más relaciones causales, en 2004, en un estudio de control aleatorizado se realizó el seguimiento de más de 1 000 personas durante cuatro años y no se observaron diferencias en cuanto a la formación de cataratas entre los que tomaban vitamina E y los que tomaban pastillas de placebo (5). En el *Age-Related Eye Disease Study* se realizó un seguimiento a más de 4 500 personas durante más de 6 años, y no se encontraron diferencias significativas en la formación de cataratas relacionadas con la edad en aquellos que tomaban una formulación de dosis altas de vitamina C, vitamina E y β-caroteno (A10) y los que no tomaban los suplementos. En un estudio aleatorizado a gran escala en el que se realizó un seguimiento durante más de siete años de más de 5 400 mujeres con alto riesgo de enfermedad cardiovascular, se observó que la administración de suplementos diarios con una combinación de ácido fólico, vitamina B_6 y vitamina B_{12} no tenía un efecto significativo en la formación de cataratas relacionadas con la edad (A11).

En el Roche European American Cataract Trial se realizó un seguimiento de 445 pacientes durante tres o cuatro años. En el estudio se constató un efecto pequeño, pero significativo, sobre la densidad de las cataratas en las personas que tomaron una combinación de β-caroteno y vitaminas C y E durante 3 años (6), en quienes la suplementación produjo una ligera desaceleración en la progresión de la catarata relacionada con la edad.

En resumen, en varios estudios se ha comprobado que una alimentación sana y rica en antioxidantes se asocia a un retraso en la formación de cataratas relacionadas con la edad. Sin embargo, los estudios de control aleatorizados no muestran un efecto causal claro de la suplementación exógena de antioxidantes en la formación de cataratas. Además, se ha observado que la suplementación con dosis elevadas de vitaminas E (≥ 268 mg) y C (≥ 500 mg) se asocia a aceleración de la formación de cataratas (C11).

En una revisión de las publicaciones existentes en 1998, Brown y cols. (7) sugieren dosis «razonables» para la suplementación diaria que pueden ofrecer beneficios para la salud ocular con escaso riesgo de toxicidad. Los suplementos sugeridos incluyen 1 mg de vitamina A, 500 a 1 000 mg de vitamina C, hasta 300 mg de vitamina E y 20 mg de zinc; otras recomendaciones reflejan las cantidades alimentarias recomendadas.

Glaucoma

En un artículo de revisión de Ramdas y cols. en 2018 se revisaron 36 trabajos sobre el tema de las vitaminas y su efecto en el glaucoma de ángulo abierto (GAA), y se reunieron datos de 940 casos de GAA y 123 697 controles para su metaanálisis. Se observó que la ingesta alimentaria de vitamina A y C estaba inversamente asociada al diagnóstico de glaucoma de ángulo abierto (A7). Serán necesarios futuros estudios clínicos aleatorizados para comprobar el papel de estas vitaminas en el glaucoma. Aunque la suplementación nutricional puede utilizarse como tratamiento auxiliar en personas con glaucoma avanzado, hasta la fecha no se ha demostrado un efecto claro sobre la enfermedad.

Degeneración macular asociada a la edad

Muchos estudios observacionales han explorado la asociación entre la alimentación, la ingesta de nutrimentos y la DMAE. Por ejemplo, en el estudio de Rotterdam (A14), publicado en 2005, se observó que una ingesta alimentaria elevada de β-caroteno, vitaminas C y E, y zinc se asociaba a una reducción del 35% del riesgo de DMAE incidente en personas de edad avanzada.

En lo que respecta a los estudios clínicos controlados aleatorizados sobre el tema, los estudios sobre enfermedades oculares relacionadas con la edad (AREDS/AREDS2) son los de mayor tamaño y más conocidos (8). Completados en 2006 y 2011, respectivamente, los estudios AREDS y AREDS2 realizaron un seguimiento de más de 4 000 participantes cada uno para detectar que tomar suplementos AREDS o AREDS2 reduce el riesgo de progresión de DMAE intermedia a avanzada en aproximadamente un 25% en aquellos con DMAE intermedia en un ojo y DMAE avanzada en el otro (C1). Los suplementos AREDS/AREDS2 no evitaron la aparición de la DMAE. Ambas fórmulas AREDS/AREDS2 contienen 500 mg de vitamina C, 400 UI de vitamina E, 80 mg de zinc y 2 mg de cobre. Además, la fórmula AREDS incluye β-caroteno, mientras que la fórmula AREDS2 sustituye el β-caroteno por 10 mg de luteína y 2 mg de zeaxantina. Basándose en los estudios AREDS/AREDS2, se suele recomendar a los pacientes con DMAE leve e intermedia que tomen diariamente la fórmula AREDS o AREDS2 (C2.5). Sin embargo, se aconseja a los fumadores que eviten la formulación AREDS, ya que el β-caroteno incluido en el suplemento se relacionó con un mayor riesgo de cáncer de pulmón en los fumadores (C3), y que en su lugar opten por la formulación AREDS2.

El *Blue Mountain Eye Study*, un gran estudio de cohortes sobre la visión y las enfermedades oculares frecuentes publicado en 2008 (A15), respaldó el hallazgo del AREDS de un efecto beneficioso del zinc en la progresión de la DMAE. Cuando se volvió a examinar a 2454 pacientes 5 y 10 años después de la inscripción inicial en el estudio, se observó que los pacientes en el decil superior de ingesta total de zinc (≥ 15.8 mg/día) tenían una probabilidad significativamente menor de desarrollar cualquier DMAE en comparación con el resto de la población.

En el estudio *Blue Mountain Eye* también se observó que una mayor ingesta de β-caroteno se asociaba a un mayor riesgo de DMAE neovascular, incluso después de ajustar el estado de fumador. El estudio ARDS encontró esta asociación solo en los fumadores, lo que llevó a la recomendación de que los fumadores con DMAE tomaran una formulación de las vitaminas AREDS sin β-caroteno. De hecho, la formulación de vitaminas AREDS2 excluye el β-caroteno por este motivo.

Carotenoides: luteína, zeaxantina y β-caroteno

En esta sección se describen los estudios pertinentes sobre los carotenoides luteína, zeaxantina y β-caroteno, que desempeñan un papel en el mantenimiento de la salud ocular.

Los carotenoides son una familia diversa de pigmentos, algunos con actividad de provitamina A y otros sin ella (v. apéndice E). Tanto el β-caroteno como el α-caroteno son antioxidantes moderados con actividad de provitamina A. Aunque es esencial para la función ocular como componente de la rodopsina, que es el pigmento visual de las células de los bastones de la retina, la vitamina A no parece desempeñar un papel en el desarrollo o la prevención de la degeneración macular.

La luteína, la zeaxantina y el β-caroteno comparten una estructura química similar y pertenecen a la clase de compuestos xantofílicos (C2).

Cataratas

Se ha propuesto que, en el ojo, los carotenoides neutralizan los radicales libres que contribuyen a la formación de cataratas. En varios estudios se ha asociado una mayor ingesta de luteína y zeaxantina con una formación de cataratas más lenta o reducida (9-14). Por ejemplo, una mayor ingesta de luteína y zeaxantina se asoció a una reducción del 22 % del riesgo de cirugía de cataratas en el *Nurse's Health Study* (10,15).

En una cohorte finlandesa de hombres y mujeres de edad avanzada, las concentraciones plasmáticas elevadas de luteína y zeaxantina se asociaron a un menor riesgo de desarrollar cataratas nucleares (16). En otro estudio de cohortes transversal que evaluaba la ingesta de antioxidantes procedentes de las verduras en personas congoleñas con diabetes de tipo 2 se observó una disminución significativa de la tasa de desarrollo de cataratas en aquellas que declaraban tener una ingesta diaria elevada de verduras con alto contenido en antioxidantes (17). Sigue siendo necesario investigar los posibles efectos beneficiosos de la luteína en la prevención de las enfermedades oculares.

Degeneración macular asociada a la edad

Como se ha comentado anteriormente (v. el apartado sobre DMAE en «Vitaminas y nutrimentos inorgánicos»), el ensayo AREDS2 incluye la administración de suplementos de luteína y zeaxantina en su fórmula utilizada clínicamente para prevenir la progresión de la DMAE. En numerosos estudios, un mayor consumo de luteína y zeaxantina se ha asociado a una menor progresión y una mejor agudeza visual en la DMAE (18-23,C9,C14). Por ejemplo, en un estudio transversal de más de 3500 pacientes en un hospital de la India se observó una reducción significativa del riesgo de DMAE entre los pacientes con una ingesta elevada de luteína, zeaxantina y caroteno en la alimentación (24). En un ensayo aleatorizado, doble ciego y controlado con placebo se encontró una mejoría de la función retiniana en la degeneración macular temprana relacionada con la edad tras la administración de suplementos de luteína y zeaxantina (21).

La luteína y la zeaxantina son carotenoides que se encuentran en abundancia en los vegetales de color verde oscuro. Son absorbidos preferentemente por la mácula y son componentes esenciales del pigmento macular (18,25). Se cree que la presencia exclusiva de estos nutrimentos en el centro de la mácula, sus propiedades antioxidantes y sus propiedades de filtrado de la luz azul intervienen en la salud ocular general y en la prevención de la progresión de la DMAE (26,27).

Nutrigenómica y degeneración macular asociada a la edad

Dos genes (lipasa C [LIPC] y lipoproteína-lipasa [LPL]) que metabolizan las moléculas de lipoproteínas de alta densidad (HDL, *high-density lipoprotein*) se han asociado con la DMAE debido al mecanismo de transporte por las moléculas de HDL de los carotenoides luteína y zeaxantina. Merle y cols. (28) establecieron esta asociación en su estudio prospectivo poblacional de 963 ancianos en Burdeos, Francia. En su estudio, el genotipo TT de la variante rs493258 de *LIPC* se asoció a un menor riesgo de presentar DMAE. La variante del genotipo de LPL se asoció a DMAE temprana. En un estudio realizado por Seddon y cols. (29) en el Tufts Medical Center, se observó una asociación entre el genotipo TT de la variante de *LIPC* con un menor riesgo de DMAE, con independencia de los factores ambientales y demográficos. En otro estudio, Lee y cols. observaron que dos variantes del promotor de LIPC se asociaban a DMAE avanzada en dos poblaciones caucásicas independientes, lo que confirma aún más el papel de LIPC como factor de riesgo genético para la DMAE (C5). Otros polimorfismos que podrían contribuir a la DMAE son el alelo rs754203 C en el gen *CYP46A1*, que se ha asociado a un mayor riesgo de desarrollar DMAE exudativa según la investigación realizada por Fourgeux y cols. (30), y el SNP rs2872060 en el gen del receptor *IGF1*. Este SNP se asoció al desarrollo de DMAE avanzada (31).

En otro gran estudio basado en la población de Corea encontraron asociaciones entre la DMAE y la baja concentración sérica (HDL), la positividad sérica del HBsAg, los antecedentes de haber fumado alguna vez y la presión arterial sistólica elevada (32).

Resumen de luteína/zeaxantina

Los suplementos que contienen luteína y otros carotenoides se comercializan ahora intensamente en las tiendas de alimentos saludables; sin embargo, existe cierta preocupación de que la luteína y la zeaxantina en forma de suplemento no proporcionen el mismo beneficio que el que se encuentra de forma natural en alimentos como las verduras de hoja verde, los pistachos, el salmón y otras fuentes de gran biodisponibilidad como los huevos (C9,C14,33).

En general, la luteína y la zeaxantina son potentes antioxidantes, y muchos estudios apoyan sus efectos favorables sobre la salud ocular. Aunque se necesitan más estudios para dilucidar las demás formas en que estos nutrimentos interactúan con el organismo, una dieta rica en luteína y zeaxantina puede ayudar a mantener la salud ocular y prevenir enfermedades.

Otros suplementos/componentes nutricionales

Ginkgo biloba

Otro nutricéutico/suplemento de interés es el producto herbario *Ginkgo biloba*, que pertenece a la clase de compuestos polifenólicos. Se cree que es un potente antioxidante y anticoagulante (al disminuir la viscosidad de la sangre y aumentar la deformación de los eritrocitos) (34). En un pequeño estudio no generalizable ($n = 20$) se observó una mejoría estadísticamente significativa de la agudeza visual tras 6 meses de tratamiento aleatorizado con complementos de *Ginkgo biloba* en una dosis de 80 mg dos veces al día en comparación con un placebo (35). También se ha informado de que este producto aumenta el flujo sanguíneo en las arterias oftálmicas, con lo que podría disminuir, al menos en teoría, la PIO en pacientes con glaucoma (36,C6). En un estudio retrospectivo también se observó que los pacientes con glaucoma de tensión normal que recibieron 80 mg de *Gingko biloba* presentaron una disminución de la progresión de sus daños en el campo visual en comparación con el placebo (C4). Si bien estos resultados son alentadores, se necesitan más investigaciones para aclarar el beneficio potencial del *Ginkgo* en el glaucoma, así como en otras enfermedades. No obstante, es importante señalar que la suplementación con *Ginkgo biloba* no está exenta de riesgos; hay muchos trabajos publicados que relacionan los efectos adversos de este producto e interacciones con medicamentos convencionales (A16).

Arándano

El fruto del arándano también se considera potencialmente beneficioso en las enfermedades oculares. La bibliografía actual ha demostrado un papel protector del extracto de arándano *in vitro* y en estudios con animales. Serán necesarios más ensayos en humanos para aclarar sus beneficios clínicos en humanos (C7,C8).

Estrógeno posmenopáusico y degeneración macular asociada a la edad

Se ha observado que el reemplazo de estrógenos posmenopáusico se asocia a retraso de la progresión y el desarrollo de DMAE, al igual que una mayor ingesta de ácidos grasos ω-3 (18,37,38,C10). Edwards y cols. encontraron que tanto la terapia hormonal sustitutiva (THS) como los anticonceptivos orales tienen asociaciones protectoras en mujeres con DMAE, especialmente en la forma neovascular (C10).

Ácidos grasos y degeneración macular asociada a la edad

Existe interés por el posible papel de la suplementación alimentaria con ácidos grasos poliinsaturados de cadena larga, especialmente de la clase ω-3, en el desarrollo y la protección de la mácula (39-43). En un gran estudio prospectivo de cohortes realizado por

Cho y cols. (44) se observó que el consumo frecuente de pescado que contiene ácidos grasos ω-3 se asociaba a un menor riesgo de desarrollar degeneración macular, y que las concentraciones elevadas de ácidos grasos ω-3 en plasma también se asociaban a un menor riesgo de desarrollar DMAE tardía en el estudio Alienor de Burdeos (Francia) (45,46). Por tanto, la evidencia a favor de los ácidos grasos ω-3 en la alimentación es cada vez mayor, pero aún no concluyente (40,47,48). Sorprendentemente, a pesar de la baja ingesta de ácidos grasos ω-3 en la alimentación de Estados Unidos, la prevalencia de DMAE entre las personas de 40 años o más en el país disminuyó aproximadamente un 3 % entre los estudios NHANES de 1994-1998 y 2005-2008.

Hidratos de carbono y degeneración macular asociada a la edad

Los estudios sugieren que la ingesta de hidratos de carbono de alto índice glucémico (IG) puede aumentar el riesgo de DMAE y de aparición de cataratas (49-54), mientras que el consumo de fibras de cereales, panes y cereales disminuyó el riesgo de desarrollar drusas blandas (55). En un estudio realizado con más de 2 300 estudiantes de 12 años en Sidney (Australia) se observó una disminución significativa de la anchura de los vasos de la retina en los niños que bebían uno o más refrescos (una bebida con un IG muy elevado) al día, en comparación con los que no bebían refrescos (56), lo que indica un daño directo sobre los vasos sanguíneos de la retina por las bebidas de alto IG. En su estudio prospectivo, Chiu y cols. estimaron que el 7.8 % de los nuevos casos de DMAE avanzada se evitarían en 5 años si las personas siguieran una alimentación con bajo IG (52,57). Las investigaciones actuales no delimitan si el azúcar o el almidón por sí solos, frente a la carga total de hidratos de carbono, contribuyen al desarrollo de DMAE o de cataratas.

ASPECTOS CLÍNICOS DESTACADOS

Aunque se están realizando más estudios para evaluar el papel de otros nutrimentos y sus beneficios específicos sobre el ojo, se dispone de pruebas importantes que sugieren que los factores alimentarios pueden desempeñar un papel protector. Debe recomendarse el consumo de una dieta rica en verduras de hoja verde como prevención primaria de las enfermedades oculares relacionadas con la edad. Dejar de fumar está claramente indicado para este y otros objetivos clínicos. La administración de suplementos multivitamínicos/multiminerales también puede ser beneficiosa, siendo el apoyo más fuerte la administración

de suplementos vitamínicos AREDS2 (una combinación de 400 mg de vitamina C, 400 UI de vitamina E, 10 mg de luteína, 2 mg de zeaxantina, 2 mg de cobre y 80 mg de zinc) para la prevención de la progresión de la DMAE. Como ya se ha comentado (v. cap. 11 y apéndice E), la carencia de zinc también puede estar muy extendida en Estados Unidos; el uso de un suplemento mineral diario está respaldado por la posible intervención del zinc en la protección tanto de la mácula como del cristalino. La inclusión en la alimentación de ácidos grasos ω-3 procedentes del pescado o de fuentes vegetales es aconsejable por principios generales y puede resultar beneficiosa para la visión (v. cap. 45). La ingesta de este tipo de grasa puede ser especialmente importante para los ojos, como parece serlo para el desarrollo cognitivo, durante el período de lactancia (v. caps. 27 y 29). La pauta alimentaria asociada tentativamente a la protección de la visión, rica en frutas y verduras, es aconsejable por principios generales y puede recomendarse con convicción.

REFERENCIAS BIBLIOGRÁFICAS

1. Yoshida M, Takashima Y, Inoue M, et al. Prospective study showing that dietary vitamin C reduced the risk of age-related cataracts in a middle-aged Japanese population. *Eur J Nutr.* 2007;46(2):118–124.
2. Kuzniarz M, Mitchell P, Cumming RG, et al. Use of vitamin supplements and cataract: the Blue Mountains Eye Study. *Am J Ophthalmol.* 2001;132:19–26.
3. Seddon JM, Christen WG, Manson JE, et al. The use of vitamin supplements and the risk of cataract among US male physicians. *Am J Public Health.* 1994;84:788–792.
4. Zheng Selin J, Rautiainen S, Lindblad BE, et al. High-dose supplements of vitamins C and E, low-dose multivitamins, and the risk of age-related cataract: a population-based prospective cohort study of men. *Am J Epidemiol.* 2013;177(6):548–555. doi:10.1093/aje/kws279.
5. McNeil JJ, Robman L, Tikellis G, et al. Vitamin E supplementation and cataract randomized controlled trial. *Ophthalmology.* 2004;111:75–84.
6. Chylack LT Jr, Brown NP, Bron A, et al. The Roche European American Cataract Trial (REACT) a randomized clinical trial to investigate the efficacy of an oral antioxidant micronutrient mixture to slow progression of age-related cataract. *Ophthalmic Epidemiol.* 2002;9:49–80.
7. Brown N, Bron A, Harding J, et al. Nutrition supplements and the eye. *Eye.* 1998;12:127–133.
8. Cheung LK, Eaton A. Age-related macular degeneration. *Pharmacotherapy.* 2013;33(8):838–855. doi:10.1002/phar.1264.
9. Evans JR, Lawrenson JG. Antioxidant vitamin and mineral supplements for slowing the progression of age-related macular degeneration. *Cochrane Database Syst Rev.* 2012; 11:CD000254. doi:10.1002/14651858.CD000254.pub3.
10. Chasan-Taber L, Willett WC, Seddon JM, et al. A prospective study of carotenoid and vitamin A intakes and risk of cataract extraction in US women. *Am J Clin Nutr.* 1999;70:509–516.
11. Mares-Perlman JA, Millen AE, Ficek TL, et al. The body of evidence to support a protective role for lutein and zeaxanthin in delaying chronic disease. Overview. *J Nutr.* 2002;132:518s–524s.

12. Seddon JM, Ajani UA, Sperduto RD, et al. Dietary carotenoids, vitamins A, C, and E and advanced age-related macular degeneration. Eye disease case-control study group. *J Am Med Assoc.* 1994;272:1413–1420.

13. Brown L, Rimm EB, Seddon JM, et al. A prospective study of carotenoid intake and risk of cataract extraction in US men. *Am J Clin Nutr.* 1999;70:517–524.

14. Mares-Perlman JA. Too soon for lutein supplements. *Am J Clin Nutr.* 1999;70:431–432.

15. Chasan-Taber L, Willett WC, Seddon JM, et al. A prospective study of vitamin supplement intake and cataract extraction among US women. *Epidemiology.* 1999;10:679–684.

16. Karppi J, Laukkanen JA, Kurl S. Plasma lutein and zeaxanthin and the risk of age-related nuclear cataract among the elderly Finnish population. *Br J Nutr.* 2012;108(1):148–154. doi:10.1017/S0007114511005332.

17. Mvitu M, Longo-Mbenza B, Tulomba D, et al. Regular, high, and moderate intake of vegetables rich in antioxidants may reduce cataract risk in Central African type 2 diabetics. *Int J Gen Med.* 2012;5:489–493. doi:10.2147/IJGM.S28588.

18. Hung S, Seddon J. The relationship between nutritional factors and age-related macular degeneration. In: Bendich A, Deckelbaum R, eds. *Preventive nutrition.* Totowa, NJ: Humana Press; 1997:245–266.

19. Krinsky NI, Landrum JT, Bone RA. Biologic mechanisms of the protective role of lutein and zeaxanthin in the eye. *Annu Rev Nutr.* 2003;23:171–201.

20. Koh HH, Murray IJ, Nolan D, et al. Plasma and macular responses to lutein supplement in subjects with and without age-related maculopathy: a pilot study. *Exp Eye Res.* 2004;79:21–27.

21. Ma L, Dou HL, Huang YM, et al. Improvement of retinal function in early age-related macular degeneration after lutein and zeaxanthin supplementation: a randomized, double-masked, placebo-controlled trial. *Am J Ophthalmol.* 2012;154(4):625–634.e1. doi:10.1016/j.ajo.2012.04.014.

22. Ma L, Dou HL, Wu YQ, et al. Lutein and zeaxanthin intake and the risk of age-related macular degeneration: a systematic review and meta-analysis. *Br J Nutr.* 2012;107(3):350–359. doi:10.1017/S0007114511004260.

23. Johnson EJ. Age-related macular degeneration and antioxidant vitamins: recent findings. *Curr Opin Clin Nutr Metab Care.* 2010;13(1):28–33. doi:10.1097/MCO.0b013e32833308ff.

24. Nidhi B, Mamatha BS, Padmaprabhu CA, et al. Dietary and lifestyle risk factors associated with age-related macular degeneration: a hospital based study. *Indian J Ophthalmol.* 2013;61(12):722–727.

25. Hogg R, Chakravarthy U. Mini-review. *Curr Eye Res.* 2004;29:387–401.

26. Ma L, Yan SF, Huang YM, et al. Effect of lutein and zeaxanthin on macular pigment and visual function in patients with early age-related macular degeneration. *Ophthalmology.* 2012;119(11):2290–2297. doi:10.1016/j.ophtha.2012.06.014.

27. Weigert G, Kaya S, Pemp B, et al. Effects of lutein supplementation on macular pigment optical density and visual acuity in patients with age-related macular degeneration. *Invest Ophthalmol Vis Sci.* 2011;52(11):8174–8178. doi:10.1167/iovs.11-7522.

28. Merle BM, Maubaret C, Korobelnik JF, et al. Association of HDL-related loci with age-related macular degeneration and plasma lutein and zeaxanthin: the Alienor Study. *PLoS One.* 2013;8(11):e79848. doi:10.1371/journal.pone.0079848.

29. Seddon JM, Reynolds R, Rosner B. Associations of smoking, body mass index, dietary lutein, and the LIPC gene variant rs10468017 with advanced age-related macular degeneration. *Mol Vis.* 2010;16:2412–2424.

30. Fourgeux C, Dugas B, Richard F, et al. Single nucleotide polymorphism in the cholesterol-24S-hydroxylase (CYP46A1) gene and its association with CFH and LOC387715 gene polymorphisms in age-related macular degeneration. *Invest Ophthalmol Vis Sci.* 2012;53(11):7026–7033. doi:10.1167/iovs.12-9652.

31. Chiu CJ, Conley YP, Gorin MB, et al. Associations between genetic polymorphisms of insulin-like growth factor axis genes and risk for age-related macular degeneration. *Invest Ophthalmol Vis Sci.* 2011; 52(12):9099–9107. doi:10.1167/iovs.11-7782.

32. Cho BJ, Heo JW, Kim TW, et al. Prevalence and risk factors of age-related macular degeneration in Korea: the Korean National Health and Nutrition Examination Survey. *Invest Ophthalmol Vis Sci.* 2014;55(2):1101–1108. doi:10.1167/iovs.13-13096.

33. El-Sayed M, Abdel-Aal, Humayoun Akhtar, et al. Dietary sources of lutein and zeaxanthin carotenoids and their role in eye health. *Nutrients.* 2013;5(4):1169–1185. doi:10.3390/nu5041169.

34. West AL, Oren GA, Moroi SE. Evidence for the use of nutritional supplements and herbal medicines in common eye diseases. *Am J Ophthalmol.* 2006;141(1):157–166.

35. Lebuisson DA, Leroy L, Rigal G. Treatment of senile macular degeneration with *Ginkgo biloba* extract: a preliminary double-blind drug vs. placebo study [in French]. *Presse Med.* 1986;15:1556–1558.

36. Quaranta L, Bettelli S, Uva MG, et al. Effect of *Ginkgo biloba* extract on preexisting visual field damage in normal tension glaucoma. *Ophthalmology.* 2003;110:359–364.

37. Seddon J, George S, Rosner B. Cigarette smoking, fish consumption, omega-3 fatty acid intake, and associations with age-related macular degeneration. The US twin study of age-related macular degeneration. *Arch Ophthalmol.* 2006;124:995–1001.

38. Christen WG, Schaumberg DA, Buring JE, et al. Dietary ω-3 fatty acid and fish intake and incident age-related macular degeneration in women. *Arch Ophthalmol.* 2011;129(7):921–929. doi:10.1001/archophthalmol.2011.34.

39. Birch E, Hoffman D, Uauy R, et al. Visual acuity and the essentiality of docosahexaenoic acid and arachidonic acid in the diet of term infants. *Pediatr Res.* 1998;44:201–209.

40. Gibson R, Makrides M. Polyunsaturated fatty acids and infant visual development: a critical appraisal of randomized clinical trials. *Lipids.* 1999;34:179.

41. SanGiovanni JP, Chew EY, the Age Related Eye Disease Study Research Group. The relationship of dietary ω-3 long-chain polyunsaturated fatty acid intake with incident age-related macular degeneration AREDS Report No. 23. *Arch Ophthalmol.* 2008;126(9):1274–1279.

42. Augood C, Chakravarthy U, Young I, et al. Oily fish consumption, dietary docosahexaenoic acid and eicosapentaenoic acid intakes, and associations with neovascular age-related macular degeneration. *Am J Clin Nutr.* 2008;88(2):398–406.

43. Mance TC, Kovacević D, Alpeza-Dunato Z, et al. The role of omega6 to omega3 ratio in development and progression of age-related macular degeneration. *Coll Antropol.* 2011;35 (suppl 2):307–310.

44. Cho E, Hung S, Willett WC, et al. Prospective study of dietary fat and the risk of age-related macular degeneration. *Am J Clin Nutr.* 2001;73:209–218.

45. Merle B, Delyfer MN, Korobelnik JF, et al. Dietary omega-3 fatty acids and the risk for age-related maculopathy: the Alienor Study. *Invest Ophthalmol Vis Sci.* 2011;52(8):6004–6011. doi:10.1167/iovs.11-7254.

46. Merle BM, Delyfer MN, Korobelnik JF, et al. High concentrations of plasma n3 fatty acids are associated with decreased risk for late age-related macular degeneration. *J Nutr*. 2013;143(4):505–511. doi:10.3945/jn.112.171033.

47. Hodge WG, Schachter HM, Barnes D, et al. Efficacy of n-3 fatty acids in preventing age-related macular degeneration: a systematic review. *Ophthalmology*. 2006;113:1165–1173.

48. Lawrenson JG, Evans JR. Omega 3 fatty acids for preventing or slowing the progression of age-related macular degeneration. *Cochrane Database Syst Rev*. 2012;11:CD010015. doi:10.1002/14651858.CD010015.pub2.

49. 29. Weikel KA, Garber C, Baburins A, et al. Nutritional modulation of cataract. *Nutr Rev*. 2014;72(1):30–47.

50. Chiu CJ, Taylor A. Dietary hyperglycemia, glycemic index and metabolic retinal diseases. *Prog Retin Eye Res*. 2011;30(1):18–53. doi:10.1016/j.preteyeres.2010.09.001.

51. Chiu C-J, Liu S, Willett WC, et al. Informing food choices and health outcomes by use of the dietary glycemic index. *Nutr Rev*. 2011;69:231–242. doi:10.1111/j.1753-4887.2011.00382.x.

52. Chiu CJ, Milton RC, Klein R, et al. Dietary carbohydrate and the progression of age-related macular degeneration: a prospective study from the Age-Related Eye Disease Study. *Am J Clin Nutr*. 2007;86(4):1210–1218.

53. Chiu CJ, Klein R, Milton RC, et al. Does eating particular diets alter the risk of age-related macular degeneration in users of the Age-Related Eye Disease Study supplements? *Br J Ophthalmol*. 2009;93(9):1241–1246. doi:10.1136/bjo.2008.143412.

54. Tan J, Wang JJ, Flood V, et al. Carbohydrate nutrition, glycemic index, and the 10-y incidence of cataract. *Am J Clin Nutr*. 2007;86(5):1502–1508.

55. Kaushik S, Wang JJ, Flood V, et al. Dietary glycemic index and the risk of age-related macular degeneration. *Am J Clin Nutr*. 2008;88:1104–1110.

56. Gopinath B, Flood VM, Wang JJ, et al. Carbohydrate nutrition is associated with changes in the retinal vascular structure and branching pattern in children. *Am J Clin Nutr*. 2012;95(5):1215–1222. doi:10.3945/ajcn.111.031641.

57. Chiu CJ, Robman L, McCarty CA, et al. Dietary carbohydrate in relation to cortical and nuclear lens opacities in the Melbourne visual impairment project. *Invest Ophthalmol Vis Sci*. 2011;52(6):3593.

(A1) Flaxman SR, Bourne RRA, Resnikoff S, et al. Global causes of blindness and distance vision impairment 1990–2020: a systematic review and meta-analysis. *Lancet Glob Health*. 2017;5(12):e1221–e1234. doi:10.1016/S2214-109X(17)30393-5

(A2) https://www.nei.nih.gov/learn-about-eye-health/resources-for-health-educators/eye-health-data-and-statistics/cataract-data-and-statistics

(A3) https://www.nei.nih.gov/learn-about-eye-health/resources-for-health-educators/eye-health-data-and-statistics/age-related-macular-degeneration-amd-data-and-statistics

(A4) Al Owaifeer AM, Al Taisan AA. The role of diet in Glaucoma: a review of the current evidence. *Ophthalmol Ther*. 2018;7(1):19-31. doi:10.1007/s40123-018-0120-3

(A4.5) Wan MJ, Daniel S, Kassam F, et al. Survey of complementary and alternative medicine use in glaucoma patients. *J Glaucoma*. 2012;21(2):79–82.

(A5) Stratton IM, Adler AI, Neil HA, et al. Association of glycaemia with macrovascular and microvascular complications of type 2 diabetes (UKPDS 35): prospective observational study. *BMJ*. 2000;321(7258):405–412. doi:10.1136/bmj.321.7258.405

(A6) Braakhuis AJ, Donaldson CI, Lim JC, Donaldson PJ. Nutritional Strategies to Prevent Lens Cataract: Current Status and Future Strategies. *Nutrients*. 2019;11(5):1186. Published 2019 May 27. doi:10.3390/nu11051186

(A7) Ramdas WD, Schouten JSAG, Webers CAB. The effect of vitamins on Glaucoma: a systematic review and meta-analysis. *Nutrients*. 2018;10(3):359. Published 2018 Mar 16. doi:10.3390/nu10030359

(A8) Cumming RG, Mitchell P, Smith W. Diet and cataract: the Blue Mountains Eye Study. *Ophthalmology*. 2000;107(3):450–456. doi:10.1016/s0161-6420(99)00024-x

(A9) Wei L, Liang G, Cai C, Lv J. Association of vitamin C with the risk of age-related cataract: a meta-analysis. *Acta Ophthalmol*. 2016;94(3):e170–e176. doi:10.1111/aos.12688

(A10) Age-Related Eye Disease Study Research Group A randomized, placebo-controlled, clinical trial of high-dose supplementation with vitamins C and E and beta carotene for age-related cataract and vision loss: AREDS report no. 9. *Arch Ophthalmol*. 2001;119:1439–1452. doi:10.1001/archopht.119.10.1439.

(A11) Christen WG, Glynn RJ, Chew EY, Albert CM, Manson JE. Folic acid, vitamin B6, and vitamin B12 in combination and age-related cataract in a randomized trial of women. *Ophthalmic Epidemiol*. 2016;23(1):32–39. doi:10.3109/09286586.2015.1130845

(A12) Camacho-Barcia ML, Bulló M, Garcia-Gavilán JF, et al. Association of dietary vitamin K1 intake with the incidence of cataract surgery in an adult Mediterranean population: a secondary analysis of a randomized clinical trial. *JAMA Ophthalmol*. 2017;135(6):657–661. doi:10.1001/jamaophthalmol.2017.1076

(A13) Rautiainen S, Lindblad BE, Morgenstern R, Wolk A. Vitamin C supplements and the risk of age-related cataract: a population-based prospective cohort study in women. *Am J Clin Nutr*. 2010;91(2):487–493. doi:10.3945/ajcn.2009.28528

(A14) van Leeuwen R, Boekhoorn S, Vingerling JR, et al. Dietary intake of antioxidants and risk of age-related macular degeneration. *JAMA*. 2005;294:3101–3107.

(A15) Tan JSL, Wang JJ, Flood V, et al. Dietary antioxidants and the long term incidence of age-related macular degeneration: The Blue Mountain Eye Study. *Ophthalmology*. 2008;115:334–341.

(A16) Di Lorenzo C, Ceschi A, Kupferschmidt H, Lude S, De Souza Nascimento E, Dos Santos A, Colombo F, Frigerio G, Norby K, Plumb J, Finglas P, Restani P. Adverse effects of plant food supplements and botanical preparations: a systematic review with critical evaluation of causality. *Br J Clin Pharmacol*. 2015;79:578–592.

(A17) Adatia FA, Damji KF. Chronic open-angle glaucoma. Review for primary care physicians. *Can Fam Physician*. 2005;51(9):1229–1237.

(C1) Age-Related Eye Disease Study Research Group. The Age-Related Eye Disease Study (AREDS): design implications. AREDS report no. 1. *Control Clin Trials*. 1999;20(6):573–600. doi:10.1016/s0197-2456(99)00031-8

(C2) Khoo HE, Ng HS, Yap WS, Goh HJH, Yim HS. Nutrients for Prevention of Macular Degeneration and Eye-Related Diseases. *Antioxidants (Basel)*. 2019;8(4):85. Published 2019 Apr 2. doi:10.3390/antiox8040085

(C2.5) Age-Related Eye Disease Study 2 (AREDS2) Research Group, Chew EY, Clemons TE, et al. Secondary analyses of the effects of lutein/zeaxanthin on age-related macular degeneration progression: AREDS2 report No. 3. *JAMA Ophthalmol*. 2014;132(2):142–149. doi:10.1001/jamaophthalmol.2013.7376

(C3) AREDS2 Research Group, Chew EY, Clemons T, et al. The Age-Related Eye Disease Study 2 (AREDS2): study design and baseline characteristics (AREDS2 report number 1).

Ophthalmology. 2012;119(11):2282–2289. doi:10.1016/j.ophtha.2012.05.027

(C4) Lee J, Sohn SW, Kee C. Effect of *Ginkgo biloba* extract on visual field progression in normal tension glaucoma. *J Glaucoma.* 2013;22(9):780–784. doi:10.1097/IJG.0b013e3182595075

(C5) Lee J, Zeng J, Hughes G, et al. Association of LIPC and advanced age-related macular degeneration. *Eye (Lond).* 2013;27(2):265-271. doi:10.1038/eye.2012.276

(C6) Park JW, Kwon HJ, Chung WS, Kim CY, Seong GJ. Short-term effects of *Ginkgo biloba* extract on peripapillary retinal blood flow in normal tension glaucoma. *Korean J Ophthalmol.* 2011;25(5):323–328. doi:10.3341/kjo.2011.25.5.323

(C7) Ooe E, Kuse Y, Yako T, et al. Bilberry extract and anthocyanins suppress unfolded protein response induced by exposure to blue LED light of cells in photoreceptor cell line. *Mol Vis.* 2018;24:621–632. Published 2018 Sep 24.

(C8) Jang YP, Zhou J, Nakanishi K, Sparrow JR. Anthocyanins protect against A2E photooxidation and membrane permeabilization in retinal pigment epithelial cells. *Photochem Photobiol.* 2005;81(3):529–536. doi:10.1562/2004-12-14-RA-402

(C9) Buscemi S, Corleo D, Di Pace F, Petroni ML, Satriano A, Marchesini G. The effect of lutein on eye and extra-eye health. *Nutrients.* 2018;10(9):1321. Published 2018 Sep 18. doi:10.3390/nu10091321

(C10) Edwards DR, Gallins P, Polk M, et al. Inverse association of female hormone replacement therapy with age-related macular degeneration and interactions with ARMS2 polymorphisms. *Invest Ophthalmol Vis Sci.* 2010;51(4):1873–1879. doi:10.1167/iovs.09-4000

(C11) Zheng Selin J, Rautiainen S, Lindblad BE, Morgenstern R, Wolk A. High-dose supplements of vitamins C and E, low-dose multivitamins, and the risk of age-related cataract: a population-based prospective cohort study of men. *Am J Epidemiol.* 2013 Mar 15;177(6):548–555. doi:10.1093/aje/kws279. Epub 2013 Feb 17. PMID: 23420353.

(C12) Mathew MC, Ervin AM, Tao J, Davis RM. Antioxidant vitamin supplementation for preventing and slowing the progression of age-related cataract. *Cochrane Database Syst Rev.* 2012 Jun 13;6(6):CD004567. doi:10.1002/14651858.CD004567.pub2. PMID: 22696344; PMCID: PMC4410744.

(C13) Weikel KA, Garber C, Baburins A, Taylor A. Nutritional modulation of cataract. *Nutr Rev.* 2014;72(1):30–47. doi:10.1111/nure.12077

(C14) Eisenhauer B, Natoli S, Liew G, Flood VM. Lutein and zeaxanthin-food sources, bioavailability and dietary variety in age-related macular degeneration protection. *Nutrients.* 2017;9(2):120. Published 2017 Feb 9. doi:10.3390/nu9020120

Capítulo 37

Alimentación y dentición

Elizabeth Eilender y May May Leung

 INTRODUCCIÓN

La nutrición y la salud bucodental están inextricablemente unidas, y representan una compleja interrelación que sienta las bases para una buena o mala dentición a lo largo de la vida. La disponibilidad de nutrimentos específicos es fundamental para el desarrollo, el mantenimiento, y la reparación de dientes y encías sanos. Una nutrición inadecuada puede afectar a la salud bucodental, aumentando la probabilidad de desarrollar caries y enfermedades períodontales. A su vez, una mala salud bucodental puede afectar negativamente a la elección de los alimentos y a la ingesta alimentaria, lo que se traduce en un compromiso del estado de nutrición y de la calidad de vida. Una mala dentición, sobre todo en los adultos de edad avanzada, se asocia a problemas de masticación y a la malnutrición relacionada. En este capítulo se examina la patogenia de la caries dental, así como los factores relacionados con la alimentación que influyen en su etiología y prevención.

 VISIÓN GENERAL

Etiología y patogenia de la caries dental

Los dientes están compuestos por una capa exterior mineralizada de esmalte y una capa interior de dentina, que sostiene la estructura del diente y rodea la pulpa, un haz neurovascular en el centro del diente. La erosión de las capas mineralizadas externas de los dientes conduce a la formación de caries. La caries dental es una enfermedad infecciosa de la cavidad bucal y los dientes, y sigue siendo un importante problema de salud pública, a pesar de que en las últimas décadas ha disminuido debido principalmente a la fluoración del suministro de agua y a las prácticas recomendadas de higiene bucal. Es la enfermedad infecciosa más frecuente y crónica del mundo, ya que afecta a 2 300 millones de personas, y se asocia a dolor y a pérdida de dientes debido a caries y/o a enfermedad períodontal (1).

La caries dental se produce cuando los productos de la fermentación del azúcar por parte de las bacterias que se encuentran en la placa dental (biopelícula) se adhieren a la superficie del diente, favoreciendo el desarrollo y la progresión de las lesiones o caries mediante la producción de ácidos que desmineralizan el esmalte. Estas lesiones son la manifestación clínica de la enfermedad. El término *lesión de caries* incluye la pérdida de la estructura del diente en forma de desmineralizaciones del esmalte en forma de «manchas blancas», así como grandes cavitaciones que llegan a la dentina (2).

Además de las bacterias bucales y los azúcares fermentables, otros factores que influyen en el desarrollo de la caries son el volumen y la composición de la saliva, la susceptibilidad inducida genéticamente, la exposición deficiente al flúor y la ingesta inadecuada de otros micronutrimentos en la alimentación.

La placa dental está compuesta por flora bacteriana oral, polisacáridos y proteínas salivales. Gran parte de la composición bacteriana de la placa es muy acidógena tras la exposición a los azúcares. *Streptococcus mutans* (*S. mutans*) es el principal iniciador bacteriano de la placa y un potente productor de ácido (3), por lo que durante mucho tiempo se ha considerado el mayor factor causante de la caries dental. Los estreptococos en particular están muy bien adaptados a la cavidad bucal debido a sus interacciones receptoras con las células del huésped, las glicoproteínas salivales y otros componentes. Las bacterias se unen a otras células microbianas, lectinas y ciertos componentes de los alimentos, por lo que tienen una capacidad de unión muy superior a la de otros microorganismos que pueblan la cavidad bucal (4). Sin embargo, investigaciones más recientes han puesto en tela de juicio el papel desmesurado de *S. mutans* en la patogenia de la caries dental, con pruebas que demuestran que los individuos con altas concentraciones de esta especie bacteriana no desarrollan necesariamente caries, mientras que se han detectado lesiones en otros con concentraciones bajas (5).

En lugar de considerarse una enfermedad infecciosa causada por un microorganismo específico, actualmente se entiende que la caries es una enfermedad mediada por la biopelícula, atribuible a un gran cambio ecológico en la flora microbiana de la placa. Este cambio crea un desequilibrio fisiológico entre los componentes minerales del diente y la biopelícula, que inclina la balanza hacia la desmineralización y la formación de lesiones. Los factores críticos que desencadenan un importante aumento de los elementos productores de ácido y acidúricos del microbioma oral son factores ambientales como la exposición frecuente al azúcar en la alimentación o la disfunción salival (5).

Se han identificado entre 700 y 800 especies bacterianas en el microbioma bucal humano, lo que convierte a la boca en el entorno microbiológicamente más diverso del cuerpo humano. Tanto las especies bacterianas tradicionales como las recientemente identificadas desempeñan un papel importante en el inicio y la progresión de la caries dental, lo que implica la premisa, basada en la ecología, de que la enfermedad es el resultado de una comunidad microbiana sesgada causada por cambios ambientales (5).

La diversidad de especies bacterianas bucales es muy variable entre las personas, mientras que la edad, la alimentación, el nivel de higiene bucal, las condiciones de vida y los hábitos culturales influyen en la variación. Sin embargo, una vez que las bacterias se han establecido en la superficie del diente tras la erupción de los dientes permanentes, el microbioma normal de una persona suele ser estable, salvo que el sistema inmunitario se vea afectado o se produzca una disbiosis microbiana (4).

Mientras que la presencia de sacarosa y otros hidratos de carbono fermentables inician la desmineralización del esmalte dental por el ácido, el diente desmineralizado puede repararse por remineralización cuando la producción de ácido disminuye o los ácidos son neutralizados por agentes amortiguadores intrínsecos o extrínsecos en la placa dental. El equilibrio entre la desmineralización y la remineralización es fundamental para prevenir o revertir la caries dental (6). Es importante señalar que el tratamiento dental restaurador no cambia la disbiosis del microbioma ni el entorno cariógeno en el resto de la boca, por lo que a menudo continúa el desarrollo de caries en poblaciones de alto riesgo de presentarlas, después de esos tratamientos (6).

Azúcares alimentarios

Los estudios epidemiológicos muestran que los azúcares de la alimentación intervienen en la etiología de la caries dental. La ingesta frecuente de hidratos de carbono desempeña un papel importante en la modificación del microbioma oral (6), y se metaboliza (fermenta) en ácidos orgánicos, como el láctico, el butírico, el acético, el fórmico y el propiónico. Se produce un descenso del pH de la placa, con la disolución del esmalte de la superficie dental a un pH entre 5.3 y 5.7. Cualquier ácido puede provocar la desmineralización del diente y la formación de caries. *S. mutans* produce polisacáridos en presencia de sacarosa que facilitan la adhesión de las bacterias a las superficies dentales. Otros azúcares consumidos habitualmente se comportan como la sacarosa y precipitan un descenso comparable del pH de la placa.

Debido a diversas propiedades, las frutas deshidratadas, los cereales, las galletas, las patatas fritas y los panes contribuyen a la formación de caries. Aunque contienen azúcares concentrados, las frutas frescas suelen tener un bajo potencial cariógeno, debido a su alto contenido en agua y a la presencia de ácido cítrico, que promueve la secreción de saliva. Los alimentos que contienen citrato estimulan la producción de saliva y pueden ser beneficiosos si se ingiere una cantidad moderada de citrato.

La saliva desempeña un papel importante en la prevención de la caries: los pacientes con xerostomía desarrollan caries a un ritmo especialmente elevado. La saliva moviliza las partículas de los alimentos, amortigua directamente el ácido en la placa, reduce el número de bacterias, y promueve la remineralización mediante el transporte de calcio, fósforo y flúor. El contenido ácido de la fruta puede inhibir la fermentación bacteriana, pero cuando es elevado, como en los limones y las naranjas, puede erosionar directamente el esmalte. Las carnes, los quesos duros, los frutos secos y la mayoría de las verduras parecen no intervenir en la formación de caries.

Se ha demostrado que el queso mejora la remineralización del esmalte, y que algunos quesos duros evitan que el azúcar de la alimentación disminuya el pH de la placa. Estos efectos pueden deberse a la activación de saliva protectora y a la liberación de calcio y fósforo del queso durante la masticación (7). Esto supone que ciertos alimentos pueden proteger específicamente el esmalte dental de los efectos de los azúcares de otros alimentos.

La adherencia de los alimentos con almidón a los dientes contribuye a la cariogénesis. Los alimentos procesados con alto contenido en almidón tienden a adherirse a los dientes durante períodos prolongados y, por tanto, pueden contribuir de forma desproporcionada a la formación de caries (8). Los cereales refinados y procesados contienen almidón modificado susceptible a la acción de la amilasa salival. El resultado es la liberación de maltosa, y su fermentación reduce el pH de la placa y contribuye a la desmineralización. Hay que destacar que el almidón alimentario presente en los vegetales no es cariógeno. Parece que los almidones complejos consumidos en una dieta baja en azúcares tienen escasa cariogenicidad, mientras que los almidones procesados que se encuentran típicamente en la alimentación actual, combinados con un alto consumo de azúcar, son particularmente inductores de caries (9,10).

La frecuencia de las comidas o tentempiés que contienen almidón o azúcar se correlaciona directamente con la formación de caries. Los alimentos que se adhieren a los dientes y que se consumen entre comidas aumentan el riesgo de forma particular. La secuencia de los alimentos también influye. Cuando los alimentos que contienen azúcar se consumen al final de una comida o tentempié, producen el descenso más prolongado del pH de la placa. Otros alimentos consumidos después de fuentes de almidón o azúcar pueden atenuar inmediatamente sus efectos.

Aunque el azúcar en solución se adhiere menos a la superficie de los dientes que el azúcar de los sólidos, las bebidas azucaradas se asocian a un mayor riesgo de caries (11,12). El riesgo parece ser más significativo con los refrescos y las bebidas en polvo con azúcar, mientras que los zumos de fruta 100% naturales pueden ser ligeramente menos cariógenos (12,13). El consumo de refrescos puede comprometer la salud dental con independencia de los efectos cariógenos del azúcar; el ácido fosfórico puede ejercer una influencia erosiva sobre el esmalte (11,14).

Alimentación materna y flora bucal

Hay datos que demuestran que el desarrollo de caries en niños menores de 5 años está significativamente afectado por el consumo de grasas y azúcares de sus madres durante la gestación (15). En un estudio de 315 parejas japonesas de madres e hijos se detectó un riesgo significativamente menor de caries dental infantil entre las madres que consumían más queso, pero no leche u otros productos lácteos, durante el embarazo (16). En estudios recientes se sugiere que existe una asociación entre las concentraciones prenatales de vitamina D (25-hidroxivitamina D) en las madres y la aparición de caries de la primera infancia (ECC), y que las concentraciones bajas detectadas en la sangre prenatal y del cordón umbilical tienen un efecto positivo sobre el riesgo (17). La salud bucodental de la madre durante el embarazo (18,19) y la flora bucal en el puerperio también pueden desempeñar un papel. Se cree que la principal fuente de transmisión de *S. mutans* a los niños pequeños es a través de la saliva de su madre u otro cuidador, lo que suele ocurrir en los dos años siguientes a la erupción de los dientes (20).

Edulcorantes artificiales en bebidas populares

Los posibles beneficios de los edulcorantes artificiales están siendo investigados (v. cap. 42). Aunque son menos cariógenos debido a su falta de azúcar (21), los sustitutos del azúcar, como el xilitol utilizado en los chicles y el aspartamo utilizado en refrescos alimentarios, pueden generar una falsa seguridad, puesto que la gente puede creer automáticamente que los productos sin azúcar son seguros para los dientes (22). Los refrescos alimentarios que son ácidos, y que generalmente contienen aspartamo, pueden ser tan perjudiciales para los dientes como las variedades no alimentarias; el contenido de ácido contribuye directamente a la desmineralización (22,23). Un proceso similar parece ocurrir con las bebidas energéticas y, en mucho menor grado, con las bebidas deportivas. En un estudio, en el que se sumergieron dientes en una variedad de bebidas deportivas y energéticas populares, se mostró un grado desproporcionado de disolución del esmalte. Las bebidas energéticas tenían cifras de acidez titulable significativamente más altas (pH más bajos) y una disolución del esmalte significativamente mayor (dos veces más alta) que las bebidas deportivas. La alta acidez titulable de las bebidas es un factor predictivo significativo de la disolución del esmalte. Por tanto, la pérdida de peso del esmalte varía inversamente con el pH de la bebida (24).

Las bebidas energéticas se consumen ampliamente en todo el mundo, pero se sabe poco sobre su efecto sobre la salud bucodental. En un estudio, se seleccionaron cinco marcas de bebidas energéticas (Lucozade®, Red Bull®, Monster®, Rockstar® y Relentless®), que representan el 75% del mercado de bebidas energéticas en el Reino Unido, y se analizó su pH y su contenido de azúcar. Las cinco bebidas energéticas estudiadas tenían valores de pH inferiores al valor crítico (5.5) asociado a la erosión dental; el pH más bajo era de 2.72 (Lucozade®), y el más alto, de 3.37 (Monster®). Las bebidas también contenían cantidades excesivas de azúcares libres, que oscilaban entre 25.5 g (Red Bull®) y 69.2 g (Rockstar®). Las diferencias en el contenido de azúcar se explicaron principalmente por el tamaño de las porciones. Además, se observó que las bebidas energéticas contenían varios ácidos que también están relacionados con la salud bucodental. Los investigadores concluyeron que el consumo de bebidas energéticas puede contribuir a la erosión dental (25).

Alcoholes del grupo de los azúcares

Los alcoholes del grupo de los azúcares, como el manitol y el sorbitol, se fermentan más lentamente que los monosacáridos y los disacáridos, y son menos cariógenos, aunque parece que se produce una aclimatación bacteriana si la ingesta habitual es elevada. La lactosa no parece ser cariógena, y el consumo de leche se asocia a un riesgo ligeramente menor de caries (26).

Se han estudiado ampliamente algunos sustitutos del azúcar, como el xilitol, un alcohol del grupo de los azúcares de cinco carbonos que ha demostrado tener efectos antibacterianos específicos para *S. mutans* al comprometer su metabolismo y colonización. Estudios controlados han demostrado que varias exposiciones diarias a chicles con alto contenido en xilitol o a otras golosinas que lo contenían inhibían significativamente la prevalencia e incidencia de la caries. La mayor reducción de las lesiones se produjo en las superficies lisas de los dientes, mientras que las fisuras y las fosas fueron las menos afectadas (2).

Mientras que se ha demostrado que el chicle endulzado con xilitol inhibe el crecimiento de *S. mutans* tanto en niños (27) como en adultos (28), el *Xylitol for Adult Caries Trial* (X-ACT), en un estudio de intervención doble ciego y controlado con placebo de 33 meses de duración, en el que se probó la eficacia del uso diario de pastillas de xilitol (hasta 5 g/día) frente al uso de pastillas de placebo para prevenir la caries en adultos con alto riesgo de padecerla, no se mostraron diferencias significativas entre la prevalencia de caries en los grupos de intervención y de placebo (29). Por tanto, actualmente no se recomienda el uso del xilitol para la prevención de la caries. Un sustituto del azúcar más prometedor que se ha investigado para prevenir la caries dental es el eritritol.

En un ensayo de intervención de tres años de duración en el que se evaluaron las placas dentales de niños de 7 y 8 años que masticaban caramelos con eritritol frente a caramelos con xilitol o sorbitol, se observó que el grupo de intervención tenía un menor crecimiento de la placa, menores concentraciones de ácido acético y ácido propiónico en la placa, y menores recuentos bucales de *S. mutans* (30). En una revisión bibliográfica de 2016 se encontraron pruebas que demostraban una mayor eficacia del eritritol en comparación con el sorbitol y el xilitol para mejorar y mantener la salud bucodental (31).

Pasta de dientes con flúor

Los estudios han demostrado desde hace tiempo que cepillarse sistemáticamente con una pasta dental con flúor al menos dos veces al día es beneficioso para la prevención de la caries (32,33). En una revisión Cochrane actualizada que incluyó 96 estudios publicados entre 1955 y 2014, los investigadores compararon los efectos de los dentífricos con diferentes concentraciones de flúor (partes por millón [ppm]) en la prevención de la caries dental en niños, adolescentes y adultos.

Se analizaron los estudios controlados aleatorizados que compararon el cepillado de dientes con pasta dental con flúor con el cepillado de dientes con una pasta dental sin flúor o con una pasta dental de diferente concentración de flúor, con un período de seguimiento de al menos 1 año. El principal resultado fue el incremento de la caries, medido por el cambio, respecto a la línea basal, en las superficies cariadas, ausentes y obturadas en todos los dientes permanentes o primarios. Los investigadores observaron que, en dientes primarios de los niños pequeños, el cepillado de los dientes con un dentífrico que contenía 1 500 ppm de flúor reducía la cantidad de caries nuevas en comparación con el dentífrico sin flúor; la cantidad de caries nuevas era similar con 1 055 ppm en comparación con 550 ppm de dentífrico con flúor; y había una ligera reducción de la cantidad de caries nuevas con dentífrico con 1 450 ppm en comparación con el dentífrico con 440 ppm de flúor (34). Con respecto a los dientes permanentes de los niños y adolescentes, los investigadores observaron que había menos caries nuevas cuando se cepillaban los dientes con una pasta dental que contenía 1 000 a 1 250 ppm o de 1 450 a 1 500 ppm de flúor, en comparación con la pasta dental sin flúor, y que el cepillado con una pasta dental de 1 450 a 1 500 ppm de flúor reducía la cantidad de caries nuevas más que la pasta dental con 1 000 a 1 250 ppm. La cantidad de caries nuevas fue similar cuando los niños y adolescentes utilizaron una pasta dental de 1 700 a 2 200 ppm o de 2 400 a 2 800 ppm de flúor, en comparación con la que contenía 1 450 a 1 500 ppm. Las pruebas de los efectos de otras concentraciones de pasta de dientes eran menos seguras (34).

Insuficiencias nutricionales tempranas

Durante el desarrollo de los dientes, la desnutrición proteico-calórica puede retrasar la erupción de los dientes y reducir su tamaño. Las insuficiencias especialmente relevantes para el desarrollo, la reparación y el mantenimiento de los dientes son las de folato y otras vitaminas del complejo B, vitaminas A, C y D, calcio, flúor y proteínas (35). La insuficiencia de vitamina A durante el desarrollo provoca malformación de los dientes. Las insuficiencias de vitamina D, calcio o fósforo perjudican a la mineralización de los dientes. La disponibilidad de flúor en cantidad suficiente, pero no excesiva, fortalece el esmalte dental; el exceso motea los dientes. Sin embargo, en algunos niños, los considerados de alto riesgo de sufrir caries, los beneficios para la salud de la prevención de la caries superan el riesgo de fluorosis (36). La carencia de yodo retrasa la erupción de los dientes y altera los patrones de crecimiento. La desnutrición proteica y calórica, y las insuficiencias de vitaminas A y D, calcio, flúor y yodo intervienen en el desarrollo de la caries. La carencia de vitamina C se ha relacionado con la alteración en el desarrollo de los dientes y, posiblemente, con la aparición de caries.

En Perú se han llevado a cabo varios estudios sobre la nutrición y la caries dental, en los que los investigadores han observado que un episodio de desnutrición leve a moderado durante el primer año de vida se asocia a un aumento de la caries tanto en los dientes primarios como en los permanentes. En otro estudio se observó que el retraso en el crecimiento era un indicador de riesgo significativo de caries en los dientes permanentes durante un período de tres años y medio, con independencia de otros factores de riesgo bien conocidos para el desarrollo de la caries. Otro estudio no encontró correlación alguna entre el estado nutricional y la caries dental, mientras que en otros se ha documentado una posible conexión entre la desnutrición, los defectos del esmalte y la erosión dental (37).

Obesidad

La obesidad infantil y adolescente es otro posible factor que contribuye a la formación de caries dentales, ya que se ha asociado a una erupción más temprana de los dientes en los niños y a una mayor inflamación gingival, respectivamente (38). La rotura más temprana de los dientes puede hacer que los niños tengan un mayor riesgo de presentar caries debido al mayor tiempo de exposición en la cavidad bucal (39). Los indicios de una mayor inflamación gingival en los adolescentes obesos son una menor tasa de secreción salival y mayores concentraciones de inmunoglobulina A secretora (IgAs). Se trata de un importante problema de salud pública, ya que las tasas de obesidad entre niños, adolescentes y adultos han alcanzado niveles epidémicos (v. cap. 5). En un estudio de casos y controles, se seleccionó una muestra de 71 adolescentes obesos (con edades comprendidas entre los 11 y los 18 años) y 54 adolescentes de peso normal emparejados por edad y sexo para comparar los indicadores de salud bucodental: caries dental, estado periodontal y desgaste dental erosivo (DDE). Los grupos se definieron utilizando el índice de masa corporal y las curvas de crecimiento de los adolescentes flamencos. Los participantes obesos comunicaron una ingesta significativamente mayor de alimentos ricos en azúcar y calóricos que el grupo de peso normal. El consumo de bebidas ácidas fue similar. Los adolescentes obesos presentaron una incidencia significativamente mayor de caries, gingivitis y placa,

aunque tras ajustar por edad y sexo, la obesidad se asoció significativamente solo a la presencia de placa dental. La prevalencia de DDE no difirió significativamente entre los grupos (40).

Caries del biberón

Los lactantes y los niños pequeños de entre uno y dos años tienen riesgo de sufrir la denominada caries del biberón (41), que se produce cuando se les deja dormir tomando leche o fórmula de un biberón. La acumulación de líquido azucarado alrededor de los dientes produce un patrón característico, y a veces grave, de caries. Esta afección se evita limitando la ingesta de líquidos por la noche y a la hora de la siesta, una vez que han salido los dientes. Aparentemente, la leche materna humana no es cariógena (42,43), mientras que se demostró que la leche de vaca y las fórmulas infantiles (tanto a base de leche como de soja) inducen erosión del esmalte y concentraciones más elevadas de lactobacilos en los participantes en el estudio y, por tanto, se consideran cariógenas (44,45). En un metaanálisis reciente se ha observado que la lactancia materna es más eficaz para prevenir la caries dental en la primera infancia que la alimentación con biberón (46).

Adultos mayores

Los factores físicos y psicosociales hacen que los adultos de edad avanzada tengan un riesgo especialmente alto de sufrir una nutrición deficiente. Sus patrones alimentarios suelen ser monótonos, con un bajo contenido energético y de nutrimentos, e insuficientes en calcio, zinc, magnesio, hierro, vitaminas D, E, B_6 y B_{12}, tiamina, ácido fólico, retinol y carotenos. El mal estado de la salud bucodental es una de las causas más frecuentes de malnutrición debido a su efecto sobre la masticación y la deglución, lo que puede provocar graves insuficiencias en la ingesta de energía y nutrimentos. Los datos sobre la salud bucodental de los adultos mayores muestran una elevada prevalencia de caries y enfermedad periodontal moderada, edentulismo frecuente, y numerosos casos de sequedad bucal y cáncer bucal, lo que tiene efectos muy negativos en la calidad de vida (47).

El estado nutricional deficiente de los adultos mayores es también un factor de riesgo para que aparezca fragilidad. Para examinar la posible asociación entre la salud bucodental y la fragilidad en adultos mayores hospitalizados, se realizó un estudio transversal de 168 pacientes geriátricos internos mayores de 65 años. Se evaluó la bucodental, la nutrición y la fragilidad mediante herramientas previamente validadas: el *Geriatric Oral Health Assessment Index*

(GOHAI), la *Mini Nutrition Assessment* (MNA) y la *Reported Edmonton Frailty Scale* (REFS). Otros datos recogidos fueron los demográficos, las comorbilidades, el nivel de educación, y los antecedentes de tabaquismo y consumo de alcohol. Después de ajustar la nutrición y las comorbilidades, se observó que la salud bucal autodeclarada tenía una asociación negativa independiente con la fragilidad ($p = 0.019$) (48).

La retracción de las encías también hace que los adultos mayores tengan riesgo de sufrir caries debido a las superficies expuestas de las raíces de los dientes. Estas superficies carecen de esmalte y pueden presentar caries a un ritmo acelerado. Los alimentos implicados en ello son las bebidas azucaradas y los almidones. El cuidado de las encías es fundamental para la prevención de esta afección. Se cree que la gingivitis, la inflamación de las encías, y la periodontitis (un proceso infeccioso más grave que afecta el sistema de inserción del diente) están influidas por el estado nutricional, pero los datos de asociaciones específicas son todavía limitados (49). Dado que ambos procesos son infecciosos e inflamatorios, es probable que la adecuación nutricional con respecto a la función inmunitaria (v. cap. 11) intervenga en la salud de las encías y los tejidos periodontales de forma indirecta, si no directa. Las pruebas de que la enfermedad periodontal se correlaciona con la inflamación sistémica y contribuye a afecciones como la ateroesclerosis coronaria, el síndrome metabólico y la hipertensión son ahora convincentes (50,52).

Además, la diabetes *mellitus*, una enfermedad muy extendida en todo el mundo, se asocia a la progresión de la enfermedad periodontal, incluido un mayor número de superficies radiculares expuestas con riesgo de caries radicular, lo que hace que los diabéticos tengan un riesgo aún mayor de infección sistémica y complicaciones microvasculares (53-55). Es probable que una higiene bucal adecuada en esta población sea beneficiosa, ya que algunos investigadores están observando una correlación entre el número de caries identificadas y la hiperglucemia en las poblaciones estudiadas (56). La caries y la pérdida de piezas dentales afectan al estado de nutrición (57-59). Alrededor del 19 % de los adultos de 65 años o más eran edéntulos entre 2011 y 2012. El edentulismo era dos veces más frecuente entre los adultos de 75 años o más, en comparación con los de 65 a 74 años, si bien se observó escasa diferencia en la prevalencia del edentulismo entre hombres y mujeres (60).

Muchos medicamentos reducen la producción de saliva (61), y por esta razón, hasta el 50 % de los adultos de edad avanzada tienen reducciones de la producción de saliva inducidas de forma yatrógena. La disminución de la saliva puede acelerar la caries dental e interferir en el funcionamiento de las prótesis dentales si ya están colocadas. La estimulación de la saliva mediante el uso de chicles que contengan xilitol puede ser útil (62).

Variantes génicas relevantes para la dentición

Hay datos que señalan que algunas personas son genéticamente resistentes a presentar caries a pesar de seguir una alimentación altamente cariógena. Parece que hay variaciones génicas que influyen en las diferencias en la percepción del sabor y en los hábitos alimentarios, lo que a su vez afecta al riesgo de desarrollar caries (63). Polimorfismos comunes en los genes del receptor del sabor dulce (*TAS1R2*) y del transportador de glucosa (*GLUT2*) se asocian a la caries dental según un estudio de cohortes de 80 individuos caucásicos sanos de entre 21 y 32 años. Se determinó el genotipo de los polimorfismos mencionados, se estratificó a los participantes en cuatro grupos y se evaluó la presencia de caries dental.

Los portadores del alelo *Ile* para *GLUT2* presentaban mayores cantidades de DMFT, mientras que los que tenían el alelo *Val* para *TAS1R2* mostraron menores puntuaciones de caries (64). En otro estudio de casos y controles se analizaron los mismos dos polimorfismos en niños con caries y controles sanos de la población checa, con 637 niños caucásicos no emparentados, de 11 a 13 años. Se reunieron 155 niños sin caries y 482 niños con antecedentes de caries dental. En comparación con los que presentaban el alelo común *Thr*, los portadores del alelo *Ile* de *GLUT2* tenían una frecuencia significativamente mayor de caries dental ($p < 0.05$; OR = 1.639; IC del 95 %, 1.089-2.466). Del mismo modo, los niños con el alelo *Val* para el polimorfismo *TAS1R2 Ile191Val* se vieron afectados por caries con mayor frecuencia que los niños portadores del alelo *Ile* ($p < 0.05$; OR = 1.413; IC del 95 %, 1.014-1.969) (65). Esta investigación indica que hay factores genéticos importantes que deben tenerse en cuenta a la hora de evaluar y atender a los pacientes con caries dental (64), pero que también existen factores ambientales y culturales que influyen en la percepción del gusto y que pueden confundir los resultados (63). Está claro que es necesario seguir investigando en este ámbito.

▨ NUTRIMENTOS, PRODUCTOS NUTRICÉUTICOS Y ALIMENTOS FUNCIONALES

Calcio y vitamina D

La ingesta adecuada de vitamina D y calcio puede ser necesaria para el mantenimiento de unos dientes sanos. Se sabe que la caries dental y la insuficiencia de vitamina D afectan a los niños de todo el mundo. Esta desempeña un papel fundamental en la formación de los dientes. Cada vez hay más datos que relacionan una concentración sérica subóptima de vitamina D con la caries dental en los niños (66). Al examinar la relación entre el estado de esta vitamina y la caries dental en 1 017 niños canadienses en edad escolar, los investigadores observaron que la presencia de caries se asociaba a concentraciones bajas (< 75 nmol/L) y (< 50 nmol/L) de 25(OH) vitamina D, a un menor nivel educativo en el hogar, a la ausencia de cepillado dos veces al día y a la visita anual al dentista (67).

En otro estudio realizado con adultos, los investigadores evaluaron las alimentaciones de 106 mujeres alrededor de los 20 años en cuanto al consumo de proteínas, calcio y vitamina D. Las que presetaban puntuaciones más altas para el desarrollo de caries mostraban concentraciones de calcio y vitamina D significativamente menores, y una ingesta de proteínas y un consumo de refrescos diario significativamente más elevados (68).

Fluoruro

Los datos que señalan una reducción de la tasa de caries dental en todo el mundo atribuible a la fluoración del agua y los dentífricos son irrefutables. La fluoración del agua es la intervención de salud pública más ampliamente adoptada, y llega a más de 370 millones de personas en 27 países. En muchos estudios se ha observado la eficacia y la seguridad de la fluoración del agua, con la excepción de la fluorosis dental como posible efecto secundario. En un metaanálisis Cochrane se incluyeron 107 estudios con un promedio estimado del 35 % de prevención de lesiones de caries en la dentición primaria (dientes cariados, perdidos y obturados [DMFT, *decayed, missing, and filled teeth*]), el 26 % de prevención de lesiones en los dientes permanentes (DMFT) y el 15 % de prevención de cualquier lesión nueva (prevención de la enfermedad primaria). Sin embargo, 72 de los estudios se llevaron a cabo antes de que se generalizara el uso de pastas dentales con flúor, si bien la prevención mediante el uso de esas pastas dentales es independiente de la exposición al agua fluorada; por tanto, cabe esperar un beneficio combinado (2).

El fluoruro se incorpora a la hidroxiapatita de los dientes, lo que hace que el mineral dental sea menos propenso a la desmineralización. El flúor también inhibe la replicación y las enzimas de *S. mutans*. Una disminución sustancial del riesgo de caries, tanto en niños como en adultos, se asocia con el flúor a una dosis de una parte por millón en el agua potable. Esta dosis, estudiada ampliamente, no se asocia a

efecto adverso conocido alguno para la salud, aunque los críticos de la fluoración sistémica afirman que es la causa del aumento de las tasas de osteosarcoma, osteopenia y otros trastornos del metabolismo óseo. Estas afirmaciones no están respaldadas por los datos epidemiológicos actuales (69,70).

Se requiere un cuidadoso equilibrio entre la prevención de la caries dental con flúor y el desarrollo de fluorosis para maximizar el beneficio de este compuesto. Los tratamientos con flúor de las fuentes de agua pública, la sal de mesa, la pasta de dientes fluorada, los sellantes e incluso la leche se recomiendan tanto para los niños como para los adultos, ya que se ha comprobado que son medios seguros y eficaces para disminuir el riesgo de caries dental (71-76). La incorporación de fluoruro al hueso esquelético también puede ser beneficiosa (v. cap. 14).

El agua embotellada, cada vez más utilizada en Estados Unidos, puede tener o no una concentración adecuada de fluoruro (77). Cuando el agua no está fluorada, está indicada la administración de suplementos de flúor a los niños (en forma de comprimidos, gotas o pastillas); la dosis recomendada es de 0.05 mg/kg/día (78). Se recomienda la administración de suplementos de flúor a los lactantes alimentados con leche materna después de los 6 meses, a partir de esa edad, ya que el contenido de fluoruro de la leche materna es escaso. El beneficio de la administración de suplementos prenatales es dudoso (79). Dado que los niños pequeños se tragan una parte de la pasta de dientes utilizada, se deben dispensar pequeñas cantidades para evitar una ingesta excesiva de flúor. En una revisión sistemática realizada por Santos, Oliviera y Nadanovsky se observó que los dentífricos con escaso contenido en flúor aumentaban significativamente el riesgo de caries dental en preescolares, pero no disminuían el riesgo de desarrollar secuelas de fluorosis en los dientes permanentes anteriores superiores. Los autores no recomiendan el uso de pastas dentales con bajo contenido en flúor por estos motivos (80).

Arándanos

El arándano (*Vaccinium macrocarpon*), una fruta promocionada desde hace tiempo como tratamiento para las infecciones del tracto urinario, está siendo investigado actualmente por sus posibles características preventivas en relación con la caries dental. En un estudio reciente, se cultivó una biopelícula de *S. mutans-Candida albicans* en discos de hidroxiapatita recubiertos de saliva que se trataron con extractos de arándanos de 500 μg/mL a 1 000 μg/mL. Después de 24 h, se evaluó la acidogenicidad, la actividad metabólica, los exopolisacáridos (EPS) o biovolúmenes microbianos, la organización estructural y el recuento de unidades formadoras de colonias (UFC) en las biopelículas. Los resultados mostraron que los extractos produjeron reducciones significativas de la acidogenicidad y la actividad metabólica ($p < 0.0001$), en comparación con las biopelículas tratadas como control. También se observó una disminución significativa de los biovolúmenes de EPS ($p = 0.003$) y de los componentes microbianos de la biopelícula ($p = 0.007$). La evaluación cualitativa de las imágenes confocales de la biopelícula reveló que el extracto de arándano rojo alteró la arquitectura estructural de la biopelícula. Por último, se recuperaron significativamente menos UFC de S. mutans ($p = 0.006$) y C. albicans ($p = 0.036$) de las biopelículas tratadas con arándanos que de las tratadas como control (81).

En estudios anteriores, los polifenoles de estos pequeños frutos, entre los que se encuentran proantocianidinas y antocianidinas, mostraron inhibición de la adhesión bacteriana de los estreptococos a las bolitas de hidroxiapatita tratadas previamente con saliva (82). En otros estudios también se sugirió que los extractos de arándano rojo impiden la formación de biopelículas por parte de estreptococos cariógenos, lo que implica que los extractos de arándano rojo frenan el desarrollo de la placa dental (83,84). Entre otros efectos, también se cree que el extracto de arándano rojo inhibe la producción de ácido por parte de bacterias cariógenas, así como sus actividades proteolíticas, lo que conlleva un menor potencial de desarrollo de caries y enfermedad periodontal (85).

Probióticos

Un campo relativamente nuevo de la bioterapéutica incluye la posibilidad de utilizar la terapia probiótica para la salud bucodental. Se ha demostrado que los probióticos (o microorganismos con beneficios para la salud) disminuyen el pH de la cavidad bucal, de modo que las bacterias de la placa (que generalmente se cree que son especies de *Streptococcus mutans*) no pueden formar la placa dental que causa enfermedad periodontal (86).

En su revisión de los metaanálisis sobre los efectos de los probióticos en los dientes de los niños, Twetman y Stecksén-Blicks encontraron seis estudios que mostraban un efecto obstaculizador sobre los *Streptococcus mutans* y/o la levadura en la boca con la ingesta de probióticos derivados de lactobacilos o bifidobacterias (87). Sin embargo, las distintas cepas pueden tener un potencial cariógeno diferente, como se indica en un estudio en el que se comparan los efectos de dos cepas diferentes de *Lactobacillus reuteri* en la biopelícula (88). A pesar de estos diferentes efectos, los probióticos producen antioxidantes que previenen la formación de placa al neutralizar los electrones libres necesarios para la formación de nutrimentos inorgánicos (89). Aunque una selección de probióticos ha demostrado sus efectos beneficiosos, los estudios clínicos han utilizado normalmente criterios de valoración sustitutos, como el recuento de S. mutans, el flujo salival, las puntuaciones de la placa o la encía, y la profundidad de la bolsa para evaluar la eficacia. Estos estudios ofrecen una perspectiva prometedora; sin embargo, es necesario realizar más estudios aleatorizados y doblemente ciegos con placebo en lugares específicos de la cavidad bucal (90).

Hierro

En múltiples estudios se ha observado una asociación significativa entre las concentraciones bajas de hierro sérico y la LEC entre los niños (91,92). También se encontró que los niños con más LEC tenían concentraciones bajas de ferritina sérica en un estudio de casos controlados y en otro estudio de población. Posteriormente, estos niños tenían un mayor riesgo de sufrir anemia (93,94), lo que tiene implicaciones para la salud pública, incluidos los efectos permanentes sobre el crecimiento y el desarrollo. Hay que realizar más investigaciones para evaluar la relevancia clínica de las concentraciones bajas de hierro sérico en el desarrollo de la LEC. La anemia ferropénica sigue siendo un importante problema de salud pública pediátrica. La insuficiencia de hierro también se ha asociado a un deterioro de la función de las glándulas salivales que provoca una reducción de la secreción salival y de la capacidad de amortiguación, lo que conduce a un aumento de las caries. En un estudio reciente, los investigadores exploraron la asociación entre la caries dental y las concentraciones séricas de hierro y ferritina en niños de 3 a 12 años. El grupo de estudio incluyó a 120 niños, hospitalizados por problemas médicos no complicados. Se evaluaron los informes sanguíneos para determinar las concentraciones séricas de hierro y ferritina, y se valoraron los antecedentes de caries dental. Treinta y ocho niños mostraban concentraciones bajas de hierro sérico, y de ellos, 31 niños tenían caries dental, y 9 de 15 niños del grupo con concentraciones altas de hierro sérico presentaban caries dental. Se observaron concentraciones altas de ferritina en tres niños, dos de los cuales no tenían caries (95).

Xilitol

Como se ha mencionado anteriormente, el xilitol se ha evaluado como intervención para la caries dental. Resultados recientes de ensayos aleatorizados que prueban la eficacia del xilitol en la prevención de la caries han sido contradictorios (96). *El X-ACT*, un estudio de intervención doble ciego y controlado con placebo de 33 meses de duración, que probó la eficacia del uso diario de pastillas de xilitol (hasta 5 g/día) frente al uso de pastillas de placebo para prevenir la caries en adultos con riesgo elevado de sufrirla, no mostró diferencias significativas entre la prevalencia de caries en los grupos de intervención y de placebo (29). En una revisión sistemática de cinco ensayos controlados y aleatorizados se observó que el xilitol ejercía un pequeño efecto en la reducción de la caries dental (diferencia media estandarizada = -0.24; IC del 95 % = -0.48 a 0.01; $p = 0.06$) con una calidad de las pruebas muy baja y una considerable heterogeneidad. Los estudios con dosis más elevadas de xilitol (>4 g/día) demostraron una reducción media de la caries (diferencia de medias estandarizada = -0.54; IC del 95 % = -1.14 a 0.05; $p = 0.07$), teniendo estos estudios también una considerable heterogeneidad y una calidad de la evidencia muy baja (97). Actualmente, la eficacia del xilitol como preventivo de la caries dental sigue siendo incierta.

Jarabe de maíz con alto contenido de fructosa

Debido a su amplio uso como aditivo alimentario, se ha prestado cada vez más atención a los efectos sobre la salud asociados a un consumo elevado de jarabe de maíz con alto contenido de fructosa (JMAF). Como ya se ha mencionado, se sabe que la sacarosa es el hidrato de carbono más cariógeno porque aumenta significativamente la eficacia de la adhesión y la acumulación de *S. mutans* en la placa. Sin embargo, el JMAF es casi idéntico a la sacarosa, y se encuentra en muchos alimentos y bebidas de consumo habitual, por lo que se plantea la cuestión de si su uso puede ser preferible al de la sacarosa en la prevención de la caries dental. El JMAF es un derivado del almidón de maíz, y es una mezcla de 55 % de fructosa y 45 % de glucosa, mientras que la sacarosa es 50 % de fructosa y 50 % de glucosa.

Se cuenta con escasa información concluyente sobre el efecto cariógeno del JMAF. En un estudio *in vitro* se mostró que el descenso del pH en la biopelícula inoculada con *S. mutans* en presencia de JMAF era significativamente mayor y más rápido que en el medio con sacarosa. Sin embargo, el porcentaje de adherencia de *S. mutans* en medios con JMAF fue significativamente menor en comparación con lo observado en el cultivo con sacarosa (98). En otro estudio *in vitro* que incluía pruebas de desmineralización se mostró que la microdureza de los dientes disminuía en mayor medida en respuesta al JMAF en comparación con la sacarosa (99). Dada la incertidumbre, es necesario realizar más investigaciones, especialmente utilizando condiciones *in vivo*.

ASPECTOS CLÍNICOS DESTACADOS

La alimentación influye en la salud dental a lo largo de toda la vida, y la dentición y la salud bucodental repercuten en la ingesta alimentaria y el estado nutricional, especialmente en los adultos de edad avanzada. La caries dental es una enfermedad compleja y multifactorial en la que la alimentación y la nutrición intervienen en su etiología y progresión. Los factores alimentarios que más se sabe que contribuyen a la caries son el azúcar y otros hidratos de carbono fermentables, así como la frecuencia de exposición a ellos. La incidencia de la caries dental puede reducirse limitando la ingesta de azúcar, evitando los aperitivos azucarados o con almidón, y también las bebidas azucaradas. Además, también son beneficiosos el uso de chicles endulzados con xilitol u otros edulcorantes no fermentables, y el cepillado frecuente con pasta de dientes fluorada para eliminar las partículas de alimentos atrapadas. La adecuación de la alimentación, en general, es importante para optimizar la función inmunitaria y promover el desarrollo saludable de los dientes en los niños y la buena salud bucal en los adultos.

La ingesta de flúor a lo largo de los años influye en gran medida en la susceptibilidad a la caries. El contenido de flúor del agua potable debe abordarse en atención primaria; los médicos deben aconsejar la administración de suplementos cuando el flúor del agua sea bajo en los sistemas de agua locales. Los niños deben ser destetados pasando a una alimentación con un contenido moderado de azúcar y, sobre todo, no se les debe permitir llevar una bebida azucarada a la cama. La atención cuidadosa a la dentición de los adultos que envejecen es esencial para la conservación de los dientes originales, lo que a su vez influye en la adecuación y calidad de la alimentación general.

La terapia probiótica para mantener una microflora óptima, así como las consideraciones clínicas sobre la susceptibilidad genética a la caries, pueden constituir intervenciones novedosas en la atención dental futura.

REFERENCIAS BIBLIOGRÁFICAS

1. Tennert C, Reinmuth AC, Bremer K, et al. An oral health optimized diet reduces the load of potential cariogenic and periodontal bacterial species in the supragingival oral plaque: a randomized controlled pilot study. *MicrobiologyOpen*. 2020;9(8):e1056. doi:10.1002/mbo3.1056

2. Horst JA, Tanzer JM, Milgrom PM. Fluorides and other preventive strategies for tooth decay. *Dent Clin North Am*. 2018;62(2):207–234. doi:10.1016/j.cden.2017.11.003

3. Bowen WH. Dental caries—not just holes in teeth! A perspective. *Mol Oral Microbiol.* 2016;31(3):228–233. doi:10.1111/omi.12132

4. Manji F, Dahlen G, Fejerskov O. Caries and periodontitis: contesting the conventional wisdom on their aetiology. *Caries Res.* 2018;52(6):548–564. doi:10.1159/000488948

5. Philip N, Suneja B, Walsh L. Beyond Streptococcus mutans: clinical implications of the evolving dental caries aetiological paradigms and its associated microbiome. *Br Dent J.* 2018;224(4):219–225. doi:10.1038/sj.bdj.2018.81

6. Zhan L. Rebalancing the caries microbiome dysbiosis: targeted treatment and sugar alcohols. *Adv Dent Res.* 2018;29(1):110–116. doi:10.1177/0022034517736498

7. Ahola AJ, Yli-Knuuttila H, Suomalainen T, et al. Short-term consumption of probiotic-containing cheese and its effect on dental caries risk factors. *Arch Oral Biol.* 2002;47:799–804.

8. Kashket S, Zhang J, Houte JV. Accumulation of fermentable sugars and metabolic acids in food particles that become entrapped on the dentition. *J Dent Res.* 1996;75:1885–1891.

9. Lingstrom P, van Houte J, Kashket S. Food starches and dental caries. *Crit Rev Oral Biol Med.* 2000;11:366–380.

10. Larsen CS. Biological changes in human populations with agriculture. *Annu Rev Anthropol.* 1995;24,185–213.

11. Levine RS, Nugent ZJ, Rudolf MC, et al. Dietary patterns, toothbrushing habits and caries experience of schoolchildren in West Yorkshire, England. *Community Dent Health.* 2007;24(2):82–87.

12. Dugmore CR, Rock WP. A multifactorial analysis of factors associated with dental erosion. *Br Dent J.* 2004;196;283–286.

13. Marshall TA, Levy SM, Broffitt B, et al. Dental caries and beverage consumption in young children. *Pedatrics.* 2003;112:e184–e191.

14. Van Eygen I, Vannet BV, Wehrbein H. Influence of a soft drink with low pH on enamel surfaces: an in vitro study. *Am J Orthod Dentofacial Orthop.* 2005;128:372–377.

15. Wigen TI, Wang NJ. Maternal health and lifestyle, and caries experience in preschool children. A longitudinal study from pregnancy to age 5 yr. *Eur J Oral Sci.* 2011;119(6):463–468.

16. Tanaka K, Miyake Y, Sasaki S, et al. Dairy products and calcium intake during pregnancy and dental caries in children. *Nutr J.* 2012;11:33.

17. Singleton R, Day G, Thomas T, et al. Association of maternal vitamin D deficiency with early childhood caries. *J Dent Res.* 2019;98(5):549–555. doi:10.1177/0022034519834518

18. Boggess KA, Edelstein BL. Oral health in women during preconception and pregnancy: implications for birth outcomes and infant oral health. *Matern Child Health J.* 2006;10(suppl 1):169–174.

19. Boggess KA. Maternal oral health in pregnancy. *Obstet Gynecol.* 2008;111(4):976–986.

20. Köhler B, Andréen I. Influence of caries-preventive measures in mothers on cariogenic bacteria and caries experience in their children. *Arch Oral Biol.* 1994;39(10):907–911. doi:10.1016/0003-9969(94)90023-x

21. Forshee RA, Storey ML. Evaluation of the association of demographics and beverage consumption with dental caries. *Food Chem Toxicol.* 2004;42:1805–1816.

22. Nadimi H, Wesamaa H, Janket SJ, et al. Are sugar-free confections really beneficial for dental health? *Br Dent J.* 2011;211(7):E15. doi:10.1038/sj.bdj.2011.823

23. Thomas B. *Nutrition in primary care. A handbook for health professionals.* Oxford, UK: Blackwell Science, 1996.

24. Jain P, Hall-May E, Golabek K, et al. A comparison of sports and energy drinks—Physiochemical properties and enamel dissolution. *Gen Dent.* 2012;60(3):190–197.

25. Clapp O, Morgan MZ, Fairchild RM. The top five selling UK energy drinks: implications for dental and general health.

Br Dent J. 2019;226(7):493–497. doi:10.1038/s41415-019-0114-0

26. Moynihan PJ. The role of diet and nutrition in the etiology and prevention of oral diseases. *Bull World Health Organ.* 2005;83:694–699.

27. Makinen K, Bennett C, Hujoel P, et al. Xylitol chewing gums and caries rates: a 40-month cohort study. *J Dent Res.* 1995;74:1904–1913.

28. Haresaku S, Hanioka T, Tsutsui A, et al. Long-term effect of xylitol gum use on mutans streptococci in adults. *Caries Res.* 2007;41:198–203.

29. Bader JD, Vollmer WM, Shugars DA, et al. Results from the Xylitol for Adult Caries Trial (X-ACT). *J Am Dent Assoc.* 2013;144(1):21–30.

30. Runnel R, Mäkinen KK, Honkala S, et al. Effect of three-year consumption of erythritol, xylitol and sorbitol candies on various plaque and salivary caries-related variables. *J Dent.* 2013;41(12):1236–1244. doi:10.1016/j.jdent.2013.09.007

31. Cock P, Mäkinen K, Honkala E, Saag M, Kennepohl E, Eapen A. Erythritol is more effective than xylitol and sorbitol in managing oral health endpoints. *Int J Dent.* 2016;2016:9868421. doi:10.1155/2016/9868421

32. American Academy of Pediatric Dentistry Council on Clinical Affairs. *Guideline on caries-risk assessment and management for infants, children, and adolescents. Council on clinical affairs.* Revised 2011. http://www.aapd.org/media/Policies_Guidelines/G_CariesRiskAssessment.pdf. Accessed on January 14, 2013.

33. Gibson S, Williams S. Dental caries in pre-school children: association with social class, toothbrushing habit and consumption of sugars and sugar-containing foods. Further analysis of data from the National Diet and Nutrition Survey of children aged 1.5–4.5 years. *Caries Res.* 1999;33:101–113.

34. Walsh T, Worthington HV, Glenny AM, Marinho VC, Jeronic A. Fluoride toothpastes of different concentrations for preventing dental caries. *Cochrane Database Syst Rev.* 2019;3(3):CD007868. Published 2019 Mar 4. doi:10.1002/14651858.CD007868.pub3

35. Pflipsen M, Zenchenko Y. Nutrition for oral health and oral manifestations of poor nutrition and unhealthy habits. *Gen Dent.* 2017;65(6):36–43.

36. Wong MCM, Glenny A-M, Tsang BWK, et al. Topical fluoride as a cause of dental fluorosis in children. *Cochrane Database Syst Rev.* 2010;(1):CD007693. doi:10.1002/14651858.CD007693.pub2

37. Castillo JL, Palma C, Cabrera-Matta A. Early childhood caries in Peru. *Front Public Health.* 2019;7:337. Published 2019 Nov 15. doi:10.3389/fpubh.2019.00337

38. Fadel HT, Pliaki A, Gronowitz E, et al. Clinical and biological indicators of dental caries and periodontal disease in adolescents with or without obesity. *Clin Oral Investig.* 2014;18(2):359–368.

39. Must A, Phillips SM, Tybor DJ, et al. The association between childhood obesity and tooth eruption. *Obesity (Silver Spring).* 2012; 20(10):2070–2074. doi:10.1038/oby.2012.23

40. Marro F, De Smedt S, Rajasekharan S, Martens L, Bottenberg P, Jacquet W. Associations between obesity, dental caries, erosive tooth wear and periodontal disease in adolescents: a case-control study [published online ahead of print, 2020 May 18]. *Eur Arch Paediatr Dent.* 2020. doi:10.1007/s40368-020-00534-w

41. Sonis A, Castle J, Duggan C. Infant nutrition: implications for somatic growth, adult onset disease, and oral health. *Curr Opin Pediatr.* 1997;9:289–297.

42. Erickson P, Mazhari E. Investigation of the role of human breast milk in caries development. *Pediatr Dent.* 1999;21:86–90.

43. World Health Organization. Diet, nutrition and the prevention of chronic diseases. WHO Technical Report Series, No. 916. Geneva, Switzerland: World Health Organization, 2003.

44. de Mazer Papa AM, Tabchoury CP, Del Bel Cury AA, et al. Effect of milk and soy-based infant formulas on in situ demineralization of human primary enamel. *Pediatr Dent.* 2010;32(1):35–40.

45. Muñoz-Sandoval C, Muñoz-Cifuentes MJ, Giacaman RA, et al. Effect of bovine milk on *Streptococcus mutans* biofilm cariogenic properties and enamel and dentin demineralization. *Pediatr Dent.* 2012;34(7):197–201.

46. Avila WM, Pordeus IA, Paiva SM, Martins CC. Breast and bottle feeding as risk factors for dental caries: a systematic review and meta-analysis. *PLoS One.* 2015;10(11):e0142922. Published 2015 Nov 18. doi:10.1371/journal.pone.0142922

47. Gil-Montoya JA, de Mello AL, Barrios R, Gonzalez-Moles MA, Bravo M. Oral health in the elderly patient and its impact on general well-being: a nonsystematic review. *Clin Interv Aging.* 2015;10:461–467. Published 2015 Feb 11. doi:10.2147/CIA. S54630

48. Shwe PS, Ward SA, Thein PM, Junckerstorff R. Frailty, oral health and nutrition in geriatrics inpatients: a cross-sectional study. *Gerodontology.* 2019;36(3):223–228. doi:10.1111/ger.12397

49. Enwonwu CO, Phillips RS, Falkler WA Jr. Nutrition and oral infectious diseases: state of the science. *Compend Contin Educ Dent.* 2002;23:431–434.

50. Bensley L, VanEenwyk J, Ossiander EM. Associations of self-reported periodontal disease with metabolic syndrome and number of self-reported chronic conditions. *Prev Chronic Dis.* 2011;8(3):A50.

51. Humphrey LL, Fu R, Buckley DI, et al. Periodontal disease and coronary heart disease incidence: a systematic review and meta-analysis. *J Gen Intern Med.* 2008;23(12):2079–2086.

52. Tonetti MS. Periodontitis and risk for atherosclerosis: an update on intervention trials. *J Clin Periodontol.* 2009;36(suppl 10):15–19.

53. Bajaj S, Prasad S, Gupta A, et al. Oral manifestations in type-2 diabetes and related complications. *Indian J Endocrinol Metab.* 2012;16(5):777–779. doi:10.4103/2230-8210.100673

54. Garton BJ, Ford PJ. Root caries and diabetes: risk assessing to improve oral and systemic health outcomes. *Aust Dent J.* 2012;57(2):114–122. doi:10.1111/j.1834-7819.2012.01690.x

55. Tu YK, D'Aiuto F, Lin HJ, et al. Relationship between metabolic syndrome and diagnoses of periodontal diseases among participants in a large Taiwanese cohort. *J Clin Periodontol.* 2013;40(11):994–1000. doi:10.1111/jcpe.12157

56. Lalla E, Cheng B, Kunzel C, et al. Dental findings and identification of undiagnosed hyperglycemia. *J Dent Res.* 2013;92(10):888–892. doi:10.1177/0022034513502791

57. Ettinger R. Changing dietary patterns with changing dentition: how do people cope? *Spec Care Dent.* 1998;18:33–39.

58. Papas A, Palmer C, Rounds M, et al. The effects of denture status on nutrition. *Spec Care Dent.* 1998;18:17–25.

59. Walls AW, Steele JG, Sheiham A, et al. Oral health and nutrition in older people. *J Public Health Dent.* 2000;60:304–307.

60. Dye BA, Thornton-Evans G, Li X, Iafolla TJ. *Dental caries and tooth loss in adults in the United States, 2011–2012.* NCHS data brief, no 197. Hyattsville, MD: National Center for Health Statistics. 2015.

61. Barbe AG. Medication-induced xerostomia and hyposalivation in the elderly: culprits, complications, and management. *Drugs Aging.* 2018;35(10):877–885. doi:10.1007/s40266-018-0588-5

62. Makinen KK, Isotupa KP, Kivilompolo T, et al. The effect of polyol-combinant saliva stimulants on S. *mutans* levels in plaque and saliva of patients with mental retardation. *Spec Care Dent.* 2002;22:187–193.

63. Opal S, Garg S, Jain J, Walia I. Genetic factors affecting dental caries risk. *Aust Dent J.* 2015;60(1):2–11. doi:10.1111/adj.12262

64. Kulkarni GV, Chng T, Eny KM, et al. Association of GLUT2 and TAS1R2 genotypes with risk for dental caries. *Caries Res.* 2013;47(3):219–225. doi:10.1159/000345652

65. Izakovicova Holla L, Borilova Linhartova P, Lucanova S, et al. GLUT2 and TAS1R2 polymorphisms and susceptibility to dental caries. *Caries Res.* 2015;49(4):417–424. doi:10.1159/000430958

66. Almoudi MM, Hussein AS, Abu Hassan MI, Schroth RJ. Dental caries and vitamin D status in children in Asia. *Pediatr Int.* 2019;61(4):327–338. doi:10.1111/ped.13801

67. Schroth RJ, Rabbani R, Loewen G, Moffatt ME. Vitamin D and dental caries in children. *J Dent Res.* 2016;95(2): 173–179. doi:10.1177/0022034515616335

68. Antonenko O, Bryk G, Brito G, Pellegrini G, Zeni SN. Oral health in young women having a low calcium and vitamin D nutritional status. *Clin Oral Investig.* 2015;19(6): 1199–1206. doi:10.1007/s00784-014-1343-x

69. Levy M, Leclerc BS. Fluoride in drinking water and osteosarcoma incidence rates in the continental United States among children and adolescents. *Cancer Epidemiol.* 2012;36(2): e83–e88. doi:10.1016/j.canep.2011.11.008

70. Comber H, Deady S, Montgomery E, et al. Drinking water fluoridation and osteosarcoma incidence on the island of Ireland. *Cancer Causes Control.* 2011;22(6):919–924. doi:10.1007/s10552-011-9765-0

71. Palmer CA, Gilbert JA; Academy of nutrition and dietetics. Position of the academy of nutrition and dietetics: the impact of fluoride on health. *J Acad Nutr Diet.* 2012;112(9):1443–1453. doi:10.1016/j.jand.2012.07.012

72. Harding MA, O'Mullane DM. Water fluoridation and oral health. *Acta Med Acad.* 2013;42(2):131–139. doi:10.5644/ama2006-124.81

73. Parnell C, Whelton H, O'Mullane D. Water fluoridation. *Eur Arch Paediatr Dent.* 2009;10(3):141–148.

74. Yengopal V, Chikte UM, Mickenautsch S, et al. Salt fluoridation: a meta-analysis of its efficacy for caries prevention. *SADJ.* 2010;65(2):60–64, 66–67.

75. Mariño R, Fajardo J, Morgan M. Cost-effectiveness models for dental caries prevention programmes among Chilean schoolchildren. *Community Dent Health.* 2012;29(4):302–308.

76. Marinho VC. Cochrane reviews of randomized trials of fluoride therapies for preventing dental caries. *Eur Arch Paediatr Dent.* 2009;10(3):183–191.

77. Warren JJ, Levy SM. Current and future role of fluoride in nutrition. *Dent Clin North Am.* 2003;47:225–243.

78. Tubert-Jeannin S, Auclair C, Amsallem E, et al. Fluoride supplements (tablets, drops, lozenges or chewing gums) for preventing dental caries in children. *Cochrane Database Syst Rev.* 2011;(12):CD007592.

79. Leverett DH, Adair SM, Vaughan BW, et al. Randomized clinical trial of the effect of prenatal fluoride supplements in preventing dental caries. *Caries Res.* 1997;31:174–179.

80. Santos AP, Oliveira BH, Nadanovsky P. Effects of low and standard fluoride toothpastes on caries and fluorosis: systematic review and meta-analysis. *Caries Res.* 2013;47(5):382–390. doi:10.1159/000348492

81. Philip N, Leishman SJ, Bandara H, Walsh LJ. Polyphenol-rich cranberry extracts modulate virulence of *Streptococcus mutans-Candida albicans* biofilms implicated in the pathogenesis of early childhood caries. *Pediatr Dent.* 2019;41(1):56–62.

82. Yamanaka A, Kimizuka R, Kato T, et al. Inhibitory effects of cranberry juice on attachment of oral streptococci and biofilm formation. *Oral Microbiol Immunol.* 2004;19(3):150–154.

83. Duarte S, Gregoire S, Singh AP, et al. Inhibitory effects of cranberry polyphenols on formation and acidogenicity of *Streptococcus mutans* biofilms. *FEMS Microbiol Lett.* 2006; 257(1):50–56.

84. Yamanaka-Okada A, Sato E, Kouchi T, et al. Inhibitory effect of cranberry polyphenol on cariogenic bacteria. *Bull Tokyo Dent Coll.* 2008;49(3):107–112.

85. Bonifait L, Grenier D. Cranberry polyphenols: potential benefits for dental caries and periodontal disease. *J Can Dent Assoc.* 2010;76:a130.

86. Shivamanjunath RG. Benefits of live microorganisms (probiotics) in periodontal health. *Int J Contemp Dent.* 2011;2:97–100.

87. Twetman S, Stecksén-Blicks C. Probiotics and oral health effects in children. *Int J Paediatr Dent.* 2008;18(1):3–10.

88. Jalasvuori H, Haukioja A, Tenovuo J. Probiotic *Lactobacillus reuteri* strains ATCC PTA 5289 and ATCC 55730 differ in their cariogenic properties in vitro. *Arch Oral Biol.* 2012;57(12):1633–1638. doi:10.1016/j.archoralbio.2012.07.014

89. Chopra R, Mathur S. Probiotics in dentistry: a boon or sham. *Dent Res J (Isfahan).* 2013;10(3):302–306.

90. Mahasneh SA, Mahasneh AM. Probiotics: a promising role in dental health. *Dent J (Basel).* 2017;5(4):26. Published 2017 Sep 27. doi:10.3390/dj5040026

91. Tang RS, Huang MC, Huang ST. Relationship between dental caries status and anemia in children with severe early childhood caries. *Kaohsiung J Med Sci.* 2013;29(6):330–336. doi:10.1016/j.kjms.2012.10.003

92. Sadeghi M, Darakhshan R, Bagherian A. Is there an association between early childhood caries and serum iron and serum ferritin levels? *Dent Res J (Isfahan).* 2012;9(3):294–298.

93. Schroth RJ, Levi J, Kliewer E, et al. Association between iron status, iron deficiency anaemia, and severe early childhood caries: a case-control study. *BMC Pediatr.* 2013;13:22.

94. Clarke M, Locker D, Berall G, et al. Malnourishment in a population of young children with severe early childhood caries. *Pediatr Dent.* 2006;28(3):254–259.

95. Venkatesh Babu NS, Bhanushali PV. Evaluation and association of serum iron and ferritin levels in children with dental caries. *J Indian Soc Pedod Prev Dent.* 2017;35(2):106–109. doi:10.4103/JISPPD.JISPPD_71_16

96. Janket SJ, Benwait J, Isaac P, Ackerson LK, Meurman JH. Oral and Systemic Effects of Xylitol Consumption. *Caries Res.* 2019;53(5):491–501. doi:10.1159/000499194

97. Marghalani AA, Guinto E, Phan M, Dhar V, Tinanoff N. Effectiveness of xylitol in reducing dental caries in children. *Pediatr Dent.* 2017;39(2):103–110.

98. Ma R, Sun M, Wang S, et al. Effect of high-fructose corn syrup on the acidogenicity, adherence and biofilm formation of Streptococcus mutans. *Aust Dent J.* 2013;58(2):213–218. doi:10.1111/adj.12074

99. Sun M, Kang Q, Li T, Huang L, Jiang Y, Xia W. Effect of high-fructose corn syrup on Streptococcus mutans virulence gene expression and on tooth demineralization. *Eur J Oral Sci.* 2014;122(3):216–222. doi:10.1111/eos.12132

LECTURAS RECOMENDADAS

Azzolino D, Passarelli PC, De Angelis P, Piccirillo GB, D'Addona A, Cesari M. Poor Oral health as a determinant of malnutrition and sarcopenia. *Nutrients.* 2019 Nov 29;11(12):2898. doi:10.3390/nu11122898. PMID: 31795351; PMCID: PMC6950386.

Moynihan P. Sugars and dental caries: evidence for setting a recommended threshold for intake. *Adv Nutr.* 2016 Jan 15;7(1):149–156. doi:10.3945/an.115.009365. PMID: 26773022; PMCID: PMC4717883.

Tennert C, Reinmuth AC, Bremer K, Al-Ahmad A, Karygianni L, Hellwig E, Vach K, Ratka-Krüger P, Wittmer A, Woelber JP. An oral health optimized diet reduces the load of potential cariogenic and periodontal bacterial species in the supragingival oral plaque: a randomized controlled pilot study. *Microbiologyopen.* 2020 Aug;9(8):e1056. doi:10.1002/mbo3.1056. Epub 2020 May 17. PMID: 32419378; PMCID: PMC7424251.

Capítulo 38

Hambre, apetito, gusto y saciedad

Meagan L. Grega

INTRODUCCIÓN

El control sobre el proceso de la ingesta energética y de nutrimentos es vital para la supervivencia de un individuo y de una especie. Como mínimo, la ingesta de alimentos está influida por el hambre, la sensación inducida por un déficit de las fuentes de energía fácilmente metabolizables. Sin embargo, también está influenciada por el apetito, un deseo de comer dirigido por el deseo de sabores y/o nutrimentos específicos, y la palatabilidad (buen sabor), familiaridad y disponibilidad de alimentos específicos. También es importante la saciedad, la sensación de que los impulsos que han llevado al consumo de alimentos han sido satisfechos (**tabla 38-1**).

En los seres humanos, la ingesta de alimentos es el producto de factores fisiológicos, psicológicos y sociológicos que dificultan una clasificación simple. Los trastornos de obesidad endémica y epidémica, que son cada vez más frecuentes en los países industrializados, aunque pueden atribuirse a un desequilibrio en la regulación de la ingesta energética, son menos fáciles de atribuir a un componente particular de los complejos sistemas de regulación. Hay pruebas de procesos redundantes en los seres humanos que gobiernan la ingesta de energía, un estado que puede haber sido beneficiosa para la supervivencia a lo largo de la prehistoria, cuando la adecuación de la energía alimentaria era a menudo dudosa.

Las propiedades de los alimentos específicos y las respuestas fisiológicas evocadas por su consumo parecen tener implicaciones en la regulación de la ingesta energética, aunque no hay explicaciones sencillas y quizás no sean prudentes. Se han acumulado suficientes conocimientos y pruebas para permitir recomendaciones clínicas que pueden contribuir a un equilibrio energético saludable.

VISIÓN GENERAL

Las defensas fisiológicas contra la desnutrición son mucho más sólidas que las de la sobrealimentación (1). Incluso se puede argumentar que el *Homo sapiens* no tiene ninguna defensa natural contra el exceso de calorías, ya que nunca la ha necesitado a lo largo de la mayor parte de su historia. Aun así, si la fisiología fuera la única responsable del consumo de nutrimentos energéticos, la ingesta de alimentos comenzaría con el hambre y terminaría con la saciedad. Sin embargo, las sensaciones físicas características del hambre y la saciedad son parte de una compleja interacción de factores fisiológicos y no fisiológicos que rigen la cantidad, la frecuencia y la variedad de la ingesta de alimentos (2-4).

Los factores sociales, ambientales, psicológicos, económicos y biológicos influyen en la ingesta de alimentos (5-8). La mayoría de los organismos tienen una relación bastante sencilla y directa con la comida: comer para vivir. Es discutible si los humanos viven para comer, pero su relación con la comida es

TABLA 38-1	
Factores fundamentales que regulan la ingesta y el equilibrio energéticos	
Factor	Definición/influencia
Hambre	Las diversas sensaciones asociadas a un déficit del aporte corporal de «combustibles»; una compulsión física para comer
Apetito	El deseo de un alimento concreto o la búsqueda de un sabor especial; tal vez no incluya el hambre en absoluto
Saciedad	El efecto que tiene comer sobre la siguiente comida; cuánto duran el estado o la sensación de plenitud y satisfacción

ciertamente mucho más complicada que comer para vivir (9). Los humanos comen por casi todas las razones imaginables: para premiar, castigarse, consolarse (10); para celebrar y conmemorar; para mantenerse y satisfacerse; y, a menudo, quizás, solo porque pueden.

Las elecciones alimentarias están muy influidas por las normas culturales y la arquitectura de elección predominante en el entorno (11,12). Esas normas están influidas por la familiaridad con los alimentos, la accesibilidad a estos, y la conveniencia, el coste y el contexto de la comida. No hay ninguna razón real para comer ciertos alimentos en el desayuno y otros en la cena; en realidad, todo depende de lo que una determinada cultura considere normativo.

En la cantidad de comida que se ingiere influyen el volumen de los alimentos, el número de ingredientes, el horario, la forma (líquida o sólida), e incluso el envase (forma y tamaño) y la iluminación ambiental (13). La ingesta de alimentos puede verse influida por algo tan trivial como la cantidad de comida que se pone delante de una persona en un momento dado (14-16). Está demostrado que el tamaño de las porciones influye en el consumo de alimentos (17,18). En esta época de porciones desmesuradas, esta influencia en los pacientes es omnipresente y adversa. El concepto de comer sin pensar se refiere al hallazgo empírico de que, cada día, las personas toman 20 veces más decisiones sobre la comida de las que son conscientes y, por tanto, pueden ser influenciadas inconscientemente por numerosas señales ambientales: «familia y amigos, paquetes y platos, nombres y números, etiquetas y luces, colores y velas, formas y olores, distracciones y distancias, armarios y envases». Decisiones aparentemente intrascendentes sobre la forma en que interactuamos, almacenamos y servimos los alimentos influyen en la cantidad y la frecuencia con que comemos (19).

Las personas comen para satisfacer una amplia variedad de necesidades emocionales, algunas de ellas tan profundas como la depresión, otras tan superficiales como el deseo de una breve sensación de bienestar o recompensa (20). Los factores sociales también influyen en gran medida en los patrones alimentarios (21), al igual que el entorno (22). La palatabilidad, es decir, lo sabrosa y agradable que es la comida, y las normas y expectativas sociales interactúan para influir en la cantidad de comida que se consume en una ocasión determinada (23).

La ingesta de alimentos muy procesados parece ser especialmente difícil de autorregular. Investigaciones recientes demuestran que los sujetos de un estudio de pacientes internos que consumen una alimentación *ad libitum* ultraprocesada consumen unas 500 calorías adicionales al día en comparación con los mismos participantes cuando se les ofrece una alimentación no procesada comparable en calorías presentadas, densidad energética, azúcar, sodio, fibra y contenido de macronutrimentos (24). Los alimentos ultraprocesados son omnipresentes en nuestra sociedad. El análisis de los datos de la encuesta NHANES revela que los alimentos ultraprocesados comprenden el 57.9 % de la ingesta energética total de los encuestados y representan el 89.7 % de las calorías derivadas de los azúcares añadidos (25), y que la calidad general de la alimentación disminuye a medida que aumenta el consumo de alimentos ultraprocesados (26). Estamos rodeados de alimentos hiperapetitosos que están diseñados para evadir las señales fisiológicas de saciedad (27).

Los incentivos económicos en todo el mundo tienden a conducir a la gente hacia alimentos más densos desde el punto de vista energético (28,29). Los alimentos muy procesados tienden a tener poco volumen, pero muchas calorías y, por tanto, son energéticamente densos. Estos alimentos están ampliamente disponibles, son muy apetecibles y, por lo general, son baratos, lo que crea oportunidades frecuentes para el consumo excesivo, que a menudo conduce a la obesidad. Lamentablemente, el consumo de alimentos ultraprocesados es mayor entre los ciudadanos más jóvenes, así como entre los que se encuentran en entornos marginales, con menos formación y menores ingresos (30), lo que no augura una buena trayectoria futura de enfermedades crónicas.

La composición de los alimentos puede ser manipulada considerablemente por los fabricantes sin que los consumidores sean conscientes de ello (31,32). Esto se hace de forma regular de manera que puede influir en el apetito y el consumo de alimentos (33,34), como la adición de sal a alimentos dulces o de azúcar a los salados. Tanto la densidad energética de los alimentos como el tamaño de las porciones influyen en las calorías ingeridas en una comida determinada; las modificaciones de cualquiera de ellos pueden ayudar a producir saciedad con menos calorías, o estimular el apetito y la ingesta calórica (35). El sabor también ejerce una poderosa influencia sobre el apetito (36-38), una influencia independiente de la necesidad de cualquier nutrimento concreto (39). La composición de los aperitivos, en particular, puede ser manipulada, y lo está siendo, de diversas maneras para aumentar la cantidad que se come (40).

Eje intestino-cerebro en la regulación de la ingesta de alimentos

Las complejas señales producidas en el cerebro y que influyen en el hambre, el apetito y la saciedad interactúan con las producidas en el tubo digestivo, y todas ellas varían en función del estado energético actual, las señales externas, los factores genéticos y la composición específica de los alimentos (41,42). Una comprensión básica de la biología del eje intestino-cerebro proporciona un marco útil para entender la interacción entre el hambre y la saciedad. En última instancia, la ingesta de alimentos y el ayuno desencadenan la liberación de hormonas producidas por el tubo digestivo, el tejido adiposo y el cerebro para promover el equilibrio energético (43).

El hipotálamo es el principal centro regulador del apetito humano. El hipotálamo ventromedial parece ser importante en la generación de saciedad, mientras que el hambre está regulada en parte por el hipotálamo lateral. Cuando el cuerpo necesita combustible, el hipotálamo produce y libera neuropéptido Y, que a su vez eleva las concentraciones de insulina y glucocorticoides. El neuropéptido Y se coexpresa con la proteína relacionada con el agutí, que actúa de forma sinérgica para aumentar el apetito y disminuir el metabolismo y el gasto energético. Estas hormonas fundamentales actúan para estimular el hambre, la sensación física de necesitar comida para obtener energía.

El hambre se manifiesta entonces como apetito, la motivación para comer alimentos. A su vez, el estómago produce la hormona grelina, que interactúa con las neuronas secretoras de neuropéptido Y en el cerebro para estimular el apetito. Otras sustancias químicas que estimulan el apetito son la galanina, la hormona concentradora de melanina, la noradrenalina, los glucocorticoides, y las orexinas o hipocretinas (I y II) (44). Además, las proyecciones hipotálamo-corticales e hipotálamo-límbicas contribuyen a la conciencia del hambre, y procesos somáticos controlados por el hipotálamo (el tono vagal, la estimulación de la glándula tiroidea y el eje hipotálamo-hipofisario-suprarrenal) influyen en el equilibrio energético.

Tras una comida, el aumento de la concentración de insulina desencadena la liberación de la hormona leptina por parte de los adipocitos, lo que contribuye a la saciedad a través de múltiples mecanismos, incluida la inhibición de las neuronas NPY/AGR dentro del núcleo arqueado; de este modo, se reduce la liberación del neuropéptido Y, y se permite a los adipocitos señalar la saciedad al cerebro (45). La comunicación entre la grasa corporal, el tubo digestivo y el cerebro desempeña un papel importante en la regulación del apetito y del peso a lo largo del tiempo (46). El tejido adiposo secreta leptina, que desencadena la saciedad, y adiponectina y resistina, que contribuyen al apetito. El tejido adiposo es un órgano productor de hormonas muy activo, en constante comunicación con el hipotálamo y que potencialmente lucha con ahínco por mantener su estado actual (es decir, el «punto de ajuste») (47), lo que valida la conocida

queja sobre las dificultades que entraña la pérdida permanente del exceso de grasa corporal. Una pérdida de peso importante conduce a la reducción de las concentraciones circulantes de leptina, péptido YY, colecistocinina, insulina y amilina, junto con el aumento de las concentraciones de grelina, polipéptido inhibidor gástrico, polipéptido pancreático y calificación subjetiva del apetito. Estos cambios hormonales favorecen fuertemente la recuperación de peso, y se ha demostrado que persisten incluso un año entero después de la pérdida de peso inicial, aumentando drásticamente el riesgo de recaída (48).

Las concentraciones de leptina crónicamente elevadas debido al exceso de adiposidad conducen a la resistencia a la leptina, principalmente a través de un aumento en la proporción de leptinas libres y unidas que influye en la actividad de señalización de la leptina en el sistema nervioso central. El contenido de grasa en la alimentación también puede afectar a la respuesta de las neuronas hipotalámicas a las concentraciones de leptina. Los modelos animales demuestran una disminución de la respuesta a la leptina tras 3 a 5 días de alimentación rica en grasas, incluso antes de que los niveles de adiposidad aumenten significativamente (45).

La saciedad también es impulsada inmediatamente por las señales de los receptores de distensión en el estómago y por la entrega de energía de nutrimentos al intestino delgado (49). Se ha demostrado que la activación del «freno ileal» mediante la absorción de nutrimentos en el intestino delgado distal aumenta el péptido 1 similar al glucagón (GLP-1), el péptido YY y las mediciones subjetivas de la saciedad, al tiempo que disminuye las concentraciones de grelina y la ingesta de energía en la comida posterior (50). Los efectos de la ingesta sobre la saciedad están mediados por el nervio vago y por las hormonas intestinales. Se ha demostrado que muchas hormonas intestinales influyen en la saciedad, como la colecistocinina, el GLP-1, la oxintomodulina, el polipéptido pancreático, la somatostatina, la calcitonina, el péptido liberador de gastrina, la obestatina, la neuromedina C y el péptido YY3-36 (PYY) (51,52). La hormona de saciedad mejor estudiada hasta la fecha es la colecistocinina, que acorta la duración de la comida. La entrada del quimo gástrico en el duodeno es un estímulo para la liberación de colecistocinina, que ralentiza el vaciado gástrico y aumenta las señales a los receptores gástricos de distensión y contribuyendo a la sensación de saciedad. La colecistocinina también puede proporcionar una señal directa de saciedad al cerebro. La absorción de macronutrimentos en el intestino delgado estimula el nervio vago, que también envía señales de saciedad al cerebro. El ritmo de consumo de los alimentos y el hecho de que estos se consuman en forma sólida o líquida también influyen en la velocidad de absorción y, por tanto, en el efecto sobre la saciedad (53,54).

Las señales de saciedad emitidas antes o durante la absorción de los nutrimentos se ven reforzadas por las señales posteriores a la absorción. La entrada de nutrimentos en la vena porta da lugar a señales de saciedad desde el hígado al cerebro, a través del nervio vago. Los mecanismos de intercambio de señales entre el hígado y el sistema nervioso central aún no se conocen del todo. Las concentraciones circulantes de glucosa, insulina y aminoácidos pueden retroalimentar al cerebro para conferir la sensación de saciedad (fig. 38-1).

En esencia, el control del apetito y del equilibrio energético está estrechamente regulado por una compleja red neuronal en el tronco encefálico y el hipotálamo, que recibe información de la periferia a través de nutrimentos, hormonas y fibras nerviosas aferentes (55). Las hormonas producidas en el intestino retroalimentan al hipotálamo para modificar la respuesta hipotalámica. También intervienen procesos de otros lugares cerebrales. La información del sistema límbico y de la corteza cerebral se transmite directamente al hipotálamo para modificar el apetito. La regulación del apetito es un proceso inmensamente complejo en el que intervienen el tubo digestivo, muchas hormonas, y los sistemas nerviosos central y autónomo. La redundancia en la regulación central

de la ingesta de energía puede conferir una ventaja para la supervivencia, pero obviamente complica los esfuerzos por aislar los defectos genéticos o metabólicos responsables de las alteraciones del equilibrio energético, como las que conducen a la obesidad o a la anorexia grave. Curiosamente, los datos de las imágenes de resonancia magnética (RM) funcional sugieren que las personas con obesidad demuestran una mayor activación de las vías neuronales de recompensa y atención en respuesta a señales de alimentos muy apetecibles, como un batido de chocolate, pero también pueden experimentar una menor activación de la respuesta de recompensa después de consumir el alimento (56). Se han detectado patrones similares en adolescentes cuyo índice de masa corporal (IMC) o porcentaje de masa grasa aumentó a lo largo de varios años, lo que proporciona algunas ideas sobre los mecanismos neuronales que pueden contribuir a la dificultad para mantener un equilibrio energético neutro en un entorno de alimentos hiperapetitosos y con muchas calorías (57,58).

Diversos factores homeostáticos, sensoriales externos, hedonistas y genéticos influyen en las interacciones entre el intestino y el encéfalo para inclinar la balanza entre el hambre y la saciedad. Las necesidades energéticas del cuerpo son, claramente, un factor que estimula la liberación de grelina y la consiguiente aparición de hambre y apetito. La disponibilidad de energía de los nutrimentos se refleja en la termogé-

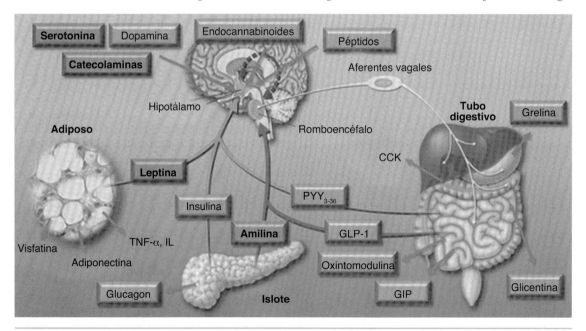

FIGURA 38-1 Señales centrales y periféricas: regulación de la ingesta de alimentos, el peso corporal y el metabolismo. CCK, colecistocinina; GIP, polipéptido inhibidor gástrico; GLP-1, péptido similar a glucagón 1; IL, interleucina; PYY$_{3-36}$, péptido YY$_{3-36}$; TNF-α, factor de necrosis tumoral α. (Adaptado de Badman MK, Flier JS. *Science* 2005;307(5717):1909-1914. Con autorización de la AAAS.)

nesis inducida por la alimentación, la generación de calor durante un período de aproximadamente 6 h tras la ingesta debido al trabajo metabólico de la digestión y la activación del sistema nervioso simpático. El aumento de la temperatura corporal debido a la termogénesis inducida por la alimentación, o posprandial, señala la suficiencia de los suministros de energía de los nutrimentos, mientras que el descenso de la temperatura entre las comidas es una indicación de la disminución de los suministros de energía y un estímulo para el apetito.

Se ha propuesto que existe una interacción entre la temperatura corporal central, la generación de calor por parte del tejido adiposo pardo y las concentraciones de glucosa sérica que influye en el hambre y en la consiguiente ingesta de energía. Cuando la temperatura central desciende, aumenta la generación de calor por parte de la grasa parda, con la consiguiente extracción de glucosa del suero. La hipoglucemia relativa es, probablemente, un estímulo para la ingesta. Con la ingesta, la temperatura central aumenta, junto con un mayor consumo de oxígeno demostrado en los tejidos adiposos pardo y blanco, y en el músculo esquelético. El gasto energético de todo el cuerpo aumenta después de una comida, probablemente debido a las demandas metabólicas de absorción y almacenamiento de nutrimentos (59). La termogénesis posprandial puede influir en el inicio y la finalización de las comidas, así como en su tamaño y frecuencia. Los datos sobre la importancia de este mecanismo en el control de la ingesta de alimentos son preliminares.

El sabor, la textura, la temperatura y las señales visuales contribuyen a los efectos de los alimentos sobre el apetito y la saciedad. Los alimentos entran en la boca, donde al menos tres sustancias químicas intervienen en la percepción del sabor y en las respuestas a este: la sustancia P, la colecistocinina y los opioides (42). El sabor de los alimentos se percibe como la combinación de estímulos gustativos, olfativos y químicos, cada uno de los cuales activa diferentes sistemas. El gusto está mediado por las papilas gustativas, agrupadas en papilas fungiformes sobre la parte anterior de la lengua y papilas foliadas en la lengua posterior. El sistema gustativo está inervado por ramas de los pares craneales séptimo y décimo. Aunque existen innumerables sabores, hay siete categorías de sabor ampliamente aceptadas: dulce, agrio (ácido), salado, amargo, sabroso, astringente y umami.

Un gran número de investigaciones y algunas pruebas clínicas anecdóticas indican que el sabor es una sensación maleable, ya que las papilas gustativas responden y se adaptan a los alimentos disponibles. La percepción del sabor está influida por la ingesta de alimentos. Si se eligen alimentos más nutritivos y se deja tiempo para aclimatarse a este nuevo sabor, se puede llegar a preferir los alimentos más sanos a los cargados de azúcar, sal y grasa. El inicio de las preferencias gustativas comienza en el vientre materno con la activación de las papilas gustativas del feto durante la semana 30 de la gestación a través de las sustancias presentes en el líquido amniótico que están influenciadas por la alimentación materna, y la adaptación continua del gusto se produce a través de la exposición a diversos sabores durante el consumo de leche materna en la lactancia (60). Las investigaciones sobre los umbrales de detección de la sacarosa han demostrado que el umbral de detección disminuye gradualmente en función de la edad, desde la infancia hasta la adolescencia y la edad adulta. Los niños necesitan una solución de sacarosa un 40 % más concentrada que los adultos para detectar el sabor dulce, y los adolescentes se sitúan entre los umbrales infantil y adulto para la detección del sabor dulce (61). Curiosamente, los niños y adolescentes con obesidad tienen unas papilas gustativas menos sensibles en comparación con sus homólogos más delgados (62). Con independencia de si esto es una causa o una consecuencia de la epidemia de obesidad, existe la oportunidad de revertir esta insensibilidad gustativa. Del mismo modo, los pacientes con diabetes *mellitus* de tipo 2 demuestran una significativa disminución de su sensibilidad al sabor dulce en comparación con los controles normoglucémicos (63). El consumo de una dieta baja en grasas (< 20 % de las calorías procedentes de la grasa) durante 8 semanas da lugar a un aumento significativo de la sensibilidad de los participantes al sabor de la grasa en comparación con el nivel inicial, junto con la regulación al alza de la expresión del gen del receptor 4 de ácidos grasos libres (FFAR4) en las papilas fungiformes (64). Este concepto de rehabilitación de las papilas gustativas requiere tiempo y la paciencia necesaria para aprender a preferir alimentos más nutritivos a través de la habituación y luego confiar en estos alimentos para facilitar la saciedad. La sustitución por opciones con menos azúcar, sal y grasa puede resultar poco atractiva al principio, pero al cabo de unas semanas el nuevo sabor y la nueva textura se convierten en la nueva normalidad y los beneficios para la salud se suceden.

La olfacción está mediada por las neuronas de las fosas nasales, que son componentes del primer nervio craneal y transmiten información directamente al bulbo olfativo en el cerebro. La agudeza del sentido del olfato se ve afectada por el estado de la alimentación, ya que la percepción olfativa aumenta durante el ayuno y disminuye después de una comida. Curiosamente, ratones modificados genéticamente que carecen de leptina (*ob/ob*) o de receptores de leptina (*db/db*) son capaces de oler y encontrar comida aproximadamente 10 veces más rápido que los ratones de tipo salvaje. El sentido del olfato hiperagudo de estos ratones puede suprimirse mediante la inyección de leptina. Se ha demostrado que la grelina aumenta la agudeza olfativa tanto en ratas como en humanos. Las propiedades químicas y las respuestas fisiológicas que permiten diferenciar diversos olores siguen siendo especulativas. Sin embargo, hay muchas pruebas de que varios olores pueden afectar positivamente o negativamente al apetito y al comportamiento de búsqueda de alimentos (65).

También existe un componente somatosensorial del gusto, responsable de la percepción de sustancias químicas irritantes como la capsaicina. Este sistema depende principalmente del nervio trigémino. Puede haber alguna superposición entre la percepción de irritantes químicos y la percepción de la temperatura en la cavidad bucal (p. ej., el picante se percibe como «caliente» y el mentol como «frío»). Mientras que la función de los tejidos quimiosensibles influye en la ingesta de alimentos, el estado nutricional también influye en la actividad de estos tejidos, que son metabólicamente activos y tienen una alta tasa de recambio celular.

El sistema visual también está íntimamente relacionado con el reconocimiento y la categorización de las señales de comida en el entorno como anticipación al consumo. Las regiones encefálicas implicadas en el reconocimiento de objetos, la atención, el procesamiento de la recompensa y la toma de decisiones ejecutivas responden de forma diferente a las señales visuales de los alimentos en comparación con objetos no alimentarios (66-68). Las técnicas de neuroimagen funcional revelan una atenuación de la actividad en el área de recompensa del encéfalo en respuesta a los estímulos visuales de la comida cuando los humanos se alimentan. Esto sugiere que el estado fisiológico del hambre influye en la valoración de la recompensa de la comida (69). Esta misma atenuación puede recrearse en el estado de ayuno mediante la administración de hormonas intestinales anorexígenas. Además, las diferencias en la actividad cerebral entre personas delgadas y obesas están proporcionando una visión adicional de la compleja etiología de la sobrealimentación (70). La reactividad a las señales alimentarias, así como la experiencia consciente del deseo de comer, es una respuesta condicionada que afecta directamente al consumo de alimentos y al aumento de peso tanto en niños como en adultos. La reactividad a las señales visuales demostrada para la comida preferida tiene muchos paralelismos con la respuesta de deseo compulsivo a las señales de las drogas en el contexto de la adicción a estas. Las señales visuales de la comida que se ofrecen a través de imágenes y vídeos tienen un efecto similar al de la exposición a la comida real en los humanos. Este hallazgo tiene importantes implicaciones para las intervenciones personales y de salud pública en lo que respecta a minimizar la exposición a los mensajes publicitarios en un entorno alimentario obesógeno (71).

Esta discusión introduce la distinción entre el apetito regulado metabólicamente, más automático, controlado por mecanismos homeostáticos, y la dimensión de la ingesta de alimentos que tiene una naturaleza cognitiva-conductual. Como ya se ha señalado, el intestino, junto con numerosas señales periféricas, influye en el comportamiento alimentario generando señales de hambre y saciedad que se transmiten al encéfalo. La caracterización de las señales bioquímicas implicadas en el hambre, el inicio de las comidas y la saciedad ha sido objeto de numerosas investigaciones durante muchos años. Las investigaciones más recientes reflejan la idea de que una proporción cada vez mayor del consumo humano de alimentos está impulsada por el placer, el lado hedonista de la ingesta de alimentos. Cada vez se presta más atención a la influencia de la sensibilidad a la recompensa, las vías dopaminérgicas de recompensa del encéfalo, los mecanismos de la función ejecutiva y el control inhibitorio, y la neurobiología del gusto y el deseo. En un entorno obesógeno, está muy claro que la respuesta hedonista a los estímulos alimentarios puede superar el cuidadoso equilibrio homeostático del eje intestino-encéfalo (72).

La ingesta de alimentos no sigue el paradigma del equilibrio energético descrito por el *yin* y el *yang* del apetito y la saciedad. El consumo puede ser superior al requerido para satisfacer las necesidades energéticas cuando el alimento es especialmente apetecible o el contexto social es propicio para el exceso. La ingesta de alimentos puede no llegar a satisfacer las demandas del hambre, incluso cuando la energía ingerible esté disponible en abundancia, si el alimento no es familiar o no es apetecible. Por ejemplo, el deseo compulsivo de consumir un alimento representa una expresión extrema del apetito no necesariamente impulsada por el hambre fisiológica, pero que suele producirse en un contexto social o fisiológico particular, como durante el embarazo, en una fiesta o en una etapa concreta del ciclo menstrual. El ejemplo predominante de ansia por la comida es el chocolate (v. cap. 39). Se han propuesto muchas teorías para explicar los distintos antojos de alimentos en diversas circunstancias, pero ninguna es totalmente concluyente. El procesamiento cognitivo de las propiedades quimiosensoriales de los alimentos en interacción con las vías de recompensa mesolímbicas del cerebro determina las propiedades hedonistas, o la capacidad de los alimentos para inducir placer. Los datos de estudios de neuroimagen muestran que muchos de los alimentos más placenteros activan los mismos circuitos neuronales dopaminérgicos que subyacen a las conductas adictivas (73). Los ingredientes fundamentales de nuestro entorno obesógeno (el azúcar, la sal y las grasas) pueden estar socavando el control ejecutivo prefrontal que nos permite tomar decisiones racionales y saludables (74).

El papel de los factores genéticos y epigenéticos en la regulación del equilibrio energético y, por consiguiente, del peso corporal sigue siendo un tema de gran interés (75). El gen *ob*, identificado originalmente en ratones en 1994, ha sido clonado en humanos. El gen codifica la leptina, una proteína producida por los adipocitos que actúa como señal de saciedad (76). Mientras que los ratones obesos homocigotos para las mutaciones del gen *ob* son deficientes en leptina (77), en los humanos con obesidad las concentraciones de leptina se correlacionan positivamente con el porcentaje de grasa corporal (78). Originalmente apodado «el gen de la obesidad», el gen *ob* es ahora uno de las docenas de genes que intervienen en la regulación del peso en los seres humanos (v. cap. 5).

El neuropéptido Y estimula el apetito elevando las concentraciones de insulina y glucocorticoides. A su vez, la insulina y el cortisol estimulan la liberación de leptina, completando una vía de retroalimentación inhibitoria entre el tejido adiposo y el hipotálamo. La insensibilidad a la leptina parece ser el defecto resultante de la mutación del gen *ob* en los humanos, y es un posible contribuyente a la alteración de la regulación energética y a la obesidad (79) (v. cap. 5).

Los factores epigenéticos, como la metilación del ácido desoxirribonucleico (ADN), la modificación de las histonas, los micro-ARN, las sustancias químicas que alteran el sistema endocrino («obesógenos») y los factores asociados al entorno intrauterino, han sido implicados como factores que influyen en el metabolismo y el riesgo de obesidad (80). Aunque muchos de los factores que influyen en los patrones de ingesta alimentaria parecen ser hereditarios, está claro que la motivación hacia la ingesta energética es multifactorial.

La actividad física puede inducir un déficit energético comparable al del ayuno. Sin embargo, los efectos de la actividad física sobre el apetito parecen ser distintos. Pruebas limitadas sugieren que el ayuno aumenta el hambre, mientras que el ejercicio puede no hacerlo (81-83). De hecho, los datos indican que las personas activas tienen mecanismos de hambre-saciedad mejor definidos y, por tanto, un mejor control del apetito (84). Contrariamente a la creencia popular de que la actividad física aumenta el apetito y la ingesta calórica, los hombres y las mujeres pueden tolerar los déficits energéticos inducidos por el ejercicio sin compensarlos comiendo en exceso (85-87). Por el contrario, se ha demostrado que la reduc-ción de la actividad física no induce una disminución compensadora del consumo de energía, promoviendo así un balance energético positivo (88). Sin embargo, los estudios sobre el impacto metabólico inmediato de la actividad física están limitados por su breve duración y la escasa evaluación de la alimentación.

La duración, la calidad y el horario del sueño pueden influir en el consumo de alimentos y en el metabolismo, tanto en niños como en adultos. La privación del sueño provoca concentraciones elevadas de cortisol y grelina, una disminución de las concentraciones de leptina y hormona del crecimiento, y puede dar lugar a un deterioro de la tolerancia a la glucosa (89,90).

Estos cambios hormonales pueden contribuir al aumento de la ingesta de alimentos, a la preferencia por los alimentos densos en calorías y a los cambios en la tasa metabólica basal. Un estudio transversal de niños de 6 a 18 años reveló que los niños con una duración de sueño corta mostraron una mayor probabilidad de consumir aperitivos salados, bebidas azucaradas y comida rápida, junto con una menor probabilidad de elegir fruta fresca o deshidratada, zumo de fruta, leche o yogur (91). En un pequeño estudio de control aleatorizado con adultos identificados como personas que duermen habitualmente poco se demostró una disminución del consumo de azúcares libres, del porcentaje de calorías de las grasas y de los gramos de hidratos de carbono tras una intervención de prolongación del sueño (92). El impacto del sueño inadecuado es especialmente significativo para los trabajadores del turno de noche, y aumenta su riesgo de obesidad y de alteración de la tolerancia a la glucosa (93).

El envejecimiento se asocia a reducciones aparentemente menores de la sensibilidad al gusto y al olfato en individuos sanos, pero los déficits de memoria, la comorbilidad y el uso de medicamentos son problemas que agravan los patrones alimentarios en las personas mayores. Los adultos mayores pueden sufrir insuficiencias nutricionales debido a la disminución del gusto, el olfato o la regulación del apetito, lo que se complica por factores sociales que pueden limitar la diversidad de la alimentación (94).

Las preferencias alimentarias también están muy influenciadas por factores culturales (95). La fisiología de la regulación del apetito interactúa con una serie de influencias sociales y conductuales en la selección de la alimentación para producir un patrón alimentario concreto (2). Hay razones para creer que las exposiciones tempranas a los alimentos pueden desempeñar un papel importante en el establecimiento de las preferencias a lo largo de la vida, posiblemente durante períodos específicos del desarrollo (96), aunque hasta la fecha hay muchas dudas.

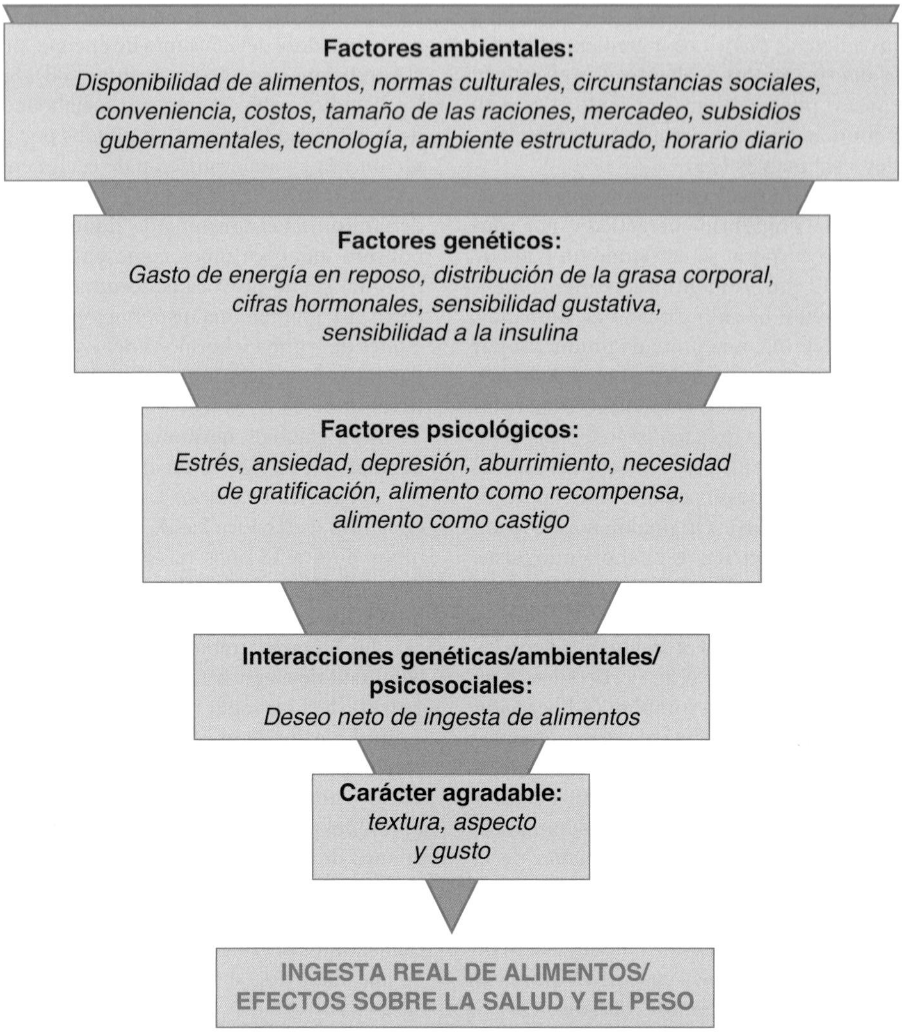

Factores ambientales:
Disponibilidad de alimentos, normas culturales, circunstancias sociales, conveniencia, costos, tamaño de las raciones, mercadeo, subsidios gubernamentales, tecnología, ambiente estructurado, horario diario

Factores genéticos:
Gasto de energía en reposo, distribución de la grasa corporal, cifras hormonales, sensibilidad gustativa, sensibilidad a la insulina

Factores psicológicos:
Estrés, ansiedad, depresión, aburrimiento, necesidad de gratificación, alimento como recompensa, alimento como castigo

Interacciones genéticas/ambientales/ psicosociales:
Deseo neto de ingesta de alimentos

Carácter agradable:
textura, aspecto y gusto

INGESTA REAL DE ALIMENTOS/ EFECTOS SOBRE LA SALUD Y EL PESO

FIGURA 38-2 Confluencia de los factores que participan en el hambre, el apetito y la saciedad. Finalmente, todas estas influencias deben converger para ejercer un efecto sobre el centro del apetito en el hipotálamo.
Datos tomados de Hetherington MM. The physiological-psychological dichotomy in te study of food intake. *Proc Nutr Soc* 2002;61:497-507.

A pesar de este conjunto dinámico de influencias, los datos sobre el control central del apetito y la ingesta de alimentos son claros y convincentes (97). El complejo conjunto de señales neuroquímicas que influyen en el apetito y la saciedad parece converger en el hipotálamo (42,43,98-106). Teniendo en cuenta lo fundamental que es la elección de alimentos para la supervivencia, no es de extrañar que las regiones encefálicas estén claramente comprometidas con esta función. Incluso los factores sociales y ambientales que influyen en la alimentación lo hacen, en última instancia, afectando a la neurofisiología (107) (**fig. 38-2**). Sin embargo, ahora está claro que, además de

los mecanismos homeostáticos del equilibrio energético, está en juego la influencia hedonista de la recompensa y el placer. Estos mecanismos centrales que rigen el apetito evolucionaron en un mundo de relativa escasez calórica y su funcionamiento es un reflejo de ello (108). Por tanto, no debe sorprender que la fisiología no facilite claramente el control de las raciones en el mundo moderno. Estamos genéticamente programados para buscar, comer y codiciar alimentos como medio esencial de supervivencia y reproducción. De hecho, la comida y el sexo sirven al sistema de recompensa intrínseca del cerebro, y son la razón por la que existe el fenómeno de la adicción.

Idealmente, muchos de los factores del mundo moderno (109) que contribuyen a la sobrealimentación y al aumento de peso generalizados pueden y deben tratarse realizando cambios significativos en el entorno actual, para que comer bien y mantenerse activo se convierta en el camino de menor resistencia (11,12,110-113). Mientras no se produzcan estos cambios ambientales, el paciente está obligado a superar los retos obesógenos del mundo moderno o sucumbir a ellos. El conocimiento por parte de los médicos de la interacción entre los factores ambientales y fisiológicos que influyen en el apetito y la ingesta de alimentos es el punto de partida para los intercambios constructivos y el asesoramiento productivo (v. cap. 47). Para conseguir un dominio permanente sobre el apetito, los pacientes deben gestionar su entorno alimentario personal de forma que se fomenten las elecciones saludables, pero se permita la flexibilidad en la elección de alimentos (13,114). Se puede influir en la ingesta alimentaria de los niños simplemente cambiando lo que está convenientemente disponible en el hogar (115). Un libro para lectores no profesionales ofrece una guía completa para establecer un entorno nutricional «seguro» en el hogar que responda a estas consideraciones (116).

Alimentación

Los alimentos que provienen directamente de la naturaleza (como las verduras y las frutas) suelen tener un volumen relativamente alto y pocas calorías. Los alimentos procesados, por el contrario, contienen una gran cantidad de calorías en un espacio mínimo. En numerosos estudios, sobre todo los de la Dra. Barbara Rolls y cols. de Penn State, se ha demostrado la importancia del volumen de los alimentos para el apetito y la saciedad (117,118). Disminuir el volumen de los alimentos contribuye a comer en exceso. El simple aumento del volumen de los alimentos facilita la saciedad cuando las calorías totales se mantienen constantes (119,120). Este importante concepto es la base del excelente libro de la Dra. Rolls, The Volumetrics Weight-Control Plan: Feel Full on Fewer Calories (121).

Una forma de aumentar el volumen de los alimentos es aumentar el contenido de líquidos, tomando sopas y guisos. Sin embargo, persiste la controversia sobre los efectos de cambiar las calorías de los sólidos a los líquidos (122,123). En algunas situaciones, un mayor número de calorías líquidas puede en realidad aumentar el consumo total. En un pequeño estudio en el que participaron adultos mayores que consumieron el 25 % de sus necesidades energéticas diarias en forma de sustituto de comida sólida o líquida, se observó que los informes posprandiales de hambre y el deseo declarado de comer disminuyeron tras el sustituto de comida sólida, en comparación con la forma líquida. Curiosamente, las concentraciones de insulina y grelina también eran menores tras la ingesta del sustituto de la comida sólida, y la concentración de grelina se mantenía por debajo de la línea basal cuatro horas después del consumo de la comida. Por el contrario, el sustituto de la comida líquida provocó un pico de glucosa más rápido, y la concentración de grelina volvió a la línea basal del participante en ayunas cuatro horas después de la ingesta (124).

La densidad energética está relacionada con el volumen, porque se refiere al número de calorías por una ración determinada. Los alimentos son energéticamente densos si contienen muchas calorías en una porción relativamente pequeña. Los alimentos muy densos energéticamente probablemente conducen a un consumo excesivo (125-129).

Los alimentos con un alto contenido graso son los más densos energéticamente, pero los alimentos procesados con un alto contenido en azúcar están en un cercano segundo lugar. Muchos alimentos procesados son densos tanto en grasa como en azúcar y, por tanto, tienen una carga concentrada de calorías. Dado que la fibra ocupa espacio en los alimentos, pero no aporta calorías, se ha sugerido que el simple hecho de aumentar la ingesta de fibra podría ayudar a controlar el apetito y el peso (130). El suministro de alimentos altamente procesados tiene justo la influencia contraria, ya que elimina la fibra de los productos de grano, como los panes, los cereales, las galletas y las patatas fritas.

La alimentación con alta densidad energética contribuye, casi con toda seguridad, a la obesidad (131), aunque no todos los estudios lo afirman (132). La mayoría de los especialistas coinciden en que el cambio de los alimentos de alta densidad energética a los de baja densidad energética puede ser útil tanto para la pérdida como para el mantenimiento del peso (133,134), a la vez que mejora, en general, el carácter saludable de la alimentación.

Reducir el contenido de grasa de la alimentación puede ayudar a reducir la densidad energética, pero solo si esto significa comer más alimentos naturalmente bajos en grasa, como verduras y frutas, y si se evitan los alimentos muy procesados. Cuando se eliminan las calorías procedentes de la grasa y se sustituyen por azúcares procesados «bajos en grasa», pero igualmente densos en energía (p. ej., las galletas SnackWell®), parece que se pierde el beneficio tan anunciado de la pérdida de peso y el control del apetito (135).

El contenido de fibra, proteínas y agua de los alimentos contribuye a su capacidad de producir una sensación de plenitud con menos calorías, mientras que el contenido de grasa tiene el efecto contrario, aumentando las calorías necesarias para lograr la saciedad (136). Los alimentos ricos en hidratos de carbono suelen ser más saciantes que los alimentos ricos en grasas (105,137). Sin embargo, los alimentos con hidratos de carbono pueden hacerse energéticamente densos eliminando la fibra y el agua, y añadiendo azúcar y almidón refinado; y cuando esto ocurre, pueden contribuir a un consumo excesivo de calorías casi tan fácilmente como los alimentos grasos (138,139). Estas son exactamente las tendencias de aporte de alimentos en los últimos años en Estados Unidos y, aparentemente, la razón por la que los hidratos de carbono están implicados en la obesidad epidémica (v. cap. 5). Aunque los sustitutos del azúcar y la grasa pueden utilizarse para eliminar calorías de los alimentos, no está nada claro que se pueda confiar en ellos para ayudar a controlar el peso (v. cap. 42). Parece prevalecer la tendencia a compensar estas calorías «perdidas» comiendo más en otras ocasiones (140). Primero, la tendencia era eliminar las grasas con dietas «bajas en grasas» que, en realidad, aumentaban el aumento de peso con hidratos de carbono procesados. Ahora la tendencia es restringir los hidratos de carbono para perder peso. En última instancia, parece que un término medio con una alimentación equilibrada compuesta por alimentos saciantes con alto contenido en fibra, agua y proteínas puede ser el ganador (141).

No todas las calorías son iguales. Las calorías de distintos macronutrimentos, las propiedades de alimentos individuales y la interacción entre los grupos de alimentos influyen de forma diferente en la percepción del apetito y la saciedad.

La teoría lipostática vincula las reservas de grasa corporal con la regulación de la ingesta de alimentos. La liberación de leptina por los adipocitos puede ser el mensajero mediador. La leptina se une a los receptores de las células del hipotálamo que son responsables de la producción y liberación del neuropéptido Y; la reducción de la secreción del neuropéptido Y suprime el apetito (142). Las concentraciones reducidas de neuropéptido Y estimulan la liberación de noradrenalina, que a su vez influye en las concentraciones y la acción de la insulina. Las acciones de la leptina son complejas y no se conocen del todo; algunos efectos pueden estar mediados por la interleucina 1, las prostaglandinas o ambas (143,144). Las concentraciones de leptina varían directamente tanto con la masa grasa como con la saciedad. La relación entre la leptina y la saciedad aparentemente se mantiene, aunque quizás se debilite, incluso en individuos con obesidad (145).

Se ha sugerido una preferencia por la grasa en la alimentación entre los individuos con obesidad, pero el papel de las diferencias de sabor o de las respuestas hedonistas alteradas a la comida en la etiología de la obesidad sigue siendo controvertido. La grasa ingerida induce saciedad, pero hay pruebas de que lo hace con menos eficacia que los hidratos de carbono. La densidad energética de las grasas, la facilidad con la que se almacenan y sus limitados efectos saciantes pueden explicar en parte la relación epidemiológica entre la alimentación rica en grasas y la obesidad. La preferencia por las grasas en la alimentación puede inducirse por la morfina y suprimirse con antagonistas de los opiáceos, lo que indica que la ingesta de grasas se refuerza mediante la producción endógena de opiáceos (146).

Se ha demostrado en animales la habituación fisiológica a la ingesta elevada de grasas, en forma de una mayor oxidación, lo que sugiere que la grasa alimentaria puede ser más gratificante cuando la ingesta habitual es elevada (147). Además de la adaptación fisiológica, se ha demostrado que la familiaridad con una alimentación rica en grasas produce preferencia por ellas (148). También se ha demostrado que los efectos de la grasa alimentaria después de la ingesta influyen en su preferencia (149). En los humanos, se ha demostrado que tanto el azúcar como la grasa láctea inducen índices de placer dependientes de la dosis, sin que la grasa produzca un umbral superior (150). La asociación del azúcar y la grasa en la alimentación puede contribuir al exceso de ingesta energética, ya que el azúcar sirve de vehículo para la densidad calórica de la grasa (151).

Caloría por caloría, las proteínas son las más saciantes de las clases de nutrimentos (152), seguidas por los hidratos de carbono complejos, luego los simples y, por último, las grasas (137,153-156). Por tanto, se necesitan más calorías de la grasa que de los hidratos de carbono o de las proteínas para sentirse comparativamente satisfechos. Como la grasa es la menos saciante de las clases de nutrimentos, los alimentos ricos en grasa pueden contribuir a un consumo excesivo de calorías (157-165).

Dado el potente efecto inductor de la saciedad de las proteínas, el aumento de la ingesta de estas (como se recomienda en algunas dietas populares) puede ser útil para controlar el peso (166-168). La teoría aminostática afirma que el estado proteico predomina en el control del apetito. Hay interés por el triptófano como precursor de la síntesis de serotonina, y por la tirosina e histidina como precursores de las catecolaminas y la histamina, respectivamente, ya que estos compuestos suprimen el apetito. Hasta la fecha, no se han establecido pruebas directas de los efectos específicos de los aminoácidos sobre la saciedad. Cuando se dispone de una fuente diversa de nutrimentos, la ingesta de proteínas suele constituir aproximadamente el 15% de las calorías totales, lo que sugiere que puede estar operando un apetito específico de las proteínas. La necesidad de ingerir aminoácidos sería la posible base teleológica de un apetito proteico.

Existe una clara diferencia entre el poder saciante de los hidratos de carbono simples y los complejos (169), y hay razones muy convincentes para ello. Por un lado, las fuentes de hidratos de carbono complejos, como las verduras, las frutas y los cereales integrales, tienden a ser ricas en fibra, en agua o en ambas cosas, por lo que son alimentos de gran volumen. El contenido de fibra puede ser especialmente importante porque aumenta el volumen de los alimentos sin añadir calorías, y también puede ralentizar la absorción de nutrimentos en el torrente sanguíneo, reduciendo así la glucemia y estabilizando las concentraciones de insulina en sangre (170). Para un control de peso duradero, tiene mucho más sentido elegir bien los alimentos con hidratos de carbono que abandonarlos por completo (171).

En algunos estudios se ha demostrado que los alimentos con un índice glucémico elevado tienden a ser menos saciantes que los alimentos con un índice glucémico bajo cuando se igualan las calorías (172,173), aunque otros estudios no lo han confirmado (125,138). (Para más información sobre el índice y la carga glucémicos, v. caps. 5 y 6).

Los hidratos de carbono se almacenan con mayor dificultad que las grasas, son menos densos en calorías y, por lo general, son más saciantes; no obstante, la ingesta de hidratos de carbono puede contribuir sustancialmente a la obesidad. El azúcar, concretamente, puede estimular el apetito y estar sujeto a un umbral de saciedad más alto que el de otros nutrimentos (174). Los pacientes con depresión, y en particular los que padecen un trastorno afectivo estacional, pueden desarrollar deseos compulsivos de consumir hidratos de carbono. Se ha propuesto que esta tendencia es una respuesta a bajas concentraciones de serotonina cerebral. La serotonina baja puede estar relacionada con la depresión y el hambre excesiva (v. cap. 34). La ingesta de hidratos de carbono aumenta la captación cerebral de triptófano, un precursor de la serotonina.

También se ha sugerido que los distintos tipos de hidratos de carbono simples tienen un efecto diferencial en la saciedad, el hambre y la salud. En un estudio reciente, la glucosa redujo el flujo sanguíneo cerebral a las regiones del cerebro que regulan el apetito y la recompensa, mientras que la fructosa no lo hizo. Asimismo, la glucosa aumentó la sensación de plenitud y saciedad de los sujetos, mientras que la fructosa no (175). El grado de polimerización (es decir, monosacáridos y disacáridos, oligosacáridos y polisacáridos), el tipo de enlaces químicos entre los monómeros y la matriz alimentaria en la que se encuentra el hidrato de carbono (es decir, líquido o sólido, cocido o crudo) influyen en la digestión, la absorción y el metabolismo del hidrato de carbono en cuestión. Además, la percepción del dulzor relativo de los distintos azúcares influye en el número de calorías necesarias para conseguir el sabor deseado. En algunos estudios se ha señalado que las dosis altas de fructosa pura son especialmente perjudiciales, sobre todo por su efecto en el hígado. Sin embargo, los seres humanos rara vez consumen fructosa de forma aislada. En cambio, la fructosa suele encontrarse emparejada con la glucosa en el disacárido sacarosa. Los ratones alimentados con fructosa y glucosa juntas en una proporción 1:1, que es el escenario habitual en el consumo humano, mostraron que una gran fracción de la fructosa absorbida en el intestino delgado se convierte en glucosa en los enterocitos, con un mínimo derrame de fructosa a la circulación hepática (176). En cualquier caso, está claro que los azúcares simples no frenan el apetito y, por tanto, contribuyen al exceso de calorías y a la obesidad.

Hay muchas razones por las que los hidratos de carbono complejos tendrían una influencia favorable en el control del apetito y del peso, y los hidratos de carbono simples y muy procesados tenderían a tener los efectos contrarios. En general, los hidratos de carbono de absorción lenta que provocan pequeñas elevaciones sostenidas de glucosa e insulina son más saciantes que los hidratos de carbono de absorción rápida. Este hecho sugiere que las fuentes de hidratos de carbono ricas en fibra, y especialmente la fibra soluble, son más saciantes en general que las fuentes con poca fibra. En conjunto, las pruebas de que los cereales integrales tienden a provocar una sensación de saciedad duradera son bastante convincentes (177,178). Una revisión sistemática sobre el consumo de fruta entera y fresca no encontró pruebas de que aumentara la adiposidad en los sujetos del estudio, a pesar del contenido de azúcares simples que contiene la fruta, y observó una tendencia a la disminución de la ingesta energética general asociada al consumo de fruta, especialmente cuando se consume antes de una comida o cuando se utiliza como sustituto de alimentos energéticamente más densos, como los postres (179). Existen pruebas de que la reducción de la carga glucémica de la alimentación puede ayudar a controlar el peso sin pasar hambre (180). Una alimentación con una carga glucémica baja contiene pocos alimentos altamente procesados, y es rica en verduras, frutas, cereales integrales y fuentes de proteínas magras.

Se ha demostrado que el consumo de leguminosas es especialmente saciante. En un pequeño estudio cruzado aleatorizado con adultos sanos se demostró una disminución de la sensación de hambre en el desayuno después de una comida nocturna de alubias marrones, además de una disminución de las concentraciones de grelina, glucosa en sangre, insulina y marcadores inflamatorios, y un aumento de las concentraciones de la hormona de la saciedad PYY (181). Los adultos con sobrepeso y obesidad asignados al azar para añadir al menos cinco tazas de leguminosas por semana a su alimentación habitual durante 8 semanas mostraron reducciones en la circunferencia de la cintura, la presión arterial sistólica, la hemoglobina A1c (HbA1c), las lipoproteínas de alta densidad (HDL) y el péptido C que fueron similares o superiores a las de los asignados al azar a una alimentación con restricción energética con el objetivo de disminuir la ingesta de energía en 500 kcal/día (182). De nuevo, a pesar de las tendencias hacia los extremos, las pruebas indican que una alimentación sana y saludable que incluye todas las clases de nutrimentos facilita tanto la salud como el control de peso duradero (183). Datos anecdóticos, tanto del uso generalizado del sistema de puntuación NuVal® como del trabajo con pacientes individuales, indica que cuanto más nutritivos son los alimentos, mayor es el nivel de saciedad. Un mayor índice de saciedad es intrínseco a una mejor nutrición. Por tanto, es posible adelgazar sin pasar hambre si se opta por alimentos más nutritivos y se aprovecha la saciedad para llenarse con menos calorías.

Es poco probable que el simple ajuste de las cantidades de varios macronutrimentos en la alimentación ejerza una influencia significativa en el total de calorías consumidas a lo largo del tiempo (156,184-187). Cuando los alimentos se mezclan entre sí, como ocurre siempre en cualquier tipo de alimentación razonable, la influencia saciante de cada clase de macronutrimento se ve mitigada por la de las otras clases (188). Hay pruebas de que el patrón o la distribución de los alimentos dentro de las comidas y a lo largo del día también puede influir en la saciedad (189-193).

En general, las publicaciones sobre el apetito indican que es poco probable que restringir o insistir en una sola clase de nutrimentos tenga una influencia importante en el apetito o el peso, aunque es posible que se produzcan ligeros beneficios. Dado que se requiere un equilibrio entre los macronutrimentos y, lo que es más importante, entre los alimentos para lograr una salud óptima, existen límites impuestos a esta medida por otras consideraciones primordiales (v. cap. 45).

Entre las fuerzas que influyen en el apetito figura la saciedad sensorial específica, es decir, el placer decreciente que se experimenta al comer el mismo alimento o sabor a lo largo del tiempo. Nuestros antepasados se esforzaban por conseguir la diversidad alimentaria necesaria para satisfacer los requerimientos de nutrimentos, como se explica en el capítulo 44. Algunas poblaciones con problemas de nutrición todavía lo hacen (194).

El resultado es que el centro del apetito humano está específicamente adaptado para fomentar la variedad de alimentos. En las poblaciones con problemas de nutrición, es deseable la diversidad alimentaria. Sin embargo, las poblaciones de los países industrializados son víctimas del éxito de los esfuerzos por hacer que un suministro de alimentos abundante y diverso esté continuamente disponible.

Las pruebas de la influencia de la saciedad sensorial específica en la ingesta de alimentos son sólidas (195-198). La variedad de alimentos presentados en una comida tiene un impacto medible en la cantidad consumida (199). Los estudios demuestran que la exposición repetida al mismo alimento, o incluso a uno similar, hace que se alcance la saciedad con menos calorías (190,200). Raynor y cols. (201-204) realizaron varios estudios que sugieren que los límites voluntarios en la variedad de alimentos se asocian al control de peso, y que las restricciones impuestas en la variedad de alimentos pueden ser una estrategia útil para facilitar la pérdida y el mantenimiento del peso. El grupo aconseja seguir estudiando esta estrategia.

Otro estudio consistió en un ensayo de 12 semanas de duración de un plan de alimentación basado en una distribución intencionada de sabores (es decir, diseñado para aprovechar la saciedad sensorial específica) y que proporcionaba unos niveles elevados y constantes de nutrición general, en 20 adultos con sobrepeso. La pérdida media de peso a las 12 semanas fue de 7.25 kg, y las mejorías de la presión arterial, los lípidos, la glucosa sérica y la función endotelial fueron significativas (205).

Con independencia de otros factores, la variedad en la alimentación puede contribuir aparentemente a la ingesta excesiva y al aumento de peso (206-210). La densidad energética y el volumen pueden alterar el punto en el que se alcanza la saciedad sensorial específica (119), lo que sugiere que las influencias del apetito o la saciedad interactúan. El sabor puede ejercer una influencia particularmente notable (211,212).

NUTRIMENTOS, PRODUCTOS NUTRICÉUTICOS Y ALIMENTOS FUNCIONALES

Las concentraciones de vitaminas y nutrimentos inorgánicos derivadas de nuestra alimentación natural pueden tener un profundo impacto en el sentido del gusto y la percepción del hambre y la saciedad.

Vitamina A

La insuficiencia de vitamina A se asocia a una alteración del gusto y el olfato que puede provocar o agravar la desnutrición. Esta afección es reversible con la administración de suplementos de vitamina A (213).

Vitaminas B

La atrofia de las papilas gustativas, al igual que la glositis, se produce con las insuficiencias de varias vitaminas del grupo B. La afección se revierte rápidamente con la administración de suplementos de vitamina B.

Cromo

Tal y como se ha expuesto en los capítulos 5 y 6, los suplementos de cromo pueden mejorar la resistencia a la insulina. En un pequeño estudio doble ciego y aleatorizado en el que participaron pacientes con sobrepeso y trastorno por atracones, se mostró una reducción de la glucosa en ayunas en los sujetos que recibieron suplementos de picolinato de cromo en comparación con los controles de placebo, con una tendencia a la pérdida de peso en el grupo que recibió suplementos de cromo (214). Existen pruebas de que el cromo puede suprimir el hambre en algunos pacientes (215).

Cobre

La carencia de cobre se asocia a una menor sensibilidad al sabor de la sal y a un deseo compulsivo relativo de consumirla. La reposición de cobre revierte esta afección.

Zinc

La carencia de zinc puede alterar el sabor, pero se carece de pruebas definitivas en humanos.

Sal

Se ha demostrado que las preferencias por la sal son maleables en respuesta a la exposición habitual. Se ha constatado que la exposición a dietas altas o bajas en sal durante un período de 6 a 8 semanas altera las preferencias.

Productos nutricéuticos

Un nutricéutico es un producto aislado o purificado a partir de los alimentos que se vende generalmente en forma de medicamento y que no suele asociarse a los alimentos. Muchos nutricéuticos tienen un beneficio fisiológico demostrado o supuesto que facilita la supresión del apetito y la pérdida de peso. Aquí se revisan algunos de los nutricéuticos más populares.

Hoodia gordonii

Los extractos de la planta *Hoodia gordonii* han recibido una considerable atención de los medios de comunicación como posible ayuda para la pérdida de peso. La planta, masticada por los indígenas del desierto de Kalahari, supuestamente suprime el apetito. Sin embargo, los estudios sobre la planta y sus extractos son todavía insuficientes para permitir cualquier conclusión basada en la evidencia (216,217). En una revisión reciente se sugiere que el consumo de *H. gordonii* puede, en efecto, producir una pérdida de peso; sin embargo, la falta de datos sólidos en los estudios y los posibles efectos secundarios de hipertensión, pérdida de masa muscular esquelética y molestias gastrointestinales impiden recomendar su uso en este momento (218).

Cafeína

La cafeína puede impulsar ligeramente la pérdida de peso o evitar su aumento, pero no hay pruebas sólidas que indiquen que este efecto sea generalizable o de larga duración. Una teoría que subyace a la posible conexión entre la pérdida de peso y la cafeína es la supresión del apetito. La cafeína puede atenuar temporalmente el deseo de comer (219). Las investigaciones también indican que la cafeína, la capsaicina y varias infusiones pueden producir un efecto significativo en objetivos metabólicos como la saciedad, la termogénesis y la oxidación de grasas (220).

Sustitutos del azúcar

Comercializados por su capacidad para promover el mantenimiento y la pérdida de peso de forma saludable, las pruebas que se acumulan ahora sugieren que estas sustancias pueden no ayudar y, de hecho, pueden afectar negativamente a los objetivos de pérdida de peso (221,222). Las investigaciones realizadas en modelos animales sugieren que los sustitutos del azúcar en realidad aumentan el apetito por los alimentos dulces y promueven la sobrealimentación, tal vez al desvincular el sabor dulce y la energía, y al embotar la capacidad del organismo para calibrar la ingesta calórica (223). La disociación entre el sabor dulce y las consecuencias calóricas disminuye la capacidad de los sabores dulces para evocar respuestas fisiológicas que regulan el equilibrio energético. Este estudio se complementa con otro estudio que demuestra que el azúcar real es más potente que los edulcorantes bajos en calorías a la hora de estimular áreas cerebrales relacionadas con la satisfacción y la saciedad (224). Las nuevas pruebas sobre el efecto de los sustitutos del azúcar en el microbioma también han suscitado preocupación. El consumo de edulcorantes no nutritivos y bajos en calorías provoca cambios cuantificables, y a menudo rápidos, en el microbioma en estudios realizados con roedores y humanos, lo que puede ayudar a explicar los efectos nocivos sobre la tolerancia a la glucosa y el aumento de peso observados en sujetos expuestos a los sustitutos del azúcar (225,226). Hasta la fecha, no existe recomendación oficial alguna sobre el uso de edulcorantes artificiales como herramienta para el control de peso.

Mangostán (*Garcinia mangostana*)

El mangostán es un árbol tropical de hoja perenne que produce una fruta del mismo nombre, dulce y ácida, jugosa y algo fibrosa, con una corteza no comestible de color rojo-púrpura intenso. El mangostán es conocido por sus antioxidantes, sobre todo las xantonas, y se promociona para apoyar el equilibrio microbiológico, ayudar al sistema inmunológico, mejorar la flexibilidad de las articulaciones y proporcionar apoyo mental. Varias partes de la planta se han utilizado en medicina tradicional por sus propiedades antiinflamatorias en el tratamiento de infecciones cutáneas, heridas, disentería e infecciones del tracto urinario. Los productos que contienen sus frutos se venden ahora ampliamente como «suplementos botánicos líquidos».

Todavía no hay pruebas de los beneficios para la salud de estos productos, y algunos estudios farmacocinéticos revelan una mala absorción de los compuestos activos (227,228), aunque los datos de estudios *in vitro* y en animales demuestran que las xantonas inhiben la proliferación de una amplia gama de tipos de células tumorales humanas mediante la modulación de varias dianas y vías de transducción de señales (229). La American Cancer Society sostiene que «no hay pruebas fiables de que el zumo, el puré o la corteza de mangostán sean eficaces como tratamiento del cáncer en humanos» (230). En lo que respecta a su capacidad para promover la saciedad, el alto contenido de fibra puede efectivamente tener este efecto, aunque esto se basa únicamente en datos anecdóticos y la opinión en este momento.

Extracto de grano de café verde

Las bayas de café verde son cereales de café que aún no se han tostado y, por tanto, tienen una mayor concentración de ácido clorogénico (un polifenol antioxidante), en comparación con los granos de café normales y tostados. Se cree que el ácido clorogénico es beneficioso para la salud en el caso de las enfermedades cardíacas, la diabetes y la pérdida de peso, ya que reduce la absorción de grasa y glucosa en el intestino, y disminuye las concentraciones de insulina para mejorar la función metabólica. Aunque este producto ha recibido mucha atención en los medios de comunicación populares, son pocos los estudios publicados que han examinado los efectos del extracto en la pérdida de peso y no se ha realizado ninguno a largo plazo.

Los resultados de un estudio financiado por una empresa que fabrica extracto de bayas de café verde descubrieron que las personas que tomaron el extracto perdieron unos 8 kg en promedio (231). Sin embargo, en una revisión de 2011 se observó que el extracto de bayas de café verde solo reduce el peso corporal en un promedio de 2.5 kg en comparación con el placebo, y estos estudios pueden estar comprometidos por la mala calidad y el diseño. Además, la ingesta de demasiado ácido clorogénico puede aumentar el riesgo de cardiopatías al elevar las concentraciones de homocisteína (232). Dada la pérdida de peso relativamente pequeña y la falta de datos a largo plazo y de un perfil de efectos secundarios, el veredicto aún no está decidido y los consumidores deben actuar con precaución.

Alimentos funcionales

Los alimentos funcionales son aquellos que están destinados a ser consumidos como parte de la alimentación normal y que contienen componentes biológicamente activos que ofrecen la posibilidad de mejorar la salud o reducir el riesgo de enfermedad (233). En otras palabras, estos alimentos contienen nutrimentos inorgánicos específicos, vitaminas, ácidos grasos, fibra alimentaria y/o sustancias biológicamente activas, como fitoquímicos u otros antioxidantes y probióticos que tienen beneficios fisiológicos y/o reducen el riesgo de enfermedades crónicas más allá de las funciones nutricionales básicas. En el supermercado, los alimentos funcionales son omnipresentes, como el zumo de naranja enriquecido con calcio, el pan enriquecido con yodo y folato, la margarina que reduce el colesterol y el yogur con probióticos.

La saciedad es un arma en la guerra contra el peso, y las ventas de alimentos funcionales que promueven la saciedad se están disparando. El valor de las ventas mundiales al por menor de productos enriquecidos o funcionales ascendió a unos 300 000 millones de dólares en 2017, y se espera que aumente a más de 440 000 millones de dólares en 2022 (234). Muchos de estos productos, como los yogures y los cereales, vienen con mezclas de proteínas y fibras añadidas. Las bebidas de agua potable aromatizadas se venden ahora a quienes intentan perder peso como sustitutos de las bebidas azucaradas o los zumos. Las bebidas «quemacalorías» también se han hecho muy populares.

Los estudios que sugieren un posible efecto neuroprotector de los ácidos grasos ω-3 del ácido docosahexaenoico (DHA), la cafeína y la vitamina D (235,236) han fomentado el desarrollo de productos nutricionales que promueven la salud cerebral en la población que envejece. Además, por supuesto, se está investigando sobre la conexión entre el microbioma y las enfermedades crónicas (237), que tiene la posibilidad de generar numerosos productos, como prebióticos y probióticos, diseñados para manipular las bacterias que influyen en nuestros procesos fisiológicos y mejorar el estado de salud. La suplementación con prebióticos de fructanos de tipo inulina en ratones con obesidad inducida por la alimentación (OIA) dio lugar a una reducción de la ganancia de masa grasa, una disminución de la ingesta de energía, una mejoría parcial de la percepción del sabor dulce y una modulación de la disbiosis intestinal, en comparación con los controles (238). Todavía no se ha determinado si estos productos tendrán un impacto mensurable para reducir las consecuencias de las enfermedades crónicas en el ser humano, aunque el futuro está preparado para nuevas investigaciones.

Otros

La identificación de las hormonas implicadas en la regulación del apetito, el hambre y la saciedad está fomentando la investigación de compuestos sintéticos que simulan o bloquean estos efectos. En el capítulo 5 se comentan algunos ejemplos. La Food and Drug Administration de Estados Unidos ha aprobado la pramlintida, un análogo sintético de la hormona pancreática amilina, para su uso en el tratamiento de la diabetes. En un estudio clínico de 6 semanas de duración se observó la supresión del apetito y la ingesta de alimentos, y se facilitó la pérdida de peso (239). Los agonistas de los receptores de GLP-1 se han mostrado prometedores para mejorar la saciedad, reducir el hambre y disminuir la ingesta de energía *ad libitum*, así como para retrasar el vaciado gástrico, además de sus efectos beneficiosos en el tratamiento de la hiperglucemia (240). Estas publicaciones están evolucionando rápidamente y requieren un seguimiento continuo.

▨ RECURSOS DE PARTICULAR IMPORTANCIA PARA LOS PACIENTES

Los siguientes libros, todos en inglés, abordan estrategias específicas para el control del apetito al tiempo que se adhieren a altos estándares de nutrición general para la promoción de la salud:

- *The way to eat* (116): proporciona una visión general de las estrategias para el control del apetito.
- *The Flavor Point Diet* (205): explica la saciedad sensorial específica y ofrece un plan de alimentación de 6 semanas para toda la familia.
- *The Volumetrics Weight-Control Plan* (121): proporciona una guía para el control del apetito y un plan de alimentación basado en el volumen de los alimentos.
- *Mindless Eating: Why We Eat More Than We Think* (19): proporciona información sobre diversas influencias en la ingesta de alimentos.*
- *How Not to Diet: The Groundbreaking Science of Healthy, Permanent Weight Loss* (241): proporciona orientación basada en la evidencia sobre las estrategias de pérdida de peso.
- *The Pleasure Trap: Mastering the Hidden Force that Undermines Health & Happiness* (242): explica la «tríada motivacional» (la búsqueda del placer, la evitación del dolor y la conservación de la energía) que influye en las elecciones de estilo de vida que hacemos a diario, y cómo influir conscientemente en esas elecciones.

▨ ASPECTOS CLÍNICOS DESTACADOS

La capacidad de los médicos para influir en los resultados de salud de sus pacientes mediante la manipulación de la alimentación depende, en última instancia, de la capacidad de los pacientes para cambiar sus patrones alimentarios. Esta capacidad, a su vez, depende de los factores que rigen los patrones y las preferencias alimentarias en primer lugar. El apetito, el hambre y la saciedad están mediados por un complejo conjunto de factores biopsicosociales.

Aunque ni el paciente ni el médico pueden controlar directamente gran parte de la fisiología del apetito, se pueden incorporar compensaciones a las prácticas alimentarias para defenderse de vulnerabilidades específicas. Cuando la principal amenaza para la salud es el exceso de ingesta de alimentos, la alimentación puede manipularse para optimizar sus propiedades saciantes y minimizar la estimulación del apetito.

---

* Algunas de las investigaciones posteriores del profesor Wansink se han revocado debido a acusaciones de mala conducta académica. En este capítulo hemos decidido hacer referencia a partes de su trabajo, así como destacar los puntos más destacados que han sido consolidados en otra literatura. https://statements.cornell.edu/2018/20180920-statement-provost-michael-kotlikoff.cfm

Entre las muchas estrategias pertinentes (v. caps. 5 y 47), se encuentran el aumento de la ingesta de fibra e hidratos de carbono complejos, evitar la variedad excesiva dentro de un mismo día o comida, optimizar la ingesta de proteínas y restringir el consumo de grasas. Los efectos del volumen sobre la saciedad apoyan la práctica frecuente de beber agua antes de una comida para ayudar a frenar el apetito, así como comer alimentos con una baja densidad energética, como la ensalada o la fruta entera, como primer plato. Por el contrario, cuando el apetito es escaso y la ingesta alimentaria es inadecuada, restringir la fibra, aumentar la variedad y aumentar la ingesta de grasas puede proporcionar cierta compensación (v. cap. 26).

Hay que esforzarse por animar a los padres a que establezcan tempranamente hábitos alimentarios juiciosos en sus hijos, ya que los hábitos alimentarios pueden ser cada vez más resistentes al cambio con el paso del tiempo. La creatividad en el uso de los ingredientes puede servir para reducir el contenido de grasas, azúcares, sal y calorías de los alimentos, al tiempo que se conservan aspectos familiares de la alimentación importantes para proporcionar placer (v. el apartado VIII). Puede facilitarse con confianza a los pacientes una breve lista de estrategias que favorecen el control del apetito y del peso, así como un buen estado de salud nutricional en general. Entre ellas se encuentra el aumento del volumen promedio de los alimentos mediante la ingesta de alimentos de gran volumen natural, como las verduras y las frutas, así como las sopas y los guisos; el consumo de alimentos proteicos magros, predominantemente de origen vegetal, cerca del extremo superior del rango de ingesta recomendado para aprovechar el poder saciante tanto de las proteínas como de la fibra; el consumo de abundante fibra en los cereales integrales, las alubias, las lentejas, las verduras y las frutas; y la evitación de una variedad excesiva de alimentos y sabores en cualquier comida o tentempié.

Los pacientes que han recibido información sobre la fisiología del apetito pueden hacer un mejor uso de las etiquetas nutricionales para protegerse de los esquemas de mercadotecnia manipuladores de la industria alimentaria. Una comprensión compartida entre el paciente y el médico de la naturaleza compleja y en gran medida involuntaria del apetito y la saciedad favorece un asesoramiento práctico, productivo y comprensivo (v. cap. 47).

▨ REFERENCIAS BIBLIOGRÁFICAS

1. Blundell J, King N. Overconsumption as a cause of weight gain: behavioural-physiological interactions in the control of food intake (appetite). *Ciba Found Symp.* 1996;201:138–154.
2. Nestle M, Wing R, Birch L, et al. Behavioral and social influences on food choice. *Nutr Rev.* 1998;56:s50–s74.
3. Glanz K, Basil M, Maibach E, et al. Why Americans eat what they do: taste, nutrition, cost, convenience, and weight control concerns as influences on food consumption. *J Am Diet Assoc* 1998;98:1118–1126.
4. Drewnowski A. Taste preferences and food intake. *Annu Rev Nutr.* 1997;17:237–253.
5. Nestle M, Wing R, Birch L, et al. Behavioral and social influences on food choice. *Nutr Rev.* 1998;56:s50–s64; discussion s64–s74.
6. Blass EM. Biological and environmental determinants of childhood obesity. *Nutr Clin Care.* 2003;6:13–19.
7. Shepherd R. Social determinants of food choice. *Proc Nutr Soc.* 1999;58:807–812.
8. French SA. Pricing effects on food choices. *J Nutr.* 2003;133:841s–843s.
9. Mela DJ. Food choice and intake: the human factor. *Proc Nutr Soc.* 1999;58:513–521.
10. Macht M, Simons G. Emotions and eating in everyday life. *Appetite.* 2000;35:65–71.
11. Nestle M, Jacobson MF. Halting the obesity epidemic: a public health policy approach. *Public Health Rep.* 2000;115:12–24.
12. Thaler RH, Sunstein CR. *Nudge: improving decisions about health, wealth, and happiness.* New Haven, CT: Yale University Press, 2008. Print.
13. Wansink B. Environmental factors that increase the food intake and consumption volume of unknowing consumers. *Annu Rev Nutr.* 2004;24:455–479.
14. Rozin P, Kabnick K, Pete E, et al. The ecology of eating: smaller portion sizes in France than in the United States help explain the French paradox. *Psychol Sci.* 2003;14:450–454.
15. Levitsky DA, Youn T. The more food young adults are served, the more they overeat. *J Nutr.* 2004;134:2546–2549.
16. Painter JE, Wansink B, Hieggelke JB. How visibility and convenience influence candy consumption. *Appetite.* 2002; 38:237–238.
17. Rolls BJ, Roe LS, Kral TV, et al. Increasing the portion size of a packaged snack increases energy intake in men and women. *Appetite.* 2004;42:63–69.
18. Rolls BJ, Morris EL, Roe LS. Portion size of food affects energy intake in normal-weight and overweight men and women. *Am J Clin Nutr.* 2002;76:1207–1213.
19. Wansink B, ed. *Mindless eating: why we eat more than we think.* New York, NY: Bantam Books, 2006:1.
20. Wansink B, Cheney MM, Chan N. Exploring comfort food preferences across age and gender. *Physiol Behav.* 2003;79:739–747.
21. Herman CP, Roth DA, Polivy J. Effects of the presence of others on food intake: a normative interpretation. *Psychol Bull.* 2003;129:873–886.
22. Weber AJ, King SC, Meiselman HL. Effects of social interaction, physical environment and food choice freedom on consumption in a meal-testing environment. *Appetite.* 2004;42:115–118.
23. Pliner P, Mann N. Influence of social norms and palatability on amount consumed and food choice. *Appetite.* 2004;42: 227–237.
24. Hall KD, Ayuketah A, Brychta R, et al. Ultra-processed diets cause excess calorie intake and weight gain: an inpatient randomized controlled trial of ad libitum food intake. *Cell Metab.* 2019;30(1):226.
25. Martínez Steele E, Baraldi LG, Louzada MLDC, et al. Ultra-processed foods and added sugars in the US diet: evidence from a nationally representative cross-sectional study. *BMJ. Open* 2016;6:e009892. doi:10.1136/bmjopen-2015-009892
26. Martínez Steele E, Popkin BM, Swinburn B, Monteiro CA. The share of ultra-processed foods and the overall nutritional quality of diets in the US: evidence from a nationally repre-

sentative cross-sectional study. *Popul Health Metr*. 2017 Feb 14;15(1):6.

27. Moss M. *Salt, sugar, fat: how the food giants hooked us*. New York, NY: Random House, 2013. Print.

28. Darmon N, Ferguson E, Briend A. Do economic constraints encourage the selection of energy dense diets? *Appetite*. 2003;41:315–322.

29. Drewnowski A, Specter SE. Poverty and obesity: the role of energy density and energy costs. *Am J Clin Nutr*. 2004;79:6–16.

30. Baraldi LG, Martinez Steele E, Canella DS, Monteiro CA. Consumption of ultra-processed foods and associated sociodemographic factors in the USA between 2007 and 2012: evidence from a nationally representative cross-sectional study. *BMJ Open*. 2018 Mar 9;8(3):e020574.

31. Stubbs RJ, Mullen S, Johnstone AM, et al. How covert are covertly manipulated diets? *Int J Obes Relat Metab Disord*. 2001;25:567–573.

32. Zandstra EH, Stubenitsky K, De Graaf C, et al. Effects of learned flavour cues on short-term regulation of food intake in a realistic setting. *Physiol Behav*. 2002;75:83–90.

33. Prescott J. Effects of added glutamate on liking for novel food flavors. *Appetite*. 2004;42:143–150.

34. Davidson TL, Swithers SE. A Pavlovian approach to the problem of obesity. *Int J Obes Relat Metab Disord*. 2004;28:933–935.

35. Kral TV, Rolls BJ. Energy density and portion size: their independent and combined effects on energy intake. *Physiol Behav*. 2004;82:131–138.

36. French S, Robinson T. Fats and food intake. *Curr Opin Clin Nutr Metab Care*. 2003;6:629–634.

37. Wansink B, Westgren R. Profiling taste-motivated segments. *Appetite*. 2003;41:323–327.

38. Nasser J. Taste, food intake and obesity. *Obes Rev*. 2001;2:213–218.

39. Yeomans MR, Blundell JE, Leshem M. Palatability: response to nutritional need or need-free stimulation of appetite? *Br J Nutr*. 2004;92:s3–s14.

40. Green SM, Blundell JE. Subjective and objective indices of the satiating effect of foods. Can people predict how filling a food will be? *Eur J Clin Nutr*. 1996;50:798–806.

41. French SJ. The effects of specific nutrients on the regulation of feeding behaviour in human subjects. *Proc Nutr Soc*. 1999;58:533–539.

42. Kalra SP, Kalra PS. Overlapping and interactive pathways regulating appetite and craving. *J Addict Dis*. 2004;23:5–21.

43. Hellstrom PM, Geliebter A, Naslund E, et al. Peripheral and central signals in the control of eating in normal, obese and binge-eating human subjects. *Br J Nutr*. 2004;92:s47–s57.

44. Vila G, Grimm G, Resl M, et al. B-type natriuretic peptide modulates ghrelin, hunger, and satiety in healthy men. *Diabetes*. 2012;61:2592–2596.

45. Zhang Y, Chua S Jr. Leptin function and regulation. *Compr Physiol*. 2017 Dec 12;8(1):351–369.

46. Konturek SJ, Konturek JW, Pawlik T, et al. Brain-gut axis and its role in the control of food intake. *J Physiol Pharmacol*. 2004;55:137–154.

47. Meier U, Gressner AM. Endocrine regulation of energy metabolism: review of pathobiochemical and clinical chemical aspects of leptin, ghrelin, adiponectin, and resistin. *Clin Chem*. 2004;50:1511–1525.

48. Sumithran P, Prendergast LA, Delbridge E, Purcell K, Shulkes A, Kriketos A, Proietto J. Long-term persistence of hormonal adaptations to weight loss. *N Engl J Med*. 2011 Oct 27;365(17):1597–1604.

49. Santoro S. Stomachs: does the size matter? Aspects of intestinal satiety, gastric satiety, hunger and gluttony. *Clinics (Sao Paulo)*. 2012;67(4):301–303.

50. Sally D Poppitt, Hyun Sang Shin, Anne-Thea McGill, Stephanie C Budgett, Kim Lo, Malcolm Pahl, Janice Duxfield, Mark Lane, John R Ingram, Duodenal and ileal glucose infusions differentially alter gastrointestinal peptides, appetite response, and food intake: a tube feeding study.*Am J Clin Nutr*.September 2017;106(3):725–735.

51. Small CJ, Bloom SR. Gut hormones and the control of appetite. *Trends Endocrinol Metab*. 2004;15:259–263.

52. Wynne K, Stanley S, Bloom S. The gut and regulation of body weight. *J Clin Endocrinol Metab*. 2004;89:2576–2582.

53. Andrade AM, Kresge DL, Teixeira PJ, et al. Does eating slowly influence appetite and energy intake when water intake is controlled? *Int J Behav Nutr Phys Act*. 2012;9:13.

54. Houchins JA, Tan SY, Campbell WW, et al. Effects of fruit and vegetable, consumed in solid vs beverage forms, on acute and chronic appetitive responses in lean and obese adults. *Int J Obes (Lond)*. 2013;37(8):1109–1115.

55. Murphy KG, Dhillo WS, Bloom SR. Gut peptides in the regulation of food intake and energy homeostasis. *Endocr Rev*. 2006;27:719–727.

56. Stice E, Burger K. Neural vulnerability factors for obesity. *Clin Psychol Rev*. 2019;68:38–53.

57. Stice E, Yokum S. Gain in Body Fat Is Associated with Increased Striatal Response to Palatable Food Cues, whereas Body Fat Stability Is Associated with Decreased Striatal Response. *J Neurosci*. 2016;36(26):6949–6956.

58. Yokum S, Stice E. Weight gain is associated with changes in neural response to palatable food tastes varying in sugar and fat and palatable food images: a repeated-measures fMRI study. *Am J Clin Nutr*. 2019;110(6):1275–1286.

59. U Din M, Saari T, Raiko J, et al. Postprandial oxidative metabolism of human brown fat indicates thermogenesis. *Cell Metab*. 2018;28(2):207–216.e3.

60. Mennella JA, Bobowski NK. The sweetness and bitterness of childhood: insights from basic research on taste preferences. *Physiol Behav*. 2015 Dec 1;152(Pt B):502–507.

61. Petty S, Salame C, Mennella JA, Pepino MY. Relationship between sucrose taste detection thresholds and preferences in children, adolescents, and adults. *Nutrients*. 2020 Jun 29;12(7):1918.

62. Overberg J, Hummel T, Krude H, et al. Differences in taste sensitivity between obese and non-obese children and adolescents. *Arch Dis Child*. 2012;97:1048–1052.

63. Wasalathanthri S, Hettiarachchi P, Prathapan S. Sweet taste sensitivity in pre-diabetics, diabetics and normoglycemic controls: a comparative cross sectional study. *BMC Endocr Disord*. 2014;14:67. Published 2014 Aug 13.

64. Costanzo A, Liu D, Nowson C, et al. A low-fat diet up-regulates expression of fatty acid taste receptor gene *FFAR4* in fungiform papillae in humans: a co-twin randomised controlled trial. *Br J Nutr*. 2019;122(11):1212–1220.

65. Fine LG, Riera CE. Sense of smell as the central driver of Pavlovian appetite behavior in mammals. *Front Physiol*. 2019;10:1151. Published 2019 Sep 18.

66. Killgore WD, Young AD, Femia LA, et al. Cortical and limbic activation during viewing of high- versus low-calorie foods. *Neuroimage*. 2003;19:1381–1394.

67. van der Laan LN, de Ridder DT, Viergever MA, et al. The first taste is always with the eyes: a meta-analysis on the neural correlates of processing visual food cues. *Neuroimage*. 2011;55:296–303.

68. Schur EA, Kleinhans NM, Goldberg J, et al. Activation in brain energy regulation and reward centers by food cues varies with choice of visual stimulus. *Int J Obes (Lond)*. 2009;33:653–661.

69. Mehta S, Melhorn SJ, Smeraglio A, et al. Regional brain response to visual food cues is a marker of satiety that predicts food choice. *Am J Clin Nutr*. 2012;96(5):989–999.

70. De Silva A, Salem V, Matthews PM, et al. The use of functional MRI to study appetite control in the CNS. *Exp Diabetes Res.* 2012;2012:764017.

71. Boswell RG, Kober H. Food cue reactivity and craving predict eating and weight gain: a meta-analytic review. *Obes Rev.* 2016;17(2):159–177.

72. Joseph RJ, Alonso-Alonso M, Bond DS, et al. The neurocognitive connection between physical activity and eating behaviour. *Obes Rev.* 2011;12(10):800–812.

73. Volkow ND, Wang GJ, Tomasi D, et al. The Addictive dimensionality of obesity. *Biol Psychiatry.* 2013;73(9):811–818.

74. Kessler D. *The end of overeating.* New York, NY: Rodale Inc, 2009.

75. Young KL, Graff M, Fernandez-Rhodes L, North KE. Genetics of Obesity in Diverse Populations. *Curr Diab Rep.* 2018;18(12):145. Published 2018 Nov 19.

76. Coleman R, Herrmann T. Nutritional regulation of leptin in humans. *Diabetologia.* 1999;42:639–646.

77. Rohner-Jeanrenaud F, Jeanrenaud B. Obesity, leptin, and the brain. *N Engl J Med.* 1996;334:324–332.

78. Considine R, Sinha M, Heiman M, et al. Serum immunoreactive-leptin concentrations in normal-weight and obese humans. *N Engl J Med.* 1996;334:292–295.

79. Castro JD. Behavioral genetics of food intake regulation in free-living humans. *Nutrition.* 1999;15:550–554.

80. Thaker VV. Genetic and epigenetic causes of obesity. *Adolesc Med State Art Rev.* 2017;28(2):379–405.

81. Hubert P, King N, Blundell J. Uncoupling the effects of energy expenditure and energy intake: appetite response to short-term energy deficit induced by meal omission and physical activity. *Appetite.* 1998;31:9–19.

82. King N. What processes are involved in the appetite response to moderate increases in exercise-induced energy expenditure? *Proc Nutr Soc.* 1999;58:107–113.

83. Martins C, Morgan L, Truby H. A review of the effects of exercise on appetite regulation: an obesity perspective. *Int J Obes.* 2008;32:1337–1347.

84. Blundell JE, Stubbs RJ, Hughes DA, et al. Cross-talk between physical activity and appetite control: does PA stimulate appetite? *Proc Nutr Soc.* 2003;62:651–661.

85. Stubbs RJ, Hughes DA, Johnstone AM, et al. A decrease in physical activity affects appetite, energy, and nutrient balance in lean men feeding ad libitum. *Am J Clin Nutr.* 2004;79: 62–69.

86. Beaulieu K, Hopkins M, Blundell J, Finlayson G. Homeostatic and non-homeostatic appetite control along the spectrum of physical activity levels: an updated perspective. *Physiol Behav.* 2018;192:23–29.

87. Dorling J, Broom DR, Burns SF, et al. Acute and chronic effects of exercise on appetite, energy intake, and appetite-related hormones: the modulating effect of adiposity, sex, and habitual physical activity. *Nutrients.* 2018;10(9):1140. Published 2018 Aug 22.

88. Beaulieu K, Hopkins M, Blundell J, Finlayson G. Does habitual physical activity increase the sensitivity of the appetite control system? A systematic review. *Sports Med.* 2016;46(12):1897–1919.

89. Chen X, Beydoun MA, Wang Y. Is sleep duration associated with childhood obesity? A systematic review and meta-analysis. *Obesity (Silver Spring).* 2008;16(2):265–274.

90. Wu Y, Zhai L, Zhang D. Sleep duration and obesity among adults: a meta-analysis of prospective studies. *Sleep Med.* 2014;15(12):1456–1462.

91. Mozaffarian N, Heshmat R, Ataie-Jafari A, et al. Association of sleep duration and snack consumption in children and adolescents: the CASPIAN-V study. *Food Sci Nutr.* 2020;8(4):1888–1897. Published 2020 Feb 19.

92. Al Khatib HK, Hall WL, Creedon A, et al. Sleep extension is a feasible lifestyle intervention in free-living adults who are habitually short sleepers: a potential strategy for decreasing intake of free sugars? A randomized controlled pilot study [published correction appears in Am J Clin Nutr. 2018 Apr 1;107(4):676]. *Am J Clin Nutr.* 2018;107(1):43–53.

93. Nelson RJ, Chbeir S. Dark matters: effects of light at night on metabolism. *Proc Nutr Soc.* 2018;77(3):223–229.

94. Rolls B. Do chemosensory changes influence food intake in the elderly? *Physiol Behav.* 1999;66:193–197.

95. Axelson M. The impact of culture on food-related behavior. *Annu Rev Nutr.* 1986;6:345–363.

96. Mennella J, Beauchamp G. Early flavor experiences: research update. *Nutr Rev.* 1998;56:205–211.

97. Druce M, Bloom SR. Central regulators of food intake. *Curr Opin Clin Nutr Metab Care.* 2003;6:361–367.

98. Neary NM, Goldstone AP, Bloom SR. Appetite regulation: from the gut to the hypothalamus. *Clin Endocrinol (Oxf).* 2004;60:153–160.

99. Bray GA. Afferent signals regulating food intake. *Proc Nutr Soc.* 2000;59:373–384.

100. Leibowitz SF, Alexander JT. Hypothalamic serotonin in control of eating behavior, meal size, and body weight. *Biol Psychiatry.* 1998;44:851–864.

101. de Graaf C, Blom WA, Smeets PA, et al. Biomarkers of satiation and satiety. *Am J Clin Nutr.* 2004;79:946–961.

102. Romon M, Lebel P, Velly C, et al. Leptin response to carbohydrate or fat meal and association with subsequent satiety and energy intake. *Am J Physiol.* 1999;277:e855–e861.

103. Dallman MF, la Fleur SE, Pecoraro NC, et al. Minireview: glucocorticoids—food intake, abdominal obesity, and wealthy nations in 2004. *Endocrinology.* 2004;145:2633–2638.

104. Berthoud HR. Mind versus metabolism in the control of food intake and energy balance. *Physiol Behav.* 2004;81:781–793.

105. Holt S, Brand J, Soveny C, et al. Relationship of satiety to postprandial glycaemic, insulin and cholecystokinin responses. *Appetite.* 1992;18:129–141.

106. Hetherington MM. The physiological–psychological dichotomy in the study of food intake. *Proc Nutr Soc.* 2002;61: 497–507.

107. Flatt JP. Macronutrient composition and food selection. *Obes Res.* 2001;9:256s–262s.

108. Mela DJ. Determinants of food choice: relationships with obesity and weight control. *Obes Res.* 2001;9: 249s–255s.

109. Swinburn BA, Caterson I, Seidell JC, et al. Diet, nutrition and the prevention of excess weight gain and obesity. *Public Health Nutr.* 2004;7:123–146.

110. Hill JO, Wyatt HR, Reed GW, et al. Obesity and the environment: where do we go from here? *Science.* 2003;299:853–855.

111. French SA, Story M, Jeffery RW. Environmental influences on eating and physical activity. *Annu Rev Public Health.* 2001;22:309–335.

112. de Castro JM. How can eating behavior be regulated in the complex environments of free-living humans? *Neurosci Biobehav Rev.* 1996;20:119–131.

113. de Castro JM. Genes, the environment and the control of food intake. *Br J Nutr.* 2004;92:s59–s62.

114. Lowe MR. Self-regulation of energy intake in the prevention and treatment of obesity: is it feasible? *Obes Res* 2003;11: 44s–59s.

115. Cullen KW, Baranowski T, Owens E, et al. Availability, accessibility, and preferences for fruit, 100% fruit juice, and vegetables influence children's dietary behavior. *Health Educ Behav.* 2003;30:615–626.

116. Katz DL, Gonzalez MH. *The way to eat.* Naperville, IL: Sourcebooks, Inc., 2002.

117. Rolls BJ, Castellanos VH, Halford JC, et al. Volume of food consumed affects satiety in men. *Am J Clin Nutr.* 1998;67:1170–1177.

118. Rolls BJ, Bell EA, Waugh BA. Increasing the volume of a food by incorporating air affects satiety in men. *Am J Clin Nutr.* 2000;72:361–368.

119. Bell EA, Roe LS, Rolls BJ. Sensory-specific satiety is affected more by volume than by energy content of a liquid food. *Physiol Behav.* 2003;78:593–600.

120. Rolls BJ, Bell EA, Thorwart ML. Water incorporated into a food but not served with a food decreases energy intake in lean women. *Am J Clin Nutr.* 1999;70:448–455.

121. Rolls BJ, Barnett RA. *The volumetrics weight-control plan: feel full on fewer calories.* New York, NY: Perennial Currents, 2000.

122. Almiron-Roig E, Chen Y, Drewnowski A. Liquid calories and the failure of satiety: how good is the evidence? *Obes Rev.* 2003;4:201–212.

123. Gray RW, French SJ, Robinson TM, et al. Increasing preload volume with water reduces rated appetite but not food intake in healthy men even with minimum delay between preload and test meal. *Nutr Neurosci.* 2003;6:29–37.

124. Tieken SM, Leidy HJ, Stull AJ, Mattes RD, Schuster RA, Campbell WW. Effects of solid versus liquid meal-replacement products of similar energy content on hunger, satiety, and appetite-regulating hormones in older adults. *Horm Metab Res.* 2007 May;39(5):389–394.

125. Holt SH, Brand-Miller JC, Stitt PA. The effects of equal-energy portions of different breads on blood glucose levels, feelings of fullness and subsequent food intake. *J Am Diet Assoc* 2001;101:767–773.

126. Rolls BJ. The role of energy density in the overconsumption of fat. *J Nutr.* 2000;130:268s–271s.

127. Rolls BJ, Bell EA. Intake of fat and carbohydrate: role of energy density. *Eur J Clin Nutr.* 1999;53:s166–s173.

128. Rolls BJ, Bell EA, Castellanos VH, et al. Energy density but not fat content of foods affected energy intake in lean and obese women. *Am J Clin Nutr.* 1999;69:863–871.

129. Drewnowski A. Energy density, palatability, and satiety: implications for weight control. *Nutr Rev.* 1998;56:347–353.

130. Howarth NC, Saltzman E, Roberts SB. Dietary fiber and weight regulation. *Nutr Rev.* 2001;59:129–139.

131. Prentice AM, Jebb SA. Fast foods, energy density and obesity: a possible mechanistic link. *Obes Rev.* 2003;4:187–194.

132. Arango-Angarita A, Rodríguez-Ramírez S, Serra-Majem L, Shamah-Levy T. Dietary energy density and its association with overweight or obesity in adolescents: asystematic review of observational studies. *Nutrients.* 2018 Nov 1;10(11):1612.

133. Drewnowski A. Sensory control of energy density at different life stages. *Proc Nutr Soc.* 2000;59:239–244.

134. Westerterp-Plantenga MS. Analysis of energy density of food in relation to energy intake regulation in human subjects. *Br J Nutr.* 2001;85:351–361.

135. Drewnowski A. The role of energy density. *Lipids.* 2003;38:109–115.

136. Poppitt SD, Prentice AM. Energy density and its role in the control of food intake: evidence from metabolic and community studies. *Appetite.* 1996;26:153–174.

137. Holt SH, Miller JC, Petocz P, et al. A satiety index of common foods. *Eur J Clin Nutr.* 1995;49:675–690.

138. Holt SH, Brand Miller JC, Petocz P. Interrelationships among postprandial satiety, glucose and insulin responses and changes in subsequent food intake. *Eur J Clin Nutr.* 1996;50:788–797.

139. Blundell JE, Stubbs RJ. High and low carbohydrate and fat intakes: limits imposed by appetite and palatability

and their implications for energy balance. *Eur J Clin Nutr.* 1999;53:s148–s165.

140. Rolls BJ, Miller DL. Is the low-fat message giving people a license to eat more? *J Am Coll Nutr.* 1997;16:535–543.

141. Katz DL, Meller S. Can we say what diet is best for health? *Annu Rev Public Health.* 2014;35:83–103.

142. Stubbs RJ, Whybrow S. Energy density, diet composition and palatability: influences on overall food energy intake in humans. *Physiol Behav.* 2004;81:755–764.

143. Lonnquist F, Nordfors L, Schalling M. Leptin and its potential role in human obesity. *J Intern Med.* 1999;245:643–652.

144. Luheshi G, Gardner J, Rushforth D, et al. Leptin action on food intake and body temperature are mediated by IL-1. *Proc Natl Acad Sci USA.* 1999;96:7047–7052.

145. Heini A, Lara-Castro C, Kirk K, et al. Association of leptin and hunger-satiety ratings in obese women. *Int J Obes Relat Metab Disord.* 1998;22:1084–1087.

146. Drewnowski A. Why do we like fat? *J Am Diet Assoc.* 1997;97:s58–s62.

147. Reed D, Tordoff M. Enhanced acceptance and metabolism of fats by rats fed a high-fat diet. *Am J Physiol.* 1991;261:r1084–r1088.

148. Warwick Z, Schiffman S, Anderson J. Relationship of dietary fat content to food preferences in young rats. *Physiol Behav.* 1990;48:581–586.

149. Lucas F, Sclafani A. Flavor preferences conditioned by intragastric fat infusions in rats. *Physiol Behav.* 1989;46:403–412.

150. Drewnowski A, Greenwood M. Cream and sugar: human preferences for high-fat foods. *Physiol Behav.* 1983;30: 629–633.

151. Emmett P, Heaton K. Is extrinsic sugar a vehicle for dietary fat? *Lancet.* 1995;345:1537–1540.

152. Anderson GH, Moore SE. Dietary proteins in the regulation of food intake and body weight in humans. *J Nutr.* 2004;134:974s–979s.

153. Stubbs J, Ferres S, Horgan G. Energy density of foods: effects on energy intake. *Crit Rev Food Sci Nutr.* 2000;40:481–515.

154. Crovetti R, Porrini M, Santangelo A, et al. The influence of thermic effect of food on satiety. *Eur J Clin Nutr.* 1998;52:482–488.

155. Westerterp-Plantenga MS, Rolland V, Wilson SA, et al. Satiety related to 24 h diet-induced thermogenesis during high protein/carbohydrate vs high fat diets measured in a respiration chamber. *Eur J Clin Nutr.* 1999;53:495–502.

156. Raben A, Agerholm-Larsen L, Flint A, et al. Meals with similar energy densities but rich in protein, fat, carbohydrate, or alcohol have different effects on energy expenditure and substrate metabolism but not on appetite and energy intake. *Am J Clin Nutr.* 2003;77:91–100.

157. Green SM, Wales JK, Lawton CL, et al. Comparison of high-fat and high-carbohydrate foods in a meal or snack on short-term fat and energy intakes in obese women. *Br J Nutr.* 2000;84:521–530.

158. Green SM, Burley VJ, Blundell JE. Effect of fat- and sucrose-containing foods on the size of eating episodes and energy intake in lean males: potential for causing overconsumption. *Eur J Clin Nutr.* 1994;48:547–555.

159. Blundell JE, Burley VJ, Cotton JR, et al. Dietary fat and the control of energy intake: evaluating the effects of fat on meal size and postmeal satiety. *Am J Clin Nutr.* 1993;57:772s–777s.

160. Green SM, Blundell JE. Effect of fat- and sucrose-containing foods on the size of eating episodes and energy intake in lean dietary restrained and unrestrained females: potential for causing overconsumption. *Eur J Clin Nutr.* 1996;50:625–635.

161. Blundell JE, MacDiarmid JI. Fat as a risk factor for overconsumption: satiation, satiety, and patterns of eating. *J Am Diet Assoc.* 1997;97:s63–s69.

162. Golay A, Bobbioni E. The role of dietary fat in obesity. *Int J Obes Relat Metab Disord.* 1997;21:s2–s11.

163. Rolls BJ. Carbohydrates, fats, and satiety. *Am J Clin Nutr.* 1995;61:960s–967s.

164. Blundell JE, Lawton CL, Cotton JR, et al. Control of human appetite: implications for the intake of dietary fat. *Annu Rev Nutr.* 1996;16:285–319.

165. Saris WH. Sugars, energy metabolism, and body weight control. *Am J Clin Nutr.* 2003;78:850s–857s.

166. Westerterp-Plantenga MS, Lejeune MP, Nijs I, et al. High protein intake sustains weight maintenance after body weight loss in humans. *Int J Obes Relat Metab Disord.* 2004;28:57–64.

167. Poppitt SD, McCormack D, Buffenstein R. Short-term effects of macronutrient preloads on appetite and energy intake in lean women. *Physiol Behav.* 1998;64:279–285.

168. Leidy HJ, Clifton PM, Astrup A, et al. The role of protein in weight loss and maintenance. *Am J Clin Nutr.* 2015;101(6):1320S–1329S.

169. Liu S, Willett WC, Manson JE, et al. Relation between changes in intakes of dietary fiber and grain products and changes in weight and development of obesity among middle-aged women. *Am J Clin Nutr.* 2003;78:920–927.

170. Bjorck I, Elmstahl HL. The glycaemic index: importance of dietary fibre and other food properties. *Proc Nutr Soc.* 2003;62:201–206.

171. Wylie-Rosett J, Segal-Isaacson CJ, Segal-Isaacson A. Carbohydrates and increases in obesity: does the type of carbohydrate make a difference? *Obes Res.* 2004;12:124s–129s.

172. Ball SD, Keller KR, Moyer-Mileur LJ, et al. Prolongation of satiety after low versus moderately high glycemic index meals in obese adolescents. *Pediatrics.* 2003;111:488–494.

173. Brand-Miller JC, Holt SH, Pawlak DB, et al. Glycemic index and obesity. *Am J Clin Nutr.* 2002;76:281s–285s.

174. Drewnowski A. Energy intake and sensory properties of food. *Am J Clin Nutr.* 1995;62:1081s–1085s.

175. Page KA, Chan O, Arora J, et al. Effects of fructose vs. glucose on regional cerebral blood flow in brain regions involved with appetite and reward pathways. *JAMA.* 2013;309:63–70.

176. Brouns F. Saccharide characteristics and their potential health effects in perspective. *Front Nutr.* 2020;7:75.

177. Pasman WJ, Blokdijk VM, Bertina FM, et al. Effect of two breakfasts, different in carbohydrate composition, on hunger and satiety and mood in healthy men. *Int J Obes Relat Metab Disord.* 2003;27:663–668.

178. Holt SH, Delargy HJ, Lawton CL, et al. The effects of high-carbohydrate vs high-fat breakfasts on feelings of fullness and alertness, and subsequent food intake. *Int J Food Sci Nutr.* 1999;50:13–28.

179. Guyenet SJ. Impact of whole, fresh fruit consumption on energy intake and adiposity: asystematic review. *Front Nutr.* 2019;6:66.

180. Ebbeling CB, Leidig MM, Sinclair KB, et al. A reduced-glycemic load diet in the treatment of adolescent obesity. *Arch Pediatr Adolesc Med.* 2003;157:773–779.

181. Nilsson A, Johansson E, Ekström L, Björck I. Effects of a brown beans evening meal on metabolic risk markers and appetite regulating hormones at a subsequent standardized breakfast: a randomized cross-over study. *PLoS One.* 2013;8(4):e59985.

182. Mollard RC, Luhovyy BL, Panahi S, Nunez M, Hanley A, Anderson GH. Regular consumption of pulses for 8 weeks reduces metabolic syndrome risk factors in overweight and obese adults. *Br J Nutr.* 2012;108 Suppl 1:S111-S122.

183. Hung T, Sievenpiper JL, Marchie A, et al. Fat versus carbohydrate in insulin resistance, obesity, diabetes and cardiovascular disease. *Curr Opin Clin Nutr Metab Care.* 2003;6:165–176.

184. Jequier E. Pathways to obesity. *Int J Obes Relat Metab Disord.* 2002;26:s12–s17.

185. Gerstein DE, Woodward-Lopez G, Evans AE, et al. Clarifying concepts about macronutrients' effects on satiation and satiety. *J Am Diet Assoc.* 2004;104:1151–1153.

186. Vozzo R, Wittert G, Cocchiaro C, et al. Similar effects of foods high in protein, carbohydrate and fat on subsequent spontaneous food intake in healthy individuals. *Appetite.* 2003;40:101–107.

187. Marmonier C, Chapelot D, Louis-Sylvestre J. Effects of macronutrient content and energy density of snacks consumed in a satiety state on the onset of the next meal. *Appetite.* 2000;34:161–168.

188. Lang V, Bellisle F, Oppert JM, et al. Satiating effect of proteins in healthy subjects: a comparison of egg albumin, casein, gelatin, soy protein, pea protein, and wheat gluten. *Am J Clin Nutr.* 1998;67:1197–1204.

189. Speechly DP, Rogers GG, Buffenstein R. Acute appetite reduction associated with an increased frequency of eating in obese males. *Int J Obes Relat Metab Disord.* 1999;23:1151–1159.

190. Plantenga MS, IJedema MJ, Wijckmans-Duijsens NE. The role of macronutrient selection in determining patterns of food intake in obese and non-obese women. *Eur J Clin Nutr.* 1996;50:580–591.

191. Rolls BJ, Roe LS, Meengs JS. Salad and satiety: energy density and portion size of a first-course salad affect energy intake at lunch. *J Am Diet Assoc* 2004;104:1570–1576.

192. de Castro JM. The time of day of food intake influences overall intake in humans. *J Nutr.* 2004;134:104–111.

193. De Graaf C, De Jong LS, Lambers AC. Palatability affects satiation but not satiety. *Physiol Behav.* 1999;66:681–688.

194. Torheim LE, Ouattara F, Diarra MM, et al. Nutrient adequacy and dietary diversity in rural Mali: association and determinants. *Eur J Clin Nutr.* 2004;58:594–604.

195. Johnson J, Vickers Z. Factors influencing sensory-specific satiety. *Appetite.* 1992;19:15–31.

196. Guinard JX, Brun P. Sensory-specific satiety: comparison of taste and texture effects. *Appetite.* 1998;31:141–157.

197. de Graaf C, Schreurs A, Blauw YH. Short-term effects of different amounts of sweet and nonsweet carbohydrates on satiety and energy intake. *Physiol Behav.* 1993;54:833–843.

198. Vickers Z. Long-term acceptability of limited diets. *Life Support Biosph Sci.* 1999;6:29–33.

199. Levitsky DA, Iyer S, Pacanowski CR. Number of foods available at a meal determines the amount consumed. *Eat Behav.* 2012;13(3):183–187.

200. Epstein LH, Carr KA, Cavanaugh MD, Paluch RA, Bouton ME. Long-term habituation to food in obese and nonobese women. *Am J Clin Nutr.* 2011;94(2):371–376.

201. Raynor HA, Niemeier HM, Wing RR. Effect of limiting snack food variety on long-term sensory-specific satiety and monotony during obesity treatment. *Eat Behav.* 2006;7:1–14.

202. Raynor HA, Jeffery RW, Phelan S, et al. Amount of food group variety consumed in the diet and long-term weight loss maintenance. *Obes Res.* 2005;13:883–890.

203. Raynor HA, Wing RR. Effect of limiting snack food variety across days on hedonics and consumption. *Appetite.* 2006;46:168–176.

204. Raynor HA, Jeffery RW, Tate DF, et al. Relationship between changes in food group variety, dietary intake, and weight during obesity treatment. *Int J Obes Relat Metab Disord.* 2004;28:813–820.

205. Katz DL, Katz CS. *The flavor point diet.* Emmaus, PA: Rodale, Inc., 2005.

206. Kennedy E. Dietary diversity, diet quality, and body weight regulation. *Nutr Rev.* 2004;62:s78–s81.

207. Sorensen LB, Moller P, Flint A, et al. Effect of sensory perception of foods on appetite and food intake: a review of studies on humans. *Int J Obes Relat Metab Disord.* 2003;27:1152–1166.

208. Raynor HA, Epstein LH. Dietary variety, energy regulation, and obesity. *Psychol Bull.* 2001;127:325–341.

209. McCrory MA, Suen VM, Roberts SB. Biobehavioral influences on energy intake and adult weight gain. *J Nutr.* 2002;132:3830s–3834s.

210. McCrory MA, Fuss PJ, McCallum JE, et al. Dietary variety within food groups: association with energy intake and body fatness in men and women. *Am J Clin Nutr.* 1999;69:440–447.

211. Snoek HM, Huntjens L, Van Gemert LJ, et al. Sensory-specific satiety in obese and normal-weight women. *Am J Clin Nutr.* 2004;80:823–831.

212. Poothullil JM. Regulation of nutrient intake in humans: a theory based on taste and smell. *Neurosci Biobehav Rev.* 1995;19:407–412.

213. Mattes RD, Kare MR. Nutrition and the chemical senses. In: Shils ME, Olson JA, Shike M, eds. *Modern nutrition in health and disease,* 8th ed. Philadelphia, PA: Lea & Febiger, 1994.

214. Brownley KA, Von Holle A, Hamer RM, La Via M, Bulik CM. A double-blind, randomized pilot trial of chromium picolinate for binge eating disorder: results of the Binge Eating and Chromium (BEACh) study. *J Psychosom Res.* 2013;75(1):36–42.

215. Docherty JP, Sack DA, Roffman M, et al. A double-blind, placebo-controlled, exploratory trial of chromium picolinate in atypical depression: effect on carbohydrate craving. *J Psychiatr Pract.* 2005;11:302–314.

216. Dall'acqua S, Innocenti G. Steroidal glycosides from *Hoodia gordonii. Steroids.* 2007;72:559–568.

217. Rader JI, Delmonte P, Trucksess MW. Recent studies on selected botanical dietary supplement ingredients. *Anal Bioanal Chem.* 2007;389:26–35.

218. Smith C, Krygsman A. Hoodia gordonii: to eat, or not to eat. *J Ethnopharmacol.* 2014;155(2):987–991.

219. Carter BE, Drewnoski A. Beverages containing soluble fiber, caffeine, and green tea catechins suppress hunger and lead to less energy consumption at the next meal. *Appetite.* 2012;59:755–761.

220. Hursel R, Westerterp-Plantenga MS. Thermogenic ingredients and body weight regulation. *Int J Obes (Lond).* 2010;34:659–669.

221. Hampton T. Sugar substitutes linked to weight gain. *JAMA.* 2008;299:2137–2138.

222. Bellisle F, Drewnowski A. Intense sweeteners, energy intake and the control of body weight. *Eur J Clin Nutr.* 2007;61:691–700.

223. Swithers SE, Davidson TL. A role for sweet taste: calorie predictive relations in energy regulation by rats. *Behav Neurosci.* 2008;122:161–173.

224. Frank GK, Oberndorfer TA, Simmons AN, et al. Sucrose activates human taste pathways differently from artificial sweetener. *Neuroimage.* 2008;39:1559–1569.

225. Ruiz-Ojeda FJ, Plaza-Díaz J, Sáez-Lara MJ, Gil A. Effects of sweeteners on the gut microbiota: a review of experimental studies and clinical trials. *Adv Nutr.* 2019 Jan 1;10(suppl_1):S31–S48. Erratum in: *Adv Nutr.* 2020 Mar 1;11(2):468.

226. Wang QP, Browman D, Herzog H, Neely GG. Non-nutritive sweeteners possess a bacteriostatic effect and alter gut microbiota in mice. *PLoS One.* 2018 Jul 5;13(7):e0199080.

227. Obolskiy D, Pischel I, Siriwatanametanon N, et al. *Garcinia mangostana* L.: a phytochemical and pharmacological review. *Phytother Res.* 2009;23:1047–1065.

228. Ovalle-Magallanes B, Eugenio-Pérez D, Pedraza-Chaverri J. Medicinal properties of mangosteen (Garcinia mangostana L.): a comprehensive update. *Food Chem Toxicol.* 2017;109(Pt 1):102–122.

229. Shan T, Ma Q, Guo K, et al. Xanthones from mangosteen extracts as natural chemopreventive agents: potential anti-cancer drugs. *Curr Mol Med.* 2011;11:666–677.

230. American Cancer Society. Mangosteen Juice. November 2008. Retrieved October 2013.

231. Vinson JA, Burnham BR, Nagendran MV. Randomized, double-blind, placebo-controlled, linear dose, crossover study to evaluate the efficacy and safety of a green coffee bean extract in overweight subjects. *Diabetes Metab Syndr Obes.* 2012;5:21–27.

232. Onakpoya I, Terry R, Ernst E. The use of green coffee extract as a weight loss supplement: a systematic review and meta-analysis of randomised clinical trials. *Gastroenterol Res Pract.* 2011;2011:382852.

233. Scientific concepts of functional foods in Europe. Consensus document. *Br J Nutr.* 1999;81 (suppl 1):s1–s27.

234. https://www.statista.com/topics/1321/functional-foods-market/#dossierSummary__chapter1. Accessed on November 2, 2020.

235. Mizwicki MT, Liu G, Fiala M, et al. 1α,25-dihydroxyvitamin D3 and resolvin D1 retune the balance between amyloid-β phagocytosis and inflammation in Alzheimer's disease patients. *J Alzheimers Dis.* 2013;34:155–170.

236. Cao C, Loewenstein DA, Lin X, et al. High blood caffeine levels in MCI linked to lack of progression to dementia. *J Alzheimers Dis.* 2012;30:559–572.

237. Le Chatelier E, Nielsen T, Qin J. Richness of human gut microbiome correlates with metabolic markers. *Nature.* 2013;500:541–546.

238. Bernard A, Ancel D, Neyrinck AM, Dastugue A, Bindels LB, Delzenne NM, Besnard P. A preventive prebiotic supplementation improves the sweet taste perception in diet-induced obese mice. *Nutrients.* 2019 Mar 5;11(3):549.

239. Smith SR, Blundell J, Burns C, et al. Pramlintide treatment reduces 24-hour caloric intake and meal sizes, and improves control of eating in obese subjects: a 6-week translational research study. *Am J Physiol Endocrinol Metab.* 2007;293:e620–e627.

240. Ryan D, Acosta A. GLP-1 receptor agonists: Nonglycemic clinical effects in weight loss and beyond. *Obesity (Silver Spring).* 2015;23(6):1119–1129.

241. Greger M. *How not to diet: the groundbreaking science of healthy, permanent weight loss.* New York, NY: Flatiron Books, 2019.

242. Lisle DJ, Goldhamer A. *The pleasure trap: mastering the hidden force that undermines health & happiness.* Summertown, TN: Healthy Living Publications, 2006.

LECTURAS RECOMENDADAS

Bellisle F. Why should we study human food intake behaviour? *Nutr Metab Cardiovasc Dis.* 2003;13:189–193.

Bernstein DM, Laney C, Morris EK, et al. False beliefs about fattening foods can have healthy consequences. *Proc Natl Acad Sci USA* 2005;102:13724–13731.

Blundell JE, Stubbs RJ. High and low carbohydrate and fat intakes: limits imposed by appetite and palatability and their implications for energy balance. *Eur J Clin Nutr.* 1999;53:s148–s165.

Coppola A, Liu ZW, Andrews ZB, et al. A central thermogenic-like mechanism in feeding regulation: an interplay between arcuate nucleus T3 and UCP2. *Cell Metab.* 2007;5:21–33.

de Graaf C, Blom WA, Smeets PA, et al. Biomarkers of satiation and satiety. *Am J Clin Nutr.* 2004;79:946–961.

de Graaf C, De Jong LS, Lambers AC. Palatability affects satiation but not satiety. *Physiol Behav.* 1999;66:681–688.

Drewnowski A. Energy density, palatability, and satiety: implications for weight control. *Nutr Rev.* 1998;56:347–353.

Drewnowski A. Intense sweeteners and energy density of foods: implications for weight control. *Eur J Clin Nutr.* 1999;53:757–763.

Duffy VB, Bartoshuk LM, Striegel-Moore R, et al. Taste changes across pregnancy. *Ann N Y Acad Sci.* 1998;855:805–809.

Eertmans A, Baeyens F, Van den Bergh O. Food likes and their relative importance in human eating behavior: review and preliminary suggestions for health promotion. *Health Educ Res.* 2001;16:443–456.

Flatt JP. What do we most need to learn about food intake regulation? *Obes Res* 1998;6:307–310.

French SA. Pricing effects on food choices. *J Nutr.* 2003;133:841s–843s.

French S, Robinson T. Fats and food intake. *Curr Opin Clin Nutr Metab Care.* 2003;6:629–634.

Gendall K, Joyce P, Abbott R. The effects of meal composition on subsequent cravings and binge eating. *Addict Behav.* 1999;24:305–315.

Gibson E, Desmond E. Chocolate craving and hunger state: implications for the acquisition and expression of appetite and food choice. *Appetite.* 1999;32:219–240.

Hetherington MM. Taste and appetite regulation in the elderly. *Proc Nutr Soc.* 1998;57:625–631.

Holt S, Miller J, Petocz P, et al. A satiety index of common foods. *Eur J Clin Nutr.* 1995;49:675–690.

Holt S, Delargy H, Lawton C, et al. The effects of high-carbohydrate vs. high-fat breakfasts on feelings of fullness and alertness, and subsequent food intake. *Int J Food Sci Nutr.* 1999;50:13–28.

Kostas G. Low-fat and delicious: can we break the taste barrier? *J Am Diet Assoc.* 1997;97:s88–s92.

Lin SL, Wilber JF. Appetite regulation. In: DeGroot LJ, Jameson JL, eds. *Endocrinology.* 4th ed. Philadelphia, PA: W.B. Saunders; 2001:600–604.

Louis-Sylvestre J, Tournier A, Verger P, et al. Learned caloric adjustment of human intake. *Appetite.* 1989;1:95–103.

MacBeth H, ed. *Food preferences and taste.* Providence, RI: Berghahn Books, 1997.

Melanson K, Westerterp-Plantenga M, Saris W, et al. Blood glucose patterns and appetite in time-blinded humans: carbohydrate vs. fat. *Am J Physiol.* 1999;277:r337–r345.

Nestle M, Wing R, Birch L, et al. Behavioral and social influences on food choice. *Nutr Rev.* 1998;56:s50–s64.

Poppitt S, McCormack D, Buffenstein R. Short-term effects of macronutrient preloads on appetite and energy intake in lean women. *Physiol Behav.* 1998;64:279–285.

Porrini M, Crovetti R, Riso P, et al. Effects of physical and chemical characteristics of food on specific and general satiety. *Physiol Behav.* 1995;57:461–468.

Reed DR, Bachmanov AA, Beauchamp GK, et al. Heritable variation in food preferences and their contribution to obesity. *Behav Genet.* 1997;27:373–387.

Rogers PJ. Eating habits and appetite control: a psychobiological perspective. *Proc Nutr Soc.* 1999;58:59–67.

Rolls B. Experimental analyses of the effects in a meal on human feeding. *Am J Clin Nutr.* 1985;42:932–939.

Rolls B. Sensory-specific satiety. *Nutr Rev.* 1986;44:93–101.

Rolls BJ, Bell EA. Intake of fat and carbohydrate: role of energy density. *Eur J Clin Nutr.* 1999;53:s166–s173.

Rolls B, Castellanos V, Halford J, et al. Volume of food consumed affects satiety in men. *Am J Clin Nutr.* 1998;67:1170–1177.

Rolls ET. Taste and olfactory processing in the brain and its relation to the control of eating. *Crit Rev Neurobiol.* 1997;11:263–287.

Sclafani A. Psychobiology of food preferences. *Int J Obes Relat Metab Disord.* 2001;25:s13–s16.

Seeley RJ, Schwartz MW. Neuroendocrine regulation of food intake. *Acta Paediatr Suppl.* 1999;88:58–61.

Stubbs R. Peripheral signals affecting food intake. *Nutrition.* 1999;15:614–625.

Stubbs RJ, Johnstone AM, Mazlan N, et al. Effect of altering the variety of sensorially distinct foods, of the same macronutrient content, on food intake and body weight in men. *Eur J Clin Nutr.* 2001;55:19–28.

Wardle J. Hunger and satiety: a multidimensional assessment of responses to caloric loads. *Physiol Behav.* 1987;40:577–582.

Westerterp-Plantenga M, Rolland V, Wilson S, et al. Satiety related to 24 h diet-induced thermogenesis during high protein/carbohydrate vs. high fat diets measured in a respiration chamber. *Eur J Clin Nutr.* 1999;53:495–502.

World Health Organization. *Obesity and overweight.* http://www.whoint/dietphysicalactivity/publications/facts/obesity/en.accessed November 7, 2007.

Capítulo 39

Efectos del chocolate en la salud

Adrienne Silver

 INTRODUCCIÓN

El chocolate, epítome de la indulgencia nutricional (v. cap. 38), ha atraído en los últimos años una atención creciente por sus efectos sobre la salud. Se ha descubierto que el ácido graso saturado predominante en la manteca de cacao, el ácido esteárico (18:0), no es aterógeno (1-3). El chocolate negro, con un contenido de cacao de aproximadamente el 60 % o más, es en general una fuente muy concentrada (si no la más concentrada) de antioxidantes bioflavonoides en comparación con otros alimentos disponibles habitualmente. El chocolate negro también es una fuente relativamente concentrada de fibra. Los estudios han demostrado los beneficios del consumo de chocolate negro en la presión arterial, la sensibilidad a la insulina, los lípidos y la función endotelial; hay pruebas de observación de un efecto beneficioso en la susceptibilidad a las cardiopatías. Aunque aún queda mucho por dilucidar sobre el atractivo y los efectos del chocolate sobre la salud, las pruebas disponibles constituyen un argumento bastante sólido para la inclusión del chocolate negro en una alimentación saludable y un argumento decisivo para la sustitución del chocolate con leche por el chocolate negro. El chocolate es una demostración especialmente buena del principio de que la mejor manera de comer bien es hacer elecciones bien informadas dentro de cualquier categoría de alimentos, en lugar de abandonar las categorías de alimentos. El hecho de que incluso un capricho pueda ser beneficioso para la salud desmiente el frecuente lamento de que «si es bueno, no puede ser bueno para ti». El chocolate negro, según la mayoría, es ambas cosas.

 VISIÓN GENERAL

Aunque los dulces modernos que contienen una gran cantidad de ingredientes suelen denominarse «cho-

colates o chocolatinas», el chocolate en sí es un producto de las semillas del árbol del cacao, originario de América Central y del Sur. Utilizado inicialmente por los pueblos mesoamericanos para elaborar una bebida amarga, el chocolate forma parte de la alimentación humana desde hace más de 2 000 años. Los orígenes del chocolate como manjar dulce se remontan al siglo XVI y a la conquista de Centroamérica y México por los españoles. El cacao fue uno de los botines de guerra y, por tanto, se introdujo en los sibaritas europeos. La adición de azúcar al cacao probablemente se produjo por primera vez en España. Las preparaciones dulces de chocolate eran populares entre la aristocracia española, que tuvo un acceso privilegiado hasta algún momento después del cambio de siglo. El chocolate se convirtió entonces en un manjar buscado por todas las cortes reales de Europa; el resto, como suele decirse, es historia.

Los atributos singularmente seductores, si no adictivos, del chocolate son bien conocidos, pero solo parcialmente comprendidos. El chocolate tiene una composición nutricional que explica parte de su atractivo; es una fuente concentrada de grasa y, en la mayoría de los preparados comerciales, de azúcar, que se asocian a respuestas hedonistas. La textura del chocolate puede potenciar su atractivo, ya que su fusión en la boca sirve para distribuir y potenciar el sabor. Resulta especialmente interesante la variación del deseo de chocolate asociada al ciclo menstrual.

El deseo compulsivo de consumir chocolate podría explicarse en parte por sus componentes biológicamente activos, como las metilxantinas, las aminas biógenas y los ácidos grasos de tipo cannabinoide, junto con su posible influencia en las concentraciones de serotonina y dopamina (4). Rozin y cols. (5) encontraron pruebas de que el deseo de comer chocolate es más intenso en las mujeres que en los hombres, con variaciones en el ciclo menstrual. Algunos han planteado la hipótesis de que el ansia de chocolate asociada al ciclo menstrual es un comportamiento aprendido que funciona como estrategia para hacer frente a los síntomas perimenstruales (6). Hormes y Timko ofrecen una explicación alternativa (7). En su estudio, las mujeres que manifestaban deseos compulsivos de consumir chocolate relacionados con el ciclo menstrual mostraban comportamientos y actitudes alimentarias diferentes en comparación con las mujeres que referían antojos de chocolate no cíclicos. Las mujeres que tenían antojos menstruales presentaban índices de masa corporal significativamente más elevados y manifestaban más sentimientos de culpa, mayores niveles de restricción alimentaria y un control menos flexible sobre la ingesta en comparación con las que no tenían antojos cíclicos. Los autores especulan que los antojos menstruales de chocolate pueden ser el resultado de la restricción alimentaria en un intento de controlar las fluctuaciones cíclicas de peso. Por otra parte, estudios recientes sugieren que los antojos menstruales pueden estar mediados en gran medida por la cultura. El trabajo de Rozin y cols. sugiere que son las propiedades sensoriales del chocolate, más que los efectos neuroquímicos de sus componentes xantínicos, los que explican el deseo compulsivo de consumirlo. En una revisión de 2006 realizada por Parker y cols. también se concluyó que las propiedades sensoriales y la palatabilidad del chocolate son la explicación más probable de sus propiedades psicoactivas (8). Dado que el antojo de chocolate es aparentemente potente y bastante habitual, sea cual sea el mecanismo, la identificación de formulaciones saludables de chocolate tiene una verdadera importancia clínica.

Composición del chocolate

Las propiedades nutricionales de los productos llamados «chocolate» varían de forma natural con su composición. El propio cacao es una fuente bastante concentrada de cafeína y de otro estimulante relacionado, la teobromina. La atribución de propiedades energéticas al chocolate está probablemente justificada, aunque proporciona menos estímulo que el extracto del grano de café.

Aunque el contenido de cafeína del chocolate es considerablemente menor que el del café (v. apéndice E), el chocolate sigue siendo una fuente relativamente concentrada del compuesto. Es poco probable que el nivel de ingesta de cafeína asociado al chocolate en la alimentación suponga una amenaza para la salud de las personas con una tolerancia normal a la cafeína, incluidas las mujeres embarazadas. Las personas muy sensibles y las que padecen trastornos del ritmo cardíaco pueden verse afectadas negativamente por la cafeína del chocolate (9).

El aceite del cacao, denominado manteca de cacao (el nombre «cocoa» es aparentemente una adulteración temprana de «cacao»), es una mezcla de ácidos grasos predominantemente monoinsaturados y saturados. En la fracción monoinsaturada predomina el ácido oleico, al igual que en el aceite de oliva. Aproximadamente el 20 % de la grasa del chocolate negro es monoinsaturada.

El contenido de grasa saturada en la manteca de cacao es el más destacable. En el chocolate negro sólido, casi el 80 % de la grasa es saturada. El ácido graso predominante en la manteca de cacao es el ácido esteárico (tablas 39-1 y 39-2; v. cap. 2), una molécula de 18 carbonos. Aunque los ácidos grasos saturados de cadena más corta, como el ácido mirístico (14:0) y el ácido palmítico (16:0), se asocian a un aumento del colesterol unido a lipoproteínas de baja densidad (LDL, *low density lipoproteins*) y de la aterogénesis, el ácido esteárico no lo hace (1). Por tanto, la grasa del chocolate negro es, en el peor de los casos, neutra con respecto a los efectos sobre la salud, si es que no es realmente salubre. La naturaleza no aterógena

TABLA 39-1

Características más destacadas de la composición nutricional de las formulaciones habituales de chocolate con leche y chocolate negro

Nutrimento	Chocolate con leche, barra de 44 g	Chocolate negro, barra de 44 g
Energía	235 kcal	233 kcal
Grasa	13 g	13 g
Grasas saturadas	6.3 g	10.8 g
Ácido mirístico (14:0)	0.3 g	–
Ácido palmítico (16:0)	2.6 g	–
Ácido esteárico (18:0)	2.7 g	–
Grasa monoinsaturada	5.8 g	2 g
Grasa poliinsaturada	0.4 g	0.2 g
Fibra	1.5 g	2.7 g
Calcio	83 mg	12 mg
Magnesio	28 mg	13 mg
Arginina	0.1 g	Sin datos
Bioflavonoides	Sin datos	Sin datos

Datos del U.S. Department of Agriculture Agricultural Research Service. Nutrient data laboratory.http://www.nal.usda.gov/fnic/foodcomp/search; consultado el 7 de noviembre de 2007.

TABLA 39-2

Ácidos grasos en la manteca de cacao, el chocolate negro, el chocolate con leche y la grasa de la leche[a]

	Producto			
	Manteca de cacao[b]	Chocolate negro[b]	Chocolate con leche[c]	Grasa de la leche[b]
Ácidos grasos saturados				
4.0				3.5
6.0				2.1
8.0				1.2
10.0				2.8
12.0				3.1
C4.0-C12.0	0.0	0.0	1.3	12.7
14.0	0.1	0.1	1.6	11.0
15.0	0.0	0.0	0.0	0.0
16.0	26.9	25.7	25.4	28.9
17.0	0.0	0.2	0.0	0.0
18.0	35.2	34.9	32.3	13.4
20.0	0.0	0.9	1.0	0.0
22.0	0.0	0.1	0.0	0.0
24.0	0.0	0.0	0.0	0.0
Ácidos grasos monoinsaturados				
14.1	0.0	0.0	0.0	0.0
16.1	0.2	0.2	0.4	2.4
18.1	34.5	34.6	31.6	27.6
20.1	0.0	0.0	0.0	0.0
Ácidos grasos poliinsaturados				
18.2	3.0	3.2	3.0	2.4
18.3	0.1	0.2	0.4	1.5
Otros	0.0	0.0	3.2	0.0
Total	**100.0**	**100.0**	**100.0**	**100.0**

[a]Las muestras de chocolate negro y con leche representadas son promedios de la industria. Los ácidos grasos se expresan como porcentaje del total; todas las columnas suman 100%.

[b]Valores derivados del U.S. Department of Agriculture, Agricultural Research Service. Nutrient data laboratory. http://www.ars.usda.gov/ba/bhnrc/ndl.

[c]Valores derivados de Hurst WJ, Tarka SM, Dobson G, et al. Determination of conjugated linoleic acid (CLA) concentrations in milk chocolate. J Agric Food Chem. 2001;49:1264-1265.

del ácido esteárico fue reconocida específicamente por el Comité Asesor de las Guías Alimentarias de 2010 (10), aunque no se mencionó ni en la edición de 2010 ni en la de 2015-2020 de las *Dietary Guidelines for Americans*. Los motivos de esta omisión no son evidentes, pero dado que el desarrollo de las guías suele estar influenciado por la política y debe tener en cuenta la viabilidad y la utilidad de los mensajes para la población general, es probable que la inclusión

continuada del ácido esteárico bajo el paraguas de las grasas sólidas perjudiciales no se deba a la falta de pruebas científicas. El chocolate con leche tiene una concentración ligeramente mayor de ácidos palmítico y mirístico que el chocolate negro, en virtud de su mayor contenido en grasa de la leche (la adición de cierta cantidad de grasa de leche al chocolate negro está permitida según las normas de identidad actuales para suavizar su sabor) (11), pero estas diferencias son discretas. La notable divergencia en los efectos sobre la salud del chocolate con leche y del chocolate negro se atribuye de forma más convincente a la diferencia en el contenido de antioxidantes.

Mientras que el contenido de grasa del chocolate negro es, en el peor de los casos, neutro en cuanto a sus efectos sobre la salud, otros componentes del cacao lo hacen decididamente favorable por su efecto general sobre la salud. Entre ellos, destacan el contenido de bioflavonoides y la capacidad antioxidante del chocolate negro. Según la capacidad de absorción de radicales de oxígeno como medida del potencial antioxidante global, el chocolate negro es una fuente más concentrada de antioxidantes que la mayor parte de las frutas, y ofrece más del doble de potencia antioxidante del chocolate con leche (12).

Junto con el vino y el té, el chocolate negro es una fuente concentrada de polifenoles, que están ampliamente distribuidos, pero generalmente menos concentrados, en las frutas, las verduras y los cereales. Los estudios en animales y en cultivos celulares sugieren efectos protectores de los antioxidantes polifenólicos frente a enfermedades cardiovasculares (ECV), cánceres, enfermedades neurodegenerativas, diabetes y osteoporosis, aunque todavía faltan estudios definitivos *in vivo* en humanos (13).

El chocolate negro, con un 60 % de cacao o más, es la fuente alimentaria más concentrada de antioxidantes que existe, con una capacidad antioxidante superior a la del té verde (14). Los flavonoides del chocolate contribuyen a su sabor amargo (15). Hay que destacar que el cacao en polvo que ha sido tratado con álcalis o sometido al «proceso holandés (*Dutched*)», contiene concentraciones significativamente reducidas de flavanoles (16,17). Miller y cols. compararon el contenido de flavanoles del cacao en polvo natural (no alcalinizado) y del cacao «*Dutched*» disponibles en el mercado, y descubrieron que el contenido de flavanoles se reducía entre un 60 % y un 78 % dependiendo del nivel de alcalinización (17). Además de los flavonoides, el chocolate negro es una fuente concentrada de magnesio, fibra y el aminoácido arginina (v. **tabla 39-1**). Como ya se ha comentado (v. cap. 7 y apéndice E), la arginina puede contribuir directamente a la capacidad vasodilatadora y a la mejora de la función endotelial.

Salud cardiovascular y metabolismo de la glucosa

Estudios epidemiológicos

Los estudios sobre el chocolate negro han sugerido sistemáticamente que produce beneficios para la salud (18-20), atribuidos en gran medida al contenido de flavanoles (21). En su metaanálisis de 10 estudios observacionales, Zhang y cols. informaron de una reducción del 25 % del riesgo de episodios de ECV asociada al mayor nivel frente al más bajo de consumo de chocolate (22). En un estudio prospectivo y un metaanálisis de 6 851 adultos suecos se observó que el consumo de chocolate se asocia a un menor riesgo de infarto de miocardio (IM) y cardiopatía isquémica (23). Las investigaciones realizadas en pacientes hipertensos demuestran que una dieta rica en polifenoles (alto consumo de frutas y verduras, bayas y chocolate negro) dio lugar a una mejoría significativa de los marcadores de riesgo CV establecidos (24).

Los estudios epidemiológicos han encontrado asociaciones inversas entre el consumo más frecuente de chocolate o cacao y el infarto de miocardio (25), el accidente cerebrovascular (25,26), la enfermedad coronaria (27), la mortalidad cardíaca (28,29), la mortalidad por todas las causas (28) y la diabetes (30). Estos hallazgos se confirmaron aún más en *Nutrition* 2018 tras un gran metaanálisis. Se cree que estos resultados están relacionados con los efectos vasodilatadores y la disminución de los marcadores inflamatorios (31).

Estudios experimentales

Presión arterial y sensibilidad a la insulina: los efectos del consumo de chocolate o cacao sobre la presión arterial son quizás los más documentados. En una revisión Cochrane de 2012 de 20 ensayos aleatorizados y controlados a corto plazo, se observó una pequeña, pero significativa, reducción de la presión arterial asociada al consumo de chocolate o cacao rico en flavanoles, en comparación con los productos de control bajos en flavanoles o sin ellos (32). En los estudios incluidos, el consumo diario de chocolate negro comercial durante 2 a 8 semanas redujo la presión arterial sistólica en 4 mm Hg y la presión arterial diastólica en unos 2 mm Hg. Estos efectos reductores de la presión arterial parecen producirse más fácilmente en las personas hipertensas que en las normotensas (33).

Grassi y cols. (34) mostraron una reducción de la presión arterial y una mayor sensibilidad a la insulina tras la ingesta de chocolate negro en un estudio cruzado a corto plazo de 15 adultos sanos. La dosis evaluada en este estudio fue de 100 g de chocolate negro, que aportaba aproximadamente 500 mg de polifenoles. Estos investigadores también compararon 100 g de chocolate negro que aportaba 88 mg de flavanoles con el chocolate blanco durante 7 días en un ensayo cruzado de 20 adultos con hipertensión esencial no tratada (35). El estudio mostró mejorías significativas en la presión arterial, la función endotelial y las medidas de sensibilidad a la insulina (p. ej., HOMA-IR) tras la administración de chocolate negro. En un estudio cruzado aleatorizado, controlado con placebo y a doble ciego, la ingesta de cacao rico en flavanoles mejoró el metabolismo posprandial de la glucosa y los lípidos en pacientes con diabetes de tipo 2 cuando la comida imponía una gran carga metabólica. Este efecto no se produjo cuando se ofreció a los pacientes una comida apta para diabéticos (36). En otro estudio cruzado aleatorizado, controlado con placebo y doble ciego, los investigadores mostraron una mejoría del tiempo de reacción en una prueba cognitiva en los diabéticos de tipo 1, en comparación con sus controles emparejados (37). Las investigaciones de la población han descubierto que comer hasta 60 g de chocolate a la semana se asocia a un menor riesgo de desarrollar diabetes en general, al mejorar la resistencia a la insulina y la sensibilidad a esta (38).

Respuesta vascular: se ha observado una mejoría de la función endotelial en adultos sanos (39-43) y en fumadores (44), pacientes diabéticos tratados (45), hipertensos (35) y adultos con factores de riesgo cardíaco (46). En el laboratorio del autor se demostró una mejora de la función endotelial con la ingesta diaria y en dosis única de cacao líquido rico en flavonoides, así como con la ingesta aguda de chocolate negro sólido, en adultos por lo demás sanos y con sobrepeso (41,42). Entre los sujetos con ECV establecida, los resultados de los estudios son contradictorios, pero sugieren efectos beneficiosos de los productos de cacao.

Farouque y cols. (47) no observaron efectos beneficiosos sobre la función vascular en sujetos con enfermedad arterial coronaria (EAC) establecida tras 6 semanas de ingesta diaria de chocolate negro. Sin embargo, Heiss y cols. (48) observaron una mejora de la función endotelial en pacientes con EAC tras 30 días de ingesta de cacao con alto contenido en flavonoles dos veces al día, en comparación con la ingesta de cacao con bajo contenido en flavonoles. En un ensayo aleatorizado y controlado, Flammer y cols. informaron de los efectos beneficiosos a corto plazo (2 h después de la ingesta) del chocolate rico en flavanoles tanto en la función vascular como en la adhesión plaquetaria en pacientes con insuficiencia cardíaca congestiva y de los efectos sostenidos (durante un período de 4 semanas) en la función vascular (49). Los investigadores descubrieron que los fenoles del cacao mejoran la función endotelial en pacientes con EHNA (50). Innes y cols. (51) descubrieron que 100 g de chocolate negro, pero no de chocolate con leche o blanco, inhibían de forma aguda la agregación plaquetaria en adultos sanos. En un estudio de 32 adultos sanos, la ingesta diaria de 234 mg de flavanoles de cacao durante 4 semanas inhibió signifi-

cativamente la agregación plaquetaria (52). Además, en 2016, Okamoto y cols. observaron que la ingesta habitual de cacao reduce la rigidez arterial central y periférica en mujeres posmenopáusicas. Esta reducción de la rigidez arterial también se observó tras 4 semanas de consumo elevado de cacao en hombres y mujeres jóvenes (53).

Los efectos de los productos del cacao sobre el perfil lipídico y el estrés oxidativo son poco claros. Engler y cols. (54) demostraron una mejoría de la función endotelial tras la ingesta de chocolate negro por parte de adultos sanos, pero no observaron diferencias entre los grupos en las medidas de estrés oxidativo o el perfil lipídico. Por el contrario, Wan y cols. (55) mostraron una reducción de la oxidación de las LDL, un aumento de las lipoproteínas de alta densidad (HDL) y un incremento de la capacidad antioxidante total en suero con una alimentación suplementada con chocolate negro en 23 adultos sanos durante un período de 2 semanas. Fraga y cols. (56) demostraron una reducción tanto de la presión arterial como del colesterol LDL en deportistas hombres adultos jóvenes tras el consumo de chocolate negro rico en flavanoles a diario durante 2 semanas, sin que se observaran esos cambios cuando se consumía chocolate con leche bajo en flavanoles. En un metaanálisis de ocho ensayos realizados en 2010, se resumió el impacto a corto plazo del consumo de cacao en los lípidos sanguíneos (57). Los datos de estos ensayos indican que el cacao puede reducir significativamente el colesterol unido a LDL, y también puede reducir el colesterol total en personas con factores de riesgo cardiovascular, pero que tienen concentraciones normales de colesterol. Curiosamente, esto no parece observarse cuando se consideran pacientes hipercolesterolémicos. Estas pruebas deberían disipar los temores de que el alto contenido en grasas saturadas del chocolate anule los efectos de sus otros compuestos beneficiosos para la salud.

En general, las investigaciones poblacionales en adultos sin enfermedades cardiovasculares han descubierto que el consumo de una mayor cantidad de cacao se asocia a un riesgo un 10% menor de ECV y hasta un 50% menor de mortalidad relacionada con el sistema cardiovascular (58).

Otros efectos sobre la salud

Aunque se han estudiado bien los efectos de los productos del cacao sobre la salud cardiometabólica, se están explorando recientemente otros efectos para la salud. Weisburger (59) ha sugerido un posible papel del chocolate y el cacao en la prevención del cáncer, aunque reconoce la necesidad de realizar más investigaciones antes de poder afirmar este beneficio con seguridad. Se ha demostrado el potencial de los flavanoles del cacao para influir en la función inmunitaria (60), la inflamación (61), el estado antioxidante (62) y la apoptosis (63), y podría influir, al menos en teoría, en el riesgo de cáncer.

Desideri y cols. han demostrado una mejoría de la función cognitiva en personas mayores con deterioro cognitivo leve tras una intervención de 8 semanas con una bebida de cacao con alto contenido de flavanoles, un efecto que los autores especulan que puede estar mediado en parte por la mejora de la sensibilidad a la insulina (64). En un ensayo aleatorizado y controlado de 2016 (65) se observó que el chocolate negro atenúa la reactividad proinflamatoria intracelular al estrés psicosocial agudo en los hombres, y en 2020, una gran revisión sistemática de los polifenoles derivados del cacao sobre la función cognitiva sugirió un efecto positivo sobre la memoria y la función ejecutiva (66). Por último, dos estudios publicados en 2019 mostraron que una alta suplementación con cacao disminuyó los niveles inflamatorios al tiempo que mejoró la movilidad y la calidad de vida en los adultos de edad avanzada. Los autores del estudio esperan que la suma de estos efectos pueda ayudar a mitigar el grado de desarrollo de la fragilidad en la población mayor (67). En otro estudio cruzado aleatorizado, controlado con placebo y doble ciego, los investigadores mostraron una mejora del tiempo de reacción en una prueba cognitiva en los diabéticos de tipo 1, en comparación con sus controles emparejados (68).

Jenkins y cols. (69) publicaron datos que sugieren que el salvado de cacao con sabor a chocolate tiene efectos comparables a los del salvado de trigo sobre el volumen fecal. Los autores proponen que el salvado de cacao podría ser útil para aumentar la ingesta de fibra en general. Las investigaciones clínicas preliminares demuestran que la ingesta de dos a cuatro sobres con cáscaras de cacao y β-fructosanos puede reducir las heces duras en un 45 % y el tiempo de tránsito en 36 h (70). En varios estudios se ha sugerido que los flavanoles del cacao pueden proteger la piel de los daños causados por los rayos UV (71-73). En un estudio, 12 semanas de consumo de cacao con alto contenido en flavanoles redujeron en un 25 % el eritema inducido por la luz UV (72). En otro estudio, el chocolate con alto contenido en flavonoles, especialmente producido para la ocasión, duplicó con creces la dosis de luz UV necesaria para producir eritema (71). Una investigación preliminar realizada en mujeres con piel fotoenvejecida muestra que tomar una bebida de cacao con 320 mg/día de flavanoles durante 24 semanas parece mejorar la profundidad de las arrugas y la elasticidad de la piel en comparación con un placebo (74).

En estudios de pacientes con síndrome de fatiga crónica, el consumo diario de 45 g de un chocolate rico en polifenoles durante 8 semanas puede reducir la fatiga en un 35 %, la ansiedad en un 37 % y la depresión en un 45 %, con un aumento de la función general del 30 % (75).

En una revisión sistemática de 2018 se mostró que el flavanol del cacao puede mejorar la función vascular, reducir el estrés oxidativo inducido por el ejercicio, y alterar la utilización de las grasas y los hidratos de carbono durante el ejercicio, mientras que, curiosamente, no afecta al rendimiento general del ejercicio (76). En otro estudio, la suplementación con nutrimentos ricos en polifenoles redujo las lesiones musculares inducidas por el ejercicio en jugadores de fútbol de élite (oxid. 2018). Se necesitan más estudios para examinar los efectos sinérgicos de la ingesta crónica de flavanoles del cacao y el entrenamiento de ejercicio (77).

Cada vez hay más datos de investigaciones sobre los efectos de los productos del cacao durante el embarazo. Triche y cols. evaluaron la asociación entre el consumo de cacao o chocolate durante el embarazo y el posterior riesgo de preeclampsia (78). El consumo de chocolate, medido por informes de las propias mujeres y por las concentraciones de teobromina en el cordón umbilical, se asoció de forma inversa con el riesgo de preeclampsia. Klebanoff y cols. realizaron un estudio similar en el que se evaluaron las concentraciones de teobromina en el suero materno, pero no la alimentación, y no confirmaron estos resultados (79). Saftlas y cols. descubrieron que la ingesta de chocolate en el primer trimestre se asociaba a una reducción de las probabilidades tanto de preeclampsia como de hipertensión gestacional, mientras que la ingesta de chocolate en el tercer trimestre se asociaba a una reducción de las probabilidades de preeclampsia únicamente (80).

En la actualidad, se han realizado dos ensayos aleatorizados y controlados para evaluar los efectos del consumo regular de chocolate durante el embarazo (81,82). Di Renzo y cols. asignaron aleatoriamente a 90 mujeres embarazadas, con aproximadamente 12 semanas de gestación, para que recibieran una porción de 30 g de chocolate negro al día o no recibieran ninguna intervención durante el embarazo (82). Observaron que el grupo de intervención presentaba una presión arterial significativamente menor y concentraciones más bajas de enzimas hepáticas en varios momentos del embarazo, en comparación con el grupo de control.

A pesar de las 160 cal adicionales aportadas por el chocolate, no hubo diferencias en el aumento de peso entre los grupos. Por el contrario, Mogollon y cols. no encontraron efecto alguno del consumo diario de

20 g de chocolate negro con alto contenido en flavonoles durante 12 semanas sobre la función endotelial o la presión arterial en mujeres embarazadas, en comparación con el chocolate con bajo contenido en flavonoles (81). Este estudio fue de menor duración y tuvo un menor tamaño muestral ($n = 44$) que el estudio de Di Rienzo y cols. En una revisión de 14 estudios en el *Journal of Maternal Fetal Medicine* se confirmaron los resultados mencionados. La ingesta materna de chocolate tuvo efectos crónicos de reducción de la presión arterial en las madres (83).

Por último, en un estudio de 2017 publicado en la revista *Appetite*, los participantes a los que se les indicó que comieran chocolate de forma consciente mostraron un mayor aumento del estado de ánimo positivo, en comparación con los participantes a los que se les indicó que comieran chocolate de forma no consciente o galletas (84).

Mecanismos de acción

Kris-Etherton y Keen (85) revisaron los datos de los beneficios para la salud asociados a los flavonoides antioxidantes del té y el chocolate. La bibliografía sugiere una serie de beneficios potenciales, como la reducción de la inflamación, la inhibición de la aterogénesis, la mejora de la función endotelial, la reducción de la trombosis y la interferencia con las moléculas de adhesión celular. En general, estos efectos se han observado con dosis de 150 mg a 500 mg de flavonoides. Esto se traduce en 1-3,5 tazas de té y 40 125 g de chocolate rico en flavonoides.

Se ha constatado que el consumo de chocolate reduce los productos de oxidación en el plasma humano (86). Se han demostrado potentes efectos antiinflamatorios de los extractos de cacao *in vitro*, en concreto la inhibición de la expresión de interleucina 2 (87).

El chocolate negro supuestamente inhibe la agregación plaquetaria por varios mecanismos (88). Los polifenoles del cacao pueden aumentar la concentración de colesterol-HDL, así como modificar la composición de ácidos grasos del colesterol-LDL y hacerlo más resistente al daño oxidativo (89,90). La teobromina también puede desempeñar un papel en el aumento de las concentraciones de HDL (91).

Posibles riesgos

Los datos del estudio *Zutphen Elderly Study* (28) revelan una asociación inversa entre el consumo de cacao, la presión arterial, la mortalidad cardiovascular y la mortalidad por todas las causas durante 15 años. Sin embargo, el consumo excesivo de chocolate puede provocar taquiarritmias, taquicardia supraventricular,

fibrilación auricular, taquicardia y fibrilación ventriculares debido a su contenido en cafeína (92). Un metaanálisis dosis-respuesta sugiere una asociación no lineal del consumo de chocolate con todos los resultados. Tanto para la cardiopatía como para el accidente cerebrovascular, hubo escasa reducción del riesgo adicional cuando se consumían más de tres raciones a la semana (una ración se define como 30 g de chocolate). En el caso de la diabetes, el efecto protector máximo surgió a partir de dos porciones semanales, y no se observó beneficio alguno con un mayor consumo. Por tanto, consumir chocolate con moderación puede ser óptimo para obtener sus efectos protectores al tiempo que se limita el consumo de cafeína, el contenido de azúcar y las grasas (93).

Entre las perennes preocupaciones relativas a la ingesta de chocolate, al menos en el caso de los adolescentes, está la relación con el acné vulgar, que se ha demostrado en varios estudios. Parece que, en los hombres con tendencia al acné, el consumo de chocolate se correlaciona con un aumento de la exacerbación del acné (94). En otro estudio se observó un aumento estadísticamente significativo de las lesiones de acné facial entre estudiantes universitarios 48 h después de ingerir chocolate en lugar de gominolas (media comparada con la línea basal: 4.8 lesiones nuevas frente a 0.7 lesiones menos, respectivamente) (95). Sin embargo, el autor de un reciente artículo de revisión en Clinical Dermatology Review opina que se necesitan más estudios para investigar el efecto del índice glucémico en el acné. En general, considera que no hay pruebas suficientes para establecer una relación causal entre la alimentación y el acné vulgar (96).

El chocolate suele estar implicado en el desencadenamiento de las migrañas. Sin embargo, los resultados de un estudio doble ciego muestran inequívocamente que el riesgo de sufrir una cefalea tras la ingesta de chocolate es tan probable como la administración de un placebo en pacientes con migrañas. Por tanto, se puede concluir que la creencia generalizada de que los alimentos que contienen cacao deben evitarse absolutamente por los pacientes con migraña carece de una base científica fiable (97).

Por supuesto, los beneficios del chocolate para la salud pueden tener un coste. El chocolate de cualquier variedad es una fuente concentrada de calorías (v. tabla 39-1). Aunque el chocolate negro puede proporcionar un contenido de flavonoides cuatro veces mayor que el del té verde, este suele ser una fuente de antioxidantes muy baja en calorías (98). Este equilibrio entre el valor nutritivo y la densidad energética debe tenerse en cuenta a la hora de hacer un hueco al chocolate en una alimentación saludable y razonablemente repartida. A pesar de la razonable preocupación de que la densidad calórica del chocolate pueda provocar un aumento de peso, existen algunos datos preliminares que sugieren que el chocolate podría tener realmente un efecto beneficioso sobre el peso corporal al promover la saciedad y suprimir el apetito (99). En un estudio en ratas, el cacao evitó el aumento de peso asociado a una alimentación rica en grasas e influyó favorablemente en la expresión de los genes implicados en el metabolismo de los lípidos (100). En otro estudio en ratones, se observó que la suplementación con cacao reducía la tasa de aumento de peso y disminuía la inflamación, la resistencia a la insulina y la gravedad de la enfermedad del hígado graso en ratones alimentados con una dieta alta en grasas (101).

Sin embargo, el cacao no tiene el alto contenido en grasas y calorías del chocolate; es posible que estos atributos negativos del chocolate neutralicen o incluso superen los beneficios del cacao. En un pequeño estudio en mujeres, Massolt y cols. encontraron que oler o comer chocolate negro disminuía el apetito de forma aguda (102). SØrensen y Astrup compararon los efectos supresores del apetito del chocolate con leche y del chocolate negro en un estudio cruzado en hombres (103).

Observaron que 100 g de chocolate negro disminuían el apetito y la ingesta de energía en una dieta a demanda en comparación con una cantidad igual de chocolate con leche. Tras ajustar la diferencia del contenido energético entre los dos tipos de chocolate, la ingesta de energía fue un 8 % menor cuando se consumió chocolate negro. Los autores especulan que el sabor más intenso del chocolate negro puede haber contribuido a una mayor sensación de saciedad. Esta explicación es coherente con los resultados de estudios anteriores, que indican que una barra de chocolate de sabor intenso produce más saciedad sensorial específica que otros tentempiés menos intensos (104).

Aunque actualmente hay pocos datos de un efecto antiobesidad del chocolate, tampoco hay indicios claros de que el consumo moderado de este provoque un aumento de peso. En un estudio transversal, se encontró una relación inversa entre la frecuencia de consumo de chocolate y el índice de masa corporal entre adultos sanos (105). En cambio, Greenberg y Buijsse observaron una relación significativa dosis-respuesta entre una mayor frecuencia de consumo de chocolate y un mayor aumento de peso durante un período de seguimiento de 6 años en un gran estudio de cohortes prospectivo (106). Sin embargo, en ensayos aleatorizados no se ha encontrado normalmente un aumento de peso tras el consumo mantenido de pequeñas cantidades de cacao (41,45-47) o de chocolate negro (54). En un estudio, una dosis diaria de 25 g (125 kcal) de chocolate negro aumentó ligeramente el peso corporal al cabo de 3 meses, pero una dosis de 6 g (30 kcal) no se asoció a cambio de peso alguno. Ambas dosis fueron eficaces para reducir la presión arterial (107). Para minimizar el posible aumento de peso, la identificación de la menor dosis efectiva de chocolate para una condición y un grupo de población concretos debería ser un objetivo de la investigación futura.

Preocupación por el medio ambiente

El impacto de las prácticas de cultivo del cacao sobre el medio ambiente y los derechos humanos ha llamado la atención (108,109). A menudo se talan grandes zonas boscosas para plantar árboles de cacao que pueden crecer a pleno sol, lo que aumenta el rendimiento a corto plazo, pero reduce drásticamente la biodiversidad. Los sistemas de cultivo a la sombra conservan parte, pero no toda, la biodiversidad de un bosque inalterado. Las condiciones de cultivo a pleno sol también contribuyen a aumentar el uso de fertilizantes y pesticidas, y producen rendimientos durante un período de tiempo más corto que los sistemas a la sombra.

Franzen y Mulder han realizado una revisión exhaustiva de las cuestiones pertinentes en la producción de cacao (110). También es preocupante el uso de mano de obra infantil en las explotaciones de cacao de África Occidental. El trabajo infantil y la exposición asociada a los pesticidas y otros peligros del trabajo físico están relativamente bien documentados (111,112). También se han registrado casos de esclavitud (113).

Es comprensible que los consumidores conscientes de estos problemas tengan reservas a la hora de consumir chocolate para obtener beneficios para la salud, o que estén confundidos sobre cómo encontrar chocolate que se haya obtenido de forma ética y responsable con el medio ambiente. No hay una solución sencilla para estas preocupaciones. Algunas marcas de chocolate pueden llevar etiquetas como «orgánico», «comercio justo» (114) o «certificado por la Rainforest Alliance» (115), pero ninguna certificación garantiza que la producción del chocolate no implique trabajo infantil, pagos injustos a los agricultores o daños al medio ambiente. En respuesta a las dificultades para la certificación por terceros, algunas empresas están recurriendo al comercio directo con los agricultores de cacao, en lo que se ha denominado un movimiento *bean-to-bar* («de grano a barra») (116). Este enfoque permite a los fabricantes de chocolate asegurarse de que los agricultores están bien pagados y que utilizan métodos de cultivo sostenibles y prácticas laborales justas.

Consideraciones nutrigenómicas y metabolómicas

En la actualidad, no se conocen estudios sobre las interacciones entre la alimentación y el genoma en relación con el consumo de cacao y chocolate. Sin embargo, hay algunos datos de que las características individuales pueden modular los efectos del chocolate. Por ejemplo, Martin y cols. observaron diferentes perfiles metabólicos y respuestas al consumo de chocolate negro en personas que declararon altos niveles de ansiedad en comparación con los que declararon baja ansiedad (117). Las concentraciones de varios metabolitos en la orina fueron significativamente diferentes entre los grupos al inicio del estudio. Después de la intervención con chocolate negro, estas diferencias se redujeron, de forma que los perfiles metabólicos de los participantes con altos niveles de ansiedad se asemejaron más a los de los participantes con poca ansiedad. En concreto, las concentraciones de catecolaminas, corticosterona y cortisol en la orina disminuyeron durante el período de intervención en los participantes que declararon altos niveles de ansiedad. En un estudio posterior, Martin y cols. también identificaron perfiles metabólicos específicos asociados al consumo habitual de chocolate, lo que sugiere que la exposición a largo plazo al chocolate influye en el metabolismo de las bacterias intestinales (118). Tras una semana de consumo de chocolate negro dos veces al día, se observó un aumento significativo de las HDL tanto en los consumidores habituales de chocolate como en los no consumidores. Sin embargo, solo los consumidores habituales de chocolate presentaron una reducción de las concentraciones de triglicéridos. Actualmente, está claro que el microbioma intestinal influye en el metabolismo de los polifenoles del cacao (119). Las diferencias interindividuales en la producción de metabolitos por parte de la microbiota a partir de los componentes moleculares del cacao son importantes porque estos metabolitos pueden producir efectos observables sobre la salud. Sin embargo, la compleja relación entre los numerosos metabolitos fenólicos del cacao y sus efectos fisiológicos aún no se conoce del todo.

ASPECTOS CLÍNICOS DESTACADOS

Para el público en general, es prácticamente un tópico que los alimentos con buen sabor son malos para la salud. Sin embargo, la evidencia acumulada sugiere que uno de los alimentos más preferidos, el chocolate, desmiente esta afirmación, siempre y cuando el chocolate se elija de forma correcta.

Las pruebas acumuladas sobre los beneficios para la salud del chocolate negro son bastante convincentes. Una dosis de 28 g a 56 g de chocolate negro (con un contenido de cacao del 60% o superior) varias veces por semana parece ser suficiente para conferir beneficios. Las pruebas actuales apoyan firmemente la mejora de los factores de riesgo cardiovascular, y de la presión arterial en particular. Estudios recientes sugieren que el chocolate negro puede reducir la presión arterial durante el embarazo, cuando los efectos de la hipertensión son especialmente peligrosos. También hay pruebas preliminares de un efecto protector sobre la función cognitiva, la salud metabólica, la función inmunitaria y la carcinogénesis. El riesgo potencial más destacado del consumo de chocolate es el aumento de peso, pero es un riesgo en gran medida teórico. Se necesitan más estudios para establecer los beneficios del cacao y el chocolate más allá de la protección cardiovascular, para confirmar la ausencia de efectos sobre el peso corporal y para determinar si los efectos fisiológicos del cacao varían por características individuales, como el genotipo.

REFERENCIAS BIBLIOGRÁFICAS

1. Sanders TA, Berry SE. Influence of stearic acid on postprandial lipemia and hemostatic function. *Lipids.* 2005;40:1221–1227.
2. Hunter JE, Zhang J, Krist-Etherton PM. Cardiovascular disease risk of dietary stearic acid compared with trans, other saturated, and unsaturated fatty acids: a systematic review. *Am J Clin Nutr.* 2010;91(1):46–63.
3. Denke MA. Dietary fats, fatty acids, and their effects on lipoproteins. *Curr Atheroscler Rep.* 2006;8(6):466–471.
4. Bruinsma K, Taren DL. Chocolate: food or drug? *J Am Diet Assoc.* 1999;99:1249–1256.
5. Rozin P, Levine E, Stoess C. Chocolate craving and liking. *Appetite.* 1991;17:199–212.
6. Rogers PJ, Smit HJ. Food craving and food addiction: a critical review of the evidence from a biopsychosocial perspective. *Pharmacol Biochem Behav.* 2000;66(1):3–14.
7. Hormes JM, Timko CA. All cravings are not created equal: correlates of menstrual versus non-cyclic chocolate craving. *Appetite.* 2011;57(1):1–5.
8. Parker G, Parker I, Brotchie H. Mood state effects of chocolate. *J Affect Disord.* 2006;92:149–159.
9. Nawrot P, Jordan S, Eastwood J, et al. Effects of caffeine on human health. *Food Addit Contam.* 2003;20:1–30.
10. United States Department of Agriculture. Report of the Dietary Guidelines Advisory Committee on the Dietary Guidelines for Americans, 2010.
11. Stuart DA, director, Nutrition & Natural Product Sciences, The Hershey Company (personal communication).
12. Miller KB, Hurst WJ, Flannigan N, et al. Survey of commercially available chocolate- and cocoa-containing products in the United States. 2. Comparison of flavan-2-ol content with nonfat cocoa solids, total polyphenols, and percent cacao. *J Agric Food Chem.* 2009;57:9169–9180.
13. Scalbert A, Manach C, Morand C, et al. Dietary polyphenols and the prevention of diseases. *Crit Rev Food Sci Nutr.* 2005;45:287–306.
14. Keen CL. Chocolate: food as medicine/medicine as food. *J Am Coll Nutr.* 2001;20:436s–439s; discussion 440s–442s.

15. Lesschaeve I, Noble AC. Polyphenols: factors influencing their sensory properties and their effects on food and beverage preferences. *Am J Clin Nutr.* 2005;81:330s–335s.

16. McShea A, Ramiro-Puig E, Munro SB, et al. Clinical benefit and preservation of flavanols in dark chocolate manufacturing. *Nutr Rev.* 2008;66:630–641.

17. Miller KB, Hurst WJ, Payne MJ, et al. Impact of alkalization on the antioxidant and flavanol content of commercial cocoa powders. *J Agric Food Chem.* 2008;56(18):8527–8533.

18. Steinberg FM, Bearden MM, Keen CL. Cocoa and chocolate flavonoids: implications for cardiovascular health. *J Am Diet Assoc.* 2003;103:215–223.

19. Engler MB, Engler MM. The emerging role of flavonoid-rich cocoa and chocolate in cardiovascular health and disease. *Nutr Rev.* 2006;64:109–118.

20. Katz DL, Doughty K, Ali A. Cocoa and chocolate in human health and disease. *Antioxid Redox Signal.* 2011;15(10): 2779–2811.

21. Keen CL, Holt RR, Oteiza PI, et al. Cocoa antioxidants and cardiovascular health. *Am J Clin Nutr.* 2005;81:298s–303s.

22. Zhang Z, Xu G, Liu X. Chocolate intake reduces risk of cardiovascular disease: evidence from 10 observational studies. *Int J Cardiol.* 2013;168(6):5448–5450.

23. Larsson S, Akesson A, Gigante B, Wolk A. Chocolate consumption and risk of myocardial infarction: a prospective study and meta-analysis. *Heart.* 2016;102(13):1017–1022.

24. Noad R, et al. Beneficial effect of polyphenol-rich diet on cardiovascular risk: a randomized control trial. *Heart.* 2016; 102(17)1371–1379.

25. Buijsse B, Weikert C, Drogan D, et al. Chocolate consumption in relation to blood pressure and risk of cardiovascular disease in German adults. *Eur Heart J.* 2010;31:1616–1623.

26. Larsson SC, Virtamo J, Wolk A. Chocolate consumption and risk of stroke: a prospective cohort of men and meta-analysis. *Neurology.* 2012;79(12):1223–1229.

27. Djousse L, Hopkins PN, North KE, et al. Chocolate consumption is inversely associated with prevalent coronary heart disease: the National Heart, Lung, and Blood Institute Family Heart Study. *Clin Nutr.* 2011;30(2):182–187.

28. Buijsse B, Feskens EJ, Kok FJ, et al. Cocoa intake, blood pressure, and cardiovascular mortality: the Zutphen elderly study. *Arch Intern Med.* 2006;166:411–417.

29. Janszky I, Mukamal KJ, Ljung R, et al. Chocolate consumption and mortality following a first acute myocardial infarction: the Stockholm Heart Epidemiology Program. *J Intern Med.* 2009;266:248–257.

30. Oba S, Nagata C, Nakamura K, et al. Consumption of coffee, green tea, oolong tea, black tea, chocolate snacks and the caffeine content in relation to risk of diabetes in Japanese men and women. *Br J Nutr.* 2010;103:453–459.

31. GianfrediV, Salvatatori T, et al. Chocolate consumption and risk of coronary heart disease, stroke and diabetes: ameta analysis of prospective studies. *Nutrition.* 2018;46:103–114

32. Ried K, Sullivan TR, Fakler P, et al. Effect of cocoa on blood pressure. *Cochrane Database Syst Rev.* 2012;8:CD008893.

33. Natural Medicines Database

34. Grassi D, Lippi C, Necozione S, et al. Short-term administration of dark chocolate is followed by a significant increase in insulin sensitivity and a decrease in blood pressure in healthy persons. *Am J Clin Nutr.* 2005;81:611–614.

35. Grassi D, Necozione S, Lippi C, et al. Cocoa reduces blood pressure and insulin resistance and improves endothelium-dependent vasodilation in hypertensives. *Hypertension.* 2005;46:398–405.

36. Rynarzewski J, Dicks L, et al. Impact of a usual serving size of flavanol-rich cocoa powder ingested with a diabetic suitable meal on postprandial cardiometabolic parameters in Type 2

diabetes-a randomized, placebo controlled, double blind crossover study. *Nutrients.* 2019;11(2):417.

37. Decroix L, Van Schuerbeek P, et al. The effect of acute cocoa flavanol intake on the bold response and cognitive function in type 1 diabetes: a randomized, placebo-controlled, double-blinded cross-over pilot study. *Psychopharmacology.* 2019;236(12):3421–3428.

38. Natural Medicine Database

39. Vlachopoulos C, Aznaouridis K, Alexopoulos N, et al. Effect of dark chocolate on arterial function in healthy individuals. *Am J Hypertens.* 2005;18:785–791.

40. Fisher ND, Hughes M, Gerhard-Herman M, et al. Flavanol-rich cocoa induces nitric-oxide-dependent vasodilation in healthy humans. *J Hypertens.* 2003;21:2281–2286.

41. Njike VY, Faridi Z, Shuval K, et al. Effects of sugar-sweetened and sugar-free cocoa on endothelial function in overweight adults. *Int J Cardiol.* 2011;149(1):83–88.

42. Faridi Z, Njike VY, Dutta S, et al. Acute dark chocolate and cocoa ingestion and endothelial function: a randomized controlled crossover trial. *Am J Clin Nutr.* 2008; 88(1):58–63.

43. Davison K, Coates AM, Buckley JD, et al. Effect of cocoa flavanols and exercise on cardiometabolic risk factors in overweight and obese subjects. *Int J Obes (Lond).* 2008;32:1289–1296.

44. Heiss C, Finis D, Kleinbongard P, et al. Sustained increase in flow-mediated dilation after daily intake of high-flavanol cocoa drink over 1 week. *J Cardiovasc Pharmacol.* 2007; 49:74–80.

45. Balzer J, Rassaf T, Heiss C, et al. Sustained benefits in vascular function through flavanol-containing cocoa in medicated diabetic patients: a double-masked, randomized, controlled trial. *J Am Coll Cardiol.* 2008;51(22):2141–2149.

46. Heiss C, Dejam A, Kleinbongard P, et al. Vascular effects of cocoa rich in flavan-3-ols. *JAMA.* 2003;290(8): 1030–1031.

47. Farouque HM, Leung M, Hope SA, et al. Acute and chronic effects of flavonol-rich cocoa on vascular function in subjects with coronary artery disease: a randomized, double-blind, placebo-controlled study. *Clin Sci (Lond).* 2006;111:71–80.

48. Heiss C, Jahn S, Taylor M, et al. Improvement of endothelial function with dietary flavanols is associated with mobilization of circulating angiogenic cells in patients with coronary artery disease. *J Am Coll Cardiol.* 2010;56(3):218–224.

49. Flammer AJ, Sudano I, Wolfrum M, et al. Cardiovascular effects of flavanol-rich chocolate in patients with heart failure. *Eur Heart J.* 2012;33(17):2172–2180.

50. Loffredo L, Del Ben L, et al. Effects of dark chocolate on NOX-2 generated oxidative stress in patients with non=alcoholic steatohepatitis. *Aliment Pharmacol Ther.* 2016.;4(3):279–286.

51. Innes AJ, Kennedy G, McLaren M, et al. Dark chocolate inhibits platelet aggregation in healthy volunteers. *Platelets.* 2003;14:325–327.

52. Murphy KJ, Chronopoulos AK, Singh I, et al. Dietary flavonols and procyanidin oligomers from cocoa (*Theobroma cacao*) inhibit platelet function. *Am J Clin Nutr.* 2003;77:1466–1473.

53. Okamoto T, Kobayashi R, et al. Habitual Cocoa intake reduces arterial stiffness in postmenopausal women regardless of intake frequency: a randomized parallel group study. *Clin Interv Aging.* 2016;11:1645–1652.

54. Engler MB, Engler MM, Chen CY, et al. Flavonoid-rich dark chocolate improves endothelial function and increases plasma epicatechin concentrations in healthy adults. *J Am Coll Nutr.* 2004;23:197–204.

55. Wan Y, Vinson JA, Etherton TD, et al. Effects of cocoa powder and dark chocolate on LDL oxidative susceptibility and prostaglandin concentrations in humans. *Am J Clin Nutr.* 2001;74:596–602.

56. Fraga CG, Actis-Goretta L, Ottaviani JI, et al. Regular consumption of a flavanol-rich chocolate can improve oxidant stress in young soccer players. *Clin Dev Immunol.* 2005; 12:11–17.

57. Jia LLX, Bai YY, Li SH, et al. Short-term effect of cocoa product consumption on lipid profile: a meta-analysis of randomized controlled trials. *Am J Clin Nutr.* 2010;92(1):218–225.

58. Natural Medicine Database

59. Weisburger JH. Chemopreventive effects of cocoa polyphenols on chronic diseases. *Exp Biol Med (Maywood).* 2001;226: 891–897.

60. Mackenzie GG, Carrasquedo F, Delfino JM, et al. Epicatechin, catechin, and dimeric procyanidins inhibit PMA-induced NF-kappaB activation at multiple steps in Jurkat T cells. *FASEB J.* 2004;18:167–169.

61. Monagas M, Khan N, Andres-Lacueva C, et al. Effect of cocoa powder on the modulation of inflammatory biomarkers in patients at high risk of cardiovascular disease. *Am J Clin Nutr.* 2009;90:1144–1150.

62. Maskarinec G. Cancer protective properties of cocoa: a review of the epidemiologic evidence. *Nutr Cancer.* 2009;61:573–579.

63. Arlorio M, Bottini C, Travaglia F, et al. Protective activity of *Theobroma cacao* L. phenolic extract on AML12 and MLP29 liver cells by preventing apoptosis and inducing autophagy. *J Agric Food Chem.* 2009;57:10612–10618.

64. Desideri G, Kwik-Uribe C, Grassi D, et al. Benefits in cognitive function, blood pressure, and insulin resistance through cocoa flavanol consumption in elderly subjects with mild cognitive impairment: the Cocoa, Cognition, and Aging (CoCoA) study. *Hypertension.* 2012;60(3):794–801.

65. Kuebler U, Arpagaus A, et al. Dark chocolate attenuates intracellular pro-inflammatory reactivity to acute psychosocial stress in men: a randomized controlled trial. *Brain Behav Immun.* 2016;57:200–208.

66. Barrera-Reyes P, Cortes-Fernandez de Lara J, et al. Effects of cocoa derived polyphenols on cognitive function in humans. Systematic review and analysis of methodological aspects. *Plant Foods Hum Nutr.* 2020;75(1):1–11.

67. Munguia L, Rubio-Gayosso I, et al. High flavonoid cocoa supplementation ameliorates plasma oxidative stress and inflammation levels while improving mobility and quality of life in older subjects: a double -blind randomized clinical trial. *J Gerontol A Biol Sci Med Sci.* 2019;74(10):1620–1627.

68. Fox M, Meyer-Gerspach A, et al. Effect of cocoa on the brain and gut in healthy subjects: a randomized controlled trial. *Br J Nutr.* 2019;121 (6):654–662.

69. Jenkins DJ, Kendall CW, Vuksan V, et al. Effect of cocoa bran on low-density lipoprotein oxidation and fecal bulking. *Arch Intern Med.* 2000;160:2374–2379.

70. Natural Med database

71. Williams S, Tamburic S, Lally C. Eating chocolate can significantly protect the skin from UV light. *J Cosmet Dermatol.* 2009;8:169–173.

72. Heinrich U, Neukam K, Tronnier H, et al. Long-term ingestion of high flavanol cocoa provides photoprotection against UV-induced erythema and improves skin condition in women. *J Nutr.* 2006;136:1565–1569.

73. Neukam K, Stahl W, Tronnier H, et al. Consumption of flavanol-rich cocoa acutely increases microcirculation in human skin. *Eur J Nutr.* 2007;46:53–56.

74. Natural Med database

75. Natural Med database

76. Decroix L, Dia Soares D, et al. Cocoa-flavanol supplementation and exercise: a systematic review. *Sports Med.* 2018;48(4): 867–892.

77. Cavarretta E, Peruzzi M, et al. Dark chocolate intake positively modulates redox status and markers of muscular damage in elite football athletes: a randomized controlled study. *Oxid Med Cell Longev.* 2018;4061901.

78. Triche EW, Grosso LM, Belanger K, et al. Chocolate consumption in pregnancy and reduced likelihood of preeclampsia. *Epidemiology.* 2008;19(3):459–464.

79. Klebanoff MA, Zhang J, Zhang C, et al. Maternal serum theobromine and the development of preeclampsia. *Epidemiology.* 2009;20(5):727–732.

80. Saftlas AF, Triche EW, Beydoun H, et al. Does chocolate intake during pregnancy reduce the risks of preeclampsia and gestational hypertension? *Ann Epidemiol.* 2010;20(8):584–591.

81. Mongollon JA, Bujold E, Lemieux S, et al. Blood pressure and endothelial function in healthy, pregnant women after acute and daily consumption of flavanol-rich chocolate: a pilot, randomized controlled trial. *Nutr J.* 2013;12(1):41.

82. Di Renzo GC, Brillo E, Romanelli M, et al. Potential effects of chocolate on human pregnancy: a randomized controlled trial. *J Matern Fetal Neonatal Med.* 2012;25(10):1860–1867.

83. Latif R. Maternal and fetal effects of chocolate consumption during pregnancy: a systematic review. *J Matern Fetal Neonatal Med.* 2019;32(17):2915–2927.

84. Meier B, Noll S, Molokwu O. The sweet life: the effect of mindful chocolate consumption on mood. *Appetite.* 2017;108:21–27.

85. Kris-Etherton PM, Keen CL. Evidence that the antioxidant flavonoids in tea and cocoa are beneficial for cardiovascular health. *Curr Opin Lipidol.* 2002;13:41–49.

86. Rein D, Lotito S, Holt RR, et al. Epicatechin in human plasma: in vivo determination and effect of chocolate consumption on plasma oxidation status. *J Nutr.* 2000;130:2109s–2114s.

87. Mao TK, Powell J, Van de Water J, et al. The effect of cocoa procyanidins on the transcription and secretion of interleukin 1 beta in peripheral blood mononuclear cells. *Life Sci.* 2000;66:1377–1386.

88. Pearson DA, Holt RR, Rein D, et al. Flavonols and platelet reactivity. *Clin Dev Immunol.* 2005;12:1–9.

89. Mursu J, Voutilainen S, Nurmi T, et al. Dark chocolate consumption increases HDL cholesterol concentration and chocolate fatty acids may inhibit lipid peroxidation in healthy humans. *Free Radic Biol Med.* 2004;37:1351–1359.

90. Osakabe N, Baba S, Yasuda A, et al. Daily cocoa intake reduces the susceptibility of low-density lipoprotein to oxidation as demonstrated in healthy human volunteers. *Free Radic Res.* 2001;34:93–99.

91. Neufingerl N, Zebregs YE, Schuring EA, et al. Effect of cocoa and theobromine consumption on serum HDL-cholesterol concentrations: a randomized controlled trial. *Am J Clin Nutr.* 2013;97(6):1201–1209.

92. Gammone M, Efthymakis K, et al. Impact of chocolate on the cardiovascular health. *Front Biosci.* 2018;23:852–864.

93. Yuan S, Li X, et al. Chocolate consumption and risk of coronary heart disease, stroke, and diabetes: a meta-analysis of prospective studies. *Nutrients.* 2017;9(7):688.

94. Delost G, Delost M, Lloyd J. The impact of chocolate consumption on acne vulgaris in college students: a randomized crossover study. *J Am Acad Dermatol.* 2016;75(1): 220–222.

95. Delost G, Delost M, Lloyd J. Chocolate consumption may make acne vulgaris worse. *Am Family Physician.* 2017 Jan 15;95(2):122a–123.

96. Hui R. Common misconceptions about acne vulgaris: a review of the literature. *Clinical Derm Review.* 2017;1(2):33–36.

97. Lippi G, Mattiuzzi C, Cervellin G. Chocolate and migraine: the history of an ambiguous association. *Acta Biomed.* 2014;85(3):216–221.

98. Arts IC, Hollman PC, Kromhout D. Chocolate as a source of tea flavonoids. *Lancet.* 1999;354:488.

99. Farhat G, Drummond S, Fyfe L, et al. Dark chocolate: an obesity paradox or a culprit for weight gain? *Phytother Res.* 2013.

100. Matsui N, Ito R, Nishimura E, et al. Ingested cocoa can prevent high-fat diet-induced obesity by regulating the expression of genes for fatty acid metabolism. *Nutrition.* 2005;21(5):594–601.

101. Gu Y, Yu S, Lambert JD. Dietary cocoa ameliorates obesity-related inflammation in high fat-fed mice. *Eur J Nutr.* 2014 Feb;53(1):149–58.

102. Massolt ET, van Haard PM, Rehfeld JF, et al. Appetite suppression through smelling of dark chocolate correlates with changes in ghrelin in young women. *Regul Pept.* 2010;161(1–3):81–86.

103. Sørensen LB, Astrup A. Eating dark and milk chocolate: a randomized crossover study of effects on appetite and energy intake. *Nutr Diabetes.* 2011;1(12):e21.

104. Weijzen PLG, Zandstra EH, Alfieri C, et al. Effects of complexity and intensity on sensory specific satiety and food acceptance after repeated consumption. *Food Qual Pref.* 2008;19:349–359.

105. Golomb BA, Koperski S, White HL. Association between more frequent chocolate consumption and lower body mass index. *Arch Intern Med.* 2012;172(6):519–521.

106. Greenberg JA, Buijsse B. Habitual chocolate consumption may increase body weight in a dose-response manner. *PLoS One.* 2013;8(8):370271.

107. Desch S, Kobler D, Schmidt J, et al. Low vs. higher-dose dark chocolate and blood pressure in cardiovascular high-risk patients. *Am J Hypertens.* 2010;23(6):694–700.

108. http://green.blogs.nytimes.com/2012/12/11/reshaping-the-future-of-cocoa-in-africa/?_php=true&_type=blogs&_r=0. Accessed May 11, 2014.

109. http://grist.org/food/a-guide-to-ethical-chocolate/. Accessed May 11, 2014.

110. Franzen M, Mulder MB. Ecological, economic and social perspectives on cocoa production worldwide. *Biodivers Conserv.* 2007;16:3835–3849.

111. International Cocoa Initiative. *Child labour in cocoa growing.* http://www.cocoainitiative.org/images/stories/pdf/ICI_Leaflets_presentations/ICI_Information_Kit_-_April_2012_-_Child_Labour_in_Cocoa_Growing.pdf. Accessed October 31, 2013.

112. Mull DL, Kirkhorn SR. Child labor in Ghana cocoa production: focus upon agricultural tasks, ergonomic exposures, and associated injuries and illnesses. *Public Health Rep.* 2005;120(6):649–656.

113. http://www.foodispower.org/slavery-chocolate/. Accessed May 11, 2014.

114. Fair Trade USA. http://www.fairtradeusa.org/. Accessed October 31, 2003.

115. Rainforest Alliance. Certification, verification, and validation services. http://www.rainforest-alliance.org/certification-verification. Accessed October 31, 2013.

116. Shute N. Bean-to-bar chocolate makers dare to bare how it's done. http://www.npr.org/blogs/thesalt/2013/02/13/171891081/bean-to-bar-chocolate-makers-dare-to-bare-how-its-done. Accessed October 31, 2013.

117. Martin FP, Rezzi S, Peré-Trepat E, et al. Metabolic effects of dark chocolate consumption on energy, gut microbiota, and stress-related metabolism in free-living subjects. *J Proteome Res.* 2009;8(12):5568–5579.

118. Martin FJ, Montoliu I, Nagy K, et al. Specific dietary preferences are linked to differing gut microbial metabolic activity in response to dark chocolate intake. *J Proteome Res.* 2012;11(12):6252–6263.

119. Moco S, Martin FP, Rezzi S. Metabolomics view on gut microbiome modulation by polyphenol-rich foods. *J Proteome Res.* 2012;11(10):4781–4790.

Capítulo 40

Efectos del etanol en la salud

Anthony Sáenz

INTRODUCCIÓN

La ingesta de etanol personifica para la nutrición clínica y de salud pública el concepto de arma de doble filo. Los perjuicios del consumo excesivo de alcohol contribuyen poderosamente al número de patologías autoinfligidas evitables. En todo el mundo, 3 millones de muertes son atribuibles al alcohol cada año, lo que representa el 5.3 % de todas las muertes anuales (1). El consumo excesivo de alcohol en Estados Unidos cuesta 249 000 millones de dólares anuales, es decir, aproximadamente 750 dólares por adulto, o 2 dólares por cada bebida vendida en 2010 (2). Sin embargo, los beneficios cardiovasculares de su ingesta también están bien caracterizados.

Esta dicotomía se complica por el margen terapéutico relativamente estrecho del etanol y por el hecho de que su relación riesgo/beneficio dependiente de la dosis varía con las circunstancias (p. ej., la conducción, las comorbilidades médicas y el embarazo). Por tanto, existen aspectos relacionados con los efectos del consumo de alcohol sobre la salud que tienen que ver con la política pública, la legislación y la comunicación de riesgos.

Gran parte de estos aspectos van más allá del alcance y la intención de este capítulo. El enfoque aquí se limita a los efectos comunes sobre la salud, ya sean beneficiosos o adversos, del consumo de alcohol en la alimentación en los niveles de ingesta recomendados o cerca de ellos.

VISIÓN GENERAL

Las bebidas alcohólicas varían mucho en cuanto a la composición total de nutrimentos. El ingrediente común de interés es el etanol, conocido también como alcohol etílico, que es una de las diversas variedades de alcohol y la que predomina en las bebidas. El etanol, representado por la fórmula molecular C_2H_6O,

es un producto de la fermentación del azúcar sobre el que actúan diversas variedades de levadura en ausencia de oxígeno. La elaboración de cerveza se refiere al proceso de combinar la levadura con frutas o cereales germinados para producir etanol.

La elaboración de cerveza puede producir una concentración de alcohol de hasta aproximadamente el 25 % en volumen; un alcohol más concentrado es tóxico para la levadura. Por tanto, las bebidas alcohólicas se dividen generalmente en bebidas fermentadas y bebidas destiladas (alcohol «duro»). La concentración de etanol de las bebidas fermentadas, incluidas la cerveza y el vino, está limitada por la tolerancia de la levadura. Las bebidas destiladas, como el *whisky*, la ginebra, el vodka y otras bebidas espirituosas, concentran el alcohol mucho más allá de la tolerancia de la levadura.

La concentración de alcohol en las bebidas suele expresarse en términos de unidades *proof* (en la cultura norteamericana, en vez de medir el alcohol de 0 a 100, se mide de 0 a 200. Así, 40 *proof* equivalen a 20 vol.; 100 equivalen a 50; etc.). En Estados Unidos, la prueba es el doble del porcentaje de contenido de alcohol. Por ley, las bebidas alcohólicas en Estados Unidos deben indicar el porcentaje de contenido de alcohol en el envase.

Los estudios epidemiológicos sugieren que el consumo moderado de alcohol tiene beneficios netos para la salud en comparación con la ausencia de ingesta. De esta comparación derivan las orientaciones sobre el nivel de consumo aconsejable. Las *Dietary Guidelines for Americans* 2015-2020 aconsejan, para aquellos que decidan beber alcohol y no tengan problemas para hacerlo, un límite de consumo diario de hasta una bebida para las mujeres y de hasta dos bebidas para los hombres, y clasifican este nivel de consumo como moderado (3). Una bebida se define como 10 g a 15 g de etanol contenidos en 360 mL de cerveza de 5 % de volumen de alcohol (ABV), 150 mL líquidas de vino de 12 % ABV, o 45 mL de licores destilados de 40 % ABV (80 *proof*).

En un metaanálisis de 60 estudios realizados entre 2010 y 2020 por el Comité asesor de las *Dietary Guidelines for Americans* demostró un aumento de la mortalidad por todas las causas en las personas con mayor consumo de alcohol en comparación con las que tenían un consumo medio menor. La mayoría de los estudios observaron que los hombres que toman hasta dos bebidas al día y las mujeres que toman hasta una bebida al día tenían un riesgo menor. En los estudios para determinar con mayor precisión los datos dependientes de la dosis se demostró que, entre los hombres que beben, los menores niveles de riesgo se producían con el consumo de hasta una o una y media bebida de media (4). Pocos estudios analizaron ese riesgo para las mujeres con un consumo de menos de una bebida al día de media.

Hace décadas que se dispone de pruebas de los beneficios cardiovasculares del alcohol (5), y son sólidas en conjunto, aunque faltan datos de ensayos aleatorizados de control a largo plazo (6). Los datos epidemiológicos en humanos procedentes de fuentes como el *Health Professionals Follow-Up Study* estadounidense (7) y el estudio MONICA (*Monitoring Trends and Determinants in Cardiovascular Disease Project*) de la OMS en Europa (8) sugieren una reducción de la mortalidad y la morbilidad cardiovasculares con la ingesta moderada de alcohol, y una reducción de la mortalidad por cualquier causa asociada más específicamente a la ingesta de vino tinto. En el estudio INTER-HEART, un estudio de casos y controles que siguió a 27 000 pacientes de 52 países, se encontró una asociación entre el consumo habitual de alcohol y una menor incidencia de infarto de miocardio en ambos sexos y en todos los grupos de edad (9). En un metaanálisis de 2011 de 84 estudios observacionales, se observó un riesgo relativo reducido en la mortalidad por enfermedades cardiovasculares (0.75) y en la incidencia de enfermedad coronaria (0.71) con un consumo entre ligero y moderado (10). La miocardiopatía inducida por el alcohol es una complicación bien conocida del consumo excesivo y crónico de este, mientras que el consumo ligero a moderado puede proteger contra la aparición de insuficiencia cardíaca (11,12).

Los datos de los estudios de población indican que el consumo moderado de alcohol también puede reducir el riesgo de diabetes de tipo 2 hasta en un 40 %, con independencia de otras influencias, aunque el consumo excesivo aumenta dicho riesgo (13,14). Este aumento del riesgo dependiente de la dosis muestra una curva en forma de J, ya que el consumo excesivo de alcohol se ha asociado a un aumento de la mortalidad, en parte secundario a la disminución

de la fracción de eyección cardíaca y a la hipertrofia progresiva del ventrículo izquierdo (15-17). Se ha observado un aumento de las concentraciones de adiponectina, una proteína plasmática derivada de los adipocitos asociada a la sensibilidad a la insulina, con el consumo moderado de alcohol (18). Los efectos sobre el riesgo de accidente cerebrovascular no se han precisado, y los datos disponibles sugieren efectos neutros con los niveles de consumo recomendados y daños con dosis más elevadas (19-22).

Los mecanismos de los efectos beneficiosos del etanol se han diluido en estudios en humanos y animales, y estudios en cultivos celulares (23). Entre ellos se encuentran la mejora de la sensibilidad a la insulina, el aumento del colesterol unido a las lipoproteínas de alta densidad (HDL, *high density lipoproteins*), la disminución del fibrinógeno, el aumento del plasminógeno y del activador del plasminógeno tisular (TPA, *tissue plasminogen activator*) endógeno, la reducción de la inflamación, la disminución de la agregación plaquetaria, la reducción de la lipoproteína(a) y la mejora de la función endotelial (8,17,24-26). Se ha demostrado que el etanol, consumido por pacientes diabéticos en cantidades pequeñas o moderadas con la cena o inmediatamente antes de ella, reduce sustancialmente la liberación de glucosa después de la comida (27,28). Este importante fenómeno biológico puede desempeñar un papel importante en la epidemia de diabetes y obesidad a la que se enfrenta actualmente nuestra nación. Se cree que el mecanismo biológico por el que el alcohol mejora la sensibilidad a la insulina supone la supresión de la liberación de ácidos grasos del tejido adiposo, lo que disminuye la competencia de sustratos en el ciclo de Krebs de los músculos esqueléticos y facilita el metabolismo de la glucosa (17,27). En algunos estudios sugieren que el etanol es la principal explicación de estos efectos (26,29,30), mientras que otros han destacado la posible importancia de otros nutrimentos distintos del etanol (31-34).

El vino tinto es una de esas bebidas que se cree que ofrece beneficios para la salud por razones distintas a su contenido de etanol (35-38). Los antioxidantes bioflavonoides se concentran en la piel de las uvas y, por tanto, se hallan en el vino tinto. Se cree que varios de estos nutrimentos, como las proantocianidinas y los flavonoides resveratrol y quercetina, contribuyen al perfil de salud del vino tinto. En un artículo (39) se sugiere que, cuando muy altamente concentrado, el resveratrol, un compuesto que se encuentra en el vino tinto, puede influir en varias enzimas esenciales, como SERT1 y los genes implicados en la senectud, y puede ralentizar el envejecimiento en ratones de un modo similar a como lo hace la restricción calórica. En un estudio sobre los efectos de un extracto que contiene resveratrol se encontraron concentraciones más altas de adiponectina, un compuesto antiinflamatorio, y concentraciones menores del inhibidor del activador del plasminógeno tipo 1 (PAI-1, *plasminogen activator inhibitor-1*), un compuesto inflamatorio, en el grupo de intervención (40).

En otro estudio se encontró que el consumo durante un año de un suplemento de uva rico en resveratrol mejoraba el estado inflamatorio y fibrinolítico en pacientes que tomaban estatinas para la prevención primaria de la enfermedad cardiovascular (ECV) y que presentaban un riesgo elevado de ECV (41). En otro estudio se asignó al azar a 67 hombres con alto riesgo cardiovascular a consumir vino tinto, vino tinto sin alcohol o ginebra durante 4 semanas. Ambas formas de vino se asociaron a una disminución de los marcadores de resistencia a la insulina del 22 % y el 30 %, mientras que las concentraciones de HDL en los grupos que consumieron alcohol (vino tinto o ginebra) fueron estadísticamente superiores a los del vino sin alcohol (38).

En otro estudio realizado por Agarwal y cols. se encontró una disminución significativa de la expresión de marcadores proinflamatorios (moléculas de adhesión intercelular de las células endoteliales, molécula de adhesión de las células vasculares e interleucina 8 [IL-8]) en los pacientes que tomaron un suplemento de resveratrol en comparación con el placebo (42). En conjunto, los resultados de estos estudios indican colectivamente que existen beneficios independientes tanto del vino (con o sin alcohol) como del alcohol consumido (38). Hay que señalar que el aumento de las concentraciones de colesterol HDL se ha relacionado con una reducción significativa del riesgo de cáncer (43).

En general, se ha sugerido que el consumo de vino en cantidades prudentes reduce las tasas de mortalidad por todas las causas hasta en un 30 % (44,45). Algunos investigadores sugieren que los cambios beneficiosos de los parámetros hematológicos, como la viscosidad de la sangre total y la deformabilidad de los eritrocitos, contribuyen a estos efectos (46,47).

Los daños que produce la ingesta excesiva de etanol están bien establecidos y se abordan de forma sinóptica en el capítulo 17. También existe la posibilidad de que se produzcan daños en el nivel de ingesta recomendado (48). Estos daños incluyen un mayor riesgo de enfermedad hepática, pancreatitis, síndrome metabólico y cánceres de bucofaringe, esófago, colorrectal, próstata y de mama (49-53). Existen pruebas consistentes que relacionan incluso el consumo ligero de alcohol con el cáncer de mama. En general, se estima que hasta el 4 % de todos los cánceres de mama diagnosticados en los países desarrollados pueden ser atribuibles a la ingesta de alcohol (54).

Varios estudios epidemiológicos de gran envergadura sugieren que el alcohol aumenta el riesgo de cáncer de mama con receptores de estrógeno positivos de forma dependiente de la dosis, con un aumento del riesgo relativo de aproximadamente el 30 % atribuido a la ingesta moderada (55-57).

En un estudio observacional prospectivo de más de 105 000 mujeres inscritas en el *Nurses' Health Study*, al que se efectuó un seguimiento durante 28 años, se evaluó el riesgo relativo de presentar cáncer de mama invasivo y se encontró que el consumo excesivo de alcohol, pero no la frecuencia del consumo, se asociaba a un mayor riesgo de cáncer de mama tras controlar la ingesta total de alcohol. Los autores observaron que la ingesta de alcohol tanto en las primeras como en las últimas etapas de la vida adulta se asociaba de forma independiente al riesgo (58). En otro gran estudio prospectivo de más de 87 000 mujeres, Li y cols. encontraron una asociación entre la ingesta de alcohol y el cáncer de mama de tipo lobulillar, pero no de tipo ductal, con receptores hormonales positivos, en comparación con las no bebedoras (59). El *Nurses' Health Study* también mostró una duplicación del riesgo de cáncer de mama en las mujeres que consumían más de una bebida alcohólica al día además del uso de hormonas posmenopáusicas durante ≥ 5 años (60).

También se ha relacionado con el cáncer de mama la baja ingesta de folato en mujeres que beben alcohol (61). Curiosamente, dos informes publicados que evalúan la ingesta de alcohol como factor de riesgo de recidiva y mortalidad por cáncer de mama no encontraron una mayor asociación entre la ingesta moderada de alcohol y el aumento de episodios de cáncer de mama o mortalidad (62,63).

Además, se ha señalado que el consumo de alcohol se asocia a un mayor riesgo de cáncer de próstata, y esta asociación es mayor en hombres con una escasa ingesta de folatos (51), mientras que se ha observado un efecto protector con la ingesta de alcohol ligera a moderada en relación con el carcinoma de células renales (64) y el cáncer de endometrio (65). También se produce una reducción del riesgo de cáncer con concentraciones elevadas de folato, asociándose las concentraciones más altas de folato a un menor riesgo de cáncer (66-69). Por tanto, promover una alimentación rica en folato puede ser una estrategia importante para la prevención del cáncer tanto en hombres como en mujeres que consumen alcohol.

El cáncer colorrectal también parece estar influido por el consumo de alcohol, ya que dos metaanálisis muestran un aumento del 50 % del riesgo de cáncer de colon y del 63 % del riesgo de cáncer de recto en un análisis (70), y un aumento del 63 % del riesgo de adenomas en los mayores consumidores de alcohol en la cohorte del estudio EPIC (71). En un tono más positivo, se observó que la ingesta de folato en la alimentación (pero no el folato suplementario) tenía un efecto protector sobre el riesgo de cáncer de colon y recto en más de 56 332 daneses del *Danish Cohort Study* que consumían > 10 g de alcohol al día (72). La dosis a la que el etanol inflige un daño neto en lugar de un beneficio es muy variable, debido, al menos en parte, a las variaciones en los genes de las enzimas clave que metabolizan el alcohol, incluida la alcohol-deshidrogenasa (73).

En un estudio realizado en 2013 por Barrio-López y cols. se observó un mayor riesgo de presentar síndrome metabólico en quienes consumían siete o más bebidas alcohólicas a la semana. Estas personas presentaban un riesgo elevado de hipertrigliceridemia y de alteración de la glucosa en ayunas. El consumo de cerveza se asoció de forma independiente a un mayor riesgo de síndrome metabólico e hipertrigliceridemia (53). También hay personas para las que cualquier consumo de etanol es más perjudicial que beneficioso; entre ellas se encuentran las que tienen antecedentes familiares, y presumiblemente los polimorfismos genéticos asociados, que predisponen al alcoholismo. Los polimorfismos genéticos probablemente también influyen en la probabilidad de que el consumo moderado de alcohol sea beneficioso para la salud (74).

El consumo excesivo de alcohol conlleva una mayor probabilidad de desarrollar pancreatitis, aunque el consumo leve a moderado también puede conducir a un riesgo relativo ligeramente elevado (75). El consumo moderado puede reducir el riesgo de cálculos biliares (76) con un mecanismo propuesto de reducción del índice de saturación del colesterol biliar basado en modelos animales (77).

El consumo de alcohol conlleva un aumento del riesgo de gota dependiente de la dosis (78), aunque el consumo moderado de vino puede no conferir la misma probabilidad (79). La hepatopatía alcohólica describe un espectro de trastornos que van desde el hígado graso hasta la hepatitis alcohólica, la cirrosis y el carcinoma hepatocelular. Se ha documentado una relación relacionada con la dosis entre la ingesta de alcohol y el desarrollo de hepatopatía alcohólica (80). En los grandes bebedores, entre el 90 % y el 100 % tienen esteatosis, entre el 10 % y el 35 % tienen hepatitis alcohólica, y entre el 8 % y el 20 % tienen cirrosis alcohólica (81).

Aparte de los efectos a largo plazo, el consumo de alcohol se asocia a un mayor riesgo de morbilidad y mortalidad por traumatismos (82), violencia (83) y suicidio. En un estudio prospectivo de aproximadamente 128 000 californianos, los que tomaban seis o más bebidas alcohólicas en un día tenían 6 veces más probabilidades de morir por suicidio, siete veces más de morir por homicidio y dos veces más de morir por accidente de tráfico (84). El consumo ligero de alcohol no confería el mismo riesgo. Aunque la relación es compleja, el riesgo de presentar un trastorno por consumo de alcohol a lo largo de la vida es mayor en quienes sufren un trastorno depresivo mayor (85).

Tanto la cantidad como la distribución del etanol tienen implicaciones para la salud. Los atracones intermitentes, incluso cuando el consumo medio diario esté en los niveles recomendados, tienen efectos potencialmente adversos (49). Entre ellos, destaca el «síndrome del corazón en vacaciones», la inducción de anomalías del ritmo cardíaco potencialmente mortales tras un atracón de alcohol (86,87).

En conjunto, el alcohol es un arma proverbial de doble filo en lo que respecta a los efectos sobre la salud, ya que puede hacer tanto bien como mal (49,13,19,88,89). Las pruebas acumuladas de sus efectos han llevado a muchos autores a recomendarlo con cierto entusiasmo (90,91), y a otros a recomendar precaución (24).

▨ ASPECTOS CLÍNICOS DESTACADOS

Las *Dietary Guidelines for Americans* 2015-2020 (3) no recomiendan específicamente el consumo de alcohol como parte de una alimentación que promueva la salud, sino que especifican el nivel de ingesta aconsejable para los adultos que decidan beber. Ese nivel es de hasta una bebida al día para las mujeres y de hasta dos bebidas al día para los hombres en los días en que se consume alcohol. No recomiendan que las personas que no beben alcohol empiecen a hacerlo por ningún motivo.

Algunas evidencias recientes señalan un aumento de la mortalidad a niveles más bajos, tanto para hombres como para mujeres, por lo que será necesario seguir futuras actualizaciones (4). A nivel mundial, en 2016 el consumo de alcohol fue el principal factor de riesgo de muerte prematura y discapacidad entre las personas de 15 a 49 años, lo que lleva a algunos a pensar que los posibles beneficios para la salud se ven superados por el perjuicio para el conjunto de la población. En este artículo publicado en *The Lancet*, el autor propuso que el nivel de consumo de alcohol que minimizaba las pérdidas para la salud era de ninguna bebida a la semana, y pidió que se revisaran las políticas mundiales de control del consumo de alcohol (92).

Los argumentos en contra de una recomendación clara sobre el consumo de alcohol se basan en varias consideraciones fundamentales. En primer lugar, el consumo de alcohol no se recomienda y, en muchos casos, ni siquiera es legal en los niños. En segundo lugar, el alcohol no es un componente esencial de la alimentación, ni aporta, en sus diversas formas, nutrimentos que sean esenciales y que no están disponibles en otras fuentes (93).

En tercer lugar, la toxicidad del alcohol en niveles de ingesta excesivos está claramente establecida, el margen terapéutico que separa las dosis saludables de las perjudiciales es relativamente estrecho y la dosis tóxica varía sustancialmente con la vulnerabilidad individual, que depende en parte de la variabilidad de la actividad de la alcohol-deshidrogenasa y las enzimas relacionadas (94-96).

En cuarto lugar, la posible toxicidad del alcohol varía según las circunstancias y, por tanto, incluso un nivel de ingesta saludable podría ser perjudicial de forma aguda si se produce en un momento inoportuno. Ante las elevadas tasas de obesidad y el número cada vez mayor de pacientes con síndrome metabólico, la densidad energética del alcohol podría representar una quinta consideración (53,97). Por último, la ingesta excesiva de alcohol se ha convertido cada vez más en un problema y el consumo en atracón va en aumento (98), lo que dificulta las recomendaciones menos individualizadas.

Sin embargo, y a pesar de estos problemas, se puede defender la inclusión del alcohol en una alimentación que promueva la salud. El alcohol aparece junto con el pescado, el chocolate negro, las frutas, las verduras, el ajo y las almendras en una «policomida» que puede disminuir el riesgo de enfermedades cardíacas en más de un 75 % (90,40,41). El alcohol ocupa un lugar destacado en la saludable dieta mediterránea, y a menudo se invoca como explicación total o parcial de la «paradoja francesa» (99).

Dadas las diversas implicaciones del consumo de alcohol para la salud, está claro que se justifica una orientación clínica individualizada. En casos específicos, algunos evidentes (p. ej., antecedentes de alcoholismo o enfermedad hepática) y otros menos obvios (p. ej., antecedentes familiares de cáncer de mama en una paciente), los argumentos contra el consumo de alcohol se impondrán. Algunos sostienen que el posible daño supera cualquier beneficio potencial para la población en general (92,100). A pesar de este punto de vista, la recomendación prudente de un consumo moderado de alcohol para aquellos que decidan beber y no tengan problemas para hacerlo está razonablemente bien justificada en el paciente adulto medio (91,101).

▨ REFERENCIAS BIBLIOGRÁFICAS

1. World Health Organization. Global status report on alcohol and health 2018. https://www.who.int/substance_abuse/publications/global_alcohol_report/en/; accessed August 4, 2020.

2. Sacks JJ, Gonzales KR, Bouchery EE, Tomedi LE, Brewer RD. 2010 National and state costs of excessive alcohol consumption. *Am J Prev Med*. 2015;49(5):e73–e79.

3. US Department of Health & Human Services. *Dietary guidelines for Americans, 2015–2020*. https://health.gov/our-work/food-nutrition/2015-2020-dietary-guidelines/guidelines/appendix-9/; accessed August 4, 2020.

4. Dietary Guidelines Advisory Committee. 2020. *Scientific report of the 2020 dietary guidelines advisory committee: advisory report to the secretary of agriculture and the secretary of health and human Services*. U.S. Department of Agriculture, Agricultural Research Service, Washington, DC; accessed September 1, 2020.

5. Hennekens CH, Willett W, Rosner B, et al. Effects of beer, wine, and liquor in coronary deaths. *JAMA*. 1979;242: 1973–1974.

6. Ruidavets JB, Bataille V, Dallongeville J, et al. Alcohol intake and diet in France, the prominent role of lifestyle. *Eur Heart J*. 2004;25:1153–1162.

7. Harvard School of Public Health. *The health professionals follow-up study (HPFS)*. http://www.hsph.harvard.edu/hpfs/; accessed May 11, 2014.

8. Imhof A, Woodward M, Doering A, et al. Overall alcohol intake, beer, wine, and systemic markers of inflammation in Western Europe: results from three MONICA samples (Augsburg, Glasgow, Lille). *Eur Heart J*. 2004;25:2092–2100.

9. Yusuf S, Hawken S, Ounpuu S. INTER-HEART Study investigators: effect of potentially modifiable risk factors associated with myocardial infarction in 52 countries (the INTER-HEART study): case-control study. *Lancet*. 2004;364:937–952.

10. Ronksley PE, Brien SE, Turner BJ, Mukamal KJ, Ghali WA. Association of alcohol consumption with selected cardiovascular disease outcomes: a systematic review and meta-analysis. *BMJ*. 2011;342:d671. Published 2011 Feb 22. doi:10.1136/bmj.d671

11. Bryson CL, Mukamal KJ, Mittleman MA, et al. The association of alcohol consumption and incident heart failure: the Cardiovascular Health Study. *J Am Coll Cardiol*. 2006;48(2):305–311. doi:10.1016/j.jacc.2006.02.066

12. Walsh CR, Larson MG, Evans JC, et al. Alcohol consumption and risk for congestive heart failure in the Framingham Heart Study. *Ann Intern Med*. 2002;136(3):181–191. doi:10.7326/0003-4819-136-3-200202050-00005

13. Conigrave KM, Rimm EB. Alcohol for the prevention of type 2 diabetes mellitus? *Treat Endocrinol*. 2003;2:145–152.

14. Nilssen O, Averina M, Brenn T, et al. Alcohol consumption and its relation to risk factors for CV disease in the northwest of Russia: the Arkhangelsk study. *Int J Epidemiol*. 2005;34:781–788.

15. de Leiris J, de Lorgeril M, Boucher F. Ethanol and cardiac function. *Am J Physiol Heart Circ Physiol*. 2006;291:H1027–H1028.

16. Lucas DL, Brown RA, Wassef M, Giles TD. Alcohol and the cardiovascular system: research challenges and opportunities. *J Am Coll Cardiol*. 2005;45(12):1916–1924. doi:10.1016/j.jacc.2005.02.075

17. O'Keefe JH, Bybee KA, Lavie, CJ. Alcohol and health: the J-shaped curve. *Am Coll Cardiol*. 2007;50(11):1009–1014.

18. Pischon T, Girman CJ, Rifai N, Hotamisligil GS, Rimm EB. Association between dietary factors and plasma adiponectin concentrations in men. *Am J Clin Nutr*. 2005;81(4):780–786. doi:10.1093/ajcn/81.4.780

19. Mukamal KJ, Ascherio A, Mittleman MA, et al. Alcohol and risk for ischemic stroke in men: the role of drinking patterns and usual beverage. *Ann Intern Med*. 2005;142:11–19.

20. Mukamal KJ, Chung H, Jenny NS. Alcohol use and risk of ischemic stroke among older adults: the CV Health Study. *Stroke*. 2005;36:1830–1834.

21. Mukamal KJ, Kuller LH, Fitzpatrick AL, et al. Prospective study of alcohol consumption and risk of dementia in older adults. *JAMA*. 2003;289:1405–1413.

22. Klatsky AL. Alcohol and stroke: an epidemiological labyrinth. *Stroke*. 2005;36:1835–1836.

23. Agarwal DP. Cardioprotective effects of light-moderate consumption of alcohol: a review of putative mechanisms. *Alcohol*. 2002;37:409–415.

24. Vogel RA. Alcohol, heart disease, and mortality: a review. *Rev Cardiovasc Med*. 2002;3:7–13.

25. Ruf JC. Alcohol, wine and platelet function. *Biol Res*. 2004;37:209–215.

26. Hansen AS, Marckmann P, Dragsted LO, et al. Effect of red wine and red grape extract on blood lipids, haemostatic factors, and other risk factors for cardiovascular disease. *Eur J Clin Nutr*. 2005;59:449–455.

27. Greenfield JR, Samaras K, Hayward CS, et al. Beneficial postprandial effect of a small amount of alcohol on diabetes and CV risk factors: modification by insulin resistance. *J Clin Endocrinol Metab*. 2005;90:661–672.

28. Turner BC, Jenkins E, Kerr D, et al. The effect of evening alcohol consumption on next-morning glucose control in type 1 diabetes. *Diabetes Care*. 2001;24:1888–1893.

29. Mukamal KJ, Conigrave KM, Mittleman MA, et al. Roles of drinking pattern and type of alcohol consumed in coronary heart disease in men. *N Engl J Med*. 2003;348:109–118.

30. Schroder H, Ferrandez O, Jimenez Conde J, et al. Cardiovascular risk profile and type of alcohol beverage consumption: a population-based study. *Ann Nutr Metab*. 2005;49:100–106.

31. de Lange DW, van de Wiel A. Drink to prevent: review on the cardioprotective mechanisms of alcohol and red wine polyphenols. *Semin Vasc Med*. 2004;4:173–186.

32. Constant J. Alcohol, ischemic heart disease, and the French paradox. *Coron Artery Dis*. 1997;8:645–649.

33. Gronbaek M. Alcohol, type of alcohol, and all-cause and coronary heart disease mortality. *Ann N Y Acad Sci*. 2002;957:16–20.

34. Sato M, Maulik N, Das DK. Cardioprotection with alcohol: role of both alcohol and polyphenolic antioxidants. *Ann N Y Acad Sci*. 2002;957:122–135.

35. Burns J, Crozier A, Lean ME. Alcohol consumption and mortality: is wine different from other alcoholic beverages? *Nutr Metab Cardiovasc Dis*. 2001;11:249–258.

36. Wu JM, Wang ZR, Hsieh TC, et al. Mechanism of cardioprotection by resveratrol, a phenolic antioxidant present in red wine (review). *Int J Mol Med*. 2001;8:3–17.

37. Quintieri AM, Baldino N, Filice E, et al. Malvidin, a red wine polyphenol, modulates mammalian myocardial and coronary performance and protects the heart against ischemia/reperfusion injury. *J Nutr Biochem*. 2013;24(7):1221–1231.

38. Chiva-Blanch G, Urpi-Sarda M, Ros E, et al. Effects of red wine polyphenols and alcohol on glucose metabolism and the lipid profile: a randomized clinical trial. *Clin Nutr*. 2013;32(2):200–206.

39. Baur JA, Pearson KJ, Price NL, et al. Resveratrol improves health and survival of mice on a high-calorie diet. *Nature*. 2006;444:337–342.

40. Tomé-Carneiro J, Gonzálvez M, Larrosa M, et al. Grape resveratrol increases serum adiponectin and downregulates inflammatory genes in peripheral blood mononuclear cells: a triple-blind, placebo-controlled, one-year clinical trial in patients with stable coronary artery disease. *Cardiovasc Drugs Ther*. 2013;27(1):37–48.

41. Tomé-Carneiro J, Gonzalvez M, Larrosa M, et al. One-year consumption of a grape nutraceutical containing resveratrol improves the inflammatory and fibrinolytic status of patients in primary prevention of cardiovascular disease. *Am J Cardiol*. 2012;110:356–363.

42. Agarwal B, Campen MJ, Channell MM, et al. Resveratrol for primary prevention of atherosclerosis: clinical trial evidence for improved gene expression in vascular endothelium. *Int J Cardiol*. 2013;166(1):246–248. doi:10.1016/j.ijcard.2012.09.027

43. Jafri H, Alsheikh-Ali AA, Karas RH. Baseline and on-treatment high-density lipoprotein cholesterol and the risk of cancer in randomized controlled trials of lipid-altering therapy. *J Am Coll Cardiol*. 2010;55(25):2846–2854.

44. Ruf JC. Overview of epidemiological studies on wine, health and mortality. *Drugs Exp Clin Res*. 2003;29:173–179.

45. Renaud S, Lanzmann-Petithory D, Gueguen R, et al. Alcohol and mortality from all causes. *Biol Res*. 2004;37:183–187.

46. Toth A, Sandor B, Papp J, et al. Moderate red wine consumption improves hemorheological parameters in healthy volunteers. *Clin Hemorheol Microcirc*. 2014;56(1):13–23.

47. Rabai M, Detterich JA, Wenby RB, et al. Effects of ethanol on red blood cell rheological behavior. *Clin Hemorheol Microcirc*. 2014;56(2):87–99.

48. Bloss G. Measuring the health consequences of alcohol consumption: current needs and methodological challenges. *Dig Dis*. 2005;23:162–169.

49. Taylor B, Rehm J, Gmel G. Moderate alcohol consumption and the gastrointestinal tract. *Dig Dis*. 2005;23:170–176.

50. Gonzalez CA. Nutrition and cancer: the current epidemiological evidence. *Br J Nutr*. 2006;96:s42–s45.

51. Kobayashi LC, Limburg H, Miao Q, et al. Folate intake, alcohol consumption, and the methylenetetrahydrofolate reductase (MTHFR) C677T gene polymorphism: influence on prostate cancer risk and interactions. *Front Oncol*. 2012;2:100.

52. Bagnardi V, Rota M, Botteri E, et al. Light alcohol drinking and cancer: a meta-analysis. *Ann Oncol*. 2013;24(2):301–308.

53. Barrio-Lopez MT, Bes-Rastrollo M, Sayon-Orea C, et al. Different types of alcoholic beverages and incidence of metabolic syndrome and its components in a Mediterranean cohort. *Clin Nutr*. 2013;32(5):797–804.

54. Hamajima N, Hirose K, Tajima K, et al. Alcohol, tobacco and breast cancer collaborative reanalysis of individual data from 53 epidemiological studies, including 58,515 women with breast cancer and 95,067 women without the disease. *Br J Cancer*. 2002;87:1234–1245.

55. Suzuki R, Ye W, Rylander-Rudqvist T, et al. Alcohol and postmenopausal breast cancer risk defined by estrogen and progesterone receptor status: a prospective cohort study. *J Natl Cancer Inst*. 2005;97:1601–1608.

56. Petri AL, Tjonneland A, Gamborg M, et al. Alcohol intake, type of beverage, and risk of breast cancer in pre- and postmenopausal women. *Alcohol Clin Exp Res*. 2004;28:1084–1090.

57. Terry MB, Zhang FF, Kabat G, et al. Lifetime alcohol intake and breast cancer risk. *Ann Epidemiol*. 2006;16:230–240.

58. Chen WY, Rosner B, Hankinson SE, et al. Moderate alcohol consumption during adult life, drinking patterns, and breast cancer risk. *JAMA*. 2011;306(17):1884–1890.

59. Li CI, Chlebowski RT, Freiberg M, et al. Alcohol consumption and risk of postmenopausal breast cancer by subtype: the

women's health initiative observational study. *J Natl Cancer Inst.* 2010;102(18):1422–1431.

60. Chen WY, Colditz GA, Rosner B, et al. Use of postmenopausal hormones, alcohol, and risk for invasive breast cancer. *Ann Intern Med.* 2002;137(10):798–804. doi:10.7326/0003-4819-137-10-200211190-00008

61. Zhang S, Hunter DJ, Hankinson SE, et al. A prospective study of folate intake and the risk of breast cancer. *JAMA.* 1999;281(17):1632–1637. doi:10.1001/jama.281.17.1632

62. Flatt SW, Thomson CA, Gold EB, et al. Low to moderate alcohol intake is not associated with increased mortality after breast cancer. *Cancer Epidemiol Biomarkers Prev.* 2010;19(3):681–688.

63. Hellmann SS, Thygesen LC, Tolstrup JS, et al. Modifiable risk factors and survival in women diagnosed with primary breast cancer: results from a prospective cohort study. *Eur J Cancer Prev.* 2010;19(5):366–373.

64. Bellocco R, Pasquali E, Rota M, et al. Alcohol drinking and risk of renal cell carcinoma: results of a meta-analysis. *Ann Oncol.* 2012;23(9):2235–2244.

65. Friedenreich CM, Speidel TP, Neilson HK, et al. Case-control study of lifetime alcohol consumption and endometrial cancer risk. *Cancer Causes Control.* 2013;24(11):1995–2003. doi:10.1007/s10552-013-0275-0

66. Baglietto L, English DR, Gertig DM, et al. Does dietary folate intake modify effect of alcohol consumption on breast cancer risk? Prospective cohort study. *BMJ.* 2005;331(7520):807.

67. Rohan TE, Jain MG, Howe GR, et al. Dietary folate consumption and breast cancer risk. *J Natl Cancer Inst.* 2000;92(3):266–269.

68. Sellers TA, Kushi LH, Cerhan JR, et al. Dietary folate intake, alcohol, and risk of breast cancer in a prospective study of postmenopausal women. *Epidemiology (Cambridge, MA).* 2001;12(4):420–428.

69. Zhang SM, Willett WC, Selhub J, et al. Plasma folate, vitamin B6, vitamin B12, homocysteine, and risk of breast cancer. *J Natl Cancer Inst.* 2003;95(5):373–380.

70. Moskal A, Norat T, Ferrari P, et al. Alcohol intake and colorectal cancer risk: a dose-response meta-analysis of published cohort studies. *Int J Cancer.* 2007;120(3):664–671.

71. Hermann S, Rohrmann S, Linseisen J. Lifestyle factors, obesity and the risk of colorectal adenomas in EPIC-Heidelberg. *Cancer Causes Control.* 2009;20(8):1397–408.

72. Roswall N, Olsen A, Christensen J, et al. Micronutrient intake and risk of colon and rectal cancer in a Danish cohort. *Cancer Epidemiol.* 2010;34(1):40–46.

73. Chase V, Neild R, Sadler CW, et al. The medical complications of alcohol use: understanding mechanisms to improve management. *Drug Alcohol Rev.* 2005;24:253–265.

74. Li JM, Mukamal KJ. An update on alcohol and atherosclerosis. *Curr Opin Lipidol.* 2004;15:673–680.

75. Kristiansen L, Grønbaek M, Becker U, Tolstrup JS. Risk of pancreatitis according to alcohol drinking habits: a population-based cohort study. *Am J Epidemiol.* 2008;168(8):932–937. doi:10.1093/aje/kwn222

76. Maclure KM, Hayes KC, Colditz GA, Stampfer MJ, Speizer FE, Willett WC. Weight, diet, and the risk of symptomatic gallstones in middle-aged women. *N Engl J Med.* 1989;321(9):563–569. doi:10.1056/NEJM198908313210902

77. Schwesinger WH, Kurtin WE, Johnson R. Alcohol protects against cholesterol gallstone formation. *Ann Surg.* 1988;207(6):641–647. doi:10.1097/00000658-198806000-00001

78. Neogi T, Chen C, Niu J, Chaisson C, Hunter DJ, Zhang Y. Alcohol quantity and type on risk of recurrent gout attacks: an internet-based case-crossover study. *Am J Med.* 2014;127(4):311–318. doi:10.1016/j.amjmed.2013.12.019

79. Choi HK, Atkinson K, Karlson EW, Willett W, Curhan G. Alcohol intake and risk of incident gout in men: a prospective study. *Lancet.* 2004;363(9417):1277–1281. doi:10.1016/S0140-6736(04)16000-5

80. Becker U, Deis A, Sørensen TI, et al. Prediction of risk of liver disease by alcohol intake, sex, and age: a prospective population study. *Hepatology.* 1996;23(5):1025–1029. doi:10.1002/hep.510230513

81. Sorrell MF, Mukherjee S. Non-Alcoholic Steatohepatitis (NASH). *Curr Treat Options Gastroenterol.* 1999;2(6):447–450. doi:10.1007/s11938-999-0047-9

82. Vinson DC, Mabe N, Leonard LL, et al. Alcohol and injury. A case-crossover study. *Arch Fam Med.* 1995;4(6):505–511. doi:10.1001/archfami.4.6.505

83. Rehm J, Room R, Monteiro M, Gmel G, Graham K, Rehn N, et al. Alcohol use. In: Ezzati M, Lopez AD, Rodgers A, Murray CJL, editors. *Comparative quantification of health risks Global and regional burden of disease attributable to selected major risk factors.* Geneva: World Health Organization, 2004:959–1108.

84. Klatsky AL, Armstrong MA. Alcohol use, other traits, and risk of unnatural death: a prospective study. *Alcohol Clin Exp Res.* 1993;17(6):1156–1162. doi:10.1111/j.1530-0277.1993.tb05221

85. Sullivan LE, Fiellin DA, O'Connor PG. The prevalence and impact of alcohol problems in major depression: a systematic review. *Am J Med.* 2005;118:330–341.

86. Fuenmayor AJ, Fuenmayor AM. Cardiac arrest following holiday heart syndrome. *Int J Cardiol* 1997;59:101–103.

87. Menz V, Grimm W, Hoffmann J, et al. Alcohol and rhythm disturbance: the holiday heart syndrome. *Herz.* 1996;21:227–231.

88. Papadakis JA, Ganotakis ES, Mikhailidis DP. Beneficial effect of moderate alcohol consumption on vascular disease: myth or reality? *J R Soc Health.* 2000;120:11–15.

89. Rehm J, Gmel G, Sempos CT, et al. Alcohol-related morbidity and mortality. *Alcohol Res Health.* 2003;27:39–51.

90. Franco OH, Bonneux L, de Laet C, et al. The Polymeal: a more natural, safer, and probably tastier (than the Polypill) strategy to reduce cardiovascular disease by more than 75%. *BMJ.* 2004;329:1447–1450.

91. Ellison RC. Balancing the risks and benefits of moderate drinking. *Ann N Y Acad Sci.* 2002;957:1–6.

92. GBD 2016 Alcohol Collaborators. Alcohol use and burden for 195 countries and territories, 1990–2016: a systematic analysis for the Global Burden of Disease Study 2016. *Lancet.* 2018 Sep 22;392(10152):1015–1035. doi:10.1016/S0140-6736(18)31310-2. Epub 2018 Aug 23. Erratum in: *Lancet.* 2018 Sep 29;392(10153):1116. Erratum in: *Lancet.* 2019 Jun 22;393(10190):e44. PMID: 30146330; PMCID: PMC6148333.

93. Suter PM. Alcohol and mortality: if you drink, do not forget fruits and vegetables. *Nutr Rev.* 2001;59:293–297.

94. Thomasson HR, Crabb DW, Edenberg HJ, et al. Alcohol and aldehyde dehydrogenase polymorphisms and alcoholism. *Behav Genet.* 1993;23:131–136.

95. Tanaka F, Shiratori Y, Yokosuka O, et al. Polymorphism of alcohol-metabolizing genes affects drinking behavior and alcoholic liver disease in Japanese men. *Alcohol Clin Exp Res.* 1997;21:596–601.

96. Couzigou P, Coutelle C, Fleury B, et al. Alcohol and aldehyde dehydrogenase genotypes, alcoholism and alcohol related disease. *Alcohol Alcohol Suppl.* 1994;2:21–27.

97. Saris WH, Tarnopolsky MA. Controlling food intake and energy balance: which macronutrient should we select? *Curr Opin Clin Nutr Metab Care*. 2003;6(6):609–613.

98. Han BH, Moore AA, Sherman S, Keyes KM, Palamar JJ. Demographic trends of binge alcohol use and alcohol use disorders among older adults in the United States, 2005-2014. *Drug Alcohol Depend*. 2017;170:198–207. doi:10.1016/j.drugalcdep.2016.11.003

99. de Lange DW. From red wine to polyphenols and back: a journey through the history of the French Paradox. *Thromb Res*. 2007;119:403–406.

100. Lieber CS. Alcohol and health: a drink a day won't keep the doctor away. *Cleve Clin J Med*. 2003;70:945–946, 948, 951–953.

101. Hendriks HF, van Tol A. Alcohol. *Handb Exp Pharmacol*. 2005;170:339–361.

Capítulo 41

Efectos del café en la salud

Julet O. Baltonado

INTRODUCCIÓN

El café es una de las bebidas más consumidas en todo el mundo, y la cafeína del café, el té y el chocolate constituye la sustancia psicoactiva más popular. Aunque es conocido sobre todo por sus propiedades cafeinógenas, el café contiene múltiples compuestos bioactivos con posibles efectos sobre la salud. Pruebas recientes apoyan una relación inversa entre el consumo de café y la mortalidad total y por causas específicas, incluidas las muertes por cardiopatías, enfermedades respiratorias, accidentes cerebrovasculares, lesiones y accidentes, diabetes e infecciones.

El consumo de café también tiene una asociación inversa con el riesgo de sufrir diversas enfermedades crónicas, como la diabetes *mellitus* de tipo 2, la enfermedad de Alzheimer (EA), la enfermedad de Parkinson (EP) y las hepatopatías relacionadas con el alcohol. El consumo moderado de café parece seguro para la mayoría de las personas, pero se recomienda precaución en las mujeres embarazadas, los ancianos y las personas con enfermedades cardiovasculares. Hacen falta más investigaciones para ayudar a dilucidar los mecanismos precisos y el alcance de los posibles beneficios del café para la salud.

VISIÓN GENERAL

El café contiene varios componentes con posible efecto sobre la salud humana (1), entre ellos cafeína, antioxidantes, magnesio, potasio y niacina (2). El principal ingrediente activo del café normal es la cafeína, un compuesto alcaloide de la xantina. Las principales fuentes alimentarias de cafeína son el café, el té, los refrescos, el chocolate y, cada vez más, una amplia variedad de bebidas energéticas (**tabla 41-1**). Aunque se sabe que es ligeramente adictiva, la *Food and Drug Administration* (FDA) de Estados Unidos considera la cafeína como una sustancia GRAS (generalmente considerada como segura, o *generally recognized as safe*) de uso múltiple (3).

La cafeína actúa como estimulante del sistema nervioso central, principalmente a través del antagonismo de los receptores de adenosina (4), lo que conduce a un aumento de la actividad de la dopamina y a la experimentación de un mayor estado de alerta y reducción de la fatiga física. La cafeína se absorbe rápidamente en el tubo digestivo, y las concentraciones máximas de cafeína en suero alcanzan su punto máximo 90 min después de la ingesta. El metabolismo de la cafeína lo lleva a cabo la enzima hepática citocromo P450 1A2 (*CYP1A2*). Las variaciones en la respuesta individual a la cafeína pueden explicarse por polimorfismos en el gen *CYP1A2*.

Las personas con defectos en el *CYP1A2* pueden tener un metabolismo alterado y efectos prolongados, tanto deseados como no deseados (5). Se calcula que el consumo medio de cafeína en la alimentación de los adultos de Estados Unidos es de aproximadamente 106 mg/día a 170 mg/día (6), siendo el café el responsable del 64 % de la ingesta de cafeína (7). Esta cifra está muy por debajo del límite de 400 mg/día a 450 mg/día propuesto por los miembros del Canadian Bureau of Chemical Safety (8).

Se ha observado una asociación beneficiosa entre el café y la mortalidad por todas las causas, constante en grandes estudios de cohortes y metaanálisis. En comparación con la ausencia de consumo, el del café se asocia a un menor riesgo de mortalidad por todas las causas, incluso después de ajustarse por posibles factores de confusión (9-11). En el metaanálisis más reciente se encontró que la mayor reducción del riesgo relativo se asocia al consumo de tres tazas de café al día (12).

El tomar altas dosis de cafeína y la abstinencia de su consumo habitual pueden provocar efectos adversos. El tomar más de 250 mg en una sola vez (aproximadamente dos o tres tazas de café) puede dar lugar a un conjunto de síntomas molestos como palpitaciones, insomnio, ansiedad, agitación psicomotriz y malestar gastrointestinal. El Manual diagnóstico y estadístico de los trastornos mentales (Diagnostic and

TABLA 41-1

Cantidades de cafeína en fuentes alimentarias habituales

Producto (tamaño de la ración)	Contenido de cafeína por ración (mg)
Café preparado (240 mL)	96
Café expreso (60 mL)	127
Café instantáneo (240 mL)	62
Té negro caliente (240 mL)	48
Refresco con cafeína (360 mL)	34
Chocolate negro (70 % a 85 % de cacao)	81
Chocolate con leche (barra de 45 g)	9
Cacao caliente (360 mL)	82 a 12
Bebidas energéticas (240-480 mL)	50 a 300

Adaptado de U.S. Department of Agriculture, Agricultural Research Service, 2020. Datos obtenidos de USDA FoodData Central. https://fdc.nal.usda.gov/index.html.

Statistic Manual of Mental Disorders [DSM-V]) incluye criterios de diagnóstico para cuatro trastornos psiquiátricos relacionados: intoxicación por cafeína, trastorno del sueño inducido por la cafeína, trastorno de ansiedad inducido por la cafeína y trastorno relacionado con la cafeína no especificado (NOS) (13). Por el contrario, la abstinencia de cafeína puede causar cefalea, somnolencia, depresión e irritabilidad. Tanto el café con cafeína como el descafeinado pueden causar o exacerbar los síntomas de la enfermedad ulcerosa péptica, la esofagitis erosiva y la enfermedad por reflujo gastroesofágico (v. cap. 19). La ingesta de cantidades moderadas o elevadas de cafeína en personas con síntomas vesicales puede asociarse a un mayor riesgo de inestabilidad del detrusor e incontinencia urinaria (14,15), y los estudios más recientes sugieren que la cafeína activa los centros de micción en el cerebro (16).

La cafeína parece provocar una ligera desviación negativa en el equilibrio del calcio (17). El consumo elevado de cafeína en adultos mayores con insuficiencias previas de vitamina D o calcio, puede aumentar el riesgo de sufrir fracturas de cadera (18). Sin embargo, sigue habiendo pruebas contradictorias sobre el efecto general del consumo de café en la densidad mineral ósea y el desarrollo de la osteoporosis (19-22) (v. cap. 14).

El consumo de café se vinculó por primera vez con un aumento de la presión arterial en la década de 1930 (23). Se ha demostrado que tanto el café con cafeína como el descafeinado aumentan la presión arterial de forma aguda hasta en 10 mm Hg en consumidores no habituales de cafeína (24), y los efectos son mayores en personas con hipertensión previa (25); sin embargo, estos efectos desaparecen prácticamente con el consumo habitual de cafeína (24).

Los resultados de estudios a largo plazo muestran que el consumo crónico de café puede no aumentar el riesgo de hipertensión con el tiempo, como se pensaba anteriormente (26). En un metaanálisis de seis estudios de cohortes prospectivos con un total de 172 567 participantes, se observó que el consumo habitual de café a largo plazo no se asociaba a un mayor riesgo de hipertensión incidente (27). Hay que señalar que, en un análisis de subgrupos de clases individuales de bebidas con cafeína, los investigadores encontraron un mayor riesgo de hipertensión asociado al consumo de bebidas de cola azucaradas o alimentarias (28) (v. cap. 8).

En informes reportados, se ha documentado la aparición de arritmias cardíacas clínicamente significativas tras la ingesta de dosis muy altas de cafeína, especialmente en personas con enfermedades cardíacas subyacentes (29). La FDA sigue recogiendo informes de acontecimientos adversos relacionados con las bebidas y los suplementos energéticos, entre ellos hospitalizaciones y varias muertes. En los últimos años, ha habido un número creciente de informes de casos que relacionan las bebidas energéticas con arritmias cardíacas en adolescentes y adultos jóvenes. Estos resultados adversos se atribuyen a la elevada concentración de cafeína junto con otros suplementos y estimulantes que contienen estas bebidas energéticas (30-32). Estas bebidas deben consumirse con precaución, especialmente en niños y adolescentes.

Hasta la fecha, las pruebas no respaldan una asociación entre dosis moderadas de cafeína y un mayor riesgo de sufrir arritmias auriculares (33-35) o ventriculares, incluso en pacientes con arritmias ya existentes (37). En un gran metaanálisis que incluía a más de 115 000 personas se encontró que las dosis bajas de cafeína pueden tener incluso un efecto protector (38). En una cohorte prospectiva a largo plazo de 18 960 médicos hombres se observó un menor riesgo de fibrilación auricular solo entre los que consumían una a tres tazas diarias (39).

Las pruebas actuales no apoyan una asociación clara entre el consumo de café y un mayor riesgo de enfermedad coronaria (40,41). De hecho, en una reciente revisión general de múltiples metaanálisis se observó que el consumo de café se asociaba sistemáticamente a un menor riesgo de mortalidad tanto por enfermedad cardiovascular como por enfermedad coronaria (42). Sin embargo, el consumo de café puede estar asociado a una mayor incidencia de factores de riesgo cardiovascular, que pueden afectar indirectamente a la salud cardiovascular. Por ejemplo, se ha demostrado que dos sustancias presentes en el café sin filtrar, el kahweol y el cafestol, aumentan las concentraciones séricas de colesterol total, de lipoproteínas de baja densidad (43) y de triglicéridos.

Este efecto fue más significativo con el café sin filtrar con cafeína, incluso después de excluir a los participantes que ya tenían hiperlipidemia (44). La diferencia en el método de preparación se ha vuelto más relevante a medida que ha aumentado la prevalencia de consumo de café sin filtrar. Hacen falta más estudios que distingan el método de preparación, comparando el hervido, el filtrado, la cafetera y la infusión. En general, los efectos del cafestol y el kahweol pueden evitarse cambiando el café sin filtrar por el café filtrado con papel (45).

La cafeína atraviesa la placenta, y hay algunas pruebas que sugieren posibles efectos adversos sobre el crecimiento y el desarrollo del feto (46). Las pruebas de una asociación entre el consumo de cafeína y el aumento del riesgo de aborto espontáneo son contradictorias (47-49); Signorello y McLaughlin (50) revisaron los datos en el año 2004, y concluyeron que, aunque muchos estudios hasta la fecha habían encontrado pruebas de una asociación entre la ingesta de cafeína y el aborto espontáneo, las limitaciones metodológicas y los sesgos inherentes a la mayoría de los estudios impedían hacer inferencias causales claras. En la revisión *Cochrane* de 2015 tampoco se encontraron suficientes datos de ensayos aleatorizados para confirmar o refutar la posibilidad de que la abstinencia o el consumo de cafeína afecten a la evolución del embarazo (51).

El American College of Obstetricians and Gynecologists elaboró una declaración de consenso actualizada en 2013 según la cual menos de 200 mg de cafeína, clasificada como «consumo moderado», no se asociaban a aborto espontáneo ni parto pretérmino. Concluyeron que los datos sobre una ingesta superior a la moderada no eran concluyentes (52). Hay que señalar que en un metaanálisis de 2017 de 27 estudios se observó un riesgo significativamente mayor de aborto espontáneo con ingestas de cafeína de 300 mg/día y 600 mg/día, en consonancia con las directrices actuales (53).

Del mismo modo, hay algunas pruebas que indican que el consumo elevado de cafeína durante el embarazo puede estar asociado a lactantes nacidos con bajo peso al nacer o considerados pequeños para la edad gestacional (54,55), aunque en otros estudios no se han observado diferencias clínicamente significativas (56). En un estudio controlado aleatorizado realizado por Bech y cols. (57), no se observó efecto alguno de la reducción del consumo de cafeína durante el embarazo sobre el peso medio al nacer o la duración de la gestación. Los autores especularon que los estudios no experimentales anteriores tal vez no se consideró de forma adecuada la asociación conocida entre la ingesta de cafeína y el tabaquismo y la ingesta de alcohol, que pueden influir en el peso al nacer (56). En un metaanálisis realizado en 2015 sí se observó una relación inversa entre la cafeína y el bajo peso al nacer, sugiriendo un aumento del riesgo de bajo peso al nacer del 3 % por cada 100 mg/día de cafeína consumida durante el embarazo (58).

En una revisión sistemática de los estudios sobre la posible teratogenicidad de la cafeína se concluyó que no hay pruebas de que la exposición materna a la cafeína provoque un gran aumento de las anomalías congénitas, pero los datos son insuficientes para descartar pequeños riesgos de algunas de estas anomalías congénitas (59). Los pocos estudios disponibles sobre el efecto de la cafeína sobre la fertilidad han tenido resultados diversos. En un estudio se observó que el consumo elevado de cafeína puede influir en el tiempo hasta la concepción entre las mujeres que intentan concebir (60), aunque en otro se observó que el consumo de cafeína no tenía ningún efecto sobre las tasas generales de concepción (61). En cualquier caso, se necesitan más estudios para verificar esta relación.

La cafeína tiene varios beneficios documentados para la salud. Se puede usar como ayuda ergógena (62), lo que mejora el rendimiento y retrasa la fatiga en actividades físicas de larga duración (63) (v. cap. 32). Tal vez la evidencia más intrigante que ha surgido en los últimos años en relación con los posibles beneficios del café para la salud proviene de múltiples estudios epidemiológicos prospectivos que demuestran que el consumo a largo plazo se asocia a una reducción estadísticamente significativa del riesgo de diabetes *mellitus* de tipo 2 (64,65).

En una reciente revisión sistemática de 28 estudios con más de 1.1 millones de participantes se mostró una sólida asociación inversa entre el consumo de café y el riesgo de sufrir diabetes de tipo 2. Los autores observaron que el consumo de seis tazas de café al día se asociaba a un riesgo de diabetes un 33 % menor, en comparación con la ausencia de consumo. Esta asociación se mantuvo con el café descafeinado, y fue similar con independencia de la región geográfica y el sexo (66).

Los mecanismos por los que el café podría mejorar la sensibilidad a la insulina no se conocen bien, aunque existen varias hipótesis. Se ha observado que el café aumenta las concentraciones plasmáticas de adiponectina, lo que conduce a una disminución de la resistencia a la insulina (67). También se ha observado recientemente que la cafeína aumenta las concentraciones plasmáticas de globulina fijadora de hormonas sexuales (SHBG, *sex hormone-binding globulin*), un modulador clave de los efectos de dichas hormonas en la homeostasis de la glucosa (68). Otra posibilidad interesante es que el consumo crónico de cafeína tenga un efecto activador de la señalización del factor de crecimiento similar a la insulina 1, aumentando efectivamente la sensibilidad a la insulina (69).

En un estudio realizado en 2019 sobre dos grandes cohortes se observaron resultados similares al comparar a los que consumían cuatro o menos tazas de café al día con los no que no lo tomaban, encontrando que tenían mayores concentraciones de adiponectina total y SHBG. Además, el estudio detectó que los bebedores de café de estas cohortes tenían concentraciones más bajas de biomarcadores inflamatorios bien conocidos, como la proteína C reactiva (PCR), la interleucina 6 (IL-6) y el receptor 2 del factor de necrosis tumoral soluble (sTNFR-2) (70). Estos resultados respaldan las pruebas anteriores sobre el papel de la inflamación crónica en la fisiopatología de la resistencia a la insulina (71).

Hay que destacar que también se ha encontrado una discreta asociación inversa entre la diabetes y el café descafeinado (72). Inicialmente, estos resultados fueron sorprendentes porque se sabía que la cafeína y el café con cafeína alteraban el metabolismo de la glucosa de forma aguda tras su ingesta (73,74), principalmente a través de la alteración de la captación de glucosa por el músculo esquelético (75). Sin embargo, en un estudio aleatorizado con diseño cruzado se encontró que la ingesta de cafeína pura provocaba mayores aumentos de la glucosa plasmática que el café con una cantidad de cafeína equivalente (76), lo que sugiere que ciertos componentes del café pueden antagonizar la alteración de la glucosa inducida por la cafeína, y también que el café descafeinado puede ser muy útil para la prevención de la diabetes (77). La investigación se ha centrado ahora en el ácido clorogénico, un antioxidante presente en el café, para comprender mejor los mecanismos precisos que subyacen a esta asociación.

El café es la principal fuente alimentaria del fenol antioxidante ácido clorogénico, y es un importante contribuyente a la capacidad antioxidante total de los alimentos (78). El ácido clorogénico y otros antioxidantes derivados del café pueden contrarrestar las fuerzas oxidativas, se cree que contribuyen a la aparición de la resistencia a la insulina y la diabetes (79). Además, se ha observado que el ácido clorogénico mejora la captación intestinal de glucosa (80), inhibe el sistema de la glucosa-6-fosfatasa (81) y estimula el transporte de glucosa en el músculo esquelético (82), todos ellos posibles mecanismos para mejorar el control de la glucosa (83).

Se ha observado que el consumo de cafeína protege contra el desarrollo tanto de la enfermedad de Alzheimer (EA) como de la enfermedad de Parkinson (EP) (84). En un estudio de seguimiento de 21 años, se encontró que el consumo moderado (tres a cinco tazas de café al día) reducía sustancialmente el riesgo de enfermedad de Alzheimer hasta un 65 % en comparación con el consumo bajo (cero a dos tazas al día) (85). Esta misma asociación protectora se observó en un estudio de casos y controles de 54 pacientes (86) y en una cohorte más amplia basada en la población de Canadá de 4 615 participantes (87). Los posibles mecanismos de este efecto de la cafeína sugeridos por los estudios en animales incluyen la normalización de las concentraciones de proteína-cinasa A, la reducción de la producción de β-amiloide y el aumento de su eliminación, y las propiedades antioxidantes de la cafeína en la reducción del estrés oxidativo y la apoptosis (84).

En varios estudios en humanos reseñados por Kolahdouzan y Hamadeh se ha observado que el consumo de cafeína reduce el riesgo de sufrir EP en los hombres; sin embargo, el efecto fue dudoso en las mujeres. Los autores proponen que la cafeína puede prevenir la neuroinflamación mediada por la adenosina a través del antagonismo de la adenosina (84). En un estudio de control aleatorizado de 61 pacientes se observó que el tratamiento con cafeína (200 mg/día durante las primeras 3 semanas y 400 mg/día durante las segundas 3 semanas) mejoró la escala de calificación total unificada de EP en 4.7 puntos y la manifestación motora en 3.2 puntos (88).

En el análisis de 1.4 millones de participantes se encontró una disminución del 17 % del riesgo de desarrollar EP por cada incremento de 200 mg/día de cafeína consumida. Tomar tres tazas de café al día ofrecía la máxima protección contra este riesgo (89). Aunque la aplicación de la cafeína como agente terapéutico ha sido objeto de una exploración continua, los datos actuales no apoyan su uso para el tratamiento de los síntomas asociados a la EP (88).

En el caso de las enfermedades gastrointestinales, existen datos observacionales sólidos que sugieren un efecto protector del consumo de cafeína contra los cálculos biliares sintomáticos (90,91). En otros estudios se observó esta misma asociación en las mujeres, pero no en los hombres (92,93). Los efectos del consumo de café sobre las concentraciones de ácido úrico y el riesgo de gota también se han estudiado en un metaanálisis reciente (94). La ingesta de café se asoció a la disminución del ácido úrico sérico y a una reducción significativa del riesgo de gota tanto en hombres como en mujeres (94,95). Se ha demostrado que la cafeína, una metilxantina, inhibe de forma competitiva la xantina-oxidasa en modelos animales

(96,97), por lo que teóricamente podría comportarse en los humanos de forma similar al alopurinol.

Hasta la fecha, las pruebas no apoyan una relación entre el consumo de café y el riesgo general de cáncer, incluidos los cánceres de páncreas, de células renales, de vejiga, de ovario, de mama, gástrico y de próstata (98-101). Sin embargo, las nuevas pruebas sugieren que la ingesta de café puede reducir el riesgo de cáncer hepático en muchas poblaciones y de un modo dosis-respuesta, con independencia de los antecedentes de infección por el virus de la hepatitis (102,103).

El consumo de café se ha vinculado de forma inversa con el riesgo de cirrosis (104) y con el riesgo de muerte por cirrosis relacionada con el alcohol (105). En una reciente revisión general de numerosos estudios retrospectivos, observacionales y transversales se respaldan los datos anteriores y, además, se demuestra una asociación entre el consumo de café y la mejora de las concentraciones de enzimas hepáticas y la disminución del riesgo de hígado graso no alcohólico (HGNA). Los autores advierten que los efectos beneficiosos notificados correspondían a más de dos tazas de café al día (106). Los antioxidantes derivados del café, el cafestol y el kahweol, se han implicado en la capacidad del café para prevenir las enfermedades hepáticas (107). En estudios moleculares recientes se ha observado que la cafeína inhibe la activación de las células estrelladas hepáticas mediante el bloqueo del receptor de adenosina, y que los compuestos antioxidantes del café reducen el estrés oxidativo en el hígado (108).

Otro posible beneficio para la salud del consumo de café es una disminución del riesgo de cáncer de endometrio. En un reciente y exhaustivo metaanálisis de 12 estudios prospectivos de cohortes se observó una disminución significativa del riesgo de cáncer de endometrio con el consumo de café, incluido el cáncer posmenopáusico (109). El consumo de cuatro tazas de café al día se asoció a un riesgo relativo de 0.80 (intervalo de confianza [IC] del 95 %, 0.72-0.89) de desarrollar cáncer de endometrio.

Las pruebas de estudios de casos y controles previos sugieren una asociación inversa entre el consumo de café y el riesgo de cáncer colorrectal, aunque no se observó una respuesta constante a la dosis (110). Los datos de estudios prospectivos son contradictorios (111). Aunque en estudios anteriores no se encontró relación alguna (112), en otros se sugiere una reducción del riesgo de cáncer colorrectal en las mujeres, pero no en los hombres (113).

Del mismo modo, en un metaanálisis reciente se observó un efecto protector del café específicamente en los hombres europeos y en las mujeres asiáticas, mientras que el consumo de café descafeinado mostró un efecto protector con respecto al cáncer colo-rrectal tanto en hombres como en mujeres (114). Si bien las pruebas del efecto preventivo son débiles en el mejor de los casos, hay datos sólidos de que no produce efectos perjudiciales. El café contiene compuestos que han demostrado inhibir la absorción tanto del hierro (115,116) como del zinc (117). La ingesta adecuada de estos nutrimentos para compensar estos efectos en los bebedores habituales de café puede tener alguna importancia.

ASPECTOS CLÍNICOS DESTACADOS

Las cantidades moderadas de café parecen ser seguras y pueden conferir algunos beneficios para la salud. Las preocupaciones sobre los efectos cardiovasculares potencialmente nocivos de la ingesta de café o cafeína no han sido corroboradas. Sin embargo, las bebidas energéticas que pueden contener cantidades significativas de cafeína deben evitarse en adolescentes y adultos jóvenes. Se aconseja a las mujeres embarazadas que limiten el consumo de cafeína a no más de 200 mg al día (aproximadamente una taza de café) como medida de precaución ante la posibilidad de que se produzca un aborto espontáneo o un retraso en el crecimiento del feto. El consumo de café puede proporcionar una leve protección contra la diabetes de tipo 2 y la aparición de cálculos biliares sintomáticos. Cada vez hay más pruebas sobre los posibles efectos protectores del café contra la EA y la EP. El consumo de café puede tener importantes efectos protectores del hígado al reducir el riesgo de cirrosis, enfermedad del hígado graso no alcohólico y cáncer hepatocelular.

Por último, se ha demostrado que el café disminuye el riesgo de cánceres de endometrio. El café y las bebidas que contienen cafeína pueden exacerbar los síntomas de la ERGE (enfermedad por reflujo gastroesofágico); se aconseja a las personas susceptibles que reduzcan o eliminen su consumo durante un período de prueba de 3 a 6 meses para observar si se alivian los síntomas. Para la mayoría de las personas, el consumo moderado de café puede considerarse como parte de un patrón alimentario saludable.

REFERENCIAS BIBLIOGRÁFICAS

1. Higdon JV, Frei B. Coffee and health: a review of recent human research. *Crit Rev Food Sci Nutr*. 2006;46101–46123.
2. US Department of Agriculture and Agricultural Research Service. USDA nutrient database for standard reference. https://fdc.nal.usda.gov/fdc-app.html#/food-search; accessed June 12, 2020.
3. US Office of the Federal Register. 21 CFR 182.1180. US Code of Federal Regulations 462, April 1, 2003.
4. Fisone G, Borgkvist A, Usiello A. Caffeine as a psycho-motor stimulant: mechanism of action. *Cell Mol Life Sci*. 2004;61:857–872.

5. Cornelis MC, El-Sohemy A, Kabagambe EK, et al. Coffee, CYP1A2 genotype, and risk of myocardial infarction. *JAMA*. 2006;295:1135.

6. Knight CA, Knight I, Mitchell DC, et al. Beverage caffeine intake in US consumers and subpopulations of interest: estimates from the Share of Intake Panel survey. *Food Chem Toxicol*. 2004;42:1923–1930.

7. Mitchell DC, Knight CA, Hockenberry J, et al. Beverage caffeine intakes in the U.S. *Food Chem Toxicol*. 2014;63:136–142.

8. Nawrot P, Jordan S, Eastwood J, et al. Effects of caffeine on human health. *Food Addit Contam*. 2003;20:1–30.

9. Gunter MJ, Murphy N, Cross AJ, et al. Coffee Drinking and mortality in 10 European countries: a multinational cohort study. *Ann Intern Med*. 2017;167:236–247.

10. Park S-Y, Freedman ND, Haiman CA, et al. Association of coffee consumption with total and cause-specific mortality among nonwhite populations. *Ann Intern Med*. 2017;167:228–235.

11. Je Y, Giovannucci E. Coffee consumption and total mortality: a meta-analysis of twenty prospective cohort studies. *Br J Nutr*. 2014;111:1162–1173.

12. Grosso G, Micek A, Godos J, et al. Coffee consumption and risk of all-cause, cardiovascular, and cancer mortality in smokers and non-smokers: a dose-response meta-analysis. *Eur J Epidemiol*. 2016;31:1191–1205.

13. American Psychiatric Association. *Diagnostic and statistical manual of mental disorders*, 5th ed. Washington, DC: American Psychiatric Association, 2013.

14. Lohsiriwat S, Hirunsai M, Chaiyaprasithi B. Effect of caffeine on bladder function in patients with overactive bladder symptoms. *Urol Ann*. 2011;3:14–18.

15. Jura YH, Townsend MK, Curhan GC, et al. Caffeine intake, and the risk of stress, urgency and mixed urinary incontinence. *J Urol*. 2011;185(5):1775–1780.

16. Cho YS, Ko IG, Kim SE, et al. Caffeine enhances micturition through neuronal activation in micturition centers. *Mol Med Rep*. 2014;10(6):2931–2936.

17. Heaney RP. Effects of caffeine on bone and the calcium economy. *Food Chem Toxicol*. 2002;40:1263–1270.

18. Massey LK. Is caffeine a risk factor for bone loss in the elderly? *Am J Clin Nutr*. 2001;74:569–570.

19. Hannan MT, Felson DT, Dawson-Hughes B. Risk factors for longitudinal bone loss in elderly men and women: the Framingham Osteoporosis Study. *J Bone Miner Res*. 2000;15:1119–1126.

20. Lloyd T, Johnson-Rollings N, Eggli DF. Bone status among postmenopausal women with different habitual caffeine intakes: a longitudinal investigation. *J Am Coll Nutr*. 2000;19:256–261.

21. Choi E, Choi KH, Park SM, et al. The benefit of bone health by drinking coffee among Korean postmenopausal women: across-sectional analysis of the fourth & fifth Korea national health and nutrition examination surveys. *PLoS One*. 2016;11(1):e0147762. Published 2016 Jan 27.

22. Lee DR, Lee J, Rota M, et al. Coffee consumption and risk of fractures: a systematic review and dose-response meta-analysis. *Bone*. 2014;63:20–28.

23. Horst K, Buxton RE, Robinson WD. The effect of the habitual use of coffee or decaffeinated coffee upon blood pressure and certain motor reactions of normal young men. *J Pharmacol Exp Ther*. 1934;52:322–337.

24. Corti R, Binggeli C, Sudano I, et al. Coffee acutely increases sympathetic nerve activity and blood pressure independently of caffeine content: role of habitual versus nonhabitual drinking. *Circulation*. 2002;106:2935–2940.

25. Hartley TR, Sung BH, Pincomb GA, et al. Hypertension risk status and effect of caffeine on blood pressure. *Hypertension*. 2000;36:137–141.

26. Klag MJ, Wang N-Y, Meoni LA, et al. Coffee intake and risk of hypertension: the Johns Hopkins precursors study. *Arch Intern Med*. 2002:162:657–662.

27. Zhang Z, Hu G, Caballero B, et al. Habitual coffee consumption and risk of hypertension: a systematic review and meta-analysis of prospective observational studies. *Am J Clin Nutr*. 2011;93(6):1212–1219.

28. Winkelmayer WC, Stampfer MJ, Willett WC, et al. Habitual caffeine intake and the risk of hypertension in women. *JAMA*. 2005;294:2330–2335.

29. Cannon ME, Cooke CT, McCarthy JS. Caffeine-induced cardiac arrhythmia: an unrecognized danger of healthfood products. *Med J Aust*. 2001;174:520–521.

30. Burrows T, Pursey K, Neve M, et al. What are the health implications associated with the consumption of energy drinks? A systematic review. *Nutr Rev*. 2013;71:135–148.

31. Ali F, Rehman H, Babayan Z, et al. Energy drinks and their adverse health effects: a systematic review of the current evidence. *Postgrad Med*. 2015;127(3):308–322.

32. Enriquez A, Frankel DS. Arrhythmogenic effects of energy drinks. *J Cardiovasc Electrophysiol*. 2017;28(6):711–717.

33. Frost L, Vestergaard P. Caffeine and risk of atrial fibrillation or flutter: the Danish Diet, Cancer, and Health Study. *Am J Clin Nutr*. 2005;81:578–582.

34. Yuan S, Larsson SC. No association between coffee consumption and risk of atrial fibrillation: a Mendelian randomization study. *Nutr Metab Cardiovasc Dis*. 2019;29(11):1185–1188.

35. Cheng M, Hu Z, Lu X, et al. Caffeine intake and atrial fibrillation incidence: dose response meta-analysis of prospective cohort studies. *Can J Cardiol*. 2014;30(4):448–454.

36. Chelsky LB, Cutler JE, Griffith K, et al. Caffeine and ventricular arrhythmias. An electrophysiological approach. *JAMA*. 1990;264:2236–2240.

37. Myers MG. Caffeine and cardiac arrhythmias. *Ann Intern Med*. 1991;114:147–150.

38. Caldeira D, Martins C, Alves LB, et al. Caffeine does not increase the risk of atrial fibrillation: a systematic review and meta-analysis of observational studies. *Heart*. 2013;99:1383–1389.

39. Bodar V, Chen J, Gaziano JM, et al. Coffee consumption and risk of atrial fibrillation in the physicians' health study. *J Am Heart Assoc*. 2019;8(15):e011346.

40. Lopez-Garcia E, van Dam RM, Willett WC, et al. Coffee consumption and coronary heart disease in men and women: a prospective cohort study. *Circulation*. 2006;113:2045–2053.

41. Sofi F, Conti AA, Gori AM, et al. Coffee consumption and risk of coronary heart disease: a meta-analysis. *Nutr Metab Cardiovasc Dis*. 2007;17:209–223.

42. Poole R, Kennedy OJ, Roderick P, et al. Coffee consumption and health: umbrella review of meta-analyses of multiple health outcomes [published correction appears in BMJ. 2018 Jan 12;360:k194]. *BMJ*. 2017;359:j5024.

43. Ricketts ML, Boekschoten MV, Kreeft AJ, et al. The cholesterol-raising factor from coffee beans, cafestol, as an agonist ligand for the farnesoid and pregnane X receptors. *Mol Endocrinol*. 2007;21:1603–1616.

44. Cai L, Ma D, Zhang Y, et al. The effect of coffee consumption on serum lipids: a meta-analysis of randomized controlled trials. *Eur J Clin Nutr*. 2012;66(8):872–877.

45. Urgert R, Meyboom S, Kuilman M, et al. Comparison of effect of cafetiere and filtered coffee on serum concentrations of liver aminotransferases and lipids: a six month randomized controlled trial. *BMJ*. 1996;313:1362–1366.

46. Balat O, Balat A, Ugur MG, et al. The effect of smoking and caffeine on the fetus and placenta in pregnancy. *Clin Exp Obstet Gynecol*. 2003;30:57–59.

47. Savitz DA, Chan RL, Herring AH, et al. Caffeine and miscarriage risk. *Epidemiology.* 2008;19:55–62.

48. Bech BH, Nohr EA, Vaeth M, et al. Coffee and fetal death: a cohort study with prospective data. *Am J Epidemiol.* 2005;162:983–990.

49. Cnattingius S, Signorello LB, Anneren G, et al. Caffeine intake and the risk of first-trimester spontaneous abortion. *N Engl J Med.* 2000;343:1839–1845.

50. Signorello LB, McLaughlin JK. Maternal caffeine consumption and spontaneous abortion: a review of epidemiologic evidence. *Epidemiology.* 2004;15:229–239.

51. Jahanfar S, Sharifah H. Effects of restricted caffeine intake by mother on fetal, neonatal and pregnancy outcome. *Cochrane Database Syst Rev.* 2015;359:CD006965.

52. American College of Obstetricians and Gynecologists. ACOG Committee Opinion No.462. Moderate caffeine consumption during pregnancy. *Obstet Gynecol.* 2010;116 (2 pt1):467–468.

53. Lyngsø J, Ramlau-Hansen CH, Bay B, et al. Association between coffee or caffeine consumption and fecundity and fertility: a systematic review and dose-response meta-analysis. *Clin Epidemiol.* 2017;9:699–719.

54. Vik T, Bakketeig LS, Trygg KU, et al. High caffeine consumption in the third trimester of pregnancy: gender-specific effects on fetal growth. *Paediatr Perinat Epidemiol.* 2003;17:324–331.

55. CARE Study Group. Maternal caffeine intake during pregnancy and risk of fetal growth restriction: a large prospective observational study. *BMJ.* 2008;337:a2332.

56. Bracken MB, Triche EW, Belanger K, et al. Association of maternal caffeine consumption with decrements in fetal growth. *Am J Epidemiol.* 2003;157:456–466.

57. Bech BH, Obel C, Henriksen TB, et al. Effect of reducing caffeine intake on birth weight and length of gestation: randomized controlled trial. *BMJ.* 2007;334:409.

58. Rhee J, Kim R, Kim Y, et al. Maternal caffeine consumption during pregnancy and risk of low birth weight: a dose-response meta-analysis of observational studies. *PLoS One.* 2015;359:e0132334.

59. Browne M. Maternal exposure to caffeine and risk of congenital anomalies: a systematic review. *Epidemiology.* 2006;17: 324–331.

60. Bolumar F, Olsen J, Rebagliato M, et al. Caffeine intake and delayed conception: a European multicenter study on infertility and subfecundity. European Study Group on infertility subfecundity. *Am J Epidemiol.* 1997;145:324–334.

61. Al-Saleh I, El-Doush I, Grisellhi B, et al. The effect of caffeine consumption on the success rate of pregnancy as well various performance parameters of in-vitro fertilization treatment. *Med Sci Monit.* 2010;16:CR598.

62. Juhn MS. Ergogenic aids in aerobic activity. *Curr Sports Med Rep.* 2002;1:233–238.

63. Davis JM, Zhao Z, Stock HS, et al. Central nervous system effects of caffeine and adenosine on fatigue. *Am J Physiol Regul Integr Comp Physiol.* 2003;284:r399–r404.

64. van Dam RM, Feskens EJ. Coffee consumption and risk of type 2 diabetes mellitus. *Lancet.* 2002;360:1477–1478.

65. Tuomilehto J, Hu G, Bidel S, et al. Coffee consumption and risk of type 2 diabetes mellitus among middle-aged Finnish men and women. *JAMA.* 2004;291:1213–1219.

66. Ding M, Bhupathiraju SN, Chen M, et al. Caffeinated and decaffeinated coffee consumption and risk of type 2 diabetes: a systematic review and a dose-response meta-analysis. *Diabetes Care.* 2014;37(2):569–586.

67. Williams CJ, Fargnoli JL, Hwang JJ, et al. Coffee consumption is associated with higher plasma adiponectin concentrations in women with or without type 2 diabetes: a prospective cohort study. *Diabetes Care.* 2008;31:504.

68. Ding EL, Song Y, Manson JE, et al. Sex hormone-binding globulin and risk of type 2 diabetes in women and men. *N Engl J Med.* 2009;361:1152.

69. Park S, Jang JS, Hong SM. Long-term consumption of caffeine improves glucose homeostasis by enhancing insulinotropic action through islet insulin/insulin-like growth factor 1 signaling in diabetic rats. *Metabolism.* 2007;56:599.

70. Hang D, Kværner AS, Ma W, et al. Coffee consumption and plasma biomarkers of metabolic and inflammatory pathways in US health professionals. *Am J Clin Nutr.* 2019;109(3): 635–647.

71. Shoelson SE, Lee J, Goldfine AB. Inflammation and insulin resistance [published correction appears in J Clin Invest. 2006 Aug;116(8):2308]. *J Clin Invest.* 2006;116(7):1793–1801.

72. Huxley R, Lee CM, Barzi F, et al. Coffee, decaffeinated coffee, and tea consumption in relation to incident type 2 diabetes mellitus: a systematic review with meta-analysis. *Arch Intern Med.* 2009;169:2053.

73. Lane JD, Surwit RS, Barkauskas CE, et al. Caffeine impairs glucose metabolism in type 2 diabetes. *Diabetes Care.* 2004;27:2047–2048.

74. Robinson LE, Savani S, Battram DS, et al. Caffeine ingestion before an oral glucose tolerance test impairs blood glucose management in men with type 2 diabetes. *J Nutr.* 2004;134:2528–2533.

75. Thong FS, Derave W, Kiens B, et al. Caffeine-induced impairment of insulin action but not insulin signaling in human skeletal muscle is reduced by exercise. *Diabetes.* 2002;51: 583–590.

76. Battram DS, Arthur R, Weekes A, et al. The glucose intolerance induced by caffeinated coffee is less pronounced than that due to alkaloid caffeine in men. *J Nutr.* 2006;136:1276–1280.

77. Greenberg JA, Boozer CN, Geliebter A. Coffee, diabetes, and weight control. *Am J Clin Nutr.* 2006;84:682–693.

78. Clifford MN. Chlorogenic acid and other cinnamates—nature, occurrence, dietary burden, absorption and metabolism. *J Sci Food Agric.* 2000;80:1033–1043.

79. Ceriello A, Motz E. Is oxidative stress the pathogenic mechanism underlying insulin resistance, diabetes, and cardiovascular disease? The common soil hypothesis revisited. *Arterioscler Thromb Vasc Biol.* 2004;24:816–823.

80. Rodriguez de Sotillo DV, Hadley M. Chlorogenic acid modifies plasma and liver concentrations of: cholesterol, triacylglycerol, and minerals in (fa/fa) Zucker rats. *J Nutr Biochem.* 2002;13:717–726.

81. Herling AW, Burger HJ, Schwab D. Pharmacodynamic profile of a novel inhibitor of the hepatic glucose-6-phosphatase system. *Am J Physiol.* 1998;274:g1087–g1093.

82. Ong KW, Hsu A, Tan BK. Chlorogenic acid stimulates glucose transport in skeletal muscle via AMPK activation: a contributor to the beneficial effects of coffee on diabetes. *PLoS One.* 2012;7(3):e32718.

83. Meng S, Cao J, Feng Q, et al. Roles of chlorogenic acid on regulating glucose and lipids metabolism: a review. *Evid Based Complement Alternat Med.* 2013;2013:801457.

84. Kolahdouzan M, Hamadeh MJ. The neuroprotective effects of caffeine in neurodegenerative diseases. *CNS Neurosci Ther.* 2017;23(4):272–290.

85. Eskelinen MH, Ngandu T, Tuomilehto J, et al. Midlife coffee and tea drinking and the risk of late-life dementia: a population-based CAIDE study. *J Alzheimers Dis.* 2009;16(1):85–91.

86. Maia L, de Mendonca A. Does caffeine intake protect from Alzheimer's disease? *Eur J Neurol.* 2002;9:377–382.

87. Lindsay J, Laurin D, Verreault R, et al. Risk factors for Alzheimer's disease: a prospective analysis from the Canadian Study of Health and Aging. *Am J Epidemiol.* 2002;156(5): 445–453.

88. Postuma RB, Lang AE, Munhoz RP, et al. Caffeine for treatment of Parkinson disease: a randomized controlled trial. *Neurology.* 2012;79:651–658.

89. Qi H, Li S. Dose-response meta-analysis on coffee, tea and caffeine consumption with risk of Parkinson's disease. *Geriatr Gerontol Int.* 2014;14:430–439.

90. Nordestgaard AT, Stender S, Nordestgaard BG, et al. Coffee intake protects against symptomatic gallstone disease in the general population: a Mendelian randomization study. *J Intern Med.* 2020;287(1):42–53.

91. Zhang YP, Li WQ, Sun YL, et al. Systematic review with meta-analysis: coffee consumption and the risk of gallstone disease. *Aliment Pharmacol Ther.* 2015;42(6):637–648.

92. Nordenvall C, Oskarsson V, Wolk A. Inverse association between coffee consumption and risk of cholecystectomy in women but not in men. *Clin Gastroenterol Hepatol.* 2015;13(6):1096–1102.e1.

93. Leitzmann MF, Stampfer MJ, Willett WC, et al. Coffee intake is associated with lower risk of symptomatic gallstone disease in women. *Gastroenterology.* 2002;123:1823–1830.

94. Park KY, Kim HJ, Ahn HS, et al. Effects of coffee consumption on serum uric acid: systematic review and meta-analysis. *Semin Arthritis Rheum.* 2016;45(5):580–586.

95. Hutton J, Fatima T, Major TJ, et al. Mediation analysis to understand genetic relationships between habitual coffee intake and gout. *Arthritis Res Ther.* 2018;20(1):135.

96. Kela U, Vijzyvargiya R, Trivedi CP. Inhibitory effects of methylxanthines on the activity of xanthine oxidase. *Life Sci.* 1980;27:2109–2119.

97. Miners JO, Birkett DJ. The use of caffeine as a metabolic probe for human drug metabolizing enzymes. *Gen Pharmacol.* 1996;27:245–249.

98. Alicandro G, Tavani A, La Vecchia C. Coffee and cancer risk: a summary overview. *Eur J Cancer Prev.* 2017;26(5):424–432.

99. Arab L. Epidemiologic evidence on coffee and cancer. *Nutr Cancer.* 2010;62(3):271–283.

100. World Cancer Research Fund. Food, nutrition, physical activity and the prevention of cancer: a global perspective. 2007. http://www.dietandcancerreport.org/

101. Lee JE, Hunter DJ, Spiegelman D, et al. Intakes of coffee, tea, milk, soda, and juice and renal cell cancer in a pooled analysis of 13 prospective studies. *Int J Cancer.* 2007;121:2246–2253.

102. Shimazu T, Tsubono Y, Kuriyama S, et al. Coffee consumption and the risk of primary liver cancer: pooled analysis of two prospective studies in Japan. *Int J Cancer.* 2005;116:150–154.

103. Inoue M, Tsugane S. Coffee drinking and reduced risk of liver cancer: update on epidemiological findings and potential mechanisms. *Curr Nutr Rep.* 2019;8(3):182–186.

104. Corrao G, Zambon A, Bagnardi V. Coffee, caffeine, and the risk of liver cirrhosis. *Ann Epidemiol.* 2001;11:458–465.

105. Tverdal A, Skurtveit S. Coffee intake and mortality from liver cirrhosis. *Ann Epidemiol.* 2003;13:419–423.

106. Wadhawan M, Anand AC. Coffee and liver disease. *J Clin Exp Hepatol.* 2016;6(1):40–46.

107. Homan DJ, Mobarhan S. Coffee: good, bad, or just fun? A critical review of coffee's effects on liver enzymes. *Nutr Rev.* 2006;64:43–46.

108. Salomone F, Galvano F, Li Volti G. Molecular bases underlying the hepatoprotective effects of coffee. *Nutrients.* 2017;9(1):85.

109. Lafranconi A, Micek A, Galvano F, et al. Coffee decreases the risk of endometrial cancer: adose-response meta-analysis of prospective Cohort Studies. *Nutrients.* 2017;9(11):1223.

110. Michels KB, Willett WC, Fuchs CS, et al. Coffee, tea, and caffeine consumption and incidence of colon and rectal cancer. *J Natl Cancer Inst.* 2005;97:282–292.

111. Schmit SL, Rennert HS, Rennert G, Gruber SB. Coffee consumption and the risk of colorectal cancer. *Cancer Epidemiol Biomarkers Prev.* 2016;25(4):634–639.

112. Tavani A, La Vecchia C. Coffee, decaffeinated coffee, tea and cancer of the colon and rectum: a review of epidemiological studies, 1990–2003. *Cancer Causes Control.* 2004;15:743–757.

113. Lee KJ, Inoue M, Otani T, et al. Coffee consumption and risk of colorectal cancer in a population-based prospective cohort of Japanese men and women. *Int J Cancer.* 2007;121:1312–1318.

114. Sartini M, Bragazzi NL, Spagnolo AM, et al. Coffee consumption and risk of colorectal cancer: a systematic review and meta-analysis of prospective studies. *Nutrients.* 2019;11(3):694.

115. Fairweather-Tait SJ. Iron nutrition in the UK: getting the balance right. *Proc Nutr Soc.* 2004;63:519–528.

116. Morck TA, Lynch SR, Cook JD. Inhibition of food iron absorption by coffee. *Am J Clin Nutr.* 1983;37:416–420.

117. Wen X, Enokizo A, Hattori H. Effect of roasting on properties of the zinc-chelating substance in coffee brews. *J Agric Food Chem.* 2005;53:2684–2689.

Sustitutos alimentarios de macronutrimentos

Alice Figueroa

INTRODUCCIÓN

La sustitución de macronutrimentos se utiliza habitualmente en la industria alimentaria para reducir la cantidad de azúcares (hidratos de carbono) y grasas añadidas en los alimentos. El objetivo principal es reducir las calorías ingeridas procedentes de la grasa y los azúcares añadidos, limitar la ingesta de hidratos de carbono y grasas añadidas, prevenir las caries dentales y controlar las enfermedades crónicas relacionadas con la alimentación, como la dislipidemia, la hipertensión, la hiperglucemia, la diabetes, la prediabetes, la obesidad y las enfermedades coronarias, entre otras. Los edulcorantes no nutritivos (ENN) a base de hidratos de carbono y los alcoholes de azúcar (polioles) son populares en nuestro sistema alimentario, y se utilizan para sustituir a los azúcares añadidos (azúcar blanco de mesa, jarabe de maíz u otros edulcorantes ricos en calorías) en los alimentos procesados. Estos alimentos procesados suelen etiquetarse y anunciarse como productos bajos en calorías, sin azúcar, sin azúcares añadidos y alimentarios. En los últimos años, edulcorantes naturales como la miel, el jarabe de arce y el agave, entre otros, han ganado popularidad como sustitutos del azúcar blanco de mesa y del jarabe de maíz rico en fructosa (1). Aunque los edulcorantes naturales aportan calorías y cantidades de hidratos de carbono similares a las del azúcar blanco, se hicieron populares porque están menos procesados, contienen nutrimentos inorgánicos y tienen índices glucémicos más bajos que el azúcar blanco de mesa. Los sustitutos de la grasa son a base de hidratos de carbono, proteínas o grasas.

Estos sustitutos de la grasa se producen sintéticamente para imitar la cremosidad, la textura, la sensación en la boca y la palatabilidad de la grasa. Los sustitutos de la grasa aportan menos calorías o ninguna derivada de la grasa y reducen el número total de gramos de grasa en los alimentos. A pesar de las afirmaciones sobre los beneficios para la salud de los sustitutos de macronutrimentos, las investigaciones no son concluyentes sobre los beneficios a largo plazo del consumo de alimentos producidos con sustitutos de macronutrimentos.

VISIÓN GENERAL

Seguridad

En la actualidad, ocho edulcorantes de alta intensidad, también conocidos como ENN o sustitutos del azúcar, están comercializados para su consumo y compra en Estados Unidos (2,3). La *Food and Drug Administration* (FDA) es responsable de regular la seguridad de los edulcorantes de alta intensidad, y ha aprobado seis de ellos como aditivos alimentarios: acesulfamo de potasio (Ace-K), advantame, aspartamo, sucralosa, neotamo y sacarina. Según la FDA, los aditivos alimentarios «se someten a una revisión previa a la comercialización y a la aprobación de la FDA, antes de que puedan utilizarse en los alimentos». Los edulcorantes de alta intensidad, así como otros aditivos alimentarios, pasan por un proceso estrictamente regulado para ser aprobados por la FDA. Normalmente, los productores o patrocinadores de un aditivo alimentario deben aportar pruebas de que este es seguro en la cantidad y forma en que se utilizará. La FDA también tiene en cuenta lo siguiente en su proceso de aprobación: a) la composición y las propiedades de la sustancia, b) la cantidad que se consumiría normalmente, c) los efectos inmediatos y a largo plazo sobre la salud, y d) diversos factores de seguridad (4). Las evaluaciones realizadas por la FDA tienen un «margen de seguridad incorporado», lo que significa que las concentraciones de edulcorantes de alta intensidad cuyo consumo está aprobado son lo suficientemente bajas como para reducir el riesgo de sufrir efectos secundarios negativos por su consumo (3).

No obstante, es importante señalar que la FDA no garantiza que el consumo de ENN u otros aditivos alimentarios no entrañe absolutamente ningún riesgo. La FDA utiliza la investigación científica disponible para aprobar los edulcorantes de alta intensidad basándose en la idea de que existe una «certeza razonable de que no hay daño» cuando se consumen estos aditivos alimentarios (3). Dos edulcorantes de alta intensidad se reconocen como GRAS (generalmente considerados como seguros, o generally recognized as safe): los glucósidos de esteviol derivados de la planta de estevia (*Stevia rebaudiana* [Bertoni]) y los extractos derivados de *Luo Han Guo* o fruta del monje (*Siraitia grosvenorii* Swinglefruit). Una sustancia GRAS utilizada como aditivo alimentario, como los glucósidos de esteviol, no se sometió a una revisión y aprobación previa a la comercialización por parte de la FDA, pero se considera segura para el consumo. Según la Federal Food, Drug, and Cosmetic Act, un aditivo alimentario es GRAS si «se reconoce generalmente, entre expertos cualificados, que ha demostrado adecuadamente su seguridad en las condiciones de su uso previsto... mediante procedimientos científicos o, en el caso de una sustancia utilizada en los alimentos antes de 1958, mediante la experiencia basada en el uso frecuente en los alimentos» (5).

El consumo de ENN aumentó entre 2002 y 2018 (6). Aunque la compra de edulcorantes calóricos disminuyó, los consumidores están comprando más productos que contienen ENN, y productos que contienen una mezcla de ENN y edulcorantes calóricos. Las bebidas que contienen ENN y una mezcla de edulcorantes no nutritivos y calóricos han aumentado su popularidad en Estados Unidos, y constituyen un gran porcentaje de las «compras per cápita de productos que contienen» edulcorantes de alta intensidad.

¿Son los edulcorantes no nutritivos un apoyo para la salud?

Los profesionales de la salud recomiendan ampliamente los ENN en la práctica clínica para la pérdida de peso, la reducción de la glucemia y el control del síndrome metabólico (7). Las personas que controlan la diabetes, la obesidad u otra afección relacionada con la alimentación cambian los productos que contienen azúcar blanco (u otros edulcorantes calóricos) por refrescos, caramelos, mermeladas y otros productos edulcorados con ENN, con la esperanza de reducir la ingesta de calorías, perder peso y equilibrar las concentraciones de glucosa en sangre. Aunque se considera que los ENN son seguros para el consumo, no existe un consenso científico sobre si su consumo favorece la salud y es beneficioso para el peso, el síndrome metabólico y el control de la glucosa. En

este capítulo se revisará la seguridad y las características de los ENN y los edulcorantes nutritivos (alcoholes de azúcar y edulcorantes naturales) que se utilizan habitualmente para sustituir al azúcar de mesa (sacarosa), y se examinará si los ENN y otras alternativas al azúcar se asocian a una mejora de los resultados de salud y del control de las enfermedades relacionadas con la alimentación.

Los edulcorantes no nutritivos de alta intensidad están aprobados por la *Food and Drug Administration* como aditivos alimentarios (8-10) (tabla 42-1)

Acesulfamo de potasio

El acesulfamo K (5,6-dimetil-1,2,3-oxatiazina-4(3H)-1,2,2-dióxido) está aprobado por la FDA para su uso como edulcorante de mesa, edulcorante de bebidas y, más recientemente, como edulcorante de uso general (puede utilizarse en alimentos y bebidas). Es 200 veces más dulce que el azúcar de mesa (sacarosa). El 95 % se elimina por la orina, por lo que no aporta calorías procedentes de los hidratos de carbono.

Advantame

Advantame es 20 000 veces más dulce que el azúcar de mesa (sacarosa) y aporta cero calorías. Fue aprobado como edulcorante de uso general en 2014. Es estable al calor y no se vuelve amargo a altas temperaturas, por lo que puede utilizarse en repostería o en la cocina a altas temperaturas.

Aspartamo

El aspartamo (éster metílico de L-aspartil-L'fenilalanina) fue aprobado por la FDA en la década de 1980 para su uso en alimentos y bebidas. Es intensamente dulce y se necesita una pequeña cantidad para endulzar los alimentos. Aporta 4 kcal/g, pero como solo se necesitan pequeñas cantidades para endulzar los alimentos, la FDA lo clasifica como no nutritivo (que aporta una cantidad insignificante de calorías). A los pacientes con fenilcetonuria se les debe aconsejar que no consuman aspartamo, ya que produce fenilalanina cuando se hidroliza en el intestino delgado. La FDA exige que los alimentos que contienen aspartamo lleven la etiqueta «Fenilcetonúricos: contiene fenilalanina».

Neotamo

El neotamo es 3 000 a 7 000 veces más dulce que el azúcar de mesa (sacarosa), y aporta 0 kcal/g. En 2002,

TABLA 42-1

Edulcorantes de alta intensidad

Edulcorante	Situación reglamentaria de la *Food and Drug Administration* (FDA) de Estados Unidos	Ingesta diaria aceptable definida por la FDA (mg/kg de peso corporal)	Intensidad de dulzor en comparación con la sacarosa (azúcar de mesa blanco y refinado)	Contenido calórico (kcal/g)	Efectos en las concentraciones de glucosa e insulina en sangre	Usos culinarios
Acesulfamo de potasio (Ace-K)	Aprobado como aditivo alimentario para ser utilizado como edulcorante o potenciador del sabor (excepto en aves y carne)	15	200x	0	Ninguno	Se utiliza para hornear y cocinar, pero no aporta volumen ni textura
Advantame	Aprobado como aditivo alimentario para ser utilizado como edulcorante o potenciador del sabor (excepto en aves y carne)	32.8	20 000x	0	Ninguno	Es estable al calor y se puede utilizar para cocinar y hornear
Aspartamo	Aprobado como aditivo alimentario para ser utilizado como edulcorante o potenciador del sabor en los alimentos en general	50	200x	4	Ninguno	Puede perder dulzura y volverse amargo al calentarse
Neotamo	Aprobado como aditivo alimentario para ser utilizado como edulcorante o potenciador del sabor (excepto en aves y carne)	0.3	7 000-13 000x	0	Ninguno	Es estable al calor y puede utilizarse para cocinar y hornear
Sacarina	Aprobado como aditivo en ciertos alimentos y como edulcorante para en «alimentos dietéticos especiales».	15	200-700x	0	Ninguno	Es estable al calor y puede utilizarse para cocinar, hornear y preparar conservas. No proporciona el volumen y la textura del azúcar. Por tanto, puede ser necesario mantener algo de azúcar en la receta para conseguir la textura deseada

(Continúa)

TABLA 42-1

Edulcorantes de alta intensidad (Continuación)

Edulcorante	Situación reglamentaria de la *Food and Drug Administration* (FDA) de Estados Unidos	Ingesta diaria aceptable definida por la FDA (mg/kg de peso corporal)	Intensidad de dulzor en comparación con la sacarosa (azúcar de mesa blanco y refinado)	Contenido calórico (kcal/g)	Efectos en las concentraciones de glucosa e insulina en sangre	Usos culinarios
Extractos de frutas de *Siraitia grosvenorii* (*Luo Han Guo*) (fruta del monje)	Generalmente reconocido como seguro	No especificada; ya que hay pruebas de la seguridad por encima de la cantidad necesaria para lograr el dulzor deseado	100-250x	0	Ninguno	Estable al calor y adecuado para cocinar, hornear y preparar conservas
Glucósidos de esteviol de alta pureza purificados de las hojas de *Stevia rebaudiana Bertoni*	Generalmente reconocido como seguro	4	200-400x	0	Ninguno	Es estable al calor y puede utilizarse para cocinar, hornear y preparar conservas. No proporciona la textura ni el dorado del azúcar. Se recomienda mantener al menos ¼ de taza de azúcar en la receta
Sucralosa	Aprobado como aditivo alimentario para ser utilizado como edulcorante en los alimentos en general	5	600x	0	Ninguno	Estable al calor, se puede utilizar para cocinar, hornear y preparar conservas

*Adaptado de U.S. Food & Drug Administration. Información adicional sobre los edulcorantes de alta intensidad cuyo uso está permitido en los alimentos en Estados Unidos. https://www.fda.gov/food/food-additives-petitions/additional-information-about-high-intensity-sweeteners-permitted-use-food-united-states

la FDA lo aprobó como potenciador del sabor (excepto en productos cárnicos y avícolas) y edulcorante de uso general. Es estable al calor y no amarga a altas temperaturas, por lo que puede ser adecuado para la repostería. La FDA no ha enumerado ningún posible efecto secundario tóxico ni resultados negativos para la salud.

Sacarina

La sacarina es de 200 a 700 veces más dulce que el azúcar de mesa (sacarosa). No aporta calorías (0 kcal/g). En la década de 1970, se relacionó con el cáncer de vejiga después de que estudios realizados en ratas mostraran un aumento de las tasas de cáncer de vejiga en ratas alimentadas con sacarina. Debido a ello, se exigió que los productos con sacarina llevaran un nivel de advertencia como posiblemente cancerígenos. En el año 2000, tras evaluar las pruebas de 30 estudios en humanos, el National Toxicology Program de los National Institutes of Health determinó que no había pruebas suficientes para clasificarla como posible cancerígena. Se ha eliminado de la lista de posibles carcinógenos y los alimentos que contienen sacarina ya no están obligados a llevar una etiqueta de advertencia.

Sucralosa

La sucralosa (triclorogalactosacarosa) es 600 veces más dulce que el azúcar blanco. Su uso se aprobó en la década de 1990 como edulcorante de uso general, y se encuentra en numerosos alimentos procesados, como refrescos, bebidas energéticas, productos horneados y postres congelados. Como es estable a altas temperaturas, se suele utilizar en la repostería.

Luo han guo

Luo Han Guo, o *Siraitia grosvenorii*, o *Swingle*/extracto de fruta del monje ha sido reconocido recientemente como GRAS por la FDA. Es entre 150 y 300 veces más dulce que la sacarosa. Para algunas personas, puede resultar desagradable, ya que tiene un regusto amargo. En general, aporta 0 kcal/g. Hacen falta más investigaciones para determinar sus beneficios para la salud.

Estevia

El esteviol glucósido-rebaudiósido es un componente natural de la planta *S. rebaudiana* (Bertoni) Bertoni, originaria de Sudamérica. Es 200 a 400 veces más dulce que el azúcar de mesa (sacarosa) y aporta 0 kcal/g. Los siguientes glucósidos de esteviol de

alta pureza (95% de pureza) derivados de la planta de estevia han sido considerados como GRAS por la FDA: rebaudiósido A (también conocido como Reb A), esteviósido, rebaudiósido D, o preparaciones de mezcla de glucósidos de esteviol con rebaudiósido A y/o esteviósido. El uso de las hojas frescas de la planta de estevia y del extracto crudo de estevia no se considera GRAS, y su importación a Estados Unidos no está permitida. Sin embargo, las plantas de estevia se pueden cultivar con éxito a nivel local en Estados Unidos y se pueden utilizar como hierbas culinarias, no como ENN ni como aditivos alimentarios.

Edulcorantes no nutritivos y cáncer

La preocupación por la asociación entre el consumo de ENN y el riesgo de cáncer surgió de estudios en animales, que encontraron una relación significativa entre el consumo de ciclamato en combinación con sacarina y un mayor riesgo de cáncer de vejiga (11). Estudios de carcinogenicidad más recientes realizados en humanos no han encontrado pruebas significativas de una asociación entre el consumo de ENN y un mayor riesgo de cáncer (12). En la década de 1970, los estudios con ratas relacionaron la sacarina con el desarrollo de tumores cancerosos de vejiga en estas. Debido a ello, en 1981 se clasificó como carcinógena para los seres humanos. Después de revisar los estudios en humanos, que concluyeron que estos carecían del mecanismo que conducía a un mayor riesgo de cáncer en las ratas que consumían sacarina, se determinó que no había pruebas suficientes para relacionar la sacarina con una mayor incidencia de riesgo de cáncer. La sacarina fue eliminada de la lista del US National Toxicology Programs Report on Carcinogens (13). El ciclamato, un ENN cuya venta no ha sido aprobada en Estados Unidos por la FDA, también se relacionó con el cáncer de vejiga en ratas. Investigaciones más recientes concluyeron que el ciclamato no es cancerígeno para los seres humanos. Por ello, se ha presentado una petición de reaprobación del ciclamato por parte de la FDA, que está pendiente de revisión. Basándose en los datos de la FDA, el National Cancer Institute señaló que no hay pruebas suficientes para relacionar el consumo de ENN con un mayor riesgo de cáncer (7).

Efecto de los edulcorantes no nutritivos sobre el peso y la salud cardiometabólica

La investigación sobre los efectos del consumo de ENN en el peso corporal no es concluyente. Si bien hay estudios de ensayos controlados aleatorizados (ECA) y estudios observacionales que relacionan el consumo de ENN con la pérdida de peso, la disminución de la ingesta diaria de calorías y la reducción del perímetro de la cintura, también hay numerosos estudios, incluidos los ECA y los estudios de cohortes, que sugieren que la ingesta de ENN no conduce a la reducción del consumo diario de calorías, la disminución del perímetro de la cintura, los cambios en el porcentaje de grasa corporal o la pérdida de peso (14). En varios estudios de cohortes se encontró una asociación entre un mayor consumo de ENN y un incremento de la circunferencia de la cintura y una mayor obesidad abdominal, mientras que en otros estudios de cohortes no se observaron cambios significativos en la circunferencia de la cintura ni en el porcentaje de grasa corporal (6). En un metaanálisis y una revisión sistemática de los ensayos de control aleatorizados y de los estudios de cohortes prospectivos sobre los ENN y la salud cardiometabólica se concluyó que no hay pruebas suficientes para sugerir que el consumo a largo plazo de ENN sea beneficioso para el control del peso. En otro metaanálisis y revisión sistemática se detectó una asociación significativa entre el consumo de bebidas endulzadas con ENN y un mayor riesgo de obesidad (15).

La investigación sobre los efectos de los ENN en los cambios del índice de masa corporal (IMC) es limitada. En tres estudios de cohortes a largo plazo se observó que el consumo de ENN está vinculado a un aumento del IMC, pero los ECA no apoyaron los resultados (8). Las investigaciones han relacionado el consumo de ENN con trastornos metabólicos, como el aumento de peso, el incremento del IMC y el mayor riesgo de enfermedades cardiometabólicas.

En una reciente revisión sistemática publicada en 2018 en el British Journal of Medicine se analizaron los efectos de los ENN en la ingesta de energía y el apetito. Aunque los datos agrupados de cuatro ensayos controlados aleatorizados encontraron que la ingesta de energía era menor (1 064.73 kJ menos) en los grupos que recibían ENN en comparación con los grupos que recibían azúcar, en otros estudios a más corto plazo y ensayos de control no aleatorizados se observó que no había una diferencia significativa en cuanto al consumo de calorías entre los grupos que consumían ENN (aspartamo o estevia) y un placebo. No hay datos suficientes que respalden la recomendación de ENN para reducir la ingesta de energía en pacientes que intentan controlar el peso. Esto puede deberse al hecho de que muchos de los alimentos que contienen ENN son alimentos muy procesados, entre ellos postres sin azúcar, refrescos, zumos, yogures y bebidas energéticas. Sustituir los alimentos con alto contenido en azúcares añadidos por alimentos muy procesados y endulzados con ENN no conducirá necesariamente a una mejoría general del estado nutricional y a un mayor consumo de alimentos

beneficiosos para la salud como frutas y verduras, cereales integrales, proteínas magras y grasas cardiosaludables.

Según la American Diabetes Association, el consumo de ENN puede ser útil para reducir la ingesta inmediata de exceso de azúcar y calorías y, a su vez, puede conducir a una disminución de la concentración de glucosa y del peso a corto plazo (16). Sin embargo, en sus recomendaciones, reconocen que no hay pruebas claras de que el uso de ENN produzca beneficios de salud a largo plazo, incluyendo la disminución de la glucemia y el peso, y la mejoría de la salud cardiometabólica. En 2019, el Journal of Family Practice publicó recomendaciones de práctica para los médicos y profesionales de la medicina que concluyen que los ENN no están vinculados a la pérdida de peso. Las recomendaciones afirman que los médicos deben «aconsejar a los pacientes que están tratando de perder peso que los ENN no son beneficiosos para ello (6).»

Consumo de edulcorantes no nutritivos y su efecto sobre la presión arterial

En cuanto a los efectos de la ingesta de ENN sobre la presión arterial, los estudios no son concluyentes. Aunque en tres ECA se sugiere que los participantes asignados a consumir ENN en lugar de azúcar o un placebo tenían una presión arterial más baja, la certeza de los datos era escasa (17). En un metaanálisis de estudios de cohortes se encontró que el consumo elevado de ENN se correlacionaba con un mayor riesgo de hipertensión (8). En otro ECA se observó que no había cambios significativos en la presión sistólica o diastólica en quienes consumían aspartamo para perder peso (11). Según los datos científicos disponibles, no hay datos suficientes que respalden el uso de los ENN para el tratamiento de la hipertensión.

Consumo de edulcorantes no nutritivos y control de la glucemia y la diabetes

Uno de los beneficios para la salud que se atribuyen a los ENN es la mejoría del control de la glucemia, sobre todo en pacientes diabéticos. El documento de posición de la Academy of Nutrition and Dietetics (AND) sobre el uso de los ENN clasificó a estos como seguros y eficaces para limitar la ingesta de hidratos de carbono y energía. En sus recomendaciones, la AND encontró que los ENN no se asocian a un aumento de la respuesta posprandial de la glucosa, y no afectan a la respuesta glucémica tras su consumo en pacientes con diabetes *mellitus* (18). La AND recomienda que las personas que deseen consumir alimentos y bebidas de sabor dulce sin consumir un exceso de azúcares y calorías añadidas pueden optar por consumir los ENN aprobados por la FDA y los GRAS. Aunque existe un ECA en el que se muestra que las concentraciones de glucosa en ayunas eran menores en los grupos que consumían aspartamo y otros ENN, en comparación con los grupos que consumían azúcar blanco de mesa, no se observaron mejoras significativas en las concentraciones de insulina, la resistencia a la insulina, y la función de las células β medida y evaluada mediante la evaluación del modelo homeostático para la resistencia a la insulina (11).

En un metaanálisis y una revisión sistemática de los ENN y los resultados en materia de salud se observó que no existían efectos clínicos relevantes ni «diferencias significativas» en las medidas de respuesta glucémica, incluyendo la HbA1C, la glucosa y la insulina en plasma, y el péptido C, entre quienes fueron asignados a consumir ENN frente a los asignados a consumir sacarosa, almidón o un placebo. Los datos agrupados de varios estudios de cohortes encontraron que un mayor consumo de ENN se relacionaba con un mayor riesgo de síndrome metabólico y diabetes de tipo 2, y con un «riesgo relativo un 3% mayor de diabetes de tipo 2 por ración diaria adicional de edulcorante no nutritivo» (8).

Los resultados de la investigación sugieren que no está claro si el consumo a largo plazo de ENN es beneficioso para mejorar el control glucémico, las concentraciones de insulina, y el tratamiento de la diabetes de tipo 2 y la prediabetes. En lo que respecta a las implicaciones clínicas, es importante informar a los pacientes de que, si bien la ingesta de ENN se considera segura y puede ayudar a reducir el consumo de calorías procedentes de azúcares añadidos a corto plazo, los estudios aún no han encontrado pruebas suficientes de que el consumo de ENN sea beneficioso para el control de la glucemia a largo plazo. Además, no se ha demostrado que los ENN tengan beneficio terapéutico alguno de reducción de la glucemia ni efectos positivos en la respuesta glucémica. Cualquier posible beneficio o cambio observado en las medidas de respuesta glucémica tras el consumo de ENN puede deberse a la sustitución del azúcar añadido por ENN, y no a las propiedades terapéuticas de los ENN.

Efecto de los edulcorantes no nutritivos en la preferencia por el sabor dulce

Las nuevas investigaciones tratan de entender el papel que desempeñan los ENN en las respuestas metabólicas y hormonales y si estas respuestas se asocian al aumento de peso, la preferencia por los sabores dulces y otras condiciones de salud. Los estudios en animales sugieren que las respuestas metabólicas y hormonales a los ENN son desencadenadas por los receptores del sabor dulce en el intestino (13). Las investigaciones actuales muestran que, para comprender los efectos de los ENN sobre el apetito y las preferencias por el dulce, es esencial realizar más estudios sobre la variación genética y el mecanismo de los receptores individuales (formados por las subunidades del receptor del gusto tipo 1 miembro 2 (gen *TAS1R2*) y del receptor del gusto tipo 1 miembro 3 (gen *TAS1R3*), responsables de mediar en la preferencia por los sabores dulces (19-21). La preferencia por los alimentos y las bebidas de sabor dulce parece estar determinada genéticamente, e implica a receptores nerviosos centrales, entre ellos los receptores de dopamina (13). Los complejos factores genéticos, metabólicos, hormonales y neurológicos, así como las preferencias sociales y culturales, pueden intervenir en la preferencia de las personas por los alimentos y bebidas de sabor dulce. Dado que los estudios son limitados, no está claro si el consumo de ENN aumenta o disminuye la preferencia por estos y otros alimentos de sabor dulce.

Efectos de los edulcorantes no nutritivos y los alcoholes del azúcar en la microbiota intestinal

Los estudios sugieren que algunos ENN, entre ellos los edulcorantes sintéticos, naturales o bajos en calorías, afectan a la composición y la salud de los microbiomas del intestino. En el capítulo 11 se puede encontrar un análisis más detallado del microbioma intestinal. En resumen, la microbiota intestinal está compuesta por probióticos (levaduras y bacterias) que viven en nuestro sistema digestivo.

Hasta la fecha, las investigaciones realizadas no han encontrado una asociación significativa entre el consumo de la mayoría de los ENN y cambios significativos en la microbiota intestinal. Los estudios de investigación en ratas y algunos estudios limitados en humanos señalan que hay tres ENN vinculados a cambios en la microbiota intestinal: la sacarina, la sucralosa y la estevia (22).

En estudios recientes llevados a cabo tanto en ratas como en humanos se ha observado una asociación entre la ingesta de ENN artificiales, en particular la sacarina, y la disbiosis que está relacionada con cambios en la vía metabólica responsable de la tolerancia a la glucosa (22,23). Estos cambios pueden provocar intolerancia a la glucosa y un aumento de peso involuntario. El consumo de sucralosa en ratas se ha relacionado con una reducción del número de bacterias probióticas aeróbicas y anaeróbicas en el intestino (22). Hacen falta más estudios en poblaciones humanas para comprender mejor la relación entre el consumo de ENN y la disbiosis en la microbiota intestinal.

La estevia, un ENN de alta intensidad, derivado de la planta *S. rebaudiana*, se ha relacionado con alteraciones en el microbioma humano, algunas de las cuales pueden ser beneficiosas para la salud. En un estudio *in vitro* se observó que la estevia no se hidroliza ni se degrada por completo en el tubo digestivo, lo que provoca cambios mínimos en los cultivos fecales (24). Esto sugiere que el consumo de estevia puede no tener un efecto significativo en el microbioma intestinal. Por ejemplo, la estevia no redujo el crecimiento de *Bifidobacterium* y *Lactobacillus* (25). En general, se ha mostrado que los componentes encontrados en la planta *S. rebaudiana* inhiben débilmente el crecimiento de bacterias aeróbicas y anaeróbicas, entre ellas coliformes (*E. coli*) y *Lactobacillus reuteri* (25). Sin embargo, en otros estudios se sugiere que la estevia puede causar un cambio en la microbiota intestinal al afectar la cantidad de bacteroides en el microbioma (26). Los bacteroides, bacterias anaerobias gramnegativas que pueden ser patógenas o probióticas, son las más eficientes en la hidrólisis de la estevia a esteviol (27). La relación entre la composición de los bacteroides y la ingesta de estevia aún no se conoce bien. La raíz y otras partes de la planta *S. rebaudiana* se descomponen en inulinas y fructanos, que son fibras prebióticas que proporcionan combustible para ciertas cepas bacterianas en el microbioma intestinal. En concreto, un estudio detectó que el crecimiento de las bifidobacterias y los lactobacilos se veía potenciado por el consumo de fructanos derivados de la planta *S. rebaudiana*, en particular de la raíz. Tanto las bifidobacterias como los lactobacilos son probióticos que desempeñan un papel importante en la promoción de la salud digestiva y de un microbioma diverso. Como se ha mencionado anteriormente en este capítulo, la FDA no permite la venta de hojas frescas enteras de estevia ni de extractos frescos como edulcorantes. Sin embargo, se utilizan ampliamente en otros países, y los estadounidenses pueden comprar y cultivar *S. rebaudiana* para utilizarla como hierba en la preparación de alimentos. Algunos productos de estevia que se comercializan en Estados Unidos se mezclan con inulina u otros ENN. Por tanto, es importante enseñar a los pacientes a leer las etiquetas de los ingredientes, y asegurarse de que entienden si están comprando estevia pura o estevia combinada con otros ingredientes, que pueden afectar a la salud del microbioma. Por ejemplo, algunos productos de estevia utilizan inulina (oligosacáridos), como aumentador de volumen, que cuando es fermentada por las bacterias de nuestro intestino puede causar exceso de hinchazón, flatulencia y cólicos abdominales (28). Sin embargo, la mayoría de los productos de estevia disponibles comercialmente como ENN no contienen grandes cantidades de fructanos, un tipo de oligosacáridos, y generalmente se consideran seguros para los pacientes que siguen dietas bajas en oligosacáridos, disacáridos, monosacáridos y polioles fermentables (FODMAP) para el tratamiento del síndrome del intestino irritable (SII) u otras afecciones gastrointestinales (29,30). Hacen falta más estudios en humanos para comprender mejor la asociación entre el consumo de estevia y los cambios en la composición bacteriana del microbioma intestinal.

Azúcares naturales

Todos los hidratos de carbono simples, incluidos los edulcorantes naturales como la miel o el jarabe de arce, se digieren y absorben más rápidamente que los hidratos de carbono complejos como las frutas y las verduras (31). En consecuencia, todos los azúcares simples provocarán un pico en la concentración de glucosa. Los azúcares simples (hidratos de carbono simples), como el azúcar blanco de mesa, el azúcar moreno, el azúcar en polvo, la miel, el jarabe de arce, la melaza y el jarabe de maíz, se conocen como azúcares añadidos. Un azúcar añadido es cualquier edulcorante calórico que se añade a los alimentos o bebidas cuando se procesan, cocinan o preparan. En todo el mundo, las personas consumen cantidades excesivas de azúcares añadidos, lo que constituye uno de los principales factores que contribuyen al aumento de las tasas de enfermedades crónicas relacionadas con la alimentación. Según las *Dietary Guidelines for Americans*, la población estadounidense consume una media de 17 cucharaditas de azúcar añadido al día, lo que equivale a 25.8 kg de azúcar añadido por persona y año (32). Aunque la sustitución del azúcar blanco de mesa por edulcorantes calóricos más naturales se ha convertido en una forma popular de mejorar la calidad de la alimentación, el cuerpo metaboliza todos los azúcares añadidos de forma similar. De hecho, todos los azúcares añadidos que se consumen aportan aproximadamente la misma cantidad de calorías y tienen efectos similares a largo plazo sobre las concentraciones de azúcar en sangre. Uno de los posibles beneficios para la salud de los edulcorantes naturales es que están menos refinados que el azúcar blanco de mesa, y contienen nutrimentos como vitaminas, nutrimentos inorgánicos y antioxidantes. Sin embargo, es importante destacar que el consumo de azúcares añadidos no es la forma más saludable de satisfacer los requerimientos de vitaminas, minerales y antioxidantes, ya que el consumo excesivo de azúcares añadidos puede causar prediabetes, diabetes y otras enfermedades crónicas relacionadas con la alimentación. Algunos azúcares naturales, como el sirope de agave o el sirope de arce, tienen índices glucémicos menores que el azúcar, lo que significa que provocan un pico más lento y gradual en las concentraciones de glucosa posprandiales. No hay datos suficientes para asociar el consumo de edulcorantes naturales a la mejoría de los resultados de salud, como la reducción de la glu-

cemia o la mejora del control de la diabetes. Para los profesionales de la salud, es importante recomendar a los pacientes que no consuman más de 6 cucharaditas (25 g) de azúcar añadido al día, independientemente de si el azúcar añadido es azúcar blanco de mesa o un edulcorante natural como la miel (33,34).

TABLA 42-2

Índice glucémico de las alternativas naturales al azúcar

Nombre del alimento	IG (frente a glucosa)	Tamaño estándar de la ración (g)	Hidratos de carbono por ración (g)	GL**
Agave	11–19	10	8	1-2
Miel	58	25	21	12
Jarabe de arce	54	25	18	10
Azúcar moreno	58-84	10	10	6-8
Melaza	55	10	7.5	4-5
Azúcar de coco	54	5	5	3
Jarabe de yacón	40	10	7.1	1
Jarabe de dátil*	31-50	60	30-46	14-22

*Los datos sobre el índice y la carga glucémicos del jarabe de dátil son limitados.

**Carga glucémica: CG = IG × hidrato de carbono/100. Calcula la cantidad de hidratos de carbono de una ración de alimento y la rapidez con la que eleva las concentraciones de glucosa en sangre en función de la cantidad y el índice glucémico del alimento (75).

Baja carga glucémica (baja CG): 0 a 10.

Carga glucémica media (CG media): 11 a 19.

Carga glucémica alta (GL alta): 20vv y más.

GI, gastrointestinal; GL, carga glucémica.

Curva de glucemia posprandial

Alimentos de índice glucémico (IG) alto y alimentos de índice glucémico (IG) bajo

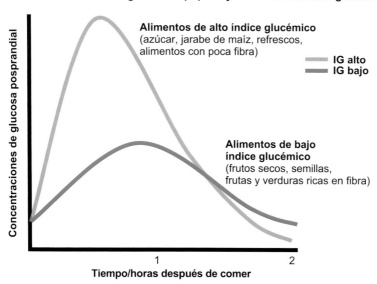

Curva de glucemia posprandial
Alimentos de índice glucémico (IG) alto y alimentos de índice glucémico (IG) bajo

Adaptado de Glycemic Index Foundation. The science of GI. https://www.gisymbol.com/what-about-glycemic-load/

Edulcorantes naturales calóricos de uso frecuente (Tabla 42-2)

Néctar de agave

El néctar de agave se extrae de las plantas de agave originarias de México. Se compone de los siguientes azúcares simples: fructosa, glucosa y sacarosa. Una cucharadita de néctar de agave contiene unas 20 cal y 5 g de hidratos de carbono simples (35). El néctar de agave tiene un índice glucémico de 32, que se considera bajo (36). Un índice glucémico bajo significa que el sirope de agave provocará un efecto más gradual sobre la glucemia y un menor pico de glucosa en sangre. El agave es 1.5 veces más dulce que el azúcar blanco, por lo que una persona puede utilizar menos agave para conseguir el sabor dulce deseado. Esto puede ayudar a reducir la cantidad de calorías, hidratos de carbono simples y azúcares añadidos consumidos. Dado que el agave se considera un azúcar añadido, y aporta calorías e hidratos de carbono, solo debería representar menos del 10% del total de calorías diarias. Son pocas las investigaciones sobre los beneficios del agave para la salud. El agave contiene el prebiótico inulina, rico en fibra, que puede contribuir a mantener un microbioma digestivo saludable y ayudar al cuerpo a absorber más lentamente el azúcar que se encuentra en el agave.

Miel

La miel está compuesta principalmente por fructosa y glucosa. Una cucharadita de miel contiene unas 20 calorías y 5 g de azúcar (37). Si se compara con una cucharadita de azúcar blanco de mesa, contiene cinco calorías más y un gramo adicional de azúcar. La miel tiene un índice glucémico moderado de 58 (38). Es rica en fitoquímicos y antioxidantes, que favorecen la salud inmunitaria. En estudios se ha demostrado que el azúcar es eficaz para suprimir la tos (39-41). Debido a su índice glucémico moderado y a su contenido en calorías e hidratos de carbono, la miel se considera un azúcar añadido y no debiera representar más del 10% de las calorías diarias totales (42).

Jarabe de arce

El jarabe de arce es un producto de la savia de los árboles de arce que se encuentran en Norteamérica. Está compuesto por los siguientes azúcares: sacarosa, glucosa y fructosa. Una cucharadita de jarabe de arce aporta 18 cal y 5 g de hidratos de carbono. Tiene un índice glucémico de 54, que se considera bajo. Un índice glucémico más bajo significa que el jarabe de arce provoca un menor pico en la concentración de azúcar en sangre que el azúcar blanco. El jarabe de arce es una buena fuente de antioxidantes y minerales, como manganeso, zinc, hierro, calcio y potasio. Sin embargo, se considera un azúcar añadido y, si se consume en exceso, puede contribuir a un consumo elevado de hidratos de carbono y calorías.

Azúcar moreno

El azúcar moreno tiene un perfil calórico, un contenido de hidratos de carbono y un índice glucémico similares a los del azúcar blanco, así como menos calorías por peso. Por ejemplo, 100 g de azúcar moreno aportan 373 cal, mientras que 100 g de azúcar blanco aportan 396 cal (43). El azúcar moreno contiene melaza, que es una fuente de calcio, hierro y potasio. A pesar de su contenido en nutrimentos, el azúcar moreno es un azúcar añadido al igual que el azúcar blanco de mesa, y debe consumirse con precaución (v. «Melaza»).

Melaza

La melaza es un subproducto de la caña de azúcar. Tiene un índice glucémico moderado de 55. Una cucharadita aporta 19 cal y 15 g de hidratos de carbono (44). La melaza contiene minerales nutritivos como el magnesio y el manganeso, lo que la hace más nutritiva que el azúcar blanco. Sin embargo, sigue contando como un azúcar añadido. Si se consume en exceso, puede tener un impacto negativo en la glucemia y en el peso.

Azúcar de coco

El azúcar de coco o azúcar de palma de coco se produce a partir de las flores del cocotero. Una cucharadita de azúcar de coco contiene unas 15 cal y 4 g de hidratos de carbono, lo que equivale a las calorías y los hidratos de carbono del azúcar blanco. Tiene un índice glucémico moderado de 54 (45). Aunque contiene oligoelementos, vitaminas y fibra, el azúcar de coco es un azúcar añadido que aporta calorías e hidratos de carbono, y debe consumirse con precaución.

Jarabe de yacón

El jarabe de yacón es un edulcorante natural cada vez más popular como alternativa más saludable al azúcar blanco. Es originario de Sudamérica, y se produce a partir de la raíz de yacón. El jarabe de yacón tiene un bajo índice glucémico de 40 (46). Es rico en fructooligosacáridos (FOS), que son fibras prebióticas. En un estudio se observó que en las mujeres premenopáusicas etiquetadas como obesas disminuía el peso corporal, el IMC y el perímetro abdominal cuando se las asignaba a un grupo que recibía dosis de jarabe de yacón (0.29 y 0.14 g de fructooligosacáridos/kg/día) frente a un grupo que recibía un jarabe placebo (ácido tartárico 2.5%, carboximetilcelulosa 1.8%, sacarina 2.5% y glicerina 10%). (47). Dado que el jarabe de yacón tiene un alto contenido de FOS, no se considera bajo en FODMAP, y puede causar hinchazón, flatulencia y otros síntomas digestivos en pacientes con SII u otras personas sensibles a los FODMAP.

Dátiles y jarabe de dátiles

Un dátil contiene unas 67 calorías y 18 g de hidratos de carbono. El índice glucémico de los dátiles es bajo, entre 44 y 53 (25). En un estudio se mostró que el efecto del índice glucémico de los dátiles era el mismo en personas diabéticas y no diabéticas. Los dátiles contienen oligoelementos como el potasio, el magnesio, el manganeso y el cobre, y son una buena fuente de fibra. Un dátil aporta 2 g de fibra o aproximadamente el 8% del valor diario de fibra recomendado (25). La fibra de los dátiles ayuda a ralentizar la absorción de los hidratos de carbono (azúcares) que contienen. El jarabe de dátil contiene minerales, pero no es una buena fuente de fibra como los dátiles enteros. Al no contener fibra, puede provocar un mayor impacto en las concentraciones de glucosa posprandial. Los fabricantes de jarabe de dátiles afirman que este tiene un índice glucémico bajo, pero no existe investigación alguna independiente que lo verifique. En un estudio se observó que el consumo de dátiles no provocaba un aumento significativo de la glucosa posprandial debido al bajo índice glucémico de los dátiles (48).

Polioles (alcoholes del azúcar): edulcorantes nutritivos bajos en calorías

Los polioles, comúnmente conocidos como alcoholes de azúcar, se utilizan en productos alimentarios y se venden como edulcorantes bajos en calorías. Se comercializan como una alternativa para disminuir el consumo de azúcares añadidos y calorías. El principal beneficio para la salud que se atribuye a los polioles es que su consumo no provoca cambio alguno o un aumento muy ligero de la glucemia. Los polioles suelen utilizarse en combinación con otros alcoholes de azúcar y ENN. Una de sus características es su capacidad de formar volumen, por lo que se utilizan en productos alimentarios procesados como edulcorantes o como agentes de carga. Los alcoholes de azúcar suelen utilizarse en bebidas sin azúcar, bajas en hidratos de carbono, bajas en azúcar o alimentarias (refrescos, zumos, bebidas energéticas), polvos y batidos de proteínas, barritas de granola, caramelos, gomas, edulcorantes sin calorías, postres congelados y productos que se anuncian como aptos para cetonas. La cantidad de calorías que aportan los polioles varía en función del tipo de alcohol de azúcar, ya que cada uno de ellos se digiere, absorbe y metaboliza de forma diferente. En general, los polioles se digieren parcialmente y se absorben lentamente por difusión pasiva. Por tanto, aportan menos calorías por gramo que el azúcar y producen un cambio menor en la glucemia, en comparación con otros azúcares nutritivos añadidos. Los alimentos que utilizan polioles como edulcorantes pueden etiquetarse como «sin azúcar añadido» o «sin azúcar». Aunque los polioles se encuentran en la naturaleza, muchos de los que se comercializan se fabrican a partir de monosacáridos y polisacáridos. Es importante tener en cuenta que, aunque las marcas de alcoholes de azúcar se comercialicen como «todo natural», el término «todo natural» no está regulado, y no implica que sea una opción más saludable. Un alimento etiquetado como «todo natural», «sin azúcares añadidos» o «sin azúcares» no es necesariamente beneficioso para la salud, y su consumo puede no conducir a mejores resultados de salud a largo plazo.

Los alcoholes de azúcar están reconocidos generalmente como GRAS por la FDA para el consumo de la población general (49). Sin embargo, el consumo de alcohol con alto contenido de azúcar está relacionado con síntomas digestivos, como gases e hinchazón abdominales, y diarrea. Dado que los alcoholes de azúcar no son completamente digeridos, absorbidos y metabolizados por el organismo, pueden ser fermentados por las bacterias del intestino grueso, causando molestias digestivas (50). El sorbitol y el manitol, ambos populares alcoholes del azúcar, deben ser etiquetados con la advertencia de que su consumo excesivo puede provocar efectos laxantes. En los pacientes con SII, los estudios han demostrado que el consumo de alcohol de azúcar puede estar asociado a dismotilidad digestiva, ya que el alcohol de azúcar puede tener un alto contenido de FODMAP. Hacen falta más estudios para comprender mejor los efectos del consumo de alcohol de azúcar en los pacientes con SII. Sin embargo, la investigación muestra que el consumo de polioles puede provocar malestar digestivo dependiente de la dosis (efectos laxantes, hinchazón, flatulencia, malestar abdominal tanto en pacientes con SII como en pacientes sanos) (51). Según las investigaciones disponibles, el consumo moderado de polioles no parece ser perjudicial para la salud metabólica, y puede conducir a una reducción a corto plazo de las calorías y del azúcar añadido. Los alcoholes del azúcar tienen un índice glucémico bajo, lo que significa que su consumo no suele provocar un pico en las concentraciones de glucosa. Hay que seguir investigando para determinar si el consumo de alcoholes del azúcar en lugar de azúcar u otros edulcorantes calóricos se asocia a una mejoría de los resultados de la salud cardiometabólica, como un mejor control de la diabetes. Los polioles más populares son el eritritol, el xilitol, el manitol y el sorbitol. Debido a su diferente configuración química y a su menor peso molecular, el eritritol parece causar pocas o ninguna reacción gastrointestinal (52).

Edulcorantes bajos en calorías utilizados en todo el mundo

Hay varios edulcorantes bajos en calorías cuya venta está aprobada en todo el mundo, pero que no se utilizan tanto en Estados Unidos. Estos edulcorantes se consideran ENN, ya que aportan un mínimo de calorías. La monelina y la dihidrocalcona de neohesperidina no están actualmente aprobadas por la FDA, pero se consideran seguras en otras partes del mundo. La monelina está aprobada como edulcorante en Japón y la neohesperidina dihidrocalcona en la Unión Europea (53,54). La taumatina está clasificada como GRAS, y puede utilizarse como edulcorante y potenciador del sabor. Se aísla del fruto del katemfe de África occidental, aporta 4 kcal/g y es 3 000 veces más dulce que la glucosa (55). La taumatina se utiliza en productos lácteos, bebidas de café y alimentos salados para potenciar los sabores. La glicirricina se obtiene de la raíz del regaliz, y está clasificada como GRAS por la FDA como agente aromatizante, pero no como edulcorante. La FDA advierte que el consumo excesivo de glicirricina puede provocar concentraciones demasiado bajas de potasio, lo que puede causar edema, hipertensión, letargo e insuficiencia cardíaca congestiva (56). Según la FDA, el consumo de 56 g de regaliz al día durante un período de 2 semanas o más puede provocar problemas de salud relacionados con concentraciones anómalas de potasio (57).

Sustitutivos de la grasa

Los sustitutos de la grasa se utilizan con frecuencia en la industria alimentaria para reducir el contenido calórico y graso de los alimentos procesados. El propósito de un sustituto de la grasa es utilizarlo como un ingrediente que tiene todas o algunas de las funciones y características de la grasa, pero sin aportar el mismo contenido calórico y graso (58). Aunque anteriormente se culpaba sobre todo a la grasa como la culpable de las afecciones relacionadas con la alimentación, como la obesidad y las enfermedades cardíacas, las nuevas investigaciones han demostrado que la sustitución de la grasa en los alimentos no promueve hábitos alimentarios más saludables ni mejora los resultados en materia de salud. Sin embargo, los sustitutos de la grasa siguen utilizándose en la producción de alimentos y se comercializan como opciones más saludables; como médicos, es importante conocer sus posibles efectos sobre la salud. Existen cuatro categorías principales de sustitutos de las grasas, entre las que se incluyen los basados en los hidratos de carbono, los basados en las proteínas y los sustitutos de las grasas (59). Aunque algunos estudios han relacionado el consumo de sustitutos de las grasas con la pérdida de peso, las recomendaciones más recientes hacen hincapié en que es importante que los consumidores no sustituyan los alimentos integrales ricos en grasas saludables por alimentos procesados elaborados con sustitutos de las grasas, que pueden contener menos calorías procedentes de las grasas, pero que también pueden tener un alto contenido en azúcares añadidos, un alto contenido en sal añadida y un bajo contenido en nutrimentos (60).

Sustitutos de la grasa a base de hidratos de carbono

Los sustitutos de grasas simulan una o más características y funciones físicas y sensoriales de las grasas alimentarias, absorbiendo agua, reteniendo la humedad y creando un gel. Los sustitutos de hidratos de carbono están compuestos por los siguientes hidratos de carbono: almidón modificado, celulosa, dextrinas, maltodextrinas, gomas, fibra, pectinas y polidextrosa. El contenido calórico de los sustitutos de grasa a base de hidratos de carbono es de 1 a 2 kcal/g cuando se mezclan con agua y de 4 kcal/g cuando no se mezclan con agua (61). La celulosa aporta cero calorías, ya que es una fibra no digerible. Otro ejemplo de sustituto de la grasa a base de hidratos de carbono muy popular es la carragenina. Se utiliza como espesante en la leche vegetal, los embutidos, los yogures, los aderezos y diversos productos. La FDA considera que la carragenina de calidad alimentaria es segura y no cancerígena. Sin embargo, los estudios han observado que la carragenina degradada, que se encuentra en cantidades mínimas en la carragenina de uso alimentario, puede ser cancerígena e inflamatoria (62). El National Organic Standards Board retiró la carragenina como ingrediente orgánico del U.S. Department of Agriculture (USDA). Por tanto, cualquier alimento que contenga carragenina no puede recibir la designación orgánica del USDA. La mayoría de los sustitutos de la grasa a base de hidratos de carbono se utilizan para espesar o estabilizar los alimentos, y preservar la sensación en la boca, la cremosidad, el volumen y la humedad en los productos alimenticios que tienen menos contenido de grasa. Se utilizan sobre todo en aderezos, postres congelados, alternativas a la leche/lácteos de origen vegetal, helados, yogures congelados, ensaladas, pastas vegetales para untar (sustitutos de la mantequilla de origen vegetal), productos de panadería y charcutería procesada. Estos sustitutos de la grasa de origen vegetal reducen el contenido de grasa de los alimentos y la cantidad de calorías derivadas de esta, y pueden aumentar el contenido de fibra (63).

Sustitutos de la grasa a base de proteínas

Los sustitutos de grasa basados en proteínas son GRAS según la FDA. Se componen principalmente de proteínas microparticuladas a base de huevo y leche, y en ocasiones de proteínas vegetales (64). Su contenido calórico es de 1 kcal/g a 4 kcal/g. Las proteínas microparticuladas simulan la cremosidad y la suavidad de las grasas. Los sustitutos de grasa basados en proteínas se encuentran sobre todo en productos ultraprocesados sin grasa, bajos en grasa y reducidos en grasa, como postres congelados sin grasa, helados, yogures congelados, mantequilla reducida en grasa, margarina, productos para untar a base de vegetales, productos lácteos bajos en grasa, queso bajo en grasa, crema agria, yogur, aderezo para ensaladas bajo en grasa, mayonesa, sopas, salsas y cremas para el café.

Las mezclas de proteínas son otro tipo de sustitutos basados en proteínas. Combinan proteínas/hidratos de carbono de origen vegetal (gomas, raspas, hidrocoloides, inulina), proteínas animales y agua. La característica culinaria de las mezclas de proteínas es que conservan el sabor, las características de textura, la cremosidad y la sensación en la boca de los alimentos, al tiempo que reducen el contenido de grasa y las calorías procedentes de esta. Es importante tener en cuenta que los alimentos que contienen sustitutos de grasa basados en proteínas tienden a ser ultraprocesados, y no son necesariamente nutritivos ni favorecen la salud. Aunque los sustitutos de grasa basados en proteínas pueden contener menos grasa, es importante que los médicos informen a los pacientes de que los productos sin grasa o bajos en grasa pueden seguir conteniendo grandes cantidades de azúcar, sal y calorías añadidas. Comer alimentos sin grasa no significa necesariamente que las personas estén tomando decisiones que favorezcan la salud.

Sustitutos a base de grasa

Los sustitutos de la grasa alteran la estructura química de los ácidos grasos para reducir su contenido calórico. Suelen aportar de 0 a 9 kcal/g en función de los cambios químicos que se le hagan (65). Entre los sustitutos de la grasa se encuentran los lípidos estructurados, los poliésteres de azúcar y el glicerol propoxilado esterificado (EPG).

Lípidos estructurados

Los lípidos estructurados son triglicéridos procedentes de la hidrolización y la transesterificación de triglicéridos de cadena media y triglicéridos de cadena larga. El contenido calórico de los lípidos estructurados es aproximadamente la mitad de las calorías del aceite comestible (9 kcal/g de grasa) (66). Algunos ejemplos de lípidos estructurados son el salatrim (elaborado a partir de aceite vegetal hidrogenado), la caprenina (elaborada a partir de semillas de palma, coco y aceite de canola) y el Neobee M-5 (elaborado a partir de aceite de coco) (60). Los lípidos estructurados se utilizan en repostería, productos horneados, barras nutritivas y productos lácteos, para sustituir al aceite de coco o la mantequilla de coco. La caprenina se retiró del mercado en los años 90, ya que se demostró que aumentaba las concentraciones de colesterol. El salatrim está aprobado para su consumo en Estados Unidos, Europa y otros países, pero los estudios lo han relacionado con náuseas, diarrea y dolor abdominal de tipo gastrointestinal (67).

Poliésteres de azúcar

Los poliésteres de azúcar se elaboran a partir de la esterificación de la sacarosa más ácidos grasos de cadena larga derivados de los aceites comestibles. Aunque los poliésteres de azúcar tienen algunas de las mismas propiedades funcionales y de textura que las grasas, pasan por el aparato digestivo sin descomponerse ni absorberse y, por tanto, no aportan calorías. El poliéster de azúcar más popular es la olestra. Las enzimas gástricas y pancreáticas (lipasa) no son capaces de descomponer o hidrolizar las grandes moléculas de olestra, y el intestino delgado no puede absorber las grandes moléculas de olestra para producir energía (68,69). En 1996, la FDA aprobó la olestra como aditivo alimentario que puede utilizarse en aperitivos salados (patatas fritas y palomitas de maíz). Aunque el Consejo Alimentario de la FDA concluyó que la olestra no es tóxica ni carcinógena para los humanos, concluyó que su consumo puede provocar síntomas de salud digestiva, como heces blandas, diarrea y dolores tipo cólico (70). Estos sistemas de salud digestiva pueden ocurrir en ciertos individuos que ingieren olestra, ya que no es posible que los humanos absorban o metabolicen la olestra. También es importante señalar que el consumo de olestra al mismo tiempo que alimentos ricos en vitaminas liposolubles puede dar lugar a una malabsorción de vitaminas liposolubles (vitamina A, vitamina D, vitamina E, vitamina

K). La FDA exige que olestra esté enriquecido con vitaminas liposolubles (170 UI de vitamina A por gramo de olestra, 12 UI de vitamina D por gramo de olestra, 2.8 UI de vitamina E por gramo de olestra, y 8 µg de vitamina K por gramo de olestra) para evitar las insuficiencias de vitaminas liposolubles (18). En el año 2003, la FDA aprobó la eliminación de una etiqueta que advertía a los consumidores sobre los posibles efectos secundarios digestivos del consumo de olestra. La FDA argumentó que las pruebas indicaban que olestra solo causaba síntomas digestivos leves que no justificaban una advertencia (71). Además, afirmó que los consumidores ya conocían y estaban informados sobre el posible efecto secundario digestivo de olestra, y que la etiqueta proporcionaba a los consumidores información innecesaria y redundante que podía hacer que atribuyeran erróneamente los síntomas digestivos al consumo de olestra (19). Los estudios han mostrado que el consumo de olestra puede conducir a una reducción significativa a corto plazo de la ingesta de calorías y grasas. Por ejemplo, en un estudio cruzado aleatorizado, doble ciego y controlado por placebo con 51 adultos se observó que el consumo de olestra conducía a una reducción de la ingesta de grasas y calorías procedentes de estas durante un período de 14 días (72). Sin embargo, no hay datos suficientes para asociar el consumo de olestra con la pérdida y el control de peso a largo plazo. En un estudio realizado por Cotton y cols. se demostró que la reducción de la grasa en la alimentación mediante el uso de olestra conducía a una compensación de calorías y grasas. Los participantes que redujeron entre el 20 % y el 32 % de las calorías procedentes de la grasa utilizando olestra declararon haber compensado el 74 % del déficit energético al día siguiente (73). En general, los participantes compensaron el 15 % de las grasas y el 20 % de las calorías que se redujeron con olestra. Ante las pruebas, parece que olestra no produce resultados positivos para la salud a largo plazo.

En el año 2020, el EPG que se vende bajo la marca Epogee® obtuvo la categoría de GRAS por parte de la FDA. Afirma que aporta 0.7 kcal/g de EPG, y se comercializa como un producto que reducirá el contenido de grasa de los alimentos en un 92 %. Puede utilizarse en alimentos procesados, como cremas para untar, mantequillas de frutos secos, caramelos, postres congelados, productos de panadería y pasta. A pesar de las afirmaciones del fabricante, un número limitado de estudios no patrocinados por la industria verifican que no produce malestar digestivo, y que es beneficioso para la pérdida de peso y el tratamiento de enfermedades relacionadas con la alimentación.

Según la FDA y la AND, los sustitutos de la grasa aprobados como GRAS son seguros, no tóxicos y no cancerígenos. En su declaración de posición, la AND afirma que los alimentos que contienen sustitutos de la grasa pueden utilizarlos con seguridad los consumidores para alcanzar las cantidades recomendadas de grasa alimentaria total, grasa saturada y colesterol. Es importante señalar que el 79 % de la población declara consumir productos bajos o reducidos en grasa. A pesar del consumo generalizado de productos que contienen sustitutos de las grasas, se sigue observando un aumento de las tasas de enfermedades relacionadas con la alimentación, como la obesidad, la hiperlipidemia, las enfermedades coronarias, la hipertensión, la prediabetes y la diabetes. En las poblaciones predispuestas a presentar síntomas de salud digestiva, es importante que los médicos conozcan los posibles efectos secundarios de olestra, y que informen a los pacientes sobre las posibles reacciones adversas. Es fundamental comprender que el simple hecho de que un producto alimenticio esté elaborado con sustitutos de la grasa no significa que tenga menos calorías, sal o azúcares añadidos. Muchos productos que utilizan sustitutos de la grasa pueden aumentar el contenido de azúcar o de sal para hacer que el alimento sea más apetecible y agradable a los consumidores. Por tanto, los profesionales de la salud deben animar a los pacientes a aprender a leer e interpretar las etiquetas de los alimentos, y a analizar de forma crítica las declaraciones de propiedades saludables de los productos alimenticios. Las grasas son macronutrimentos que proporcionan ácidos grasos esenciales (ácido linoleico y linolénico) y vitaminas liposolubles necesarias para la salud del sistema nervioso, el sistema hormonal, la piel y el cabello. También los utiliza el organismo para la producción de energía y el aislamiento para mantener el cuerpo caliente. Las pautas alimentarias actuales no recomiendan dietas bajas en grasas para la población en general, y animan a las personas a llevar una alimentación que obtenga alrededor del 35 % de las calorías de las grasas. La American Heart Association recomienda que las personas sigan una alimentación que priorice el consumo de alimentos integrales ricos en grasas monoinsaturadas (frutos secos, aguacates, aceite de oliva) y poliinsaturadas (semillas, nueces, pescado).

Se recomienda limitar las calorías procedentes de las grasas saturadas (mantequilla, proteínas de origen animal, aceite de coco) al 5 % o menos de la alimentación diaria para promover la salud del corazón. Dado que no hay suficientes estudios sobre los efectos de los sustitutos de la grasa en la salud de las mujeres embarazadas, y que los sustitutos de la grasa como olestra y salatrim se relacionan con la malabsorción de las vitaminas liposolubles y las molestias digestivas, puede que no sea ideal consumirlos durante el embarazo. Dada la importante función de las grasas en el funcionamiento del organismo, es fundamental instruir a los pacientes sobre el consumo de grasas saludables, y desaconsejarles que sustituyan los alimentos enteros ricos en grasas cardiosaludables y otros nutrimentos esenciales por alimentos procesados elaborados con sustitutos de las grasas.

ASPECTOS CLÍNICOS DESTACADOS

Los sustitutos de macronutrimentos empezaron a ganar popularidad después de la Segunda Guerra Mundial. En un intento por revolucionar los hábitos alimentarios y promover dietas con abundantes alimentos procesados como saludables, la industria alimentaria desarrolló sustitutos de macronutrimentos para reducir las calorías, la grasa y el azúcar añadido en los alimentos procesados. A pesar de la popularidad de los alimentos producidos con sustitutos de macronutrimentos que prometen mejores resultados para la salud, se siguen observando tasas crecientes de enfermedades relacionadas con la alimentación en todo el mundo. Aunque en algunos estudios se indica que el consumo de alimentos y bebidas elaborados con ENN y alcoholes de azúcar puede conducir a una reducción a corto plazo de la ingesta de calorías y azúcares añadidos, la investigación no es concluyente sobre los beneficios a largo plazo del consumo de sustitutos del azúcar (ENN, alcoholes de azúcar o azúcares naturales). De hecho, algunas investigaciones relacionan el consumo de ENN con la obesidad, y desacreditan la idea de que los ENN tengan un efecto terapéutico sobre la glucemia y el control de la diabetes. En lo que respecta a los sustitutos de las grasas, aunque algunos estudios tempranos relacionaron el consumo de sustitutos de las grasas con la pérdida de peso, existen pocos datos que respalden sus beneficios para la salud a largo plazo en las concentraciones de lípidos, el control del peso o la salud cardíaca. También es importante señalar que algunos ENN, alcoholes de azúcar y sustitutos de la grasa se han asociado a resultados negativos para la salud, como las molestias digestivas y el aumento del riesgo de cáncer. Aunque la relación entre el cáncer de vejiga y los ENN se consideró irrelevante en humanos, dado que los beneficios para la salud a largo plazo de los ENN no son concluyentes, los pacientes y los consumidores tienen derecho a conocer los posibles beneficios y riesgos para la salud de los ENN. Como médicos, también debemos instruir a los pacientes sobre los posibles efectos digestivos del consumo de sustitutos de la grasa y alcoholes de azúcar, especialmente porque la incidencia del SII está creciendo en todo el mundo (74). Es posible que los pacientes que intentan llevar un estilo de vida más saludable opten por consumir azúcares del alcohol y sustitutos de las grasas, pero que no sean conscientes de los posibles efectos secundarios de la ingesta de alcoholes del azúcar y ciertos tipos de sustitutos de las grasas (olestra). Es importante informar a los pacientes sobre los posibles riesgos asociados al consumo de sustitutos de macronutrimentos.

A partir de los datos de la investigación, se puede concluir que comer y beber productos elaborados con sustitutos de macronutrimentos no es necesariamente beneficioso para la salud, y puede no conducir a mejores resultados de salud a largo plazo. En lugar de animar a las personas a consumir alimentos muy procesados elaborados con sustitutos de macronutrimentos, los médicos deben centrarse en destacar la importancia de seguir un alimentación rica en frutas, verduras, cereales integrales, proteínas magras y grasas cardiosaludables. La forma más accesible y eficaz para animar a los pacientes a controlar la ingesta de calorías y lograr una ingesta equilibrada de macronutrimentos es animarles a seguir las directrices de *MyPlate* en cada comida, así como a consumir diariamente verduras y frutas frescas, congeladas o enlatadas. También hay que enseñar a los pacientes a leer y entender las etiquetas de los alimentos, para que puedan asegurarse de que no superan las cantidades recomendadas de azúcar añadido (6 cucharaditas [25 g] de azúcar añadido al día) y de grasas saturadas (10% de las calorías diarias). Como médicos, también es importante que los pacientes comprendan que comer alimentos ultraprocesados sin azúcar o sin grasa no mejorará necesariamente la calidad de su alimentación. Esto es especialmente cierto si los pacientes eligen comer alimentos muy procesados, en lugar de alimentos integrales densos en nutrimentos. Además, hay que animar a los pacientes a que aprendan a consumir de forma consciente el azúcar y la grasa añadidos, en lugar de buscar formas de sustituirlos mediante sustitutos de macronutrimentos. Por ejemplo, en lugar de animar a un paciente a comer galletas sin azúcar todas las noches como postre, se le puede enseñar preparar un batido de chocolate con frutas reales, grasas saludables y proteínas magras. En lugar de decir a los pacientes que tomen refrescos alimentarios para sustituir los refrescos normales, se les puede enseñar a disfrutar del agua de Seltz infusionada con hierbas o bayas. Aunque el consumo de alimentos que contienen sustitutos de macronutrimentos es seguro y puede conducir a una reducción calórica a corto plazo, los estudios muestran que cambiar los alimentos procesados habituales por alternativas bajas en grasa y azúcar no conducirá probablemente a una mejora de los resultados de salud. Como médicos, se puede marcar el camino educando a los pacientes para que adopten una filosofía de alimentación y estilo de vida que fomente el aumento del consumo de frutas y verduras, la disminución del consumo de alimentos ultraprocesados y la actividad física regular (150 min/semana). También hay que trabajar para crear programas de educación y asesoramiento nutricional que sean asequibles, accesibles, culturalmente humildes y respetuosos con las preferencias alimentarias y las tradiciones sociales.

REFERENCIAS BIBLIOGRÁFICAS

1. Diabetes UK. (n.d.). *Sugar, sweeteners and diabetes*. Diabetes UK. https://www.diabetes.org.uk/guide-to- diabetes/enjoy-food/carbohydrates-and-diabetes/sugar-sweeteners-and-diabetes

2. Center for Food Safety and Applied Nutrition. (2017, December 19). *High-Intensity Sweeteners*. U.S. Food and Drug Administration. https://www.fda.gov/food/food-additives-petitions/high-intensity-sweeteners.

3. Center for Food Safety and Applied Nutrition. (2018, February 8). *Additional Information about High-Intensity Sweeteners*. U.S. Food and Drug Administration. https://www.fda.gov/food/food-additives-petitions/additional-information-about-high-intensity-sweeteners-permitted-use-food-united-states.

4. Center for Food Safety and Applied Nutrition. (2018, February 6). *Overview of Food Ingredients, Additives & Colors*. U.S. Food and Drug Administration. https://www.fda.gov/food/food-ingredients-packaging/overview-food-ingredients-additives-colors

5. Center for Food Safety and Applied Nutrition. (2019, September 6). *Generally Recognized as Safe (GRAS)*. U.S. Food and Drug Administration. https://www.fda.gov/food/food-ingredients-packaging/generally-recognized-safe-gras

6. Dunford EK, Miles DR, Ng SW, Popkin B. Types and amounts of nonnutritive sweeteners purchased by us households: a comparison of 2002 and 2018 Nielsen Homescan purchases. *J Acad Nutr Diet*. 2020;120(10):1662–1671.e10. https://doi.org/10.1016/j.jand.2020.04.022

7. Wiebe N, Padwal R, Field C, Marks S, Jacobs R, Tonelli M. A systematic review on the effect of sweeteners on glycemic response and clinically relevant outcomes. *BMC Med*. 2011;9(1):1–18. https://doi.org/10.1186/1741-7015-9-123

8. Center for Food Safety and Applied Nutrition. (2018, February 8). *Additional Information about High-Intensity Sweeteners*. U.S. Food and Drug Administration. https://www.fda.gov/food/food-additives-petitions/additional-information-about-high-intensity-sweeteners-permitted-use-food-united-states

9. Fitch C, Keim KS. Position of the Academy of Nutrition and Dietetics: use of nutritive and nonnutritive sweeteners. *J Acad Nutr Diet*. 2012;112(5):739–758. https://doi.org/10.1016/j.jand.2012.03.009

10. Center for Food Safety and Applied Nutrition. (2018, February 8). *Additional Information about High-Intensity Sweeteners*. U.S. Food and Drug Administration. https://www.fda.gov/food/food-additives-petitions/additional-information-about-high-intensity-sweeteners-permitted-use-food-united-states

11. Weihrauch MR, Diehl V. Artificial sweeteners—do they bear a carcinogenic risk? *Ann Oncol*. 2004;15(10):1460–1465. https://doi.org/10.1093/annonc/mdh256

12. National Cancer Institute. (2016, August 10). *Artificial Sweeteners and Cancer*. National Cancer Institute. https://www.cancer.gov/about-cancer/causes-prevention/risk/diet/artificial-sweeteners-fact-sheet

13. National Toxicology Program. (2016, November 3). https://ntp.niehs.nih.gov/ntp/roc/content/appendix_b.pdf. Report on

14. Carcinogens, Fourteenth Edition. https://ntp.niehs.nih.gov/ntp/roc/content/appendix_b.pdf.

15. Kottler JA, Balkin RS. What we know, what we think we know, and what we really don't know much at all. *Myths, Misconceptions, and Invalid Assumptions About Counseling and Psychotherapy*, 7–21. https://doi.org/10.1093/oso/9780190090692.003.0002

16. Ruanpeng D, Thongprayoon C, Cheungpasitporn W, Harindhanavudhi T. Sugar and artificially sweetened beverages linked to obesity: a systematic review and meta-analysis. *QJM Int J Med*. 2017;110(8):513–520. https://doi.org/10.1093/qjmed/hcx068

17. American Diabetes Association. (n.d.). *Get to Know Carbs*. Get to Know Carbs | ADA. https://www.diabetes.org/healthy-living/recipes-nutrition/understanding-carbs/get-to-know-carbs

18. Toews I, Lohner S, Küllenberg de Gaudry D, Sommer H, Meerpohl JJ. Association between intake of non-sugar sweeteners and health outcomes: systematic review and meta-analyses of randomised and non-randomised controlled trials and observational studies. *Br Dent J*. 2019;226(3):1–13. https://doi.org/10.1038/sj.bdj.2019.117

19. Gardner C, Wylie-Rosett J, Gidding SS, Steffen LM, Johnson RK, Reader D, Lichtenstein AH. Nonnutritive sweeteners: current use and health perspectives: a scientific statement from the American Heart Association and the American Diabetes Association. *Diabetes Care*. 2012;35(8):1798–1808. https://doi.org/10.2337/dc12-9002

20. Meyers B, Brewer MS. Sweet taste in man: a review. *J Food Sci*. 2008;73:R81–R90.

21. Calo C, Padiglia A, Zonza A, Corrias L, Contu P, Tepper BJ, Barbarossa IT. Polymorphisms in TAS2R38 and the taste bud trophic factor, gustin gene co-operate in modulating PROP taste phenotype. *Physiol Behav*. 2011;104:1065–1071.

22. Liauchonak I, Qorri B, Dawoud F, Riat Y, Szewczuk M. Non-nutritive sweeteners and their implications on the development of metabolic syndrome. *Nutrients*. 2019;11(3):644. https://doi.org/10.3390/nu11030644

23. Gérard C, Vidal H. Impact of gut microbiota on host glycemic control. *Front Endocrinol*. 2019;10. https://doi.org/10.3389/fendo.2019.00029

24. Wu H, Tremaroli V, Schmidt C, et al. The gut microbiota in prediabetes and diabetes: a population-based cross-sectional study. *Cell Metabolism*, 2020;32(3):1–16. https://doi.org/10.1016/j.cmet.2020.06.011

25. Gardana C, Simonetti P, Canzi E, Zanchi R, Pietta P. Metabolism of stevioside and rebaudioside a fromstevia rebaudiana extracts by human microflora. *J Agric Food Chem*. 2003;51(22):6618–6622. https://doi.org/10.1021/jf0303619

26. Ruiz-Ojeda FJ, Plaza-Díaz J, Sáez-Lara MJ, Gil A. Effects of sweeteners on the gut microbiota: a review of experimental studies and clinical trials. *Adv Nutr*. 2019;11(2):S31–S48. https://doi.org/10.1093/advances/nmy037

27. Kawai K, Kamochi R, Oiki S, Murata K, Hashimoto W. Probiotics in human gut microbiota can degrade host glycosaminoglycans. *Sci Reports*. 2018;8(1). https://doi.org/10.1038/s41598-018-28886-w

28. Sanches Lopes SM, Francisco MG, Higashi B, et al. Chemical characterization and prebiotic activity of fructo-oligosaccharides from Stevia rebaudiana (Bertoni) roots and in vitro adventitious root cultures. *Carbohydrate Polymers*, 2016;152:718–725. https://doi.org/10.1016/j.carbpol.2016.07.043

29. Lyndal McNamara & Dr Marina Iacovou. (2017, November 10). *Fibre supplements & IBS*. A blog by Monash FODMAP | The experts in diet for IBS - Monash Fodmap. https://www.monashfodmap.com/blog/fibre-supplements-ibs/.

29. University of Virginia Nutrition. (n.d.). *Low FODMAP Diet*. https://med.virginia.edu/ginutrition/wp-content/uploads/sites/199/2018/05/Low_FODMAP_Diet_12.16.pdf.

30. Lori Chong. (2019, March 22). *Should you avoid eating fructans?* The Ohio State University Wexner Medical Center. https://wexnermedical.osu.edu/blog/should-you-be-avoiding-fructans#:~:text=Fructans%20fall%20into%20the%20oligosaccharides,for%20two%20to%20four%20weeks

31. USDA National Agricultural Library. (n.d.). *Carbohydrates*. NAL. https://www.nal.usda.gov/fnic/carbohydrates

32. Centers for Disease Control and Prevention. (2021, May 6). *Get the Facts: Added Sugars*. Centers for Disease Control and Prevention. https://www.cdc.gov/nutrition/data-statistics/added-sugars.html?CDC_AA_refVal=https%3A%2F%2Fwww.cdc.gov%2Fnutrition%2Fdata-statistics%2Fknow-your-limit-for-added-sugars.html.

33. American Heart Association. (2018, April 17). *Sugar 101*. www.heart.org. https://www.heart.org/en/healthy-living/healthy-eating/eat-smart/sugar/sugar-101

34. World Health Organization. (2015, March 4). *Guideline: sugars intake for adults and children*. World Health Organization. https://www.who.int/publications/i/item/9789241549028

35. Hooshmand S, Holloway B, Nemoseck T, et al. Effects of agave nectar versus sucrose on weight gain, adiposity, blood glucose, insulin, and lipid responses in mice. *J Med Food*. 2014;17(9):1017–1021. https://doi.org/10.1089/jmf.2013.0162

36. Barclay A. (2021, July 1). *Alan Barclay. Glycemic Index – Glycemic Index Research and GI News*. https://glycemicindex.com/.

37. Full Report (All Nutrients): 45275297, RAW HONEY, UPC: 4820188660065. (n.d.). ndb.nal.usda.gov/ndb/foods/show/45275297?fgcd=&manu=&format=&count=&max=25&offset=&sort=default&order=asc&qlookup=raw+honey&ds=&qt=&qp=&qa=&qn=&q=&ing=

38. Mamdouh Abdulrhman, El Hefnawy M, Ali R, Abdel Hamid I, El-Goud AA, Refaib D. Effects of honey, sucrose and glucose on blood glucose and C-peptide in patients with type 1 diabetes mellitus [Abstract]. 2013. doi:10.1016/j.ctcp.2012.08.002

39. Samarghandian S, Farkhondeh T, Samini F. Honey and health: a review of recent clinical research. 2017. ncbi.nlm.nih.gov/pmc/articles/PMC5424551//

40. FoodData Central. (n.d.). https://fdc.nal.usda.gov.

41. Paul IM. Effect of honey, dextromethorphan, and no treatment on nocturnal cough and sleep quality for coughing children and their parents. *Arch Pediatr Adolesc Med*. 2007;161(12):1140. https://doi.org/10.1001/archpedi.161.12.1140

42. U.S. National Library of Medicine. (2020, May 26). *Facts about saturated fats: MedlinePlus Medical Encyclopedia*. MedlinePlus. https://medlineplus.gov/ency/patientinstructions/000838.htm#:~:text=You%20should%20limit%20saturated%20fat,of%20saturated%20fats%20a%20day

43. US Department of Agriculture Research Service. *Nutrient data laboratory*. Available at http://www.nal.usda.gov/fnic/foodcomp/search; accessed June 11, 2007.

44. *FoodData Central Search Results*. FoodData Central. (n.d.). https://fdc.nal.usda.gov/fdc-app.html#/?query=molasses

45. *FoodData Central Search Results*. FoodData Central. (n.d.). https://fdc.nal.usda.gov/fdc-app.html#/food-details/583165/nutrients

46. Yan MR, Welch R, Rush EC, Xiang X, Wang X. A sustainable wholesome foodstuff; health effects and potential dietotherapy applications of Yacon. *Nutrients*. 2019;11(11):2632. https://doi.org/10.3390/nu11112632

47. Genta S, Cabrera W, Habib N, et al. Yacon syrup: Beneficial effects on obesity and insulin resistance in humans. *Clin Nutr*. 2009;28(2):182–187. https://doi.org/10.1016/j.clnu.2009.01.013

48. Alkaabi JM, Al-Dabbagh B, Ahmad S, et al. Glycemic indices of five varieties of dates in healthy and diabetic subjects. *Nutrition J*. 2011;10(1). https://doi.org/10.1186/1475-2891-10-59

49. Center for Food Safety and Applied Nutrition. (19AD). *High-Intensity Sweeteners*. U.S. Food and Drug Administration. https://www.fda.gov/food/food-additives-petitions/high-intensity-sweeteners#:~:text=high%2Dintensity%20sweeteners%3F-,Yes.,mannitol%2C%20erythritol%2C%20and%20maltitol

50. FDA. (2020, March). *Sugar Alcohols*. Interactive Nutrition Facts Label. https://www.accessdata.fda.gov/scripts/InteractiveNutritionFactsLabel/assets/InteractiveNFL_SugarAlcohols_March2020.pdf.

51. Lenhart A, Chey WD. A systematic review of the effects of polyols on gastrointestinal health and irritable bowel syndrome. *Adv Nutr*. https://doi.org/10.3945/an.117.015560

52. Mäkinen KK. Gastrointestinal disturbances associated with the consumption of sugar alcohols with special consideration of xylitol: scientific review and instructions for dentists and other health-care professionals. *Int J Dent*. 2016, 1–16. https://doi.org/10.1155/2016/5967907

53. Glória MBA. SWEETENERS | Others. *Encyclopedia of Food Sciences and Nutrition*. 2003;5695–5702. https://doi.org/10.1016/b0-12-227055-x/01404-8

54. Izawa K, Amino Y, Kohmura M, Ueda Y, Kuroda M. Human–environment interactions – taste. *Comprehensive Natural Products II*, 631–671. https://doi.org/10.1016/b978-008045382-8.00108-8

55. Yebra-Biurrun MC. SWEETENERS. *Encyclopedia of Analytical Science*, 2005;562–572. https://doi.org/10.1016/b0-12-369397-7/00610-5

56. Zeece M. *Glycyrrhizin*. Glycyrrhizin - an overview | ScienceDirect Topics. https://www.sciencedirect.com/topics/agricultural-and-biological-sciences/glycyrrhizin

57. Commissioner, O. of the. (2017, November 6). *Black Licorice: Trick or Treat?* U.S. Food and Drug Administration. https://www.fda.gov/consumers/consumer-updates/black-licorice-trick-or-treat

58. Lucca PA, Tepper BJ. Fat replacers and the functionality of fat in foods. *Trends Food Sci Technol*. 1994;5(1):12–19. https://doi.org/10.1016/0924-2244(94)90043-4

59. Caballero B, Finglas PM, Toldrá F, Chavan R, Khedkar CDKCD. Fat replacers. In *Encyclopedia of food and health* (pp. 590–597). essay, Elsevier, Academic Press.

60. Mela D. Impact of macronutrient-substituted foods on food choice and dietary intake. In: Anderson G, Rolls B, Steffen D, eds. *Nutritional implications of macronutrient substitutes*. *Annals of the New York Academy of Sciences*. New York, NY: New York Academy of Sciences, 1997:96–107.

61. Jonnalagadda SS, Jones JM, Black JD. Position of the American Dietetic Association: fat replacers. *J Am Diet Assoc*. 2005;105(2):266–275. https://doi.org/10.1016/j.jada.2004.12.011

62. Tobacman JK. Review of harmful gastrointestinal effects of carrageenan in animal experiments. *Environ Health Perspect*. 2001;109(10):983–994. https://doi.org/10.1289/ehp.01109983

63. Chen Y, She Y, Zhang R, Wang J, Zhang X, Gou X. Use of starch-based fat replacers in foods as a strategy to reduce dietary intake of fat and risk of metabolic diseases. *Food Sci. Nutr*. 2019;8(1):16–22. https://doi.org/10.1002/fsn3.1303

64. Lucca PA, Tepper BJ. Fat replacers and the functionality of fat in foods. *Trends Food Sci Technol*. 1994;5(1):12–19. https://doi.org/10.1016/0924-2244(94)90043-4

65. Marcus, JB, O'Sullivan M, Zheng Y et al. Fat Substitute. Fat Substitute - an overview | ScienceDirect Topics. https://www.sciencedirect.com/topics/agricultural-and-biological-sciences/fat-substitute

66. Lipids and Edible Oils. (2020). *Structured Lipids*. Structured Lipids - an overview | ScienceDirect Topics. https://www.sciencedirect.com/topics/agricultural-and-biological-sciences/structured-lipids

67. World Health Organization. (n.d.). *Evaluation of Certain Food Additives and Contaminants*. International Programme on Chemical Safety World Health Organization. http://www.inchem.org/documents/jecfa/jecmono/v040je08.htm#:~:text=Large%20increases%20in%20the%20faecal,the%20most%20%20frequent%20%20symptoms%20reported.

68. Bergström S, Borgström B. The intestinal absorption of fats. *Progress in the Chemistry of Fats and Other Lipids*, 1964;3:351–393. https://doi.org/10.1016/0079-6832(55)90012-4

69. Iqbal J, Hussain MM. Intestinal lipid absorption. *Am J Physiol Endocrinol Metab*. 2009;296(6). https://doi.org/10.1152/ajpendo.90899.2008

70. Prince D, Welschenbach, MMARILYN. Olestra. *J Am Diet Assoc*. 1998;98(5):565–569. https://doi.org/10.1016/s0002-8223(98)00126-6

71. Food and Drug Administration, HHS. (2003, August 5). *Food Additives Permitted for Direct Addition to Food for Human Consumption; Olestra*. Federal Register. https://www.federalregister.gov/documents/2003/08/05/03-19508/food-additives-permitted-for-direct-addition-to-food-for-human-consumption-olestra

72. Hill J, Seagle H, Johnson S, et al. Effects of 14 d of covert substitution of olestra for conventional fat on spontaneous food intake. *Am J Clin Nutr*. 1998;67:1178–1185.

73. Cotton J, Weststrate J, Blundell J. Replacement of dietary fat with sucrose polyester: effects on energy intake and appetite control in nonobese males. *Am J Clin Nutr*. 1996;63:891–896.

74. International Foundation for Gastrointestinal Disorders. (2021, March 23). *Functional GI Disorders*. IFFGD. https://iffgd.org/gi-disorders/functional-gi-disorders/

75. 15th January 2019 By Editor, & Editor. (2020, March 9). *Glycemic load is a measure that takes into account the amount of carbohydrate in a portion of food together with how quickly it raises blood glucose levels*. Diabetes. https://www.diabetes.co.uk/diet/glycemic-load.html.

76. Wang Q-P, Browman D, Herzog H, Neely GG. Non-nutritive sweeteners possess a bacteriostatic effect and alter gut microbiota in mice. *PLOS ONE*. 2018;13(7). https://doi.org/10.1371/journal.pone.0199080

77. Glycemic Index Foundation. (n.d.). *Gi Science and Latest Emerging Research*. GI Foundation. https://www.gisymbol.com/gi-science-and-latest-emerging-research/

Capítulo 43

Alimentación basada en plantas

Shireen Kassam

 INTRODUCCIÓN

En nutrición clínica, el término «basado en plantas» se utiliza para referirse a una serie de patrones alimentarios que excluyen los alimentos de origen animal en diversos grados. En los últimos años ha aumentado considerablemente el número de personas que siguen dietas basadas en plantas, por razones generalmente relacionadas con la salud, el bienestar de los animales, creencias culturales/religiosas y preocupaciones ambientales. Las crecientes pruebas de los beneficios para la salud humana de la alimentación basada en plantas han llevado a un consenso cada vez mayor sobre el valor de las dietas basadas en plantas en un entorno clínico (1).

Los médicos están obligados a tener un conocimiento práctico de los patrones de alimentación basados en plantas para asegurarse de que sus pacientes/clientes cumplen con los requisitos nutricionales.

 VISIÓN GENERAL

Terminología

- **Vegetariano:** excluye la carne, las aves y el pescado.
- **Ovolactovegetariano:** vegetariano que permite el consumo de productos lácteos y huevos.
- **Lactovegetariano:** vegetarianismo que permite el consumo de productos lácteos, pero no de huevos.
- **Pesco-vegetarianismo** (término utilizado con menos frecuencia): vegetarianismo que permite el consumo de marisco.
- **Vegano:** excluye todos los alimentos de origen animal, incluidos la carne, las aves, el pescado, los huevos, los productos lácteos y la miel.
- **Basado en plantas:** patrón alimentario que está compuesto predominantemente, pero no exclusivamente, por alimentos vegetales. Aunque no

existe una definición consensuada, las dietas basadas en plantas suelen incluir entre un 85 % y un 90 % de alimentos de origen vegetal.

Un reto fundamental implícito en el uso de los términos anteriores en la práctica clínica y en la investigación relacionada con la promoción de la salud es la tendencia de las etiquetas para definir qué alimentos *no come* una persona sin definir claramente lo que *come*. Un ejemplo de ello es que, a pesar de sus efectos adversos para la salud, muchos alimentos ultraprocesados proceden exclusivamente de vegetales y, por tanto, cumplirían los criterios para incluirse en una dieta vegana, vegetariana o basada en plantas. En este capítulo, salvo que se especifique lo contrario, los términos «basado en plantas» o «predominantemente vegetal» se refieren a un patrón alimentario centrado en frutas, verduras, cereales integrales, leguminosas, frutos secos y semillas, hierbas y especias mínimamente procesados y con una contribución mínima (o inexistente) de alimentos de origen animal como la carne roja, las aves de corral, el pescado, los huevos y los productos lácteos.

 NUTRIMENTOS, PRODUCTOS NUTRICÉUTICOS Y ALIMENTOS FUNCIONALES

Proteínas

A pesar de la amplia distribución de aminoácidos esenciales en los alimentos de origen vegetal, todavía está muy extendida la creencia de que los patrones alimentarios en los que predominan los vegetales suponen un riesgo de insuficiencia de proteínas en la alimentación. El origen de esta idea errónea radica principalmente en la definición predominante de la calidad de las proteínas, que se ha basado históricamente en la distribución y la digestibilidad de los aminoácidos que las componen en un alimento concreto. Así, las proteínas de origen animal suelen considerarse «completas» porque proporcionan los nueve aminoácidos esenciales para satisfacer las necesidades humanas en una matriz fácilmente digerible. Por el contrario, la mayoría de las fuentes vegetales de proteínas se consideran «incompletas» debido a las concentraciones relativamente bajas de uno o más aminoácidos esenciales, y a una matriz alimentaria rica en fibra que disminuye la digestibilidad. Entre los ejemplos más citados se encuentran las alubias, que tienen bajas concentraciones de metionina, y los frutos secos, que tienen un bajo contenido en lisina.

En comparación con las grasas y los hidratos de carbono, las proteínas alimentarias tienen una imagen estelar en la cultura popular, en la industria de la salud y el bienestar, y en los medios de comunicación. Esta reputación, unida a la definición bioquímica de la calidad de las proteínas, ha llevado a la percepción pública de que las dietas basadas en plantas son inferiores. La evidencia sugiere lo contrario. El consumo isocalórico de diversos alimentos vegetales enteros a lo largo del día, o incluso a lo largo de varios días, cubrirá de forma fiable las necesidades de proteínas con una atención mínima a las combinaciones específicas de alimentos (2). De hecho, las menores cantidades de determinados aminoácidos, como la metionina y los aminoácidos de cadena ramificada (BCAA, *branched chain amino acids*), leucina, isoleucina y valina, en las proteínas de origen vegetal pueden conferir una ventaja para la salud (3,4). Además, existen varias fuentes de proteínas vegetales «completas», como la soja, la quinoa, las semillas de chía y el trigo sarraceno. La soja proporciona proteínas con un valor biológico similar al de las proteínas animales (5). Y lo que es más importante, varias líneas de evidencia demuestran que la obtención de proteínas de origen vegetal en lugar de animal se asocia a mejores resultados de salud y puede reducir el riesgo de una serie de enfermedades crónicas, incluidas las enfermedades cardiovasculares, la diabetes de tipo 2 y algunos tipos de cáncer (6,7). Teniendo en cuenta todo lo anterior, se ha propuesto una definición modernizada de la calidad de las proteínas que tiene en cuenta los efectos sobre la salud y el medio ambiente de las fuentes de proteínas alimentarias (2).

Vitamina A

La vitamina A preformada (retinol) solo se encuentra en alimentos de origen animal, lo que ha llevado a cierta confusión sobre el riesgo de insuficiencia de vitamina A con las dietas basadas en plantas. Los vegetales (incluidas muchas frutas y verduras) contienen carotenoides provitamina A como el β-caroteno, el β-caroteno y la criptoxantina beta que pueden con-vertirse en retinol en el organismo (8). También hay muchos otros carotenoides no provitamina A en los vegetales, como luteína, zeaxantina y licopeno, que no influyen en el estado de la vitamina A.

El β-caroteno es el carotenoide provitamina A más abundante en los alimentos vegetales, y se encuentra en las verduras y frutas de color naranja, amarillo, rojo y verde, como las espinacas, las zanahorias, las batatas, los pimientos rojos, el mango, la papaya y los albaricoques. Debido a la amplia distribución de los carotenoides provitamina A en los alimentos vegetales enteros, la suficiencia de vitamina A se puede conseguir fácilmente con una dieta en la que predominen los vegetales o en la que solo haya vegetales.

Vitamina B$_{12}$

Contrariamente a la creencia popular, la vitamina B$_{12}$ que se encuentra en la carne, los huevos y los productos lácteos no es fabricada por los mamíferos o las aves, sino que es absorbida tras ser consumida por el animal, o producida por los microorganismos del tubo digestivo (9). Una fuente regular y fiable de vitamina B$_{12}$ es esencial para cualquier persona cuya alimentación excluya todos los alimentos de origen animal. Por ello, se debería animar a las personas que optan por una dieta vegana o basada en gran parte en los vegetales a que obtengan la vitamina B$_{12}$ en forma de suplemento. Además, hay datos que sugieren que la prevalencia de la insuficiencia de vitamina B$_{12}$ es mayor de lo que se pensaba, y puede afectar tanto a los vegetarianos como a los no vegetarianos. La absorción de vitamina B$_{12}$ se reduce con la edad, por lo que puede ser aconsejable que las personas mayores de 50 años tomen un suplemento de vitamina B$_{12}$, sea cual sea su alimentación (10). La cianocobalamina es la forma más utilizada y estable de B$_{12}$ para la suplementación, aunque la metilcobalamina activada es cada vez más popular y puede ser superior en términos de absorción y retención tisular.

Yodo

El yodo se encuentra de forma natural en el mar y en el suelo terrestre, pero su concentración y biodisponibilidad en el suelo agrícola son generalmente bajas, por lo que la mayoría de los alimentos vegetales no son una fuente fiable de yodo en la alimentación (11). Los omnívoros suelen obtener el yodo a partir del pescado y de los productos lácteos producidos por vacas a las que se les administran suplementos de yodo o dietas enriquecidas. Cuando la sal yodada se incluye en la alimentación, el riesgo de carencia de yodo es escaso, pero la creciente popularidad de la sal no yodada aumenta la posibilidad de esta carencia.

Los vegetales marinos son una fuente natural, y las alternativas lácteas no lácteas suelen estar ahora enriquecidas con yodo.

Calcio

En los países occidentales, los productos lácteos son una fuente importante de calcio en la alimentación, lo que suscita la preocupación de obtener suficiente calcio en las dietas basadas en plantas que excluyen los lácteos. El calcio está ampliamente distribuido en los vegetales, pero su absorción y biodisponibilidad se ven afectadas por la presencia de oxalatos. La relación entre el calcio de los alimentos y la densidad ósea, y el riesgo de osteoporosis, es compleja y controvertida. Las directrices actuales de consenso para adultos sanos suelen recomendar 1 000 mg al día de todas las fuentes. Así, una dieta basada en plantas que incorpore verduras de hoja verde con bajo contenido en oxalato, leguminosas, tofu con calcio, frutos secos, semillas y alternativas lácteas enriquecidas con calcio puede proporcionar cantidades suficientes de calcio (12). Cuando se mantienen las concentraciones de calcio y vitamina D en una alimentación basada en plantas, no hay pruebas fiables de un efecto perjudicial para la salud ósea (13,14). Por tanto, a pesar de la idea predominante de que los lácteos favorecen la salud ósea, cada vez se está más de acuerdo en que su consumo no es esencial para la salud humana (15).

Hierro

El hierro se encuentra de forma natural tanto en los alimentos de origen vegetal como en los de origen animal. En los de origen animal, el hierro existe en la forma hemo, que está más concentrada y se absorbe de un modo más eficaz que en la forma no hemo que se encuentra en los vegetales. Aunque las personas que siguen una dieta saludable basada en plantas suelen consumir tanto hierro como los omnívoros, las reservas de hierro tienden a ser menores y el riesgo de anemia ferropénica puede aumentar (16). La absorción de hierro no hemo está regulada por la demanda fisiológica. Su absorción puede variar mucho, dependiendo tanto de la composición de la comida como del estado del hierro de la persona. La biodisponibilidad del hierro no hemo se ve afectada por la proporción de inhibidores de la absorción, como los fitatos y los polifenoles, y de potenciadores, como la vitamina C, el ácido cítrico y otros ácidos orgánicos. La combinación de alimentos ricos en hierro (cereales integrales, leguminosas, frutos secos, semillas) con alimentos ricos en vitamina C (frutas, verduras) es la forma más eficaz de mejorar la absorción de hierro de los alimentos vegetales. Este efecto es significativo, ya que solo 50 mg de vitamina C en una comida pueden triplicar o cuadruplicar la absorción de hierro (17).

Zinc

Las dietas veganas estrictas se han asociado a concentraciones séricas bajas de zinc, aunque las alimentaciones equilibradas con predominio de vegetales presentan escaso riesgo de insuficiencia. Los frutos secos, las semillas, las leguminosas y los cereales integrales son fuentes fiables de zinc en la alimentación, aunque los fitatos naturales pueden inhibir la absorción de este. Para aumentar la absorción y la biodisponibilidad del zinc y otros nutrimentos inorgánicos en los alimentos se suelen emplear estrategias para reducir las concentraciones de fitatos. Entre ellas se encuentran el remojo o la germinación de los cereales y las judías, así como los métodos tradicionales de fermentación, como los utilizados para el pan de masa madre, el tempeh, el tofu fermentado y el miso (18).

Ácidos grasos ω-3

Los tres ácidos grasos ω-3 más importantes para la salud humana son el ácido ω-linolénico (ALA), el ácido docosahexaenoico (DHA) y el ácido eicosapentaenoico (EPA). El ALA es un ácido graso esencial que se encuentra en los alimentos vegetales y debe obtenerse de la alimentación. En los omnívoros, el DHA y el EPA se obtienen normalmente del pescado, que lo obtiene de las algas marinas. También se obtienen pequeñas cantidades de DHA y EPA por conversión del ALA. Hay pruebas que sugieren que, si el DHA y el EPA no se obtienen de la alimentación, la eficacia de la conversión a partir del ALA aumenta. En el estudio *European Prospective Investigation into Cancer and Nutrition* (EPIC), las concentraciones de DHA/EPA en sangre no diferían tanto como se esperaba al comparar a los consumidores de pescado, los vegetarianos y los veganos (19). Los estudios también muestran que los vegetarianos y los veganos tienen concentraciones de ALA en sangre más altas que los omnívoros (20). Para satisfacer las necesidades diarias de aproximadamente 2 g de ALA al día se necesitaría una cucharada de semillas de chía o de linaza molida (semillas de lino), dos cucharadas de semillas de cáñamo o 30 g de nueces (21).

No está claro si las personas que optan por una dieta vegetariana o vegana se benefician de los suplementos de DHA/EPA para disminuir la dependencia de la conversión del ALA. Dada la gran importancia del DHA/EPA para la salud humana (v. cap. 2), las personas con dietas basadas en plantas con poco o ningún DHA/EPA deberían considerar la posibilidad de tomar suplementos. Las algas marinas constituyen una fuente fiable para las personas con dietas vegetarianas o veganas. La dosis típica para adultos es de 250 mg de la combinación DHA/EPA al día. Durante el embarazo y la lactancia se recomiendan habitualmente dosis más altas, de 400 mg/día a 500 mg/día (21).

ASPECTOS CLÍNICOS DESTACADOS

Resultados en la salud a largo plazo del vegetarianismo y el veganismo

Los datos de observación sugieren que el vegetarianismo se asocia a un menor riesgo de varias enfermedades crónicas y de mortalidad por todas las causas, aunque estos hallazgos se ven posiblemente confundidos por otros comportamientos que promueven la salud y que a menudo se asocian con el vegetarianismo. La naturaleza intrínseca de una dieta vegetariana no solo excluye los productos cárnicos, sino que normalmente también fomenta un aumento del consumo de verduras y frutas. Esta invariable adición y sustracción de grupos de alimentos hace que la tarea de determinar «causa o correlación» sea extremadamente compleja.

Un pequeño número de estudios de cohortes prospectivos que han investigado específicamente la salud a largo plazo de los vegetarianos y veganos. Las dos cohortes de mayor tamaño son el *Adventist Health Studies* 2 (AHS-2) de Norteamérica y el estudio *EPIC-Oxford* del Reino Unido, ambos con aproximadamente un tercio de los participantes que siguen algún tipo de dieta vegetariana o vegana.

La gran mayoría de la población vegetariana mundial vive en Asia, y dos estudios de cohorte prospectivos más pequeños que investigan la salud de los vegetarianos asiáticos son el *Tzu Chi Health Study* y el *Indian Migration Study*. Existen algunas advertencias importantes acerca de las características de las cohortes y los patrones alimentarios descritos en estos estudios. Los alimentos que se consumen (y no se consumen) en las dietas vegetarianas y veganas varían mucho en función de la geografía, las preferencias personales y la motivación subyacente para adoptar estos patrones alimentarios. Por ejemplo, la calidad de la alimentación puede diferir sustancialmente en las cohortes que evitan los alimentos de origen animal por razones éticas o religiosas, en comparación con las que evitan los alimentos de origen animal por razones de salud. Además, muchos de los estudios de estas cohortes informan sobre los grupos de vegetarianos y veganos juntos y, por tanto, no se puede informar de forma fiable sobre el efecto en la salud de consumir o evitar los huevos y los lácteos (22).

Además de los estudios de cohortes de mayor tamaño mencionados anteriormente, hay varios estudios de cohortes prospectivos más pequeños, estudios transversales, estudios de intervención y metaanálisis que han proporcionado información sobre el efecto de las dietas vegetarianas y veganas en la salud humana. A continuación, se analizan las observaciones de estas investigaciones.

Esperanza de vida y mortalidad

Los datos observacionales sugieren un beneficio del vegetarianismo tanto sobre la mortalidad cardiovascular como en la de todas las causas, pero los estudios prospectivos sobre la esperanza de vida y la mortalidad por todas las causas han sido inconstantes. Los vegetarianos y los veganos combinados tuvieron un menor riesgo de mortalidad general en comparación con los no vegetarianos en el estudio *AHS-2*, pero no en el estudio *EPIC-Oxford* (22). De hecho, las cohortes relativamente sanas de los estudios *AHS-2* y *EPIC-Oxford* tienen menores tasas de mortalidad que las poblaciones generales de Estados Unidos y Reino Unido que confunden los datos de morbilidad y mortalidad (23,24).

Enfermedades cardiovasculares

Los datos sobre el riesgo de enfermedades cardiovasculares (ECV) en vegetarianos y veganos son coherentes con su menor índice de masa corporal (IMC), concentraciones de lípidos séricos, presión arterial y glucosa en ayunas (22). Los patrones alimentarios en los que predominan los vegetales se asocian a una disminución de las concentraciones de colesterol total, lipoproteínas de baja densidad (LDL) y lipoproteínas de alta densidad (HDL), pero normalmente no a una disminución de los triglicéridos (25).

Existen varios mecanismos por los que las dietas veganas y vegetarianas reducen los factores de riesgo de ECV. En las dietas basadas en plantas la ingesta de colesterol es baja (vegetariana) o ausente (vegana), el nivel de grasas saturadas es bajo y el nivel de grasas insaturadas es más elevado. En el *AHS-2*, se observó una intensa asociación positiva con el consumo de proteínas cárnicas y la mortalidad cardiovascular, con una fuerte asociación negativa con las proteínas procedentes de frutos secos y semillas, lo que sugiere que la fuente de proteínas puede ser un factor importante que contribuye, además del menor consumo de grasas saturadas (26). Este hallazgo fue corroborado y avanzado en un gran estudio de cohortes prospectivo publicado en *JAMA,* en el que se concluyó que el aumento de la ingesta de proteínas vegetales en la alimentación se asocia a una reducción del riesgo de mortalidad por todas las causas y por enfermedades cardiovasculares (27).

Además, el alto contenido en fibra y esteroles vegetales de las alimentaciones equilibradas basadas en plantas se combinan para reducir la absorción de la grasa y el colesterol de la alimentación. Las dietas que incluyen una gran variedad de vegetales proporcionan micronutrimentos y fitonutrimentos que pueden influir en el riesgo cardiovascular a través de una serie de mecanismos diferentes, como los efectos sobre los lípidos, la coagulación, la inflamación, la función endotelial y la presión arterial. Otros beneficios de las dietas con predominio de vegetales también pueden estar relacionados con la ausencia relativa en los alimentos de origen animal de compuestos que se sabe afectan negativamente al riesgo cardiovascular, como el hierro hemo y los conservantes a base de nitritos que se encuentran en las carnes rojas y procesadas (28).

Las nuevas investigaciones también sugieren que el microbioma gastrointestinal, que está influenciado por la alimentación, está implicado en la patogenia de la ECV. La colina y la carnitina, compuestos derivados principalmente de los alimentos de origen animal (carnes rojas, aves de corral, pescado y huevos), son convertidos por los microbios intestinales en trimetilamina (TMA), que luego se convierte en N-óxido de trimetilamina (TMAO) en el hígado. Las concentraciones más altas de TMAO se asocian a un mayor riesgo de ECV. Las concentraciones de TMAO son significativamente más bajas en los vegetarianos y veganos, debido a una menor ingesta de precursores y a las diferencias en la composición y diversidad del microbioma intestinal (29).

Accidente cerebrovascular (*ictus*)

En general, los patrones alimentarios con más frutas y verduras y un menor consumo de carne se asocian a un menor riesgo de accidente cerebrovascular (30). Sin embargo, los resultados de los estudios prospectivos de cohortes sobre dietas vegetarianas y veganas no han sido uniformes (22). En una reciente actualización del estudio *EPIC-Oxford* se han documentado tasas de accidente cerebrovascular y cardiopatía isquémica en diferentes cohortes alimentarias (31). Los resultados demostraron que, en comparación con los omnívoros, los consumidores de pescado y los vegetarianos mostraban menores tasas de cardiopatía isquémica, pero los vegetarianos tenían tasas más altas de accidente cerebrovascular hemorrágico. Entre los posibles mecanismos que podrían explicar este hallazgo se encuentra el hecho de que los participantes vegetarianos tenían concentraciones subóptimas de vitamina B_{12}, vitamina D y grasas ω-3 de cadena larga, así como el menor colesterol-LDL de los vegetarianos y veganos. En contraste con estos resultados,

una publicación posterior del *Tzu Chi Health Study* informó sobre una reducción significativa del riesgo de accidente cerebrovascular isquémico y hemorrágico en los vegetarianos (32). Esto ocurrió a pesar de que los niveles de vitamina B_{12} eran menores en los vegetarianos. Hay que señalar que esta cohorte difiere de la del estudio *EPIC-Oxford* en que los budistas taiwaneses no fuman tabaco ni beben alcohol, y consumen más alimentos a base de soja. Para aumentar la complejidad, en un metaanálisis y una revisión sistemática de estudios de cohortes prospectivos publicados antes de los dos estudios mencionados se mostró que los patrones de dieta vegetariana no tenían efecto alguno sobre el riesgo de accidente cerebrovascular, en comparación con los patrones de dieta no vegetariana (33).

Diabetes de tipo 2

Los vegetarianos y los veganos tienen un riesgo sistemáticamente menor de diabetes de tipo 2 en comparación con las personas omnívoras (22). En el estudio *AHS-2* se produjo una reducción gradual del riesgo de diabetes a medida que se eliminaba más carne de la alimentación. Los vegetarianos tenían un 46 % menos de riesgo y los veganos un 49 % menos de riesgo de diabetes, en comparación con los no vegetarianos. En el estudio *EPIC-Oxford*, los que evitaban la carne presentaban un riesgo de diabetes aproximadamente un 50 % menor que los consumidores habituales de carne. Sin embargo, el efecto fue menor una vez que los resultados se ajustaron al peso corporal. En la cohorte de Tzu Chi, los vegetarianos tenían una prevalencia de diabetes de tipo 2 que era más de un 50 % menor (34).

El mecanismo por el que las dietas vegetarianas y veganas previenen la diabetes de tipo 2 se superpone con los mecanismos que intervienen en la ECV, y está relacionado tanto con los beneficios de los alimentos que se incluyen como con la minimización de los daños de los que se evitan. Esto incluye la ingesta relativamente menor de varios compuestos en los alimentos de origen animal que aumentan el riesgo de resistencia a la insulina, como los nitritos y nitratos de la carne procesada, los productos finales de glucación avanzada, los aminoácidos de cadena ramificada, las grasas saturadas, el hierro hemo y el TMAO. Por el contrario, los beneficios de las alimentaciones basadas en plantas mínimamente procesadas sobre el control glucémico se deben al alto contenido en fibra, las bajas concentraciones de grasas saturadas, y las altas concentraciones de fitonutrimentos y antioxidantes. Los polifenoles de origen vegetal pueden inhibir la absorción de la glucosa, estimular la secreción de insulina, reducir la producción hepática de glucosa y mejorar su captación (28). La fibra alimentaria reduce la glucosa posprandial y es fermentada por las bacterias intestinales para producir ácidos grasos de cadena corta, que también mejoran la respuesta de la glucosa, la señalización de la insulina y la sensibilidad a la misma. La fibra reduce la densidad energética de los alimentos, favorece la saciedad y se ha asociado al mantenimiento de un peso más saludable, favoreciendo aún más la sensibilidad a la insulina (35).

Cáncer

En general, las tasas globales de cáncer son menores en quienes consumen una dieta vegetariana o vegana, aunque el riesgo de cáncer específico varía según los estudios. En un metaanálisis de 2017 se documentó que las dietas veganas confieren un 15 % de riesgo reducido de cáncer general (36). En el estudio *EPIC-Oxford*, los vegetarianos tenían un riesgo reducido del 11 % y los veganos un riesgo reducido del 19 % de desarrollar cualquier tipo de cáncer. En cuanto al cáncer específico, los vegetarianos, comparados con los consumidores de carne, tenían un riesgo significativamente menor de cáncer de estómago, vejiga, y sistemas linfático y hemopoyético, pero no existían diferencias en el riesgo de cáncer colorrectal, de próstata y de mama. En el estudio *AHS-2,* los vegetarianos tenían un riesgo reducido del 8 % y los veganos del 16 % de desarrollar cualquier tipo de cáncer. Los vegetarianos tenían un riesgo significativamente menor de cáncer colorrectal y los veganos un riesgo significativamente menor de cáncer de próstata y una tendencia a un menor riesgo de cáncer de mama. Ni el *EPIC-Oxford* ni el *AHS-2* muestran ventaja alguna en cuanto a la mortalidad por cáncer para las dietas vegetarianas y veganas (22).

Los mecanismos por los que las dietas vegetarianas y veganas bien equilibradas pueden contribuir a reducir el riesgo de cáncer están probablemente relacionados con las reducciones relativas de los alimentos que aumentan el riesgo, así como con los beneficios de incluir alimentos que lo reducen. Las dietas basadas en plantas reducen al mínimo la carne procesada y la carne roja, que están clasificadas como carcinógenos del grupo 1 y del grupo 2a, respectivamente, por la OMS (37). La reducción o ausencia del consumo de proteínas animales da lugar a una mejor concentración de factor de crecimiento similar a la insulina-1 (IGF-1), una hormona del crecimiento asociada a un mayor riesgo de varios tipos de cáncer (38). La ausencia de productos lácteos en las dietas veganas puede contribuir a reducir el riesgo de cáncer de próstata (39). Por el contrario, un mayor consumo de alimentos vegetales se asocia a un menor riesgo de cáncer. Se ha demostrado que el consumo de 600 g/día de frutas y verduras reduce el riesgo de cáncer en un 13 % (40). El aumento del consumo de fibra es protector (41). El consumo de judías, frutos secos y soja también se ha asociado a un menor riesgo de varios tipos de cáncer (42-44). El efecto de la alimentación sobre el riesgo de cáncer se aborda con detalle en el capítulo 12.

Salud ósea

Una alimentación y un estilo de vida saludables desempeñan un papel fundamental en la prevención de la osteoporosis en el futuro. Entre los nutrimentos importantes para la salud de los huesos se encuentran el calcio, el potasio, el magnesio, el folato, la vitamina K y la vitamina D (procedente de la luz solar), que pueden obtenerse de una dieta vegana o vegetariana saludable. El estudio *EPIC-Oxford* no mostró diferencias en la incidencia de fracturas autodeclaradas entre los consumidores de carne, los de pescado y los lacto-ovo-vegetarianos, pero los veganos mostraban un riesgo de fracturas un 30 % mayor en comparación con los consumidores de carne (45). Sin embargo, cuando los resultados se ajustaron por la ingesta de calcio, los que consumían al menos 525 mg/día de calcio, con independencia del patrón alimentario, no mostraron un aumento del riesgo de fractura. En un análisis posterior de 2020, con un seguimiento a más largo plazo de la misma cohorte de estudio, se observó que, en comparación con los consumidores de carne, los que no la consumían presentaban un mayor riesgo de fracturas, observándose el mayor riesgo en los veganos. Este riesgo es parcialmente (pero no completamente) atribuible al menor IMC detectado en los veganos, y también puede estar relacionado con una menor ingesta de calcio y proteínas. Aunque serán necesarios estudios adicionales para confirmar y generalizar estos resultados, los médicos deben estar atentos al IMC, las proteínas, el calcio, la vitamina D, y otros factores alimentarios y de estilo de vida que influyen en la salud ósea de los pacientes vegetarianos y veganos (46).

En los estudios de *Adventist Health*, los vegetarianos no mostraban un mayor riesgo de fracturas *per se*, pero los estudios documentaron un efecto protector del consumo de proteínas, ya sea de origen vegetal o animal, para la prevención de fracturas de muñeca en mujeres de edad avanzada (47). También se observó que el consumo de leguminosas y análogos de la carne (derivados de la soja, el trigo, el gluten, los huevos y la leche) protegía contra las fracturas de cadera en hombres y mujeres (48). Curiosamente, en un estudio transversal de monjas budistas veganas comparadas con mujeres omnívoras muestreadas aleatoriamente en monasterios de Vietnam, no se encontraron diferencias en cuanto a la densidad mineral ósea ni en las tasas de osteoporosis entre los grupos, a pesar de que las monjas veganas tenían una ingesta media diaria de calcio de 330 mg al día (49). En una revisión sistemática y un metaanálisis posteriores donde se incluyeron 20 estudios y más de 37 000 participantes, se observó que los vegetarianos y los veganos tenían una densidad mineral ósea menor y que los veganos mostraban un mayor riesgo de fractura, en comparación con los omnívoros (50). Ante las importantes limitaciones de los estudios (incluida la falta de información relacionada con la calidad de la alimentación) y los retos metodológicos implícitos en un análisis de un trastorno de etiología multifactorial, estos resultados deben interpretarse con precaución. Siguen existiendo dudas sobre el efecto de las dietas basadas en plantas en la densidad ósea y el riesgo de fractura, pero los datos disponibles sugieren que se debe animar a las personas que siguen estas dietas a que se aseguren de consumir una cantidad adecuada de proteínas, calcio, vitamina D y B_{12}.

Embarazo, lactancia e infancia

Las exigencias nutricionales características del embarazo, la lactancia y la infancia plantean importantes cuestiones sobre la seguridad de las dietas basadas en plantas. Las pruebas disponibles sugieren que las dietas veganas y vegetarianas bien planificadas, prestando atención a los nutrimentos específicos mencionados anteriormente, son seguras durante el embarazo, la lactancia y la infancia (51). Cuando la nutrición materna está bien equilibrada, la evolución del embarazo en las vegetarianas es comparable a la de las mujeres omnívoras. Se debe recomendar encarecidamente a las madres veganas que tomen suplementos de vitamina B_{12}. Durante el embarazo y la lactancia, se debe considerar la administración de suplementos de vitamina D según la geografía, la exposición al sol y las concentraciones de 25-OH vitamina D, si están disponibles.

También debe considerarse la administración de suplementos de yodo, especialmente si el consumo de sal yodada es escaso. Además, se aconseja la suplementación con grasas ω-3 de cadena larga (EPA/DHA) para ayudar a prevenir el parto prematuro y para el desarrollo neurológico del feto. Las necesidades de proteínas aumentan en el tercer trimestre, por lo que deben fomentarse los alimentos vegetales ricos en proteínas, como las judías, las leguminosas, los frutos secos y las semillas. También se debe insistir en los alimentos ricos en calcio, ya que el aumento de la ingesta de calcio durante el embarazo puede proteger contra la preeclampsia. Si se presta atención a la calidad de la alimentación y al estado nutricional, las

dietas vegetarianas o veganas son seguras, y pueden reducir el riesgo de aumento excesivo de peso durante la gestación, así como la preeclampsia y la diabetes gestacional (52).

En numerosos estudios se ha intentado evaluar el efecto en las dietas basadas en plantas en los niños, pero la heterogeneidad de los estudios, las muestras pequeñas y un sesgo hacia el nivel socioeconómico más alto han hecho que las conclusiones sólidas sean difíciles de alcanzar. En el estudio alemán de la alimentación *VeChi,* se recopilaron datos sobre la alimentación, el estilo de vida, la biometría y el estado de salud en niños veganos, vegetarianos y omnívoros reclutados entre 2016 y 2018. No se observaron diferencias significativas en cuanto a la altura, el peso o la ingesta diaria de energía de los niños veganos en comparación con los niños no veganos. La ingesta de macronutrimentos sí varió, ya que los niños veganos consumían más hidratos de carbono y fibra, y los omnívoros más proteínas, grasas y azúcares. Las pruebas disponibles sugieren que una dieta vegetariana o vegana bien planificada y de alta densidad energética en la primera infancia es adecuada, y puede favorecer el crecimiento y el desarrollo normales (53). En un estudio realizado en adolescentes de entre 12 y 18 años de una población predominantemente adventista de Estados Unidos se examinó el efecto de las dietas vegetarianas frente a las no vegetarianas. Los resultados mostraron que la calidad de la alimentación era mejor en los vegetarianos, con una mayor ingesta de alimentos considerados beneficiosos para la salud y un mejor perfil general de ingesta de nutrimentos, incluyendo una menor ingesta de energía y grasas saturadas, una proporción más favorable de ω-6 a ω-3, y una mayor ingesta de fibra alimentaria, folato, hierro, calcio, potasio y magnesio (54).

Las madres veganas que tienen dificultades o no pueden dar el pecho suelen ser reacias a utilizar fórmulas lácteas para sus hijos. Los datos disponibles sugieren que las fórmulas a base de soja son seguras desde el nacimiento si la lactancia materna no es posible (55,56).

Índice alimentario basado en plantas

En respuesta a los retos que plantea la realización de estudios prospectivos rigurosos que investigan los efectos de las dietas basadas en plantas, especialmente la cuestión de controlar la calidad de la alimentación, los investigadores han desarrollado el Índice basado en plantas (PDI, *plant-basedindex*) (57). El PDI es una herramienta que asigna puntuaciones positivas a los alimentos de origen vegetal y negativas a los de origen animal. También se han desarrollado variaciones del PDI que permiten clasificar los alimentos vegetales saludables (verduras, frutas, leguminosas, cereales integrales, frutos secos, semillas) y los alimentos vegetales no saludables (azúcar, cereales refinados, zumos). Utilizando el PDI, los investigadores pueden analizar la relación dosis-respuesta de los alimentos de origen animal, los alimentos vegetales saludables y los alimentos vegetales no saludables, con independencia de la etiqueta (vegetariano, vegano, etc.) aplicada a un patrón alimentario. En la **tabla 43-1** se muestran los componentes del PDI, tanto los saludables (hPDI, de *healthy*) como los no saludables (uPDI, de *unhealthy*).

El PDI se utilizó en un reanálisis del estudio PREDIMED (57), un estudio aleatorizado de una alimentación de estilo mediterráneo comparada con una alimentación de control. En el reanálisis se mostró que los beneficios de la alimentación de estilo mediterráneo se debían predominantemente al elevado consumo de alimentos vegetales integrales, y que los que

seguían una alimentación con una puntuación/índice de dieta de base vegetal elevado tenían el menor riesgo de mortalidad por todas las causas. Posteriormente, en varios estudios prospectivos de cohortes se ha demostrado que los participantes cuya alimentación tiene un PDI elevado presentan una reducción significativa de riesgo de cardiopatía coronaria (58), cáncer (59), diabetes de tipo 2 (60), insuficiencia renal (61), accidentes cerebrovasculares (62) y pérdida de peso (63). En estos estudios también se ha demostrado que una alimentación con un PDI elevado se asocia a un mayor riesgo de estas enfermedades crónicas, incluso cuando el consumo de alimentos de origen animal es bajo. En la **tabla 43-2** se muestra el cambio en el riesgo asociado a una alta adherencia a los tres índices de PDI.

Alternativas de origen vegetal a la carne

La creciente popularidad de las dietas basadas en plantas ha provocado un rápido crecimiento, innovación y demanda de mercado en la industria de la carne de origen vegetal. Los vegetarianos han confiado durante mucho tiempo en los productos tradicionales derivados de la soja, como el tofu y el *tempeh*, o en las «hamburguesas vegetarianas», que combinan leguminosas, cereales y verduras, como alternativas a la carne. Aunque estos productos básicos vegetarianos tradicionales se utilizan a menudo para sustituir a la carne en una comida, la mayoría de las personas omnívoras están de acuerdo en que no imitan con exactitud el sabor o la textura del «producto real». La tecnología moderna de procesamiento de alimentos ha cambiado eso. Los productos de origen vegetal que tienen el aspecto, el tacto y el sabor de la carne están proliferando rápidamente, y ya se han convertido en elementos del menú de populares restaurantes de comida rápida. Las hamburguesas, las salchichas, el *bacon* y los *nuggets* se elaboran ahora con trigo, soja, guisantes, setas y una larga lista de otros ingredientes de origen vegetal en vegetales de procesamiento de alimentos de alta tecnología. Se desconoce si estos productos son mejores que las carnes a las que pretenden sustituir en términos de impacto sobre la salud humana.

En el momento de escribir esta obra, hay muy pocos datos sobre los efectos en la salud de las carnes de origen vegetal. En un pequeño estudio reciente se sugiere que la sustitución de productos cárnicos de origen vegetal durante 8 semanas mejoró varios factores de riesgo cardiovascular, incluidas las concentraciones séricas de TMAO (64). Hacen falta estudios adicionales para aclarar plenamente si estas alternativas cárnicas muy procesadas confieren una ventaja para la salud sobre la carne o las aves de corral a las que

TABLA 43-1
Componentes del índice de la alimentación basada en plantas

Alimentos vegetales saludables	Alimentos vegetales poco saludables	Alimentos animales
Frutas	Zumo de frutas	Carne
Verduras	Cereales refinados	Pescado
Cereales integrales	Patatas	Huevos
Nueces	Bebidas azucaradas	Lácteos
Té y café	Dulces y postres	Grasa animal
Aceites vegetales		

TABLA 43-2
Índice de la alimentación basada en plantas (PDI) y cambio en el riesgo de enfermedades crónicas; saludable (hPDI) y no saludable (uPDI)

Enfermedad	PDI	hPDI	uPDI
Enfermedad coronaria	8↓	25↓	32↑
Diabetes de tipo 2	20↓	34↓	16↑
Riesgo total de cáncer	15↓	NA	NA
Insuficiencia renal	6↓	14↓	11↑

hPDI, Índice saludable basado en plantas; PDI, índice basado en plantas; uPDI, índice no saludable basado en plantas.

suelen sustituir. Mientras tanto, teniendo en cuenta los efectos adversos para la salud y el medio ambiente que se conocen de las carnes procesadas y criadas en fábricas, se puede aconsejar con confianza a las personas interesadas en las dietas basadas en plantas que aumenten su consumo de alimentos vegetales mínimamente procesados.

Uso terapéutico de las dietas veganas, vegetarianas y basadas en plantas

Las dietas basadas en plantas son cada vez más populares, tanto en la cultura como en la clínica, para la prevención y el tratamiento de enfermedades crónicas. Los datos de observación sugieren que las dietas basadas en plantas se asocian a un menor riesgo de algunas enfermedades crónicas y de mortalidad por todas las causas, si bien estos resultados pueden verse confundidos por otros comportamientos que promueven la salud y que son frecuentes en las personas que eligen dietas basadas en plantas. Tal y como se definen y describen aquí, las dietas basadas en plantas no solo reducen al mínimo los alimentos de origen animal, sino que también fomentan un mayor consumo de verduras y frutas. La inevitable inclusión y evitación de grupos de alimentos hace que la tarea de determinar la causa concreta de un efecto clínico observado sea extremadamente compleja. A pesar de la complejidad, los estudios de las dietas basadas en plantas sugieren beneficios sobre el riesgo cardiovascular (65-68), la inflamación (69), el cáncer (70-73), la diabetes (74-79) y medidas antropométricas como el IMC y el perímetro de la cintura (80,81), que son especialmente relevantes en la era de la obesidad epidémica. Una alimentación equilibrada con predominio de vegetales es ciertamente superior al patrón alimentario predominante en occidente, y cada vez hay más pruebas que sugieren que puede ser nutricionalmente óptima. El veganismo, que depende de los alimentos procesados, debe hacer que los médicos sean conscientes del riesgo de insuficiencias de micronutrimentos, especialmente de zinc, hierro, calcio y vitaminas B_{12} y D.

Todos los pacientes vegetarianos/veganos deben ser entrevistados para averiguar sus motivaciones, y si la alimentación se basa en una distribución equilibrada de alimentos de origen vegetal o en un predominio de alimentos procesados. En este último caso, el paciente está sujeto a los excesos de la alimentación occidental y también a las insuficiencias de nutrimentos, y debe ser aconsejado al respecto.

Por ambas razones, si el paciente no está bien informado sobre el contenido de proteínas y nutrimentos de los alimentos de origen vegetal, está justificado remitirlo a fuentes de información impresas y de internet (*v.* apéndice J) y a un profesional de la nutrición para que le asesore en detalle.

Las dietas basadas en plantas que se adoptan en la adolescencia deben llevar a preguntarse por las motivaciones subyacentes y a evaluar la posibilidad de un trastorno alimentario. Los adolescentes parecen tener un riesgo especial de llevar a cabo prácticas vegetarianas desequilibradas, y deberían recibir asesoramiento alimentario; es apropiado derivarlos de forma sistemática a un profesional con experiencia en nutrición para adolescentes.

Tanto si están dispuestos a renunciar por completo a los alimentos de origen animal como si no, hay que animar a la mayoría de los pacientes a que se decanten por un patrón alimentario basado en los vegetales. Datos recientes indican que la ingesta media de frutas y verduras en Estados Unidos está muy por debajo de las concentraciones recomendadas, ya que aproximadamente el 32.5 % de la población consume fruta dos o más veces al día, y solo el 26.3 % consume verduras tres o más veces al día (82). Debe fomentarse enérgicamente el aumento del consumo de frutas y verduras.

Dietas basadas en plantas y medio ambiente

Las actuales prácticas alimentarias y agrícolas mundiales son uno de los principales motores del cambio climático, la contaminación del agua, la degradación de la tierra, la pérdida de vida silvestre y biodiversidad, la resistencia a los antibióticos, las enfermedades zoonóticas, la deforestación y la destrucción de los océanos. La agricultura animal produce más emisiones de gases de efecto invernadero que todas las formas de transporte juntas. Un análisis exhaustivo del sistema agrícola mundial concluyó que un cambio a gran escala hacia dietas basadas en plantas tendría un mayor impacto en la salud planetaria que cualquier otro factor de cambio climático. La producción de carne y productos lácteos utiliza el 83 % de las tierras de cultivo y produce el 60 % de las emisiones de gases de efecto invernadero de la agricultura, pero solo proporciona el 18 % de las calorías y el 37 % de las proteínas en todo el mundo.

Teniendo en cuenta estas estadísticas, y pensando en las generaciones futuras, se recomienda encarecidamente a los pacientes y a los médicos que reduzcan el consumo de carne y aves de corral, sustituyendo las calorías y los nutrimentos perdidos por los procedentes de alimentos de origen vegetal (83-86). Un cambio global hacia patrones alimentarios de predominio vegetal se ha convertido en un imperativo para la salud de los seres humanos y del planeta en el que vivimos (87).

REFERENCIAS BIBLIOGRÁFICAS

1. Hemler EC, Hu FB. Plant-based diets for personal, population, and planetary health. *Adv Nutr.* 2019 Nov 1;10(Suppl_4):S275–S283.

2. Katz DL, Doughty KN, Geagan K, Jenkins DA, Gardner CD. Perspective: the public health case for modernizing the definition of protein quality. *Adv Nutr.* 2019 Sep 1;10(5): 755–764.

3. Miousse IR, Tobacyk J, Quick CM, Jamshidi-Parsian A, Skinner CM, Kore R, et al. Modulation of dietary methionine intake elicits potent, yet distinct, anticancer effects on primary versus metastatic tumors. *Carcinogenesis.* 2018 Sep 21;39(9):1117–1126.

4. Flores-Guerrero J, Osté M, Kieneker L, Gruppen E, Wolak-Dinsmore J, Otvos J, et al. Plasma branched-chain amino acids and risk of incident type 2 diabetes: results from the PREVEND Prospective Cohort Study. *J Clin Med.* 2018 Dec 4;7(12):513.

5. Young VR. Soy protein in relation to human protein and amino acid nutrition. *J Am Diet Assoc.* 1991 Jul;91(7):828–835.

6. Song M, Fung TT, Hu FB, Willett WC, Longo VD, Chan AT, et al. Association of animal and plant protein intake with all-cause and cause-specific mortality. *JAMA Intern Med.* 2016 Oct 1;176(10):1453–1463.

7. Budhathoki S, Sawada N, Iwasaki M, Yamaji T, Goto A, Kotemori A, et al. Association of animal and plant protein intake with all-cause and cause-specific mortality in a Japanese cohort. *JAMA Intern Med.* 2019 Nov 1;179(11):1509–1518.

8. Mezzomo N, Ferreira SRS. Carotenoids functionality, sources, and processing by supercritical technology: a review. *J Chem.* 2016;(7):1–16

9. Watanabe F, Bito T. Vitamin B$_{12}$ sources and microbial interaction. *Exp Biol Med.* 2018 Jan;243(2):148–158.

10. Tucker KL, Buranapin S. Nutrition and aging in developing countries. *J Nutr.* 2001 Sep;131(9):2417S–2423S.

11. Pehrsson PR, Patterson KY, Spungen JH, Wirtz MS, Andrews KW, Dwyer JT, et al. Iodine in food- and dietary supplement–composition databases. *Am J Clin Nutr.* 2016 Sep;104 (Suppl 3):868S–76S.

12. Weaver CM, Proulx WR, Heaney R. Choices for achieving adequate dietary calcium with a vegetarian diet. *Am J Clin Nutr.* 1999 Sep;70(3 Suppl):543S–548S.

13. Mangels AR. Bone nutrients for vegetarians. *Am J Clin Nutr.* 2014 Jul;100 Suppl 1:469S–75S.

14. Hsu E. Plant-based diets and bone health: sorting through the evidence. *Curr Opin Endocrinol Diabetes Obes.* 2020 Aug;27(4):248–252.

15. Willett WC, Ludwig DS. Milk and health. *N Eng J Med.* 2020 Feb 13;382(7):644–654.

16. Haider LM, Schwingshackl L, Hoffmann G, Ekmekcioglu C. The effect of vegetarian diets on iron status in adults: a systematic review and meta-analysis. *Crit Rev Food Sci Nutr.* 2018 May 24;58(8):1359–1374.

17. Hurrell R, Egli I. Iron bioavailability and dietary reference values. *Am J Clin Nutr.* 2010 May;91(5):1461S–1467S.

18. Lönnerdal B. Dietary factors influencing zinc absorption. *J Nutr.* 2000 May;130(5S Suppl):1378S–183S.

19. Welch AA, Shakya-Shrestha S, Lentjes MAH, Wareham NJ, Khaw KT. Dietary intake and status of n-3 polyunsaturated fatty acids in a population of fish-eating and non-fish-eating meat-eaters, vegetarians, and vegans and the precursor-product ratio of α-linolenic acid to long-chain n-3 polyunsaturated fatty acids: results. *Am J Clin Nutr.* 2010 Nov;92(5):1040–1051.

20. Miles FL, Lloren JIC, Haddad E, Jaceldo-Siegl K, Knutsen S, Sabate J, et al. Plasma, urine, and adipose tissue biomarkers of dietary intake differ between vegetarian and non-vegetarian diet groups in the Adventist Health Study-2. *J Nutr.* 2019 Apr 1;149(4):667–675.

21. Saunders A V., Davis BC, Garg ML. Omega-3 polyunsaturated fatty acids and vegetarian diets. *Med J Aust.* 2013 Aug 19;199(S4):S22–S26.

22. Orlich MJ, Chiu THT, Dhillon PK, Key TJ, Fraser GE, Shridhar K, et al. Vegetarian epidemiology: review and discussion of findings from geographically diverse cohorts. *Adv Nutr.* 2019 Nov 1;10(Suppl_4):S284–S295.

23. Key TJ, Appleby PN, Spencer EA, Travis RC, Roddam AW, Allen NE. Mortality in British vegetarians: results from the European prospective investigation into cancer and nutrition (EPIC-Oxford). *Am J Clin Nutr.* 2009 May;89(5):1613S–1619S.

24. Fraser GE, Cosgrove CM, Mashchak AD, Orlich MJ, Altekruse SF. Lower rates of cancer and all-cause mortality in an Adventist cohort compared with a US Census population. *Cancer.* 2020 Mar 1;126(5):1102–1111.

25. Yokoyama Y, Levin SM, Barnard ND. Association between plant-based diets and plasma lipids: a systematic review and meta-analysis. *Nutr Rev.* 2017 Sep 1;75(9):683–698.

26. Tharrey M, Mariotti F, Mashchak A, Barbillon P, Delattre M, Fraser GE. Patterns of plant and animal protein intake are strongly associated with cardiovascular mortality: the Adventist Health Study-2 cohort. *Int J Epidemiol.* 2018 Oct 1;47(5):1603–1612.

27. Huang J, Liao LM, Weinstein SJ, Sinha R, Graubard BI, Albanes D. Association between plant and animal protein intake and overall and cause-specific mortality. *JAMA Intern Med.* 2020 Sep 1;180(9):1173–1184.

28. Wolk A. Potential health hazards of eating red meat. *J Intern Med.* 2017 Feb;281(2):106–122.

29. Satija A, Hu FB. Plant-based diets and cardiovascular health. *Trends Cardiovasc Med.* 2018 Oct;28(7):437–441.

30. Hu D, Huang J, Wang Y, Zhang D, Qu Y. Fruits and vegetables consumption and risk of stroke: a meta-analysis of prospective cohort studies. *Stroke.* 2014 Jun;45(6):1613–1619.

31. Tong TYN, Appleby PN, Bradbury KE, Perez-Cornago A, Travis RC, Clarke R, et al. Risks of ischaemic heart disease and stroke in meat eaters, fish eaters, and vegetarians over 18 years of follow-up: results from the prospective EPIC-Oxford study. *BMJ.* 2019 Sep 4;366:4897.

32. Chiu THT, Chang H-R, Wang L-Y, Chang C-C, Lin M-N, Lin C-L. Vegetarian diet and incidence of total, ischemic, and hemorrhagic stroke in 2 cohorts in Taiwan. *Neurology.* 2020 Mar 17;94(11):e1112–e1121.

33. Glenn AJ, Viguiliouk E, Seider M, Boucher BA, Khan TA, Blanco Mejia S, et al. Relation of vegetarian dietary patterns with major cardiovascular outcomes: a systematic review and meta-analysis of prospective cohort studies. *Front Nutr.* 2019 Jun 13;6:80.

34. Chiu THT, Huang HY, Chiu YF, Pan WH, Kao HY, Chiu JPC, et al. Taiwanese vegetarians and omnivores: dietary composition, prevalence of diabetes and IFG. *PLoS One.* 2014 Feb 11;9(2):e88547.

35. Singh RK, Chang HW, Yan D, Lee KM, Ucmak D, Wong K, et al. Influence of diet on the gut microbiome and implications for human health. *J Transl Med.* 2017 Apr 8;15(1):73.

36. Dinu M, Abbate R, Gensini GF, Casini A, Sofi F. Vegetarian, vegan diets and multiple health outcomes: a systematic review with meta-analysis of observational studies. *Crit Rev Food Sci Nutr.* 2017 Nov 22;57(17):3640–3649.

37. Domingo JL, Nadal M. Carcinogenicity of consumption of red and processed meat: what about environmental contaminants? *Environ Res.* 2016 Feb;145:109–115.

38. Levine ME, Suarez JA, Brandhorst S, Balasubramanian P, Cheng CW, Madia F, et al. Low protein intake is associated

with a major reduction in IGF-1, cancer, and overall mortality in the 65 and younger but not older population. *Cell Metab.* 2014 Mar 4;19(3):407–417.

39. Aune D, Navarro Rosenblatt DA, Chan DSM, Vieira AR, Vieira R, Greenwood DC, et al. Dairy products, calcium, and prostate cancer risk: a systematic review and meta-analysis of cohort studies. *Am J Clin Nutr.* 2015 Jan;101(1):87–117.

40. Aune D, Giovannucci E, Boffetta P, Fadnes LT, Keum N, Norat T, et al. Fruit and vegetable intake and the risk of cardiovascular disease, total cancer and all-cause mortality: a systematic review and dose-response meta-analysis of prospective studies. *Int J Epidemiol [Internet].* 2017 Jun 1;46(3):1029–1056. https://academic.oup.com/ije/article/46/3/1029/3039477

41. Aune D, Chan DSM, Lau R, Vieira R, Greenwood DC, Kampman E, et al. Dietary fibre, whole grains, and risk of colorectal cancer: systematic review and dose-response meta-analysis of prospective studies. *BMJ* (Online). 2011 Nov 10;343:d6617.

42. Li J, Mao Q qi. Legume intake and risk of prostate cancer: a meta-analysis of prospective cohort studies. *Oncotarget.* 2017 Jul 4;8(27):44776–44784.

43. Aune D, Keum NN, Giovannucci E, Fadnes LT, Boffetta P, Greenwood DC, et al. Nut consumption and risk of cardiovascular disease, total cancer, all-cause and cause-specific mortality: a systematic review and dose-response meta-analysis of prospective studies. *BMC Med.* 2016 Dec 5;14(1):207.

44. Wei Y, Lv J, Guo Y, Bian Z, Gao M, Du H, et al. Soy intake and breast cancer risk: a prospective study of 300,000 Chinese women and a dose–response meta-analysis. *Eur J Epidemiol.* 2019 Jun;35(6):567–578.

45. Appleby P, Roddam A, Allen N, Key T. Comparative fracture risk in vegetarians and nonvegetarians in EPIC-Oxford. *Eur J Clin Nutr.* 2007 Dec;61(12):1400–1406.

46. Tong TYN, Appleby PN, Armstrong MEG, Femson GK, Knuppel A, Papier K, et al. Vegetarian diets and risks of total and site-specific fractures: results from the prospective EPIC-Oxford study. *BMC Med.* 2020;18(353).

47. Thorpe DL, Knutsen SF, Lawrence Beeson W, Rajaram S, Fraser GE. Effects of meat consumption and vegetarian diet on risk of wrist fracture over 25 years in a cohort of peri- and postmenopausal women. *Public Health Nutr.* 2008 Jun;11(6):564–572.

48. Lousuebsakul-Matthews V, Thorpe DL, Knutsen R, Beeson WL, Fraser GE, Knutsen SF. Legumes and meat analogues consumption are associated with hip fracture risk independently of meat intake among Caucasian men and women: the Adventist Health Study-2. *Public Health Nutr.* 2013 Oct;17(10):2333–2343.

49. Ho-Pham LT, Nguyen PLT, Le TTT, Doan TAT, Tran NT, Le TA, et al. Veganism, bone mineral density, and body composition: a study in Buddhist nuns. *Osteoporos Int.* 2009 Dec;20(12):2087–2093.

50. Iguacel I, Miguel-Berges ML, Gómez-Bruton A, Moreno LA, Julián C. Veganism, vegetarianism, bone mineral density, and fracture risk: a systematic review and meta-analysis. *Nutr Rev.* 2019 Jan 1;77(1):1–18.

51. Melina V, Craig W, Levin S. Position of the academy of nutrition and dietetics: vegetarian diets. *J Acad Nutr Diet.* 2016 Dec;116(12):1970–1980.

52. Sebastiani G, Barbero AH, Borrás-Novel C, Casanova MA, Aldecoa-Bilbao V, Andreu-Fernández V, et al. The effects of vegetarian and vegan diet during pregnancy on the health of mothers and offspring. *Nutrients.* 2019 Mar 6;11(3):557.

53. Weder S, Hoffmann M, Becker K, Alexy U, Keller M. Energy, macronutrient intake, and anthropometrics of vegetarian, vegan, and omnivorous children (1–3 years) in Germany (VeChi diet study). *Nutrients.* 2019 Apr 12;11(4):832.

54. Segovia-Siapco G, Burkholder-Cooley N, Haddad Tabrizi S, Sabaté J. Beyond meat: a comparison of the dietary intakes of vegetarian and non-vegetarian adolescents. *Front Nutr.* 2019 Jun 13;6:86.

55. Vandenplas Y, Castrellon PG, Rivas R, Gutiérrez CJ, Garcia LD, Jimenez JE, et al. Safety of soya-based infant formulas in children. *Br J Nutr.* 2014 Apr 28;111(8):1340–1360.

56. Association BD. Paediatric group position statement on the use of soya protein for infants. *J Fam Health Care.* 2003;13(4):93.

57. Martínez-González MA, Sánchez-Tainta A, Corella D, Salas-Salvadó J, Ros E, Arós F, et al. A provegetarian food pattern and reduction in total mortality in the Prevención con Dieta Mediterránea (PREDIMED) study. *Am J Clin Nutr.* 2014 Jul;100 Suppl 1:320S–328S.

58. Satija A, Bhupathiraju SN, Spiegelman D, Chiuve SE, Manson JAE, Willett W, et al. Healthful and unhealthful plant-based diets and the risk of coronary heart disease in U.S. adults. *J Am Coll Cardiol.* 2017 Jul 25;70(4):411–422.

59. Kane-Diallo A, Srour B, Sellem L, Deschasaux M, Latino-Martel P, Hercberg S, et al. Association between a pro plant-based dietary score and cancer risk in the prospective NutriNet-santé cohort. *Int J Cancer.* 2018 Nov 1;143(9):2168–2176.

60. Satija A, Bhupathiraju SN, Rimm EB, Spiegelman D, Chiuve SE, Borgi L, et al. Plant-based dietary patterns and incidence of type 2 diabetes in US men and women: results from three prospective cohort studies. *PLoS Med.* 2016 Jun 14;13(6):e1002039.

61. Kim H, Caulfield LE, Garcia-Larsen V, Steffen LM, Grams ME, Coresh J, et al. Plant-based diets and incident CKD and kidney function. *Clin J Am Soc Nephrol.* 2019 May 7;14(5):682–691.

62. Baden MY, Shan Z, Wang F, Li Y, Manson JE, Rimm EB, et al. Quality of plant-based diet and risk of total, ischemic, and hemorrhagic stroke. *Neurology.* 2021;96(15).

63. Satija A, Malik V, Rimm EB, Sacks F, Willett W, Hu FB. Changes in intake of plant-based diets and weight change: results from 3 prospective cohort studies. *Am J Clin Nutr.* 2019 Sep 1;110(3):574–582.

64. Crimarco A, Springfield S, Petlura C, Streaty T, Cunanan K, Lee J, et al. A randomized crossover trial on the effect of plant-based compared with animal-based meat on trimethylamine-N-oxide and cardiovascular disease risk factors in generally healthy adults: study with appetizing plantfood—meat eating alternative trial (SWAP-ME). *Am J Clin Nutr.* 2020 Nov 11;112(5):1188–1199.

65. Ornish D, Scherwitz LW, Billings JH, Lance Gould K, Merritt TA, Sparler S, et al. Intensive lifestyle changes for reversal of coronary heart disease. *J Am Med Assoc.* 1998 Dec 16;280(23):2001–2007.

66. Ornish D, Brown SE, Billings JH, Scherwitz LW, Armstrong WT, Ports TA, et al. Can lifestyle changes reverse coronary heart disease? The lifestyle heart trial. *Lancet.* 1990 Jul 21;336(8708):129–133.

67. Gupta SK, Sawhney RC, Rai L, Chavan VD, Dani S, Arora RC. Regression of coronary atherosclerosis through healthy lifestyle in coronary artery disease patients - Mount Abu Open Heart Trial. *Indian Heart J.* 2011;63:461–469.

68. Esselstyn CB, Gendy G, Doyle J, Golubic M, Roizen MF. A way to reverse CAD? *J Fam Pract.* 2014 Jul;63(7):356–364b.

69. Shah B, Newman JD, Woolf K, Ganguzza L, Guo Y, Allen N, et al. Anti-inflammatory effects of a vegan diet versus the American heart association–recommended diet in coronary artery disease trial. *J Am Heart Assoc.* 2018 Dec 4;7(23):e011367.

70. Ornish D, Weidner G, Fair WR, Marlin R, Pettengill EB, Raisin CJ, et al. Intensive lifestyle changes may affect the progression of prostate cancer. *J Urol.* 2005 Sep;174(3):1065–1069; discussion 1069–1070.

71. Frattaroli J, Weidner G, Dnistrian AM, Kemp C, Daubenmier JJ, Marlin RO, et al. Clinical events in prostate cancer life-

style trial: results from two years of follow-up. *Urology*. 2008 Dec;72(6):1319–1323.

72. Ornish D, Lin J, Daubenmier J, Weidner G, Epel E, Kemp C, et al. Increased telomerase activity and comprehensive lifestyle changes: a pilot study. *Lancet Oncol*. 2008 Nov;9(11): 1048–1057.

73. Ornish D, Magbanua MJM, Weidner G, Weinberg V, Kemp C, Green C, et al. Changes in prostate gene expression in men undergoing an intensive nutrition and lifestyle intervention. *Proc Natl Acad Sci*. 2008 Jun 17;105(24): 8369–8374.

74. Barnard ND, Cohen J, Jenkins DJA, Turner-McGrievy G, Gloede L, Green A, et al. A low-fat vegan diet and a conventional diabetes diet in the treatment of type 2 diabetes: a randomized, controlled, 74-wk clinical trial. *Am J Clin Nutr*. 2009 May;89(5):1588S–1596S.

75. Kahleova H, Matoulek M, Malinska H, Oliyarnik O, Kazdova L, Neskudla T, et al. Vegetarian diet improves insulin resistance and oxidative stress markers more than conventional diet in subjects with Type 2 diabetes. *Diabet Med*. 2011 May;28(5):549–559.

76. Toumpanakis A, Turnbull T, Alba-Barba I. Effectiveness of plant-based diets in promoting well-being in the management of type 2 diabetes: a systematic review. *BMJ Open Diabetes Res Care*. 2018 Oct 30;6(1):e000534.

77. Kelly J, Karlsen M, Steinke G. Type 2 diabetes remission and lifestyle medicine: a position statement from the American College of lifestyle medicine. *Am J Lifestyle Med*. 2020 Jun 8;14(4):406–419.

78. Klementova M, Thieme L, Haluzik M, Pavlovicova R, Hill M, Pelikanova T, et al. A plant-based meal increases gastrointestinal hormones and satiety more than an energy-and macronutrient-matched processed-meat meal in t2d, obese, and healthy men: a three-group randomized crossover study. *Nutrients*. 2019;11(1).

79. Garber AJ, Handelsman Y, Grunberger G, Einhorn D, Abrahamson MJ, Barzilay JI, et al. Consensus statement by the American Association of clinical endocrinologists and American College of endocrinology on the comprehensive type 2 diabetes management algorithm - 2020 executive summary. *Endocrine Pract*. 2020 Jan;26(1):107–139.

80. Wright N, Wilson L, Smith M, Duncan B, McHugh P. The BROAD study: a randomised controlled trial using a whole food plant-based diet in the community for obesity,

ischaemic heart disease or diabetes. *Nutr Diabetes*. 2017 Mar 20;7(3):e256.

81. Barnard ND, Scialli AR, Turner-McGrievy G, Lanou AJ, Glass J. The effects of a low-fat, plant-based dietary intervention on body weight, metabolism, and insulin sensitivity. *Am J Med*. 2005 Sep;118(9):991–997.

82. Katherine Hoy M, Clemens JC, Martin CL, Moshfegh AJ. Fruit and vegetable consumption of US adults by level of variety, what we eat in America, NHANES 2013–2016. *Curr Dev Nutr*. 2020;4(3).

83. Poore J, Nemecek T. Reducing food's environmental impacts through producers and consumers. *Science* 2018 Jun 1;360(6392):987–992.

84. Springmann M, Wiebe K, Mason-D'Croz D, Sulser TB, Rayner M, Scarborough P. Health and nutritional aspects of sustainable diet strategies and their association with environmental impacts: a global modelling analysis with country-level detail. *Lancet Planet Heal*. 2018 Oct;2(10):e451–e461.

85. Morse SS, Mazet JAK, Woolhouse M, Parrish CR, Carroll D, Karesh WB, et al. Prediction and prevention of the next pandemic zoonosis. *Lancet*. 2012 Dec 1;380(9857):1956–1965.

86. Courtenay M, Castro-Sanchez E, Fitzpatrick M, Gallagher R, Lim R, Morris G. Tackling antimicrobial resistance 2019–2024 – The UK's five-year national action plan. *J Hospital Infect*. 2019 Apr;101(4):426–427.

87. Willett W, Rockström J, Loken B, Springmann M, Lang T, Vermeulen S, et al. Food in the Anthropocene: the EAT–Lancet Commission on healthy diets from sustainable food systems. *Lancet*. 2019;6736:3–49.

![] LECTURAS RECOMENDADAS

Hemler EC, Hu FB. Plant-based diets for personal, population, and planetary health. *Adv Nutr*. 2019.

Mariotti F, *Vegetarian and plant-based diets in health and disease prevention*, 1st ed. 2017.

Myers S, Frumkin H. *Planetary health: protecting nature to protect ourselves*. 2020.

Orlich MJ, Chiu THT, Dhillon PK, Key TJ, Fraser GE, Shridhar K, et al. Vegetarian epidemiology: review and discussion of findings from geographically diverse cohorts. *Adv Nutr*. 2019.

Satija A, Hu FB. Plant-based diets and cardiovascular health. *Trends Cardiovasc Med*. 2018.

Alimentación y promoción de la salud: establecimiento de una nutrición prudente

Cultura, biología evolutiva y determinantes de las preferencias alimentarias

Saumya Kumar

Si la presencia de ciertas toxinas en el aire llevara a los investigadores a concluir que la salud humana se vería favorecida si todos respiráramos bajo el agua, los médicos seguramente dudarían antes de ofrecer ese consejo a nuestros pacientes. La verdad es que no podemos respirar bajo el agua, y eso nos preocuparía, y debería preocuparnos, más que los supuestos beneficios de hacerlo. Incluso el desarrollo científico que permitiera distinguir (en virtud de la profundidad, la temperatura y el contenido) una forma de agua óptima de la que no lo es, la inutilidad de tal búsqueda nos impresionaría más que el hallazgo de tal distinción. El hecho es que no podemos respirar en el agua (en tanto que otras especies sí pueden), simplemente porque el ser humano no ha sido diseñado para ello por las fuerzas de la evolución. Animar a los pacientes a respirar de una forma que no pueden no es diferente a animarles a comer de una forma que no pueden.

Entre las fuerzas ambientales que regulan la adaptación de las especies, la alimentación ha desempeñado un papel primordial (1-3). Aunque la participación de la alimentación en la evolución estaba clara para Darwin y parece evidente ahora, gran parte del asesoramiento alimentario y de las directrices nutricionales ignoran sus implicaciones.

Un enfoque de la nutrición humana basado en parte en la biología evolutiva tiene ciertas limitaciones: tenemos, en el mejor de los casos, un conocimiento imperfecto de lo que comían nuestros antepasados y de cómo lo hacían. Ellos tenían una vida relativamente corta, y se dispone de un conocimiento limitado de los problemas de salud relacionados con la nutrición que pueden haber sufrido nuestros antepasados. La alimentación favorecida por la selección natural para una vida de 40 años no es necesariamente óptima para una vida de casi el doble. Sin embargo, el conoci-

miento con respecto a la alimentación de nuestros antepasados es útil para explicar nuestras tendencias y preferencias alimentarias, aunque no logre identificar la alimentación óptima para la promoción de la salud.

La práctica convencional del asesoramiento nutricional se basa principalmente en la comprensión de lo que se debe aconsejar a los pacientes que coman. Esa información resulta esencial una vez que se sabe por qué las personas comen como lo hacen y cuando se comprenden los impedimentos que hay que superar para cambiar la conducta alimentaria. Sin embargo, su valor es mucho menor si no se responde a estas preguntas. El éxito limitado en la promoción de la salud y el alivio de las enfermedades a través del asesoramiento alimentario (4-7) no es motivo para renunciar a las responsabilidades en este ámbito, sino para reconsiderar cómo pueden cumplirse. Las adaptaciones de la propia especie humana son menos evidentes que las de las demás especies y, por tanto, se pasan por alto fácilmente. Considérese por un momento el caso de un oso polar en su hábitat natural.

Mejor aún, considérense 1 000 osos polares y un traslado de todos a Marruecos. Es obvio pensar en su evidente extinción, y considerar su causa y su remedio evidentes. Considérese ahora a 1 000 personas o, mejor aún, a varios cientos de millones, en su hábitat natural. No es fácil representar en la mente ninguna escena en particular, ya que el aparente dominio del ambiente ha hecho casi invisible su relación con este. Sin embargo, aunque el ingenio ha permitido superar en gran medida las limitaciones del clima, el hombre no ha tenido el mismo éxito en el caso de los límites de la alimentación humana natural (3). Gran parte de la carga de enfermedades crónicas y la mayoría de las muertes en el mundo industrializado están directa o indirectamente relacionadas con un estilo de vida y una alimentación contrarios a la fisiología humana (8-10). Para la mayoría de las especies, los límites de la tolerancia se muestran en las variaciones anatómicas: la longitud de las patas, la presencia de branquias, la forma del pico. El ser humano, al igual que cualquier otra especie, está bien adaptado a un entorno concreto, y mal adaptado a otros. Para compensar la discrepancia entre la salud humana y el entorno predominante, hay que entender esas incompatibilidades. Para modificar la conducta alimentaria humana, hay que saber por qué el hombre come como lo hace (11).

ERA PREVIA AL SER HUMANO

La historia previa al ser humano, y por consiguiente los orígenes de la conducta alimentaria humana, se puede remontar al menos a hace unos 4 a 6 millones de años (2). Mediante el examen de los dientes fosilizados y de las heces humanas fosilizadas (coprolitos), y el estudio de la microscopía electrónica de barrido de los patrones de desgaste de los dientes, los paleoantropólogos han obtenido una visión considerable de la nutrición prehumana.

Los primeros progenitores humanos identificables en la línea de los primates eran arborícolas, y de manera predominante, si no exclusivamente, herbívoros (2,3). A lo largo de cientos de miles de años, los primates prehumanos aumentaron de tamaño y descendieron de los árboles. A medida que crecía la bóveda craneal y aumentaba la capacidad mental, nuestros antepasados se agruparon para ayudarse mutuamente, y empezaron a caminar erguidos y a utilizar herramientas.

Hay quien ha teorizado que los primeros homínidos podrían haber añadido carne a su alimentación, sin tener la capacidad de cazar, a través de la carroña. Sin embargo, los primeros homínidos, como los australopitecos, habrían tenido que superar varios obstáculos a la hora de «carroñear», como el uso eficiente de la energía al caminar. El consumo regular de carne probablemente no se produjo hasta el desarrollo de armas de caza eficientes (12).

Las lanzas rudimentarias datan de hace 400 000 años, pero no habrían sido eficaces salvo que se utilizaran a corta distancia, lo que habría sido difícil y peligroso. Los estudios sobre los neandertales, que probablemente clavaban lanzas a los herbívoros a corta distancia, demuestran una gran incidencia de lesiones traumáticas en sus esqueletos, y patrones de fractura similares a los de los jinetes de rodeo actuales (13). Las herramientas y tácticas de caza avanzadas, como los lanzadores de lanzas, los microlitos (puntas de piedra para flechas y lanzas), el veneno (para las flechas), las armas de hierro y los métodos

de caza a caballo no aparecieron hasta los últimos 100 000 años.

Los australopitecos avanzados cedieron finalmente el paso al *Homo erectus*, el primer miembro del género *Homo*, que data de hace unos 2 millones de años; el género incluía las especies *habilis*, *erectus* y *sapiens*. El *Homo habilis* obtenía carne con más facilidad que sus predecesores, pero tenía un éxito limitado en la caza. La mayor capacidad craneal de *H. erectus* permitía la planificación y organización necesarias para emboscar a grandes presas. Nuestros antepasados se convirtieron en cazadores de éxito en la época de *H. erectus,* y siguieron perfeccionando sus habilidades a partir de entonces. Cocinar también puede haber sido un componente fundamental en la evolución de la nutrición humana en la época de *H. erectus*, ya que los alimentos cocinados son más fáciles de digerir y más eficientes desde el punto de vista energético, aunque, por supuesto, contribuyen a nuestra actual epidemia de obesidad al permitir consumir una mayor cantidad de calorías en menos tiempo (14,15). La caza y la cocción de los alimentos cobraron especial importancia durante el ascenso de la especie *sapiens*, en particular el *Homo sapiens neanderthalensis*. Los primeros miembros de *H. sapiens* se remontan a unos 300 000 años atrás: *H. sapiens neanderthalensis* hace aproximadamente 100 000 años, los humanos cromañón hace 50 000 años, y los *H. sapiens sapiens* actuales hace aproximadamente 30 000 años (16,17).

Sea cual sea el protagonismo exacto de la caza, incluso una dependencia parcial de esta significaba que, tan pronto los prehumanos empezaron a comer algo más que productos vegetales, el suministro de alimentos siempre era insuficiente. Una gran cacería podía proporcionar abundancia de alimentos durante un breve período, pero siempre le seguían períodos de posible hambruna. Incluso con las armas y estrategias más modernas, los investigadores de las sociedades de cazadores-recolectores del siglo XX observaron tasas de éxito de la caza relativamente bajas. En julio de 1964, los investigadores registraron que los Ju/'hoansi de Namibia capturaron siete animales de caza mayor en el transcurso de 78 días-hombre, lo que supone una probabilidad de éxito del 9 % por día-hombre de caza (18). La captura de animales de caza menor aumentó la tasa de éxito total al 23 % utilizando técnicas y herramientas modernas. En comparación, los Hadza de Tanzania tenían éxito una vez cada 30 días, lo que confiere una tasa de éxito del 3 % (19). Se han observado tasas de éxito similares en otras sociedades de cazadores-recolectores (20-22). En estos ejemplos, los animales de caza eran escasos, y la mayoría de los días los cazadores regresaban al campamento sin nada, lo que suponía una pérdida real de calorías para el día y un coste de oportunidad de la recolección, lo que haría insostenible la caza si no fuera por el gran rendimiento calórico asociado a cada cadáver de tamaño medio y por las contribuciones calóricas de los alimentos vegetales recolectados por sus homólogas femeninas.

La redundancia cíclica de la abundancia y la hambruna, o al menos la amenaza de esos ciclos, durante la evolución humana fue una de las características más destacadas del entorno nutricional al que se adaptaron nuestros antepasados, caracterizando más del 99 % de la era de los homínidos en la Tierra (23). En los cazadores-recolectores modernos se observa un patrón de alimentación que excede los requerimientos calóricos y que almacena grasa para soportar períodos de relativa privación, lo que probablemente también caracterizó al Paleolítico (24).

Debido a las duras exigencias de supervivencia de su mundo, incluida la desnutrición, nuestros antepasados vivían una vida truncada, según los estándares modernos; 19 de cada 20 neandertales (Paleolítico medio) habían muerto a los 40 años; 10 de ellos a los 20 años (2).

La creciente dependencia de la carne en la alimentación no expuso a nuestros antepasados al tipo de grasa alimentaria determinante de las enfermedades crónicas de los países desarrollados. Aunque en ocasiones los cazadores prehistóricos consumían una gran cantidad de carne (25), que representaba hasta el 30 % de las calorías (23), esta era muy diferente a la consumida hoy. Además, hay datos que muestran que tenían valores muy favorables de colesterol sérico, presión arterial y otros factores de riesgo cardiovascular, incluso con consumos de carne muy elevados (26). El 25-30 % del peso del ganado vacuno actual corresponde a grasa, mientras que el contenido promedio de grasa de los animales herbívoros africanos de vida libre, que se considera representativo de sus antepasados, es del 3.9 % (3). Además, la carne de los animales silvestres contiene más de cinco veces grasas poliinsaturadas por gramo que la carne actual, y contiene ácidos grasos ω-3, que están casi totalmente ausentes en la carne de vacuno doméstica (3).

ALIMENTACIÓN DEL CAZADOR-RECOLECTOR

El patrón alimentario de los primeros homínidos sugiere una división desigual entre los productos cárnicos y los recolectados. Los estudios de los registros fósiles y de los cazadores-recolectores actuales muestran que los primeros homínidos no obtenían más del 30 % al 40 % de las calorías totales de la caza, y el resto de la recolección. La cantidad de calorías obtenidas de la caza se convirtió en algo fiable y sustancial solo al final de la evolución humana, como se ha mencionado anteriormente. Este suministro fiable de alimentos fue uno de los pocos aspectos en los que los cazadores-recolectores empezaron a mostrar diferencias con sus homólogos chimpancés. Otra razón fue el descubrimiento de alimentos complejos recolectados, como la miel o los frutos de cáscara dura. El consumo de estos alimentos requería habilidad y coordinación, algo que los cazadores-recolectores eran capaces de hacer (27,28). La introducción de alimentos recolectados complejos que necesitaban un esfuerzo para ser procesados comenzó a resaltar los roles sexuales del trabajo en estas comunidades, ya que era necesario dedicar más tiempo y mano de obra. La teoría estereotipada era que el hombre era el cazador y la mujer la recolectora. Sin embargo, los estudios han demostrado que los roles de género son más complejos de lo que se suele atribuir. Las responsabilidades reproductivas que tienen las mujeres, como la maternidad y el cuidado de los hijos, son un factor importante, más que la percepción de que las mujeres tienen menos fuerza que los hombres (29). Además, se ha demostrado que, a medida que cambiaban los climas y los hábitats, junto con las fuentes de alimentos, los hombres y las mujeres mostraban flexibilidad a la hora de compartir responsabilidades como la caza menor, la búsqueda de alimentos y la pesca (30,31). Los datos señalan que las mujeres también introdujeron herramientas tempranas, como palos de madera para cavar y dispositivos de transporte (12). Además, hay quien ha teorizado que las abuelas pueden haber desempeñado también un papel importante en la crianza de los niños, aportando valiosas calorías a los niños en crecimiento mediante la recolección de órganos de almacenamiento subterráneos, como tubérculos y otras hortalizas de raíz (32). El registro etnográfico muestra que un aspecto fundamental de la evolución alimentaria fue la complementariedad de la producción de alimentos entre ambos sexos, un equilibrio entre las proteínas derivadas del hombre y los hidratos de carbono derivados de la mujer (27).

DIFERENCIAS DE MACRONUTRIMENTOS: CAZADORES-RECOLECTORES DE ENTONCES FRENTE A HUMANOS ACTUALES

Este reparto de tareas entre los miembros de la familia puede ser una de las posibles razones que expliquen los temas más controvertidos de la paleoantropología, que es el grado en que nuestros antepasados eran cazadores o recolectores. Algunos expertos defienden un mayor papel de la caza y, por tanto, un mayor protagonismo de la carne en nuestra alimentación natural (25). A medida que los cazadores-recolectores fueron adquiriendo su papel dividido y comprendieron mejor su disponibilidad de alimentos, esto empezó a reflejarse en el desglose de su alimentación. Aunque se observan cambios en el desglose de macronutrimentos entre una alimentación de cazadores-recolectores y la de los humanos de hoy en día, es probable que los patrones alimentarios variaran a lo largo del tiempo y la ubicación. Es probable que no exista una alimentación «paleolítica» única. Un ejemplo es el de los cazadores-recolectores aborígenes de Australia, cuya alimentación consistía en un 50 % de proteínas, un 40 % de grasas y un 10 % de hidratos de carbono (33).

Los ancestros humanos consumían mucha más fibra que el hombre actual (hasta 100 g/día), más calcio, la sexta parte de la ingesta actual de sodio en Estados Unidos y abundantes vitaminas procedentes de la variedad de alimentos vegetales consumidos (23). Hay que destacar que los alimentos vegetales cultivados hoy día son, probablemente, algo menos densos en nutrimentos que las plantas silvestres de la Edad de Piedra (24), lo que contribuye a las discrepancias entre los patrones alimentarios humanos actuales y ancestrales. De hecho, el ñame, la batata y el taro eran alimentos básicos de la alimentación ancestral, mientras que faltaban los cereales, los productos lácteos, las grasas refinadas y el azúcar, lo que sugiere que el consumo elevado de hidratos de carbono no es intrínsecamente malo. También era habitual el consumo de fruta, que es una fuente de fructosa más saludable que la fructosa de la sacarosa y el jarabe de maíz con alto contenido en fructosa, como es habitual hoy en día (34). Los forrajeadores amazónicos kawymeno, en comparación con sus vecinos agrarios kichwa, tenían una alimentación más rica en fitoquímicos. Las pruebas revelaron que los patrones alimentarios integrales locales y orgánicos disminuían la incidencia de los problemas de visión de los jóvenes y aumentaban la salud ocular, lo que apunta a una mayor importancia de los micronutrimentos en la salud general (35).

Existe un acuerdo generalizado de que la composición nutricional de los alimentos de origen animal consumidos en la Edad de Piedra difería sustancialmente de la de los animales domésticos de alimentación que predominan en la actualidad. Del mismo modo, el consumo de alimentos procesados no existía en la época de los ancestros humanos. Los datos han demostrado que se ha producido un alejamiento de la caza silvestre, como el ciervo y el antílope. Esto ha cambiado la proporción de ω-6:ω-3 en la alimentación, de una proporción anterior de 3:1 a una actual de 12:1 (36). La carne de la caza silvestre contiene más de cinco veces más grasa poliinsaturada por gramo que la que se encuentra en la carne actual de animales de granja, y contiene ácidos grasos ω-3, que están casi completamente ausentes en la carne de vacuno doméstica (3). Del mismo modo, los cambios

en los alimentos vegetales a través del cultivo selectivo han favorecido cambios en las frutas y verduras de mayor tamaño y con menos contenido en fibra para satisfacer las preferencias de los consumidores.

Nuestros antepasados solían comer menos grasa que nosotros, aunque la cantidad variaba según la época y el lugar (23,25), y puede que incluso superaran la ingesta actual de colesterol por el consumo de carne, huevos, vísceras y médula ósea (2,3). La ingesta de grasas saturadas era baja, y la de grasas *trans* de origen natural era insignificante. Durante las últimas décadas, la sociedad occidental ha consumido progresivamente más grasas (sobre todo saturadas), menos almidón no refinado, más azúcar, y menos cereales y fibra (37), lo que la distancia aún más de la alimentación de nuestros antepasados. Resulta alentador el descenso medio del consumo de grasas *trans* producidas industrialmente en Estados Unidos tras las normas de 2003 de la *Food and Drug Administration* (FDA) de Estados Unidos, en las que se establecieron nuevos requisitos de etiquetado (38), aunque las personas con determinadas elecciones alimentarias pueden seguir consumiendo cantidades elevadas de grasas *trans*.

EL USO DEL FUEGO

La introducción del fuego durante la era del *Homo erectus* supuso un cambio masivo en el patrón de alimentación. Aunque las pruebas del fuego se remontan a hace un millón de años, los estudiosos debaten cuándo se generalizó su uso. En cualquier caso, se cree que el uso del fuego controlado puede haber contribuido a la evolución de los humanos al permitir a nuestros ancestros consumir más calorías. Por ejemplo, antes de ese momento, el consumo de carne cruda habría sido difícil, peligroso y energéticamente agotador. Cocinar con fuego aumentó la seguridad de los alimentos debido a la ausencia de patógenos, y amplió la variedad de carnes utilizadas para incluir la fauna y el marisco.

Otro impacto positivo fue permitir un aumento de la densidad calórica. Alimentos ricos en lípidos, como los cacahuetes, cuando se cocinan (como con el fuego) pueden ayudar a aumentar las ganancias netas de energía. Al comer cacahuetes crudos, se ha demostrado que las personas excretan una mayor fracción de los lípidos a pesar del alto contenido calórico del alimento (39).

Los incendios también cambiaron la descomposición de los macronutrimentos de las comidas, así como su contenido nutricional. Aportó variedad a la composición tanto de las verduras como de las carnes: se desnaturalizaron y descompusieron, lo que facilitó su digestión y supuso un aumento neto del valor energético (40,41). Aumentó la accesibilidad de ciertos alimentos; por ejemplo, con el fuego se hizo más fácil pelar o acceder a algunos tubérculos (42) y granos. Actualmente se opina que los humanos se han convertido en usuarios obligados del fuego (42).

BALANCE ENERGÉTICO: CALORÍAS CONSUMIDAS FRENTE A CALORÍAS GASTADAS

También hay que destacar el drástico descenso del gasto calórico desde el Paleolítico. Se estima que los cazadores-recolectores utilizaban una gran cantidad de energía en sus actividades cotidianas. Algunos han estimado que los hombres gastaban unas 903 kcal/día de media, y las mujeres cerca de 600 kcal/día (43). Los hombres que pertenecían a los cazadores-recolectores Ache de Paraguay recorrían hasta 10 km diarios en sus cacerías, una mezcla de caminar, escalar y esprintar. Las mujeres cazadoras-recolectoras pasaban horas diarias cavando, caminando y cargando artículos para la búsqueda de alimentos. Esto disminuyó con la introducción de la tecnología en la agricultura (44). Los estudios han demostrado que simular este estilo de vida puede conferir algunos de los beneficios en los humanos actuales. En concreto, la actividad física diaria al aire libre puede aumentar el gasto diario, pero también la síntesis de vitamina D, y mejorar la salud mental y la concentración (43).

En esta línea, datos de los Centers for Disease Control Behavior Risk Factor Surveillance han mostrado un aumento del comportamiento sedentario y una disminución de la actividad intensa. El efecto de los dispositivos de ahorro de energía en el gasto calórico se ha acelerado durante las últimas décadas. Datos procedentes de Gran Bretaña revelan un descenso del 65 % del gasto calórico relacionado con el trabajo desde la década de 1950 (45); la proliferación de dispositivos electrónicos ha perpetuado sin duda esta tendencia. En un análisis reciente de la actividad física en todo el mundo se muestra que el 31 % de los adultos de 15 años o más son físicamente inactivos, con un rango que va del 17 % en el sudeste asiático al 43 % en América y el Mediterráneo oriental (46).

Sin embargo, a pesar de la importancia de la actividad física para el mantenimiento de la salud física y mental, también se ha estudiado que en el grupo Hadza de África Oriental, que tiene un mayor nivel de actividad física que los occidentales, el gasto energético diario total era, de hecho, el mismo, lo que sugiere que el gasto energético puede ser más constante de lo que se pensaba a través de una serie de costumbres de vida y culturas. Además, señala que comer en exceso contribuye más a la obesidad que hacer poco ejercicio, sobre todo teniendo en cuenta que los tipos de calorías más disponibles hoy en día son menos saludables que los que consumían nuestros antepasados (47).

El punto de origen de la civilización humana es motivo de controversia, pero el peso de las pruebas sigue señalando a Mesopotamia (2,48). La agricultura se desarrolló hace aproximadamente 12 000 años en el delta de los ríos Tigris y Éufrates, en lo que actualmente es Irak. Los sumerios formalizaron la agricultura basada en la irrigación, lo que permitió establecer un suministro fiable de alimentos por primera vez en la historia.

El aporte predecible de alimentos dio origen a una densidad de población sin precedentes. Los ciclos repetidos de riego provocaron la precipitación de sal en el suelo, destruyendo su fertilidad. Por primera vez, las necesidades nutrimentales de una población humana superaron la capacidad de producción de la caza y la recolección. La gran población concentrada que la agricultura había sostenido se vio obligada a salir en busca de un sustento adecuado, lo que dio lugar a una diáspora humana que acabó colonizando el planeta e inició el comercio, la exploración y la conquista.

La notable consecuencia nutricional de la dispersión humana fue la variación alimentaria debida en gran medida a la diversidad del clima y del suelo. Cada nuevo desplazamiento provocó el fracaso de ciertos cultivos establecidos y el éxito del cultivo de nuevos productos básicos. Mientras que la cebada fue el principal cereal en Mesopotamia, el trigo floreció en Egipto, y allí se inventó el pan (2,49).

De forma natural, a medida que la humanidad se extendía hacia el oeste, también lo hacía hacia el este. La dependencia del mijo y del arroz en las alimentaciones de Asia oriental refleja el éxito temprano de esos cultivos en esa región (50). Cada interacción entre la población humana y el aporte alimentario dejó una huella indeleble en la cultura. La necesidad de regular la distribución del agua en las acequias a lo largo de las orillas del Nilo dio lugar a una regulación centralizada, que evolucionó hasta convertirse en el sistema de gobierno faraónico. Aparecieron leyendas en torno a las obras públicas de los primeros dirigentes chinos comprometidos con la producción de más tierras cultivables para mantener a una población creciente.

En la antigua Grecia, una cultura distinta hacia el año 1 200 a. C., se plantaron muchos olivos para sustituir a los árboles talados para construir casas y barcos, principalmente porque los olivos crecían bien sobre la tierra caliza superficial característica de la zona. La demanda de aceite para cocinar, junto con la creciente disponibilidad de aceitunas, hizo que se recurriera al olivo como fuente principal porque crecía bien. Los beneficios para la salud, ahora reconocidos, de los ácidos grasos monoinsaturados (MUFA, *monounsaturated fatty acids*) se introdujeron en la alimentación mediterránea por azares de la agricultura. En el siglo IV a. C., una clase privilegiada de Grecia disfrutaba de una alimentación relativamente rica; este grupo puede haberse beneficiado, sin saberlo, de la influencia de los MUFA (51).

En la antigua Roma, la necesidad de alimentar a una población creciente fomentó la conquista y la expansión territorial. El aumento de las diferencias de clase fomentó el gusto por lo exótico entre los estratos poderosos. Por primera vez, los excesos alimentarios se convirtieron en un problema de salud pública, aunque para un grupo selecto. Los orígenes del «procesado» de los alimentos se remontan a Roma, y pueden reflejar una preferencia por los alimentos muy condimentados como resultado de la intoxicación por plomo casi universal y la consiguiente afectación del sentido del gusto (52).

La Europa medieval, con su sistema feudal, estaba profundamente influenciada por el suministro de alimentos. El pan era el componente primordial de la alimentación, y la palabra *lord* deriva del inglés antiguo *hlaford*, que significa «guardián del pan». A lo largo del período medieval, la escasez de alimentos era frecuente a finales del invierno, y diversas plagas diezmaban los cultivos a intervalos regulares. La densa concentración de poblaciones europeas, la falta de proteínas animales en la alimentación de los siervos y la escasez generalizada de cosechas se reflejaron en la talla humana. Los seres humanos, tanto en el nuevo como en el viejo mundo, eran, en promedio, 15 cm más bajos que sus antepasados cazadores (53). La talla promedio volvió a alcanzar el nivel de los primeros humanos solo después de la Revolución Industrial. En América, el maíz prosperó y se convirtió en un alimento básico, y como ha relatado Michael Pollan en El dilema del omnívoro: una historia natural de cuatro alimentos, el maíz ha llegado a dominar el sistema alimentario estadounidense, con la creciente preocupación por la agricultura de «monocultivo» y los organismos modificados genéticamente (OMG). El tomate se descubrió inicialmente, como una «mala hierba», en los campos de maíz de la antigua América Central (54).

IMPACTO DE LA MIGRACIÓN

La diáspora humana ha servido en gran medida para ocultar el vínculo entre la humanidad y las adaptaciones alimentarias, sobre las que se pueden hacer algunas generalizaciones. Las importantes variaciones en los patrones alimentarios de todo el mundo en la era contemporánea han encubierto nuestros orígenes comunes y nuestras preferencias alimentarias, generalmente también comunes. Un ejemplo obvio es el del Lejano Oriente. El patrón alimentario tradicional asiático es bastante diferente del estadounidense o el europeo, y durante años se han invocado estas diferencias para explicar las grandes diferencias en la epidemiología de las enfermedades crónicas; los ejemplos más predominantes en los últimos tiempos son *The China Study* (El estudio de China) de T. Colin Campbell y Thomas M. Campbell II, y *The blue zones* (Las zonas azules) de Dan Buettner (55,56). Buettner sostiene que la vida más larga y saludable de los individuos de las «zonas azules» depende en gran medida de la cultura, el entorno y el estilo de vida. Estos factores incluyen una alimentación rica en leguminosas, ejercicio ligero regular, interacción social de apoyo, un sentido de propósito y pertenencia, y una gestión eficaz del estrés, todo lo cual, a su vez, apoya los patrones de alimentación saludable. Pero las diferencias entre estas poblaciones y otras de todo el mundo se están reduciendo en la era de la economía global; las franquicias de comida rápida que sirven hamburguesas y patatas fritas pueblan el planeta desde Baltimore hasta Berlín y Pekín (57-60). El actual predominio del patrón alimentario occidental o estadounidense como preferencia mundial revela el gusto compartido por el azúcar, la sal y las grasas, y es una consecuencia previsible de los orígenes humanos comunes (2,61). Estos gustos se ven exacerbados por la creciente tendencia a comer fuera de casa, a tomar tentempiés y a aumentar el tamaño de las raciones, aunque, por supuesto, sigue habiendo heterogeneidad en estos patrones, ya que, por ejemplo, el consumo de alimentos fuera de casa y los tentempiés son tan elevados en Filipinas como en Estados Unidos, pero son poco frecuentes en Rusia y China (62).

La migración ha tenido un mayor impacto en los patrones alimentarios y en la carga de enfermedades crónicas. Existe un concepto conocido como el «efecto del inmigrante sano», en el que los inmigrantes tienden a mostrar una menor carga de obesidad y enfermedades crónicas que la población nativa (63). Esto refleja el propósito original de la migración, que es un mecanismo de adaptación que sigue a la alimentación y a los recursos (64). Sin embargo, los estudios muestran que, con el tiempo, los niveles de obesidad de los inmigrantes pueden igualar o incluso superar a los de sus homólogos nacidos en Estados Unidos (65). Es importante diferenciar el efecto en un inmigrante una vez que se traslada a Estados Unidos y el efecto generacional que la aculturación a Estados Unidos tiene en la alimentación y las culturas de los inmigrantes.

Se ha demostrado que la mayor duración de la estancia (1-5 años) y la aculturación en Estados Unidos se asocian a un mayor índice de masa corporal (IMC) y a hipertensión entre los subgrupos de inmigrantes (66,67). No existe una razón única para la regresión de la salud con la aculturación, pero es probable que sea una respuesta a la combinación de alimentos densos en calorías disponibles en todas partes y una disminución de la actividad física. Además, los inmigrantes han disminuido el asesoramiento o el seguimiento con un médico en materia de nutrición, debido a las barreras lingüísticas, las diferencias culturales, o la falta de acceso o de conocimientos (67). En los inmigrantes asiáticos que se trasladaron a Canadá se observó una relación directa entre el tiempo de permanencia en el país y la elevación de la presión arterial. Su hipertensión se ha atribuido a los cambios en el estilo de vida, como los patrones de alimentación y las elecciones alimentarias (68).

Estos cambios negativos se ven mitigados por las influencias positivas. Un ejemplo de ello es el mantenimiento de tradiciones como el carácter colectivista chino de participar en el ejercicio en grupo, o una alimentación equilibrada con un contenido reducido de sodio o conservantes (69). También se ha observado un impacto intergeneracional entre los inmigrantes. Teniendo en cuenta el «efecto del inmigrante sano», la persistencia de las influencias de una madre inmigrante en favor de la salud pasa a las generaciones hasta llegar a sus hijos. Sin embargo, en las generaciones siguientes, la salud de los hijos de inmigrantes empieza a parecerse más a la de sus homólogos nativos, con un mayor IMC (70).

Los estadounidenses de origen asiático tienen un IMC mayor que los nacidos en el extranjero (71). Además, se descubrió que los adolescentes hispanos que vivían en casas de tres generaciones con sus familiares inmigrantes tenían un IMC más bajo que los que no lo hacían, lo que añade credibilidad a la premisa de que las tradiciones culturales alimentarias pueden tener un efecto saludable (72).

En 1962, Neel (16) postuló que los genes asociados a la diabetes *mellitus* de tipo 2 eran demasiado frecuentes en el conjunto de genes como para cumplir con los paradigmas convencionales de la enfermedad genética. Al emplear el gen de la drepanocitosis como analogía, Neel propuso que el «gen» de la diabetes proporcionaba una ventaja de supervivencia en el entorno nutricional predominante de la prehistoria humana. El individuo metabólicamente eficaz, capaz de procesar y almacenar energía de forma óptima en épocas de abundancia, era sin duda el más adecuado para soportar períodos de privación. Este genotipo que en condiciones de exceso alimentario se manifiesta en forma de obesidad y diabetes de tipo 2 pudo haber sido la salvación de antepasados humanos con inseguridad nutricional.

Desde entonces, este concepto ha sido adoptado más ampliamente por algunos autores, aunque sigue siendo controvertido (v. cap. 6). Como afirman Eaton y Konner (73) en un artículo sobre la nutrición paleolítica publicado en la revista New England Journal of Medicine en 1985, «las alimentaciones disponibles para los seres humanos preagrícolas iniciaron [determinaron]... la nutrición para la que los seres humanos están en esencia programados genéticamente». Los autores afirman que la divergencia de la humanidad con respecto al patrón alimentario al que se adaptó tiene importantes implicaciones para la salud, y un artículo posterior de los autores, 25 años después, confirma y apoya aún más esta afirmación (74).

La huella de la evolución queda patente en la idiosincrasia del comportamiento alimentario y la fisiología nutricional del ser humano moderno. Quizá el ejemplo más importante sea la tendencia casi universal a aumentar de peso con facilidad y a perderlo con bastante más dificultad. La propensión al aumento de peso puede estar mediada en parte por las elevadas preferencias sensoriales por alimentos densos en calorías (v. caps. 5 y 38). Esta preferencia, que, al igual que el gen de la diabetes propuesto por Neel, promueve la obesidad en condiciones de abundancia nutricional sostenida, pudo haber supuesto una ventaja de supervivencia durante milenios de subsistencia y privaciones recurrentes (16,75).

Estudios recientes han comenzado a dilucidar las bases genéticas de la obesidad (v. cap. 5). Pero los genes responsables de una afección que ahora afecta a casi dos tercios de la población adulta en Estados Unidos, y también a proporciones menores, pero crecientes, en todos los países desarrollados, no pueden etiquetarse simplemente como «defectuosos». Las mismas modificaciones metabólicas responsables de la obesidad epidémica fueron probablemente esenciales para la supervivencia de nuestros antepasados en un mundo de privaciones alimentarias. Jonathan Wells afirma que la adiposidad es un «complejo sistema de gestión de riesgos» para el almacenamiento de energía que responde a múltiples factores de estrés ecológico, como la amortiguación del hambre, la adaptación al frío, el crecimiento, la energía para la reproducción y la función inmunitaria, la amortiguación del encéfalo y la ayuda para la selección sexual (76). Esta susceptibilidad común al aumento de peso se ha puesto de manifiesto de forma espectacular en la experiencia de los indios Pima del suroeste de Estados Unidos. Adaptados a una alimentación de desierto, inusualmente baja en grasas y azúcares e inusualmente alta en fibra soluble derivada del mezquite, los pimas tenían, hasta la década de 1940, un perfil de salud típico de otros grupos indígenas. Después de la Segunda Guerra Mundial, el gobierno estadounidense amplió el apoyo a los nativos americanos y proporcionó a los pimas, entre otros elementos de la sociedad contemporánea, la típica alimentación estadounidense. El apoyo del gobierno también dio lugar a una disminución del gasto calórico necesario para la autoconservación, en gran parte debido a la llegada de las cañerías domésticas.

En las décadas siguientes, los pimas han desarrollado lo que durante algún tiempo fueron las tasas más altas de obesidad y diabetes de tipo 2 de cualquier población conocida. Aunque el estudio exhaustivo de este grupo ha hecho avanzar nuestra comprensión de la tasa metabólica, la genética de la obesidad y la fisiopatología del síndrome de resistencia a la insulina, quizá el hallazgo más interesante sea el más intuitivo. Cuando los pimas reanudan el consumo de su alimentación original, sus problemas de salud tienden a disiparse (77).

OBESIDAD

La tendencia a ingerir calorías en exceso puede derivar, en parte, de la adaptación al «festín» de nuestros antepasados cuando disponían de alimentos. Según el Dr. Jeffrey Flier y Sharman Apt Russell, estamos programados no solo para comer en exceso, sino también para no reconocer inmediatamente cuándo estamos demasiado llenos, con el fin de tener más reservas de energía para el siguiente momento de hambruna (78). En las zonas rurales de Camerún, un estudio demostró la extraordinaria rapidez con la que se puede ganar peso mediante la sobrealimentación voluntaria durante breves períodos, como se demostró en la ceremonia del Gurú Walla, donde se observaron aumentos de peso diarios cercanos a 0.25 kg en algunas personas (79). El consumo excesivo de calorías en la actualidad puede ser no tanto un problema de autodisciplina como un problema sin precedente de acceso a las calorías. El problema del exceso alimentario se ve agravado por la variedad de alimentos constantemente disponibles para los consumidores modernos. Sin embargo, es importante reconocer que la obesidad fue definida en 2013 por la American Medical Association como una enfermedad crónica, con la intención de aumentar la conciencia de que hay factores más allá de la elección personal que la afectan.

En los últimos 50 años, la instauración de la comida rápida se ha ampliado para satisfacer la creciente demanda. El número de ofertas disponibles en los restaurantes ha aumentado en más de un 200%, así como el tamaño de las raciones de los platos principales y los postres (80). Los datos más recientes del *United States Department of Agriculture* (USDA) indican que 2010 fue el año en que el porcentaje de alimentos consumidos fuera de casa superó al consumido en el hogar. En todos los niveles de ingresos, la calidad nutricional de los alimentos consumidos fuera de casa ha aumentado los niveles de grasa saturada y sodio consumidos, en comparación con los alimentos consumidos en casa. Una comida promedio consumida en un establecimiento de comida rápida contiene entre 215 cal y 1 710 cal, lo que puede llegar a suponer un gran porcentaje de una alimentación media recomendada de 2 000 cal/día. Los humanos se han adaptado evolutivamente a hambrunas anteriores, y son capaces de ayunar cuando no hay comida disponible, y de darse un festín cuando hay abundancia de alimentos. Las cadenas de comida rápida, con su constante disponibilidad de alimentos densos en calorías, se aprovechan de esta naturaleza evolutiva (81). Las directrices de la FDA en 2018 han exigido a las cadenas de restaurantes y establecimientos similares que publiquen el contenido calórico en sus menús. En estudios realizados en Nueva York comparando los condados que implementaron este cambio y los que no lo hicieron, se observó una disminución del IMC promedio en los residentes adultos de los condados que divulgaron la información calórica en los menús de los restaurantes (82, USDA).

La saciedad sensorial específica es la tendencia a sentirse satisfecho con el consumo de un alimento concreto y a consumir más calorías totales cuando los alimentos están disponibles en mayor variedad (v. cap. 38). Se cree que la saciedad deriva de la interacción de las características inherentes a los alimentos y el estado de nutrición concurrente del organismo. La expresión de la saciedad influye en la ingesta de nutrimentos y en el equilibrio energético.

La posible ventaja teleológica de la saciedad sensorial específica, según señaló Rolls (83), es un incentivo para la diversidad alimentaria necesaria para satisfacer las necesidades de micronutrimentos. Sin embargo, en las actuales condiciones nutricionales de variedad constante dentro de las comidas y entre ellas, la tendencia favorece el exceso de calorías. El consumo habitual de alimentos muy energéticos puede disminuir la saciedad sensorial específica, lo que podría llevar a una mayor ingesta (84). Los umbrales de saciedad son más altos para los dulces que para otros alimentos, lo que puede explicar el consumo de postres al final de una comida en la mayoría de las culturas: cuando se alcanza la saciedad, el azúcar sigue siendo deseable (85). El deseo de dulce puede haber tenido un valor adaptativo cuando las frutas y la miel silvestre eran los únicos alimentos dulces disponibles, ya que son una fuente rápida y conveniente de calorías. Además, los alimentos naturalmente dulces son menos propensos a ser tóxicos que los que tienen un sabor insípido o amargo (2). El uso habitual de edulcorantes artificiales sin azúcar puede agravar aún más el deseo de dulce al disociar el dulzor de la energía (86).

LA PARADOJA DEL OMNÍVORO

La incorporación de nuevos alimentos a la alimentación ancestral estaba supeditada a la superación de la «paradoja del omnívoro»: aunque el muestreo de alimentos era esencial para prevenir las insuficiencias nutricionales, cualquier alimento no probado anteriormente representaba un posible peligro. Como reacción a estas presiones, se desarrolló una curiosidad natural hacia los nuevos alimentos, mientras que el grado de preferencia estaba asociado a la familiaridad (87). La familiaridad sigue siendo una profunda influencia en las preferencias alimentarias, y explica, en todo o en parte, las grandes variaciones en las preferencias alimentarias entre diversas culturas que son fisiológicamente casi idénticas. La familiaridad también influye en las expectativas de saciedad, y en un estudio se observó que los niños que tomaban determinados alimentos con más frecuencia esperaban que esos alimentos les proporcionaran una mayor saciedad (88). Los cambios en los hábitos alimentarios pueden establecer nuevos patrones de sabores familiares y nuevas preferencias, pero requieren un compromiso para esforzarse durante un período de transición. La tendencia de los niños a decir «no me gusta» frente a alimentos que nunca han probado, algo conocido por todos los padres, puede reflejar una tendencia profundamente arraigada en la especie, más que una mera obstinación pueril.

Los homínidos han sido capaces de sortear el enigma de la paradoja del omnívoro utilizando la capacidad del gusto. Se cree que la exquisita capacidad de los humanos para degustar los alimentos como dulces, salados, agrios, sabrosos y amargos ha guiado a nuestros ancestros hacia algunos alimentos que habrían conferido una ventaja nutricional, y los ha alejado de otros que habrían sido perjudiciales o carentes de cualquier sustancia nutricionalmente útil (89).

Además de la investigación disponible, se dispone de evidencia empírica universal de que diversas culturas humanas han desarrollado preferencias por una amplia gama de tipos de alimentación. El hecho de que la palatabilidad de estos tipos de alimentación esté a menudo limitada y definida culturalmente sugiere que la familiaridad es importante. Las dietas humanas incorporan un espectro de sabores innatamente desagradables. Los mecanismos responsables del desarrollo de la preferencia por una sustancia innatamente desagradable siguen siendo en gran medida desconocidos (90). Un mediador aparente de la preferencia por un sabor concreto es su asociación a un contexto de alimentos apropiados o familiares. La preferencia por este contexto parece estar mediada por la cultura (90).

PROCESAMIENTO DE ALIMENTOS

Estos distintos tipos de alimentación se están ampliando debido al término omnipresente que hoy se conoce como «procesamiento de alimentos». Una definición propuesta por Floros y cols. (2010) el procesamiento de alimentos es «cualquier cambio deliberado en los alimentos que se produce entre el punto de origen y la disponibilidad de consumo.» Un ejemplo importante de procesamiento de alimentos a lo largo de la historia de la humanidad ha sido el de los cereales. Mientras que la cebada era el principal cereal en Mesopotamia, el trigo floreció en Egipto, y allí se inventó el pan (2,49). En un yacimiento paleolítico de Israel se encontraron piedras de moler con granos de almidón carbonizados, lo que indica el uso de estos cereales silvestres como masa potencial hace más de 12 000 años (91). El paso a la era agrícola trajo consigo la necesidad de introducir diferentes técnicas de procesamiento para aumentar el acceso a estos cereales.

El concepto más reciente en la evolución del procesamiento de alimentos es la idea de los alimentos ultraprocesados. Estos alimentos son fórmulas combinadas de derivados de alimentos y aditivos, a través de múltiples procesos como la hidrogenación, la extrusión y el preprocesamiento. Los alimentos ultraprocesados solo han estado disponibles en los últimos uno o dos siglos, y no habrían formado parte de la alimentación de nuestros antepasados.

Los alimentos ultraprocesados están pensados para ser cómodos, atractivos para el consumidor y muy rentables, elaborados con ingredientes de bajo coste (92). Este producto final ya no es reconocible a partir de su fuente original (93). Algunos ejemplos son los productos cárnicos reconstituidos, los refrescos o los alimentos preenvasados congelados, pero también los alimentos que se comercializan como bajos en azúcar, veganos o sin gluten (93). Estos alimentos ultraprocesados encarnan la definición de «calorías vacías», es decir, ricos en macronutrimentos como los hidratos de carbono y los lípidos, pero con escasos micronutrimentos y fibra. Se ha demostrado que las calorías vacías aumentan el riesgo de sufrir enfermedades crónicas, y son uno de los muchos factores que conducen al aumento de la prevalencia de la obesidad (93). Hoy en día, en muchos países, los alimentos ultraprocesados tienen un precio inferior al de los no procesados; sin embargo, el precio se está pagando en una mayor carga de enfermedades crónicas.

Además del procesamiento para aumentar la vida útil y la comodidad, estos alimentos están diseñados para aprovechar la saciedad sensorial específica y la naturaleza del paladar humano. Las empresas que crean alimentos procesados contratan a científicos para que investiguen lo que llaman el «punto de saciedad», en el que los alimentos tienen un sabor lo suficientemente bueno como para ser apetecibles, pero no lo suficientemente distintos como para indicar al cerebro que deje de consumirlos. Estos investigadores pretenden encontrar el equilibrio perfecto entre la sal, el azúcar y la grasa junto con las tendencias de consumo actuales, para optimizar las ventas de sus alimentos procesados, creando esencialmente un producto destinado a provocar sobrealimentación (94).

ALIMENTOS PREFERIDOS

Es posible que los alimentos dulces hayan resuelto más fácilmente la paradoja de los omnívoros que los alimentos asociados a otros sabores, debido a la consistencia con la que tales alimentos demostraron ser seguros (2). La preferencia innata por el sabor dulce demostrada por los lactantes humanos (90) pone de manifiesto un aspecto involuntario de la selección alimentaria. Además de los alimentos dulces, otras preferencias de los niños son los alimentos ricos en grasas, los alimentos energéticos y (alrededor de los 4 meses de edad) los alimentos salados, y existe una tendencia innata a rechazar los alimentos ácidos o amargos (95). Las preferencias por estos tipos de alimentos habrían sido beneficiosas durante la evolución humana. No se han establecido los límites del control individual sobre la selección alimentaria en un entorno de abundancia constante de alimentos, aunque nuestra preferencia primitiva por los dulces y las grasas va más allá del encanto del sabor, ya que se ha demostrado que los fármacos que bloquean los opiáceos disminuyen los antojos de dulces, lo que sugiere el posible papel (aunque controvertido) de las cualidades adictivas (96). Estas cualidades adictivas no son sorprendentes, dado que nuestro sistema nervioso y endocrino evolucionó para recompensarnos por comportamientos que requieren esfuerzo y son necesarios para la supervivencia. Los experimentos clásicos de Clara Davis (97,98) revelaron la capacidad de los lactantes humanos para satisfacer las necesidades metabólicas mediante la autoselección de la alimentación, pero solo cuando se disponía de una variedad de «alimentos simples, frescos y poco sofisticados». Davis y los revisores de su trabajo coinciden en que cuando los niños estaban expuestos a opciones menos nutritivas, la calidad de su alimentación se resentía (97-99). Esta idea cobró más sentido en un entorno experimental, en el que los lactantes alimentados con agua azucarada mostraron una mayor preferencia por las soluciones de sacarosa que otros no expuestos previamente (90). Estos estudios arrojan algo de luz sobre la importancia de la preferencia por un determinado alimento frente a la preferencia aprendida. Existen pruebas de que la neofobia/picoteo es una característica notablemente heredable, mientras que las preferencias alimentarias específicas son solo ligeramente hereditarias y también están influidas por el entorno familiar (95). El acceso sin restricción a alimentos de alto contenido calórico y poco nutritivos puede favorecer la aparición de obesidad en los niños (100). Los patrones alimentarios inadecuados establecidos en las primeras etapas de la vida pueden contribuir al desarrollo posterior de enfermedades cardíacas, hipertensión y cáncer (99,101).

Por el contrario, promover la restricción de ciertos tipos de alimentos (p. ej., los que tienen un alto contenido de azúcar y/o grasa) puede disminuir los antojos y las preferencias por esos alimentos (102). Nuestra afición por las grasas alimentarias puede derivar de su importancia prehistórica como fuente densa de calorías necesarias.

La preferencia por los alimentos ricos en grasa parece estar mediada por factores metabólicos, sensoriales y socioculturales (v. cap. 38). Hay pruebas de que la ingesta de azúcar y grasa puede estimular el placer mediante la activación del sistema de péptidos opioides endógenos. En consecuencia, pueden existir analogías entre la ingesta de grasas alimentarias y la adicción (103).

PREFERENCIAS ALIMENTARIAS CULTURALES

Las preferencias alimentarias vienen dictadas por diversos aspectos, y la cultura es uno de ellos. La intersección de la cultura con la afición a determinados sabores ha dado lugar a diferencias regionales en la alimentación. Las diferencias entre los patrones alimentarios tradicionales de Estados Unidos y Japón, por ejemplo, se han atribuido a sabores y preferencias dispares (103). Sin embargo, a medida que el nivel de vida de los japoneses ha aumentado, la popularidad de la carne y de la comida rápida importada ha crecido en proporción a su accesibilidad (103). Las diferencias nutricionales entre las alimentaciones japonesa y estadounidense, y entre las alimentaciones a nivel mundial, están disminuyendo, como se ha señalado anteriormente. Evidentemente, las preferencias alimentarias universales predominan sobre los patrones culturales a medida que se dispone de alimentos densos en nutrimentos y energía (104,105). En su mayor parte, un nivel socioeconómico bajo se asocia a una alimentación de menor calidad (densa en energía y pobre en nutrimentos) (106), aunque, de forma similar al ejemplo japonés y estadounidense, un mayor nivel educativo y de ocupación también se asocia con una mayor ingesta de azúcar y energía. Las complicaciones de estas tendencias se observan en muchos países de ingresos medios y bajos, como Sudáfrica, donde existe una doble carga de enfermedad, ya que el aumento de la obesidad coexiste con una desnutrición aún prevalente (107). La alimentación y la cultura siempre han interactuado, pero que esto sea de forma funcional o disfuncional ha sido una cuestión de circunstancias (85,108). La preocupación por la adquisición de alimentos ha resonado claramente a través de los tiempos. El éxito como cazadores era el principal medio de calibrar el estatus en las primeras sociedades tribales. En la Europa medieval, el control de la tierra y de los alimentos que podía producir daba lugar a un estatus nobiliario. Incluso hoy se vincula el estado económico con la adquisición de alimentos, como demuestran palabras y frases como «ganarse el pan"», «ser el sostén de la familia» y «traer la comida a casa» (85,109).

Cuando el alimento se equiparó a capacidad económica y éxito, las vacaciones se convirtieron en momentos de descanso y revigorizarse con las comidas, y la comida se convirtió en el centro de las expresiones de amor, afecto y celebración. Encontrar disfrute con el alimento (incluso en los dulces en cantidades limitadas) y mostrar expresiones de amor es innegablemente positivo. Sin embargo, utilizar las expresiones de amor como una forma de convertir continuamente la comida en un exceso poco saludable no lo es. También prevalece la creencia de que más alimento por menos dinero es una ganga, tal como se personifica en el bufé de «todo lo que puedas comer».

Así, la evolución genética y la historia cultural han cultivado preferencias alimentarias humanas que se adaptan bien a un mundo en el que los alimentos son difíciles de adquirir. Los problemas de salud endémicos y epidémicos de las sociedades modernas se deben en gran medida a la falta de defensa contra los excesos alimentarios (110). La abundancia nutricional constante, desconocida tanto para la fisiología como para la cultura humana desde hace más de 4 millones de años, se ha convertido en una vulnerabilidad moderna. Sin embargo, solemos esperar a que nuestra salud se «rompa» para «arreglarla", en lugar de considerar (e intentar cambiar) las propias fuerzas culturales que han dado forma a nuestros comportamientos alimentarios.

Influencias de la industria alimentaria

Las tendencias fisiológicas adquiridas durante el proceso evolutivo, como las preferencias innatas por el azúcar y la grasa, y la saciedad sensorial, se ven complicadas por las actividades manifiestas y encubiertas de la industria alimentaria. De forma abierta, la industria alimentaria gasta miles de millones de dólares en anuncios que promueven el sabor y la comodidad de los alimentos rápidos y procesados, y se dirige especialmente a los niños. Las investigaciones sobre la publicidad televisiva muestran que la exposición afecta al consumo por parte de los jóvenes de los productos comercializados, e influye en sus patrones de compra de alimentos y bebidas incluso 5 años después de la exposición inicial (111-113). Ya se han abordado las bases de la preferencia por los alimentos densos en grasa, dulces y salados; otros mediadores de la preferencia son la familiaridad y la comodidad (v. cap. 38). Se crea un ciclo destructivo a medida que se producen alimentos que estimulan las preferencias compartidas por el azúcar, la sal y la grasa, y luego se promueve la familiaridad con dichos alimentos a través de la publicidad. El papel de los alimentos saludables en la alimentación predominante en Estados Unidos está cada vez más amenazado por su marginación en la cultura alimentaria popular (114).

La publicidad y las redes sociales han contribuido en gran medida a la influencia global que han tenido las industrias de comida rápida. Los alimentos que reciben mucha publicidad, como la comida rápida de alto contenido calórico disponible las 24 h del día, se consumen en mayor medida que los alimentos no procesados que no reciben publicidad, como las frutas y las verduras (115). Datos recientes del USDA mostraron que un aumento del 1 % en los presupuestos de publicidad de la comida rápida dio lugar a un aumento del 0.25 % en la demanda, lo que demuestra que la publicidad ha sido un método eficaz para aumentar las ventas de comida rápida. Se ha demostrado que la publicidad puede incluso anular las técnicas positivas de crianza. En un estudio longitudinal de un año de duración sobre niños en edad preescolar se mostró que la publicidad dirigida a la comida rápida carecía de impacto en la tasa de consumo de los niños cuyos padres consumían comida rápida con regularidad; sin embargo, el consumo aumentaba en las familias que tomaban comida rápida con poca frecuencia (116).

Además de la publicidad a través de los medios de comunicación, la industria alimentaria presenta sistemáticamente la información en las etiquetas de los envases de los alimentos en su máximo beneficio y, a menudo, en detrimento del consumidor, nuestros pacientes. Las palabras en negrita, por ejemplo, suelen dar a entender que la ausencia de un determinado ingrediente, como el colesterol, ofrece beneficios para la salud. Sin embargo, este tipo de etiquetado suele aparecer en productos que no contienen colesterol de forma natural (es decir, todos los productos de origen vegetal), pero que son ricos en grasas saturadas o *trans*, azúcar o sal, y tienen un valor nutricional global limitado. En un estudio que analizó 58 productos infantiles etiquetados como «Mejor para ti» se observó que el 84 % no cumplía las normas nutricionales básicas derivadas de las U.S. Dietary Guidelines y de las National Academies of Science, con un 95 % de azúcares añadidos, y más de la mitad con poca fibra o sin frutas o verduras (117).

Los envases que presumen de la ausencia de aceites tropicales altamente saturados suelen contener productos en los que esos aceites han sido sustituidos por grasa parcialmente hidrogenada. Los productos lácteos con grasa modificada indican la cantidad de grasa que contienen en peso (p. ej., leche al 2 %), en lugar de la cantidad de grasa que se ha eliminado del producto original (p. ej., 50 % en el caso de la leche al 2 %). Cualquiera que sea el nutrimento que haya acaparado más recientemente la imaginación del público como medio para promover la salud aparece destacado en negrita en todos los envases de los alimentos procesados. En la actualidad, están de moda los anuncios en la parte frontal de los envases sobre el contenido de «cereales integrales». El rasgo nutricional estrella de un envase suele tener una contribución mucho más menor a la composición real del alimento (el punto «contiene salvado de avena» es un buen ejemplo) que a la campaña de mercadotecnia. Muchas empresas alimentarias intentan promover una imagen más saludable, como los Happy Meals de McDonald's con rodajas de manzana en lugar de patatas fritas, o la promoción de Kraft de las galletas Oreo como «la galleta favorita de la leche», y los paquetes de aperitivos con menos calorías, mientras que simultáneamente promueven reformulaciones aún más decadentes (95). La preocupación del público por las propiedades de promoción de la salud de los productos naturales ha dado lugar a un etiquetado generalizado de los alimentos como «naturales». Puede que el queso, el tocino, la leche entera, la nata, el azúcar y la mantequilla sean «naturales», pero los beneficios de promocionarlos como tales solo benefician a sus productores, no a nuestros pacientes.

La industria alimentaria también explota las vulnerabilidades de los consumidores de forma más sutil o encubierta. La adición de azúcar a alimentos como la salsa de tomate o las carnes procesadas, que en general no encajarían en la categoría cultural de alimentos dulces, puede ejercer una presión subliminal sobre el consumidor para que se exceda, debido a la saciedad específica de los sentidos y a la consiguiente disminución del autocontrol (85,118). La adición de sal a alimentos como los cereales para el desayuno, a menudo en cantidades comparables a las de los aperitivos salados, puede ejercer una presión similar, aunque el sabor de la sal en estos productos esté muy enmascarado (119). Aunque se cree que una preferencia innata por el dulce y un alto umbral de saciedad asociado guiaron a nuestros ancestros hacia fuentes de calorías fácilmente disponibles, como las frutas y la miel silvestre, estos rasgos se han vuelto inadaptados por el cambio ambiental. Con la proliferación de alimentos edulcorados en fábricas y el azúcar procesado, la mano que guía la evolución está mal dirigida hacia la tentación y la tolerancia (85). Esta tendencia se ve agravada por el hecho de que los alimentos más azucarados y salados son también más baratos. En un estudio se observó que en los supermercados del área de Seattle entre 2004 y 2016, al observar el aumento de precio medio por caloría, el de los alimentos no procesados como frutas, verduras y carne fue de 0.41 céntimos/cal. Para los alimentos procesados y ultraprocesados, el aumento fue de 0.13 céntimos/cal y 0.14 céntimos/cal, respectivamente (120). Sin embargo, incluso en los supermercados con opciones saludables a precios razonables, el comprador medio carece de la habilidad necesaria para identificar de forma fiable los productos más nutritivos (121). Por tanto, en la sociedad occidental moderna, los patrones culturales, los incentivos económicos y las disparidades socioeconómicas exacerban las tendencias fisiológicas, socavando aún más la capacidad de nuestros pacientes para seleccionar una alimentación que promueva la salud (85,109).

■ INTERVENCIONES DE SALUD PÚBLICA: DIRECTRICES ALIMENTARIAS NACIONALES

Los médicos de atención primaria deben conocer los diversos impedimentos para la modificación alimentaria, y considerar ese conocimiento como la base para un asesoramiento más preciso, en lugar de como una causa de pesimismo. Lo que está en juego en el ámbito de la salud pública es demasiado importante para que se abandonen los esfuerzos por promover la salud nutricional (8). La nutrición tiene una importancia fundamental en la patogenia de las enfermedades crónicas más prevalentes en Estados Unidos, incluida la obesidad. Los objetivos nacionales de nutrición en Estados Unidos para el año se basan en la convicción de que los cambios individualizados en la alimentación y el estilo de vida de una persona pueden reducir los riesgos de sufrir enfermedades crónicas, teniendo en cuenta los condicionantes sociales y físicos de la alimentación.

Esta perspectiva holística para trabajar sobre la salud presenta las numerosas barreras que existen en la adopción de un tipo de alimentación saludable. Entre ellas, el nivel socioeconómico, el acceso a los supermercados, la educación alimentaria, la falta de tiempo o la falta de fuerza de voluntad (122). Cada vez hay más datos que muestran la importancia del acceso a los alimentos y a los supermercados, y su impacto en la alimentación. Algunos estudios han demostrado que los barrios con mayor acceso a los supermercados tienen una alimentación más saludable (123). Se ha comprobado que las personas que padecen inseguridad alimentaria tienen una mayor prevalencia de enfermedades crónicas y, por tanto, son una población muy necesitada de intervenciones en materia de comportamiento sanitario. Sin embargo, las barreras a las que se enfrentan son factores como la falta de alimentos de alta calidad, unos ingresos poco seguros y la falta de formación. Esto destaca la necesidad de realizar intervenciones sostenibles y específicas que puedan capacitar a las personas de todos los niveles socioeconómicos para poder comer de forma saludable (124).

La comprensión de los factores determinantes de las preferencias y la selección alimentaria del ser humano es uno de los requisitos previos a la modificación de la alimentación. Solo un enfoque de la salud alimentaria que tenga en cuenta las características fisiológicas y las predisposiciones culturales con las que ha sido dotada la humanidad tiene una esperanza significativa de éxito. Al igual que en el caso del tabaquismo, la modificación de los comportamientos alimentarios requerirá probablemente múltiples intervenciones y, desde luego, la comprensión de los obstáculos que se oponen a dicho cambio. Al igual que sucede con el tabaquismo, el papel del estrés en la sobrealimentación es un obstáculo importante, incluso en entornos alimentarios por lo demás saludables (125).

Aunque los médicos de atención primaria no pueden hacer mucho para modificar el suministro de alimentos, un asesoramiento alimentario más eficaz contribuirá al progreso provisional. Existen datos de que las personas reciben la mayor parte de la información nutricional de los medios de comunicación (126-128), pero la mayoría confían en la información nutricional de un médico personal o de un profesional de atención sanitaria más que de cualquier otra fuente (127). También hay pruebas, aunque limitadas, de que el asesoramiento alimentario por parte de los profesionales de atención primaria influye significativamente en la conducta alimentaria (7).

CONCLUSIÓN

Comprender por qué comemos como lo hacemos, y qué impide y promueve el cambio alimentario es algo esencial para promover la salud nutricional, y se analiza con más detalle en Disease-Proof: The Remar-kable Truth about What Makes Us Well (129). Este conocimiento, compartido con los pacientes, alivia los sentimientos de fracaso personal en los intentos de mejorar la alimentación. Aconsejar a los pacientes qué comer sin abordar los diversos impedimentos para la modificación alimentaria (nuestras vulnerabilidades, antojos y aversiones compartidas) puede ser comparable a animar a los pacientes a dejar de fumar sin ofrecerles más ayuda. Si se abordan los obstáculos a la salud nutricional y se trabaja con los pacientes para sortearlos, se puede esperar que los esfuerzos de asesoramiento alimentario se traduzcan en mejoras apreciables en la salud pública, paciente a paciente. Esta aplicación práctica de esta empresa se aborda en los capítulos 46 y 47.

REFERENCIAS BIBLIOGRÁFICAS

1. Darwin C. *Origin of species*. New York, NY: Avenel Books, 1979.
2. Tannahill R. *Food in history*. London, UK: Penguin Books, 1988.
3. Eaton S, Konner M. Paleolithic nutrition revisited: a twelve-year retrospective on its nature and implications. *Eur J Clin Nutr.* 1997;51:207–216.
4. Glanz K. Review of nutritional attitudes and counseling practices of primary care physicians. *Am J Clin Nutr.* 1997;65:2016s–2019s.
5. Kushner R. Barriers to providing nutrition counseling by physicians: a survey of primary care practitioners. *Prev Med.* 1995;24:546–552.
6. Lazarus K. Nutrition practices of family physicians after education by a physician nutrition specialist. *Am J Clin Nutr.* 1997;65:2007s–2009s.
7. Nawaz H, Adams M, Katz DL. Weight loss counseling by health care providers. *Am J Public Health.* 1999;89:764–767.
8. McGinnis J, Foege W. Actual causes of death in the United States. *JAMA.* 1993;270:2207–2212.
9. US Department of Health and Human Services. *The surgeon general's report on nutrition and health.* Washington, DC: US Government Printing Office, 1988.
10. US Department of Health and Human Services. *Healthy people 2000.* Washington, DC:US Government Printing Office, 1991.
11. Glanz K, Basil M, Maibach E, et al. Why Americans eat what they do: taste, nutrition, cost, convenience, and weight control concerns as influences on food consumption. *J Am Diet Assoc.* 1998;98:1118–1126.
12. Marlowe FW. Hunter-gatherers and human evolution. *Evol Anthropol.* 2005;14(2):54–67.
13. McBrearty S, Brooks AS. The revolution that wasn't: a new interpretation of the origin of modern human behavior. *J Human Evol.* 2000;39(5):453–563.
14. Von Hippel A. *Human evolutionary biology: human anatomy and physiology from an evolutionary perspective.* Anchorage, AK: Stone Age Press, 1994.
15. Howell F. *Early man.* New York, NY: Time-Life Books, 1971.
16. Neel J. Diabetes mellitus: a "thrifty" genotype rendered detrimental by "progress?" *Am J Hum Genet.* 1962; 14:353–362.
17. Eaton SB, Eaton SB III, Konner MJ, et al. An evolutionary perspective enhances understanding of human nutritional requirements. *J Nutr.* 1996;126:1732–1740.
18. Lee R. *The Dobe Ju/'hoansi.* Cengage Learning,2012.

19. Hawkes K, et al. Hunting income patterns among the Hadza: big game, common goods, foraging goals and the evolution of the human diet [and discussion]. *Phil Trans R Soc Lond Ser B: Biol Sci.* 1991;334(1270):243–251.

20. Hawkes K. Why hunter-gatherers work: an ancient version of the problem of public goods. *Curr Anthropol.* 1993;34: 341–361.

21. Lee, RB.!Kung bushmen subsistence: an input-output analysis. In: A.P. Vayda ed., *Environment and cultural behavior.* New York, NY: Natural History Press, 1969:47–79.

22. Marshall L. *The !Kung of Nyae Nyae.* Cambridge, MA: Harvard University Press, 1976.

23. Eaton SB. The ancestral human diet: what was it and should it be a paradigm for contemporary nutrition? *Proc Nutr Soc.* 2006;65:1–6.

24. Arbor Communications. Clinical nutrition update 270: is the nutrient content of our food falling? January 29, 2007. http://www.nutritionupdates.org; accessed 11/7/07.

25. Garn S. From the Miocene to olestra: a historical perspective on fat consumption. *J Am Diet Assoc.* 1997;97:s54–s57.

26. Lindeberg S. *Food and Western disease: health and nutrition from an evolutional perspective.* Oxford, UK: Wiley-Blackwell, 2010.

27. Veile A. Hunter-gatherer diets and human behavioral evolution. *Physiol Behav.* 2018; 193(Part B):190–195.

28. Gurven M, Kaplan H. Longevity among hunter- gatherers: a cross-cultural examination. *Population Dev Rev.* 2007;33:321–365. https://doi-org.libraryproxy.quinnipiac.edu/10.1111/j.1728-4457.2007.00171.x

29. Panter-Brick C. Sexual division of labor: energetic and evolutionary scenarios. *Am J Hum Biol.* 2002;14:627–640. doi:10.1002/ajhb.10074

30. Gurven M, Hill K. Why do men hunt? A reevaluation of the "man the hunter" sexual –division of labor. *Curr Anthropol.* 2009;50: 51–62; discussion 62.

31. Marlowe FW. Hunting and gathering: the human sexual division of foraging labor. *Cross-Cultural Res.* 2007;41(2):170–195. https://doi-org.libraryproxy.quinnipiac.edu/10.1177/1069397106297529

32. Hawkes K, O'Connell JF, Jones NGB. Hadza women's time allocation, offspring provisioning, and the evolution of long postmenopausal life spans. *Curr Anthropol.* 1997;38(4): 551–577.

33. O'Dea K. The therapeutic and preventive potential of the hunter-gatherer lifestyle: insights from Australian Aborigines. In: Temple NJ, Burkitt D, eds., *Western diseases I. Their dietary prevention and reversibility.* Totowa, NJ: Humana Press,1994:349.

34. Lindeberg S. Paleolithic diets as a model for prevention and treatment of western disease. *Am J Human Biol.* 2012; 24:110–115.

35. London, DS, Beezhold B. A phytochemical-rich diet may explain the absence of age-related decline in visual acuity of Amazonian hunter-gatherers in Ecuador. *Nutr Res.* 2015;35(2):107–117.

36. Meyer BJ, Mann NJ, Lewis JL, et al. Dietary intakes and food sources of omega-6 and omega-3 polyunsaturated fatty acids. *Lipids* 2003;38:391–398. https://doi.org/10.1007/s11745-003-1074-0

37. Gortner W. Nutrition in the United States, 1900 to 1974. *Cancer Res.* 1975;35:3246–3253.

38. Doell D, Folmer D, Lee H, et al. Updated estimate of trans fat intake by the US population. *Food Addit Contam Part A Chem Anal Control Expo Risk Assess.* 2012;29(6) 861–874.

39. Groopman EE, Carmody RN, Wrangham RW.Cooking increases net energy gain from a lipid-rich food. *Am J Phys Anthropol.*2015;156:11–18. doi:10.1002/ajpa.22622

40. Goldberg P, Dibble H, Berna F, Sandgathe D, McPherron SJP, Turq A. New evidence on Neandertal use of fire: examples from Roc de Marsal and Pech de l'Azé IV. *Quaternary Int.* 2012;247:325–340.

41. Andrews P, Johnson RJ (London University College, London, UK; University of Colorado Anschutz Medical Campus, Aurora, Colorado, USA). Evolutionary basis for the human diet: consequences for human health (Review-Symposium). *J Intern Med.* 2020;287:226–237.

42. Henry AG, Budel T, Bazin P-L. Towards an understanding of the costs of fire. *Quaternary Int.* 2018;493:96–105.

43. O'Keefe JH, Vogel R, Lavie CJ, Cordain L. Exercise like a hunter-gatherer: a prescription for organic physical fitness. *Progr Cardiovasc Dis.*2011;53(6):471–479.

44. Tremblay MS, Esliger DW, Copeland JL, et al: Moving forward by looking back: lessons learned from long-lost lifestyles. *Appl Physiol Nutr Metab* 2008;33:836–842.

45. Ministry of Agriculture, Fisheries and Foods. *Household food consumption and expenditure, with a study of trends over the period 1940–1990.* London, UK: HMSO, 1990.

46. Hallal PC, Andersen LB, Bull FC, et al. Global physical activity levels: surveillance progress, pitfalls and prospects. *Lancet.* 2012;380:247–257.

47. Pontzer H, Raichlen DA, Wood BM, et al. Hunter-gatherer energetics and human obesity. *PLoS ONE.* 2012;7:e40503.

48. Kramer S. *Cradle of civilization.* New York, NY: Time-Life Books, 1967.

49. Casson L. *Ancient Egypt.* New York, NY: Time-Life Books, 1965.

50. Schafer E. *Ancient China.* New York, NY: Time-Life Books, 1967.

51. Bowra C. *Classical Greece.* New York, NY: Time-Life Books, 1965.

52. Hadas M. *Imperial Rome.* New York, NY: Time-Life Books, 1965.

53. Simons G. *Barbarian Europe.* New York, NY: Time-Life Books, 1968.

54. Leonard J. *Ancient America.* New York, NY: Time-Life Books, 1967.

55. Campbell TC. *The China Study.* Dallas, TX: BenBella Books, 2006.

56. Buettner D. *The Blue Zones.* Washington DC: National Geographic Society, 2008.

57. Hawks SR, Merrill RM, Madanat HN, et al. Intuitive eating and the nutrition transition in Asia. *Asia Pac J Clin Nutr.* 2004;13:194–203.

58. Craven KL, Hawks SR. Cultural and western influences on the nutrition transition in Thailand. *Promot Educ.* 2006;13:14–20.

59. Hawks SR, Madanat HN, Merrill RM, et al. A cross-cultural analysis of 'motivation for eating' as a potential factor in the emergence of global obesity: Japan and the United States. *Health Promot Int.* 2003;18:153–162.

60. Popkin BM, Gordon-Larsen P. The nutrition transition: worldwide obesity dynamics and their determinants. *Int J Obes Relat Metab Disord.*2004;28:s2– s9.

61. Nestle M, Wing R, Birch L, et al. Behavioral and social influences on food choice. *Nutr Rev.* 1998;56:s50–s74.

62. Popkin BM. Global nutrition dynamics: the World is shifting rapidly toward a diet linked with noncommunicable diseases. *Am J Clin Nutr.* 2006;84:289–298.

63. Hao L, Kim J. Immigration and the American obesity epidemic. *Inter Migr Rev.* 2009;43(2):237–262. 10.1111/j.1747-7379.2009.00764.x

64. Marsella AJ, Ring E. Human migration and immigration: an overview. *Migration.* 2003;1:3–22.

65. Mulugeta WM. Longitudinal trends and risk factors for obesity among immigrants in Massachusetts. *Am J Prev Med.* 2020 Mar;58(3):378–385. doi: 10.1016/j.amepre.2019.10.003. Epub 2019 Dec 10. PMID: 31831293; PMCID: PMC7865110.

66. Teppala S, Shankar A, Ducatman A. The association between acculturation and hypertension in a multiethnic sample of US adults. *J Am Soc Hypertens.*2010 Sep–Oct; 4(5):236–243. doi: 10.1016/j.jash.2010.07.001. Epub 2010 Aug 21. PMID: 20728423.

67. Goel MS, McCarthy EP, Phillips RS, Wee CC. Obesity among US immigrant subgroups by duration of residence. *JAMA.* 2004 Dec 15;292(23):2860–2867. doi: 10.1001/jama.292.23.2860. PMID: 15598917.

68. Kaplan MS, Chang C, Newsom JT, et al. Acculturation status and hypertension among Asian immigrants in Canada. *J Epidemiol Commun Health* 2002;56:455–456.

69. Mao W, Li J, Xu L, Chi I. Acculturation and health behaviors among older Chinese immigrants in the United States: a qualitative descriptive study. *Nurs Health Sci.* 2020:1–9. https://doi-org.libraryproxy.quinnipiac.edu/10.1111/nhs.12718

70. Akbulut-Yuksel M, Kugler AD. Intergenerational persistence of health: do immigrants get healthier as they remain in the U.S. for more generations? *Econ Human Biol* 2016;23: 136–148.

71. Lauderdale D, Rathouz P. Body mass index in a US national sample of Asian Americans: effects of nativity, years since immigration and socioeconomic status. *Int J Obes.* 2000;24:1188–1194. https://doi-org.libraryproxy.quinnipiac.edu/10.1038/sj.ijo.0801365

72. Haenim Lee, Youngmi Kim, Living in three-generation family households and body mass index trajectories in Hispanic adolescents: different associations by immigrant status. *Children Youth Serv Rev* 2019; 107:104508. ISSN 0190-7409.

73. Eaton S, Konner M. Paleolithic nutrition: a consideration of its nature and current implications. *N Engl J Med.* 1985;312: 283.

74. Konner M, Eaton B. Paleolithic nutrition: twenty-five years later. *Nutr Clin Prac.* 2010;25:594–602.

75. Pettitt D, Lisse J, Knowler W, et al. Mortality as a function of obesity and diabetes mellitus. *Am J Epidemiol.* 1982;115: 359–366.

76. Wells JCK. The evolution of human adiposity and obesity: where did it all go wrong? *Dis Model Mech.* 2012;5:595–607.

77. Fox C, Esparza J, Nicolson M, et al. Is a low leptin concentration, a low resting metabolic rate, or both the expression of the "thrifty genotype?" Results from Mexican Pima Indians. *Am J Clin Nutr.* 1998;68:1053–1057.

78. Kluger J. The Science of Appetite. *Time*, June 11, 2007:49–46.

79. Pasquet P, Brigant L, Froment A, et al. Massive overfeeding and energy balance in men: the Guru Walla model. *Am J Clin Nutr.* 1992;56:483–490.

80. McCrory MA, Harbaugh AG, Appeadu S, Roberts SB. Fast-food offerings in the United States in 1986, 1991, and 2016 show large increases in food variety, portion size, dietary energy, and selected micronutrients. *J Acad Nutr Diet.* 2019;119(6):923–933.

81. Allcott H, Diamond R, Dubé J-P. The geography of poverty and nutrition: food deserts and food choices across the United States| Stanford Graduate School of Business, 2018.

82. Restrepo BJ Calorie labeling in chain restaurants and body weight: evidence from New York. *Health Econ.* 2017;26:1191–1209. doi: 10.1002/hec.3389.

83. Rolls B. Sensory-specific satiety. *Nutr Rev.* 1986;44:93–101.

84. Tey SL, Brown RC, Gray AR, et al. Long-term consumption of high energy-dense snack foods on sensory-specific satiety and intake. *Am J Clin Nutr.* 2012;95:1038–1047.

85. Fischler C. Food preferences, nutritional wisdom, and socio-cultural evolution. In: Walcher D, Kretchmer N, eds. *Food, nutrition and evolution: food as an environmental factor in the genesis of human variability.* New York, NY: Masson Publishing USA, 1981:59–67.

86. Mattes RD, Popkin BM. Nonnutritive sweetener consumption in humans: effects on appetite and food intake and their putative mechanisms. *Am J Clin Nutr.* 2009;89:1–14.

87. Rozin P. The selection of foods by rats, humans and other animals. In: Rosenblatt J, Hinde R, Shaw E, et al., eds. *Advances in the study of behavior.* New York, NY: Academic Press, 1981.

88. Hardman CA. Children's familiarity with snack foods changes expectations about fullness. *Am J Clin Nutr.* 2011;94: 1196–1201.

89. Breslin PAS. An evolutionary perspective on food and human taste. *Curr Biol.*2013;23(9):R409–R418.

90. Beauchamp G. Ontogenesis of taste preferences. In: Walcher D, Kretchmer N, eds. *Food, nutrition and evolution: food as an environmental factor in the genesis of human variability.* New York, NY: Masson Publishing USA, 1981:49–57.

91. Piperno DR, Weiss E, Holst I, Nadel D. Processing of wild cereal grains in the Upper Palaeolithic revealed by starch grain analysis. *Nature.* 2004;430(7000):670–673.

92. Monteiro CA, Moubarac JC, Levy RB, Canella DS, Louzada MLDC, Cannon G. Household availability of ultra-processed foods and obesity in nineteen European countries. *Public Health Nutr.* 2018 Jan;21(1):18–26. doi: 10.1017/S1368980017001379. Epub 2017 Jul 17. PMID: 28714422.

93. Fardet A, Rock E. Ultra-processed foods: a new holistic paradigm? *Trends Food Sci Technol.* 2019;93:174–184.

94. Moss M. *Hooked: How processed food became addictive.* London: WH Allen, 2021.

95. Wardle J, Cooke L. Genetic and environmental determinants of children's food preferences. *Br J Nutr.* 2008;99:s15–s21.

96. "The Oreo, Obesity, and Us." *Chicago Tribune.* 2006. http://www.chicagotribune.com/news/watchdog/chi-oreos-specialpackage,0,6758724.special. May 21, 2014.

97. Davis C. Clara Davis revisited. *Nutr Rev.* 1987;45.

98. Davis C. Self-selection of diet by newly weaned infants. *Am J Dis Child.* 1992;36:651–679.

99. Story M, Brown J. Do young children instinctively know what to eat? *N Engl J Med.* 1987;316:103–106.

100. Drewnowski A, Kirth C, Rahaim J. Taste preferences in human obesity: environmental and familial factors. *Am J Clin Nutr.* 1991;54:635–641.

101. Johnston F. Health implications of childhood obesity. *Ann Intern Med.* 1985;103:1068–1072.

102. Martin CK, Rosenbaum D, Han H, et al. Changes in food cravings, food preferences, and appetite during a low-carbohydrate and low-fat diet. *Obesity.* 2011;19:1963–1970.

103. Drewnowski A. Nutritional perspectives on biobehavioral models of dietary change. In: Henderson MM, Bowen DJ, DeRoos KK, et al., eds. *Promoting dietary change in communities: applying existing models of dietary change to population-based interventions.* Seattle, WA: Cancer Prevention Research Program, Fred Hutchinson Cancer Research Center, 1992: 96–109.

104. Lands W, Hamazaki T, Yamazaki K, et al. Changing dietary patterns.*Am J Clin Nutr.* 1990;51:991–993.

105. Drewnowski A, Popkin B. The nutrition transition: new trends in the global diet.*Nutr Rev.* 1997;55:31–43.

106. Darmon N, Drewnowski A. Does social class predict diet quality? *Am J Clin Nutr.* 2008;87:1107–1117.

107. Rossouw HA, Grant CC, Viljoen M. Overweight and obesity in children and adolescents: the South African problem. *South African J Sci.* 2012;5–6:2012.

108. Beidler L, Cantor S, Warren G, et al. *Sweeteners: issues and uncertainties*. Washington, DC: Academy Forum, National Academy of Sciences, 1979.

109. Axelson M. The impact of culture on food-related behavior. *Annu Rev Nutr.* 1986;6:345–363.

110. Temple NJ, Burkitt DP. *Western diseases: their dietary prevention and reversibility.*Totowa, NJ: Humana Press, 1994.

111. Andreyeva T, Kelly IR. Exposure to food advertising on television, food choices and childhood obesity, 2010. http://www.iza.org/conference_files/riskonomics2010/andreyeva_t5867.pdf. May 21, 2014.

112. Harris JL, Bargh JA, Brownell KD. Priming effects of television food advertising on eating behavior. *Health Psychol.*2009;28(4):404–413.

113. Barr-Anderson DJ, Larson NI, Nelson MC, et al. Does television viewing predict dietary intake five years later in high school students and young adults?*Int J Behav Nutr Phys Act.*2009;6:7.

114. Pollan M. The age of nutritionism.*New York Times Magazine*, January 28, 2007.

115. Environmental influences on eating and physical activity Simone a French Mary Story and Robert W Jeffery. *Annu Rev Public Health.* 2001;22(1):309–335.

116. Emond JA, Lansigan RK, Ramanujam A, Gilbert-Diamond D. Randomized exposure to food advertisements and eating in the absence of hunger among preschoolers. *Pediatrics* Dec 2016;138(6):e20162361. DOI:10.1542/peds.2016-2361

117. Sims J, Mikkelsen L, Gibson P. Claiming health: front-of-package labeling of children's food. Prevention Institute, 2011. http://www.preventioninstitute.org/component/jlibrary/article/id-293/127.html. May 21 2014.

118. Katz DL, Katz CS. *The flavor point diet.* Emmaus, PA: Rodale, 2005.

119. Callahan P, Manier J, Alexander D. Where there's smoke, there might be food research, too. Documents indicate Kraft, Philip Morris shared expertise on how the brain processes tastes, smells. *Chicago Tribune*, January 29, 2006.

120. Gupta S, Hawk T, Aggarwal A, Drewnowski A. Characterizing ultra-processed foods by energy density, nutrient density, and cost. *Front Nutr.* 2019;6:1–9. 10.3389/fnut.2019.00070

121. Katz DL, Doughty K, Njike V, et al. A cost comparison of more and less nutritious food choices in the US supermarkets. *Public Health Nutr.* 2011;14:1693–1699.

122. de Mestral C, Khalatbari-Soltani S, Stringhini S, Marques-Vidal P.Perceived barriers to healthy eating and adherence to dietary guidelines: nationwide study. *Clin Nutr.* 2019;6:70

123. Larson JS, Bradlow E, Fader, P. An exploratory look at supermarket shopping paths. *Int J Res Market*, April 2005. SSRN: https://ssrn.com/abstract=723821

124. Oliver TL, McKeever A, Shenkman R, Diewald L, Barriers to healthy eating in a community that relies on an emergency food pantry. *J Nutr Educ Behav.* 2020;52:299–306.

125. Michopoulos V, Toufexis D, Wilson ME. Social stress interacts with diet history to promote emotional feeding in females.*Psychoneuroendocrinology.* 2012;37:1479–1490.

126. Achterberg C.Qualitative research: what do we know about teaching good nutritional habits? *J Nutr.* 1994;124:1808s–1812s.

127. Hiddink G, Hautvast J, van Woerkum CM, et al. Consumers' expectations about nutrition guidance: the importance of the primary care physicians. *Am J Clin Nutr.* 1997;65:1974s–1979s.

128. Abusabha R, Peacock J, Achterberg C. How to make nutrition education more meaningful through facilitated group discussions.*J Am Diet Assoc.* 1999;99:72–76.

129. Katz DL, Colino S. *Disease-proof: the remarkable truth about what makes us well.*Waterville, ME: Thorndike Press.

Capítulo 45

Recomendaciones alimentarias para la promoción de la salud y la prevención de enfermedades

Erica Oberg y Wendi Carlock

 INTRODUCCIÓN

Los alimentos son el combustible con el que funciona el cuerpo humano. Es lógico que la calidad de la alimentación pueda influir en todos los aspectos relacionados con nuestra salud. Un cuerpo de alto rendimiento funciona mejor con un combustible de alto rendimiento. El contenido de este y otros textos sobre nutrición, así como las principales publicaciones, defienden firmemente esta importante relación.

Aunque se puede decir mucho sobre los fundamentos universales de una alimentación saludable, es importante señalar los aspectos de la calidad alimentaria que son específicos del contexto. En el contexto de una vida basada en la subsistencia, por ejemplo, los alimentos de mayor densidad energética (alimentos con la máxima cantidad de energía potencial por unidad de peso) pueden ofrecer una ventaja al ayudar a prevenir posibles déficits calóricos cuando los alimentos son escasos. Sin embargo, en el contexto de un exceso de calorías y de obesidad epidémica, los alimentos que proporcionan una alta densidad de nutrimentos junto con relativamente pocas calorías pueden ofrecer una ventaja. La cantidad de proteínas alimentarias es una preocupación importante en las poblaciones aquejadas por insuficiencia de proteínas; los nutrimentos asociados (p. ej., la mezcla de grasas) adquieren enorme relevancia en las poblaciones con acceso constante a proteínas más que suficientes.

Dado que la sobrealimentación afecta ahora a más población mundial que la desnutrición (1), los efectos del patrón alimentario en el control del peso son una consideración obligatoria al intentar caracterizar la alimentación saludable.

La contextualización de las características de una alimentación beneficiosa para la salud no tiene por qué acabar en el ámbito de la población. La mayor disponibilidad de la nutrigenómica y los biomarcadores de laboratorio invitan a convertir las directrices en recomendaciones alimentarias individualizadas.

Independientemente de si el objetivo es una población o un individuo, la aplicación de la alimentación para la promoción de la salud exige dos requisitos previos. En primer lugar, las recomendaciones de una alimentación saludable se basan en las mejores pruebas científicas disponibles. En segundo lugar, las recomendaciones traducen la evidencia que apoya un determinado patrón alimentario en un comportamiento. Si bien es cierto que existen controversias e incertidumbres en relación con lo primero, los retos de lo segundo son considerablemente mayores.

No obstante, los posibles beneficios de una promoción de la salud alimentaria exitosa justifican un abordaje intensivo en la práctica clínica. Los conocimientos sobre alimentación y salud y las técnicas eficaces de asesoramiento conductual (v. caps. 46 y 47) siguen evolucionando, pero la influencia de la alimentación sobre la salud y la urgencia de las tendencias de las enfermedades relacionadas con la alimentación en la sociedad contemporánea son lo suficientemente importantes como para apoyar la aplicación de estas prácticas.

El riesgo de cardiopatías, la principal causa de muerte de los adultos en Estados Unidos, puede reducirse mucho a través de la alimentación por diversos mecanismos (v. cap. 7). Del mismo modo, la obesidad en Estados Unidos (cada vez más una amenaza híbrida endémica y epidémica tanto para los adultos como para los niños) está directamente relacionada con la alimentación y los patrones de actividad (v. cap. 5). La estimación de Doll y Peto (2) de que más de un tercio de todos los cánceres pueden prevenirse mediante manipulaciones alimentarias está ampliamente aceptada, aunque no totalmente fundamentada (v. cap. 12). Los accidentes cerebrovasculares, la hipertensión, la diabetes, la evolución del embarazo, la artritis degenerativa y otras innumerables enfermedades, así como la percepción general del bienestar, responden a influencias alimentarias. En la actualidad hay mucho más consenso que controversia en lo que respecta a una alimentación que promueva la salud. La controversia surge y persiste en áreas como los efectos sobre la salud de nutrimentos específicos o la alimentación óptima para la prevención o la reversión de enfermedades específicas.

Así, estas controversias tienden a ser específicas de un nutrimento o de una enfermedad. Una revisión exhaustiva de las diversas influencias de la alimentación sobre la salud sirve para atenuar tales controversias, al proporcionar líneas de evidencia contiguas que permiten aclarar las recomendaciones redundantes. El objetivo principal de este capítulo es dilucidar ese tema de la superposición.

En el contexto de una enfermedad establecida, los individuos tienden a estar más motivados y dispuestos a cambiar su comportamiento y a adoptar un patrón alimentario que promueva la salud (v. caps. 46 y 47). Para la promoción de la salud o la reducción del riesgo a largo plazo, la motivación para adoptar un nuevo patrón alimentario es más difícil de inspirar. El modelo de etapas de cambio de Prochaska es un constructo útil para evaluar la disposición de una persona a adoptar un cambio alimentario.

Las recomendaciones alimentarias en el contexto de una enfermedad clínica son similares a las de la promoción de la salud, pero pueden ser más extremas, tanto en respuesta a la mayor agudeza como a la mayor disposición del paciente a seguir las recomendaciones. La agrupación de los factores de riesgo de diversas enfermedades crónicas y de las propias afecciones exige que las manipulaciones de la alimentación para la prevención secundaria y terciaria no sean excesivamente específicas de una enfermedad. Un paciente con obesidad y diabetes de tipo 2, por ejemplo, tiene un mayor riesgo de padecer enfermedades cardíacas, cáncer, enfermedades respiratorias e insuficiencia renal.

Por tanto, aunque la intervención alimentaria específica puede dirigirse a una sola enfermedad como la diabetes, el patrón alimentario suele ser coherente con las recomendaciones para la prevención general de enfermedades crónicas y la promoción de la salud. Se dan excepciones solo cuando las modificacio-

nes alimentarias específicas de una enfermedad en el contexto de insuficiencia de un sistema orgánico requieren apartarse del patrón básico de alimentación saludable (p. ej., la restricción de proteínas en la insuficiencia hepática o renal [v. caps. 16 y 17] o la restricción de hidratos de carbono para reducir el cociente respiratorio en la insuficiencia pulmonar [v. cap. 15]). Este capítulo caracteriza las recomendaciones alimentarias que pueden ofrecerse con confianza en la prestación de atención clínica a prácticamente todos los pacientes.

RECOMENDACIONES ALIMENTARIAS PARA LA PROMOCIÓN DE LA SALUD

Recomendaciones de consenso

Diversos organismos y grupos de expertos hacen recomendaciones generales y específicas sobre alimentación saludable. La base de la evidencia, el rigor de la revisión y la mirada de interpretación varían considerablemente según la organización, pero hay bastante consenso en las declaraciones de recomendación resultantes. Las directrices de organizaciones dirigidas a enfermedades específicas se analizan en las subsecciones pertinentes de este capítulo, y las recomendaciones generales nacionales y mundiales se analizan más adelante.

Las *Dietary Guidelines for Americans* 2015-2020 (3) y la correspondiente pirámide de los alimentos del U.S. Department of Agriculture (USDA) (4), ahora sustituida por *MyPlate* (http://www.choosemyplate.gov), insisten en cinco directrices generales: a) seguir un patrón de alimentación saludable a lo largo de la vida; b) centrarse en la variedad, la densidad de nutrimentos y la cantidad; c) limitar las calorías procedentes de azúcares añadidos y grasas saturadas y reducir la ingesta de sodio; d) cambiar a opciones de alimentos y bebidas más saludables, y e) apoyar los patrones de alimentación saludable para todos.

Las recomendaciones específicas incluyen la insistencia en la ingesta abundante de cereales integrales, verduras, frutas, mariscos, y lácteos bajos en grasa o sin grasa, así como la restricción de la ingesta de grasas saturadas y *trans*, azúcares añadidos y sodio. La edición final de las *Dietary Guidelines for Americans* 2015-2020 creó controversia porque no reflejaba de forma resumida las recomendaciones del informe científico del comité asesor de las de 2015, especialmente en lo relativo a las recomendaciones de reducir los refrescos, las bebidas azucaradas y la carne roja y procesada. Sorprendentemente, el U.S. Preventive Services Task Force solo recomienda el asesoramiento conductual en relación con una alimentación saludable y la actividad física para los pacientes con factores de riesgo cardiovascular (5). Es prudente que los médicos sean capaces de responder a las preguntas de los pacientes sobre la alimentación para la promoción de la salud y la prevención de enfermedades con el conocimiento de las declaraciones de consenso.

Una reciente revisión mundial de las directrices alimentarias basadas en los alimentos comparó las recomendaciones de salud pública de más de 90 países (6). El análisis concluyó que «algunas orientaciones aparecen de forma casi universal en todos los países: consumir una variedad de alimentos; consumir algunos alimentos en mayor proporción que otros; consumir frutas y verduras, leguminosas y alimentos de origen animal; y limitar el azúcar, la grasa y la sal». Las directrices globales de la Organización Mundial de la Salud (OMS) fomentan el consumo de frutos secos, cereales integrales y grasas saludables, pero las directrices alimentarias nacionales específicas varían sustancialmente según el país. Es probable que las futuras iteraciones de las directrices alimentarias mundiales y nacionales incluyan una mayor conciencia del impacto medioambiental de las elecciones alimentarias y una mayor atención a los factores socioculturales, incluidas las rápidamente cambiantes tendencias alimentarias mundiales.

La limitación de cualquier conjunto de directrices es la facilidad con la que puede traducirse en un patrón alimentario con sentido común que sea agradable, realista y sostenible. La dieta mediterránea se ha dado a conocer como la «dieta» más fácil de cumplir, que puede seguirse como mecanismo de medicina preventiva a través de la nutrición, y que (como se comenta en otros capítulos) es una estrategia eficaz para el tratamiento alimentario y la prevención de la diabetes, enfermedades cardíacas, la obesidad, varios tipos de cáncer y numerosas enfermedades inflamatorias crónicas.

Este patrón de alimentación se basa en las comidas tradicionales, y en el estilo de vida, de los países que rodean el Mediterráneo. Se basa predominantemente en los vegetales, y consiste en una ingesta diaria de verduras, frutas, cereales integrales y grasas saludables, y una ingesta semanal de pescado, huevos, aves y leguminosas. Incluye pequeñas porciones de productos lácteos y un consumo limitado de carne.

Los factores no alimentarios del estilo de vida frecuentes en estos países incluyen actividad física diaria, compartir las comidas con la familia y los amigos, y un consumo moderado de vino tinto (7). Se observan patrones alimentarios y de estilo de vida similares en las zonas azules (*Blue Zones*), regiones de notable longevidad. Los tipos de alimentación regional de las zonas azules siguen el mismo patrón general, con diferencias geográficas ligadas a los alimentos locales tradicionales (8).

TABLA 45-1

Pasos para mejorar la alimentación estadounidense típica que cuentan con un amplio apoyo en la comunidad nutricional

- Disminuir las grasas *trans*
- Reducir las grasas saturadas
- Disminuir el sodio
- Aumentar las frutas y verduras
- Aumentar los cereales integrales
- Disminuir los almidones refinados y los azúcares simples
- Sustituir las grasas «malas» por grasas «buenas»
- Controlar el tamaño de las raciones y las calorías totales
- Aumentar la actividad física

Fuente: De Katz DL. Presentation at TIME Magazine/ABC News summit on obesity. *Williamsburg, VA, junio de 2004.*

En la práctica clínica, es importante considerar la personalización de las recomendaciones alimentarias en función de la edad, el estado de salud, el estilo de vida, la etnia, la religión, las preferencias alimentarias y cualquier otro factor individual que pueda afectar a la adherencia. Cuando sea apropiado, la nutrigenómica o los biomarcadores pueden proporcionar orientación adicional. La aplicación de directrices individualizadas suele beneficiarse de la colaboración con un profesional sanitario con formación avanzada en nutrición y medicina del estilo de vida. En la **tabla 45-1** se ofrece una breve lista de modificaciones saludables de la alimentación típica estadounidense, respaldadas por la opinión predominante.

Recomendaciones respaldadas por evidencia confluente

Control de peso

Mientras que las insuficiencias alimentarias han sido, durante mucho tiempo, la principal amenaza nutricional para la salud, el exceso calórico es ahora el riesgo global más importante (9). Existen numerosas revisiones sobre el tema de la alimentación para la pérdida de peso (v. cap. 5), que en conjunto dan un fuerte apoyo a la alimentación rica en frutas, verduras y cereales integrales, y relativamente restringida en almidones refinados, azúcares añadidos y grasas totales (10). Estudios recientes apoyan el patrón alimentario mediterráneo y dietas caracterizadas por una carga glucémica (CG) baja (v. caps. 5-7). Las estrategias para lograr el equilibrio energético van más allá del alcance de esta revisión (v. caps. 5, 38 y 47), pero dada la creciente importancia mundial del sobrepeso y la obesidad, el control de las raciones y el equilibrio energético figuran claramente entre los principios clave de una alimentación saludable. La salud y la diversidad del microbioma gastrointestinal es también un área emergente de interés en la investigación para su aplicación al control de peso (11).

Grasa alimentaria

Existe un debate creciente sobre los beneficios relativos de una alimentación restringida en grasas totales en comparación con una con un consumo liberal de grasas, y el equilibrio relativo de los ácidos grasos saturados, poliinsaturados y monoinsaturados (v. caps. 2 y 6). Una alimentación saludable puede obtener entre un 10 % y un 45 % de las calorías de la grasa, siempre que esta esté bien seleccionada. La densidad energética y el índice de saciedad relativamente bajo de las grasas sugieren que la ingesta hacia el extremo superior de este rango puede plantear dificultades a quienes luchan por controlar el peso (v. cap. 5).

Los estudios de Ornishy cols. (12) apoyan la alimentación extremadamente baja en grasas, al menos para la prevención de episodios cardiovasculares. En otro estudio en el que se comparaba una dieta baja en grasas frente a otra rica en grasas en personas obesas que habían reducido la ingesta de energía en un 25 %, se observó que solo la dieta baja en grasas provocaba una disminución del perímetro de la cintura y de la masa grasa, un aumento de la dilatación mediada por el flujo y una disminución de la concentración de leptina (13).

Las estimaciones de la ingesta alimentaria humana del Paleolítico sugieren que estamos adaptados a una ingesta de grasas de entre el 30 % y el 40 % del total de calorías (14). Esto se aproxima a la ingesta típica actual de grasas en Estados Unidos, muy por debajo de la ingesta liberal de grasas de algunos países mediterráneos y bastante por encima de la ingesta defendida por Ornish y cols. Los beneficios de una dieta paleolítica pueden incluir la reducción del peso y de los factores de riesgo cardiovascular. Tal y como revisaron Kuipers y cols., Osterdahl y cols. mostraron que 3 semanas de una dieta de tipo paleolítico dieron lugar a reducciones significativas del peso, el índice de masa corporal y el perímetro de la cintura.

Según las mejores estimaciones disponibles, aproximadamente entre un tercio y la mitad de las grasas de la alimentación paleolítica proceden de grasas poliinsaturadas, con una proporción entre ácidos grasos ω-3 y ω-6 de 1:1 a 1:4. El resto de la ingesta de grasa procede principalmente de grasa monoinsaturada (y por tanto la ingesta total es muy baja en grasa saturada). Aunque no existen pruebas definitivas de la insuficiencia de ácidos grasos ω-3 o de los beneficios de los suplementos para una enfermedad, el peso de la evidencia sugiere de forma abrumadora una insuficiencia relativa predominante en la alimentación occidental actual. Además, existen pruebas de los beneficios de la ingesta de suplementos de ácidos grasos ω-3 en áreas diversas, que van desde la reducción de los triglicéridos hasta el desarrollo cognitivo (v. cap. 35) y el control de la artritis reumatoide (v. cap. 20).

Salvo que el consumo de pescado salvaje o de caza sea muy constante, la ingesta de ácidos grasos ω-3 será seguramente inferior a la óptima, dada la eliminación casi total de los ácidos grasos ω-3 de la carne de los animales de granja. Los frutos secos y las semillas, especialmente la linaza, son buenas fuentes de ácidos grasos ω-3 de origen vegetal. Por ejemplo, una cucharada de aceite de linaza cumple el objetivo diario de ω-3 para la mayoría de los adultos. Hay que destacar que los ácidos grasos ω-3 procedentes de fuentes vegetales suelen corresponder al ácido α-linolénico, cuya conversión en ácido eicosapentaenoico y ácido docosahexaenoico (v. cap. 2 y apéndice E) es variable.

Proteínas alimentarias

Las pruebas disponibles apoyan el consumo de proteínas dentro de los límites de 0.6 g/kg a 1 g/kg de peso corporal en los adultos. Las ingestas de hasta 2 g/kg pueden ofrecer algunas ventajas a los individuos con actividad vigorosa, aunque esto es dudoso (v. cap. 32). Las ingestas más elevadas no parecen aconsejables (v. caps. 3, 16 y 32). Las dietas ricas en proteínas recomendadas para controlar la resistencia a la insulina y la pérdida de peso no están respaldadas por pruebas que indiquen beneficios para la salud a largo plazo y, en general, deben desaconsejarse en favor de la pauta descrita (v. caps. 5 y 6). Aunque hay estudios que sugieren beneficios cardiometabólicos al cambiar las calorías de los hidratos de carbono a las proteínas, esos beneficios son generalmente equivalentes a los de una alimentación con abundantes hidratos de carbono, pero baja en grasas (15). Las proteínas ofrecen la ventaja de un alto índice de saciedad (**tabla 45-2**), por lo que un ligero aumento del porcentaje de calorías procedentes de las proteínas puede ofrecer beneficios para el control de peso a algunas personas (v. cap. 5). La evidencia es clara en cuanto a que la ingesta elevada de proteínas alimentarias es perjudicial cuando la función renal está deteriorada. Una ingesta elevada de proteínas puede acelerar el declive relacionado con la edad cuando la filtración glomerular está comprometida. Existe cierta preocupación por el hecho de que una ingesta elevada de proteínas pueda acelerar la osteopenia relacionada con la edad

TABLA 45-2

Comparación de la densidad energética y los índices saciedad de las clases de macronutrimentos[a]

Clase de macronutrimentos	Densidad energética	Índice de saciedad	Comentarios
Grasa	La más alta; 9 kcal/g	El más bajo	Parece prevalecer la idea de que las grasas sacian, pero en términos de calorías son las menos saciantes de los macronutrimentos
Hidratos de carbono sencillos[b]	4 kcal/g	Intermedio; inferior al de los hidratos de carbono complejos	El umbral de saciedad del azúcar es mayor que el de otros nutrimentos, lo que hace que el azúcar contribuya de forma importante al exceso de calorías en la mayoría de las personas
Hidratos de carbono, complejos[b]	< 4 kcal/g	Intermedio; más alto que el de los hidratos de carbono sencillos	Las fuentes de hidratos de carbono complejos (cereales integrales, frutas y verduras) son ricas en agua y fibra, que aumentan el volumen de los alimentos y contribuyen a la saciedad, sin aportar calorías
Proteínas	3-4 kcal/g	El máximo	Las proteínas suelen ser más saciantes, caloría por caloría, que otras clases de alimentos, aunque esto puede no ser cierto si se comparan con los hidratos de carbono complejos con alto contenido en fibra y/o agua

[a]El índice de saciedad es una medida del grado de saciedad de un alimento, basándose en la comparación de raciones isoenergéticas (v. cap. 38).

[b]Para los fines de esta tabla, los hidratos de carbono sencillos y complejos se refieren a la respuesta metabólica a los alimentos, más que a sus propiedades bioquímicas. Para una revisión detallada sobre este tema, véase el capítulo 1.

(v. cap. 14), pero en un estudio reciente se observó que las dietas con mayor contenido en lácteos y proteínas tenían efectos favorables sobre los biomarcadores óseos en mujeres con sobrepeso que hacían ejercicio (16). Si el patrón alimentario y el estilo de vida en general son juiciosos, se puede tolerar una ingesta de proteínas relativamente alta sin que se produzcan secuelas. Por ejemplo, la actividad regular con pesas, en particular, atenúa el riesgo de osteopenia y osteoporosis. Sin embargo, incluso en los estudios de deportistas de competición, hay pocas pruebas del beneficio de una ingesta de proteínas muy elevada.

Una consideración importante en el debate sobre las proteínas alimentarias es la definición de la «calidad» de las fuentes de proteínas. Las definiciones predominantes de la calidad de las proteínas tienen en cuenta la bioquímica y el metabolismo del alimento de origen, sin prestar atención a los efectos netos sobre la salud humana (y ambiental). Se ha propuesto una definición modernizada de la calidad de las proteínas que incluya los efectos netos sobre la salud y, teniendo en cuenta la fascinación del público por las proteínas alimentarias, es una cuestión importante y oportuna que merece una seria atención (17).

Fibra alimentaria

Una alimentación coherente con las recomendaciones de consenso dará lugar a una ingesta de fibra considerablemente mayor que la habitual en Estados Unidos (v. cap. 1 y apéndice E). Aunque las recomendaciones incluyen una ingesta de fibra de aproximadamente 30 g/día, el peso de la evidencia también respalda un esfuerzo específico para aumentar el consumo de fibra soluble (viscosa) y fibra insoluble. La fibra soluble se encuentra en abundancia en las verduras, la fruta, las judías, las semillas y los cereales. El consumo de fibra soluble disminuye los lípidos séricos, y reduce el aumento posprandial de la glucosa y la insulina mediante cambios en la viscosidad intestinal, la absorción de nutrimentos, la velocidad de tránsito, y la producción de ácidos grasos y hormonas intestinales (18). La fibra insoluble se describe a menudo como «fibra», no se disuelve en el agua y es en gran medida no digerible en el tubo digestivo humano. Aporta volumen a las heces, lo que contribuye a la regularidad de los movimientos intestinales y previene el estreñimiento. La fibra insoluble se encuentra en las verduras de hoja verde, los cereales integrales, los frutos secos y las judías (19,20).

La inclusión de alimentos ricos en fibra también tiene un impacto beneficioso en la salud y la diversidad del microbioma gastrointestinal, probablemente relacionado con su papel como «prebióticos» y metabolitos nutritivos de ácidos grasos de cadena corta, incluido el butirato (21).

Las pruebas disponibles respaldan la recomendación específica de consumir una variedad de alubias, lentejas, manzanas y productos a base de avena. Esto es especialmente importante en los niños, ya que promover el consumo de alimentos ricos en fibra a una edad temprana puede prevenir la rigidez de las arterias carótidas y las cardiopatías relacionadas en la edad adulta (22).

Suplementos de micronutrimentos

Las carencias de micronutrimentos persisten a pesar de la abundancia calórica de la alimentación estadounidense estándar. Una explicación teleológica es que los seres humanos pueden estar adaptados a una mayor ingesta de micronutrimentos, dadas las mayores necesidades energéticas de nuestros ancestros físicamente activos y los alimentos calóricos y densos en nutrimentos de los que disponían (v. cap. 44). Se han investigado determinados micronutrimentos y el riesgo de enfermedades específicas. Por ejemplo, los suplementos de vitamina B_6 y folato reducen las concentraciones elevadas de homocisteína, un biomarcador de riesgo de enfermedad cardiovascular. Sin embargo, en un gran estudio clínico no se observó que la administración de suplementos se tradujera en una menor mortalidad cardiovascular (v. cap. 7), aunque en un metaanálisis sí se sugirió el beneficio del folato y otras vitaminas del grupo B en la prevención de accidentes cerebrovasculares (23). La administración de suplementos de folato antes de la concepción y durante el embarazo reduce la incidencia de defectos del tubo neural. El zinc interviene en varios aspectos de la función inmunitaria y su suplementación puede mejorar la inmunidad. Los suplementos de cromo pueden mejorar el metabolismo de la insulina.

Los suplementos de vitamina D, y la combinación de calcio y vitamina D (24) en forma de suplemento, han demostrado ser beneficiosos en la prevención de la osteoporosis (v. cap. 14). El papel de los suplementos de calcio en la protección de los huesos es controvertido, pero otros beneficios de estos suplementos son convincentes (v. caps. 14, 28 y 34). Los resultados de la *Women's Health Initiative* de 2010 no recomiendan beneficio alguno de los suplementos de calcio y vitamina D sobre las enfermedades cardiovasculares y la presión arterial (25). La administración de suplementos de hierro probablemente no tenga un beneficio universal en Estados Unidos, pero puede ser importante para las mujeres que menstrúan y que consumen poca carne roja.

No hay datos suficientes que respalden la recomendación de un suplemento multivitamínico diario para la prevención de enfermedades crónicas (26); sin embargo, puede haber algunos datos que relacionen la administración de suplementos multivitamínicos/multiminerales con la mejora de la cognición

y el estado de ánimo (27). En un estudio reciente de Haskell y cols. se demostró que la administración de suplementos multivitamínicos durante 9 semanas en mujeres de entre 25-50 años dio lugar a una mejora de la cognición y de la capacidad multitarea, así como a efectos beneficiosos sobre el estado de ánimo y las concentraciones reducidas de homocisteína (28). Hay que disuadir a los pacientes de que piensen que los suplementos son un sustituto de una alimentación saludable. Los beneficios de los suplementos de micronutrimentos no están tan bien establecidos como los beneficios de un patrón alimentario denso en nutrimentos. Mientras que la suplementación específica con altas dosis de nutrimentos individuales carece de pruebas que la respalden para la prevención primaria, si puede ser apropiada para los esfuerzos para la prevención de enfermedades más específicos. Por ejemplo, un suplemento de aceite de pescado como fuente de ácidos grasos ω-3 puede ser aconsejable en general tanto para adultos como para niños que no consumen habitualmente pescado graso. En el apéndice L se muestran recomendaciones de dosificación.

Distribución de las comidas

Hay tanto debate filosófico como opinión científica sobre las ventajas relativas de las comidas con pequeñas cantidades, pero frecuentes, frente a la restricción de la ingesta calórica a un intervalo de tiempo diario definido. El primer tipo de comidas una menor liberación de insulina en comparación con las comidas isocalóricas más espaciadas (29,30). Además, se ha estudiado la alimentación isocalórica matutina frente a la vespertina, y se ha comprobado que son metabólicamente comparables. La pérdida de peso, lograda a través de cualquiera de los dos patrones, se asoció a una reducción de la insulina y a otras mejoras metabólicas (21). Los datos del National Heart, Lung, and Blood Institute (NHLBI) mostraron que una menor frecuencia de ingesta de alimentos predice un mayor aumento de la adiposidad en las adolescentes, independientemente de otros factores de riesgo que contribuyen a ello, como la etnia, la actividad física y la ingesta energética total (31).

En otros estudios se sugiere que los beneficios aparentes pueden estar más relacionados con la composición y la calidad alimentaria que con la distribución (32,33), que es como se toman la mayoría de las decisiones sobre las comidas. Para la mayoría de los adultos que se beneficiarían de una disminución de peso, el consumo frecuente de tentempiés puede atenuar el apetito y ayudar a prevenir los atracones, aunque esto también es controvertido. Como se señala en el capítulo 47, los beneficios psicológicos de comer con frecuencia pueden ser considerables en las personas que tratan de perder peso o mantenerlo.

Restricción energética

La evidencia de que la restricción energética total reduce la morbilidad y la mortalidad por todas las causas provienen principalmente de modelos animales, pero hay algunas pruebas en humanos. El cumplimiento a largo plazo con la alimentación hipoenergética (es decir, restricción calórica) es difícil en todos los individuos, excepto en los más motivados, por lo que los estudios realizados en humanos son pequeños. Por tanto, aunque tiene un interés teórico, la recomendación a los pacientes de restringir las calorías por debajo de las cifras normales como estrategia de promoción de la salud puede tener un valor práctico limitado. Los metaanálisis centrados en la restricción energética intermitente, ya sea ayunando 2 días a la semana o limitando la ingesta calórica a 8 h o 10 h al día, fueron tan eficaces como la restricción energética continua en relación con la pérdida de peso y los efectos positivos en los biomarcadores de salud (34). La restricción energética intermitente puede ser más viable para la mayoría de las personas (35).

Curiosamente, en los pacientes con cáncer tratados con quimioterapia, los datos apoyan el ayuno a corto plazo (24-36 h) en la respuesta a la quimioterapia, la tolerabilidad y la calidad de vida (36). Es posible que, a medida que se acumulen los datos, se pongan de manifiesto otros beneficios específicos para cada afección.

Recomendaciones para grupos de alimentos específicos

Carne

La cuestión sobre si el consumo de carne tiene efectos beneficiosos, perjudiciales o neutros para la salud humana es fuente de un debate volátil, polémico y aparentemente perpetuo. El aspecto más importante que hay que entender es que el consumo actual de carne es sorprendentemente diferente al de nuestros antepasados paleolíticos. En la Edad de Piedra no había animales domesticados, ni granjas industriales, ni carnes procesadas. La carne del ganado alimentado con pasto puede aproximarse a la de los animales salvajes o ancestrales, pero de forma imperfecta. Las carnes que consumimos hoy tienen más calorías, variedades perjudiciales de grasa y contaminantes ambientales que se concentran a medida que ascienden en la cadena alimentaria. Además, los humanos paleolíticos probablemente comían sus carnes crudas, por lo que hay que tener en cuenta que el procesamiento actual de los alimentos (p. ej., el curado con nitritos) y la pre-

paración (p. ej., el asado a la parrilla), procesos que añaden carcinógenos, tienen consecuencias desfavorables para la salud (37,38). También existe un efecto ambiental de la ganadería industrial, la consolidación de lotes de piensos y las operaciones de alimentación de animales confinados, que puede relacionarse con la salud humana directamente (p. ej., contaminando los campos de cultivos y las aguas subterráneas) e indirectamente (p. ej., contribuyendo al cambio climático) (39). Teniendo en cuenta los efectos sobre la salud y el medio ambiente, es razonable que los médicos sugieran que se limite el consumo de carne de granja, si no se evita por completo.

Huevos

Es importante señalar que cuando se habla del efecto de la grasa alimentaria en la salud, hay que separar los efectos de las grasas *trans*, las grasas saturadas y el colesterol. Aunque los huevos han recibido mucha prensa popular negativa, los grandes metaanálisis no muestran efecto negativo alguno sobre la mortalidad cardiovascular general, excepto entre los pacientes diabéticos, en los que se ha observado un aumento de la proporción de riesgo (40). Además, la comparación entre el huevo entero y la clara de huevo y el sustituto del huevo fue equivalente en cuanto a resultados cardiovasculares; sin embargo, el sustituto del huevo fue ligeramente beneficioso en cuanto al perfil de lipoproteínas (40). Aunque el sustituto del huevo o la clara de huevo pueden ser beneficiosos si el objetivo es la restricción calórica, estas opciones procesadas pueden ser relativamente costosas, menos sabrosas y carecer de micronutrimentos como la colina y la biotina que se encuentran en la yema de huevo. Por supuesto, lo más importante es el patrón alimentario general, y el tocino de granja y las salchichas procesadas que suelen acompañar a los huevos son casi con toda seguridad perjudiciales para la salud.

Productos lácteos

Cada vez hay más datos que indican que el consumo de productos lácteos no solo promueve la salud, sino que también tiene la capacidad de reducir el riesgo de enfermedades cardiovasculares. En un metaanálisis reciente se ha demostrado que aumentar el consumo de lácteos hasta la cantidad recomendada, es decir, tres raciones diarias para los mayores de 9 años, se asocia a una mayor ingesta de nutrimentos. Además, el consumo de más de tres raciones diarias conduce a un estado nutricional incluso mejor, a una mejor salud ósea, y a un menor riesgo de diabetes e hipertensión (41). La ingesta elevada de leche, queso y yogur no parece asociarse a un aumento de la mortalidad, y la sustitución de la carne por grasas saturadas de origen lácteo puede incluso reducir el riesgo cardiovascular en un 25 % (42,43). En otros estudios se ha evaluado el efecto del consumo de lácteos en el peso corporal de niños, adolescentes y adultos. En conjunto, los datos actuales sugieren que, independientemente de las calorías, el consumo de productos lácteos tiene un efecto mínimo en el IMC y puede asociarse a un menor riesgo de obesidad abdominal (44-46).

Cereales

En los últimos 20 años, los cereales han sido objeto de ataques (p. ej., por parte de los defensores de los alimentos bajos en hidratos de carbono y de quienes se preocupan por la sensibilidad al gluten y a las lectinas). Los cereales se componen de tres partes: el salvado o cáscara, el germen y el endospermo. Los cereales integrales contienen las tres partes. Los granos refinados son principalmente endosperma, el componente menos nutritivo. Desde una perspectiva paleoantropológica, las hierbas o los cereales no son alimentos naturales del ser humano, sino que solo entraron en la alimentación humana con la llegada de la agricultura hace unos 12 000 años, cuando su domesticación hizo que aumentara el tamaño de las semillas. La cuestión que se plantea es si los cereales, enteros o no, influyen en nuestra salud; y la respuesta es «muy probablemente». La *National Health and Nutrition Examination Survey* analizó el efecto de la ingesta de cereales integrales sobre diversos factores en algo menos de 5 000 adolescentes estadounidenses. El estudio descubrió que la ingesta de cereales integrales no se asociaba al índice de masa corporal, pero sí a perfiles nutricionales positivos (p. ej., concentraciones más bajas de insulina en ayunas y concentraciones más altas de folato) y factores de riesgo de enfermedades crónicas (47). Además, en otros estudios se han demostrado reducciones de diversa magnitud en el riesgo de padecer algunos tipos de cáncer, como el cáncer colorrectal (48) y el cáncer de cabeza y cuello (49), así como una mejor calidad general de la alimentación y una mayor ingesta de nutrimentos asociada a la ingesta absoluta de cereales integrales (50). La relación entre el consumo de cereales integrales y el peso es menos clara, ya que algunos estudios han demostrado una asociación con un menor peso corporal; sin embargo, esto puede verse confundido por un mayor consumo de fibra (50). Más adelante se analizan los hidratos de carbono.

El consumo de cereales debe considerarse en el contexto de la carga glucémica, una medida que está estrechamente relacionada con el grado de refinado de los cereales. Se puede conseguir una dieta de baja carga glucémica reduciendo al mínimo la ingesta total de hidratos de carbono, pero con este abordaje puede «ser peor el remedio que la enfermedad». Los alimentos ricos en hidratos de carbono, como la mayoría de los cereales integrales, las judías, las leguminosas, las verduras e incluso las frutas, pueden contribuir a un patrón alimentario con baja carga glucémica. Estos alimentos también proporcionan una diversidad de micronutrimentos de posible importancia para la salud en general y la salud cardiovascular en particular (entre ellos destacan los antioxidantes flavonoides y carotenoides). Lo más importante es limitar la ingesta de cereales refinados, incluidos los panes blancos, la pasta y la harina. Es fácil identificar los hidratos de carbono «malos», pero cada vez es más difícil saber qué constituye un hidrato de carbono «bueno». Comer grandes cantidades de hidratos de carbono integrales puede no ser tan saludable como se pensaba. Se ha sugerido que ciertos factores determinan si una fuente de hidratos de carbono es saludable: el contenido/relación de los tipos de fibra alimentaria, el índice glucémico, el contenido de grano entero y la estructura. Puede ser útil intentar que la proporción entre el total de hidratos de carbono y la fibra sea inferior a 5:1 (51).

Los debates actuales sobre los efectos del consumo de cereales en la salud deben tener en cuenta la intolerancia al gluten (es decir, la enfermedad celíaca verdadera y la sensibilidad al gluten no celíaca), cuya prevalencia ha aumentado en Estados Unidos en los últimos años. La razón de este aumento puede tener que ver con la vulnerabilidad genética o la heredabilidad de la enfermedad, así como con las nuevas exposiciones al gluten (como las modificaciones genéticas del gluten, la contaminación con pesticidas utilizados en el trigo cultivado de forma convencional, así como el agotamiento de nutrimentos debido a las prácticas agrícolas modernas y al procesamiento de los alimentos). Sin embargo, el gluten en sí mismo no está relacionado con el aumento o la pérdida de peso, y los beneficios para la salud de una alimentación sin gluten no están bien respaldados por la investigación (52,53). Aunque hay una población creciente de personas realmente intolerantes o alérgicas al gluten que se beneficiarían de la eliminación de este de su alimentación, la mayoría de la población estadounidense no tiene esas reacciones inmunitarias. Eliminar el gluten en la mayoría de los individuos no mejorará la salud más que eliminar los hidratos de carbono refinados de cualquier fuente.

Azúcar/fructosa

La preferencia por el dulce ha favorecido la supervivencia no solo del *Homo sapiens*, sino de los mamíferos en general. La leche materna es la primera exposición a la «bebida azucarada» y, por tanto, fija nuestro paladar de forma preferente desde el principio. La leche materna humana es dulce porque necesitamos una dosis bastante concentrada de combustible fácilmente metabolizable para que nuestros cuerpos y cerebros crezcan. Nuestras papilas gustativas están orientadas a ayudarnos a sobrevivir, y prefieren el azúcar porque podemos digerirlo con seguridad, y apoya nuestras necesidades de crecimiento y reparación celular, fabricación de hormonas, y lucha o huida de los depredadores.

Nuestro cerebro relaciona el azúcar con el placer de manera correcta porque esta relación ha permitido nuestra supervivencia y procreación. El problema surge cuando se consume azúcar en exceso. Nuestros antepasados de la Edad de Piedra vivían en un mundo escaso de alimentos, mientras que nosotros vivimos en un entorno abundante en energía. Para los humanos actuales, el azúcar es adictivo porque cuanto más hay (y hay mucho en nuestro mundo), más nos habituamos a este y más lo deseamos. Uno de los factores que contribuyen a la elevada ingesta de azúcar es el uso generalizado del jarabe de maíz rico en fructosa (JMRF), que puede obtenerse a bajo coste a partir de maíz subvencionado. Una fuente de azúcar barata hace que a los fabricantes de alimentos les resulte económico añadir grandes cantidades de azúcar a nuestra alimentación. Cualitativamente, el JMRF y el azúcar de mesa (sacarosa) son casi idénticos, y consisten en parejas de glucosa y fructosa en una proporción de 1:1. Los efectos negativos para la salud del JMRF se deben a las grandes cantidades que se consumen. La fructosa se ataca habitualmente por su uso generalizado como edulcorante añadido en muchos alimentos procesados. Aunque los médicos no deberían aprobar el consumo de dulces y refrescos, hay que tener en cuenta que la fructosa es también el principal azúcar que se encuentra en la fruta. Una alimentación puede contener azúcar, incluida la fructosa, y ser óptima para la salud. Una dieta puede ser baja en azúcar, pero estar lejos de ser óptima (p. ej., baja en grasas ω-3). Lo importante es la calidad general y la cantidad del consumo de alimentos; atacar a un nutrimento, como la fructosa, es incorrecto.

Alimentos orgánicos o ecológicos

Los alimentos ecológicos pueden estar de moda, pero sigue habiendo dudas sobre si son realmente beneficiosos para la salud o mejores que sus homólogos convencionales. Para que un alimento sea producido de forma «orgánica», no se pueden usar fertilizantes sintéticos, herbicidas, pesticidas, antibióticos preventivos, irradiación, modificación genética, y otras directrices agrícolas y de procesamiento reguladas por el USDA. Los consumidores de alimentos ecológicos tienden a seguir tipos de alimentación y estilos de vida más saludables en general, lo que provoca una importante confusión en los estudios que intentan investigar el impacto del consumo de alimentos ecológicos en la salud.

Ante las dificultades inherentes a los estudios de nutrición en general y las relacionadas con las variables de confusión, en una revisión exhaustiva se observaron beneficios del consumo de alimentos orgánicos en las enfermedades alérgicas y la obesidad (54). Además, en un estudio francés se observó que el consumo de alimentos ecológicos se asociaba a un menor riesgo de cáncer, de nuevo con advertencias relacionadas con los factores de confusión (55). Los alimentos ecológicos tienen concentraciones moderadamente más elevadas de antioxidantes, como los polifenoles, y menos residuos de plaguicidas y metales pesados, como el cadmio, que tienen riesgos independientes para la salud. Los productos lácteos ecológicos tienen más ácidos grasos ω-3 que los convencionales. Quizá lo más significativo para la salud humana sea la asociación de bacterias resistentes a los antibióticos relacionada con el uso generalizado de estos en la industria ganadera convencional (no ecológica).

RECOMENDACIONES PARA LA PREVENCIÓN DE ENFERMEDADES

Enfermedades cardiovasculares

La American Heart Association (AHA) ha reconocido expresamente la importancia de la alimentación pidiendo una evaluación alimentaria en cada paciente (22). Se recomienda a los pacientes con enfermedad coronaria establecida que cumplan las recomendaciones alimentarias ofrecidas por la AHA (56,57) (v. cap. 7). La AHA ofrece recomendaciones alimentarias que exigen un esfuerzo para equilibrar la ingesta calórica y la actividad física, con el fin de alcanzar y mantener un peso corporal saludable; consumir una dieta rica en verduras y frutas; elegir alimentos integrales y ricos en fibra; consumir pescado, especialmente pescado azul, al menos dos veces por semana; limitar la ingesta de grasas saturadas a menos del 7 % de la energía, de grasas *trans* a menos del 1 % de la energía y de colesterol a menos de 300 mg/día eligiendo carnes magras y alternativas vegetales, productos lácteos sin grasa (desnatados) o con poca grasa (1 % de grasa); minimizar la ingesta de grasas parcialmente hidrogenadas; minimizar la ingesta de bebidas y alimentos con azúcares añadidos; elegir y preparar alimentos con poca o ninguna sal; si se consume alcohol, hacerlo con moderación; y aplicar estas recomendaciones tanto cuando se come fuera como cuando se come en casa (58). La AHA también ofrece las directrices de paso 1 y de paso 2, más restrictivas, para reducir las enfermedades cardiovasculares, pero esas recomendaciones no parecen ser suficientes para la prevención de episodios coronarios. Jenkins y cols. (59) han demostrado que las dietas restrictivas pueden mejorar los lípidos con la misma eficacia que los fármacos con estatinas, pero el cumplimiento sostenido de una dieta de este tipo es un reto en la población general.

Los patrones alimentarios que están bien respaldados para reducir las enfermedades cardiovasculares y la mortalidad incluyen tanto la dieta extremadamente restringida en grasas (programa Ornish) (12) como el patrón alimentario mediterráneo, relativamente más rico en grasas (60).

McMillan-Price y cols. (15) llevaron a cabo un estudio en el que se destacaba la importancia de la elección de alimentos específicos frente a la mera distribución de macronutrimentos para reducir el riesgo cardiovascular. Por ejemplo, se ha demostrado en numerosos estudios que la CG (v. cap. 6) tiene implicaciones potencialmente importantes para el metabolismo de la insulina, el control del peso y el riesgo cardíaco. El porcentaje de personas que lograron una reducción de peso de al menos un 5 % fue significativamente mayor en las dietas con CG baja (independientemente de si eran altas en hidratos de carbono o en proteínas) que en sus homólogas con mayor CG. Asimismo, la pérdida de grasa corporal fue mayor, al menos entre las mujeres, con las dietas con CG baja. Aunque el colesterol de lipoproteínas de baja densidad disminuyó significativamente con la dieta rica en hidratos de carbono y CG baja, incrementó con la dieta rica en proteínas y CG baja, probablemente debido a la elevada ingesta de proteínas animales. Es importante destacar que en un reciente metaanálisis se concluyó que un índice y una carga de glucémicos elevados se asocian a un mayor riesgo de enfermedad cardiovascular, especialmente en el caso de las mujeres (61). Al demostrar que una dieta alta en hidratos de carbono y CG baja puede ofrecer un beneficio cardíaco particular, el estudio apunta hacia una dieta en la que la elección dentro de las categorías de macronutrimentos recibe al menos tanta consideración como la elección entre esas categorías. Es probable que la salud cardíaca de la población se vea beneficiada cuando las orientaciones alimentarias se basen en alimentos sanos y saludables, en lugar de en la competencia entre las tres clases de macronutrimentos que componen la alimentación.

A la luz de las pruebas disponibles en la actualidad, se debe animar a los pacientes con arteriopatía coronaria o alto riesgo de padecerla a que adopten un patrón alimentario básico similar al recomendado para la promoción de la salud en general. La restricción del colesterol alimentario tiene menor importancia y puede no conferir beneficios (v. cap. 7). Debe fomentarse el consumo frecuente de pescado, la inclusión de linaza en los productos de panadería y el uso de aceite de linaza en las ensaladas.

En general, se cree que el consumo moderado de alcohol confiere beneficios cardiovasculares, y la evidencia predominante apoya esta recomendación. El consumo de una bebida alcohólica al día es aceptable para las mujeres; los hombres pueden beneficiarse de hasta dos bebidas; sin embargo, los efectos beneficiosos para la salud observados con el consumo de alcohol también pueden estar relacionados con otros productos de las propias bebidas, así como con los efectos sobre la conducta alimentaria (62,63). Aunque los beneficios del alcohol pueden deberse al etanol, los polifenoles de la piel de la uva tienen propiedades antioxidantes; por tanto, el vino tinto puede ofrecer beneficios adicionales.

Los pacientes con hiperlipidemia deben hacer un esfuerzo especial para aumentar la ingesta de fibra soluble. Pueden hacerlo comiendo avena, y en particular salvado de avena, sistemáticamente en el desayuno, comiendo panes y productos de panadería a base de avena, y comiendo alubias, lentejas y manzanas. El uso de cremas para untar que contengan estanoles o esteroles vegetales en una dosis de aproximadamente 2 g/día también puede ser aconsejable para estos pacientes.

Enfermedad cerebrovascular

Las enfermedades cardiovasculares y cerebrovasculares comparten factores de riesgo. A pesar de que un estudio sugiere que la ingesta elevada de grasas puede reducir el riesgo de accidente cerebrovascular (64), el peso de la evidencia favorece las recomendaciones comparables para la prevención de todas las secuelas de la enfermedad ateroesclerótica (v. cap. 7, 10 y 20). En un estudio reciente se observó que la mayor adherencia a la dieta mediterránea en personas mayores que viven en la comunidad se asocia a un menor riesgo de accidente cerebrovascular, o infarto, en la resonancia magnética (61). Ha existido una preocupación histórica de que los pacientes con antecedentes de hemorragia intracraneal deben evitar el aceite de pescado (y posiblemente la vitamina E) para evitar la inhibición de las plaquetas, aunque en un metaanálisis reciente no se encontró un mayor riesgo de hemorragia (65).[1]

Hay que señalar que el mejor medio establecido para prevenir el primer accidente cerebrovascular o los recurrentes es el control de la presión arterial. Las recomendaciones alimentarias para el control de la presión arterial se exponen en el capítulo 8. En general, se recomienda una ingesta generosa de alimentos ricos en calcio, magnesio y potasio, y una ingesta restringida de sodio. Una alimentación que se ajuste al patrón descrito para la promoción de la salud ofrecerá estas características y facilitará el control de la presión arterial (66).

Diabetes *mellitus*

El *Diabetes Prevention Program* (67) proporciona pruebas convincentes de que una alimentación que se ajuste a las orientaciones básicas para la promoción de la salud en general, en combinación con una actividad física moderada, es una intervención eficaz para la prevención y el control de la diabetes de tipo 2. Se pueden obtener beneficios específicos de una ingesta generosa de fibra soluble procedente de la avena, las judías, las lentejas, las manzanas y las bayas. Un patrón de alimentación caracterizado por una carga glucémica baja también es beneficioso, y puede lograrse fácilmente adoptando una alimentación saludable y sustancialmente de origen vegetal, con una ingesta relativamente baja de alimentos procesados y cereales refinados. En el capítulo 6 se ofrecen más detalles al respecto. La American Diabetes Association (ADA) recomienda una ingesta abundante de frutas y verduras, leguminosas, pescado, cereales integrales y productos lácteos descremados, junto con un control prudente de las porciones, y la restricción del consumo de aperitivos, azúcar y dulces (68). La pauta alimentaria recomendada por la ADA es congruente con las directrices alimentarias del USDA, que solo difieren en pequeños detalles (69).

Cáncer

El National Cancer Institute y los Centers for Disease Control and Prevention desarrollaron el conocido programa *5-a-day* («5 al día»), que fomenta la ingesta de frutas y verduras, y respalda las directrices alimentarias que incluyen 20-35 g de fibra al día, con menos del 30 % de las calorías procedentes de la grasa (11). El mantenimiento del peso corporal ideal, el bajo consumo de energía total, y la ingesta de una variedad de frutas y verduras parecen ofrecer protección contra muchos tipos de cáncer, incluido el cáncer colorrectal, aunque no exclusivamente, en cuyo caso una alimentación baja en fibra es un factor de riesgo conocido. Las vitaminas y los nutrimentos inorgánicos también pueden desempeñar un papel, siendo un ejemplo la asociación de la ingesta elevada de folato en mujeres posmenopáusicas con una menor incidencia de cáncer de mama. Estas recomendaciones son coherentes con las de la promoción de la salud y la prevención de otras enfermedades importantes. Una de ellas es el alcohol, que puede reducir el riesgo de enfermedades cardiovasculares, pero parece promover el cáncer de mama, cabeza, cuello, páncreas y otras localizaciones. A las mujeres con alto riesgo de cáncer de mama, o a las personas con antecedentes de cáncer, se les aconseja que se abstengan de consumir alcohol. En estas personas, que también tienen riesgo de sufrir cardiopatías o las padecen, deben buscarse alternativas al alcohol para conseguir una reducción adicional del riesgo. Los antioxidantes concentrados en el vino tinto se obtienen fácilmente de las frutas y verduras, los zumos de frutas (especialmente el zumo de uva morada), el té verde y el chocolate negro.

Los beneficios de la restricción energética parecen estar relacionados especialmente con la prevención del cáncer. Hay que animar a los pacientes con alto riesgo de sufrir cáncer o con antecedentes de esta enfermedad a que restrinjan las calorías para que su peso se acerque al ideal. En estas situaciones, el uso de suplementos de micronutrimentos es especialmente importante. En el caso de un cáncer avanzado, los objetivos nutricionales deben pasar a ser el mantenimiento del peso, y debe abandonarse la restricción energética (v. cap. 12).

Enfermedades inflamatorias

La inflamación crónica se asocia a cardiopatías, diabetes, obesidad, enfermedades autoinmunitarias, enfermedades neurodegenerativas y otras muchas enfermedades crónicas.

Aunque la intolerancia a los alimentos puede participar en la causa de las enfermedades inflamatorias crónicas y autoinmunitarias, hay pocas pruebas de tal asociación en términos de población. La medida nutricional más prometedora para el tratamiento de la inflamación crónica es mejorar la distribución de las grasas en la alimentación mediante la reducción de la ingesta de grasas saturadas, grasas *trans* y ácidos grasos poliinsaturados (PUFA, *polyunsaturated fatty acids*) ω-6 y el aumento del consumo de PUFA ω-3 (v. cap. 20). El pescado que contiene una alta concentración de ácidos grasos ω-3 puede reducir las concentraciones de proteína C reactiva (PCR) y de homocisteína, y se ha comprobado que estos efectos son clínicamente beneficiosos en pacientes con colitis ulcerosa (70). Una ingesta generosa de frutas, verduras, hierbas y especias también puede ser beneficiosa. Por ello, las recomendaciones alimentarias para los pacientes con afecciones inflamatorias crónicas o con riesgo de padecerlas son coherentes con las recomendaciones alimentarias generales para la promoción de la salud.

Enfermedades infecciosas

El principal efecto de la nutrición en la evolución de las enfermedades infecciosas está mediado por los efectos sobre la función del sistema inmunitario. Una excepción notable es la de las enfermedades infecciosas crónicas, como la infección por el VIH y el sida, en las que la caquexia puede convertirse en una amenaza independiente para la salud. Varios micronutrimentos sirven como cofactores y son esenciales para la inmunocompetencia, entre ellos las vitaminas A, C, D, E, B_2, B_6, y B_{12}, el ácido fólico, el hierro, el selenio y el zinc (71). Lamentablemente, muchos de estos nutrimentos y los alimentos que los contienen se consumen en niveles subóptimos en la alimentación típica estadounidense. Aunque hay algunos datos de la suplementación con determinados nutrimentos, incluidas las vitaminas C y D (72), no hay pruebas convincentes que sugieran que el patrón alimentario general recomendado para la promoción de la salud deba alterarse con el fin de prevenir o tratar las enfermedades infecciosas (v. cap. 11).

Insuficiencia renal

La manipulación alimentaria más respaldada para el tratamiento de la insuficiencia renal es la restricción de proteínas a 0.6 g/kg (v. cap. 16). Este grado de ingesta se encuentra dentro del rango recomendado para la promoción de la salud y, por tanto, puede recomendarse sin preocuparse por los efectos nocivos. Las principales causas de insuficiencia renal en Estados Unidos son la diabetes *mellitus* y la hipertensión, ambas susceptibles de tratamiento alimentario, como se ha descrito anteriormente y en otros lugares (v. caps. 6 y 8). En particular, una vez que un paciente con enfermedad renal crónica comienza la diálisis, debe aumentar la ingesta de proteínas para evitar el desgaste muscular.

Según las pautas alimentarias para adultos que inician la hemodiálisis emitidas por la National Kidney Foundation, estas personas deben consumir 1.2 g/día de proteínas por kilogramo de peso corporal procedentes de alimentos ricos en proteínas, como aves de corral, pescado o huevos (73).

Hepatopatías

Las principales modificaciones alimentarias en pacientes con hepatopatía crónica son la restricción de proteínas y la evitación del alcohol. La restricción moderada de proteínas en relación con las cifras que prevalecen en Estados Unidos puede ser aconsejable para la promoción de la salud, mientras que la dosis óptima de etanol alimentario varía según las circunstancias individuales. Por consiguiente, los pacientes con hepatopatías deben, en su mayor parte, seguir una alimentación consistente con las recomendaciones para la promoción de la salud, pero abstenerse del alcohol. La suplementación con vitaminas del grupo B suele estar indicada, y se proporciona si se toma un multivitamínico a diario. Los productos nutricéuticos, como la silimarina y la N-acetilcisteína, pueden desempeñar un papel, y se comentan en otra sección (v. cap. 17).

La restricción proteica es más importante en el contexto de la encefalopatía hepática manifiesta; sin embargo, aunque se practica ampliamente, no existen pruebas que respalden su aplicación. En una revisión reciente, Kachaamy y Bajaj (74) determinaron que la suplementación con aminoácidos de cadena ramificada puede ser útil en pacientes con encefalopatía a pesar de los tratamientos farmacológicos habituales. También destacaron la importancia de prevenir la inanición en la hepatopatía cirrótica, que puede producirse a las pocas horas de la privación calórica, frente al plazo de días en las personas sanas. Los pacientes con cirrosis deben desayunar y merendar siempre, y pueden beneficiarse de la administración de suplementos probióticos.

Nutrigenómica

El campo relativamente nuevo de la «nutrigenética» examina los efectos de la variación genética sobre las interacciones entre los nutrimentos y los genes, y la «nutrigenómica» se refiere al impacto de las elecciones nutricionales en la salud a nivel de la transcripción génica y el metabolismo. El potencial de la nutrigenómica reside en la capacidad de vincular la orientación alimentaria personalizada con las vulnerabilidades individuales mediante pruebas genéticas y la identificación de polimorfismos específicos (75,76). Los polimorfismos genéticos pueden contribuir a una susceptibilidad variable a los efectos adversos del sodio o el colesterol alimentarios, por ejemplo, a la susceptibilidad variable a la resistencia a la insulina y a las necesidades variables de micronutrimentos.

En otras palabras, los polimorfismos genéticos explican por qué dos personas que siguen exactamente el mismo régimen de alimentación y ejercicio pueden experimentar resultados muy diferentes.

Se han estudiado las interacciones entre nutrimentos y genes en pacientes con enfermedad inflamatoria intestinal (77), así como en la prevención del cáncer de mama y de colon (78). El valor particular de la nutrigenómica puede residir más en el poder de motivación de los mensajes de salud individualizados (v. cap. 47) que en la caracterización del patrón alimentario que favorece la salud. Aunque la importancia relativa de los distintos aspectos de la alimentación puede variar en función de los alelos, en general, los fundamentos de la nutrición que favorecen la salud a nivel de la población pueden hacerlo también a nivel individual. El campo de la nutrigenómica también conducirá probablemente al desarrollo de productos farmacéuticos y nutricéuticos, con objetivos cada vez más específicos para cada persona. Cuando esté disponible, sea accesible y adecuada, la promesa de la nutrigenómica debiera explotarse plenamente. Es posible que la genómica acabe permitiendo una orientación alimentaria más perfecta e individualizada, pero la anticipación de esos avances no tiene por qué interferir en la prestación de una orientación alimentaria sensata que pueda ofrecerse sobre la base de las pruebas actuales.

Biología evolutiva

No se puede negar que la base de la evidencia de las recomendaciones alimentarias para la promoción de la salud humana es incompleta. Por supuesto, hay muchas menos pruebas científicas para orientar la elaboración de pautas alimentarias para especies diferentes a la humana, aunque, paradójicamente, parece que nos sentimos mucho más seguros al hacerlo.

Hay poca controversia respecto a la alimentación adecuada para una amplia variedad de animales domésticos o, para el caso, de animales salvajes que viven en zoológicos. El principio rector en el que se basa esa confianza es la alimentación «natural» de cada especie. Los leones de un zoológico no se someten a ensayos clínicos para determinar lo que deben comer; se les alimenta con algo que se aproxima a su comida en estado salvaje. Este enfoque, considerado razonable y sólido para diversas especies, merece aplicarse también a los humanos. La consideración de nuestra alimentación natural es un concepto útil para llenar las lagunas de la ciencia de la nutrición humana hasta que los avances de la investigación lo hagan.

Eaton (79) ha hecho esta misma sugerencia de forma bastante persuasiva. El planteamiento se apoya en la confluencia fundamental entre las recomendaciones alimentarias basadas en los estudios actuales y las pruebas epidemiológicas y las basadas en los métodos de la paleoantropología para estimar el patrón alimentario de los ancestros humanos, que era rico en frutas y verduras, alto en fibra y micronutrimentos, bajo en sal y azúcar, esencialmente libre de grasas *trans* y bajo en grasas saturadas. La utilidad de tener en cuenta el patrón alimentario al que está adaptada la especie humana para afrontar los retos de la salud nutricional en la actualidad se aborda con más detalle en el capítulo 44.

Alimentación y ambiente

Aunque este capítulo aborda principalmente las directrices alimentarias para la salud humana, hay que tener en cuenta que esta no puede existir en un planeta arruinado. Por ello, la preservación de la salud del planeta debe formar parte de la misión de promover la salud humana. Por tanto, la comprensión de la superposición entre los patrones alimentarios que benefician a la salud humana y la salud del planeta está en el ámbito de todo profesional de la salud. Las actuales prácticas agrícolas y alimentarias mundiales son uno de los principales factores del cambio climático, la contaminación del agua, la deforestación, la disminución de la biodiversidad, la resistencia a los antibióticos y las enfermedades zoonóticas. En un análisis exhaustivo del sistema agrícola mundial se llegó a la conclusión de que un cambio a gran escala hacia dietas basadas en plantas tendría un mayor impacto en la salud planetaria que cualquier otro impulsor del cambio climático. Pensando en las generaciones futuras, los médicos deben animar a los pacientes a considerar su alimentación como una cuestión de salud tanto personal como planetaria. Un cambio global hacia patrones alimentarios de predominio vegetal y prácticas agrícolas sostenibles se ha convertido en un imperativo para la salud de los seres humanos y del planeta en el que vivimos.

▨ RESUMEN

Los innumerables efectos de la nutrición sobre la salud están documentados en muchas publicaciones de calidad muy divergente. En algunos temas vitales, todavía no se ha alcanzado un consenso. Sin embargo, se han reunido suficientes pruebas para poder formular, con mucha confianza, recomendaciones alimentarias para la promoción de la salud y la prevención de enfermedades. Existe un consenso abrumador a favor de una alimentación caracterizada por una ingesta generosa de verduras y frutas, en la elección de consumir cereales (la mayoría de ellos en su forma entera y sin procesar), alubias, lentejas, frutos secos y semillas, insistiendo en el pescado y las aves de corral, o los alimentos vegetales como fuentes de proteínas; en la restricción de las grasas *trans*, las grasas saturadas, el almidón refinado, el azúcar añadido y la sal; en el cambio de las grasas animales y otras grasas saturadas a los aceites vegetales insaturados; y el control de las raciones que conduzca al equilibrio energético y al mantenimiento de un peso saludable. Las recomendaciones de incluir productos lácteos descremados en la alimentación son menos universales, pero no por ello dejan de ser predominantes. El mismo patrón alimentario es apropiado para la prevención de la mayoría de las enfermedades. Esto no siempre ha sido evidente y es digno de mención. Los pacientes con enfermedades cardiovasculares suelen tener diabetes, enfermedades cerebrovasculares, hipertensión o insuficiencia renal, pueden haber tenido o tener cáncer, y son constantemente vulnerables a las enfermedades infecciosas.

Si cada enfermedad requiriera una alimentación diferente, no se podrían hacer recomendaciones consistentes a un individuo, y mucho menos a una población. La aparición de un abordaje de «una alimentación» para la salud nutricional es una consecuencia lógica de las líneas de evidencia confluentes y del imperativo clínico de ofrecer un asesoramiento coherente y practicable. Los beneficios de una alimentación que promueva la salud deben combinarse con una actividad física habitual para obtener el máximo beneficio; un estilo de vida sedentario puede socavar muchos de los posibles beneficios para la salud de un patrón alimentario por lo demás saludable.

Hay que animar a todos los pacientes, con o sin enfermedades crónicas o factores de riesgo, a seguir una alimentación que promueva la salud. Para muchos, la dieta mediterránea y las variantes geográficas descritas en la investigación de las zonas azules son la forma más accesible de traducir el consenso de las organizaciones sanitarias internacionales en recomendaciones alimentarias prácticas. Los pacientes con factores de riesgo o enfermedades específicas pueden beneficiarse de ajustes alimentarios específicos para cada enfermedad, como se ha mencionado a lo largo de esta obra. Aunque los consejos alimentarios generales no cambien significativamente con el desarrollo de la enfermedad, la convicción y la frecuencia con la que se proporciona el asesoramiento, el estímulo y los recursos deben aumentar.

En las **tablas 45-3** a **45-6** se ofrece un resumen de las recomendaciones alimentarias y de estilo de vida relacionadas con la promoción de la salud.

TABLA 45-3

Patrón de alimentación recomendado para una salud óptima y el control del peso

Clase de nutrimento/nutrimento		Ingesta recomendada
Hidratos de carbono, predominantemente complejos		Aproximadamente el 45-60 % de las calorías totales
Fibra, tanto soluble como insoluble		Al menos 25 g/día, con un beneficio potencial adicional de hasta 50 g/día
Proteínas, predominantemente de origen vegetal		Hasta el 25 % de las calorías totales
Grasa total		Hasta un 30 %, y preferiblemente un 25 % del total de calorías
Tipos de grasa	Grasa monoinsaturada	10 %-15 % de las calorías totales
	Grasa poliinsaturada	Aproximadamente el 10 % de las calorías totales
	Grasas ω-3 y ω-6	Relación 1:1 a 1:4
	Grasas saturadas y grasas *trans* (grasas parcialmente hidrogenadas)	Idealmente, menos del 5 % de las calorías totales; el consumo de grasas *trans* debe ser insignificante
Azúcar		Menos del 10 % de las calorías totales
Sodio		Menos de 2 300 mg/día
Agua		8 vasos al día/2 L, que varía con el nivel de actividad, las condiciones ambientales y el contenido de líquido de los alimentos (p. ej., frutas)
Alcohol (consumo moderado, si se desea)		Hasta una bebida al día para las mujeres, hasta dos bebidas al día para los hombres
Ingesta de calorías		Adecuada para alcanzar y mantener un peso saludable
Actividad física/ejercicio		Actividad moderada diaria durante 30 min o más; entrenamiento de fuerza dos veces por semana

Nota: Cuando se indican cantidades absolutas, se refieren a una alimentación típica de 2 000 kcal/día.

Adaptado de Katz DL, González MH. The way to eat. Naperville, IL: Sourcebooks, Inc., 2002:213.

TABLA 45-4

Alimentos y patrón alimentario general recomendados para cumplir los objetivos nutricionales de promoción de la salud

Grupo de alimento	Alimentos para elegir
Cereales integrales	Al menos siete u ocho raciones al día de panes, cereales y granos integrales con 2 g o más de fibra por ración. Incluir avena, salvado de avena, variedades de arroz integral y silvestre, sémola y pasta integral, cuscús, cebada y trigo bulgur
Frutas	Cuatro a cinco raciones al día de un arco iris de colores, especialmente amarillo intenso, naranja y rojo: bayas, manzanas, naranjas, albaricoques, melones, mangos, etc. Elegir entre variedades frescas, congeladas, enlatadas en zumo y secas. Siempre que sea posible, comprar productos locales y de temporada
Verduras	Cuatro a cinco raciones al día de un arco iris de colores, especialmente amarillo intenso, naranja, rojo y hoja verde: pimientos amarillos, rojos y verdes; calabaza, zanahorias, tomates, espinacas, boniatos, brócoli, col rizada, acelgas, coles de Bruselas, berenjenas, etc. Elegir entre variedades frescas, congeladas y enlatadas, pero tener en cuenta el mayor contenido de sodio de las enlatadas. Comprar productos locales y de temporada siempre que sea posible
Alubias y leguminosas	Incluirlos de tres a cuatro veces por semana. Las alubias y las leguminosas son una buena alternativa a la carne. Incluir una variedad de alubias y leguminosas: negras, rojas, de riñón, blancas, garbanzos, marinas, pintas, lentejas, guisantes partidos, guisantes de ojo negro y soja
Pescado[a] (y otros mariscos)	Incluir hasta tres o cuatro veces por semana. El pescado suele ser una fuente excelente y magra de proteínas de alta calidad, y diversas variedades (p. ej., el atún, el salmón, la caballa, el fletán y el bacalao) son excelentes fuentes de ácidos grasos ω-3. El marisco, como las gambas y las vieiras, suele tener un contenido relativamente alto de colesterol, pero es bajo en grasas y también es una buena fuente de ácidos grasos ω-3
Pollo y pavo[a]	Incluir hasta una o dos veces por semana. Es preferible la carne de pechuga sin piel
Carne magra de vacuno, cerdo y cordero[a]	Moderar la ingesta de carne, yendo hacia un objetivo de aproximadamente una o dos comidas a base de carne por semana, o de cuatro a ocho por mes, si se desea. Seleccionar preferentemente las carnes magras; el lomo y los cortes redondos son los más magros
Leche y queso[a]	Elegir al menos dos raciones al día de las versiones sin grasa, descremadas o bajas en grasa
Aceites vegetales y otras grasas añadidas	Elegir diariamente fuentes monoinsaturadas y poliinsaturadas, utilizadas en pequeñas cantidades para evitar el exceso de calorías: aceite de oliva, aceite de canola, aceitunas, aguacates, mantequilla de almendras y mantequilla de cacahuete
Frutos secos y semillas	Incluir cuatro a cinco veces por semana en pequeñas cantidades de los tipos crudos sin sal o tostados en seco: almendras, nueces, pistachos, cacahuetes, pacanas, anacardos, nueces de soja, semillas de girasol, semillas de calabaza y semillas de sésamo. Mezclar diariamente una cucharada de linaza molida con otros alimentos cocinados
Huevos[a]	Hasta un huevo al día por término medio (más clara de huevo es aceptable). Elegir preferentemente una marca enriquecida con ácidos grasos ω-3
Dulces	Con moderación. Elegir variedades bajas en grasa o sin grasa siempre que sea razonable. El chocolate negro (v. cap. 39) ofrece beneficios nutricionales

[a]Elementos opcionales. Las dietas vegetarianas y veganas bien equilibradas omitirían estos elementos. Tenga en cuenta que el pescado se recomienda por sus beneficios particulares para la salud; la linaza y/o un suplemento de ácidos grasos ω-3 se recomienda especialmente a quienes no comen pescado.

Fuente: Adaptado de Katz DL, González MH. The way to eat. Naperville, IL: Sourcebooks, Inc., 2002.

TABLA 45-5

Guía para el tamaño de las raciones estándar

Grupo de alimentos	Tamaño de ración estándar
Cereales integrales	■ 1 rebanada de pan ■ 3/4-1 taza de cereales de desayuno ■ 1/2 taza de cereales, granos o pasta cocida
Frutas	■ 1 pieza mediana de fruta fresca ■ 120 mL de zumo de fruta 100 % ■ 1/2 taza de fruta enlatada, cocida o picada ■ 1/4 de taza de fruta seca; aproximadamente un puñado pequeño

(Continúa)

TABLA 45-5

Guía para el tamaño de las raciones estándar *(Continuación)*

Grupo de alimentos	Tamaño de ración estándar
Verduras	■ 1/2 taza de verduras cocidas (del tamaño de una pelota de tenis) ■ 1 taza de verdura o ensalada cruda (del tamaño de su puño) ■ 180 mL de zumo de verduras
Aceites vegetales y grasas añadidas	■ 1 cucharadita de aceite ■ 1/8 de aguacate ■ 1 cucharada de aderezo para ensaladas ■ 1 cucharadita de margarina suave
Frutos secos y semillas	■ 30 g o 1/4 de taza ■ 1 cucharada de mantequilla de cacahuete o de almendra (del tamaño de la punta del pulgar)
Alubias y leguminosas	■ 1/2 taza de judías, lentejas o guisantes cocidos ■ 1/2 taza de tofu ■ 1 taza de leche de soja
Pescado, pollo, pavo, ternera, cerdo, cordero	■ 90 g cocidos (del tamaño de una baraja)
Productos lácteos	■ 1 taza de leche o yogur ■ 45 mL de queso bajo en grasa (del tamaño de cuatro dados apilados) ■ 1/2 taza de queso ricotta

TABLA 45-6

El tema de la alimentación óptima

	Baja en hidratos de carbono	Baja en grasas/ vegetariana/ vegana	Bajo índice glucémico	Mediterránea	Mixta/ equilibrada	Paleolítica
Los beneficios para la salud están relacionados con:	Se insiste en la restricción de los almidones refinados y los azúcares añadidos en particular	Se insiste en los alimentos vegetales directamente de la naturaleza; se evitan las grasas perjudiciales	Restricción de almidones, azúcares añadidos; alto consumo de fibra	Alimentos procedentes directamente de la naturaleza; principalmente plantas; se insiste en los aceites saludables, especialmente los monoinsaturados	Minimización de los alimentos muy procesados y densos en energía; se insiste en los alimentos saludables en cantidades moderadas	Minimización de los alimentos procesados. Se insiste en los alimentos vegetales naturales y las carnes magras
Elementos compatibles:	Limitar los almidones refinados, los azúcares añadidos y los alimentos procesados; limitar la ingesta de ciertas grasas; insistir en los alimentos integrales, con o sin carnes magras, pescado, aves y marisco					
Y todo potencialmente consistente con:	Comida, no demasiada, sobre todo vegetales[a,b,c]					

[a]DePollan M. In Defense of Food: An Eater's Manifesto. New York: PenguinPress, 2008.

[b]El control de las raciones puede facilitarse eligiendo alimentos de mejor calidad que tienden a promover la saciedad con menos calorías.

[c]Aunque ni la dieta baja en hidratos de carbono ni la paleolítica tienen por qué ser «mayoritariamente vegetales», ambas pueden serlo.

Las diversas dietas que hacen afirmaciones que compiten entre sí en realidad hacen hincapié en elementos clave que suelen ser compatibles, complementarios o incluso duplicados. La competencia por la atención del público y por una parte del mercado de la pérdida de peso y la promoción de la salud da lugar a afirmaciones exageradas y a insistir en elementos mutuamente excluyentes en lugar de compartidos. (De Katz DL, Meller S. Can we say what diet is best forhealth? Annu Rev Public Health. 2014;35:83-103)

▨ REFERENCIAS BIBLIOGRÁFICAS

1. World Health Organization. *Obesity and overweight.* Available at https://www.who.int/en/news-room/fact-sheets/detail/obesity-and-overweight

2. Doll R, Peto R. The causes of cancer: quantitative estimates of avoidable risks of cancer in the United States today. *J Natl Cancer Inst.* 1981;66:1191–1308.

3. US Department of Health & Human Services. Dietary guidelines for Americans. Available at https://www.dietaryguidelines.gov/current-dietary-guidelines/2015-2020-dietary-guidelines

4. US Department of Agriculture. Steps to a healthier you. Available at http://www.choosemyplate.gov

5. U.S. Preventive Services Task Force. Behavioral counseling to promote a healthful diet and physical activity for cardiovascular disease prevention in adults, Topic Page. Available at https://www.uspreventiveservicestaskforce.org/home/getfilebytoken/nvdGZ946Abj6G5wRVnhF7k

6. Herforth A, Arimond M, Álvarez-Sánchez C, Coates J, Christianson K, Muehlhoff E. A global review of food-based dietary guidelines. *Adv Nutr.* 2019;10(4):590–605, https://doi.org/10.1093/advances/nmy130

7. Mediterranean Diet: A heart healthy eating plan. 2019, June 21. Retrieved from https://mayoclinic.org

8. Barclay E. Eating to break 100: Longevity diet tips from The Blue Zones. 2015, April 11. Retrieved from https://www.npr.org

9. USA Today. Experts at International Congress on Obesity warn of deadly global pandemic. Available at http://www.usatoday.com/news/health/2006-09-03-obesity-conference_x.htm; accessed 11/8/2007.

10. Katz DL. Competing dietary claims for weight loss: finding the forest through truculent trees. *Annu Rev Public Health.* 2005;26:61–88.

11. Centers for Disease Control and Prevention, National Cancer Institute. 5 a day works! Available at https://www.cdc.gov/nccdphp/dnpa/nutrition/health_professionals/programs/5aday_works.pdf; accessed 10/20/2020.

12. Ornish D, Scherwitz L, Billings J, et al. Intensive lifestyle changes for reversal of coronary heart disease. *JAMA.* 1998;280:2001–2007.

13. Varady KA, Bhutani S, et al. Improvements in vascular health by a low-fat diet, but not a high-fat diet, are mediated by changes in adipocyte biology [Results from the Lyons Heart Study offer similar support for the Mediterranean diet (17).]. *Nutr J.* 2011;10:8.

14. Kuipers RS, Luxwolda MF, Dijck-Brouwer DA, et al. Estimated macronutrient and fatty acid intakes from an East African Paleolithic diet. *Br J Nutr.* 2010;104(11):1666–1687.

15. McMillan-Price J, Petocz P, Atkinson F, et al. Comparison of 4 diets of varying glycemic load on weight loss and cardiovascular risk reduction in overweight and obese young adults: a randomized controlled trial. *Arch Intern Med.* 2006;166:1466–1475.

16. Josse AR, Atkinson SA, Tarnopolsky MA, et al. Diets higher in dairy foods and dietary protein support bone health during diet- and exercise-induced weight loss in overweight and obese premenopausal women. *J Clin Endocrinol Metab.* 2012;97(1):251–260.

17. Katz DL, Doughty KN, Geagan K, Jenkins DA, Gardner CD. Perspective: the public health case for modernizing the definition of protein quality. *Adv Nutr.* 2019; 10(5):755–764. https://doi.org/10.1093/advances/nmz023

18. Lattimer JM, Haub MD. Effects of dietary fiber and its components on metabolic health. *Nutrients.* 2010;2(12):1266–1289.

19. Dietary Fiber: Essential for a healthy diet. (2018). Retrieved from https://www.mayoclinic.org

20. Fantacone ML, Lowry MB, Uesugi SL, et al. The effect of a multivitamin and mineral supplement on immune function in healthy older adults: a double-blind, randomized, controlled trial. *Nutrients.* 2020;12(8):E2447. Published 2020 Aug 14. doi: 10.3390/nu12082447

21. Versteeg RI, Ackermans MT, Nederveen AJ, Fliers E, Serlie MJ, la Fleur SE. Meal timing effects on insulin sensitivity and intrahepatic triglycerides during weight loss. *Int J Obes (Lond).* 2018;42(2):156–162. doi: 10.1038/ijo.2017.199

22. van de Laar RJ, Stehouwer CD, van Bussel BC, et al. Lower lifetime dietary fiber intake is associated with carotid artery stiffness: the Amsterdam Growth and Health Longitudinal Study. *Am J Clin Nutr.* 2012;96(1):14–23.

23. Ji Y, Tan S, Xu Y, et al. Vitamin B supplementation, homocysteine levels, and the risk of cerebrovascular disease: a meta-analysis. *Neurology.* 2013;81:1298–1307.

24. Tenta R, Moschonis G, Koutsilieris M, et al. Calcium and vitamin D supplementation through fortified dairy products counterbalances seasonal variations of bone metabolism indices: the Postmenopausal Health Study. *Eur J Nutr.* 2011;50(5):341–349.

25. Rajpathak SN, Xue X, Wassertheil-Smoller S, et al. Effect of 5 y of calcium plus vitamin D supplementation on change in circulating lipids: results from the Women's Health Initiative. *Am J Clin Nutr.* 2010;91(4):894–899.

26. NIH State-of-the-Science Conference Statement on Multivitamin/Mineral Supplements and Chronic Disease Prevention. NIH Consens State Sci Statements 2006 May 15–17;23 (2):1–30.

27. Grima NA, Pase MP, Macpherson H, et al. The effects of multivitamins on cognitive performance: a systematic review and meta-analysis. *J Alzheimer's Dis.* 2012;29(3):561–569.

28. Haskell CF, Kennedy DO, Milne AL, et al. The effects of l-theanine, caffeine and their combination on cognition and mood. *Biol Psychol.* 2008;77(2):113–122.

29. Jenkins DJ, Wolever TM, Vuksan V, et al. Nibbling versus gorging: metabolic advantages of increased meal frequency. *N Engl J Med.* 1989;321:929–934.

30. Jenkins DJ, Khan A, Jenkins AL, et al. Effect of nibbling versus gorging on cardiovascular risk factors: serum uric acid and blood lipids. *Metabolism.* 1995;44:549–555.

31. Ritchie LD. Less frequent eating predicts greater BMI and waist circumference in female adolescents. *Am J Clin Nutr.* 2012;95(2):290–296.

32. Bellisle F, McDevitt R, Prentice AM. Meal frequency and energy balance. *Br J Nutr.* 1997;77:s57–s70.

33. Murphy MC, Chapman C, Lovegrove JA, et al. Meal frequency; does it determine postprandial lipaemia? *Eur J Clin Nutr.* 1996;50:491–497.

34. Rynders CA, Thomas EA, Zaman A, Pan Z, Catenacci VA, Melanson EL. Effectiveness of intermittent fasting and time-restricted feeding compared to continuous energy restriction for weight loss. *Nutrients.* 2019;11(10):2442. Published 2019 Oct 14. doi: 10.3390/nu11102442

35. Harvie MN, Pegington M, Mattson MP, et al. The effects of intermittent or continuous energy restriction on weight loss and metabolic disease risk markers: a randomized trial in young overweight women. *Int J Obes (Lond).* 2011;35(5):714–727.

36. Bauersfeld SP, Kessler CS, Wischnewsky M, et al. The effects of short-term fasting on quality of life and tolerance to chemotherapy in patients with breast and ovarian cancer: a randomized cross-over pilot study. *BMC Cancer.* 2018;18(1):476. Published 2018 Apr 27. doi: 10.1186/s12885-018-4353-2

37. Schulze MB, Manson JE, Willett WC, et al. Processed meat intake and incidence of type 2 diabetes in younger and middle-aged women. *Diabetologia.* 2003;46:1465–1473.

38. Hu J, La Vecchia C, Morrison H, et al. Salt, processed meat and the risk of cancer. *Eur J Cancer Prev.* 2011;20:132–139.

39. Barrett MA, Osofsky SA. One health: the interdependence of people, other species, and the planet. In: Katz DL, Elmore JG, Wild DMG, Lucan SC, eds. *Epidemiology, biostatistics, preventive medicine, and public health,* 4th ed. Philadelphia, PA: Saunders/Elsevier, 2013.

40. Shin JY, Xun P, Nakamura Y, He K. Egg consumption in relation to risk of cardiovascular disease and diabetes: a systematic review and meta-analysis. *Am J Clin Nutr.* 2013;98(1):146–159. doi: 10.3945/ajcn.112.051318

41. Rice BH, Quann EE, Miller GD. Meeting and exceeding dairy recommendations: effects of dairy consumption on nutrient intakes and risk of chronic disease. *Nutr Rev.* 2013;71(4): 209–223.

42. O'Sullivan TA, Hafekost K, Mitrou F, et al. Food sources of saturated fat and the association with mortality: a meta-analysis. *Am J Public Health.* 2013;103(9):e31–e42.

43. de Oliveira Otto MC, Mozaffarian D, Kromhout D, et al. Dietary intake of saturated fat by food source and incident cardiovascular disease: the Multi-Ethnic Study of Atherosclerosis. *Am J Clin Nutr.* 2012;96:397–404.

44. Berkey C, Rockett H, Willett W, Colditz G. Milk, diary fat, dietary calcium, and weight gain: a longitudinal study of adolescents. *Arch Pediatr Adolesc Med.* 2005 Jun; 159(6): 543–550.

45. Rautiainen S, Wang L, Lee I, Manson J, Buring J, Sesso H. Dairy consumption in association with weight change and risk of becoming overweight or obese in middle=aged and older women: a prospective cohort study. *Am J Clin Nutr.* 2016 Feb 24: 979–988. Retrieved from www.academic.oup.com

46. Holmberg S, Thelin A. High dairy fat intake related to less central obesity: a male cohort study with 12 years' follow-up. *Scand J Prim Health Care.* 2013 Jun;31(2):89–94.

47. Hur Iy, Reicks M. Relationship between whole-grain intake, chronic disease risk indicators, and weight status among adolescents in the National Health and Nutrition Examination Survey, 1999–2004. *J Acad Nutr Diet.* 2012;112(1):46–55.

48. Schatzkin A, Mouw T, Park Y, et al. Dietary fiber and whole-grain consumption in relation to colorectal cancer in the NIH-AARP Diet and Health Study. *Am J Clin Nutr.* 2007;85(5): 1353–1360.

49. Lam TK, Cross AJ, Freedman N, et al. Dietary fiber and grain consumption in relation to head and neck cancer in the NIH-AARP Diet and Health Study. *Cancer Causes & Control.* 2011;22(10):1405–1414.

50. O'Neil CE, Nicklas TA, Zanovec M, et al. Whole-grain consumption is associated with diet quality and nutrient intake in adults: the National Health and Nutrition Examination Survey, 1999–2004. *J Am Diet Assoc.* 2010;110(10):1461–1468.

51. Elejalde-Ruiz A. Good Carb, Bad Carb. *Chicago Tribune.* 25 Jan. 2012.

52. Potter MDE, Brienesse SC, Walker MM, Boyle A, Talley NJ. Effect of the gluten-free diet on cardiovascular risk factors in patients with coeliac disease: a systematic review. *J Gastroenterol Hepatol.* 2018;33(4):781–791. doi: 10.1111/jgh.14039

53. Mie A, Andersen HR, Gunnarsson S, et al. Human health implications of organic food and organic agriculture: a comprehensive review. *Environ Health.* 2017;16(1):111. Published 2017 Oct 27. doi: 10.1186/s12940-017-0315-4

54. Jeansen S, Witkamp RF, Garthoff JA, van Helvoort A, Calder PC. Fish oil LC-PUFAs do not affect blood coagulation parameters and bleeding manifestations: analysis of 8 clinical studies with selected patient groups on omega-3-enriched medical nutrition. *Clin Nutr.* 2018;37(3):948–957. doi: 10.1016/j.clnu.2017.03.027

55. Maggini S, Pierre A, Calder PC. Immune function and micronutrient requirements change over the life course. *Nutrients.*

2018;10(10):1531. Published 2018 Oct 17. doi: 10.3390/nu10101531

56. Geil P, Anderson J, Gustafson N. Women and men with hypercholesterolemia respond similarly to an American Heart Association Step 1 diet. *J Am Diet Assoc.* 1995;95: 436–441.

57. Schaefer E, Lichtenstein A, Lamon-Fava S, et al. Efficacy of a National Cholesterol Education Program Step 2 diet in normolipidemic and hypercholesterolemic middle-aged and elderly men and women. *Arterioscler Thromb Vasc Biol.* 1995;15: 1079–1085.

58. Lichtenstein AH, Appel LJ, Brands M, et al. Diet and lifestyle recommendations revision 2006: a scientific statement from the American Heart Association Nutrition Committee. *Circulation.* 2006;114:82–96.

59. Jenkins DJ, Kendall CW, Marchie A, et al. Effects of a dietary portfolio of cholesterol-lowering foods vs lovastatin on serum lipids and C-reactive protein. *JAMA.* 2003;290:502–510.

60. deLorgeril M, Salen P, Martin J, et al. Mediterranean diet, traditional risk factors, and the rate of cardiovascular complications after myocardial infarction: final report of the Lyon Diet Heart Study. *Circulation.* 1999;99: 779–785.

61. Ma XY, Liu JP, Song ZY. Glycemic load, glycemic index and risk of cardiovascular diseases: meta-analyses of prospective studies. *Atherosclerosis.* 2012;223(2):491–496.

62. Corder R, Douthwaite JA, Lees DM, et al. Endothelin-1 synthesis reduced by red wine. *Nature.* 2001;414(6866):863–864.

63. Gruchow HW, Sobocinski KA, Barboriak JJ, et al. Alcohol consumption, nutrient intake and relative body weight among US adults. *Am J Clin Nutr.* 1985;42(2):289–295.

64. Gillman M, Cupples L, Millen B, et al. Inverse association of dietary fat with development of ischemic stroke in men. *JAMA.* 1997;278:2145–2150.

65. Baudry J, Assmann KE, Touvier M, et al. Association of frequency of organic food consumption with cancer risk: findings From the NutriNet-Santé Prospective Cohort Study [published correction appears in JAMA Intern Med. 2018;178(12):1597–1606. doi: 10.1001/jamainternmed.2018.435

66. Moore T, Vollmer W, Appel L, et al. Effect of dietary patterns on ambulatory blood pressure: results from the Dietary Approaches to Stop Hypertension (DASH) Trial. DASH Collaborative Research Group. *Hypertension.* 1999;34:472–477.

67. Knowler WC, Barrett-Connor E, Fowler SE, et al. Reduction in the incidence of type 2 diabetes with lifestyle intervention or metformin. *N Engl J Med.* 2002;346:393–403.

68. American Diabetes Association. Making healthy food choices. Available at http://www.diabetes.org/nutrition-and-recipes/nutrition/healthyfoodchoices.jsp; accessed 1/07/2011.

69. American Dietetic Association. Weight management—position of ADA. *J Am Diet Assoc.* 2002;102:1145–1155.

70. Grimstad T, Berge RK, Bohov P, et al. Salmon diet in patients with active ulcerative colitis reduced the simple clinical colitis activity index and increased the anti-inflammatory fatty acid index–a pilot study. *Scand J Clin Lab Invest.* 2011;71(1):68–73.

71. Linus Pauling Institute monograph Micronutrients and Immunity in Brief. https://lpi.oregonstate.edu/mic/health-disease/immunity-in-brief; accessed 8/12/20.

72. Vadiveloo M, Lichtenstein AH, Anderson C, Aspry K, Foraker R, Griggs S, Hayman LL, Johnston E, Stone NJ, Thorndike AN; American Heart Association Council on Lifestyle and Cardiometabolic Health; Council on Arteriosclerosis, Thrombosis and Vascular Biology; Council on Cardiovascular and Stroke Nursing; Council on Clinical Cardiology; and Stroke Council. Rapid diet assessment screening tools for cardiovascular disease risk reduction across healthcare settings: a scientific statement from the American Heart Association.

Circ Cardiovasc Qual Outcomes. 2020 Sep;13(9):e000094. doi: 10.1161/HCQ.0000000000000094. Epub 2020 Aug 7. PMID: 32762254.

73. Kopple JD. The National Kidney Foundation K/DOQI clinical practice guidelines for dietary protein intake for chronic dialysis patients. *Am J Kidney Dis.* 2001; 38(4 Suppl 1):S68–S73.

74. Kachaamy T, Bajaj JS. Diet and cognition in chronic liver disease. *Curr Opin Gastroenterol.* 2011;27(2):174–179.

75. Stover PJ. Influence of human genetic variation on nutritional requirements. *Am J Clin Nutr.* 2006;83: 436s–442.

76. Mathers JC. Nutritional modulation of ageing: genomic and epigenetic approaches. *Mech Ageing Dev.* 2006; 127:584–589.

77. Gruber L, Lichti P, Rath E, et al. Nutrigenomics and nutrigenetics in inflammatory bowel diseases. *J Clin Gastroenterol.* 2012;46(9):735–747.

78. Riscuta G, Dumitrescu RG. Nutrigenomics: implications for breast and colon cancer prevention. *Methods Mol Biol.* 2012;863:343–358.

79. Eaton SB. The ancestral human diet: what was it and should it be a paradigm for contemporary nutrition? *Proc Nutr Soc.* 2006;65:1–6.

Principios del asesoramiento alimentario eficaz

Modelos de modificación conductual para los patrones de alimentación, actividad y control de peso

Elisa Morales Marroquín, Jillian Pecoriello y Kerem Shuval

INTRODUCCIÓN

El contexto de la asistencia sanitaria representa una de las mejores oportunidades para proporcionar a la mayoría de las personas asesoramiento sobre alimentación y pérdida de peso. Aproximadamente 36 millones de estadounidenses son hospitalizados al menos una vez al año (1,2). Más del 80% de la población del país acude a un profesional sanitario todos los años para una revisión (3).

La utilización de servicios hospitalarios y médicos por enfermedades relacionadas con la alimentación y el peso aumentó sustancialmente entre 1997 y 2015. Los cambios en las visitas al consultorio médico han reflejado la mayor necesidad de controlar las enfermedades crónicas. El número total de personas con cuatro o más afecciones crónicas aumentó de forma constante, pasando del 3.6% en el año 2002 al 4.5% en 2015.

Además, entre 1988-1994 y 2011-2014, la prevalencia global de la diabetes en Estados Unidos aumentó del 8.8% al 11.9%, con más casos de diabetes diagnosticados por los médicos (4). Si se tienen en cuenta las visitas por todos los motivos, el entorno sanitario proporciona acceso anual a casi toda la población. Este acceso por sí solo constituye una importante razón por la que el asesoramiento alimentario y de control de peso en el contexto de la atención clínica habitual debería ser una prioridad.

OBSTÁCULOS PARA EL ASESORAMIENTO POR PARTE DE LOS MÉDICOS

Las posibles contribuciones de los profesionales sanitarios para mejorar la alimentación y el control de peso se han visto históricamente limitadas por una serie de obstáculos bien caracterizados.

Entre ellos se encuentran la falta de confianza en el asesoramiento para el cambio de conducta debido a la insuficiente formación de los profesionales, la insuficiencia de recursos y protocolos para el asesoramiento, la falta de tiempo, la falta de reembolso, el incumplimiento de los pacientes y los prejuicios contra la obesidad (5-9). A pesar de que los médicos de atención primaria son cada vez más conscientes de la necesidad del asesoramiento nutricional, el número de consultas que incluyeron tal asesoramiento en pacientes con enfermedades cardiovascular (ECV), diabetes o hipertensión ha disminuido en los últimos años (10).

La falta de confianza y la insuficiente formación de los profesionales pueden explicar la reticencia de los médicos de atención primaria a incorporar el asesoramiento conductual a su práctica habitual. Una encuesta realizada a 2 316 estudiantes de 16 facultades de medicina estadounidenses reveló que solo el 19% de los estudiantes creía haber recibido una amplia formación en asesoramiento nutricional. En general, los estudiantes informaron que el asesoramiento a los pacientes sobre nutrición era poco frecuente (10). En una encuesta nacional se observó que solo el 53 % de los médicos se sentían preparados para aconsejar a los pacientes sobre la alimentación y el ejercicio (11). Entre los residentes de medicina interna encuestados, solo el 14 % se sentía adecuadamente capacitado para proporcionar asesoramiento nutricional, y en un cuestionario sobre su conocimiento en nutrición se observaron notables déficits en la evaluación de la nutrición y la obesidad (12).

Los médicos que asesoran a los pacientes con ECV señalaron que las tasas de asesoramiento sobre los factores de riesgo de ECV eran mínimas en lo que respecta a los factores conductuales, como la alimentación y la actividad física, y pocos médicos informaron que se sintieran seguros de sus habilidades de asesoramiento (13). Los resultados de una encuesta realizada a 509 médicos mostraron que el 36 % se sentía conocedor de las técnicas de control de peso, pero solo un 3 % confiaba en que podría lograr un asesoramiento eficaz en su práctica clínica. Se encontraron discrepancias similares entre los conocimientos y la confianza de los médicos en relación con el asesoramiento sobre actividad física (53 % frente a 10 %) y alimentación (36 % frente a 8 %), así como sobre el abandono del tabaco (62 % frente a 14 %), la reducción del consumo de alcohol (46 % frente a 7 %) y el tratamiento del estrés (35 % frente a 5 %). Aunque los médicos eran conscientes de la importancia de las prácticas de estilo de vida saludable en la atención a los pacientes, consideraban que carecían de la formación y las habilidades de asesoramiento adecuadas para aconsejar a los pacientes sobre las conductas de estilo de vida, y no sabían cómo aplicar estos conceptos en la práctica (14).

En otra encuesta realizada a 251 médicos residentes, solo el 15.5 % manifestó haber aconsejado a más del 80 % de sus pacientes de consulta sobre la actividad física. Si bien más del 93 % comprendía los beneficios del ejercicio y casi todos (96 %) consideraban que era responsabilidad del médico aconsejar a los pacientes al respecto, solo el 29 % sentía que había tenido éxito en lograr que sus pacientes comenzaran a hacer ejercicio, y solo el 28 % confiaba en sus habilidades para prescribir actividad física a sus pacientes. Las facultades de medicina y los programas de posgrado han empezado a hacer hincapié en las habilidades de comunicación y asesoramiento; sin embargo, los médicos aún no reciben suficiente formación en los aspectos esenciales de las técnicas de asesoramiento (15,16).

En general, los profesionales que se sienten más seguros en el asesoramiento tienen mucha más probabilidad de proporcionar asesoramiento que los que se sienten menos seguros (17). En un estudio realizado con 40 médicos de atención primaria, se observó que la mayoría de los médicos consideraban que el asesoramiento sobre la alimentación (73 %) y el peso (53 %) requería demasiado tiempo. Además, el 53 % de los médicos se sentía «muy cómodo» aconsejando a los pacientes sobre el peso, el 60 % se sentía «muy cómodo» Al aconsejar a los pacientes sobre la actividad física, y solo el 43 % de los médicos se sentían «muy cómodos» aconsejando a los pacientes sobre la alimentación. Menos de la mitad de los médicos se sentían «muy seguros» al hablar de la alimentación, mientras que más de la mitad de los médicos se sentían «muy seguros» al hablar del peso (70 %) y la actividad física (63 %). Sin embargo, solo una pequeña minoría creía que sus pacientes seguirían sus consejos sobre estos temas (8 %) (18).

La confianza de los médicos en el asesoramiento sobre el estilo de vida está influida tanto por el grado de formación en asesoramiento que han recibido como por el estado de peso y los hábitos de actividad física del médico. En una encuesta realizada a 183 médicos en formación y en ejercicio, se observó que la confianza de los médicos en el asesoramiento sobre la actividad física era mayor para aquellos que eran habitualmente activos y que declaraban haber recibido una formación adecuada en materia de asesoramiento. Curiosamente, los profesionales que declararon tener sobrepeso tenían más probabilidad de aconsejar a los pacientes sobre la actividad física. En general, hasta el 83 % de los médicos se sentían limitados por su falta de formación en atención preventiva (19). El asesoramiento a los pacientes diabéticos puede ser especialmente difícil para los médicos que se sienten poco preparados o formados. Los residentes de medicina interna eran más propensos a ofrecer a los pacientes diabéticos asesoramiento sobre los síntomas o el cumplimiento de la medicación que sobre la alimentación. Los residentes con formación previa en asesoramiento sobre enfermedades crónicas se mostraron más cómodos a la hora de realizar el asesoramiento alimentario a sus pacientes (20).

Esta falta de confianza en las habilidades de asesoramiento no parece limitarse a los médicos formados en Estados Unidos. Entre los médicos y las enfermeras encuestados en Finlandia, solo algo más de la mitad afirmó tener conocimientos suficientes en materia de asesoramiento sobre el estilo de vida (21).

Médicos de familia y enfermeras de Gran Bretaña manifestaron una reticencia similar a la hora de abordar el control del peso cuando tratan a niños con obesidad (22). En una encuesta realizada a médicos de familia en la British Columbia (Canadá) reveló que el 82.3 % de los encuestados consideraba que su formación en nutrición en las facultades de medicina era inadecuada, y solo el 30 % afirmaba utilizar servicios relacionados con la nutrición, a pesar de reconocer una necesidad en más del 60 % de sus pacientes (6). La insuficiencia de herramientas y protocolos de asesoramiento también contribuye a la reticencia de los médicos. En la actualidad, existen pocos protocolos de asesoramiento bien definidos o instrumentos estandarizados para abordar las conductas relacionadas con el estilo de vida, y a menudo los médicos no conocen o no tienen acceso a estos materiales. Los médicos no tienen una orientación clara sobre qué conductas deben abordar, qué técnicas de asesoramiento deben emplear o cómo utilizar su tiempo de asesoramiento de forma eficaz (23). Los resultados son a menudo una valoración inadecuada del paciente individual, sesiones de asesoramiento prolongadas que entran en conflicto con las limitaciones de tiempo del profesional, la discusión de un gran número de conductas de riesgo, la falta de uso de un abordaje de modelo de cambio de comportamiento, un método inadecuado de proporcionar consejos, un seguimiento deficiente, recomendaciones genéricos (en lugar de estar adaptadas al género, el nivel socioeconómico, el nivel de educación, el origen étnico y la disposición al cambio del paciente) y la falta de recomendaciones específicas para la frecuencia, la duración y la intensidad de la actividad física.

En una revisión de los estudios relacionados con los conocimientos, las actitudes, las creencias y las prácticas de los médicos de atención primaria en relación con la obesidad infantil, se observó una gran heterogeneidad en las técnicas de evaluación de la obesidad, a pesar de un prometedor aumento del uso del índice de masa corporal (IMC) como herramienta de evaluación. Los autores pidieron una mayor uniformidad en las técnicas de evaluación, para mejorar la atención y la autoeficacia de los médicos (24). En una encuesta realizada a pediatras, se encontró que el 96 % eligió mejores herramientas de asesoramiento como recurso clínico más útil para tratar a los niños con obesidad, lo que sugiere que los *kits* de herramientas basados en la práctica clínica podrían mejorar la autoeficacia de los pediatras (25). En otra revisión sistemática, se observó que los médicos que percibían que las afecciones de sus pacientes (p. ej., la obesidad) se beneficiarían de la modificación del estilo de vida eran más propensos a proporcionar el asesoramiento pertinente (26). En esta revisión también se encontró que los médicos que no estaban seguros de la eficacia del asesoramiento sobre la actividad física eran menos propensos a proporcionar un asesoramiento completo a sus pacientes.

La falta de tiempo es otro obstáculo importante en el ámbito de la atención primaria (26). Las limitaciones y la realidad de una consulta de atención primaria muy ocupada dificultan que los profesionales de la salud dediquen suficiente tiempo y recursos al asesoramiento, y los profesionales informaron que sentían que no había tiempo suficiente para hablar del control del peso durante las citas de atención primaria. Las prioridades que compiten en una visita limitada al consultorio impiden a menudo abordar afecciones crónicas, lo que propicia un asesoramiento esporádico y no estructurado sobre el estilo de vida (27). En un estudio sobre las actitudes de los médicos hacia el asesoramiento, se observó que la mayoría de ellos pensaba que el asesoramiento sobre alimentación y pérdida de peso requiere demasiado tiempo (75 %). El estudio reveló que el 57.7 % de los médicos dedicaba 3 min o menos a hablar de alimentación y estilo de vida con los pacientes (5). El creciente número de servicios ya recomendados para la atención preventiva supone una carga poco realista para el tiempo del médico, hasta 7.4 h/día.

Se espera que esta competencia por el tiempo del médico aumente a medida que se añadan pruebas genéticas y otras pruebas preventivas al arsenal médico. Las visitas preventivas ya tienen una duración más prolongada que las visitas de atención crónica, y los médicos tienen que priorizar qué servicios de asesoramiento preventivo ofrecer. Los estudios han demostrado que los médicos no dedican suficiente tiempo al asesoramiento sobre nutrición y actividad física, debido a la necesidad de realizar pruebas de detección de cáncer, hipercolesterolemia e hipertensión arterial (5,28).

La falta de un reembolso adecuado también ha sido un obstáculo importante para el asesoramiento médico en el pasado (26). Los médicos no siempre han recibido una contraprestación económica por el tiempo que dedican a asesorar a los pacientes, y se han mostrado reacios a derivar a los pacientes a otros profesionales sanitarios, como un dietista, cuyos servicios no estarían cubiertos por el seguro. Dado que es poco probable que los médicos reciban el pago de su tarifa horaria prevista para el asesoramiento, las prácticas preventivas recomendadas por los expertos han sido difíciles de integrar en la práctica clínica habitual (29).

En 2010, la ley estadounidense Patient Protection and Affordable Care Act exigió que las aseguradoras médicas cubrieran la atención preventiva de los beneficiarios. En virtud del capítulo IV de dicha ley, las aseguradoras privadas están obligadas a compensar a los médicos por proporcionar asesoramiento sobre pérdida de peso y alimentación, detección de la obesidad y asesoramiento para promover la pérdida de peso mantenida. La participación en los costes de estos servicios se elimina en virtud de esta nueva ley, lo que significa que las aseguradoras no pueden cobrar un copago, seguro compartido o pago deducible a quienes contrataron un nuevo plan de seguro a partir del 23 de septiembre de 2010 (29). Desde el 29 de noviembre de 2011, los beneficiarios de Medicare que reúnan los criterios de obesidad (IMC ≥ 30 kg/m^2) tienen derecho a una terapia conductual intensiva (TCI) para la obesidad en un entorno de atención primaria (30). Se permite un máximo de 22 sesiones de TCI para la obesidad en un período de 12 meses. Se establecen estipulaciones para las visitas semanales y mensuales con un médico de atención primaria, a las que el beneficiario solo tiene derecho si cumple los criterios de perder 3 kg durante los primeros 6 meses. Los que no cumplan el criterio de pérdida de peso deben esperar 6 meses para poder ser incluidos en otra ronda de asesoramiento. Un inconveniente esencial de la normativa de la Ley de Asistencia Asequible es la estipulación de que el asesoramiento para la pérdida de peso debe ser proporcionado por un médico de atención primaria, un profesional de enfermería, un especialista en enfermería clínica o un auxiliar médico.

Dado que los médicos suelen recibir muy poca formación sobre los cambios conductuales del estilo de vida y las consultas médicas suelen limitarse a breves encuentros, los pacientes podrían obtener mejores resultados si se les remitiera a un dietista autorizado o a un programa de control de peso de eficacia probada (31,32). Medicare solo reembolsará el asesoramiento sobre la obesidad proporcionado por un médico y que tenga lugar en un entorno de atención primaria; el asesoramiento de un dietista autorizado solo es reembolsable si lo firma un médico o si el asesoramiento está específicamente relacionado con la diabetes o la enfermedad renal.

Aunque la *Affordable Care Act* es una ley federal, cada estado y cada aseguradora privada dentro de cada estado tienen normas diferentes en cuanto a qué tratamiento es reembolsable, si se necesita una derivación, cuántas visitas se permiten y el tiempo asignado para el tratamiento. El *Healthcare Common Procedure Coding System* (HCPCS) indica que se utilice el código G0447 para facturar «asesoramiento conductual directo sobre la obesidad de 15 minutos». Según el *National Physician Fee Schedule Relative Value File* 2020, el Código G0447 tiene una unidad de valor relativo (RVU, *relative value unit*) de trabajo de 0.45. La RVU de trabajo del médico indica el nivel relativo de tiempo, habilidad, formación e intensidad necesarios para proporcionar un servicio determinado; por tanto, los códigos RVU pueden compararse para diferentes servicios médicos. Por ejemplo, la RVU para más de 10 min de asesoramiento sobre el tabaco es de 0.50 (Código 99407). Esto indica que los médicos recibirán un reembolso ligeramente inferior por 15 min de asesoramiento sobre la obesidad que por más de 10 min de asesoramiento sobre el abandono del tabaco. Sin embargo, los códigos RVU están sujetos a revisión cada 5 años, por lo que es probable que las tasas de compensación de los médicos se ajusten a medida que cambie la percepción de la comunidad médica sobre el asesoramiento en relación con la obesidad (31,32).

El incumplimiento de los pacientes es otro obstáculo para el asesoramiento sobre el estilo de vida. La percepción de los profesionales de que los pacientes no seguirán los consejos o serán incapaces de cambiar sus hábitos disuade a muchos a transmitir mensajes de asesoramiento (21). Los médicos de familia referían enfrentarse a múltiples retos al hablar de la pérdida de peso con los pacientes con obesidad, y un alto porcentaje informó de que los pacientes carecen de disciplina o quieren una solución fácil para perder peso. A pesar de la frustración que refieren en el tratamiento de los pacientes con obesidad, los médicos daban una alta calificación a varias estrategias para mejorar la atención, como tener terapeutas de nutrición y fisioterapeutas, así como recursos comunitarios fácilmente disponibles (33). En una encuesta realizada en el Children's Hospital of Philadelphia también se observó que más del 90 % de los profesionales citaba obstáculos para la prevención de la obesidad infantil, como la falta de motivación de padres e hijos, el sobrepeso de los padres, y la prevalencia de la comida rápida y la falta de actividad física (34). Las medidas necesarias para remediar el mal cumplimiento (instrucción de los pacientes, contratos, autocontrol, apoyo social, seguimiento telefónico y adaptación de los mensajes de asesoramiento) exigen una amplia reestructuración de los procedimientos de atención primaria y suelen requerir demasiados recursos.

Por último, los prejuicios sobre la obesidad por parte de los médicos, y de hecho de la sociedad en general, pueden interferir en las actitudes de asesoramiento sobre el estilo de vida. Se ha observado que los médicos muestran menos compenetración con los pacientes con sobrepeso y obesidad que con los pacientes de peso normal (35), lo que puede deberse en parte a los sentimientos de intolerancia frustrada de los médicos al afrontar un problema que perciben como irremediable (36).

De hecho, en una revisión de la bibliografía se encontró que los profesionales de atención médica mantienen estereotipos negativos hacia los pacientes que tienen obesidad (37). El resultado puede ser un debilitamiento de la relación médico-paciente, la disminución de la adherencia del paciente o su evitación total, y la disminución de la eficacia del asesoramiento sobre el estilo de vida, lo que lleva a una menor calidad de la atención (35,37).

CÓMO SUPERAR LAS BARRERAS PARA MEJORAR LA EFICACIA DE LOS MÉDICOS

Sin embargo, existe la esperanza de que estos obstáculos puedan superarse mediante una mejor formación de los médicos y estrategias de gestión del tiempo. En un estudio que evaluaba la eficacia de un plan de estudios de asesoramiento sobre la obesidad para residentes se concluyó que los residentes del grupo del plan de estudios proporcionaban un asesoramiento de mayor calidad (38). Entre los médicos de familia de Nueva Jersey, los que referían tener un mayor conocimiento de las dietas para perder peso manifestaban menos desagrado al hablar de la pérdida de peso y eran menos propensos a creer que el tratamiento era ineficaz (33).

Las intervenciones breves para cambiar los patrones de alimentación y ejercicio en los entornos de atención primaria han demostrado cierto éxito (39-42). Hay pruebas de que la formación de los estudiantes de medicina en nutrición aumenta la confianza para integrar el asesoramiento nutricional en la atención al paciente (15). En un estudio realizado con 21 médicos de barrios residenciales del Medio Oeste de Estados Unidos se observó que, cuando se proporcionó a los médicos información sobre educación («venta académica al detalle»), su malestar con el asesoramiento sobre la obesidad disminuía hasta cero, y mejoraban los resultados clínicos de sus pacientes relacionados con la pérdida de peso (43).

Las limitaciones de tiempo pueden solucionarse tanto con un ajuste del sistema médico que descargue al médico como con métodos de asesoramiento adaptados al entorno de la atención primaria (v. cap. 47) (44). Se puede ofrecer una orientación sobre alimentación (y actividad física) limitada, pero valiosa, en tan solo 1.5 min. Cuando se requiere un asesoramiento más extenso, el tiempo necesario puede repartirse en varias visitas a la consulta, y gran parte del trabajo puede delegarse en un especialista en nutrición. Welty y cols. demostraron que el asesoramiento alimentario in situ, al mismo tiempo que la visita médica, puede ayudar a conseguir una pérdida de peso sostenida en pacientes con obesidad (45).

Una estrategia destacada para mejorar la eficacia de los médicos en el asesoramiento sobre el estilo de vida es la formación de los médicos en el protocolo de las cinco «A» (preguntar, aconsejar, evaluar, ayudar y disponer: *Ask, Advise, Assess, Assis y Arrange*) como un constructo organizativo para el asesoramiento clínico (46,47). Esta estrategia, promovida por el U.S. Public Health Service y el U.S. Preventive Services Task Force (USPSTF), ayuda a los médicos a organizar el abordaje de su asesoramiento conductual, y es adecuada para las intervenciones breves de atención primaria (48,49). El abordaje de las cinco A para el asesoramiento ha adquirido más importancia recientemente, ya que los Centers for Medicare and Medicaid Services (CMS) han estipulado que la intervención conductual intensiva para el asesoramiento sobre la obesidad de los pacientes de Medicare debe seguir el marco de las cinco A del USPSTF (50). Cada una de las cinco técnicas incluye prácticas de asesoramiento destinadas a ayudar a los pacientes a alcanzar objetivos como el abandono del tabaco, la pérdida de peso y la actividad física que promueva la salud. Los médicos están capacitados para evaluar los comportamientos actuales del paciente, los riesgos y la disposición a cambiar, aconsejar un cambio de conductas específicas, acordar un esfuerzo de colaboración para establecer objetivos, ayudar a abordar las barreras y asegurar el apoyo para el paciente y, por último, organizar un tratamiento de seguimiento o una evaluación (38).

Sin embargo, en varios estudios se ha demostrado que los médicos no suelen utilizar adecuadamente las cinco A (51). En un estudio piloto en el que se formó a los médicos en las cinco A, la intervención de formación mejoró ligeramente la calidad, pero no la cantidad, del asesoramiento. Además, el 72 % de los médicos asesoraron a sus pacientes con obesidad, independientemente de si habían recibido la formación. Los médicos que habían recibido la formación no abordaron la mayor parte de las cinco A cuando se reunieron con sus pacientes (38,52). Jay y cols. observaron que, aunque el 85 % de los pacientes con obesidad recibían asesoramiento, los médicos formados en las cinco A se centraban en la evaluación (38). Los médicos que mejor cumplían el modelo de las cinco A y que utilizaban más técnicas de asesoramiento obtuvieron mejores resultados en los pacientes.

Los médicos formados en las cinco A parecen tener un éxito ligeramente mayor a la hora de ayudar a sus pacientes a mantener la pérdida de peso 12 meses después del tratamiento, posiblemente porque los médicos formados eran más propensos a remitir a los pacientes a programas para perder peso (52).

EFICACIA DEL ASESORAMIENTO MÉDICO

Los profesionales sanitarios en general, y los médicos en particular, siguen siendo la fuente más fiable de información relacionada con la salud. Varios estudios han demostrado que los pacientes aceptan de buen grado el asesoramiento sobre el estilo de vida por parte de sus médicos de atención primaria. En un estudio que se examinaba el asesoramiento sobre el estilo de vida por parte de los residentes de atención primaria, se observó que cuanto mayor era el número de prácticas de asesoramiento sobre el estilo de vida utilizadas por los residentes, más se motivaban los pacientes para perder peso, y cambiar sus conductas de alimentación y actividad física. El estudio concluyó que una mayor calidad del asesoramiento del médico, como el uso de las cinco A, se asocia con una mayor motivación del paciente y un mayor cambio de conducta (38). Más concretamente, se ha comprobado que el asesoramiento del médico de atención primaria sobre la pérdida de peso tiene un impacto significativo en la capacidad de los pacientes para perder peso. Por ejemplo, Noël y cols. observaron que los pacientes que recibían un asesoramiento limitado sobre la obesidad tenían muchas menos probabilidades de perder peso con el tiempo que los que recibían un asesoramiento intensivo (53). En particular, Petrin y cols. sugieren que es responsabilidad tanto del profesional sanitario como de los pacientes asegurarse de que reciben asesoramiento sobre los factores de riesgo relacionados con la obesidad y la posterior morbilidad asociada al exceso de peso. Insisten en que la mejora de las herramientas para la pérdida de peso facilitará el asesoramiento sobre este tema (54). Además, en una revisión sistemática y un metaanálisis de los datos de una encuesta sobre el asesoramiento para la pérdida de peso por parte de los profesionales y sus cambios asociados en la conducta de pérdida de peso de los pacientes, se observo que los pacientes con sobrepeso u obesidad tienen cuatro veces más probabilidades de intentar perder peso, en comparación con los que no reciben asesoramiento (55).

Además, el asesoramiento nutricional del médico tiene puede influir en la conducta del paciente (47,56,57). En un análisis de los datos de la *National Health and Nutritional Examination Survey* (NHANES) se observo que los adultos con un IMC > 25 y los que tenían un IMC > 30 se percibían a sí mismos como personas con sobrepeso, e intentaban perder peso si su médico los identificaba como tales. Sin embargo, solo el 45.2 % de los participantes con un IMC > 25, y el 66.4 % de los que tenían un IMC igual o superior a 30 o más fueron informados de su estado de sobrepeso por un médico (58). En un análisis posterior de los datos de la NHANES se encontró que los pacientes que habían comentado su estado de peso con su médico eran más propensos a informar de una pérdida de peso clínicamente significativa (17). Sin embargo, en un estudio realizado por Lorts y cols. en adultos de bajos ingresos con obesidad en Estados Unidos se observo que el consejo de los médicos para perder peso tenía un impacto limitado en las conductas alimentarias (59).

No obstante, existen pruebas de observación de que es más probable que los pacientes pierdan peso simplemente cuando un médico les dice que tienen sobrepeso (60). Es posible que las personas con obesidad sean más receptivos a los consejos de los profesionales sanitarios que a los de los profanos. En un metaanálisis se informó que los consejos sobre la pérdida de peso por parte de los médicos tenían un impacto significativo en los pacientes que intentaban perder peso (55). En otro estudio, los pacientes que recibieron asesoramiento sobre la pérdida de peso en una clínica de atención primaria perdieron una media de 4.5 kg al cabo de un año, mientras que los que no recibieron asesoramiento sobre la pérdida de peso ganaron una media de 4.5 kg al cabo de un año (61).

Hay que señalar que la utilidad del asesoramiento clínico para el cambio de conducta está mejor establecida para diversas conductas distintas de las relacionadas con la alimentación y el control del peso, en particular el abandono del tabaco. La importancia del asesoramiento médico para dejar de fumar se ha confirmado a través de estudios clínicos controlados y aleatorizados que muestran mejores tasas de abandono del tabaco cuando intervienen los médicos. En una revisión sistemática realizada por Stead y cols. se observo que un simple consejo para dejar de fumar proporcionado por los médicos tenía un ligero efecto en las tasas de abandono; sin embargo, un asesoramiento más intensivo era más eficaz (62). En concreto, las intervenciones conductuales intensivas han dado lugar a aumentos sustanciales en el abandono del tabaquismo (63); sin embargo, los resultados menos espectaculares son evidentes en los estudios que utilizan intervenciones de baja intensidad (62,64). A pesar de la importancia del asesoramiento médico, los datos de la *National Ambulatory Medical Care Survey* revelaron que solo el 24.5 % de los consumidores actuales de tabaco recibieron ayuda para dejar de fumar, que consiste en asesoramiento sobre el tabaco o en medicación para dejar de fumar (65).

El asesoramiento médico es igualmente eficaz como parte de la atención primaria habitual para reducir el consumo de alcohol. Jonas y cols. revisaron de forma sistemática la evidencia de los beneficios de las intervenciones de asesoramiento conductual en entornos de atención primaria para reducir el consumo de riesgo y perjudicial de alcohol (66). Incluyeron en la revisión sistemática un total de 23 estudios controlados de al menos 6 meses de duración, compuestos por pacientes que consumían alcohol de forma abusiva. Los resultados revelaron que, mediante el uso de intervenciones de asesoramiento conductual en contactos múltiples, los participantes redujeron el número medio de bebidas por semana en 3.6 bebidas con respecto al valor inicial, y el 12 % tuvo menos episodios de consumo excesivo de alcohol, en comparación con el control durante un período de 1 año (66). En un estudio anterior, realizado por García y cols., que realizó seguimiento a 306 pacientes que declararon un consumo excesivo de alcohol, se observó que el asesoramiento proporcionado por el médico de familia era muy eficaz (67).

Aunque los médicos pueden influir en la promoción de la pérdida de peso fomentando una alimentación saludable y actividad física, con demasiada frecuencia no abordan este tema con sus pacientes. Aunque en 2016 se produjeron 883.7 millones de visitas a la consulta del médico, de las cuales el 54.5% se realizaron en atención primaria, el asesoramiento sobre el estilo de vida que realizaba el médico en los centros de atención primaria siguió siendo limitado (68). En 2010, algo menos de un tercio (32.4 %) de los pacientes que habían acudido a un profesional sanitario en el último año recibieron consejos para adoptar y/o mantener un estilo de vida físicamente activo (69). Los pacientes adultos con diabetes fueron los que más solían recibir consejos para realizar actividad física durante ese año, mientras que los pacientes con cáncer fueron los menos propensos a recibir asesoramiento sobre la actividad. En una amplia encuesta canadiense se observó que, si bien a muchos pacientes (69.8%) se les animaba verbalmente a ser físicamente activos, eran muchos menos (15.8%) los que recibían recomendaciones por escrito (70). Además, en un estudio realizado por Anis y cols. (71) se formó a estudiantes para que actuaran como observadores externos en los encuentros de los pacientes con los médicos. Sus resultados mostraron que el asesoramiento sobre alimentación o actividad física se produjo solo en el 20% al 25% de las consultas. Nawaz y cols. encontraron que solo el 50% de los adultos estudiados afirmaron haber hablado de nutrición durante su última consulta habitual en el año previo, y solo el 56% afirmó haber hablado de actividad física con su médico (72). La conversación sobre la alimentación dio lugar a una mayor probabilidad de cambios en la ingesta de grasa o fibra, así como de éxito en la pérdida de peso, especialmente entre los pacientes que se encontraban dentro del rango de sobrepeso.

En general, parece que la mayoría de los pacientes consideran que su médico no aborda en absoluto la cuestión del peso. (73). Múltiples estudios confirman esta observación. Según *Healthy People* 2020, menos de una quinta parte (19.1%) de los adultos aquejados durante los últimos 20 años o más de enfermedad cardiovascular, diabetes o hiperlipidemia recibieron asesoramiento alimentario en 2010. Además, menos de un tercio (28%) de los adultos con obesidad recibieron asesoramiento sobre pérdida de peso, alimentación o actividad física durante el mismo año (74). Por otra parte, en un estudio de Bleich y cols. que examinó los datos de la *National Ambulatory Medical Care Survey* se observó que el 17.6%

de los adultos con obesidad recibieron asesoramiento específico para perder peso, y un número ligeramente mayor recibió asesoramiento sobre la alimentación (25.2%) y la actividad física (20.5%) (75). En el estudio también se examinaron los factores predictivos del asesoramiento para perder peso, y se observó que el diagnóstico de obesidad, la visita a un internista, las consultas de medicina preventiva y el tiempo de consulta prolongado con los médicos eran factores predictivos de haber recibido asesoramiento centrado en la pérdida de peso (75).

Existen discrepancias significativas en cuanto a la forma en que los médicos y los pacientes consideran el asesoramiento sobre la pérdida de peso (76). Los pacientes y los médicos ven de forma muy diferente la necesidad de perder peso y la probabilidad de éxito. En un estudio que analizaba el comportamiento de 28 médicos de atención primaria se observo que cuando se preguntaba a los médicos sobre el peso y el estado de salud de sus pacientes, tendían a asignar a estos últimos categorías de peso más altas y peores resultados de salud, en comparación con cómo se percibían a sí mismos los propios pacientes. Además, los pacientes eran más optimistas que sus médicos sobre su capacidad para perder peso y su motivación (77). En una encuesta realizada en una clínica del Bronx, en Nueva York, se encontró que el 86% de los pacientes con obesidad querían perder peso, pero solo el 17% habían sido derivados a un dietista, y solo el 36% recibieron una recomendación para perder peso por parte de su médico (78).

Solo el 21% de los pacientes obesos y el 11% de los pacientes con sobrepeso tenían un diagnóstico documentado en sus historias clínicas. Los pacientes y los médicos no suelen estar de acuerdo con los objetivos de pérdida de peso que se comentan en las visitas a la consulta. En una encuesta realizada en 29 consultas rurales de atención primaria del Medio Oeste de Estados Unidos se observo que los médicos y los pacientes incluso discrepaban sobre si se había hablado de la pérdida de peso y la actividad física durante la visita a la consulta, lo que indica que los médicos deben verificar que los pacientes han recibido su asesoramiento (79).

El género, tanto del médico como del paciente, influye mucho en la forma en que los médicos abordan la pérdida de peso con sus pacientes. Hay datos de que existe un sesgo de género en el asesoramiento para la pérdida de peso, ya que es más probable que los médicos animen más a las mujeres que a los hombres con un IMC ≥ 25 kg/m^2 a perder peso, posiblemente debido al mayor estigma sociocultural contra las mujeres con sobrepeso (80). Sin embargo, se encontró un inesperado efecto inverso de género para los pacientes con un IMC de 32 kg/m^2. En esta categoría de IMC superior, los médicos eran más propensos a aconsejar a los hombres que perdieran peso que a las mujeres, posiblemente debido a una mayor preocupación por la distribución androide de la grasa corporal en los hombres (79). El sexo de los médicos también parece ser importante, ya que las mujeres son más propensas a aconsejar a los pacientes sobre la pérdida de peso, proporcionar asesoramiento sobre la obesidad y derivar a los pacientes para el tratamiento de la obesidad (81).

En un estudio se observó que los médicos respaldan una mayor pérdida de peso para las mujeres con obesidad que para sus pacientes masculinos, aunque las médicas fueron menos estrictas que los médicos en los objetivos de pérdida de peso propuestos para todos los pacientes (82). La concordancia de sexo entre el paciente y el médico parece desempeñar un papel importante en cuanto al asesoramiento sobre alimentación/nutrición, actividad física y pérdida de peso que se proporciona a los pacientes obesos En un análisis de los datos de la *National Ambulatory Medical Care Survey* se mostró que los pacientes con obesidad tenían una probabilidad significativamente mayor de recibir asesoramiento sobre alimentación/nutrición y actividad física cuando tanto el paciente como el médico eran hombres, en comparación con los casos en que ambas eran mujeres (83). La localidad, la edad, el nivel educativo y la situación socioeconómica también influyen en el hecho de que los médicos aborden la pérdida de peso con los pacientes. Los residentes del noreste tienen más probabilidades de recibir asesoramiento que los que viven en otras partes de Estados Unidos. Después de los 60 años de edad, la probabilidad de recibir asesoramiento disminuye tanto para los hombres como para las mujeres. Irónicamente, las personas con mayor nivel educativo y socioeconómico tienen más probabilidad de recibir asesoramiento sobre el peso, pero los pacientes con rentas bajas son más propensos a intentar cambiar su alimentación y su actividad física basándose en los consejos de su médico (84).

En resumen, el medio más obvio por el que los centros sanitarios podrían contribuir de forma significativa a los esfuerzos de control de la obesidad es el asesoramiento conductual eficaz. Como se ha señalado anteriormente, todos los años existe algún contacto entre prácticamente toda la población y el sistema sanitario.

El contacto con el sistema sanitario, la posibilidad de que el entorno sanitario ofrezca una orientación individualizada y la influencia única de los profesionales médicos son argumentos a favor de un esfuerzo dedicado a convertir el asesoramiento de alta calidad sobre la alimentación, la actividad física y el de control de peso sea un aspecto rutinario de la atención clínica.

RECOMENDACIONES PARA EL ASESORAMIENTO EN ATENCIÓN PRIMARIA

Varios organismos gubernamentales han proporcionado directrices para el asesoramiento conductual en atención primaria. El grupo USPSTF recomienda que el asesoramiento sobre alimentación y actividad física intensivo para pacientes adultos con obesidad se realice en el ámbito de la atención primaria o mediante la derivación a nutricionistas o dietistas (85). En concreto, el USPSTF recomienda derivar a los adultos con obesidad a intervenciones conductuales intensivas multicomponente, ya que han demostrado un efecto moderado (grado B) para lograr la pérdida de peso (86). Además, recomienda que los médicos deriven a los pacientes sin obesidad u otros factores de riesgo cardiovascular conocidos (hipertensión, dislipidemia, concentraciones anómalas de glucosa en sangre o diabetes) a asesoramiento conductual para promover la alimentación saludable y la actividad física. Esta recomendación responde a las pruebas que apoyan un efecto pequeño pero positivo (grado C) del asesoramiento conductual en la prevención de la ECV (87). Por otro lado, para los pacientes que ya tienen sobrepeso u obesidad y presentan factores de riesgo cardiovascular, el grupo USPSTF recomienda el asesoramiento conductual con una evidencia moderada (grado B) que apoya el efecto beneficioso para la prevención de la ECV (88). Además, la Academy of Nutrition and Dietetics recomienda que los médicos aumenten las derivaciones a los dietistas cuando sea necesario, ya que las intervenciones sobre la alimentación han demostrado que aumentan la calidad de vida y disminuyen los costes sanitarios. Medicare cubre la terapia nutricional médica ambulatoria en pacientes con diabetes, enfermedad renal crónica, insuficiencia renal terminal o trasplante de riñón (89). La American Academy of Family Physicians recomienda igualmente que se realice un cribado de la obesidad a los pacientes y se les ofrezcan intervenciones conductuales intensivas de varios componentes con al menos una sesión al mes durante 3 meses (90). Los médicos también deben evaluar los conocimientos de los pacientes sobre la relación entre su estilo de vida y la salud, y proporcionar un mensaje claro y personalizado sobre la importancia de la alimentación y el ejercicio (91).

Traducir estas recomendaciones en un asesoramiento que realmente influya en la conducta es un reto que se resuelve mejor mediante la aplicación de la ciencia de la modificación de la conducta (92). Ocho amplias categorías de teorías o modelos conductuales han contribuido a la comprensión del cambio de estilo de vida a través del asesoramiento en la práctica médica: modelos de comunicación, entrevista motivacional, modelo *PRECEDE-PROCEED*, modelos de creencias racionales, teoría del comportamiento planificado, modelos de sistemas autorreguladores, modelos de aprendizaje operante y social, y enfoques económicos conductuales (93).

Modelos de modificación conductual

Los *modelos de comunicación* destacan la importancia de la generación del mensaje de salud, la recepción del mensaje, la comprensión de este y la creencia en su contenido (94). Además, la forma en que se enmarcan los mensajes sobre la salud puede influir significativamente en la conducta individual. La teoría prospectiva o de las perspectivas demuestra que los individuos responden de forma diferente a los mensajes que destacan los beneficios (es decir, enmarcados en las ganancias) o las pérdidas (es decir, enmarcados en las pérdidas), aunque sean iguales en cuanto a los hechos (95-97). Específicamente, cuando se utilizan mensajes enmarcados en las ganancias (p. ej., resaltando los beneficios del ejercicio), un individuo tiende a ser reacio al riesgo, mientras que los mensajes enmarcados en las pérdidas (p. ej., los inconvenientes de no hacer ejercicio) facilitan el comportamiento de búsqueda de riesgos (98,99). Dado que se percibe que realizar una actividad física que promueva la salud y seguir una alimentación saludable conlleva pocos riesgos y poca incertidumbre, los profesionales sanitarios debieran emplear mensajes enmarcados en la ganancia (98,99). Además, las investigaciones indican que los mensajes sobre salud deben utilizar un lenguaje sencillo y positivo, como el empleado en la iniciativa de prevención de la obesidad de Michele Obama (es decir, «*Let's Move!*», o «¡A moverse!») (47,100).

Además, las técnicas de *entrevista motivacional* (EM) desarrolladas por Miller y Rollnick (101) a partir de su estudio con bebedores problemáticos destacan la importancia de trabajar a través de la ambivalencia y desarrollar la autoeficacia con el objetivo de cambiar las conductas de estilo de vida poco saludables (102). Este estilo de asesoramiento combina la calidez y la empatía con la escucha reflexiva, y obtiene información mediante la formulación de preguntas clave. El uso por parte de los médicos de técnicas de EM para la pérdida de peso ha conseguido que los pacientes intenten perder peso y promover un compromiso sostenido y habitual con la actividad física (103,104). En una revisión sistemática de los estudios en los que los psicólogos y los médicos utilizaron la EM como método de intervención, se observo un efecto en el 80% de los estudios. Incluso una breve sesión de EM fue suficiente para producir un efecto en el 64% de los casos revisados (105). En

una revisión de estudios centrados en el cambio de conducta relacionado con la alimentación también se observó que la EM, en combinación con la terapia cognitivo-conductual, era una estrategia de asesoramiento muy eficaz (92). Aunque la EM es una intervención centrada en el paciente y limitada en el tiempo, cuyo objetivo es aumentar la motivación intrínseca y crear un cambio de conducta abordando la ambivalencia (106); la aplicación del abordaje se expone con más detalle en el capítulo 47. En una revisión sistemática de las publicaciones, se encontró que la EM puede ayudar a los pacientes de atención primaria a perder peso (106).

Además, el *Modelo PRECEDE-PROCEED*, desarrollado por Green, es un marco que se ha utilizado para diseñar, implementar y evaluar intervenciones de promoción de la salud, un marco que es pertinente para el asesoramiento sobre el estilo de vida en la atención primaria (107-109). Este abordaje ayuda a determinar las necesidades de un paciente dentro de un contexto de asesoramiento determinado mediante la evaluación de las características motivacionales, los obstáculos y los facilitadores físicos, manuales y económicos, y las recompensas y penalizaciones circunstanciales específicas. Esto ayuda al profesional a evitar técnicas inapropiadas, como intentar persuadir a un paciente ya motivado de que el cambio es necesario. Al omitir pasos innecesarios, libera tiempo para centrarse en las áreas que requieren modificación. Por ejemplo, *PRECEDE-PROCEED* se ha aplicado con éxito al desarrollo de un programa para el control del peso basado en una alimentación intuitiva (110), o un programa de intervención destinado a aumentar la actividad física (111).

Según los *modelos de creencia racional*, los procesos de pensamiento objetivos y lógicos determinan la conducta, siempre que el profesional tenga información adecuada sobre los riesgos y los beneficios. Por ejemplo, el modelo de creencias sobre la salud hace hincapié en cuatro factores predictivos percibidos: probabilidad de riesgo, intensidad de riesgo, viabilidad de los beneficios y barreras para adoptar el nuevo patrón de conducta (112). Este modelo ha sido útil para identificar los predictores de conductas de salud y para planificar estrategias de promoción de la salud que han demostrado una mejor adherencia a las conductas de autocuidado (113). Otro ejemplo es la *teoría del comportamiento planificado* (TCP), desarrollada por Azjen (114) para discernir y predecir los determinantes de la conducta volitiva. Es decir, la intención de adoptar una conducta se considera una función de las creencias, la actitud hacia la conducta y las normas sociales percibidas. La TCP se ha utilizado para predecir muchas conductas relacionadas con la salud, y puede ayudar a explicar las intenciones en relación con la actividad física y la alimentación en poblaciones que varían desde pacientes diabéticos hasta adolescentes sanos (115,116). En una intervención que utilizó la TCP en adolescentes con obesidad se observó que proporcionar sesiones de 60 min por semana durante 6 semanas mejoraba las actitudes, las normas subjetivas, el control conductual percibido, la intención y la conducta. Además, la intervención llevo a una disminución significativa del IMC ($p < 0.001$), el peso ($p = 0.001$) y el perímetro de la cintura ($p < 0.001$) en comparación con la pre-intervención (117). Los *modelos de sistemas autorreguladores* esbozan un proceso de autorregulación en tres partes: autocontrol, autoevaluación y autorrefuerzo. Un supuesto básico es que las personas actuarán de acuerdo con sus intereses, una vez que los conozcan. El modelo transteórico (MTT) de cambio de conducta de Prochaska evalúa la disposición de una persona al cambio en función de cuatro constructos principales: etapas de cambio (EDC), procesos de cambio, equilibrio de decisiones y autoeficacia (118).

El constructo principal, EDC, que se subdivide en precontemplación, contemplación, preparación, acción y mantenimiento (119), se ha aplicado a diversas intervenciones de modificación de la salud, incluidas las dirigidas a la actividad física (120). La adaptación de las intervenciones para que coincidan con la etapa de cambio de la persona y el uso de técnicas de EM han dado resultados beneficiosos (121). Los programas de educación sanitaria basados en el MTT han aumentado con éxito el paso a un mayor cambio de conducta de actividad física (122). La aplicación de este método se expone con más detalle en el capítulo 47.

Los *modelos de aprendizaje operante y social* se centran en los estímulos que provocan o refuerzan una conducta específica, como los enfoques de condicionamiento de Skinner y Pavlov para el cambio de conducta. La teoría cognitiva social de Bandura insiste en las consecuencias del reforzamiento social inmediato en relación con el intento de cambio de conducta; la autoeficacia, el modelado y la autogestión son tres elementos críticos (123,124). El modelo intenta vincular la autopercepción y la acción individual, y supone que los individuos atienden selectivamente a la información procedente de cuatro fuentes: la consecución activa de la meta, las experiencias indirectas de otros, la persuasión y las señales fisiológicas (125,126). Las nuevas formas de comportamiento se producen a través de la imitación y el modelado, así como con la observación del comportamiento de los demás (126-128). La teoría cognitiva social se ha utilizado como base para intervenciones dirigidas a la prevención del aumento de peso (129), la autoeficacia de la alimentación (130) y la adherencia a la acti-

vidad física (131), entre otras conductas relacionadas con la salud.

Enfoques económicos conductuales. Este campo de exploración relativamente nuevo integra la psicología en la economía con el objetivo de proporcionar información sobre la toma de decisiones humanas en el «mundo real» (132). Tradicionalmente, la economía ha asumido que las personas toman decisiones racionales, como ser previsores, poseer una excelente capacidad de cálculo y hacer elecciones coherentes basadas en las preferencias personales, incluso cuando las circunstancias (o el contexto) cambian (133). En comparación, la economía del comportamiento reconoce que las personas tienen habilidades computacionales limitadas (es decir, racionalidad acotada) (134), que los seres humanos son a menudo miopes, con preferencias que pueden cambiar (especialmente cuando están en un estado «caliente»), y que a menudo se confía en reglas empíricas (heurística) al tomar decisiones (135-137).

Es decir, la economía conductual reconoce que ciertos patrones de comportamiento, incluidos los sesgos cognitivos, afectan a la toma de decisiones (138), como comportarse impulsivamente en un estado de excitación, como Homer Simpson, en lugar de tomar decisiones calculadas como Spock (139-141). Este campo se ha introducido al público a través de libros populares (basados en años de investigación psicológica y económica) de Dan Ariely (p. ej., *Predictability Irrational*), Daniel Kahneman (p. ej., *Thinking Fast and Slow*), así como Richard Thaler y Cass Sunstein (p. ej., *Nudge: Improving Decision about Health Wealth and Happiness*) (139,142,143). Más concretamente, la economía del comportamiento puede aumentar nuestra comprensión de los comportamientos y resultados en materia de salud. La pandemia de obesidad es un ejemplo de ello (144).

La obesidad casi se ha triplicado en todo el mundo desde la década de 1970, con más de 650 millones de personas obesas (145), un fenómeno que podría explicarse por el sesgo del *statu quo* (o por defecto). Este sesgo se refiere a la «inercia»; es decir, la preferencia por tomar el «camino de menor resistencia» (140), con lo que (muchas) personas en el mundo occidental presentan un balance energético positivo (es decir, más calorías «que entran» de las «que salen») (146). Esto es el resultado de una sobreabundancia de alimentos energéticamente densos, junto con la tecnología de ahorro de energía que ha «diseñado» la actividad física fuera de la vida diaria (47,147). Thaler y Sunstein sugieren que la arquitectura de la elección puede facilitar la superación del sesgo del *statu quo* (139).

La arquitectura de la elección se refiere a diseñar el entorno de tal manera que sea más fácil hacer la mejor elección que la más perjudicial (148). Por ejemplo, colocar las frutas y las verduras a la vista en una cafetería de comedor y los aperitivos poco saludables lejos de la vista, facilitando así el consumo de alimentos saludables (139). Además, si se establece un «valor por defecto» que fomente la vida activa y la alimentación saludable, es probable que se consiga un estilo de vida sano. Por ejemplo, en países como los Países Bajos, donde el transporte por defecto es activo (es decir, la bicicleta), las tasas de actividad física son más altas, y las de obesidad son más bajas, que en los países que dependen principalmente del transporte motorizado (47,149,150). Del mismo modo, si se cambia el entorno del hogar por uno que ofrezca alimentos ricos en nutrimentos, es probable que toda la familia adquiera hábitos alimentarios saludables (151).

Otro sesgo conocido en las publicaciones sobre la economía del comportamiento es el sesgo de tiempo presente, que se refiere a las preferencias temporales inconstantes (152-154). Por ejemplo, si uno se pone como objetivo evitar la comida rápida durante toda una semana para comer hamburguesas y patatas fritas al día siguiente, se considera un sesgo de tiempo presente. Además, las personas suelen ser «miopes» a la hora de tomar decisiones (140), ya que los beneficios (p. ej., disfrutar del sabor de la comida rápida) son destacados, mientras que las recompensas futuras de evitar la comida rápida (p. ej., la prevención de la obesidad) no suelen ser tangibles (155).

Los remedios sugeridos para este sesgo son los contratos de precompromiso y los incentivos económicos (156,157). Los contratos de precompromiso son acuerdos vinculantes autoimpuestos en los que uno se compromete a una consecuencia «dolorosa» si no se cumplen los objetivos *a priori* (p. ej., la pérdida de peso) (158). Por ejemplo, se deposita una importante suma de dinero (p. ej., 1 000 dólares) a un tercero antes de empezar un programa de pérdida de peso, y si no se cumple el objetivo (p. ej., perder 5 kg en 3 meses), el dinero se dona a obras de caridad. Los contratos de compromiso previo también pueden adoptar la forma de un acuerdo vinculante entre amigos o familiares para hacer ejercicio con regularidad. Se ha comprobado que este enfoque tiene éxito en los programas de pérdida de peso y en las intervenciones para dejar de fumar (47,158-162), y puede utilizarse en un entorno de atención primaria incluso fomentando la adhesión a un programa de recompensa por un estilo de vida saludable, o incluso utilizando el propio dinero de los pacientes para incentivarse a sí mismos cuando cumplen los objetivos de salud (163).

Así pues, ofrecer incentivos económicos puede promover la adopción de conductas deseadas (p. ej.,

una alimentación saludable) al trasladar los beneficios futuros (p. ej., una salud mejor) al presente en forma de incentivos monetarios (47,164). Estos incentivos facilitan la formación de hábitos, y en algunos estudios se ha observado un cambio de conducta mantenido incluso cuando se retiran los incentivos (47,157,165,166).

De hecho, en una reciente revisión sistemática realizada por Mitchell y cols. se observó que los incentivos pequeños a corto plazo (1.40 dólares al día) pueden promover la actividad física mantenida, medida objetivamente mediante el recuento de pasos (167). En un estudio controlado aleatorizado, realizado por Driver y Hensrud, se observó que los participantes que recibían incentivos económicos tenían mayores tasas de participación y mostraban una pérdida de peso significativamente mayor que los que no recibían esos incentivos (168). Además, Mitchell y cols. sugieren que, para que los incentivos sean eficaces, deben estar garantizados (no basados en la lotería), y basarse en criterios medidos objetivamente (169).

En resumen, estas teorías y constructos relacionados con la modificación de la conducta son en gran medida productos de la psicología, y deberían guiar las intervenciones de cambio de conducta (en general) y en el entorno de la atención primaria, en particular. Sin embargo, para satisfacer las demandas exclusivas de un entorno de atención primaria, un modelo de asesoramiento conductual eficaz debe abordar las barreras para el asesoramiento del médico y el cambio de conducta del paciente que se han descrito en el capítulo. Los elementos que pueden aumentar la aplicabilidad y la facilidad de implementación de un modelo incluyen una guía específica sobre las estrategias de asesoramiento, así como tener en cuenta los sesgos en la toma de decisiones; la brevedad del guion de asesoramiento; instrumentos estandarizados y validados para evaluar al paciente; y una clara delimitación de la respuesta y la responsabilidad del profesional.

Varios programas de asesoramiento se han centrado exclusivamente en el ámbito de la atención primaria, y han adaptado los constructos de las teorías de modificación de la conducta para ajustarlos al contexto de la atención primaria. La mayoría de estos programas utilizan un abordaje general para ayudar a los pacientes a incluir las cinco A.

La mayoría de ellos han adaptado elementos de varios modelos de asesoramiento conductual en un único programa de asesoramiento. Aunque una revisión reciente ha sugerido que la integración de conceptos de economía conductual en el marco de las cinco A puede llegar a beneficiar al asesoramiento sobre el estilo de vida en la atención primaria (47), su eficacia aún no ha sido examinada, hasta donde se conoce.

CONSTRUCTOS PARA EL ASESORAMIENTO EN ATENCIÓN PRIMARIA

La eficacia del asesoramiento sobre el estilo de vida y de las intervenciones sobre este se ha confirmado por programas de gran impacto como el *Diabetes Prevention Program* (DPP) y el *Increasing Motivation for Physical Activity Project* (IMPACT) (170,171). La incidencia de la diabetes en los 10 años de seguimiento del programa DPP fue menor en el grupo asignado aleatoriamente a una intervención intensiva sobre el estilo de vida, en comparación con el grupo tratado con metformina o con placebo (172). Además, la pérdida de peso fue mayor en el grupo de intervención sobre el estilo de vida frente a los grupos de metformina y control al cabo de 1 año (173). Del mismo modo, los resultados al cabo de un año del estudio IMPACT mostraron que el asesoramiento sobre la actividad física habitual en mujeres sedentarias con bajos ingresos produjo un aumento significativo del gasto energético total estimado, en comparación con las participantes que no recibieron asesoramiento telefónico (171).

En ambos estudios se demuestra el poderoso efecto de un asesoramiento eficaz, que también puede aplicarse con éxito dentro de una estructura de asesoramiento de atención primaria, como demuestran los estudios que se presentan a continuación.

Asesoramiento sobre ejercicio y nutrición con evaluación centrada en el paciente

El estudio PACE (*Patient-centered assessment counseling for exercise and nutrition*) fue diseñado por médicos, científicos de la salud conductual y profesionales de salud pública para proporcionar asesoramiento sobre la actividad física a adultos sanos en un tiempo limitado. El programa se basó en la teoría de etapas del cambio (EDC), que postula que la conducta se mueve en un espectro continuo de modificación, desde la precontemplación, pasando por la contemplación, hasta la acción. Así, se desarrollaron tres estrategias de asesoramiento distintas y relevantes para cada etapa. Se ha constatado que PACE aumenta significativamente los niveles de actividad física. En un en estudio de eficacia temprana realizado por Calfas y cols. (174), se asignó aleatoriamente a 255 participantes sanos y sedentarios a un grupo de intervención que consistía en dos contactos con un educador de salud y una llamada telefónica de refuerzo con el grupo de control que recibía la atención habitual. Los pacientes que siguieron el programa PACE refirieron haber caminado 37 min a la semana, en comparación con los 7 min del grupo de control. Green y cols. estudiaron la eficacia del uso de PACE en un estudio clínico alea-

torizado de 6 meses de duración, diseñado para aumentar la actividad física en 316 pacientes inactivos (175). El grupo de intervención recibió asesoramiento sobre la actividad física y tres llamadas telefónicas de 20 min a 30 min al mes para ayudar a identificar estrategias para aumentar la actividad física. El grupo de control no recibió asesoramiento ni llamadas telefónicas. La intervención produjo mayores niveles de ejercicio después del período de tratamiento de 6 meses, en comparación con el control (puntuación PACE de 5.37 frente a 4.98, $p < 0.05$). Patrick y cols. llevaron a cabo una intervención PACE+ diseñada para promover la mejora de las conductas de alimentación y actividad física entre 878 adolescentes, utilizando una intervención informatizada iniciada en un entorno de atención primaria (176). La intervención logró aumentar la actividad física y reducir la ingesta de grasas saturadas, aunque las tasas de éxito variaron según el sexo. En las mujeres, se observo que una mayor frecuencia de acercamiento y contactos era beneficiosa para promover cambios en múltiples conductas, por lo que es posible que el efecto beneficioso de una mayor frecuencia de contacto difiera según el sexo. Además, la intervención PACE+ provocó una reducción significativa del tiempo de sedentarismo, algo que es primordial, puesto que el asesoramiento sobre el comportamiento sedentario no recibe suficiente atención por parte de los médicos y es un área que merece ser mejorada (177).

Prueba de asesoramiento sobre actividades

El grupo de investigación *Activity Counseling Trial* (ACT) comunicó los resultados de un ensayo controlado aleatorio en el que se compararon los efectos de dos intervenciones de asesoramiento sobre actividad física con la atención habitual (178). Las intervenciones del ACT se basaron en la teoría cognitiva social, que se utilizó para seleccionar constructos fundamentales en los ámbitos personal (autoeficacia), social (apoyo social para el ejercicio) y ambiental (acceso a instalaciones y recursos). Las intervenciones consistieron en asesoramiento (asesoramiento médico más material educativo), ayuda (asesoramiento más correo interactivo) y asesoramiento conductual (asesoramiento y ayuda más llamadas telefónicas periódicas y clases conductuales). A los 24 meses, el $VO_{2máx}$ era significativamente mayor en los grupos de ayuda y asesoramiento que en el de consejo, pero no se registraron diferencias significativas en la actividad física (179). También se evaluaron los efectos a los 24 meses del estudio ACT para los factores de riesgo de ECV (180), y se encontraron importantes mejorías tanto en los hombres como en las mujeres que tenían factores de alto riesgo de ECV al inicio; no se encontraron mejorías en los participantes con niveles normales al inicio. En un estudio aparte se evaluó el efecto del ATC en la calidad de vida relacionada con la salud y el bienestar subjetivo. Un total de 395 mujeres y 479 hombres físicamente inactivos fueron asignados aleatoriamente a uno de los siguientes grupos: consejo médico, consejo más asesoramiento conductual durante las visitas de atención primaria, o consejo más asesoramiento conductual que incluía contacto telefónico y clases conductuales (181). A los 24 meses, las mujeres que recibieron tanto asesoramiento como asistencia presentaron reducciones significativas del estrés y mejoras en la satisfacción con la función corporal, en comparación con las mujeres que solo recibieron asesoramiento. En los hombres se observaron reducciones del estrés en todos los brazos del estudio, sin diferencias entre los grupos (181).

Prescripción de ejercicio con prueba escalonada

Petrella y cols. compararon dos métodos de asesoramiento sobre el ejercicio por parte de los médicos: el primero utilizaba únicamente las directrices del American College of Sports Medicine (ACSM) y el segundo utilizaba las directrices del ACSM junto con una evaluación en el consultorio para determinar los grados de acondicionamiento físico y prescribir una frecuencia cardíaca para el entrenamiento físico (*Step Test and Exercise Prescription* [STEP]) (182). La evaluación constó de cinco preguntas para determinar la disposición del paciente a iniciar un programa de actividad regular, y se determinaron los niveles de acondicionamiento físico registrando la frecuencia cardíaca tras un ejercicio moderado.

Se ofrecieron podómetros a los pacientes como incentivos para mejorar su estado físico y aumentar el cumplimiento del programa. Los participantes en el grupo STEP comunicaron una mejoría significativa (*p* = 0.009) en el grado de asesoramiento y conocimiento del médico, en comparación con el grupo de control de ACSM solamente. En un estudio de 241 pacientes ancianos residentes en la comunidad se encontró que una intervención STEP que incluía el asesoramiento sobre el ejercicio y la prescripción de una frecuencia cardíaca para el entrenamiento mejoraba los niveles de acondicionamiento aeróbico y la autoeficacia del ejercicio en los participantes (183). Los beneficios de la técnica STEP se mantuvieron hasta 12 meses. Además, en un estudio aleatorizado de 12 meses de duración con 193 participantes se evaluó el efecto de la realización de una intervención de actividad física adaptada mediante un programa de asesoramiento sobre el cambio de comportamiento transteórico (modelo STEP) (184). Ambos grupos, el de

intervención y el de control, proporcionaron a los pacientes intervenciones de actividad física individualizadas basadas en los resultados de la prueba de pasos submáximos, pero solo el de intervención proporcionó asesoramiento y basó su prescripción de actividad física en el estadio de la conducta de actividad física. El $VO_{2máx}$ mejoró en ambos grupos, sin diferencias significativas entre ellos; sin embargo, el grupo de intervención mostró una reducción significativa de la presión arterial sistólica y un mayor gasto energético, en comparación con el grupo de control (184).

Físicamente activo para toda la vida

Un estudio de viabilidad realizado por Pinto y cols. (185), denominado *Physically Active for Life* (PAL), integró los constructos del MTT en un modelo de atención primaria centrado en el paciente. El estudio asignó aleatoriamente 12 consultorios al grupo de intervención PAL y 12 a la atención habitual. Los médicos que participaron en el programa PAL recibieron un manual de formación, un recordatorio de sobremesa con información resumida sobre el asesoramiento y un cartel sobre la promoción de la actividad, y participaron en una sesión de formación de una hora. Los pacientes incluidos en el programa PAL recibieron un manual de cinco secciones, una para cada etapa de cambio. Se abordaron los aspectos cognitivo, de actitud, instrumental, conductual y social mediante una serie de preguntas y afirmaciones por parte del médico asesor. Las comparaciones entre los grupos de intervención y de control mostraron mejorías significativas en la confianza de los médicos del grupo de intervención, pero sin un aumento significativo de la frecuencia del asesoramiento sobre actividad física proporcionado a los pacientes. Los pacientes del grupo de intervención comunicaron su satisfacción con el asesoramiento sobre el ejercicio y los materiales de apoyo. En un artículo posterior, Pinto y cols. comunicaron los efectos de la intervención PAL sobre los constructos teóricos subyacentes utilizados en el programa. Se examinaron la disposición motivacional para la actividad física y los constructos relacionados de equilibrio de decisiones (beneficios y barreras; v. cap. 47), la autoeficacia, y los procesos conductuales y cognitivos de cambio al inicio, a las 6 semanas y a los 8 meses. A las 6 semanas, la intervención tenía efectos significativos en el equilibrio de decisión, la autoeficacia y los procesos conductuales, pero esos efectos no se mantenían a los 8 meses (186).

Modelo del sistema de presión

El modelo del sistema de presión (PSM, *Pressure System Model*) (187), desarrollado por David Katz, utiliza los constructos del modelo transteórico para separar los dos objetivos fundamentales del asesoramiento conductual: aumentar la motivación y superar la resistencia. Tradicionalmente, el asesoramiento conductual se ha centrado en aumentar la motivación informando al paciente de los riesgos asociados a un comportamiento concreto y destacando los beneficios de cambiar dicha conducta. El PSM también tiene en cuenta los impedimentos para el cambio de conducta, y ofrece al paciente y al profesional la oportunidad de identificar estrategias para superarlos. La utilidad del modelo se deriva de su simplicidad.

El PSM se basa en un algoritmo de dos preguntas para identificar el abordaje correcto del asesoramiento. En el capítulo 47 se detallan las características más destacadas. Su objetivo es proporcionar un método de asesoramiento específico para su uso en el ámbito de la atención primaria y recursos que pueden compartirse con los pacientes para facilitar la adopción de los cambios de conducta recomendados. Katz y cols. valoraron la eficacia del PSM en un estudio aleatorizado y controlado en el que seis programas de medicina interna de la Universidad de Yale fueron asignados al azar a un programa de formación en asesoramiento conductual basado en el PSM (intervención) o al plan de estudios estándar (control) (188). Los médicos de estos centros recibieron formación en PSM o formación estándar en la residencia.

El programa de capacitación en PSM consistió en la adquisición de habilidades en asesoramiento conductual, sesiones didácticas reforzadas por ejercicios de desempeño de roles, el uso de un algoritmo simple para identificar las necesidades de asesoramiento de los pacientes, una lista integral de las barreras frecuentes para la actividad física y las estrategias para abordarlas, y breves guiones de asesoramiento. Se determinaron los niveles de actividad física en 195 pacientes que recibieron asesoramiento sobre la actividad física por parte de un residente formado en los métodos de asesoramiento de PSM, mientras que 121 pacientes fueron encuestados de forma similar en los centros de control. Después de 6 y 12 meses de intervención, la actividad física, medida por la Encuesta de Actividad Física de Yale (YPAS) modificada, mejoró significativamente con respecto a la basal en los centros de intervención (1.77 ± 0.84; $p = 0.0376$ y 1.94 ± 0.98; $p = 0.0486$), y no se observaron cambios en los centros de control (0.35 ± 1.00; $p = 0.7224$ y 0.99 ± 1.52; $p = 0.5160$) (188).

Intervenciones del modelo transteórico y pérdida de peso

En un reciente ensayo aleatorizado y controlado que evaluó el efecto de una intervención para la pérdida de peso en mujeres con obesidad (guiada por el MTT), se encontró que era una estrategia eficaz para la pérdida de peso a los 6 meses en el entorno de la atención primaria (189). El grupo de intervención recibió orientación para perder peso más asesoramiento basado en el MTT, frente al grupo de control que solo recibió intervención para la pérdida de peso. Sin embargo, en lo que respecta a la pérdida de peso a largo plazo, en una revisión sistemática se observó que no hay datos concluyentes de que las intervenciones sobre la alimentación y la actividad física guiadas por la MTT conduzcan a una pérdida de peso a largo plazo (190). De hecho, para que esta pérdida se mantenga a largo plazo, es necesario poner en marcha estrategias (p. ej., apoyo social, autocontrol) para garantizar que los cambios en el estilo de vida (p. ej., ejercicio y alimentación saludable) que conducen a la pérdida de peso sean habituales (191,192). Además de la pérdida de peso, se ha descubierto que las intervenciones sobre el estilo de vida reducen el riesgo metabólico. Por ejemplo, en un ensayo multicéntrico y aleatorizado de adultos prehipertensos o hipertensos en estadio 1 se compararon los efectos de una intervención sobre el estilo de vida consistente en actividad física, restricción de sodio y pérdida de peso (brazo 1), con la misma intervención más la dieta DASH (brazo 2) y con un grupo de control que solo recibió asesoramiento (193). Ambos brazos recibieron una combinación de sesiones de asesoramiento individual y grupal centradas en el cambio de conducta, y ambos mostraron efectos beneficiosos sobre el colesterol unido a LDL, los triglicéridos y el colesterol total al cabo de 6 meses. De hecho, se observaron mayores beneficios entre las personas que asistieron a más sesiones de asesoramiento.

TECNOLOGÍA E INTERVENCIONES CONDUCTUALES PARA MEJORAR LOS RESULTADOS DE SALUD

El asesoramiento sobre la pérdida de peso y el estilo de vida en atención primaria puede beneficiarse en gran medida de programas estructurados y preventivos destinados a ayudar a las personas a llevar una vida más saludable, incluidos los programas de pérdida de peso en línea y las aplicaciones para teléfonos móviles. Las aplicaciones son útiles para realizar una intervención a distancia, y los médicos las están utilizando actualmente para autocontrolar las conductas de alimentación y actividad física, especialmente en pacientes con diabetes y obesidad (194). Por ejemplo, *Weigh Forward*, un abordaje de toda la vida para el control de peso de RediClinic (195), ofrece 10 visitas con médicos capacitados, así como apoyo en línea. Las aplicaciones más populares para mantener la actividad física y controlar el peso, como *MyFitness-Pal* (196), permiten a los usuarios realizar un seguimiento de la actividad física y la ingesta de calorías con sus aplicaciones *Calorie Counter* y *Diet Tracker*. Estas herramientas de pérdida de peso en línea pueden mejorar la eficacia de las intervenciones clínicas, ya que permiten a los pacientes gestionar su propia atención preventiva (197). En un estudio aleatorizado y controlado, se comparó el efecto de utilizar un breve asesoramiento en persona más una aplicación de actividad física durante 9 meses (brazo 1) con una breve consulta en persona más una aplicación durante 3 meses (brazo 2) y con un grupo de control. Todos los grupos utilizaron acelerómetros mientras duró la intervención. Después de 3 meses, ambos brazos que utilizaron la aplicación observaron un aumento significativo del número de pasos y del tiempo dedicado a la actividad física de intensidad moderada a intensa. Estas observaciones se mantuvieron después de 6 meses a pesar de la falta de uso de la aplicación telefónica y de asesoramiento en uno de los brazos (198).

En este estudio se destacó el efecto beneficioso del uso de aplicaciones telefónicas para la formación de hábitos de actividad física. Además, un metaanálisis reciente que evaluó el efecto de los rastreadores de actividad portátiles en la participación en la actividad física encontró un aumento significativo en los pasos diarios, el tiempo dedicado a la actividad física de intensidad moderada a intensa, así como el gasto de energía (199). Los autores concluyeron que la utilización de rastreadores de actividad, ya sea por sí mismos o como parte de una intervención de actividad física, es eficaz para aumentar la participación en la actividad física y, por tanto, podría ayudar a los médicos a proporcionar apoyo continuo a sus pacientes (199). En otro metaanálisis que examinó el efecto de las aplicaciones para teléfonos móviles en la pérdida de peso y la actividad física se observó una reducción significativa del peso corporal y el IMC en comparación con el grupo control. Sin embargo, en comparación con el metaanálisis anterior, los autores no observaron diferencias significativas en los niveles de actividad física entre los grupos de intervención y de control (200).

CONCLUSIONES

Los estudios clínicos aleatorios de las intervenciones conductuales han mostrado pequeñas reducciones del IMC, la presión arterial sistólica y diastólica, las lipoproteínas de baja densidad y el colesterol total (87). Debido a la mayor insistencia en la promoción de la salud y la prevención de enfermedades, el uso de estrategias de asesoramiento conductual en la atención primaria debiera convertirse en una práctica habitual, ya que los médicos tienen una oportunidad única de crear un efecto temprano en la vida de sus pacientes (47). La evolución de las teorías de modificación de conducta desde su origen en la psicología hasta la atención primaria puede rastrearse en las adaptaciones y modificaciones descritas en este capítulo. Estas revisiones abordan diversas barreras para el asesoramiento conductual citadas a menudo por los médicos de atención primaria, como la falta de formación (201) y el escaso tiempo de consulta con los pacientes. Por ejemplo, las sesiones de asesoramiento conductual de un psicólogo pueden durar normalmente entre 15 min y 45 min, pero los médicos de atención primaria no pueden dedicar tanto tiempo al asesoramiento para un cambio de conducta para mejorar la salud. Todos los programas revisados en este capítulo proporcionan guiones de asesoramiento conductual breves y eficientes en cuanto al tiempo para su uso por los médicos u otros profesionales sanitarios. Algunos de los programas también incluyen instrumentos que permiten al médico identificar las conductas de riesgo fundamentales de forma eficiente y precisa, valorar la disposición del paciente a cambiar y realizar un seguimiento de las actividades de asesoramiento. Estos instrumentos suelen consistir en unas cuantas preguntas que ayudan al médico a adaptar la sesión a las necesidades del paciente, a centrarse en los temas más importantes, y a ofrecer un asesoramiento específico y personalizado. Las estrategias claramente articuladas y diseñadas para abordar los impedimentos para un cambio de conducta concreto sirven para mejorar la eficacia del asesoramiento en atención primaria.

La mayoría de estos modelos incluyen un sólido componente de formación para los médicos. Estos programas de formación se basan normalmente en los principios del aprendizaje de adultos, y permiten que los médicos adquieran destrezas mediante un aprendizaje interactivo y secuencial en talleres, reuniones de grupo o sesiones de formación individuales. Incluso una formación relativamente breve de los médicos ha dado lugar a mejoras en la autoeficacia de estos para el asesoramiento (48). Esto se demostró en el estudio PAL, en el que los médicos evaluaron su confianza en la realización de una serie de ocho actividades de asesoramiento. Los médicos del grupo de intervención mostraron aumentos significativos en su confianza a la hora de ofrecer un plan de ejercicio individualizado a sus pacientes, identificar los recursos y abordar los problemas asociados a las barreras (185). Del mismo modo, los médicos que participaron en el programa STEP se sintieron más informados y confiados en el programa en comparación con los del grupo de control (182). Los avances en la tecnología a través de la introducción de aplicaciones y tecnología portátil pueden apoyar el asesoramiento sobre el estilo de vida en la atención primaria (202-204). Para maximizar este potencial, la tecnología portátil podría integrarse en la historia clínica electrónica (205). Por ejemplo, los centros sanitarios que utilizan historias clínicas electrónicas (p. ej., Kaiser Permanente) para evaluar de forma sistemática los niveles de actividad física (206) podrían utilizar dispositivos portátiles para determinar con mayor precisión los hábitos de actividad física de los pacientes, e instar a las personas a modificar su comportamiento en «tiempo real» (207). Sin embargo, la eficacia de este abordaje requiere una investigación empírica en el futuro. A pesar de estos avances, persisten importantes limitaciones en la aplicación sistemática de la modificación de la conducta en atención primaria. Hasta la fecha, los datos para verificar la eficacia de tales esfuerzos siguen siendo escasos, y los períodos de seguimiento son breves. Incluso las intervenciones de modificación de conducta diseñadas para el ámbito de la atención primaria pueden ser poco claras en cuanto a la frecuencia del asesoramiento, el contenido de las sesiones de seguimiento tras el asesoramiento inicial, o ambos. Aunque son prometedores en muchos aspectos, los avances en materia de asesoramiento realizados hasta la fecha requieren una evaluación más profunda en varios entornos de práctica y con diversos grupos de pacientes antes de poder afirmar su utilidad general. Dicho esto, la adopción de estos métodos en la práctica, incluso mientras se lleva a cabo su evaluación, se justifica por la alta prevalencia de la obesidad, sus comorbilidades y la ineficacia de los abordajes actuales. Hay que destacar que el asesoramiento sobre el estilo de vida puede desempeñar un papel importante incluso cuando los médicos recurren al tratamiento farmacológico (208) o a la cirugía bariátrica (209,210).

En Estados Unidos se produjeron cambios históricos en la forma de ver y tratar la obesidad a nivel nacional. La obesidad se trataba tradicionalmente como un síndrome, no como una enfermedad, y por tanto no se ha tratado como una enfermedad respetada (211). Sin embargo, la American Medical Association (AMA) votó a favor del «reconocimiento de la obesidad como enfermedad» en su reunión anual de 2013, aprobando la Resolución 420 «para reconocer la obesidad como una enfermedad con múltiples aspectos que requieren una serie de intervenciones para avanzar en el tratamiento y la prevención de la obesidad» (212,213). La AMA pidió, además, una mejor medida de la obesidad que el IMC por sí solo, y mejores estrategias clínicas y de salud pública para abordar la obesidad. Inmediatamente después de la designación por la AMA de la obesidad como enfermedad, se introdujo una nueva legislación en el Se-

nado y en la Cámara de Representantes llamada *Treat and Reduce Obesity Act* (*Ley para el tratamiento y la reducción de la obesidad*) (214); sin embargo, no avanzó más allá del nivel de comité (215). Este proyecto de ley (HR 2415) obligaría a Medicare a cubrir más costes de tratamiento de la obesidad, incluidos los medicamentos recetados para el control del peso, y a facilitar que casi 50 millones de pacientes mayores y discapacitados de Medicare pudieran recibir asesoramiento para la pérdida de peso. La ley permitiría que más profesionales ofrecieran asesoramiento conductual intensivo, y exigiría a los CMS que insistieran en el servicio de asesoramiento conductual a sus beneficiarios. El proyecto de ley fue reintroducido en 2015 y luego en 2019 como la *Treat and Reduce Obesity Act* de 2019 (HR 1530/S.595) y aún no ha sido aprobado (215-217). La *Affordable Care Act* obliga a las aseguradoras médicas a proporcionar atención preventiva gratuita a los beneficiarios. Según el capítulo IV de dicha ley, las aseguradoras privadas deben compensar a los médicos por proporcionar asesoramiento sobre pérdida de peso y alimentación, realizar detección de obesidad y ofrecer asesoramiento para promover una pérdida de peso mantenida. Este mandato podría tener efectos de gran alcance en la forma en que la comunidad médica aborda el tratamiento de la obesidad y el asesoramiento para la pérdida de peso. La designación de la AMA de la obesidad como enfermedad y la reintroducción simultánea de la *Treat and Reduce Obesity Act* podrían influir en la forma de priorizar y reembolsar el asesoramiento conductual realizado por los médicos en el futuro.

La cuestión fundamental es si la obesidad debe considerarse un problema cultural o clínico. Nuestro sistema sanitario se centra en la atención a la enfermedad, más que en la prevención. Podría decirse que los cambios en el estilo de vida pueden reducir por sí solos el riesgo de presentar enfermedades cardíacas, cáncer, accidentes cerebrovasculares, diabetes, demencia y obesidad en un 80 %, superando con creces la eficacia de cualquier medicamento o intervención médica (218). La epidemia de obesidad requiere una solución integral, basada en un asesoramiento constructivo y compasivo por parte de médicos bien formados, coordinado con programas de bienestar disponibles a través de intervenciones comunitarias, así como de aplicaciones pertinentes. Estas medidas, a su vez, deben estar respaldadas por cambios estructurales, políticos y ambientales que promuevan comportamientos y estilos de vida saludables que conduzcan a la prevención de enfermedades, el control del peso y el bienestar. Si bien el asesoramiento de los médicos es una parte importante de la solución, los cambios a nivel de políticas que conducen a una sociedad en la que la norma cultural es la alimentación saludable y la vida activa en el hogar, en el trabajo y en la escuela son necesarios para lograr un cambio sostenible (150,219).

AGRADECIMIENTO

Elisa Morales Marroquín, PhD, es una investigadora postdoctoral, financiada por los National Institutes of Health, National Institute on Minority Health and Health Disparities, subvención #R01MD011686.

REFERENCIAS BIBLIOGRÁFICAS

1. American Hospital Association. Fast Facts on U.S. Hospitals, 2020 [Internet]. Fast Facts on U.S. Hospitals, 2020. 2018 [cited 2020 Jul 27]. https://www.aha.org/statistics/fast-facts-us-hospitals

2. Centers for Disease Control and Prevention. National Hospital Discharge Survey [Internet]. National Center for Health Statistics. 2020 [cited 2020 Jul 27]. https://www.cdc.gov/nchs/nhds/index.htm

3. Centers for Disease Control and Prevention. National Center for Health Statistics [Internet]. Ambulatory Care Use and Physician office visits. 2020 [cited 2020 Jul 27]. https://www.cdc.gov/nchs/fastats/physician-visits.htm

4. National Center for Health Statistics. *Health, United States, 2016: with chartbook on long-term trends in health.* [Internet]. Hyattsville, MD: U.S. Department of Health and Human Services, 2018; 2017 [cited 2020 Jul 27]. Report No.: Library of Congress Catalog Number 76–641496. https://www.cdc.gov/nchs/data/hus/hus16.pdf

5. Kolasa KM, Rickett K. Barriers to providing nutrition counseling cited by physicians. *Nutr Clin Pract.* 2010;25(5):502–509.

6. Wynn K, Trudeau JD, Taunton K, Gowans M, Scott I. Nutrition in primary care: current practices, attitudes, and barriers. *CA Fam Physician.* 2010 Mar 1;56(3):e109–e116.

7. AuYoung M, Linke SE, Pagoto S, Buman MP, Craft LL, Richardson CR, et al. Integrating physical activity in primary care practice. *Am J Med.* 2016;129(10):1022–1029.

8. Geense WW, van de Glind IM, Visscher TL, van Achterberg T. Barriers, facilitators and attitudes influencing health promotion activities in general practice: an explorative pilot study. *BMC Fam Pract.* 2013 Feb 9;14(1):20.

9. Sebiany AM. Primary care physicians' knowledge and perceived barriers in the management of overweight and obesity. *J Fam Commun Med.* 2013;20(3):147–152.

10. Spencer EH, Frank E, Elon LK, Hertzberg VS, Serdula MK, Galuska DA. Predictors of nutrition counseling behaviors and attitudes in US medical students. *Am J Clin Nutr.* 2006;84(3): 655–662.

11. Park ER, Wolfe TJ, Gokhale M, Winickoff JP, Rigotti NA. Perceived preparedness to provide preventive counseling. *J Gen Intern Med.* 2005;20(5):386–391.

12. Vetter ML, Herring SJ, Sood M, Shah NR, Kalet AL. What do resident physicians know about nutrition? An evaluation of attitudes, self-perceived proficiency and knowledge. *J Am Coll Nutr.* 2008;27(2):287–298.

13. Bock C, Diehl K, Schneider S, Diehm C, Litaker D. Behavioral counseling for cardiovascular disease prevention in primary care settings: a systematic review of practice and associated factors. *Med Care Res Rev.* 2012;69(5):495–518.

14. Castaldo J, Nester J, Wasser T, Masiado T, Rossi M, Young M, et al. Physician attitudes regarding cardiovascular risk reduction: the gaps between clinical importance, knowledge, and effectiveness. *Dis Manage.* 2005;8(2):93–105.

15. Crowley J, Ball L, Hiddink GJ. Nutrition in medical education: a systematic review. *Lancet Planetary Health.* 2019;3(9): e379–e389.

16. Hauer KE, Carney PA, Chang A, Satterfield J. Behavior change counseling curricula for medical trainees: a systematic review. *Acad Med.* 2012;87(7):956.

17. Pool AC, Kraschnewski JL, Cover LA, Lehman EB, Stuckey HL, Hwang KO, et al. The impact of physician weight discussion on weight loss in US adults. *Obes Res Clin Pract.* 2014;8(2):e131–e139.

18. Dolor RJ, Østbye T, Lyna P, Coffman CJ, Alexander SC, Tulsky JA, et al. What are physicians' and patients' beliefs about diet, weight, exercise, and smoking cessation counseling? *Prev Med.* 2010 Nov;51(5):440–442.

19. Howe M, Leidel A, Krishnan SM, Weber A, Rubenfire M, Jackson EA. Patient-related diet and exercise counseling: do providers' own lifestyle habits matter? *Prev Cardiol.* 2010;13(4):180–185.

20. Tang JW, Freed B, Baker T, Kleczek J, Tartaglia K, Laiteerapong N, et al. Internal medicine residents' comfort with and frequency of providing dietary counseling to diabetic patients. *J Gen Intern Med.* 2009;24(10):1140.

21. Jallinoja P, Absetz P, Kuronen R, Nissinen A, Talja M, Uutela A, et al. The dilemma of patient responsibility for lifestyle change: perceptions among primary care physicians and nurses. *Scan J Prim Health Care.* 2007;25(4):244–249.

22. Walker O, Strong M, Atchinson R, Saunders J, Abbott J. A qualitative study of primary care clinicians' views of treating childhood obesity. *BMC Fam Pract.* 2007;8(1):1–7.

23. Harkin N, Johnston E, Mathews T, Guo Y, Schwartzbard A, Berger J, et al. Physicians' dietary knowledge, attitudes, and counseling practices: the experience of a single health care center at changing the landscape for dietary education. *Am J Lifestyle Med.* 2019;13(3):292–300.

24. Van Gerwen M, Franc C, Rosman S, Le Vaillant M, Pelletier-Fleury N. Primary care physicians' knowledge, attitudes, beliefs and practices regarding childhood obesity: a systematic review. *Obes Rev.* 2009;10(2):227–236.

25. Perrin EM, Flower KB, Garrett J, Ammerman AS. Preventing and treating obesity: pediatricians' self-efficacy, barriers, resources, and advocacy. *Ambulat Pediatr.* 2005;5(3): 150–156.

26. Hébert ET, Caughy MO, Shuval K. Primary care providers' perceptions of physical activity counselling in a clinical setting: a systematic review. *Br J Sports Med.* 2012 Jul;46(9):625–631.

27. Ruelaz AR, Diefenbach P, Simon B, Lanto A, Arterburn D, Shekelle PG. Perceived barriers to weight management in primary care—perspectives of patients and providers. *J Gen Intern Med.* 2007;22(4):518–522.

28. Pollak KI, Krause KM, Yarnall KS, Gradison M, Michener JL, Østbye T. Estimated time spent on preventive services by primary care physicians. *BMC Health Serv Res.* 2008;8(1):1–7.

29. U.S. Centers for Medicare & Medicaid. Read the Affordable Care Act [Internet]. HealthCare.gov. [cited 2020 Jul 28]. https://www.healthcare.gov/where-can-i-read-the-affordable-care-act/

30. U.S. Centers for Medicare & Medicaid. National Coverage Determination (NCD) for intensive behavioral therapy for obesity (210.12) [Internet]. [cited 2020 Jul 28]. https://www.cms.gov/medicare-coverage-database/details/ncd-details.aspx?NCDId=353&ncdver=1&CoverageSelection=Both&ArticleType=All&PolicyType=Final&s=All&KeyWord=obesity&KeyWordLookUp=Title&KeyWordSearchType=And&bc=gAAAABAAAAAA&.

31. U.S. Centers for Medicare & Medicaid. How to use the searchable Medicare Physician Fee Schedule (MPFS) [Internet]. 2020 Jan [cited 2020 Jul 28]. https://www.cms.gov/Outreach-and-Education/Medicare-Learning-Network-MLN/MLN-Products/Downloads/How_to_MPFS_Booklet_ICN901344.pdf

32. U.S. Centers for Medicare & Medicaid. Physician fee schedule look-up tool [Internet]. 2020 [cited 2020 Jul 28]. https://www.cms.gov/Medicare/Medicare-Fee-for-Service-Payment/PFSlookup

33. Ferrante JM, Piasecki AK, Ohman-Strickland PA, Crabtree BF. Family physicians' practices and attitudes regarding care of extremely obese patients. *Obesity*. 2009;17(9):1710–1716.

34. Spivack JG, Swietlik M, Alessandrini E, Faith MS. Primary care providers' knowledge, practices, and perceived barriers to the treatment and prevention of childhood obesity. *Obesity*. 2010;18(7):1341–1347.

35. Gudzune KA, Beach MC, Roter DL, Cooper LA. Physicians build less rapport with obese patients. *Obesity*. 2013;21(10):2146–21452.

36. Katz DL. Obesity, bias, and bedrock. *HuffPost* [Internet]. 2013 Jul 3 [cited 2020 Jul 28]; https://www.huffpost.com/entry/obesity-bias_b_3193410

37. Phelan S, Burgess D, Yeazel M, Hellerstedt W, Griffin J, van Ryn M. Impact of weight bias and stigma on quality of care and outcomes for patients with obesity. *Obes Rev*. 2015 Apr;16(4):319–326.

38. Jay M, Gillespie C, Schlair S, Sherman S, Kalet A. Physicians' use of the 5As in counseling obese patients: is the quality of counseling associated with patients' motivation and intention to lose weight? *BMC Health Serv Res*. 2010 Jun 9;10:159.

39. Bhattarai N, Prevost AT, Wright AJ, Charlton J, Rudisill C, Gulliford MC. Effectiveness of interventions to promote healthy diet in primary care: systematic review and meta-analysis of randomised controlled trials. *BMC Public Health*. 2013 Dec 20;13:1203.

40. Alonso-Domínguez R, Gómez-Marcos MA, Patino-Alonso MC, Sánchez-Aguadero N, Agudo-Conde C, Castaño-Sánchez C, et al. Effectiveness of a multifactorial intervention based on an application for smartphones, heart-healthy walks and a nutritional workshop in patients with type 2 diabetes mellitus in primary care (EMID): study protocol for a randomised controlled trial. *BMJ Open*. 2017 Sep 1;7(9):e016191.

41. Volger S, Wadden TA, Sarwer DB, Moore RH, Chittams J, Diewald LK, et al. Changes in eating, physical activity and related behaviors in a primary care-based weight loss intervention. *Int J Obes (Lond)*. 2013 Aug;37Suppl1:S12–S18.

42. Chauhan BF, Jeyaraman M, Mann AS, Lys J, Skidmore B, Sibley KM, et al. Behavior change interventions and policies influencing primary healthcare professionals' practice—an overview of reviews. *Implement Sci*. 2017 Jan 5;12(1):3.

43. Schuster RJ, Tasosa J, Terwoord NA. Translational research—implementation of NHLBI Obesity Guidelines in a primary care community setting: the Physician Obesity Awareness Project. *J Nutr Health Aging*. 2008 Dec;12(10):764S–769S.

44. Katz DL, Faridi Z. Health care system approaches to obesity prevention and control. In: Kumanyika S, Brownson RC. (Eds.). *Handbook of obesity prevention*. New York: Springer Publishing Co, 2007:285–316.

45. Welty FK, Nasca MM, Lew NS, Gregoire S, Ruan Y. Effect of onsite dietitian counseling on weight loss and lipid levels in an outpatient physician office. *Am J Cardiol*. 2007 Jul 1;100(1):73–75.

46. Estabrooks PA, Glasgow RE, Dzewaltowski DA. Physical activity promotion through primary care. *JAMA*. 2003 Jun 11;289(22):2913–2916.

47. Shuval K, Leonard T, Drope J, Katz DL, Patel AV, Maitin-Shepard M, et al. Physical activity counseling in primary care: Insights from public health and behavioral economics. *CA: Cancer J Clin*. 2017;67(3):233–244.

48. Whitlock EP, Orleans CT, Pender N, Allan J. Evaluating primary care behavioral counseling interventions: an evidence-based approach. *Am J Prev Med*. 2002 May;22(4):267–284.

49. Curry SJ, McNellis RJ. Behavioral counseling in primary care: perspectives in enhancing the evidence base. *Am J Prev Med*. 2015 Sep 1;49(3):S125–S128.

50. U.S. Centers for Medicare & Medicaid Services. Decision memo for intensive behavioral therapy for obesity (CAG-00423N) [Internet]. Decision Summary. 2011 [cited 2020 Jul 29]. https://www.cms.gov/medicare-coverage-database/details/nca-decision-memo.aspx?&NcaName=Intensive%20Behavioral%20Therapy%20for%20Obesity&bc=ACAAAAAAIAAA&NCAId=253

51. Gudzune KA, Clark JM, Appel LJ, Bennett WL. Primary care providers' communication with patients during weight counseling: a focus group study. *Patient Educ Couns*. 2012 Oct;89(1):152–157.

52. Jay MR, Gillespie CC, Schlair SL, Savarimuthu SM, Sherman SE, Zabar SR, et al. The impact of primary care resident physician training on patient weight loss at 12 months. *Obesity (Silver Spring)*. 2013 Jan;21(1):45–50.

53. Noël PH, Wang C-P, Bollinger MJ, Pugh MJ, Copeland LA, Tsevat J, et al. Intensity and duration of obesity-related counseling: association with 5-Year BMI trends among obese primary care patients. *Obesity (Silver Spring)*. 2012 Apr;20(4):773–782.

54. Petrin C, Kahan S, Turner M, Gallagher C, Dietz WH. Current attitudes and practices of obesity counselling by health care providers. *Obes Res Clin Prac*. 2017 May 1;11(3):352–359.

55. Rose SA, Poynter PS, Anderson JW, Noar SM, Conigliaro J. Physician weight loss advice and patient weight loss behavior change: a literature review and meta-analysis of survey data. *Int J Obes (Lond)*. 2013 Jan;37(1):118–128.

56. Lin P-H, Yancy WS, Pollak KI, Dolor RJ, Marcello J, Samsa GP, et al. The influence of a physician and patient intervention program on dietary intake. *J Acad Nutr Diet*. 2013 Nov;113(11):1465–1475.

57. Ball L, Johnson C, Desbrow B, Leveritt M. General practitioners can offer effective nutrition care to patients with lifestyle-related chronic disease. *J Prim Health Care*. 2013;5(1):59–69.

58. Post RE, Mainous AG, Gregorie SH, Knoll ME, Diaz VA, Saxena SK. The influence of physician acknowledgment of patients' weight status on patient perceptions of overweight and obesity in the United States. *Arch Intern Med*. 2011 Feb 28;171(4):316–321.

59. Lorts C, Ohri-Vachaspati P. Eating behaviors among low-income obese adults in the United States: does health care provider's advice carry any weight. *Prev Med*. 2016 Jun 1;87:89–94.

60. Hruby A, Hu FB. The epidemiology of obesity: a big picture. *Pharmacoeconomics*. 2015 Jul;33(7):673–689.

61. Rodondi N, Humair J-P, Ghali WA, Ruffieux C, Stoianov R, Seematter-Bagnoud L, et al. Counselling overweight and obese patients in primary care: a prospective cohort study. *Eur J Cardiovasc Prev Rehab*. 2006 Apr 1;13(2):222–228.

62. Stead LF, Buitrago D, Preciado N, Sanchez G, Hartmann-Boyce J, Lancaster T. Physician advice for smoking cessation. *Cochrane Database Syst Rev* [Internet]. 2013 May 31 [cited 2020 Aug 1];2013(5). https://www.ncbi.nlm.nih.gov/pmc/articles/PMC7064045/

63. Mottillo S, Filion KB, Bélisle P, Joseph L, Gervais A, O'Loughlin J, et al. Behavioural interventions for smoking cessation: a meta-analysis of randomized controlled trials. *Eur Heart J*. 2009 Mar;30(6):718–730.

64. Unrod M, Smith M, Spring B, DePue J, Redd W, Winkel G. Randomized controlled trial of a computer-based, tailored in-

tervention to increase smoking cessation counseling by primary care physicians. *J Gen Intern Med*. 2007 Apr;22(4):478–484.

65. Jamal A. Tobacco use screening and counseling during hospital outpatient visits among US adults, 2005–2010. *Prev Chronic Dis* [Internet]. 2015 [cited 2020 Aug 1];12. https://www.cdc.gov/pcd/issues/2015/14_0529.htm

66. Jonas DE, Garbutt JC, Amick HR, Brown JM, Brownley KA, Council CL, et al. Behavioral counseling after screening for alcohol misuse in primary care: a systematic review and meta-analysis for the U.S. Preventive Services Task Force. *Ann Intern Med*. 2012 Nov 6;157(9):645–654.

67. Fernández García JA, Ruiz Moral R, Pérula de Torres LA, Campos Sánchez L, Lora Cerezo N, Martínez de la Iglesia J. Effectiveness of Medical Counseling for Alcoholic Patients and Patients with Excessive Alcohol Consumption Seen in Primary Care. *Aten Primaria*. 2003 Feb 28;31(3):146–152.

68. Centers for Disease Control and Prevention. *Ambulatory care use and physician office visits* [Internet]. 2018 [cited 2020 Aug 1]. https://www.cdc.gov/nchs/fastats/physician-visits.htm

69. Barnes PM, Schoenborn CA. Trends in adults receiving a recommendation for exercise or other physical activity from a physician or other health professional. *NCHS Data Brief*. 2012 Feb;(86):1–8.

70. Petrella RJ, Lattanzio CN, Overend TJ. Physical activity counseling and prescription among Canadian primary care physicians. *Arch Intern Med*. 2007 Sep 10;167(16):1774–1781.

71. Anis NA, Lee RE, Ellerbeck EF, Nazir N, Greiner KA, Ahluwalia JS. Direct observation of physician counseling on dietary habits and exercise: patient, physician, and office correlates. *Prev Med*. 2004 Feb;38(2):198–202.

72. Nawaz H, Adams ML, Katz DL. Physician-patient interactions regarding diet, exercise, and smoking. *Prev Med*. 2000 Dec;31(6):652–657.

73. Potter MB, Vu JD, Croughan-Minihane M. Weight management: what patients want from their primary care physicians. *J Fam Pract*. 2001 Jun;50(6):513–518.

74. Centers for Disease Control and Prevention. Nutrition and weight status. https://www.cdc.gov/nchs/data/hpdata2020/HP2020MCR-C29-NWS.pdf. 2020.

75. Bleich SN, Pickett-Blakely O, Cooper LA. Physician practice patterns of obesity diagnosis and weight-related counseling. *Patient Educ Couns*. 2011 Jan;82(1):123–129.

76. Heintze C, Metz U, Hahn D, Niewöhner J, Schwantes U, Wiesner J, et al. Counseling overweight in primary care: an analysis of patient–physician encounters. *Patient Educ Counsel*. 2010 Jul 1;80(1):71–75.

77. Befort CA, Greiner KA, Hall S, Pulvers KM, Nollen NL, Charbonneau A, et al. Weight-related perceptions among patients and physicians. *J Gen Intern Med*. 2006;21(10):1086–1090.

78. Davis NJ, Emerenini A, Wylie-Rosett J. Obesity management: physician practice patterns and patient preference. *Diabetes Educ*. 2006 Aug;32(4):557–561.

79. Greiner KA, Born W, Hall S, Hou Q, Kimminau KS, Ahluwalia JS. Discussing weight with obese primary care patients: physician and patient perceptions. *J Gen Intern Med*. 2008 May;23(5):581–587.

80. Tomiyama AJ, Carr D, Granberg EM, Major B, Robinson E, Sutin AR, et al. How and why weight stigma drives the obesity 'epidemic' and harms health. *BMC Med* [Internet]. 2018 Aug 15 [cited 2020 Aug 4];16. https://www.ncbi.nlm.nih.gov/pmc/articles/PMC6092785/

81. Dutton GR, Herman KG, Tan F, Goble M, Dancer-Brown M, Van Vessem N, et al. Patient and physician characteristics associated with the provision of weight loss counseling in primary care. *Obes Res Clin Pract*. 2014 Apr;8(2):e123–e130.

82. Dutton GR, Perri MG, Stine CC, Goble M, Van Vessem N. Comparison of physician weight loss goals for obese male and female patients. *Prev Med*. 2010 Apr 1;50(4):186–188.

83. Pickett-Blakely O, Bleich SN, Cooper LA. Patient–physician gender concordance and weight-related counseling of obese patients. *Am J Prev Med*. 2011 Jun;40(6):616–619.

84. Taira DA, Safran DG, Seto TB, Rogers WH, Tarlov AR. The relationship between patient income and physician discussion of health risk behaviors. *JAMA*. 1997 Nov 5;278(17):1412–1417.

85. Clinical guidelines and recommendations [Internet]. [cited 2020 Jun 26]. http://www.ahrq.gov/prevention/guidelines/index.html

86. US Preventive Services Task Force. Behavioral weight loss interventions to prevent obesity-related morbidity and mortality in adults: US preventive services task force recommendation statement. *JAMA*. 2018 Sep 18;320(11):1163–1171.

87. US Preventive Services Task Force. Behavioral counseling to promote a healthful diet and physical activity for cardiovascular disease prevention in adults without cardiovascular risk factors: US preventive services task force recommendation statement. *JAMA*. 2017 Jul 11;318(2):167–174.

88. LeFevre ML, U.S. Preventive Services Task Force. Behavioral counseling to promote a healthful diet and physical activity for cardiovascular disease prevention in adults with cardiovascular risk factors: U.S. Preventive Services Task Force Recommendation Statement. *Ann Intern Med*. 2014 Oct 21;161(8):587–593.

89. Referring Patients to an RDN [Internet]. [cited 2020 Jun 26]. https://www.eatrightpro.org/about-us/what-is-an-rdn-and-dtr/work-with-an-rdn-or-dtr/referring-patients-to-an-rdn

90. Erlandson M, Ivey LC, Seikel K. Update on office-based strategies for the management of obesity. *Am Fam Physician*. 2016 Sep 1;94(5):361–368.

91. Deen D. Metabolic syndrome: time for action. *AFP*. 2004 Jun 15;69(12):2875–2882.

92. Spahn JM, Reeves RS, Keim KS, Laquatra I, Kellogg M, Jortberg B, et al. State of the evidence regarding behavior change theories and strategies in nutrition counseling to facilitate health and food behavior change. *J Am Diet Assoc*. 2010 Jun;110(6):879–891.

93. Leventhal H, Cameron L. Behavioral theories and the problem of compliance. *Patient Educ Couns*. 1987 Oct 1;10(2):117–138.

94. Corcoran N. *Communicating health: strategies for health promotion*. Sage, 2013.

95. Toll BA, O'Malley SS, Katulak NA, Wu R, Dubin JA, Latimer A, et al. Comparing gain- and loss-framed messages for smoking cessation with sustained-release Bupropion: arandomized controlled trial. *Psychol Addict Behav*. 2007 Dec;21(4):534–544.

96. Tversky A, Kahneman D. The framing of decisions and the psychology of choice. *Science*. 1981 Jan 30;211(4481):453–458.

97. Kahneman D, Tversky A. Prospect theory: an analysis of decision under risk. *Econometrica*. 1979;47(2):263–291.

98. de Bruijn G-J. To frame or not to frame? Effects of message framing and risk priming on mouth rinse use and intention in an adult population-based sample. *J Behav Med*. 2019;42(2):300–314.

99. Hirschey R, Lipkus I, Jones L, Mantyh C, Sloane R, Demark-Wahnefried W. Message framing and physical activity promotion in colorectal cancer survivors. *Oncol Nurs Forum*. 2016 Nov 1;43(6):697–705.

100. White House Task Force on Childhood Obesity Report to the President [Internet]. Let's Move! 2010 [cited 2020 Aug 10].

https://letsmove.obamawhitehouse.archives.gov/white-house-task-force-childhood-obesity-report-president

101. Miller WR, Rollnick S. *Motivational interviewing: helping people change.* Guilford Press, 2012.

102. VanBuskirk KA, Wetherell JL. Motivational interviewing used in primary care asystematic review and meta-analysis. *J Behav Med.* 2014 Aug;37(4):768–780.

103. Pollak KI, Østbye T, Alexander SC, Gradison M, Bastian LA, Brouwer RJN, et al. Empathy goes a long way in weight loss discussions. *J Fam Pract.* 2007 Dec;56(12):1031–1036.

104. Hardcastle SJ, Taylor AH, Bailey MP, Harley RA, Hagger MS. Effectiveness of a motivational interviewing intervention on weight loss, physical activity and cardiovascular disease risk factors: a randomised controlled trial with a 12-month post-intervention follow-up. *Int J Behav Nutr Phys Act.* 2013 Mar 28;10(1):40.

105. Rubak S, Sandbæk A, Lauritzen T, Christensen B. Motivational interviewing: a systematic review and meta-analysis. *Br J Gen Pract.* 2005 Apr 1;55(513):305–312.

106. Barnes RD, Ivezaj V. A systematic review of motivational interviewing for weight loss among adults in primary care. *Obes Rev.* 2015 Apr;16(4):304–318.

107. Green LW. What can we generalize from research on patient education and clinical health promotion to physician counseling on diet? *Eur J Clin Nutr.* 1999 May;53(2):s9–s18.

108. Azar FE, Solhi M, Nejhaddadgar N, Amani F. The effect of intervention using the PRECEDE-PROCEED model based on quality of life in diabetic patients. *Electron Physician.* 2017 Aug 25;9(8):5024–5030.

109. Leppin AL, Schaepe K, Egginton J, Dick S, Branda M, Christiansen L, et al. Integrating community-based health promotion programs and primary care: a mixed methods analysis of feasibility. *BMC Health Serv Res.* 2018 Jan 31;18(1):72.

110. Cole RE, Horacek T. Applying precede-proceed to develop an intuitive eating nondieting approach to weight management pilot program. *J Nutr Educ Behav.* 2009 Apr;41(2):120–126.

111. Gagliardi AR, Abdallah F, Faulkner G, Ciliska D, Hicks A. Factors contributing to the effectiveness of physical activity counselling in primary care: a realist systematic review. *Patient Educ Couns.* 2015 Apr;98(4):412–419.

112. Becker MH. The health belief model and sick role behavior*: health education monographs [Internet]. 1974 Dec 1 [cited 2020 Jun 26]; https://journals.sagepub.com/doi/10.1177/109019817400200407

113. Karimy M, Araban M, Zareban I, Taher M, Abedi A. Determinants of adherence to self-care behavior among women with type 2 diabetes: an explanation based on health belief model. *Med J Islam Repub Iran.* 2016 May 14;30:368.

114. Ajzen I. The theory of planned behavior. *Org Behav Human Dec Proc.* 1991 Dec 1;50(2):179–211.

115. Blue CL. Does the theory of planned behavior identify diabetes-related cognitions for intention to be physically active and eat a healthy diet? *Public Health Nurs.* 2007 Apr;24(2):141–150.

116. Hamilton K, White KM. Extending the theory of planned behavior: the role of self and social influences in predicting adolescent regular moderate-to-vigorous physical activity. *J Sport Exerc Psychol.* 2008 Feb;30(1):56–74.

117. Mazloomy-Mahmoodabad SS, Navabi ZS, Ahmadi A, Askarishahi M. The effect of educational intervention on weight loss in adolescents with overweight and obesity: application of the theory of planned behavior. *ARYA Atheroscler.* 2017 Jul;13(4):176–183.

118. Prochaska JO, Johnson S, Lee P. The transtheoretical model of behavior change. 2009.

119. Norcross JC, Krebs PM, Prochaska JO. Stages of change. *J Clin Psychol.* 2011;67(2):143–154.

120. Hutchison AJ, Breckon JD, Johnston LH. Physical activity behavior change interventions based on the transtheoretical model: a systematic review. *Health Educ Behav.* 2009 Oct;36(5):829–845.

121. Selçuk-Tosun A, Zincir H. The effect of a transtheoretical model-based motivational interview on self-efficacy, metabolic control, and health behaviour in adults with type 2 diabetes mellitus: a randomized controlled trial. *Int J Nurs Pract.* 2019 Aug;25(4):e12742.

122. Moeini B, Rahimi M, Hazaveie S, Allahverdi Pour H, MoghimBeigi A, Mohammadfam I. Effect of education based on trans-theoretical model on promoting physical activity and increasing physical work capacity. *J Mil Med.* 2010;12(3):123–130.

123. Bandura A. *Self-efficacy: The exercise of control.* Macmillan, 1997.

124. Bandura A. Social cognitive theory of mass communication. *Media Psychol.* 2001 Aug 1;3(3):265–299.

125. Bandura A. Social cognitive theory: an agentic perspective. *Annu Rev Psychol.* 2001;52(1):1–26.

126. Bandura A. Self-efficacy: toward a unifying theory of behavioral change. *Psychol Rev.* 1977;84(2):191–215.

127. Rudner HL, Bestvater D, Bader E. Evaluating family counselling skills training for family practice. *Med Educ.* 1990;24(5):461–466.

128. Shamizadeh T, Jahangiry L, Sarbakhsh P, Ponnet K. Social cognitive theory-based intervention to promote physical activity among prediabetic rural people: a cluster randomized controlled trial. *Trials.* 2019 Dec;20(1):98.

129. Dennis EA, Potter KL, Estabrooks PA, Davy BM. Weight Gain Prevention for College Freshmen: Comparing Two Social Cognitive Theory-Based Interventions with and without Explicit Self-Regulation Training. Gorin AA, editor. *J Obes.* 2012 Jun 12;2012:803769.

130. Rinderknecht K, Smith C. Social cognitive theory in an after-school nutrition intervention for urban Native American youth. *J Nutr Educ Behav.* 2004 Dec;36(6):298–304.

131. Hallam JS, Petosa R. The long-term impact of a four-session work-site intervention on selected social cognitive theory variables linked to adult exercise adherence. *Health Educ Behav.* 2004 Feb;31(1):88–100.

132. Camerer C. Behavioral economics: Reunifying psychology and economics. *Proc Natl Acad Sci U S A.* 1999 Sep 14;96(19):10575–10577.

133. Amadae SM. Rational choice theory:| political science and economics [Internet]. *Encyclopedia Britannica.* 2017 [cited 2020 Aug 10]. https://www.britannica.com/topic/rational-choice-theory

134. Simon HA. Bounded rationality. In: *Utility and probability.* Springer, 1990:15–18.

135. Jolls C, Sunstein CR, Thaler R. A behavioral approach to law and economics. *Stanford Law Review.* 1998;1471–1550.

136. Samson A. The behavioral economics guide 2017 (with an introduction by Cass Sunstein) [Internet]. 2017 [cited 2020 Aug 13]. http://www.behavioraleconomics.com

137. Thorgeirsson T, Kawachi I. Behavioral economics: merging psychology and economics for lifestyle interventions. *Am J Prev Med.* 2013;44(2):185–189.

138. Loewenstein G, Brennan T, Volpp KG. Asymmetric paternalism to improve health behaviors. *JAMA.* 2007 Nov 28;298(20):2415–2417.

139. Thaler RH, Sunstein CR. Nudge: improving decisions about health wealth, and happiness. 2008;6. Penguin. ISBN: 9780141040011.

140. Loewenstein G. Hot-cold empathy gaps and medical decision making. *Health Psychol*. 2005 Jul;24(4S):S49–S56.

141. Ariely D. The end of rational economics. *Harvard Business Review* [Internet]. 2009 Jul 1 [cited 2020 Aug 13];(July–August 2009). https://hbr.org/2009/07/the-end-of-rational-economics

142. Ariely D, Jones S. *Predictably irrational*. New York, NY: Harper Audio, 2008.

143. Kahneman D. *Thinking, fast and slow*. Macmillan, 2011.

144. Swinburn BA, Sacks G, Hall KD, McPherson K, Finegood DT, Moodie ML, et al. The global obesity pandemic: shaped by global drivers and local environments. *Lancet*. 2011 Aug 27;378(9793):804–814.

145. World Health Organization. Obesity and overweight [Internet]. *Key Facts*. 2020 [cited 2020 Aug 12]. https://www.who.int/news-room/fact-sheets/detail/obesity-and-overweight

146. Hill JO, Wyatt HR, Peters JC. The importance of energy balance. *Eur Endocrinol*. 2013 Aug;9(2):111–115.

147. Katz DL. Perspective: obesity is not a disease. *Nature*. 2014 Apr 17;508(7496):S57.

148. Quigley M. Nudging for health: on public policy and designing choice architecture. *Med Law Rev*. 2013 Dec 1;21(4):588–621.

149. Fishman E, Böcker L, Helbich M. Adult active transport in the Netherlands: an analysis of its contribution to physical activity requirements. *PloS One*. 2015;10(4):e0121871.

150. Sung H, Siegel RL, Torre LA, Pearson-Stuttard J, Islami F, Fedewa SA, et al. Global patterns in excess body weight and the associated cancer burden. *Cancer J Clin*. 2019;69(2):88–112.

151. Savage JS, Fisher JO, Birch LL. Parental influence on eating behavior. *J Law Med Ethics*. 2007;35(1):22–34.

152. Stoklosa M, Shuval K, Drope J, Tchernis R, Pachucki M, Yaroch A, et al. The intergenerational transmission of obesity: the role of time preferences and self-control. *Econ Hum Biol*. 2018;28:92–106.

153. Delaney L, Lades LK. Present bias and everyday self-control failures: a day reconstruction study. *Behav Dec Mak*. 2017;30(5):1157–1167.

154. Shuval K, Fennis BM, Li Q, Grinstein A, Morren M, Drope J. Health & wealth: is weight loss success related to monetary savings in US adults of low-income? Findings from a National Study. *BMC Public Health*. 2019;19(1):1–7.

155. Shuval K, Stoklosa M, Pachucki MC, Yaroch AL, Drope J, Harding M. Economic preferences and fast food consumption in US adults: insights from behavioral economics. *Prev Med*. 2016;93:204–210.

156. Schwartz J, Mochon D, Wyper L, Maroba J, Patel D. Healthier by Precommitment. *Psychol Sci*. 2014 Jan 3;25.

157. Charness G, Gneezy U. Incentives to exercise. *Econometrica*. 2009;77(3):909–931.

158. Halpern SD, Asch DA, Volpp KG. Commitment contracts as a way to health. *BMJ* [Internet]. 2012 Jan 30 [cited 2020 Aug 13];344. https://www.ncbi.nlm.nih.gov/pmc/articles/PMC4707874/

159. Loewenstein G, Asch DA, Volpp KG. Behavioral economics holds potential to deliver better results for patients, insurers, and employers. *Health Affairs*. 2013;32(7):1244–1250.

160. Giné X, Karlan D, Zinman J. Put your money where your butt is: a commitment contract for smoking cessation. *Am Econ J Appl Econ*. 2010;2(4):213–235.

161. Halpern SD, French B, Small DS, Saulsgiver K, Harhay MO, Audrain-McGovern J, et al. Randomized trial of four financial-incentive programs for smoking cessation. *N Engl J Med*. 2015 May 28;372(22):2108–2117.

162. Volpp KG, John LK, Troxel AB, Norton L, Fassbender J, Loewenstein G. Financial incentive–based approaches for weight loss: a randomized trial. *JAMA*. 2008;300(22):2631–2637.

163. Ries NM. Financial incentives for weight loss and healthy behaviours. *Healthc Policy*. 2012 Feb;7(3):23–28.

164. Leonard T, Shuval K. Behavioral economic tools for promotion of physical activity. In: Hanoch Y, Barnes AJ, Rice T. (Eds.). *Behavioral economics and healthy behaviors: key concepts and current research*. New York: Routledge/Taylor & Francis Group, 2017:70–89.

165. Becker GS, Murphy KM. A theory of rational addiction. *J Political Econ*. 1988;96(4):675–700.

166. Loewenstein G, Price J, Volpp K. Habit formation in children: Evidence from incentives for healthy eating. *J Health Economics*. 2016;45:47–54.

167. Mitchell MS, Orstad SL, Biswas A, Oh PI, Jay M, Pakosh MT, et al. Financial incentives for physical activity in adults: systematic review and meta-analysis. *Br J Sports Med*. 2020 Nov;54(21):1259–1268. doi:10.1136/bjsports-2019-100633.

168. Driver SL, Hensrud D. Financial incentives for weight loss: a one-year randomized controlled clinical trial. *J Am Coll Cardiol*. 2013 Mar 12;61(10 Supplement):E1459.

169. Mitchell MS, Goodman JM, Alter DA, John LK, Oh PI, Pakosh MT, et al. Financial incentives for exercise adherence in adults: systematic review and meta-analysis. *Am J Prev Med*. 2013;45(5):658–667.

170. Group TDPP (DPP) R. The Diabetes Prevention Program (DPP): Description of lifestyle intervention. *Diabetes Care*. 2002 Dec 1;25(12):2165–2171.

171. Albright CL, Pruitt L, Castro C, Gonzalez A, Woo S, King AC. Modifying physical activity in a multiethnic sample of low-income women: one-year results from the IMPACT (Increasing Motivation for Physical ACTivity) project. *Ann Behav Med*. 2005 Dec;30(3):191–200.

172. Diabetes Prevention Program Research Group, Knowler WC, Fowler SE, Hamman RF, Christophi CA, Hoffman HJ, et al. 10-year follow-up of diabetes incidence and weight loss in the Diabetes Prevention Program Outcomes Study. *Lancet*. 2009 Nov 14;374(9702):1677–1686.

173. Apolzan JW, Venditti EM, Edelstein SL, Knowler WC, Dabelea D, Boyko EJ, et al. Long-term weight loss with metformin or lifestyle intervention in the diabetes prevention program outcomes study. *Ann Intern Med*. 2019 21;170(10):682–690.

174. Calfas KJ, Long BJ, Sallis JF, Wooten WJ, Pratt M, Patrick K. A controlled trial of physician counseling to promote the adoption of physical activity. *Prev Med*. 1996 Jun;25(3):225–233.

175. Green BB, McAfee T, Hindmarsh M, Madsen L, Caplow M, Buist D. Effectiveness of telephone support in increasing physical activity levels in primary care patients. *Am J Prev Med*. 2002 Apr;22(3):177–183.

176. Patrick K, Calfas KJ, Norman GJ, Zabinski MF, Sallis JF, Rupp J, et al. Randomized controlled trial of a primary care and home-based intervention for physical activity and nutrition behaviors: PACE+ for adolescents. *Arch Pediatr Adolesc Med*. 2006 Feb;160(2):128–136.

177. Shuval K, DiPietro L, Skinner CS, Barlow CE, Morrow J, Goldsteen R, et al. "Sedentary behaviour counselling": the next step in lifestyle counselling in primary care; pilot findings from the Rapid Assessment Disuse Index (RADI) study. *Br J Sports Med*. 2014 Oct;48(19):1451–1455.

178. Blair SN, Applegate WB, Dunn AL, Ettinger WH, Haskell WL, King AC, et al. Activity Counseling Trial (ACT): rationale, design, and methods. Activity Counseling Trial

Research Group. *Med Sci Sports Exerc.* 1998 Jul;30(7): 1097–1106.

179. Baruth M, Wilcox S, Dunn AL, King AC, Marcus BH, Rejeski-WJ, et al. Psychosocial mediators of physical activity and fitness changes in the activity counseling trial. *Ann Behav Med.* 2010 Jun;39(3):274–289.

180. Baruth M, Wilcox S, Sallis JF, King AC, Marcus BH, Blair SN. Changes in CVD risk factors in the activity counseling trial. *Int J Gen Med.* 2011 Jan 19;4:53–62.

181. Anderson RT, King A, Stewart AL, Camacho F, Rejeski WJ. Physical activity counseling in primary care and patient well-being: Do patients benefit? *Ann Behav Med.* 2005 Oct;30(2):146–154.

182. Petrella RJ, Wight D. An office-based instrument for exercise counseling and prescription in primary care. The Step Test Exercise Prescription (STEP). *Arch Fam Med.* 2000 Apr;9(4):339–344.

183. Petrella RJ, Koval JJ, Cunningham DA, Paterson DH. Can primary care doctors prescribe exercise to improve fitness? The Step Test Exercise Prescription (STEP) project. *Am J Prev Med.* 2003 May;24(4):316–322.

184. Petrella RJ, Lattanzio CN, Shapiro S, Overend T. Improving aerobic fitness in older adults: effects of a physician-based exercise counseling and prescription program. *Can Fam Physician.* 2010 May;56(5):e191–e200.

185. Pinto BM, Goldstein MG, DePue JD, Milan FB. Acceptability and feasibility of physician-based activity counseling. The PAL project. *Am J Prev Med.* 1998 Aug;15(2):95–102.

186. Pinto BM, Lynn H, Marcus BH, DePue J, Goldstein MG. Physician-based activity counseling: intervention effects on mediators of motivational readiness for physical activity. *Ann Behav Med.* 2001;23(1):2–10.

187. Katz DL. Behavior modification in primary care: the Pressure System Model. *Prev Med.* 2001 Jan 1;32(1):66–72.

188. Katz DL, Shuval K, Comerford BP, Faridi Z, NjikeVY. Impact of an educational intervention on internal medicine residents' physical activity counselling: the Pressure System Model. *J Eval Clin Pract.* 2008 Apr;14(2):294–299.

189. de Freitas PP, de Menezes MC, dos Santos LC, Pimenta AM, Ferreira AVM, Lopes ACS. The transtheoretical model is an effective weight management intervention: a randomized controlled trial. *BMC Public Health.* 2020 May 11;20(1):652.

190. Mastellos N, Gunn LH, Felix LM, Car J, Majeed A. Transtheoretical model stages of change for dietary and physical exercise modification in weight loss management for overweight and obese adults. *Cochrane Database Syst Rev.* 2014 Feb 5;(2):CD008066.

191. Lemstra M, Bird Y, Nwankwo C, Rogers M, Moraros J. Weight loss intervention adherence and factors promoting adherence: a meta-analysis. *Patient Prefer Adherence.* 2016 Aug 12;10:1547–1559.

192. Wyatt HR, Phelan S, Wing RR, Hill JO. Lessons from patients who have successfully maintained weight loss. *Obes Manage.* 2005 Apr 1;1(2):56–61.

193. Dudum R, Juraschek SP, Appel LJ. Dose-dependent effects of lifestyle interventions on blood lipid levels: results from the PREMIER trial. *Patient Educ Couns.* 2019;102(10):1882–1891

194. Karduck J, Chapman-Novakofski K. Results of the clinician apps survey, how clinicians working with patients with diabetes and obesity use mobile health apps. *J Nutr Educ Behav.* 2018;50(1):62–69.e1.

195. WeighForward [Internet]. RediClinic. [cited 2020 Jun 26]. https://www.rediclinic.com/weighforward/

196. MyFitnessPal | MyFitnessPal.com [Internet]. [cited 2020 Jun 26]. https://www.myfitnesspal.com/

197. Lynch C, Bird S, Lythgo N, Selva-Raj I. Changing the physical activity behavior of adults with fitness trackers: asystematic review and meta-analysis. *Am J Health Promot.* 2020;34(4):418–430.

198. Fukuoka Y, Haskell W, Lin F, Vittinghoff E. Short- and long-term effects of a mobile phone app in conjunction with brief in-person counseling on physical activity among physically inactive women: the mPEDrandomized clinical trial. *JAMA Netw Open.* 2019 May 3;2(5):e194281–e194281.

199. Brickwood K-J, Watson G, O'Brien J, Williams AD. Consumer-based wearable activity trackers increase physical activity participation: systematic review and metaaAnalysis. *JMIR mHealth uHealth.* 2019;7(4):e11819.

200. Flores Mateo G, Granado-Font E, Ferré-Grau C, Montaña-Carreras X. Mobile phone apps to promote weight loss and increase physical activity: asystematic review and meta-analysis. *J Med Internet Res.* 2015 Nov 10;17(11):e253.

201. Wattanapisit A, Tuangratananon T, Thanamee S. Physical activity counseling in primary care and family medicine residency training: a systematic review. *BMC Med Educ.* 2018 Jul 3;18(1):159.

202. Lobelo F, Kelli HM, Tejedor SC, Pratt M, McConnell MV, Martin SS, et al. The wild wildwest: aframework to integrate mHealthsoftware applications and wearables to support physical activity assessment, counseling and interventions for cardiovascular disease risk reduction. *Progr Cardiovasc Dis.* 2016 May 1;58(6):584–594.

203. Greiwe J, Nyenhuis SM. Wearable technology and how this can be implemented into clinical practice. *Curr Allergy Asthma Rep* [Internet]. 2020 [cited 2020 Aug 14];20(8). https://www.ncbi.nlm.nih.gov/pmc/articles/PMC7275133/

204. Bennett GG, Steinberg D, Askew S, Levine E, Foley P, Batch BC, et al. Effectiveness of an app and provider counseling for obesity treatment in primary care. *Am J Prev Med.* 2018;55(6):777–786.

205. Dinh-Le C, Chuang R, Chokshi S, Mann D. Wearable health technology and electronic health record integration: scoping review and future directions. *JMIR mHealth uHealth.* 2019;7(9):e12861.

206. Sallis RE, Baggish AL, Franklin BA, Whitehead JR. The call for a physical activity vital sign in clinical practice. *Am J Med.* 2016;129(9):903–905.

207. Kendzor DE, Shuval K, Gabriel KP, Businelle MS, Ma P, High RR, et al. Impact of a mobile phone intervention to reduce sedentary behavior in a community sample of adults: aquasi-experimental evaluation. *J Med Internet Res.* 2016;18(1):e19.

208. Wadden TA, Berkowitz RI, Womble LG, Sarwer DB, Phelan S, Cato RK, et al. Randomized trial of lifestyle modification and pharmacotherapy for obesity. *N Engl J Med.* 2005 Nov 17;353(20):2111–2120.

209. Kushner RF, Noble CA. Long-term outcome of bariatric surgery: an interim analysis. *Mayo Clin Proc.* 2006 Oct;81(10 Suppl):S46–S51.

210. McMahon MM, Sarr MG, Clark MM, Gall MM, Knoetgen J, Service FJ, et al. Clinical management after bariatric surgery: value of a multidisciplinary approach. *Mayo Clinic Proc.* 2006 Oct 1;81(10):S34–S45.

211. Obesity, bias, and bedrock | *HuffPost Life* [Internet]. [cited 2020 Jun 26]. https://www.huffpost.com/entry/obesity-bias_b_3193410

212. Report of the Council on Science and Public Health - Report 3-A-13:14.

213. Kyle TK, Dhurandhar EJ, Allison DB. Regarding obesity as a disease: evolving policies and their implications. *Endocrinol Metab Clin North Am.* 2016 Sep;45(3):511–520.

214. U.S. lawmakers float bill for Medicare to cover obesity treatment. *Reuters* [Internet]. 2013 Jun 19 [cited 2020 Jun 26]; https://www.reuters.com/article/usa-senate-obesity-idUSL2N0EV1KD20130619

215. Obesity Action Coalition. Treat and reduce obesity act of 2015 re-introduced! –obesity action coalition [Internet]. [cited 2020 Aug 14]. https://www.obesityaction.org/treat-and-reduce-obesity-act-of-2015-re-introduced/

216. Sharma P. The treat and reduce obesity act of 2019: bariatric times [Internet]. [cited 2020 Aug 14]. https://bariatrictimes.com/treat-and-reduce-obesity-act-of-2019/

217. Cassidy B. S.595– 116th Congress (2019–2020): Treat and reduce obesity act of 2019 [Internet]. 2019 [cited 2020 Aug 14]. https://www.congress.gov/bill/116th-congress/senate-bill/595

218. M.D DK, Colino S. *Disease-proof: slash your risk of heart disease, cancer, diabetes, and more--by 80 percent*, 1 ed. Plume,2013:301p.

219. Katz DL. Lifestyle is the medicine, culture is the spoon: the covariance of proposition and preposition. *Am J Lifestyle Med.* 2014;8(5):301–305.

Capítulo 47

Asesoramiento alimentario en la práctica clínica

Jenna Blasi

INTRODUCCIÓN

La información que contiene este libro y otros relacionados no es más que papel y tinta, si no se aplica en la práctica clínica. Así pues, el asesoramiento alimentario es el medio del cambio que infunde importancia al estudio de la nutrición clínica y que convierte la nutrición en un campo directamente relevante para los resultados de la salud. Sin embargo, el acceso, el conocimiento y la comprensión de los principios nutricionales más destacados no son en absoluto proporcionales a la capacidad de transmitir esos principios a los pacientes de forma eficaz, persuasiva y productiva. Un asesoramiento alimentario eficaz requiere la consideración perspicaz y el control de los factores (algunos bajo el control del paciente y otros no) que rigen los patrones de comportamiento (v. cap. 38); la confrontación con los impedimentos tradicionales a tal asesoramiento en el entorno clínico; evitar la confrontación con el paciente; la identificación de la ayuda individual que necesita un paciente concreto y la atención compasiva a la misma; el uso oportuno y juicioso de materiales y recursos de apoyo; la aceptación de la naturaleza incremental del cambio y de la gratificación tardía, y la dedicación continua. Pocos esfuerzos que merezcan la pena son fáciles, y el asesoramiento nutricional no es una excepción.

No obstante, el asesoramiento alimentario eficaz es de vital importancia, dado el efecto del patrón de alimentación sobre la salud. Los datos que apoyan la eficacia del asesoramiento alimentario en la modificación de los resultados de salud se van acumulando poco a poco, y en la actualidad hay más pruebas que apoyan el asesoramiento nutricional y sobre el estilo de vida que cuando se publicó la última edición de este libro (1,2) (v. cap. 46). En consonancia con este creciente conjunto de datos, los Centers for Medicare and Medicaid Services han creado una nueva nor-

mativa que autoriza el reembolso del asesoramiento sobre obesidad (3) (v. cap. 46). Sin embargo, que el asesoramiento alimentario habitual sea beneficioso es algo que dista mucho de estar firmemente establecido. En 2012, y de nuevo en 2017, el U.S. Preventive Services Task Force (USPSTF) concluyó que el asesoramiento conductual para mejorar la alimentación tiene beneficios limitados, y solo recomienda el uso habitual del asesoramiento alimentario en pacientes seleccionados con factores de riesgo cardiovascular. Las directrices del USPSTF sugieren que los médicos de atención primaria individualicen la decisión de ofrecer asesoramiento conductual en la población general (4,5).

Del mismo modo, la American Academy of Family Physicians recomienda un asesoramiento conductual intensivo sobre el estilo de vida específicamente para los pacientes con hiperlipidemia y otros factores de riesgo cardiovascular (6). Por el contrario, en pacientes pediátricos se recomienda que todos los niños reciban asesoramiento sobre el estilo de vida, con un asesoramiento más intensivo para los pacientes con sobrepeso y obesidad (7). A pesar de estas recomendaciones y del creciente número de datos a favor del asesoramiento conductual intensivo, la tasa de aplicación tanto del cribado como del asesoramiento sigue siendo baja (8).

Sin embargo, con más del 40 % de los adultos estadounidenses considerados como obesos (9), el argumento a favor del asesoramiento es convincente. La alimentación es fundamental para el tratamiento y la prevención de las enfermedades cardiovasculares, la diabetes, el cáncer y la hipertensión. Por ello, la American Heart Association ha pedido expresamente la evaluación sistemática de la alimentación en todos los encuentros clínicos. Las prácticas alimentarias divergentes de las recomendaciones, combinadas con la falta de actividad física, han sido consideradas durante muchos años la segunda causa de muerte evitable en Estados Unidos, por detrás del tabaquismo (10). Sin embargo, desde la edición anterior de esta obra, las malas prácticas alimentarias y de estilo de vida han superado al consumo de tabaco como principal causa de muerte evitable en Estados Unidos (11).

Además, todo el mundo come, pero solo una minoría de la población fuma; en conjunto, es probable que los efectos de la nutrición sobre la salud sean mucho mayores. Incluso aunque no contribuya de forma discernible a la aparición o la prevención de una enfermedad concreta, la nutrición desempeña un papel en la salud durante toda la vida, influyendo en el aspecto, el estado funcional, la autoestima, la socialización, el grado de energía y vitalidad, el estado de ánimo, el comportamiento, el rendimiento deportivo y la susceptibilidad a las infecciones. Por tanto, la capacidad de las prácticas alimentarias para modificar la salud es enorme y de aplicación universal.

Cuando se reconoce la importancia de la alimentación para la salud, se tiene la obligación de afrontarla en la práctica clínica, aunque el éxito de los esfuerzos sea dudoso. Por ejemplo, estamos obligados a tratar el dolor lo mejor posible, aunque el mejor esfuerzo resulte insuficiente. En gran parte de la práctica médica, las limitaciones son una inspiración para realizar un mayor esfuerzo, no una invitación a renunciar. El asesoramiento alimentario merece y exige su parte de este respeto clínico generalizado.

En consecuencia, cualquier controversia sobre el asesoramiento alimentario en atención primaria debe centrarse en el cómo, no en si se debe o en el por qué. Hay razones para creer, basándose tanto en el juicio como en la evidencia empírica, que un mayor compromiso con el asesoramiento nutricional en la práctica clínica conduciría a una mayor eficacia. Una vez que se considera el asesoramiento alimentario como una cuestión de principios, las opciones restantes se refieren a cómo hacer que funcione para nuestros pacientes y para los propios médicos. En este capítulo se presenta un esquema que respeta por igual las necesidades de ambos grupos. Los pacientes necesitan un consejo sólido, fiable, personalmente relevante y compasivo, en lugar de crítico. Los médicos necesitan un sistema de prestación del asesoramiento que sea eficaz, cómodo, reproducible entre una consulta y otra, y que tenga en cuenta su lugar en el conjunto de obligaciones clínicas. Este capítulo se centra en la posibilidad de que estos objetivos tan dispares puedan cumplirse.

INTRODUCCIÓN AL CONSTRUCTO DE ASESORAMIENTO

En el capítulo 46 se ofrece una visión general de los constructos para la modificación de la conducta re-

levantes para el asesoramiento alimentario, y aborda algunas de las barreras más destacadas para tal asesoramiento, es decir, la confianza del médico en el asesoramiento alimentario, la falta de herramientas y protocolos de asesoramiento, las limitaciones de tiempo, el reembolso de los seguros, el incumplimiento del paciente y el sesgo de la obesidad. Con el marco de las cinco «A» (Preguntar, Aconsejar, Evaluar, Asistir, Disponer: *Ask, Advise, Assess, Assist* y *Arrange*), aplicado junto con la comprensión de los modelos relacionados con la mensajería efectiva, la entrevista motivacional, las creencias, el condicionamiento operante, la autorregulación y la economía del comportamiento, los médicos tienen una serie de herramientas eficaces para emplear en el asesoramiento alimentario. Este capítulo está dedicado principalmente a la elaboración de un abordaje particular de asesoramiento basado en ese cuerpo de teoría de cambio de conducta y diseñado para sortear esas barreras.

El modelo del sistema de presión (PSM, *Pressure System Model*), desarrollado explícitamente para hacer que los elementos de la teoría del cambio conductual sean más susceptibles de ser aplicados en el ámbito de la atención primaria, se publicó por primera vez en el año 2001 (12). Desde entonces, el modelo se ha aplicado en un estudio controlado de promoción de la actividad física (13), se ha adaptado para su uso por parte de un gran grupo de atención primaria en Maine (14, datos no publicados), se ha incorporado a un plan regional de control de la obesidad para los estados de Nueva Inglaterra (15), se ha presentado como ejemplo de medidas necesarias para el control de la obesidad en el National Obesity Action Forum (16), y se ha incorporado a un programa de control de peso centrado en el médico y basado en habilidades.

En resumen, el PSM incluye un algoritmo de dos preguntas como inicio del asesoramiento alimentario y, a continuación, intervenciones breves y específicas dirigidas a la necesidad del paciente, según lo determinado por el algoritmo. El algoritmo del PSM (**fig. 47-1**) determina si el asesoramiento debe centrarse en el aumento de la motivación, en la disminución de la resistencia o en ambos, clasificando al paciente en una de las cinco categorías (**fig. 47-2**). El abordaje posterior del asesoramiento es específico para cada categoría (**tabla 47-1**). La intención del esquema es facilitar un asesoramiento que sea productivo en incrementos tan breves como 90 s por encuentro. Cuando está justificado un asesoramiento alimentario detallado y prolongado, generalmente se aconseja la derivación a un especialista en nutrición u otro profesional de la salud con experiencia en asesoramiento alimentario.

1. ¿Se alimenta actualmente de forma saludable (sobre todo a base de verduras, frutas, cereales integrales, etc.), realiza una actividad física habitual o ambas cosas?

SÍ:	Categoría 3
NO, nunca lo he intentado:	*Ir a la pregunta 2*
NO, lo he intentado recientemente, pero he dejado de hacerlo temporalmente:	Categoría 4
NO, lo he intentado una o más veces y he desistido:	Categoría 5

2. ¿Está preparado para empezar una alimentación saludable, realizar actividad física o ambas cosas?

SÍ:	Categoría 2
NO, y nunca lo he intentado:	Categoría 1

FIGURA 47-1 Algoritmo del modelo del sistema de presión (PSM). El abordaje del asesoramiento del PSM se basa en dos preguntas básicas que ayudan a determinar si un paciente determinado necesita principalmente ayuda para aumentar su motivación o para superar las resistencias o las barreras. Las categorías se explican en la figura 47-2.

Detalles del constructo de asesoramiento

El desarrollo del PSM comenzó con un esfuerzo por sintetizar elementos de los diversos modelos de modificación de la conducta presentados en el capítulo 46, y por abordar las barreras más frecuentes, con el fin de caracterizar e influir en los procesos de cambio de forma más eficaz en el contexto de los encuentros de atención primaria. Para ello, el dominio del mantenimiento de la conducta y del cambio de esta se resumió en dos fuerzas fundamentales y opuestas: 1) el deseo de cambio, o *motivación*, y 2) la resistencia al cambio, u *obstáculo* (17,18). La posible utilidad del modelo está estrechamente relacionada

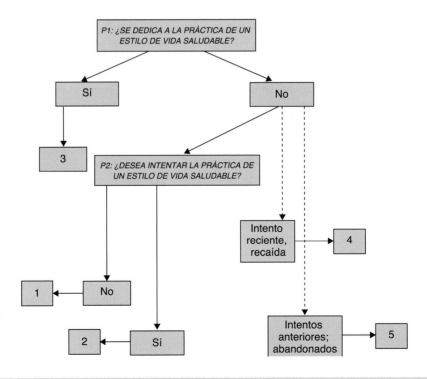

FIGURA 47-2 Categorías del PSM. Las líneas continuas indican preguntas directas; las líneas discontinuas señalan las posibles respuestas del paciente a una pregunta determinada.

TABLA 47-1

Categorías del modelo del sistema de presión y abordajes de asesoramiento relacionados

Categoría	Respuestas del algoritmo	Énfasis en el asesoramiento	Consideraciones especiales
1	No/no	Motivación	Los pacientes de la categoría 1 son «precontemplativos», ya que no han pensado en el cambio de conducta. El objetivo del asesoramiento inicial es aumentar el conocimiento, el interés y la motivación
2	No/sí	Motivación y resistencia	Los pacientes de la categoría 2 están considerando un cambio de conducta y, por tanto, son «contemplativos». Este grupo probablemente se beneficiará de un abordaje principal en aumentar la motivación para inducir un cambio, pero también de cierta atención a las posibles barreras que están fomentando la vacilación y la ambivalencia
3	Sí	–	Los pacientes que se encuentran en la fase de «acción» generalmente solo necesitan que se les anime. Sin embargo, a medida que se van encontrando nuevas barreras, puede ser necesaria la ayuda para resolver los problemas
4	No; recaída	Resistencia	Los pacientes de este grupo estaban lo suficientemente motivados para intentar un cambio; una recaída sugiere que se encontró una barrera. Se justifica la resolución de esa barrera, y el intento de identificar y planificar la corrección de otras
5	No; agotamiento	Resistencia	Los pacientes con múltiples intentos fallidos de cambio de conducta posiblemente se sientan «agotados». Este grupo necesita entender primero que no tienen culpa del fracaso, sino que proviene de barreras encontradas, y luego necesita ayuda para identificar y solucionar esas barreras

Fuente: Katz DL. Behavior modification in primary care: the pressure system model. Prev Med. 2001;32:66-72.

con su simplicidad: la facilitación de la conducta de un paciente determinado comienza simplemente con la identificación de cuál de estas dos fuerzas merece una atención especial. Creer en la importancia de la afección que se quiere evitar, el riesgo personal y la utilidad del cambio es un componente o requisito previo de la motivación (19,20). Un cambio que se cree que modifica significativamente un riesgo personal importante es deseable. Sin embargo, ese cambio solo se producirá si la motivación resultante supera la resistencia agregada, sea cual sea la naturaleza o el origen de tal resistencia (**fig. 47-3**).

En este sentido, los modelos de cambio de conducta establecidos que se analizan en el capítulo 46 son informativos. Para efectuar un cambio, es preciso tener la capacidad de hacerlo. Los individuos que carecen de autoeficacia no pueden cambiar su comportamiento hasta que, o a menos que, aprendan que tienen la capacidad de hacerlo. El modelo de las Etapas del Cambio representa evaluaciones secuenciales del equilibrio entre resistencia y motivación. Cuando se percibe que la dificultad supera las recompensas del cambio, no se está dispuesto a cambiar y no se avanza a la etapa de acción. Con nueva información o experiencia, la motivación para el cambio puede aumentar si la dificultad percibida se mantiene constante. A medida que la brecha entre ambas se reduce, el paciente percibe el potencial de cambio y se vuelve contemplativo. El cambio se intenta cuando la motivación, al menos temporalmente, supera la resistencia reconocida. El cambio de conducta se mantiene hasta que la dificultad supera la motivación, momento en el que se produce la recaída. Una evaluación más realista, o al menos más practicada, tanto de la dificultad como de la motivación, es el resultado de los intentos fallidos de cambio. Estos intentos sirven como preparación necesaria para un cambio sostenido o conducen a la frustración.

Las complejidades de la alimentación hacen que el cambio de comportamiento sea especialmente difícil. El conocido eslogan de los esfuerzos de control de drogas en Estados Unidos, «Simplemente di no», es claramente improcedente cuando se trata de la alimentación. La alimentación no puede evitarse, pero debe controlarse. La necesidad de luchar con el cambio de conducta deseado de una forma continua es más de lo que la mayoría de la gente puede gestionar con éxito. En consecuencia, la tasa de cumplimiento de las recomendaciones alimentarias ha sido históricamente muy baja (21-23).

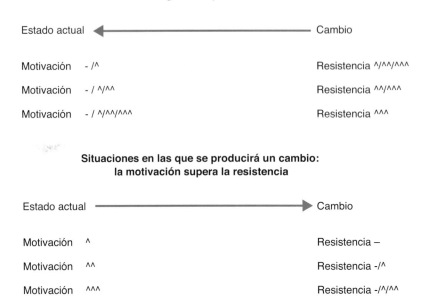

FIGURA 47-3 Modo en que los gradientes entre la motivación para el cambio y las barreras, o la resistencia al cambio, determinan el resultado de los esfuerzos para cambiar de conducta. Las fuerzas relativas de motivación y resistencia, representadas por las puntas de flecha, determinan si se produce el cambio de conducta deseado o si se mantiene el estado presente. Una línea horizontal representa neutralidad, y el número creciente de puntas de flecha que apuntan hacia arriba representan una fuerza creciente, o «presión».

En la práctica de la atención primaria, la mayoría de los pacientes (aunque ciertamente no todos) están bastante motivados para seleccionar una alimentación que promueva la salud. Esto es así porque los pacientes ya están enfermos y, por tanto, están motivados por la percepción de riesgo personal, o bien porque acuden a atención primaria a pesar de estar bien, en cuyo caso buscan servicios de prevención y promoción de la salud. Uno de los problemas más frecuentes relacionados con la nutrición que se ven en la atención primaria es la obesidad, y es el problema que más probabilidad tiene de haber propiciado esfuerzos previos para cambiar la alimentación. Es poco probable que los adultos obesos que acuden a atención primaria necesiten motivación para el cambio alimentario. El fracaso en el cambio de alimentación en la mayoría de los pacientes no es el resultado de una motivación inadecuada sino de una resistencia excesiva. Las únicas formas de producir un cambio en tales circunstancias son reducir la dificultad y aumentar aún más la motivación.

A menudo, se puede aumentar la motivación, y se han desarrollado métodos específicos de entrevista motivacional (19,20). Como señalaron Botelho y Skinner (20), en la práctica clínica ha predominado el hecho de «dar consejos», un medio relativamente ineficaz para aumentar la motivación. Como mínimo, la motivación para el cambio alimentario requiere el conocimiento de la relación entre la alimentación y la salud, lo que se consigue informando a los pacientes de los peligros de una alimentación poco aconsejable y de los beneficios de una más saludable como parte sistemática de la atención primaria. Aunque los pacientes suelen estar informados en este ámbito, también es frecuente que estén mal informados y que existan importantes lagunas de conocimiento (24-27). Es importante destacar que los pacientes con un mejor conocimiento de la nutrición son más propensos a seguir una alimentación saludable (28), por lo que mejorar los conocimientos sobre nutrición puede, en última instancia, mejorar la alimentación.

Una forma de mejorar los conocimientos sobre nutrición es a través de los esfuerzos de programas gubernamentales como *MyPlate* del Center for Nutrition Policy and Promotion del United States Department of Agriculture (USDA). Otro abordaje más individualizado es a través de sistemas de orientación nutricional como *DietID* (29). *DietID* es una herramienta digital que ayuda a los pacientes a medir y gestionar la alimentación, utilizando una evaluación de reconocimiento de patrones visuales que establece una línea de base alimentaria actual. A partir de esa evaluación, ofrece fijación de objetivos personalizados, orientación nutricional, navegación conductual, y seguimiento dirigido a la mejora sostenible de la alimentación y el estilo de vida. El valor de las herramientas de evaluación de reconocimiento de patrones alimentarios rápidas y fiables para la investigación y la aplicación clínica es convincente, y ofrece varias ventajas sobre los métodos actuales utilizados para evaluar la alimentación (30). Existen oportunidades especiales para motivar a los pacientes con enfermedades previas; el asesoramiento específico sobre la enfermedad suele ser más eficaz que la promoción de la salud. Este es el concepto de «momento favorable para la enseñanza», que destaca en la práctica de la medicina preventiva (31).

Un aspecto especialmente importante para aumentar la motivación para el cambio es restablecer la autoestima y la autoeficacia, cuando se han perdido. Paradójicamente, una de las formas de restablecer la autoeficacia de un paciente puede ser informarle de que gran parte de su conducta alimentaria está fuera de su control. Este abordaje requiere que el médico y el paciente distingan entre la responsabilidad y la culpa, y entre los factores sujetos al control personal y los que están fuera de él, como el entorno en el que viven (32-35). A los pacientes que se esfuerzan repetidamente y sin éxito por cambiar de alimentación (normalmente para perder peso) hay que enseñarles que hay factores que escapan a su control y que impiden ese cambio. Esos factores incluyen una gran cantidad de influencias obesógenas que van desde la comida rápida hasta los dispositivos electrónicos, desde las máquinas expendedoras hasta los videojuegos, desde el procesamiento de los alimentos hasta la mercadotecnia alimentaria, así como la discordancia fundamental entre un metabolismo de la Edad de Piedra y un suministro de alimentos de la era espacial (36) (v. cap. 44). Cada uno de estos factores y muchos otros relacionados son la consecuencia directa de adaptaciones fisiológicas a las fuerzas de la selección natural o el resultado de la evolución sociológica, psicológica, religiosa y cultural.

Hay dos razones por las que es esencial revisar brevemente estos factores eximentes. En primer lugar, al aliviar a los pacientes de sus sentimientos de fracaso e inutilidad, se puede recuperar la motivación perdida para el cambio alimentario. En segundo lugar, para evitar que el fracaso se repita de nuevo, hay que modificar fundamentalmente el equilibrio entre la motivación y la dificultad. Para ello, hay que reducir la dificultad para cambiar de alimentación. Esto solo puede lograrse si tanto el profesional como el paciente reconocen los impedimentos para un cam-

bio alimentario mantenido, y si se diseñan y aplican estrategias adaptadas para superarlos. Existe un libro para pacientes interesados en el tema (36), que incluye una lista representativa de dichos impedimentos y las formas de superarlos.

En el PSM, el resultado de los intentos por cambiar la alimentación (u otras conductas) está determinado por la fuerza relativa aplicada por la motivación y la resistencia, como se muestra en las siguientes fórmulas:

1. Capacidad de cambiar la alimentación o mantener el cambio = motivación agregada – resistencia agregada, donde la diferencia debe ser positiva
2. Incapacidad para iniciar o mantener un cambio alimentario = resistencia agregada – motivación agregada, donde la diferencia debe ser positiva
3. La tendencia a la recaída después del cambio varía directamente con la resistencia e indirectamente con la motivación; la recaída se producirá cuando la dificultad alcance o supere la motivación.

El abordaje convencional del asesoramiento conductual en atención primaria consiste en intentar aumentar la motivación (19), y la entrevista motivacional parece mejorar la pérdida de peso en pacientes obesos y con sobrepeso (37,38) (v. cap. 46). Hay que informar a los pacientes de los riesgos para la salud asociados al tabaquismo, el consumo de alcohol, el consumo de drogas y el sedentarismo, y de los beneficios de cambiar tales conductas. Como se muestra en la **figura 47-3**, cuando la motivación puede elevarse por encima de la resistencia, se producirá el cambio de conducta.

Sin embargo, por lo general, los impedimentos fijos para el cambio de comportamiento no se abordan en los esfuerzos de asesoramiento. Un horario que no se adapte fácilmente al ejercicio puede superar la motivación para realizar actividad física. El hecho de que un miembro de la familia fume puede superar la motivación del individuo para dejar de fumar. La comodidad y la familiaridad de la comida rápida, y los problemas para cambiar los patrones de compra y de cocina, pueden superar el deseo de una persona de mejorar su alimentación (39). Como se muestra en la **figura 47-3**, aunque la motivación sea muy alta, el cambio no puede producirse si la resistencia al cambio es aún mayor. Aunque el asesoramiento puede servir para aumentar la motivación, su nivel puede no superar la resistencia.

El peligro insidioso de este abordaje tradicional del asesoramiento es la tendencia a «culpar a la víctima» de los factores de riesgo conductuales, o al menos aparentemente (40-45a). Aunque un paciente desmotivado puede ser alentado por los esfuerzos del médico para motivar, un paciente ya motivado es propenso a experimentar frustración cuando el cambio no se produce. Esa frustración suele ser compartida por el profesional, lo que afecta negativamente a la relación (46). El PSM sirve para recordar que la motivación no es infinitamente maleable, y que cuando la resistencia es lo suficientemente grande, la motivación por sí sola no puede producir un cambio de conducta. Esto anima tanto al paciente como al médico a participar en el proceso productivo de identificar los impedimentos para el cambio que pueden ser superables, en lugar del proceso improductivo de la autorrecriminación. La segunda contribución del PSM es su capacidad para definir el abordaje apropiado de los esfuerzos de asesoramiento en función de escenarios clínicos definidos y fácilmente reconocibles. Esta progresión de un constructo teórico a un algoritmo clínico hace que el modelo sea práctico bajo las restricciones de una práctica típica de atención primaria basada en el seguro. Como se muestra en la **tabla 47-1**, cada una de las cinco determinaciones categóricas facilitadas por el algoritmo PSM tiene implicaciones específicas para el asesoramiento. Los pacientes para quienes la motivación es importante deben ser objeto de una entrevista motivacional. Los principios más destacados de este método se muestran en la **tabla 47-2**. Una herramienta sencilla para acelerar el progreso de un paciente a través de su propia ambivalencia (el objetivo principal de la entrevista motivacional) es un balance de decisiones, como se muestra en la **figura 47-4**. Un balance de decisiones permite al paciente reconocer las fuentes de ambivalencia y modificarlas con el tiempo.

El balance puede completarse en una visita a la consulta o entre visitas, y puede ser productivo para el paciente cuando se valora en privado, así como en una consulta. Los desequilibrios aparentes son una oportunidad para que el médico ofrezca consejos e información, que pueden inclinar la balanza a favor del cambio de conducta deseado. Sin embargo, la balanza también retrocede e indica tanto al profesional como al paciente cuándo es probable que un esfuerzo

TABLA 47-2	
Principios destacados de la entrevista motivacional	
Principio	Implicaciones
Expresar empatía/ reconocer la ambivalencia	Legitima los sentimientos del paciente, muestra respeto
Desarrollar discrepancia	Revela desconexión entre el patrón de conducta y los objetivos
Evitar la argumentación	Transmite que el paciente está a cargo; construye una alianza terapéutica
Vencer la resistencia	Se reconoce que trabajar con la ambivalencia es un proceso que puede llevar tiempo
Apoyar la autoeficacia	Transmite el apoyo al paciente
Fomentar el contrato social	Un confidente da apoyo al cambio y un sentido de responsabilidad

Fuente: Miller WR. Motivational interviewing: research, practice, and puzzles. Addict Behav. 1996;21:835-842.

de cambio sea prematuro y, por tanto, infructuoso. En esos momentos, lo prudente es seguir trabajando para conseguir un equilibrio más favorable.

Cuando las necesidades del paciente, tal y como indica el algoritmo PSM, están más relacionadas con las barreras que con la motivación, centrarse en esta última puede ser contraproducente. En tales encuentros, es más constructivo el esfuerzo por identificar y superar las barreras de importancia personal. Muchas de las estrategias utilizadas para superar estos impedimentos fueron modeladas a partir de un abordaje que se probó por primera vez para dejar de fumar, y un abordaje relacionado aplicado en un ensayo de promoción de la actividad física (12,47-50).

Para aplicar este modelo, se deben identificar los componentes individuales de la motivación y la di-

	Cambiar	No cambiar
Pros		
Cons		

FIGURA 47-4   Balanza de decisión. Las celdas de la balanza las rellena el paciente durante o entre consultas. A medida que la balanza evoluciona con el tiempo, sus implicaciones para el cambio de conducta también lo hacen.

ficultad, de modo que puedan ser objeto de los esfuerzos de asesoramiento indicados. Los factores que influyen en la motivación se resumen en la siguiente lista, relativamente corta, aunque los medios para aumentar la motivación son más sutiles y complejos:

1. Riesgos de no cambiar
2. Beneficios para la salud del cambio
3. Beneficios del cambio en la imagen corporal
4. Beneficios sociales/psicológicos del cambio
5. Apoyo social
6. Autoeficacia percibida

En tanto que la motivación puede inspirarse en un gran número de consideraciones, aunque al final se compone de relativamente pocas, la lista de obstáculos reales o potenciales para el cambio alimentario es prácticamente interminable. Solo trabajando con un paciente individual se pueden identificar los principales impedimentos para la modificación alimentaria. La evaluación individualizada del patrón alimentario, seguida de una orientación y un seguimiento adecuados orientados a los objetivos, puede facilitar el proceso de superación de los impedimentos para un cambio alimentario sostenible (29). Una limitación importante de los constructos actuales es la limitada capacidad de las herramientas para evaluar con precisión la calidad de la alimentación. La capacidad de proporcionar una orientación alimentaria exhaustiva y específica requiere un punto de partida preciso. La eficacia del asesoramiento alimentario para lograr un objetivo clínico solo es tan buena como la evaluación adecuada del punto de partida. En otras palabras, es importante medir con precisión lo que se está tratando de manejar. En el caso del asesoramiento alimentario, la métrica principal que debe determinarse y gestionarse es la *calidad de la alimentación*. Se han producido avances significativos en la capacidad de evaluar rápidamente la calidad de la alimentación, y son prometedores para mejorar la eficiencia y la eficacia del asesoramiento alimentario en la práctica clínica. (30)

Abordaje estructurado del asesoramiento alimentario ADEPT

Una de las probables ventajas de un libro de nutrición escrito por un médico de atención primaria es la aceptación obligatoria por parte del autor de que la nutrición en la práctica clínica no sustituirá, ni debe hacerlo, a otras prioridades. Al igual que la práctica clínica es deficiente si no presta atención a las importantes influencias de la alimentación sobre la salud, la nutrición clínica es deficiente si no presta atención a las demandas contradictorias con las que un profesional debe luchar en un tiempo demasiado escaso.

Teniendo en cuenta estas consideraciones, el abordaje del asesoramiento nutricional que aquí se expone está voluntariamente racionalizado y dirigido a los médicos en ejercicio, para quienes es fundamental el uso eficiente del tiempo presencial. También es aplicable a las diversas prácticas de estilo de vida relacionadas con la salud, entre las que destacan el consumo de tabaco y el patrón de actividad física, además de la alimentación. En el marco de este libro, las orientaciones ofrecidas se refieren preferentemente al asesoramiento alimentario, pero es un tema de juicio clínico el comportamiento relacionado con la salud que merece más atención en un momento dado.

Los pasos recomendados para el asesoramiento alimentario estructurado, que se muestran en la **tabla 47-3**, son los siguientes:

1. Aplicar el algoritmo PSM.
2. Determinar el énfasis apropiado en la motivación o la resistencia.
3. Proporcionar asesoramiento individualizado.
4. Realizar un seguimiento de la conducta (p. ej., la ingesta alimentaria) a lo largo del tiempo.

El acrónimo ADEPT (*Apply Algorithm; Determine Emphasis; Provide tailored counseling; and Track behavior*) puede ser útil para recordar la secuencia de pasos. Este acrónimo está, por supuesto, adaptado como recordatorio específico del PSM, pero tiene una relación estrecha, tanto en su énfasis como en su secuencia, con las «cinco A»: evaluar, aconsejar, acordar, ayudar y disponer el seguimiento (51-53).

Hogar médico y el asesoramiento sobre el estilo de vida

El hogar médico (término que no hace referencia a un hospital, consultorio, centro sanitario ni hogar propiamente dicho, sino a un modelo de coordinación asistencial) centrado en el paciente se está promoviendo como un componente fundamental de la reforma de la atención primaria en Estados Unidos. El hogar médico es un modelo asistencial centrado en el paciente que implica que el médico de atención primaria trabaje con un equipo sanitario multidisciplinar para proporcionar una atención longitudinal al paciente (54). Estos modelos asistenciales promueven la mejora de la satisfacción y los resultados de los pacientes, con un menor desgaste personal (5). El hogar médico abre interesantes vías para la prestación de asesoramiento sobre el estilo de vida, ya que hará posible que el médico de atención primaria ofrezca algún tipo de asesoramiento básico sobre el estilo de vida, y luego derive al paciente directamente a un dietista o un profesional de enfermería de la consulta que pueda ofrecer un asesoramiento más intensivo.

TABLA 47-3

Pasos en la aplicación del modelo de sistema de presión en las consultas de atención primaria[a]

Paso de asesoramiento	Comentario
Aplicar el algoritmo	Aplicar el algoritmo PSM de dos preguntas para determinar el estilo de vida/prácticas alimentarias actuales y la voluntad de modificarlas. (Puede tratarse del paciente individual o de todos los miembros de un hogar si el paciente controla la alimentación de otros.)
Determinar el énfasis	Determinar el énfasis apropiado para aumentar la motivación, disminuir la resistencia, o ambos, y proporcionar estímulo si las prácticas alimentarias actuales son saludables
Proporcionar asesoramiento personalizado	Utilizar técnicas de entrevista motivacional y una balanza de decision si el énfasis apropiado es aumentar la motivación. Si el énfasis apropiado es vencer la resistencia, trabajar con el paciente para identificar y solucionar las barreras
Seguir la conducta	Si el paciente refiere que lleva una alimentación saludable, indagar sobre los detalles, como la información sobre un día cualquiera, y ofrecer orientación para cualquier ajuste que se considere importante. Independientemente de la categoría de PSM del paciente, solicitar que registre la ingesta de alimentos durante varios días y que lo envíe por correo o lo traiga a la consulta de seguimiento para verificar el patrón habitual de ingesta alimentaria, según sea necesario

[a]El acrónimo para recordar esta secuencia de pasos es ADEPT.

PSM, modelo de sistema de presión.

Innovaciones tecnológicas en el asesoramiento

Los avances tecnológicos han permitido la aplicación de formas novedosas y creativas de mejorar el asesoramiento sobre el estilo de vida mediante el uso de plataformas basadas en Internet, teléfonos inteligentes, vídeos digitales y redes sociales.

Aunque los pacientes y los profesionales se están adaptando rápidamente a las citas sincrónicas de telemedicina, las implicaciones de esta plataforma en el asesoramiento alimentario siguen sin estar claras. La telemedicina basada en el vídeo tiene ventajas e inconvenientes respecto al formato tradicional de consulta en persona. Las ventajas son: evita la logística y los costes de transporte, minimiza la necesidad de ausentarse del trabajo, elimina los problemas de cuidado de niños o ancianos, mejora la accesibilidad, disminuye las posibles exposiciones infecciosas y, a menudo, ofrece a los profesionales una visión del entorno doméstico, todo lo cual puede tener implicaciones en el asesoramiento alimentario. Entre los inconvenientes de la telemedicina que pueden repercutir en el asesoramiento alimentario se encuentran: la capacidad limitada de realizar exámenes físicos, los retos tecnológicos, la privacidad y la seguridad, el reembolso de los seguros, y las complejas diferencias sociales y psicológicas implícitas en las interacciones basadas en el vídeo.

La terapéutica digital es otro ámbito en rápida evolución que puede influir en la prestación y la recepción del asesoramiento alimentario. Como subconjunto de la salud digital, la terapéutica digital son intervenciones clínicas basadas en la evidencia que utilizan aplicaciones de *software* para tratar y prevenir una amplia gama de problemas médicos, incluidos los que pueden estar influidos por la alimentación y el cambio de estilo de vida. El avance de la evidencia en el área del término «*m-health*» (salud móvil) se está utilizando actualmente para describir las formas en que los teléfonos móviles, los dispositivos de monitorización, los asistentes digitales personales, la tecnología «vestible» y otras herramientas digitales están siendo utilizadas por los pacientes y los médicos.

La tecnología puede complementar los esfuerzos de asesoramiento clínico proporcionando a los pacientes herramientas para el autocontrol (de la alimentación, la actividad y la biometría), proporcionando recordatorios por teléfono, texto o correo electrónico, y sirviendo como otra fuente de apoyo a través de las comunidades en línea y las redes sociales (55). Las aplicaciones para teléfonos móviles se utilizan ampliamente para el seguimiento alimentario, la educación, la intervención clínica y la supervisión. (56). Sin embargo, aunque se dispone de una gran cantidad de aplicaciones sobre pérdida de peso y nutrición, las pruebas formales de su eficacia en los estudios clínicos siguen siendo limitadas. En una revisión sistemática de 2016 se obtuvieron algunas pruebas de que las intervenciones de componentes múltiples que incluyen el uso de aplicaciones de teléfonos inteligentes para mejorar la alimentación y el estilo de vida pueden ser eficaces (57). Hace falta una investigación más rigurosa y amplia para determinar la mejor manera de optimizar las herramientas tecnológicas en el asesoramiento alimentario.

CONCLUSIONES

La combinación de alimentación y patrón de actividad física han superado recientemente al tabaco y se han convertido en la principal causa de muerte prematura en Estados Unidos (10). La salud de todos los pacientes se ve influida, para bien, para mal o para ambas cosas, por la alimentación. Dado el papel fundamental de los patrones alimentarios en la salud, la atención al asesoramiento alimentario en el curso de la atención clínica es de importancia universal.

Animar a los pacientes a comer bien para promover la salud y prevenir o mejorar las enfermedades debe abordarse en el contexto de principios bien establecidos de modificación de la conducta. Algunos pacientes necesitan estar motivados antes de estar dispuestos a considerar el cambio, otros necesitan ayuda para elaborar estrategias que les permitan mantener el cambio en curso, y otros requieren ayuda para superar las secuelas de intentos fallidos anteriores. Este último grupo, tal vez el predominante, puede verse perjudicado por los esfuerzos de asesoramiento centrados únicamente en la motivación. El PSM de modificación de la conducta puede utilizarse para identificar escenarios clínicos definidos en los que el asesoramiento motivacional es necesario y es probable que sea productivo. Muchos esfuerzos de modificación alimentaria fracasan debido a los diversos y desafiantes obstáculos para una alimentación saludable en el moderno entorno nutricional «tóxico». El médico dedicado a la promoción de la salud nutricional de los pacientes debe comprometerse a idear estrategias, adaptadas a cada paciente, que superen y rodeen esos obstáculos.

Los patrones de alimentación y de estilo de vida se basan en muchos determinantes sociales y en otras consideraciones, además de la salud (41). Dado que el metabolismo y las preferencias alimentarias del ser humano derivan, en gran medida, del entorno muy diferente de la Prehistoria (v. cap. 44), y dado que el entorno nutricional moderno se ha desarrollado para satisfacer las preferencias, los problemas de salud derivados de los excesos alimentarios no son sorprendentes.

Dadas las múltiples influencias en la selección de alimentos y el hecho de que la salud no suele ser la preocupación principal, es evidente que se necesita una orientación profesional para fomentar y guiar los esfuerzos individuales por aproximarse a un patrón alimentario que promueva la salud. Estos esfuerzos deben realizarse en la compleja interrelación entre medicina y estilo de vida, fisiología y sociología, antropología y biología evolutiva, responsabilidad personal y determinismo ambiental, psicología y metabolismo.

Para estos esfuerzos, es fundamental comprender que cualquier intento de cambiar el comportamiento individual requiere hablar con las personas para que abandonen el patrón de comportamiento que han elegido o para que adopten otro que no han elegido, además de respetar que muchas fuerzas distintas de la voluntad o la elección rigen los patrones conductuales. Por tanto, el asesoramiento alimentario eficaz empieza con la identificación de lo que es factible para un paciente determinado, y luego se apoya en gran medida en el poder de la persuasión. La alianza terapéutica es esencial, así como la paciencia y la adaptación.

En cada anamnesis y exploración física debe incorporarse de forma sistemática una evaluación del patrón alimentario. En estas ocasiones, también debe ofrecerse un breve resumen de una alimentación que promueva la salud (v. cap. 45). El asesoramiento alimentario debe estar siempre vinculado al asesoramiento sobre la actividad física, ya que los beneficios para la salud de cada uno de ellos complementan los del otro; hay pruebas de que el asesoramiento médico promueve eficazmente la actividad física (37,38,58-60) (v. cap. 46). Deben reconocerse las dificultades que conlleva la realización de cambios alimentarios y de otros estilos de vida.

Cuando está indicado un asesoramiento alimentario más intensivo como parte de los esfuerzos de pérdida de peso o del tratamiento de una enfermedad, suele ser aconsejable derivar al paciente a un médico o a un profesional especialista en nutrición. En tales circunstancias, el papel del médico remitente consiste en reforzar el asesoramiento detallado proporcionado por el especialista, situar la alimentación en el plan clínico general y alentar los esfuerzos del paciente para la aplicación de principios realistas de modificación de la conducta, que distingan entre responsabilidad y culpa, entre los motivos y los métodos.

Por muy depuradas que sean las técnicas de asesoramiento clínico, es bastante improbable que lleguen a representar una fuerza suficiente para contrarrestar el entorno moderno obesógeno (34,35,61-67). Por tanto, para que el entorno sanitario contribuya de forma significativa al control del peso, es probable que se requieran ajustes fundamentales en los sistemas de prestación de asistencia, así como la coordinación con la asignación de recursos en otros entornos (32,68).

Las pruebas de que el asesoramiento alimentario en el contexto de la asistencia sanitaria puede cambiar la conducta y/o los resultados son limitadas, pero esas pruebas existen y van en aumento. La aplicación de métodos específicamente adaptados al entorno de la práctica clínica debe conducir a mejores resultados que los descritos hasta la fecha. La importancia y la trascendencia universal de la alimentación para la salud indican claramente un esfuerzo concertado por parte de los médicos para incorporar la orientación alimentaria sin prejuicios en la atención clínica habitual.

Aunque el asesoramiento y la educación del paciente son necesarios para promover estilos de vida saludables, no son suficientes. Para que los cambios en el estilo de vida sean efectivos, además de saber qué elecciones hacer, los pacientes deben tener los *medios* y las *capacidades* para hacer esas elecciones. Por ejemplo, aunque un paciente de bajo nivel socioeconómico quiera aumentar su consumo de fruta y verdura, el precio de los productos frescos puede ser prohibitivo. Del mismo modo, si quisiera aumentar su actividad física, es posible que su barrio no disponga de un espacio exterior seguro para hacer ejercicio. La propia estructura del entorno puede hacer que la alimentación saludable sea un reto, y que la inactividad física sea la norma (v. cap. 5). Para controlar la epidemia de obesidad, el asesoramiento sobre el estilo de vida debe ir acompañado de cambios más amplios en el entorno que faciliten, y no dificulten, una vida saludable.

REFERENCIAS BIBLIOGRÁFICAS

1. Artinian NT, Fletcher GF, Mozaffarian D, et al. Interventions to promote physical activity and dietary lifestyle changes for cardiovascular risk factor reduction in adults a scientific statement from the American Heart Association. *Circulation.* 2010;122(4):406–441.

2. Mitchell LJ, Ball LE, Ross LJ, Barnes KA, Williams LT. Effectiveness of dietetic consultations in primary health care: a systematic review of randomized controlled trials. *J Acad Nutr Diet.* 2017 Dec 1;117(12):1941–1962.

3. https://www.cms.gov/medicare-coverage-database/details/nca-decision-memo.aspx?NCAId=253

4. U.S. Preventive Services Task Force. Behavioral counseling interventions to promote a healthful diet and physical activity for cardiovascular disease prevention in adults: U.S. Preventive Services Task Force Recommendation Statement. AHRQ Publication No. 11-05149-EF-2, June 2012. http://www.uspreventiveservicestaskforce.org/uspstf11/physactivity/physrs.htm.

5. Grossman DC, Bibbins-Domingo K, Curry SJ, Barry MJ, Davidson KW, Doubeni CA, Epling JW, Kemper AR, Krist AH, Kurth AE, Landefeld CS. Behavioral counseling to promote a healthful diet and physical activity for cardiovascular disease prevention in adults without cardiovascular risk factors: US Preventive Services Task Force recommendation statement. *JAMA.* 2017 Jul 11;318(2):167–174.

6. Locke A, Schneiderhan J, Zick SM. Diets for health: goals and guidelines. *Am Fam Physician.* 2018;97(11):721–728.

7. Barlow SE; the Expert Committee. Expert Committee Recommendations regarding the prevention, assessment, and treatment of child and adolescent overweight and obesity: summary report. *Pediatrics.* 2007;120 (Supplement):S164–S192.

8. Fitzpatrick SL, Wischenka D, Appelhans BM, Pbert L, Wang M, Wilson DK, Pagoto SL. An evidence-based guide for obesity treatment in primary care. *Am J Med.* 2016 Jan 1;129(1):115–e1.

9. CDC data: https://www.cdc.gov/obesity/data/adult.html

10. Hales CM, Fryar CD, Carroll MD, Freedman DS, Ogden CL. Trends in obesity and severe obesity prevalence in US youth and adults by sex and age, 2007–2008 to 2015–2016. *JAMA.* 2018 Apr 24;319(16):1723–1725.

11. McGinnis JM. Actual causes of death, 1990–2010. Workshop on Determinants of Premature Mortality, Sept. 18, 2013, National Research Council, Washington, DC.

12. Katz DL. Behavior modification in primary care: the Pressure System Model. *Prev Med.* 2001;32:66–72.

13. Katz DL, Shuval K, Comerford BP, et al. Impact of an educational intervention on internal medicine residents' physical activity counseling: the Pressure System Model. *J Eval Clin Pract.* 2008;14(2):294–299.

14. Willett WC, Domolky S. *Strategic Plan for the Prevention and Control of Overweight and Obesity in New England.* New England Coalition for Health Promotion and Disease Prevention; 2003.

15. Willett WC, Domolky S. *Strategic plan for the prevention and control of overweight and obesity in New England.* http://www.neconinfo.org/02-11-2003_Strategic_Plan.pdf; accessed 11/8/07.

16. https://news.psu.edu/story/203037/2006/06/01/penn-state-partners-us-hhs-national-obesity-action-forum

17. Elder J, Ayala G, Harris S. Theories and intervention approaches to health-behavior change in primary care. *Am J Prev Med.* 1999;17:275–284.

18. Agency for Healthcare Research and Quality. *Counseling for a healthy diet.* http://www.ahrq.gov/clinic/uspstf/uspsdiet.htm; accessed 11/8/07.

19. Partnership for Prevention. *Priorities for America's health: capitalizing on life-saving, cost-effective preventive services.* http://www.prevent.org/ncpp; accessed 11/8/07.

20. Botelho J, Skinner H. Motivating change in health behavior: implications for health promotion and disease prevention. *Primary Care.* 1995;22:565–589.

21. Miller W. Motivational interviewing: research, practice, and puzzles. *Addict Behav.* 1996;21:835–842.

22. Katz DL, Brunner RL, St Jeor ST, et al. Dietary fat consumption in a cohort of American adults, 1985–1991: covariates, secular trends, and compliance with guidelines. *Am J Health Promot.* 1998;12:382–390.

23. Kennedy E, Bowman S, Powell R. Dietary-fat intake in the US population. *J Am Coll Nutr.* 1999;18:207–212.

24. US Department of Agriculture, Center for Nutrition Policy and Promotion. *Diet quality of Americans in 2001–02 and 2007–09 as measured by the healthy eating index-2010.* February, 2013. https://www.fns.usda.gov/resource/healthy-eating-index-hei; accessed 2020.

25. Buttriss J. Food and nutrition: attitudes, beliefs, and knowledge in the United Kingdom. *Am J Clin Nutr*. 1997;65: 1985s–1995s.

26. Prabhu N, Duffy L, Stapleton F. Content analysis of prime-time television medical news: a pediatric perspective. *Arch Pediatr Adolesc Med*. 1996;150:46–49.

27. Plous S, Chesne R, McDowell AR. Nutrition knowledge and attitudes of cardiac patients. *J Am Diet Assoc*. 1995;95:442–446.

28. Rothman RL, Housam R, Weiss H, et al. Patient understanding of food labels: the role of literacy and numeracy. *Am J Prev Med*. 2006;31(5):391–398.

29. DietID: Diet is a vital sign. www.dietid.com/our-solutions; accessed 7/31/2020.

30. Katz DL, Rhee LQ, Katz CS, et al. Dietary assessment can be based on pattern recognition rather than recall [published online ahead of print, 2020 Feb 26]. *Med Hypotheses*. 2020;140:109644.

31. Jekel JF, Katz DL, Elmore JG, et al. *Epidemiology, biostatistics, and preventive medicine*, 3rd ed. Philadelphia, PA: Saunders, Elsevier, 2007.

32. Katz DL. Obesity be dammed! What it will take to turn the tide. *Harv Health Policy Rev*. 2006;7:135–151.

33. Fenton M. Battling America's epidemic of physical inactivity: building more walkable, livable communities. *J Nutr Educ Behav*. 2005;37:s115–s120.

34. Lovasi GS, Hutson MA, Guerra M, et al. Built environments and obesity in disadvantaged populations. *Epidemiol Rev*. 2009;31:7–20.

35. Singh GK, Siahpush M, Kogan MD. Neighborhood socioeconomic conditions, built environments, and childhood obesity. *Health Aff*. 2010;29:503–512.

36. Katz DL, Gonzalez MH. *The way to eat*. Naperville, IL: Sourcebooks, Inc., 2002.

37. Armstrong MJ, Mottershead TA, Ronksley PE, et al. Motivational interviewing to improve weight loss in overweight and/or obese patients: a systematic review and meta-analysis of randomized controlled trials. *Obesity Rev*. 2011;12(9):709–723.

38. Mirkarimi K, Kabir MJ, Honarvar MR, Ozouni-Davaji RB, Eri M. Effect of motivational interviewing on weight efficacy lifestyle among women with overweight and obesity: a randomized controlled trial. *Iran J Med Sci*. 2017 Mar;42(2):187–193. PMID: 28360445; PMCID: PMC5366367.

39. Glanz K, Basil M, Maibach E, et al. Why Americans eat what they do: taste, nutrition, cost, convenience, and weight control concerns as influences on food consumption. *J Am Diet Assoc*. 1998;98:1118–1126.

40. Lowenberg J. Health promotion and the "ideology of choice." *Public Health Nurs*. 1995;12:319–323.

41. Marantz P. Blaming the victim: the negative consequence of preventive medicine. *Am J Public Health*. 1990;80: 1186–1187.

42. Reiser S. Responsibility for personal health: a historical perspective. *J Med Philos*. 1985;10:7–17.

43. Minkler M. Personal responsibility for health? A review of the arguments and the evidence at century's end. *Health Educ Behav*. 1999;26(1):121–140.

44. Brownell K. Personal responsibility and control over our bodies: when expectation exceeds reality. *Health Psychol*. 1991;10:303–310.

45. Steinbrook R. Imposing personal responsibility for health. *N Engl J Med*. 2006;355(8):753–756.

46. Wikler D. Personal and social responsibility for health. *Ethics Int Aff*. 2002;16(2):47–55.

47. O'Connell M, Comerford BP, Wall HK, et al. Impediment profiling for smoking cessation: application in the worksite. *Am J Health Promot*. 2006;21:97–100.

48. O'Connell ML, Freeman M, Jennings G, et al. Smoking cessation for high school students: impact evaluation of a novel program. *Behav Modif*. 2004;28:133–146.

49. Katz DL, Boukhalil J, Lucan SC, et al. Impediment profiling for smoking cessation: preliminary experience. *Behav Modif*. 2003;27:524–537.

50. O'Connell M, Lucan SC, Yeh MC, et al. Impediment profiling for smoking cessation: results of a pilot study. *Am J Health Promot*. 2003;17:300–303.

51. Butler C, Rollnick S, Scott N. The practitioner, the patient and resistance to change: recent ideas on compliance. *CMAJ*.1996;154:1357–1362.

52. Goldstein MG, Whitlock EP, DePue J. Multiple behavioral risk factor interventions in primary care: summary of research evidence. *Am J Prev Med*. 2004;27:61–79.

53. Meriwether RA, Lee JA, Lafleur AS, et al. Physical activity counseling. *Am Fam Physician*. 2008;77(8):1129–1136.

54. Kahan S, Manson JE. Nutrition counseling in clinical practice: how clinicians can do better. *JAMA*. 2017;318(12):1101–1102.

55. Lauffenburger JC, Shrank WH, Bitton A, et al. Association between patient-centered medical homes and adherence to chronic disease medications: a cohort study. *Ann Intern Med*. 2017;166(2):81–88.

56. Blackburn DG, Spellman KD. The role of Internet technology in enhancing the effectiveness of lifestyle interventions for weight management. *Obesity Weight Manag*. 2010;6(3):131–135.

57. Lauti M, Kularatna M, Pillai A, Hill AG, MacCormick AD. A Randomised trial of text message support for reducing weight regain following sleeve gastrectomy. *Obes Surg*. 2018;28(8):2178–2186.

58. Schoeppe S, Alley S, Van Lippevelde W, et al. Efficacy of interventions that use apps to improve diet, physical activity and sedentary behaviour: a systematic review. *Int J Behav Nutr Phys Act*. 2016;13(1):127. Published 2016 Dec 7. doi:10.1186/s12966-016-0454-y

59. Calfas K, Long B, Sallis J, et al. A controlled trial of physician counseling to promote the adoption of physical activity. *Prev Med*. 1996;25:225–233.

60. Morey MC, Peterson MJ, Pieper CF, et al. The veterans learning to improve fitness and function in elders study: a randomized trial of primary care-based physical activity counseling for older men. *J Am Geriatr Soc*. 2009;57(7):1166–1174.

61. Crump C, Sundquist K, Sundquist J, Winkleby MA. Exercise is medicine: primary care counseling on aerobic fitness and muscle strengthening. *J Am Board Fam Med*. 2019 Jan 1;32(1):103–107.

62. Katz DL, O'Connell M, Yeh MC, et al. Public health strategies for preventing and controlling overweight and obesity in school and worksite settings: a report on recommendations of the Task Force on Community Preventive Services. *MMWR Recomm Rep*. 2005;54:1–12.

63. Katz DL. Competing dietary claims for weight loss: finding the forest through truculent trees. *Annu Rev Public Health*. 2005;26:61–88.

64. Katz DL. Pandemic obesity and the contagion of nutritional nonsense. *Public Health Rev*. 2003;31:33–44.

65. Lowe MR. Self-regulation of energy intake in the prevention and treatment of obesity: is it feasible? *Obes Res*. 2003;11: 44s–59s.

66. Banwell C, Hinde S, Dixon J, et al. Reflections on expert consensus: a case study of the social trends contributing to obesity. *Eur J Public Health*. 2005;15:564–568.

67. Booth KM, Pinkston MM, Poston WS. Obesity and the built environment. *J Am Diet Assoc*. 2005;105:s110–s117.

68. Poston WS II, Foreyt JP. Obesity is an environmental issue. *Atherosclerosis*. 1999;146:201–209.

LECTURAS RECOMENDADAS

Abusabha R, Achterberg C. Review of self-efficacy and locus of control for nutrition- and health-related behavior. *J Am Diet Assoc*. 1997;97:1122–1132.

Abusabha R, Achterberg C, Elder J, et al. Theories and intervention approaches to health-behavior change in primary care. *Am J Prev Med*. 1999;17:275–284.

Achterberg C, McDonnel E, Bagny R. How to put the food guide pyramid into practice. *J Am Diet Assoc*. 1994;94:1030–1035.

Ammerman AS, Lindquist CH, Lohr KN, et al. The efficacy of behavioral interventions to modify dietary fat and fruit and vegetable intake: a review of the evidence. *Prev Med*. 2002;35:25–41.

Barr K. To eat, perchance to lie. *New York Times*, August 30, 1995.

Berg-Smith S, Stevens V, Brown K, et al. A brief motivational intervention to improve dietary adherence in adolescents: the Dietary Intervention Study in Children (DISC) Research Group. *Health Educ Res*. 1999;14:399–410.

Bostik R. Diet and nutrition in the etiology and primary prevention of colon cancer. In: Bendich A, Deckelbaum RJ, eds. *Preventive nutrition: the comprehensive guide for health professionals*. Totowa, NJ: Humana Press, 1997.

Botelho R, Skinner H, Butler C, et al. The practitioner, the patient and resistance to change: recent ideas on compliance. *CMAJ*. 1996;154:1357–1362.

Bradbury J, Thomason JM, Jepson NJ, et al. Nutrition counseling increases fruit and vegetable intake in the edentulous. *J Dent Res*. 2006;85:463–468.

Bruer R, Schmidt R, Davis H. Nutrition counseling—should physicians guide their patients? *Am J Prev Med*. 1994:308–311.

Brug J, Campbell M, Assema PV. The application and impact of computer-generated personalized nutrition education: a review of the literature. *Patient Educ Couns*. 1999;36:145–156.

Brunner E, White I, Thorogood M, et al. Can dietary interventions change diet and cardiovascular risk factors? A meta-analysis of controlled trials. *Am J Public Health*. 1997; 87:1415–1422.

Burton L, Shapiro S, German P. Determinants of physical activity initiation and maintenance among community-dwelling older persons. *Prev Med*. 1999;29:422–430.

Calfas KJ, Sallis JF, Zabinski MF, et al. Preliminary evaluation of a multicomponent program for nutrition and physical activity change in primary care: PACE+ for adults. *Prev Med*. 2002;34:153–161.

Curry S, Kristal A, Bowen D. An application of the stage model of behavior change to dietary fat reduction. *Health Educ Res*. 1992;7:319–325.

Damrosch S. General strategies for motivating people to change their behavior. *Nurs Clin North Am*. 1991;26:833–843.

Davis C. The report to Congress on the appropriate federal role in assuring access by medical students, residents, and practicing physicians to adequate training in nutrition. *Public Health Rep*. 1994;109:824–826.

Diabetes Prevention Program. Design and methods for a clinical trial in the prevention of type 2 diabetes. *Diabetes Care*. 1999;22:623–634.

DiClemente C, Prochaska J. Self-change and therapy change of smoking behavior: a comparison of processes of change in cessation and maintenance. *Addict Behav*. 1982;7:133–142.

Drewnowski A. Why do we like fat? *J Am Diet Assoc*. 1997;97: s58–s62.

Eaton S, Konner M. Paleolithic nutrition revisited: a twelve-year retrospective on its nature and implications. *Eur J Clin Nutr*. 1997;51:207–216.

Evans AT, Rogers LQ, Peden JG Jr, et al. Teaching dietary counseling skills to residents: patient and physician outcomes. The CADRE Study Group. *Am J Prev Med*. 1996;12:259–265.

Fallon EA, Wilcox S, Laken M. Health care provider advice for African American adults not meeting health behavior recommendations. *Prev Chronic Dis*. 2006;3:A45.

Fleury J. The application of motivational theory to cardiovascular risk reduction. *Image J Nurs Sch*. 1992;24:229–239.

Foreyt JP, Poston WS II. The role of the behavioral counselor in obesity treatment. *J Am Diet Assoc*. 1998;98:s27–s30.

Galuska DA, Will JC, Serdula MK, et al. Are health care professionals advising obese patients to lose weight? *JAMA*. 1999;282:1576–1578.

Glanz K. Review of nutritional attitudes and counseling practices of primary care physicians. *Am J Clin Nutr*. 1997;65:2016s–2019s.

Green LW. What can we generalize from research on patient education and clinical health promotion to physician counseling on diet? *Eur J Clin Nutr*. 1999;53:s9–s18.

Grimm J. Interaction of physical activity and diet: implications for insulin–glucose dynamics. *Public Health Nutr*. 1999;2:363–368.

Hark L, Deen D Jr. Taking a nutrition history: a practical approach for family physicians. *Am Fam Physician*. 1999;59:1521–1528, 1531–1532.

Hiddink G, Hautvast J, van Woerkum CM, et al. Consumers' expectations about nutrition guidance: the importance of the primary care physicians. *Am J Clin Nutr*. 1997;65:1974s–1979s.

Jha R. Thiazolidinediones—the new insulin enhancers. *Clin Exp Hypertens*. 1999;21:157–166.

Katz DL. Behavior modification in primary care: the pressure system model. *Prev Med*. 2001;32:66–72.

Kelly R, Zyzanski S, Alemagno S. Prediction of motivation and behavior change following health promotion: role of health beliefs, social support, and self-efficacy. *Soc Sci Med*. 1991;32: 311–320.

Kessler L, Jonas J, Gilham M. The status of nutrition education in ACHA college and university health centers. *J Am Coll Health*. 1992;41:31–34.

Kreuter M, Scharff D, Brennan L, et al. Physician recommendations for diet and physical activity: which patients get advised to change? *Prev Med*. 1997;26:825–833.

Kreuter M, Strecher V. Do tailored behavior change messages enhance the effectiveness of health risk appraisal? Results from a randomized trial. *Health Educ Res*. 1996;11:97–105.

Kristal A, White E, Shattuck A, et al. Long-term maintenance of a low-fat diet: durability of fat-related dietary habits in the Women's Health Trial. *J Am Diet Assoc*. 1992;92:553–559.

Kritchevsky D. Dietary guidelines—the rationale for intervention. *Cancer*. 1993;72:1011–1114.

Kumanyika S. Behavioral aspects of intervention strategies to reduce dietary sodium. *Hypertension*. 1991;17:i90–i95.

Kushner R. Barriers to providing nutrition counseling by physicians: a survey of primary care practitioners. *Prev Med*. 1995;24: 546–552.

Laforge RG, Greene GW, Prochaska JO. Psychosocial factors influencing low fruit and vegetable consumption. *J Behav Med*. 1994;17:361–374.

Landsberg L. Insulin resistance and hypertension. *Clin Exp Hypertens*. 1999;21:885–894.

Lazarus K. Nutrition practices of family physicians after education by a physician nutrition specialist. *Am J Clin Nutr*. 1997;65:2007s–2009s.

Lichtman S, Pisarska K, Berman E, et al. Discrepancy between self-reported and actual caloric intake and exercise in obese subjects. *N Engl J Med*. 1992;327:1893–1898.

Love M, Davoli G, Thurman Q. Normative beliefs of health behavior professionals regarding the psychosocial and environmental factors that influence health behavior change related to smoking cessation, regular exercise, and weight loss. *Am J Health Promot*. 1996;10:371–379.

Lynch M, Cicchetti D. An ecological-transactional analysis of children and contexts: the longitudinal interplay among child maltreatment, community violence, and children's symptomatology. *Dev Psychopathol*. 1998;10:235–257.

Mathers J, Daly M. Dietary carbohydrates and insulin sensitivity. *Curr Opin Clin Nutr Metab Care*. 1998;1:553–557.

McInnis KJ. Diet, exercise, and the challenge of combating obesity in primary care. *J Cardiovasc Nurs*. 2003;18:93–100.

Mhurchu C, Margetts B, Speller V. Applying the stages-of-change model to dietary change. *Nutr Rev*. 1997;55:10–16.

Millen B, Quatromoni P, Gagnon D, et al. Dietary patterns of men and women suggest targets for health promotion: the Framingham Nutrition Studies. *Am J Health Promot*. 1996;11:42–52.

National Cancer Institute. *Theory at a glance: a guide for health promotion practice*. http://www.nci.nih.gov/aboutnci/oc/theory-at-a-glance; accessed 11/8/07.

Nawaz H, Adams M, Katz D. Weight loss counseling by health care providers. *Am J Public Health*. 1999;89:764–767.

Neel J. Diabetes mellitus: A "thrifty" genotype rendered detrimental by "progress?" *Am J Hum Genet*. 1962;14:353–362.

Nigg C, Burbank P, Padula C, et al. Stages of change across ten health risk behaviors for older adults. *Gerontologist*. 1999;39:473–482.

Nutrition Committee, American Heart Association. Dietary guidelines for healthy American adults. A statement for physicians and health professionals by the Nutrition Committee, American Heart Association. *Circulation*. 1988;77:721A–724A.

Ockene I, Hebert J, Ockene J, et al. Effect of physician-delivered nutrition counseling training and an office-support program on saturated fat intake, weight, and serum lipid measurements in a hyperlipidemic population: Worcester Area Trial for Counseling in Hyperlipidemia (WATCH). *Arch Intern Med*. 1999;159: 725–731.

Parcel GS, Edmundson E, Perry CL, et al. Measurement of self-efficacy for diet-related behaviors among elementary school children. *J Sch Health*. 1995;65:23–27.

Patrick K, Sallis JF, Prochaska JJ, et al. A multicomponent program for nutrition and physical activity change in primary care: PACE+ for adolescents. *Arch Pediatr Adolesc Med*. 2001;155: 940–946.

Pignone MP, Ammerman A, Fernandez L, et al. Counseling to promote a healthy diet in adults: a summary of the evidence for the US Preventive Services Task Force. *Am J Prev Med*. 2003; 24:75–92.

Plotnick GD, Corretti M, Vogel RA. Effect of antioxidant vitamins on the transient impairment of endothelium-dependent brachial artery vasoactivity following a single high-fat meal. *JAMA*. 1997;278:1682–1686.

Poston WS II, Foreyt JP. Obesity is an environmental issue. *Atherosclerosis*. 1999;146:201–209.

Prochaska J. Assessing how people change. *Cancer*. 1991;67: 805–807.

Prochaska J, Crimi P, Papsanski D, et al. Self-change processes, self-efficacy and self-concept in relapse and maintenance of cessation of smoking. *Psychol Rep*. 1982;51:989–990.

Prochaska J, DiClemente C. Stages of change in the modification of problem behaviors. *Prog Behav Modif*. 1992;28:183–218.

Rogers PJ. Eating habits and appetite control: a psychobiological perspective. *Proc Nutr Soc*. 1999;58:59–67.

Rossi J, Prochaska J, DiClemente C. Processes of change in heavy and light smokers. *J Subst Abuse*. 1988;1:1–9.

Rothman A, Salovey P. Shaping perceptions to motivate healthy behavior: the role of message framing. *Psychol Bull*. 1997;121: 3–19.

Ruggiero L, Rossi J, Prochaska J, et al. Smoking and diabetes: readiness for change and provider advice. *Addict Behav*. 1999;24:573–578.

Saelens BE, Sallis JF, Wilfley DE, et al. Behavioral weight control for overweight adolescents initiated in primary care. *Obes Res*. 2002;10:22–32.

Schectman J, Stoy D, Elinsky E. Association between physician counseling for hypercholesterolemia and patient dietary knowledge. *Am J Prev Med*. 1994;10:136–139.

Sciamanna CN, DePue JD, Goldstein MG, et al. Nutrition counseling in the promoting cancer prevention in primary care study. *Prev Med*. 2002;35:437–446.

Senekal M, Albertse EC, Momberg DJ, et al. A multidimensional weight-management program for women. *J Am Diet Assoc*. 1999;99:1257–1264.

Shaw ME. Adolescent breakfast skipping: an Australian study. *Adolescence*. 1998;33:851–861.

Smith D, Heckemeyer C, Kratt P, et al. Motivational interviewing to improve adherence to a behavioral weight-control program for older obese women with NIDDM. A pilot study. *Diabetes Care*. 1997;20:52–54.

Somers E. *Food and mood*, 2nd ed. New York, NY: Henry Holt and Company, 1999.

Staten LK, Gregory-Mercado KY, Ranger-Moore J, et al. Provider counseling, health education, and community health workers: the Arizona Wisewoman Project. *J Womens Health (Larchmt)*. 2004;13:547–556.

Stevens VJ, Glasgow RE, Toobert DJ, et al. Randomized trial of a brief dietary intervention to decrease consumption of fat and increase consumption of fruits and vegetables. *Am J Health Promot*. 2002;16:129–134.

Strecher V, DeVellis B, Becker M, et al. The role of self-efficacy in achieving health behavior change. *Health Educ Q*. 1986;13: 73–92.

Stunkard A, Sobal J. Psychosocial consequences of obesity. In: Brownell KD, Fairburn CF, eds. *Eating disorders and obesity: a comprehensive handbook*. New York, NY: Guilford Press, 1995:417–421.

Tannahill R. *Food in history*. London: Penguin Books, 1988.

Thomas B. *Nutrition in primary care*. Oxford, UK: Blackwell Science, 1996.

Thomas PR, ed. *Improving America's diet and health: from recommendations to action*. Washington, DC: National Academy Press, 1991.

US Department of Agriculture, Agricultural Research Service 1999. *USDA nutrient database for standard reference*. http://www.nal.usda.gov/fnic/foodcomp/search/; accessed 11/8/07.

US Department of Agriculture, US Department of Health and Human Services. *Nutrition and your health: dietary guidelines for Americans*, 4th ed. Washington, DC: US Department of Agriculture and US Department of Health and Human Services, 1995.

US Food and Drug Administration. *An FDA consumer special report: focus on food labeling.* FDA Consumer 1993.

US Preventive Services Task Force. *Guide to Clinical Preventive Services,* 2nd ed. Alexandria, VA: International Medical Publishing, 1996.

van Weel C. Dietary advice in family medicine. *Am J Clin Nutr.* 2003;77:1008s–1010s.

Velicer W, Hughes S, Fava J, et al. An empirical typology of subjects within stage of change. *Addict Behav.* 1995;20:299–320.

Velicer W, Norman G, Fava J, et al. Testing 40 predictions from the transtheoretical model. *Addict Behav.* 1999;24:455–469.

Wallston B, Wallston K. Locus of control and health: a review of the literature. *Health Educ Monogr.* 1978;6:107–117.

Wong SY, Lau EM, Lau WW, et al. Is dietary counseling effective in increasing dietary calcium, protein and energy intake in patients with osteoporotic fractures? A randomized controlled clinical trial. *J Hum Nutr Diet.* 2004;17:359–364.

Temas contemporáneos sobre nutrición

Un buen libro de texto muestra un tono comedido y sobrio. El objetivo de un libro de texto es presentar, en la medida de lo posible, la verdad, toda la verdad y nada más que la verdad, para que sus lectores puedan formarse sus propias perspectivas, de acuerdo con el peso de las pruebas establecidas. Por tanto, el trabajo de un editor de libros de texto es pulir, no opinar. La tarea consiste en buscar la verdad establecida y los argumentos válidos, y liberarlos del desorden para que puedan hablar por sí mismos. Las páginas precedentes se han puesto al servicio de esta tarea, por muy bien o mal que se haya hecho.

No así las páginas que siguen.

En este grupo de capítulos sobre temas de actualidad, les ofrezco mi propia voz, sin trabas (más o menos): mi perspectiva, sin ataduras. Dicho esto, mi opinión más firme es que la ideología personal de cualquier persona, incluida la mía, debe estar subordinada a la epidemiología, y que nuestras opiniones que merecen ser compartidas deben esforzarse por alinearse con el peso de la evidencia y adaptarse con el tiempo para seguir siendo actuales. Así pues, aquí tienen mi voz y mi perspectiva, pero si soy fiel a mi propia causa, estos capítulos, y el peso de las pruebas pertinentes, apuntarán a las mismas conclusiones. Sin embargo, el valor de la perspectiva es que ofrece algo que los datos puros no pueden ofrecer.

A los que encuentren méritos aquí, mi humilde agradecimiento, junto con la advertencia de que hay mucho más de lo mismo de donde provienen. En la sección «Temas y fuentes adicionales» encontrarán mi amplio archivo de línea de ensayos y columnas sobre temas de medicina preventiva, salud pública y, en la mayor parte de los casos, nutrición. Puede agilizar la recuperación de temas poniendo mi nombre y el tema de interés en su cuadro de búsqueda preferido; en cualquier tema de nutrición, es probable que haya una cantidad considerable.

Para aquellos que encuentren deficiencias aquí, la culpa es, por supuesto, única y enteramente mía. Por favor, comuníquenmelas y prometo modificar mi perspectiva, y la forma de compartirla, de acuerdo con su persuasión. Lo agradezco de antemano, ya que se encuentran entre mis maestros. Los elogios son hermosos, pero se aprende mucho más cuando se escucha a quienes tienen opiniones distintas de las que ya poseemos.

—David L. Katz

TEMAS Y OTRAS FUENTES

Libros

- Katz DL. The Truth about Food: Why Pandas Eat Bamboo and People Get Bamboozled. True Health Initiative; October 1, 2018
- Bittman M, Katz DL. How to Eat: All Your Food and Diet Questions Answered. Houghton Mifflin Harcourt. March 3, 2020.

*Esta colección es la más actual.

Archivos de la columna en línea de David L. Katz

- US News & World Report: https://www.usnews.com/topics/author/david-l-katz
- Forbes: https://www.forbes.com/sites/davidkatz/?sh=150be9617af2
- Huffington Post: https://www.huffpost.com/author/david-katz-md
- VeryWell: https://www.verywellhealth.com/
- LinkedIn*: https://www.linkedin.com/in/david-l-katz-md-mph-facpm-facp-faclm-4798667/detail/recent-activity/posts/

Capítulo 48

La caloría

David L. Katz

INTRODUCCIÓN

La naturaleza resistente de la epidemia de obesidad ha invitado a una amplia consideración en la comunidad de nutricionistas, y casi todos los preceptos consagrados han sido objeto de evaluación atenta y reconsideración. Entre ellos se encuentra el principio básico de que la regulación del peso es, en última instancia, una cuestión de equilibrio energético que, a su vez, depende de las calorías ingeridas en relación con las gastadas. La pregunta «¿una caloría es una caloría?» (1,2) se ha convertido en una frase importante tanto en la cultura popular como en la literatura científica.

La base evidente de la pregunta es que el énfasis en las calorías no ha logrado producir una contramedida efectiva a los elementos obesógenos de la sociedad contemporánea. Una consideración adicional es que una determinada reducción incremental del consumo de energía o un aumento del gasto energético no se traducen en un cambio estándar del peso o de la composición corporal. Estas y otras observaciones relacionadas han llevado a algunos autores a preguntarse si las calorías son realmente importantes o no (3), y a otros a ir más lejos y declarar que no lo son (4).

Fundamentalmente, la caloría es una medida estandarizada de energía almacenada, al igual que el julio, que se utiliza habitualmente en Europa. La medida real que se aplica habitualmente a los alimentos en Estados Unidos es la kilocaloría. Una kilocaloría es la energía necesaria para elevar la temperatura de 1 L de agua 1 °C a nivel del mar. Desde la perspectiva de un calorímetro, una caloría es claramente una caloría, y exactamente eso.

Pero los seres humanos no son calorímetros. La energía consumida en forma de alimentos se consume en apoyo del metabolismo basal, se utiliza para el crecimiento y la reparación, se emplea como combustible para el esfuerzo físico, se desperdicia en forma de calor o se convierte en una reserva de almacenamiento en forma de glucógeno (v. caps. 1 y 5) o grasa (v. caps. 2 y 5). La demanda de energía para el crecimiento y la reparación varía según la etapa del ciclo vital y las circunstancias diarias. La eficiencia con la que se utilizan las calorías varía entre las personas, al igual que la eficiencia del combustible varía entre los vehículos, con la consiguiente variación del grado en que las calorías se desperdician en forma de calor (es decir, la termogénesis). El gasto energético en reposo y la tasa metabólica basal varían en función de factores genéticos y de la composición corporal. Esta, a su vez, varía en función de factores genéticos, factores alimentarios y la actividad física. La actividad física influye en las necesidades energéticas tanto directamente como indirectamente, a través de los efectos sobre la masa corporal magra.

Estos factores explican fácilmente las respuestas variables, en relación con el peso y la composición corporal, de diferentes personas a la misma carga de calorías. No es necesario que la variación se deba a las calorías, ya que se explica fácilmente por las variaciones conocidas del metabolismo humano. La analogía con otros vehículos es de nuevo adecuada. Si dos coches recorren distancias diferentes o tienen un rendimiento variable en otros aspectos con una cantidad idéntica de combustible, no hacen falta enigmas ocultos en la definición de 1 L de gasolina. Más bien, invoca la explicación mucho más evidente de que no todos los coches son iguales (5). Un buen consejo para los médicos es reconocer que dos pacientes pueden comer y hacer el mismo ejercicio, y sin embargo terminar con pesos muy diferentes. Esto no es un testimonio de defectos en las leyes de la termodinámica, sino simplemente un reflejo de la bien establecida y, en algunos casos, bastante importante (6) variación en la eficiencia metabólica humana. Los estudios sobre el genoma y el microbioma (v. cap. 5) aportan nuevos conocimientos en este ámbito. Hay algunos casos de vulnerabilidad bastante llamativa al aumento de peso, o de resistencia a la pérdida de peso, que son frustrantes tanto para el paciente como para el médico, y que probablemente tienen un origen multifactorial. Además, cada vez se entienden mejor las implicaciones de los cambios en la masa y la composición corporales para las necesidades calóricas, y se han elaborado modelos que aclaran la naturaleza dinámica del equilibrio energético (7-11).

Las explicaciones sobre el decepcionante rendimiento de una visión del control de peso centrada en las calorías ya no son engañosas en el ámbito epidemiológico. A pesar de que las orientaciones alimentarias oficiales insisten desde hace mucho tiempo en el control de las raciones, en la era contemporánea se ha producido una proliferación constante, e incluso acelerada, de alimentos procesados con elevada densidad energética y literalmente diseñados para ser lo más irresistibles posible (12). Con una definición estandarizada de «alimento ultraprocesado» de uso generalizado (13), los estudios (incluidos los estudios aleatorizados y controlados [ECA]) están demostrando la relación directa entre estas adulteraciones intencionadas y el aumento del consumo (14).

Frente a esta fuerza aparentemente imparable impulsada por el afán de lucro, el control de las raciones ha sido algo demasiado cambiante. En consecuencia, las encuestas nacionales sobre nutrición en Estados Unidos sugieren que, aunque ha habido variaciones en el porcentaje de calorías procedentes de fuentes específicas de macronutrimentos en las últimas décadas, la ingesta general de calorías ha aumentado, en lugar de disminuir (v. cap. 5). El fracaso de la «hipótesis de las calorías» en el ámbito de la salud pública es atribuible no a defectos en el concepto de la caloría, sino a un indignante fallo en la ejecución de la orientación debido a las influencias obesógenas de la cultura y el entorno modernos.

Los estudios de intervención sobre la pérdida de peso, revisados ampliamente en el capítulo 5, implican superficialmente efectos diferenciales de las clases de macronutrimentos sobre el peso. Sin embargo, si se revisa a fondo, la bibliografía muestra que las dietas logran la pérdida de peso mediante una restricción de calorías (algunas directamente y otras indirectamente mediante la restricción de opciones), pero todas lo hacen.

Además, las diferencias de pérdida de peso que se observan con las distintas dietas tienden a ser nominales, y pierden importancia con el tiempo, incluida cualquier distinción entre el ayuno intermitente y los déficits calóricos comparables que se consiguen mediante la restricción diaria (15,16). Cualquier medio para restringir las calorías, incluida una alimentación compuesta voluntariamente por alimentos «basura», favorece la pérdida de peso a corto plazo (17), aunque no necesariamente la buena salud a largo plazo. Del mismo modo, una ingesta de calorías por encima de las necesidades provoca aumento de peso, independientemente de la fuente de esas calorías (18).

Sigue la discusión sobre si el mismo número de calorías procedentes de distintas fuentes alimentarias ejercerá efectos diferentes sobre aspectos importantes del metabolismo, como el equilibrio hormonal. Situado de manera ingeniosa en el contexto de la argumentación, este punto se aprovecha para insinuar la inadecuación del concepto de caloría y justificar las reflexiones sobre la utilidad de la medida.

Pero esta discusión, despojada de sus pretensiones, no es más que la afirmación de que la calidad de los alimentos importa, además de su cantidad. Esto no supera el nivel de lo evidente. Por supuesto, un número determinado de calorías procedentes de una bebida azucarada carente de valor nutritivo es utilizado por el cuerpo de forma muy diferente a la misma cantidad de calorías procedentes de las nueces, el aguacate o el salmón salvaje. En esencia, se ha ideado un argumento engañoso para poder desacreditarlo: si las calorías cuentan, entonces las calorías de distintos alimentos deberían tener todas los mismos efectos. Si todas las cantidades fijas de energía alimentaria no tienen los mismos efectos, entonces es que las calorías no cuentan. Por tanto, una caloría «no» es una caloría. El argumento es engañoso porque la primera parte de la afirmación no tiene fundamento.

La misma cantidad de energía latente puede almacenarse en alimentos de calidad nutricional muy diferente. La calidad nutricional, a su vez, es un término que se define en función de los efectos sobre la salud: los alimentos varían en cuanto a calidad nutricional si varían en sus efectos sobre la salud y el metabolismo. Si 100 kcal de manzana, puré de manzana, sidra de manzana o tarta de manzana se metabolizaran de forma idéntica, serían inmediatamente idénticas desde el punto de vista nutricional. Son los efectos diferenciales de los alimentos sobre los aspectos medibles de la salud y las respuestas metabólicas los que justifican en principio cualquier clasificación relativa de menos a más «nutritivos» (19).

Los efectos de los alimentos sobre las respuestas endocrinas varían, y esto, a su vez, tiene implicaciones en el destino de las calorías. Cuando las respuestas a la insulina son rápidas, se puede facilitar el depósito de calorías en la grasa (v. cap. 6), con una acumulación preferente de grasa a nivel central, incluido el hígado.

Esta grasa visceral es un elemento precipitante en la vía que conduce al síndrome metabólico (v. cap. 6). Nunca se ha cuestionado que la calidad de los alimentos y sus efectos sobre las respuestas metabólicas sean importantes. Estos factores pueden ser importantes, y las calorías también. Que ambos importan es justo lo que sugiere el peso de la evidencia.

Una última cuestión tiene un especial valor práctico. La calidad de las calorías puede ser el mejor método para controlar su cantidad. Como ya se ha señalado, los consejos sobre el control de las raciones han tendido a fracasar frente a las tentaciones del suministro moderno de alimentos, y los estudios controlados aleatorizados (ECA) muestran ahora que el ultraprocesado de los alimentos es un desencadenante causal del consumo excesivo y el aumento de peso (14). Algunos periodistas de investigación han mostrado más de una vez los esfuerzos diligentes y bien informados de la industria alimentaria para maximizar el número de calorías que se necesitan para alcanzar la saciedad (20,21). Hay razones para creer (y datos que lo sugieren [v. cap. 5]) que este proceso puede ser objeto de ingeniería inversa.

Las fórmulas alimentarias que aumentan la densidad energética, incrementan la carga glucémica y minimizan los efectos de saciedad (todos ellos componentes del «ultraprocesado») (22) provocarán tanto los efectos adversos de la mala calidad como los del aumento de la cantidad. Los alimentos con propiedades opuestas (alta densidad de nutrimentos, densidad energética relativamente baja, carga glucémica baja y alto índice de saciedad) tenderán a ejercer efectos favorables sobre la salud de forma directa, e indirectamente facilitarán el control de las raciones al reducir las calorías necesarias para lograr una sensación satisfactoria de saciedad.

Una caloría es una caloría, pero los refrescos no son salmón, ni espinacas. Tanto la calidad como la cantidad de calorías cuentan. La mejor forma de controlar la cantidad puede ser centrándose en la calidad. Un debate interminable sobre las implicaciones de una medida de energía latente no es probable que conduzca a ninguna de las dos cosas.

Si se desean más comentarios del autor sobre el tema de las calorías, véase

1. http://www.huffingtonpost.com/david-katz-md/what-are-calories_b_4170755.html
2. http://www.huffingtonpost.com/david-katz-md/calories_b_1369749.html
3. http://health.usnews.com/health-news/blogs/eat-run/2012/07/11/fathoming-the-calorie
4. Katz DL. Calories Made Combustibly Simple. LinkedIN. July 26, 2019. https://www.linkedin.com/pulse/calories-made-combustibly-simple-david/
5. Katz DL. Intermittent fasting is the diet of the moment. Medium, November 7, 2019. https://heated.medium.com/headlines-shout-the-benefits-of-intermittent-fasting-ba0e80706cfa

REFERENCIAS BIBLIOGRÁFICAS

1. Buchholz AC, Schoeller DA. Is a calorie a calorie? *Am J Clin Nutr.* 2004;79(5):899S–906S.
2. Penner E. Is a calorie a calorie? Ask the dietitian. *MyFitnessPal Blog.* April 27, 2016. https://blog.myfitnesspal.com/ask-the-dietitian-is-a-calorie-a-calorie-2/
3. Bittman M. Is a calorie a calorie? *NY Times On-line, Opionator.* March 20, 2013. http://opinionator.blogs.nytimes.com/2012/03/20/is-a-calorie-a-calorie/
4. Diet Doctor. *A calorie is not a calorie.* June 29, 2012. http://www.dietdoctor.com/a-calorie-is-not-a-calorie
5. Katz DL. Fathoming the Calorie. US News & World Report, Eat and Run Blog. November 7, 2012. http://health.usnews.com/health-news/blogs/eat-run/2012/07/11/fathoming-the-calorie
6. Chamala S, Beckstead WA, Rowe MJ, et al. Evolutionary selective pressure on three mitochondrial SNPs is consistent with their influence on metabolic efficiency in Pima Indians. *Int J Bioinform Res Appl.* 2007;3(4):504–522.
7. Hall KD. Metabolism of mice and men: mathematical modeling of body weight dynamics. *Curr Opin Clin Nutr Metab Care.* 2012;15(5):418–423.
8. Hall KD. Modeling metabolic adaptations and energy regulation in humans. *Annu Rev Nutr.* 2012;32:35–54.
9. Hall KD, Heymsfield SB, Kemnitz JW, et al. Energy balance and its components: implications for body weight regulation. *Am J Clin Nutr.* 2012;95(4):989–994.
10. Guo J, Brager DC, Hall KD. Simulating long-term human weight-loss dynamics in response to calorie restriction. *Am J Clin Nutr.* 2018 Apr 1;107(4):558–565.
11. Hall KD, Guo J. Obesity energetics: body weight regulation and the effects of diet composition. *Gastroenterology.* 2017 May;152(7):1718–1727.e3
12. Moss M. *Salt sugar fat: how the food giants hooked us.* Random House, 2013.
13. Monteiro CA, Moubarac JC, Cannon G, Ng SW, Popkin B. Ultra-processed products are becoming dominant in the global food system. *Obes Rev.* 2013 Nov;14 Suppl 2:21–28.
14. Hall KD, Ayuketah A, Brychta R, Cai H, Cassimatis T, Chen KY, et al. Ultra-processed diets cause excess calorie intake and weight gain: an inpatient randomized controlled trial of ad libitum food intake. *Cell Metab.* 2019 Jul 2;30(1):67–77.e3
15. The Conversation. Intermittent fasting is no better than conventional dieting for weight loss, new study finds. 2018. November 30, 2018. https://theconversation.com/intermittent-fasting-is-no-better-than-conventional-dieting-for-weight-loss-new-study-finds-107829
16. Schübel R, Nattenmüller J, Sookthai D, Nonnenmacher T, Graf ME, Riedl L, et al. Effects of intermittent and continuous calorie restriction on body weight and metabolism over 50 wk: a randomized controlled trial. *Am J Clin Nutr.* 2018;108(5):933–945.
17. Fell JS. A Twinkie diet? It comes down to calories. *Los Angeles Times.* December 6, 2010. http://articles.latimes.com/2010/dec/06/health/la-he-fitness-twinkie-diet-20101206
18. Bray GA, Smith SR, de Jonge L, et al. Effect of dietary protein content on weight gain, energy expenditure, and body composition during overeating: a randomized controlled trial. *JAMA.* 2012;307(1):47–55.
19. Katz DL, Njike VY, Faridi Z, et al. The stratification of foods on the basis of overall nutritional quality: the overall nutritional quality index. *Am J Health Promot.* 2009;24(2):133–143.
20. The Oreo, obesity, and us. *The Chicago Tribune.* http://www.chicagotribune.com/news/watchdog/chi-oreos-specialpackage,0,6758724.special
21. Moss M. The extraordinary science of addictive junk food. *The New York Times.* February 20, 2013. http://www.nytimes.com/2013/02/24/magazine/the-extraordinary-science-of-junk-food.html
22. Monteiro CA, Cannon G, Levy RB, Moubarac JC, Louzada ML, Rauber F, et al. Ultra-processed foods: what they are and how to identify them. *Public Health Nutr.* 2019 Apr;22(5):936–941.

Capítulo 49

El pernicioso movimiento del dogma alimentario

David L. Katz

Se dice que la cola «mueve al perro» cuando el elemento menos importante subordina al mayor. Esto, por desgracia, es lo habitual cuando los avances en crecimiento en la nutrición como ciencia y disciplina clínica coinciden con el ritmo de la fascinación de la cultura pop.

La carga recae en el médico ilustrado, quien tiene el deber de percibir las grandes verdades más allá del desorden de quienes pretenden saber. Para renunciar a las afirmaciones, a menudo dogmáticas, hechas al servicio de las modas, las tendencias y las teorías de los más astutos, y para desengañar a los pacientes con respecto a sus creencias en falsos emisarios, varitas mágicas, falsas promesas y fórmulas mágicas. La era actual de la orientación nutricional ha propagado un enfoque en los detalles de los nutrimentos hasta la relativa exclusión de alimentos y el patrón alimentario general. Michael Pollan ha caracterizado acertadamente esta preocupación como «nutricionismo» (1) y ha atribuido a esta tendencia gran parte de los problemas de la epidemiología nutricional contemporánea. En la medida en que el «nutricionismo» no explica totalmente los problemas actuales de la alimentación, la ley de las consecuencias imprevistas puede explicar el resto (2).

Las recomendaciones centradas en los nutrimentos han creado oportunidades casi ilimitadas para que los elementos de la industria alimentaria acentúen alguna parte positiva en particular, con una relativa falta de atención al conjunto.

Por tanto, se puede plantear la hipótesis de que la combinación del «nutricionismo» y la explotación oportunista de este ha hecho mucho para desviar y frenar el progreso de la nutrición en la salud pública (3). Si esta hipótesis es correcta, muchos grupos son cómplices del estancamiento, incluidos los médicos.

Empezando por la epidemiología nutricional, se puede decir que la era contemporánea comenzó con el trabajo de Ancel Keys y la asociación de patrones alimentarios específicos en los países desarrollados y ricos, con abundantes alimentos de origen animal, con la enfermedad cardiovascular (4). También puede decirse que la era del «nutricionismo» comenzó entonces, ya que las observaciones que se referían principalmente al patrón alimentario general y al patrón de salud general se convirtieron en afirmaciones sobre nutrimentos específicos, factores de riesgo de enfermedades crónicas específicas y resultados de salud específicos; en este caso, la implicación de las grasas saturadas y el colesterol alimentario en la dislipidemia y la propagación de la ateroesclerosis coronaria (v. cap. 7).

A partir de entonces, se inició la era de la preocupación por la alimentación «baja en grasas», aunque esta nunca fue la intención de Keys, ni la implicación de su trabajo (5,6).

Las complejidades, sutilezas, validez y falacias de culpar de la ateroesclerosis a las grasas saturadas o al colesterol alimentario, o a ambos, se abordan con mayor detalle en el capítulo 7. Aquí, basta con señalar que el colesterol de los alimentos parece tener una influencia generalmente débil en la concentración sérica de colesterol, y en el riesgo cardiovascular de las personas con dietas típicas y modernas (el efecto relativo puede ser mayor en las personas con una alimentación más saludable al inicio); y la grasa saturada representa toda una clase de nutrimentos con efectos variables (v. caps. 2 y 7). Al centrarse inicialmente en la dosis diaria de estos nutrimentos, se pasó por alto el hecho de que variaban en función del patrón alimentario general. Necesariamente, una alimentación que obtenía una mayor proporción de su energía de alimentos ricos en grasas saturadas y colesterol (carne y carne procesada, productos lácteos y productos lácteos procesados en particular) obtenía menos a partir de alimentos vegetales intrínsecamente bajos en estos componentes (7). Los efectos sobre la salud de la reducción de la ingesta de grasas saturadas varían, como es lógico, en función de las particularidades de su sustitución (8).

Aun así, el consejo que evolucionó a partir del trabajo de Keys y cols. (restringir la ingesta de grasas en la alimentación) podría haber dado lugar a mejoras en la salud si se hubiera traducido como: comer más alimentos naturalmente bajos en grasa. Eso, a su vez, podría haber conducido a una mayor ingesta de verduras, frutas, alubias y lentejas (elementos predominantes en muchas de los tipos de alimentación que se asocian de forma más decisiva a una buena salud general) (3) (v. cap. 45). En cambio, la industria alimentaria se aprovechó de la fijación de «solo cortar la grasa» ideando lo que ahora es un elemento fijo en el suministro de alimentos: alimentos procesados (y ultraprocesados) bajos en grasa (9), o como se conoce coloquialmente: chatarra. Naturalmente, nunca hubo pruebas de que comer más galletas bajas en grasa fuera a promover la salud, ni lo hizo.

La evolución de la perspectiva histórica tiende ahora hacia una acusación de la hipótesis «baja en grasas», y de la época. Pero, de hecho, la alimentación naturalmente baja en grasas y rica en vegetales se encuentra entre los aspirantes a los «laureles» de las mejores dietas (3) (v. cap. 45). El paso en falso fue, como ya se ha señalado, la confusión de una parte de la alimentación (y, de hecho, de partes de los alimentos) por el todo, y el oportunismo de la industria alimentaria, que tradujo la orientación alimentaria en productos no previstos.

Esta acción, de la que fueron cómplices investigadores, epidemiólogos, clínicos, responsables políticos, fabricantes de alimentos y el público, indujo (10,11), con una inevitabilidad newtoniana, una dura reacción nacida de la frustración y el disgusto a medida que la epidemia de obesidad y enfermedades crónicas empeoraba en lugar de mejorar (v. caps. 5 y 6). Si el consejo de reducir la grasa alimentaria había sido tan erróneo, estaba claro que se había apuntado a la clase de nutrimentos equivocada. Así que la sociedad pasó a su siguiente chivo expiatorio: los hidratos de carbono.

Este tema también se aborda con bastante extensión en otras páginas (v. caps. 1, 5 y 6), y no es necesario insistir aquí. Baste decir que alimentos tan diversos como las lentejas y las piruletas son fuentes de hidratos de carbono, y que la idea de que todos esos alimentos podían ser objeto de un juicio sumario constructivo carecía de sentido desde el principio. Sin embargo, al igual que el dogma del bajo contenido en grasas, las advertencias sobre el «bajo contenido en hidratos de carbono» tenían cierta posibilidad de hacer el bien si alejaban a la gente de los alimentos almidonados y azucarados, y la dirigían hacia alimentos sanos relativamente más ricos en proteínas o grasas, o am-

bas. Una alimentación así podría haber sustituido el pan y la bollería por pescado, marisco, frutos secos, semillas, aguacate, etc.

En su lugar, la industria alimentaria volvió a ver la oportunidad en la preocupación social por una rúbrica, y proporcionó pasta baja en hidratos de carbono, pan bajo en hidratos de carbono y *brownies* bajos en hidratos de carbono. Al igual que antes con los alimentos basura bajos en grasa, nunca hubo una mínima evidencia de que el consumo de más *brownies* bajos en hidratos de carbono mejorara la salud. Cualesquiera que fueran los defectos de la orientación, se vieron muy agravados por aplicaciones erróneas y no intencionadas.

Un proverbio afirma que, si no se aprende de las locuras de la historia, estas se repiten. Esto es altamente pertinente en cuanto a la nutrición de la salud pública actual, al igual que el vínculo newtoniano entre la acción y la reacción. Si se combinan las dos, se produce una fórmula para la repetición cíclica de las locuras (costosa para muchos, lucrativa para unos pocos) (10) en direcciones opuestas.

Aunque los efectos de la preocupación por el bajo contenido en grasas e hidratos de carbono persisten, invitando a cierto grado de vitriolo entre las facciones que compiten entre sí, y a cierta pérdida de fe en los llamados «expertos» en nutrición, la tendencia a buscar chivos expiatorios alimentarios aislados o balas de plata persiste. Entre las recientes entradas en esta categoría se encuentran la fructosa, el gluten y las lectinas. No cabe duda de que el exceso de azúcares añadidos es uno de los principales inconvenientes de la alimentación actual. Pero este es un caso en el que la dosis hace el veneno. La fructosa, por sí misma, casi nunca es un ingrediente independiente en los alimentos procesados.

Por sí sola, la fructosa se encuentra casi exclusivamente en la fruta y en los zumos de fruta (v. cap. 1). En general, el peso de la evidencia apoya el consumo de fruta (pero no de zumos), incluso para el control del peso y la prevención de la diabetes (12), los daños concretos de los que se acusa a la fructosa. Así, el consejo de restringir la ingesta de fructosa, *per se*, se ve inmediatamente obstaculizado por la necesidad de aclarar que se excluya la principal fuente de fructosa pura en la alimentación. Cualesquiera que sean los efectos nocivos particulares de la fructosa, en las afecciones del mundo real se configura un exceso de consumo global de azúcares añadidos que es claramente perjudicial (13).

Aunque la hipótesis de la fructosa ha mantenido un gran número de seguidores (14), los argumentos contrarios han hecho lo mismo. Mientras que la preocupación por el aumento de la prevalencia de la enteropatía por gluten y las formas menores de sensibilidad al gluten (v. caps. 18 y 24) es totalmente legítima, no lo es la afirmación de que toda la población debería evitar el trigo (15). Las pruebas sugieren que los esfuerzos desordenados por evitar el gluten, o el trigo pueden reducir la calidad general de la alimentación (16). Aun así, la idea de que el gluten o el trigo es «lo» malo de las dietas actuales ha capturado la imaginación del público.

Dando un paso más, en otro libro de gran éxito de ventas se sostenía que todos los cereales son esencialmente tóxicos (17), a pesar de su prominencia en las dietas tradicionales asociadas a una longevidad y vitalidad excepcionales (18). El consejo de evitar el trigo o los cereales compite con el consejo tradicional de evitar los productos de origen animal (19), que en algunos casos atribuye prácticamente todos los males de la epidemiología moderna a esa causa. Hay que destacar que cada uno de estos argumentos se basa en un muestreo selectivo de las publicaciones pertinentes, y cada uno de ellos ignora las pruebas de las que dependen las afirmaciones de los demás. En consecuencia, se construyen acusaciones igualmente convincentes y basadas en pruebas contra el trigo y la carne, el gluten y la fructosa, y más recientemente, las lectinas (20). Evitar sistemáticamente las lectinas supondría desterrar de la alimentación muchos de los alimentos que más se asocian a todo tipo de resultados deseables relacionados con la salud, así como con la sostenibilidad (21). El problema de cada una de estas afirmaciones, formuladas con rotundidad por sus principales defensores, es que, si alguna de las teorías en liza tiene razón en cuanto a «una causa» de los males de la alimentación, todas las demás están equivocadas y, por tanto, millones de adeptos han sido peligrosamente engañados.

La verdad casi inevitable es mucho más probable: las teorías legítimas afirman, cada una, una verdad parcial pero incompleta, y generalmente exagerada, mientras que las ilegítimas dicen mentiras, intencionadas o no (10). La extensión y la diversidad de las publicaciones sobre nutrición son tales que casi siempre se pueden encontrar estudios que corroboren una hipótesis a priori. Sin embargo, el hecho de que tales argumentos corroboren fácilmente afirmaciones mutuamente excluyentes de la verdad revela sus insuficiencias inherentes. Una teoría es sólida no cuando los estudios cuidadosamente seleccionados la apoyan, sino cuando el peso de las pruebas no seleccionadas se inclina a su favor.

Al comentar los retos de la selección natural y la adaptación al entorno, el biólogo evolutivo Richard Dawkins señaló que hay muchas más formas de estar muerto que de estar vivo (22). Esta afirmación indica que la mayoría de las mutaciones genéticas son inútiles o perjudiciales, y que solo las más raras confieren

una ventaja de supervivencia (de oportuna relevancia para la proliferación de nuevas cepas durante la pandemia de COVID-19) (23). Un pensamiento similar puede extenderse a la nutrición de la salud pública: hay muchas más formas de comer mal que bien. Una alimentación baja en grasas puede estar compuesta por alimentos vegetales muy nutritivos, o exclusivamente por algodón de azúcar. Una alimentación baja en hidratos de carbono puede ser rica en salmón y nueces, o en mortadela y *brownies* ultraprocesados.

La perpetuación de los esfuerzos por identificar un único chivo expiatorio alimentario o una «solución mágica» representa una forma de colusión. El público, frustrado por los intentos fallidos de perder peso y encontrar la salud en una sociedad que se beneficia enormemente de frustrar precisamente esos intentos (10,24), ha subordinado el sentido común aplicado a otras áreas, como la gestión del dinero o la educación de los niños, a la credulidad y a la perenne esperanza de una solución mágica rápida.

Los editores y productores explotan esta combinación de esperanza y credulidad para obtener beneficios de un desfile aparentemente interminable de libros y productos (10). Los médicos han contribuido durante mucho tiempo a la confusión, tanto como fuentes expertas detrás de las afirmaciones en competencia, como al ofrecer asesoramiento alimentario sujeto a la falacia de «un nutrimento a la vez» (25,26). El asesoramiento alimentario específico para una especialidad médica, un resultado de salud o un sistema de órganos ha prevalecido durante mucho tiempo. Los cardiólogos convencionales han advertido durante años sobre los peligros de las grasas aterógenas, mientras que los diabetólogos se centraban preferentemente en el azúcar y la carga glucémica. Una visión desde no mucha altura revela la evidente falacia de cualquier constructo de este tipo. Las personas diabéticas tienen un riesgo especial de padecer enfermedades cardiovasculares; ¿deberían entonces seguir las orientaciones alimentarias relacionadas con su diabetes o las orientaciones de la competencia para salvaguardar sus arterias coronarias? Del mismo modo, los pacientes cardíacos suelen tener una constelación de factores de riesgo, incluida la inflamación, que conducen a la resistencia a la insulina y a la diabetes de tipo 2; ¿deben proteger sus corazones con una alimentación cardiosaludable o defendiéndose de la aparición de la diabetes?

La misma claridad se obtiene al contemplar la situación a la inversa. Los patrones alimentarios asociados a tasas bajas de una enfermedad crónica a nivel de población están casi invariablemente asociados a tasas bajas de todas las enfermedades crónicas principales (v. cap. 45). La adhesión al tema básico de la alimentación saludable (3) favorece la buena salud en general y, en consecuencia, protege contra todas las enfermedades crónicas al suprimir los elementos patógenos comunes: inflamación, oxidación, glucación, etc. (3). En cuanto al desacuerdo entre los «expertos», también es fomentada por muchas fuerzas confluyentes. La demanda de fórmulas milagrosas y chivos expiatorios genera previsiblemente una oferta. Las ambiciones de los individuos y de la industria se alinean (10) para propagar un desfile interminable de propuestas mutuamente excluyentes, transmitiendo un grado de desacuerdo que es ilusorio. En realidad, cuando se plantean preguntas sensatas, una gran diversidad de expertos se pone de acuerdo sobre las mejores respuestas basadas en la ciencia en relación con los fundamentos de la alimentación sostenible y buena del *Homo sapiens* (27-29).

Hay una última consideración con respecto a los chivos expiatorios alimentarios y las fórmulas mágicas. Un enfoque aislado en la adición o exclusión de un determinado nutrimento, categoría de nutrimentos o alimento es propenso a no prestar atención a una pregunta que el enfoque requiere: si la gente excluye (o añade) el alimento «A», ¿qué alimento «B» añadirá (o excluirá) para compensar?

Una popular campaña publicitaria sugiere que la población estadounidense se alimenta de los productos de una cadena nacional de tiendas de donuts (30); seguramente, este no era el efecto que se pretendía con el consejo de limitar la ingesta de huevos en el desayuno. La pregunta «en lugar de qué» siempre ha sido parte integrante de la epidemiología nutricional bien hecha y, últimamente, ha recibido por fin algo de la atención que merece (31-33).

Se podría argumentar que se han desperdiciado décadas de oportunidades en la nutrición de la salud pública en una repetición de la locura seminal de la epidemiología nutricional moderna: intentos fáciles, pero en última instancia fatuos, de culpar a todos los desafíos de comer bien en el mundo moderno en un solo chivo expiatorio. Centrarse en la calidad nutricional general de los alimentos y en el patrón alimentario era, y sigue siendo, mucho más coherente con el peso de las pruebas, y mucho más conductor hacia los objetivos de salud pública (34).

Se anima a los lectores de este texto a renunciar a la búsqueda de la salvación o de la perdición en cualquier nutrimento o alimento, a adoptar una visión más holística de la nutrición y a aconsejar a los pacientes en consecuencia. El tema alimentario general que favorece la salud humana (conjuntos equilibrados de alimentos sanos y mínimamente procesados en los que predominan los vegetales) no cambiará con las modas o las preocupaciones de un determinado ciclo de noticias. Cuando se proponen respuestas alternativas, es aconsejable cuestionar, no el peso de las pruebas establecidas, sino la pregunta, junto con las motivaciones que la acompañan.

REFERENCIAS BIBLIOGRÁFICAS

1. Pollan M. Unhappy meals. *The New York Times Magazine*. http://www.nytimes.com/2007/01/28/magazine/28nutritionism.t.html?pagewanted=all; accessed January 28, 2007.
2. Katz DL. Living and dying on a diet of unintended consequences. *The Huffington Post*. http://www.huffingtonpost.com/david-katz-md/nutrition-advice_b_1874255.html; accessed September 11, 2012.
3. Katz DL, Meller S. Can we say what diet is best for health? *Annu Rev Public Health*. 2014;35:83–103.
4. Keys A. Centers for Disease Control and Prevention. *Morbidity and Mortality Weekly Report*, August 6, 1999.
5. Pett KD, Kahn J, Willett WC, Katz DL. Ancel keys and the seven countries study: an evidence-based response to revisionist histories. *True Health Initiative*. https://www.truehealthinitiative.org/wp-content/uploads/2017/07/SCS-White-Paper.THI_.8-1-17.pdf, accessed August 1, 2017.
6. Pett KD, Willett WC, Vartiainen E, Katz DL. The seven countries study. *Eur Heart J*. 2017 Nov 7;38(42):3119–3121.
7. Katz DL. Eat and run blog: food and diet, pebble and pond. *US News & World Report*, May 6, 2013. http://health.usnews.com/health-news/blogs/eat-run/2013/05/06/health-hinges-on-the-whole-diet-not-just-one-food.
8. Li Y, Hruby A, Bernstein AM, Ley SH, Wang DD, Chiuve SE, Sampson L, Rexrode KM, Rimm EB, Willett WC, Hu FB. Saturated fats compared with unsaturated fats and sources of carbohydrates in relation to risk of coronary heart disease: a prospective cohort study. *J Am Coll Cardiol*. 2015 Oct 6;66(14):1538–1548.
9. Moubarac JC, Parra DC, Cannon G, Monteiro CA. Food classification systems based on food processing: significance and implications for policies and actions: a systematic literature review and assessment. *Curr Obes Rep*. 2014 Jun;3(2):256–272.
10. Katz DL. The truth about food: why pandas eat bamboo and people get bamboozled. *True Health Initiative*; October 1, 2018.
11. Bittman M. Animal, vegetable, junk: a history of food, from sustainable to suicidal. *Houghton Mifflin Harcourt*. February 2, 2021.
12. Muraki I, Imamura F, Manson JE, et al. Fruit consumption and risk of type 2 diabetes: results from three prospective longitudinal cohort studies. *BMJ*. 2013;347:f5001.
13. Ludwig DS. Examining the health effects of fructose. *JAMA*. 2013;310(1):33–34.
14. Lustig RH. *Fat chance: beating the odds against sugar, processed food, obesity, and disease*. New York, NY: Hudson Street Press, 2012.
15. Davis W. *Wheat belly: lose the wheat, lose the weight and find your path back to health*. Emmaus, PA: Rodale Books, 2011.
16. do Nascimento AB, Fiates GM, Dos Anjos A, et al. Analysis of ingredient lists of commercially available gluten-free and gluten-containing food products using the text mining technique. *Int J Food Sci Nutr*. 2013;64(2):217–222.
17. Perlmutter D. *Grain brain: the surprising truth about wheat, carbs, and sugar- your brain's silent killers*. Boston, MA: Little Brown and Co, 2013.
18. Blue Zones: live longer, better. http://www.bluezones.com/; accessed 5/19/14.
19. Campbell TC. *The China Study: the most comprehensive study of nutrition ever conducted*. Benbella Books. 2004.

20. Gundry SR. The plant paradox: the hidden dangers in "Healthy" foods that cause disease and weight gain. *Harper Wave*. April 25, 2017.

21. Katz DL. Do we dare to eat lectins? *LinkedIN*. https://www.linkedin.com/pulse/do-we-dare-eat-lectins-david-l-katz-md-mph-facpm-facp-faclm/, accessed June 6, 2017.

22. Dawkins R. *Today in science history*. http://www.todayinsci.com/D/Dawkins_Richard/DawkinsRichard-Quotations.htm.

23. CDC. Genomic surveillance for SARS-CoV-2 variants. https://www.cdc.gov/coronavirus/2019-ncov/cases-updates/variant-surveillance.html

24. Katz DL. Fixing epidemic obesity? We have never tried… *Huffington Post*: https://www.huffpost.com/entry/fixing-epidemic-obesity-w_b_9780316, accessed April 26, 2016

25. Katz DL. Why holistic nutrition is the best approach. *The Huffington Post*. http://www.huffingtonpost.com/david-katz-md/holistic-nutrition_b_842627.html; accessed November 4, 2009.

26. Katz DL. How experts agree while looking like they don't. *Huffington Post*. https://www.huffpost.com/entry/how-experts-agree-while-l_b_8718364, accessed December 4, 2015.

27. Oldways Common Ground. https://oldwayspt.org/programs/oldways-common-ground/oldways-common-ground

28. True Health Initiative. https://www.truehealthinitiative.org/

29. Katz DL, Frates EP, Bonnet JP, Gupta SK, Vartiainen E, Carmona RH. Lifestyle as medicine: the case for a true health initiative. *Am J Health Promot*. 2018 Jul;32(6):1452–1458.

30. Dunkin' Donuts YouTube Page. https://www.youtube.com/user/dunkindonuts.

31. Katz DL. Diet is the single most important predictor of health. *Altern Comp Ther*. Dec 2019:280–284.

32. Spector TD, Gardner CD. Challenges and opportunities for better nutrition science-an essay by Tim Spector and Christopher Gardner. *BMJ*. 2020 Jun 26;369:m2470.

33. Gardner C. "Instead of what," and repeated 4-year interval change regarding red meat and T2D: increasing causal inference in nutritional epidemiology through methodological advances. *Am J Clin Nutr*. 2021 Jan 29:nqaa385.

34. Katz DL. Life and death, knowledge and power: why knowing what matters is not what's the matter. *Arch Intern Med*. 2009;169(15):1362–1363.

Capítulo 50

¿Debe considerarse la obesidad como una «enfermedad»?

David L. Katz

Cuando se publicó la anterior edición de este libro en 2014, la American Medical Association (AMA) acababa de declarar la obesidad como «enfermedad» en 2013 (1). Este paso pretendía, aparentemente, dar legitimidad médica a este trastorno y fomentar una mayor atención al mismo por parte de los médicos, en particular. Aunque la designación facilitó nuevos mecanismos de reembolso (2), la atención a la obesidad sigue estando muy descuidada en la práctica clínica, por muchas razones, entre ellas, sin duda, la sensación de inutilidad clínica mientras se intenta «arreglar» lo que la cultura contemporánea se dedica a «romper» para obtener beneficios (3,4). Novedoso en su momento, ese concepto se ha asentado desde entonces en las convenciones de la medicina actual. Sin embargo, tanto ahora como entonces, hay razones para explorar las implicaciones de esa designación, y considerar sus responsabilidades, así como los beneficios previstos (5).

La base para un esfuerzo dirigido a la legitimación de la obesidad como una afección médica muy parecida a la diabetes, la hipertensión o la dislipidemia es clara y convincente. Desde hace mucho tiempo, existen importantes barreras para el asesoramiento sobre el control del peso por parte de los médicos (6). El abordaje histórico de la obesidad por parte de estos (y tal vez de otros clínicos, aunque en menor medida) ha consistido en ignorar por completo el problema por falta de comodidad a la hora de abordarlo, o bien en agitar un dedo amonestador. Este último enfoque tiene el claro inconveniente de agredir la posiblemente frágil autoestima del paciente y, por tomar prestada una expresión del lenguaje coloquial, hacerle sentir «un palmo de alto» (v. caps. 46 y 47). Si el asesoramiento clínico reduce la estatura (aunque sea de forma figurada) pero no el peso, el efecto sobre el índice de masa corporal es, como mínimo, contraproducente.

El problema de los prejuicios sobre la obesidad, que desde hace tiempo se ha observado que prevalece en la sociedad en general y, que también se ha identificado como una tendencia entre los profesionales de la salud (7,8), incluso entre los especializados en el tratamiento de esta afección (9), agrava estos problemas de asesoramiento constructivo y compasivo. Mientras que en algunos casos el gesto de amonestación con el dedo puede implicar simplemente una falta de competencia, en otros casos puede indicar realmente el duro juicio de un médico que «culpa» a la víctima basándose en nociones preconcebidas sobre las causas de la obesidad (10).

En la medida en que la posición de la AMA estaba dirigida a rectificar tales transgresiones pasadas y a fomentar tanto una mayor atención a la obesidad por parte de los médicos como la adquisición de competencias para afrontar la obesidad de forma compasiva y eficaz, la medida era un avance bienvenido. La obesidad como enfermedad es preferible a la obesidad como defecto de carácter.

Sin embargo, la obesidad como enfermedad conlleva enormes responsabilidades potenciales (11). La primera de ellas es que el gran poder de afirmar por decreto que la obesidad reside en el ámbito médico conlleva la gran responsabilidad de solucionarla. Los médicos están obligados a asumir una parte mucho mayor de la carga si se medicaliza la obesidad de lo que implica el llamamiento a la acción multidisciplinar de fuentes como el Medicine Institute (12). La obesidad era rara antes de que la cultura decidiera propagarla con fines de lucro (4). No hay pruebas de ningún lugar ni de ningún momento de que el asesoramiento clínico de alta calidad sea una contramedida suficiente para alterar las tendencias de la obesidad a nivel de la población cuando los vientos predominantes de la cultura soplan en sentido contrario.

El segundo es el curso de acción terapéutica implícito. Si la obesidad es una enfermedad, los abordajes estándar de la enfermedad constituyen presumiblemente el remedio, es decir, los fármacos y los procedimientos terapéuticos. Aunque existen fármacos aprobados por la Food and Drug Administration (FDA) de Estados Unidos para el tratamiento de la obesidad (v. cap. 5), y algunos avances recientes en ese ámbito (13), hay controversia tanto en lo que respecta a la seguridad como a la eficacia. La historia de la farmacoterapia para el control del peso ha sido singularmente poco alentadora hasta la fecha. La cirugía bariátrica es eficaz, pero conlleva los costes humanos y monetarios de las operaciones, así como la incertidumbre sobre la eficacia a largo plazo si no hay una preparación adicional sólida y complementaria sobre el estilo de vida (v. cap. 5). Dada la prevalencia de la obesidad, si la respuesta principal son los fármacos o la cirugía, la capacidad de nuestra sociedad para soportar la carga económica que supone es, en el mejor de los casos, cuestionable.

En tercer lugar, y lo más importante, es el hecho de que la aceptación generalizada de la obesidad como enfermedad puede invitar a las entidades no médicas a renunciar a su participación en la lucha contra ella. Un problema médico con soluciones clínicas absuelve a la industria alimentaria, a la publicidad, a las escuelas, a las empresas y a los responsables políticos de cualquier compromiso significativo con las medidas correctoras (4). La posición de la AMA invita a nuestra sociedad, al menos tácitamente, a esperar a que se manifieste la enfermedad de la obesidad y a dejar que los profesionales la traten como suelen hacerlo.

La posición de la AMA puede derivar, en parte, de la arrogancia médica (es decir, los médicos pueden resolverlo), en parte de la proverbial tendencia a ver clavos cuando se tiene un martillo y, también en parte, de no considerar la amplitud de las afecciones médicamente legítimas. No todas las afecciones médicamente legítimas son enfermedades. Hay, por supuesto, lesiones y exposiciones tóxicas, y, quizá lo más relevante de todo, hay ahogamiento.

La obesidad como enfermedad implica que el cuerpo humano que engorda está funcionando mal de alguna forma; las respuestas inadaptadas son intrínsecas a la definición de «enfermedad». Pero, de hecho, un cuerpo humano que convierte un excedente de energía de los alimentos en un depósito de almacenamiento está funcionando normalmente. La anomalía deriva de un exceso interminable de energía alimentaria, de modo que el depósito de almacenamiento, una

vez fabricado, solo crece, en lugar de metabolizarse y reponerse intermitentemente. La culpa, parafraseando al Bardo (14), no está en nosotros mismos, sino en nuestras estanterías, perennemente abastecidas de basura hiperpalatable (3,15).

No cabe duda de que la obesidad puede provocar enfermedades; de hecho, la obesidad está en la vía causal de todas las enfermedades crónicas prevalentes que asolan las sociedades modernas (v. cap. 5). Pero está igualmente claro que la «gordura» puede producirse en ausencia de un trastorno metabólico significativo o de una morbilidad manifiesta. Si la obesidad es una enfermedad, entonces todas las personas con un índice de masa corporal superior a 30, por muy bien que se sientan y por muy normal que sea su perfil metabólico, están por ello «enfermas» (16).

El ahogamiento es una afección médicamente legítima. Los profesionales que se ocupan de las urgencias médicas y los cuidados intensivos deben saber cómo tratarlo, y las aseguradoras están obligadas a cubrir los costes de los cuidados correspondientes. Sin embargo, el ahogamiento no se confunde con una enfermedad porque es evidente que incluso el cuerpo humano más sano está sujeto a ahogarse si se encuentra bajo el agua durante demasiado tiempo. El ahogamiento denota los perjuicios de una interacción entre un cuerpo humano normal y un entorno para el que carece de adaptaciones adecuadas.

Se podría argumentar que la descripción se ajusta exactamente a la obesidad epidémica. Los cuerpos humanos normales ganan peso en forma de grasa corporal en el contexto de un excedente constante de energía alimentaria. El entorno moderno obesógeno proporciona exactamente eso. La obesidad puede ser el resultado de «ahogarse» en un excedente constante de calorías tozudamente irresistibles (v. caps. 5 y 49) y de la tecnología que ahorra trabajo, porque el *Homo sapiens* no tiene defensas naturales contra el exceso de calorías o la atracción del sofá. Si la analogía es adecuada y se lleva al límite, sugiere que la búsqueda de un tratamiento farmacológico eficaz para el control del peso puede tener tantas probabilidades de éxito como el esfuerzo por idear una píldora para evitar el ahogamiento.

Esto, a su vez, lleva a considerar cómo aborda nuestra sociedad el peligro de ahogamiento. El énfasis es abrumadoramente social y preventivo, más que médico y terapéutico. Los médicos tratan los ahogamientos cuando se producen, pero otros elementos de nuestra sociedad toman medidas para garantizar que los ahogamientos ocurran lo menos posible.

Existen leyes relativas al consumo de alcohol y a la navegación, las playas públicas cuentan con socorristas, las piscinas están invariablemente valladas, todos los padres saben que deben estar atentos cuando sus hijos están cerca del agua y se fomentan las clases de natación, que están ampliamente disponibles. Existen analogías con cada uno de estos elementos en el ámbito del control de la obesidad, desde la regulación de la mercadotecnia de los alimentos hasta la garantía del acceso a alimentos saludables y oportunidades para la actividad física, pasando por la transmisión sistemática del conjunto de habilidades necesarias para seleccionar alimentos nutritivos e incluir la actividad física en las rutinas diarias (5,17,18). El peligro más grave de la declaración de la AMA era, y sigue siendo, que pueda disuadir a nuestra sociedad de estos abordajes integrales para la prevención de la obesidad.

La obesidad no tiene por qué ser una enfermedad para ser médicamente legítima. El asesoramiento sobre el control del peso debe ser bien informado, compasivo y constructivo (v. cap. 46 y 47).

Sin embargo, el problema de la obesidad abarca toda nuestra cultura (19); la sociedad contemporánea se está ahogando en ella. Los médicos son parte de la solución o, ya sea amonestando o renunciando, parte del problema. Sin embargo, el esfuerzo de la comunidad médica por reclamar todo el problema y proporcionar toda la solución malinterpreta la obesidad como un subproducto de la fisiopatología. La obesidad es el resultado de una fisiología humana normal en un entorno obesógeno para el que carece de adaptaciones. Los remedios para toda la cultura dirigidos a esa interrelación constituyen, sin duda, el abordaje más prometedor y rentable para esta forma de ahogamiento, igual que para cualquier otra.

 LECTURAS RECOMENDADAS

Si se desean más comentarios en tiempo real del autor sobre temas de nutrición y medicina preventiva, se puede consultar Linkedin: https://www.linkedin.com/in/david-l-katz-md-mph-facpm-facp-faclm-4798667/detail/recent-activity

REFERENCIAS BIBLIOGRÁFICAS

1. Pollack A. AMA recognizes obesity as a disease. *The New York Times*. June 18, 2013.

2. Dowling R. Reimbursement for obesity counseling. Medical Economics, 2018. https://www.medicaleconomics.com/view/reimbursement-obesity-counseling

3. Moss M. The extraordinary science of addictive junk food. *The New York Times Magazine*, February 20, 2013. https://www.nytimes.com/2013/02/24/magazine/the-extraordinary-science-of-junk-food.html

4. Katz DL. The Truth about Food: Why Pandas Eat Bamboo and People Get Bamboozled. True Health Initiative; October 1, 2018.

5. Katz DL. Perspective: obesity is not a disease. *Nature*. 2014 Apr 17;508(7496):S57.

6. Nawaz H, Katz DL. American College of Preventive Medicine Practice Policy statement. Weight management counseling of overweight adults. *Am J Prev Med*. 2001;21(1):73–78.

7. Miller DP Jr, Spangler JG, Vitolins MZ, et al. Are medical students aware of their anti-obesity bias? *Acad Med*. 2013; 88(7):978–982.

8. Phelan SM, Burgess DJ, Yeazel MW, Hellerstedt WL, Griffin JM, van Ryn M. Impact of weight bias and stigma on quality of care and outcomes for patients with obesity. *Obes Rev*. 2015 Apr;16(4):319–326.

9. Schwartz MB, Chambliss HO, Brownell KD, Blair SN, Billington C. Weight bias among health professionals specializing in obesity. *Obes Res*. 2003 Sep;11(9):1033–1039.

10. Katz DL. The personal responsibility for health chronicles. *Huffington Post*, 2013. https://www.huffpost.com/entry/personal-responsibility-for-health_b_3379279

11. Katz DL. Obesity as disease: why I vote No. *The Huffington Post*. http://www.huffingtonpost.com/david-katz-md/obesity-disease_b_3478322.html; accessed June 21, 2013.

12. Institute of Medicine. Accelerating progress in obesity prevention: solving the weight of the Nation. http://www.iom.edu/Reports/2012/Accelerating-Progress-in-Obesity-Prevention.aspx; accessed May 8, 2012.

13. Busko M. Semaglutide for Weight loss? A good first STEP, with caveats. Medscape Public Health. February 10, 2021. https://www.medscape.com/viewarticle/945630

14. Shakespeare W. Julius Caesar. https://www.goodreads.com/quotes/64051-the-fault-dear-brutus-is-not-in-our-stars-but

15. Hall KD, Ayuketah A, Brychta R, et al. Ultra-processed diets cause excess calorie intake and weight gain: an inpatient randomized controlled trial of ad libitum food intake. *Cell Metab*. 2019 Jul 2;30(1):67–77.e3.

16. Katz DL. Are our children "diseased?" *Childhood Obes*. 2014;10(1):1–3.

17. Katz DL. Fixing obesity. *Huffington Post*. July 17, 2013. https://www.huffpost.com/entry/obesity-epidemic_b_3292179

18. Katz DL. Obesity…be dammed! What it will take to turn the tide. *Harvard Health Policy Rev*. 2006;7:135–151.

19. Katz DL. Lifestyle is the medicine, culture is the Spoon: the covariance of proposition and preposition*. *Am J Lifestyle Med*. 2014;8(5):301–305.

Capítulo 51

Nutrición: lo que sabemos y cómo lo sabemos

David L. Katz

Considérese lo siguiente: todas las especies salvajes del planeta saben con qué alimentarse. No hay, hasta donde se sabe, debate alguno, duda, diatriba o confusión en la mezcla.

Cuando llega la hora de comer, todas las criaturas salvajes saben qué alimento buscar. Ciertamente, junto con las épocas de abundancia, muchos animales experimentan épocas de carencia, pero esto nunca es por falta de claridad. Ninguna criatura salvaje está perdida y confundida sobre qué o cómo comer; simplemente, les falta la oportunidad de forma episódica.

¿Cuál es la base de este conocimiento generalizado? En parte, es una cuestión de instinto y adaptación, las dotes de la evolución. En parte, se trata de la falta de acceso a las máquinas expendedoras y el atractivo de los *Franken foods* (término utilizado informalmente para los alimentos modificados genéticamente) muy apetecibles y sabrosos (1). En gran medida, se trata de la crianza, la experiencia y la habituación, el modelo por excelencia del venerable método «observar, practicar y enseñar» (*see one, eat one, teach one*).

De alguna manera, todas las criaturas, grandes y pequeñas, tienen perfectamente claro qué y cómo comer, sin recurrir a ensayos controlados aleatorizados (ECA) ni a metaanálisis. Es de suponer que nuestra propia especie tuvo alguna vez un lugar en esta misma mesa de entendimiento. ¿Tiene sentido que supiéramos cómo alimentarnos antes de inventar la aleatorización, idear el doble ciego o concebir los placebos, pero que ya no podamos averiguarlo ahora que estos están a nuestra disposición? ¿Tiene sentido que supiéramos perfectamente cómo alimentarnos antes de tener la ciencia, y que estemos empantanados en la duda y el desacuerdo ahora que la tenemos?

No, no tiene sentido, y el sentido es esencial. El sentido es tan crucial para lo que los humanos saben, y cómo lo saben, como la ciencia (2).

Para ser claros, esto no es un desprecio a la ciencia. Este texto (los cientos de páginas que lo preceden) es un verdadero monumento a la agregación de conocimientos científicos a través de una gran extensión de métodos híbridos. La ciencia es el mejor medio jamás ideado para indagar en lo abstruso, encontrar lo esquivo, llegar a lo lejano, revelar lo oculto, y validar o refutar nuestra confianza intuitiva.

Pero si la ciencia conduce hacia respuestas ocultas con la fuerza de un tren de mercancías, lo hace sobre las vías trazadas por el sentido. La ciencia es el tren que conduce a las respuestas; el sentido es la vía que guía hacia preguntas con sentido. Son, ineludiblemente, simbióticos.

La mayor parte de lo que sabemos que es más importante para nuestro funcionamiento habitual no debe nada a la ciencia, y mucho menos a un método concreto a su servicio. Necesitamos la ciencia para saber *por qué* los objetos caen cuando se lanzan al aire, pero solo necesitamos la observación para saber *que* lo hacen. A cierto nivel de consistencia infalible, la correlación es, de hecho, causalidad (3). Sabemos que el agua es mejor que la gasolina para apagar las hogueras, sin haber leído nunca la revisión sistemática definitiva sobre el tema. Sabemos que es desaconsejable que nuestros hijos corran con tijeras, y que es prudente mirar a ambos lados antes de cruzar una calle con mucho tráfico.

Gran parte de lo que sabemos sobre la buena alimentación tiene ese origen. El trabajo de la ciencia en este caso es añadir a lo que el sentido común ya nos había enseñado de forma fiable. El trabajo de la ciencia es responder a preguntas nuevas y más difíciles, no hacernos cuestionar las respuestas claras y fiables que ya teníamos; las respuestas que guían el sustento, la supervivencia y los éxitos de todas las especies del planeta, incluida la nuestra.

Existe una posible tiranía en la ciencia, un despotismo que niega el legítimo papel del sentido común. En la medicina en general, y en la nutrición en particular (4), ese despotismo se limita a defender métodos específicos de investigación como la «única forma verdadera» de saber. Sin embargo, por muy valiosos que sean, el ECA y el metaanálisis no son un remedio universal para la difícil situación de la ignorancia, al igual que un martillo no es la herramienta universal de construcción. Un martillo es un excelente martillo, una sierra muy mala y un torno espantoso. La herramienta debe adaptarse al trabajo, y lo mismo ocurre con las herramientas de investigación (5). A veces, el sentido común es suficiente, al igual que las manos solas pueden realizar algunos tipos de construcción. A veces, se necesitan las herramientas de la ciencia, pero hay muchas, y todas tienen su contribución (5).

No sabemos con exactitud lo que una cantidad específica de un alimento, un nutrimento o un ingrediente en particular, con una frecuencia determinada, hará indefectiblemente por la salud, ya que esos efectos variarán según la alimentación de referencia, otros aspectos de la salud, variaciones en el metabolismo, etc. No obstante, se puede saber con certeza que los alimentos, ingredientes y nutrimentos que amplifican los desequilibrios existentes provocarán daños, mientras que los que remedian esos desequilibrios tenderán a conferir beneficios (6).

No sabemos que una alimentación específica, patentada y prescriptiva sea mejor que cualquier otra para la salud humana o el control del peso, y tampoco se puede esperar saberlo. Los estudios para demostrar que un determinado patrón alimentario es mejor que otros para los resultados que más importan (la longevidad y la vitalidad general) requerirían muestras masivas y un calendario, en numerosas décadas (esencialmente, toda una vida humana). Tales ensayos son inverosímiles por muchas razones.

A pesar de esta falta de conocimiento sobre cada particular, aún podemos conocer bien los fundamentos de la alimentación del *Homo sapiens*, basándonos en la abundancia tanto de la ciencia como del sentido de la experiencia (7). Una vez más, las páginas anteriores son el único testimonio necesario para defender esta afirmación.

Sin embargo, hay otra consideración más crucial: las repercusiones de nuestras elecciones alimentarias más allá de los límites de nuestra propia piel. Este libro concluye en el siguiente capítulo con un comentario sobre ese tema, que podría ser el asunto estrella de nuestro tiempo (v. cap. 52).

La amenaza nutricional más grave para la salud humana no es una determinada variedad de azúcares añadidos, ni las proteínas de origen animal, ni una fuente concreta de grasas saturadas. La amenaza más grave es la desinformación, en lugar de la información fiable; la confusión donde debería prevalecer la confianza.

Si la obesidad puede compararse con el ahogamiento (v. cap. 50), entonces los efectos de la desinformación perenne pueden compararse con el hecho de pisar el agua: un tremendo gasto de tiempo y esfuerzo para permanecer prácticamente en el mismo lugar (8). La calidad de la alimentación ha sido mala durante décadas en Estados Unidos, con una mejora casi insignificante a pesar de todo lo que se ha aprendido en ese intervalo (9). Hay más de una forma de comer mal, y el efecto neto de la abundante desinformación es que los estadounidenses parecen condenados a comprar, y probar, todas ellas (7).

Reconocer lo que sabemos sobre cómo alimentar bien a nuestra propia especie, cómo lo sabemos y con qué fiabilidad, por medio del sentido común, la ciencia y el consenso global de expertos (10,11) no es proporcional a llegar a allí desde aquí (12), pero es un requisito previo. Nuestro progreso empieza por aceptar la afirmación de que, efectivamente, sabemos dónde está el «allí». El camino hacia este no puede comenzar demasiado pronto.

◥ REFERENCIAS BIBLIOGRÁFICAS

1. Moss M. The extraordinary science of addictive junk food. *New York Times Magazine, Cover.* February 20, 2013.
2. Katz DL. How humans know. *Am J Health Promot.* 2020 Nov;34(8):945–946.
3. Pearl J. *The book of why.* New York, New York: Basic Books. 2018.
4. Katz DL. Dietary research done right: from Je Ne Sais Quoi to Sine Qua Non. *Am J Health Promot.* 2021 Jul;35(6):874–875.
5. Katz DL, Karlsen MC, Chung M, Shams-White MM, Green LW, Fielding J, Saito A, Willett W. Hierarchies of evidence applied to lifestyle Medicine (HEALM): introduction of a strength-of-evidence approach based on a methodological systematic review. *BMC Med Res Methodol.* 2019 Aug 20;19(1):178.
6. Bittman M, Katz DL. How *to eat.* New York, NY: Houghton Mifflin Harcourt, 2020.
7. Katz DL. *The truth about food.* Tulsa, Oklahoma: True Health Initiative, 2018.
8. Katz DL. Living (and dying) on a diet of unintended consequences. *Huffington Post* September 12, 2012. https://www.huffpost.com/entry/nutrition-advice_b_1874255
9. Wang DD, Leung CW, Li Y, Ding EL, Chiuve SE, Hu FB, Willett WC. Trends in dietary quality among adults in the United States, 1999 through 2010. *JAMA Intern Med.* 2014 Oct;174(10):1587–1595.
10. Oldways Common Ground Conference, November, 2015. Oldways. Boston, MA: https://oldwayspt.org/programs/oldways-common-ground/oldways-common-ground
11. True Health Initiative; Tulsa, Oklahoma: https://www.true-healthinitiative.org/
12. Katz DL. Life and death, knowledge and power: why knowing what matters is not what's the matter. *Arch Intern Med.* 2009 Aug 10;169(15):1362–1363.

Capítulo 52

El planeta es tu paciente

David L. Katz

En 2021, mientras escribo esto, en cualquier año posterior que se encuentre leyendo esto, y para el caso, durante algunos años antes de esto, también, uno ya no puede reclamar legítimamente ser un profesional de la «salud» si no aboga frecuentemente, y ferozmente, por la salud del planeta. Dicho de forma sencilla, no hay personas sanas en un planeta asolado que ya no es hospitalario para el animal humano. El planeta es tu paciente; debes practicar en consecuencia.

Hay una motivación específica para esta exhortación final más allá de lo obvio, siendo lo obvio que nuestro planeta está desesperadamente en peligro por nuestras acciones colectivas, nuestros patrones alimentarios prevalecientes entre ellos (1). Esa motivación es una amalgama de licencia y alivio.

En algunas ocasiones, antes de que la pandemia de COVID pusiera los podios reales fuera del alcance, tuve el privilegio de dirigirme a una audiencia considerable de colegas clínicos, y luego reunirme con muchos de ellos, uno a uno, en una firma de libros o en una recepción.

Esas breves reuniones solían ir seguidas de una charla en la que hacía la misma afirmación anterior, acompañada de alguna floritura de gesticulaciones apasionadas: «*¡Ya no se puede ser un verdadero profesional de la salud si no se promueve y protege por todos los medios a su alcance la salud del planeta! Sí, estáis autorizados a abordarlo con vuestros pacientes; tenemos el deber de hacerlo*». O algo parecido.

Esa es la pieza de la amalgama de la «licencia». Me tomé la libertad, presuntuosamente quizá, de autorizar a mis colegas clínicos a considerar la salud planetaria como una obligación clínica porque así lo consideraba, y lo considero. Les exhorté a asumir el gran imperativo de salud pública de la nutrición en la práctica clínica en ese contexto crucial.

Y hacían cola para darme las gracias; ahí está el «alivio». Más veces de las que puedo recordar, los colegas que estaban en esa cola o reunión me estrecharon la mano (¡otro poco de nostalgia prepandémica!) y me dieron las gracias por proporcionarles la «licencia» para abordar lo que (1) les importaba enormemente y les mantenía preocupados por la noche, y (2) siempre les parecía algo fuera de su ámbito profesional.

Al sostener lo contrario, derribé sin querer un muro entre la exasperación personal y la expresión profesional, y el alivio que se produjo fue algo así como la liberación de una válvula de presión. Los médicos (educados, informados, conscientes y alarmados) podían, por fin, hacer algo más que revolcarse en un insomnio angustioso sobre el destino de nuestro hogar compartido.

Podrían concienciar a sus pacientes y ofrecerles orientación en el único ámbito en el que los individuos podríamos marcar una diferencia significativa, independientemente del gobierno y la industria: nuestras elecciones alimentarias diarias.

Y tú también puedes, y deberías. En esta breve culminación, presumo de ofrecerles lo que ofrecí a las audiencias anteriores: la oportunidad, y la obligación, de aconsejar a sus pacientes que se alimenten como si el mundo dependiera de ello. Sencillamente, depende (2), y ese es el problema de salud más importante de nuestro tiempo.

En su mayor parte, se trata de una tarea relativamente fácil para los lectores de este texto. Es de suponer que, por autoselección, se encuentran en un grupo más inclinado que sus predecesores recientes a reconocer y abordar la importancia de la nutrición en la salud humana. La exhortación a incluir al planeta en esos intercambios complicaría las cosas si las exigencias de la salud humana y planetaria fueran discordantes. Afortunadamente, tal y como detalló (entre otros) la EAT-Lancet Commission on Food, Planet, Health (2), las necesidades de las personas y del planeta para una vitalidad compartida son muy confluentes, si no lo son del todo. Ambos se ven favorecidos masivamente por... los alimentos, no demasiado, sobre todo los vegetales (3).

Esto no tenía por qué ser así. El planeta, el clima y la biodiversidad podrían beneficiarse de un procesamiento de los alimentos menos intensivo en energía y recursos, y de una menor dependencia de los alimentos de origen animal (4), mientras que los humanos no. Sin embargo, los humanos también nos beneficiamos enormemente si bebemos agua en lugar de refrescos, y evitamos así los enormes costes del derroche de agua (5); si comemos más judías y mucha menos carne de vacuno (6); si comemos alimentos obtenidos directamente de la naturaleza, en lugar de alimentos cuya naturaleza es psicodélicamente inescrutable a través de muchas capas de ultraprocesamiento (7,8).

Los patrones alimentarios para el beneficio humano y planetario son gratificantemente confluentes (9). Esto es así incluso cuando se examinan las influencias independientes de la ingesta alimentaria en aspectos fundamentales de la salud humana, especialmente la longevidad y la vitalidad duradera, y en el planeta en términos de integridad del suelo, pureza del agua, calidad del aire, estabilidad del clima, seguridad de la biodiversidad, preservación de los lugares salvajes y de los diversos ecosistemas, y capacidad sostenible de los recursos planetarios para alimentarnos a todos. Sin embargo, esta independencia es una ilusión, y el levantamiento del velo que la envuelve debería bastar para persuadir a cualquier reticente entre ustedes de que su oportunidad de abordar la salud planetaria en la práctica clínica es también una obligación.

Se ha escrito mucho sobre los vínculos directos e ineludibles entre la salud planetaria y la humana (10). Sin duda, la pandemia de COVID inspirará mucho más sobre el tema, dadas las asociaciones entre el comercio de animales salvajes, las incursiones en los ecosistemas y las infecciones emergentes (11). Prácticamente todas las grandes plagas de la historia de la humanidad, entre las que destaca el SARS-CoV-2, son de origen zoonótico. Sin embargo, las ramificaciones se extienden mucho más allá de las enfermedades infecciosas, a las enfermedades respiratorias, cardiometabólicas y mentales.

La salud planetaria no solo es importante para la salud humana porque necesitamos un lugar para vivir; la degradación de la salud planetaria es un ataque directo a la salud humana a gran escala, incluso cuando la Tierra todavía nos sostiene. Myers y Frumkin exponen este caso de forma experta y exhaustiva en *Planetary Health: Protecting Nature to Protect Ourselves,* y se lo recomiendo por ello (12). Los requisitos congruentes de la salud humana y planetaria resuenan en el tema de la alimentación, y se expresan a lo largo de los capítulos anteriores. Mientras que los efectos directos sobre la salud humana de las «alternativas cárnicas» muy procesadas siguen siendo objeto de debate (13), los beneficios

planetarios son evidentes (14), por lo que estos productos son una ventaja y no una desventaja, sobre todo si sirven como «alimentos de entrada» a las plantas reales en su estado más natural. Los diversos argumentos que prevalecen a favor de las dietas centradas en los alimentos de origen animal, desde la paleo hasta la ceto, son atrozmente inoportunos y más bien un sinsentido a la escala de 8 000 millones de *Homo sapiens* hambrientos. Cualquier patrón alimentario que conspire contra la salud planetaria conspira contra la salud humana.

Para que la población humana actual se alimente a distancia como se cree que lo hacían nuestros antepasados de la Edad de Piedra, se necesitaría más de 15 veces la superficie de la Tierra (15). No voy a insistir en más detalles aquí, ya que pueblan abundantemente las páginas anteriores de este texto. Simplemente lo reiteraré: si usted es un profesional de la «salud», la salud del planeta forma parte de su ámbito profesional, al igual que su negocio personal. Su dedicación a la nutrición en la práctica clínica debe estar delimitada en consecuencia.

Así que les imploro, y en los términos más personales. Porque yo soy uno de los que se desvelan por la noche, preocupados por los abusos que cometemos contra esta hermosa Tierra. Estoy entre los que se preguntan qué legaremos a nuestros hijos y nietos, tan merecedores de las maravillas de un planeta vital, y de los tesoros de la biodiversidad y la grandeza natural como nunca lo fuimos nosotros. Estoy entre los que se preocupan de que todos nuestros esfuerzos por avanzar en la salud de los pacientes sean inútiles si no luchamos por preservar y restaurar la salud de nuestro único y compartido hogar.

Colectivamente, somos una gran fuerza de cambio. Existe una confluencia básica de prácticas alimentarias que favorecen la salud de las personas y del planeta por igual, variaciones sobre un tema claro (16): alimentos reales, principalmente vegetales. «Observar, practicar y enseñar»; repítelo, como si el mundo dependiera de ello.

Depende de ello (17).

▨ REFERENCIAS BIBLIOGRÁFICAS

1. Lowrey A. Your diet is cooking the planet. *The Atlantic.* April 6, 2021. https://www.theatlantic.com/health/archive/2021/04/rules-eating-fight-climate-change/618515/
2. The EAT-Lancet Commission on Food, Planet, Health. https://eatforum.org/eat-lancet-commission/
3. Pollan M. Unhappy meals. *The New York Times Magazine.* January 28, 2007. https://www.nytimes.com/2007/01/28/magazine/28nutritionism.t.html
4. Machovina B, Feeley KJ, Ripple WJ. Biodiversity conservation: the key is reducing meat consumption. *Sci Total Environ.* 2015 Dec 1;536:419–431.
5. Nestle M. *Soda politics.* Oxford: Oxford University Press, 2015.

6. Bernstein AM, Sun Q, Hu FB, Stampfer MJ, Manson JE, Willett WC. Major dietary protein sources and risk of coronary heart disease in women. *Circulation.* 2010 Aug 31;122(9):876–883.

7. Monteiro CA, Cannon G, Levy RB, et al., Ultra-processed foods: what they are and how to identify them. *Public Health Nutr.* 2019 Apr;22(5):936–941.

8. Bittman M. *Animal, Vegetable, Junk: A history of food from sustainable to suicidal.* New York, NY: Houghton Mifflin Harcourt, 2021.

9. Springmann M, Wiebe K, Mason-D'Croz D, Sulser TB, Rayner M, Scarborough P. Health and nutritional aspects of sustainable diet strategies and their association with environmental impacts: a global modelling analysis with country-level detail. *Lancet Planet Health.* 2018 Oct;2(10):e451–e461.

10. Osofsky S. One world, one health: a critical reminder for earth day. *Medium.* April 22, 2020. https://medium.com/cornell-university/one-world-one-health-a-critical-reminder-for-earth-day-c649e955dc74

11. Cornell University Special Event. Emerging disease, wildlife trade and consumption: the need for robust global governance. February 23, 2021. https://wildlife.cornell.edu/our-work/our-planet-our-health/special-event

12. Myers S, Frumkin H, eds. *Planetary health: protecting nature to protect ourselves.* Washington, DC: Island Press, 2020.

13. Katz DL. Plant-based meat is not a panacea. *Medium.* September 16, 2019. https://heated.medium.com/plant-based-meat-is-not-a-panacea-ee90cad9b38a

14. Eshel G, Stainier P, Shepon A, Swaminathan A. Environmentally optimal, nutritionally sound, protein and energy conserving plant based alternatives to U.S. meat. *Sci Rep.* 2019 Aug 8;9(1):10345. doi:10.1038/s41598-019-46590-1

15. Katz DL. Paleo for a shrinking planet? *Huffington Post.* April 21, 2015. https://www.huffpost.com/entry/paleo-for-a-shrinking-pla_b_6712936

16. Katz DL, Meller S. Can we say what diet is best for health? *Annu Rev Public Health.* 2014;35:83–103.

17. Ripple WJ, Wolf C, Newsome TM, Galetti M, Alamgir M, Crist E, Mahmoud MI, Laurance WF, 15,364 scientist signatories from 184 countries. World scientists' warning to humanity: a second notice. *BioScience.* 2017 Dec;67(12): 1026–1028.

LECTURAS RECOMENDADAS

Bittman M. *Animal, vegetable, junk: a history of food from sustainable to suicidal.* New York, NY: Houghton Mifflin Harcourt, 2021.

The EAT-Lancet Commission on Food, Planet, Health. https://eatforum.org/eat-lancet-commission/

Myers S, Frumkin H, eds. *Planetary health: protecting nature to protect ourselves.* Washington, DC: Island Press, 2020.

Ripple WJ, Wolf C, Newsome TM, Galetti M, Alamgir M, Crist E, Mahmoud MI, Laurance WF. 15,364 scientist signatories from 184 countries, world scientists' warning to humanity: a second notice. *BioScience.* 2017 Dec;67(12):1026–1028.

Apéndices y material de consulta

Fórmulas nutricionales de interés clínico

VALOR BIOLÓGICO DE LAS PROTEÍNAS

Valor biológico = N del alimento + (N fecal + N urinario)/(N del alimento + N fecal), *donde se asigna la cifra de 100 al valor biológico de la albúmina de huevo como estándar de referencia***

CALIFICACIÓN QUÍMICA DE LAS PROTEÍNAS (PARA MEDIR LA CALIDAD)

Calificación química = (mg del aminoácido limitante en 1 g de proteína de prueba/mg del aminoácido en 1 g de proteína de referencia) × 100, *donde la lisina, los aminoácidos que contienen azufre y el triptófano son, en general, los aminoácidos limitantes*

ÍNDICE DE CREATININA POR LA TALLA COMO MEDIDA DEL ESTADO DE LAS PROTEÍNAS SOMÁTICAS

(mg de creatinina urinaria en 24 h en el sujeto de estudio/mg de creatinina urinaria en 24 h de un sujeto normal de la misma talla y sexo) × 100

UNIDADES DE ENERGÍA

1 kcal = 4.18 kJ

ECUACIÓN DE HAMWI PARA EL PESO CORPORAL IDEAL

Varones: 48.125 kg/1.50 m + 2.725 kg/cada 2.54 cm adicionales ± 10%

Mujeres: 45.4 kg/1.50 m + 2.270 kg/cada 2.54 cm adicionales ± 10%

ECUACIÓN DE HARRIS-BENEDICT PARA EL GASTO ENERGÉTICO BASAL

Varones: GEE = [66 + (13.8 × P) + (5 × T) − (6.8 × E)] × FE

Mujeres: GEE = (655 + [9.6 × P] + (1.8 × T) − (4.7 × E) × FE

General: P × 30 (kcal/kg)/día × FE

GEE, gasto energético basal; P, peso en kg: T, talla en cm; E, edad en años; FE, factor de estrés.

Para un aumento del peso de casi 1 kg/semana deben proveerse 100 kcal/día adicionales.

FACTORES DE ESTRÉS REPRESENTATIVOS

Alcoholismo	0.9
Quemaduras (≤ 40%)	2.0-2.5
Cáncer	1.10-1.45
Traumatismo craneal	1.35
Fractura de huesos largos	1.25-1.30
Inanición leve	0.85-1.0
Politraumatismo	1.30-1.55
Peritonitis	1.05-1.25
Infección grave	1.30-1.55
Recuperación postoperatoria no complicada	1.00-1.05

(continúa)

APÉNDICE A (*Continuación*)

BALANCE NITROGENADO

$E = I - (O + H + P)$

E, balance; I, ingesta; O, orina; H, heces; P, piel (descamación).

Alternativamente, balance nitrogenado = $(Ni/6.25) - Ne + 4$

Ni = ingesta de proteínas en los alimentos en g/24 h, Ne = nitrógeno ureico urinario en g/24 h, 4 corresponde al cálculo de las pérdidas de nitrógeno no ureico.

PORCENTAJE DEL PESO CORPORAL IDEAL

Porcentaje del peso corporal ideal = (PC real/PC ideal) × 100

PORCENTAJE DEL PESO CORPORAL HABITUAL

Porcentaje del peso corporal habitual = (PC real/PC habitual) × 100

NECESIDADES DE PROTEÍNAS DURANTE LA LACTANCIA

Proteínas adicionales necesarias = ([750 mL × 0.011 g de proteínas/mL]/0.70 de eficiencia) × 1.25 de varianza = 14.7 g/día

GASTO ENERGÉTICO EN REPOSO POR OXIMETRÍA

Índice metabólico (kcal/h) = $3.9 × VO_2$ (L/h) + $1.1 × VCO_2$ (L/h), VO_2 = consumo de oxígeno, VCO_2 = generación de bióxido de carbono

UNIDADES DE MEDICIÓN

1 oz = 28.4 g

1 lb = 454 g

1 kg = 2.2 lb

1 pinta (16 onzas) = 568 mL

1 L = 1.76 pintas = 0.88 cuartos

mg = mmol/peso atómico

****Se ha propuesto una definición actualizada de la calidad de las proteínas que tiene en cuenta las repercusiones en la salud y el medio ambiente de las fuentes de proteínas alimentarias.*

Para información adicional, véase Frankenfield DC, Muth ER, Rowe WA. The Harris-Benedict studies of human basal metabolism: history and limitations. *J Am Diet Assoc* 1998;98:439-445; Boullata J, Williams J, Cottrell F y cols. Accurate determination of energy needs in hospitalized patients. *J Am Diet Assoc* 2007;107:393-401; y Katz DL, Doughty KN, Geagan K, Jenkins DA, Gardner CD. Perspective: the public health case for modernizing the definition of protein quality. *Adv Nutr.* 2019 Sep 1;10(5):755–764.

Tablas de valoración del crecimiento y el peso corporal (págs. 752-760)

SE RECOMIENDA EL USO DE LOS PATRONES DE CRECIMIENTO DE LA OMS EN ESTADOS UNIDOS PARA LACTANTES Y NIÑOS DE 0-2 AÑOS DE EDAD

La Organización Mundial de la Salud (OMS) publicó en 2006 una nueva distribución estadística del estándar de crecimiento de ámbito internacional, que describe el crecimiento de niños de 0 a 59 meses de edad que viven en entornos de los que se piensa que favorecen lo que los investigadores de la OMS consideran que es el crecimiento óptimo de un niño en seis países del mundo, entre ellos Estados Unidos. La distribución muestra cómo crecen los lactantes y niños pequeños en estas condiciones, y no cómo crecen en entornos que pueden no favorecer un crecimiento óptimo. Los CDC recomiendan que los profesionales sanitarios: utilicen las gráficas de crecimiento de la OMS para monitorizar el crecimiento de lactantes y niños de 0-2 años de edad en Estados Unidos, y que utilicen las gráficas de crecimiento de los CDC para seguir el crecimiento de niños de 2 años de edad y mayores en Estados Unidos.

Las gráficas de crecimiento de los CDC se pueden utilizar de forma continua desde los 2 hasta los 19 años de edad. Por el contrario, las gráficas de crecimiento de la OMS únicamente ofrecen información sobre niños de hasta 5 años. Para niños de 2-5 años de edad, los métodos utilizados para elaborar las gráficas de crecimiento de los CDC y las gráficas de crecimiento de la OMS son similares (http://www.cdc.gov/growthcharts/who_charts.htm; consulta el 12/06/2020.

APÉNDICE B1 DEL NACIMIENTO A LOS 24 MESES: PERCENTILES PARA EL PESO EN FUNCIÓN DE LA TALLA Y EL PERÍMETRO CEFÁLICO EN FUNCIÓN DE LA EDAD EN NIÑOS

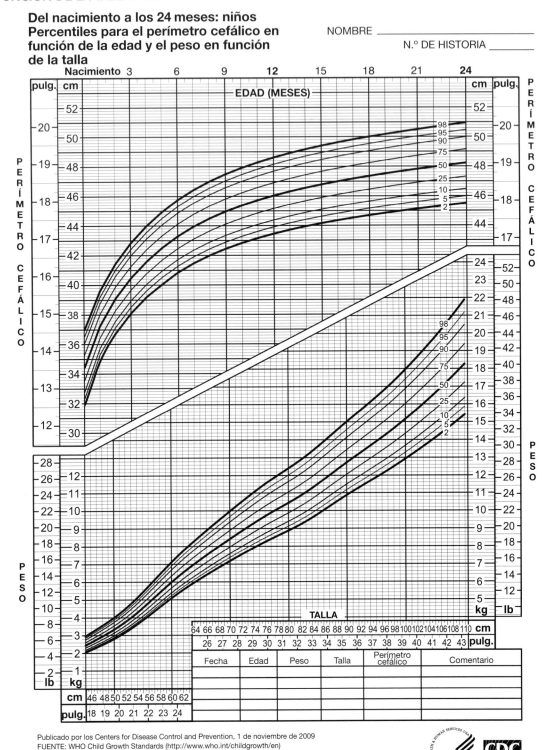

Del nacimiento a los 24 meses: niños
Percentiles para el perímetro cefálico en función de la edad y el peso en función de la talla

NOMBRE _____

N.º DE HISTORIA _____

Publicado por los Centers for Disease Control and Prevention, 1 de noviembre de 2009
FUENTE: WHO Child Growth Standards (http://www.who.int/childgrowth/en)

Reimpreso de https://www.cdc.gov/growthcharts/data/who/GrChrt_Boys_24HdCirc-L4W_rev90910.pdf

APÉNDICE B2   DEL NACIMIENTO A LOS 24 MESES: PERCENTILES PARA LA TALLA EN FUNCIÓN DE LA EDAD Y EL PESO EN FUNCIÓN DE LA EDAD EN NIÑOS

Del nacimiento a los 24 meses: niños
Percentiles para la talla en función de la edad y el peso en función de la edad

NOMBRE _____

N.º DE HISTORIA _____

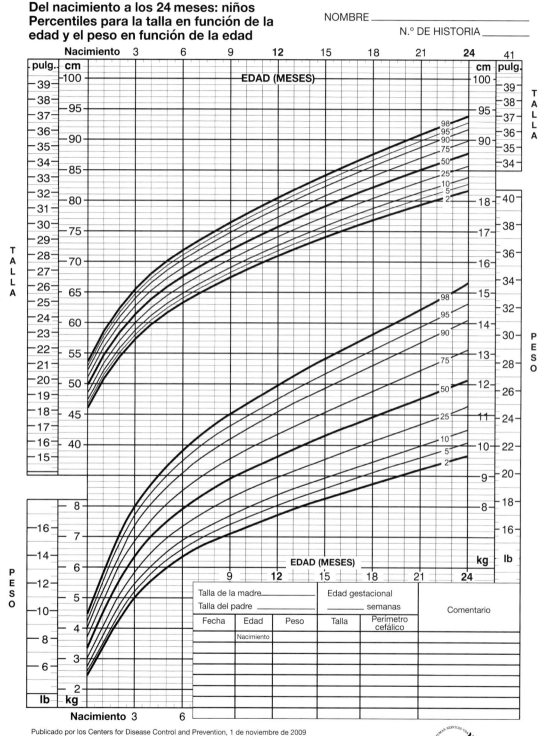

Publicado por los Centers for Disease Control and Prevention, 1 de noviembre de 2009
FUENTE: WHO Child Growth Standards (http://www.who.int/childgrowth/en)

SAFER · HEALTHIER · PEOPLE™

Reimpreso de https://www.cdc.gov/growthcharts/data/who/GrChrt_Boys_24LW_100611.pdf

APÉNDICE B3   DEL NACIMIENTO A LOS 24 MESES: PERCENTILES PARA EL PESO EN FUNCIÓN DE LA TALLA Y EL PERÍMETRO CEFÁLICO EN FUNCIÓN DE LA EDAD EN NIÑAS

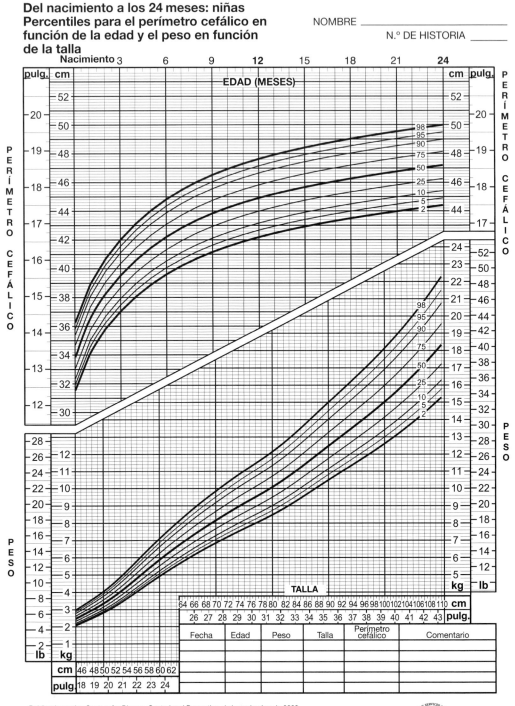

Del nacimiento a los 24 meses: niñas
Percentiles para el perímetro cefálico en función de la edad y el peso en función de la talla

NOMBRE _____

N.º DE HISTORIA _____

Publicado por los Centers for Disease Control and Prevention, 1 de noviembre de 2009
FUENTE: WHO Child Growth Standards (http://www.who.int/childgrowth/en)

APÉNDICE B4   DEL NACIMIENTO A LOS 24 MESES: PERCENTILES PARA LA TALLA EN FUNCIÓN DE LA EDAD Y EL PESO EN FUNCIÓN DE LA EDAD EN NIÑAS

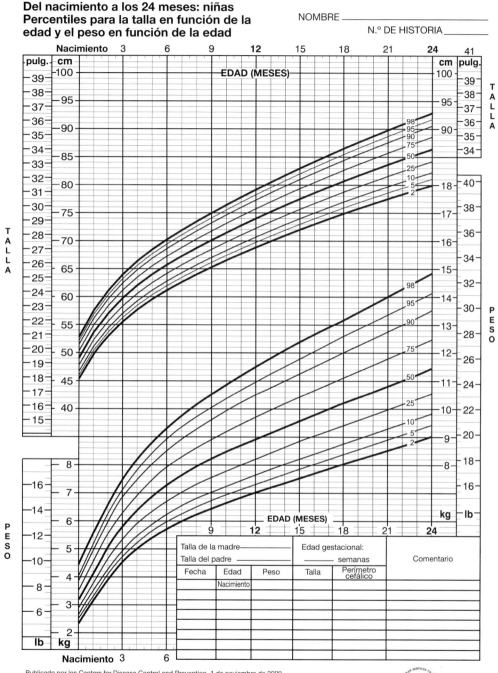

Del nacimiento a los 24 meses: niñas
Percentiles para la talla en función de la edad y el peso en función de la edad

NOMBRE _____

N.º DE HISTORIA _____

Publicado por los Centers for Disease Control and Prevention, 1 de noviembre de 2009
FUENTE: WHO Child Growth Standards (http://www.who.int/childgrowth/en)

Reimpreso de https://www.cdc.gov/growthcharts/data/who/GrChrt_Girls_24LW_9210.pdf
Centers for Disease Control and Prevention, National Center for Health Statistics, National Center for Chronic Disease Prevention and Health Promotion. *2000 CDC growth charts: United States*. Disponible en http://www.cdc.gov/growthcharts; último acceso, 6 de diciembre, 2020.

APÉNDICE B5　GRÁFICA DE CRECIMIENTO, DEL NACIMIENTO A LOS 36 MESES, NIÑAS

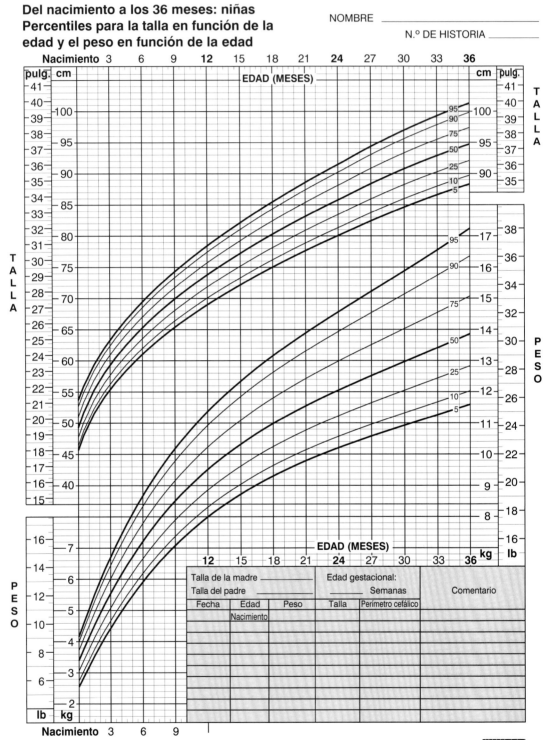

Del nacimiento a los 36 meses: niñas
Percentiles para la talla en función de la edad y el peso en función de la edad

Publicado el 30 de mayo de 2000 (modificado el 20/4/2001)
FUENTE: Desarrollado por el National Center for Health Statistics, en colaboración con el National Center for Chronic Disease Prevention and Health promotion (2000).
http://www.cdc.gov/growthcharts

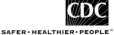

Reimpreso de https://www.cdc.gov/growthcharts/data/set1clinical/cj41l018.pdf

Del nacimiento a los 36 meses: niños
Percentiles para la talla en función de la edad y el peso en función de la edad

NOMBRE _____

N.º DE HISTORIA _____

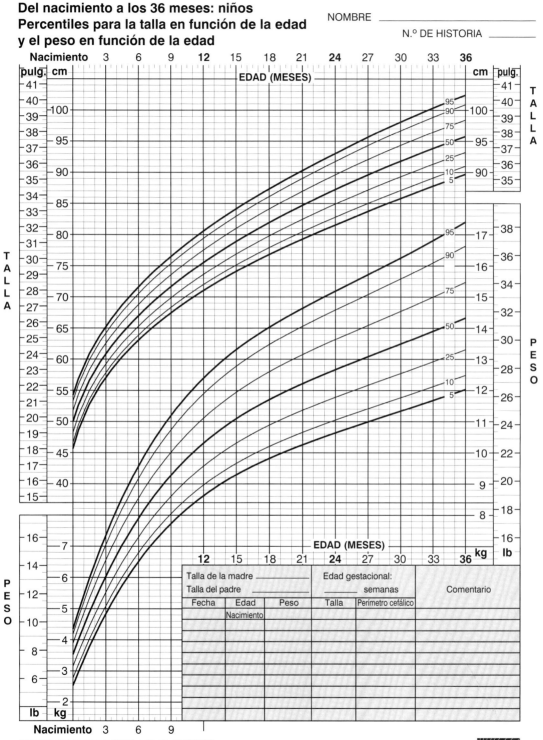

Publicado el 30 de mayo de 2000 (modificado el 20/4/2001)

FUENTE: Desarrollado por el National Center for Health Statistics, en colaboración con el National Center for Chronic Disease Prevention and Health promotion (2000).
http://www.cdc.gov/growthcharts

Reimpreso de https://www.cdc.gov/growthcharts/data/set1clinical/cj41l017.pdf

APÉNDICE B7   GRÁFICAS DE CRECIMIENTO, DE LOS 2 A LOS 20 AÑOS: NIÑAS

De los 2 a los 20 años: niñas
Percentiles de talla y peso en
función de la edad

NOMBRE _____

N.º DE HISTORIA _____

Talla de la madre _____   Talla del padre _____

Fecha	Edad	Peso	Talla	IMC*

*Para calcular el IMC: peso (kg)/(talla [cm] × talla [cm]) × 10 000
o peso (lb)/(talla [pulg] × talla [pulg]) × 703

EDAD (AÑOS)

Publicada el 30 de mayo de 2000 (modificada el 21 noviembre, 2000).

FUENTE: Desarrollada por el National Center for Health Statistics en colaboración con el
National Center for Chronic Disease Prevention and Health Promotion (2000).
http://www.cdc.gov/growthcharts

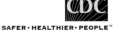

SAFER · HEALTHIER · PEOPLE™

Reimpreso de https://www.cdc.gov/growthcharts/data/set1clinical/cj41l022.pdf

APÉNDICE B8   GRÁFICAS DE CRECIMIENTO, DE LOS 2 A LOS 20 AÑOS: NIÑOS

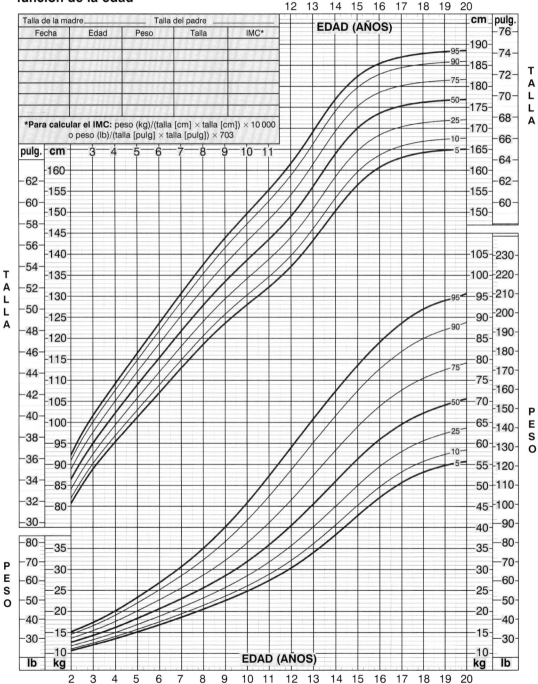

De los 2 a los 20 años: niños
Percentiles de talla y peso en función de la edad

NOMBRE

N.º DE HISTORIA

Talla de la madre ___ Talla del padre ___

Fecha	Edad	Peso	Talla	IMC*

*Para calcular el IMC: peso (kg)/(talla [cm] × talla [cm]) × 10 000
o peso (lb)/(talla [pulg] × talla [pulg]) × 703

EDAD (AÑOS)

TALLA

PESO

Publicada el 30 de mayo de 2000 (modificada el 21 noviembre, 2000).
FUENTE: Desarrollada por el National Center for Health Statistics en colaboración con el
National Center for Chronic Disease Prevention and Health Promotion (2000).
http://www.cdc.gov/growthcharts

CDC
SAFER · HEALTHIER · PEOPLE™

Reimpreso de https://www.cdc.gov/growthcharts/data/set1clinical/cj41l021.pdf

APÉNDICE B9 NOMOGRAMA DEL ÍNDICE DE MASA CORPORAL: ADULTOS

Peso en kilogramos	TALLA EN METROS[a]									
	1.45	1.50	1.55	1.60	1.65	1.70	1.75	1.80	1.85	1.90
	20	20	18	<18	<18	<18	<18	<18	<18	<18
49.95	23	21.5	20	19	<18	<18	<18	<18	<18	<18
54.5	25	23.5	22	21	19	18	<18	<18	<18	<18
59.15	27	25	24	22	21	20	19	<18	<18	<18
63.56	29	27	26	24	23	21	20	19	18	<18
68.10	31	29	27.5	26	24	23	22	20	19	18
72.64	33.5	31	29	27.5	26	24	23	22	20.5	19.5
77.18	36	33	31	29	27.5	26	24	23	22	21
81.72	38	35	33	31	29	27	26	24.5	23	22
86.26	40	37	35	33	31	29	27	26	24.5	23
90.8	>40	39	37	34	32	30	29	27	26	24
95.34	>40	41	38	36	34	32	30	28.5	27	26
98.88	>40	>40	40	38	36	33	32	30	28	27
104.42	>40	>40	>40	40	37	35	33	31	30	28
108.96	>40	>40	>40	>40	39	37	34.5	33	31	29
113.5	>40	>40	>40	>40	40	38	36	34	32	30.5
118.04	>40	>40	>40	>40	>40	40	37	35	33	32
122.58	>40	>40	>40	>40	>40	>40	39	37	35	33
127.12	>40	>40	>40	>40	>40	>40	40	38	36	34
131.66	>40	>40	>40	>40	>40	>40	>40	39	37	35
136.20	>40	>40	>40	>40	>40	>40	>40	41	39	37

Los datos indican que las implicaciones del índice de masa corporal (IMC) varían por la raza/etnicidad, de manera que las personas procedentes del sudeste asiático, los chinos y los negros presentan diabetes con mayor incidencia, a una edad más temprana y con menores valores de IMC que las personas blancas (1).

Por tanto, se han planteado valores de corte de IMC más específicos (2) y se han elaborado calculadoras para poblaciones geográficas específicas, como los asiáticos y los estadounidenses de origen asiático. (*Asian American Diabetes Initiative—Joslin Diabetes Center*. Disponible en: http://aadi.joslin .org/ content/bmi-calculator; consulta el 23 septiembre, 2013) y personas del sur de Asia. (*South Asian BMI calculator*. Disponible en: https://sites.google.com/site/ southasianbmicalculator/; consulta el 23 septiembre, 2013).

[a]La talla en metros se muestra en la parte superior, y el peso en kilogramos en la columna izquierda. Cada cifra de la tabla representa el IMC de una combinación particular de talla y peso. Los IMC que representan los puntos de transición de desnutrición a sobrepeso, de sobrepeso a obesidad y de una etapa a otra de la obesidad se muestran en negritas. Las cifras del IMC son una aproximación por redondeo. Las cifras de IMC en el intervalo recomendado, o en el «más sano», se encuentran sombreadas en gris. Obsérvese que si un paciente es muy delgado o muy musculoso, su IMC puede estar por debajo o por encima de la zona sombreada y, sin embargo, es compatible con una salud excelente.

Se dispone de una calculadora de IMC en línea en http://www.nhlbisupport.com/bmi/bmicalc.htm. No hay una «curva de crecimiento para adultos» como la hay para niños.

Se dispone de una calculadora de IMC para adultos en línea en http://www.cdc.gov/nccdphp/dnpa/bmi/adult_BMI/english_bmi_calculator/bmi_calculator.html; último acceso, 6 de diciembre, 2020.

Katz DL, Gonzalez MH. *The way to eat*. Naperville, IL: Sourcebooks, 2002.

REFERENCIAS BIBLIOGRÁFICAS

1. Chiu M, Austin PC, Manuel DG, Shah BR, Tu JV. Deriving ethnic-specific BMI cutoff points for assessing diabetes risk. *Diabetes Care*. 2011 Aug;34(8):1741–8.

2. WHO Expert Consultation. Appropriate body-mass index for Asian populations and its implications for policy and intervention strategies. *Lancet*. 2004 Jan 10;363(9403):157–63.

Valoración de la ingesta alimentaria en la población estadounidense

Se han investigado los patrones de ingesta alimentaria en Estados Unidos en varias encuestas de muestras nacionales representativas:

ENCUESTA NACIONAL DE EXAMEN DE SALUD Y NUTRICIÓN (NHANES)

Estas encuestas las realizó el *National Center for Health Statistics* de los *Centers for Disease Control and Prevention* (CDC). Las muestras probabilísticas de la población estadounidense se estudiaron mediante un cuestionario de recordatorio de 24 h y un cuestionario de frecuencia de ingesta de alimentos.

NHANES I:	1971-1974	$N = 28\,000$
NHANES II:	1976-1980	$N = 25\,000$
NHANES para hispanos:	1982-1984	$N = 14\,000$
NHANES III:	1988-1994	$N = 35\,000$
NHANES continuo:	1999-actualidad	$N = 5\,000$ al año*

*En 1999, la encuesta se transformó en un programa continuo que evalúa una muestra representativa a nivel nacional de ~ 5 000 personas al año. Estas personas viven en condados de todo el país, 15 se visitan anualmente. (National Health and Nutrition Examination Survey. Disponible en: http://www.cdc.gov/nchs/nhanes/about_nhanes.htm; consulta el 6 diciembre, 2020.)

ENCUESTA CONTINUA DE INGESTA DE ALIMENTOS POR PERSONA (CFSII)

Estas encuestas las realiza el *U.S. Department of Agriculture* (USDA) a intervalos de 3 años. Las muestras probabilísticas de la población estadounidense se estudian mediante una o más encuestas de recordatorio de 24 h y el registro de ingesta de alimentos de 2 días.

CFSII:	1985-1986	$N = 9\,000$
	1989-1991	$N = 15\,000$
	1994-1996, 1998	$N = 20\,000$

SISTEMA DE VIGILANCIA DE FACTORES DE RIESGO DEL COMPORTAMIENTO

Esta encuesta telefónica anual es realizada por los CDC y por diversos estados de Estados Unidos a partir de una muestra de > 400 000 hogares de los 50 estados y 3 territorios[a]. Se obtiene información limitada sobre la ingesta de alimentos.

[a]Disponible en: http://www.cdc.gov/brfss/about/index.htm, consulta el 6 diciembre, 2020, y en https://www.cdc.gov/brfss/annual_data/annual_2019.html; consulta el 6 diciembre, 2020.

Instrumentos para la valoración de la ingesta alimentaria

Se dispone de varios instrumentos para la valoración de la ingesta alimentaria individual, cada uno con ventajas y desventajas específicas. Los métodos estándar incluyen el recordatorio de 24 h, diarios de alimentos de una duración variable, (por lo general de 2-7 días), cuestionarios semicuantitativos de frecuencia de ingesta de alimentos, y, más recientemente, la *Dietary Quality Photo Navigation* (DQPN) Los materiales de referencia útiles para identificar u obtener instrumentos de valoración de la ingesta alimentaria incluyen los siguientes:

- Katz DL, Rhee LQ, Katz CS, Aronson DL, Frank GC, Gardner CD, Willett WC, Dansinger ML. Dietary assessment can be based on pattern recognition rather than recall. *Med Hypotheses*. 2020 Feb 26;140:109644.
- Bonilla, C., Brauer, P., Royall, D. et al. Use of electronic dietary assessment tools in primary care: an interdisciplinary perspective. *BMC Med Inform Decis Mak*. 15.14(2015).
- Thompson FE, Byers T. Dietary assessment resource manual. *J Nutr*. 1994;124:2245s–2317s.
- Olendzki B, Hurley TG, Hebert JR, et al. Comparing food intake using the Dietary Risk Assessment with multiple 24-h dietary recalls and the 7-day dietary recall. *J Am Diet Assoc*. 1999;99:1433–1439.
- Bingham SA, Gill C, Welch A. Comparison of dietary assessment methods in nutritional epidemiology: weighed records v. 24-h recalls, food-frequency questionnaires and estimated-diet records. *Br J Nutr*. 1994;72(4):619–643. http://www.ncbi.nlm.nih.gov/pubmed/7986792.
- Willett, W. *Nutritional epidemiology*, 3rd ed. 2012.
- USDA Food and nutrition service. Healthy Eating Index. Información disponible en: https://www.fns.usda.gov/resource/healthy-eating-index-hei; accessed on 01/2021.
- USDA National Agriculture Library. Dietary assessment instruments for research. https://www.nal.usda.gov/fnic/dietary-assessment-instruments-research; accessed on 01/2021

También hay varios instrumentos y metodologías para medir los entornos alimentarios a los que están expuestos los individuos. Los métodos estándar incluyen los siguientes: análisis geográfico, análisis de menús, análisis de nutrimentos, análisis de ventas y análisis de suministros de alimentos, con instrumentos para medir los almacenes de alimentos, los centros públicos, los restaurantes, las escuelas, los lugares de trabajo y los domicilios.

- Lytle LA, Sokol RL. Measures of the food environment: A systematic review of the field, 2007–2015. *Health Place*. 2017 Mar;44:18–34. doi: 10.1016/j.healthplace.2016.12.007. Epub 2017 Jan 27. PMID: 28135633.
- Robert Wood Johnson Foundation, Healthy Eating Research: https://healthyeatingresearch.org/ último acceso, enero de 2021.

En la siguiente página se presenta un impreso que los pacientes pueden usar para llevar un diario de alimentación, y que permite respaldar los objetivos de asesoramiento provistos en el capítulo 47. El paciente debe recibir una copia del impreso para cada día de valoración de la ingesta.

CUESTIONARIOS DE INGESTA ALIMENTARIA

- National Cancer Institute: Diet History Questionnaire (DHQ) para uso por parte de clínicos, educadores e investigadores, a fin de evaluar la ingesta de alimentos y suplementos dietéticos. https://epi.grants.cancer.gov/dhq3/index.html
- DietID: Una herramienta de evaluación alimentaria en línea que utiliza el reconocimiento de patrones visuales para evaluar los patrones alimentarios, en lugar de hacer un seguimiento de la ingesta de alimentos individuales. www.dietid.com

IMPRESO DE INGESTA DE ALIMENTOS

Al paciente: use la siguiente tabla para registrar su ingesta de alimentos *durante un solo día* (indique la fecha y el día de la semana en la parte superior). Haga un esfuerzo por comer como suele hacerlo y por registrarlo todo con detalle. Provea información de qué comió, un cálculo del tamaño de la ración, la hora en que lo hizo, dónde comió o el origen de los alimentos (p. ej., casa, auto, restaurante, oficina, máquina expendedora) y por qué (p. ej., hambre, aburrimiento, alivio del estrés o algún otro motivo). Podrá revisar este diario con su médico, especialista en nutrición u otro asesor nutricional profesional para identificar lo que debe modificar para mejorar su alimentación y de qué forma puede aplicar con éxito los cambios recomendados.

COMIDA/TENTEMPIÉ	DESCRIPTORES	DÍA DE LA SEMANA FECHA ¿DÍA LABORAL? S/N
Antes del desayuno	Qué	
	Cuánto	
	Cuándo	
	Dónde	
	Por qué	
Desayuno	Qué	
	Cuánto	
	Cuándo	
	Dónde	
	Por qué	
Tentempié de la mañana	Qué	
	Cuánto	
	Cuándo	
	Dónde	
	Por qué	
Comida	Qué	
	Cuánto	
	Cuándo	
	Dónde	
	Por qué	
Tentempié de la tarde	Qué	
	Cuánto	
	Cuándo	
	Dónde	
	Por qué	
Cena	Qué	
	Cuánto	
	Cuándo	
	Dónde	
	Por qué	
Por la noche	Qué	
	Cuánto	
	Cuándo	
	Dónde	
	Por qué	
Otro		

Tablas de referencia de nutrimentos y productos nutricéuticos: límites de ingesta y fuentes alimentarias

Las siguientes tablas proveen información detallada de una muestra representativa de los micronutrimentos que actualmente suscitan interés para incluirlos en complementos en cantidades mayores de los límites que suelen recomendarse, así como pruebas de investigación pertinentes y controvertidas encontradas en las publicaciones.

ARGININA

FUNCIÓN(ES) BIOLÓGICA(S) Y PROPIEDADES CLAVE EN SERES HUMANOS: aminoácido esencial en lactantes, pero no en adultos sanos, quienes pueden sintetizarlo en forma endógena; puede volverse esencial en condiciones de estrés, cuando aumentan las necesidades; y tiene una función importante en la división celular, la cicatrización de las heridas y la función inmune. Precursor inmediato del óxido nítrico (NO), necesario para la síntesis de creatina y otras proteínas vitales. Se sintetiza principalmente en el riñón.

ABSORCIÓN/SOLUBILIDAD/ALMACENAMIENTO/FARMACOCINÉTICA: hidrosoluble, con absorción intestinal activa. La arginina se transporta rápidamente hacia el interior de los enterocitos y, después, hacia el hígado para su metabolismo, antes de distribuirse en la circulación sistémica.

INDICACIONES PARA SU USO EN COMPLEMENTOS: estimula la función vascular; tiene efecto hipotensor; posibles contribuciones potenciales a la función inmune, la cicatrización de heridas y la conservación de la masa corporal magra[a].

EVIDENCIAS EN RESPALDO DE SU USO EN COMPLEMENTOS EN UNA CANTIDAD IGUAL O MAYOR QUE LA dietary reference intake (DRI): no se ha establecido la ingesta diaria recomendada (IDR) ni la AI (del inglés adequate intake; ingesta adecuada) de la arginina.

Ingesta diaria recomendada (en Estados Unidos): ninguna establecida

INGESTA MEDIA DE LOS ADULTOS EN ESTADOS UNIDOS	3.5-5.0 g
INGESTA MEDIA CALCULADA EN EL PALEOLÍTICO (ADULTOS)	No disponible
INTERVALO POSOLÓGICO HABITUAL PARA SU USO EN COMPLEMENTOS	2-30 g
¿LOS PATRONES ALIMENTARIOS CONFORMES A LAS DIRECTRICES PERMITEN LA INGESTA EN EL INTERVALO DE LOS COMPLEMENTOS?	Sí
¿SE INCLUYE EN LOS COMPRIMIDOS HABITUALES DE MULTINUTRIMENTOS INORGÁNICOS/MULTIVITAMÍNICOS?	No

INSUFICIENCIA

Nivel de ingesta Variable.
Síndromes Alteración de la producción de insulina, debilidad muscular, posible caída del cabello. Disminución de la función espermática en los varones.

TOXICIDAD

Nivel de ingesta La dosis máxima que se considera segura es de 400-6 000 mg, aunque, por ejemplo, se han dado dosis de hasta 24 g/día durante 8 semanas para el tratamiento de la vasculopatía periférica y la claudicación, sin efectos adversos aparentes[b]. No hay signos conocidos de toxicidad en dosis de hasta 30 g/día. Pueden producirse síntomas adversos con dosis mayores (> 30 g) o si se administra con rapidez.
Síndromes Náuseas, cólicos abdominales, diarrea, engrosamiento de la piel, debilidad, puede aumentar la actividad de algunos virus (p. ej., herpes).

Fuentes alimentarias[c]: trigo integral, chocolate, frutos secos, semillas, productos lácteos, carne, cacahuetes, arroz pardo, maíz/palomitas de maíz, productos de soya, pasas, semillas de ajonjolí y girasol, coco, gelatina, alforfón, cebada, pollo, carnes, avena[d]

---

[a]May PE, Barber A, D'Olimpio JT y cols. Reversal of cancer-related wasting using oral supplementation with a combination of beta-hidroxy-beta-methylbutyrate, arginine and glutamine. *Am J Surg* 2002;183:471-479.

[b]Disponible en: https://doi.org/10.1016/j.ahj.2011.09.012; consulta el 6 diciembre, 2020.

[c]La composición de nutrimentos de casi todos los alimentos se puede revisar en la *U.S. Department of Agriculture nutrient database*, en: http://www.nal.usda.gov/fnic/foodcomp/search.

[d]Información adicional disponible en: https://www.mayoclinic.org/drugs-supplements-l-arginine/art-20364681; consulta el 6 diciembre, 2020.

Pueden consultarse detalles adicionales, pruebas científicas y bibliografía sobre las dosis y la seguridad de muchos nutrimentos y sustancias que las personas podrían decidir consumir en: http://www.mayoclinic.com/health/search/search, http://ods.od.nih.gov/ y http://www.nlm.nih.gov/medlineplus/.

Fuentes: DRI tables for macronutrients, including protein and amino acids: https://ods.od.nih.gov/HealthInformation/Dietary_Reference_Intakes.aspx.

Ensminger AH, Ensminger ME, Konlande JE y cols. *The concise encyclopedia of foods and nutrition.* Boca Raton, FL: CRC Press, Inc., 1995.

Margen S. *The wellness nutrition counter.* New York: Health Letter Associates, 1997.

Murray MT. *Encyclopedia of nutritional supplements.* Rocklin, CA: Prima Publishing, 1996.

National Research Council. *Recommended dietary allowances*, 10th ed. Washington, DC: National Academy Press, 1989.

Otten JJ, Hellwig JP, Meyers LD, eds. *Dietary Reference Intakes. The essential guide to nutrient requirements.* Washington, DC: National Academies Press, 2006.

Pizzorno JE, Murray MT. *Textbook of natural medicine*, 3rd ed. St. Louis: Church Livingstone Elsevier, 2006.

Shils ME, Shike M, Ross AC y cols., eds. *Modern nutrition in health and disease*, 10th ed. Philadelphia: Lippincott Williams & Wilkins, 2005.

U.S. Department of Agriculture. *USDA nutrient database for standard reference.* Release 19. 2006.

U.S. Department of Agriculture. *USDA nutrient intake from NHANES 2001-2002 data.*

Ziegler EE, Filer LJ, Jr., eds. *Present knowledge in nutrition*, 7th ed. Washington, DC: ILSI Press, 1996.

BIOTINA/Vitamina B$_7$

FUNCIÓN(ES) BIOLÓGICA(S) Y PROPIEDADES CLAVE EN SERES HUMANOS: participa en el transporte de grupos carboxilo. Es indispensable para el metabolismo de hidratos de carbono y lípidos y un cofactor en las vías metabólicas de ciertos aminoácidos. Se encuentra unida a proteínas y en forma libre en los alimentos; la forma libre es la funcional.

ABSORCIÓN/SOLUBILIDAD/ALMACENAMIENTO/FARMACOCINÉTICA: hidrosoluble. Se cree que su absorción ocurre principalmente en el yeyuno. La produce la flora intestinal. Hay alguna excreción de biotina en las heces; su excreción urinaria aumenta conforme lo hace la ingesta. La avidina, una proteína de la clara del huevo crudo, se une a la biotina e impide su absorción.

INDICACIONES PARA SU USO EN COMPLEMENTOS: se recomienda para mejorar la sensibilidad a la insulina en la diabetes, fortalecer las uñas y el cabello y para el tratamiento de la dermatitis seborreica.

EVIDENCIAS EN RESPALDO DE SU USO EN COMPLEMENTOS EN UNA CANTIDAD IGUAL O MAYOR QUE LA DRI: los estudios de complementos de biotina en seres humanos son limitados; las publicaciones de estudios en animales son más amplias.

Ingesta diaria recomendada (en Estados Unidos): la ingesta dentro en el intervalo de 30-35 µg/día se considera segura y adecuada.

LÍMITES DE INGESTA DE BIOTINA RECOMENDADOS (IA DE ESTADOS UNIDOS)[a]:

	Lactancia (0-6 meses)	Lactancia (7-12 meses)	Infancia (1-3 años)	Infancia (4-8 años)	Adolescencia (9-13 años)	Adolescencia (14-18 años)	Adultos (≥19 años)	Embarazo	Lactancia
Varones	7 µg	7 µg	8 µg	12 µg	20 µg	25 µg	30 µg	—	—
Mujeres	7 µg	7 µg	8 µg	12 µg	20 µg	25 µg	30 µg	30 µg	35 µg

INGESTA MEDIA DE LOS ADULTOS EN ESTADOS UNIDOS	30-70 µg/día
INGESTA MEDIA CALCULADA EN EL PALEOLÍTICO (ADULTOS)[b]	No disponible
INTERVALO POSOLÓGICO HABITUAL PARA SU USO EN COMPLEMENTOS	1 000-10 000 µg/día
¿LOS PATRONES ALIMENTARIOS CONFORMES A LAS DIRECTRICES PERMITEN LA INGESTA EN EL INTERVALO DE LOS COMPLEMENTOS?	No
¿SE INCLUYE EN LOS COMPRIMIDOS HABITUALES DE MULTIMINERALES/MULTIVITAMÍNICOS?	Sí (dosis: 45 µg)

INSUFICIENCIA

Nivel de ingesta — No se ha establecido el umbral de ingesta para la insuficiencia en individuos sanos. Se puede inducir insuficiencia después de la resección intestinal o por la ingesta de grandes cantidades de avidina en la clara de huevo cruda. Esta contiene una sustancia (avidina) que se une a la biotina en el intestino e impide su absorción. El consumo de dos o más claras de huevo no cocinadas al día durante varios meses ha producido una insuficiencia de biotina lo suficientemente grave como para causar síntomas[a]. También se puede inducir su insuficiencia con el uso prolongado de antibióticos, por erradicación de la flora intestinal normal. El uso de un fármaco anticonvulsivo a largo plazo afecta la absorción y puede causar insuficiencia.

Síndromes — Anorexia, náuseas, vómitos, glositis, dermatitis seborreica, depresión, letargo, alopecia.

TOXICIDAD

Nivel de ingesta — Aún no se ha establecido; no se ha demostrado toxicidad con dosis de hasta 10 mg/día
Nota: La biotina puede interferir con los análisis de laboratorio de la función tiroidea en las dosis comúnmente utilizadas en los suplementos. Los pacientes deben dejar de tomar suplementos de biotina durante al menos 3 días antes de los análisis de sangre para evaluar la función tiroidea. https://www.fda.gov/medical-devices/safety-communications/update-fda-warns-biotin-may-interfere-lab-tests-fda-safety-communication

Síndromes — Ninguno conocido.

Fuentes alimentarias[c]: los granos de cereales contienen biotina en cantidades de 3-30 µg/100 g, pero con biodisponibilidad variable: la mayor parte de la biotina del trigo, por ejemplo, está unida y no está biodisponible. Las frutas y las carnes contienen cantidades mínimas de biotina. La crema de cacahuete y los champiñones son fuentes de la vitamina.

Alimento	Tamaño de ración (g)	Energía (kcal)	Biotina (µg)	Alimento	Tamaño de ración (g)	Energía (kcal)	Biotina (µg)
Hígado	100	161	100-200	Levadura	100	295	100-200
Harina de soya	100	436	60-70	Yema de huevo	100	358	16

Efectos de la preparación y el almacenamiento de los alimentos: no se ha notificado que sean determinantes generales importantes de su grado de ingesta.

Pueden consultarse detalles adicionales, pruebas científicas y bibliografía sobre las dosis y la seguridad de muchos nutrimentos y sustancias que las personas podrían decidir consumir en: http://www.mayoclinic.com/health/search/search, http://ods.od.nih.gov/ y http://www.nlm.nih.gov/medlineplus/.

[a]Biotin MedlinePlus. Disponible en: http://www.nlm.nih.gov/medlineplus/druginfo/natural/313.html; consulta el 6 diciembre, 2020.

[b]Eaton SB, Eaton SB III, Konner MJ. Paleolithic nutrition revisited: A twelve-year retrospective on its nature and implications. *Eur J Clin Nutr* 1997;51:207–216; Eaton SB, Eaton SB. Paleolithic vs. modern diets–selected pathophysiological implications. *Eur J Nutr* 2000;39:67–70.

[c]La composición de nutrimentos de casi todos los alimentos se puede revisar en la *U.S. Department of Agriculture nutrient database*, en:
http://www.nal.usda.gov/fnic/foodcomp/search

Fuentes: Ensminger AH, Ensminger ME, Konlande JE y cols. *The concise encyclopedia of foods and nutrition.* Boca Raton, FL: CRC Press, Inc., 1995.

Margen S. *The wellness nutrition counter.* New York: Health Letter Associates, 1997.

Murray MT. *Encyclopedia of nutritional supplements.* Rocklin, CA: Prima Publishing, 1996.

National Research Council. *Recommended dietary allowances*, 10th ed. Washington, DC: National Academy Press, 1989.

Otten JJ, Hellwig JP, Meyers LD, eds. *Dietary reference intakes. The essential guide to nutrient requirements.* Washington, DC: National Academies Press, 2006.

Pizzorno JE, Murray MT. *Textbook of natural medicine*, 3rd ed. St. Louis: Church Livingstone Elsevier, 2006.

Shils ME, Shike M, Ross AC y cols., eds. *Modern nutrition in health and disease*, 10th ed. Philadelphia: Lippincott Williams & Wilkins, 2005.

U.S. Department of Agriculture. *USDA nutrient database for standard reference.* Release 19. 2006.

Recursos para la composición nutricional de los alimentos

Zegler EE, Filer LJ Jr. eds. *Present knowledge in nutrition,* 7th ed. Washington, DC: ILSI Press, 1996.

BORO

Función(es) biológica(s) y propiedades clave en seres humanos: participa en el metabolismo del calcio, el fósforo, el magnesio, las hormonas esteroideas y la vitamina D. Puede intervenir en la regulación de la función de las membranas celulares. El boro puede aumentar los efectos de los estrógenos sobre la densidad ósea.

Absorción/solubilidad/almacenamiento/farmacocinética: el boro de los alimentos se absorbe con rapidez y se excreta de manera predominante en la orina. Se distribuye en los compartimientos corporales, pero alcanza la concentración máxima en hueso, dientes, cabello, uñas, bazo y tiroides.

Indicaciones para su uso en complementos: prevención y tratamiento de la osteoporosis y la artritis. Posible prevención de la urolitiasis y el cáncer de próstata. Puede reducir el riesgo cardiovascular como resultado de un aumento de los estrógenos endógenos.

Evidencias en respaldo de su uso en complementos en una cantidad igual o mayor que la DRI: no se ha establecido una IDR ni una IA. El estudio de los efectos terapéuticos del boro en complementos es muy prematuro. Pequeños estudios en seres humanos, incluidos unos cuantos estudios piloto aleatorizados de doble ciego muestran efectos benéficos sobre el metabolismo óseo y los síntomas de la artrosis (v. cap. 14).

Ingesta diaria recomendada (en Estados Unidos): no se ha establecido una IDR; no se ha identificado una función biológica esencial. Se considera que los valores superior e inferior de ingesta son 0.25 y 3.25 mg de boro al día por cada 2 000 calorías, respectivamente[a].

Ingesta media de los adultos en Estados Unidos	0.33-2.74 mg/día
Ingesta media calculada en el paleolítico (adultos)[b]	No disponible
Intervalo posológico habitual para su uso en complementos	3 mg/día
¿Los patrones alimentarios conformes a las directrices permiten la ingesta en el intervalo de los complementos?	Sí
¿Se incluye en los comprimidos habituales de multinutrimentos inorgánicos/multivitamínicos?	No

Insuficiencia

Nivel de ingesta   < 0.3 mg/día; posiblemente < 1 mg/día

Síndromes   Indefinidos; puede contribuir a la osteoporosis y deprimir las funciones muscular y cognitiva.

Toxicidad

Nivel de ingesta[a]   Límite superior (LS) tolerable de ingesta de boro

	Lactancia (0-6 meses)	Lactancia (7-12 meses)	Infancia (1-3 años)	Infancia (4-8 años)	Adolescencia (9-13 años)	Adolescencia (14-18 años)	Adultos (≥A; 19 años)	Embarazo (19-50 años*)	Lactancia (19-50 años)
Varones	—	—	3 mg	6 mg	11 mg	17 mg	20 mg	—	—
Mujeres	—	—	3 mg	6 mg	11 mg	17 mg	20 mg	20 mg	20 mg

Síndromes   náuseas, vómitos, diarrea, dermatitis, letargo.

Fuentes alimentarias[c]: el contenido de boro de los alimentos no se incluye en *U.S. Department of Agriculture nutrient database* y no está disponible en otras fuentes publicadas. El boro es abundante en frutas no cítricas, verduras de hoja verde, frutos secos, legumbres, cerveza, vino y sidra. Son fuentes escasas la carne, el pescado y los productos lácteos.

Efectos de la preparación y el almacenamiento de los alimentos: no hay información disponible.

*En embarazadas o lactantes de 14-18 años de edad, el LS es de 17 mg/día.

Pueden consultarse detalles adicionales, pruebas científicas y bibliografía sobre las dosis y la seguridad de muchos nutrimentos y sustancias que las personas podrían decidir consumir en: http://www.mayoclinic.com/health/search/search, http://ods.od.nih.gov/ y http://www.nlm.nih.gov/medlineplus/.

[a]Boron MedlinePlus. Disponible en: http://www.nlm.nih.gov/medlineplus/druginfo/natural/894.html; consulta el 12 junio, 2020.

[b]Eaton SB, Eaton SB. Paleolithic vs. modern diets—selected pathophysiological implications. *Eur J Nutr* 2000;39:67–70.

[c]La composición de nutrimentos de casi todos los alimentos se puede revisar en la *U.S. Department of Agriculture nutrient database*, en: https://fdc.nal.usda.gov/.

Fuentes: Ensminger AH, Ensminger ME, Konlande JE y cols. *The concise encyclopedia of foods and nutrition.* Boca Raton, FL: CRC Press, Inc., 1995.
Margen S. *The wellness nutrition counter.* New York: Health Letter Associates, 1997.
Murray MT. *Encyclopedia of nutritional supplements.* Rocklin, CA: Prima Publishing, 1996.
National Research Council. *Recommended dietary allowances,* 10th ed. Washington, DC: National Academy Press, 1989.
Otten JJ, Hellwig JP, Meyers LD, eds. *Dietary reference intakes. The essential guide to nutrient requirements.* Washington, DC: National Academies Press, 2006.

Pizzorno JE, Murray MT. *Textbook of natural medicine*, 3rd ed. St. Louis: Church Livingstone Elsevier, 2006.

Shils ME, Shike M, Ross AC y cols., eds. *Modern nutrition in health and disease*, 10th ed. Philadelphia: Lippincott Williams & Wilkins, 2005.

U.S. Department of Agriculture. *USDA nutrient database for standard reference.* Release 19. 2006.

U.S. Department of Agriculture. *USDA nutrient intake from NHANES 2001–2002 data.*

Ziegler EE, Filer LJ, Jr., eds. Present knowledge in nutrition, 7th ed. Washington, DC: ILSI Press, 1996.

CAFEÍNA

Función(es) biológica(s) y propiedades clave en seres humanos: estimula el sistema nervioso central por antagonismo de los receptores de adenosina, aumenta la actividad de la dopamina y produce un incremento del estado de alerta. También puede incrementar de forma aguda la concentraciones de serotonina y mejorar el estado de ánimo. La cafeína es un compuesto alcaloide xantínico y, si bien no es necesario para la salud, constituye la sustancia psicoactiva de uso más frecuente en el mundo y puede tener beneficios para la salud cuando se consume con moderación (v. cap. 41).

Absorción/solubilidad/almacenamiento/farmacocinética: ligeramente hidrosoluble. La absorción gástrica e intestinal es rápida después de su ingesta. La cafeína se degrada en el hígado por el sistema de la enzima oxidasa de citocromo P450 con generación de tres metabolitos activos: paraxantina (84 %), teobromina (12 %) y teofilina (4 %). Atraviesa la barrera hematoencefálica.

Indicaciones para su uso en complementos: aumento del desempeño cognitivo o físico; atenúa la somnolencia.

Evidencias en respaldo de su uso en complementos en una cantidad igual o mayor que la DRI: No se ha establecido la IDR ni la DRI de la cafeína. Se ha visto que los complementos de cafeína incrementan la velocidad en las competiciones de ciclismo y remo (Kovacs EM, Stegen JH, Brouns F. Effect of caffeinated drinks on substrate metabolism, caffeine excretion, and performance. *J Appl Physiol*. 1998;85(2):709–715. Bruce CR, Anderson ME, Fraser SF, et al. Enhancement of 2000-m rowing performance after caffeine ingestion. *Med Sci Sports Exerc*. 2000;32(11):1958–1963), reduce el ejercicio percibido durante el ejercicio (*Scand J Med Sci Sports*. 2005 Apr;15(2):69–78. Effects of caffeine ingestion on rating of perceived exertion during and after exercise: a meta-analysis. Doherty M, Smith PM.) e incrementa el rendimiento en actividades deportivas en dosis de 2-5 mg/kg (*J Sports Sci*. 2006 Jul;24(7):749–61. Dietary supplements for football. Hespel P, Maughan RJ, Greenhaff PL). La cafeína también es eficaz como tratamiento adyuvante del dolor agudo (*Cochrane Database Syst Rev*. 2012 Mar 14;3:CD009281. doi: 10.1002/14651858.CD009281.pub2. Caffeine as an analgesic adjuvant for acute pain in adults. Derry CJ, Derry S, Moore RA), y puede ser útil para mejorar el rendimiento de los trabajadores por turnos (*Cochrane Database Syst Rev*. 2010 May 12;(5):CD008508. doi: 10.1002/14651858.CD008508. Caffeine for the prevention of injuries and errors in shift workers. Ker K, Edwards PJ, Felix LM, Blackhall K, Roberts I). En pacientes asmáticos, la cafeína puede mejorar algo la función de las vías respiratorias (*Cochrane Database Syst Rev*. 2010 Jan 20;(1):CD001112. doi: 10.1002/14651858.CD001112.pub2. Caffeine for asthma. Welsh EJ, Bara A, Barley E, Cates CJ).

Ingesta diaria recomendada (en Estados Unidos): ninguna establecida. Se considera que de dos a cuatro tazas de 250 mL de café al día (~ 200-300 mg de cafeína) y cinco raciones de refrescos con cafeína son una cantidad moderada de cafeína[a].

Ingesta media de los adultos en Estados Unidos[b]	200-300 mg/día
Ingesta media calculada en el paleolítico (adultos)	No disponible
Intervalo posológico habitual para su uso en complementos	100-200 mg/día
¿Los patrones alimentarios conformes a las directrices permiten la ingesta en el intervalo de los complementos?	ND
¿Incluido en el típico comprimido multivitamínico/multimineral? No	No

Insuficiencia
Nivel de ingesta No se requiere para la salud; por lo tanto, no hay síndrome de insuficiencia. Sin embargo, su uso habitual puede inducir tolerancia y producir un síndrome de abstinencia si se interrumpe súbitamente.
Síndromes Los síntomas de abstinencia incluyen cefalea, náuseas, fatiga, somnolencia, incapacidad de concentración, irritabilidad, depresión.

Toxicidad
Nivel de ingesta Un consumo de más de 500-600 mg de cafeína puede producir síntomas desagradables[c], y se puede requerir hospitalización por toxicidad cuando se ingieren 2 g. Son posibles las dosis letales, pero muy raras, por lo general solo por una sobredosis del producto en comprimidos.
Síndromes Inquietud, insomnio, rubor facial, poliuria, trastornos gastrointestinales, temblores, irritabilidad, aceleración e irregularidad de los latidos cardíacos, agitación psicomotriz.

Fuentes alimentarias: el café, el té, el chocolate y los refrescos de cola (salvo que sean «sin cafeína») son las principales fuentes en la alimentación.

Pueden consultarse detalles adicionales, pruebas científicas y bibliografía sobre las dosis y la seguridad de muchos nutrimentos y sustancias que las personas podrían decidir consumir en: http://www.mayoclinic.com/health/search/search, http://ods.od.nih.gov/ y http://www.nlm.nih.gov/medlineplus/.

[a]MedlinePlus. Caffeine in the diet. Disponible en: https://medlineplus.gov/ency/article/002445.htm; accessed 12 junio, 2020 y Mayo Clinic. Nutrition and healthy eating: Caffeine. Disponible en: https://www.mayoclinic.org/healthy-lifestyle/nutrition-and-healthy-eating/in-depth/caffeine/art-20045678; consulta el 6 diciembre, 2020.

[b]https://emedicine.medscape.com/article/1182710-overview#a2; consulta el 6 diciembre, 2020.

[c]FDA. Spilling the beans: how much caffeine is too much? https://www.fda.gov/consumers/consumer-updates/spilling-beans-how-much-caffeine-too-much; último acceso 6 diciembre, 2020.

CALCIO

Función(es) biológica(s) y propiedades clave en seres humanos: el calcio es el mineral más abundante del organismo. También es el principal mineral de huesos y dientes. Las funciones del calcio extraesquelético son la conducción nerviosa, la contracción muscular, la coagulación y la hemostasia, así como la permeabilidad de la membrana celular.

Absorción/solubilidad/almacenamiento/farmacocinética: cuando la ingesta diaria de calcio se acerca o se corresponde con el promedio de los adultos en Estados Unidos (750 mg), se absorbe aproximadamente el 25-50%. La absorción de calcio aumenta cuando se ingiere con alimentos; el ácido gástrico parece ser un factor participante. Su absorción en el duodeno y yeyuno proximal es saturable y dependiente de la vitamina D. Se produce absorción pasiva no saturable en el intestino delgado, en especial en el íleon. Aproximadamente el 4% del calcio ingerido se absorbe en el intestino grueso. El calcio sérico está ionizado en un 8-10%, y unido a proteínas en un 40-45%; el 45-50% se encuentra como ion libre disociado. El calcio ionizado es la fracción metabólicamente activa. Las concentraciones séricas se mantienen en 2.5 mmol/l (10 mg/dL) aproximadamente por la acción de la paratormona, la calcitonina y la vitamina D. Las reservas corporales son esqueléticas (99%) y reservas intercambiables (1%). La regulación del calcio está modulada por las acciones de los glucocorticoides, las hormonas tiroideas, la somatotropina, la insulina y los estrógenos. Su filtración renal en el adulto es de ~ 8.6 g/día (solo se resorben 100-200 mg). Las pérdidas fecales diarias incluyen ~ 150 mg de calcio en las secreciones intestinales, así como el calcio de la alimentación no absorbido; por lo tanto, las pérdidas son de 300-600 mg y varían de acuerdo con la ingesta. También se producen pequeñas pérdidas en el sudor (esto es, 15 mg/día). Las proteínas de la alimentación potencian la pérdida de calcio en la orina: por cada aumento de 50 g en la ingesta diaria de proteínas se excretan 60 mg adicionales de calcio. El aumento de la ingesta de sodio y cafeína también incrementa la excreción del calcio urinario. Su absorción aumenta por la acción de la lactosa, sobre todo en lactantes, durante el embarazo y cuando hay insuficiencia de calcio. Las plantas con oxalato (p. ej., espinacas, ruibarbo, betabel) interfieren en la absorción de calcio mediante la formación de sales no digeribles con calcio, y la absorción de calcio también está reducida cuando los alimentos contienen cantidades elevadas de fitatos (p. ej., soya)[a]. El calcio compite por la absorción con otros cationes minerales (p. ej., magnesio)[b]. La vitamina D favorece la absorción de calcio[c].

Indicaciones para su uso en complementos: las mujeres estadounidenses ingieren de manera constante menos calcio que la IDR. La ingesta en varones en general se aproxima a las cifras recomendadas. Se sugieren los complementos sobre todo para la prevención de la osteoporosis en mujeres. El calcio complementario puede disminuir la presión arterial y tal vez confiera alguna protección contra el cáncer de colon. En general, el calcio de las conchas de ostras, el calcio de dolomita y los complementos de calcio de harina de hueso deben evitarse por la posibilidad de contaminación con plomo. Los complementos de preferencia incluyen citrato quelado, gluconato, lactato y fumarato de calcio. El carbonato cálcico puede absorberse algo menos, aunque parece ser un fenómeno insignificante cuando se ingiere con alimentos.

Evidencias en respaldo de su uso en complementos en una cantidad igual o mayor que la DRI: son muchas las publicaciones sobre el calcio de los alimentos y el complementario. Hay pruebas concluyentes de que los complementos de calcio contribuyen a aumentar la densidad ósea, pero no el riesgo de fracturas óseas. Las pruebas de un pequeño efecto beneficioso sobre la presión arterial, en particular la sistólica, así como sobre la presión arterial durante el embarazo están ya confirmadas. Hay pruebas en respaldo de su eficacia en la prevención del cáncer de colon; las de otros beneficios son aún preliminares.

Ingesta diaria recomendada (en Estados Unidos): en los adultos, se recomienda una ingesta de 1 000-1 300 g/día de calcio.

LÍMITES DE INGESTA DE CALCIO RECOMENDADOS (INGESTA ADECUADA EN ESTADOS UNIDOS):[d]

	Lactancia (0-6 meses)	Lactancia (7-12 meses)	Infancia (1-3 años)	Infancia (4-8 años)
Varones	200 mg	260 mg	700 mg	1 000 mg
Mujeres	200 mg	260 mg	700 mg	1 000 mg
	Adolescencia (9-13 años)	**Adolescencia (14-18 años)**	**Etapa adulta (19-50 años)**	**Etapa adulta (51 años)**
Varones	1 300 mg	1 300 mg	1 000 mg	1 000 mg
Mujeres	1 300 mg	1 300 mg	1 000 mg	1 000 mg
	Embarazo (≤18 años)	**Embarazo (19-50 años)**	**Lactancia (≥18 años)**	**Lactancia (19-50 años)**
Varones	—	—	—	—
Mujeres	1 300 mg	1 000 mg	1 300 mg	1 000 mg

Intervalo de ingesta recomendado (declaración de consenso del National Institutes of Health [NIH][e]):

	Lactancia (0-6 meses)	Lactancia (6 meses-1 año)	Infancia (1-5 años)	Infancia (6-10 años)	Pubertad/adolescencia/etapa adulta temprana (11-24 años)
Varones	400 mg	600 mg	800 mg	800-1 200 mg	1 200-1 500 mg
Mujeres	400 mg	600 mg	800 mg	800-1 200 mg	1 200-1 500 mg

(Continúa)

APÉNDICE E   (*Continuación*)

	Etapa adulta (25-50 años)	Postmenopausia	Senescencia	Embarazo	Lactancia
Varones	1 000 mg	—	1 500 mg	—	—
Mujeres	1 000 mg	Tratadas con estrógenos: 1 000 mg; no tratadas con estrógenos: 1 500 mg	1 500 mg	1 200-1 500 mg	1 200-1 500 mg

INGESTA MEDIA DE LOS ADULTOS EN ESTADOS UNIDOS	746-982 mg/día
INGESTA MEDIA CALCULADA EN EL PALEOLÍTICO (ADULTOS)[f]	1 622 mg/día
INTERVALO POSOLÓGICO HABITUAL PARA SU USO EN COMPLEMENTOS	Hasta 1 200 mg/día
¿LOS PATRONES ALIMENTARIOS CONFORMES A LAS DIRECTRICES PERMITEN LA INGESTA EN EL INTERVALO DE LOS COMPLEMENTOS?	Sí
¿SE INCLUYE EN LOS COMPRIMIDOS HABITUALES DE MULTINUTRIMENTOS INORGÁNICOS/MULTIVITAMÍNICOS?	Sí (dosis: 175 mg)

INSUFICIENCIA

Nivel de ingesta	Aproximadamente 550 mg/día
Síndromes	Osteoporosis acelerada, hipocalcemia

TOXICIDAD

Nivel de ingesta	**Límites superiores seguros**[d]
Etapa de la vida	**Límite superior seguro**
Del nacimiento a los 6 meses	1 000 mg
Lactantes de 7-12 meses	1 500 mg
Niños de 1-8 años	2 500 mg
Niños de 9-18 años	3 000 mg
Adultos de 19-50 años	2 500 mg
Adultos de 51 años y mayores	2 000 mg
Adolescentes embarazadas y lactantes	3 000 mg
Adultas embarazadas y lactantes	2 500 mg

Síndromes   Hipercalcemia; estreñimiento, alteración de la absorción de hierro, zinc y otros micronutrimentos. Aunque los alimentos ricos en calcio parecen reducir el riesgo de litiasis renal sintomática, los complementos de calcio pueden aumentarlo[g]. De manera similar, hay datos que indican que los complementos de calcio, pero no el calcio de los alimentos, particularmente en dosis > 500 mg/día, pueden aumentar el riesgo de episodios cardiovasculares (infarto de miocardio, revascularización coronaria, muerte por cardiopatía isquémica y accidente cerebrovascular)[h]. En el metaanálisis más reciente no se encontró que el aumento del riesgo de enfermedad cardiovascular (ECV) fuera estadísticamente significativo[i]; sin embargo, en ensayos aleatorizados y controlados (RCTs) de complementos de 800-1 600 mg de calcio al día si se ha visto un aumento estadísticamente significativo del riesgo de fractura de cadera con los complementos de calcio[j].

Fuentes alimentarias[k]: Abundante en productos lácteos, tofu, sardinas y verduras de hoja verde. Sin embargo, para el calcio, como para otros nutrimentos, el contenido de nutrimentos de alimentos específicos puede sobrestimar la cantidad de nutrimento disponible para el consumidor (debido a diversas interacciones y problemas de absorción, como los señalados más arriba).

Alimento	Tamaño de la ración	Energía (kcal)	Calcio (mg)	Alimento	Tamaño de la ración	Energía (kcal)	Calcio (mg)
Sardinas	1 lata (370 g)	770	1413	Semillas de ajonjolí, tostadas y fritas	28 g	158	277
Yogur descremado, normal	1 taza	137	488	Queso suizo	1 rebanada (30 g)	106	221
Queso ricotta	1 taza	339	669	Harina de avena con agua	100 g	55	56

Alimento	Tamaño de la ración	Energía (kcal)	Calcio (mg)	Alimento	Tamaño de la ración	Energía (kcal)	Calcio (mg)
Leche descremada	1 taza	86	301	Queso provolone	1 rebanada (28 g)	98	212
Leche entera	1 taza	146	276	Queso cheddar	1 rebanada (28 g)	114	300
Suero de leche, bajo en grasa	1 taza	98	284	Tofu frito	1/4 bloque (81 g)	220	301
Col, hervida	1 taza (190 g)	49	266	Chícharos, congelados	1/2 taza (72 g)		
Amaranto	100 g	374	153		(72 g)	55	16
Frijoles de soya	1 taza (172 g)	253	339	Higos, secos	1 higo	21	14
Almendras	28 g	164	70	Apio	1 tallo (40 g)	6	16
Cebollas	1 mediana (110 g)	44	25				

Efectos de la preparación y el almacenamiento de los alimentos: en general, sin importancia.

Pueden consultarse detalles adicionales, pruebas científicas y bibliografía sobre las dosis y la seguridad de muchos nutrimentos y sustancias que las personas podrían decidir consumir en: http://www.mayoclinic.com/health/search/search, http://ods.od.nih.gov/ y http://www.nlm.nih.gov/medlineplus/.

[a]Heaney RP, Weaver CM, Fitzsimmons ML. Soybean phytate content: effect on calcium absorption. *AJCN* 1991;53(3):745–747. Disponible en: http://ajcn.nutrition.org/content/53/3/745.short; consulta el 7 enero, 2021.

[b]Hendrix JZ, Alcock NW, Archibald RM. Competition between calcium, strontium, and magnesium for absorption in the isolated rat intestine. *Clin Chem* 1963;9(6):734–744. Disponible en: http://www.clinchem.org/content/9/6/734.short; consulta el 7 enero, 2021.

[c]MedlinePlus. Calcium in the diet. Disponible en: http://www.nlm.nih.gov/medlineplus/ency/article/002412.htm; consulta el 7 enero, 2021.

[d]Office of Dietary Supplements. Calcium. Disponible en: http://ods.od.nih.gov/factsheets/Calcium-QuickFacts/; consulta el 7 enero, 2021.

[e]Optimal calcium intake. NIH Consensus Statement. 1994;12:1–31.

[f]Eaton SB, Eaton SB. Paleolithic vs. modern diets—selected pathophysiological implications. *Eur J Nutr* 2000;39:67–70.

[g]Curhan GC, Willett WC, Speizer FE, et al. Comparison of dietary calcium with supplemental calcium and other nutrients as factors affecting the risk for kidney stones in women. *Ann Intern Med* 1997;126(7):497–504. http://annals.org/article.aspx?articleid=710409.

[h]Bolland M, Avenell A, Baron JA, et al. Effect of calcium supplements on risk of myocardial infarction and cardiovascular events: metaanalysis. *BMJ* 2010;341:c3691. http://www.ncbi.nlm.nih.gov/pmc/articles/PMC2912459/; y Bolland M, Grey A, Avenell A, et al. Calcium supplements with or without vitamin D and risk of cardiovascular events: reanalysis of the Women's Health Initiative limited access dataset and meta-analysis. *BMJ* 2011;342:d2040. http://www.ncbi.nlm.nih.gov/pmc/articles/PMC3079822/.

[i]Mao PJ, Zhang C, Tang L, et al. Effect of calcium or vitamin D supplementation on vascular outcomes: a meta-analysis of randomized controlled trials. *Int J Cardiol* 2013;169(2):106–111. doi:10.1016/j.ijcard.2013.08.055. http://www.ncbi.nlm.nih.gov/pubmed/24035175.

[j]Bischoff-Ferrari HA, Dawson-Hughes B, Baron JA et al. Calcium intake and hip fracture risk in men and women: a meta-analysis of prospective cohort studies and randomized controlled trials. *Am J Clin Nutr* 2007;86(6):1780–1790. http://ajcn.nutrition.org/content/86/6/1780.short.

[k]La composición de nutrimentos de casi todos los alimentos se puede revisar en la *U.S. Department of Agriculture nutrient database*, en: http://www.nal.usda.gov/fnic/foodcomp/search. Se dispone de una lista más extensa de fuentes alimentarias de calcio en Margen S. *The wellness nutrition counter*. New York: Health Letter Associates, 1997.

Fuentes: Ensminger AH, Ensminger ME, Konlande JE y cols. *The concise encyclopedia of foods and nutrition*. Boca Raton, FL: CRC Press, Inc., 1995.

Margen S. *The wellness nutrition counter*. New York: Health Letter Associates, 1997.

Murray MT. *Encyclopedia of nutritional supplements*. Rocklin, CA: Prima Publishing, 1996.

National Research Council. *Recommended dietary allowances*, 10th ed. Washington, DC: National Academy Press, 1989.

Otten JJ, Hellwig JP, Meyers LD, eds. *Dietary reference intakes. The essential guide to nutrient requirements*. Washington, DC: National Academies Press, 2006.

Pizzorno JE, Murray MT. *Textbook of natural medicine*, 3rd ed. St. Louis: Church Livingstone Elsevier, 2006.

Shils ME, Shike M, Ross AC y cols., eds. *Modern nutrition in health and disease*, 10th ed. Philadelphia: Lippincott Williams &Wilkins, 2005.

U.S. Department of Agriculture. *USDA nutrient database for standard reference*. Release 19. 2006.

U.S. Department of Agriculture. *USDA nutrient intake from NHANES 2001–2002 data*.

Ziegler EE, Filer LJ, Jr., eds. *Present knowledge in nutrition*, 7th ed. Washington, DC: ILSI Press, 1996.

CARNITINA/LEVOCARNITINA

FUNCIÓN(ES) BIOLÓGICA(S) Y PROPIEDADES CLAVE EN SERES HUMANOS: transporta ácidos grasos de cadena larga hacia las mitocondrias. La carnitina puede participar en la síntesis de ácidos grasos y el metabolismo de los cuerpos cetónicos. La carnitina se sintetiza en el hígado y los riñones a partir de lisina y metionina; las vitaminas C, B_6 y niacina son cofactores en la biosíntesis de carnitina. La carnitina puede ser un nutrimento esencial para los recién nacidos, que tienen una capacidad limitada de sintetizarla. Está presente a una concentración de 28-95 μmol/l en la leche materna.

ABSORCIÓN/SOLUBILIDAD/ALMACENAMIENTO/FARMACOCINÉTICA: hidrosoluble. La absorción intestinal es activa y pasiva. La carnitina se transporta rápidamente al interior de las células, y las reservas intracelulares superan con mucho las concentraciones circulantes. Aproximadamente el 97 % de las reservas corporales se encuentra en el músculo esquelético. La carnitina se filtra en los riñones y se reabsorbe en aproximadamente el 95 %. Cuando hay concentraciones séricas elevadas, la reabsorción disminuye.

INDICACIONES PARA SU USO EN COMPLEMENTOS: aumento de la tolerancia al ejercicio en personas sanas y aumento del rendimiento en deportistas. Mejora del metabolismo oxidativo con disminución de los síntomas en la angina y la enfermedad vascular periférica. Mejora la función cardíaca en la insuficiencia cardíaca congestiva (ICC). Mejora la función cognitiva en la enfermedad de Alzheimer y otras formas de demencia senil. Tratamiento de la anemia en la insuficiencia renal terminal. Mejora de la neuropatía diabética. Puede disminuir la muerte de los linfocitos/progresión del VIH, reducir la neuropatía y afectar favorablemente a las concentraciones de lípidos en pacientes afectados por el VIH[a].

EVIDENCIAS EN RESPALDO DE SU USO EN COMPLEMENTOS EN UNA CANTIDAD IGUAL O MAYOR QUE LA DRI: no se ha establecido la IDR ni la AI. Abundan las publicaciones sobre la carnitina desde la década de 1970. Hay pruebas de algún beneficio en la isquemia cardíaca, la hemodiálisis, las miocardiopatías, la demencia y la esterilidad masculina, con respaldo de estudios aleatorizados controlados con placebo. También hay datos de ensayos de mejora de la distancia recorrida y la calidad de vida percibida en pacientes con enfermedad vascular periférica, reducción del dolor neuropático y mejora de la sensibilidad vibratoria en pacientes con neuropatía diabética[a], y reducción de la mortalidad por todas las causas en pacientes con enfermedad cardiovascular establecida[b].

Ingesta diaria recomendada (en Estados Unidos): ninguna establecida. La carnitina se considera un nutrimento condicionalmente esencial; su insuficiencia en los alimentos puede causar efectos adversos en determinadas situaciones predisponentes. El hígado y los riñones producen suficientes cantidades de carnitina a partir de los aminoácidos lisina y metionina para satisfacer las necesidades diarias[a].

INGESTA MEDIA DE LOS ADULTOS EN ESTADOS UNIDOS	100-300 mg/diarios
INGESTA MEDIA CALCULADA EN EL PALEOLÍTICO (ADULTOS)[c]	No disponible; posiblemente mayor que las cifras actuales debido a la importancia de la carne roja en la alimentación durante el Paleolítico.
INTERVALO POSOLÓGICO HABITUAL PARA SU USO EN COMPLEMENTOS	1 500-4 000 mg/día
¿LOS PATRONES ALIMENTARIOS CONFORMES A LAS DIRECTRICES PERMITEN LA INGESTA EN EL INTERVALO DE LOS COMPLEMENTOS?	No
¿SE INCLUYE EN LOS COMPRIMIDOS HABITUALES DE MULTINUTRIMENTOS INORGÁNICOS/ MULTIVITAMÍNICOS?	No

INSUFICIENCIA

Nivel de ingesta
No se ha especificado una ingesta determinada para adultos sanos; la insuficiencia suele producirse por un defecto genético. Puede presentarse insuficiencia en recién nacidos, especialmente en prematuros que reciben una fórmula láctea sin carnitina. Puede inducirse por la hemodiálisis, la nutrición parenteral total o el uso de ácido valproico. La alimentación vegetariana estricta posiblemente sea pobre en carnitina, pero no se ha vinculado decisivamente con insuficiencias importantes.

Síndromes
Debilidad muscular progresiva, alteración de la cetogénesis y miocardiopatía.

TOXICIDAD

Nivel de ingesta
No hay informes. Los complementos con el estereoisómero L natural son aparentemente seguros; debe evitarse el uso del isómero D, ya que puede causar insuficiencia funcional de carnitina. Se ha comunicado que la ingesta en complementos de más de 3 g diarios produce síntomas[a].

Síndromes
Náuseas, vómitos, calambres abdominales, diarrea y olor corporal «a pescado». Otros efectos adversos más infrecuentes incluyen debilidad muscular en pacientes urémicos, y convulsiones en los que tienen trastornos convulsivos. Los complementos con el isómero D pueden causar síntomas de insuficiencia, en particular dolor muscular y disminución de la tolerancia al ejercicio[a]. Nuevos datos indican que las bacterias intestinales metabolizan la carnitina a N-óxido de trimetilamina (TMAO, del inglés *trimethylamine N-oxide*), una sustancia que podría aumentar el riesgo de ECV. Este efecto parece ser menos importante en vegetarianos que en las personas que consumen carne, que parecen tener una flora intestinal distinta[d,e,f,g].

Fuentes alimentarias[h]: carne roja, en menor grado productos lácteos.

Alimento	Tamaño de la ración (g)	Energía (kcal)	Carnitina (mg)
Carne de res	100	321	95
Carne de res picada	100	282	94
Carne de cerdo	100	226	28
Tocino	100	576	23
Bacalao	100	82	5.6
Pechuga de pollo	100	172	3.9
Queso estadounidense	100	331	3.7
Helado	100	201	3.7
Leche entera	100	60	3.3

Efectos de la preparación y el almacenamiento de los alimentos: en general, no hay informes de que sean determinantes importantes de la cifra de ingesta.

Pueden consultarse detalles adicionales, pruebas científicas y bibliografía sobre las dosis y la seguridad de muchos nutrimentos y sustancias que las personas podrían decidir consumir en: http://www.mayoclinic.com/health/search/search, http://ods.od.nih.gov/ y http://www.nlm.nih.gov/medlineplus/.

[a]Office of Dietary Supplements. Carnitine. Disponible en: http://ods.od.nih.gov/factsheets/Carnitine-HealthProfessional/; consulta el 1 agosto, 2021.

[b]DiNicolantonio JJ, Lavie JC, Fares H, et al. L-carnitine in the secondary prevention of cardiovascular disease: systematic review and meta-analysis. *Mayo Clinic Proceedings* 2013;88(6):544–551. http://www.mayoclinicproceedings.org/article/S0025-6196%2813%2900127-4/abstract.

[c]Eaton SB, Eaton SB. Paleolithic vs. modern diets—selected pathophysiological implications. *Eur J Nutr* 2000;39:67–70.

[d]Tang WHW, Wang Z, Levison BS, et al. Intestinal microbial metabolism of phosphatidylcholine and cardiovascular risk. *N Engl J Med* 2013;368:1575. http://dx.doi.org/10.1056/NEJMoa1109400; Loscalzo J. Gut microbiota, the genome, and diet in atherogenesis. *N Engl J Med* 2013;368:1647. http://dx.doi.org/10.1056/NEJMe1302154; Koeth RA, Wang Z, Bruse S, et al. Intestinal microbiota metabolism of L-carnitine, a nutrient in red meat, promotes atherosclerosis. *Nat Med* 2013;19:576. http://dx.doi.org/10.1038/nm.3145; Bäckhed F. Meat-metabolizing bacteria in atherosclerosis. *Nat Med* 2013;19:533. http://dx.doi.org/10.1038/nm.3178; Koeth RA, Wang Z, Levison BS, et al. Intestinal microbiota metabolism of L-carnitine, a nutrient in red meat, promotes atherosclerosis. *Nat Med* 2013;19:576–585. doi:10.1038/nm.3145. http://www.nature.com/nm/journal/v19/n5/full/nm.3145.html.

[e]Loscalzo J. Gut microbiota, the genome, and diet in atherogenesis. *N Engl J Med* 2013 Apr 25; 368:1647. (http://dx.doi.org/10.1056/NEJMe1302154)

[f]Koeth RA et al. Intestinal microbiota metabolism of l-carnitine, a nutrient in red meat, promotes atherosclerosis. *Nat Med* 2013 May; 19:576. (http://dx.doi.org/10.1038/nm.3145)

[g]Bäckhed F. Meat-metabolizing bacteria in atherosclerosis. *Nat Med* 2013 May; 19:533. (http://dx.doi.org/10.1038/nm.3178)

[h]El contenido de carnitina de los alimentos no está incluido actualmente en la *U.S. Department of Agriculture nutrient database*. Como regla general, la carnitina es abundante en carnes, en mayor proporción cuanto más roja sea. La carnitina está presente en los productos lácteos; sus cifras en las plantas son mínimas. La tabla se adaptó a partir de Broquist HP. Carnitine. En: Shils ME, Shike M, Ross AC, y cols. eds. *Modern nutrition in health and disease*, 10th ed. Philadelphia: Lippincott Williams & Wilkins, 2005:540. El contenido energético de los alimentos enlistados proviene de la *U.S. Department of Agriculture nutrient database*, disponible en: http//www.nal.usda.gov/fnic/foodcomp/search.

Fuentes: Ensminger AH, Ensminger ME, Konlande JE y cols. *The concise encyclopedia of foods and nutrition.* Boca Raton, FL: CRC Press, Inc., 1995.
Margen S. *The wellness nutrition counter.* New York: Health Letter Associates, 1997.
Murray MT. *Encyclopedia of nutritional supplements.* Rocklin, CA: Prima Publishing, 1996.
National Research Council. *Recommended dietary allowances*, 10th ed. Washington, DC: National Academy Press, 1989.
Otten JJ, Hellwig JP, Meyers LD, eds. *Dietary reference intakes. The essential guide to nutrient requirements.* Washington, DC: National Academies Press, 2006.
Pizzorno JE, Murray MT. *Textbook of natural medicine*, 3rd ed. St. Louis: Church Livingstone Elsevier, 2006.
Shils ME, Shike M, Ross AC y cols., eds. *Modern nutrition in health and disease*, 10th ed. Philadelphia: Lippincott Williams & Wilkins, 2005.
U.S. Department of Agriculture. *USDA nutrient database for standard reference.* Release 19. 2006.
U.S. Department of Agriculture. *USDA nutrient intake from NHANES 2001–2002 data.*
Ziegler EE, Filer LJ, Jr., eds. *Present knowledge in nutrition*, 7th ed. Washington, DC: ILSI Press, 1996.

CAROTENOIDES/VITAMINA A

Función(es) biológica(s) y propiedades clave en seres humanos: se ha reconocido durante mucho tiempo la función esencial de los carotenoides en la salud humana como precursores de la vitamina A; en fecha más reciente, se han investigado los posibles efectos para la salud de sus propiedades antioxidantes. La vitamina A es indispensable para la proliferación y el crecimiento celulares, la función inmune y la visión. Se conocen más de 600 carotenoides, de los que unos 50 actúan como precursores del retinol, la forma biológicamente activa de la vitamina A. Estos carotenoides precursores del retinol tienen actividad de provitamina A. Solo unos cuantos son fuentes importantes de vitamina A: α-caroteno, β-caroteno y criptoxantina β. De ellos, el β-caroteno todo-trans es el más activo. Los carotenoides son responsables de los pigmentos brillantes de muchas plantas y son indispensables para la fotosíntesis. Aparentemente, actúan como antioxidantes en las plantas y los animales. Las funciones de los carotenoides, al margen de ser antioxidantes y precursores de la vitamina A, aún no se han dilucidado.

Absorción/solubilidad/almacenamiento/farmacocinética: los carotenoides son liposolubles. El retinol se absorbe en un 70-90 % en el intestino delgado, en tanto que los carotenoides se absorben por lo general en un 9-22 %. La absorción de los carotenoides es inhibida por una ingesta cuantiosa, depende de la actividad de las enzimas pancreáticas y los ácidos biliares y aumenta con la grasa, las proteínas y la vitamina E de los alimentos. Los carotenoides con actividad de provitamina A y la vitamina A preformada (ésteres de retinilo) ingeridos se absorben directamente en el intestino. Los carotenoides están ampliamente distribuidos en los tejidos, mientras que el β-caroteno y el retinol ingeridos se almacenan en el hígado en forma de ésteres de retinilo en personas con reservas adecuadas de vitamina A. Los metabolitos inactivos del retinol se excretan en un 70 % con las heces, y el 30 % se excreta en la orina. El retinol se libera lentamente desde las reservas hepáticas para satisfacer las necesidades metabólicas, y circula junto a una proteína de unión. Debido a la capacidad de almacenamiento hepático, las dosis intermitentes de vitamina A o sus precursores pueden prevenir su insuficiencia de modo tan eficaz como su consistente ingesta en los alimentos.

Indicaciones para el uso de complementos: no hay una IDR específica para los carotenoides salvo en su función de precursores de la vitamina A. La ingesta de carotenoides de fuentes alimentarias es alta cuando se incluyen verduras de hoja verde oscuro y otras verduras y frutas de color brillante (v. «Fuentes alimentarias», a continuación). Para los individuos con una ingesta escasa de verduras o de vitamina A en los alimentos, pueden estar indicados los complementos de carotenoides con actividad de provitamina A, con el fin de asegurar un estado adecuado respecto de la vitamina A. Se ha recomendado la administración de complementos de carotenoides para estimular la función inmune y tratar la fotosensibilidad. Otros carotenoides, como la luteína, se recomiendan para prevenir las enfermedades oculares relacionadas con la edad. En aquellos individuos con insuficiencia de vitamina A, los complementos pueden ser útiles para prevenir las enfermedades cardiovasculares y el cáncer, pero las pruebas al respecto no son todavía concluyentes.

Evidencias en respaldo de su uso en complementos en una cantidad igual o mayor que la DRI: las pruebas epidemiológicas son congruentes acerca de que la ingesta alimentaria cuantiosa y las concentraciones séricas elevadas de carotenoides se vinculan con un menor riesgo de ciertos cánceres[a] y con disminución de la mortalidad[b]. Sin embargo, solo se ha estudiado el β-caroteno como complemento en ensayos aleatorizados, con resultados consistentemente negativos. En tales estudios, el β-caroteno se vinculó con una falta de efecto sobre la angina y los episodios cardiovasculares[c,d], y con ningún efecto[e] o con efectos adversos[c] sobre la incidencia de cáncer en los fumadores. Quienes proponen el suministro de complementos de carotenoides arguyen que los efectos antioxidantes requieren la combinación de complementos, pero hasta la fecha no hay pruebas de su beneficio. Los estudios preliminares de otros carotenoides, como el licopeno y la luteína, son promisorios.

Ingesta diaria recomendada (en Estados Unidos)[f]:

INGESTA DIARIA RECOMENDADA DE VITAMINA[g]:

EAR = equivalentes de actividad de retinol; UI = unidades internacionales
- 1 UI de retinol = 0,3 μg EAR
- 1 UI de β-caroteno de complementos alimentarios = 0.15 μg EAR
- 1 UI de β-caroteno de los alimentos = 0.05 μg EAR
- 1 UI de acaroteno o β-criptoxantina= 0.025 μg EAR
- 1 μg EAR de retinol = 3.33 UI
- 1 μg EAR de β-caroteno de complementos alimentarios = 6.67 UI
- 1 μg EAR de β-caroteno de los alimentos = 20 UI
- 1 μg EAR de α-caroteno o β-criptoxantina = 40 UI

	Lactancia (0-6 meses)	Lactancia (7-12 meses)	Infancia (1-3 años)	Infancia (4-8 años)
Varones	400 μg EAR	500 μg EAR	300 μg EAR	400 μg EAR
Mujeres	400 μg EAR	500 μg EAR	300 μg EAR	400 μg EAR
	Adolescencia (9-13 años)	Adolescencia (14-18 años)	Etapa adulta (≥ 19 años)	Embarazo (≤ 18 años)
Varones	600 μg EAR	900 μg EAR	900 μg EAR	—
Mujeres	600 μg EAR	700 μg EAR	700 μg EAR	750 μg EAR

	Embarazo (19-50 años)	Lactancia (≤ 18 años)	Lactancia (19-50 años)
Varones	—	—	—
Mujeres	770 µg EAR	1 200 µg EAR	1 300 µg EAR

INGESTA MEDIA DE LOS ADULTOS EN ESTADOS UNIDOS	570-661 µg EAR
INGESTA MEDIA CALCULADA EN EL PALEOLÍTICO (ADULTOS)[h]	2870 µg ER
INTERVALO POSOLÓGICO HABITUAL PARA SU USO EN COMPLEMENTOS	Una dosis diaria de 900 µg EAR para varones y 700 µg EAR para mujeres; se han propuesto dosis agudas de hasta 50 000 µg EAR para uso durante enfermedades virales agudas.
¿LOS PATRONES ALIMENTARIOS CONFORMES A LAS DIRECTRICES PERMITEN UNA INGESTA ADECUADA?	Sí
¿SE INCLUYE EN LOS COMPRIMIDOS HABITUALES DE MULTINUTRIMENTOS INORGÁNICOS/MULTIVITAMÍNICOS?	Sí (dosis: 1 375 µg EAR)

INSUFICIENCIA (CAROTENOIDES/VITAMINA A)

Nivel de ingesta	< 390 µg EAR (cuando la concentración de vitamina A en sangre disminuye hasta menos de 0,7 µmol/l).
Síndromes	Xeroftalmía, anorexia, hiperqueratosis, inmunodepresión, mayor riesgo de morbilidad y mortalidad por síntomas como la diarrea.

TOXICIDAD (CAROTENOIDES)

Nivel de ingesta	ninguno para los carotenoides; 3 000 mg/día de vitamina A.

■ LÍMITE SUPERIOR (LS) DE INGESTA TOLERABLE DE VITAMINA A: no se han establecido los límites superiores seguros para el β-caroteno y otras formas de provitamina A. Los límites superiores seguros para la vitamina A preformadas, en UI[g], son los siguientes.

	Lactancia (0-6 meses)	Lactancia (7-12 meses)	Infancia (1-3 años)	Infancia (4-8 años)
Varones	2 000 UI	2 000 UI	2 000 UI	3 000 UI
Mujeres	2 000 UI	2 000 UI	2 000 UI	3 000 UI
	Adolescencia (9-13 años)	**Adolescencia (14-18 años)**	**Etapa adulta (≥ 19 años)**	**Embarazo (≤ 18 años)**
Varones	5 667 UI	9 333 UI	10 000 UI	—
Mujeres	5 667 UI	9 333 UI	10 000 UI	—
	Embarazo (19-50 años)	**Lactancia (≤ 18 años)**	**Lactancia (19-50 años)**	
Varones	—	—	—	
Mujeres	—	—	—	

Síndromes	**Carotenoides:** ninguno; con dosis extremas puede producirse una alteración reversible del color de la piel; en fumadores, dosis elevadas de β-caroteno (con o sin vitamina A) pueden aumentar el riesgo de cáncer de pulmón y de otros cánceres, y la combinación de β- caroteno y vitamina A puede asociarse a un mayor riesgo de episodios cardiovasculares[i].
Vitamina A	Hepatotoxicidad; anomalías óseas; en el embarazo, malformaciones congénitas.

Fuentes alimentarias: la vitamina A se encuentra de forma abundante en alimentos de origen animal, como el hígado, los productos lácteos y los aceites de hígado de pescado. Los carotenoides alimentarios se encuentran sobre todo en aceites específicos, verduras de hoja oscura y otras verduras de color brillante, así como en frutas. En el siguiente cuadro se utilizan las unidades equivalentes de actividades de retinol (EAR) para equiparar carotenoides y vitamina A[g].

(Continúa)

APÉNDICE E   (*Continuación*)

Alimento	Tamaño de la ración	Energía (kcal)	Carotenoide (μg EAR)	Alimento	Tamaño de la ración	Energía (kcal)	Carotenoide (μg EAR)
Chabacano, seco	1 taza (130 g)	309	941	Pimiento rojo	1 mediano (119 g)	32	678
Camote, cocinado	1 mediano (114 g)	117	2 487	Col, cocinada	1 taza (190 g)	49	595
Jugo de tomate	1 taza (243 g)	41	136	Azafrán	1 cucharada (2.1 g)	6.5	1.1
Zanahorias	1 mediana (61 g)	26	1716	Pimentón	1 cucharada (6.9 g)	20	418
Col morada, cruda	1 taza (67 g)	33.5	596	Chabacanos frescos	1 mediano (35 g)	17	91
Calabaza, cocinada	1 taza (245 g)	49	265	Acelgas cocinadas	1 taza (175 g)	35	550
Pimiento amarillo	1 grande (186 g)	50	45	Espinacas crudas	284 g	62	1908
Perejil crudo	1 taza (60 g)	22	312	Maíz, cocinado	1 mazorca (77 g)	83	17
Puré de tomate	1 lata (170 g)	139	415	Mandarinas	1 mediana (84 g)	37	77
Lechuga romana	1/2 taza (28 g)	4	73	Naranja	1 mediana (131 g)	62	28
Brócoli cocinado	1 tallo mediano (180 g)	50	250	Sandía	1 rodaja (286 g)	92	106
Melón cantalupo	media rodaja mediana (69 g)	24	222	Tomate, fresco	1 mediano (123 g)	26	76

Distribución de los carotenoides de importancia clínica potencial en los alimentos (principales fuentes):

β-caroteno	Chabacano, zanahorias, camote, col, espinaca, col morada
Licopeno	Jugo de tomate, puré de tomate, guayaba, sandía, toronja (roja)
Luteína	Col morada, col, espinaca, endivia, berros, acelgas, lechuga romana
α-caroteno	Calabaza, zanahorias, calabacitas, maíz, manzanas, duraznos
α-criptoxantina	Mandarina, papaya, limones, naranja, pérsimo, maíz, pimientos verdes
Zeaxantina	Espinaca, pimentón, maíz

Efectos de la preparación y el almacenamiento de los alimentos: la biodisponibilidad tiende a aumentar en cierto grado cuanto más baja sea la temperatura de cocción (p. ej., al vapor o salteado en aceite), en tanto que disminuye a mayores temperaturas, como la de ebullición. La adición de fibra alimentaria, una cantidad insuficiente de grasa en los alimentos y el uso de sustitutos no digeribles de la grasa pueden reducir la biodisponibilidad de los carotenoides. Se tienden a perder algunos carotenoides con la congelación.

Pueden consultarse detalles adicionales, pruebas científicas y bibliografía sobre las dosis y la seguridad de muchos nutrimentos y sustancias que las personas podrían decidir consumir en: http://www.mayoclinic.com/health/search/search, http://ods.od.nih.gov/ y http://www.nlm.nih.gov/medlineplus/.

[a]Sun SY, Lotan R. Retinoids and their receptors in cancer development and chemoprevention. *Crit Rev Oncol Hematol* 2002;41:41–55.

[b]Darlow BA, Grahm PJ. Vitamin A supplementation for preventing morbidity and mortality in very low birthweight infants. *Cochrane Database Syst Rev* 2002;4:CD000501.

[c]Rappola JM, Virtamo J, Haukka JK y cols. Effect of vitamin E and beta carotene on the incidence of angina pectoris. *JAMA* 1996;275:693–698. Alpha-tocopherol, Beta Carotene Cancer Prevention Study Group. The effect of vitamin E and beta carotene on the incidence of lung cancer and other cancers in male smokers. *N Engl J Med* 1994;330:1029-1035. Omenn GS, Goodman G, Thornquist M y cols. The -carotene and Retinol Efficacy Trial (CARET) for chemoprevention of lung cancer in high risk populations: smokers and asbestos-exposed workers. Cancer Res 1994;54:2038s-2043s.

[d]Hennekens CH, Buring JE, Manson JE y cols. Lack of effect of long-term supplementation with beta carotene on the incidence of malignant neoplasms and cardiovascular disease. *N Engl J Med* 1996;334:1145–1149.

[e]Greenberg ER, Baron JA, Tosteson TD, et al. A clinical trial of antioxidant vitamins to prevent colorectal adenoma. *N Engl J Med* 1994:331:141–147.

[f]No hay IDR para carotenoides, salvo en la forma de precursores de vitamina A. Por lo tanto, la ingesta recomendada se expresa como μg EAR. Un μg EAR equivale a 1 μg de retinol todo-trans, 12 μg de β-caroteno y 24 μg de α-caroteno o criptoxantina β . Se recomienda en adultos una ingesta de 700-1 300 μg EAR/día de vitamina A.

[g]Office of Dietary Supplements. *Vitamin A*. disponible en http://ods.od.nih.gov/factsheets/VitaminA-QuickFacts/; consulta el 7 enero, 2021.

[h]Eaton SB, Eaton SB. Paleolithic vs. modern diets—selected pathophysiological implications. *Eur J Nutr* 2000;39:67–70.

Nota: Los complementos de vitamina A deben evitarse durante el embarazo. Véase la tabla de la vitamina A.

[i]Blomhoff R. Vitamin A and carotenoid toxicity. *Food Nutr Bull* 2001;22(3):320–334. http://www.ingentaconnect.com/content/nsinf/fnb/2001/00000022/00000003/art00009.

Fuentes: Ensminger AH, Ensminger ME, Konlande JE y cols. *The concise encyclopedia of foods and nutrition*. Boca Raton, FL: CRC Press, Inc., 1995.

Margen S. *The wellness nutrition counter*. New York: Health Letter Associates, 1997.

Murray MT. *Encyclopedia of nutritional supplements*. Rocklin, CA: Prima Publishing, 1996.

National Research Council. *Recommended dietary allowances*, 10th ed. Washington, DC: National Academy Press, 1989.

Otten JJ, Hellwig JP, Meyers LD, eds. *Dietary reference intakes. The essential guide to nutrient requirements*. Washington, DC: National Academies Press, 2006.

Pizzorno JE, Murray MT. *Textbook of natural medicine*, 3rd ed. St. Louis: Church Livingstone Elsevier, 2006.

Shils ME, Shike M, Ross AC y cols., eds. *Modern nutrition in health and disease*, 10th ed. Philadelphia: Lippincott Williams & Wilkins, 2005.

La composición de nutrimentos de casi todos los alimentos se puede revisar en la *U.S. Department of Agriculture nutrient database*, en: http://www.nal.usda.gov/fnic/foodcomp/search.

U.S. Department of Agriculture. *USDA nutrient database for standard reference*. Release 19. 2006.

U.S. Department of Agriculture. *USDA nutrient intake from NHANES 2001–2002 data*.

Ziegler EE, Filer LJ, Jr., eds. *Present knowledge in nutrition*, 7th ed. Washington, DC: ILSI Press, 1996.

CROMO

FUNCIÓN(ES) BIOLÓGICA(S) Y PROPIEDADES CLAVE EN SERES HUMANOS: la principal función del cromo es ser cofactor de la insulina, con una mejora de la tolerancia a la glucosa.

ABSORCIÓN/SOLUBILIDAD/ALMACENAMIENTO/FARMACOCINÉTICA: la absorción del cromo es escasa y varía con la ingesta, desde un mínimo del 0.4% hasta un máximo del 2.5% de la ración ingerida. El cromo se almacena en hueso, bazo, riñón e hígado y se acumula en los pulmones conforme avanza la edad, en tanto que su concentración en otros tejidos desciende; no se conoce el significado de esto. El cromo ingerido que no se absorbe se excreta en las heces; el absorbido se excreta en la orina. Las pruebas sugieren una correlación entre la ingesta de ciertas sustancias y un efecto sobre la biodisponibilidad del cromo. Se ha demostrado que la vitamina C incrementa la absorción del cromo, mientras que el fitato y algunos antiácidos la reducen. Se ha probado que una alimentación con una cantidad excesiva de azúcares simples aumenta la excreción urinaria de cromo.

INDICACIONES PARA EL USO DE COMPLEMENTOS: la ingesta habitual en Estados Unidos es inferior a la recomendada dentro del intervalo de 50-200 μg/día. La insuficiencia de cromo puede contribuir a la resistencia a la insulina. Las dosis mayores de la IDR son promisorias para aliviar la resistencia a la insulina o la alteración del metabolismo de la glucosa[a]. Algunos médicos recomiendan hasta 1 000 μg/día para el tratamiento de la resistencia a la insulina o la diabetes y como adyuvante para perder peso.

EVIDENCIAS EN RESPALDO DE SU USO EN COMPLEMENTOS EN UNA CANTIDAD IGUAL O MAYOR QUE LA DRI: las publicaciones sobre los complementos de cromo son bastante numerosas, pero las pruebas de un efecto terapéutico en cualquier trastorno no son definitivas. Hay pruebas de su efecto beneficioso en algunos grupos de diabéticos y en la disminución preferencial de grasa durante los intentos de perder peso[b]. Han surgido argumentos en contra del uso sistemático de los complementos para la prevención primaria[c]. Trow y cols.[d] no encontraron pruebas de beneficio de los complementos de cromo en un pequeño grupo de diabéticos de tipo 2. El cromo tampoco potenció los efectos benéficos del ejercicio sobre la tolerancia a la glucosa en adultos con sobrepeso[e]. No obstante, se ha reportado que la diabetes *mellitus* inducida por corticosteroides responde a los complementos de cromo[f]. Los complementos en dosis elevadas tienen, al parecer, alguna toxicidad potencial[g], si bien se considera que es escasa. En conjunto, los complementos de cromo son promisorios en la diabetes y la resistencia a la insulina[h,i], y en menor grado para el control de peso[j]. En un metaanálisis de 15 ensayos de complementos de cromo sobre los marcadores de diabetes no se observó ningún efecto sobre la concentración de glucosa o insulina en personas no diabéticas ni en pacientes con diabetes, excepto en un ensayo chino en el que probablemente los pacientes tuvieran insuficiencia de cromo[k]. Por lo tanto, hasta la fecha el cromo no parece ser eficaz en la reducción de la grasa corporal o la formación de masa muscular magra en un grado que sea clínicamente significativo[l,m].

Ingesta diaria recomendada (en Estados Unidos): se provee la ingesta alimentaria calculada como segura y adecuada, más que la IDR. Se recomienda una ingesta de 25-45 μg/día en los adultos.

INTERVALO DE INGESTA DE CROMO RECOMENDADO (IA DE ESTADOS UNIDOS):

	Lactancia (0-6 meses)	Lactancia (7-12 meses)	Infancia (1-3 años)	Infancia (4-8 años)
Varones	0,2 μg	5,5 μg	11 μg	15 μg
Mujeres	0,2 μg	5,5 μg	11 μg	15 μg
	Adolescencia (9-13 años)	Adolescencia (14-18 años)	Etapa adulta (19-50 años)	Etapa adulta (≥51 años)
Varones	25 μg	35 μg	35 μg	30 μg
Mujeres	21 μg	24 μg	25 μg	20 μg
	Embarazo (≤18 años)	Embarazo (19-50 años)	Lactancia (≤18 años)	Lactancia (19-50 años)
Varones	—	—	—	—
Mujeres	29 μg	30 μg	44 μg	45 μg

INGESTA MEDIA DE LOS ADULTOS EN ESTADOS UNIDOS	30-80 μg
INGESTA MEDIA CALCULADA EN EL PALEOLÍTICO (ADULTOS)[n]	No disponible
INTERVALO POSOLÓGICO HABITUAL PARA SU USO EN COMPLEMENTOS	50-1 000 μg/día
¿LOS PATRONES ALIMENTARIOS CONFORMES A LAS DIRECTRICES PERMITEN LA INGESTA EN EL INTERVALO DE LOS COMPLEMENTOS?	Sí
¿SE INCLUYE EN LOS COMPRIMIDOS HABITUALES DE MULTIMINERALES/MULTIVITAMÍNICOS?	Sí (25 μg)

Insuficiencia
Nivel de ingesta < 50 µg/día.
Síndromes Resistencia a la insulina, intolerancia a la glucosa.

Toxicidad
Nivel de ingesta Incierto.
Síndromes Ninguno conocido.

Fuentes alimentarias[o]: el cromo se encuentra de modo abundante en alimentos enteros, como carnes, hígado, huevos, productos de granos integrales, levadura de cerveza, mariscos, frutos secos y algunas frutas, verduras y especias.

Efectos de la preparación y el almacenamiento de los alimentos: el procesamiento de los alimentos puede afectar de manera directa al contenido de cromo. El procesamiento de azúcares refinadas, granos y harinas tiende a reducirlo, en tanto que se ha demostrado que aumenta en los alimentos ácidos si el procesamiento incluye el uso de utensilios de acero inoxidable.

Pueden consultarse detalles adicionales, pruebas científicas y bibliografía sobre las dosis y la seguridad de muchos nutrimentos y sustancias que las personas podrían decidir consumir en: http://www.mayoclinic.com/health/search/search, http://ods.od.nih.gov/ y http://www.nlm.nih.gov/medlineplus/.

[a]Martin J, Wang ZQ, Zhang XH y cols. Chromium picolinate supplementation attenuates body weight gain and increases insulin sensitivity in subjects with type 2 diabetes. *Diabetes Care* 2006;29:1826–1832; Wang ZQ, Zhang XH, Russell JC y cols. Chromium picolinate enhances skeletal muscle cellular insulin signaling in vivo in obese, insulin-resistant JCR:LA-cp rats. *J Nutr* 2006;136:415–420; Cefalu WT, Hu FB. Role of chromium in human health and in diabetes. *Diabetes Care* 2004;27:2741–2751; Cefalu WT, Wang ZQ, Zhang XH y cols. Oral chromium picolinate improves carbohydrate and lipid metabolism and enhances skeletal muscle Glut-4 translocation in obese, hyperinsulinemic (JCR-LA corpulent) rats. *J Nutr* 2002;132:1107–1114.

[b]Preuss HG, Anderson RA. Chromium update: examining recent literature 1997–1998. *Curr Opin Clin Nutr Metab Care* 1998;1:509–512.

[c]Porter DJ, Raymond LW, Anastasio GD. Chromium: friend or foe? *Ann Fam Med* 1999;8:386–390.

[d]Trow LG, Lewis J, Greenwood RH y cols. Lack of effect of dietary chromium supplementation on glucose tolerance, plasma insulin and lipoprotein levels in patients with type 2 diabetes. *Int J Vitam Nutr Res* 2000;70:14–18.

[e]Joseph LJ, Farrell PA, Davey SL y cols. Effect of resistance training with or without chromium picolinate supplementation on glucose metabolism in older men and women. *Metabolism* 1999;48:546–553.

[f]Ravina A, Slezak L, Mirsky N y cols. Reversal of corticosteroid-induced diabetes mellitus with supplemental chromium. *Diabet Med* 1999;16:164–167.

[g]Young PC, Turiansky GW, Bonner MW y cols. Acute generalized exanthematous pustulosis induced by chromium picolinate. *J Am Acad Dermatol* 1999;41:820–823.

[h]Lukaski HC. Chromium as a supplement. *Annu Rev Nutr* 1999;19:279–302.

[i]Anderson RA. Chromium, glucose intolerance and diabetes. *J Am Coll Nutr* 1998;17:548–555.

[j]Vincent JB. The potential value and toxicity of chromium picolinate as a nutritional supplement, weight loss agent and muscle development agent. *Sports Med* 2003;33:213–230.

[k]Althuis MD, Jordan NE, Ludington EA, et al. Glucose and insulin responses to dietary chromium supplements: a meta-analysis. *Am J Clin Nutr* 2002;76:148–155.

[l]Clarkson PM, Rawson ES. Nutritional supplements to increase muscle mass. *Crit Rev Food Sci Nutr* 1999;39:317–328.

[m]Vincent JB. The potential value and toxicity of chromium picolinate as a nutritional supplement, weight loss agent and muscle development agent. *Sports Med* 2003;33:213–230; Pittler MH, Stevinson C, Ernst E. Chromium picolinate for reducing body weight: metaanalysis of randomized trials. *Int J Obes Relat Metab Disord* 2003;27:522–529.

[n]Eaton SB, Eaton SB. Paleolithic vs. modern diets—selected pathophysiological implications. *Eur J Nutr* 2000;39:67–70.

[o]El contenido de cromo no se presenta de manera sistemática en la *U.S. Department of Agriculture nutrient database* (http://www.nal.usda.gov/fnic/foodcomp/search).

Fuentes: Ensminger AH, Ensminger ME, Konlande JE y cols. *The concise encyclopedia of foods and nutrition*. Boca Raton, FL: CRC Press, Inc., 1995.
Margen S. *The wellness nutrition counter*. New York: Health Letter Associates, 1997.
Murray MT. *Encyclopedia of nutritional supplements*. Rocklin, CA: Prima Publishing, 1996.
National Research Council. *Recommended dietary allowances*, 10th ed. Washington, DC: National Academy Press, 1989.
Otten JJ, Hellwig JP, Meyers LD, eds. *Dietary reference intakes. The essential guide to nutrient requirements*. Washington, DC: National Academies Press, 2006.
Pizzorno JE, Murray MT. *Textbook of natural medicine*, 3rd ed. St. Louis: Church Livingstone Elsevier, 2006.
Shils ME, Shike M, Ross AC y cols., eds. *Modern nutrition in health and disease*, 10th ed. Philadelphia: Lippincott Williams & Wilkins, 2005.
U.S. Department of Agriculture. *USDA nutrient database for standard reference*. Release 19. 2006.
U.S. Department of Agriculture. *USDA nutrient intake from NHANES 2001–2002 data*.
Ziegler EE, Filer LJ, Jr., eds. *Present knowledge in nutrition*, 7th ed. Washington, DC: ILSI Press, 1996.

COENZIMA Q_{10} (UBIQUINONA)

FUNCIÓN(ES) BIOLÓGICA(S) Y PROPIEDADES CLAVE EN SERES HUMANOS: actúa en el transporte de electrones y como antioxidante; inactiva los radicales libres. Participa en la generación de trifosfato de adenosina (ATP, del inglés *adenosine triphosphate*) en las mitocondrias y puede contribuir a la capacidad para realizar ejercicio. Se puede sintetizar de forma endógena.

ABSORCIÓN/SOLUBILIDAD/ALMACENAMIENTO/FARMACOCINÉTICA: la absorción de la coenzima Q_{10} es escasa en el intestino delgado debido a su naturaleza liposoluble. Por tanto, se observa una mayor absorción cuando se toma en combinación con una mayor carga de lípidos en los alimentos. Después de su absorción, la coenzima Q_{10} se empaqueta dentro de los quilomicrones para su transporte hacia el hígado. Después, el nutrimento se libera a la circulación en una combinación de lipoproteínas para alcanzar sus tejidos efectores. La coenzima Q_{10} es una benzoquinona, también conocida como ubiquinona por su amplia distribución en la naturaleza y en prácticamente todas las células del cuerpo humano. Los tejidos y células con actividad metabólica (p. ej., el corazón, el hígado, el riñón y el músculo) tienen las mayores necesidades y concentraciones de coenzima Q_{10}. Las principales vías de excreción son la biliar y la fecal, con pequeñas cantidades de excreción urinaria[a].

INDICACIONES PARA SU USO EN COMPLEMENTOS: generación de ATP en el miocardio; efectos antioxidantes. Se recomienda para la insuficiencia cardíaca congestiva y la coronariopatía. Puesto que la coenzima Q_{10} comparte una vía metabólica común con la producción de colesterol, se ha demostrado que los inhibidores de la reductasa de HMGCoA (estatinas) causan el consumo de la coenzima Q_{10}[b]. Puede ser útil en una amplia variedad de estados patológicos vinculados con lesiones oxidativas. Mantiene las concentraciones de vitamina E y C.

EVIDENCIAS EN RESPALDO DE SU USO EN COMPLEMENTOS EN UNA CANTIDAD IGUAL O MAYOR QUE LA DRI: no se ha establecido la IDR ni la AI. Hay numerosos estudios en animales y estudios observacionales. Se cuenta con resultados positivos en estudios de doble ciego controlados con placebo en seres humanos, en particular para su uso en la insuficiencia cardíaca congestiva (v. cap. 7); un metaanálisis sugiere una mejoría de la fracción de eyección con complementos de coenzima Q_{10} en la ICC[c]. La coenzima Q_{10} puede mejorar la función endotelial[d] y aliviar las mialgias vinculadas con el uso de estatinas, según un metaanálisis actualizado de ensayos aleatorizados controlados[e]. Las formas solubilizadas de la coenzima Q_{10} tienden a ser las más útiles. La coenzima Q_{10} ayuda a proteger al corazón de los efectos adversos del antineoplásico doxorubicina[f]. Es necesaria la consideración de un uso más amplio de la coenzima Q_{10} en cardiología y atención primaria, aunque en su mayor parte no hay pruebas definitivas de posibles beneficios. En ensayos aleatorizados controlados no se han visto datos de su utilidad en la fatiga, la rigidez arterial, los parámetros metabólicos, los marcadores inflamatorios ni la presión arterial[g]. Las dosis habituales en los estudios oscilan entre 100 y 300 mg/día (1-2 [mg/kg]/día). Tales dosis parecen seguras, con prácticamente ningún informe de toxicidad significativa[h].

Ingesta diaria recomendada (en Estados Unidos): ninguna establecida.

INGESTA MEDIA DE LOS ADULTOS EN ESTADOS UNIDOS	Desconocida
INGESTA MEDIA CALCULADA EN EL PALEOLÍTICO (ADULTOS)[i]	Desconocida
INTERVALO POSOLÓGICO HABITUAL PARA SU USO EN COMPLEMENTOS	30-1 200 mg/día; 1-2 (mg/kg)/día
¿LOS PATRONES ALIMENTARIOS CONFORMES A LAS DIRECTRICES PERMITEN LA INGESTA EN EL INTERVALO DE LOS COMPLEMENTOS?	No
¿SE INCLUYE EN LOS COMPRIMIDOS HABITUALES DE MULTIMINERALES/MULTIVITAMÍNICOS?	No

INSUFICIENCIA
  Nivel de ingesta   Se desconoce
  Síndromes   Se desconocen

TOXICIDAD
  Nivel de ingesta   Se desconoce
  Síndromes   Se desconocen

Fuentes alimentarias[j]: la coenzima Q_{10} se conoce como ubiquinona debido a su distribución ubicua en la naturaleza. Si bien está ampliamente distribuida en alimentos vegetales y animales, las fuentes alimentarias no permiten su ingesta en el intervalo de los complementos. Se ha estudiado la concentración de la ubiquinona en varios alimentos, pero no hay informes sistemáticos. Los alimentos como la carne, el pescado, las verduras y las frutas parecen contener cantidades suficientes para la reposición de la coenzima Q_{10}[k].

Efectos de la preparación y el almacenamiento de los alimentos: en general, no se ha comunicado que sean determinantes de importancia de las cifras de ingesta en los alimentos.

Pueden consultarse detalles adicionales, pruebas científicas y bibliografía sobre las dosis y la seguridad de muchos nutrimentos y sustancias que las personas podrían decidir consumir en: http://www.mayoclinic.com/health/search/search, http://ods.od.nih.gov/ y http://www.nlm.nih.gov/medlineplus/.

[a]Bhagavan HN, Chopra RK. Coenzyme Q_{10}: absorption, tissue uptake, metabolism and pharmacokinetics. *Free Radic Res* 2006;40:445–453.

[b]Nawarskas JJ. HMG-CoA reductase inhibitors and coenzyme Q_{10}. *Cardiol Rev* 2005;13:76–79.

[c]Fotino AD, Thompson-Paul AM, Bazzano LA. Effect of coenzyme Q_{10} supplementation on heart failure: a meta-analysis. *Am J Clin Nutr* 2013;97(2):268–275. doi:10.3945/ajcn.112.040741.

[d]Gao L, Mao Q, Cao J, et al. Effects of coenzyme Q_{10} on vascular endothelial function in humans: a meta-analysis of randomized controlled trials. *Atherosclerosis* 2012;221(2):311–316. doi:10.1016/j.atherosclerosis.2011.10.027.

[e]Qu H, Guo M, Chai H, Wang WT, Gao ZY, Shi DZ. Effects of coenzyme Q10 on statin-induced myopathy: an updated meta-analysis of randomized controlled trials. *J Am Heart Assoc.* 2018;7(19):e009835. doi:10.1161/JAHA.118.009835.

[f]NCI—*Coenzyme Q10.* Disponible en: http://www.cancer.gov/cancertopics/pdq/cam/coenzymeQ10/patient; consulta el 1 agosto, 2021.

[g]Lee YJ, Cho WJ, Kim JK, et al. Effects of coenzyme Q_{10} on arterial stiffness, metabolic parameters, and fatigue in obese subjects: a double-blind randomized controlled study. *J Med Food* 2011;14:386–390; Ho MJ, Bellusci A, Wright JM. Blood pressure lowering efficacy of coenzyme Q_{10} for primary hypertension (review). *Cochrane Database Syst Rev* 2009:CD007435.

[h]Hathcock JN, Shao A. Risk assessment for coenzyme Q_{10} (ubiquinone). *Regul Toxicol Pharmacol* 2006;45:282–288.

[i]Eaton SB, Eaton SB. Paleolithic vs. modern diets—selected pathophysiological implications. *Eur J Nutr* 2000;39:67–70.

[j]La *U.S. Department of Agriculture nutrient database* no incluye en la actualidad el contenido de la ubiquinona.

[k]Weant KA, Smith KM. The role of coenzyme Q_{10} in heart failure. *Ann Pharmacother* 2005;39:1522–1526.

Fuentes: Ensminger AH, Ensminger ME, Konlande JE y cols. *The concise encyclopedia of foods and nutrition.* Boca Raton, FL: CRC Press, Inc., 1995.
Margen S. *The wellness nutrition counter.* New York: Health Letter Associates, 1997.
Murray MT. *Encyclopedia of nutritional supplements.* Rocklin, CA: Prima Publishing, 1996.
Otten JJ, Hellwig JP, Meyers LD, eds. *Dietary reference intakes. The essential guide to nutrient requirements.* Washington, DC: National Academies Press, 2006.
Pizzorno JE, Murray MT. *Textbook of natural medicine*, 3rd ed. St. Louis: Church Livingstone Elsevier, 2006.
Shils ME, Shike M, Ross AC y cols., eds. *Modern nutrition in health and disease*, 10th ed. Philadelphia: Lippincott Williams & Wilkins, 2005.
U.S. Department of Agriculture. *USDA nutrient database for standard reference.* Release 19. 2006.
U.S. Department of Agriculture. *USDA nutrient intake from NHANES 2001–2002 data.*
Ziegler EE, Filer LJ, Jr., eds. *Present knowledge in nutrition*, 7th ed. Washington, DC: ILSI Press, 1996.

CREATINA

Función(es) biológica(s) y propiedades clave en seres humanos: la creatina se sintetiza en forma endógena a partir de los aminoácidos glicina y arginina y de los grupos metilo disponibles. Se concentra en el músculo esquelético y en el cerebro y actúa en el metabolismo energético, aportando energía a las células musculares y las neuronas.

Absorción/solubilidad/almacenamiento/farmacocinética: la creatina es una molécula hidrosoluble sintetizada en el riñón y el hígado a partir de aminoácidos y transportada al músculo esquelético para su uso[a]. Su absorción, almacenamiento y farmacocinética son, en gran parte, desconocidas. La creatina muscular aumenta con los complementos, al parecer hasta una concentración máxima de casi el 20 % por encima de la basal con complementos en cifras próximas a 3 g/día[b]. La excreción urinaria de creatinina se incrementa con la carga de creatina. La ingesta de hidratos de carbono con creatina puede aumentar la concentración muscular de creatina más que la ingesta de creatina sola[c].

Indicaciones para su uso en complementos: mayor rendimiento deportivo. Posiblemente mejore la tolerancia al ejercicio en pacientes con insuficiencia cardíaca y la fuerza muscular en pacientes con distrofias musculares.

Evidencias en respaldo de su uso en complementos en una cantidad igual o mayor que la DRI: no se ha establecido una IDR o una AI. Numerosos estudios de doble ciego, aleatorizados y cruzados muestran un mejor desempeño laboral con los complementos de creatina. Casi todos los estudios han sido de pequeño tamaño y de breve duración[d]. Las pruebas de beneficio para la actividad sostenida parecen menos convincentes que las de un efecto sobre la actividad breve y súbita. Las pruebas disponibles incluyen estudios con resultados positivos y negativos (v. cap. 32). La creatina parece mejorar el rendimiento atlético en personas seleccionadas, la masa muscular magra y la fuerza muscular máxima, aunque no produce ninguna mejoría significativa en la natación, la carrera, el par máximo ni el tiempo de aceleración[e]. Recientes metaanálisis respaldan los beneficios de los complementos de creatina en personas con distrofias musculares y trastornos neuromusculares[f].

Ingesta diaria recomendada (en Estados Unidos): se desconoce.

Ingesta media de los adultos en Estados Unidos	Desconocida; el recambio en el adulto masculino se calcula en 2 g/día[g]
Ingesta media calculada en el paleolítico (adultos)[h]	Desconocida; los patrones alimentarios del Paleolítico posiblemente representaban una mayor ingesta que los actuales.
Intervalo posológico habitual para su uso en complementos	Casi 2-10 g/día
¿Los patrones alimentarios conformes a las directrices permiten la ingesta en el intervalo de los complementos?	No
¿Se incluye en los comprimidos habituales de multinutrimentos inorgánicos/multivitamínicos?	No

Insuficiencia

Nivel de ingesta	Ninguno; la creatina se puede sintetizar en forma endógena. Las insuficiencias genéticas de la síntesis de creatina causan defectos neurológicos graves.
Síndromes	Ninguno conocido.

Toxicidad

Nivel de ingesta	Se desconoce.

Límite superior (LS) de ingesta tolerable: la creatina se ha utilizado en dosis de hasta 20 g/día en la insuficiencia cardíaca, y como dosis de carga para el rendimiento deportivo, aparentemente sin efectos adversos[c].

Síndromes	Se desconocen; los efectos secundarios con dosis frecuentes se limitan en gran medida a cólicos gastrointestinales y aumento de peso.

Fuentes alimentarias: no se comunican de manera sistemática. La creatina es abundante en la carne roja y el pescado.

Efectos de la preparación y el almacenamiento de los alimentos: no disponibles.

Pueden consultarse detalles adicionales, pruebas científicas y bibliografía sobre las dosis y la seguridad de muchos nutrimentos y sustancias que las personas podrían decidir consumir en: http://www.mayoclinic.com/health/search/search, http://ods.od.nih.gov/ y http://www.nlm.nih.gov/medlineplus/.

[a]MayoClinic. *Creatinine*. Disponible en: https://www.mayoclinic.org/drugs-supplements-creatine/art-20347591; consulta el 8 enero, 2021.

[b]Hultman E. Soderlund K, Timmons JA y cols. Muscle creatine loading in men. *J Appl Physiol* 1996;81:232–237.

[c]MedlinePlus. Creatine. Disponible en: http://www.nlm.nih.gov/medlineplus/druginfo/natural/873.html; consulta el 8 enero, 2021.

[d]Mujika I, Padilla S. Creatine supplementation as an ergogenic acid for sports performance in highly trained athletes: a critical review. *Int J Sports Med* 1997;18:491–496. Jones AM, Carter H, Pringle JSM y cols. Effect of creatine supplementation on oxygen uptake kinetics during submaximal cycle exercise. *J Appl Physiol* 002;92:2571–2577.

[e]Branch JD. Effect of creatine supplementation on body composition and performance: a meta-analysis. *Int J Sport Nutr Exerc Metab* 2003;13(2):198–226; Cramer JT, Stout JR, Culbertson JY, et al. Effects of creatine supplementation and three days of resistance training on muscle strength, power output, and neuromuscular function. *J Strength Cond Res* 2007;21(3):668–677; Dempsey RL, Mazzone MF, Meurer LN. Does oral creatine supplementation improve strength? A meta-analysis. *J Fam Pract* 2002;51(11):945–951.

[f]Kley RA, Vorgerd M, Tarnopolsky MA. Creatine for treating muscle disorders. *Cochrane Database Syst Rev* 2007;1:CD004760.

[g]Balsom PD, Soderlund K, Ekblom B. Creatine in humans with special reference to creatine supplementation. *Sports Med* 1994;18:268–280.

[h]Eaton SB, Eaton SB. Paleolithic vs. modern diets—selected pathophysiological implications. *Eur J Nutr* 2000;39:67–70.

Fuentes: Ensminger AH, Ensminger ME, Konlande JE y cols. *The concise encyclopedia of foods and nutrition.* Boca Raton, FL: CRC Press, Inc., 1995.
Margen S. *The wellness nutrition counter.* New York: Health Letter Associates, 1997.
Murray MT. *Encyclopedia of nutritional supplements.* Rocklin, CA: Prima Publishing, 1996.
Otten JJ, Hellwig JP, Meyers LD, eds. *Dietary reference intakes. The essential guide to nutrient requirements.* Washington, DC: National Academies Press, 2006.
Pizzorno JE, Murray MT. *Textbook of natural medicine,* 3rd ed. St. Louis: Church Livingstone Elsevier, 2006.
Shils ME, Shike M, Ross AC y cols., eds. *Modern nutrition in health and disease,* 10th ed. Philadelphia: Lippincott Williams & Wilkins, 2005.
U.S. Department of Agriculture. *USDA nutrient database for standard reference.* Release 19. 2006.
U.S. Department of Agriculture. *USDA nutrient intake from NHANES 2001–2002 data.*
Ziegler EE, Filer LJ, Jr., eds. *Present knowledge in nutrition,* 7th ed. Washington, DC: ILSI Press, 1996.

ÁCIDOS GRASOS ESENCIALES

FUNCIÓN(ES) BIOLÓGICA(S) Y PROPIEDADES CLAVE EN SERES HUMANOS: los ácidos grasos esenciales (AGE) son aquellos ácidos grasos poliinsaturados (PUFA, del inglés *polyunsaturated fatty acids*) necesarios para el metabolismo y que no pueden sintetizarse de forma endógena. Las dos clases de AGE son ω-6 y ω-3. El ácido linoleico es un ácido graso esencial ω-6 (C_{18}; es decir, con 18 carbonos en su cadena) precursor del ácido araquidónico (C_{20}). Cuando la ingesta de ácido linoleico es deficitaria, el ácido araquidónico se convierte también en un nutrimento esencial. El otro AGE es el ácido linolénico α (ALA, del inglés *alpha-linolenic acid*), ω-3 de 18 carbonos. El ácido linolénico es el precursor del ácido eicosapentaenoico (EPA; C_{20}) y del ácido docosahexaenoico (DHA; C_{22}). Sin embargo, se duda de la eficiencia de la síntesis del EPA, y sobre todo del DHA, a partir del ácido linolénico. Las pruebas en animales sugieren que los complementos de DHA incrementan de manera más eficaz sus concentraciones tisulares que los complementos de ALA[a,b]. Los AGE de los fosfolípidos son componentes estructurales clave de las membranas celulares y subcelulares. Se trata de precursores metabólicos de los eicosanoides con una amplia variedad de efectos, desde reacciones inflamatorias e inmunidad hasta agregación plaquetaria. El DHA se concentra en el encéfalo y la retina.

ABSORCIÓN/SOLUBILIDAD/ALMACENAMIENTO/FARMACOCINÉTICA: la absorción de los ácidos grasos ingeridos es muy eficaz (95-100%). Se obtienen ácidos grasos de la grasa ingerida (v. cap. 2), y se pueden utilizar de inmediato como fuente energética, almacenar como triglicéridos en el tejido adiposo o usarse en el anabolismo. Los cambios en la ingesta alimentaria de AGE se reflejan en las reservas tisulares durante un período de días a semanas. Datos en animales sugieren que los PUFA, incluidos los AGE, pueden liberarse de forma preferencial del tejido adiposo en respuesta a estímulos catabólicos[c]. El predominio de ácidos grasos ω-6 en relación con los ω-3 en la alimentación fomenta la síntesis preferencial de los productos del metabolismo de los AG ω-6, porque los AGE de las dos clases utilizan los mismos sistemas enzimáticos. Con la excepción del ácido linolénico γ (ALG), los productos del metabolismo de los ácidos grasos ω-6 tienden a ser leucotrienos y prostaglandinas proinflamatorios que favorecen la agregación plaquetaria, mientras que los productos del metabolismo de los ácidos grasos ω-3 generalmente tienen efectos opuestos. Por tanto, el desequilibrio de la ingesta de AGE a favor de la clase ω-6 puede contribuir a la inflamación y a una tendencia protrombótica. El ALG, aunque pertenece a la clase ω-6, tiene la característica específica de escapar a la enzima limitante de la velocidad (Δ6-desaturasa) en el metabolismo de los AGE y, en consecuencia, lleva preferentemente a la síntesis de prostaglandinas de la serie 1, que tienen efectos antiinflamatorios y antiagregantes plaquetarios, además de a la supresión de la síntesis de citocinas proinflamatorias[d-g].

INDICACIONES PARA SU USO EN COMPLEMENTOS: no hay IDR para los AGE, y los síndromes de insuficiencia manifiesta son en extremo infrecuentes cuando la ingesta alimentaria es adecuada. La insuficiencia de AGE se suele vincular con una nutrición anormal (p. ej., nutrición parenteral, inanición). Sin embargo, la ingesta de ácidos grasos ω-6 en Estados Unidos es considerablemente mayor que la de ácidos grasos ω-3, dada la amplia distribución del ácido linoleico en los aceites vegetales de uso habitual. Casi el 7% de la energía de la alimentación típica de Estados Unidos proviene del ácido linoleico. Por el contrario, la distribución del ácido linolénico es escasa y sus cifras de ingesta bajas. A diferencia de la mayoría de los demás nutrimentos con aplicaciones nutricéuticas, los ácidos grasos se ingieren en gran cantidad y contribuyen notablemente a la ingesta energética. Por tanto, no hay motivo para usar megadosis de ningún ácido graso; dicha práctica supondría el riesgo de una ingesta energética excesiva y el aumento de peso. El motivo subyacente para el uso de complementos de ácidos grasos ω-3 o ALG es reducir la síntesis de citocinas inflamatorias y prostaglandinas estimulantes de plaquetas, y promover de manera preferente la síntesis de citocinas antiinflamatorias por el cambio de la distribución de los ácidos grasos de los alimentos.

EVIDENCIAS EN RESPALDO DE SU USO EN COMPLEMENTOS EN UNA CANTIDAD IGUAL O MAYOR QUE LA DRI: no hay IDR para los AGE, pero el grado de ingesta adecuado establecido por el *Institute of Medicine* en el año 2002 es de 1.1 g/día y 1.6 g/día de ácido linolénico α para mujeres y varones adultos, respectivamente. No hay ingesta de referencia de otros AGE. Hay evidencias sugerentes del uso terapéutico de AGE complementarios en una amplia variedad de trastornos inflamatorios, y evidencias convincentes para cambiar la distribución de los AGE desde el patrón ahora prevaleciente en Estados Unidos hasta una distribución más equilibrada de ω-3 y ω-6 para promover la salud. La alimentación típica de Estados Unidos provee ácidos grasos ω-6 y ω-3 con una razón de al menos 10:1, con ~ 7% de las calorías provenientes de AGE. Se cree preferible una razón de ingesta de ácidos grasos ω-6:ω-3 entre 4:1 y 1:1 para la promoción de la salud, aunque no hay evidencias concluyentes. Tampoco hay evidencias claras de que deba aumentarse la ingesta total de AGE, y hay al menos datos sugestivos de que la sustitución del ácido linoleico de los alimentos por grasas saturadas incrementa la tasa de mortalidad por enfermedad cardiovascular y por todas las causas[h]. La ingesta total de PUFA en el intervalo del 10-15% de las calorías es compatible con las recomendaciones para la promoción de la salud general con la alimentación (v. cap. 45). Una ingesta relativamente mayor de ácidos grasos ω-3 se sustenta en estudios del desarrollo cognitivo y la agudeza visual en lactantes (v. caps. 27 y 29), estudios de trastornos de la inflamación crónica (v. caps. 11, 20, 22-24), estudios de enfermedades cardiovasculares (v. cap. 7) y, en menor grado, publicaciones sobre prevención del cáncer (v. cap. 12). En estudios de cáncer de próstata se han visto resultados inconstantes, de manera que algunos estudios sugieren un aumento del riesgo de cáncer de próstata con ALA[i]. Se dispone de evidencia convincente sobre el beneficio de un complemento de los ácidos grasos ω-3 EPA y DHA combinados en dosis de 3 g/día para la artritis reumatoide[j]. Se ha sugerido un beneficio similar en la enfermedad inflamatoria intestinal, pero las evidencias son menos consistentes y, por tanto, deben considerarse preliminares[k]. La adición de complementos de DHA a la alimentación materna durante el embarazo tiene respaldo teórico y es poco probable que sea lesiva, pero hasta ahora no ha habido estudios de resultados concluyentes que la sustenten[l,m]. Las evidencias de beneficios de DHA en la nutrición de los lactantes son convincentes con respecto a la agudeza visual[n] y sugerentes en el aspecto del desarrollo cognitivo[o,p]. En conjunto, las evidencias del beneficio cardiovascular por los complementos de aceite de pescado son convincentes[q] (v. cap. 7). Los efectos inmunes de los ácidos grasos ω-3 son convincentemente favorables en estados de inflamación, pero pueden ser desventajosos en individuos con inmunodepresión relativa; los complementos concomitantes de vitamina E pueden prevenir la inmunodepresión acompañante[r]. Se ha sugerido un posible beneficio en las enfermedades inflamatorias del pulmón (p. ej., asma, bronquitis)[s] (v. cap. 15).

Hay algunas evidencias de que los ácidos grasos ω-6 pueden actuar como promotores de la carcinogénesis, en tanto que los ácidos grasos ω-3 tienen efectos opuestos. Las aplicaciones terapéuticas del ALG también tienen apoyo de diversas fuentes de evidencia. En un estudio del año 2000, se demostró una respuesta clínica acelerada en pacientes con cáncer mamario positivo para receptores endocrinos tratadas con ALG (2.8 g/día), además del tamoxifeno, en comparación con este fármaco en solitario[t]. Se ha demostrado in vitro y en estudios en animales la inhibición de la aterogénesis con ALG[u]. Las evidencias disponibles respaldan de manera convincente la utilidad terapéutica del ALG en el eccema atópico[v]. Se ha señalado la utilidad del ALG en los trastornos reumatológicos[w] y la neuropatía diabética[x].

Ingesta diaria recomendada (en Estados Unidos): hay mucha incertidumbre sobre el porcentaje óptimo de calorías diarias que debe proceder de la grasa, el porcentaje de dicho total que debe proceder de PUFA y el porcentaje de PUFA que debe ser ALA, EPA o DHA. La Organización de las Naciones Unidas para la Agricultura y la Alimentación y la Organización Mundial de la Salud (FAO/OMS), basándose en niveles variables de pruebas imperfectas, recomiendan que, en adultos, el 15-35% de la energía diaria total proceda de la grasa de los alimentos, y que el 6-11% proceda de PUFA. Entre el 2.5% y el 9% de la energía diaria total debe proceder de PUFA ω-6, y el 0.5-2% de la energía diaria total debe proceder de PUFA ω-3, con >0.5% de la energía diaria total de ALA y el 0.25-2% de la energía diaria total de DHA + EPA específicamente. Los porcentajes recomendados para la grasa y los PUFA son mayores en niños y adolescentes[y].

INTERVALO DE INGESTA RECOMENDADO DE ÁCIDOS GRASOS ESENCIALES (AI DE ESTADOS UNIDOS): ω-6, ÁCIDO LINOLEICO/AI

	Lactancia (0-6 meses)	Lactancia (7-12 meses)	Infancia (1-3 años)	Infancia (4-8 años)
Varones	4.4 g	4.6 g	7 g	10 g
Mujeres	4.4 g	4.6 g	7 g	10 g
	Adolescencia (9-13 años)	Adolescencia (14-18 años)	Etapa adulta (19-50 años)	Etapa adulta (≥51 años)
Varones	12 g	16 g	17 g	14 g
Mujeres	10 g	11 g	12 g	11 g
	Embarazo (todas las edades)	Lactancia (todas las edades)		
Varones	—	—		
Mujeres	13 g	13 g		

ω-3, α-ÁCIDO LINOLÉNICO/AI

	Lactancia (0-6 meses)	Lactancia (7-12 meses)	Infancia (1-3 años)	Infancia (4-8 años)
Varones	0.5 g	0.5 g	0.7 g	0.9 g
Mujeres	0.5 g	0.5 g	0.7 g	0.9 g
	Adolescencia (9-13 años)	Adolescencia (14-18 años)	Etapa adulta (19-50 años)	Etapa adulta (≥51 años)
Varones	1.2 g	1.6 g	1.6 g	1.6 g
Mujeres	1.0 g	1.6 g	1.1 g	1.1 g
	Embarazo (todas las edades)	Lactancia (todas las edades)		
Varones	—	—		
Mujeres	1.4 g	1.3 g		

INGESTA MEDIA DE LOS ADULTOS EN ESTADOS UNIDOS	AGE totales: aproximadamente el 7-10% de las calorías; razón de ω-6 a ω-3: entre 11:1 y 20:1
INGESTA MEDIA CALCULADA EN EL PALEOLÍTICO (ADULTOS)[z]	AGE totales: aproximadamente el 7-10% de las calorías; razón de ω-6 a ω-3: entre 4:1 y 1:1

Se cree que la ingesta de ácidos grasos ω-3 en el Paleolítico era mucho mayor que la actual en la mayor parte de los países industrializados, en parte porque la carne de los ungulados salvajes es rica en ácidos grasos ω-3. Por consiguiente, se supone que la alimentación en el Paleolítico suministraba ácidos grasos ω-3 de distintas fuentes de animales marinos.

(Continúa)

APÉNDICE E *(Continuación)*

Intervalo posológico habitual para su uso en complementos Aceite de pescado: 5-15 g/día (en general una combinación de EPA y DHA)

ALA: ~ 10 g/día

ALG: ~ 1.5-3 g/día

¿Los patrones alimentarios conformes a las directrices permiten la ingesta en el intervalo de los complementos? En general, no; tal vez si la ingesta de ciertos pescados (p. ej., salmón, caballa), de otros animales marinos o de caza salvaje es excepcionalmente alta. Debe mencionarse que el contenido de ácidos grasos ω-3 del pescado se deriva de las algas y el fitoplancton que ingieren los peces. Los pescados criados en piscifactoría tienden a presentar un contenido muy reducido de ácidos grasos ω-3 en su alimentación y, por tanto, un contenido mucho menor en su carne (algo muy parecido a lo que ha ocurrido con la domesticación del ganado). En tanto que la eficiencia de la conversión de ALA en EPA, y en especial en DHA, es cuestionable, los complementos alimentarios con ALA parecen proveer la mayor parte del beneficio para la salud por la ingesta directa de ácidos grasos ω-3 de cadena más larga. Dada la posible importancia de los AGE en la promoción de la salud y la representación desproporcionada de PUFA ω-6 en la alimentación occidental, es razonable la recomendación general de usar complementos alimentarios de ALA. La dosis recomendada de ~ 10 g/día puede obtenerse con una o dos cucharadas diarias de aceite de linaza. El aceite de linaza está disponible en las tiendas de alimentos saludables; se puede usar en ensaladas y en alimentos fríos, pero no es adecuado para la cocción (que modifica el aceite y sus propiedades químicas y para la salud). Las necesidades de vitamina E aumentan con la ingesta de PUFA y, en consecuencia, es recomendable emplear complementos de vitamina E junto con la ingesta regular de AGE (v. «Vitamina E»). El aceite de linaza se podría utilizar para desplazar de la alimentación otras grasas menos saludables o menos necesarias (en particular, grasas *trans* y PUFA ω-6).

¿Se incluye en los comprimidos habituales de multiminerales/multivitamínicos? No

Insuficiencia

Nivel de ingesta	AGE < 1 % de las calorías
Síndromes	Piel seca; caída del cabello e inmunodepresión

Toxicidad

Nivel de ingesta	Variable; depende en parte de la razón de ω-6 a ω-3
Síndromes	Efectos prooxidantes, promoción del cáncer; diátesis hemorrágica/disfunción plaquetaria.

Fuentes alimentarias de ácido linolénico α (ALA)[b]

Alimento	Tamaño de ración	Energía (kcal)	ALA (g)
Aceite de colza	Una cucharada (14 g)	124	1.3
Aceite de linaza	Una cucharada (13.6 g)	110	7.2
Col morada	Una taza (67 g)	3	0.1
Aceite de frijol de soya	Una cucharada (13.6 g)	120	0.9
Espinacas	Dos tazas (30 g)	14	0.1

Fuentes alimentarias de ácido docosahexaenoico (DHA)

Alimento	Tamaño de ración	Energía (kcal)	DHA (g)
Caballa (del Atlántico)	Un filete (112 g)	230	1.6
Ostras (cocidas)	Seis medianas (150 g)	244	0.8
Salmón (del Atlántico)	Medio filete (198 g)	281	2.2
Sardinas (enlatadas en aceite)	Una lata (92 g)	191	0.5
Veneras (crudas)	85 g	75	0.1

Fuentes alimentarias de ácido eicosapentaenoico (EPA)

Alimento	Tamaño de ración	Energía (kcal)	EPA (g)
Caballa (del Atlántico)	Un filete (112 g)	230	1.0
Ostras (cocidas)	Seis medianas (150 g)	244	1.3
Salmón (del Atlántico)	Medio filete (198 g)	281	0.6
Sardinas (enlatadas en aceite)	Una lata (92 g)	191	0.4
Veneras (crudas)	85 g	75	0.08

Aceites medicinales

Alimento	Dosis	Energía (kcal)	ALG (g)
Aceite de semilla de grosella negra	Una cucharada (13.6 g)	120	2.3
Aceite de semilla de borraja	Una cucharada (13.6 g)	102	3.0
Aceite de onagra	Una cucharada (13.6 g)	120	1.2

Fuentes alimentarias del ácido linoleico[a1]

Alimento	Tamaño de ración	Energía (kcal)	Ácido linoleico (g)
Aceite de maíz	Una cucharada (13.6 g)	120	7.2
Aceite de linaza	Una cucharada (13.6 g)	120	1.7
Aceite de cártamo	Una cucharada (13.6 g)	120	10.1
Aceite de girasol	Una cucharada (13.6 g)	120	8.9

Efectos de la preparación y el almacenamiento de los alimentos: el principal método de extracción del aceite es el de compresión y expulsión. La hidrogenación mejora las propiedades comerciales de los PUFA a costa de sus efectos contra la salud; la «hidrogenación parcial» produce estereoisómeros trans (es decir, grasas *trans*). Los PUFA son susceptibles de degradación cuando se exponen a la luz o el calor, o a ambos; se prefieren los empaques de plástico opacos. Los aceites ricos en ácidos grasos ω-3 son particularmente intolerantes al calor y, en general, no pueden usarse para cocinar.

Pueden consultarse detalles adicionales, pruebas científicas y bibliografía sobre las dosis y la seguridad de muchos nutrimentos y sustancias que las personas podrían decidir consumir en: http://www.mayoclinic.com/health/search/search, http://ods.od.nih.gov/ y http://www.nlm.nih.gov/medlineplus/.

[a]Abedin L, Lien EL, Vingrys AJ y cols. The effects of dietary α-linolenic acid compared with docosahexaenoic acid on brain, retina, liver, and heart in the guinea pig. *Lipids* 1999;34:475–482.

[b]Su HM, Bernardo L, Mirmiran M y cols. Bioequivalence of dietary α-linolenic and docosahexaenoic acids as sources of docosahexaenoate accretion in brain and associated organs of neonatal baboons. *Pediatr Res* 1999;45:87–93.

[c]Conner WE, Lin DS, Colvis C. Differential mobilization of fatty acids from adipose tissue. *J Lipid Res* 1996;37:290–298.

[d]Dirks J, van Aswegen CH, du Plessis DJ. Cytokine levels affected by gamma-linolenic acid. *Prostaglandins Leukot Essent Fatty Acids* 1998;59:273–277.

[e]Villalobos MA, De La Cruz JP, Martin-Romero M y cols. Effect of dietary supplementation with evening primrose oil on vascular thrombogenesis in hyperlipemic rabbits. *Thromb Haemost* 1998;80:696–701.

[f]Wu D, Meydani M, Leka LS y cols. Effect of dietary supplementation with black currant seed oil on the immune response of healthy elderly subjects. *Am J Clin Nutr* 1999;70:536–543.

[g]Fan YY, Chapkin RS. Importance of dietary gamma-linolenic acid in human health and nutrition. *J Nutr* 1998;128:1411–1414.

[h]Ramsden CE, Zamora D, Leelarthaepin B, et al. Use of dietary linoleic acid for secondary prevention of coronary heart disease and death: evaluation of recovered data from the Sydney Diet Heart Study and updated meta-analysis. *BMJ* 2013;346:e8707

[i]Simon JA, Chen YH, Bent S. The relation of alpha-linolenic acid to the risk of prostate cancer: a systematic review and meta-analysis. *Am J Clin Nutr* 2009;89(5):1558S–1564S. doi: 10.3945/ajcn.2009.26736E; Carayol M, Grosclaude P, Delpierre C. Prospective studies of dietary alpha-linolenic acid intake and prostate cancer risk: a meta-analysis. *Cancer Causes Control* 2010;21(3):347–355. doi:10.1007/s10552-009-9465-1.

[j]Kremer JM. n-3 fatty acid supplements in rheumatoid arthritis. *Am J Clin Nutr* 2000;71:349s–351s.

[k]Belluzzi A, Boschi S, Brignola C y cols. Polyunsaturated fatty acids and inflammatory bowel disease. *Am J Clin Nutr* 2000;71:339s–342s.

[l]Al MD, van Houwelingen AC, Hornstra G. Long-chain polyunsaturated fatty acids, pregnancy, and pregnancy outcome. *Am J Clin Nutr* 2000;71:285s–291s.

[m]Makrides M, Gibson RA. Long-chain polyunsaturated fatty acid requirements during pregnancy and lactation. *Am J Clin Nutr* 2000;71:307s–311s.

[n]Neuringer M. Infant vision and retinal function in studies of dietary long-chain polyunsaturated fatty acids: methods, results, and implications. *Am J Clin Nutr* 2000;71:256s–267s.

[o]Morley R. Nutrition and cognitive development. *Nutrition* 1998;14:752–754.

[p]Innis SM. Essential fatty acids in infant nutrition: lessons and limitations from animal studies in relation to studies on infant fatty acid requirements. *Am J Clin Nutr* 2000;71:238s–244s.

[q]Li ZH, Zhong WF, Liu S, Kraus VB, Zhang YJ, Gao X, Lv YB, Shen D, Zhang XR, Zhang PD, Huang QM, Chen Q, Wu XB, Shi XM, Wang D, Mao C. Associations of habitual fish oil supplementation with cardiovascular outcomes and all cause mortality: evidence from a large population based cohort study. *BMJ.* 2020 Mar 4;368:m456.

[r]Wu D, Meydani SN. n-3 polyunsaturated fatty acids and immune function. *Proc Nutr Soc* 1998;57:503–509.

[s]Schwartz J. Role of polyunsaturated fatty acids in lung disease. *Am J Clin Nutr* 2000;71:393s–296s.

[t]Kenny FS, Pinder SE, Ellis IO y cols. Gamma linolenic acid with tamoxifen as primary therapy in breast cancer. *Int J Cancer* 2000;85:643–648.

(Continúa)

APÉNDICE E   (Continúa)

[u]Fan YY, Ramos KS, Chapkin RS. Modulation of atherogenesis by dietary gamma-linolenic acid. *Adv Exp Med Biol* 1999;469:485–491.

[v]Horrobin DF. Essential fatty acid metabolism and its modification in atopic eczema. *Am J Clin Nutr* 2000;71:367s–372s.

[w]Belch JJ, Hill A. Evening primrose oil and borage oil in rheumatologic conditions. *Am J Clin Nutr* 2000;71:352s–356s.

[x]Vinik AI. Diabetic neuropathy: pathogenesis and therapy. *Am J Med* 1999;107:17s–26s.

[y]FAO/WHO 2008. Interim Summary of Conclusions and Dietary Recommendations on Total Fat & Fatty Acids. http://www.who.int/nutrition/topics/FFA_summary_rec_conclusion.pdf

[z]Eaton SB, Eaton SB III, Konner MJ. Paleolithic nutrition revisited: a twelve-year retrospective on its nature and implications. *Eur J Clin Nutr* 1997;51:207–216.

[a1]La composición de nutrimentos de casi todos los alimentos puede revisarse en la *U.S. Department of Agriculture nutrient database*, en: http://www.nal.usda.gov/fnic/foodcomp/search; para más información véase Goodman J. The omega solution, Rocklin, CA: Prima Publishing, 2001.

Fuentes: Ensminger AH, Ensminger ME, Konlande JE y cols. *The concise encyclopedia of foods and nutrition.* Boca Raton, FL: CRC Press, Inc., 1995.

Margen S. *The wellness nutrition counter.* New York: Health Letter Associates, 1997.

Murray MT. *Encyclopedia of nutritional supplements.* Rocklin, CA: Prima Publishing, 1996.

Otten JJ, Hellwig JP, Meyers LD, eds. *Dietary reference intakes. The essential guide to nutrient requirements.* Washington, DC: National Academies Press, 2006.

Pizzorno JE, Murray MT. *Textbook of natural medicine*, 3rd ed. St. Louis: Church Livingstone Elsevier, 2006.

Sardesai VM. Introduction to clinical nutrition. New York: Marcel Dekker, Inc., 1998.

Shils ME, Shike M, Ross AC y cols., eds. *Modern nutrition in health and disease*, 10th ed. Philadelphia: Lippincott Williams & Wilkins, 2005.

U.S. Department of Agriculture. *USDA nutrient database for standard reference.* Release 19. 2006.

U.S. Department of Agriculture. *USDA nutrient intake from NHANES 2001–2002 data.*

Ziegler EE, Filer LJ, Jr., eds. *Present knowledge in nutrition*, 7th ed. Washington, DC: ILSI Press, 1996.

FIBRA

FUNCIÓN(ES) BIOLÓGICA(S) Y PROPIEDADES CLAVE EN SERES HUMANOS: la fibra es, por definición, un material vegetal indigerible, generalmente clasificado junto con los hidratos de carbono. La fibra soluble se disuelve en agua. La disolución de la fibra en el tubo digestivo causa retraso de la absorción de glucosa y ácidos grasos, lo que aminora el incremento posprandial de su concentración. La fibra soluble tiene como propiedades disminuir los lípidos y atenuar la secreción posprandial de insulina. Entre las fibras solubles de importancia relativa se incluyen la goma guar, el psilio, la pectina y el glucano β. Las fibras insolubles, como las ligninas, las celulosas y las hemicelulosas, reducen el tiempo de tránsito intestinal e incrementan el volumen de las heces. Ambas categorías de fibra pueden aumentar la capacidad de los alimentos para producir saciedad. Algunas fibras favorecen diferencialmente el crecimiento de varias bacterias intestinales, lo que altera el microbioma intestinal[a], que se está convirtiendo en una consideración fundamental para la promoción de la salud general y la prevención de las enfermedades en seres humanos. Algunos de los efectos beneficiosos de la fibra a través de las bacterias intestinales y sus metabolitos pueden estar mediados por actividades antiinflamatorias sistémicas y locales[a]. Pese a todo, algunas fibras pueden favorecer la sensibilidad gastrointestinal. Las fibras como los fructanos y los galactanos forman parte de un grupo heterogéneo de compuestos conocidos en conjunto como FODMAP (del inglés *Fermentable, Oligo-, Di-, Monosaccharides, And Polyols*; oligosacáridos, disacáridos, monosacáridos y polioles fermentables), que pueden producir síntomas similares a los de la sensibilidad al gluten/enfermedad celíaca, independientemente de la ingesta de gluten o la presencia de inflamación intestinal. Como muchos alimentos que contienen gluten también son ricos en FODMAP, la mejora de los síntomas con una dieta sin gluten en quienes refieren sensibilidad al gluten reflejaría en realidad la reducción simultánea de la ingesta de FODMAP[b].

ABSORCIÓN/SOLUBILIDAD/ALMACENAMIENTO/FARMACOCINÉTICA: por definición, la fibra no se digiere y, por tanto, no se absorbe ni se almacena. Sin embargo, algunas especies de bacterias del colon humano fermentan algunas fibras de la alimentación, lo que produce ácidos grasos de cadena corta que se absorben. Todavía se desconoce la importancia exacta de estos ácidos grasos en el balance energético de los seres humanos, aunque está claro que las fibras aportan algunas calorías a nuestra alimentación[c].

INDICACIONES PARA SU USO EN COMPLEMENTOS: no hay IDR para la fibra de los alimentos.

La ingesta de fibra soluble a concentraciones mayores del promedio prevaleciente en Estados Unidos se vincula con la disminución de las concentraciones de lípidos e insulina. La ingesta de fibra insoluble a concentraciones mayores del promedio prevaleciente en Estados Unidos se suele vincular con un menor riesgo de enfermedad diverticular y cáncer de colon. Sin embargo, la intolerancia gastrointestinal tiende a ser limitante de la dosis, de tal modo que no es práctico usar megadosis de fibra.

EVIDENCIAS EN RESPALDO DE SU USO EN COMPLEMENTOS EN UNA CANTIDAD IGUAL O MAYOR QUE LA DRI: no se ha establecido IDR ni AI. Los complementos de fibra soluble son eficaces para disminuir la concentración de lípidos séricos, incluso cuando la alimentación ya incluye restricción de grasa[d]. La fibra soluble también puede mejorar el control de la glucemia en la diabetes[e]. La mayor ingesta de fibra insoluble en los alimentos es eficaz para el tratamiento del estreñimiento, y una ingesta relativamente elevada se vincula con un menor riesgo de enfermedades del intestino grueso, desde la diverticulosis hasta el cáncer (*v. caps. 12 y 18*).

Ingesta diaria recomendada: no hay IDR para fibra total o soluble[f].

INGESTA DE FIBRA RECOMENDADA (AI DE ESTADOS UNIDOS); g/1 000 kcal (g/día)

	Lactancia (0-6 meses)	Lactancia (7-12 meses)	Infancia (1-3 años)	Infancia (4-8 años)
Varones	—	—	14 (19)	14 (25)
Mujeres	—	—	14 (19)	14 (25)
	Adolescencia (9-13 años)	Adolescencia (14-18 años)	Etapa adulta (19-50 años)	Etapa adulta (≥ 51 años)
Varones	14 (31)	14 (38)	14 (38)	14 (30)
Mujeres	14 (26)	14 (26)	14 (25)	14 (21)
	Embarazo (todas las edades)	Lactancia (todas las edades)		
Varones	—	—		
Mujeres	14 (28)	14 (29)		

INGESTA MEDIA DE LOS ADULTOS EN ESTADOS UNIDOS	12 g/día de fibra total
INGESTA MEDIA CALCULADA EN EL PALEOLÍTICO (ADULTOS)[g]	104 g/día de fibra total
INTERVALO POSOLÓGICO HABITUAL PARA SU USO EN COMPLEMENTOS	3-20 g/día de fibra soluble
¿LOS PATRONES ALIMENTARIOS CONFORMES A LAS DIRECTRICES PERMITEN LA INGESTA EN EL INTERVALO DE LOS COMPLEMENTOS?	Sí
¿SE INCLUYE EN LOS COMPRIMIDOS HABITUALES DE MULTIMINERALES/MULTIVITAMÍNICOS?	No

(Continúa)

APÉNDICE E *(Continuación)*

INSUFICIENCIA

Nivel de ingesta	Variable
Síndromes	Estreñimiento

TOXICIDAD

Nivel de ingesta	Variable
Síndromes	Intolerancia gastrointestinal; absorción deficiente de micronutrimentos

Fuentes alimentarias[h]: la fibra insoluble es abundante en granos integrales, en especial en trigo, frutos secos, frijoles, verduras; la fibra soluble es abundante en frutas, avena, lentejas, chícharos y frijoles, zanahorias, cebada y psilio.

Alimento[i]	Tamaño de la ración	Energía (kcal)	Fibra (g)	Alimento[j]	Tamaño de la ración	Energía (kcal)	Fibra (g)
Salvado de trigo (crudo)	Una taza (58 g)	125	25	Frambuesas	Una taza (123 g)	64	8
Trigo bulgur (cocido)	Una taza (182 g)	151	8.2	Lentejas (cocidas)	Una taza (198 g)	230	15.6
Cebada en perlas (cocida)	Una taza (157 g)	193	6	Garbanzos	Una taza (164 g)	269	12.5
Pan de trigo integral	Una rebanada (28 g)	69	2	Manzanas	Una mediana (138 g)	72	3.3
Arroz pardo (cocido)	Una taza (195 g)	218	3.5	Zanahorias	Una mediana (61 g)	25	1.7
Pasta (no se enlista el contenido de fibra)	Una taza (140 g)	197	2.4				
Salvado de avena (crudo)	Una taza (94 g)	231	14.5				

Efectos de la preparación y el almacenamiento de los alimentos: bajo condiciones normales, los efectos de la fibra en la salud no suelen estar afectados por la preparación de los alimentos o su almacenamiento.

Pueden consultarse detalles adicionales, pruebas científicas y bibliografía sobre las dosis y la seguridad de muchos nutrimentos y sustancias que las personas podrían decidir consumir en: http://www.mayoclinic.com/health/search/search, http://ods.od.nih.gov/ y http://www.nlm.nih.gov/medlineplus/.

[a]Kuo SM. The interplay between fiber and the intestinal microbiome in the inflammatory response. *Adv Nutr* 2013;4(1):16–28. doi:10.3945/an.112.003046.

[b]Biesiekierski JR, Peters SL, Newnham ED, et al. No effects of gluten in patients with self-reported non-celiac gluten sensitivity after dietary reduction of fermentable, poorly absorbed, short-chain carbohydrates. *Gastroenterology* 2013;145:320.

[c]Salyers AA, West SE, Vercellotti JR, et al. Fermentation of mucins and plant polysaccharides by anaerobic bacteria from the human colon. *Appl Environ Microbiol* 1977;34(5):529–533; Cummings JH. Short chain fatty acids in the human colon. *Gut* 1981;22:763–770. doi:10.1136/gut.22.9.763.

[d]Jenkins DJ, Kendall CW, Vidgen E y cols. The effect on serum lipids and oxidized low-density lipoprotein of supplementing self-selected low-fat diets with soluble fiber, soy, and vegetable protein foods. *Metabolism* 2000;49:67–72.

[e]Wursch P, Pi-Sunyer FX. The role of viscous soluble fiber in the metabolic control of diabetes. A review with special emphasis on cereals rich in beta-glucan. *Diabetes Care* 1997;20:1774–1780.

[f]Dietary reference intakes for energy, carbohydrate. fiber, fat, fatty acids, cholesterol, protein, and amino acids. Disponible en: https://www.nap.edu/catalog/10490/dietary-reference-intakes-for-energy-carbohydrate-fiber-fat-fatty-acids-cholesterol-protein-and-aminoacids; consulta el 8 enero, 2021.

[g]Eaton SB, Eaton SB III, Konner MJ. Paleolithic nutrition revisited: a twelve-year retrospective on its nature and implications. *Eur J Clin Nutr* 1997;51:207–216.

[h]La composición de nutrimentos de casi todos los alimentos se puede revisar en la *U.S. Department of Agriculture nutrient database*, en: http://www.nal.usda.gov/fnic/foodcomp/search.

[i]Buenas fuentes de fibra insoluble. Se informa de las cifras de raciones de todos los granos cocidos, a menos que se indique lo contrario.

[j]Buenas fuentes de fibra soluble.

Fuentes: Ensminger AH, Ensminger ME, Konlande JE y cols. *The concise encyclopedia of foods and nutrition.* Boca Raton, FL: CRC Press, Inc., 1995.

Margen S. *The wellness nutrition counter.* New York: Health Letter Associates, 1997.

Murray MT. *Encyclopedia of nutritional supplements*. Rocklin, CA: Prima Publishing, 1996.

Otten JJ, Hellwig JP, Meyers LD, eds. *Dietary reference intakes. The essential guide to nutrient requirements*. Washington, DC: National Academies Press, 2006.

Pizzorno JE, Murray MT. *Textbook of natural medicine*, 3rd ed. St. Louis: Church Livingstone Elsevier, 2006.

Shils ME, Shike M, Ross AC y cols., eds. *Modern nutrition in health and disease*, 10th ed. Philadelphia: Lippincott Williams & Wilkins, 2005.

U.S. Department of Agriculture. *USDA nutrient database for standard reference*. Release 19. 2006.

U.S. Department of Agriculture. *USDA nutrient intake from NHANES 2001–2002 data*.

Ziegler EE, Filer LJ, Jr., eds. *Present knowledge in nutrition*, 7th ed. Washington, DC: ILSI Press, 1996.

FLAVONOIDES

Función(es) biológica(s) y propiedades clave en seres humanos: los flavonoides son compuestos fenólicos de color brillante que se encuentran en las plantas. Aunque la clase abarca más de 4000 compuestos conocidos, el interés actual se ha centrado en las proantocianidinas (oligómeros procianidólicos [OPC]), la quercetina, un grupo de bioflavonoides en los cítricos (hidroxietilrutósidos [HER]), los compuestos polifenólicos del té y las isoflavonas de la soya (v. cap. 33). Algunos productos comerciales son combinaciones patentadas de bioflavonoides purificados. Los flavonoides no son nutrimentos esenciales en los seres humanos; sin embargo, su insuficiencia puede contribuir a las manifestaciones del escorbuto; algunos autores los consideran semiesenciales. Los flavonoides tienen una función importante como antioxidantes; quelan cationes divalentes y, al hacerlo, pueden conservar la concentración de ascorbato (vitamina C). Bajo condiciones experimentales, tienen un efecto sobre la permeabilidad capilar, que puede ser directo o tal vez mediado por el ascorbato.

Absorción/solubilidad/almacenamiento/farmacocinética: los flavonoides son hidrosolubles; su metabolismo es similar al del ascorbato. En general, se absorben de modo eficiente en la porción proximal del intestino delgado; sin embargo, su absorción puede variar entre fuentes alimentarias y complementos. Se excreta por la orina, y el almacenamiento es escaso. La alimentación estadounidense típica provee 0.15-1 g/día de flavonoides mixtos.

Indicaciones para su uso en complementos: los médicos naturópatas utilizan los complementos de diversos flavonoides en dosis variables para la promoción de la salud y el tratamiento de la insuficiencia venosa, las enfermedades vasculares y respiratorias, y los trastornos inflamatorios. Se recomiendan los OPC por sus efectos antioxidantes en una dosis de ~ 50 mg/día y, para el tratamiento de la insuficiencia venosa o la retinopatía, en dosis de hasta 300 mg/día. Se sugiere una dosis de 100 mg/día de quercetina para los trastornos inflamatorios crónicos, como el asma, la artritis reumatoide y la atopia. Se recomiendan los HER en una dosis próxima a 1 g/día para la insuficiencia venosa. Es recomendable administrar hasta 400 mg/día de polifenoles del té verde para la prevención del cáncer.

Evidencias en respaldo de su uso en complementos en una cantidad igual o mayor que la DRI: no se ha establecido una IDR ni una AI. Los flavonoides pueden contribuir a los beneficios para la salud de diversos alimentos de origen vegetal, aunque la mayor parte de los datos a favor de los complementos de flavonoides siguen siendo preliminares y se basan principalmente en estudios observacionales. En un ensayo aleatorizado controlado (EAC) de alimentos ricos en flavonoides se ha visto una reducción de la presión arterial con el chocolate, una reducción de las lipoproteínas de baja densidad (LDL, del inglés *low density lipoproteins*) con el té verde y una reducción de la presión arterial y de las LDL con la soya[a]. En relación con la diabetes, el té verde puede reducir la glucemia en ayunas, aunque en un EAC no se vio ningún efecto sobre la insulinemia en ayunas ni la hemoglobina glucosilada (A1c)[b]. Un complemento de isoflavonas aislado se asoció a una menor incidencia de cáncer de próstata en un EAC con hombres japoneses, aunque solo en quienes tenían al menos 65 años de edad[c]. La isoflavona de la soya también podría ser segura y eficaz para los síntomas vasomotores en mujeres posmenopáusicas[d], y puede reducir las LDL en ambos sexos[e]. Los hidroxietilrutósidos semisintéticos, estrechamente relacionados con el flavonoide natural rutina, tienen una utilidad evidente en la insuficiencia venosa y producen constantemente mayores mejorías del dolor, los calambres, la tumefacción y las piernas cansadas e inquietas que el placebo[f]. Una revisión sistemática reciente y un metaanálisis sugieren que la suplementación con flavonoides disminuye la incidencia de infecciones de las vías respiratorias superiores en la población general.

Ingesta diaria recomendada (en Estados Unidos): no hay IDR para los flavonoides, y tampoco una fuente obvia de una recomendación generalizable para el intervalo de su ingesta total en todos los adultos. Según diversas pruebas de fuentes diferentes, se puede aducir que la ingesta total de flavonoides en el intervalo de 1-2 g/1000 kcal posiblemente ofrezca beneficios para la salud sin un riesgo relativo apreciable en relación con la ingesta de < 500 mg/1000 kcal típica estadounidense.

Ingesta media de los adultos en Estados Unidos	< 1 g/día
Ingesta media calculada en el paleolítico (adultos)[g]	Incierta, tal vez en el intervalo de 3-6 g/día
Intervalo posológico habitual para su uso en complementos	Varía con el compuesto particular; de 50 mg a 1 g
¿Los patrones alimentarios conformes a las directrices permiten la ingesta en el intervalo de los complementos?	Sí
¿Se incluye en los comprimidos habituales de multiminerales/multivitamínicos?	No

Insuficiencia

Nivel de ingesta	Ninguno conocido con certeza
Síndromes	Permeabilidad vascular

Toxicidad

Nivel de ingesta	Ninguno conocido con certeza
Síndromes	Efectos prooxidantes. El consumo de té negro puede aumentar la presión arterial[a]

Fuentes alimentarias de flavonoides[h]**:** el contenido de flavonoides de alimentos específicos está disponible a través de la *U.S. Department of Agriculture nutrient database*, creada en el año 2003 (http://www.nal.usda.gov/fnic/foodcomp/Data/Flav/flav.html)[i]. Los flavonoides se concentran en las capas externas de color brillante, la piel o la cáscara de muchas frutas y verduras. Las fuentes concentradas incluyen frutas cítricas, bayas, uvas, duraznos, tomates, col morada, cebolla, pimientos, frijoles, salvia, soya, chocolate oscuro, té verde y vino tinto.

Efectos de la preparación y el almacenamiento de los alimentos: los flavonoides son relativamente termoestables. No parece que el procesamiento de los alimentos altere sustancialmente el contenido o la actividad de los flavonoides.

Pueden consultarse detalles adicionales, pruebas científicas y bibliografía sobre las dosis y la seguridad de muchos nutrimentos y sustancias que las personas podrían decidir consumir en: http://www.mayoclinic.com/health/search/search, http://ods.od.nih.gov/ y http://www.nlm.nih.gov/medlineplus/.

[a]Hooper L, Kroon PA, Rimm EB, et al. Flavonoids, flavonoid-rich foods, and cardiovascular risk: a meta-analysis of randomized controlled trials. *Am J Clin Nutr.* 2008;88(1):38–50.

[b]Zheng XX, Xu YL, Li SH, et al. Effects of green tea catechins with or without caffeine on glycemic control in adults: a meta-analysis of randomized controlled trials. *Am J Clin Nutr.* 2013;97(4):750–762. doi:10.3945/ajcn.111.032573.

[c]Miyanaga N, Akaza H, Hinotsu S, et al. Prostate cancer chemoprevention study: an investigative randomized control study using purified isoflavones in men with rising prostate-specific antigen. *Cancer Sci.* 2012;103(1):125–130. doi: 10.1111/j.1349-7006.2011.02120.x.

[d]Nahas EA, Nahas-Neto J, Orsatti FL, et al. Efficacy and safety of a soy isoflavone extract in postmenopausal women: a randomized, double-blind, and placebo-controlled study. *Maturitas.* 2007;58(3):249–258.

[e]Zhuo XG, Melby MK, Watanabe S. Soy isoflavone intake lowers serum LDL cholesterol: a meta-analysis of 8 randomized controlled trials in humans. *J Nutr.* 2004;134(9):2395–400.

[f]Poynard T, Valterio C. Meta-analysis of hydroxyethylrutosides in the treatment of chronic venous insufficiency. *Vasa.* 1994;23(3):244–250.

[g]Eaton SB, Eaton SB. Paleolithic vs. modern diets—selected pathophysiological implications. *Eur J Nutr.* 2000;39:67–70.

[h]The nutrient composition of most foods can be checked by accessing the *U.S. Department of Agriculture nutrient database*, at http://www.nal.usda.gov/fnic/foodcomp/search. Se dispone de datos sobre flavonoides para una lista limitada de alimentos. Véase: http://www.nal.usda.gov/fnic/foodcomp/Data/Flav/flav.html.

[i]Kuhnau J. The flavonoids: A class of semi-essential food components. *World Rev Nutr Diet.* 1976;24:117–191.

[j]Somerville VS, Braakhuis AJ, Hopkins WG. Effect of flavonoids on upper respiratory tract infections and immune function: a systematic review and meta-analysis. *Adv Nutr.* 2016 May 16;7(3):4884–97.

Fuentes: Ensminger AH, Ensminger ME, Konlande JE, et al. *The concise encyclopedia of foods and nutrition.* Boca Raton, FL: CRC Press, Inc., 1995.

Margen S. *The wellness nutrition counter.* New York, NY: Health Letter Associates, 1997.

Murray MT. *Encyclopedia of nutritional supplements.* Rocklin, CA: Prima Publishing, 1996.

National Research Council. *Recommended dietary allowances*, 10th ed. Washington, DC: National Academy Press, 1989.

Otten JJ, Hellwig JP, Meyers LD, eds. *Dietary reference intakes. The essential guide to nutrient requirements.* Washington, DC: National Academies Press, 2006.

Pizzorno JE, Murray MT. *Textbook of natural medicine*, 3rd ed. St. Louis, MO: Church Livingstone Elsevier, 2006.

Shils ME, Shike M, Ross AC, et al., eds. *Modern nutrition in health and disease*, 10th ed. Philadelphia, PA: Lippincott Williams & Wilkins, 2005.

U.S. Department of Agriculture. USDA nutrient database for standard reference. Release 19. 2006.

U.S. Department of Agriculture. USDA nutrient intake from NHANES 2001–2002 data.

Ziegler EE, Filer LJ Jr, eds. *Present knowledge in nutrition*, 7th ed. Washington, DC: ILSI Press, 1996.

FOLATO/Vitaminas B$_9$

Función(es) biológica(s) y propiedades clave en seres humanos: el folato, también conocido como ácido fólico o folacina, es parte del complejo de vitaminas B y participa en la transferencia de unidades de un solo carbono. El folato es un cofactor indispensable en la síntesis de aminoácidos y ácidos nucleicos y, por tanto, es fundamental para la replicación celular.

Absorción/solubilidad/almacenamiento/farmacocinética: el folato es hidrosoluble y se absorbe de forma eficiente con una cinética de saturación en el yeyuno. Se almacenan ~ 5-10 mg en el adulto promedio, la mitad en el hígado. Su excreción tiene lugar a través de la orina y la bilis.

Indicaciones para su uso en complementos: hay un amplio consenso sobre la ingesta de folato, que debe ser de al menos 400 µg/día para prevenir defectos del tubo neural en lactantes (v. caps. 27 y 29) y las lesiones vasculares por el aumento de la concentración de homocisteína en ancianos (v. cap. 7)[a]. En tanto que la observancia de las directrices de consumo de frutas y verduras puede llevar al grado recomendado de ingesta de folato, hay pruebas de que entre el 80 % y el 90 % de los adultos de Estados Unidos consume menos de la cifra recomendada de folato. La ingesta habitual de folato en Estados Unidos es al parecer de ~ 280-300 µg/día en varones, y aún menor en mujeres. La insuficiencia nominal de folato se considera el déficit nutricional más frecuente en Estados Unidos. Aunque se podría conseguir una mayor ingesta de folato con una sencilla modificación de la alimentación (p. ej., cambiar el pan blanco enriquecido por pan de trigo integral para ingerir > 50 % más de folato)[b], la absorción del folato de los complementos es más completa que su absorción de los alimentos. Puede ser adecuado el uso sistemático de 400 µg de complementos de folato, al menos por las mujeres en edad de procrear y por los adultos mayores. Las mutaciones comunes en el gen de la metilentetrahidrofolato reductasa (MTHFR) influyen en el metabolismo del folato y, cuando están presentes, pueden justificar la suplementación con metilfolato activado, en lugar de ácido fólico sintético.

En muy escasas publicaciones se sugiere que las megadosis de folato, en cifras próximas a 10 mg/día (25 veces el nivel de ingesta actual recomendado), pueden ser beneficiosas para la displasia cervical, y que una dosis de 15 mg/día puede ser útil para la depresión. En ningún caso las publicaciones resultan adecuadas para sustentar su aplicación clínica sistemática.

Evidencias en respaldo de su uso en complementos en una cantidad igual o mayor que la DRI: las evidencias de que la ingesta de al menos 400 µg de folato/día cerca del momento de la concepción puede reducir el riesgo de defectos del tubo neural son concluyentes y representan la base para el enriquecimiento de los alimentos en Estados Unidos[c]. Por lo general, las vitaminas prenatales contienen 1 000 µg de folato. Las evidencias de que la ingesta de folato puede influir en el riesgo de enfermedad cardiovascular a través de sus efectos sobre la homocisteína sérica (v. cap. 7) son también sólidas[d,e], y hay algunos datos que sugieren un pequeño efecto beneficioso en la prevención del accidente cerebrovascular[f], pero no de otros episodios vasculares ni de la mortalidad[g]. Puede ser importante la concentración inicial de homocisteína[h]. Otros efectos sobre la homocisteína, relacionados con la diabetes, sugieren una pequeña mejoría del control glucémico con los complementos de folato[i]. Se han demostrado efectos benéficos de los complementos de folato sobre la reactividad vascular (función endotelial)[j].

Ingesta diaria recomendada (en Estados Unidos): se recomienda una ingesta total de folato de 400 µg/día para todos los adultos y las mujeres en edad reproductiva. Todas las mujeres y adolescentes que pudieran quedarse embarazadas deben consumir 400 µg de ácido fólico al día procedente de complementos, alimentos enriquecidos o ambos, además del folato que ingieren naturalmente con los alimentos[k].

INGESTA DIARIA RECOMENDADA DE FOLATO EN ESTADOS UNIDOS.

	Lactancia (0-6 meses)	Lactancia (7-12 meses)	Infancia (1-3 años)	Infancia (4-8 años)	Adolescencia (9-13 años)
Varones	65 µg	80 µg	150 µg	200 µg	300 µg
Mujeres	65 µg	80 µg	150 µg	200 µg	300 µg
	Adolescencia (14-18 años)	**Etapa adulta (≥ 19 años)**	**Embarazo (todas las edades)**	**Lactancia (todas las edades)**	
Varones	400 µg	400 µg	—	—	
Mujeres	400 µg	400 µg	600 µg	500 µg	

Ingesta media de los adultos en Estados Unidos	194-250 µg/día
Ingesta media calculada en el paleolítico (adultos)[l]	360 µg/día
Intervalo posológico habitual para su uso en complementos	499-1 000 µg/día
¿Los patrones alimentarios conformes a las directrices permiten la ingesta en el intervalo de los complementos?	Sí
¿Se incluye en los comprimidos habituales de multiminerales/multivitamínicos?	Sí (dosis: 600 µg; dosis de vitaminas prenatales: 1 000 µg)

INSUFICIENCIA

Nivel de ingesta	100 µg/día para prevenir la insuficiencia manifiesta; 400 µg/día para prevenir la insuficiencia nominal.
Síndromes	Anemia megaloblástica, defectos del tubo neural; hiperhomocisteinemia.

Toxicidad

Nivel de ingesta   Su ingesta en los límites de IDR puede ocultar una insuficiencia de vitamina B_{12}; las dosis > 10 mg/día (25 veces la DRI) pueden ser tóxicas.

Límite superior (LS) de ingesta tolerable de folato[m]:

	Lactancia (0-6 meses)	Lactancia (7-12 meses)	Infancia (1-3 años)	Infancia (4-8 años)
Varones	—	—	300 µg	400 µg
Mujeres	—	—	300 µg	400 µg
	Adolescencia (9-13 años)	Adolescencia (14-18 años)	Etapa adulta (≥ 19 años)	Embarazo (14-18 años)
Varones	600 µg	800 µg	1 000 µg	—
Mujeres	600 µg	800 µg	1 000 µg	800 µg
	Embarazo (19-50 años)	Lactancia (14-18 años)	Lactancia (19-50 años)	
Varones	—	—	—	
Mujeres	1 000 µg	800 µg	1 000 µg	

Síndromes   Enmascaramiento de la insuficiencia de vitamina B_{12}, con las consiguientes secuelas neurológicas; convulsiones con las megadosis en personas susceptibles. En metaanálisis de EAC se han alcanzado conclusiones contradictorias sobre el posible aumento de la incidencia de cáncer con los complementos de ácido fólico[n]; si hay un efecto real, probablemente sea pequeño.

Fuentes alimentarias de folato[o]: verduras verdes, frijoles, leguminosas y granos integrales; en menor proporción, frutas y sus jugos.

Alimento	Tamaño de ración	Energía (kcal)	Folato (µg)	Alimento	Tamaño de ración	Energía (kcal)	Folato (µg)
Lentejas	1 taza (198 g)	230	358	Jugo de naranja	1 taza (248 g)	112	74
Frijoles comunes	1 taza (177 g)	225	230	Rábanos (crudos)	1 mediano (4,5 g)	1	1
Espárragos	4 tallos (60 g)	11	81	Chícharos	1 taza (160 g)	134	101
Aguacate	1 mediano (201 g)	322	163	Alubias blancas	1 taza (179 g)	249	145
Germen de trigo	1 taza (115 g)	414	323	Arroz silvestre	1 taza (164 g)	166	43
Frijoles pintos	1 taza (171 g)	245	294	Plátano	1 mediano (118 g)	105	24
Garbanzos	1 taza (164 g)	269	282	Escarola	1 pieza (513 g)	87	728
Habas	1 taza (188 g)	216	156	Brócoli	1 tallo mediano (180 g)	63	194
Espinacas	1 taza (180 g)	41	263	Coles de Bruselas	1/2 taza (78 g)	28	47
Harina de avena con agua	100 g	55	43	Lechuga (trocadero)	1 cogollo (163 g)	21	119

Efectos de la preparación y el almacenamiento de los alimentos: no se ha descrito que sean determinantes importantes de las cifras de ingesta alimentaria.

Pueden consultarse detalles adicionales, pruebas científicas y bibliografía sobre las dosis y la seguridad de muchos nutrimentos y sustancias que las personas podrían decidir consumir en: http://www.mayoclinic.com/health/search/search, http://ods.od.nih.gov/ y http://www.nlm.nih.gov/medlineplus/.

[a]Standing Committee on the Scientific *Evaluation of Dietary Reference Intakes, Institute of Medicine. Dietary Reference Intakes for thiamin, riboflavin, niacin, vitamin B_6, folate, vitamin B_{12}, pantothenic acid, biotin, and choline.* Washington, DC: National Academy Press, 2000.

(Continúa)

APÉNDICE E (*Continuación*)

[b]Whitney EN, Rolfes SR. *Understanding nutrition*, 7th ed. St. Paul, MN: West Pub.; 1996.

[c]Torieello HV; Policy and Practice Guideline Committee of the American College of Medical Genetics. Policy statement on folic acid and neural tube defects. *Genet Med.* 2011;13(6):593–596. doi:10.1097/GIM.0b013e31821d4188; Blencowe H, Cousens S, Modell B, et al. Folic acid to reduce neonatal mortality from neural tube disorders. *Int J Epidemiol.* 2010;39(suppl 1):i110–i121. doi:10.1093/ije/dyq028.

[d]Christensen B, Landaas S, Stensvold I, et al. Whole blood folate, homocysteine in serum, and risk of first acute myocardial infarction. *Atherosclerosis.* 1999;147:317–326.

[e]Bunout D, Garrido A, Suazo M, et al. Effects of supplementation with folic acid and antioxidant vitamins on homocysteine levels and LDL oxidation in coronary patients. *Nutrition.* 2000;16:107–110.

[f]Yang HT, Lee M, Hong KS, et al. Efficacy of folic acid supplementation in cardiovascular disease prevention: an updated meta-analysis of randomized controlled trials. *Eur J Intern Med.* 2012;23(8):745–754. doi:10.1016/j.ejim.2012.07.004; Huo Y, Qin X, Wang J, et al. Efficacy of folic acid supplementation in stroke prevention: new insight from a meta-analysis. *Int J Clin Pract.* 2012;66(6):544–551. doi:10.1111/j.1742-1241.2012.02929.x.

[g]Zhou YH, Tang JY, Wu MJ, et al. Effect of folic acid supplementation on cardiovascular outcomes: a systematic review and meta-analysis. *PLoS One.* 2011;6(9):e25142. doi:10.1371/journal.pone.0025142.

[h]Miller ER 3rd, Juraschek S, Pastor-Barriuso R, et al. Meta-analysis of folic acid supplementation trials on risk of cardiovascular disease and risk interaction with baseline homocysteine levels. *Am J Cardiol.* 2010;106(4):517–527. doi:10.1016/j.amjcard.2010.03.064.

[i]Sudchada P, Saokaew S, Sridetch S, et al. Effect of folic acid supplementation on plasma total homocysteine levels and glycemic control in patients with type 2 diabetes: a systematic review and meta-analysis. *Diabetes Res Clin Pract.* 2012;98(1):151–158. doi:10.1016/j.diabres.2012.05.027.

[j]Woo KS, Chook P, Lolin YI, et al. Folic acid improves arterial endothelial function in adults with hyperhomocystinemia. *J Am Coll Cardiol.* 1999;34:2002–2006.

[k]Office of Dietary Supplements. Folate. Disponible en http://ods.od.nih.gov/factsheets/Folate-QuickFacts/; consulta el 8 enero, 2021.

[l]Eaton SB, Eaton SB. Paleolithic vs. modern diets—selected pathophysiological implications. *Eur J Nutr.* 2000;39:67–70.

[m]Office of Dietary Supplements. Folate (for health professionals). Disponible en http://ods.od.nih.gov/factsheets/Folate-HealthProfessional/; consulta el 8 enero, 2021.

[n]Vollset SE, Clarke R, Lewington S. Effects of folic acid supplementation on overall and site-specific cancer incidence during the randomised trials: meta-analyses of data on 50,000 individuals. *Lancet.* 2013;381(9871):1029–1036; Baggott JE, Oster RA, Tamura T. Meta-analysis of cancer risk in folic acid supplementation trials. *Cancer Epidemiol.* 2012;36(1):78–81. doi:10.1016/j.canep.2011.05.003.

[o]La composición de nutrimentos de casi todos los alimentos se puede revisar en la U.S. Department of Agriculture nutrient database, en: http://www.nal.usda.gov/fnic/foodcomp/search.

Fuentes: Ensminger AH, Ensminger ME, Konlande JE, et al. *The concise encyclopedia of foods and nutrition.* Boca Raton, FL: CRC Press, Inc., 1995.

Margen S. *The wellness nutrition counter.* New York, NY: Health Letter Associates, 1997.

Murray MT. *Encyclopedia of nutritional supplements.* Rocklin, CA: Prima Publishing, 1996.

National Research Council. *Recommended dietary allowances*, 10th ed. Washington, DC: National Academy Press, 1989.

Otten JJ, Hellwig JP, Meyers LD, eds. *Dietary reference intakes. The essential guide to nutrient requirements.* Washington, DC: National Academies Press, 2006.

Pizzorno JE, Murray MT. *Textbook of natural medicine*, 3rd ed. St. Louis, MO: Church Livingstone Elsevier, 2006.

Shils ME, Shike M, Ross AC, et al., eds. *Modern nutrition in health and disease*, 10th ed. Philadelphia, PA: Lippincott Williams & Wilkins, 2005.

U.S. Department of Agriculture. *USDA nutrient database for standard reference.* Release 19. 2006.

U.S. Department of Agriculture. *USDA nutrient intake from NHANES 2001–2002 data.*

Ziegler EE, Filer LJ, Jr, eds. *Present knowledge in nutrition*, 7th ed. Washington, DC: ILSI Press, 1996.

LICOPENO

Función(es) biológica(s) y propiedades clave en seres humanos: el licopeno es un carotenoide no precursor de la vitamina A con 11 carbonos dispuestos en forma lineal en enlaces dobles conjugados sin anillo de ionona. La capacidad antioxidante de los carotenoides está relacionada con el número de dobles enlaces conjugados; por ello, la capacidad antioxidante del licopeno es la máxima de entre los carotenoides conocidos y rebasa a la del β-caroteno por un factor de 2. Se cree que el licopeno sirve como un potente inactivador de radicales libres de oxígeno dentro de las células y en la cara interna de las membranas celulares; aún se deben determinar otras funciones en la fisiología humana. No se sabe que el licopeno sea un nutrimento esencial.

Absorción/solubilidad/almacenamiento/farmacocinética: en general, los carotenoides son liposolubles y se unen a las proteínas. El calentamiento de los alimentos puede causar la disociación de tales complejos y aumentar la biodisponibilidad de los carotenoides. Los carotenoides en general, y el licopeno en particular, se absorben con más eficiencia cuando se ingieren junto con una fuente de lípidos, como los aceites. Los simuladores de lípidos no absorbibles, como el olestra, posiblemente disminuyan la absorción del licopeno. El licopeno es hidrófobo y se transporta de manera predominante cerca del núcleo de las partículas de lipoproteínas, en particular de las LDL; sus concentraciones son menores en las partículas de LDL pequeñas y densas que en las normales. Las concentraciones séricas varían dentro de límites amplios (50-900 nM/l). El licopeno sérico cambia gradualmente en respuesta a su ingesta variable, con una vida media plasmática de eliminación de 12-33 días; las concentraciones en los quilomicrones son un mejor marcador de los cambios a corto plazo. El licopeno se almacena de manera notoria en las glándulas suprarrenales, los testículos, el hígado y la próstata. Su almacenamiento en el tejido adiposo varía de acuerdo con factores aún no determinados.

Indicaciones para el uso de complementos: ninguna conocida. El motivo para la mayor ingesta de licopeno es una mayor actividad antioxidante y la posible protección contra cánceres gastrointestinales y prostáticos. También se ha sugerido protección contra el infarto del miocardio[a].

Evidencias en respaldo de su uso en complementos en una cantidad igual o mayor que la DRI: no se ha establecido la IDR ni la AI. Las concentraciones de licopeno circulante parecen correlacionarse con un menor riesgo de cáncer de próstata, pero un metaanálisis de ensayos relacionados con la próstata concluyó lo siguiente: «A la vista del bajo número de EAC publicados y de la calidad variable de los estudios existentes, no es posible respaldar ni desaconsejar el uso de licopeno para la prevención o el tratamiento de la hiperplasia protática benigna (HPB) o el cáncer de próstata»[b]. Sin embargo, los complementos de licopeno pueden mejorar las lipoproteínas de alta densidad y reducir la inflamación sistémica, lo cual es importante para las enfermedades cardiovasculares[c]. El licopeno también parece mejorar el liquen plano, una dermatosis originada por agresión oxidativa[d], y puede tener cierta utilidad en la esterilidad masculina[e].

Ingesta diaria recomendada (en Estados Unidos): Ninguna

Ingesta media de los adultos en Estados Unidos	5,2-7,9 mg/día
Ingesta media calculada en el paleolítico (adultos)[f]	Se desconoce. Su ingesta en el Paleolítico pudo ser baja, dado que los tomates son las fuentes predominantes de licopeno y solo ingresaron a la alimentación en fecha reciente; la planta del tomate se descubrió originalmente en los campos de cultivo de maíz y frijoles de América Central, identificándose con una hierba[g].
Intervalo posológico habitual para su uso en complementos	En Internet se anuncian complementos que proveen 5-10 mg de licopeno.
¿Los patrones alimentarios conformes a las directrices permiten la ingesta en el intervalo de los complementos?	Sí, siempre que la ingesta de tomate y sus productos sea alta.
¿Se incluye en los comprimidos habituales de multiminerales/multivitamínicos?	No de manera consistente, pero sí en algunos productos.

Insuficiencia

Nivel de ingesta	Ninguno conocido
Síndromes	Ninguno conocido

Toxicidad

Nivel de ingesta	Ninguno conocido
Síndromes	Ninguno conocido. En un ensayo de complementos de licopeno administrados a mujeres en su primer embarazo para prevenir la preeclampsia se observó un empeoramiento: mayor incidencia de parto pretérmino y un peso más bajo al nacimiento que con el placebo (y sin ninguna mejoría de la preeclampsia)[h].

(Continúa)

APÉNDICE E   (*Continuación*)

Fuentes alimenticias de licofeno[i]

Efectos de la preparación y el almacenamiento de los alimentos: calentar los alimentos, en particular en presencia de aceite, aumenta la absorción y la biodisponibilidad del licopeno. La congelación conserva el contenido de licopeno.

Pueden consultarse detalles adicionales, pruebas científicas y bibliografía sobre las dosis y la seguridad de muchos nutrimentos y sustancias que las personas podrían decidir consumir en: http://www.mayoclinic.com/health/search/search, http://ods.od.nih.gov/ y http://www.nlm.nih.gov/medlineplus/.

[a]Kohlmeier L, Kark JD, Gomez-Garcia E y cols. Lycopene and myocardial infarction risk in the EURAMIC Study. *Am J Epidemiol* 1997;146:618–626.

[b]Ilic D, Misso M. Lycopene for the prevention and treatment of benign prostatic hyperplasia and prostate cancer: a systematic review. *Maturitas* 2012;72(4):269–276. doi:10.1016/j.maturitas.2012.04.014.

[c]McEneny J, Wade L, Young IS, et al. Lycopene intervention reduces inflammation and improves HDL functionality in moderately overweight middle-aged individuals. *J Nutr Biochem* 2013;24(1):163–168. doi:10.1016/j.jnutbio.2012.03.015.

[d]Saawarn N. Lycopene in the management of oral lichen planus: a placebo-controlled study. *Indian J Dent Res* 2011;22(5):639–643. doi:10.4103/0970-9290.93448.

[e]Gupta NP, Kumar R. Lycopene therapy in idiopathic male infertility—a preliminary report. *Int Urol Nephrol* 2002;34(3):369–372.

[f]Eaton SB, Eaton SB. Paleolithic vs. modern diets—selected pathophysiological implications. *Eur J Nutr* 2000;39:67–70.

[g]Tannahill R. *Food in history*. New York: Three Rivers Press, 1988.

[h]Banerjee S, Jeyaseelan S, Guleria RJ. Trial of lycopene to prevent pre-eclampsia in healthy primigravidas: results show some adverse effects. *Obstet Gynaecol Res* 2009;35(3):477–482. doi:10.1111/j.1447-0756.2008.00983.x.

[i]El contenido de licopeno procede de Gerster H. The potential role of lycopene for human health. *J Am College Nutr* 1997;16:109-126. La composición de nutrimentos de casi todos los alimentos se puede revisar en la *U.S. Department of Agriculture nutrient database*, en: http://www.nal.usda.gov/fnic/foodcomp/search. Sin embargo, en la actualidad, el contenido de licopeno de los alimentos no se incluye en la mencionada base de datos.

Fuentes: Clinton SK. Lycopene: chemistry, biology, and implications for human health and disease. Nutr Rev 1998;56:35–51.

Ensminger AH, Ensminger ME, Konlande JE y cols. *The concise encyclopedia of foods and nutrition.* Boca Raton, FL: CRC Press, Inc., 1995.

Gerster H. The potential role of lycopene for human health. J Am College Nutr 1997;16:109–126.

Margen S. *The wellness nutrition counter.* New York: Health Letter Associates, 1997.

Murray MT. *Encyclopedia of nutritional supplements.* Rocklin, CA: Prima Publishing, 1996.

National Research Council. *Recommended dietary allowances*, 10th ed. Washington, DC: National Academy Press, 1989.

Otten JJ, Hellwig JP, Meyers LD, eds. *Dietary reference intakes. The essential guide to nutrient requirements.* Washington, DC: National Academies Press, 2006.

Pizzorno JE, Murray MT. *Textbook of natural medicine*, 3rd ed. St. Louis: Church Livingstone Elsevier, 2006.

Shils ME, Shike M, Ross AC y cols., eds. *Modern nutrition in health and disease*, 10th ed. Philadelphia: Lippincott Williams & Wilkins, 2005.

Stahl W, Sies H. Lycopene: a biologically important carotenoid for humans? Arch Biochem Biophys 1996;336:1–9.

U.S. Department of Agriculture. *USDA nutrient database for standard reference.* Release 19. 2006.

U.S. Department of Agriculture. *USDA nutrient intake from NHANES 2001–2002 data.*

Ziegler EE, Filer LJ, Jr., eds. *Present knowledge in nutrition*, 7th ed. Washington, DC: ILSI Press, 1996.

MAGNESIO

Función(es) biológica(s) y propiedades clave en seres humanos: el magnesio interviene en más de 300 sistemas enzimáticos del cuerpo humano, afectando a prácticamente todos los aspectos del metabolismo.

Absorción/solubilidad/almacenamiento/farmacocinética: casi el 33% del magnesio ingerido se absorbe en la parte proximal del intestino delgado. En general, mecanismos homeostáticos mal comprendidos mantienen una concentración de magnesio plasmático de 1.4-2.4 mg/100 ml (0.65-1.0 mmol/l). La excreción ocurre en la orina; cuando el magnesio sérico disminuye, el riñón compensa resorbiendo casi todo el magnesio filtrado. Se almacenan ~ 20-28 g de magnesio en el cuerpo de un adulto, algo más de la mitad (60%) en el esqueleto y algo menos de la mitad en músculos y tejidos blandos; el 1% de las reservas corporales se distribuye en el líquido extracelular. Los diuréticos tiacídicos y el alcohol acentúan su pérdida urinaria. El uso crónico de inhibidores de la bomba de protones (IBP) puede producir hipomagenesemia[a].

Indicaciones para el uso de complementos: se calcula que la ingesta promedio en Estados Unidos está por debajo de la IDR. Por ello, existe riesgo de insuficiencia nominal de magnesio con los patrones alimentarios estadounidenses típicos. Los complementos constituyen un método razonable para evitar tal insuficiencia.

Se recomiendan dosis de aproximadamente el doble de la IDR para el tratamiento de la isquemia miocárdica, las arritmias cardíacas, la ICC, la hipertensión, la claudicación, la osteoporosis, la fibromialgia, y síndrome premenstrual. Se han recomendado los complementos durante el embarazo para reducir el riesgo de preeclampsia.

Evidencias en respaldo de su uso en complementos en una cantidad igual o mayor que la DRI: las evidencias que apoyan la ingesta de magnesio en una cantidad similar a la IDR son considerables, y en conjunto representan la justificación de las recomendaciones particulares. En la medida en la que hacen falta complementos para alcanzar la IDR, es probable que puedan tener efectos beneficiosos. Las evidencias de los beneficios de los complementos mayores que la IDR son, en el mejor de los casos, sugestivas. El uso de diuréticos en la ICC puede producir depleción de magnesio, y hay algunas evidencias de supresión aguda[b] y sostenida[c] de arritmias ventriculares en tales pacientes. Los complementos de magnesio pueden mejorar la función cardíaca en pacientes con arteriopatía coronaria, con mejoría de la tolerancia al esfuerzo y de la fracción de eyección del ventrículo izquierdo (FEV)[d]. Hay evidencias inconstantes de un aumento de la densidad ósea con el uso de complementos de magnesio[e,f], aunque en un ensayo aleatorizado en niñas sanas se observó una mejoría del contenido mineral óseo de la cadera (no de otras estructuras)[g]. Los complementos de magnesio pueden producir pequeñas reducciones de la presión arterial (3-4 mm Hg de sistólica, 2-3 mm Hg de diastólica), con mayor efecto en dosis mayores[h]. Los datos no respaldan los complementos de magnesio en el embarazo para mejorar la evolución materna o neonatal[i,j]. La insuficiencia de magnesio se vincula con la resistencia a la insulina; los complementos de magnesio, más allá de la suficiencia, pueden reducir la concentración de péptido C y, posiblemente, la insulina en ayunas, con mejoría de algunos parámetros metabólicos[k], pero no del control glucémico ni del perfil lipídico[l].

Ingesta diaria recomendada (en Estados Unidos): se recomienda una ingesta total de magnesio de 310-420 mg/día para adultos.

Intervalo de ingesta recomendado de magnesio (en Estados Unidos)[m]

	Lactancia (0-6 meses)	Lactancia (7-12 meses)	Infancia (1-3 años)	Infancia (4-8 años)	Adolescencia (9-13 años)
Varones	30 mg*	75 mg*	80 mg	130 mg	240 mg
Mujeres	30 mg*	75 mg*	80 mg	130 mg	240 mg
	Adolescencia (14-18 años)	Etapa adulta (≥ 19 años)	Embarazo (≤ 18 años)	Embarazo (19-30 años)	Embarazo (31-50 años)
Varones	410 mg	400-420 mg**	—	—	—
Mujeres	360 mg	310-320 mg**	400 mg	350 mg	360 mg
	Lactancia (≤ 18 años)	Lactancia (19-30 años)	Lactancia (31-50 años)		
Varones	—				
Mujeres	360 mg	310 mg	320 mg		

Ingesta media de los adultos en Estados Unidos	242-324 mg/día
Ingesta media calculada en el paleolítico (adultos)[n]	1 223 mg/día
Intervalo posológico habitual para su uso en complementos	100-1 000 mg/día
¿Los patrones alimentarios conformes a las directrices permiten la ingesta en el intervalo de los complementos?	Sí
¿Se incluye en los comprimidos habituales de multiminerales/multivitamínicos?	Sí (dosis: 50 mg)

*AI. Todos los demás valores de la tabla se refieren a IDR.
**Los valores menores corresponden a las personas de 19-30 años, y los mayores a las de ≥ 31 años.

Insuficiencia

Nivel de ingesta:	Variable; la carencia se debe a menudo a ingesta deficiente, alcoholismo o consumo de diuréticos.
Síndromes	Debilidad, temblores musculares, arritmias cardíacas, cambios del estado mental, efectos sobre el metabolismo de la vitamina D, convulsiones.

Toxicidad

Nivel de ingesta:	Variable, según sea la función renal; la toxicidad del magnesio oral es limitada. Los niños de 1-3 y 4-8 años de edad tienen un límite superior tolerable de 65 mg/día y 110 mg/día, respectivamente. Sin embargo, los individuos <9 años de edad tienen un límite superior de hasta 350 mg/día.
Síndromes	Diarrea, náuseas, vómitos, hipotensión; cuando la toxicidad es extrema, depresión respiratoria y asistolia.

Fuentes de magnesio en los alimentos[o]: el magnesio es abundante en verduras de hoja verde, granos, leguminosas, ciertos pescados, frutos secos, semillas y chocolate.

Alimento	Tamaño de ración (g)	Energía (kcal)	Magnesio (μg)	Alimento	Tamaño de ración (g)	Energía (kcal)	Magnesio (μg)
Semillas de girasol	28 g	165	52	Frijoles de soya	Una taza (172 g)	298	148
Arroz silvestre	Una taza (164 g)	166	52	Alubias blancas	Una taza (179 g)	249	113
Germen de trigo	Una taza (115 g)	414	275	Duraznos	Uno mediano (150 g)	58	14
Fletán	Medio filete (159 g)	379	53	Trigo bulgur	Una taza (182 g)	151	58
Aguacate	Uno mediano (201 g)	322	58	Frijoles negros	Una taza (182 g)	255	96
Caballa	Un filete (112 g)	230	85	Harina de avena	100 g	55	23
Almendras	28 g	164	78	Lechuga (cogollo)	Una pieza (163 g)	21	21
Chocolate (semidulce)	28 g	136	133	Plátano	Uno mediano (118 g)	105	32
Espinacas	Una taza (180 g)	41	157	Alforfón	Una taza (168 g)	155	86
Anacardos	28 g	157	83	Acelgas	Una taza (175 g)	35	150

Efectos de la preparación y el almacenamiento de los alimentos: en general, no se ha informado que sea un determinante importante de las cifras de ingesta alimentaria.

Pueden consultarse detalles adicionales, pruebas científicas y bibliografía sobre las dosis y la seguridad de muchos nutrimentos y sustancias que las personas podrían decidir consumir en: http://www.mayoclinic.com/health/search/search, http://ods.od.nih.gov/ y http://www.nlm.nih.gov/medlineplus/.

[a]FDA. Proton Pump Inhibitor drugs (PPIs): Drug Safety Communication—low magnesium levels can be associated with long-term use. Disponible en: http://www.fda.gov/Safety/MedWatch/SafetyInformation/SafetyAlertsforHumanMedicalProducts/ucm245275.htm.

[b]Ceremuzynski L, Gebalska J, Wolk R y cols. Hypomagnesemia in heart failure with ventricular arrhythmias. Beneficial effects of magnesium supplementation. *J Intern Med* 2000;247:78–86.

[c]Bashir Y, Sneddon JF, Staunton HA y cols. Effects of long-term oral magnesium chloride replacement in congestive heart failure secondary to coronary artery disease. *Am J Cardiol* 1993;72:1156–1162.

[d]Pokan R, Hofmann P, von Duvillard SP, et al. Oral magnesium therapy, exercise heart rate, exercise tolerance, and myocardial function in coronary artery disease patients. *Br J Sports Med* 2006;40(9):773–778.

[e]Martini LA. Magnesium supplementation and bone turnover. *Nutr Rev* 1999;57:227–229.

[f]Doyle L, Flynn A, Cashman K. The effect of magnesium supplementation on biochemical markers of bone metabolism or blood pressure in healthy young adult females. *Eur J Clin Nutr* 1999;53:255–261.

[g]Carpenter TO, DeLucia MC, Zhang JH, et al. A randomized controlled study of effects of dietary magnesium oxide supplementation on bone mineral content in healthy girls. *J Clin Endocrinol Metab* 2006;91(12):4866–4872.

[h]Kass L, Weekes J, Carpenter L. Effect of magnesium supplementation on blood pressure: a meta-analysis. *Eur J Clin Nutr* 2012;66(4):411–418. doi:10.1038/ejcn.2012.4. Epub 2012 Feb 8.

[i]Mattar F, Sibai BM. Prevention of preeclampsia. Semin Perinatol 1999;23:58–64.

[j]Makrides M, Crowther CA. Magnesium supplementation in pregnancy. *Cochrane Database Syst Rev* 2001;(4):CD000937.

[k]Chacko SA, Sul J, Song Y, et al. Magnesium supplementation, metabolic and inflammatory markers, and global genomic and proteomic profiling: a randomized, double-blind, controlled, crossover trial in overweight individuals. *Am J Clin Nutr* 2011;93(2):463–473. doi:10.3945/ajcn.110.002949.

[l]de Valk HW, Verkaaik R, van Rijn HJ, et al. Oral magnesium supplementation in insulin-requiring type 2 diabetic patients. *Diabet Med* 1998;15(6):503–507.

[m]Office of Dietary Supplements. Magnesium. Disponible en: http://ods.od.nih.gov/factsheets/Magnesium-HealthProfessional/; consulta el 1 agosto, 2021.

[n]Eaton SB, Eaton SB. Paleolithic vs. modern diets—selected pathophysiological implications. *Eur J Nutr* 2000;39:67–70.

[o]La composición de nutrimentos de casi todos los alimentos se puede revisar en la *U.S. Department of Agriculture nutrient database*, en: http://www.nal.usda.gov/fnic/foodcomp/search.

Fuentes: Ensminger AH, Ensminger ME, Konlande JE y cols. The concise encyclopedia of foods and nutrition. Boca Raton, FL: CRC Press, Inc., 1995.

Margen S. *The wellness nutrition counter.* New York: Health Letter Associates, 1997.

Murray MT. *Encyclopedia of nutritional supplements.* Rocklin, CA: Prima Publishing, 1996.

National Research Council. *Recommended dietary allowances,* 10th ed. Washington, DC: National Academy Press, 1989.

Otten JJ, Hellwig JP, Meyers LD, eds. *Dietary reference intakes. The essential guide to nutrient requirements.* Washington, DC: National Academies Press, 2006.

Pizzorno JE, Murray MT. *Textbook of natural medicine,* 3rd ed. St. Louis: Church Livingstone Elsevier, 2006.

Shils ME, Shike M, Ross AC y cols., eds. *Modern nutrition in health and disease,* 10th ed. Philadelphia: Lippincott Williams & Wilkins, 2005.

U.S. Department of Agriculture. *USDA nutrient database for standard reference.* Release 19. 2006.

U.S. Department of Agriculture. *USDA nutrient intake from NHANES 2001–2002 data.*

Ziegler EE, Filer LJ, Jr., eds. *Present knowledge in nutrition,* 7th ed. Washington, DC: ILSI Press, 1996.

FÓSFORO

Función(es) biológica(s) y propiedades clave en seres humanos: el fósforo es un nutrimento inorgánico esencial en los alimentos. La mayor parte (85%) de los 800-850 g almacenados en el cuerpo de un adulto se incorporan en la matriz de hidroxiapatita del hueso, con una razón de 1:2 con respecto al calcio. El fósforo es un nutrimento inorgánico indispensable para la dureza de los huesos y los dientes. El fósforo participa en la regulación del pH sanguíneo. Está presente como componente de partículas de lípidos (fosfolípidos) y es un componente clave de muchos mensajeros químicos, incluidos el monofosfato de adenosina (AMP, del inglés *adenosine monophosphate*) cíclico, el monofosfato de guanina (GMP, del inglés *guanosine monophosphate*) cíclico y el 2,3 difosfoglicerato. La producción renal de calcitriol depende en parte de la concentración sérica de fosfato. El fósforo también participa en el transporte de muchos nutrimentos hacia las células, y se requiere para la síntesis de ADN y ARN. Los enlaces de fosfato en el ATP constituyen la principal fuente energética para el metabolismo.

Absorción/solubilidad/almacenamiento/farmacocinética: la absorción del fósforo se produce en el intestino delgado por un mecanismo independiente del calcio y la vitamina D, por un mecanismo dependiente del calcio y la vitamina D y por un mecanismo dependiente de la vitamina D, pero independiente del calcio. Los lactantes absorben casi un 90% del fósforo de la leche humana. Los adultos absorben más del 50% del fósforo ingerido, con un incremento del proceso conforme decrece la ingesta habitual. El esqueleto es el principal depósito de almacenamiento del fósforo. Prácticamente todo el fósforo que se pierde del cuerpo se excreta en la orina.

Indicaciones para el uso de complementos: en condiciones normales, no se produce insuficiencia de fósforo, pero se puede presentar con el uso extenso de antiácidos que se unen a los fosfatos (p. ej., a base de aluminio) en adultos, o en los lactantes prematuros. En los lactantes la insuficiencia de fósforo lleva al raquitismo hipofosfatémico, en tanto que en adultos induce pérdida ósea, debilidad y malestar general.

No parece haber ninguna explicación para la megadosis de fósforo

Evidencias en respaldo de su uso en complementos en una cantidad igual o mayor que la DRI: ninguna.

Ingesta diaria recomendada (en Estados Unidos)[a]

INTERVALO DE INGESTA RECOMENDADO DE FÓSFORO (EN ESTADOS UNIDOS):

	Lactancia (0-6 meses)	Lactancia (7-12 meses)	Infancia (1-3 años)	Infancia (4-8 años)
Varones	100 mg*	275 mg*	460 mg	500 mg
Mujeres	100 mg*	275 mg*	460 mg	500 mg
	Adolescencia (9-13 años)	Adolescencia (14-18 años)	Etapa adulta (≥ 19 años)	Embarazo (≤ 18 años)
Varones	1 250 mg	1 250 mg	700 mg	—
Mujeres	1 250 mg	1 250 mg	700 mg	1 250 mg
	Embarazo (19-50 años)	Lactancia (≤ 18 años)	Lactancia (19-50 años)	
Varones	—	—	—	
Mujeres	700 mg	1 250 mg	700 mg	

Ingesta media de los adultos en Estados Unidos	Aproximadamente 1 126-1 565 mg/día para varones adultos y 313-395 mg/día para mujeres.
Ingesta media calculada en el paleolítico (adultos)[b]	3 200 mg/día
Intervalo posológico habitual para su uso en complementos	ND
¿Los patrones alimentarios conformes a las directrices permiten una ingesta adecuada?	Sí (dosis: 120 mg)
¿Se incluye en los comprimidos habituales de multiminerales/multivitamínicos?	Sí (~ 125 mg)

Insuficiencia

Nivel de ingesta	Incierto; el mínimo recomendado corresponde a una razón de 1:1 con el calcio ingerido.
Síndromes	Raquitismo hipofosfatémico en recién nacidos; osteopenia y malestar general en adultos. La hipofosfatemia aguda puede causar miopatía, miocardiopatía y rabdomiólisis. Cuando el producto de los iones de calcio y fosfato (el producto doble) es < 0.7 mmol/l, es posible que se trate de un de efecto de la mineralización ósea.

Toxicidad

Nivel de ingesta	Más del doble del nivel de ingesta de calcio

* AI. Otros valores = IDR.

LÍMITE SUPERIOR (LS) DE INGESTA TOLERABLE DE FÓSFORO[a]

	Lactancia (0-6 meses)	Lactancia (7-12 meses)	Infancia (1-3 años)	Infancia (4-8 años)	Adolescencia (9-13 años)
Varones	—	—	3 000 mg	4 000 mg	4 000 mg
Mujeres	—	—	3 000 mg	4 000 mg	4 000 mg
	Adolescencia (14-18 años)	Etapa adulta (19-70 años)	Etapa adulta (>70 años)	Embarazo (todas las edades)	Lactancia (todas las edades)
Varones	4 000 mg	4 000 mg	3 000 mg	—	—
Mujeres	4 000 mg	4 000 mg	3 000 mg	3 500 mg	4 000 mg

Síndromes — La ingesta cuantiosa de fósforo no parece ser tóxica cuando la ingesta de calcio y vitamina D es adecuada. Cuando la ingesta de calcio o vitamina D es marginal, la ingesta cuantiosa de fósforo puede inducir hipocalcemia. Ni esto ni el hiperparatiroidismo inducido en animales de laboratorio constituyen una entidad clínica frecuente. La hiperfosfatemia aguda puede causar tetania hipocalcémica. Cuando el doble producto de los iones calcio y fosfato es >2.2 mmol/l es posible la calcificación de los tejidos blandos.

Fuentes alimentarias de fósforo[c]: el fósforo es particularmente abundante en pescados, aves, carne de res y productos lácteos.

Alimento	Tamaño de ración	Energía (kcal)	Fósforo (μg)
Germen de trigo	Una taza (115 g)	414	968
Semillas de girasol	Una taza (128 g)	745	1 478
Sardinas	Una lata (92 g)	191	451
Arroz silvestre	Una taza (164 g)	166	134
Semillas de calabaza	Una taza (64 g)	285	59
Salmón	Medio filete (154 g)	280	394
Atún claro enlatado	Una lata (172 g)	220	373
Platija/lenguado	Un filete (127 g)	149	367
Leche descremada	Una taza (247 g)	86	249
Yogur sin grasa	Una taza (245 g)	137	385

Efectos de la preparación y el almacenamiento de los alimentos: el fósforo no está demasiado afectado por el procesamiento de los alimentos.

Pueden consultarse detalles adicionales, pruebas científicas y bibliografía sobre las dosis y la seguridad de muchos nutrimentos y sustancias que las personas podrían decidir consumir en: http://www.mayoclinic.com/health/search/search, http://ods.od.nih.gov/ y http://www.nlm.nih.gov/medlineplus/.

[a]Dietary reference intakes for calcium, phosphorous, magnesium, vitamin d, and fluoride (1997). Disponible en: https://www.ncbi.nlm.nih.gov/books/NBK109825/; consulta el 1 agosto, 2021.

[b]Eaton SB, Eaton SB III, Konner MJ. Paleolithic nutrition revisited: a twelve-year retrospective on its nature and implications. *Eur J Clin Nutr* 1997;51:207–216.

[c]La composición de nutrimentos de casi todos los alimentos se puede revisar en la *U.S. Department of Agriculture nutrient database*, en: http://www.nal.usda.gov/fnic/foodcomp/search.

Fuentes: Ensminger AH, Ensminger ME, Konlande JE y cols. *The concise encyclopedia of foods and nutrition.* Boca Raton, FL: CRC Press, Inc., 1995.

Margen S. *The wellness nutrition counter.* New York: Health Letter Associates, 1997.

Murray MT. *Encyclopedia of nutritional supplements.* Rocklin, CA: Prima Publishing, 1996.

National Research Council. *Recommended dietary allowances,* 10th ed. Washington, DC: National Academy Press, 1989.

Otten JJ, Hellwig JP, Meyers LD, eds. *Dietary reference intakes. The essential guide to nutrient requirements.* Washington, DC: National Academies Press, 2006.

Pizzorno JE, Murray MT. *Textbook of natural medicine,* 3rd ed. St. Louis: Church Livingstone Elsevier, 2006.

Shils ME, Shike M, Ross AC y cols., eds. *Modern nutrition in health and disease,* 10th ed. Philadelphia: Lippincott Williams & Wilkins, 2005.

Standing Committee on the Scientific Evaluation of Dietary Reference Intakes, Food and Nutrition Board, Institute of Medicine. *Dietary Reference Intakes for calcium, phosphorous, magnesium, vitamin D, and fluoride.* Washington, DC: National Academy Press, 1997.

U.S. Department of Agriculture. *USDA nutrient database for standard reference.* Release 19. 2006.

U.S. Department of Agriculture. *USDA nutrient intake from NHANES 2001–2002 data.*

Ziegler EE, Filer LJ, Jr., eds. *Present knowledge in nutrition,* 7th ed. Washington, DC: ILSI Press, 1996.

SELENIO

Función(es) biológica(s) y propiedades clave en seres humanos: el selenio es un nutrimento inorgánico que actúa como componente de la peroxidasa de glutatión, un sistema antioxidante esencial. Participa en el metabolismo de la vitamina E y en la función tiroidea.

Absorción/solubilidad/almacenamiento/farmacocinética: en general, el selenio se absorbe bien en el intestino delgado y se transporta en la circulación unido a proteínas. El nutrimento inorgánico se concentra en el hígado y el riñón y, en menor grado, en el miocardio. Se excreta sobre todo en la orina y, de manera secundaria, en las heces. Un adulto de complexión normal almacena casi 15 mg de selenio.

Indicaciones para el uso de complementos: la alimentación típica de los estadounidenses provee bastante más que la IDR del selenio. Están indicados los complementos para prevenir síndromes de insuficiencia en aquellas partes del mundo donde el suelo es deficiente en este nutrimento inorgánico. La carencia de selenio se ha valorado de manera más extensa en áreas rurales de China, con suelos pobres en selenio y escaso acceso a fuentes alimentarias externas. Bajo tales condiciones, están indicados los complementos de selenio en el intervalo de la IDR para prevenir la insuficiencia manifiesta, que se manifiesta como enfermedad de Keshan, una miocardiopatía[a,b], y el síndrome de Kashin-Beck, una forma de artritis[c], así como para reducir el riesgo de cáncer[d,e].

La administración de suplementos de selenio por encima de la cantidad diaria recomendada se aconseja por sus supuestos beneficios en la prevención del cáncer, la prevención de las enfermedades cardiovasculares (especialmente la prevención de episodios adversos en las personas con cardiopatía establecida), la mejora del sistema inmunitario, la artritis reumatoide, la prevención de cataratas y la prevención del síndrome de muerte súbita del lactante. Sin embargo, las pruebas de la mayoría de estos efectos se limitan a condiciones de insuficiencia de selenio o son muy especulativas. Dado que la toxicidad del selenio está bien establecida con una dosis de 1 mg/día (1 000 µg), no hay razones que justifiquen una megadosis.

Evidencias en respaldo de su uso en complementos en una cantidad igual o mayor que la DRI: algunos datos indican una reducción del riesgo de cáncer de próstata con los complementos de selenio[f]. Las reducciones más generales del riesgo de cáncer pueden ser más pronunciadas quienes tienen concentraciones bajas de selenio en situación inicial[g], aunque la totalidad de los datos que indican que los complementos de selenio previene el cáncer sigue siendo inconstante y poco convincente[h]. Los complementos de selenio pueden ser útiles en personas seleccionadas con tiroiditis de Hashimoto[i], de acuerdo con la concentración basal de anticuerpos, y como complemento a la medicación en pacientes con asma crónica[j]. Los datos no respaldan los complementos de selenio en las enfermedades cardiovasculares[k] ni en la enfermedad de Alzheimer[l].

Ingesta diaria recomendada (en Estados Unidos): se recomienda una ingesta de 45-70 µg/día de selenio total para los adultos.

INTERVALO DE INGESTA RECOMENDADO DE SELENIO (EN ESTADOS UNIDOS)[m]:

	Lactancia (0-6 meses)	Lactancia (7-12 meses)	Infancia (1-3 años)	Infancia (4-8 años)	Adolescencia (9-13 años)
Varones	15 µg*	20 µg*	20 µg	30 µg	40 µg
Mujeres	15 µg*	20 µg*	20 µg	30 µg	40 µg

	Adolescencia (14-18 años)	Etapa adulta (≥ 19 años)	Embarazo (todas las edades)	Lactancia (todas las edades)
Varones	55 µg	55 µg	—	—
Mujeres	55 µg	55 µg	60 µg	70 µg

Ingesta media de los adultos en Estados Unidos	90.9-127.1 µg/día
Ingesta media calculada en el paleolítico (adultos)[n]	No disponible
Intervalo posológico habitual para su uso en complementos	50-200 µg/día
¿Los patrones alimentarios conformes a las directrices permiten la ingesta en el intervalo de los complementos?	Sí
¿Se incluye en los comprimidos habituales de multinutrimentos inorgánicos/multivitamínicos?	Sí (dosis: 25 µg)

Insuficiencia

Nivel de ingesta	< 10-20 µg/día
Síndromes	Miocardiopatía (enfermedad de Keshan), artritis (síndrome de Kashin-Beck), inmunodepresión, mayor susceptibilidad al cáncer.

Toxicidad

Nivel de ingesta	< 1 000 µg/día.

* AI. Los demás valores = IDR.

LÍMITE SUPERIOR (LS) DE INGESTA TOLERABLE DE SELENIO

	Lactancia (0-6 meses)	Lactancia (7-12 meses)	Infancia (1-3 años)	Infancia (4-8 años)	Adolescencia (9-13 años)
Varones	45 μg	60 μg	90 μg	150 μg	280 μg
Mujeres	45 μg	60 μg	90 μg	150 μg	280 μg

	Adolescencia (14-18 años)	Etapa adulta (≥ 19 años)	Embarazo (todas las edades)	Lactancia (todas las edades)
Varones	400 μg	400 μg	—	—
Mujeres	400 μg	400 μg	400 μg	400 μg

Síndromes   Cabello y uñas quebradizas, pérdida de cabello y uñas, náuseas y vómitos, neuropatía.

Fuentes alimentarias de selenio[o]: en general, las vísceras, el pescado y el marisco son ricos en selenio. El contenido de selenio de los granos y otros alimentos de origen vegetal varía de acuerdo con el contenido en el suelo.

Alimento	Tamaño de ración (g)	Energía (kcal)	Selenio (μg)	Alimento	Tamaño de ración (g)	Energía (kcal)	Selenio (μg)
Atún	Una lata (172 g)	220	113	Yogur (sin grasa)	Una taza (245 g)	137	9
Ostras	Seis medianas (42 g)	58	30	Leche descremada	Una taza (247 g)	86	5
Platija (o lenguado)	Un filete (127 g)	149	74	Crema de cacahuete	Dos cucharadas (32 g)	188	2
Germen de trigo	Una taza (115 g)	414	91	Nueces pecanas	28 g	196	1
Pavo	112 g	212	32.6	Pan blanco	Una rebanada (25 g)	67	6
Pollo	Media pechuga (98 g)	193	24	Huevo	Uno grande (50 g)	78	15
Harina de maíz	Una taza (233 g)	112	21	Almendras	28 g	164	1
Camarón	Cuatro grandes (22 g)	22	9	Nueces de Castilla	28 g	185	1
Hongos	Media taza (78 g)	22	9	Queso mozzarella (parcialmente descremado)	Una rebanada (28 g)	72	4
Cebada perlada	Una taza (157 g)	193	14	Queso suizo	Una rebanada (28 g)	106	5

Efectos de la preparación y el almacenamiento de los alimentos: ninguno conocido como factor significativo.

Pueden consultarse detalles adicionales, pruebas científicas y bibliografía sobre las dosis y la seguridad de muchos nutrimentos y sustancias que las personas podrían decidir consumir en: http://www.mayoclinic.com/health/search/search, http://ods.od.nih.gov/ y http://www.nlm.nih.gov/medlineplus/.

[a]Neve J. Selenium as a risk factor for cardiovascular diseases. *Journal of Cardiovascular Risk* 1996;3:42–47.

[b]Hensrud DD, Heimburger DC, Chen J y cols. Antioxidant status, erythrocyte fatty acids, and mortality from cardiovascular disease and Keshan disease in China. *Eur J Clin Nutr* 1994;48:455–464.

[c]Moreno-Reyes R, Suetens C, Mathieu F y cols. Kashin-Beck osteoarthropathy in rural Tibet in relation to selenium and iodine status. *N Engl J Med* 1998;339:1112–1120.

[d]Blot WJ, Li JY, Taylor PR y cols. The Linxian trials: mortality rates by vitamin-mineral intervention group. *Am J Clin Nutr* 1995;62:1424s–1426s.

[e]Taylor PR, Li B, Dawsey SM y cols. Prevention of esophageal cancer: the nutrition intervention trials in Linxian, China. Linxian Nutrition Intervention Trials Study Group. *Cancer Res* 1994;54:2029s–2031s.

(Continúa)

APÉNDICE E (*Continuación*)

[f]Hurst R, Hooper L, Norat T, et al. Selenium and prostate cancer: systematic review and meta-analysis. *Am J Clin Nutr* 2012;96(1): 111–122. doi:10.3945/ajcn.111.033373.

[g]Lee EH, Myung SK, Jeon YJ, et al. Effects of selenium supplements on cancer prevention: meta-analysis of randomized controlled trials. *Nutr Cancer* 2011;63(8):1185–1195. doi:10.1080/01635581.2011.607544.

[h]Dennert G. Selenium for preventing cancer. *Cochrane Database Syst Rev* 2011;(5):CD005195. doi:10.1002/14651858.CD005195.pub2.

[i]Toulis KA, Anastasilakis AD, Tzellos TG, et al. Selenium supplementation in the treatment of Hashimoto's thyroiditis: a systematic review and a meta-analysis. *Thyroid* 2010;20(10):1163–1173. doi:10.1089/thy.2009.0351.

[j]Allam MF, Lucane RA. Selenium supplementation for asthma. *Cochrane Database Syst Rev* 2004;(2):CD003538.

[k]Rees K, Hartley L, Day C, et al. Selenium supplementation for the primary prevention of cardiovascular disease. *Cochrane Database Syst Rev* 2013;1:CD009671. doi:10.1002/14651858.CD009671.

[l]Loef M, Schrauzer GN, Walach H. Selenium and Alzheimer's disease: a systematic review. *J Alzheimers Dis* 2011;26(1):81–104. doi:10.3233/JAD-2011-110414.

[m]Office of Dietary Supplements. *Selenium.* Disponible en: http://ods.od.nih.gov/factsheets/Selenium-HealthProfessional/; consulta el 1 agosto, 2021.

[n]Eaton SB, Eaton SB. Paleolithic vs. modern diets—selected pathophysiological implications. *Eur J Nutr* 2000; 39:67–70.

[o]La composición de nutrimentos de casi todos los alimentos se puede revisar en la *U.S. Department of Agriculture nutrient database,* en: http://www.nal.usda.gov/fnic/foodcomp/search.

Fuentes: Ensminger AH, Ensminger ME, Konlande JE y cols. *The concise encyclopedia of foods and nutrition.* Boca Raton, FL: CRC Press, Inc., 1995.

Margen S. *The wellness nutrition counter.* New York: Health Letter Associates, 1997.

Murray MT. *Encyclopedia of nutritional supplements.* Rocklin, CA: Prima Publishing, 1996.

National Research Council. *Recommended dietary allowances,* 10th ed. Washington, DC: National Academy Press, 1989.

Otten JJ, Hellwig JP, Meyers LD, eds. *Dietary reference intakes. The essential guide to nutrient requirements.* Washington, DC: National Academies Press, 2006.

Pizzorno JE, Murray MT. *Textbook of natural medicine,* 3rd ed. St. Louis: Church Livingstone Elsevier, 2006.

Shils ME, Shike M, Ross AC y cols., eds. *Modern nutrition in health and disease,* 10th ed. Philadelphia: Lippincott Williams & Wilkins, 2005.

U.S. Department of Agriculture. *USDA nutrient database for standard reference.* Release 19. 2006.

U.S. Department of Agriculture. *USDA nutrient intake from NHANES 2001–2002 data.*

Ziegler EE, Filer LJ, Jr., eds. *Present knowledge in nutrition,* 7th ed. Washington, DC: ILSI Press, 1996.

Piridoxina/Vitamina B$_6$

FUNCIÓN(ES) BIOLÓGICA(S) Y PROPIEDADES CLAVE EN SERES HUMANOS: varias formas de vitamina B$_6$, piridoxina, piridoxal y piridoxamina, actúan en diversas vías metabólicas, en especial transaminación, descarboxilación y racemización de aminoácidos. La vitamina B$_6$ es vital para el metabolismo de las proteínas, la síntesis de neurotransmisores, la gluconeogénesis y la glucogenólisis. Las necesidades de vitamina B$_6$ varían directamente con la ingesta de proteínas.

ABSORCIÓN/SOLUBILIDAD/ALMACENAMIENTO/FARMACOCINÉTICA: hidrosoluble, su absorción intestinal no es saturable. Hay almacenamiento sobre todo en el plasma en un complejo con albúmina, y en los eritrocitos.

INDICACIONES PARA EL USO DE COMPLEMENTOS: la ingesta por debajo de la IDR es, al parecer, muy frecuente, en especial en ancianos, mujeres embarazadas y lactantes. La ingesta baja de vitamina B$_6$ se vincula con un aumento de la homocisteína plasmática, un factor de riesgo de enfermedad cardiovascular.

Se ha referido que las megadosis pueden tener utilidad terapéutica en el asma, la inmunodepresión, el síndrome del túnel carpiano, las náuseas inducidas por el embarazo y el síndrome premenstrual, entre otros trastornos.

EVIDENCIAS EN RESPALDO DE SU USO EN COMPLEMENTOS EN UNA CANTIDAD IGUAL O MAYOR QUE LA DRI: hay consenso de que los complementos para llegar a la IDR son apropiados en grupos con riesgo de insuficiencia. Además, las concentraciones bajas son muy frecuentes en fumadores, mujeres que toman anticonceptivos orales, durante el embarazo y la lactancia, y en individuos que consumen isoniazida y otros fármacos que alteran el metabolismo de la vitamina B$_6$; se recomiendan complementos para dichos grupos. Los complementos en forma de un comprimido de multivitaminas proveen en general hasta el 150% de la IDR de adultos. El suministro de complementos en megadosis para ciertos trastornos tiene el apoyo de estudios aleatorizados[a,b], pero son, en su mayor parte, pequeños, por lo que no hay consenso. Los datos no confirman la mejoría de la disfunción cognitiva[c], de los resultados del embarazo y del parto[d], de los episodios cardiovasculares[e], del cáncer incidente[f] ni de la depresión en supervivientes a una enfermedad cardiovascular[g]. Las dosis de hasta 250 mg/día se consideran seguras.

Ingesta diaria recomendada (en Estados Unidos)

INTERVALO DE INGESTA RECOMENDADO DE VITAMINA B$_6$ (EN ESTADOS UNIDOS)[h]

	Lactancia (0-6 meses)	Lactancia (7-12 meses)	Infancia (1-3 años)	Infancia (4-8 años)
Varones	0.1 mg*	0.3 mg*	0.5 mg	0.6 mg
Mujeres	0.1 mg*	0.3 mg*	0.5 mg	0.6 mg
	Adolescencia (9-13 años)	Adolescencia (14-18 años)	Etapa adulta (19-30 años)	Etapa adulta (≥ 31 años)
Varones	1.0 mg	1.3 mg	1.3 mg	1.7 mg
Mujeres	1.0 mg	1.2 mg	1.3 mg	1.5 mg
	Embarazo (todas las edades)	Lactancia (todas las edades)		
Varones	—	—		
Mujeres	1.9 mg	2.0 mg		

INGESTA MEDIA DE LOS ADULTOS EN ESTADOS UNIDOS	1.53-2.24 mg/día
INGESTA MEDIA CALCULADA EN EL PALEOLÍTICO (ADULTOS)[i]	Se desconoce
INTERVALO POSOLÓGICO HABITUAL PARA SU USO EN COMPLEMENTOS	50-100 mg/día
¿LOS PATRONES ALIMENTARIOS CONFORMES A LAS DIRECTRICES PERMITEN UNA INGESTA ADECUADA?	Sí
¿SE INCLUYE EN LOS COMPRIMIDOS HABITUALES DE MULTIMINERALES/MULTIVITAMÍNICOS?	Sí (dosis: 5.0 mg)

INSUFICIENCIA

Nivel de ingesta	< 0.016 mg de vitamina B$_6$/g de proteína en los alimentos.
Síndromes	Dermatitis, queilosis (descamación de los labios y grietas en los ángulos de la boca) y glositis (lengua inflamada), anemia, depresión, convulsiones.

TOXICIDAD

Nivel de ingesta	Casi 200 mg/día durante períodos prolongados (meses).

* AI. Todos los demás valores de la tabla representan la IDR.

LÍMITE SUPERIOR (LS) DE INGESTA TOLERABLE DE VITAMINA B$_6$[h]

	Lactancia (0-6 meses)	Lactancia (7-12 meses)	Infancia (1-3 años)	Infancia (4-8 años)
Varones	—	—	30 mg	40 mg
Mujeres			30 mg	40 mg

	Adolescencia (9-13 años)	Adolescencia (14-18 años)	Etapa adulta (≥ 19 años)	Embarazo (14-18 años)
Varones	60 mg	80 mg	100 mg	—
Mujeres	60 mg	80 mg	100 mg	80 mg

	Embarazo (19-50 años)	Lactancia (13-18 años)	Lactancia (19-50 años)
Varones	—	—	—
Mujeres	100 mg	80 mg	100 mg

Síndromes Ataxia, mialgia, neuropatía periférica, irritabilidad, lesiones dermatológicas.

Fuentes alimentarias de vitamina B$_6$[i]: la vitamina B$_6$ está ampliamente distribuida en los alimentos; es especialmente abundante en aves, plátanos, aguacates y vísceras.

Alimento	Tamaño de la ración	Energía (kcal)	Vitamina B$_6$ (mg)	Alimento	Tamaño de la ración	Energía (kcal)	Vitamina B$_6$ (mg)
Atún claro, cocinado	85 g	118	0.88	Jugo de zanahoria	1 taza (236 g)	94	0.51
Aguacate, Florida	Uno (304 g)	365	0.24	Huachinango o pargo rojo	85 g	109	0.39
Papa con cáscara	Una (173 g)	115	0.36	Solomillo de res	85 g	211	0.36
Plátano	Uno mediano (118 g)	105	0.43	Camote	Uno (mediano) 114 g	103	0.33
Salmón	85 g	127	0.2	Fletán	85 g	119	0.34
Pollo	1/2 pechuga (98 g)	193	0.55	Pez espada	85 g	132	0.32
Garbanzos	1 taza (164 g)	269	0.23	Atún, blanco, enlatado	85 g	109	0.18
Pavo	112 g	212	0.54	Pimiento (verde)	1 mediano (119 g)	24	0.27
Jugo de ciruela pasa	1 taza (256 g)	182	0.56	Semillas de girasol	28 g	165	0.23
Lentejas	1 taza (198 g)	230	0.35	Nuez de Castilla	28 g	185	0.15

Efectos de la preparación y el almacenamiento de los alimentos: la congelación y el procesamiento de carnes, granos, frutas y verduras pueden ocasionar la pérdida de hasta un 70 % de la vitamina B$_6$ natural.

Pueden consultarse detalles adicionales, pruebas científicas y bibliografía sobre las dosis y la seguridad de muchos nutrimentos y sustancias que las personas podrían decidir consumir en: http://www.mayoclinic.com/health/search/search, http://ods.od.nih.gov/ y http://www.nlm.nih.gov/medlineplus/.

[a]Vutyavanich T, Wongrangan S, Ruangsri R. Pyridoxine for nausea and vomiting of pregnancy: a randomized, double-blind, placebo-controlled trial. *Am J Obstet Gynecol* 1995;173:881–884.

[b]La composición de nutrimentos de casi todos los alimentos se puede revisar en la *U.S. Department of Agriculture nutrient database*, en: http://www.nal.usda.gov/fnic/foodcomp/search. *Se dispone de una lista más amplia de fuentes de vitamina B en Margen S. The wellness nutrition counter*, New York: Health Letter Associates, 1997.

[c]Balk EM, Raman G, Tatsioni A, et al. Vitamin B$_6$, B$_{12}$, and folic acid supplementation and cognitive function: a systematic review of randomized trials. *Arch Intern Med* 2007;167(1):21–30.

[d]Thaver D, Saeed MA, Bhutta ZA. Pyridoxine (vitamin B$_6$) supplementation in pregnancy. *Cochrane Database Syst Rev* 2006;(2):CD000179

[e]Albert CM, Cook NR, Gaziano JM, et al. Effect of folic acid and B vitamins on risk of cardiovascular events and total mortality among women at high risk for cardiovascular disease: a randomized trial. *JAMA* 2008;299(17):2027–2036. doi:10.1001/jama.299.17.2027.

[f]Andreeva VA, Touvier M, Kesse-Guyot E, et al. B vitamin and/or ω-3 fatty acid supplementation and cancer: ancillary findings from the supplementation with folate, vitamins B6 and B12, and/or omega-3 fatty acids (SU.FOL.OM3) randomized trial. *Arch Intern Med* 2012;172(7): 540–547. doi:10.1001/archinternmed.2011.1450.

[g]Andreeva VA, Galan P, Torrès M, et al. Supplementation with B vitamins or n-3 fatty acids and depressive symptoms in cardiovascular disease survivors: ancillary findings from the Supplementation with Folate, vitamins B-6 and B-12 and/or OMega-3 fatty acids (SU.FOL. OM3) randomized trial. *Am J Clin Nutr* 2012;96(1):208–214. doi:10.3945/ajcn.112.035253.

[h]Office of Dietary Supplements. Vitamin B6. Disponible en: http://ods.od.nih.gov/factsheets/VitaminB6-HealthProfessional/; consulta el 1 agosto, 2021.

[i]Eaton SB, Eaton SB III, Konner MJ. Paleolithic nutrition revisited: a twelve-year retrospective on its nature and implications. *Eur J Clin Nutr* 1997;51:207–216.

Fuentes: Ensminger AH, Ensminger ME, Konlande JE y cols. *The concise encyclopedia of foods and nutrition.* Boca Raton, FL: CRC Press, Inc., 1995.

Margen S. *The wellness nutrition counter.* New York: Health Letter Associates, 1997.

Murray MT. *Encyclopedia of nutritional supplements.* Rocklin, CA: Prima Publishing, 1996.

National Research Council. *Recommended dietary allowances*, 10th ed. Washington, DC: National Academy Press, 1989.

Otten JJ, Hellwig JP, Meyers LD, eds. *Dietary reference intakes. The essential guide to nutrient requirements.* Washington, DC: National Academies Press, 2006.

Pizzorno JE, Murray MT. *Textbook of natural medicine*, 3rd ed. St. Louis: Church Livingstone Elsevier, 2006.

Shils ME, Shike M, Ross AC y cols., eds. *Modern nutrition in health and disease*, 10th ed. Philadelphia: Lippincott Williams & Wilkins, 2005.

U.S. Department of Agriculture. *USDA nutrient database for standard reference.* Release 19. 2006.

U.S. Department of Agriculture. *USDA nutrient intake from NHANES 2001–2002 data.*

Ziegler EE, Filer LJ, Jr., eds. *Present knowledge in nutrition*, 7th ed. Washington, DC: ILSI Press, 1996.

ÁCIDO ASCÓRBICO/Vitamina C

Función(es) biológica(s) y propiedades clave en seres humanos: es un cofactor indispensable de ocho enzimas conocidas; actúa como donador de electrones. Facilita las reacciones de hidroxilación. Es esencial para diversas vías metabólicas. Es necesaria para la biosíntesis del colágeno, la L-carnitina y algunos neurotransmisores. Participa en el metabolismo de las proteínas. Los seres humanos no pueden sintetizarla.

Absorción/solubilidad/almacenamiento/farmacocinética: hidrosoluble. Se absorbe por un mecanismo de transporte dependiente del sodio en el intestino delgado. Las reservas corporales son en gran parte intracelulares y se saturan en los adultos a una concentración de ~ 3 g. Las concentraciones en estado de equilibrio aumentan mínimamente con ingestas > 200 mg/día y alcanzan el máximo con un grado de ingesta de 500 mg/día[a].

Indicaciones para el uso de complementos: la vitamina C es un potente antioxidante hidrosoluble. Se asevera que las megadosis previenen el cáncer, las cardiopatías, las infecciones respiratorias y otros diversos problemas de salud. Se han recomendado dosis de hasta 10 g/día al público en general.

Evidencias en respaldo de su uso en complementos en una cantidad igual o mayor que la DRI: las evidencias disponibles se derivan sobre todo de estudios observacionales, y se basan sobre todo en la vitamina C de alimentos completos, más que en forma de complemento. En ensayos a corto plazo se ha visto que la vitamina C produce reducciones pequeñas de la presión arterial sistólica y diastólica, de ~ 3.8 mm Hg y ~ 1.5 mm Hg, respectivamente[b]. En algunos ensayos de vitamina C realizados en personas que viven en condiciones de hacinamiento (p. ej., reclutas militares y corredores de maratón) se han visto reducciones de la incidencia de infecciones respiratorias[c], aunque los datos no respaldan los complementos de vitamina C para enfermedades respiratorias, como el asma[d], excepto quizá en el caso del broncoespasmo inducido por el ejercicio[e]. Los datos tampoco respaldan los complementos de vitamina C para prevenir la fibrilación auricular después de la cirugía de puentes de arterias coronarias[f], ni para prevenir la preeclampsia u otros resultados adversos del embarazo[g].

Ingesta diaria recomendada (en Estados Unidos)[h]

INTERVALO DE INGESTA RECOMENDADO DE VITAMINA C (ÁCIDO ASCÓRBICO) (EN ESTADOS UNIDOS)

	Lactancia (0-6 meses)	Lactancia (7-12 meses)	Infancia (1-3 años)	Infancia (4-8 años)
Varones	40 mg*	50 mg*	15 mg	25 mg
Mujeres	40 mg*	50 mg*	15 mg	25 mg
	Adolescencia (9-13 años)	Adolescencia (14-18 años)	Etapa adulta (≥ 19 años)	Embarazo (≤ 18 años)
Varones	45 mg	75 mg	90 mg	—
Mujeres	45 mg	65 mg	75 mg	80 mg
	Embarazo (19-50 años)	Lactancia (≤ 18 años)	Lactancia (19-50 años)	
Varones	—	—	—	
Mujeres	85 mg	115 mg	120 mg	

Ingesta media de los adultos en Estados Unidos	85.7-103.7 mg/día
Ingesta media calculada en el paleolítico (adultos)[i]	604 mg
Intervalo posológico habitual para su uso en complementos	De 100 mg a varios gramos
¿Los patrones alimentarios conformes a las directrices permiten una ingesta adecuada?	Sí
¿Se incluye en los comprimidos habituales de multiminerales/multivitamínicos?	Sí (dosis: 90 mg)

INSUFICIENCIA

Nivel de ingesta	< 10 mg/día en adultos
Síndromes	Escorbuto, disnea, edema, fatiga, depresión

TOXICIDAD

Nivel de ingesta	> 3 000 mg/día en adultos

*AI. Todos los demás valores de la tabla representan la IDR.

LÍMITE SUPERIOR (LS) DE INGESTA TOLERABLE DE VITAMINA C[h]:

	Lactancia (0-6 meses)	Lactancia (7-12 meses)	Infancia (1-3 años)	Infancia (4-8 años)
Varones	—	—	400 mg	650 mg
Mujeres	—	—	400 mg	650 mg
	Adolescencia (9-13 años)	Adolescencia (14-18 años)	Etapa adulta (≥ 19 años)	Embarazo (≤ 18 años)
Varones	1 200 mg	1 800 mg	2 000 mg	—
Mujeres	1 200 mg	1 800 mg	2 000 mg	1 800 mg
	Embarazo (19-50 años)	Lactancia (≤ 18 años)	Lactancia (19-50 años)	
Varones	—	—	—	
Mujeres	2 000 mg	1 800 mg	2 000 mg	

Síndromes   Diarrea, náuseas, cólicos abdominales y otros trastornos gastrointestinales debidos al efecto osmótico de la vitamina C no absorbida en el tubo digestivo; efectos prooxidantes.

FUENTES ALIMENTARIAS DE VITAMINA C (ÁCIDO ASCÓRBICO)[j] : la vitamina C es abundante en diversas frutas y verduras.

Alimento	Tamaño de la ración	Energía (kcal)	Vitamina C (mg)	Alimento	Tamaño de la ración	Energía (kcal)	Vitamina C (mg)
Acerola (cereza de las Indias Occidentales o chícharos de Barbados)	1 taza (98 g)	31	1 644	Melón cantalupo	1 taza (156 g)	53	57
Pimientos rojos dulces crudos	1 taza (149 g)	39	190	Col morada cruda	1 taza (70 g)	22	40
Pimientos verdes dulces crudos	1 taza (149 g)	30	120	Chícharos hervidos	1/2 taza (80 g)	34	38
Jugo de naranja fresco	1 taza (248 g)	112	124	Tomates crudos	1 mediano (123 g)	22	16
Jugo de naranja congelado concentrado	1 taza (249 g)	112	97	Frambuesas	1 taza (123 g)	64	32
Jugo de toronja rosa	1 taza (247 g)	96	94	Camote cocido	1 mediano (114 g)	103	22
Fresas	1 taza (152 g)	49	89	Papa con cáscara asada	1 mediana (173 g)	161	17
Brócoli	1 taza (91 g)	31	81	Salsa	1/2 taza (130 g)	35	3
Naranja navel	Una (140 g)	69	83	Aguacate de Florida	Uno (304 g)	365	53
Kiwi	Uno (76 g)	46	71	Cebolla cruda	1 taza (160 g)	64	12

Efectos de la preparación y el almacenamiento de los alimentos: en general, no se ha informado que sea un determinante importante de las cifras de ingesta en los alimentos.

Pueden consultarse detalles adicionales, pruebas científicas y bibliografía sobre las dosis y la seguridad de muchos nutrimentos y sustancias que las personas podrían decidir consumir en: http://www.mayoclinic.com/health/search/search, http://ods.od.nih.gov/ y http://www.nlm.nih.gov/medlineplus/.

[a]Blanchard J, Tozer TN, Rowland M. Pharmacokinetic perspectives on megadoses of ascorbic acid. *Am J Clin Nutr* 1997;66:1165–1171.

[b]Juraschek SP, Guallar E, Appel LJ, et al. Effects of vitamin C supplementation on blood pressure: a meta-analysis of randomized controlled trials. *Am J Clin Nutr* 2012;95(5):1079–1088. doi:10.3945/ajcn.111.027995.

[c]Hemilä H. Vitamin C supplementation and respiratory infections: a systematic review. *Mil Med* 2004;169(11):920–925.

[d]Kaur B, Rowe BH, Arnold E. Vitamin C supplementation for asthma. *Cochrane Database Syst Rev* 2009;(1):CD000993. doi:10.1002/14651858.CD000993.

[e]Tecklenburg SL, Mickleborough TD, Fly AD, et al. Ascorbic acid supplementation attenuates exercise-induced bronchoconstriction in patients with asthma. *Respir Med* 2007;101(8):1770–1778.

(Continúa)

APÉNDICE E *(Continuación)*

[f]Bjordahl PM, Helmer SD, Gosnell DJ, et al. Perioperative supplementation with ascorbic acid does not prevent atrial fibrillation in coronary artery bypass graft patients. *Am J Surg* 2012;204(6):862–867; discussion 867. doi:10.1016/j.amjsurg.2012.03.012.

[g]Dror DK, Allen LH. Interventions with vitamins B_6, B12 and C in pregnancy. *Paediatr Perinat Epidemiol* 2012;26(suppl 1):55–74. doi:10.1111/j.1365-3016.2012.01277.x; Conde-Agudelo A, Romero R, Kusanovic JP. Supplementation with vitamins C and E during pregnancy for the prevention of preeclampsia and other adverse maternal and perinatal outcomes: a systematic review and meta-analysis. *Am J Obstet Gynecol* 2011;204(6):503.e1–12. doi:10.1016/j.ajog.2011.02.020; Steyn PS, Odendaal HJ, Schoeman J. A randomised, double-blind placebo-controlled trial of ascorbic acid supplementation for the prevention of preterm labour. *J Obstet Gynaecol* 2003;23(2):150–155.

[h]Office of Dietary Supplements. *Vitamin C.* http://ods.od.nih.gov/factsheets/VitaminC-HealthProfessional/; consulta el 8 enero, 2021.

[i]Eaton SB, Eaton SB III, Konner MJ. Paleolithic nutrition revisited: a twelve-year retrospective on its nature and implications. *Eur J Clin Nutr* 1997;51:207–216.

[j]La composición de nutrimentos de casi todos los alimentos se puede revisar en la *U.S. Department of Agriculture nutrient database*, en: http://www.nal.usda.gov/fnic/foodcomp/search. *Se dispone de una lista más amplia de fuentes de vitamina C en Margen S. The wellness nutrition counter.* New york: Health Letter Associates, 1997.

Fuentes: Ensminger AH, Ensminger ME, Konlande JE y cols. *The concise encyclopedia of foods and nutrition.* Boca Raton, FL: CRC Press, Inc., 1995.

Margen S. *The wellness nutrition counter.* New York: Health Letter Associates, 1997.

Murray MT. *Encyclopedia of nutritional supplements.* Rocklin, CA: Prima Publishing, 1996.

National Research Council. *Recommended dietary allowances,* 10th ed. Washington, DC: National Academy Press, 1989.

Otten JJ, Hellwig JP, Meyers LD, eds. *Dietary reference intakes. The essential guide to nutrient requirements.* Washington, DC: National Academies Press, 2006.

Pizzorno JE, Murray MT. *Textbook of natural medicine,* 3rd ed. St. Louis: Church Livingstone Elsevier, 2006.

Shils ME, Shike M, Ross AC y cols., eds. *Modern nutrition in health and disease,* 10th ed. Philadelphia: Lippincott Williams & Wilkins, 2005.

U.S. Department of Agriculture. *USDA nutrient database for standard reference.* Release 19. 2006.

U.S. Department of Agriculture. *USDA nutrient intake from NHANES 2001–2002 data.*

Ziegler EE, Filer LJ, Jr., eds. *Present knowledge in nutrition,* 7th ed. Washington, DC: ILSI Press, 1996.

COLECALCIFEROL/Vitamina D

FUNCIÓN(ES) BIOLÓGICA(S) Y PROPIEDADES CLAVE EN SERES HUMANOS: se refiere al calciferol y los compuestos químicamente relacionados. Es esencial si la exposición cutánea a la luz ultravioleta es insuficiente. La vitamina D actúa como hormona, regulando el metabolismo de calcio y fósforo favoreciendo la absorción intestinal. Promueve la formación de hueso, inhibe la secreción de paratormona y tiene actividad inmunomoduladora.

ABSORCIÓN/SOLUBILIDAD/ALMACENAMIENTO/FARMACOCINÉTICA: liposoluble. Una vez ingerida, la vitamina D se hidroliza en el hígado y el riñón a su forma biológica activa, 1.25 dihidroxivitamina D. La leche materna provee casi 25 UI de vitamina D/l. La vitamina D se almacena en el tejido adiposo, lo que la hace menos biodisponible para individuos obesos.

INDICACIONES PARA EL USO DE COMPLEMENTOS: salud ósea, defensa contra la osteoporosis y el cáncer; aumento de la inmunidad.

EVIDENCIAS EN RESPALDO DE SU USO EN COMPLEMENTOS EN UNA CANTIDAD IGUAL O MAYOR QUE LA DRI: en algunas poblaciones (p. ej., personas de piel oscura, escasa exposición al exterior, residencia en latitudes septentrionales, situaciones de malabsorción) es frecuente la insuficiencia de vitamina D, y los efectos beneficiosos de los complementos pueden depender en gran medida del metabolismo basal de la vitamina D. Por ejemplo, es poco probable que los complementos de vitamina D sean beneficiosos para la salud ósea en niños y adolescentes con concentraciones normales de vitamina D[a], ni para mejorar la fuerza muscular en adultos sin insuficiencia[b]. Sin embargo, en los ancianos los complementos de vitamina D parecen mejorar la fuerza, la marcha y el equilibrio, independientemente del metabolismo de la vitamina D[c]. Los complementos de vitamina D también pueden reducir el riesgo de fracturas en ancianas, aunque tienen su máxima eficacia cuando se combinan con complementos de calcio[d]. Los complementos de vitamina D no parecen reducir el riesgo cardiovascular, excepto tal vez en las personas con insuficiencia de vitamina D (p. ej., las que tienen insuficiencia renal)[e]. Los datos sobre la vitamina D relacionados con criterios de valoración cardiometabólicos son inciertos; en algunos ensayos se ha visto mejoría de la resistencia a la insulina, aunque no se han visto efectos constantes o significativos sobre el control glucémico, la incidencia de diabetes, la presión arterial o los criterios de valoración cardiovasculares[f]. Los datos sobre la prevención del cáncer son contradictorios, para el cáncer en conjunto y para neoplasias malignas específicas; en algunos estudios se sugiere que los complementos de vitamina D aumenta la incidencia de cáncer; algunos sugieren que la reducen[g]. En una revisión sistemática y un metaanálisis recientes no se constató ningún efecto sobre la mortalidad por todas las causas o cardiovascular, pero sí una reducción del 16 % en la mortalidad por cáncer. Los complementos de vitamina D reducen la tasa de mortalidad en personas con insuficiencia de vitamina D: en 8 de 9 estudios incluidos en un metaanálisis en el que se observó una mejoría de la mortalidad correspondieron a poblaciones con concentraciones iniciales de vitamina D deficientes (concentración sérica ≤ 20 ng/mL), y el noveno estudio correspondía a una población con concentración insuficiente de vitamina D (concentración sérica ≤ 30 ng/mL)[h]. Aún se desconoce si los complementos de vitamina D confieren una reducción de la mortalidad en personas con concentraciones sanguíneas iniciales > 30 ng/mL (que, según los expertos, es el nivel de suficiencia).

Ingesta diaria recomendada (en Estados Unidos)[i]

Edad	Varones	Mujeres	Embarazo	Lactancia
0-12 meses*	400 UI (10 μg)	400 UI (10 μg)		
1-13 años	600 UI (15 μg)	600 UI (15 μg)		
14-18 años	600 UI (15 μg)	600 UI (15 μg)	600 UI (15 μg)	600 UI (15 μg)
19-50 años	600 UI (15 μg)	600 UI (15 μg)	600 UI (15 μg)	600 UI (15 μg)
51-70 años	600 UI (15 μg)	600 UI (15 μg)		
≥ 70 años	800 UI (20 μg)	800 UI (20 μg)		

INGESTA MEDIA DE LOS ADULTOS EN ESTADOS UNIDOS[j]	144-288 UI/día
INGESTA MEDIA CALCULADA EN EL PALEOLÍTICO (ADULTOS)	No disponible
INTERVALO POSOLÓGICO HABITUAL PARA SU USO EN COMPLEMENTOS	200-400 UI
¿LOS PATRONES ALIMENTARIOS CONFORMES A LAS DIRECTRICES PERMITEN UNA INGESTA ADECUADA?	Sí (siempre que se incluyan productos lácteos alimentos enriquecidos, como productos lácteos, aunque la mayor parte de la vitamina D procede de la exposición al sol y no de fuentes alimentarias)
¿SE INCLUYE EN LOS COMPRIMIDOS HABITUALES DE MULTIMINERALES/MULTIVITAMÍNICOS?	Sí

INSUFICIENCIA
  Nivel de ingesta   Concentración sérica de 25(OH)vitamina D < 20-25 mmol/L o < 200 UI/día.
  Síndromes   Raquitismo en niños, osteomalacia en adultos, posiblemente disminución de la fuerza muscular y la coordinación, y mortalidad temprana.

TOXICIDAD
  Nivel de ingesta[k]

*Ingesta adecuada (AI).

Edad	Varones	Mujeres	Embarazo	Lactancia
0-6 meses	1 000 UI (25 μg)	1 000 UI (25 μg)		
7-12 meses	1 500 UI (38 μg)	1 500 UI (38 μg)		
1-3 años	2 500 UI (63 μg)	2 500 UI (63 μg)		
4-8 años	3 000 UI (75 μg)	3 000 UI (75 μg)		
≥ 9 años	4 000 UI (100 μg)	4 000 UI (100 μg)	4 000 UI (100 μg)	4 000 UI (100 μg)
Síndromes	Calcificación de tejidos blandos, cálculos renales, hipercalcemia. Náuseas, vómitos, estreñimiento, anorexia, pérdida de peso, poliuria y arritmias cardíacas. Posiblemente, mayor riesgo de cáncer en algunas localizaciones, como el páncreas; mayor riesgo de episodios cardiovasculares y más caídas y fracturas en ancianos. Posiblemente, mayor mortalidad por todas las causas.			

FUENTES DE VITAMINA D EN LOS ALIMENTOS[i]

Alimento	Tamaño de ración	Energía (kcal)	Vitamina D (UI)
Aceite de hígado de bacalao	1 cucharada (15 mil)	123	1 360
Sardinas	1 lata (92 g)	191	250
Atún enlatado en aceite	1 taza (85 g)	158	200
Leche enriquecida	1 taza	146	100
Salmón cocinado	100 g	181	360
Huevo	1 entero	78	20
Hongos	1/2 taza (85 g)	22	2 700 (si hay exposición a luz UV)
Margarina enriquecida	1 cucharada	101	60

Pueden consultarse detalles adicionales, pruebas científicas y bibliografía sobre las dosis y la seguridad de muchos nutrimentos y sustancias que las personas podrían decidir consumir en: http://www.mayoclinic.com/health/search/search, http://ods.od.nih.gov/ y http://www.nlm.nih.gov/medlineplus/.

[a]Winzenberg T, Powell S, Shaw KA, et al. Effects of vitamin D supplementation on bone density in healthy children: systematic review and meta-analysis. *BMJ* 2011;342:c7254. doi:10.1136/bmj.c7254.

[b]Stockton KA, Mengersen K, Paratz JD. Effect of vitamin D supplementation on muscle strength: a systematic review and meta-analysis. *Osteoporos Int* 2011;22(3):859–871. doi:10.1007/s00198-010-1407-y.

[c]Muir SW, Montero-Odasso M. Effect of vitamin D supplementation on muscle strength, gait and balance in older adults: a systematic review and meta-analysis. *J Am Geriatr Soc* 2011;59(12):2291–2300. doi:10.1111/j.1532-5415.2011.03733.x.

[d]Bergman GJ, Fan T, McFetridge JT. Efficacy of vitamin D3 supplementation in preventing fractures in elderly women: a meta-analysis. *Curr Med Res Opin* 2010;26(5):1193–1201. doi:10.1185/03007991003659814.

[e]Wang L, Manson JE, Song Y. Systematic review: Vitamin D and calcium supplementation in prevention of cardiovascular events. *Ann Intern Med* 2010;152(5):315–323. doi:10.7326/0003-4819-152-5-201003020-00010;

[f]Mitri J, Muraru MD, Pittas AG. Vitamin D and type 2 diabetes: a systematic review. *Eur J Clin Nutr* 2011;65(9):1005–1015. doi:10.1038/ejcn.2011.118; Pittas AG, Chung M, Trikalinos T, Systematic review: Vitamin D and cardiometabolic outcomes. *Ann Intern Med* 2010;152(5):307–314. doi:10.7326/0003-4819-152-5-201003020-00009.

[g]Chung M, Lee J, Terasawa T. Vitamin D with or without calcium supplementation for prevention of cancer and fractures: an updated meta-analysis for the U.S. Preventive Services Task Force. *Ann Intern Med* 2011;155(12):827–838. doi:10.7326/0003-4819-155-12-201112200-00005.

[h]Autier P, Gandini S. Vitamin D supplementation and total mortality: a meta-analysis of randomized controlled trials. *Arch Intern Med* 2007;167(16):1730–1737.

[i]Office of Dietary Supplements. Vitamin D. disponible en http://ods.od.nih.gov/factsheets/VitaminD-HealthProfessional/; consulta el 1 agosto, 2021.

[j]NHANES. Disponible en http://ods.od.nih.gov/factsheets/VitaminD-HealthProfessional/; consulta el 1 agosto, 2021.

[k]La composición de nutrimentos de casi todos los alimentos se puede revisar en la *U.S. Department of Agriculture nutrient database*, en: http://www.nal.usda.gov/fnic/foodcomp/search. *Se dispone de una lista más amplia de fuentes de vitamina D en Margen S. The wellness nutrition counter.* New york: Health Letter Associates, 1997.

[l]Zhang Y, Fang F, Tang J, Jia L, Feng Y, Xu P, Faramand A. Association between vitamin D supplementation and mortality: systematic review and meta-analysis. BMJ. 2019 Aug 12;366:l4673.

Fuentes: Ensminger AH, Ensminger ME, Konlande JE y cols. *The concise encyclopedia of foods and nutrition.* Boca Raton, FL: CRC Press, Inc., 1995.

Margen S. *The wellness nutrition counter.* New York: Health Letter Associates, 1997.

Murray MT. *Encyclopedia of nutritional supplements.* Rocklin, CA: Prima Publishing, 1996.

National Research Council. *Recommended dietary allowances*, 10th ed. Washington, DC: National Academy Press, 1989.

Otten JJ, Hellwig JP, Meyers LD, eds. Dietary Reference Intakes. The essential guide to nutrient requirements. Washington, DC: National Academies Press, 2006.

Pizzorno JE, Murray MT. *Textbook of natural medicine*, 3rd ed. St. Louis: Church Livingstone Elsevier, 2006.

Shils ME, Shike M, Ross AC y cols., eds. *Modern nutrition in health and disease*, 10th ed. Philadelphia: Lippincott Williams & Wilkins, 2005.

U.S. Department of Agriculture. *USDA nutrient database for standard reference*. Release 19. 2006.

U.S. Department of Agriculture. *USDA nutrient intake from NHANES 2001-2002 data*.

Ziegler EE, Filer LJ, Jr., eds. *Present knowledge in nutrition*, 7th ed. Washington, DC: ILSI Press, 1996.

TOCOFEROL/Vitamina E

FUNCIÓN(ES) BIOLÓGICA(S) Y PROPIEDADES CLAVE EN SERES HUMANOS: la vitamina E se refiere a un grupo de compuestos a los que, de forma colectiva, se conoce como tocoferoles y tocotrienoles. El más activo y abundante biológicamente es el tocoferol α (ET-α). La vitamina E actúa como antioxidante de lípidos, y protege y conserva la integridad de las membranas celulares y subcelulares.

ABSORCIÓN/SOLUBILIDAD/ALMACENAMIENTO/FARMACOCINÉTICA: la absorción de la vitamina E es relativamente ineficaz, un 20-80 % de la cantidad ingerida. La vitamina E es liposoluble y se transporta junto con las partículas de lipoproteínas. Se almacena preferentemente en el hígado y en órganos con elevado contenido de lípidos, como las glándulas suprarrenales.

INDICACIONES PARA EL USO DE COMPLEMENTOS: muchos individuos, en particular aquellos con ingesta baja de aceites vegetales, frutos secos y semillas (que pueden contener vitamina E y favorecen su absorción por las grasas acompañantes), pueden tener un consumo menor respecto del recomendado.

Se cree que los efectos antioxidantes de la vitamina E son útiles para la prevención de varias enfermedades crónicas, como las enfermedades cardiovasculares y el cáncer. Se cree también que los antioxidantes tienen un efecto contra el envejecimiento. Cada vez más evidencias sugieren que el efecto antioxidante es máximo cuando se combinan antioxidantes liposolubles (como la vitamina E) e hidrosolubles (como la vitamina C). Sin embargo, evidencias recientes no sustentan tales beneficios o desaconsejan el uso de complementos de vitamina E para la prevención de enfermedades.

EVIDENCIAS EN RESPALDO DE SU USO EN COMPLEMENTOS EN UNA CANTIDAD IGUAL O MAYOR QUE LA DRI: datos del *Cambridge Heart Antioxidant Study* señalan un beneficio de la vitamina E en los complementos vitamínicos para la prevención de un segundo infarto miocárdico, si bien no se han encontrado datos de una reducción de la mortalidad[a]. Se han comunicado efectos benéficos de los complementos agudos de vitamina E sobre la función endotelial. Sin embargo, en el estudio *GISSI-Prevenzione,* los pacientes con infarto miocárdico reciente ($n = 11.324$) a los que se asignó aleatoriamente a recibir un complemento de vitamina E (300 mg) no evolucionaron mejor que aquellos a los que se asignó a un placebo respecto al infarto miocárdico o la muerte[b]. De manera similar, en el estudio HOPE no se mostró ningún beneficio significativo de los complementos de vitamina E (400 UI) en relación con el infarto miocárdico y la muerte en pacientes de alto riesgo coronario[c]. Los datos de estudios recientes y los metaanálisis desaconsejan el uso de complementos de vitamina E para la prevención del cáncer o las enfermedades cardiovasculares[d-j]. De igual forma, en distintos metaanálisis no se ha visto ningún beneficio de la combinación de vitaminas E y C en el embarazo para prevenir la preeclampsia[k], ni de la vitamina E sola en relación con el control glucémico[l]. Lo que es más importante, los complementos de vitamina E no parecen producir una reducción de la mortalidad total[m], e incluso pueden aumentar la mortalidad en dosis elevadas (> 400 UI/día)[n].

Ingesta diaria recomendada (en Estados Unidos)[o]

INTERVALO DE INGESTA RECOMENDADO DE VITAMINA E (EN ESTADOS UNIDOS)

	Lactancia (0-6 meses)	Lactancia (7-12 meses)	Infancia (1-3 años)	Infancia (4-8 años)	Adolescencia (9-13 años)
Varones	4 mg (6 UI)*	5 mg (1.5 UI)*	6 mg (9 UI)	7 mg (10.4 UI)	11 mg (16.4 UI)
Mujeres	4 mg (6 UI)*	5 mg (1.5 UI)*	6 mg (9 UI)	7 mg (10.4 UI)	11 mg (16.4 UI)

	Adolescencia (14-18 años)	Etapa adulta ($\geq$ 19 años)	Embarazo (todas las edades)	Lactancia (todas las edades)
Varones	15 mg (22.4 UI)	15 mg (22.4 UI)	—	—
Mujeres	15 mg (22.4 UI)	15 mg (22.4 UI)	15 mg (22.4 UI)	19 mg /28.4 UI)

INGESTA MEDIA DE LOS ADULTOS EN ESTADOS UNIDOS	6.3-8 mg de ET-α
INGESTA MEDIA CALCULADA EN EL PALEOLÍTICO (ADULTOS)[p]	33 mg de ET-α
INTERVALO POSOLÓGICO HABITUAL PARA SU USO EN COMPLEMENTOS	133-533 UI (200-800 mg de ET-α)
¿LOS PATRONES ALIMENTARIOS CONFORMES A LAS DIRECTRICES PERMITEN LA INGESTA EN EL INTERVALO DE LOS COMPLEMENTOS?	No
¿SE INCLUYE EN LOS COMPRIMIDOS HABITUALES DE MULTIMINERALES/MULTIVITAMÍNICOS?	Sí (dosis: 20.3 mg)

INSUFICIENCIA

Nivel de ingesta	Absorción por debajo de la IDR, absorción deficiente de grasa, o ambos, durante años.
Síndromes	Disfunción neurológica/neuropatía, ataxia, debilidad muscular, hemólisis, alteraciones visuales, miopatía, retinopatía y deterioro de la respuesta inmune.

* AI. Otros valores = IDR.

Toxicidad

Nivel de ingesta   Incierto; $> 1\,200$ UI/día (aunque el riesgo de muerte comienza a aumentar con dosis casi 10 veces menores)[n].

Límite superior (LS) de ingesta tolerable de vitamina E[o]

	Lactancia (0-6 meses)	Lactancia (7-12 meses)	Infancia (1-3 años)	Infancia (4-8 años)
Varones	—	—	200 UI (300 mg)	300 mg (450 UI)
Mujeres	—	—	200 UI (300 mg)	300 mg (450 UI)
	Adolescencia (9-13 años)	Adolescencia (14-18 años)	Etapa adulta (≥ 19 años)	Embarazo (14-18 años)
Varones	600 mg (900 UI)	800 mg (1 200 UI)	1 000 mg (1 500 UI)	—
Mujeres	600 mg (900 UI)	800 mg (1 200 UI)	1 000 mg (1 500 UI)	800 mg (1 200 UI)
	Embarazo (19-50 años)	Lactancia (14-18 años)	Lactancia (19-50 años)	
Varones	—	—	—	
Mujeres	1 000 mg (1 500 UI)	800 mg (1 200 UI)	1 000 mg (1 500 UI)	

Síndromes   Diarrea, cefalea, coagulopatía, aumento del riesgo de accidente cerebrovascular hemorrágico y, posiblemente, mortalidad más temprana.

Fuentes alimentarias de vitamina E[q]: la vitamina E es relativamente abundante en aceites vegetales, frutos secos, semillas y granos integrales.

Alimento	Tamaño de ración (g)	Energía (kcal)	Vitamina E (mg de ET-α)	Alimento	Tamaño de ración (g)	Energía (kcal)	Vitamina E (mg de ET-α)
Aceite de germen de trigo	1 cucharada (13,6 g)	120	20.3	Aceite de maíz	1 cucharada (13,6 g)	120	1.9
Sardinas	1 lata (92 g)	191	1.9	Aguacate	1 mediano (201 g)	322	4.2
Almendras	28 g	164	7.3	Platija	1 filete (127 g)	149	0.8
Crema de cacahuete	2 cucharadas (32 g)	188	2.9	Acelgas (hervidas)	1 taza (175 g)	35	3.3
Arándanos	1 taza (148 g)	84	0.8	Brócoli	1 racimo (37 g)	13	0.5
Puré de tomate	1 taza (250 g)	95	4.9				
Aceite de colza	1 cucharada (14 g)	124	2.4	Nectarinas	1 mediana (142 g)	62	1.1

Efectos de la preparación y el almacenamiento de los alimentos: la vitamina E se pierde si se retira la grasa o el aceite durante la cocción o la preparación.

Pueden consultarse detalles adicionales, pruebas científicas y bibliografía sobre las dosis y la seguridad de muchos nutrimentos y sustancias que las personas podrían decidir consumir en: http://www.mayoclinic.com/health/search/search, http://ods.od.nih.gov/ y http://www.nlm.nih.gov/medlineplus/.

[a]Stephens NG, Parsons A, Schofield PM y cols. Randomized controlled trial of vitamin E in patients with coronary disease: Cambridge Heart Antioxidant Study (CHAOS). *Lancet* 1996;347:781–786.

[b]GISSI–Prevenzione Investigators. Dietary supplementation with n-3 polyunsaturated fatty acids and vitamin E after myocardial infarction: results of the GISSI-Prevenzione trial. *Lancet* 1999;354:447–455.

[c]The Heart Outcomes Prevention Evaluation Study Investigators. Vitamin E supplementation and cardiovascular events in high-risk patients. *N Engl J Med* 2000:342:154–160.

[d]Bjelakovic G, Nikolova D, Gluud LL y cols. Mortality in randomized trials of antioxidant supplements for primary and secondary prevention: systematic review and meta-analysis. *JAMA* 2007;297:842–857.

[e]Bjelakovic G, Nagorni A, Nikolova D y cols. Meta-analysis: antioxidant supplements for primary and secondary prevention of colorectal adenoma. *Aliment Pharmacol Ther* 2006;24:281–291.

(Continúa)

APÉNDICE E   (Continuación)

[f]Bjelakovic G, Nikolova D, Simonetti RG y cols. Antioxidant supplements for preventing gastrointestinal cancers. *Cochrane Database Syst Rev* 2004;4:CD004183.

[g]Bleys J, Miller ER III, Pastor-Barriuso R y cols. Vitamin-mineral supplementation and the progression of atherosclerosis: a meta-analysis of randomized controlled trials. *Am J Clin Nutr* 2006;84:880–887.

[h]Lee IM, Cook NR, Gaziano JM y cols. Vitamin E in the primary prevention of cardiovascular disease and cancer: the Women's Health Study: a randomized controlled trial. *JAMA* 2005;294:56–65.

[i]Shekelle PG, Morton SC, Jungvig LK, et al. Effect of supplemental vitamin E for the prevention and treatment of cardiovascular disease. *J Gen Intern Med* 2004;19(4):380–389.

[j]Pham DQ, Plakogiannis R. Vitamin E supplementation in cardiovascular disease and cancer prevention: part 1. *Ann Pharmacother* 2005;39(11):1870–1878.

[k]Conde-Agudelo A, Romero R, Kusanovic JP, et al. Supplementation with vitamins C and E during pregnancy for the prevention of preeclampsia and other adverse maternal and perinatal outcomes: a systematic review and meta-analysis. *Am J Obstet Gynecol* 2011;204(6):503.e1–12. doi:10.1016/j.ajog.2011.02.020.

[l]Suksomboon N, Poolsup N, Sinprasert S. Effects of vitamin E supplementation on glycaemic control in type 2 diabetes: systematic review of randomized controlled trials. *J Clin Pharm Ther* 2011;36(1):53–63. doi:10.1111/j.1365-2710.2009.01154.x.

[m]Schmitt FA, Mendiondo MS, Marcum JL, et al. Vitamin E and all-cause mortality: a meta-analysis. *Curr Aging Sci* 2011;4(2):158–170; Berry D, Wathen JK, Newell M. Bayesian model averaging in meta-analysis: vitamin E supplementation and mortality. *Clin Trials* 2009;6(1):28–41. doi:10.1177/1740774508101279.

[n]Miller ER 3rd, Pastor-Barriuso R, Dalal D, et al. Meta-analysis: high-dosage vitamin E supplementation may increase all-cause mortality. *Ann Intern Med* 2005;142(1):37–46.

[o]Office of Dietary Supplements. *Vitamin E.* disponible en: http://ods.od.nih.gov/factsheets/VitaminE-HealthProfessional/; consulta el Enero 8, 2021

[p]Eaton SB, Eaton SB III, Konner MJ. Paleolithic nutrition revisited: a twelve-year retrospective on its nature and implications. *Eur J Clin Nutr* 1997;51:207–216.

[q]La composición de nutrimentos de casi todos los alimentos se puede revisar en la *U.S. Department of Agriculture nutrient database,* en:
http://www.nal.usda.gov/fnic/foodcomp/search.

Fuentes: Ensminger AH, Ensminger ME, Konlande JE y cols. *The concise encyclopedia of foods and nutrition.* Boca Raton, FL: CRC Press, Inc., 1995.

Margen S. *The wellness nutrition counter.* New York: Health Letter Associates, 1997.

Murray MT. *Encyclopedia of nutritional supplements.* Rocklin, CA: Prima Publishing, 1996.

National Research Council. *Recommended dietary allowances*, 10th ed. Washington, DC: National Academy Press, 1989.

Otten JJ, Hellwig JP, Meyers LD, eds. *Dietary reference intakes. The essential guide to nutrient requirements.* Washington, DC: National Academies Press, 2006.

Pizzorno JE, Murray MT. *Textbook of natural medicine*, 3rd ed. St. Louis: Church Livingstone Elsevier, 2006.

Shils ME, Shike M, Ross AC y cols., eds. *Modern nutrition in health and disease*, 10th ed. Philadelphia: Lippincott Williams & Wilkins, 2005.

U.S. Department of Agriculture. *USDA nutrient database for standard reference.* Release 19. 2006.

U.S. Department of Agriculture. *USDA nutrient intake from NHANES 2001–2002 data.*

Ziegler EE, Filer LJ, Jr., eds. *Present knowledge in nutrition*, 7th ed. Washington, DC: ILSI Press, 1996.

ZINC

FUNCIÓN(ES) BIOLÓGICA(S) Y PROPIEDADES CLAVE EN SERES HUMANOS: el zinc actúa en ~ 100 sistemas enzimáticos, con participación notable en el transporte del CO_2 y la digestión. El zinc también influye en la síntesis de ADN y ARN, la función inmune, la síntesis de colágeno, la olfacción y el gusto. El interés reciente en el zinc se ha centrado en su participación en la función inmune. Se han estudiado pastillas y nebulizados de zinc para el tratamiento de las infecciones de las vías respiratorias superiores, y se encontró que confieren algún beneficio en las infecciones de las vías respiratorias inferiores[a,b]. No obstante, las pruebas de beneficio son inconsistentes y se contradicen con los resultados de algunos estudios[c,d].

ABSORCIÓN/SOLUBILIDAD/ALMACENAMIENTO/FARMACOCINÉTICA: la eficacia de la absorción del zinc varía inversamente con las reservas corporales. Los fitatos de la fibra impiden la absorción de zinc, y esta depende de las reservas y de la ingesta alimentaria de otros nutrimentos inorgánicos. El zinc se almacena en el hueso y el músculo, pero tales reservas no se intercambian fácilmente con la circulación y, por tanto, no pueden compensar con rapidez las insuficiencias alimentarias.

INDICACIONES PARA EL USO DE COMPLEMENTOS: la dieta típica estadounidense provee ~ 5 mg de zinc/1 000 kcal. Se recomienda una ingesta de 15 mg/día en varones y 12 mg/día en mujeres. Los adultos mayores posiblemente no tomen suficientes calorías para cubrir la IDR del zinc sin usar complementos.

Se han propuesto complementos en límites de 15-60 mg/día para potenciar la función inmune, mejorar los resultados del embarazo, mejorar la función sexual y la fecundidad masculinas y proveer un efecto terapéutico en la artritis reumatoide, el acné, la demencia de Alzheimer y la degeneración macular. Los complementos de zinc pueden ser útiles en la enfermedad de Wilson, un estado de sobrecarga de cobre, debido a que el zinc interfiere con la absorción del cobre.

EVIDENCIAS EN RESPALDO DE SU USO EN COMPLEMENTOS EN UNA CANTIDAD IGUAL O MAYOR QUE LA DRI: en estudios mecanicistas se ha sugerido que el zinc participa en la inmunidad celular. Las dosis de zinc dirigidas a las vías respiratorias superiores han resultado útiles en algunos estudios de infecciones virales, pero no en otros[d]. En una población con insuficiencia de zinc, los complementos de zinc son útiles frente a las enfermedades infecciosas. En personas infectadas por el VIH (que habitualmente tienen insuficiencia de zinc), los complementos pueden incrementar el recuento de linfocitos CD4, proteger frente a las infecciones oportunistas y prevenir la diarrea[e]. En los países en desarrollo, los complementos ayudan a prevenir la neumonía pediátrica y la diarrea infecciosa[f], aunque no parecen prevenir el paludismo ni las muertes por paludismo[g]. En poblaciones sin insuficiencia, los complementos de zinc no parecen ser útiles en la neumonía pediátrica[h] ni como medida para prevenir la diarrea infantil[i]; no obstante, sí parecen tener una relación débil con un menor riesgo de parto pretérmino, la cual, si se trata de una relación causal, podría reflejar una reducción de las infecciones maternas (una causa importante de prematuridad)[j]. Aparte de las consideraciones sobre enfermedades infecciosas, en ensayos aleatorizados y controlados no se ha visto la utilidad de los complementos de zinc en niños con trastorno por déficit de atención con hiperactividad (TDAH)[k] ni en la enfermedad de Alzheimer o el deterioro cognitivo de los ancianos[l]. En otros ensayos se ha visto un pequeño efecto de los complementos de zinc en la reducción de la concentración de glucosa en diabéticos, pero sin reducciones estadísticamente significativas de la hemoglobina A1c[m]. Los complementos de zinc no parecen prevenir la incidencia de diabetes en personas que tienen inicialmente resistencia a la insulina[n].

Ingesta diaria recomendada (en Estados Unidos): se recomienda una ingesta de 8-13 mg/día para todos los adultos.

INTERVALO DE INGESTA RECOMENDADO DE ZINC (EN ESTADOS UNIDOS)[o]

	Lactancia (0-6 meses)	Lactancia (7-12 meses)	Infancia (1-3 años)	Infancia (4-8 años)
Varones	2 mg*	3 mg	3 mg	5 mg
Mujeres	2 mg*	3 mg	3 mg	5 mg
	Adolescencia (9-13 años)	Adolescencia (14-18 años)	Etapa adulta (≥ 19 años)	Embarazo (14-18 años)
Varones	8 mg	11 mg	11 mg	—
Mujeres	8 mg	9 mg	8 mg	12 mg
	Embarazo (19-50 años)	Lactancia (14-18 años)	Lactancia (19-50 años)	
Varones	—	—	—	
Mujeres	11 mg	13 mg	12 mg	

INGESTA MEDIA DE LOS ADULTOS EN ESTADOS UNIDOS	9.9-14,4 mg/día
INGESTA MEDIA CALCULADA EN EL PALEOLÍTICO (ADULTOS)[p]	43.4 mg/día
INTERVALO POSOLÓGICO HABITUAL PARA SU USO EN COMPLEMENTOS	15-60 mg/día

*AI. Todos los demás valores de la tabla corresponden a la IDR.

| ¿LOS PATRONES ALIMENTARIOS CONFORMES A LAS DIRECTRICES PERMITEN LA INGESTA EN EL INTERVALO DE LOS COMPLEMENTOS? | Sí |
| ¿SE INCLUYE EN LOS COMPRIMIDOS HABITUALES DE MULTIMINERALES/MULTIVITAMÍNICOS? | Sí (dosis: 15.0 mg) |

INSUFICIENCIA

Nivel de ingesta: Por debajo de la RDA.

Síndromes Alteraciones del gusto y el olfato; alteración de la función inmunitaria y la cicatrización de las heridas; la insuficiencia leve puede causar lesiones oculares y cutáneas, alopecia, retardo del crecimiento y de la maduración sexual, impotencia, hipogonadismo, y letargo mental.

TOXICIDAD

Nivel de ingesta ≥ 50 mg/día.

LÍMITE SUPERIOR (LS) DE INGESTA TOLERABLE DE ZINC[o]

	Lactancia (0-6 meses)	Lactancia (7-12 meses)	Infancia (1-3 años)	Infancia (4-8 años)
Varones	4 mg	5 mg	7 mg	12 mg
Mujeres	4 mg	5 mg	7 mg	12 mg
	Adolescencia (9-13 años)	Adolescencia (14-18 años)	Etapa adulta (≥ 19 años)	Embarazo (14-18 años)
Varones	23 mg	34 mg	40 mg	—
Mujeres	23 mg	34 mg	40 mg	34 mg
	Embarazo (19-50 años)	Lactancia (14-18 años)	Lactancia (19-50 años)	
Varones	—	—	—	
Mujeres	40 mg	34 mg	40 mg	

Síndromes Náuseas, vómitos, pérdida de apetito, cólicos abdominales, diarrea, cefalea; alteración del metabolismo del cobre; con mayores niveles de ingesta, disminución del colesterol unido a lipoproteínas de alta densidad y deterioro de la hematopoyesis.

Fuentes alimentarias de zinc[q]: el zinc se encuentra de manera abundante en mariscos, carnes rojas, leguminosas y frutos secos.

Alimento	Tamaño de ración (g)	Energía (kcal)	Zinc (mg)	Alimento	Tamaño de ración (g)	Energía (kcal)	Zinc (mg)
Ostras	6 medianas (42 g)	58	76	Alubias blancas	1 taza (179 g)	249	2.5
Centollo	1 brazo (134 g)	130	10.2	Almendras	28 g	164	1
Germen de trigo	1 taza (115 g)	414	14.1	Aguacate	1 mediano (201 g)	322	1.3
Sardinas	1 lata (92 g)	191	1.2	Cebada, perlas	1 taza (157 g)	193	1.3
Cordero	85 g	219	3.7	Garbanzos	1 taza (164 g)	269	2.5
Pechuga de pavo	112 g	212	2.3	Lentejas	1 taza (198 g)	230	2.5
Anacardos	28 g	157	1.6	Pechuga de pollo	1/2 pechuga (98 g)	193	1
Pez espada	1 pieza (106 g)	164	1.6	Salvado de avena	1 taza (219 g)	88	1.2
Tofu	1/2 taza (126 g)	85	1.1	Harina de avena	100 g	55	0.5

Efectos de la preparación y el almacenamiento de los alimentos: en general, no se han comunicado como determinantes importantes de las cifras de ingesta alimentaria.

Pueden consultarse detalles adicionales, pruebas científicas y bibliografía sobre las dosis y la seguridad de muchos nutrimentos y sustancias que las personas podrían decidir consumir en: http://www.mayoclinic.com/health/search/search, http://ods.od.nih.gov/ y http://www.nlm.nih.gov/medlineplus/.

[a]Sazawal S, Black RE, Jalla S y cols. Zinc supplementation reduces the incidence of acute lower respiratory infections in infants and preschool children: a double-blind, controlled trial. Pediatrics 1998;102:1–5.

[b]Marshall S. Zinc gluconate and the common cold. Review of randomized controlled trials. *Can Fam Physician* 1998;44:1037–1042.

[c]Macknin ML, Piedmonte M, Calendine C y cols. Zinc gluconate lozenges for treating the common cold in children: a randomized controlled trial. *JAMA* 1998;279:1962–1967.

[d]Macknin ML. Zinc lozenges for the common cold. *Cleve Clin J Med* 1999;66:27–32.

[e]Zeng L, Zhang L. Efficacy and safety of zinc supplementation for adults, children and pregnant women with HIV infection: systematic review. *Trop Med Int Health* 2011;16(12):1474–1482. doi:10.1111/j.1365-3156.2011.02871.x; Baum MK, Lai S, Sales S, et al. Randomized, controlled clinical trial of zinc supplementation to prevent immunological failure in HIV-infected adults. *Clin Infect Dis* 2010;50(12):1653–60. doi:10.1086/652864.

[f]Bhutta ZA, Black RE, Brown KH, et al; Prevention of diarrhea and pneumonia by zinc supplementation in children in developing countries: pooled analysis of randomized controlled trials. Zinc Investigators' Collaborative Group. *J Pediatr* 1999;135(6):689–697; Müller O, Becher H, van Zweeden AB, et al. Effect of zinc supplementation on malaria and other causes of morbidity in west African children: randomised double blind placebo controlled trial. *BMJ* 2001;322(7302):1567.

[g]Müller O, Becher H, van Zweeden AB, et al. Effect of zinc supplementation on malaria and other causes of morbidity in west African children: randomised double blind placebo controlled trial. *BMJ* 2001;322(7302):1567.

[h]Haider BA, Lassi ZS, Ahmed A, et al. Zinc supplementation as an adjunct to antibiotics in the treatment of pneumonia in children 2 to 59 months of age. *Cochrane Database Syst Rev* 2011;(10):CD007368. doi:10.1002/14651858.CD007368.

[i]Patel AB, Mamtani M, Badhoniya N, et al. What zinc supplementation does and does not achieve in diarrhea prevention: a systematic review and meta-analysis. *BMC Infect Dis* 2011;11:122. doi:10.1186/1471-2334-11-122.

[j]Chaffee BW, King JC. Effect of zinc supplementation on pregnancy and infant outcomes: a systematic review. *Paediatr Perinat Epidemiol* 2012;26(suppl 1):118–137. doi:10.1111/j.1365-3016.2012.01289.x.

[k]Ghanizadeh A, Berk M. Zinc for treating of children and adolescents with attention-deficit hyperactivity disorder: a systematic review of randomized controlled clinical trials. *Eur J Clin Nutr* 2013;67(1):122–124. doi:10.1038/ejcn.2012.177.

[l]Loef M, von Stillfried N, Walach H. Zinc diet and Alzheimer's disease: a systematic review. *Nutr Neurosci* 2012;15(5):2–12. doi:10.1179/1476830512Y.0000000010.

[m]Capdor J, Foster M, Petocz P, et al. Zinc and glycemic control: a meta-analysis of randomised placebo controlled supplementation trials in humans. *J Trace Elem Med Biol* 2013;27(2):137–142. doi:10.1016/j.jtemb.2012.08.001.

[n]Beletate V, El Dib RP, Atallah AN. Zinc supplementation for the prevention of type 2 diabetes mellitus. *Cochrane Database Syst Rev* 2007;(1):CD005525.

[o]Office of Dietary Supplements. Zinc. Disponible en: http://ods.od.nih.gov/factsheets/Zinc-HealthProfessional/; consulta el 1/10/2013.

[p]Eaton SB, Eaton SB III, Konner MJ. Paleolithic nutrition revisited: A twelve-year retrospective on its nature and implications. *Eur J Clin Nutr* 1997;51:207–216.

[q]La composición de nutrimentos de casi todos los alimentos se puede revisar en la *U.S. Department of Agriculture nutrient database*, en: http://www.nal.usda.gov/fnic/foodcomp/search.

Fuentes: Ensminger AH, Ensminger ME, Konlande JE y cols. *The concise encyclopedia of foods and nutrition.* Boca Raton, FL: CRC Press, Inc., 1995.
Margen S. *The wellness nutrition counter.* New York: Health Letter Associates, 1997.
Murray MT. *Encyclopedia of nutritional supplements.* Rocklin, CA: Prima Publishing, 1996.
National Research Council. *Recommended dietary allowances*, 10th ed. Washington, DC: National Academy Press, 1989.
Otten JJ, Hellwig JP, Meyers LD, eds. *Dietary reference intakes. The essential guide to nutrient requirements.* Washington, DC: National Academies Press, 2006.
Pizzorno JE, Murray MT. *Textbook of natural medicine*, 3rd ed. St. Louis: Church Livingstone Elsevier, 2006.
Shils ME, Shike M, Ross AC y cols., eds. *Modern nutrition in health and disease*, 10th ed. Philadelphia: Lippincott Williams & Wilkins, 2005.
U.S. Department of Agriculture. *USDA nutrient database for standard reference.* Release 19. 2006.
U.S. Department of Agriculture. *USDA nutrient intake from NHANES 2001–2002 data.*
Ziegler EE, Filer LJ, Jr., eds. *Present knowledge in nutrition*, 7th ed. Washington, DC: ILSI Press, 1996.

Fuentes de información para la composición de nutrimentos de los alimentos

MATERIAL DE REFERENCIA

RECURSOS EN LÍNEA

La composición de nutrimentos de casi todos los alimentos se puede revisar en la *U.S. Department of Agriculture nutrient database*, en http://www.nal.usda.gov/fnic/foodcomp/search; último acceso, 12/06/2020. Se introduce el nombre del alimento de interés en el campo de búsqueda. Aparece una lista de opciones alimentarias dentro de la correspondiente la categoría. Una vez que se elige un alimento específico, se muestran las opciones del tamaño de las raciones. Una vez seleccionado el tamaño de la ración, aparece una tabla de la composición de nutrimentos.

El contenido de muchos nutrimentos pueden buscarse ahora a través de Google. En la página de búsqueda principal simplemente se debe teclear:

«¿Cuánto/s [A] hay en [B] de [C]?» y se obtiene una respuesta instantánea, que suele proceder de la base de datos del USDA mencionada anteriormente.

[A] puede ser cualquier información de una etiqueta de información nutricional (es decir, calorías, grasa total, grasa saturada, grasa poliinsaturada, grasa monoinsaturada, colesterol, sodio, potasio, hidratos de carbono totales, fibra alimentaria, azúcar, proteínas, vitaminas A, calcio, vitamina B_6, vitamina B_{12}, vitamina C, hierro o magnesio).

[B] puede ser cualquier unidad en relación con una cantidad numérica (p. ej., «3»), un volumen «mL» o «mililitros», «t» o «tazas» o peso (p. ej., «g» o «gramos»).

[C] puede ser cualquier alimento entero (fruta, verdura, fruto seco, carne, productos lácteos), alimento procesado no patentado (p. ej., papas fritas, *pretzels*, galletas saladas, helado) o alimento mixto no patentado (p. ej., lasaña, hamburguesa, palitos de pollo, pizza).

En función del alimento seleccionado, Google muestra menús desplegables para distinguir diferentes formas de preparación (p. ej., asado o frito) y variedades (p. ej., pobre en grasa o normal).

RECURSOS IMPRESOS

Heslin J, Nolan K. *The most complete food counter*, 3rd ed. Gallery books, 2013.

Margen S. *The wellness nutrition counter*. New York: Health Letter Associates, 1997. Producido por la University of California at Berkeley, este libro de texto provee información nutricional detallada de más de 6 000 alimentos.

Morrill JS, Bakun S, Murphy SP. *Are you eating right? Analyze your diet using the nutrient content of more than 5,000 foods*, 4th ed. Menlo Park, CA: Orange Grove Publishers, 1997. Una guía fácil de utilizar acerca de la composición de nutrimentos de más de 5 000 alimentos. El contenido de nutrimentos se muestra en medidas comparables respecto de las que aparecen en las etiquetas de los alimentos.

USDA. *Nutritive Value of Foods* (Print Replica). USDA 2020.

Interacciones de alimentos con fármacos

EJEMPLOS DE INTERACCIONES DE ALIMENTOS Y FÁRMACOS

Alcohol: el alcohol aumenta la posible hepatotoxicidad de muchos fármacos, de los que un claro ejemplo es el paracetamol[a].

Folato: la fenitoína agota las reservas de folato, y el folato facilita el mantenimiento de concentraciones constantes de fenitoína. Deben administrarse complementos de folato (500 µg/día) cuando se prescribe fenitoína[b].

Zumo de pomelo o toronja: inhibe la enzima CYP3A4 del sistema del citocromo P450, lo que puede afectar a la concentración de muchos fármacos degradados por el sistema del citocromo P450[c].

Vitamina K: la vitamina K de los alimentos contrarresta los efectos de la warfarina. Las verduras de hoja de color verde oscuro son fuentes ricas de vitamina K, pero su distribución en los alimentos es amplia. Si la anticoagulación es difícil, está indicada una valoración alimentaria[d].

MATERIALES DE REFERENCIA

RECURSOS EN LÍNEA

La FDA ofrece información en línea sobre las interacciones entre alimentos y medicamentos en https://www.fda.gov/consumers/consumer-updates/avoiding-drug-interactions

Se dispone de un folleto en línea sobre las interacciones de fármacos y alimentos de la FDA en: http://www.cfsan.fda.gov/~lrd/fdinter.html.

Guía en línea de la interacción alimentos-fármacos Drugs.com: https://www.drugs.com/drug_interactions.html

La *Healthcare's Natural Medicines database* del Therapeutic Research Centre (TRC) es una base de datos bien referenciada de interacciones entre alimentos, productos herbarios, suplementos y medicamentos que está disponible por suscripción en https://naturalmedicines.therapeuticresearch.com/

Mayo Clinic: http://www.mayoclinic.com/health-information (búsqueda de nutrimentos específicos y de interacciones entre fármacos y nutrimentos).

Medline Plus https://medlineplus.gov/ (búsqueda de nutrimentos específicos y de interacciones entre fármacos y nutrimentos).

National Institutes of Health—Office of Dietary Supplements: http://ods.od.nih.gov/factsheets/list-all/ (búsqueda de nutrimentos específicos y de interacciones entre fármacos y nutrimentos).

La información de la seguridad de plantas medicinales y complementos del National Institutes of Health se encuentra disponible en: http://www.nlm.nih.gov/medlineplus/druginformation.html.

LIBROS

Boullata JI, Armenti VT. *Handbook of drug-nutrient interactions*. Totowa, NJ: Humana press, 2004.

Holt GA, ed. *Food and drug interactions: a guide for consumers*. Chicago: Bonus Books, 1998.

Lininger SW, ed. *The A-Z guide to drug-herb and vitamin interactions*. Rocklin, CA: Prima Publishing, 1999.

McCabe-Sellers BJ, Wolfe JJ, Frankel EH, eds. *Handbook of food-drug interactions*. Boca Raton, FL: CRC Press, 2003.

Stargrove M, Treasure J, McKee D. *Herb, Nutrient and Drug Interactions*. Mosby, 2007.

(Continúa)

APÉNDICE G *(Continuación)*

OTRAS FUENTES IMPRESAS

Amadi CN, Mgbahurike AA. Selected food/herb-drug interactions: mechanisms and clinical relevance. *Am J Ther.* 2018 Jul/Aug;25(4):e423–e433. PMID: 29232282.

Ased S, Wells J, Morrow LE, Malesker MA. Clinically significant food-drug interactions. *Consult Pharm.* 2018 Nov 1;33(11):649–657. PMID: 30458907.

Brazier NC, Levine MA. Drug-herb interaction among commonly used conventional medicines: a compendium for health care professionals. *Am J Ther* 2003;10:163–169.

Cupp MJ. Herbal remedies: adverse effects and drug interactions. *Am Fam Physician* 1999;59:1239–1245.

Deng J, Zhu X, Chen Z, Fan CH, Kwan HS, Wong CH, Shek KY, Zuo Z, Lam TN. A review of food-drug interactions on oral drug absorption. *Drugs.* 2017 Nov;77(17):1833-1855. PMID: 29076109.

Harris RZ, Jang GR, Tsunoda S. Dietary effects on drug metabolism and transport. *Clin Pharmacokinet* 2003;42:1071–1088.

Jefferson JW. Drug and diet interaction: avoiding therapeutic paralysis. *J Clin Psychiatr* 1998;59:31-39. *(Artículo de revisión sobre interacciones de fármacos y dieta en psiquiatría, sobre todo en el tratamiento de la depresión.)*

Santos CA, Boullata JI. An approach to evaluating drug–nutrient interactions. *Pharmacotherapy* 2005;25:1789–1800.

Singh BN. Effects of food on clinical pharmacokinetics. *Clin Pharmacokinet* 1999;37:213–255.

William L, Holl DP, Jr., Davis JA y cols. The influence of food on the absorption and metabolism of drugs: an update. *Eur J Drug Metab Pharmacokinet* 1996;21:201–211.

[a]Holtzman JL. The effect of alcohol on acetaminophen hepatotoxicity. *Arch Intern Med* 2002;162:1193.

[b]Seligmann H, Potasman I, Weller B y cols. Phenytoin-folic acid interaction: a lesson to be learned. *Clin Neuropharmacol* 1999;22:268-72.

[c]Kirby BJ, Unadkat JD. Grapefruit juice, a glass full of drug interactions? *Clin Pharmacol Ther* 2007;81:631-633.

[d]Booth SL, Centurelli MA, Vitamin K: a practical guide to the dietary management of patients on Coumadin. *Nutr Rev* 1999;57:288-296.

Nutrimentos como remedios para trastornos frecuentes: fuentes de referencia para pacientes

MATERIAL DE REFERENCIA

RECURSOS EN LÍNEA

Guía sobre el uso de la alimentación en condiciones de salud específicas del gobierno estadounidense: https://www.nutrition.gov/topics/diet-and-health-conditions.

Información general y recursos sobre suplementos dietéticos del Gobierno de Estados Unidos: https://www.nutrition.gov/topics/dietary-supplements/vitamin-and-mineral-supplements

Traducción al inglés de las monografías de la Comisión E Alemana realizada por el American Botanical Council: http://cms.herbalgram.org/commissione/index.html

Healthcare's Natural Medicines database del TRC (requiere suscripción): https://naturalmedicines.therapeuticresearch.com/

Medscape: productos herbarios y suplementos: https://reference.medscape.com/drugs/herbals-supplements Nutritionals: https://reference.medscape.com/drugs/nutritionals

RECURSOS IMPRESOS

Craig SY, Haigh J, Harrar S, eds. *The complete book of alternative nutrition*. Emmaus, PA: Rodale Press, Inc., 1997.

Balch JF, Stengler M. *Prescription for natural cures*, 3rd ed. Turner, 2016.

Gaby, A. T*he Natural Pharmacy* 3rd Ed Complete A-Z Reference to Natural Treatments for Common Health Conditions. Harmony, 2009.

Greger M. *How Not To Die*. Flatiron, 2015.

Lininger SW, ed. *The natural pharmacy: from the top experts in the field, your essential guide to vitamins, herbs, minerals and homeopathic remedies*. Rocklin, CA: Prima Publishing, 1998.

Murray MT. *Encyclopedia of nutritional supplements*. Rocklin, CA: Prima Publishing, 1996.

Tyler VE. *The doctor's book of herbal home remedies: cure yourself with nature's most powerful healing agents: advice from 200 experts for more than 150 conditions*. Emmaus, PA: Rodale Press, 2000.

Materiales impresos y en línea para profesionales

MATERIALES DE REFERENCIA

Se remite a los lectores a los libros incluidos en la sección «Lecturas recomendadas» en la bibliografía situada al final de cada capítulo.

BOLETINES

The Nutrition Source: Nutrition updates publicado por Harvard T.H. Chan School of Public Health: https://www.hsph.harvard.edu/nutritionsource/

Recursos sobre nutrición en OVID: https://www.ovid.com/search-result.html?q=nutrition

RECURSOS EN LÍNEA

http://www.healthfinder.gov

Este sitio, útil tanto para profesionales como para legos, depende del U.S. Department of Health and Human Services y sirve como un directorio de fuentes de información para la salud creíbles en internet. Un dispositivo de búsqueda permite la identificación fácil de sitios de interés en nutrición.

https://fdc.nal.usda.gov/

Este sitio permite el acceso al *U.S. Department of Agriculture Nutrient Data Laboratory.* En esta base de datos se puede encontrar la composición de nutrimentos de prácticamente cualquier alimento. Para determinar la composición de nutrimentos de un alimento se debe hacer clic en *«Search»* e introducir el nombre del alimento.

https://acl.gov/programs/health-wellness/nutrition-services

La Administration on Aging mantiene este sitio donde se detalla el programa Elderly Nutrition Program, un programa de asistencia para ancianos. Esta información es útil para los esfuerzos por proveer nutrición a los pacientes de edad avanzada con capacidad limitada para mantener una dieta equilibrada.

https://www.fns.usda.gov/contacts

El U.S. Department of Agriculture actualiza este sitio en el cual se incluyen las oficinas del programa de asistencia alimentaria para niños de cada estado de Estados Unidos.

http://www.cdc.gov/nchs/nhanes.htm

En este sitio del National Center for Health Statistics de los Centers for Disease Control and Prevention se ofrece acceso a datos de ingesta alimentaria de la *National Health and Nutrition Examination Survey.*

http://www.eatright.org

Este sitio, que mantiene la American Dietetic Association, provee información acerca de los servicios de especialistas en nutrición, así como un dispositivo de búsqueda para encontrar a los especialistas locales que pertenecen a la asociación.

https://www.niddk.nih.gov/health-information/diet-nutrition

Este sitio está patrocinado por el National Institute of Diabetes, Digestive and Kidney Disease (NIDDK) de los National Institutes of Health.

https://www.fns.usda.gov/cnpp/dietary-guidelines-americans

Este portal del U.S. Department of Agriculture suministra directrices alimentarias actualizadas.

https://www.nhlbi.nih.gov/

APÉNDICE J *(Continuación)*

Este sitio es auspiciado por el National Heart, Lung, and Blood Institute de los National Institutes of Health y proporciona vínculos profesionales de información sobre el tratamiento de los factores de riesgo cardiovasculares, como hipertensión, obesidad e hiperlipidemia.

http://ods.od.nih.gov/

Página web de la Office of Dietary Supplements de los National Institutes of Health, que ofrece visiones generales de vitaminas individuales, minerales y otros suplementos alimentarios con enlaces (p. ej., a las recomendaciones sobre nutrimentos y la ingesta de referencia diaria), datos rápidos *(QuickFacts)* y hojas informativas *(Fact Sheets)*.

Materiales de referencia impresos y en línea para pacientes

MATERIALES DE REFERENCIA

BOLETINES/REVISTAS

Eating well. Where good taste meats good health. Charlotte, VT. http://www.eatingwell.com

Una revista sobre alimentos y salud con excelentes recetas.

Harvard Health Letter https://www.health.harvard.edu/newsletters/harvard_health_letter

Boletines impresos y digitales e informes temáticos de Harvard Health Publishing

Boletines electrónicos de Oldways https://oldwayspt.org/

Noticias e información sobre la dieta mediterránea

Nutrition Action: Boletín de nutrición publicado por el Center for Science in the Public Interest: https://www.nutritionaction.com/

Tufts University Health & Nutrition Letter http://www.healthletter.tufts.edu

Asesoramiento nutricional sólido para no expertos de una de las principales escuelas de nutrición.

University of California, Berkeley Wellness Letter https://www.healthandwellnessalerts.berkeley.edu/bookstore/wellness-letter/

Asesoramiento bueno y creíble sobre promoción de la salud; incluye nutrición, acondicionamiento y estilo de vida.

LIBROS

LIBROS DE COCINA

Los libros que se presentan a continuación se consideran particularmente útiles, pero son solo una muestra representativa; existen libros para guiar la preparación de alimentos nutritivos para casi todas las categorías de cocina y estado de salud. El paciente con un interés específico en aspectos no incluidos a continuación debe consultar una librería real o virtual.

Americas Test Kitchen. The Complete Mediterranean Cookbook: 500 vibrant, kitchen tested recipes for a living and eating well every day. *ATK*, 2016

Bittman M. *How to cook everything vegetarian*, 2nd ed. Houghton Mifflin Harcourt, 2017.

Goldfarb A. *The six o'clock scramble.* New York, NY: St. Martin's Press, 2006.

Guynet S. *The hungry brain: outsmarting the instincts that make us overeat.* Flatiron Press, 2017.

Hagman B. *The gluten-free gourmet cooks fast and healthy: wheat-free with less fuss and fat.* New York: Henry Holt, 1997.

Lair C. *Feeding the whole family.* Sasquatch Books, 2016.

Madison D. *The new vegetarian cooking for everyone.* Ten Speed Press, 2014

Ottolenghi Y. *Ottolenghi simple: a cookbook.* Ten Speed Press, 2018

Oldways. *Make every day Mediterranean: and oldWays 4-week menu plan.* Oldways. 2019.

Pannell M, ed. *Allergy free cookbook (healthy eating).* New York: Lorenz Books, 1999.

Pascal C. *The whole foods allergy cookbook: two hundred gourmet & homestyle recipes for the food allergic family.* Ridgefield, CT: Vital Health Publishing, 2005.

Ponichtera BJ. *Quick & healthy volume II.* Dalles, OR: Scale Down Publishing, 1995.

Terry B. *Vegetable Kingdom: The abundant world of vegan recipes*. Ten Speed Press, 2020.

ALIMENTACIÓN Y SALUD

Bittman M, Katz DL. *How To Eat: all your food and diet questions answered*. Houghton Mifflin Harcourt, 2020

Buettner, D. *The Blue Zones 2nd Ed: 9 lessons for living longer from the people who've lived the longest*. National Geographic, 2012.

Campbell, TC. *The China study: revised and expanded edition*. BenBella Books, 2016.

Castelli WP, Griffin GC. *Good fat, bad fat: how to lower your cholesterol and reduce the odds of a heart attack*. Tucson: Fisher Books, 1997.

D'Agostino J. *Convertible cooking for a healthy heart*. Easton, PA: Healthy Heart, 1991.

Editors of the Wellness Cooking School, University of California at Berkeley. *The Wellness lowfat cookbook*. New York: Rebus, Inc., 1993.

Katz DL. *The truth about food*. True Health Initiative. 2018

Katz DL, Colino S. *Disease proof*. Plume. 2013.

Katzen M, Willett WC. *Eat, drink, & weigh less*. New York: Hyperion, 2006.

Mateljan G. *The world's healthiest foods*. Seattle: George Mateljan Foundation, 2007.

Melina V, Forest J, Picarski R. *Cooking vegetarian: healthy, delicious, and easy vegetarian cuisine*. New York: Wiley, 1998.

Nestle M. *What to eat*. New York: North Point Press., 2007.

Nigro N, Nigro S. *Companion guide to healthy cooking: a practical introduction to natural ingredients*. Charlottesville, VA: Featherstone Inc., 1996.

Nixon DW, Zanca JA, DeVita VT. *The cancer recovery eating plan: the right foods to help fuel your recovery*. New York: Times Books, 1996.

Ornish, D. *Undo it!: how simple lifestyle changes can reverse most chronic diseases*. Ballantine books. 2019.

Pensiero L, Olivieria S, Osborne M. *The Strang cookbook for cancer prevention*. New York: Dutton, 1998.

Pollan M. *In defense of food*. Penguin, 2008.

Rolls B. *The volumetrics eating plan: techniques and recipes for feeling full on fewer calories*. New York: Harper Paperbacks, 2007.

Rosso J. *Great good food*. New York: Crown/Turtle Bay Books, 1993.

Willett WC. *Eat, drink and be healthy*. New York: Simon and Schuster Source, 2001.

Wood R. *The new whole foods encyclopedia: a comprehensive resource for healthy eating*. New York: Penguin Books, 1999.

FUENTES EN LÍNEA

https://health.gov/myhealthfinder

Este sitio, útil para los usuarios profesionales e individuos legos, lo actualiza el U.S. Department of Health and Human Services y sirve como directorio de fuentes de información con credibilidad para la salud en Internet. Un dispositivo de búsqueda permite la identificación fácil de los sitios de interés en nutrición.

https://www.myplate.gov/

En estos sitios se proporcionan imágenes de la guía de planificación de comidas *MyPlate* del U.S. Department of Agriculture.

https://fdc.nal.usda.gov/

Esta página electrónica establece acceso al *U.S. Departmen of Agriculture Nutrient Data Laboratory*. La composición de nutrimentos de prácticamente cualquier alimento se puede encontrar en la base de datos. Para determinar la composición de un alimento haga clic en «*Search*» e introduzca el nombre del producto.

https://www.heart.org/en/healthy-living/healthy-eating

Este sitio, patrocinado por la American Heart Association, provee mucha información acerca de alimentación y cocina cardiosaludables, con inclusión de recetas detalladas.

https://www.fda.gov/about-fda/center-food-safety-and-applied-nutrition-cfsan/what-we-do-cfsan

En este portal se ofrecen links a los programas a cargo del U.S. Food And Drug Administration's Center for Food Safety and Applied Nutrition.

https://acl.gov/programs/health-wellness/nutrition-services

(Continúa)

APÉNDICE J *(Continuación)*

Este sitio, auspiciado por la Administration on Aging, emite recomendaciones sobre dieta y actividad física para la promoción de la salud ajustadas para ancianos.

https://ific.org/

En este sitio, mantenido por el International Food Information Council, se ofrece información orientada para el consumidor sobre la seguridad de los alimentos.

https://www.fda.gov/food/new-nutrition-facts-label/how-understand-and-use-nutrition-facts-label

En este portal, patrocinado por el U.S. Food and Drug Administration Center for Food Safety and Applied Nutrition, se provee información detallada sobre la interpretación de etiquetas de alimentos, incluido su uso para objetivos de salud específicos.

https://www.eatright.org

En este sitio de la American Dietetic Association se proporciona información acerca de los servicios de profesionales de la nutrición, así como un dispositivo de búsqueda para encontrar especialistas locales que pertenecen a la asociación.

https://www.kidshealth.org

Una fundación privada, el Nemours Center for Children's Health Media, actualiza este sitio que ofrece información precisa sobre la nutrición del recién nacido. Fácil acceso a la información sobre dieta y nutrición de niños mayores hasta la adolescencia.

https://www.niddk.nih.gov/health-information/diet-nutrition

En este portal patrocinado por el National Center for Diabetes, Digestive and Kidney Diseases (NIDDK) de los National Institutes of Health se incluyen amplias referencias sobre cocina y nutrición para el tratamiento de la diabetes.

https://www.mayoclinic.org/healthy-lifestyle/recipes

En esta dirección electrónica se ofrece un libro de cocina virtual auspiciado por la Mayo Foundation for Medical Education and Research de la Mayo Clinic. Los pacientes pueden seleccionar diversas recetas y ver en forma comparativa la composición nutricional de las recetas estándar y modificadas.

https://www.cancer.gov/about-cancer/treatment/side-effects/appetite-loss/nutrition-pdq

Este portal está patrocinado por el National Cancer Institute del National Institutes of Health y reúne información detallada sobre la alimentación y la nutrición en el cuidado del cáncer.

https://www.fda.gov/food/buy-store-serve-safe-food/safe-food-handling

Esta dirección electrónica, auspiciada por el Food and Drug Administration Center for Food Safety and Applied Nutrition, actualiza información para el consumidor acerca de la manipulación, el almacenamiento y la preparación seguras de los alimentos.

http://www.tops.org

Página electrónica del Take Off Pounds Sensibly, un club internacional que ofrece información y apoyo para la disminución sensata de peso.

https://www.nhlbi.nih.gov/health/educational/lose_wt/wtl_prog.htm

En esta dirección, mantenida por el National Heart, Lung and Blood Institute del National Institutes of Health, se proporcionan guías para la selección de un programa de reducción de peso seguro y razonable.

https://www.niddk.nih.gov/health-information/weight-management/choosing-a-safe-successful-weight-loss-program

Este portal, mantenido por el National Institute of Diabetes, Digestive and Kidney Disease (NIDDK) del National Institutes of Health, incluye una guía para la selección de un programa de disminución de peso seguro y razonable.

https://www.healthydiningfinder.com/

Este sitio ofrece una guía para las elecciones alimentarias saludables en cadenas de restaurantes.

https://ods.od.nih.gov/factsheets/list-all/

Página web de la Office of Dietary Supplements de los National Institutes of Health, que ofrece visiones generales de vitaminas individuales, minerales y otros suplementos alimentarios con enlaces (p. ej., a las recomendaciones sobre nutrimentos y la ingesta de referencia diaria), datos rápidos *(QuickFacts)* y hojas informativas *(Fact Sheets)*.

Métodos de planificación de comidas específicos de paciente

Para pacientes con presión arterial alta o en riesgo véase a continuación:

Recursos de la Dieta DASH del NIH-NHLBI: https://www.nhlbi.nih.gov/health-topics/dash-eating-plan

7-Day DASH Diet Meal plan de EatingWell: http://www.eatingwell.com/article/289964/7-day-dash-diet-menu/

Guía DASH de Mayo Clinic: https://www.mayoclinic.org/healthy-lifestyle/nutrition-and-healthy-eating/in-depth/dash-diet/art-20048456

Para pacientes con cardiopatía o riesgo de padecerla, se dispone de recetas cardiosaludables del National Heart, Lung and Blood Institute:

https://healthyeating.nhlbi.nih.gov/

El portal electrónico para los planes de alimentación y recetas para el tratamiento y prevención de la diabetes de la American Diabetes Association está disponible en:

https://www.diabetes.org/nutrition/meal-planning

Asimismo, se pueden estructurar planes de alimentación para pérdida de peso y para diversas enfermedades en:

https://www.sparkpeople.com/

https://www.noom.com/

Pueden encontrarse planes de comidas, recetas y cursos de cocina para dietas basadas en plantas en: https://www.forksoverknives.com/

https://www.bluezones.com/

https://oldwayspt.org/

Índice alfabético de materias

Las figuras se indican con números de página seguidos de *f*. Las tablas se indican con números de página seguidos de *t*.

A

Absentismo, 71
Absorción, 15-17
  hierro no hemo, 641
  lípidos, bloqueo, 106
  macronutrimentos, 573
  metabolismo de las grasas de importancia clínica y, 14-17
  rayos X de doble energía (DEXA), 67
  síndrome malabsorción de cobalamina, 274
  triglicéridos ingeridos, 15
Academy of Nutrition and Dietetics (AND), 414
Accidente cerebrovascular, 221, 643
Acción terapéutica, 740
Aceite(s)
  hígado de bacalao, 816*t*
  oliva, 91, 176, 257
    cáncer y, 257
  parcialmente hidrogenado, 19, 21
  pescado, rendimiento deportivo y, 511
  tropical, 22
  vegetal, 21, 22
Acetato de megestrol, 239, 420
Acetilcolina, patrones de sueño y vigilia y, 527
Ácido(s)
  α-linolénico (ALA), 174, 210, 377, 436, 641
  α-lipoico, 45
  amino, 27, 28*t*
    ramificados, 326
    patrón, 435
  clorogénico, 616
  docosahexaenoico (DHA), 366, 370, 468, 507, 585, 511, 542, 641
    fuentes alimentarias, 788*t*
  eicosapentaenoico (EPA), 19, 209, 299, 511, 542
  esteárico, 19, 23
  fítico, 234
  fólico, 40
  γ-aminobutírico (GABA), 528, 531
  grasos, 15, 18-19, 429, 511
    composición, 433
    en chocolate, 595*t*
    esenciales (AGE), 19-21, 54, 237, 271, 786-790*t*
    libres, 15
    longitudes de cadena, 17, 212
    monoinsaturados (MUFA), 140, 141, 151, 168, 175-176, 209, 211, 658
    poliinsaturados (PUFA), 14, 140, 209, 222, 226, 250, 336, 357
      de cadena larga, 376, 468, 554
    saturados, 211-212

    trans, 173-174
    ω-3
      diabetes *mellitus* y, 151
      embarazo y, 434
      enfermedad respiratoria y, 299
      hemostasia y, 210-211
      nutrición pediátrica y, 468
      osteoporosis y, 288
      trastornos reumáticos y, 354
  linoleico, 20, 542, 789*t*
    conjugado (CLA/ALC), 19, 174, 258
    fuentes alimentarias, 788*t*, 789*t*
  oleico, 594
  orgánicos, 560
  pantoténico (B$_5$), 38, 39
  úrico, 317
Acil-CoA-colesterol aciltransferasa, 18
Acrilamida, 259
ACSM. *V.* American College of Sports Medicine
ACT. *V. Activity Counseling Trial*
Actividad(es) física(s), 78-79, 238
  representativas, 79*t*, 501-502*t*
Activity Counseling Trial (ACT), 702
ADA. *V.* American Diabetes Association
Adolescencia
  alimentación y, 474-481
  ingesta alimentaria de referencia, 475*t*
ADP. *V.* Difosfato de adenosina
Afecciones
  crónicas, 693
  neurodegenerativas, 365, 366
Afroamericanos, 197
AGE. *V.* Ácidos grasos esenciales
Agregación plaquetaria, 209-213, 597, 599
Agua, reposición, 507
AHA. *V.* American Heart Association
Ahogamiento, 740-741
AINE. *V.* Antiinflamatorios no esteroideos
Ajo, 183, 250
ALA. *V.* ácido α-linolénico
Alcohol, 106, 346
  azúcar, 561-562
  bajo consumo, 528, 529
  bebidas, 605
  consumo, 289
  embarazo y, 435
  hemostasia y, 207
  ingesta, 605, 606-609
  nutrimentos, 182
  oculto, problemas, 376
Alcoholismo, 275

Alergia alimentaria, 393-399
    gluten, 398-399
    lactosa, 397-398
    nutrimentos/nutricéuticos/alimentos funcionales,
        397-399
    prevalencia, 393
Alimentación, 63-113
    ácido
        α-lipoico, 370
        docosahaenoico, 370
    adolescencia y, 474-481
    aspartamo, 370-371
    ateroesclerosis y, 164-184
    baja en hidratos de carbono, 30
    cambios terapéuticos en el estilo de vida (TLC),
        165-166t
    cáncer y, 245-260
    carga glucémica baja, 88-91, 146
    cetógena, 365
    ciclo(s)
        menstrual y, 446-453
        vigilia/estado de ánimo y, 526-533
    cognición y, 366, 538-546
    dentición y, 559-567
    dermatosis, 375-379
    diabetes *mellitus* y, 133-154
    dispepsia/úlcera péptica y, 346-351
    embarazo/lactancia y, 429-440
    enfermedad
        cardíaca y, 164-184
        cerebrovascular y, 220-227
        hepatobiliar y, 323-328
        renal y, 304-318
        reumática y, 353-360
    enfermedades respiratorias y, 295-300
    esclerosis múltiple (EM), 368-369
    estilo occidental, 249
    hematopoyesis y, 271-277
    hemostasia y, 207-215
    hidratos de carbono y, 176
    hipertensión y, 196-203
    ingesta
        frutas/verduras, 178-179
        proteínas, 179
    inmunidad y, 232-240
    insuficiencia renal aguda y, 317
    interacciones farmacológicas con, 825-826t
    lactancia y, 429-440
    metabolismo óseo y, 279-289
    neoplasias específicas y, 248-255
    neuropatía, 370
    nutrición pediátrica y, 457-469
    paleolítica, 506
    pérdida de peso, 91-92, 93-94
    popular, 93-94
    recomendaciones sobre los nutrimentos, 457-462
    rendimiento deportivo para, 500-512
    restricción de lípidos, 84-85
    sin gluten, 371

    sueño, 527-529
    trastornos
        gastrointestinales frecuentes y, 331-399
        neurológicos, 365-369
    tratamiento del cáncer y, 260
    vasculopatía periférica y, 220-227
    vitamina
        B$_{12}$, 370
        D, 370
Alimentos, 500-512.
    almidón, 560
    anafilaxia mediada por, 396
    aversiones, 260
    basura, 111, 732
    cobalamina, síndrome de malabsorción, 274
    comida rápida, 719
    composición nutricional de, 824t
    consumo, 572
    cultura popular, 663
    dermatopatología inducida, 375
    dulce, 660
    ecológicos
        frente a convencionales, 258
        promoción de la salud y, 678
    energía, 662
    huevos, 173
    índice glucémico, 89t
    ingesta, 77f
        real, 578f
    insuficiencia renal aguda y, 317
    intolerancia, 393-399
    funcionales, 105-106, 179-184, 226
        alergia alimentaria y, 396-399
        cáncer y, 254-259
        convencionales frente a ecológicos, 258
        dentición y, 564-567, 584-585
        embarazo y, 435
        enfermedad
            hepatobiliar y, 325-327
            renal y, 308-315
            respiratoria y, 298-300
        hematopoyesis y, 275-276
        nutrición pediátrica y, 468
        rendimiento deportivo y, 508-512
        trastornos reumáticos y, 354
    macronutrimentos, sustitutos, 621-635
    orgánico, promoción de la salud y, 677
    para la promoción de la salud, 682t
    para NCEP, 166t
    pirámide guía, 670
    preparación, 792t
    procesamiento, 22, 719
    proporción, 93
    proteína, 29t
    ultraprocesados, 639
Almendras, 183-184
Almidón, 3
    alimentos, 406
    degradación, 5

resistente, 3
Alpha-Tocopherol, Beta-Carotene (ATBC) Cancer Prevention Study, 252
Aluminio, 314
AMA. *V.* American Medical Association
Ambiente obesógeno, 82
Amenorrea, 404
American Academy of Family Physicians, 448, 698, 714
American College of Sports Medicine (ACSM), 503, 703
American Diabetes Association (ADA), 626, 679
American Heart Association (AHA), 23, 46, 93, 98, 137, 137*t*, 150, 164, 211, 222, 224, 248, 346, 474, 511, 634, 677, 714
American Medical Association (AMA), 660, 706, 739
Amilopectina, 3, 4, 145
Aminoácidos, 28*t*
    concentraciones plasmáticas, 34, 46
    de cadena ramificada (BCAA), 34, 247, 324, 326, 492, 527, 680
    enfermedad hepatobiliar y, 323
    esenciales, 54, 235, 317
    patrón, 435
    ramificados (BCAA), 326
    suplementos, rendimiento deportivo y, 511
Amoníaco, 30, 95, 326
AMP. *V.* Monofosfato de adenosina
Anemia(s)
    deportiva, 274
    ferropénica, 272
    nutricionales, 271-277
Angioedema, 375, 393, 395
Anomalías ortopédicas, 69
Anorexia nerviosa, 403-404
Antígenos, 232, 237, 238, 341, 356
    ingeridos, 393
Antiinflamatorios no esteroideos (AINE), trastornos reumáticos y, 355-357
Antioxidantes, 45-46
    bioflavonoides, 151, 593, 606
    enfermedad respiratoria y, 299
    nutrimentos, 179-184, 541
    rendimiento deportivo y, 509, 511, 512
    vitaminas, 212
Antojos, 576
Antropometría, 64, 75, 144, 154
Apetito, 571-585
Aporte de oxígeno, 430
    adecuado, 430
Apoyo nutricional
    enteral, 416-418
    parenteral, 418-420
AR. *V.* Artritis reumatoide
Arándano (*Vaccinium macrocarpon*), dentición y, 565-566
AREDS. *V.* Estudio sobre las enfermedades oculares relacionadas con la edad

Arginina, 27-28*t*, 34, 54, 213, 235, 240, 385, 386, 390, 511, 594*t*
Arroz de levadura roja, extracto de, 184
Arsénico, 53
Artritis
    degenerativa, 354
    osteoartritis (artrosis), 354
    reumatoide (AR), 234, 353, 355-357
Artrosis, 354
Artrosis, como trastornos reumáticos, 354
Ascitis, 323
Ascorbato, 316-317
Asesoramiento
    alimentario, 721
        en la práctica clínica, 714-724
        innovaciones tecnológicas en, 722-723
        sobre el estilo de vida, 721
    en atención primaria
        constructos, 702-704
            ACT, 702
            MTT, 703-704
            PACE, 702
            PAL, 703
            PSM, 703
            STEP, 703
        recomendaciones para, 698-701
    médico
        eficacia, 695-698
        obstáculos para el asesoramiento, 691-694
            superar las barreras, 695
Asma, desarrollo, 297
Aspartamo, 148
    trastornos neurológicos y, 372
Aspiración, 417
ATBC. *V. Alpha-Tocopherol, Beta-Carotene Cancer Prevention Study*
Ateroesclerosis, 304, 311
    alimentación y, 164-184
ATG. *V.* Glucosa, alteración de la tolerancia a
ATP. *V.* Trifosfato de adenosina
Atracones, ingesta excesiva, 80, 107, 110, 402-405
    trastorno por, 405
Aumento de peso inadecuado, 431
Ayuno, 367
Azoemia, 306
Azúcar
    alcoholes, 561-562, 627-628
    fructosa/jarabe de maíz rico en fructosa, 147-148
    promoción de la salud y, 676-677
    sustitutos, dentición y, 583-584
Azufre, 49

B
Balance
    decisiones, 720*f*
    nitrogenado, 27, 496, 750*t*
    negativo, 383, 496
Barreras físicas, 232

BCAA. *V. Aminoácidos ramificados*
Bebidas azucaradas, 107
Belleza, 108
β-Caroteno, 256
β-hidroxi-β-metilbutirato (HMB), 389, 421, 512
Bicarbonato, 511
Bifidobacterium, 298
Biología, 653
    evolutiva, 77, 137, 653-665, 681
Bioquímica, 640
Biotina, 40, 766-767*t*
Bisfosfonatos, 284
Bogalusa Heart Study, 466, 467
Boro, 768-769*t*
    osteoporosis y, 287
BRAT, dieta (pan, arroz, salsa de manzana y tostadas),
    334, 339
Bromelina, curación de heridas y, 214, 387
Bulimia nerviosa, 404

C

Cacahuetes y diabetes *mellitus*, 147
Cacao, 151, 183, 593, 594
Café
    ácido clorogénico, 616
    cáncer colorrectal y, 617
    efectos sobre la salud, 613-617
    embarazo y, 435
Calcio, 46-47, 183, 433, 771-773*t*
    cicatrización de heridas y, 383
    embarazo y, 435-436
    ingesta baja, 283
    osteoporosis y, 282
Cálculos
    biliares, 69
    de calcio, 318
Calibradores, 414
Calorías, 731-733
Cambio(s), 718*f*
    comportamiento, 697, 699
    terapéuticos en el estilo de vida (TLC), 165
        composición de nutrimentos de la dieta de, 166*t*
        objetivos de colesterol-lipoproteínas de baja
        densidad para, 166*t*
Cambridge Heart Antioxidant Study, 180
Cáncer, 644
    aceite de oliva y, 257
    ácido linoleico conjugado y, 258
    acrilamida y, 259
    alimentación y, 245-261
    alimentos ecológicos frente a convencionales, 258
    β-caroteno, 256
    carotenoides y, 256
    cavidad bucal, 255
    clínicamente manifiesto, 247
    colon, 248-250
    colorrectal, 617
    compuestos de alilo y, 258
    edulcorantes artificiales y, 258

etanol y, 258
*European Prospective Investigation of Cancer and
    Nutrition* (EPIC), 249
fibra y, 248, 257
flavonoides y, 259
folato y, 258
gástrico, 254
hojas de té y, 259
isotiocianatos y, 258
licopeno y, 256
mama, 251-252
neoplasias específicas y, 248-255
nutrimentos/nutricéuticos/alimentos funcionales,
    255-259
prevención de enfermedades y, 679
próstata, 253-254
pulmón, 252-253
residuos de plaguicidas y, 259
restricción calórica y, 259-260
selenio y, 257
soja y, 258
té verde y, 257
terpenos y, 259
tratamiento, alimentación y, 260
vitamina
    C y, 256
    E y, 256
Canela, 152
Capacidad de absorción de radicales de
    oxígeno, 596
Capsaicina, úlcera péptica y, 349-350
Caquexia, 412-422
    consideraciones nutrigenómicas para, 421
Carga glucémica (CG), 9*t*, 9, 11, 145-146
    baja, 581
    dietas, 146
    índice glucémico y, 89*t*
Caries, 561
Cariógeno, 561, 562, 566, 567
Carne, 560, 655
    de origen vegetal, alternativas, 646
    de vacuno doméstica, 655
    promoción de la salud y, 675
Carotenoides, 179-184, 235, 429, 551, 776-779*t*
    suplemento, 235
Catabolismo, 310
Cataratas, 550, 551, 552, 553, 555
CATCH. *V. Child and Adolescent Trial for
    Cardiovascular Health*
CDC. *V. Centers for Disease Control and Prevention*
Cefalea, 366-367
Centers
    for Disease Control and Prevention (CDC), 69
    for Medicare and Medicaid Services (CMS), 695
Cereales, promoción de la salud y, 676
Cetoácidos de cadena ramificada, 326
Cetoacidosis, 134
CG. *V. Carga glucémica*
Chicago Western Electric Study, 223

Child and Adolescent Trial for Cardiovascular Health (CATCH), 467

Chocolate, 530
  ácidos grasos en, 595*t*
  con leche, 594
  efectos en la salud, 593-601
    consideraciones nutrigenómicas y metabolómicas, 601
    estudios
      epidemiológicos, 596
      experimentales, 596-597
    mecanismos de acción, 599
    preocupación por el medio ambiente, 600
    riesgos, posibles, 599-600
  negro, 183, 593
  salvado de cacao aromatizado, 598

Ciclo(s)
  Krebs, 39, 606
  menstrual, 446-453
    irregularidades, 451-453
    prototípico, fases, 447*t*
  vigilia, 526-533

Ciclooxigenasa-1 (COX-1), 208

Cirugía, 103-104
  bariátrica, para la obesidad, 740

Cisteína, 457

Citocinas, 296

CLA/ALC. *V.* Ácido linoleico conjugado

Cloro, 149

Cloruro, 48-49

Clostridium, 334

CMS. *V.* Centers for Medicare and Medicaid Services

Cobalto, 46, 50

Cobre, 49-50
  dentición y, 583

«Cóctel de Myers», 357

Coenzima Q$_{10}$ (ubiquinona), 45
  intervalo de ingesta, 770*t*
  nutrimentos, 184
  rendimiento deportivo y, 511
  tabla de referencia nutricional, 782*t* -783

Colecistocinina, 45, 80, 339, 348, 404, 528, 573,

Colelitiasis, 339, 420

Colestasis, 339, 420

Colesterol, 14
  hipercolesterolemia, 69
  LDL y, 166*t*, 169, 221
  lecitina colesterol-aciltransferasa, 18
  National Cholesterol Education Program (NCEP), 68, 167*t*
  reducción, 220

Colestiramina, 340

Cólico del lactante, 338

Colitis ulcerosa, 337

Comida
  basura, 111, 732, 735
  dulce, 660
  rápida, 719

Comité para la prevención de la obesidad en niños pequeños del IOM, 465

Composición corporal, 91

Compuestos
  alilo, cáncer y, 258
  polifenólicos, 45, 213

Concentración de hemoglobina corpuscular media, 431

Consideraciones metabolómicas, para cacao/chocolate, consumo, 601

Constructos, para asesoramiento nutricional, 715-723
  detalles, 716-723

Consulta alimentaria, 387, 390

Consumo
  de calcio a lo largo de la vida, 283
  elevado de grasas, 503
  excesivo de alimentos, 83
  isocalórico, 640

Convulsiones, 367-368

Cortisona, 80

COX-1. *V.* Ciclooxigenasa 1

Creatina, 509, 784-785*t*
  fosfato, 509

Crecimiento y peso corporal, evaluación, 751-760*t*

Cristalización, 339-340

Cromo, 51-52, 105, 150-151, 780-781*t*
  picolinato de, 511

«Culpar a la víctima», 82, 109, 719

Cultura, 653-665
  alimentaria popular, 663

D

DASH. *V. Dietary Approaches to Stop Hypertension*

Defectos del tubo neural (DTN), 429

Deficiencia
  congénita, enzima glucosa-6-fosfato-deshidrogenasa, 7
  lactasa, 6

Degeneración macular asociada a la edad (DMAE), 550, 551, 552, 553, 554, 555

Dentición
  alimentación y, 559-567
  alimentos funcionales y, 584-585
  arándano y, 565-566
  cafeína y, 583
  calcio y, 565
  cobre y, 583
  cromo y, 583
  extracto de grano de café verde y, 584
  fluoruro y, 565
  Garcinia mangostana y, 584
  hierro y, 566
  Hoodia gordonii y, 583
  jarabe de maíz con alto contenido de fructosa (JMAF), 567
  mangostán y, 584
  nutricéuticos y, 583
  nutrimentos y, 582-585
  nutrimentos/nutricéuticos/alimentos funcionales y, 564-567

Dentición (*continuación*)
  probióticos y, 566
  recursos para los pacientes, 585
  sal y, 583
  sustitutos del azúcar y, 583
  variantes genéticas relevantes para, 564
  vitamina(s)
    A y, 583
    B y, 583
    D y, 564-565
  xilitol y, 566-567
  zinc y, 583
Dermatitis, 357, 375, 379
  atópica, 375, 377-378, 393, 395
  seborreica, 376
Dermatopatología, 375, 376
Dermatosis, 375-379
  acné, 378
  cáncer cutáneo, 378-379
  dermatitis atópica y de contrato, 377-378
  psoriasis, 378
Deshidratación, 366, 367, 500
Deshidroepiandrosterona (DHEA), 510, 544-545
Deshidrogenasa, 608
Desnutrición, 33, 233, 247, 412-422
DEXA. *V.* Absorción de rayos X de doble energía
DHA. *V.* Ácido docosahexaenoico
DHEA. *V.* Deshidroepiandrosterona
Diabetes
  inicio en la edad adulta. *V.* diabetes de tipo 2
  juvenil, 135
  mellitus, 63, 659
    ácidos grasos ω-3, 151
    alimentación y, 133-154
    azúcar/fructosa/jarabe de maíz de alta fructosa y, 147-148
    cacao/flavonoides, 151
    criterios diagnósticos de, 134
    cromo, 150-151
    embarazo y, 439
    epidemiología, 134
    equilibrio energético y, 144-145
    fibra y, 150
    inicio juvenil, 135
    MUFA, 151
    nueces/cacahuetes y, 147
    otros edulcorantes para, 148-150
    patogenia, 134-138
    pérdida de peso y, 144-145
    prevención de enfermedades para, 679
    resistencia a la insulina y, 133-154
    tipo 1 frente a tipo 2, 69
    tipo 2, 68, 465-468
    tratamiento alimentario, 138-146
    vanadio y, 151
  prevention program (DPP), 133, 137, 139, 153, 169, 208, 679, 702
  tipo 2, 69, 468, 643-644
    nutrición pediátrica y, 468

Diagrama de flujo de «MUST», 413*f*
Diálisis, 310
Diarrea, 334-335
Dientes, 559
Dieta(s)
  bajas en hidratos de carbono, 30
  bajo índice glucémico, 88-91
  basadas en plantas, 639
    ácidos grasos ω-3, 641-642
    aspectos clínicos destacados, 642-647
    calcio, 641
    hierro, 641
    medio ambiente, 647
    proteínas, 639-640
    terminología, 639
    uso terapéutico de los veganos, vegetarianos y, 647
    vitamina
      A, 640
      B_{12}, 640
    yodo, 640-641
    zinc, 641
  cetógena, 365
  con restricción de hidratos de carbono, 84-88
  con supervisión médica, 102-103
  estadounidense, 671*t*
  estructuradas con supervisión médica, 104
  humana nativa, 97, 653
  mediterránea, 91-92, 209
  muy hipocalóricas (VLCD), 104, 144
  populares, 92
    riesgos, 93-94
  vegetarianas, nutrición, 639-647
Dietary Approaches to Stop Hypertension (DASH), 491
  alimentación, 208, 209
  estudio, 200, 203
Dietary Guidelines for Americans, 467
Difosfato de adenosina (ADP), 5
Difusión, 6
  pasiva, 6
Dinucleótido de nicotinamida y adenina (NADH), 5, 38
Disacáridos, 3
DISC. *V.* Estudio DISC
Disfagia, 486
Dislipidemia, 92, 137, 151
Dismenorrea, 452
Dispepsia, 346-351
Displasia precancerosa, 247
Dispositivos electrónicos, 719
Distimia, 95
Distribución
  de comidas, promoción de la salud y, 674
  de macronutrimentos, 140-143
Diverticulitis, 337
Diverticulosis, 337
DMAE. *V.* Degeneración macular asociada a la edad
Dogma alimentario, peligros, 734-737

Dopamina, 80
ciclos de sueño y vigilia y, 528
DPP. *V. Diabetes prevention program*
DTN. *V.* Defectos del tubo neural

E

Eccema atópico, 376
Ecuación Harris-Benedict, 82, 416
Edulcorantes
artificiales, 258
diabetes *mellitus* y, 148-150
no nutritivos (NNS), 11, 335, 627
Efectos
ergogénicos, 500-512
sobre la salud
café, 613-617
chocolate, 593-601
etanol, 605-609
EHNA. *V.* Esteatohepatitis no alcohólica
Ejercicio, 503
PACE, 702
posparto, 432
STEP, 703
Electroencefalograma, 526
Electrólitos, 431
EM. *V.* Esclerosis múltiple
Embarazo, 107, 144, 275
ácidos grasos ω-3 y, 436-437
alcohol y, 435
alimentación y, 429-435
cafeína/café y, 435
calcio y, 435
colina, 436
diabetes/diabetes gestacional y, 439
dietas vegetarianas/veganas y, 440
fenilcetonuria y, 439
flúor y, 437
folato y, 437
hierro y, 437
ingesta de nutrimentos recomendada para, 430t
jengibre y, 437
magnesio y, 438
nutrimentos/nutricéuticos/alimentos funcionales y,
435-439
selenio y, 438
VIH y, 439
vitamina
B_6 y, 438
B_{12} y, 438
C y, 438
D y, 439
yodo, 438
zinc y, 439
Embarazo/lactancia/infancia, 645
Emulsión, 15
lipídica, 419
Encefalopatía de Wernicke, 38
Endocrinopatía, 81
Endotelio, 311

Energía, 3
absorciometría de rayos X de doble energía, 67
alimentos densos, 662
de entrada, 571
densidad, 579, 673t
desnutrición, 233
equilibrio, 74-80
comparación de macronutrimentos, 673t
diabetes *mellitus* y, 144
influencias genéticas, 81-82
gasto(s), 74, 76, 134, 501t
energético en reposo, 74
hidrato de carbono, 3
insuficiencia, 496
obesidad y, 73-80
restricción, promoción de la salud y, 674-675
Enfermedad
cardiovascular (ECV), 66, 220-227, 642-643,
677-678
prevención de enfermedades, 677-678
riesgo, 65
celíaca, 333
cerebrovascular, 220-227, 678
prevención de enfermedades para, 678-679
corazón, alimentación y, 164-184
Crohn, 337
EPOC, 295, 296, 297
hepática, 323-324
prevención de enfermedades y, 680
hepatobiliar, 323-328
aminoácidos y, 326
ramificados y, 326
cetoácidos de cadena ramificada y, 326
componentes bioactivos, 327
glutamina y, 326
nutrimentos inorgánicos, 327
nutrimentos/nutricéuticos/alimentos
funcionales para, 325-327
proteínas vegetales y, 325-326
vitaminas y, 327
infecciosa, 680
inflamatorias
intestino, 335, 337, 679
prevención de enfermedades y, 679
obesidad como, 739-740
por reflujo gastroesofágico (ERGE), 332, 346,
349, 350
prevención, 669-684
pulmonar obstructiva crónica (EPOC), 46
renal, 304-318
ácido úrico y, 317
ácidos de la alimentación/acidosis
metabólica y, 313
agua y, 312
alimentación y, 306-310
alteraciones endocrinas, 317-318
aluminio y, 314
ascorbato, 316-317
calcio y, 314, 316

Enfermedad (*continuación*)
    carnitina y, 315
    consumo de proteínas animales, 315
    crónica, estadios, 305*t*
    energía, 311
    etapas y causas, 304-306
    fibra y, 312
    fósforo y, 313
    grasa de los alimentos y, 311
    hidratos de carbono/fibra de los alimentos
        y, 311-312
    hierro y, 314
    hiperlipidemia, 318
    insuficiencia renal aguda, 317
    L-arginina y, 310
    líquido y, 312, 315-316
    nefrolitiasis y, 315-317
    nutrimentos/nutricéuticos/alimentos funcionales
        y, 306-315
    oxalato y, 316
    piridoxina y, 317
    potasio y, 312-313
    proteínas y, 308-311
    selenio, 314
    síndrome nefrótico, 317
    sodio y, 312, 315
    vitamina(s)
        D y, 314
        hidrosolubles y, 314
    zinc y, 314
    respiratorias
        ácidos grasos ω-3 y, 299
        alimentación y, 295-300
        antioxidantes y, 299
        consideraciones nutrigenómicas para, 300
        fósforo y, 298
        glutamato monosódico y, 298-299
        magnesio y, 299
        nutrimentos/nutricéuticos/alimentos funcionales
            y, 298-300
        vitamina D y, 299
    reumática, 353-360
    silimarina y, 325
    triglicéridos de cadena media y, 326
    úlcera péptica, 347-350
        alcohol, 349
        alergias alimentarias, 349
        alimentación, 348
        bebidas carbonatadas, 348-349
        café y, 350
        capsaicina y, 349, 350
        fibra, 347
        grasas, 348
        lácteos, 348
        nutrimentos/nutricéuticos/alimentos funcionales
            y, 349-350
        pérdida de peso, 349
        plantas/hierbas/especias y, 350
        polifenoles del té y, 350

    proteínas, 347-348
    vascular
        ateroesclerótica, 220
        periférica, 220-227
    vesícula biliar, 145
Ensayo
    CARET, 256
    controlado aleatorizado (ECA), 742
    de intervención nutricional de Linxian, 223
    GISSI, 175, 180
    HOPE, 180
    INTERSALT, 183, 203
    MONICA (*Monitoring Trends and Determinants in Cardiovascular Disease Project*), 606
    OPTILIP, 211
Enterocitos, 419
Entorno nutricional tóxico, 723
Entrevista motivacional, 699, 720*t*
Envejecimiento, 577
    y nutrición, 552
EPA. *V.* Ácido eicosapentaenoico
EPIC. *V. European Prospective Investigation of Cancer and Nutrition*
Epigalocatequina-3-galato, trastornos reumáticos, 354, 360
EPOC. *V.* Enfermedad pulmonar obstructiva crónica
Equilibrio energético, 571
ERGE. *V.* Enfermedad por reflujo gastroesofágico
Eritritol, 562
Esclerosis múltiple (EM), 368-369
Esfuerzo extremo, 503
Esofagitis eosinófila (EEo), 331-332
Esperanza de vida, 485, 642
Espondilitis, 357
    anquilosante, 357
Estado
    de ánimo, 526-533
    nutricional, 271
Estanoles/esteroles vegetales, 183
Estaño, 53
Esteatohepatitis no alcohólica (EHNA), 325, 326, 327
Estevia, 149, 622
Estilo de vida
    asesoramiento, 98, 721
    cambios terapéuticos en (TLC), 165, 166*t*
    hipertensión y, 197*t*
    sedentarismo, 222
Estradiol, concentraciones, 446
Estreñimiento, 333-335
Estrógeno posmenopáusico, 554
Estudio(s)
    Adventist Health, 644
    Blue mountain en Australia, 551-552
    de asociación de genoma completo (GWAS), 152
    DISC (*Dietary Intervention Study in Children*), 467
    EPIC-Oxford, 642, 643

PACE (*Patient-centered assessment counseling for exercise and nutrition*), 702
sobre enfermedades oculares relacionadas con la edad (AREDS), 552
VeChi sobre alimentación alemán, 645
Etanol, 340
cáncer y, 258
efectos sobre la salud, 605-609
Europa, 658
medieval, 658, 663
European Prospective Investigation of Cancer and Nutrition (EPIC), 249
Exigencia metabólica, 28-29
Extracto(s)
cartílago, 359
grano de café verde, dentición y, 584

F
Fármacos, dosis de carga, 631
FDA. V. Food and Drug Administration
Fenilcetonuria, 439
Ferritina sérica, 478
Festín, 660
Fibra
adecuada, ingesta, 333
alimentaria, 210, 312, 643, 673, 673*t*
cáncer y, 248, 257
diabetes *mellitus* y, 150
intervalo de ingesta, 791-793*t*
soluble, 215, 673
tabla de referencia nutricional, 791-793*t*
Fibrinolisis, 208
Fibromialgia, 357
Fitoestrógenos
efectos endocrinos de la alimentación, 517-522
osteoporosis y, 286-287
Flavonoides, 151, 179-180, 213, 794-795*t*
Flavonoides, cáncer y, 259
Flujo
linfático, 16
portal, 16
Flúor, 52, 437
dentición y, 565
osteoporosis y, 287
Fluorosis, 565
FODMAP (oligo-, di-, monosacáridos y polioles fermentables), 334
Folato, 434, 437, 796-798*t*
cáncer y, 258
hematopoiesis and, 275
niveles máximos de ingesta tolerables, 797*t*
suplementación, 673
Food and Drug Administration (FDA), 436, 526, 585
Fórmula(s)
enterales, 417-418
hidrolizado de suero de leche, 338
hipoalergénicas, 395
monoméricas, 417

Fósforo, 47, 284, 804-805*t*
alto contenido alimentario, 284
enfermedad
renal y, 313
respiratoria y, 298
osteoporosis y, 284
Fracturas óseas posmenopáusicas, 282
Fructosa, 7, 581
promoción de la salud y, 676-677
Frustración, 109
Frutas, 138, 178
FSH. V. Hormona foliculoestimulante
Función
cerebral, 366
cognitiva
alimentación y, 366
DHEA y, 544
ginkgo biloba y, 545
ginseng y, 545
suplemento de colina y, 545
de barrera intestinal, 341
inmunitaria, 236

G
GAA. V. Glucosa alterada en ayunas
GABA. V. Ácido γ-aminobutírico
Galactosa, 6, 7
Galanina, 80
Garcinia mangostana, dentición y, 584
Gasto energético en reposo (GER), 74, 75, 80-82, 101, 105, 112
Gastrectomía, 339
Gastroenteritis, 338
Gatorade®, 508
Generalmente reconocido como seguro (GRAS), 149, 342, 622
Genisteína, 518, 519
trastornos reumáticos, 360
Genómica, 152
nutrigenómica, 200
GER. V. Gasto energético en reposo
Gingivitis, 564
Ginkgo biloba, función cognitiva, 545
Ginseng, función cognitiva, 545
Glicina, 34
GLP-1. V. Péptido 1 similar al glucagón
Glucación, 486
Glucocorticoesteroides, 573
Glucógeno, 3
Glucogenólisis, 135
hepática, 136, 138, 150, 151
Gluconeogénesis, 33
Glucosa, 6
alteración de la tolerancia a (ATG), 133
alterada en ayunas (GAA), 133, 468
ayuno perjudicial, 134
metabolismo, 317, 616
posprandial, 145
Glucosilación, 136

Glutamato
    ciclos de vigilia/estado de ánimo y, 529
    monosódico, 298-299
Glutamina, 27, 249, 336, 418, 419
    enfermedad hepatobiliar y, 326
Gluten, 398-399
    enteropatía, 333
Gota, 354-355
GRAS. V. Generalmente reconocido como reguro
Grasa(s). V. también Ácido(s)
    absorción, bloqueo, 106
    alimentaria, 170-178, 672
        ácidos grasos trans, 173-174
        colesterol, 173
        enfermedad renal y, 311
        monoinsaturada, 176-177
        poliinsaturada, 174-176
        promoción de la salud y, 672
        resumen, 177-178
        saturada, 171-173
        total, 170-171
    calidad, 168
    clases, 16t
    consumo elevado, 506
    corporal
        declaración, 74
        pérdida, 87-88, 146
    dietas con restricción de, 84-85, 175
    distribución de los tejidos, 67
    extracto de arroz de levadura roja, 184
    ingesta alimentaria elevada, 78
    metabolismo, 15-17
    miméticos, 632-633
    MUFA, 140, 141, 151, 167, 175-176, 211, 658
    oxidación, 106, 506
    PUFA, 14, 140, 147, 153, 168, 175-176
    reducción de calorías, 631
    restricción de, pautas alimentarias, 168
    saturada, 20, 140, 171-173
    síntesis, disminuida, 106
    sustitutos, 580, 632
    total, 170-171
    trans, 22
    visceral, 66
    vitamina(s)
        A y, 41-42
        D y, 42-43
        E y, 43
        K y, 43-44
        solubles, 41-43, 633
Grosor de la íntima carotídea, 225
Gusto, 571-585
GWAS. V. Estudios de asociación de genoma completo

H
Habituación fisiológica, 580
Hambre, 571-585
HCPCS. V. Healthcare Common Procedure Coding
    System

HDL. V. Lipoproteínas de alta densidad
Health Professionals Follow-Up Study, 606
Healthcare Common Procedure Coding System
    (HCPCS), 694
Helicobacter pylori (H. pylori), 41, 254, 348, 394, 486
Hematopoyesis
    alimentación y, 271-277
    consideraciones nutrigenómicas para, 276-277
    folato y, 275
    nutrimentos/nutricéuticos/alimentos funcionales,
        275-276
    vitamina B$_{12}$ y, 276
Hemostasia
    ácidos grasos
        monoinsaturados y, 211
        ω-3 y, 210-211
        saturados, 211-212
    actividad física, 208
    alcohol y, 209-210
    arginina y, 213
    fibra alimentaria, 210
    flavonoides y, 213
    grasa, 210
    ingesta de energía y control de peso, 207-208
    interacciones dieta/fármaco, 214
    microbioma, 214
    nutrigenética, 214
    patrones alimentarios, 208-209
    vitamina(s)
        antioxidantes y, 212
        D, 213
        K y, 212-213
Hepatitis, 69
Hepatocitos, función normal, 207
Hepatotoxicidad, 825t
Heridas, cicatrización de, 383-390
    aminoácidos, 384-385
    crónicas, 388-389
    fluidos, 384
    lesiones por presión, 388
    lípidos, 384
    no nutrimentos, 386-387
    nutrimentos inorgánicos, 385-386
    población en, 390
    por quemaduras, 389-390
    proteínas, 383-384
    quirúrgicas, 387-388
    requerimientos energéticos, 383
    vitaminas, 385
HGNA. V. Hígado graso no alcohólico
Hidratación, 507-508
    deshidratación, 500
    intravenosa, 338
Hidratos de carbono
    abundantes, preparados, 296
    alimentación y, 10, 176
    clasificación, 4t, 8-10
    complejos, 97
    con alto índice glucémico, 527

de importancia clínica, metabolismo, 3-11
dieta(s)
baja(s) en, 30
con restricción de, 84
importancia, 4
ingeridos, 560
ingesta, 30, 567, 580
metabolismo, modulación de, 105-106
monosacáridos y, 4
restricción extrema, 95*t*
Hidrogenación parcial, 14
Hierro, 49
dentición y, 566
embarazo y, 437-438
enfermedad renal y, 312
insuficiencia, 271
osteoporosis y, 286
suplemento, 674
Hígado graso no alcohólico (HGNA), 325-328, 617
Hiperandrogenemia, 69
Hiperbilirrubinemia, 439, 460
Hipercalciuria, 47, 95, 281, 420
Hipercolesterolemia, 69, 164, 213, 360
Hiperglucemia, 86, 100, 106, 134, 135, 136, 152, 233, 311, 360, 389, 416, 540, 564, 621
Hiperhomocisteinemia, 180, 214, 275, 276, 544
Hiperinsulinemia, 69, 143
Hiperlipidemia, 143, 318
Hiperparatiroidismo, 314
secundario, 314
Hipersensibilidad, 396
Hipertensión, 69, 137. *V. también* Presión arterial
afroamericanos y, 197
determinantes sociales, 201
estadio 1, 704
genética, 200-201
interacciones farmacológicas, 201
intervenciones en el estilo de vida, 197*t*
intracraneal, 69
patrones alimentarios, 197-200
poblaciones, 197
portal, 325
potasio y, 203
sodio y, 201-203
visión general, 196-201
Hipertrigliceridemia, 137, 315
Hiperuricemia, 317, 355,
Hipocalcemia, 47, 314, 439, 450
Hipofosfatemia, 298, 406
Hipoglucemia, 144, 575
Hiponatremia, 507
Hipotálamo, 577
Hipotiroidismo, 81
SII. *V.* Síndrome del intestino irritable
Hogar médico, 721
Hojas de té, cáncer y, 259
Homo
erectus, 654
habilis, 654

sapiens, 737, 745
Homocisteína, 225, 544
Hoodia gordonii, 106
dentición, 583
Hormona
antidiurética (ADH), 494
foliculoestimulante (FSH), 446
luteinizante (lutropina), 446
paratiroidea (PTH), 279
Hueso
esponjoso, 281
médula, 234
metabolismo, 279-289
mineralización, 480
Huevos, 173
promoción de la salud y, 675

I

IBP. *V.* Inhibidor de la bomba de protones
IDR. *V.* Ingesta diaria recomendada
IG. *V.* Índice glucémico
Imagen corporal, 108
IMB. *V.* Índice metabólico basal
IMC. *V.* Índice de masa corporal
IMPACT. *V. Increasing Motivation for Physical Activity Project*
Impreso de ingesta de alimentos, 763*t*
IMR. *V.* Índice metabólico en reposo
Increasing Motivation for Physical Activity Project (IMPACT), 702
Índice
alimentario basado en plantas, 645-646, 646*t*
de masa corporal (IMC), 64, 65*t*
altura/peso, 66*t*
de salud relativamente deficiente, 74
glucémico (IG), 9*t*, 10-11, 144-145
alimentos habituales, 89*t*, 138*t*
carga glucémica y, 90*t*, 139*t*
metabólico
basal (IMB), 76
en reposo (IMR), 492
Infancia
cantidades alimentarias recomendadas, 459*t*
obesidad, 465
sobrepeso, 461
Infarto de miocardio (IM), 175
Infección(es)
enfermedad, 680
heridas, 389
por virus de la inmunodeficiencia humana, 238-239
respiratorias, 298
Inflamación, 299
Infusión intragástrica, 528
Ingesta
adecuada de fibra, 334
alimentaria de referencia, 475*t*, 477, 492. *V. también* Ingesta diaria recomendada
diaria recomendada (IDR), 280, 431, 433, 458, 459*t*

Ingesta (*continuación*)
 mayores de 70 años, 490*t*
 real de alimentos, 578*f*
Inhibidor(es)
 de la bomba de protones (IBP), 288
 del activador del plasminógeno (PAI-1), 207
 selectivos de la recaptación de serotonina (ISRS), 34
Inmunidad
 ácidos grasos esenciales y, 236-237
 actividad física y, 238
 aminoácidos esenciales/arginina y, 235
 envejecimiento, 238
 hierro y, 49
 infección por coronavirus, 239
 leche materna, 238
 probióticos y prebióticos, 237-238
 selenio y, 237
 vitamina
  A y carotenoides, 235
  C, 235
  E, 236
 zinc, 234
Inmunoglobulina, 232
 A sérica, 357
Inmunosenescencia,
 envejecimiento, 485-497
Inositol, 45
Institute of Medicine (IOM), 170
Insuficiencia(s)
 ácidos grasos esenciales, 415
 nutricionales frecuentes, 415*t*
 pancreática, 16
 renal, 360
  aguda, 317
  prevención de enfermedades y, 680
Insulina, 7
 endógena, producción, 134
 producción basal de, 135
 resistencia, 69, 134-154
Interacción
 entre alimentación y medicamentos, 213
  retraso neurológico, 371
  trastornos reumáticos y, 354
 nutrimentos y fármacos, 360
  enfermedad reumática, 360
Intervalo de ingesta recomendado, 764-823
 arginina, 764*t*
 biotina, 766*t*
 boro, 768*t*
 cafeína, 770*t*
 calcio, 771-772*t*
 carnitina, 774-775*t*
 carotenoides/vitamina A, 776-777
 coenzima Q_{10}, 782-783*t*
 creatina, 784-785*t*
 cromo, 780*t*
 fibra, 791-792*t*
 flavonoides, 794-795*t*
 folato/vitamina B_9, 796-798*t*

 fósforo, 804-805*t*
 licopeno, 799-800*t*
 magnesio, 801-803*t*
 selenio, 806-808*t*
 vitamina
  B_6, 809-811*t*
  C (ácido ascórbico), 812-814*t*
  D, 815-817*t*
  E (α-tocoferol), 818-820*t*
 zinc, 821-823*t*
Intolerancia al gluten no celíaca, 399
IOM. *V.* Institute of Medicine
Isoflavonas, 448
Isotiocianatos, 258
ISRS. *V.* Inhibidores selectivos de la recaptación de serotonina

J
Jarabe de maíz rico en fructosa (JMRF), 148, 567
Jengibre, 437
 úlcera péptica y, 348
Jugo de toronja, 825*t*

K
Kilocaloría, 731
Klebsiella, 357

L
Lactancia, 275, 460-462
 alimentación y, 429-435
Lactobacillus, 348
Lactosa, 397-398
Lactovegetariano, 639
L-Arginina, 310
L-Carnitina, 44, 179
Lactulosa, 324
LDL. *V.* Lipoproteínas de baja densidad
Lecitina colesterol-aciltransferasa, 18
Lectinas, 736
Leptina, 81
 concentraciones, 580
Lesión
 oxidativa, 297
LH. *V.* Hormona luteinizante
Licopeno, 251, 254, 256
Linfocitos T
 colaboradores, 232
 T supresores, 233
Lipasa pancreática, 15
Lípidos hidrófobos, 15
Lipoproteínas
 alta densidad (HDL), 17, 18, 95, 137*t*, 141, 221, 479, 597
 baja densidad (LDL), 166*t*, 171, 221
  objetivos de colesterol, 166*t*
 muy baja densidad (VLDL), 17, 18, 136, 318
Listas de intercambio, 143
Luteína, 554
Lyon Diet Heart Study, 177

M

Macronutrimentos, 46-49
  azufre, 49
  calcio, 46
  clases, 673*t*
  cloruro, 48
  fósforo, 47
  magnesio, 47-48
  potasio, 48
  sodio, 48
Magnesio, 47, 183
  embarazo y, 438
  enfermedad respiratoria y, 299
  osteoporosis y, 285
  senectud y, 606
Malabsorción
  ascitis y, 325
  asociada a alcoholismo, 324
  grasa, 17, 100, 415
  magnesio, 47, 801
  micronutrimentos (fibra), 792
  por anemia perniciosa, 274
  por cirugía, 103
  por síndrome de malabsorción de cobalamina de los
    alimentos, 274
  sal, 339
  vitamina E (α-tocoferol), 818
Malnutrición, 488
Mama
  cáncer, 251
  leche, 238
Manganeso, 51
Mangostán, dentición y, 584
Máquinas expendedoras, 719
Masa corporal magra, 296
Melatonina, 528
Menopausia, 544
Mercado de bebidas deportivas, 561
Mesopotamia, 657, 661
Metabolismo, 27
  aminoácidos/metabolitos y, 34
  bacteriano, 340
  basal, 74, 82
  conversión de, 30
  digestión/absorción y, 27
  Edad de Piedra, 719
  glucosa, 317, 616
  grasas
    absorción/transporte, 15-17
    calidad de las proteínas, 30-32
    de importancia clínica, 14-24
    insuficiencia de proteínas, 32-33
    metabolismo de las lipoproteínas y, 17-18
    necesidades de proteínas en la
      alimentación, 27-29
    patrones de consumo actuales y, 21-23
  hidratos de carbono, 3-11
    de importancia clínica, 3-11
  lipoproteínas, 17-18

macronutrimentos, 80
  ácidos grasos esenciales y, 53-54
  aminoácidos esenciales y, 54
  macronutrimentos y, 46-49
  oligoelementos y, 49-54
  sustancias similares a las vitaminas y, 44-46
  vitaminas y, 37-43
    liposolubles y, 41-44
  micronutrimentos de importancia clínica, 37-55
  óseo, 279-289, 434
  proteínas, 27-35
    de importancia clínica, 27-34
Metilentetrahidrofolato-reductasa (MTHFR),
  214, 275
Metilxantina, 593, 616
Métodos de planificación de comidas para
  pacientes, 833*t*
Microbioma, 152
  intestinal y obesidad, 82
Microflora intestinal, 342
Micronutrimentos, suplementos, 674
Mindless Eating: Why We Eat More Than We Think, 585
Minerales, 46-49
Moda, 107
Modelo(s)
  de aprendizaje operante y social, 699
  de comunicación, 698
  de creencias racionales, 699
  de sistema de presión (PSM), 703
    algoritmo, 716*f*
    categorías, 716*f*, 717*t*
    pasos, 722*t*
  de sistemas autorreguladores, 699
  preceder, 135
  transteórico (MTT) de cambio, 700
    Treat and Reduce Obesity Act, 706
Modificación de la conducta, modelos, 698
  para patrones de alimentación/actividad, 691-707
Moduladores selectivos de los receptores de
  estrógenos (SERM), 517
Molibdeno, 50
Monofosfato de adenosina (AMP), 5
Monosacáridos, 4
Morbilidad
  accidente cerebrovascular y efecto de las dietas bajas
    en grasas, 233
  alimentación, cambios en y, 664
  cáncer de colon y, 69
    disminución, debido a tratamiento farmacológico
      de la hipertensión, 220
  cirugía de derivación gástrica y, 103
  enfermedad cardiovascular y, 92
  obesidad y, 68-74, 102
    adultos, en la infancia y, 69
  pacientes con EPOC y, 296
  recuento de leucocitos, 234
  reducción, por la suplementación de PUFA
    n-3, 175
  silimarina, 325

Morbilidad (*continuación*)
  todas las causas
    chocolate y cacao, prevención del cáncer y, 596
    hiperglucemia y, 416
    obesidad en adolescentes y, 69
    recuento de leucocitos como predictor de, 233
    reducción del consumo de alcohol y, 182
    restricción energética total y, 675
    vegetarianismo y riesgo reducido de, 791
Motivación, 716
MTHFR. *V.* Metilentetrahidrofolato-reductasa
MTT. *V.* Modelo transteórico (MTT) de cambio
MUFA. *V.* Ácidos grasos monoinsaturados
Multivitaminas, 54
Mutagenicidad, 246
MyPlate, 467

N
NADH. *V.* Dinucleótido de nicotinamida y adenina
National Ambulatory Medical Care Survey, 696
National Cholesterol Education Program (NCEP), 68
  patrón alimentario recomendado para el
    cumplimiento, 167*t*
*National Cholesterol Education Program Adult Treatment
  Panel* (NCEP-ATP-III), 165, 166*t*
National Health and Nutrition Examination Survey
  (NHANES), 72, 172, 224, 272, 347, 474, 696
National Heart, Lung, and Blood Institute
  (NHLBI), 169
National Institutes of Health (NIH), 72, 279
Nativos americanos, 136, 660
NCEP-ATP-III. *V. National Cholesterol Education
  Program Adult Treatment Panel*
NCEP. *V. National Cholesterol Education Program*
Nefrolitiasis, 315-316
Neotamo, 622-623
Nervio vago, 573
Neuropatía, 370
New England Journal of Medicine, 86, 659
NHANES. *V. National Health and Nutritional
  Examination Survey*
NHLBI. *V.* National Heart, Lung, and Blood Institute
Niacina (B$_3$), 38-39
NIH. *V.* National Institutes of Health
Níquel, 52
Nitrosaminas, 245
Normas culturales, 572
N-óxido de trimetilamina (TMAO), 643
Nucleótido, 300
Nueces, 183
  y diabetes *mellitus*, 147
Nurses' Health Study, 209, 366
Nutricéuticos, 105, 179-184, 226
  alergia alimentaria y, 397
  cáncer y, 255-259
  dentición y, 564-567
  embarazo y, 435-439
  enfermedad
    hepatobiliar y, 323-327

    renal y, 310-315
    respiratoria y, 298-300
  hematopoyesis y, 271-277
  nutrición pediátrica y, 457-469
  rendimiento deportivo y, 509-512
  senectud y, 485-486, 606
  trastornos
    gastrointestinales frecuentes y, 331-343
    neurológicos y, 370
    reumáticos y, 354
  úlcera péptica y, 348
Nutrición, 742-743
  desnutrición, 33, 233, 247, 412-422
  diabetes *mellitus*, 133-154
  Ensayo de intervención nutricional de Linxian, 223
  enteral, apoyo, 416-417
  envejecimiento y, 421
  *European Prospective Investigation of Cancer and
    Nutrition* (EPIC), recomendaciones, 249
  fórmulas, 749-750*t*
  indulgencia, 593
  National Health and Nutrition Examination Survey
    (NHANES), 72, 172, 224
  PACE, 702
  parenteral, apoyo, 418-420
  pediátrica, 457-469
    ácidos grasos n-3 y, 468
    alimentación de los progenitores, 462-463
    consideraciones nutrigenómicas y, 468
    diabetes de tipo 2 y, 468
    enfermedades cardiovasculares y, 466-467
    fluoruro, 460
    lactancia materna, 460-462
    nutrimentos/productos nutricéuticos/alimentos
      funcionales y, 468-469
    obesidad/sobrepeso y, 465-466
Nutricionismo, 734
Nutrigenómica, 63, 200, 215
  nutrición pediátrica y, 457
  para caquexia, 421
  para consumo de cacao/chocolate, 601
  para enfermedades respiratorias, 299
  para trastornos reumáticos específicos, 354-357
  prevención de enfermedades, 681
  salud ocular y, 553-554
Nutrimentos, 179-184, 226, 500-513
  ácido linoleico conjugado, 106
  alcohol, 182
  alergia alimentaria y, 397-399
  alimentos y, 824*t*
  antioxidantes, 179-180, 223, 252
  cacao/chocolate negro, 183
  calcio, 106, 183
  cáncer y, 255-259
  coenzima Q$_{10}$, 181-182
  composición de los alimentos, 824*t*
  cromo, 105-106
  dentición y, 564-567
  diabetes y, 147-153

embarazo y, 430*t*, 435-439
enfermedad
   hepatobiliar y, 325-327
   renal y, 306-315
   respiratoria y, 298-300
estanoles/esteroles vegetales, 183
extracto de arroz de levadura roja, 184
frecuentes, insuficiencias, 415*t*
hematopoyesis y, 275-276
hierro, 182-183
Hoodia gordonii, 106
magnesio, 183
nueces/almendras/frutos secos, 183-184
nutrición pediátrica y, 468-469
potasio, 183
recomendaciones, 457-460
remedios para afecciones comunes y, 827*t*
rendimiento deportivo y, 508-512
trastornos
   gastrointestinales comunes y, 342
   neurológicos y, 370-371
   reumáticos y, 357-360
úlcera péptica y, 349-350
vitaminas B, 180-181

O
Obesidad, 63-114, 739-741
   abdominal, 137
   ambiental, 82
   balance energético/patogenia, 74-81
   cantidades que corresponden a las tres fases de, 65*t*
   cirugía para, 103-104
   como enfermedad, 739-741
   como factor ascendente, 73, 73*t*
   coste económico, 70-71
   definiciones, 64-67
      actuales, 65*t*
   dietas con supervisión médica para, 104
   epidemia, 63
   epidemiología, 67-68
   factores socioculturales de, 80-81
   hiperplásica, 67
   hipertrófica, 67
   infantil, 465-466
   intervenciones clínicas para, 98-105
   microbioma intestinal y, 82
   morbilidad y, 68-71
   mortalidad y, 71-74
   muertes relacionadas, 72*t*
   nutrigenómica/nutrigenética y, 100
   prevención, 111
   programas comerciales para bajar de peso y, 104-105
   secuelas psicológicas de, 70
   tendencias, 67-68
   terapia conductual intensiva para, 694
   tratamiento
      en la infancia, 108
      farmacológico, 100-103
Olfato, 575

Oligoelementos
   arsénico, 53
   boro, 52-53
   cobalto, 50
   cobre, 49-50
   cromo, 51-52
   estaño, 53
   fluoruro, 52
   hierro, 49
   manganeso, 51
   metabolismo de micronutrimentos de importancia
      clínica y, 46-54
   molibdeno, 50
   níquel, 52
   selenio, 50-51
   silicio, 52
   vanadio, 53-54
   yodo, 51
   zinc, 50
Omnívoros, 640
Organización Mundial de la Salud (OMS), 298, 431
Orientación dietética «baja en grasas», 168
Osteoporosis, 279-289, 673
   ácidos grasos ω-3 y, 288
   boro y, 287
   cafeína y, 288
   calcio y, 284-285
   fitoestrógenos y, 287
   fluoruro y, 287-288
   fósforo y, 286
   hierro y, 286
   magnesio y, 285
   sodio y, 288
   transitoria, 281
   vitamina
      D y, 286
      E y, 286-287
      K y, 285-286
Ostomías, 340-341
Otras fuentes impresas, 826*t*
Ovolactovegetariano, 639
Oxalato, 316
   alimentario, 340

P
PAI-1. V. Inhibidor del activador del plasminógeno
PAL. V. *Physically Active for Life*
Paleolítico
   alimentación, 656
   seres humanos en, 675
Pan blanco, 138
Pancreatitis, 212, 420
Patient Protection and Affordable Care Act
   de 2010, 693
Patrón alimentario, 93-95, 289
   para una salud óptima/control del peso, 682*t*
Péptido 1 similar al glucagón (GLP-1), 8, 11
Pérdida ósea posmenopáusica, 282
Permeabilidad, 341

Pescado
  consumo, 672
  de piscifactoría, 23
  salvaje, 23
Pesco-vegetarianismo, 639
Peso
  alimentación y, 91-92
  control, 96, 671-672
  disminución, estrategias terapéuticas recomendadas, 108-113
  hipertensión y, 196-197
  IMC, 66*t*
  influencia genética en, 81-82
  lactantes con bajo peso al nacer, 272
  manejo, 82-95
  mantenimiento, 354
  modificación conductual para, 691-707
  obesidad y, 65*t*
  patrón de alimentación para control de, 682*t*
  pérdida
    diabetes *mellitus* y, 144
    dietas, 91-92
    meseta, 76
    rápida, 81, 103, 104, 109, 208
    restricción de hidratos de carbono para, 10
    sostenible, 94
  programas comerciales para, 104-105
  promoción de la salud y, 670
  Registro nacional de control de peso (*National Weight Control Registry*), 78
  regulación, 63-114
  sesgo, 70
Physically Active for Life (PAL), 703
«Picoteo», 109, 139
  patrón,
Picroliv, 386
Piridoxina (B$_6$), 39-40
  patrón,
Pirólisis, 245
Piruvato, 5
Polifarmacia, 486, 489, 496
Polifenoles, 596
Polimorfismos
  de un solo nucleótido (SNP), 300
  genéticos, 261, 680
Polioles, 631
Polisacáridos, 139
Porciones, tamaño, 671*t*
Potasio, 48, 183, 203
  enfermedad renal y, 312-313
PPAR-γ 2. *V.* Receptor γ activado por el proliferador de peroxisomas 2
Prácticas de alimentación de progenitores, 463-465
Prealbúmina, 414-415
Prebióticos, 237-238, 342
Preeclampsia, 435, 438
Preferencias alimentarias, 653-665
Preparados con alto contenido en hidratos de carbono, 296

Presión
  arterial. *V. también* Hipertensión
    control, 197*t*
    niveles, 196*t*
  oncótica muy baja, 415
Prevención de enfermedades, 669-684
  cáncer y, 679
  diabetes *mellitus*, 679
  enfermedad(es)
    cardiovascular y, 677-678
    cerebrovascular y, 678-679
    infecciosas y, 680
    inflamatorias, 679
  hepatopatía, 680
  insuficiencia renal, 680
  nutrigenómica y, 680-681
  recomendaciones, 677-681
Probióticos, 342
  dentición y, 566
  trastornos reumáticos y, 358
Procarcinógenos, 245
Producción de insulina
  basal, 135
  endógena, 134
Productos
  herbarios, 359-360
  lácteos, promoción de la salud y, 675-676
Programa(s)
  comerciales para bajar de peso, 104-105
  Weight Watchers, 105
Prolactina, 282
Promoción de la salud, 669-684
  alimentación recomendado para, 682*t*
  alimentos orgánicos y, 677
  azúcar/fructosa y, 676-677
  carne y, 675
  cereales y, 676-677
  control de peso, 671-672
  distribución de comidas y, 674-675
  fibra de los alimentos y, 673-674
  grasa alimentaria y, 672
  huevos y, 675
  lácteos y, 675-676
  patrón alimentario recomendado para, 97*t*
  por evidencias confluentes, 671-672
  proteínas alimentarias y, 672-673
  recomendaciones de consenso para, 670-671
  restricción energética y, 675
  suplementos de micronutrimentos, 674
Prospective Investigation into Cancer and Nutrition (EPIC), 249, 520
Proteínas, 5, 27
  alimentarias, 27-29, 34, 304, 503, 505, 672-673
    necesidades de, 27-29
  alimentos/combinaciones, 29*t*
  alta calidad biológica, 28
  calidad, 30-32
  calificación química, 749*t*
  cantidad recomendada de, 29*t*

desnutrición energética, 224
enfermedad renal y, 308-310
HDL, 17, 141-142, 146, 221
hepáticas, 324
índice de saciedad, 33-34
insuficiencia, 32-33
LDL, 171, 221
metabolismo, 33
plasma, 34
restricción, 324
somáticas, 414-415, 414t
transformación de, 29-30
valor biológico, 749t
vegetales, 325-326
viscerales, 414, 414t
VLDL, 17, 18, 136
Pruebas
funcionales, 415
séricas de radioalergoadsorción (RAST), 396
Prurito envolvente, 375
PSM. V. Modelo de sistema de presión
PTH. V. Hormona paratiroidea
PUFA. V. Ácidos grasos poliinsaturados
Purga, 404

Q
Quesos, 560
duros, 560
Quilomicrones, 18, 419

R
Ramelteón, 531
RAST. V. Pruebas séricas de radioalergoadsorción
RCC. V. Relación cintura-cadera
Receptor γ activado por el proliferador de peroxisomas
2 (PPAR-γ 2), 152
Recursos en línea
para pacientes, 828-832t
para profesionales, 828t
Reflujo gastroesofágico (RGE), 332
Refrescos, 107
Registro nacional de control de peso (National Weight
Control Registry), 78, 95, 110
Relación cintura-cadera (RCC), 65
Rendimiento deportivo
aceite de pescado y, 511
afirmaciones alimentarias contradictorias
relacionadas con el, 505-507
bicarbonato, 511
cafeína, 510
carnitina, 509-510
creatina y, 509
DHEA, 510
hidratación y, 507-508
macronutrimentos y horario de las comidas 500-505
nutrimentos/productos nutricéuticos/alimentos
funcionales y, 508-512
suplementos de aminoácidos y, 511
Resecciones gástricas parciales, 17

Residuos de plaguicidas, 259
Restricción
calórica, 108, 259-260
grasas,
dosis óptima, 171
Resveratrol, 106
para consumo de etanol, 606-607
trastornos reumáticos, 360
Retinoide, 254, 256
Riboflavina (B$_2$), 38
Riesgo de linfoma, 399

S
S-adenosil-L-metionina (SAMe), 326, 359
Sacarina, 621
Saciedad, 571-585
sensorial específica, 660
Sal(es)
biliares, 15
dentición y, 583
sustitutos, 203
Saliva, 560
Salud, 94-95
bucodental, 563
función cerebral, 366
modelo de creencias, 699
ocular, nutrigenómica y, 669, 671
ósea, 644-645
planetaria, 744-745
promoción de la alimentación y, 664
SAMe. V. S-adenosil-L-metionina
Saturación, 171
Secuelas cardiometabólicas, 77
Selenio, 50-51 237, 433, 806-807t
cáncer y, 257
embarazo y, 436, 438
SERM. V. Moduladores selectivos de los receptores
de estrógenos
Serotonina
ciclos de vigilia/estado de ánimo y, 526-527
bajas concentraciones, 581
Seudoalergia, 395
SGA. V. Valoración global subjetiva
Sida. V. Síndrome de inmunodeficiencia adquirida
Silicio, 52
Silimarina, 325
Silybum marianum, 325
Síndrome(s)
alimentación nocturna (SAN), 529
Cushing, 81
disfórico premenstrual, 448-450
inmunodeficiencia adquirida (sida), 238-239, 412
intestino
corto, 339-340
irritable (SII), 335
permeable, 341
malabsorción de cobalamina por alimentos, 274
metabólico, 137, 137t
criterios para, 137t

Síndrome (*continuación*)
  nefrótico, 317
  poliquistosis ovárica, 452-453
  premenstrual (SPM), 448-453
Sistema endocrino, 8
SNP. V. Polimorfismos de un solo nucleótido
Sobrecrecimiento bacteriano del intestino delgado
  (SIBO), 341-342
Sobrepeso, 64-67
  infantil, 465-466
Sodio, 48, 201-203
  enfermedad renal y, 312
  osteoporosis y, 288
  restricción, 202
Soja
  cáncer y, 258
  lecitina, 520
Sonambulismo, 529
Sondas
  de alimentación, 417
  nasogástricas (NG), 417
Sorbitol, 561
*Special Supplemental Nutrition Program for Women,
  Infants, and Children* (WIC), 431
SPM. V. Síndrome premenstrual
STEP (*Step Test and Exercise Prescription*), 702
Strategic Plan for Overweight and Obesity Prevention
  (NECON), 98
Streptococcus mutans, 559, 566
Sucralosa, 11, 148, 621
  poliéster de azúcar, 633
Sueño
  alimentación y, 527-529
  apnea, 69
  latencia de inicio, 528
  suplementos alimentarios para, 531-532
Sulfato
  de condroitina, 359
  de glucosamina, 358
Sulfonilureas, 138
Suplemento(s)
  a base de alimentos enteros, 55
  alimentarios, 416
  de colina, 545
  medicina complementaria y alternativa, 151
Sustancias similares a las vitaminas, 44
  ácido α-lipoico, 45
  bioflavonoides, 45
  coenzima Q_{10}, 45
  colina, 44
  inositol, 45
  L-carnitina, 44
  taurina, 44
Sustitutos alimentarios de macronutrimentos, 621-634
  de la grasa, 632
  del azúcar/edulcorantes, 621-636

T

Tabaco, 140, 252

Tabaquismo, 541
  abandono, 696
Tabla de crecimiento
  niñas
    de 2 a 20 años, 758*t*
    desde el nacimiento hasta los 24 meses, 754t, 755*t*
    desde el nacimiento hasta los 36 meses, 756*t*
  niños
    de 2 a 20 años, 759*t*
    desde el nacimiento hasta los 24 meses, 752*t*, 753*t*
    desde el nacimiento hasta los 36 meses, 757*t*
Tablas de referencia de nutrimentos. 749-833
  arginina, 764*t*
  biotina, 766-767*t*
  boro, 768*t*
  cafeína, 770*t*
  calcio, 771-773*t*
  carnitina, 774-775*t*
  carotenoides/vitamina A, 776-779*t*
  coenzima Q_{10}, 782-783*t*
  creatina y, 784-785*t*
  cromo, 780-781*t*
  fibra, 791-793*t*
  flavonoides, 794-795*t*
  fósforo, 804-805*t*
  licopeno, 799-800*t*
  magnesio, 801-803*t*
  selenio, 806-808*t*
  vitamina
    B_6, 809-811*t*
    C, 812-814*t*
    D, 815-817*t*
    E (α tocoferol), 818-820*t*
  zinc, 821-823*t*
TAE. V. Trastorno afectivo estacional
Tasa de filtración glomerular (TFG), 304
Taurina, 44
TCI. V. Terapia conductual intensiva
TCL. V. Triglicéridos de cadena larga
TCM. V. Triglicéridos de cadena media
TDPM. V. Trastorno disfórico premenstrual
Té verde, 257
Tejido adiposo pardo, 77, 575
Tentempiés, 108
Terapia
  cognitivo-conductual, 406
  conductual intensiva (TCI), para obesidad, 694
Termogénesis, 77, 113, 575
Terpenos, 259
TFG. V. Tasa de filtración glomerular
The Flavor Point Diet, 585
The Volumetrics Weight-Control Plan, 585
The way to eat, 585
Tiamina (B_1), 37-38
Tiazolidinodionas, 138
Tirosina, 457
TLC. V. Cambios terapéuticos en el estilo de vida
TMB. V. Tasa metabólica basal
Transferrina, 414

Transporte, 15-17
Trastorno(s)
  afectivo estacional (TAE), 530
  de la conducta alimentaria, 402-408
    anorexia nerviosa, 403-404
    atípicos, 405
    bulimia nerviosa, 404-405
    comer en exceso, 407
    manejo, 405-406
      principios generales, 405-407
  disfórico premenstrual (TDPM), 446, 448-451
  gastrointestinales
    alimentación y, 331-343
    colestasis/colelitiasis, 339, 420
    colitis ulcerosa, 337
    consideraciones pediátricas, 338-339
    derivación gástrica en Y de Roux y
      gastrectomía, 339
    diarrea, 334-335
    diverticulosis/diverticulitis, 337
    enfermedad, celíaca (enteropatía por gluten), 333
      de Crohn, 337
      inflamatoria intestinal, 335-337
      por reflujo gastroesofágico, 332
    esofagitis eosinófila, 331-332
    estreñimiento, 333-334, 493
    función de barrera intestinal, 341
    gastrectomía, 339
    gastroparesia, 332-333
    intervenciones alimentarias
      posquirúrgicas, 339-341
    intolerancia a la lactosa, 334
    nutrimentos/nutricéuticos/alimentos funcionales,
      342-343
    ostomías, 340
    pancreatitis, 420
    permeabilidad, 341
    probióticos/prebióticos y, 342
    reflujo gastroesofágico, 332
    síndrome
      intestino corto, 339-340
      intestino irritable, 335
      intestino permeable, 341
    sobrecrecimiento bacteriano en intestino
      delgado, 341
  neurológicos, 365-372
    ácido
      α-lipoico, 370
      docosahexaenoico, 370
    aspartamo, 370
    convulsiónes y, 367-368
    dietas terapéuticas, 371
    dolor de cabeza y, 367
    enfermedades neurodegenerativas y, 366
    esclerosis múltiple, 368-369
    neuropatía y, 370
    vitamina
      B_{12}, 370
      D, 370
  por atracón, 402
  reumáticos
    ácidos grasos y, 357-358
    artritis reumatoide, 355-357
    consideraciones nutrigenómicas para, 360
    específicos, 354-357
    espondilitis anquilosante, 357
    extractos de cartílago/sulfato de condroitina y, 359
    gota, 354-355
    interacciones
      alimentos y fármacos, 360
      nutrimentos y fármacos, 360
    nutrimentos/nutricéuticos/alimentos funcionales
      y, 357-360
    osteoartritis, 69
    otros, 357
    probióticos y, 358
    productos herbarios y, 359
    S-Adenosil-L-metionina y, 359
    sulfato de glucosamina y, 358-359
    verduras de solanáceas y, 359
    vitamina D, 358
Tratamiento farmacológico, 98-105, 144, 99,
  221, 284
Trifosfato de adenosina (ATP), 5
Triglicéridos
  cadena
    larga (TCL), 420
    media (TCM), 326, 368, 420
  plasmaticos, 208
Tripsinógeno, 27
Triptófano, 34
  ciclos de sueño-vigilia/estado de ánimo y, 526
Tzu Chi Health Study, 642

U
U.S. Department of Health and Human
  Services, 490
U.S. Preventive Task Force (USPSTF), 46, 695
Ubiquinona. V. Coenzima Q_{10}
Úlcera
  duodenal (UD), 347
  gástrica (UG), 347
  péptica, 346-351
Uracilo, 240
Urticaria, 375
  crónica, 376
USPSTF. V. U.S. Preventive Task Force

V
Valeriana, 531
Valor biológico, 53, 457, 512
Valoración global subjetiva (SGA), 412
Vanadio, 53, 151
Vascular
  ateroesclerótica, 220
  periférica, 220-227
Vasculitis, 357
Veganismo, 642

Vegano, 642
  budista, 644
Vegetarianismo, 280, 474, 642
Verduras, 146, 178
  solanáceas, 359
VIH. *V.* Virus de la inmunodeficiencia humana
Vino tinto, 210, 606
Virus de la inmunodeficiencia humana (VIH), 238-239
  infección, 238-239
Visión, 550-555
Vitamina A
  dentición y, 562
  grasas y, 41-42
  inmunidad y, 235
  intervalo de ingesta, 776-778
  preformada, 640
  tabla de referencia nutricional, 776-778t
Vitamina B
  dentición y, 583
  nutrimentos, 180
Vitamina B$_1$. *V.* Tiamina
Vitamina B$_2$. *V.* Riboflavina
Vitamina B$_3$. *V.* Niacina
Vitamina B$_5$. *V.* Ácido pantoténico
Vitamina B$_6$ (piridoxina), 39-40, 317, 437, 438
  intervalo de ingesta, 809-811t
  tabla de referencia nutricional, 809-811t
  tratamiento de las náuseas inducidas por el embarazo, 438
Vitamina B$_7$, 766-767t
Vitamina B$_9$, 796-799
Vitamina B$_{12}$, 40-41
  hematopoyesis y, 271
Vitamina C (ácido ascórbico), 41, 179-180
  cáncer y, 254
  cicatrización de heridas y, 385
  embarazo y, 438
  inmunitario sistema y, 235
  intervalo de ingesta, 812-814t
  tabla de referencia nutricional, 812-814t
Vitamina D
  dentición y, 565
  embarazo y, 439
  enfermedad
    renal y, 314
    respiratoria y, 300
  grasas y, 42-43
  intervalo de ingesta, 815-817t
  osteoporosis y, 286
  tabla de referencia nutricional, 815-817t
Vitamina E (α-tocoferol), 179-180
  cáncer y, 256

  fuentes alimentarias de, 819t
  grasas y, 43
  inmunitaria y, 236
  intervalo de ingesta, 818-820t
  osteoporosis y, 286-287
  tabla de referencia nutricional, 818-820t
Vitamina K, 43
  grasas y, 43
  hemostasia, 212
  osteoporosis y, 285-286
Vitamina(s), 37, 815-817t. *V. también vitaminas específicas*
  antioxidantes, 212
  enfermedad hepatobiliar y, 323
  hidrosolubles, 37-41
    ácido
      fólico, 40
      pantoténico, 39
    biotina, 39
    enfermedad renal y, 312
    niacina, 38-39
    piridoxina, 39
    riboflavina, 38
    tiamina, 38
    vitamina
      B$_{12}$, 40-41
      C, 41
  hidrosolubles, 37-44
  liposoluble, 41, 340, 431, 540, 633, 634
  multivitaminas, 54-55
  sustancias similares, 44
VLCD. *V.* Dietas muy hipocalóricas
VLDL. *V.* Lipoproteínas de muy baja densidad

W

WIC. *V. Special Supplemental Nutrition Program for Women, Infants, and Children* (WIC)
Women's Health Initiative (WHI), 249, 251, 517, 544, 674
Women's Health Trial, 110

X

Xilitol, dentición y, 562, 566-567
Xylitol for Adult Caries Trial (X-ACT), 562

Y

Yodo, 51, 438

Z

Zinc, 50, 234, 821-823t
  dentición y, 583
  embarazo y, 439
  enfermedad renal y, 314
  senectud y, 485